Lange Textbookシリーズ

ハマー&マクフィー
疾患の
病態生理
——臨床医学入門 原書7版

國分眞一朗・中山　智祥［監訳］

Pathophysiology
of Disease:
An Introduction to
Clinical Medicine,
Seventh Edition

Gary D. Hammer, MD, PhD・Stephen J. McPhee, MD

丸善出版

Pathophysiology of Disease

An Introduction to Clinical Medicine

7th Edition

By

Gary D. Hammer
Stephen J. McPhee

注　意

医学は絶えず変化し続けている科学の一分野である．新しい研究や臨床の経験により我々の知識が広がると，診療や薬物療法にも変化が求められる．本書の著者と出版社は，完全な，そして出版時での標準に一般的に適合している情報を提供するために努力し，信頼できると考えられる情報源によりその内容を確かめている．しかしながら，人の過誤は避けられないことや医科学の変化の可能性から，著者，出版社そして本書の準備と発行に関わっている様々な団体は，本書に収載された情報がすべての点で正確ないし完全であるとは保証しないし，過誤ないし遺漏，そして本書に掲載されている情報を使用したことから生じる結果についての責任は負わない．読者の皆様には本書の情報について他の情報源によって確かめることをお勧めする．とくに，服用する際の薬の添付文書を確認し，本書の情報が正しいかどうか，そして推奨用量や投与の禁忌に変更がないかを確かめることをお勧めする．この勧告は新薬や使用頻度の少ない薬についてはとくに重要である．

Original edition copyright © 2014 by McGraw-Hill Global Education Holdings, LLC. All rights reserved.

Japanese edition copyright © 2019 by Maruzen Publishing Co., Ltd. All rights reserved.
Japanese translation rights arranged with McGraw-Hill Global Education Holdings, LLC through Japan UNI Agency, Inc., Tokyo.

Printed in Japan

訳者まえがき

　病態生理という言葉は，医学・医療に従事する者だけでなく，それらの職業を目指す学生諸君もよく知っている言葉だと思います．病態生理という概念は，生体が病気に反応して引き起こす徴候や症状の発生機構を解明することです．その結果，疾患概念が明瞭となり，適切な治療を行うことが可能になります．しかし，臨床医学の学習では，疾患概念を明らかにしていくことよりも，それぞれの疾患の結果として表出する徴候や症状，そして治療法をデータベースのように脳内に蓄積することが中心になっているようです．これでは，疾患本来の姿を知ることができず，新たな治療法の開発などもできません．原著者らが本書の目的として述べているように，学習者は病態生理学的基盤をもとに徴候や症状を考えるようにしなければなりません．そのためには，もう一度正常機能と構造に関する知識を整理して，その上で疾患概念を確立することが必要です．

　本書は一般的な臨床医学の教科書とは異なり，扱っている疾患の数は多くはありません．しかし，これらの疾患はそれぞれの分野ではメジャーな疾患であり，これらの病態生理を理解することで他の同分野の疾患に対しても同様のアプローチができるようになります．また，扱っている領域が幅広いので，通読することで，専門領域にかかわらず，病態生理学的概念が臨床医学の基本をなしていることを理解できるでしょう．「原書まえがき」にも記載されているように，本書の対象となる読者層はとても幅広いことが期待されます．特に，医学部医学科の学生にとっては，豊富な臨床症例が提示されているので，基礎医学の学習の総まとめとしても臨床医学の予備知識を身につけるためにもすばらしいテキストです．ぜひ，一人でも多くの学習者が本書を手に取り，病態生理学の理解を深めていただければと願っています．

　翻訳にあたり本書が目指したのは，原著者の意図すること，表現のニュアンスをできるだけ正確に伝えることでした．一般的に，翻訳書では，原文の表記に従うと日本語として読みづらくなることから，安易に意訳を用いることが多いですが，本書ではできるだけそれを避け，あえて日本語として少し読みづらくなっても原書に忠実に表現するようにしました．この考えが正しいかは読者の判断を仰ぎたいと思います．本書に対する疑問，ご意見，ご感想などはぜひお知らせください．今後の参考にさせていただきます．

　各分野の専門家各位がご多忙の中，迅速で正確な翻訳を完成してくださいましたこと，丸善出版株式会社企画・編集部の糠塚さやか，諏佐海香の両氏のご努力によって本書の出版が可能になったことを心より感謝いたします．

2019 年 5 月

國分　眞一朗

中山　智祥

原書まえがき

本書の目的と対象

　本書『ハマー＆マクフィー 疾患の病態生理─臨床医学入門』(原題 Pathophysiology of Disease：An Introduction to Clinical Medicine)の目的は，序論(1章)で概説しているように，各種一般的疾患の症状と徴候の病態生理的な基礎を解説することで，学生を臨床医学へと誘うことである．

　本書は，医学部医学科における病態生理学と臨床医学入門の両者の課程に有意義であるだけでなく，看護学科(看護専門学校)や他の医療従事者育成課程においても非常に一般的な書となってきた．学生にとって，医学部課程の早い段階で，彼らが学習している基礎科学がどのように臨床医学と関連付けられるのかに焦点を当てることが本書の重要な価値である．もちろん，USMLE Step 1 のための学習でも価値を持つものである．また，本書は，内科や外科の臨床実習を行っている学生にも有用であるとともに，臨床研修医にとっても，関連する生理学の最新の知識の整理と主要な参考文献のリストとしての有用性を持っている．臨床医(総合内科医や専門医であっても総合診療を提供する立場の医師)は，本書を，知識を新たにする書籍，すなわち，120 にわたる一般的に遭遇する疾患のメカニズムに関する知識をアップデートできるようにデザインされた書籍として有意義であることを発見するだろう．看護学生や看護師，その他の薬剤師や臨床検査などに従事する医療従事者の人々にとって，本書の簡潔な構成と広い視野は病気を理解するための糸口として利用価値が高いと思われる．

　本書は，米国，カナダ，イギリスで広く採用され，スペイン語，イタリア語，中国語，日本語，ギリシャ語，トルコ語に翻訳されている．本文とケーススタディの設問と解答は，McGraw-Hill の他の多くの医学書オンライン版と同様，インターネットで利用可能である(www.accessmedicine.com)＊．

今版における新たな特色

　この第7版の準備にあたり，編集者と著者らは本書全体を見直した．情報を最新にすること，明白な記述，そして誤記をなくすことを目的として多くの改訂を行った．参考文献も貴重な文献を採用し最新のものとした．すべての章のチェックポイントと復習のための設問も改訂した．

今版における新しい内容の例

- 全ゲノム解析の最近の進歩に関して章の拡大
- 免疫系と炎症に関するメディエーターの分子細胞生物学に関して最新化
- 血小板形成におけるトロンボポエチンの役割を最新化
- 凝固過程をまとめる最新の図を含む，凝固因子と凝固系に関する本質的な改訂
- 免疫性血小板減少性紫斑病とヘパリン起因性血小板減少症の発症機構に関して最新化
- 乾癬と，多形紅斑，水疱性類天疱瘡の発症機構に関する章の改訂
- 突発性肺線維症と肺水腫の発症機構に関する章の改訂
- エンドセリンの生理と病態生理に関する章の最新化
- 獲得免疫による防御機序ならびに自然免疫による防御に関する章の改訂
- ヘリコバクターピロリ(*Helicobacter pylori*)，萎縮性胃炎と炎症性腸疾患の発症機構に関する章の改訂
- 小腸の共生微生物に関する詳細な章の新設
- 膵臓の発生とそれに関連する先天的障害に関する章

＊訳注：McGraw-Hill の医学書オンライン版(英語)の利用にあたっては登録手続きが必要である．

iv　原書まえがき

の最新化

- 自己免疫性，急性および慢性膵炎の病態生理とそれに関連する合併症に関する章の改訂
- 膵臓がんの病態生理と治療に関する章の最新化
- 腎疾患に関する章への新しい緒言
- ナトリウム再吸収と，カリウム排泄，酸/塩基代謝を調節するホルモンに関する章の改訂
- 腎疾患の病態生理に関する章の最新化
- 骨の生理における RANK と RANKL の役割に関する議論の追加
- カルシウム代謝における PTH と PTHrP の役割に関する章の改訂
- ビタミン D の生理に関する章の最新化
- 甲状腺髄様がんに関する章の改訂
- 膵臓内分泌腺におけるグルカゴンと GLP-1 の役割に関して最新化
- 肥満と，インスリン抵抗性，メタボリックシンドロームに関する章の最新化
- 褐色細胞腫と傍神経節腫の発達を引き起こすことが示された各種遺伝子の変異に関する新情報
- 肝性症候群，肝性脳症，肝肺症候群などの肝疾患の合併症に関する情報の改訂
- 甲状腺ホルモンの作用機序に関する章の最新化
- 無症候性甲状腺疾患の病態生理に関する章の改訂
- 偽性 Cushing 症候群と偽性副腎機能不全，異なる種類の遺伝性原発性アルドステロン症，先天性副腎過形成の診断に関する情報の最新化
- 原発性卵巣不全に関する章の改訂
- 思春期におけるキスペプチンの役割と性腺機能低下の遺伝に関する章の最新化

監修者と著者の変更

　第 7 版ではミシガン大学の Gray Hammer 博士（MD, PhD）が筆頭監修者となり，カリフォルニア大学サンフランシスコ校の Stephen McPhee 博士（MD）が次席監修者になった．

　第 7 版では，著者に関しても新たな展開のために変更を行った．したがって，新たに本書の執筆に加わっていただいた著者の方々には歓迎の意を，そして，過去にご参加いただき，本版で著者から退かれた方々に

は感謝の意を表す．

- Catherine Lomen-Hoerth 博士（MD, PhD）には 7 章 神経系の障害の改訂を行っていただいた．この章の最初の著者であり，第 5 版まで改訂を行い，第 6 版においてもお手伝いいただいた Robert O. Messing 博士（MD）に感謝したい．
- Melissa M. Meiler 博士（MD）には Timothy H. McCalmont 博士（MD）（両名ともカリフォルニア大学サンフランシスコ校）とともに 8 章 皮膚疾患の改訂に参加していただいた．
- オレゴン大学の Mark Chesnutt 博士（MD）には 9 章 肺疾患の共著者として Thomas J. Predergast 博士（MD）とともに参加していただいた．また，初版から，この章の共著者として Predergast 博士と参加していただき，第 5 版まで共著者であった Stephan J. Ruoss 博士（MD）と第 6 版でお手伝いいただいた Eric J. Seeley 博士（MD）に感謝の意を表する．
- Mandana Khalili 博士（MD, MAS）には現在仕事を一緒に行っている Blaire Burman 博士（MD）とともに，14 章 肝疾患の改訂を行っていただいた．初版から執筆にご参加いただいた Tunga T. Nguyen 博士（MD）と，第 6 版における Charles Liao 博士（MD）の援助に感謝の意を表する．
- Christopher J. Sonnenday 博士（MD）には 15 章 膵外分泌腺の障害を本版において改訂していただいた．第 6 版における Diane M. Simeone 博士（MD）の援助に感謝する．
- Rachel I. Perlman 博士（MD）と Michael Heung 博士（MD, MS）にの両名には，16 章 腎疾患の共同筆頭著者として Joachim H. Ix 博士（MD）とともに参加していただいた．これ以降は，前 2 者が Ix 博士の役割を担っていくものと思われる．第 6 版における本章への Benjamin D. Parker 博士（MD）の参加に謝意を表する．
- Erika B. Johnston-MacAnanny 博士（MD）には Robert N. Taylor 博士（MD, PhD）（両名ともフォレスト大学）とともに 22 章 女性生殖器の障害の改訂に参加していただいた．これまでの版における Karen J. Purcell 博士（MD）の参加に感謝する．
- ミシガン大学の Yeong Kwok 博士（MD）には，各章

原書まえがき　　v

におけるケーススタディの設問と解答の改訂と追加を行っていただいた．監修者としては，これまでの版でその役割を担っていただいた Eva M. Agaard 博士(MD)と Jonathan D. Fuchs 博士(MD, MPH)に感謝の意を表する．

これらの監修者ならびに著者の変更で，本書の内容の3分の1は，新たな著者らの観点や実際の執筆によって大きく改善されている．

ケーススタディの設問と解答

すでに述べたように，すべての章はケーススタディで終わっている．これらの臨床問題は，学生に対して，本書で取り上げたそれぞれの疾患の臨床像のもとになる病態生理の理解がどの程度なされているかを確認すると同時に，彼らの知識を典型的な臨床像に応用する機会を与えている．第7版においては，Yeong Kwok 博士により，9つのケーススタディが加えられ，全部で120問になっただけでなく，本書の全24章で取り扱うすべての代表的な臨床例一つ一つに対して1問ずつ対応するようになっている．従前どおり，各ケースの詳細な解説は25章でケーススタディ解答として取り扱っているが，Kwok 博士は，新しい9つのケーススタディの解説を加えるとともに，今回の新た

な改訂の内容を踏まえ，従前の記述に関しても改訂を加えた．

最終的に，『ハマー＆マクフィー　疾患の病態生理—臨床医学入門』第7版では，4色でデザインされ魅力的なレイアウトのイラストが2ダース以上増えることになった．

この第7版の出版にあたり，われわれは特別な謝意を，今まで参加いただいた，また新たに参加いただいた著者らにだけでなく，これまで出版されたそれぞれの版に対してとても役に立つ助言や批判をいただいた学生諸君ならびにわれわれの同僚に，心から捧げたい．著者ならびに監修者は，これからも，本書に関するコメントや将来の改訂に関する助言などを，文書もしくはeメールでいただけることを期待している．著者ならびに監修者の所属とeメールアドレスは著者一覧でリストにしてある．

Gary D. Hammer, MD, PhD

Ann Ardor, Michigan

Stephen J. McPhee, MD

San Francisco, California

March 2014

原 著 者 一 覧

Gregory Barsh, MD, PhD
Investigator
Huntsville Institute for Biotechnology
Huntsville, Alabama
Professor of Genetics
Stanford University School of Medicine
Stanford, California
gbarsh@hudsonalpha.org
Genetic Disease

Douglas C. Bauer, MD
Professor of Medicine, Epidemiology and Biostatistics
Division of General Internal Medicine
University of California
San Francisco, California
Dbauer@psg.ucsf.edu
Thyroid Disease

Karen C. Bloch, MD, MPH
Associate Professor of Medicine, Infectious Diseases
and Preventive Medicine
Vanderbilt University School of Medicine
Nashville, Tennessee
karen.bloch@vanderbilt.edu
Infectious Diseases

Blaire Burman, MD
Gastroenterology Fellow
Division of Gastroenterology and Hepatology
University of California
San Francisco, California
blaire.burman@ucsf.edu
Liver Disease

Mark S. Chesnutt, MD
Clinical Professor, Pulmonary & Critical Care Medicine
Department of Medicine
Dotter Interventional Institute,
Oregon Health & Science University
Director, Critical Care
Portland VA Medical Center
Portland, Oregon
chesnutm@ohsu.edu
Pulmonary Disease

J. Ben Davoren, MD, PhD
Clinical Professor of Medicine
University of California
Associate Chief of Staff, Clinical Informatics
San Francisco VA Medical Center
San Francisco, California
Ben.davoren@va.gov
Blood Disorders

Tobias Else, MD
Clinical Lecturer, Metabolism,
Endocrinology & Diabetes
Department of Internal Medicine
University of Michigan
Ann Arbor, Michigan
telse@umich.edu
Disorders of the Adrenal Medulla; Disorders of the Hypothalamus & Pituitary Gland; Disorders of the Adrenal Cortex

Mikkel Fode, MD
Department of Urology
Herlev Hospital
Herlev, Denmark
mikkelfode@gmail.com
Disorders of the Male Reproductive Tract

Janet L. Funk, MD
Associate Professor of Medicine
and Nutritional Sciences
Department of Medicine
University of Arizona
Tucson, Arizona
Jfunk@u.arizona.edu
Disorders of the Endocrine Pancreas

Allan C. Gelber, MD, MPH, PhD
Associate Professor of Medicine;
Deputy Director for Education
Division of Rheumatology
Johns Hopkins University School of Medicine
Baltimore, Maryland
agelber@jhmi.edu
Inflammatory Rheumatic Diseases

Gary D. Hammer, MD, PhD
Millie Schembechler Professor of Adrenal Cancer
Director, Center for Organogenesis
Director, Endocrine Oncology Program
Comprehensive Cancer Center
University of Michigan
Ann Arbor, Michigan
ghammer@umich.edu
*Disorders of the Adrenal Medulla; Disorders of the
Hypothalamus & Pituitary Gland; Disorders of
the Adrenal Cortex*

Michael Heung, MD, MS
Assistant Professor
Division of Nephrology
Department of Medicine
University of Michigan
Ann Arbor, Michigan
mheung@med.umich.edu
Renal Disease

Joachim H. Ix, MD
Professor
Division of Nephrology
Department of Medicine
University of California
VA San Diego Healthcare Systems
San Diego, California
joeix@ucsd.edu
Renal Disease

Erika B. Johnston-MacAnanny, MD
Assistant Professor of Medicine;
    Director of Clinical Operations
Center for Reproductive Medicine
Department of Obstetrics & Gynecology
Wake Forest School of Medicine
Winston-Salem, North Carolina
ejohnsto@wakehealth.edu
Disorders of the Female Reproductive Tract

Mandana Khalili, MD, MAS
Professor of Medicine
Department of Medicine
University of California
Chief of Clinical Hepatology
San Francisco General Hospital
San Francisco, California
mandana.khalili@ucsf.edu
Liver Disease

Jeffrey L. Kishiyama, MD
Associate Clinical Professor of Medicine
University of California
San Francisco, California
jeff .kishiyama@ucsf.edu
Disorders of the Immune System

Fred M. Kusumoto, MD
Professor of Medicine, Director of
    Electrophysiology and Pacing
Division of Cardiovascular Diseases
Department of Medicine
Mayo Clinic
Jacksonville, Florida
Kusumoto.Fred@mayo.edu
Cardiovascular Disorders: Heart Disease

Yeong Kwok, MD
Assistant Professor of Medicine
Division of General Medicine
Department of Medicine
University of Michigan
Ann Arbor, Michigan
ykwok@med.umich.edu
Case Study Answers

Stuart M. Levine, MD
Assistant Professor of Medicine
Division of Rheumatology
Co-Director, The Johns Hopkins Vasculitis Center
Johns Hopkins University School of Medicine
Baltimore, Maryland
slevine@jhmi.edu
Inflammatory Rheumatic Diseases

Catherine Lomen-Hoerth, MD, PhD
Professor of Neurology
Director, ALS Center
Department of Neurology
University of California
San Francisco, California
catherine.lomen-hoerth@ucsf.edu
Nervous System Disorders

Timothy H. McCalmont, MD
Professor of Pathology & Dermatology
University of California
San Francisco, California
tim.mccalmont@ucsf.edu
Diseases of the Skin

Stephen J. McPhee, MD
Professor of Medicine, Emeritus
Division of General Internal Medicine
Department of Medicine
University of California
San Francisco, California
smcphee@medicine.ucsf.edu
Thyroid Disease; Disorders of the Male Reproductive Tract

Melissa M. Meier, MD
Dermatopathology Fellow
Division of Pathology
University of California
San Francisco, California
melissa.meier@ucsfmedctr.org
Diseases of the Skin

原著者一覧　ix

Jason C. Mills, MD, PhD, AGAF
Associate Professor
Division of Gastroenterology
Department of Medicine, Pathology & Immunology,
and Developmental Biology
Washington University School of Medicine
St. Louis, Missouri
jmills@pathology.wustl.edu
Gastrointestinal Disease

Igor Mitrovic, MD
Jack D. and DeLoris Lange Endowed Chair
in Systems Physiology I; Professor
Department of Physiology
Director of Professional School Education
Department of Physiology
University of California
San Francisco, California
imitrov@phy.ucsf.edu
Cardiovascular Disorders: Vascular Disease

Mark M. Moasser, MD
Professor of Medicine
Helen Diller Family Comprehensive Cancer Center
University of California
San Francisco, California
mmoasser@medicine.ucsf.edu
Neoplasia

Dana A. Ohl, MD
Professor of Urology
University of Michigan
Ann Arbor, Michigan
daohl@med.umich.edu
Disorders of the Male Reproductive Tract

Rachel L. Perlman, MD
Assistant Professor of Medicine
University of Michigan Medical School
Chief
Nephrology Section
VA Ann Arbor Healthcare Systems
Ann Arbor, Michigan
rperlman@med.umich.edu
Renal Disease

Thomas J. Prendergast, MD
Clinical Professor of Medicine
Oregon Health & Science University
Pulmonary Critical Care Section Chief
Portland VA Medical Center
Portland, Oregon
thomas.prendergast@va.gov
Pulmonary Disease

Antony Rosen, MB, ChB, BSc (Hons)
Mary Betty Stevens Professor of Medicine,
Professor of Pathology
Director
Division of Rheumatology
Johns Hopkins University School of Medicine
Baltimore, Maryland
arosen@jhmi.edu
Inflammatory Rheumatic Diseases

Deborah E. Sellmeyer, MD
Associate Professor of Medicine
Department of Medicine/Endocrinology
Johns Hopkins University School of Medicine
Medical Director
Johns Hopkins Metabolic Bone Center
Johns Hopkins Bayview Medical Center
Baltimore, Maryland
dsellme1@jhmi.edu
Disorders of the Parathyroids &
Calcium & Phosphorus Metabolism

Dolores M. Shoback, MD
Professor of Medicine
Department of Medicine
University of California
Staff Physician
San Francisco VA Medical Center
San Francisco, California
dolores.shoback@ucsf.edu
Disorders of the Parathyroids &
Calcium & Phosphorus Metabolism

Jens Sonksen, MD, PhD
Professor of Urology
Head, Section of Male Infertility and Microsurgery
Department of Urology
Herlev Hospital
Herlev, Denmark
University of Copenhagen
Copenhagen, Denmark
jens@sonksen.dk
Disorders of the Male Reproductive Tract

Christopher J. Sonnenday, MD, MHS
Surgical Director of Liver Transplantation
Assistant Professor of Surgery
Assistant Professor of Health Management
& Policy
University of Michigan
Ann Arbor, Michigan
csonnend@umich.edu
Disorders of the Exocrine Pancreas

Thaddeus S. Stappenbeck, MD, PhD
Associate Professor
Department of Pathology & Immunology
Washington University School of Medicine
St. Louis, Missouri
stappenb@wustl.edu
Gastrointestinal Disease

x 原 著 者 一 覧

Robert N. Taylor, MD, PhD
Professor and Vice Chair for Research
Department of Obstetrics & Gynecology
Wake Forest School of Medicine
Winston-Salem, North Carolina
rtaylor@wakehealth.edu
Disorders of the Female Reproductive Tract

Sunny Wang, MD
Assistant Clinical Professor of Medicine
Division of Hematology/Oncology
University of California
San Francisco VA Medical Center
San Francisco, California
sunny.wang@ucsf.edu
Blood Disorders

訳 者 一 覧

■ 監訳者

國 分 眞一朗	日本大学医学部 教授
中 山 智 祥	日本大学医学部 教授

■ 訳 者

赤 星 俊 樹	新宿 睡眠・呼吸器内科クリニック 理事長／ 日本大学医学部 臨床准教授
東 森 生	自治医科大学医学部 講師
足 立 雅 之	山王病院 部長
安 藤 忠 助	大分大学医学部 講師
飯 田 由 子	日本大学医学部
猪 口 孝 一	日本医科大学医学部 教授
井 町 仁 美	香川大学医学部医学科 准教授
上 田 健 博	神戸大学大学院医学研究科 特命講師
植 松 昭 仁	日本大学医学部
大 谷 一 博	東京慈恵会医科大学 助教
大 塚 喜 久	兵庫県立尼崎総合医療センター 医長
岡 崎 和 一	関西医科大学 教授
方波見 卓 行	聖マリアンナ医科大学横浜市西部病院 副病院長／教授
勝 馬 愛	東京慈恵会医科大学 助教
叶 一 乃	新渡戸文化短期大学 教授
苅 田 典 生	脳神経内科くすのき診療所 院長
木戸口 慧	東京慈恵会医科大学 助教
日 下 めぐみ	獨協医科大学埼玉医療センター
黒 坂 大太郎	東京慈恵会医科大学 教授
國 分 眞一朗	日本大学医学部 教授
小 林 賛 光	東京慈恵会医科大学 助教
小 林 博 子	日本大学医学部 助手
小 林 政 司	日本医科大学大学院医学研究科 助教
駒 場 大 峰	東海大学医学部 准教授
小 山 信一郎	自治医科大学附属さいたま医療センター 教授
古 和 久 朋	神戸大学大学院保健学研究科 教授
齋 藤 豪	札幌医科大学医学部 教授
佐 竹 渉	東京大学大学院医学系研究科 講師
清 水 哲 男	日本大学医学部 助教
秦 聡 孝	大分大学医学部 准教授
住 野 泰 弘	大分医療センター 部長
鈴 木 悟	福島県立医科大学医学部 教授

xii 訳者一覧

関口 兼司	神戸大学大学院医学研究科 准教授
銭谷 幹男	山王メディカルセンター 院長
高橋 麻衣	日本大学医学部
竹越 一博	筑波大学医学医療系 教授
立花 久嗣	神戸大学大学院医学研究科 特定助教
千原 典夫	神戸大学大学院医学研究科 助教
塚田 岳大	東邦大学理学部 講師
党 雅子	獨協医科大学埼玉医療センター 准教授
唐 小燕	日本大学医学部 准教授
戸田 達史	東京大学大学院医学系研究科 教授
中川 洋佑	東海大学医学部 助教
中西 陽子	日本大学医学部 助教
中山 智祥	日本大学医学部 教授
西巻 はるな	日本大学医学部 助手
野村 威雄	大分市医師会立アルメイダ病院 部長
橋本 修	湘南医療大学保健医療学部 学長補佐／教授
濱野 直人	東海大学大学院医学研究科
林 伸一	国立病院機構埼玉病院 部長
春木 宏介	獨協医科大学埼玉医療センター 主任教授／部長
春原 浩太郎	東京慈恵会医科大学 助教
東原 舞	東京慈恵会医科大学 助教
引地 麻梨	日本大学医学部
深川 雅史	東海大学医学部 教授
福永 昇平	島根大学医学部附属病院 助教
藤岡 彰	藤岡皮フ科クリニック 院長
堀江 稔	滋賀医科大学アジア疫学研究センター・循環器内科 特任教授
本田 なつ絵	獨協医科大学埼玉医療センター 講師
増田 しのぶ	日本大学医学部 教授
丸岡 秀一郎	日本大学医学部 准教授
水内 将人	札幌医科大学医学部 講師
水村 賢司	日本大学医学部
三股 浩光	大分大学医学部 教授
村尾 孝児	香川大学医学部医学科 教授
村瀬 忠	獨協医科大学埼玉医療センター 特任教授
森 健一	西田病院 部長
屋代 隆	自治医科大学 名誉教授
山下 政克	愛媛大学大学院医学系研究科 教授
横尾 隆	東京慈恵会医科大学 主任教授
横手 伸也	東京慈恵会医科大学 助教
鷲田 和夫	国立循環器病研究センター 医長

（五十音順，2019 年 5 月現在）

目　　次

1.　序　論　〈中山智祥，國分眞一朗〉　1

2.　遺伝性疾患　〈中山智祥〉　3

遺伝性疾患に特異的な病態生理学的側面　6

浸透率と表現度　7

変異のメカニズムと遺伝パターン　7

劣性遺伝形式と機能喪失型変異　8／優性遺伝形式と機能喪失型変異　9／ドミナントネガティブ遺伝子の働き　9

変異率と遺伝性疾患の有病率　9

臨床遺伝学での問題　10

代表的な遺伝性疾患の病態生理　10

骨形成不全症　10／フェニルケトン尿症　14／脆弱 X 関連精神遅滞症候群　18／Leber 遺伝性視神経症，赤色ぼろ線維・ミオクローヌスてんかん症候群と他のミトコンドリア病　21／Down 症候群　23／病態生理におけるヒトゲノムプロジェクトとゲノム配列の影響　28

ケーススタディ　30

参考文献　31

3.　免疫系の障害　〈山下政克〉　33

免疫系の正常な構造と機能　33

解剖　33／生理　39

代表的な免疫疾患の病態生理　46

アレルギー性鼻炎　46

原発性免疫不全症　49

複合免疫不全　51／細胞性免疫不全　52／液性免疫不全　52／食細胞や自然免疫応答の不全　54

ケーススタディ　62

参考文献　63

4.　感染症　〈日下めぐみ，本田なつ絵，党　雅子，村瀬　忠，叶　一乃，春木宏介〉　65

感染に対する宿主の防衛機構　66

常在微生物叢　66／生体の構成的防衛機構　68／生体の獲得免疫　71／感染の成立　71

代表的な感染症の病態生理　74

感染性心内膜炎　74／髄膜炎　76／肺炎　80／感染性下痢症　83／敗血症と敗血症性ショック　86

ケーススタディ　90

参考文献　92

5.　新生物　〈西巻はるな，小林博子，中西陽子，唐　小燕，増田しのぶ〉　95

腫瘍の分子生物学的基礎　95

腫瘍における遺伝子変異　96／正常組織および腫瘍におけるがん原遺伝子とがん抑制遺伝子　98／腫瘍におけるホルモン，増殖因子およびその他の細胞内遺伝子　99／間質，細胞接着およびタンパク分解酵素

xiv 目　　次

101／腫瘍における代謝および酸素化に対応する変化　101／腫瘍における細胞の変化　102

腫瘍の分類　**102**

上皮性新生物　103／間葉系，神経内分泌および胚細胞腫瘍　109／造血器腫瘍　111／腫瘍の全身性作用
116

ケーススタディ　**118**

参考文献　120

6. 血液疾患 〈猪口孝一〉 **123**

正常な構造と機能　**123**

血液の有形成分　123／凝固因子および凝固系　129／凝固プロセスの臨床検査　131

血液疾患の概要　**131**

有形成分の疾患　131／凝固因子の疾患　135

代表的な血液疾患の病態生理　**136**

赤血球の疾患　136／白血球の疾患　143／血小板の疾患　145／血液凝固異常　149

ケーススタディ　**152**

参考文献　154

7. 神経系の障害 〈大塚喜久，立花久嗣，千原典夫，佐竹　渉，上田健博，
鷲田和夫，関口兼司，古和久朋，苅田典生，戸田達史〉 **157**

神経系の正常な構造と機能　**157**

組織学と細胞生物学　157

機能的神経解剖　**162**

運動系　162／体性感覚系　170／視覚と眼球運動　174／聴覚とバランス　177／意識，覚醒，認知　178

代表的な神経疾患の病態生理　**181**

運動ニューロン疾患　181／Parkinson 病　184／重症筋無力症　186／てんかん　188／認知症と
Alzheimer 病　190／脳卒中　193

ケーススタディ　**199**

参考文献　201

8. 皮膚疾患 〈藤岡　彰〉 **203**

正常な皮膚　**203**

解剖　203／組織　203

皮膚疾患の概要　**206**

皮膚病変のパターン　206／炎症性皮膚疾患のタイプ　207

代表的な皮膚疾患の病態生理　**207**

パターン：乾癬様の皮膚炎　207／パターン：境界部皮膚炎　210／パターン：小水疱性皮膚炎　215／パ
ターン：血管炎　216／パターン：海綿状皮膚炎　218／パターン：脂肪織炎　221／パターン：結節性皮
膚炎　222／パターン：毛包炎および毛包周囲炎　225

ケーススタディ　**227**

参考文献　229

9. 肺疾患 〈橋本　修，赤星俊樹，飯田由子，植松昭仁，小山信一郎，清水哲男，
高橋麻衣，林　伸一，引地麻梨，丸岡秀一郎，水村賢司〉 **233**

肺の正常な構造と機能　**233**

解剖　233／生理　238

目　次　xv

　　代表的な肺疾患の病態生理　**249**

　　　閉塞性肺疾患：喘息と慢性閉塞性肺疾患（COPD）　249／拘束性肺疾患：特発性肺線維症　257／肺水腫
　　　261／肺塞栓症　265

　　ケーススタディ　**271**

　　　参考文献　273

10.　心血管系障害：心臓病　　　　　　　　　　　　　　　　　　　　〈堀江　稔〉　**277**

　　心臓の正常な構造と機能　**277**

　　　解剖　277／組織　279／生理　280

　　代表的な循環器疾患の病態生理　**286**

　　　不整脈　286／心不全　287／心臓弁膜症　295／冠動脈疾患　304／心膜疾患　307／心膜液貯留とタンポ
　　　ナーデ　309

　　ケーススタディ　**310**

　　　参考文献　313

11.　心血管系障害：血管の疾患　　　　　　　　　　　　　　　　　〈國分眞一朗〉　**315**

　　血管の正常な構造と機能　**315**

　　　解剖と組織　315／生理　317／心血管系の調節　321

　　代表的な血管系疾患の病態生理　**327**

　　　粥状動脈硬化症　327／高血圧　332／治療　334／ショック　336

　　ケーススタディ　**339**

　　　参考文献　340

12.　副腎髄質の疾患　　　　　　　　　　　　　　　　　　　　　　　〈竹越一博〉　**343**

　　副腎髄質の正常な構造と機能　**343**

　　　解剖　343／組織　343／生理　344

　　代表的な副腎髄質の疾患の病態生理　**348**

　　　褐色細胞腫　348

　　ケーススタディ　**355**

　　　参考文献　355

13.　消化管疾患　　　　　　　　　　　　　　　　　　　　　　　　　〈岡崎和一〉　**357**

　　消化管の構造と機能，調節　**357**

　　　消化管の構造　357／消化管の機能　359／消化管の調節機序　362／中咽頭と食道　367／胃　369／胃運
　　　動　374／胆嚢　375／小腸　375／大腸　382

　　消化管疾患の概要　**382**

　　　運動異常疾患　382／分泌異常　384／消化吸収異常　384／全身疾患における消化器症状　385

　　食道疾患の病態生理　**385**

　　　食道アカラシア　385／逆流性食道炎　385

　　胃疾患の病態生理　**387**

　　　酸性消化性疾患　387／胃不全麻痺　390／胆嚢疾患　391

　　小腸と大腸疾患の病態生理　**393**

　　　下痢　393／炎症性腸疾患　395／憩室疾患　400／過敏性腸症候群　401

　　ケーススタディ　**402**

　　　参考文献　405

xvi　目　次

14.　肝疾患 〈足立雅之，銭谷幹男〉 407

肝臓の構造と機能　409

解剖，組織，細胞生物学　409／肝血流とその細胞的基盤　412／生理　412

肝疾患の概要　418

肝機能障害の種類　418／肝機能障害の徴候　419

代表的な肝疾患の病態生理　425

急性肝炎　425／慢性肝炎　434／肝硬変　438

ケーススタディ　447

参考文献　448

15.　膵外分泌腺の障害 〈中山智祥，國分眞一朗〉 451

膵外分泌腺の正常な構造と機能　451

解剖　451／組織　452／生理　453

代表的な膵外分泌疾患の病態生理　455

急性膵炎　455／慢性膵炎　466／膵機能不全　471／膵がん　473

ケーススタディ　478

参考文献　479

16.　腎疾患 〈小林政司，小林賛光，横手伸也，東原　舞，勝馬　愛，
春原浩太郎，木戸口慧，福永昇平，横尾　隆〉 481

腎臓の正常な構造と機能　481

解剖，組織，細胞生物学　481／生理　484

腎疾患の概要　488

疾患による腎臓の構造や機能の変化　488

代表的な腎疾患の病態生理　490

急性腎障害　490／慢性腎臓病　494／糸球体腎炎およびネフローゼ症候群　499／腎結石　503

ケーススタディ　506

参考文献　507

17.　副甲状腺，カルシウム，リン代謝の障害
〈中川洋佑，濱野直人，駒場大峰，深川雅史〉 509

カルシウムおよびリン代謝の正常な機能と構造　509

副甲状腺　509／骨　515／ビタミンD　517／線維芽細胞増殖因子(FGF)-23　519／傍濾胞細胞(C細胞)
520

代表的なカルシウム代謝障害の病態生理　521

原発性および二次性副甲状腺機能亢進症　521／家族性(良性)低カルシウム尿性高カルシウム血症　526／
悪性腫瘍による高カルシウム血症　527／副甲状腺機能低下症および偽性副甲状腺機能低下症　528／甲状
腺髄様がん　532／骨粗鬆症　534／骨軟化症　538

ケーススタディ　539

参考文献　542

18.　膵内分泌腺の障害 〈井町仁美，村尾孝児〉 545

膵島の正常な構造と機能　545

解剖と組織　545／生理　546

代表的な膵内分泌疾患の病態生理　554

糖尿病　554／膵臓の神経内分泌腫瘍　571

目　次　xvii

　　　ケーススタディ　**573**
　　　　参考文献　574

19.　視床下部，下垂体の障害　〈塚田岳大，屋代　隆／東　森生，屋代　隆〉　**577**

　　視床下部と下垂体の正常な構造と機能　　**578**
　　　解剖，組織，細胞生物学　578
　　視床下部と下垂体の生理　　**581**
　　　下垂体前葉ホルモン　581／下垂体後葉ホルモン　584
　　神経内分泌系の生理　　**585**
　　　体重調節の生理　585
　　代表的な視床下部および下垂体疾患の病態生理　　**587**
　　　肥満　587／下垂体腺腫　589／下垂体機能低下症　592／尿崩症　594／抗利尿ホルモン不適合分泌症候群
　　　（SIADH）　596
　　ケーススタディ　　**598**
　　　参考文献　601

20.　甲状腺疾患　〈鈴木　悟〉　**603**

　　正常な構造と機能　　**603**
　　　解剖　603／組織　603／生理　605
　　甲状腺疾患の概要　　**608**
　　代表的な甲状腺疾患の病態生理　　**609**
　　　甲状腺機能亢進症　609／甲状腺機能低下症　614／臨床症状　616／甲状腺腫　618／甲状腺結節と新生物
　　　620／臨床的な甲状腺機能正常型症例における甲状腺機能検査値異常　620
　　ケーススタディ　　**623**
　　　参考文献　624

21.　副腎皮質の障害　〈方波見卓行〉　**627**

　　副腎皮質の正常な構造と機能　　**627**
　　　解剖　627／組織　627／正常副腎の生理　629
　　代表的な副腎皮質疾患の病態生理　　**636**
　　　Cushing 症候群　636／臨床的に不顕性な副腎腫瘤（偶発腫）　645／副腎皮質機能低下症　646／アルドス
　　　テロン過剰症（ミネラルコルチコイド過剰産生）　651／低アルドステロン症：ミネラルコルチコイド産生
　　　または作用の欠乏　655／先天性副腎過形成　655
　　ケーススタディ　　**657**
　　　参考文献　659

22.　女性生殖器の障害　〈水内将人，齋藤　豪〉　**661**

　　女性生殖器の正常な構造と機能　　**661**
　　　解剖　661／性分化とエストロゲン依存性組織の成熟　663／思春期　664／月経周期　665／卵巣由来ステ
　　　ロイドの生理　666／妊娠　667／授乳　669
　　女性の生殖器障害の概要　　**672**
　　　視床下部-下垂体の障害　672／卵巣の障害　673／子宮，卵管，腟の障害　673／妊娠の障害　673／絨毛
　　　性疾患　674／乳房の疾患　674／性分化疾患（仮性半陰陽）　675
　　代表的な女性生殖器疾患の病態生理　　**675**
　　　月経異常　675／不妊症　681／妊娠高血圧腎症-子癇　682
　　ケーススタディ　　**684**

xviii　目　　次

　　参考文献　685

23.　男性生殖器の障害

〈安藤忠助，秦　聡孝，森　健一，住野泰弘，野村威雄，三股浩光〉　687

　男性生殖器の正常な構造と機能　687

　　解剖と生理　687／生理　689

　代表的な男性生殖器疾患の病態生理　692

　　男性不妊　692／前立腺肥大症　703

　ケーススタディ　712

　　参考文献　712

24.　炎症性リウマチ性疾患

〈大谷一博，黒坂大太郎〉　715

　炎症性リウマチ性疾患の概要　715

　　急性疾患　715／慢性疾患　715

　炎症の発症機構　716

　　血管内皮細胞の活性化　716／サイトカイン　716／補体　716／骨髄単球系細胞と免疫複合体の形成　716／免疫細胞による細胞傷害　717／宿主の組織分化　717

　代表的なリウマチ性疾患の病態生理　717

　　痛風　717／免疫複合体性血管炎　720／全身性エリテマトーデス（SLE）　722／Sjögren 症候群　724／炎症性筋疾患　725／関節リウマチ　726

　ケーススタディ　729

　　参考文献　731

25.　ケーススタディ解答

733

　　索　引　787

序　論

CHAPTER
1

Gary D. Hammer, MD, PhD, &
Stephen J. McPhee, MD

「人体解剖学と人体生理学の完全な知識なしに有能な外科医にはなれず，また生理学と化学の知識のない内科医は，無意味にまごつき，決して正確な疾患の概念も得ることができないまま，一種の豆鉄砲調剤（訳注：非効率な投薬の比喩）を実践し，疾患を増悪するとともに患者に打撃を与えてしまい，もはや何をすればよいかもわからなくなる.」

William Osler 卿（1849-1919）

Osler 卿は，上記に引用した金言で基礎科学と臨床医学との関係性を見事に表現している. 実際，中世以降，賢明な医師や患者およびその世話をしている他の者も，ほとんどの人間の疾患は，本当の意味で，秩序をなくした生理学（病態生理学）として理解できることを実感してきた. 何か（例えば，遺伝子の変異，または細菌生物の侵入）が，病気を引き起こし，身体は，病気の徴候とサインである分子性，細胞性，そして全身性反応を用いて対抗する. したがって，人体の正常な構造と機能に関する的確な知識とそれらがどのように障害されるのかを理解することで，病気を理解し，合理的で効果的な治療法をデザインすることができるようになる. さらに，もちろん，病態生理学と病気との関係は双方向の通りである. 病気は，以前には未知であったか，価値が認められていなかった生理学上のメカニズムを明らかにすることができる「自然の実験」とみなされ，健常者におけるこれらの生理学上のメカニズムの研究によって，根本的な生物医学の知識の習得が進む. したがって，学生が正常な構造と機能，そしてそれらがどのようにして疾患を引き起こす

かを理解し，この知識を疾患に適用することが重要である.

本書の目的は，病態生理学の表出としての疾患に関する学習を通して学生に臨床医学への入門を促すことである. 著者たち（個々の分野ですべての著者がエキスパートである）は，身体の個々のシステムが関連している正常な構造と機能の簡単なレビューを提供し，続いて，そのシステムと関連したいくつかの代表的な疾患の基にある基本的な病態生理学的メカニズムの説明を行っている. こうしたアプローチによって，疾患の症状と徴候の詳細な説明と，学生の将来的な治療戦略の習熟のための本質的な骨組みの形成を図っている. また，単一の身体システムに限定されないいくつかの主題領域も網羅しているが（新生物や感染症など），これらにおいても前述と同様のアプローチが行われている. 大部分の診断と治療についてはここではカバーしきれないので，後々のためには，より細密な勉強と毎年更新される最新の *Current Medical Diagnosis & Treatment* などを参考にしてほしい. 本書では包括的あるいは完全化を目指す試みはしないが，個々の章の病態生理の節で，疾患の頻度をもとに（例えば，冠動脈疾患および高血圧），もしくは，どのように生理的機構が障害されるのかを理解するための重要度をもとに［例えば，脆弱 X 関連精神遅滞症候群（脆弱 X 症候群）または褐色細胞腫］，1〜5 例の関連している臨床症例について議論している. 本書の目的は，機能障害の徴候としての疾患を学生に示し，関連する症状と徴候に関して病態生理学的基盤の観点から考えさせるようにすることである.

遺 伝 性 疾 患

Gregory Barsh, MD, PhD

C H A P T E R

2

　遺伝性疾患における細胞および組織の機能障害のメカニズムは，それらが影響を与える器官によって変化に富んでいる．ある程度これらのメカニズムは，非遺伝性疾患で発生したものに似ている．例えば，骨粗鬆症で骨密度の減少の結果による骨折は，骨形成不全症におけるコラーゲン遺伝子欠損によって引き起こされるものとほぼ同じように治癒し，また大部分の人における冠状動脈硬化への応答は低密度リポタンパク(LDL)受容体欠損症を受け継いでいるかには関係がない．遺伝性疾患を見分ける病態生理学的基本概念は，変異の機構，遺伝形式そして遺伝型から表現型に至る分子経路に焦点を当てるほど，影響を受けている臓器系そのものに焦点を当ててはいない．

　この章では，遺伝する条件や遺伝性疾患の有病率を表すために使用される専門用語についての議論といくつかの主要な原則と遺伝医学に関する考察から始める．章全体で使用される重要な用語とキーワードは，表 2-1 に定義した．

　次に，コラーゲン遺伝子の変異によって引き起こされる疾患のグループを説明する(例えば，**骨形成不全症 osteogenesis imperfecta**)．骨形成不全症はしばしば単一遺伝子疾患と考えられているが，異なる変異と変異に関与する異なる遺伝子が多岐にわたる臨床的表現型を形づくっている．いくつかの骨形成不全症は典型的な常染色体優性(顕性)遺伝形式あるいは常染色体劣性(潜性)遺伝形式をとる，いわゆる**メンデル遺伝形式 mendelian conditions** を示す．どのように環境因子が遺伝型と表現型との関連に影響を及ぼすかを示すために，別のメンデル遺伝性疾患である**フェニルケトン尿症 phenylketonuria** について考察する．この疾患は遺伝性疾患の新生児スクリーニングプログラムと治療の典型例となる．いくつかの遺伝性疾患は，遺伝

していく遺伝子のみならず，表現型や親の性別にも関連することがわかっている．非伝統的な遺伝を呈する**脆弱 X 関連精神遅滞症候群(脆弱 X 症候群)fragile X-associated mental retardation syndrome** を例に考察する．この症候群は精神遅滞の最もありふれた遺伝的原因であるだけでなく，どのようにして異なるタイプの変異が重篤なメンデル遺伝性疾患においてその重症度が世代とともに増加する**表現促進現象 genetic anticipation** という複雑な現象を説明できるかも示す．表現型や親の性別に依存する別の疾患グループはミトコンドリアゲノムに影響を与える疾患からなる．例として，**Leber 遺伝性視神経症 Leber hereditary optic neuropathy(LHON)** と**赤色ぼろ線維・ミオクローヌスてんかん症候群 myoclonic epilepsy with ragged red fibers(MERRF)** である．これらはミトコンドリア遺伝形式の原則とそれによる病態生理を示す．染色体の**異数性 aneuploidy** は DNA の構造には影響しない最も代表的なヒト遺伝性疾患であるが，1つの細胞の中の通常の染色体数を変化させる．例として **Down 症候群 Down syndrome** があり，生殖医療と生殖意思決定に大きな影響を与えており，多くの異数性疾患に適用される一般的原則を例示している．最後に，ゲノムシークエンスと塩基配列決定法が，多くの疾患において病態生理学の理解をどのようにして改善しているかを考察する．ヒトゲノムシークエンスの解読完了と個人ゲノムを迅速に，そして安価にシークエンスすることを可能にした技術的進歩により，いかなるヒト表現型の遺伝的要素をも同定することや，真の個別化医療の提供が遠からず期待される．

4　2．遺伝性疾患

表2-1　用語とキーワード集

単　語	定　義
アレル異質性	1つの座位の複数のアレルが1つ以上の疾患の表現型を生じることができる状況
異数性	どんな不均衡型の染色体補足でも意味する一般的用語
一塩基多型	一塩基多型(SNP)は遺伝的多様性の最もありふれたタイプの1つである．ヒトゲノムには約100万個のありふれたSNP(1%以上の頻度で存在するもの)があり，まれな一塩基バリアント(0.001%以上の頻度のもの)は数十億個あるといわれている．大部分はタンパク構造に影響を与えないが，ありふれたSNPは，糖尿病，心疾患のような多因子疾患において遺伝的多様性の効果を調べるための有意義なマーカーとなるかもしれない．
遺伝子量	特定の遺伝子が発現する産物の量が1つの細胞あたりに存在する遺伝子のコピー数と比例するという原理
遺伝子量補償	2つの細胞の間の遺伝子量の違いが平均化されるメカニズム．ほ乳動物のXX細胞において，2つのX染色体のうちの1つからの減少した発現が，XY細胞と同様な遺伝子産物の濃度を結果として生じる．
インプリンティング	最も一般的には，母親または父親から伝わったかどうかに遺伝子の発現が依存する過程
エピジェネティック	遺伝することができる体細胞分裂を介し，生物の世代間を越えるがDNA配列の変化によらない表現型効果をさす．しかしながら，エピジェネティック遺伝は，細胞分裂の際に伝えられるDNAメチル化やヒストン修飾のようなクロマチン構造の変化に関連する．
診断基準バイアス	遺伝的解析の個人または家族が，彼らが特定(診断)される方法のために一般集団を代表しないという状況である．
基質蓄積	特定の酵素の不足が組織または血液中にその酵素の基質を蓄積するために疾患を起こす病原のメカニズム
構造バリアント	欠失，挿入，またはより複雑な再構成配列は，通常，反復エレメント間の組み換えによって生じる．また，コピー数バリアント(CNV)とゲノムバリエーションの最もありふれたタイプと呼ばれる．ほとんどの構造バリアントは比較的小さい欠失または挿入(<10 kb)を伴い，任意の臨床表現型を引き起こすことはない．より大きな構造バリアント(>100 kb)は，臨床的効果をますます持つ可能性がある．
座位異質性	異なる遺伝子の変異が類似または同一の表現型を産生する状況．また遺伝的異質性とも呼ばれる．
最終産物欠乏	特定の酵素反応の産物が存在しないか低下が疾患につながる病理学的メカニズム
CpGアイランド	5′-CG-3′ジヌクレオチドの比較的高い密度を含むDNAの部分．この部分はしばしば非メチル化されており，あらゆるところに(ユビキタスに)発現している遺伝子の近くに存在する．
始原生殖細胞	配偶子を引き起こし続ける発生の初期(初期胚)に，別系統に置かれた細胞のグループ
常染色体	XまたはY染色体ではなく，1〜22番染色体に位置すること
浸透率	バリアント遺伝型の一個人において，浸透率は，バリアント遺伝型が定義された表現型基準に基づいて推論され得るかどうかに関連している．一般集団において，浸透率の減少は，バリアント遺伝型の個人が特定の表現型基準に従って認められることができない割合に関連する．
接合後の	受精後に起き，一般にモザイクを引き起こす変異の事象
前変異	表現型自体を結果として生じないが，表現型を生じさせる2番目の変化――完全変異――を発達させる高い可能性を持っている遺伝学的変化
創始者効果	ある集団の有害な遺伝子(訳注：アレル)の予想外に高い頻度のいくつかのあり得る説明の1つ．集団が小さな祖先のグループによってつくられるならば，それは偶然に有害な遺伝子の多数のキャリアを含んだかもしれない．
端部動原体型(染色体)	13，14，15，21，22番染色体において，セントロメア(動原体)が染色体末端に位置すること
適応度	子孫を産む個人的な能力における変異アレルの影響
ドミナントネガティブ	変異体アレルが非変異体の遺伝子産物の正常な機能に対して干渉する際に起こる病態生理学的なメカニズムのタイプ
トリソミー	1つの細胞あたりの染色体部分あるいは染色体が2コピーの代わりに3コピー存在する異常な状況
トリプレットリピート	ある3塩基の配列が，例えば(XYZ)$_n$のように多数回タンデムに繰り返しているもの．このような単純な繰り返し(2塩基ならびに4塩基もあり得る)の長さの変化は，変異の他の種類の大部分よりもはるかに頻繁に起こる．加えて，3塩基繰り返しの長さの変化は，いくつかの遺伝性疾患の分子基盤である．

(つづく)

2．遺 伝 性 疾 患　5

表 2-1　用語とキーワード集（つづき）

単　語	定　義
ネオモルフィック	新しい機能をその遺伝子産物に与え，遺伝子量の変化とは別の表現型を結果的に呈する変異のこと
配偶子	次世代に対して潜在的に生殖への寄与を表す卵子または精子．配偶子は減数分裂を経てつくられる．接合体細胞で見出される通常の染色体数の半分を含む．
ハイパーモルフィック	細胞あたりの正常遺伝子コピー数を増加させることと同様の効果を有する変異をさす．
ハイポモルフィック	特定の遺伝子産物の活性が減少するが，完全に欠損しているわけではない変異をさす．
ハプロタイプ	1 つの染色体上で密接に連鎖する DNA 配列バリアントのセット
表現型異質性	1 つの遺伝子の変異が複数の異なる表現型を生じるとき，関係する状況
表現促進現象	有害な遺伝子を伝える個人で観察される表現型が連続した世代でより重篤に表れる臨床的現象．考えられる説明は，診断基準バイアスまたはトリプレットリピート伸長のような多段階変異のメカニズムを含む．
表現度	変異遺伝型が表現型に影響を与える程度で，影響を受けた組織やその影響の重症度を含む．
不分離	第一減数分裂の分裂中期における 2 本の相同染色体の分配・分離障害，あるいは 2 本の姉妹染色分体の第二減数分裂あるいは体細胞分裂の分裂中期における分離障害
ヘテロクロマチン	染色体 DNA は高度に凝縮し，通常，活発に転写される遺伝子に欠けている．2 つの染色体主要構成の 1 つ（もう 1 つはユークロマチンである）
ヘテロ接合体優位性	特定の集団における劣性遺伝形式変異の予想外に高い頻度を説明するための 1 つの方法．最近の進化の間に，保因者（すなわちヘテロ接合体）はホモ接合非変異体の個体よりも高い適応度を持っていたと仮定されている．
ヘテロ接合の	同じ座位に異なる 2 つのアレルを持つこと
ヘテロプラスミー	1 つの細胞の中の，変異体と非変異体のミトコンドリア DNA 分子の混合物
ヘミ接合体	他のアレルが欠失しているか，男性における X 連鎖遺伝子のように正常な状態で存在していないために，ある座位でのアレルが 1 つしか存在しないこと
ホモ接合の	同じ座位に同じ 2 つのアレルを持つこと
無定形の	それぞれの遺伝子に完全な機能喪失を引き起こし，完全な遺伝子欠損と同じ表現型を与える変異をさす．
メンデル遺伝形式	メンデルの法則に従う遺伝の形式．すなわち常染色体優性，常染色体劣性，X 連鎖優性，劣性 X 連鎖劣性
網糸期	胎児の卵母細胞が排卵に先立って阻止される，女性の第一減数分裂の前期の最後の段階
モザイク	遺伝子の変化が一個人の細胞のすべてでなくいくつかに存在する状況．生殖細胞系列あるいは生腺モザイクでは，変化は体細胞でなく生殖細胞に存在する．体細胞モザイクでは，遺伝子の変化は体細胞のすべてでなくいくつかに存在する（そして，通常，生殖細胞には存在しない）．
モノソミー	特定の染色体セグメントまたは染色体のコピー数が 2 から 1 になる接合体細胞の縮小
優性の	非変異アレルの存在下でバリアントアレルの効果が観察される遺伝子の働きの遺伝的パターンあるいはメカニズム
抑制的アレル（antimorphic）	非変異体アレルとは別の側のヘテロ接合体型の存在が機能喪失型アレルのホモ接合性に類似した表現型になる変異のこと
劣性の	特定の変異アレルが非変異アレルがない状態のときのみ表現型を引き起こす遺伝のパターンあるいは遺伝子作用のメカニズム．したがって常染色体の条件については，変異アレルの 2 つのコピーが存在する場合，バリアントあるいは疾患表現型は明白である．X 連鎖の条件については，バリアントあるいは疾患表現型は，変異でないアレルが不活性化される（ヘテロ接合の女性）細胞，組織，個人において明白か，あるいは存在しない（ヘミ接合体の男性）．
連鎖不平衡	密接に関連するアレルまたはハプロタイプの特定の組み合わせが彼らの個々のアレル頻度によって予測されない頻度で集団に存在する状態
Robertson 型転座	2 つの端部動原体型染色体が 1 つの機能的なセントロメアとともに融合した転座．45 本の染色体による Robertson 型転座の保因者は通常の量の染色体を持っており，正倍数性であるといわれている．

遺伝性疾患に特異的な病態生理学的側面

遺伝性疾患の表現型は多様であるが，その原因は多様ではない．遺伝性疾患の主な原因は，最終的には遺伝子発現を変化させる DNA の塩基配列または細胞内内容の変化である．ほとんどの遺伝性疾患は単一の遺伝子産物の合成を変化させる DNA 塩基配列変化によって引き起こされる．ただし，いくつかの遺伝性疾患は，(1) 密接に連鎖する遺伝子のグループの欠失や重複になる構造的再構成，(2) 細胞1個あたりの染色体の異常な数になる有糸分裂または減数分裂における異常，により引き起こされる．ほとんどの遺伝性疾患では，罹患者のすべての細胞は，変異した卵ないしは精子細胞(配偶子 gamete)を介する遺伝の結果として変異遺伝子もしくは一連の遺伝子を持っている．ただし，配偶子の変異はその発達過程において起こることがあり，その場合，親の体細胞が変異を伝えず，罹患者は新規の変異を持つといえる．加えていくつかの変異は初期胚において起こる可能性があり，この場合，罹患者の組織は変異体と非変異体の混合あるいは**モザイク mosaic** を含むことになる．新しい変異が発生した胚発生の時期と細胞のタイプによって，罹患者はいくつかの変異を伝えるが，彼らの生殖細胞のすべてではない場合(**生殖細胞系列モザイク germline mosaicism**)，体細胞のすべてではない場合(**体細胞モザイク somatic mosaicism**)，または両方の場合がある．

患者とその家族との遺伝性疾患についての話し合いのなかで一般的に使用される用語の簡単な点検を開始することは役に立つ．DNA の構造が知られるよりもずっと前から遺伝子は認識され，また研究されてきた．**遺伝子 gene** は DNA の短い伸長物としてみなすことが一般的な使用方法となっているが，常に100,000 塩基対(bp)以下の長さではなく，測定可能な特性としてある産物(通常タンパク)をコードする．DNA の長さは通常塩基対で測定され，キロ塩基対(kb)，またはメガ塩基対(Mb)である．染色体は約46〜245 Mb の長さと変化に富んでいる．**座位 locus** は染色体上の特定の遺伝子の位置する場所である．多くの血縁関係のない個人を比較した際，遺伝子のDNA 塩基配列はほぼ常にわずかな違いを示しており，このバリアント配列は**アレル alleles** として表される．**変異 mutation** は新しいアレルをつくり出すようなヌクレオチドの変化，欠失，または挿入のような生化学

的イベントである．イントロン内または特定のアミノ酸に対するコドンの第3の「ゆらぎ塩基」の位置のようなある遺伝子の DNA 塩基配列の多くの変化は，遺伝子産物の構造や発現に影響を及ぼさない．すなわちすべての変異が生化学あるいは分子生物学的表現型(すなわち DNA の変化)を来したとしても，それらの一部のみが，臨床的に異常な表現型を来すのである．

分子レベルでは，バリアントアレルは通常 DNA 塩基配列決定法によって認識され，1つの塩基の変化が発生したとすると一塩基多型 single nucleotide polymorphism(SNP)と呼ばれる．もともと，**多型 polymorphism** という言葉はアレルが人口の1%以上に存在するものに対してつくられたが，今日この言葉は，例えば，まれなものとありふれたバリアントのように，より厳密ではなく，定性的に示される．臨床レベルではバリアントアレルはヒト白血球抗原(HLA)タイプや髪の色などの表現型への影響によって認識される．常染色体優性遺伝子(染色体1番から22番までに位置し，細胞1個あたり2コピーである)では，同一の2コピーを持つ個人は**ホモ接合体 homozygous**，2つの異なるコピーを持つ個人は**ヘテロ接合体 heterozygous** である．これらの用語(ホモ接合体とヘテロ接合体)はDNA 塩基配列，タンパク産物または臨床的表現型に適用することができる．言い換えれば，タンパク産物を変化させない SNP のヘテロ接合体，遺伝性疾患を起こす欠失のヘテロ接合体，タンパクの構造の変化を引き起こす DNA 塩基配列のヘテロ接合体を持つ個人というようになる．

この考察は**表現型 phenotype** という単語の使用方法を説明するのに役立つ．つまり表現型とは特徴に依存する測定とともに，単に測定可能などのような特徴にでも言及するものである．髪の色と身長は，明らかに疾患と関係なく，一般の人々にとって一見してすぐにわかる表現型である．糖尿病と冠動脈疾患は，それを認識するためには概して臨床検査が必要な疾患の表現型である．一方，制限酵素断片長多型 restriction fragment length polymorphism(RFLP)，単純塩基配列長多型 simple sequence length polymorphism(SSLP)，SNP は検査だけで見つけることができる分子生物学的表現型である．

浸透率と表現度

ヒト遺伝学で最も重要な原理の1つは，同じ変異をした遺伝子を持つ2人の個人が異なる表現型を持つかもしれないということである．例えば，I型骨形成不全症と呼ばれている常染色体優性遺伝性疾患では，たとえ絶対的な変異保有者の親に症状がないとしても，罹患者の祖父と罹患者の孫がいる家系が発生する場合がある（図2-1）．一組の定義済みの基準を挙げるとすると，変異した遺伝子を伝えるとされる個人における状態の識別は，**浸透率 penetrance** といわれる．言い換えると，I型骨形成不全症変異による40歳以上の10人のうち7人が骨密度スキャン検査で異常ならば，疾患はその基準によると70％浸透することになる．年齢と使われている基準のセットによって，浸透率は異なるかもしれない．例えば，異常なコラーゲン合成に対する臨床検査と組み合わせた骨密度検査の結果に基づくとき，I型骨形成不全症は40歳で90％浸透する場合がある．**不完全浸透 reduced penetrance** または**年齢依存的な浸透率 age-dependent penetrance** は，比較的高い**適応度 fitness**（変異アレルを持たない個人と比較して，変異アレルを持つ個人が子孫を産む程度）を持つ常染色体優性遺伝のごく一般的な特徴である．その例はHuntington病と多発性囊胞腎である．

変異した遺伝子が同じであっても異なる表現型を引き起こすとき，この状況は表現度の差異（あるいは**多様な表現度 variable expressivity**）と呼ばれる．例えば，青色強膜と低身長は特定の個人のI型骨形成不全症の唯一の徴候である場合がある．ところが，同一の変異を持つ兄弟は多発骨折と変形の結果として車椅子生活になるかもしれない．すなわち両方の個人において変異は浸透するが，その表現は変化する．不完全浸透と多様な表現度は，同じ変異アレルを伝える個人に起こる場合がある．したがって，これらの個人の表現型の違いは他の修飾遺伝子の影響，環境相互作用または機会によらなければならない．

変異のメカニズムと遺伝パターン

変異は，塩基欠失，挿入といった分子の性質と，それらが遺伝子の活性に影響を与えるかの両方によって特徴付けられる．例えば，正常かサイレントといったものは影響を及ぼさず，アモルフィック amorphic（完全機能喪失型）変異は完全な欠失，ハイポモルフティック hypomorphic（部分機能喪失型）変異は部分的な機能

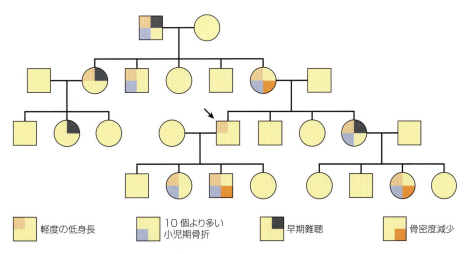

図2-1 I型骨形成不全症の浸透率と表現度．この常染色体優性遺伝形式I型骨形成不全症の概念図の家系において，罹患者個人全員は，重症度（表現度の差異）で多様な異なる表現型の特徴を示す．図に示されているように，変異を伝えるそれぞれの個人がある程度表現型に影響を受けるので，I型骨形成不全症は完全に浸透する．しかし，矢印でさした個人の軽度の低身長が正常バリアントであると考えられるならば，疾患はこの個人には非浸透であったと考えられる．このようにこの例では，浸透率または非浸透率についての判断は，正常と異常の身長の基準に依存している．

喪失，ハイパーモルフィック hypermorphic（機能亢進型）変異は機能亢進，ネオモルフィック neomorphic（新機能獲得型）変異は新しい特性を示す．実験生物について研究している遺伝専門家は，変異アレルで機能喪失を発生させるような特別な欠失をしばしば利用する．しかしヒトの遺伝専門家は生化学的または細胞培養研究を信用する．ヒトの遺伝性疾患においてアモルフィック変異とハイポモルフィック変異がおそらく最も頻繁なタイプの変異である．というのは，それらはタンパク機能を障害させる多くの筋道があるからである．

　常染色体における遺伝子では，優性と劣性の遺伝形式の基本的な違いは，優性遺伝形式では，見出される疾患状態または特性では1変異アレルと1正常アレルが存在することである．劣性遺伝形式では，疾患の状態や特性を明らかにするために2つの変異アレルが存在することが必要である．しかし，X染色体上にある遺伝子では状況が少し異なる．というのは，女性は2本X染色体を持ち，男性は1本のみのX染色体を持つためである．X連鎖優性遺伝形式では，1コピーの

変異アレルにより起こる（男女ともに）．一方，X連鎖劣性遺伝形式では，2コピーの変異アレルが存在する際に疾患の表現型を引き起こす（女性において）．大部分の変異はアモルフィックもしくはハイポモルフィックであり，男性においてX染色体に連鎖している変異の1コピーは，女性に存在している非変異アレルとのバランスを欠き，ゆえにX連鎖劣性遺伝形式であれば，変異アレル1コピーは男性において疾患の表現型を発生させるのに十分である．この状況を**ヘミ接合体 hemizygosity** と呼ぶ．

劣性遺伝形式と機能喪失型変異

　大部分の劣性遺伝形式変異は，転写あるいは翻訳される遺伝子の障害や正確に機能すべき遺伝子の翻訳後産物の障害を含むさまざまな原因から起こり得る遺伝子産物の機能喪失による．機能喪失変異を検討する際には留意すべき2つの一般的な原則がある．1つ目は，正常アレルからの発現は通常変化しない（すなわち遺

表2-2　代表的な遺伝性疾患の表現型，遺伝形式，罹病率

疾　患	表現型	遺伝的メカニズム	罹病率
Down 症候群	精神と成長遅延，異形成の特徴，内臓異常	染色体の不均衡．21トリソミーにより起こる．	約1：800；母親の高年齢によるリスクの増加
脆弱X関連精神遅滞症候群	精神遅滞，特徴的顔貌，大きな精巣	X連鎖．不安定なDNAの進行的な伸長は，RNA結合タンパクをコードしている遺伝子を発現することに関する障害を引き起こす．	約1：1,500で男性にみられ，女性でみられることもある；多段階メカニズムによる．
鎌状赤血球症	再発する痛みを伴うクリーゼ，易感染症の増大	常染色体劣性．βグロビンにおける単一のミスセンス変異によって起こる．	約1：400の黒人
囊胞性線維症	再発する肺感染症，膵外分泌不全，不妊症	常染色体劣性形質；クロライドチャネルの複数の機能喪失型変異に起因する．	約1：2,000の白人；アジア人では非常に珍しい
Leber 遺伝性視神経症	急性または亜急性失明，ときおりのミオパチーまたは神経変性	mtDNA によってコードされた電子伝達系の変化	約1：50,000〜1：10,000
赤色ぼろ線維・ミオクローヌスてんかん症候群	コントロールされていない定期的な痙攣，筋力低下	mtDNA のミトコンドリア tRNA の変異	約1：100,000〜1：50,000
神経線維腫症	複数のカフェオレ斑，神経線維腫は，腫瘍感受性を増大させる．	常染色体優性；シグナル伝達分子内の複数の機能喪失型変異によって引き起こされる．	約1：3,000；約50％は新しい突然変異である．
Duchenne 型筋ジストロフィー	筋力低下および変性	X連鎖劣性；筋肉タンパクにおける複数の機能喪失型変異によって引き起こされる．	約1：3,000の男性；約33％は新しい突然変異である．
骨形成不全症	骨折に対する感受性の増大，結合組織の脆弱性，青色強膜	表現型的および遺伝学的に異質である．	約1：10,000
フェニルケトン尿症	精神遅滞，成長遅滞	常染色体劣性遺伝形式，フェニルアラニンヒドロキシラーゼの複数の機能喪失型変異に起因する．	約1：10,000

伝子量補償 dosage compensation がない）ので，機能喪失型アレルのヘテロ接合体キャリアにおける遺伝子発現は正常の50％に減少する．2つ目に，大部分の生化学的経路において酵素活性（濃度）の50％減少は疾患状態を引き起こすのに十分ではないことである．したがってフェニルケトン尿症のように酵素欠損による大部分の疾患は劣性遺伝形式をとる（表2-2）.

優性遺伝形式と機能喪失型変異

特定の産物の50％が細胞または組織が正常に機能するのに十分でない場合，この遺伝子の機能の喪失変異は優性遺伝形式の表現型を生じる．そのような変異は，構造タンパクでしばしば生じる．例えばⅠ型骨形成不全症である．それはあとで詳しく記述する．最も頻繁な優性遺伝形式の表現型は実は**不完全優性 semidominant** である．それは，1つの変異体と1つの通常のコピーを伝える個人より，2コピーの変異体アレルを伝える個人がより重度に影響を受けることを意味する．しかし，最も優性に継承した疾患に対して，ホモ接合の変異体個人はめったに観察されない．例えば，軟骨無形成症 achondroplasia は著明な低身長の最もありふれた遺伝的原因であり，通常，常染色体優性遺伝形式である．しかし，罹患患者どうしのまれな交配で変異遺伝子2コピーを持つ子供が産まれる確率は25％である．ホモ接合体の軟骨無形成症は非常に重篤で，通常，胎生期致死である．このように，軟骨無形成症は不完全優性遺伝形式を示す．優性遺伝性神経疾患である Huntington 病は，ホモ接合性変異の表現型がヘテロ接合体の表現型（「本当に優位なもの」と称されることがある）と同一である唯一の既知のヒト疾患である．

ドミナントネガティブ遺伝子の働き

ドミナントネガティブと呼ばれる特別な種類の病態生理学的メカニズムは，オリゴマーあるいは高分子複合体を形成するタンパクを含むヒト遺伝性疾患でしばしば起こる．これらの疾患では，変異体アレルは通常のアレルの機能に干渉する構造的に異常なタンパクを生じさせる．どんな分子障害（すなわち，欠失やナンセンス変異，ミスセンス変異，スプライシング部位変異）でも機能の喪失アレルをつくり出すことができることに注意すべきである．しかし，タンパク産物（すなわち，スプライシング部位変異やミスセンス変異，ナンセンス変異）を産する分子障害だけは，ドミナントネガティブアレルに終わることがあり得る．Ⅱ型骨形成不全症（後述する）は，ドミナントネガティブ突然変異の例である．

「優性の」「劣性の」という単語は特定の変異を記述するのにときおり用いられるが，DNA 配列変化そのものは，厳密にいうと，優性あるいは劣性のはずはない．これらの単語は，特定の特徴における変異の効果にとって代わるのにふさわしい．したがって，「劣性」として特定の変異を特徴付ける際に，研究されている特性において変異の影響について言及している．

変異率と遺伝性疾患の有病率

DNA 配列のレベルで，ヒトにおけるヌクレオチド変異（変換，小さな挿入，または小さな欠失）は，1世代において1ヌクレオチドあたりおよそ $2×10^{-8}$ の変異率で生じるか，あるいは二倍体ゲノムあたり150の新しい変異が起こる．しかしながらヒトゲノムのわずか約5％しか機能していないので，大部分の新しい変異は影響を持たない．それでも，ヒトでは約23,000の遺伝子が存在し，その「座位あたり」の有害な変異の確率が1世代あたり 10^{-5} だと概算すると，いかなる個人においても，新たな有害な変異が起こる確率は20％になる．さらにまた，最近1,000年間に100億回の新しい出生があったとして，ヒトゲノムの中のあらゆる遺伝子は，おそらく100,000回の異なる機会について，変異しただろう（有害となるように）．しかしながら，臨床的観点からは，わずか約5,000の単一遺伝子疾患が，ヒトに疾患を起こすと認識されているに過ぎない．この差異をうまく説明するには，多くの1遺伝子の有害な変異が発育のごく初期において致死的なことがあり，それゆえ臨床的に明らかにならないということである．一方，他の遺伝子の有害な変異は簡単に認識できる表現型を引き起こさない．1つの遺伝子（すなわちメンデル遺伝性疾患）の欠損に起因している疾患の全体的な頻度は，一般集団のおよそ1％である．

表2-2には，本章で示す疾患と他のいくつかの疾患の主要な徴候，遺伝的メカニズム，疾患の有病率を表した．神経線維腫症，嚢胞性線維症，脆弱Ⅹ症候群などの最も一般的な遺伝性疾患は，専門分野の如何にかかわらず，ほとんどの医療従事者がいずれ遭遇す

ることになるであろう．また Huntington 病やアデノシンデアミナーゼ欠損症のような他の疾患は，知的あるいは病態生理学的関心があったとしても，大部分の開業医にとってみる機会はほとんどない．

厳密にはメンデル遺伝形式を示さない動脈硬化症や乳がんのような多くのありふれた疾患は，家族集積性または双生児研究から示された遺伝的構成要素を有する．これらは通常，**多因子 multifactorial** 疾患といわれ，ある個人において表現型の個人差を表し得る1つ以上の変異遺伝子と環境の差異が影響している．

臨床遺伝学での問題

遺伝性疾患のほとんどの患者では，脆弱 X 症候群や Down 症候群などの診断に最終的につながる症候を小児期早期に呈する．診察時の主要な臨床的課題は，正しい診断に至ることと，疾患の臨床経過とその予後に関して患者と家族に対してカウンセリングをすることである．同じ疾患が再びその家族に起こるという見込みを評価して，それが出生前診断できるかどうか決定することが重要である．これらの問題は，臨床遺伝専門医と遺伝カウンセラーによる遺伝カウンセリングの主題である．

特定の代謝経路を干渉する遺伝性疾患——いわゆる先天性代謝異常——の病態を理解することは，フェニルケトン尿症，メープルシロップ尿症，ホモシスチン尿症など選択された疾患の効果的な治療法につながっている．これらの多くは希少疾患であるが，普通の単一遺伝子疾患，例えば Duchenne 型筋ジストロフィー，囊胞性線維症と血友病の治療法の開発のための努力は進行中である．いくつかの治療法は変異タンパクを置き換えることに向けられ，その他はその影響を改善することに向けられる．

チェックポイント

1. 遺伝子，座位，アレル，変異，ヘテロ接合体，ヘミ接合体，多型，表現型を定義せよ．
2. どうして同じ変異を持つ2人の個人が異常な表現型の重症度に違いを示すのか．
3. 機能喪失を起こす変異とドミナントネガティブな遺伝子活性を起こす変異の病態生理学的違いを説明せよ．

代表的な遺伝性疾患の病態生理

骨形成不全症

骨形成不全症は，ヒト遺伝学の多くの原理を示すメンデル遺伝形式の疾患である．骨形成不全症は，骨がもろくなる傾向を特徴とする多様的かつ多面的な疾患のグループである．とりわけ過去20年間の進歩では2つの遺伝的に異なったグループが示され，「古典的な」グループは90％以上を占め，I 型コラーゲンのサブユニットである proα1(I) と proα2(I) をコードする *COL1A1* または *COL1A2* 遺伝子の変異によって起こる．もう1つの新グループは適切な折りたたみとコラーゲンの分泌に必要なタンパクの機能喪失型変異によるものである．骨形成不全症については100以上の異なる変異アレルが示されてきており，異なる DNA 塩基配列変化と疾患のタイプとの関連(遺伝型-表現型相関関係)は，ヒト遺伝学において，いくつかの病態生理学的原則を示す．

臨床症状

骨形成不全症における臨床的そして遺伝的特徴を表2-3 にまとめた．骨折のタイミングと重症度，放射線学的所見，さらなる臨床的特徴の存在は4つの異なるサブタイプを識別するのを助ける．この分類は，30年以上前に提示された．この10年間で，以下の2つの点が明らかになった．1つ目は，骨形成不全症を発症し得る変異を生じる遺伝子が1ダース以上存在すること．2つ目は，代替的なアプローチもしくはより広範囲な疾患分類的なアプローチの有用性は，患者，介護者もしくは分子遺伝学者の展望から疾患の状況を考えられるかどうかに依存しているということである(訳注：疾患とその分類を考える重要性をさす)．

骨形成不全症のすべてのタイプは骨折に対する増大した感受性(もろい骨)によって特徴付けられる．しかし，個々のサブタイプのなかでさえ，かなりの表現型異質性がある．I 型または IV 型骨形成不全症の患者

代表的な遺伝性疾患の病態生理　11

表 2-3　常染色体優性遺伝形式の骨形成不全症のサブタイプ

タイプ	表現型	遺伝学	分子病態生理
Ⅰ型	**穏やかな**：軽度な低身長，出生後の骨折，ほとんど変形はない，青色強膜，早期聴力喪失	常染色体優性遺伝形式	減少した量の mRNA に終わっている proα1(I)鎖の機能喪失型変異；コラーゲンの質は正常；量は2分の1に減る．
Ⅱ型	**周産期の致死**：重度の出生前骨折，異常な骨形成，高度の変形，青色強膜，結合組織の脆弱性	散発性(常染色体優性遺伝型式)	ヘテロ三量体複合体に穏やかな影響を及ぼす proα1(I)または proα2(I)鎖の構造変異；コラーゲンの質が著しく異常；また，その量はしばしば減る．
Ⅲ型	**進行性の変形**：出生前の骨折，通常生まれたときに存在する変形，著しい低身長，通常歩行困難，青色強膜，聴力喪失	常染色体優性遺伝形式[1]	ヘテロ三量体複合体に穏やかな影響を及ぼす proα1(I)または proα2(I)鎖の構造変異；コラーゲンの質が著しく異常；量は普通であり得る．
Ⅳ型	**変形，通常の強膜**：出生後の骨折，軽度から中度の変形，早期聴力喪失，通常あるいは灰色の強膜，不完全な歯の異常	常染色体優性遺伝形式	proα2(I)鎖の構造変異，またはしばしばではないヘテロ三量体複合体にほとんど影響を及ぼさない proα1(I)鎖；コラーゲンの質は通常異常；量は普通であり得る．

[1]まれなケースで常染色体劣性遺伝形式．

は，小児期早期において，最小限のあるいは全く外傷のない長骨の1または2，3の骨折が現れる．X線写真は，軽度な骨減少症，わずかのあるいは認められない骨変形，しばしば初期の無症状骨折の所見を呈する．しかし，Ⅰ型またはⅣ型骨形成不全症の大部分は子宮内での骨折がない．Ⅰ型とⅣ型骨形成不全症は重症度(Ⅳ型よりⅠ型が低い)と強膜の色によって区別され，後者はこの組織の厚みとⅠ型コラーゲンの堆積を示す．Ⅰ型骨形成不全症では青色強膜を示すが，Ⅳ型では強膜は普通であるかわずかに灰色である．Ⅰ型において，小児期の骨折の典型的な数は10〜20で骨折発生率は思春期以降減少する．そして成人期の主要な特徴は軽度な低身長，伝音性聴力障害の傾向とときおりの歯の象牙質形成不全症である．Ⅳ型骨形成不全症は一般にⅠ型より多くの骨折を経験し，かなりの低身長を長骨と脊椎変形の組み合わせによって起こしている．しかし彼らはしばしば独りで歩くことができる．Ⅰ型またはⅣ型骨形成不全症の症例のおよそ4分の1は新しい突然変異を呈し，残り4分の3では，他の家系構成員の家族歴と検査で，常染色体優性遺伝形式と一致する所見が現れる．

Ⅱ型骨形成不全症は出生時または出生前(出生前画像診断による)に複数骨折，骨変形，骨ではない結合組織の脆弱性増加，青色強膜を呈し，通常，幼児期に死亡する．2つの典型的な放射線学的所見として頭蓋骨の鉱質化の孤立した島の存在(縫合骨あるいはWorm 骨と呼ばれる)と肋骨の数珠様変形がある．Ⅱ型骨形成不全症のほとんどすべての症例は新しい優性遺伝形式の変異を示し，家族歴がない．通常呼吸困難によって死亡する．

Ⅲ型骨形成不全症は，出生時または幼児期の進行性の骨変形，複数骨折，青色強膜を呈する．重症度はⅡ型とⅣ型の中間型で，ほとんどの罹患者は，複数回の矯正手術を必要とし，若年成人期までに歩行能力を失う．骨形成不全症の他の型とは異なり，ほぼ常に常染色体優性遺伝形式であり，Ⅲ型は遺伝として継承する可能性があり，ごくまれに劣性遺伝形式をとる．

骨形成不全症のさまざまなサブタイプは生化学的にしばしば鑑別できるが，表 2-3 に示した分類は分子的ではなく，主に臨床的なものである．そしてそれぞれのサブタイプに対する疾患表現型は互いに重複する重症度のスペクトルを示している．例えば，子宮内での重度の骨変形の存在に基づいてⅡ型骨形成不全症と診断された個人のうち何人かは長期間生存し，Ⅲ型サブタイプと重複するだろう．同様に，Ⅳ型骨形成不全症の個人が子宮内で骨折し，歩行障害につながる変形を来し得る．Ⅲ型骨形成不全の所見からの鑑別では，他の罹患者家系構成員は軽度な経過を示すのみである可能性がある．

Ⅰ〜Ⅳ型骨形成不全症と一致しない場合は，別のタイプが示唆され，通常「古典的な」骨形成不全症とはみなされず，先天性骨折関連疾患として追加される．特に，過去数年にわたって10の遺伝子の変異が常染色体劣性骨形成不全症を引き起こすことが発見され，遺伝学的病態生理学に新たな知見がもたらされた．一般的に，劣性遺伝形式の骨形成不全症は，適切なタンパク折りたたみ構造，細胞内プロセッシング，Ⅰ型コラーゲンの取り込みを必要とするタンパク産物の遺伝子の機能喪失型変異によって引き起こされる．

病態生理

骨形成不全症は，体の主要な細胞外タンパクを構成する I 型コラーゲンの疾患である．I 型コラーゲンは真皮，ほとんどの臓器の結合組織性被膜，血管と胃腸 (GI) 外膜における主要なコラーゲンであり，骨では唯一のコラーゲンである．成熟型 I 型コラーゲン線維は複数の I 型コラーゲン分子がねじれて配列が混み合った硬い構造であり，分子間共有結合性の架橋結合によって安定化されている．それぞれの成熟型 I 型コラーゲン分子は，2 つの α1 鎖と 1 つの α2 鎖を含んでおり，*COL1A1* と *COL1A2* 遺伝子にコードされている（図 2-2）．α1 鎖と α2 鎖はアミノ末端とカルボキシル末端の「プロペプチド」伸長を有する大きい前駆物質が，互いに細胞内に集合するものとして合成され，最終的にヘテロ三量体 I 型プロコラーゲン分子として分泌される．細胞内集合の過程で，水酸化プロリンと隣接するカルボニル残基の間で鎖間相互作用によって安定化され，3 つの鎖は三重らせんで互いに巻きついている．プロリンヒドロキシラーゼの翻訳後修飾とトリプルヘリックスの集合との間にはダイナミックな関係があり，分子のカルボキシル末端で開始される．水酸化レベルの増加はより安定したヘリックスを結果として形成するが，ヘリックス形態はさらなるプロリン水酸化を起こすのを防いでいる．三重らせんの性質により，アミノ酸 3 残基ごとに側鎖は内向きとなるが，分子構造の立体的な制限により H^+ だけがこの位置に入ることが許容される．このように，実質的に三重らせん部分のすべてのコラーゲン鎖のアミノ酸配列は $(Gly-X-Y)_n$ であり，Y は約 3 分の 1 の割合でプロリンである．

I 型骨形成不全症の大部分の患者の基本的な障害は，*COL1A1* 遺伝子の機能喪失による I 型コラーゲンの合成の減少である．ほとんどの場合，*COL1A1* アレルの変異体は mRNA の大幅な減少（部分的な機能喪失）または全くない（完全な機能喪失）状態を生じさせる．変異体でない *COL1A1* アレルが正常な割合で mRNA を産生し続ける（すなわち遺伝子量補償がない状態）ため，完全な機能喪失型変異のヘテロ接合体は proα1(I) mRNA 合成総計の 50％の減少を来す．一方，部分的な機能喪失型変異のヘテロ接合体は重症度の低い減少にとどまる．proα1(I) 鎖の濃度の低下は，I 型コラーゲンの産生が制限され，(1) 構造的に正常な I 型コラーゲン量の減少と，(2) 細胞内集合されない proα2(I) 鎖の過剰（細胞内で分解する）に通ずる（図 2-3）．

I 型骨形成不全症において *COL1A1* 遺伝子変異が左右するさまざまな潜在的な分子欠陥が存在し，転写を減弱させる調節領域の変化，RNA の安定化レベルの減少，全 *COL1A1* 遺伝子の欠失を含む．ただし，多くの場合内部エクソンに未熟な終止コドンを生成する 1 つの塩基対変化（ナンセンス変異 nonsense mutation として知られる）が根本的な欠損である．「ナンセンス変異依存 mRNA 分解機構」と呼ばれるプロセスにおいて，部分的に合成されたナンセンスコドンをつくる mRNA 前駆体が認識され，細胞内で分解される．コラーゲンや他の多くの遺伝子において，切断され，短くなったタンパクの産生（ナンセンス変異によって予測されるかもしれないもの）が，全くタンパクが産生されないことよりも細胞傷害を起こすかもしれない．したがって，多くの異なる複数のエクソンを有する遺伝子においてナンセンス変異依存 mRNA 分解の発生が観察されており，保護現象（訳注：細胞を保護するため）として提供され，遺伝的病態生理学の重要な構成要素である．

これらの原則の一例として II 型骨形成不全症を考えてみるとよい．つまり，II 型骨形成不全症は，構造的に異常な形態を持つ I 型コラーゲンにより引き起こ

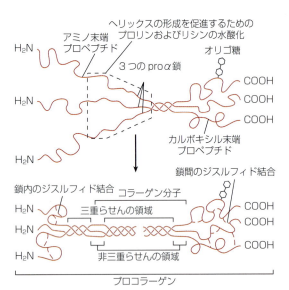

図 2-2 I 型プロコラーゲンの分子集合体．I 型プロコラーゲンは，そのカルボキシル末端から始まって互いに結びつく 3 つの proα 鎖から，小胞体に集められる．三重らせん体の適切な集合体の重要な必要条件は，proα 鎖の各々で，3 アミノ酸ごとにグリシン残基が存在することである．分泌後，プロペプチドのアミノ末端とカルボキシル末端は，タンパク分解性に切断され，両端に非常に短い非三重領域を持つ硬い三重らせんのコラーゲンができる．(Alberts BA, *Molecular Biology of the Cell*, 3rd ed. Garland Science, 1994 より許可を得て改変・転載)

代表的な遺伝性疾患の病態生理　13

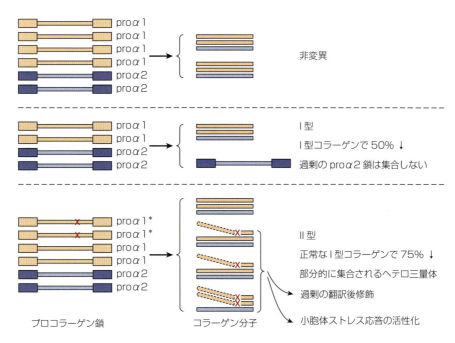

図 2-3　Ⅰ型およびⅡ型骨形成不全症(OI)の分子病態．*COL1A1* 遺伝子は，通常，*COL1A2* 遺伝子の2倍の proα 鎖を産生する．そのため非変異細胞では，proα1 と proα2 鎖の比は 2：1 で，これは無傷のコラーゲン分子における α1 鎖と α2 鎖の比に相当する．Ⅰ型骨形成不全症で *COL1A1* アレル(*)の1つの変異(X)は proα1 鎖を産生するのに障害を起こし，proα1 鎖の総数の 50％減少，完全な I 型コラーゲン分子産生の 50％減少，細胞内で分解される集合しない proα2 鎖の過剰をもたらす．Ⅱ型骨形成不全症では，構造的変化を起こす *COL1A1* アレルの1つの変異があり，三重らせん形成および変異体鎖を含む部分的に組み立てられたコラーゲン分子の分泌を遮断する．(Thompson MW et al. *Genetics in Medicine*, 5th ed. Saunders, 1991)

され，かつⅠ型骨形成不全症よりも重症である．Ⅱ型骨形成不全症の変異は *COL1A1* または *COL1A2* 遺伝子のいずれかの欠失によって引き起こされることがあり，通常，三量体集合の初期段階で変異ペプチド鎖を正常鎖に結合させてしまうようなグリシン残基のミスセンス変異体への変化である(図 2-3)．ただし三重らせん形成はしばしば効果的ではなく，大きな側鎖のアミノ酸がグリシンに置き換えられる．効果的ではない三重らせん形成はプロリンヒドロキシラーゼによる翻訳後修飾，分泌率の減少，小胞体ストレス応答の活性化の増加を来す．通常，分子のカルボキシル末端のほうのグリシン変換がアミノ末端の変換より重症度が高いので，これらはⅡ型骨形成不全症の細胞病因の重要なイベントであるようにみえる．

　これらの考慮点は，なぜⅡ型骨形成不全症はⅠ型よりもさらに重症度が高いのかを説明し，ドミナントネガティブ遺伝子の働きの原理を例示するのに役立つ．proα1(I)鎖のアミノ酸置換の効果は，三重らせん集合体と線維形成の両方のレベルでの増強を来す．それぞれのⅠ型コラーゲン分子は2つの proα1(I)鎖を持つので，2つの *COL1A1* アレルのうち1つのみが変異していたとしても，Ⅰ型プロコラーゲン分子の 25％が2つの正常な proα1(I)鎖を含む．さらに小胞体ストレス応答の活性化は，疾患の病態生理学に重要なイベントを表す．以下にさらなる考察を記載する．最後に，フィブリルにおいてそれぞれの各分子は，いくつかの他の分子と相互作用をするので，異常な分子の取り込みがフィブリル構造と完全性において不相応に大きく影響し得る．

　Ⅲ型とⅣ型骨形成不全症を引き起こすコラーゲンの変異は多様性があり，コラーゲンの三重らせんのアミノ末端のグリシン置換，有意に三重らせんを阻害しない *COL1A1* と *COL1A2* 遺伝子の内部欠失，そして proα1(I)鎖のアミノ末端とカルボキシル末端の非三重らせん伸長におけるいくつかの異常な変換を含む．

　劣性遺伝形式の骨形成不全症の原因として，機能喪失の鍵となるプロリンヒドロキシラーゼをコードする *PLOD2* 遺伝子，粗面小胞体内に存在し，Ⅰ型コラーゲンの折りたたみとプロセシングを促進するタンパク複合体のメンバーをコードする3つの遺伝子 *CRTAP*, *LEPRE1*, *PPIB* 遺伝子のうちの1つ，またタンパク産物がⅠ型コラーゲンの細胞内輸送と分泌に必要とするさまざまないくつかのさらなる遺伝子がある．骨形成不全症のすべてのタイプの一般的な経路には，細胞

外マトリックスや細胞内コラーゲンプロセッシングと成熟化におけるI型コラーゲンの産生減少との組み合わせが関係している．

遺伝的原則

すでに説明したように，I型骨形成不全症のほとんどの症例は，部分的または完全なCOL1A1遺伝子の機能喪失型変異によって引き起こされる．しかし，罹患者の約3分の1ではこの疾患は新しい変異によって引き起こされ，さらにDNA塩基配列変化が遺伝子発現を減らすには多くの方式がある．その結果，広範囲にわたる変異アレルがある（**アレル異質性 allelic heterogeneity**）．このことは分子診断学的検査の発達のための課題であることを意味する．ある家系でI型骨形成不全症が臨床的に発生したことが知られ，発端者が出産計画の目的のために診断テストを求めたとき，大部分の症例ではCOL1A1遺伝子の座位の連鎖解析をすることが可能である．この方法では，たとえ原因となる分子欠損がわかっていないとしても，密接に連鎖するDNAに基づいた多型を用いて，変異体COL1A1アレルを伝える染色体と非変異体アレルを伝えるものを区別することができる．一度ある特定の家系についてこの情報が確立すると変異アレルの継承を将来の妊娠で予測可能となる．

III型とIV型骨形成不全症では，変異はCOL1A1またはCOL1A2遺伝子（**座位異質性 locus heterogeneity**）に起こり得，この状況ではどの座位が異常なのか確かではないので連鎖解析はより困難になる．

I型とIV型骨形成不全症において，臨床の場で最も重要な問題は，しばしば疾患の自然経過に関するものである．例えば，骨形成不全症になるリスクを有する家族の生殖に対する意思決定は，歩くことができず複数の整形外科的手術を必要とする子供を授かるか，何本かの長管骨骨折と小児期と成人期における感音難聴と伝音難聴の混合性聴力喪失のリスクの増大を有するか，とに大きく影響される．上述の議論から明白であるように，異なる変異遺伝子と異なる変異体アレルは，骨形成不全症表現型を修飾する他の遺伝子と同様に，この**表現型異質性 phenotypic heterogeneity**に寄与することができる．

II型骨形成不全症では，変異体アレルの1つのコピーが異常表現型を引き起こす．それゆえ優性遺伝形式を呈する．II型骨形成不全症それ自体は遺伝しないが，表現型が正常な個人の生殖細胞にCOL1A1遺伝子変異アレルを有している，というまれな状況がある．いわゆる**性腺モザイク gonadal mosaicism**を持

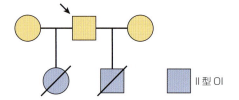

図2-4　II型骨形成不全症の性腺モザイク．この典型的な家系に，表現型が正常な父親（矢印で示した）には異なる配偶者の間に2人の子供がいて，それぞれ常染色体優性II型骨形成不全症（OI）の罹患者であった．父親に対する分析で精子のいくつかがCOL1A1変異を持っていることが示された．このまれな家系は生殖細胞系列モザイクであることで説明される．（Cohn DH et al. Recurrence of lethal osteogenesis imperfecta due to parental mosaicism for a dominant mutation in a human type I collagen gene [COL1A1]. Am J Hum Genet. 1990;46:591）

つこれらの個人はII型骨形成不全症を持つ複数の子孫をつくり得（図2-4），劣性遺伝形式と混同されることがあり得る分離のパターンを呈する．実際には，他の多くの変異，X連鎖劣性遺伝形式であるDuchenne型筋ジストロフィー，優性遺伝形式である神経線維腫症I型，その他，通常ではない遺伝形式の疾患もまた性腺モザイクによって説明されることがある．

チェックポイント

4. いつ，どのように，II型骨形成不全症は現れるか．これらの個人は，何によって死に至るか．
5. II型骨形成不全症の2つの典型的放射線学的所見は何か．
6. ナンセンス変異依存mRNA分解機構が遺伝性疾患の罹患者個人を保護するのにどのように一役買っているかを説明せよ．

フェニルケトン尿症

フェニルケトン尿症の遺伝型と表現型との関係がどのように環境因子に依存し得るかを最も著しい例の1つとして提示する．フェニルケトン尿症は精神遅滞が遺伝する原因として1934年に最初に認識され，この疾患を治療する計画的な試みが，1950年代に始められた．用語「フェニルケトン尿症」は循環中のフェニルアラニンレベル（基準範囲0.06〜0.1 mmol/L）が1.2 mmol/Lを超えるときに生じる尿中フェニルピルビン酸とフェニル酢酸の上昇を意味する．したがって，フェニルケトン尿症の原発性欠損は，**高フェニルアラニン血症 hyperphenylalaninemia**であり，それ自体

いくつかの異なった遺伝子の原因がある.

フェニルケトン尿症の病態生理は，人類遺伝学のいくつかの重要な原則を示している．高フェニルアラニン血症自体は**基質蓄積 substance accumulation** によって起こり，中間代謝物の適切な除去に失敗したときに発生し，その濃度が有毒なレベルにまで高くなる．後述するように，高フェニルアラニン血症の最も多い原因は，フェニルアラニンからチロシンへの変換を触媒する酵素のフェニルアラニンヒドロキシラーゼの欠損である．フェニルアラニンヒドロキシラーゼの変異を持つ個人は，通常チロシンの欠損を患わない．というのはこのアミノ酸はフェニルアラニンヒドロキシラーゼとは独立したメカニズムによって体内に供給されるためである．しかしながら，フェニルケトン尿症の他の形態では，さらなる疾患の症状は**最終産物欠乏 end-product deficiency** の結果として起こり，これは特定の酵素の下流産物が主要な生理学的過程に必要な場合に発生する.

フェニルケトン尿症についての考察は，遺伝性疾患における集団ベースのスクリーニングプログラムの理論的根拠と適応を説明するのに役立つ．年間 1,000 万以上の新生児がフェニルケトン尿症検査の対象となり，その結果，治療における現在の焦点はいくつかの点で変化してきている．第一に，フェニルアラニンの摂取制限による「成功した」フェニルケトン尿症の治療は，わずかここ 10 年あまりで認識されるようになった軽度の神経心理的障害を一般的に伴っている．したがって，現在の研究は，体細胞遺伝子治療などの代替治療戦略，ならびに食事管理の順守に影響を及ぼす社会的および心理的要因に焦点を当てている．第二に，フェニルケトン尿症の治療を受ける女性の世代が出産をし，**母性フェニルケトン尿症 maternal phenyl-ketonuria** という現象が認識されてきた．この現象は，子宮内で胎児が母体の高フェニルアラニン血症に曝露される結果，その遺伝型に関係なく先天的異常を生じる．リスクのある妊娠の数は，フェニルケトン尿症の治療が成功したことに比例して増加しており，将来的に公衆衛生当局，医師，遺伝学者にとっての課題となっている.

臨床症状

高フェニルアラニン血症の発生は集団間で異なっている．アフリカ系アメリカ人では 1：50,000，イエメン・ユダヤ人で 1：5,000，ほとんどの北欧系白人種では約 1：10,000 である．出生後の成長遅延，中等度から重度の精神遅滞，再発性の痙攣発作，色素脱失，湿疹様の皮膚の発疹は，未治療のフェニルケトン尿症の主要な表現型の特徴を形づくる．ただし，高フェニルアラニン血症の広範な新生児スクリーニングプログラムの出現により，フェニルケトン尿症の主要な表現型の症状は今日，治療が部分的である際や，小児期後期か思春期の間に治療が途中で終わってしまった際に起こる．これらの場合，知能指数（IQ）は通常わずかだが有意な減少を示し，一連の特定の行動と知覚障害，学習と行動の問題点が高頻度にある.

フェニルケトン尿症の新生児マススクリーニングは，生後 24〜72 時間で得られた少量の乾燥血液で実施される．最初のスクリーニングでは陽性または不確定の検査結果が約 1％の発生率であり，血漿フェニルアラニンの，より定量的測定が生後 2 週間で実施される．2 回目の検査を受ける新生児において，地理的，民族的な大きなバリエーション（前述の考察を参照）があるとしても，フェニルケトン尿症の診断は最終的に約 1％になされ，フェニルケトン尿症の推定有病率は 1：10,000 である．フェニルケトン尿症の新生児スクリーニングプログラムの偽陰性率は約 70 分の 1 であり，この偽陰性に当てはまる不幸な罹患患者は，通常，発達遅延と幼児期ないしは小児期早期の発症により先天性代謝異常の系統的評価が促進されない限り検出されない.

フェニルケトン尿症の診断が確定した幼児には，半合成された低フェニルアラニンの人工栄養物が通常の母乳栄養と併用される食事療法が施される．この療法は経験的に，血漿フェニルアラニン濃度を 1 mmol/L 以下に保つように調整される．そして，それは基準範囲よりまだ数倍高いが，いわゆる**良性高フェニルアラニン血症 benign hyperphenylalaninemia**（後述の考察を参照）（生化学的診断であり，フェニルケトン尿症と関係しておらず，臨床転帰所見がない）で観察されるレベルと類似している．フェニルアラニンは必須アミノ酸であり，フェニルケトン尿症患者といえどもタンパク不足や異化状態の回避のために少量を摂取する必要がある．ほとんどの子供たちはフェニルアラニンを 25〜50 mg/kg/日必要とし，フェニルケトン尿症治療用に考案された市販食品と自然食品を組み合わせることによってこれらの要件が満たされる．食事療法プログラムが初めて実行されたとき，フェニルケトン尿症の高フェニルアラニン血症による神経の損傷の危険性が限定され，小児期までに治療が終了すると期待された．しかしながら大人における軽度な高フェニルアラニン血症（＞1.2 mmol/L）は神経心理学的・認知障害と関係する．したがって，フェニルケトン尿症の食事

療法はおそらく無期限に継続すべきだろう．

治療中のフェニルケトン尿症の女性が出産適齢期に達する数の増加に伴い，新たな問題——子宮内曝露による胎児の高フェニルアラニン血症——が明らかになった．そのようなケースの新生児の場合，出生前発症による小頭症と成長の遅れ，先天性心疾患，重度発達障害を呈する．これらは胎児の遺伝型に関わらない．妊娠の前から出産までの母体フェニルアラニン濃度の厳格なコントロールは，母性フェニルケトン尿症における胎児異常の発生率を低下させる．しかし胎児発育の「安全」のための血漿フェニルアラニンのレベルは 0.12〜0.36 mmol/L で，これはフェニルケトン尿症の罹患児童かフェニルアラニン制限食の大人に受け入れられているより，もっと低い濃度である．

病態生理

遊離したフェニルアラニンの通常の代謝の動態は，タンパクへの取り込みまたはチロシンを形成するフェニルアラニンヒドロキシラーゼによる水酸化である（図 2-5）．フェニルアラニンでなく，チロシンが代謝されフマル酸とアセト酢酸が産生されるので，フェニルアラニンの水酸化は，チロシンを非必須アミノ酸とする手段として，そして，タンパク欠乏の状態の間，糖新生を通してエネルギーを提供するためのメカニズムとして観察される．フェニルアラニンヒドロキシラーゼに変異がある個人では，チロシンは必須アミノ酸になる．しかし，この疾患の臨床症状はチロシンの欠如（大部分の人々はいずれにせよ食事において十分なチロシンを得ている）でなくフェニルアラニンの蓄積に起因する．循環血中の濃度が 1.2 mmol/L を超えない限り，フェニルアラニンのアミノ基転移によるフェニルピルビン酸の産生は通常起こらない．しかし，フェニルケトン尿症の中枢神経系(CNS)異常の病因はその代謝物質よりフェニルアラニン自体に関連がある．発育過程の脳におけるエネルギー産生，タンパク合成，神経伝達物質ホメオスタシスに対する高いフェニルアラニン濃度の直接的な影響に加えて，フェニルアラニンは血液脳関門全体に中性アミノ酸の輸送を抑制することもできる．そして，脳脊髄液の選択的なアミノ酸不足に至る．このように，フェニルケトン尿症の神経学的徴候は，基質蓄積の脳代謝に対する一般的な効果によるものと考えられている．無処置であるか部分的に治療されたフェニルケトン尿症でみられる湿疹の病態生理は十分理解されていない．しかし，湿疹は分枝鎖アミノ酸の血漿濃度が上昇する先天代謝

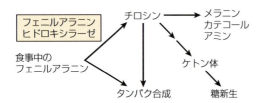

図 2-5 フェニルアラニンの代謝経路．フェニルアラニンの異化がチロシンを通して行われなければならないので，フェニルアラニンヒドロキシラーゼの欠如はフェニルアラニンの蓄積につながる．チロシンはメラニンと特定の神経伝達物質の生合成における前駆体でもあり，そして，フェニルアラニンヒドロキシラーゼの欠如ではチロシンが必須アミノ酸になる．

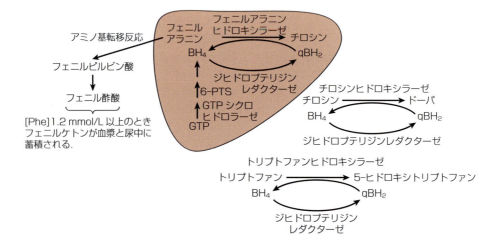

図 2-6 正常および異常フェニルアラニン代謝．テトラヒドロビオプテリン(BH_4)は，フェニルアラニンヒドロキシラーゼ，チロシンヒドロキシラーゼ，およびトリプトファンヒドロキシラーゼの補因子である．その結果，BH_4 またはその代謝の生合成における障害では，すべての 3 つの水酸化反応の障害が発生する．フェニルアラニンの水酸化喪失は原因基質蓄積のため表現型効果を有するが，チロシンまたはトリプトファン水酸化の喪失は最終産物欠乏の結果として表現型効果を有す．(6-PTS：6-ピルボイルテトラヒドロプテリン合成酵素，qBH_2：キノノイドジヒドロビオプテリン．)

異常のありふれた特徴である．フェニルケトン尿症の色素減少症は，おそらくメラニン細胞でのメラニン合成の律速段階であるドパキノンの産生に対する過剰なフェニルアラニンの抑制効果に起因する．

新生児スクリーニングによってみつけられる持続性高フェニルアラニン血症の乳児のおよそ90%は，フェニルアラニンヒドロキシラーゼ（後述の考察を参照）の欠損によって起こる典型的フェニルケトン尿症である．残りのほとんどは良性高フェニルアラニン血症で，フェニルアラニンの循環血中濃度は0.1〜1 mmol/Lである．しかしながら，持続性高フェニルアラニン血症の幼児のおよそ1%は水酸化反応のための化学量論補因子であるテトラヒドロビオプテリン（BH$_4$）の代謝に欠陥を持つ（図2-6）．不幸なことに，BH$_4$はフェニルアラニンヒドロキシラーゼのためにだけでなくチロシンヒドロキシラーゼとトリプトファンヒドロキシラーゼのためにも必要とされる．後者の2つの酵素の産物は，カテコールアミン作動性およびセロトニン作動性神経伝達物質である．このように，BH$_4$代謝の欠陥を持つ個人は，フェニルケトン尿症（基質蓄積）だけでなく重要な神経伝達物質（最終産物欠損）の欠如も患う．罹患者個人は緊張低下，不活発，発達上の後退によって明らかにされる小児期に高度の神経障害を現して，フェニルアラニンの食事制限だけでなくBH$_4$，ドーパと5-ヒドロキシトリプトファンの栄養素補充により治療が行われる．

遺伝的原則

フェニルケトン尿症は嚢胞性線維症，Duchenne型筋ジストロフィー，神経線維腫症I型，鎌状赤血球症のような発生率が比較的高いメンデル遺伝形式の疾患のうちの1つである（表2-2）．これらの疾患は単一の特徴を示しておらず，特徴のいくつかは劣性遺伝形式，優性遺伝形式，X連鎖性，小児期早期の致死的などがある．しかし，他の特徴は生殖においてほとんど影響しない（後続世代への変異遺伝子の伝達）ということである．実際，メンデル遺伝形式の遺伝性疾患の発生率は要因のバランスによって調べられる．新しい変異が発生する割合，変異を有する個人が子孫にそれを伝える可能性を含む．後者の特徴は一般集団との比較で，個人の遺伝子が次の世代に伝わる確率で，**適応度 fitness**と呼ばれる．Duchenne型筋ジストロフィーまたは神経線維腫症I型のような多くの遺伝性疾患によって示される減少した適応度はかなりの**新しい変異率 new mutation rate**と釣り合っており，そのため疾患の発生率は連続した世代で一定のままである．

フェニルケトン尿症または鎌状赤血球症のような劣性遺伝形式（あるいはDuchenne型筋ジストロフィーのようなX連鎖劣性遺伝形式）において，疾患発生率に影響し得るその他の因子は，ヘテロ接合体保因者が変異ではないヘテロ接合体を持つ個人と比較して選択的な有利さまたは不利さを経験するかどうかである．例えば，西アフリカの家系に鎌状赤血球症の発生率が比較的高いのは，**ヘテロ接合体優位性 heterozygote advantage**のためで，マラリア抵抗性をもたらす．ヘモグロビンB遺伝子の鎌状アレル（*HBB*^{S}）において，ホモ接合性の有害な影響がヘテロ接合の有利な影響と釣り合うので，*HBB*^{S}アレルの全体的な頻度はマラリアが地域特有である集団で時間とともに増加した．

メンデル遺伝性疾患の高い発生率に寄与する可能性がある最終的な要因は**遺伝的浮動 genetic drift**である．そして，それは多くの世代を超えた無作為抽出のため遺伝子頻度の変動に関係する．変動の範囲は，非常に少ない個集団で最も大きい．関連した現象は**創始者効果 founder effect**で，少数の祖先によってもたらされる集団が，偶然に有害な遺伝子の高い頻度を持つとき起こる．特に少数の祖先によってつくられた少ない集団において，創始者効果と遺伝的浮動は，メンデル遺伝性疾患発生率の大きな変化をもたらすために一緒に作用し得る．フェニルケトン尿症の場合，罹患者個人の適応度は最近までたいへん低く，新しい変異は非常にまれなものである．しかしながら，この疾患においても集団遺伝学の研究は，創始者効果とヘテロ接合体優位性の両方においてエビデンスを提供する．

例えば，血友病とオルニチントランスカルバモイラーゼ欠乏に対するのと同じように，フェニルケトン尿症も遺伝子治療を発達させるために，努力が進行中であるメンデル遺伝性疾患の代表である．これらの疾患の病態生理学の完全な理解は，治療を発達させることの重要な必要条件である．これら疾患の各々は，特に肝臓で発現する酵素の機能喪失に起因し，したがって正常の遺伝子を罹患個人に導入する試みは，肝細胞でその遺伝子を発現させる戦略に集中した．しかしながら良性高フェニルアラニン血症の場合のように，酵素活性のレベルが非常に低い個人は臨床的に普通の所見を呈する．したがって，ほんの一部の肝細胞のみに標的遺伝子を発現させることによって，遺伝子治療の成功が達成されるかもしれない．

チェックポイント

7. フェニルケトン尿症での原発性欠損は何か．
8. 食事の調節（食事療法）がこの疾患に対する十分な治療になりきれないのはなぜか．
9. 先天性代謝障害に対する食事療法の戦略が，その疾患の病態生理が基質蓄積と最終産物欠乏のどちらで引き起こされるかにどのように依存するかを説明せよ．
10. 母性フェニルケトン尿症の現象を説明せよ．

脆弱X関連精神遅滞症候群

脆弱X関連精神遅滞症候群（脆弱X症候群）は中枢神経系，精巣，頭蓋骨格に影響を与える表現型の特徴の組み合わせからなる．これらの特徴は50年以上も前から異なる臨床的概念として認識されている．この症候群の臨床検査は1970年代に発達した．その頃大部分の罹患者個人はX染色体の細胞遺伝学的異常を呈することが知られていた．Xq27のバンドとXq28のバンドの間の領域が細胞周期の分裂中期において凝縮する障害である．その代わり，この部位は顕微鏡所見で（細胞分裂の）準備期間中の破損部位と考えられる細い狭窄として捉えられ，まさにこれが最終的に「脆弱（な）X」と表記される理由を説明する．最近10年間での進歩は，脆弱部の存在と，この症候群が示す遺伝の特有な型の両方の説明を手助けした．いくつかの点で，脆弱X症候群はX連鎖変異により引き起こされる他の遺伝性疾患に類似している．罹患者男性は罹患者女性より，より深刻な障害を受ける．そしてこの疾患は父親から息子に遺伝することはない．ただし，この症候群は症状を呈さない保因者男性の少なくとも20%においてメンデル遺伝形式の法則を示さない．これらの非浸透で変異を有する男性の娘たちは，自身は非浸透であるが罹患者の息子あるいは娘を産み，その頻度はメンデル遺伝形式による予想に近似する（図2-7）．保因者女性（正常の1本と異常の1本のX染色体を持つ）のおよそ3分の1は，かなりの程度の精神遅滞を示す．この症候群のこれらのまれな特徴は，脆弱部位にまたがる**サブクロモソーマル領域** subchromosomal region が同定され，トリプレット配列CGGが何度も繰り返す区域，すなわち，$(CGG)_n$を含んでいることが示されて証明された．トリプレットリピートはたいへん多様性に富んでいるが，正常では60未満である．60〜200のリピートサイズは臨床的表現型を生じず，また細胞遺伝学的脆弱部位にもならないが，不安定でさらなる伸長を示す．そして，症候群（図2-8と図2-9）の典型的特徴に至る．

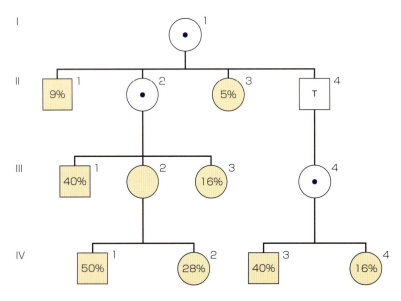

図2-7 模擬家系における脆弱X症候群の可能性．示した割合は家系内の位置に応ずる臨床症状の可能性を示している．異常なX染色体を持つ個人が自分の子孫にそれを伝えるのは50%の確率であるので，浸透率は示された値の2倍である．トリプレットリピート要素の進行的な伸長により，連続する各世代で浸透率が上昇する（本文参照）．伸長は，異常なアレルの母親からの遺伝に依存している．このように，(II-4にTで示した)正常に伝わった男性の娘は非浸透である．絶対保因者女性は，中央のドットで示されている．
(Nussbaum and Ledbetter. Fragile X syndrome: a unique mutation in man. Annu Rev Genet. 1986;20:109より許可を得て転載)

代表的な遺伝性疾患の病態生理　19

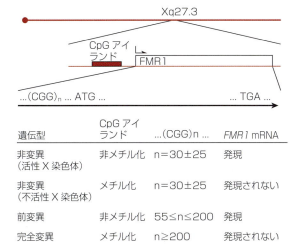

図 2-8　脆弱 X 症候群の分子遺伝学．Xq27.3 における細胞遺伝学的の染色体脆弱部位は CpG アイランド（本文参照）と FMR1 遺伝子を含む DNA の小さな領域に位置する．FMR1 遺伝子の非翻訳領域の中に反復する DNA 5′-(CGG)$_n$-3′ の不安定なセグメントにある．表は CpG アイランドのメチル化状態，トリプレットリピートのサイズ，X 染色体の遺伝型によって FMR1 mRNA 発現するかどうかを示す．変異を持たない女性の不活性 X 染色体は，メチル化された CpG アイランドを持ち，FMR1 mRNA を表現していないことに注意せよ．前変異および完全変異におけるメチル化と FMR1 の発現状況は男性と，活性化された女性の X 染色体に適用される．女性の非活性化の X 染色体の前変異と完全変異アレルは CpG アイランドのメチル化を示し，FMR1 mRNA 発現は障害される．

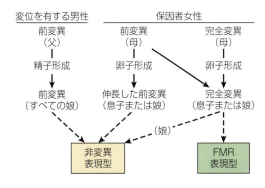

図 2-9　脆弱 X 症候群のトリプレットリピートの伝わり方と増幅．太い矢印は，トリプレットリピートの伸長を示し，前変異あるいは完全変異が女性の生殖細胞系列を通じて伝わったあと，接合後に生じると考えられる．点線の矢印は可能性のある表現型の結果を表す．完全変異を有する娘は，脆弱 X 症候群の表現型を呈さないかもしれない．それは変異アレルが不活性化している X 染色体上で起こる細胞の割合に依存している．(Tarleton JC et al. Molecular genetic advances in fragile X syndrome. J Pediatr. 1993;122:169)

臨床症状

　脆弱 X 症候群は，1〜2 歳で表れる発達の遅延，小関節の過伸展性，中程度の筋緊張低下，母親に関連した男性の精神遅滞の家族歴によって通常，罹患者男児で認識される．罹患者女性は軽度精神遅滞か視覚空間に関する能力の微妙な減退のみが一般にあり，そして親類の罹患者男性の同定後に疑われるまで，疾患は明白でないか，診断されないかもしれない．小児期後期か思春期早期に，罹患者男性は大きな精巣と特徴的顔貌を示し始める．そして，軽度の粗大化顔貌，大きな耳，突出した額と下顎骨，細長い顔，相対的な大頭症（身長に対して考慮される）を含む．この症候群はたいへん普通にみられて，およそ 1,500 人に 1 人から 1,000 人に 1 人の男性にみられる．実質的にすべての罹患者男性は，罹患者あるいは前変異 premutation を持つ女性から生まれる．そして，男性または女性で新しい前変異が十分に認められるケースはほとんどない．

　脆弱 X 症候群の遺伝はいくつかのまれな特徴を呈し，しばしば経験的危険率で記述される（図 2-7）．特に，異常な染色体を伝える個人が臨床的特徴を明らかにするという可能性は，異常な染色体が伝えられた世代の数と伝えた親の性別に依存している．例えば，非浸透性を伝達する男性は互いに，非浸透の保因者女性と同じ血縁関係で起こる傾向がある．これは，男性から伝えられた兄弟と姉妹にとって低い危険率に反映される．すなわち 9％ と 5％ は，それぞれ，彼らの母方の孫息子と孫娘にとっての 40％ と 16％ と比較すると低い．この後者の観察である遺伝性疾患の浸透率または表現度（または両方とも）は連続した世代で増加すると考えられ，**遺伝学的表現促進現象 genetic anticipation** とも呼ばれる．

　脆弱 X 症候群の遺伝学的表現促進現象は，トリプレットリピートの進行性の伸長に起因する．いくつかの神経変性疾患のうち Huntington 病と脊髄小脳失調症で，類似した現象が生じる（すなわち，孫は祖父母より重篤な影響を受ける）．神経変性疾患は，異常なタンパクの産生によって起こるとされ，脆弱 X 症候群は，通常のタンパクの産生障害に起因している．生化学的メカニズムは異なるが，遺伝学的表現促進現象の根底にある分子的な原因は同一で，不安定なトリプレットリピートの進行性伸長が関与している．

　トリプレットリピート伸長に加えて，遺伝学的表現促進現象は**診断基準バイアス bias of ascertainment** に起因することがあり得，軽度あるいはさまざまな症状があり，3 世代からなる家系において孫で最初に診

断され，検査またはテストを受けられる孫の兄弟で容易に確認されるような際に起こる．トリプレットリピート伸長に起因する遺伝学的表現促進現象とは対照的に，診断基準バイアスに起因する表現促進現象は，実際の浸透率よりもむしろはっきりとした影響を及ぼす．

病態生理

fraXq27.3 領域の $(CGG)_n$ リピートの伸長は，*FMR1* 遺伝子のメチル化と発現の両方に影響を及ぼす．伸長の起因となる遺伝子と不安定な DNA は，Xq27.3 領域の細胞遺伝学的に脆弱な場所の近傍に存在するという情報に基づいて同定された．*FMR1* 遺伝子は，4 つのグアニンが分子内結合，いわゆる G カルテット G quartet 構造を形成することができる特徴的配列を有する mRNA 分子の翻訳を調節する働きを持つ RNA 結合タンパクをコードしている．

$(CGG)_n$ リピートは，*FMR1* 遺伝子の 5′非翻訳領域に存在する（図 2-8）．この部分の長さは非常に変化に富んでおり，リピート（n）数は，脆弱 X 症候群の罹患者でも保因者でもない者では 30 ± 25 と同じくらいである．罹患者男性と非罹患の保因者女性では，リピート数は通常 70〜100 である．注目すべきこととして，50 リピートより小さなアレルは非常に安定で，たいていリピート数が変化せずに遺伝する．しかし 55 リピート以上のアレルは不安定で，母親から遺伝した場合はしばしばリピート数の増加を示す．これらの個人は，前変異 premutation を伝えるといわれている．前変異保因者は典型的な脆弱 X 症候群にはならないが，女性前変異保因者は早期卵巣不全を 20%発生し，一方男性前変異保因者は振戦/運動失調症候群のリスクが高いと研究成果は示している．両方の場合とも，メカニズムとして前変異の体細胞伸長によって説明される（後述の考察を参照）．伸長の程度は，リピート数に関連があり，リピート数 60 未満による前変異アレルは完全変異 full mutation にまでめったに伸長しないが，90 以上のリピート数による前変異アレルは通常完全変異にまで伸長する．罹患者男性と罹患者女性で認められる完全変異のリピート数は常に 200 より大きく，通常不均一である．そして，いったんこの閾値に達すると，さらなる伸長がしばしば体細胞に起こることを示唆する．

前変異から完全変異への伸長は，2 つの重要な影響を持つ．*FMR1* 遺伝子転写が止められ，*FMR1* 遺伝子の転写開始点領域周辺の DNA がメチル化される．臨床的表現型は，FMR1 産生障害に起因し，これに加え

て，周辺 DNA のメチル化は，分子診断への重要な意味がある．いわゆる CpG アイランド CpG island（残りのゲノムと比較して 5′-CG-3′の 2 塩基が高頻度にある *FMR1* 遺伝子転写開始点の直上流の数百塩基対の部分）で，メチル化が生じる．CpG アイランドのメチル化とトリプレットリピートの伸長は分子生物学的技術で簡単に見つけることができ，それは危険にさらされた個人に対する一般的な診断検査の基礎である．

遺伝的原則

さらなる長さの伸長を受ける $(CGG)_n$ 前変異アレルの傾向に加えて，脆弱 X 症候群は，分子遺伝学的にいくつかの特有な特徴を示す．前述したように，各々の表現型的には罹患者個人は 200 より大きいリピート数により定義される完全変異を有するが，正確なリピート数は異なる細胞と組織とではかなりの異質性を示す．

CGG リピート数のための診断テストは通常，少量の末梢血から得られるリンパ球を用いて行われる．リピート数 50 未満を持つ個人では，各々の細胞は同じリピート数を持つ．しかし，表現型的に罹患者男性または女性（すなわち 200 より大きいリピート数を有する者）において，細胞の多くは異なるリピート数を有するであろう．この状況（しばしば体細胞モザイク somatic mosaicism と呼ばれる）は少なくとも伸長の一部が接合後 postzygotic であることを示す．そしてそれが受精後発育中の胚細胞に起こることを意味する．異常な *FMR1* 遺伝子に関連した DNA メチル化に加えて，多くの遺伝子のメチル化は遺伝子発現を調節するのを助ける発生と分化段階の通常プロセスである．特定の遺伝子が発現してはならない細胞は，メチル化による DNA 修飾とメチル化やアセチル化によるヒストン修飾を含むクロマチン構造の変化による遺伝子発現をしばしば停止させる．例えば，グロビンは網赤血球だけで発現されなければならない．アルブミンは肝細胞だけで発現されなければならない．そして，インスリンは膵 B 細胞だけで発現されなければならない．配偶子形成と受精直後に，分化する細胞に特有なクロマチン修飾の特定のパターンは消去されるが，胎児の発育で再構築される．このように，DNA メチル化と他のクロマチン修飾は，遺伝子構造の可逆的変化をもたらし，分化する細胞の有糸分裂の間は遺伝し得るが，減数分裂と早期発生の間は消去される．変化のこのタイプ──DNA 塩基配列で検出されない遺伝される表現型変化──は広くエピジェネティック epigenetic と呼ばれる．

前変異アレルが接合後伸長を受けるかどうか影響を与えている最も重要な要因の1つが前変異アレルを伝える親の性別であることが，脆弱X症候群家系の分析で明らかになる（図2-7と図2-9）．これまで説明したように，女性によって伝えられる前変異アレルは前変異の長さとほぼ比例し完全変異に伸長する．52～60のリピート数による前変異アレルは完全変異にめったに伸長しないが，90より大きいリピート数ではほとんど常に伸長する．これとは対照的に，リピート数の長さに関係なく，男性によって伝えられる前変異アレルは完全変異にまでめったに伸長しない．

同じDNA塩基配列のアレルが，それらを伝えた親の性別によって非常に異なる動作をし得るという考え方は**配偶子インプリンティング gametic imprinting**の概念に密接に関連がある．そして，特定の遺伝子発現がそれを伝えた親の性別に依存する際に起こる状況を表すのに用いられる．配偶子インプリンティングは胎児あるいは胎盤の成長に関係するインスリン様増殖因子2（IGF-2），II型IGF受容体（*IGF2R*）のような少数の遺伝子に影響を及ぼす．例えば，*IGF2*遺伝子は父親由来の染色体のみに発現するが，一部の個人においては*IGF2R*遺伝子は母親由来の染色体のみに発現することがある．配偶子インプリンティングのメカニズムは，配偶子形成の間にそれが起こる染色体での生化学的修飾に依存する．これらの修飾は実際のDNA塩基配列に影響を及ぼさないで，一定の細胞分裂の間，安定して伝えられる（すなわち，それらはエピジェネティックで，特定の種類のがんの病因に貢献する）．

チェックポイント

11. 脆弱X症候群がなぜ遺伝の特有の型を示すかについて説明せよ．
12. 遺伝学的表現促進現象とは何か．その2つの説明は何か．
13. エピジェネティック変化とは何か．

Leber遺伝性視神経症，赤色ぼろ線維・ミオクローヌスてんかん症候群と他のミトコンドリア病

体の中のほとんどすべての細胞で，栄養分をエネルギーに変えるという不可欠な働きはミトコンドリアで起こる．ミトコンドリアはそれら自身のゲノムと遺伝子発現の独特の原則を有する普遍的に存在する細胞内小器官である．過去10年の間，研究により病態生理学的メカニズムのより深い理解につながった稀少疾患をはじめ，糖尿病と難聴といったありふれた疾患まで，ミトコンドリア機能障害はヒト疾患の重要原因であることがますます多く認められてきた．1つのレベルとして，不完全なミトコンドリア機能の結果は予想することができ，非特異性である．つまり十分なアデノシン三リン酸（ATP）を生み出すことができないことは，乳酸の蓄積，衰弱となり，結局，細胞死に至る．しかしながら，いずれのミトコンドリアも複数のミトコンドリアゲノムを含む．そして，どの細胞も複数のミトコンドリアを含む．エネルギー産生に対する要求はそれぞれの組織で異なるが，最も重要なことは，ミトコンドリアDNAの変異は一部のミトコンドリアゲノムのみに影響を与えるだけである．これらの特徴のためミトコンドリアの機能障害は特異的で多方面の徴候とサインを臨床的に呈する．これに加えて，ミトコンドリアDNAは精子ではなく卵子によって伝えられ，遺伝的に独特で特徴的パターンを導く．

臨床症状

Leber遺伝性視神経症（LHON）はドイツの医師によって1871年に最初に報告され，無痛性両側視力喪失を若年成人で呈し，男性に多くみられる．視力喪失は突発的に，完全あるいは亜急性，進行性に起こり得，中心暗点から盲目まで1～2年で進行し，通常1～2ヵ月内に両眼に起こる．この疾患はときおり運動失調，構音障害，脱髄性疾患の徴候を含む神経学的所見に関わり，また，心臓伝導障害に関係することがある．眼科的検査は，乳頭周囲の拡張性微細血管，微小血管障害と血管のねじれを示す．神経学的検査結果を伴う（いくらかは伴わない）患者において，中枢神経系の画像検査では，大脳基底核と線条体の異常が明らかになるかもしれない．

LHONと正反対のもので，赤色ぼろ線維・ミオクローヌスてんかん症候群（MERRF）は，比較的最近，異なった臨床的な存在であると認められた．示す徴候は通常，断続的な筋の痙攣と進行的な骨格筋力の低下である．しかし，徴候の発症と重症度はさまざまである．「赤色ぼろ線維」という単語は罹患者個人から得られた筋の組織学的所見をさす．そこに異常なミトコンドリアが蓄積し，個々の筋線維に集積する．他の徴候は，感音難聴，運動失調，心筋症，認知症を含むことがある．

病態生理

ミトコンドリア(電子伝達系の複合体I〜V)の中心エネルギー生成機構は、およそ90のポリペプチドを含む。大多数は核ゲノムによってコードされており、ミトコンドリアゲノムの複製、転写、翻訳に必要なタンパクとして、翻訳後ミトコンドリアに輸送される。ミトコンドリアゲノム(mtDNA)自体は、16,569 bpの長さで、ミトコンドリア内で転写、翻訳される13のポリペプチドをコードする。mtDNAもミトコンドリアのリボソームRNAと22のミトコンドリアtRNA種をコードする。電子伝達系の複合体I、III、IV、VはmtDNAと核ゲノムの両方によってコードされるサブユニットを含むが、複合体IIをつくるタンパクは完全に核ゲノムにコードされている。

LHONとMERRFの両方はmtDNAの変異に起因する。LHONは電子伝達系の構成要素の変異に起因するが、一方MERRFはミトコンドリアtRNAの変異に起因する。通常tRNA^{Lys}である。このように、生化学的観点からは、LHONは特異的にATPを生み出すことができないことに起因するが、一方MERRFはミトコンドリアタンパク合成の一般的な欠損に起因する。しかしながら不完全なミトコンドリア機能から特定の器官異常にまで至る病態生理学的メカニズムは、完全には解明されていない。一般に、ミトコンドリア疾患によって影響を受ける器官システムは、骨格筋や中枢神経系のようにATP産生が重要な役割を演ずるものである。これに加えて、電子伝達系障害は、有毒なフリーラジカルの過度の産生を引き起こし、酸化的障害と細胞死に至り、加齢性認知症の一因となり得る。最後に、通常ミトコンドリア内に存在するいくつかのタンパクは、アポトーシスの制御という鍵となる役割を演ずる。このようにミトコンドリアの統合的機能における主たる異常は、エネルギー産生の低下とプログラム細胞死の増加の両者による疾患に寄与することになる。

遺伝的原則

核ゲノムにコードされ翻訳後にミトコンドリアに輸送されるミトコンドリアタンパクでは、疾患を起こす欠損は典型的なメンデル形式で遺伝する。しかしながら、mtDNAは精子によってではなく卵子によって伝えられる。その理由の1つとして、卵子は精子より1,000倍以上多くのmtDNA分子を含有するということがある。したがってmtDNAの障害に起因するLHONとMERRFのような疾患では、罹患者女性のすべての子が危険にさらされている母性遺伝の特徴的パターンを示すが、罹患者男性は徴候を伝えない(図2-10)。

mtDNAにおいて変異に起因する疾患の第2の特有な特徴は、個々の細胞の中の変異のモザイクの性質である。一般的に、1つの細胞は10〜100の別々のmtDNA分子を含む。mtDNA変異の場合、わずかな分子のみ、変異(ヘテロプラスミーheteroplasmyと呼ばれる状況)を伝える。ヘテロプラスミーのレベルは、異なる個人の間で、また異なる組織の間でかなり異なるかもしれない。さらに、正常のmtDNA分子と変異したmtDNA分子の混合物による女性の原始生殖細胞は、異なる比率を娘卵に伝えることができる(図2-11)。LHONとMERRFの両方では、変異体mtDNAのレベルは、約50〜90%の間を変化するかもしれない。一般に疾患の重症度はヘテロプラスミーの範囲と相関する。

ミトコンドリア病の病態生理から明らかである最終的な原理は、核とミトコンドリアゲノムとの間の遺伝子の相互作用である。最たる例の1つはLHONの性差である。性差は女性の4〜5倍多くの男性に影響を及ぼす。この所見は、ミトコンドリアtRNA^{Lys}変異の重症度を修飾するX染色体の上に遺伝子があるかもしれないことを示唆し、たとえmtDNA自体が一組の鍵となるミトコンドリア構成要素をコードするとしても、大部分のミトコンドリアタンパクが核ゲノムによってコードされるという観察を裏付けている。

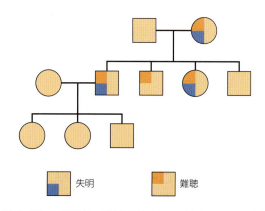

図2-10 母性遺伝。母性遺伝はミトコンドリアDNAの変異に起因する疾患で起こり、典型的な家系を示した。母親は変異mtDNAをすべての子孫に伝えるが、父親はそうならない。可変的な表現度と減少した浸透率は、ヘテロプラスミーの異なるレベルの結果である。

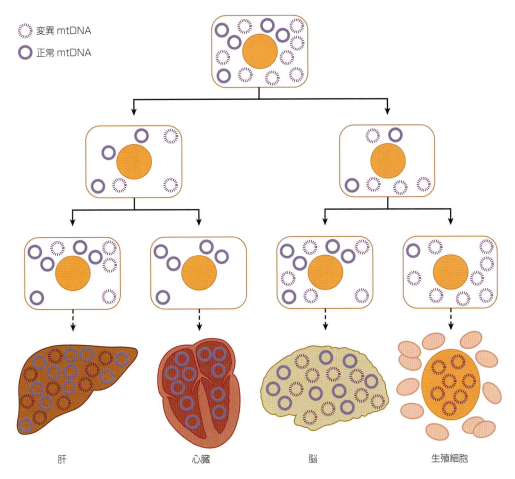

図 2-11　ヘテロプラスミーと表現度の差異．細胞内の変異 mtDNA 分子の部分は，初期の発生の間に細胞レベルでランダムな可能性と選択の組み合わせで測定される．成人の組織は変異 mtDNA 分子の異なる分布の細胞のモザイクである．それはミトコンドリア機能障害がなぜ重症度の異なる表現型と異なるレベルを生み出すことができるかを説明することができる．

Down 症候群

　Down 症候群の臨床的特徴は，1 世紀以上も前に報告された．21 番染色体の過剰なコピーが，基本的な原因であるということは 40 年以上前から知られていたが，約 33,546,361 bp のほとんど完全な DNA シークエンスはわずか 4 年前に検索され，遺伝型と表現型との関係が理解され始めているところである．Down 症候群は，概して**異数性 aneuploid** 異常の典型または正常の染色体補足(**正倍数性 euploidy**)からの逸脱に起因する．21 番染色体全ゲノムの 2％も含まないが，**端部動原体型 acrocentric** 染色体(訳注：端部着糸型と同意)の 1 つである(その他は 13，14，15 と 22 である)．そして，ほとんどすべての DNA がセントロメアの片側に存在することを意味する．一般に，異数性は常染色体または性染色体の一部または全体に関係する．Down 症候群の大部分の人は，47 個の染色体(すなわち 1 つの過剰な 21 番染色体または **21 トリソミー trisomy 21**)があって，正常核型の両親から生まれる．この種の異数性は通常減数分裂の分離の間の**不分離 nondisjunction** に起因し，それは有糸分裂後期に互いに離れる(分離)ことに関する 2 つの相同染色体の障害を意味する．これとは対照的に，常染色体または性染色体の一部に影響を及ぼす異数性異常は，DNA 切断と再結合をいくつかのポイントで含まなければならない．DNA 再編成は Down 症候群としてはまれであるが重要な原因で，通常，1 つの 21 番染色体がもう 1 つの端部動原体型染色体にそのセントロメアを介して融合する 46 本の染色体による核型が明らかである．この異常な染色体は，**Robertson 型転座 Robertsonian translocation** といわれ，時々保因者の片親から受け継がれることがある(図 2-12)．このように Down 症候群はいろいろな異なる核型の異常に

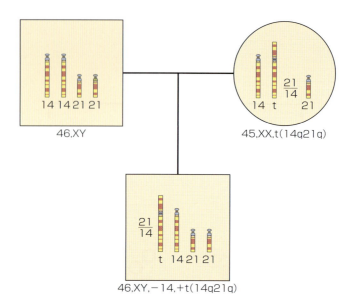

図 2-12 Down 症候群に至るメカニズム．ある 1 つの家系で，母親の表現型は正常だが 14;21 の Robertson 型転座の均衡型保因者である．彼女は転座染色体と正常 21 番染色体を息子に伝える．彼は彼の父親から正常 21 番染色体を受け継ぐ．息子の 3 コピーの 21 番染色体は，Down 症候群を引き起こす．(Thompson MW et al. *Genetics in Medicine*, 5th ed. Saunders, 1991)

起因する場合があり，それは 21 染色体上のほぼすべての遺伝子に共通して**遺伝子量 gene dosage** の 50％増加を来す．

臨床症状

　Down 症候群は約 700 人の生存出生児に対して 1 人に発生し，すべての精神遅滞症例の約 3 分の 1 を占める．Down 症候群の子供を妊娠する見込みは，母体の年齢が上がると指数的に上がるとされる．歴史的に，スクリーニング計画が 35 歳以上の妊婦に提供されたので（図 2-13），Down 症候群の大部分の子供たちは 35 歳より若い女性に生まれた．しかしながら，非侵襲的出生前遺伝学的検査（NIPT）の最近の進歩は，大部分の産科医師に，すべての女性に対して Down 症候群および他の異数性異常についての出生前検査を提案させるようにした．出生前に確認されないとき，Down 症候群は通常，特徴的顔貌と奇形の特徴（例えば，短頭，内眼角贅皮，小耳，手掌単一屈曲線，筋緊張低下）の存在から出生の直後に疑われる（表 2-4）．罹患小児の約 50％は，心肺障害のためただちに周産期治療が必要な先天性心障害を持つ．臨床的背景での疾患の強い疑いは，通常 2〜3 日中に分子検査によって確かめられる．

　Down 症候群ではかなり多くの大小の異常が高い頻度で起こるが，2 人の罹患者を比較すると同じ異常所見を持つことはめったにない．そして多くの 1 つの異常は非罹患者個人に認められることがある．例えば，

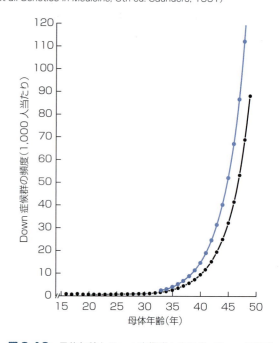

図 2-13 母体年齢と Down 症候群との関係．Down 症候群の頻度は，母親の年齢が上昇するとともに指数的に上昇する．Down 症候群の胎児は流産になりやすいため，羊水穿刺（青線）の頻度は出生児（黒線）よりわずかに高い．(Scriver CR et al, eds. *The Metabolic and Molecular Bases of Inherited Disease*, 8th ed. McGraw-Hill, 2001 よりデータを引用)

Down 症候群の手掌単一屈曲線の発生率は約 50％で一般集団の 10 倍であるが，手掌単一屈曲線が唯一の変わった特徴であるという大部分の人は Down 症候群または他のどの遺伝性疾患も持たない．

表 2-4　21 トリソミーの表現型的特徴

特　徴	頻　度
眼裂斜上	82%
首の後ろの過剰皮膚	81%
短頭	75%
過伸展の関節	75%
平らな鼻梁	68%
第 1 趾と第 2 趾間の広いギャップ	68%
短く，幅広い手	64%
内眼角贅皮	59%
短い第 5 指	58%
内側に曲がった第 5 指	57%
ブラッシュフィールド点（虹彩発育不全）	56%
横の手掌しわ（手掌単一屈曲線）	53%
折れ耳，形成不全の耳	50%
突き出た舌	47%

Scriver CR et al, eds. *The Metabolic and Molecular Bases of Inherited Disease*, 7 th ed. McGraw-Hill, 1995 よりデータを引用.

小児期の Down 症候群の自然経過は，発達遅滞，成長遅滞，免疫不全によって主に特徴付けられる．発達上の遅れは通常，年齢に即した発達上の指標を達成することに関する障害として 3〜6 ヵ月頃には明らかで，運動機能と認識機能のすべての面に影響が及ぶ．平均 IQ は 30〜70 で，年齢が上がるにつれて低くなる．しかし，成人 Down 症候群の精神遅滞の程度にはかなりの幅がある．そして多くの罹患者は半独立して生活することができる．一般に，認知能力は感情表現より制限されており，また認知能力は罹患者のうち少数だけがひどく障害を受ける．身長の成長の遅滞は緩やかで，Down 症候群の大部分の成人は一般集団の成長の 2〜3 標準偏差よりも低い値を呈する．これとは対照的に，Down 症候群の体重増加は一般集団の体重増加と比較して緩やかに比例した増加を示す．そして Down 症候群の大部分の成人は体重超過である．感染症に罹りやすくなることはすべての年齢において一般的な臨床的特徴であるが，根底にある異常の性質は十分に理解されない．そして，検査データの異常は体液性免疫と細胞性免疫の両方で検出され得る．

Down 症候群の最も一般的で劇的な臨床的特徴の 1 つ——Alzheimer 病の早期発症——は，成人期まで明白ではない．明らかな認知症がすべての成人 Down 症候群で臨床的に見つけられるというわけではない

が，典型的神経病理学的変化——老人斑と神経原線維変化——の発生率は 35 歳までにほぼ 100％である．Down 症候群の病的状態の主な原因は，先天性心疾患，感染症，白血病である．寿命は，大部分先天性心疾患の存在に依存し，先天性心疾患を有する者の 10 歳と 30 歳時点での生存率は約 60％と 50％で，先天性心疾患なしの個人では約 85％と 80％である．

病態生理

21 番染色体の異なる部分の分子マーカーの出現は過剰染色体がいつ，どのように Down 症候群で起こるかというかなりの情報を提供した．そしてヒトゲノム解析計画は 21 番染色体で見つかった約 230 遺伝子のリストを提供した．これとは対照的に，21 番染色体の遺伝子量増加が Down 症候群の臨床的特徴を生じる理由について多くはよくわかっていない．

21 トリソミー（47,XX＋21 または 47,XY＋21）には，卵子あるいは精子が 21 番染色体の過剰コピーに貢献したかどうか調査するのに，21 番染色体の母親のコピーと父親のコピーとを区別する細胞遺伝学的あるいは分子マーカーを用いることができる．21 トリソミー自体のこれらの 2 つのタイプには明らかな臨床的違いはない．このことは配偶子のインプリンティングが Down 症候群の病因においては重要な役割ではないことを示唆している．各々の親によって伝えられる 21 番染色体の両方のコピーが識別され得るならば，異常な配偶子につながっている不分離イベントが第一減数分裂か第二減数分裂の有糸分裂後期の間に起こったかどうかについて決定することが通常可能である（図 2-14）．21 トリソミーのケースの約 75％が過剰な母体由来の染色体に起因する．不分離イベント（母親由来か父親由来）の約 75％が第一減数分裂で起こる．そして，母親由来と父親由来の不分離イベントが母体の年齢が上がるにつれて増加することを，これらの調査は示す．

母体の年齢が上がるにつれて Down 症候群の発生率がなぜ増加するかについて説明するために，いくつかの理論が提唱された（図 2-13）．女性における大部分の生殖細胞発達は，出生の前に完了する．つまり妊娠第 2 三半期の第一減数分裂前期（網糸期 dictyotene）で卵母細胞が停止する．ある提案は，通常分離する対染色体の能力に影響を及ぼす生化学的異常が時間とともにこれらの細胞に蓄積すること，また新鮮な卵子が更新できる原因がなくとも不分離を経ている卵の割合が母体の年齢上昇につれて増加することを示唆する．しかし 21 トリソミーの発生率と母体年齢の上

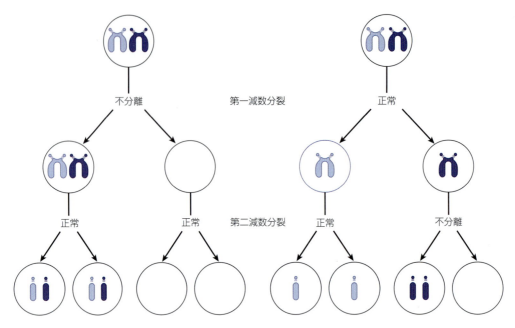

図 2-14 不分離は，それが第一減数分裂か第二減数分裂で起こるかどうかに依存している異なる結果を持つ．異常な配偶子は，特定の染色体の 2 コピーを持つ．不分離が第一減数分裂で起こるとき，コピーは各々異なる染色体に由来する．しかし，不分離が第二減数分裂で起こるとき，コピーは各々同じ染色体に由来する．細胞遺伝的および分子的多型は，不分離が起こったステージと親を決定するのに用いることができる．(Thompson MW et al. *Genetics in Medicine*, 5th ed. Saunders, 1991 より許可を得て転載)

昇との関係がなぜ母親の不分離イベントのみならず，父親においても保っているかについては，この仮説は説明しない．

　高齢子宮に起こる構造的，ホルモン的，免疫学的変化が発生的に異常な胚を拒絶することができない環境を生じると，もう 1 つの仮説は提唱する．このように，子宮の老化は，どちらの親が過剰な染色体を提供したかにかかわらず 21 トリソミー発生を支持することになる．この仮説は，父親の不分離エラーがなぜ高齢の母体で増加するかについて説明できる．しかしながら，それは染色体再編成（後述の考察をみよ）から生じている Down 症候群の発生率がなぜ母体の年齢で増加しないかについて説明できない．

　これらと他の仮説は互いに相容れなくはない．そして，要因の組み合わせが 21 トリソミーの発生率と母体の高齢化との間に関係していることはあり得る．いくつかの環境要因と遺伝要因は，Down 症候群の原因になる可能性があるとされ，例えばカフェイン，アルコールの摂取，喫煙，放射線の曝露と，不分離の原因になる 1 つ以上の遺伝子である．マイナーな要因としてこれらの可能性のすべてを除外することは難しいが，これらの要因のうちどれも Down 症候群に関与するという証拠があるわけではない．

　21 トリソミーの再発率は，罹患児を持っていると

いうことで変わらない．しかし，Down 症候群核型のおよそ 5％は，47 本の染色体数ではなく 46 本の染色体数であり，通常染色体 14 または 22 が関わる Robertson 型転座の結果である．

　上述のように，このタイプの異常は母体の高年齢と関係しておらず，そのような罹患者のおよそ 30％で，細胞遺伝学的な評価が 45,XX,+t(14 q;21q) のようないわゆる均衡型転座を呈する親である．

　Robertson 型転座において，染色体は減数分裂でそれを構成する端部動原体型染色体の両方とも，対になることができるので，偏った配偶子に関連する分離の可能性は重要であり（図 2-15），そして，異常な核型を持つ親の再発率は 21 トリソミーより非常に高い（表 2-5）．Down 症候群核型のおよそ 1％は若干の細胞が普通で少し異常であるモザイクを示す．21 トリソミーの体細胞モザイクまたは他の異数性異常は**接合前 prezygotically** または**接合後 postzygotically** に，まず最初に起こり得る．そして，それぞれ，減数分裂または有糸分裂での不分離と一致する．前者のケース（接合子が異数体配偶子から伝わったと考えられるもの）で，過剰な染色体が初期の胚形成の間，細胞のクローンでおそらく有糸分裂的に失われる．モザイク 21 トリソミーでみられる表現型の範囲は大きく，微妙な異形の特徴による軽度精神遅滞から「典型的」

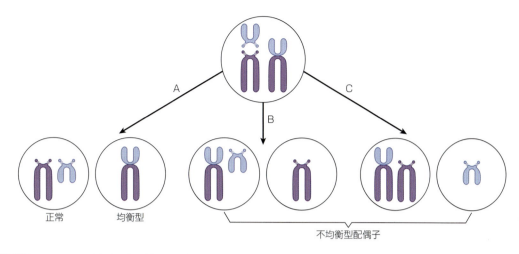

図2-15 Robertson型転座の保因者による減数分裂で産生される配偶子のタイプ．Robertson型転座の均衡型保因者において，減数分裂の異なる種類の分離は，完全に普通である(A)もの，他の均衡型転座保因者(B)を起こすもの，異数体を持つ子孫(C)を引き起こすものを含むいくつかの異なる種類の配偶子につながる．

表2-5 親の性別と核型に依存するDown症候群のリスク

親の核型	異常な出生児のリスク	
	女性の保因者	男性の保因者
46,XX あるいは 46,XY	0.5%(20歳時点)から30%(30歳時点)	<0.5%
Rb(Dq;21q)（14モノソミー）	10%	<2%
Rb(21q;22q)	14%	<2%
Rb(21q;21q)	100%	100%

Scriver CR et al, eds. *The Metabolic and Molecular Bases of Inherited Disease*, 7th ed. McGraw-Hill, 1995よりデータを引用．

Down症候群にわたっている．そしてこれはリンパ球または線維芽細胞で検出される一部の異常な細胞とは相関しない．それにもかかわらず，平均して，モザイク21トリソミーの精神遅滞は，非モザイク21トリソミーでより一般に軽度である．

遺伝的原則

過剰な21番染色体とDown症候群の臨床的特徴の関係性を理解する上での基本的な問題は，表現型が異常な遺伝子発現に起因するか，異常な染色体構造に起因するかどうかということである．この疑問に対する研究に由来する重要な原理は**遺伝子量 gene dosage**であり，それは1つの細胞あたり産生される遺伝子産物の量が，その遺伝子のコピー数と比例していることである．言い換えると，21番染色体上に存在するほとんどすべての遺伝子によって産生されるタンパクの量は21トリソミー細胞では標準の150%であり，モノソミー21細胞では標準の50%である．このように，X染色体とは異なり，常染色体上に存在する遺伝子に作用する量的代償のメカニズムはない．

実験的なエビデンスによって，Down症候群の表現型が細胞異数性の非特異的な有害な影響によってではなく，特定の遺伝子の増加した発現によって起こるという見方が一般に裏付けられる．まれに，Down症候群罹患者の核型の分析は，21番染色体の非常に小さな部分だけが染色体再編成(通常，不均衡型相互転座)し，1つの細胞あたり3コピー存在していることを示す(図2-16)．これらの観察は21番染色体に重要な領域があり，そしてそれが3倍存在するとき，Down症候群をもたらすのに必要かつ十分な条件となることを示唆する．

密接に連鎖している遺伝子の1つのグループの変化した遺伝子量は別の臨床的表現型を呈し得るという考えもまた，数多くの先天異常症候群が，欠失/挿入の切断点の両端に位置するDNAの相同なセグメントによってしばしばもたらされる，いわゆる**コピー数バリアント copy number variant** または**構造バリアント structural variant** に起因すると判明したという観察によって支持される．そのような構造バリアントは分子遺伝学的技術で簡単に検出することができ，1つあるいはそれ以上の遺伝子コピー数の増加または減少が結果的に起こる．**隣接遺伝子症候群 contiguous gene syndrome** は表2-6に記載されており，通常まれであるが，それらは異数性異常の病態生理を理解することに重要な役割を担った．

28 2．遺伝性疾患

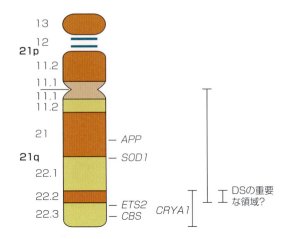

図2-16 Down症候群(DS)の重要な領域．まれに，Down症候群の個人は，ちょうど一部の21番染色体にトリソミーを引き起こす染色体再編成を有する．APP, SOD1, ETS2, CRYA1, CBS遺伝子は，Down症候群の病因で役割を果たすかもしれないタンパク(それぞれアミロイド前駆体，スーパーオキシドジスムターゼ，Ets2転写因子，クリスタリン，シスタチオニンβ合成酵素)をコードする．2組での解析は(2本の垂直線によって示される)は，共通部分の領域にDown症候群の責任遺伝子があることを示唆する．(Thompson MW et al. Genetics in Medicine, 5th ed. Saunders, 1991より許可を得て転載)

表2-6 いくつかの隣接遺伝子症候群の表現型と核型

症候群	表現型	欠　失
Langer-Gideon	精神遅滞，小頭症，骨ばった外骨腫，弛緩性の皮膚	8q24.11-q24.3
WAGR	Wilms腫瘍，無虹彩，性腺芽腫，精神遅滞	11p13
Prader-Willi	精神遅滞と成長遅滞，低血圧，肥満，色素減少	15q11-q13
Miller-Dieker	重い精神遅滞皮質回(脳回欠損)と脳梁欠如	17p13.3

21番染色体が関与するRobertson型転座の保因者は，いくつかの異なるタイプの不均衡型配偶子を産生することができる(図2-15)．しかし，そのような保因者がDown症候群の子供を産む経験的危険率は他の異数性異常より高く，それは1つには，他のタイプの異数性を持つ胚が発達初期において流産に至りやすいからである．かくして，胚のトリソミーと胎児発生の結果は，それらが正常レベルの150％発現している遺伝子の数と比例している．21番染色体(そして，他の常染色体)のモノソミーは出生児の中に実際決して認められることはないので，以下のような推理は遺伝子発現の50％の減少は50％の増加より厳しいことを示唆している．最後に，女性のRobertson型転座保因者は男性保因者より非常に大きな経験的再発率を示し，(1)それは異数性に対する選択的な反応が体細胞だけでなく配偶子に作用することができ，(2)精子形成が卵形成より異数性に感受性であることを示唆する．

チェックポイント

14. Down症候群を起こすいろいろな異なる核型異常の共通の特徴は何か．
15. Down症候群の異常の主要なカテゴリーは何で，それらの自然経過は何か．
16. 21トリソミーがなぜ軽度精神遅滞から「典型的」Down症候群まで広範囲にわたる表現型と関係しているかについて説明せよ．

病態生理におけるヒトゲノムプロジェクトとゲノム配列の影響

ヒトゲノムプロジェクトの主要な目標は，ヒトのすべての遺伝子の同定とそれに関する理解を得ることであり，その結果を疾患の診断と治療に生かすことである．米国においては国立ヒトゲノム研究所主導で行われた国際研究協力で約30億塩基ヌクレオチドのヒトゲノムのDNA配列が決定した2003年に初期目標を達成した．

ヒトの遺伝子のすべての機能を理解することは，他の生物のゲノム配列を決定することによって促進された．いくつかは，進化的時間スケール的に密接にヒトに関連し，例えばチンパンジーでは約98％ヒトゲノムに一致しており，ヒトと最後の共通の祖先は約600万年前に生存していた．他に実験室のマウス，ミバエ，パン酵母などは遠い関連性であるが，それにもかかわらず，実験生物学者にとって有用なモデル生物として役に立つ．実験用マウスでさえ，ヒトとその最後の共通の祖先は約1億年前に生きていて，ヒトゲノムの遺伝子の95％以上を共有する．これらの考慮事項は，進化の過程がヒトの生物学についての詳細を学ぶために使用できる貴重な分子の足跡を残しているという重要な遺伝の原則を強調する．

最近10年間におけるヒトゲノムプロジェクトの1つの重要な前進は，共通のヒトの遺伝の変化がカタログにされていることで，通常ハップマップHapMap

（ハプロタイプマップ）と呼ばれる．その中にある300万以上のSNPは，アジア，アフリカ，南北米，欧州からの集団を含む多様な遺伝的な家系の個人について遺伝型が決定されている．一般的な遺伝学的差異は糖尿病，高血圧，肥満，統合失調症などの疾患の感受性の主要な決定要因であるために，ハップマップの原則目標はこれらの要因の分子理解を発展させることである．重要なのは，この共通のヒトの遺伝的バリエーションのハップマップカタログは，そのシークエンスが直接測定されていない場合でも，ゲノムの特定のセグメントのDNA塩基配列のバリエーションを予測することを可能にすることである．根本的な理由はほとんどの場合，密接に連鎖しているSNPがヒトでは独立して分布しておらず，ハプロタイプブロックとして知られているクラスターに非ランダムに関連していることにある．例えば，2つが密接に連鎖しているSNPでそれぞれ30％の頻度が見出された際にSNPを両方を伝える染色体は，2つのSNPが完全に独立した場合の予測される9％からは，かなり異なる頻度で存在する可能性がある．**アレル関連性 allelic association**または**連鎖不平衡 linkage disequilibrium**と呼ばれるこの現象は，ヒトの進化および集団の歴史に依存し，変異によって発生する新しいSNPが密接に隣接するSNPから区切られる（組み換えによる）範囲は，組み換えの機会において隣接するSNPとの距離と集団の歴史の影響に依存する．

ゲノムワイド規模でのヒト遺伝的バリエーション測定は，高血圧，統合失調症，がんといったありふれた疾患に対する見通しをもたらすという考え方は，この章の主要な対象になっているメンデル遺伝形式で遺伝するまれな疾患から，疾患の発生率が遺伝子，環境，機会の組み合わせによって影響を受けるいわゆる複雑な遺伝性疾患または多因子疾患まで遺伝性疾患の範囲になるという考え方を強調する．多因子疾患の遺伝的要素を同定することは遺伝疫学の分野の重要な到達目標であり，家族構造が不確かであるか，わかっていない集団に適用される疫学を基本とした研究デザインで，候補遺伝子のSNPの測定は仮説的な危険因子として扱われる．例えば，アポリポタンパクE遺伝子のエプシロン4アレル（*APOE4*）は人口の約15％で認められ，動脈硬化と後期発症Alzheimer病のリスクを高める．しかしながら*APOE4*はこれら重要な疾患の感受性に影響を与える多くの遺伝子のうちの1つである．ハップマップの主要な目標は，それら遺伝子を同定・特徴付けすること，新しい治療法を開発することと，遺伝学の機能として疾患感受性について医師と患者に

できるだけ多くの情報を提供することの両方である．

確かに，ある程度さまざまな異なる分野の最近の進歩により，個別化遺伝医療の可能性について今日多くの刺激的なことがある．まず，技術の進歩は，ルーチン検査として個々の患者サンプルの数百万SNPのバリエーションを効率的に測定することを可能とした．これらの種類の分析は，いわゆるケース-コントロール研究で，特定のSNPがケースとコントロールでの頻度比較において多いまたは少ないことを同定するために何千人もの個人に適用されている．第二に，**ゲノムワイド関連研究 genomewide association study（GWAS）**として知られるこのタイプのアプローチの分析とデザインの進歩は，肥満，糖尿病，炎症性腸疾患，冠動脈疾患およびその他のありふれた疾患の新しい遺伝要因を識別するのに非常に成功している．

ヒトゲノムプロジェクトの第二の非常に重要な進歩は，効率的かつ安価なDNAの塩基配列決定法について新しい技術的アプローチを開発，推進した．いわゆる**次世代シークエンシング next-generation sequencing**の機器は分子生物学，コンピュータ領域，光学原理の革新的な組み合わせを用いて，生物医学研究および医療への革命的アプローチをもたらした．技術進歩の規模は驚異的で，最初のヒトゲノム配列は数十億ドルのコストがかかり，10年を超える数千の科学者の努力が必要であったが，今日，1人の検査技術師が，数千ドルのベンチトップ機器で1人のゲノムをシークエンスすることができる．

ゲノムシークエンシングの有用性と低コスト化は，遺伝性疾患の診断や病態生理学的理解へのアプローチに多大な影響を与えている．例えば，稀少疾患の罹患者個人の全ゲノムシークエンス（またはタンパクのコーディング領域の部分的な塩基配列，または**エキソーム exome**）を比較する性能は，常染色体遺伝形式の骨形成不全症，知的障害，自閉症など精神神経学的疾患を含む多くの原因不明の症候群を含むさまざまな疾患の数千の原因を引き起こす変異の迅速な同定につながっている．さらに，同じ個体からの異なる組織または生検サンプルのゲノムを比較する機能は，多くのがんの病態生理に前例のない洞察をもたらした．例えば，起こっているDNAシークエンス変化のカタログを同定したこと，またいくつかのケースでは血液がん，脳腫瘍，乳がん，前立腺がん，悪性黒色腫の進行を促すようなことである．

遺伝医学の未来はこれらの進歩によって大きく見聞が広がる．多くの科学者は，ゲノム全体の遺伝的バリエーションを測定する強力で安価な検査がありふれた

疾患および稀少疾患に対する個人の疾患感受性を予測し，それら疾患の経過に介入または変更する適切なステップをとることがすぐに日常的に使用されることを思い描いている．例えば，特定の種類のがんのリスクが高い個人は積極的なスクリーニングプログラムの恩恵を受ける．

遺伝的相違は，経過において重篤性が高いか低いか，また特定の治療に応答性があるかについて罹患者のサブグループを同定するのを助ける．後者のアプローチは，ファーマコゲノミクスの大きな領域の一部

で，薬物の吸収・代謝・排泄に影響を与える何百もの遺伝子のどの塩基配列バリエーションが薬理学的効果と毒性のバランスの主要な決定要因であるかをみるものである．想像がつくこととして，例えば，特定の状況において遺伝子のセットの具体的なヌクレオチドの違いのための検査は，アルコール性肝障害への病態生理学的反応，白血病を治療するために用いられる治療法のタイプ，結核または HIV 感染のような感染症の経過を予測するのに役立てられる．

ケーススタディ

Yeong Kwok, MD

（解答は 25 章 733 ページを参照のこと）

CASE 1

4 歳の男児，家での転倒のあと，右大腿の痛みと腫脹で連れて来られた．X 線撮影で急性の右大腿骨骨折が明らかになった．母親への質問で，男児が，それまでに左上腕骨と左脛骨の 2 つの骨折経験があり両方とも微小な外傷であったことが判明した．家族歴では，男児の父親が小児期に骨に関する問題が顕著で，成人期になって快方に向かったとのことである．診断として骨形成不全症が想定される．

設 問

A. 骨形成不全症の 4 つのタイプは何か．それらはどのように遺伝学的に伝えられるか．

B. 2 つのどのタイプがこの患者に最もあてはまると考えられるか．それらはどのように臨床的に鑑別されるか．

C. さらなる精密検査で I 型骨形成不全症の診断に至る．男児は成年期でどの臨床症状を呈すると予測されるか．

D. この患者の疾病の病因は何か．

CASE 2

新生児の女児．新生児スクリーニング検査でフェニルケトン尿症（PKU）の陽性反応を示した．生後 2 週間目で行った確認の血清検査の結果も陽性であったので PKU の確定診断となった．

設 問

A. PKU 罹患者の代謝障害は何か．

B. これらの障害は，PKU に対する適切な食事制限を実施していない人では，どのように臨床症状につながるか．

C. 遺伝形式は何か．罹患者個人にとって明らかな不利にもかかわらず疾患の遺伝子が遺伝子プールに残っている理由について考えられる説明は何か．

CASE 3

若い女性．遺伝カウンセリングのために紹介された．彼女には，発達遅延と小関節の過伸展性のある 3 歳の男児がいる．小児科医は，脆弱 X 関連精神遅滞症候群（脆弱 X 症候群）と診断した．彼女は，現在妊娠 14 週で 2 人目の子供を妊娠している．家族歴に特記すべきことはない．

設問

A. 脆弱 X 症候群の原因である遺伝子変異は何か．それは，どのように発達遅延，関節の過伸展性，大きな精巣，顔貌異常の臨床的症候群を引き起こすか．

B. どの親が遺伝子変異のありそうな保因者か．なぜその親と祖父母の表現型が罹患者でないか説明せよ．

C. これから生まれる子供が罹患者となる可能性はあるか．

CASE 4

16 歳の男子．過去 2 ヵ月間で悪化している視力障害を呈する．彼は右眼に中心性視野障害があることに最初に気が付いた．そして視野の中央に暗い点がみえるようになった．暗点は時間とともにより大きくなった．彼はまた左眼の中心視野欠損も進んだ．彼の母方のおじの 2 人は視力を喪失した．しかし彼の母親ともう 1 人の母方のおじと 2 人の母方のおばは視覚障害がなかった．父方には誰も罹患者はいなかった．身体的検査によって網膜の微小血管障害と血管のねじれが明らかになった．遺伝学的検査は，Leber 遺伝性視神経症の診断を確実にした．

設問

A. Leber 遺伝性視神経症（LHON）の中心視野欠損とは何か．

B. この疾患はどのように遺伝するか，そしてヘテロプラスミーという原理は何か．

C. 女性より男性の罹患率が高いという事実の説明は何か．

CASE 5

40 歳の女性．最近結婚し，妊娠は初めてである．「Down 症候群の赤ちゃん」が産まれる可能性があるかについて質問があり，クリニックに来院した．

設問

A. 一般集団の Down 症候群の発生率はどれくらいか．一般的な臨床的特徴は何か．

B. どのような大きな遺伝学的な異常が Down 症候群と関係しているか．どのようにそれらの異常は，症候群の臨床的特徴につながっているか．

C. この女性の年齢は，どのように，Down 症候群の子供を持つリスクに関与しているか．

参考文献

骨形成不全症

Byers PH et al. Recessively inherited forms of osteogenesis imperfecta. Annu Rev Genet. 2012;46:475–97. [PMID: 23145505]

Forlino A et al. New perspectives on osteogenesis imperfecta. Nat Rev Endocrinol. 2011 Jun 14;7(9):540–57.

[PMID: 21670757]

Ishikawa Y et al. A molecular ensemble in the rER for procollagen maturation. Biochim Biophys Acta. 2013 Apr 18. 2013 Nov;1833:2479–91. [PMID: 23602968]

フェニルケトン尿症

Flydal M et al. Phenylalanine hydroxylase: function,

structure, and regulation. IUBMB Life. 2013 Apr;65
(4):341–9. [PMID: 23457044]

Giovannini M et al. Phenylketonuria: nutritional advances
and challenges. Nutr Metab (Lond). 2012 Feb 3;9(1):7.
[PMID: 22305125]

Hartnett C et al. Long-term outcomes of blood phenylalanine
concentrations in children with classical phenylketonuria.
Mol Genet Metab. 2013 Apr;108(4):255–8. [PMID:
23465864]

脆弱 X 関連精神遅滞症候群

Bhakar AL et al. The pathophysiology of fragile X (and what
it teaches us about synapses). Annu Rev Neurosci.
2012;35:417–43. [PMID: 22483044]

Lee HY et al. Fragile X syndrome: mechanistic insights and
therapeutic avenues regarding the role of potassium
channels. Curr Opin Neurobiol. 2012 Oct;22(5):887–94.
[PMID: 22483378]

Mclennan Y et al. Fragile X syndrome. Curr Genomics. 2011
May;12(3):216–24. [PMID: 22043169]

Wang T et al. New perspectives on the biology of fragile X
syndrome. Curr Opin Genet Dev. 2012 Jun;22(3):256–63.
[PMID: 22382129]

LHON, MERRF とミトコンドリア疾患

Davis RL et al. The genetics of mitochondrial disease. Semin
Neurol. 2011 Nov;31(5):519–30. [PMID: 22266889]

Finsterer J. Inherited mitochondrial disorders. Adv Exp Med
Biol. 2012;942:187–213. [PMID: 22399423]

Kirches E. LHON: mitochondrial mutations and more. Curr
Genomics. 2011 Mar;12(1):44–54. [PMID: 21886454]

Down 症候群

Haydar TF et al. Trisomy 21 and early brain development.
Trends Neurosci. 2012 Feb;35(2):81–91. [PMID:
22169531]

Letourneau A et al. Genomic determinants in the phenotypic
variability of Down syndrome. Prog Brain Res.
2012;197:15–28. [PMID: 22541286]

Mersy E et al. Noninvasive detection of fetal trisomy 21:
systematic review and report of quality and outcomes of
diagnostic accuracy studies performed between 1997 and
2012. Hum Reprod Update. 2013 Jul–Aug;19(4):318–29.
[PMID: 23396607]

ヒトゲノムプロジェクトとヒト遺伝学的バリエーション

Alkan C et al. Genome structural variation discovery and
genotyping. Nat Rev Genet. 2011 May;12(5):363–76.
[PMID: 21358748]

Bamshad MJ et al. Exome sequencing as a tool for
Mendelian disease gene discovery. Nat Rev Genet. 2011
Sep 27;12(11):745–55. [PMID: 21946919]

Connolly JJ et al. The impact of genomics on pediatric
research and medicine. Pediatrics 2012 Jun;129(6):1150–
60. [PMID: 22566424]

Gonzaga-Jauregui C et al. Human genome sequencing in
health and disease. Annu Rev Med. 2012;63:35–61. [PMID:
22248320]

Shendure J et al. The expanding scope of DNA sequencing.
Nat Biotechnol. 2012 Nov;30(1):1084–94. [PMID:
23138308]

Vandeweyer G et al. Detection and interpretation of genomic
structural variation in health and disease. Expert Rev Mol
Diagn. 2013 Jan;13(1):61–82. [PMID: 23256704]

CHAPTER 3

免疫系の障害

Jeffrey L. Kishiyama, MD

免疫系の機能は，「自己」と「非自己」を識別し，外来微生物の侵入から身体を守ることにある．このシステムは，生存に必須である．免疫系は，微生物や毒素などの外来因子だけでなく，腫瘍や自己免疫現象などの内因性の因子から身を守るために機能している．正常な免疫反応は，病原体を認識し排除するためのさまざまな生物因子，特殊な細胞，組織や臓器からなる

繊細で複雑なネットワークによって遂行されている．免疫系の構成因子の機能不全や欠損は，アトピー性疾患，関節リウマチ，重症免疫不全やがんなど，さまざまな疾患の原因となる．この章では，複雑な免疫系の生理と過敏症や免疫不全の原因となる異常について解説する．

免疫系の正常な構造と機能

解　剖

免疫系の細胞

免疫系は，抗原特異的もしくは非特異的な一部は重複しているものの，区別された構成因子からなっている．液性免疫と細胞性免疫は，抗原特異性と以前に遭遇した抗原に対する記憶を与える．上皮バリアや粘膜毛様体による排除，食細胞，補体タンパクなどは，非特異的，もしくは自然免疫と呼ばれる免疫反応に関与する．特異性には欠けているが，これらの構成因子は広範囲にわたる環境因子や微生物に対する自然免疫応答に必須である．正常な免疫系の構成因子と生理的役割を知ることは，免疫系疾患の病態生理を理解する上で重要である．

免疫系の主な構成細胞には，単球やマクロファージ，リンパ球，顆粒球に属する好中球，好酸球，好塩基球などが挙げられる．造血幹細胞から分化するこれらのエフェクター細胞は，さまざまな走化性因子に対する膜受容体，活性化や標的細胞の破壊を担う因子を

持っている．

単核食細胞 mononuclear phagocyte は，免疫反応において中心的な役割を担っている．血中の単球由来の組織マクロファージは，抗原の加工や組織修復，抗原特異的免疫応答の開始に必要な因子の分泌に関与している．この細胞は，粘膜面に多く存在しており，微生物やその残渣を取り込んだあと，二次リンパ組織に移行し，T 細胞に抗原を提示する．それに加え，組織マクロファージは，エフェクター細胞としてある種の腫瘍免疫にも関与する．血中を循環している単球は，炎症部位に移行しマクロファージへと成熟する．単球とマクロファージは，補体 C3b に対する受容体，IgGや IgE の Fc 部分に対する受容体を持ち，その受容体を介して抗原特異的，または非特異的に活性化する．これらの細胞は，免疫複合体が結合し，さまざまなサイトカインに曝露されるか，もしくは，抗原やシリカ，アスベストなどの粒子を貪食することで活性化する．単球やマクロファージは，タンパク分解酵素，サイトカインやアラキドン酸代謝物，酸化代謝物などの炎症誘発因子を利用する．マクロファージは，Gram陰性菌のエンドトキシンを認識し，サイトカインの分

3．免疫系の障害

ADA	adenosine deaminase （アデノシンデアミナーゼ）	GALT	gut-associated lymphoid tissue （腸管関連リンパ組織）
ADCC	antibody-dependent cell-mediated cytotoxicity （抗体依存性細胞傷害）	GM-CSF	granulocyte-macrophage colony-stimulating factor （顆粒球マクロファージコロニー刺激因子）
AIDS	acquired immunodeficiency syndrome （後天性免疫不全症候群）	H_1, H_2, H_3	histamine receptor type 1, 2, 3 （ヒスタミン H_1, H_2, H_3 受容体）
APC	antigen-presenting cell （抗原提示細胞）	HBV	hepatitis B virus （B 型肝炎ウイルス）
ART	antiretroviral therapy （抗レトロウイルス療法）	HCV	hepatitis C virus （C 型肝炎ウイルス）
BCR	B-cell receptor （B 細胞受容体）	HIV	human immunodeficiency virus （ヒト免疫不全ウイルス）
BTK	Bruton tyrosine kinase （Bruton チロシンキナーゼ）	HPV	human papillomavirus （ヒトパピローマウイルス）
C1, C2, etc	complement factor 1, complement factor 2, etc. （捕体因子 1, 捕体因子 2, など）	HSV	herpes simplex virus （単純ヘルペスウイルス）
cAMP	cyclic adenosine monophosphate （サイクリックアデノシンーリン酸, サイクリック AMP）	HZV	herpes zoster virus （帯状疱疹ウイルス）
CCR5	CC-subfamily chemokine receptor 5 （CC サブファミリーケモカイン受容体）	ICAM-1	intercellular adhesion molecule-1 （細胞間接着分子-1）
CD	clusters of differentiation （表面抗原分類）	IFN-γ	interferon-γ （インターフェロン γ）
CD4	helper T-cell subset （ヘルパー T 細胞サブセット）	Ig	immunoglobulin （免疫グロブリン）
CD8	cytotoxic T-cell subset （細胞傷害性 T 細胞サブセット）	IVIG	intravenous immunoglobulin （静注用免疫グロブリン）
CGD	chronic granulomatous disease （慢性肉芽腫症）	IL-1, IL-2, etc	interleukin-1, interleukin-2, etc. （インターロイキン 1, インターロイキン 2, など）
CMV	Cytomegalovirus （サイトメガロウイルス属）	JAK	Janus kinase （ヤヌスキナーゼ）
CNS	central nervous system （中枢神経系）	JC	Jakob-Creutzfeldt （Creutzfeldt-Jakob 病）
CTL	cytotoxic lymphocyte （細胞傷害性 T 細胞）	LAK cell	lymphokine-activated killer cell （リンホカイン活性化キラー細胞）
CVID	common variable immunodeficiency （分類不能型原発性免疫不全症）	LPS	lipopolysaccharide （リポ多糖）
CXCR5	CXC-subfamily chemoreceptor 5 （CXC サブファミリー化学受容体 5）	LT	leukotriene （ロイコトリエン）
F(ab)	antigen-binding fragment （抗原結合フラグメント）	MAC	*Mycobacterium avium* complex
Fc	crystallizable fragment （結晶形成フラグメント）	MBP	major basic protein （主要塩基性タンパク）
FcεRI	high-affinity IgE receptor （高親和性 IgE 受容体）	MHC	major histocompatibility complex （主要組織適合遺伝子複合体）
FcγR	Fc gamma receptor （Fc ガンマ受容体）	MSMD	Mendelian susceptibility to mycobacterial disease （メンデル遺伝型マイコバクテリア易感染症）
FOXP3	forkhead box P3 （フォークヘッドボックス P3）	NADPH	nicotinamide adenine dinucleotide phosphate （ニコチンアミドアデニンジヌクレオチドリン酸）

NHL	non-Hodgkin lymphoma (非 Hodgkin リンパ腫)		TCR	T-cell receptor (T 細胞受容体)
NK	natural killer cell (ナチュラルキラー細胞)		Th1	helper T 1 subset (ヘルパー T1 細胞サブセット)
PAF	platelet-activating factor (血小板活性化因子)		Th2	helper T 2 subset ヘルパー T2 細胞サブセット
PCP	pneumocystis pneumonia (ニューモシスチス肺炎)		Th17	helper T subset secreting IL-17 IL-17 産生ヘルパー T 細胞サブセット
PGD	prostaglandin D (プロスタグランジン D)		Treg	helper T subset with regulatory function (調節機能を持ったヘルパー T 細胞サブセット)
PNP	purine nucleoside phosphorylase (プリン塩基ホスホリラーゼ)		TGF-β	transforming growth factor beta トランスフォーミング増殖因子ベータ
PTK	protein tyrosine kinase (プロテインチロシンキナーゼ)		TLR	Toll-like receptor (Toll 様受容体)
RAG	recombination-activating gene (組み換え活性化遺伝子)		TNF	tumor necrosis factor (腫瘍壊死因子)
RANTES	chemokine regulated on activation normal T expressed and secreted (活性化正常 T 細胞で発現・分泌されるケモカイン)		TSH	thyroid-stimulating hormone (甲状腺刺激ホルモン)
RAST	radioallergosorbent test (放射性アレルゲン吸着試験)		TX	thromboxane (トロンボキサン)
SCID	severe combined immunodeficiency disease (重症複合免疫不全症)		VCAM-1	vascular cell adhesion molecule-1 (血管細胞接着分子 1)
STAT	signal transducer and activator of transcription (シグナル伝達性転写因子)		VIP	vasoactive intestinal peptide (血管作動性腸管ペプチド)
TACI	transmembrane activator and calcium modulator and cyclophilin ligand interactor (膜貫通型活性化因子およびカルシウム調節因子およびシクロフィリンリガンド相互作用因子)		XLA	X-linked agammaglobulinemia (X 連鎖無ガンマグロブリン血症)
			XSCID	X-linked severe combined immunodeficiency disease (X 連鎖重症複合免疫不全症)
TAME	N-α-p-tosyl-L-arginine methylester-esterase (N-α-p-トシル-L-アルギニンメチル塩酸塩)		ZAP-70	protein tyrosine kinase ZAP-70 (プロテインチロシンキナーゼ ZAP-70)

泌を引き起こす Toll 様受容体 4(TLR4) を恒常的に発現して，自然免疫と獲得免疫の橋渡しをしている．マクロファージが産生するインターロイキン 12(IL-12) や腫瘍壊死因子(TNF)は，Th1 や Th2 分化に影響を与え，アトピーやアレルギー性疾患の発症に関与する．多くの**上皮樹状細胞 dendritic cell**(Langerhans 細胞，オリゴデンドロサイト，Kupffer 細胞など)などは，共通の血球系前駆細胞から分化し，皮膚や呼吸器や消化管の表層からリンパ節への抗原の取り込みと提示に関与する．

リンパ球 lymphocyte は，特異抗原の認識に関与する．リンパ球は，その機能と形質により B 細胞と T 細胞に分類される．顕微鏡下で，B 細胞と T 細胞を形態学的に区別するのは困難であり，フローサイトメトリーを用いた解析，もしくは，免疫染色によって区別可能である．血中を循環するリンパ球のうち 70～80％は，CD3 陽性の T 細胞であり，10～15％が CD19 陽性の B 細胞，残りは CD56/CD161 陽性のナチュラルキラー(NK)細胞である．

胸腺由来細胞(**T リンパ球 T lymphocyte**，または **T 細胞 T cell**)は，細胞性免疫に関与する．B リンパ球，または B 細胞は，液性免疫(抗体免疫)反応をつかさどる．T 前駆細胞は，胸腺に移住し，そこで機能的，形質的に成熟 T 細胞へと分化する．正の選択に続く負の選択により自己反応性 T 細胞が除去されたあと，成熟 T 細胞は，末梢リンパ組織へと移行する．そこで，成熟 T 細胞は，血中とリンパ組織を循環する長期生存リンパ球プールに入る．

T リンパ球は，細胞表面マーカーと機能的特徴により，異なった細胞集団に分けられる．現在では，多く

のT細胞の亜集団が知られている．ヘルパーT細胞（CD4 T細胞）helper-inducer T cell（CD4）は，B細胞の抗体産生の補助，T細胞（CD8）依存性細胞傷害活性T-cell（CD8）-mediated cytotoxicity を増強する．CD4 T細胞は，液性因子やサイトカインを分泌するとともに細胞接着を介しても，免疫反応を制御する．

CD4 T細胞は，産生するサイトカインによっていくつかのサブセットに分類される．**Th1** 細胞は，主に細胞内寄生細菌存在下の活性化マクロファージから分泌される IL-12 の存在下で分化する．Th1 細胞は，インターフェロン γ（IFN-γ）と TNF を産生するが，IL-4や IL-5 は産生しない．Th1 細胞は，細胞内寄生細菌に対する細胞性免疫や遅延型過敏症（IV型アレルギー）に関与する．**Th2** 細胞は，IL-4存在下で分化し，IL-4，IL-5，IL-13 を産生することで液性免疫を誘導する．IL-4 や IL-13 は，IgE 産生を促進し，IL-5 は好酸球の分化増殖因子であることから，Th2 細胞はアレルゲンや寄生虫に対する免疫応答に関与すると考えられている．

細胞傷害性T細胞 cytotoxic T cell（CTL）もしくは**キラーT細胞** killer T cell は，成熟T細胞がある種の外来抗原に遭遇することで分化誘導される．キラーT細胞は，細胞内抗原（ウイルスなど）に対する免疫応答，腫瘍免疫や臓器移植の拒絶に関与する．大部分のキラーT細胞は **CD8** 陽性であるが，特定の環境条件下では，CD4 T細胞が細胞傷害活性を持つ．CTL は，浸透圧変化による細胞溶解，TNF の分泌やプログラム細胞死と呼ばれるアポトーシスの誘導により，標的を殺す．

免疫反応を制御するヘルパーT細胞サブセットが，さらに何種類か同定されている．粘膜受容細胞は，制御性サイトカインの分泌を介して炎症反応を調節する**制御性T細胞** regulatory T cell（Treg）の分化を制御する．Th17 細胞は，IL-17 を産生し，急性炎症部位への好中球の浸潤を促進することで初期の食細胞を介した反応を増強して，自己免疫疾患の発症に関与している可能性がある．Treg 細胞は，高親和性 IL-2 受容体（CD25）と自己免疫疾患の抑制に関与する転写因子 FOXP3 を発現している．Treg 細胞は，トランスフォーミング増殖因子 β（TGF-β）を産生することで活性化エフェクターT細胞を抑制するとともに，抗原に対する応答を調節することで，免疫寛容と炎症，アレルギー，自己免疫の恒常性を維持している．FOXP3 の変異は，炎症性自己免疫疾患の X連鎖免疫調節異常・多発性内分泌障害腸症候群 immune dysregulation, polyendocrinopathy, and X-linked syndrome（IPEX）の原因である．

Bリンパ球 B-lymphocyte の成熟は，抗原非依存的なステージと抗原依存的なステージからなる．抗原非依存的な B 細胞の成熟は骨髄で起こり，プレ B 細胞が免疫グロブリンを発現するナイーブ B 細胞（抗原に曝露された経験のない B 細胞）に分化する．末梢リンパ組織における抗原依存的活性化で，循環型長期生存メモリー B 細胞とリンパ節や脾臓の一次濾胞や胚中心に主に存在する形質細胞へとナイーブ B 細胞は分化する．すべての成熟 B 細胞は，特異的抗原受容体として機能する膜型**免疫グロブリン immunoglobulin** を発現している．B 細胞の主な働きは，抗体分泌型の形質細胞へと分化することである．しかし，B 細胞は，サイトカインを産生したり抗原提示細胞として機能したりもする．

ヌル細胞は，**NK細胞 NK cell** を含むいくつかの異なった細胞集団である．これらの細胞は，他のリンパ球とは異なった腎臓型の核を持つやや大きい細胞であり，顆粒を持っており，異なった表面マーカー（CD56，CD161）を発現しているが，抗原特異的なT細胞受容体（CD3，TCR）は持っていない．NK細胞は炎症部位に浸潤し，細胞表面の IgG 受容体（FcγR）を介して抗体依存性細胞傷害（ADCC）活性を発揮する．抗体が結合した細胞や外因物質が，細胞溶解を引き起こすポア形成タンパク，パーフォリンの分泌を誘導する．その他の NK 細胞の機能としては，抗原非依存性細胞傷害活性，Fas 発現細胞のアポトーシス誘導，IFN-γ や TNF などのサイトカインの産生を介したウイルス，腫瘍，移植組織に対する免疫反応が挙げられる．

多形核白血球（好中球）polymorphonuclear leuko-cyte（neutrophil）は，顆粒球であり，外来抗原や微生物の貪食や分解をつかさどる．好中球は，血清活性化補体成分 5（C5a），ロイコトリエン B4（LTB4），顆粒球コロニー刺激因子（G-CSF），顆粒球マクロファージコロニー刺激因子（GM-CSF），IL-8 や血小板活性化因子（PAF）などの走化性因子により抗原部位に遊走する．好中球細胞膜上の補体 C3b 受容体や IgG 分子のインバリアント定常領域（Fcγ）も網内系を介してオプソニン化された病原体の排除を促進する．より小さな病原体は貪食され，リソソーム酵素で分解される．局所的に放出されたリソソーム酵素は，貪食するには大きすぎる病原体を破壊する．好中球は，酸化代謝物，スーパーオキシド，過酸化水素，次亜塩素酸塩を分解するミエロペルオキシダーゼ，コラゲナーゼやエラスターゼ，カテプシン B などのタンパク分解酵素を含有もしくは産生する．

好酸球 eosinophil は，炎症部位や免疫応答の場で
しばしばみられるとともに，寄生虫に対する免疫応答
に関与している．好酸球は，好中球と多くの特徴を共
有するが，好中球より貪食能は低い．好酸球は，炎症
を誘導する活性と調節活性の両方を持つ．好酸球は，
抗原抗体反応の場に，PAF，C5a，ケモカイン，ヒス
タミンや LTB$_4$ を介して遊走する．好酸球は，寄生虫
排除において重要である．刺激を受けると，好酸球
は，主要塩基性タンパク(MBP)，好酸球由来神経毒，
好酸球陽イオンタンパク(ECP)，好酸球ペルオキシ
ダーゼ，リソソームヒドロラーゼや LTC$_4$ など多くの
炎症性因子を放出する．MBP は，寄生虫を破壊し，
繊毛拍動を障害し，気道上皮細胞の剝離を引き起こ
す．それにより，肥満細胞や好塩基球からのヒスタミ
ン放出が誘導される．好酸球が産生する物質により，
気道過敏性の亢進が誘導されると考えられている．

好塩基球 basophil は，急性期と遅発相のアレル
ギー反応の両方に関与している．好塩基球は，ヒスタ
ミン，ロイコトリエン(LT)，プロスタグランジン
(PG)や PAF などの血管系や炎症反応に作用する生理
活性物質を放出する．好塩基球は循環系に存在し，高
親和性 IgE 受容体(FcεRI)を有しており，即時型過敏
症(アレルギー)反応に関与する．

肥満細胞 mast cell は，好塩基性に染色される細胞
で，主に結合組織や皮下組織に存在する．肥満細胞
は，際立って多くの即時型反応を誘導する生理活性物
質を含有する顆粒を持つとともに，1 細胞あたり
30,000～200,000 もの FcεRI を細胞表面に有する．ア
レルゲンが，肥満細胞の細胞膜上にある近接した 2 つ
の IgE が結合している FcεRI を架橋すると，カルシ
ウム依存的な活性化が引き起こされ，含有もしくは新
たに合成された伝達物質が放出される．肥満細胞は，
アナフィラトキシン(活性化した補体フラグメント，
C3a，C4a，C5a)に対する膜受容体，サイトカイン，
サブスタンス P などの神経ペプチドも持つ．IgE 非依
存的な活性化もまた宿主免疫や免疫系と神経系の相互
作用などに関与している．肥満細胞欠損マウスは，特
に敗血症に対して感受性が高く，腹膜炎で早期に死亡
する．これは，おそらく，バクテリア感染時の TNF
産生の低下に起因すると考えられる．肥満細胞は，創
傷治癒部位や肺線維化部位でもみられる．肥満細胞由
来の伝達物質は，血管新生や線維化に関与しているこ
とが実験的に示されており，肥満細胞は創傷治癒や肺
線維化部位の病態形成に関与している可能性がある．

免疫系の臓器

いくつかの組織や臓器は生体防御に関わっており，
それらは機能的に免疫系として分類される．ほ乳類に
おける一次リンパ組織は，胸腺と骨髄である．

免疫系を構築するすべての細胞は，**骨髄 bone
marrow** から派生する．多能性幹細胞が，リンパ球，
顆粒球，単球，赤血球や巨核球などの細胞集団に分化
する．ヒトでは，抗体産生細胞である B 細胞の抗原
非依存的な初期分化は，骨髄で行われる．多能性幹細
胞やそこから派生した細胞群の欠損や機能不全は，さ
まざまな表現系や重症度の免疫不全につながる．

胎生の第 4 咽頭嚢に由来する**胸腺
thymus** が，T 細胞をつくり出す初期分化の場である．
胸腺の網状構造が，多くのリンパ球の移入と成熟を可
能にしている．分化途中の T 細胞は，まず胸腺皮質
で自己ペプチド[すなわち，主要組織適合遺伝子複合
体(MHC)]を認識する能力を指標に正の選択を受け
る．続く負の選択では，自己抗原に強い親和性を持つ
T 細胞が破壊され，自己反応性のクローンは除去され
る．いくつかのマウスモデルでは，自己反応性 T 細
胞のアポトーシス(プログラム細胞死)に欠陥があると
全身性エリテマトーデスなどの自己免疫疾患が発症す
ることがわかっている．胸腺は，T 細胞の分化促進や
T 細胞依存性免疫応答に必須の何種類かのホルモンを
分泌することでも，免疫系を制御している．

ほ乳類では，**リンパ節 lymph node，脾臓 spleen**
や**腸管関連リンパ組織 gut-associated lymphoid
tissue** が血管とリンパ管を結ぶ二次リンパ組織として
機能している．リンパ節は，脈管系の至る所に存在
し，抗原の局在，細胞の相互作用やリンパ球の活性化
を担い，感染の拡大を防ぐための主要な臓器である．
リンパ節は，細胞や線維の骨組みを持っており，**皮質
cortex** と**髄質 medulla** に分けられる．抗体産生細胞
や**形質細胞 plasma cell** の前駆細胞である B 細胞は，
皮質(リンパ濾胞と胚中心)と髄質に存在する．T 細胞
は，主にリンパ節の髄質と傍皮質領域に存在する(図
3-1)．脾臓は，機能的，構造学的に T 細胞領域，B 細
胞領域に分けられ，血行性の抗原を濾過，処理する．

**腸管関連リンパ組織 gut-associated lymphoid
tissue** には，扁桃，Peyer 板や盲腸が含まれる．リン
パ節や脾臓と同様，B 細胞依存的領域と T 細胞依存
的領域に分けられる．粘膜免疫応答では，抗原特異的
IgA が産生されやすく，また，経口摂取された抗原は，
免疫系を刺激するよりは，T 細胞アネルギーや免疫寛
容を誘導する傾向がある．

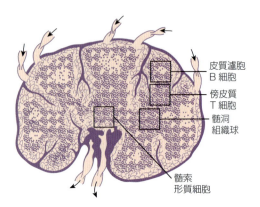

図 3-1 リンパ節の模式図．(Chandrasoma P et al. eds., *Concise Pathology*, 3rd ed. より許可を得て転載．原著は Appleton & Lange より出版．Copyright © 1998 by The McGraw-Hill Companies, Inc.)

炎症性メディエーター

メディエーターは，免疫反応時に放出または新規合成され，生理的もしくは細胞傷害性反応を惹起する免疫細胞の活性化を，協調的に制御する．メディエーターは，多種類の細胞を標的にし，抗ウイルス活性，起炎症活性もしくは抗炎症活性を持ち，局所的もしくは全身的に重複した活性を示す（表3-1）．メディエーターは，肥満細胞や好塩基球の顆粒中に合成された状態で存在，もしくは活性化時にこれらの細胞または他の有核細胞で新規に合成される．メディエーターの免疫学的・生理学的役割の解析が進むことで，免疫病理学的役割が明らかとなり，薬物の治療標的としてのさらなる可能性が示されるだろう．

ヒスタミン，好酸球や好中球の**遊走因子 preformed mediator**，プロテオグリカン（ヘパリン，コンドロイチン硫酸）やさまざまなタンパク分解酵素は，前合成され貯蔵されている．生理活性アミンの**ヒスタミン histamine** は，細胞内の顆粒に濃縮されて貯蔵されており，放出後は標的細胞膜上の H_1，H_2 もしくは H_3 受容体に結合して生理作用を発揮する．H_1 受容体への結合は，平滑筋収縮，血管拡張，血管透過性亢進と鼻汁分泌を引き起こす．H_2 受容体刺激は，胃酸分泌の増強，粘液分泌や白血球の遊走を引き起こす．ヒスタミンは，アレルギー性鼻炎，アレルギー性喘息やアナフィラキシーの病態形成に重要である．

キニン類，PAF，ロイコトリエンやプロスタグランジンなどのアラキドン酸代謝物は，**新規に合成されるメディエーター（伝達物質）newly generated mediator** である．多くの免疫細胞において，アラキドン酸は，膜のリン脂質二重膜に蓄えられ，ロイコトリエンの場合はリポキシゲナーゼ経路で，**プロスタグランジン**

表 3-1 サイトカインとその機能

サイトカイン	主産生細胞	基本作用
IFN-α	マクロファージ，樹状細胞	ウイルス複製の阻害
IFN-β	ウイルス感染細胞	
IFN-γ	T細胞，NK細胞	接着分子/MHC発現の増強，マクロファージ/抗原提示細胞活性化増強
IL-1	マクロファージ	内因性発熱物質，内皮細胞活性化，急性期タンパクの誘導
IL-2	T細胞	T細胞/制御性T細胞増殖因子，B細胞/NK細胞活性化
IL-3	T細胞	造血系細胞増殖因子
IL-4	T細胞，肥満細胞	IgE産生の誘導，Th2反応の誘導
IL-5	T細胞	好酸球活性化/増殖因子，B細胞活性化因子
IL-6	マクロファージ，T細胞，内皮細胞	抗体産生/急性期タンパクの誘導
IL-7	骨髄	B細胞・T細胞増殖/分化誘導因子
IL-8	マクロファージ，好中球，内皮細胞，上皮細胞	白血球遊走因子
IL-10	T細胞，マクロファージ	抗原提示/サイトカイン応答の抑制
IL-12	マクロファージ	Th1反応の誘導
IL-13	T細胞，肥満細胞	IgE反応の誘導
IL-17	Th17	CD4 T細胞活性化
GM-CSF	マクロファージ，T細胞	好中球，好酸球，マクロファージ系造血前駆細胞増殖因子
TGF-β	血小板	白血球機能の調節，創傷治癒に関与する組織増殖因子
TNF	マクロファージ，T細胞	内因性発熱物質，好中球/内皮細胞活性化因子，急性期タンパクの誘導，血管新生と凝固反応の誘導

（PG），**トロンボキサン thromboxane** A_2，B_2（TXA_2 と TXB_2）の場合はシクロオキシゲナーゼ経路を介して代謝される．LTB_4 は，強力な好中球遊走因子である．LTC_4，LTD_4 や LTE_4 は，ヒスタミンの100〜1,000倍の気道平滑筋攣縮作用を持ち，血管拡張，血管透過性の亢進も引き起こすアナフィラキシー低速反応物質の主成分である．

ほとんどすべての有核細胞は，プロスタグランジン

を産生する．最も重要なプロスタノイドは，PGD_2，PGE_2，PGF_2 と PGI_2（プロスタサイクリン）である．ヒトの肥満細胞は，大量の PGD_2 を産生し，血管拡張，血管透過性亢進，気道収縮を引き起こす．活性化した好中球やマクロファージは，気道収縮因子である $PGF_{2\alpha}$，気道拡張因子の PGE_2，抗血小板凝集因子 PGI_2 を産生する．TXA_2 は，血小板凝集，気道収縮と血管収縮を引き起こす．

マクロファージ，好中球，好酸球と肥満細胞は，PAF を産生し，血小板凝集，血管透過性亢進，気道平滑筋収縮を引き起こす．PAF は，最も強力な好酸球遊走因子であり，アナフィラキシーにも関与する．**キニン類 kinins** は，好塩基球や肥満細胞から放出されるカリクレインが，血清中のキニノーゲンを分解することでつくられる血管作動性ペプチドである．ブラジキニンをはじめとしたキニン類は，気道・血管平滑筋のゆっくりとした持続的な収縮，血管透過性亢進，粘液の分泌や痛覚刺激を引き起こし，ヒトの血管浮腫やアナフィラキシーに関与する．

補体経路

IgG もしくは IgM は，**補体の古典的経路 classic complement pathway** を活性化する．免疫複合体の補体結合部位が露出すると，補体活性化経路の前期経路構成成分である C1q の結合が可能になる．補体経路の他の構成因子が，引き続いて結合，活性化，分解し，細胞溶解が引き起こされる．アナフィラトキシンの C3a，C5a や活性がやや弱い C4a などの古典的経路の副生成物は，白血球の強力な遊走因子であり，また，肥満細胞や好塩基球の脱顆粒を引き起こす．C4b や C3b は，免疫複合体の食細胞への結合とオプソニン化を促進する．

補体の副経路 alternative pathway の活性化は，リポ多糖(LPS)，トリプシン様分子，IgA や IgG の凝集，コブラ毒などによって引き起こされる．副経路の活性化には，免疫複合体や C1，C4 や C2 などの補体因子は必要ない．最終的には，古典的経路や副経路の活性化により，後期経路の活性化が誘導され，細胞溶解や組織炎症が起こる．可溶性の補体制御因子は，偶発的な補体経路の活性化や炎症の遷延を抑制している．補体制御因子の1つである C1 エステラーゼ阻害因子の欠損は遺伝性血管浮腫の原因となり，顔面，喉頭部や消化管の腫脹により生命の危機を引き起こす可能性がある．

サイトカイン

免疫応答の多くは，活性化した免疫細胞から分泌される，サイトカインと呼ばれる液性因子によって制御されている．サイトカインは，その主な活性に従って分類される．(1) IL-1，IL-6，IL-8，TNF や IFN-γ などの炎症を促進し，自然免疫に関与するもの，(2) IL-4，IL-5，IL-13 などのアレルギー炎症に関与するもの，(3) IL-10，IL-12 や IFN-γ などのリンパ球の機能調節に関与するもの，(4) IL-3，IL-7 や GM-CSF などの血球系細胞の増殖に関与するものなどである(表 3-1)．免疫細胞の炎症部位への遊走や移動を調節する遊走因子のグループは，**ケモカイン chemokine** と呼ばれる．ヒト免疫不全ウイルス(HIV)は，細胞に感染するためにいくつかのケモカイン受容体を利用しており，ある種のケモカイン受容体の変異は HIV に対する感受性や抵抗性に関わっている．

チェックポイント

1. 免疫系の細胞性および非細胞性における，特異的，非特異的な構成因子は何か．
2. マクロファージの免疫系における役割は何か．また，マクロファージはどのような因子を分泌するか．
3. リンパ球はどのようなカテゴリーに分類できるか．またそれぞれの特徴はどうか．
4. リンパ球の免疫系における役割は何か．また，リンパ球はどのような因子を分泌するか．
5. 好酸球の免疫系における役割は何か．また，好酸球はどのような因子を分泌するか．
6. 好塩基球の免疫系における役割は何か．また，好塩基球はどのような因子を分泌するか．
7. 上皮細胞の免疫系における役割は何か．また，上皮細胞はどのような因子を分泌するか．
8. 一次リンパ組織，二次リンパ組織とは何か．また，それらの正常免疫反応における役割は何か．

生　理

1.　自然免疫と獲得免疫

生体は外来異物に対して，2段階の反応，すなわち，生来備わっているシステムである**自然免疫系 innate system** と，後天的に獲得したシステムである**獲得免疫系 adaptive system** を示す．自然免疫は生まれる

前からすでに生体に存在しており，このシステムの獲得に事前の抗原曝露を必要としないことから，自然免疫の活性化は抗原非依存的に起こる．皮膚や上皮細胞層は自然免疫系の第1防衛線として機能している．次いで，酵素，補体，急性期タンパク，食細胞，NK細胞，サイトカインは自然免疫系による生体防御の第1防衛線である．ほ乳類では認められない構造パターンやモチーフを有する微生物由来の細胞壁や核酸はマクロファージや樹状細胞などの自然免疫系細胞に発現するToll様受容体Toll-like receptor(TLR)に結合することができる．TLRのリガンドの構造は保存性が高く，数種類あるTLRはそれぞれ特定の微生物由来のLPS（あるいは細菌毒素），ウイルスRNA，微生物DNA，酵母細胞壁のマンナンタンパクと結合する．TLRにこれらのリガンドが結合すると，獲得免疫系よりも先に，前炎症性因子の転写やサイトカイン産生が誘導される．さらに，タンパク分解活性を介して，血清や生体膜に存在する補体カスケードcomplement cascadeは微生物の殺傷や炎症反応の増強と制御に関与する．抗原特異性はないが，自然免疫系は多様な微生物や外来異物からの侵襲を防いでいる．

　高等生物は獲得免疫を進化させてきた．獲得免疫系は，自然免疫系の防御機構を逃れ，突破した外来異物を認識することで誘導される．獲得免疫系は，外来異物に対する特異性specificityと，免疫記憶immuno-logic memoryで特徴付けられる．免疫記憶が存在することで，同一抗原，あるいは類似抗原の再侵入に対して抗原特異的に強く反応することが可能となる．獲得免疫系の初期反応にはクローン増殖が必要であるため，初めての外来異物に対する反応は遅い．これに対し，二次免疫応答はより速く，強く，効果的になる．獲得免疫系が刺激されると，リンパ球の活性化，抗原特異的抗体産生(液性免疫)やエフェクター細胞の活性化(細胞性免疫)を誘導し，最終的に外来抗原の排除，といった複雑な一連の反応が誘導される．獲得免疫系は抗原特異性が特徴であるにもかかわらず，反応できるレパートリーは非常に多様であり，およそ10^9種類もの抗原特異性を有している．

2. 抗原(免疫原)

　免疫反応を誘導できる外来物質を抗原または免疫原と呼ぶ．免疫原性とは抗体分子やT細胞受容体(TCR)の抗原結合領域に反応する能力を持つ物質のことを意味する．外来抗原複合体は，ペプチド配列や免疫原性タンパクの立体構造に依存した多種多様な決定因子または「抗原決定基」を有している．純粋な炭水化物は免疫原性を有しているかもしれないが，免疫原の多くはタンパクである．ヒトの免疫系は10^7〜10^9という驚くほどの多様な種類の抗原に反応することが可能であると推定されている．

3. 免疫反応

　免疫系の最も重要な役割は，自己と非自己を識別し，外来異物を排除することである．図3-2に抗原に対する生理的な免疫反応の概要を示している．特殊な細胞，組織，生体因子の複雑なネットワークの形成が外来異物の認識と排除に必要である．これらの複雑な細胞間相互作用には，細胞が効率的に協調できる特殊な微小環境が求められる．T細胞やB細胞は，特異的に反応できる抗原と出合う可能性を上げるために，体内を循環する必要がある．可溶性抗原は輸入リンパ管を介して，その他の抗原は樹状細胞に捕捉されることで，リンパ組織に移行する．局所の末梢リンパ組織や脾臓は，リンパ球や抗原提示細胞が再循環することで，抗原に対する免疫反応が集中して起こる．吸入や摂取により侵入した抗原は粘膜関連リンパ組織の免疫細胞を活性化する．抗原排除の主要経路は，細胞傷害性T細胞(CTL)による直接的な殺傷(細胞性免疫cellular response)と，T-B細胞相互作用により誘導される抗体による方法(液性免疫humoral response)である．免疫反応は，抗原提示細胞が抗原を分解，提示し，抗原提示された抗原をリンパ球が認識し活性化することで，細胞性免疫あるいは液性免疫が誘導され，最終的に抗原が破壊され，排除されるという一連の反応である．

抗原プロセッシングと抗原提示

　外来抗原の多くは，そのままの構造では免疫系に認識されず，MHCクラスII分子とアクセサリー分子である共刺激分子を恒常的に発現しているプロフェッショナル抗原提示細胞(APC)に捕捉され，断片化されることが必要である．リンパ組織中のマクロファージや樹状細胞，皮膚のLangerhans細胞，肝臓のKupffer細胞，中枢神経系のミクログリア細胞，B細胞が抗原提示細胞である．初期免疫反応の最も重要な抗原提示細胞は，脾臓やリンパ節に存在する樹状細胞である．免疫原(抗原)が生体に侵入すると，食作用（ファゴサイトーシス）や飲作用（ピノサイトーシス）によって抗原が抗原提示細胞に取り込まれ，本来の抗原構造が修飾，切断を受けて抗原断片になり，MHCクラスII分子との結合を介して抗原提示細胞表面上に提示される(後述の考察を参照)．多糖のようなT細

免疫系の正常な構造と機能　41

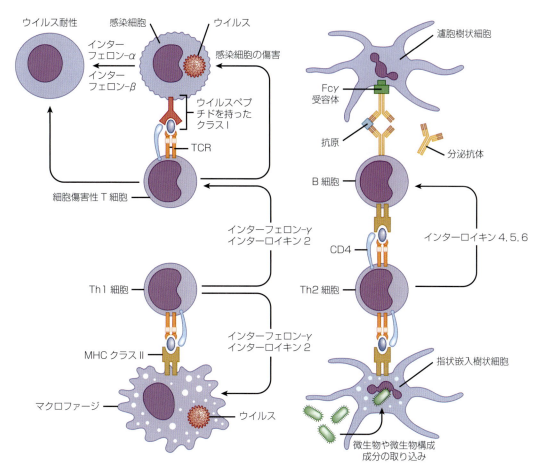

図3-2　一般的な免疫反応．細胞傷害性T細胞応答を図の左側に，ヘルパーT細胞応答を図の右側に示す．左に示したように，CD8 T細胞の多くはMHCクラスI分子に提示された抗原断片を認識することで，感染細胞を傷害し，ウイルスの複製，増幅を阻害する．活性化T細胞はインターフェロン(IFN)-γを分泌する．感染細胞から産生されるIFN-α，IFN-βに加えて，IFN-γはウイルス感染に対して細胞抵抗性を示す．一方，右下に示したように，CD4ヘルパー細胞(Th1，Th2細胞)はMHCクラスII分子に抗原提示された抗原を認識する．Th1はIFN-γ，インターロイキン(IL)2を産生し，マクロファージや細胞傷害性T細胞を活性化し，細胞内寄生体を殺傷する．Th2細胞はIL-4，IL-5，IL-6を産生し，B細胞の抗体産生を助ける．B細胞は抗原そのものを認識するほか，胚中心において濾胞樹状細胞上の免疫複合体を形成する．

胞非依存性抗原は，記憶B細胞や長期生存形質細胞は形成されないが，B細胞受容体(BCRあるいは細胞表面結合抗体)とT細胞との結合を介さずに，B細胞を直接活性化することができ，IgM反応を素早く誘導できる．しかしながら，ほとんどの抗原はCD4 T細胞に認識されるために，B細胞や抗原提示細胞によって取り込まれ，処理されることが必要である．

Tリンパ球抗原認識と活性化

ヘルパーT(CD4)リンパ球 helper T(CD4) lymphocyteは，断片化された抗原の認識に特化したTリンパ球として知られている．抗原認識後活性化したヘルパーTリンパ球は免疫反応における重要な反応を構成する．免疫反応を実行するために必要な多くの細胞や生体シグナル(サイトカイン)は，ヘルパーTリンパ球により調節される．活性化CD4 Tリンパ球は主にサイトカインを産生するヘルパー細胞であり，活性化CD8 Tリンパ球は主に細胞傷害性細胞である．

ヘルパーTリンパ球は抗原提示細胞上に提示された断片化抗原を認識するが，多型性の細胞表面タンパクである**主要組織適合遺伝子複合体 major histocompatibility complex(MHC)** と結合した断片化抗原のみを認識する．MHC遺伝子は多型を示し，免疫応答を決定する．MHCはヒト白血球抗原 human leukocyte antigen(HLA)として知られている．MHCをコードする遺伝子は自己と非自己を区別するため，外来抗原に対する免疫応答の決定や，移植片の拒絶，自己免疫疾患に対する感受性に関与する．すべての体

細胞は MHC クラス I 分子を発現しているが，MHC クラス II 分子の発現は抗原提示細胞に特化している．したがって，外来抗原は抗原提示細胞にだけ発現する **MHC クラス II MHC class II** 分子と会合し，抗原提示される．

ヘルパー T 細胞と抗原提示細胞の細胞間接着の間，**MHC 拘束性 MHC restriction** と呼ばれる二重の認識過程がある．抗原-MHC クラス II 複合体は抗原特異的 **T 細胞受容体(TCR)** に認識される抗原決定基を CD4 分子上に形成する．TCR は 6 つの遺伝子産物，すなわち TCRα-/β-サブユニット，CD3(γ-，δ-，そして 2 つの ε-サブユニット)，ζ$_2$ 鎖から構成される．T 細胞は，抗原提示された抗原との結合と**アクセサリー分子 accessory molecule** を介した共刺激に依存して活性化される．T 細胞表面に発現するアクセサリー分子は，抗原提示細胞，上皮細胞，血管内皮，細胞外マトリックス上のリガンドと結合し，T 細胞機能やホーミングを調節する(表 3-2)．アクセサリー分子からの共刺激シグナルが欠乏すると，T 細胞は完全に活性化されず，トレランス(寛容)あるいはアポトーシスに陥る．このため，副刺激を阻害する生物学的製剤は，移植における臓器拒絶やある種の自己免疫性疾患を抑制する強力な治療薬であることが明らかにされている．

活性化 T 細胞が分化，増殖，サイトカイン産生，細胞傷害活性を示すには，活性化シグナルが細胞質，核に伝達されなければならない．TCR 複合体における最も重要なシグナル分子は CD3 とζホモダイマーまたはヘテロダイマーである．TCR 複合体のそれぞれに存在する免疫受容体チロシン活性化モチーフが TCR シグナルを増幅する．Syk ファミリープロテインチロシンキナーゼ(PTK)である ZAP-70(zeta-associated protein 70)が CD3 とリン酸化されたζサブユニットに結合することが，下流のシグナル伝達に重要である．T 細胞活性化において，プロテインチロシンホスファターゼである CD45 も重要な酵素である．これらの酵素がリンパ球の分化に生理的に重要であることが，ZAP-70 欠損症，CD45 欠損症の発見によって強く示唆され，これらの酵素の異常は重症複合免疫不全症(SCID，原発性免疫不全症を参照)の発症に至る．

T 細胞の活性化は細胞単独で起きるのではなく，サイトカイン環境にも依存する．抗原提示している抗原提示細胞はインターロイキン 1(IL-1)を自己分泌により分泌し，CD4 細胞のインターロイキン 2(IL-2)およびインターフェロンγ(IFN-γ)産生を誘導する．IL-2 はフィードバック作用することで CD4 細胞の IL-2 受容体の発現を誘導し，活性化 CD4 細胞によるさまざまな細胞増殖因子，分化因子(**サイトカイン cytokine**)の産生を刺激する．このように，IL-2 発現誘導は特に T 細胞の活性化に重要である．そこで，T 細胞の IL-2 産生を阻害するシクロスポリンやタクロリムス(FK506)，臓器移植における拒絶反応を抑制する免疫抑制薬として使用されている．

CD8 エフェクター細胞(細胞性免疫応答)

CTL は標的細胞(ウイルス感染細胞，がん，外来組織)を排除し，細胞性免疫に寄与する．CTL は表面抗原 CD8 分子を発現し，抗原-**MHC クラス I MHC class I** 複合体を認識する点が，ヘルパー T リンパ球と異なる．MHC クラス I 分子はすべての体細胞に発現している．マラリア原虫などの細胞質に侵入できるタンパクを有する病原性微生物や，ウイルス感染細胞の細胞質におけるウイルスの新規遺伝子発現によって，MHC クラス I 分子拘束性の CD8 T 細胞反応が活性化される．CTL による標的細胞の傷害には，標的細胞との接着が必要である．CTL による細胞傷害機構には 2 つの主要なメカニズムがある．すなわち，(1) CTL から分泌された孔形成タンパク(パーフォリン)が標的細胞膜に挿入されて小径が形成され，次いで，その小径からセリンプロテアーゼであるグランザイムが流入し，標的細胞の溶解が起こる．また，(2) CTL 細胞表面上の Fas リガンドが標的細胞の Fas に結合し，プログラム細胞死(アポトーシス)を誘導する．このような感染細胞の直接的細胞傷害に加えて，CD8 T 細胞は TNF やリンホトキシンを産生することができる．また，記憶 CTL は長期生存し，二次免疫

表 3-2　T 細胞と抗原提示細胞表面分子と相互作用

T 細胞表面受容体	抗原提示細胞側の受容体	機能と作用
T 細胞受容体(CD3)	断片化された抗原＋MHC 複合体	抗原提示
CD4	MHC クラス II	ヘルパー T 細胞への抗原提示
CD8	MHC クラス I	細胞傷害性 T 細胞への抗原提示
CD40 リガンド(CD154)	CD40	T 細胞依存的 B 細胞活性化
CD28	B7	T 細胞の増殖と分化
CTLA-4	B7	T 細胞アネルギー
LFA-1	ICAM-1	接着

応答を誘導し潜伏感染や持続感染しているウイルスに対する免疫応答を誘導することができる．

B細胞の活性化（液性免疫反応）

成熟B細胞の最も重要な機能は抗体を産生することである．T細胞の活性化と同じように，抗原がBCR（例えば，B細胞抗原受容体：膜結合型免疫グロブリン）に結合することでB細胞の活性化が惹起され，補助受容体の結合を介して活性化が制御されている．二次リンパ組織において，活性化T細胞が産生するIL-2, IL-4, IL-5, IL-6はB細胞の増殖と，抗原特異的**免疫グロブリン immunoglobulin**を高効率で産生する形質細胞への分化を促進する．また，BCRが抗原と結合している際に，補体成分がB細胞の補体受容体に結合するとB細胞の活性が増強される．さらに，活性化T細胞も，活性化依存的にT細胞表面に発現する**CD40リガンド CD40 ligand（CD40 L）**を介して，液性免疫を調節している．活性化T細胞のCD40Lと活性化B細胞の**CD40受容体 CD40 receptor**がT-B細胞間で結合することで，アポトーシス（プログラム細胞死）または免疫グロブリン合成の活性化が誘導される．また，正常な液性免疫における

CD40 L-CD40相互作用の重要性は，先天性免疫不全症である，X連鎖高IgM症候群によって示されている．活性化T細胞におけるCD40Lの発現異常により，「アイソタイプスイッチ（クラススイッチ）」が起こらず，高IgMとなり，IgG, IgAの産生が阻害される結果，液性免疫が障害される．

抗体産生がB細胞の最重要機能であるが，B細胞もまた外来抗原を取り込み，分解し，抗原断片をCD4 T細胞に抗原提示することができる．活性化B細胞集団の一部は**記憶細胞 memory cell**に分化し，同一抗原あるいは非常に抗原構造が似ている類似抗原の再侵入に対してより速く，効果的に反応する．

抗体の構造と機能

抗体（免疫グロブリン）は抗原特異性を持つタンパクであり，特定の抗原構造に結合する．TCRは抗原の三次元構造ではなく，抗原提示された短いペプチド断片を認識し結合するが，免疫グロブリンは抗原結合領域を介して抗原の三次元構造を認識する．抗体を介した液性免疫反応は，抗原特異性を備えた多様なレパートリー（10^9〜10^{11}）を形成し，広範囲に及ぶ抗原と結合し，認識することができる．抗体の抗原認識の多様性

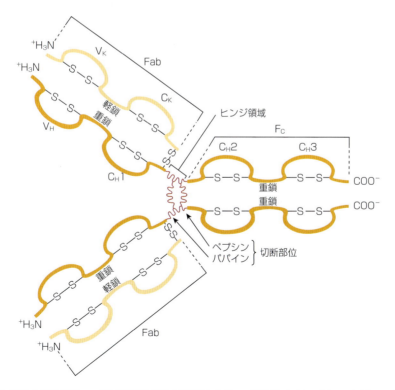

図3-3 ヒトIgG抗体分子の構造．ヘテロ四量体構造と可変ドメイン，定常ドメイン．（V：variable region 可変領域，C：constant region 定常領域．ペプシン，パパイン切断部位を示した．）（Stites DP et al. eds., *Basic & Clinical Immunology*, 9 th ed.より許可を得て転載．原著はAppleton & Langeから出版．Copyright © 1997 by the McGraw-Hill Companies, Inc.）

は，個体発生初期にBリンパ球の体細胞遺伝子組み換えにより形成される．B細胞が抗原を認識し，活性化すると，体細胞変異により抗体の親和性成熟が誘導され，免疫反応を通して抗体の抗原結合親和性が強くなる．体細胞変異は，T細胞，B細胞ともに組み換え活性化遺伝子 recombination-activating gene（RAG1, RAG2）に依存して起こり，常染色体劣性遺伝であるRAG欠損症はT細胞，B細胞が欠失する，SCIDの一種である．

すべての免疫グロブリン分子は重鎖2本と軽鎖2本の4本のポリペプチド鎖で構成される（図3-3）．それぞれのポリペプチド鎖はアミノ末端に可変領域 variable region（V領域），カルボキシル末端に4〜5個の定常領域 constant region（C領域）を有している．V領域は可変度の高い抗原結合部位を形成し，C領域は抗体のエフェクター機能を支えている．免疫グロブリンは重鎖のC領域の違いに基づき，5つのクラス（アイソタイプ isotype），IgG, IgA, IgM, IgD, IgEに分類される．特定のB細胞におけるアイソタイプの発現は，B細胞の分化状態と，重鎖mRNA前駆体のスプライシングと，それに続く翻訳で特徴付けられる「アイソタイプスイッチ」に依存している．それぞれのアイソタイプは，特異的Fc受容体への結合能と血清中に存在する補体の結合効率に基づいて，異なるエフェクター機能を示す．IgGは血清中の最も多い割合で存在している免疫グロブリンであり半減期が長い．さらに，IgGには4つのサブクラス，IgG_1, IgG_2, IgG_3, IgG_4が存在し，それぞれの相対量と標的（例えば，タンパク抗原，糖鎖抗原）が異なる．IgAは粘膜表面に主に存在している免疫グロブリンである．血清中IgAは主に単量体であるが，粘膜面に分泌されたIgAは二量体あるいは三量体を形成している．IgA抗体は粘膜表面において外来抗原から宿主を守っているが，補体はIgAに結合しないため，補体の古典的経路は活性化しない．IgMは五量体を形成し，血管内を循環している．IgMは免疫反応の初期に発現し，迅速な獲得免疫の誘導に関わる．このため，抗原特異的IgMの検出は感染症の診断に利用される．IgDは単量体免疫グロブリンであり，その生理機能はよくわかっていない．IgEは単量体として最も分子量の大きい免疫グロブリンであり，正常血中濃度は20〜100 IUであるが，アトピー患者においては正常値の5倍かそれ以上の血中濃度になる．肥満細胞や好塩基球の細胞表面のFc受容体にIgEが結合する．IgE抗体は過敏症の媒介として重要な役割を担っている．

液性免疫による抗原排除機構

抗体はさまざまなメカニズムにより抗原排除を促進する．細菌毒素や外来の毒物に抗体が結合すると，これらの抗原は中和され，抗原-抗体免疫複合体は細網内皮系に排除される．抗体が細菌表面を覆うと，マクロファージによる食作用が促進される．この過程はオプソニン化と呼ばれる．抗体は抗原と結合し免疫複合体を形成するが，その抗体のいくつかのクラス（IgM, IgG）に補体が結合（「補体固定」）でき，補体経路が活性化され，標的細胞が溶解される．最後に，主要なアイソタイプであるIgGはNK細胞に結合し，NK細胞を活性化させる．活性化NK細胞は細胞傷害因子を放出し標的細胞を傷害する（最初に論じた抗体依存性細胞傷害ADCCを参照）．また，IgGは経胎盤性に通過し，新生児に受動免疫を与えることができる．

抗原排除後，免疫系はさまざまなメカニズムを介して免疫活性化状態を基底状態に戻し，免疫恒常性を維持する．IgGは免疫複合体への結合を介して，B細胞に抑制シグナルを伝達し，抗原に対する反応を抑制することができる．

炎症のメカニズム

細胞性免疫と液性免疫による外来抗原の排除は炎症反応と密接に関連している．すなわち，これらの免疫反応に伴って産生されるサイトカインや抗体は炎症性細胞を炎症局所に動員するほか，内因性の血管作用物質や炎症性の酵素活性物質（炎症性因子 inflammatory mediator）の放出を促進する．

炎症は正と負の二面性を持っている．厳密に制御されている炎症機構によって，効率的な抗原排除や，細菌，感染細胞，がん細胞の細胞傷害活性が促進される．しかし，異常なリンパ球の活性化や抗体産生は組織を損傷し臓器不全を引き起こす．病原性の免疫機能不全は過敏症，免疫不全，自己免疫性疾患に関与する．遺伝子欠損，感染，腫瘍，環境因子の曝露などによって炎症システムのバランスが崩れるが，炎症反応の制御不全や持続の詳細な分子機構は複雑でありほとんど解明されていない．

免疫過敏反応

疾患の免疫性病因を明快にするために，Gellと Coombsは抗原に対する免疫反応を4分類した．

A. I型
通常，無害である環境抗原に対して有害な炎症を誘

導する，IgE 依存性の過敏反応である．肥満細胞や好塩基球の細胞表面に結合した IgE 抗体に抗原が結合し，細胞が活性化される．活性化された肥満細胞や好塩基球は，もともと細胞内に蓄積していた，あるいは新規合成した炎症性因子を分泌し，アナフィラキシーや即時型過敏症の臨床症状を引き起こす．I 型過敏症には，例えば，アナフィラキシー・ショック，アレルギー性鼻炎，アレルギー性喘息，薬物アレルギーなどがある．

B．II 型

細胞表面に共有結合した抗原に IgG 抗体や IgM 抗体が結合して生じる細胞傷害反応である．抗原-抗体結合は補体経路を活性化し，抗原が結合している細胞を破壊する．このようなメカニズムによって，例えば，自己免疫性溶血性貧血や新生児における Rh 溶血性貧血などの組織障害が起こる．そのほかには，細胞死を伴わない II 型過敏症として，抗甲状腺自己抗体が甲状腺組織を刺激することで発症する，自己免疫性甲状腺機能亢進症がある．

C．III 型

抗原-抗体複合体に補体が結合して形成される免疫複合体を介した反応である．補体が免疫複合体に結合することでオプソニン化され，食細胞の食作用を促進し，ADCC が誘導される．免疫複合体は，通常，細網内皮系によって循環血液中から取り除かれている．しかしながら，免疫複合体が組織や血管内皮細胞に沈着すると，補体の活性化，アナフィラトキシンの産生，多形核白血球の走化性，炎症性メディエーターの放出，組織障害が生じ，免疫複合体依存性の組織障害を生じる．例えば，皮膚アルサス反応，全身性血清病，自己免疫疾患の病態，感染性心内膜炎は III 型疾患である．

D．IV 型

細胞性免疫は細胞内寄生体を排除する責任を負うが，細胞性免疫反応の制御不全に至ると遅延型過敏症を誘導する．IV 型過敏反応は抗体ではなく，抗原特異的 T 細胞介在性の反応である．ツベルクリン皮膚試験，接触皮膚炎は IV 型反応の古典的な例である．

アレルギー反応における IgE の産生

抗原に対して不適切かつ持続的な IgE 産生はアレルギー性過敏症を誘発する．Th2 サイトカインである IL-4，IL-13 は，抗体の重鎖遺伝子の転写に作用し，

IgE へのアイソタイプスイッチを誘導する．IL-13 は IL-4 と約 30％の構造的相同性を有しており，IL-4 と同様に，単核球や B リンパ球を活性化する．アトピー性疾患の発症は遺伝的素因が強く，染色体 5q31.1 と同染色体上の IL-4 遺伝子がアトピー性疾患に相関していることが報告され，IL-4 や近傍の遺伝子が IgE 産生を制御していることが示唆されている．

対照的に，ヒトにおいて，Th1 細胞が産生する IFN-γ は IL-4 依存性 IgE 産生を阻害する．したがって，IL-4 が IFN-γ よりも優位になると IgE 産生が誘導されると考えられている．ある研究では，臍帯血中の IFN-γ の減少が生後 12 ヵ月におけるアトピー症状に相関することが示されている．

アレルギー性炎症の発症過程において，Th2 細胞は，B リンパ球による IgE 産生を促進するのに必要な二次シグナルである IL-4 の産生源とされている．また，Th2 サイトカインである IL-5 は，好酸球の成熟，活性化，走化性，生存期間の延長を促進する．アレルギー性鼻炎や喘息の患者の気道粘膜を生検し，T 細胞における mRNA 発現を *in situ* ハイブリダイゼーション法により解析したところ，Th2 パターンを示すことがわかっている．また，*in vitro* において，アレルゲン特異的 T 細胞株を特異的抗原で刺激したところ，細胞増殖および IL-4 産生の増加が認められたことから，アレルゲン特異的な Th2 様細胞株が存在することが示されている．アトピー患者と非アトピー患者では胎生期に Th2 の偏りがあることが示されているが，Th2 細胞分化を誘導する IL-4 の産生源は明らかになっていない．バクテリア由来のエンドトキシンやバクテリア DNA などの環境因子の曝露によって Th1 反応に変化することで，アトピー性疾患のリスクが低下するという「衛生仮説」が提唱されている．単核食細胞は主な IL-12 産生源であることから，バクテリアや細胞内病原体などの抗原がマクロファージによって処理され，Th1 反応が誘導されるというメカニズムが想定されている．疫学調査から，幼少期にこれらの抗原に日々さらされた多くの児童はアトピーと喘息のリスクが低下していることが示されている．

30 年以上前の IgE の発見から，科学者たちは IgE 抗体産生や IgE の活性を選択的に阻害する治療法を開発している．IgE 産生への B 細胞スイッチ機構，IL-4 および IL-13 シグナル伝達機構，T-B 細胞相互作用，Th2 細胞分化機構を含めた，IgE 産生調節機構の解明に着目して研究が行われている．また，アレルギー性疾患におけるサイトカインの中和を目的とした，可溶性のサイトカイン受容体や遺伝子改変モノク

ローナル抗体の開発も進行している．具体的には IL-4，IL-5，IL-13 に対する可溶性受容体，低親和性 IgE 受容体 CD23 に対するモノクローナル抗体が開発されている．この他の治療戦略として，Th1 型免疫反応を賦活化できる DNA オリゴヌクレオチドなどが開発されている．また，環境アレルゲンによる Th2 反応活性化メカニズムよりも，Treg 細胞の形成を介した活性化反応の抑制(アネルギー化)機構に着目した免疫療法も研究されている．従来のアレルギー免疫療法(アレルギーショット)のほかに，オマリズマブによる治療や"抗 IgE"療法がアレルギー性疾患治療のための免疫調節戦略として米国食品医薬品局(FDA)に承認されている．オマリズマブは，IgE 受容体に結合する IgE 抗体の重鎖に特異的に結合するヒト化モノクローナル抗体である．アレルギー性喘息患者の臨床治験から，オマリズマブは，初回服用時と使用 1 年以後にアナフィラキシー症状が認められるものの，喘息症状の改善と投薬治療条件を減らすことが可能であることが示されている．

チェックポイント

9. 自然免疫と獲得免疫の構成要因と，両者の違いは何か．
10. 免疫系の重要な役割を示し，主要な免疫反応の種類を述べよ．
11. MHC 拘束性とはどのような現象か説明せよ．
12. ヘルパー T 細胞の活性化に必要なシグナルは何か．
13. 細胞傷害性 T 細胞の活性化に必要な 2 つのシグナルは何か．
14. 抗体の共通した構造的特徴は何か．
15. 抗体が誘導する外来抗原の排除機構を 4 つ示せ．
16. Gell と Coombs による免疫反応(炎症反応)の 4 分類を示し，それぞれの反応における疾患例を挙げよ．
17. IgE アイソタイプスイッチを誘導する重要な因子は何か．また，IgE 合成に寄与する，あるいは阻害する二次的因子は何か．

代表的な免疫疾患の病態生理

アレルギー性鼻炎

臨床像

　アレルギー性鼻炎や喘息などのアレルギー性気道疾患は，通常は害のない普遍的に存在するアレルゲンに対して免疫応答が過敏になることで誘導される上下気道の局所的な組織損傷と臓器の機能不全を特徴とする．気道疾患を誘発するアレルゲンは，主に，季節性の草木，花粉やダニ抗原，ゴキブリ，カビ，動物のフケや職業に由来するタンパク抗原などの通年性の吸入物質である．アレルギー性疾患は，小児から大人の急性もしくは慢性の気道障害の一般的な原因である．アレルギー性鼻炎と喘息は，高い有症率であり，アトピー性疾患はここ数十年間増加し続けている．Danish の皮膚試験による罹患率調査では，15〜41 歳の人のアレルギー性鼻炎の罹患率は，1990 年の 12.9％から 1998 年においては 22.5％に増加した．アレルギー性鼻炎は，IgE によって誘導されるアレルギー性気道疾患の代表的病態生理モデルとしてここで紹介する．

病　因

　アレルギー性鼻炎は，上気道粘膜を直接的に傷害する，環境アレルゲンに対する I 型(IgE 介在型)即時型過敏症で引き起こされる．5 μm 以上の粒子は，鼻粘膜でほぼ完全に濾過される．花粉の大部分は少なくともこの大きさで，鼻が正常に機能していれば，下気道にはほとんど到達しない．アレルギー/アトピー状態とは，特定の環境アレルゲンに対して IgE が産生されやすく，肥満細胞上に結合した IgE とアレルゲンの相互作用により炎症性メディエーターが放出されやすい状態である．アレルギー性鼻炎の臨床像は，鼻，目，口蓋の瘙痒，くしゃみ，鼻漏や鼻閉である．喘息やアトピー性皮膚炎など他のアレルギー性疾患の家族歴が診断の助けになる．鼻汁塗抹標本や擦過標本での好酸球または好塩基球増多もまた診断基準の 1 つである．アレルギー性鼻炎の確定診断には，*in vitro* 放射性アレルゲン吸着試験や *in vivo*(皮膚)試験などで抗原特異的 IgE の存在を証明することが必要である．

病理と発症機構

　アレルギー性鼻炎と慢性化した喘息において，気道の炎症性変化は共通した特徴である．細胞表面に結合

した IgE の架橋は，組織肥満細胞や好塩基球を活性化し，貯留もしくは新規に合成された伝達物質が即座に放出される．肥満細胞や好塩基球は，複雑なネットワークを形成する，炎症性サイトカイン，増殖因子や調節因子を産生する能力を持つ．さまざまな標的組織と気道の細胞と伝達物質の相互作用により，**二相性のアレルギー反応 biphasic allergic response** が誘発される．早発相は，主にヒスタミンや貯留されていた伝達物質(トリプターゼ，キマーゼ，ヘパリン，コンドロイチン硫酸や TNF)によって引き起こされるのに対し，遅発相は，アラキドン酸代謝物(PG と LT)，PAF や新規合成されたサイトカインによって誘発される．

早発相 early-phase response は，抗原に曝露されてから数分以内に起こる．経鼻的な抗原の吸入や相当する抗原の曝露により，アレルギー患者は，くしゃみをし，鼻汁が出始める．約5分後，患者は鼻粘膜が腫脹し鼻が詰まり始める．これらの変化は，肥満細胞や好塩基球から表出されたヒスタミン，N-α-p-トシル-L-アルギニンメチル塩酸塩(TAME)，リンホトキシン(LT)，キニンやキニノーゲンなどの血管作動性，平滑筋収縮性の因子によるものである．組織学的には，初期反応は，血管透過性亢進，血管拡張，組織の浮腫や顆粒球を中心とした軽度な細胞浸潤である．

遅発相 late-phase allergic response は，早発相に引き続いて起こるか(二相性反応)，または，独立した形で誘導される．遅発相は，抗原曝露後，2～4時間で開始，6～12時間に最大となり12～24時間で治まる．しかしながら，抗原曝露が頻回であったり，持続したりする場合，炎症は慢性化する．遅発相の特徴は，紅斑，硬化，熱，灼熱や瘙痒であり，顕微鏡的には，好酸球や単核球の浸潤である．気道リモデリングや組織過敏性も引き起こされる．

PGD$_2$ 以外の早発相の伝達物質は，遅発相においても抗原の再曝露なしに再度産生される．遅発相において，ヒスタミン放出はあるものの，肥満細胞からのみ産生される PGD$_2$ が存在しないことから，肥満細胞ではなく，好塩基球が遅発相の伝達物質の産生細胞であると考えられる．遅発相初期には，好中球や好酸球が浸潤し，後期には活性化T細胞が浸潤してきて Th2 サイトカインを産生する．遅発反応時に組織に浸潤する炎症細胞は，さらにサイトカインやヒスタミン放出因子を産生することで，持続的な過敏性亢進，粘液産生の亢進，IgE 産生，好酸球浸潤を引き起こし，標的組織(気管支，皮膚や鼻粘膜)を破壊する．

好酸球が，アレルギー性気道疾患において起炎症細胞だという状況証拠がある．好酸球は，アレルギー性鼻炎患者の鼻粘膜や喘息患者の喀痰中にしばしば認められる．活性化好酸球から産生され気道上皮を破壊し，気道過敏性を引き起こす MBP や好酸球陽イオン性タンパクも，しばしばアレルギー性疾患患者の気道でみられる．

好酸球や他の炎症細胞の気道への浸潤には，活性化した**ケモカイン chemokine** や**接着分子 adhesion molecule** が関与する．ケモカインは，遊走細胞と染色体上の遺伝子位置により2種類のファミリーに分類される．RANTES，MCP-1，MCP-3 やエオタキシンなどの CC ケモカインは，クロモゾーム 7q11-q21 に位置し，主に好酸球を呼び寄せる．白血球は，インテグリン，セレクチンや免疫グロブリンスーパーファミリーなどの**接着分子 adhesion molecule** を介したリガンド-受容体の相互作用によって血管内皮に接着する．これらの接着分子とその受容体を介して，毛細血管壁への白血球の接着，上皮への白血球接着，血管壁からのすり抜け，走化性因子の濃度勾配に従った組織への遊走など一連の反応が引き起こされる．ケモカイン産生と接着分子の発現上昇の両方が，液性の炎症因子によって誘導される．例えば，内皮の接着分子受容体である ICAM-1，VCAM-1 や E-セレクチンの発現は，IL-1，TNF や LPS 刺激で上昇する．

臨床症状

アレルギー性気道疾患の臨床症状(表 3-3)は，肥満細胞や好塩基球から放出される伝達物質と上下気道の標的臓器の相互作用によって生じる．アレルギー性鼻炎の症状は，抗原曝露の直後に生じる(即時型反応)

表 3-3　アレルギー性鼻炎の臨床症状

症状と徴候
くしゃみ発作
鼻/目/口蓋の痒み
透明な鼻汁
鼻のうっ血
薄くて赤くなった鼻粘膜
鼻の横皺
眼窩下チアノーゼ(下眼瞼の浮腫)
漿液性中耳炎
検査所見
鼻の好酸球増多
皮膚試験/RAST 試験による抗原特異的 IgE の証明

が，多くの患者は，遅発相による症状の慢性化や再燃を経験する．重症，もしくは未治療のアレルギー性鼻炎においては，副鼻腔炎，耳管障害，嗅覚低下，睡眠障害，喘息症状の悪化や口呼吸などの症状が合併する．

A. くしゃみ，瘙痒，粘液過剰分泌

アレルギー性鼻炎患者では特異抗原の曝露により，慢性もしくは突発性のくしゃみ発作，鼻，目，口蓋の瘙痒，水様鼻漏が起こる．患者は慢性的な上気道の瘙痒感に伴い，頻回に鼻を擦る（アレルギー患者のあいさつと呼ばれる）ため生じる鼻部の水平な皺や，口蓋を舌で擦りクリック音を立てるなどの特徴がみられる．肥満細胞の多くは，知覚神経終末付近に局在する．瘙痒とくしゃみは，ヒスタミンがこれら C 線維を刺激することで引き起こされる．粘液過剰分泌は，副交感神経-コリン作動性経路の活性化を介する．特異抗原の曝露による初期症状に対する最も有効な治療法は，経口または局所性 H_1 受容体拮抗薬，いわゆる抗ヒスタミン薬の投与である．遅発相における抗炎症薬の投与は，抗ヒスタミン薬の単独投与よりも症状改善に有効である．抗原免疫療法（減感作療法）は，アレルギー反応の早発相と遅発相の両方を抑制し，症状と気道炎症を改善する．季節性 IL-4 産生と抗原特異的 IgE 増加の抑制，抗原特異的 IgG1，IgG4 抗体（ブロッキング抗体）の増加，Th1 サイトカインの増加と Th2 サイトカインの減少による Th1/Th2 バランスの調節，Treg 細胞の増加，抗原に対する好酸球性/好塩基球性炎症の減弱など，多様なメカニズムを介した作用が免疫療法では認められる．花粉症患者に対する 3〜4 年にわたる免疫療法の結果，遅発性皮膚反応や IL-4 mRNA 発現 T 細胞浸潤の持続的減弱など，持続的な免疫反応の変化を伴った臨床症状の改善の報告がある．

B. 鼻閉

鼻閉は，慢性的な遅発相型のアレルギー反応によって誘発される．鼻粘膜は，蒼白で浮腫状態を呈するようにみえる．患児は口呼吸のみを行うため，しばしば面長，小さい顎，頬骨隆起部の平坦化，著しい過蓋咬合，口蓋の弓状化などを特徴とする顔貌を呈する（アデノイド顔貌）．これらの症状はヒスタミンを介さないため，抗ヒスタミン薬にはほとんど反応しない．アドレナリン α 受容体刺激を介して血管収縮を誘導する経口交感神経アゴニスト（作動薬）は，抗ヒスタミン薬とともに，鼻粘膜のうっ血の治療にしばしば使用される．局所うっ血除去薬が急性のうっ血の治療に使われる場合もあるが，しばしばリバウンドによる血管拡

張が起こるため，慢性アレルギー性鼻炎患者の治療には，効果が限局される場合が多い．

C. 気道過敏性の亢進

最初の抗原曝露後に抗原に対する感受性が上昇する減少をプライミングという．臨床的には，花粉時期の最初に比べて後期に症状が悪化する患者にみられる．遅発相の炎症が，アレルギー性鼻炎や喘息患者の刺激や抗原に対する鼻や気道の過敏性亢進を誘発する．気道過敏性の亢進は，花粉などの抗原だけでなく，タバコの煙や有害な匂いなどの環境刺激物質に対する感受性を亢進する．アレルギー性鼻炎では，喘息の場合のような（メタコリンやヒスタミン気道過敏性試験など），遅発型の過敏症を評価するための標準化された手法は存在しない．しかしながら，気道過敏性の遺伝マーカーが同定されている．遅発相における細胞浸潤や好酸球から産生される物質が，上下気道の過敏性の予測因子となる．

アレルギー性鼻炎と喘息との関連を示唆するデータが蓄積されている．鼻炎の多くの患者が，非特異的な気管支の過敏性を呈し，前向き研究の結果は，鼻炎は喘息発症の危険因子であることを示唆している．アレルギー性鼻炎患者の治療は，喘息症状，気道口径，メタコリンや運動時の気道過敏性の亢進を改善する．気道生理学の研究が，鼻腔の病気が直接，もしくは間接的に，肺機能に影響を与えることを明らかにした．下気道の喘息反応の誘発メカニズムには，鼻腔-気管支反射（鼻刺激による気管支収縮の誘発），鼻腔から後鼻腔を経由した炎症性細胞や伝達物質の下気道への流れ込み，体循環を介した肺への炎症細胞と伝達物質の流入，鼻閉塞に伴う口呼吸などが含まれる．

D. in vivo/in vitro での抗原特異的 IgE の測定

これは，アレルギー性疾患が疑われる場合の最初の確認方法である．過敏性が疑われる抗原を用いた in vivo 皮膚試験は，肥満細胞や好塩基球に結合した抗原特異的 IgE の存在を確認するための手法である．経皮的もしくは皮内への希釈抗原の投与は，感作されている人では膨疹-紅潮反応を誘発する．この反応は，活性化肥満細胞から放出された伝達物質による「限局的なアナフィラキシー」の結果である．空気中の抗原に対する皮膚試験の陽性反応と候補抗原曝露の経験は，患者の病態がその抗原によって引き起こされている可能性を強く示唆する．皮膚試験の陰性反応と疑わしい抗原曝露歴は，症状がアレルギーによるものでないことを示唆する．皮膚試験の大きな利点は，単純

性，迅速性と低価格である．

in vitro 試験は，血清中の抗原特異的 IgE を測定する定量的な分析評価である．これらの試験では，患者血清は，まず固層化した抗原に結合させ，次いで，放射線標識もしくは酵素標識した抗 IgE 抗体と反応させる．これらの免疫アレルゲン吸着法は 70〜80％，花粉，ダニやフケなどの皮膚試験と相関し，長期継続的に抗ヒスタミン療法を受けていて皮膚試験ができない患者や強度の皮膚炎患者に対して有用である．

E. アレルギー性鼻炎の合併症

漿液性中耳炎と副鼻腔炎は，アレルギー性鼻炎の代表的な合併症である．これらの状態は，慢性のアレルギー性もしくは非アレルギー性鼻炎における鼻孔と副鼻腔の障害によって引き起こされる．慢性鼻炎の合併症は，治療抵抗性の慢性鼻炎患者，難治性喘息患者や慢性気管支炎患者において考慮しなければいけない．中耳炎は，粘膜浮腫や過分泌によって耳管が障害されることで起こる．重症の漿液性中耳炎の小児患者では，伝音難聴，言語障害や慢性的な鼻腔障害による反復性中耳炎が認められる．

副鼻腔炎は，症状が持続する期間によって，急性と亜急性，慢性型に分類される．慢性アレルギー性鼻炎患者における骨道ドレナージの障害は，副鼻腔の細菌感染を誘発する．鼻汁，咳，副鼻腔の不快感や鼻腔障害は，患者の代表的症状である．慢性副鼻腔炎，眼窩下浮腫，鼻粘膜の炎症，化膿性の鼻汁が検査によって明らかとなるかもしれない．X 線フィルムを用いた診断用 X 線撮影や CT スキャンで，副鼻腔内の混濁形成，膜肥厚や流体のレベルがわかる．慢性鼻炎における感染症合併の有効な治療には，抗菌薬，抗ヒスタミン薬とうっ血除去薬の全身投与，おそらくはコルチコステロイドの鼻腔内または全身投与が必要になる．

> **チェックポイント**
>
> 18. アレルギー性鼻炎の主要な臨床症状は何か．
> 19. アレルギー性鼻炎の主な病因は何か．
> 20. アレルギー性鼻炎の発症メカニズムはどのようなものか．

原発性免疫不全症

免疫不全を引き起こす免疫系の形成不全につながる可能性がある段階は数多くある（図 3-4；表 3-4，表 3-5）．これらの欠損が遺伝的要因である場合は，原発性免疫不全症と呼ばれる．原発性免疫不全症は，薬物療法や HIV，栄養失調，全身性エリテマトーデス，糖尿病などの全身性疾患による二次的な免疫不全とは区別される．

先天性欠損の臨床的検討は，正常な免疫機能を理解する上で有用である．宿主免疫応答の欠損は，さまざまな感染症に対する易感染性，がんや自己免疫疾患などの発症につながる．特定の機能の欠損は，宿主が罹患する感染のタイプに影響を与える．表 3-5 に，さまざまな免疫不全の患者が感染する特定の病原体を列挙してある．T 細胞や**細胞性免疫障害 cell-mediated immunity** の免疫病理学的な特徴は，深刻な，おそらくは生命を脅かすような，ウイルス，マイコバクテリア，カビや原虫の多臓器にまたがる慢性感染である．同様に，B 細胞の機能不全は **抗体欠損 antibody deficiency** を引き起こし，化膿性洞肺（副鼻腔から気道にかけて）感染や粘膜感染を起こりやすくする．原発性免疫不全症による機能障害の分子機構が発見され，それにより異なった分子の欠損が似たような臨床症状を示すことがわかり始めた．

T 細胞は，免疫応答の協調的な免疫反応の誘導において中心的役割を担っており，その機能障害は自己免疫症状の発生の増加につながる．これには，関節リウマチ，全身性エリテマトーデスや免疫性血球減少症に似た臨床症状が含まれる．免疫機能が低下した患者では，ある種のがんの増加のリスクもある．がんの発生は，免疫監視能の障害，細胞増殖や分化の障害，抗原受容体の遺伝子再構成の不全で生じる染色体転座，も

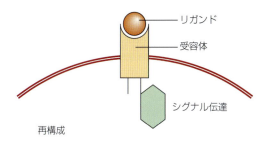

図 3-4　細胞表面受容体依存的な活性化不全による原発性免疫不全症発症の模式図．表 3-4 に症候群が引き起こす液性，細胞性，好中球性，複合性の免疫不全が記載されている．

50   ３．免疫系の障害

表3-4 原発性免疫不全症

複合免疫不全		
XSCID	IL-2 受容体共通 γ 鎖の欠損	サイトカインシグナルの欠損
ZAP-70 欠損症	TCR シグナルの欠損	CD8 T 細胞数の減少，CD4 T 細胞機能不全
SCID-ADA 欠損症	酵素欠損	T 細胞（−），B 細胞（−），NK 細胞（−）
P56[lck] 欠損症	T 細胞抗原受容体に会合するキナーゼの欠損	T 細胞（＋），B 細胞（＋），NK 細胞（＋）
JAK-3 欠損症	サイトカインシグナルの欠損	T 細胞（−），B 細胞（＋），NK 細胞（＋）
RAG1 欠損症 RAG2 欠損症	遺伝子再構成の欠損	T 細胞（−），B 細胞（−），NK 細胞（＋）
PNP 欠損症	酵素欠損	T 細胞（−）
MHC クラス I 欠損症	TAP トランスポーターの欠損	裸リンパ球症候群，MHC クラス I 発現の欠損
MHC クラス II 欠損症	MHC 欠損	裸リンパ球症候群，MHC クラス II 発現の欠損
液性免疫の不全		
X 連鎖無ガンマグロブリン血症	BTK の欠損	B 細胞系列の成熟停止
分類不能型免疫不全	B 細胞の異常増殖/分化，または異常な制御性機能[1]	混成の無ガンマグロブリン血症を呈する疾患
高 IgM 血症	CD40 リガンド結合の欠損	抗体クラススイッチの異常
細胞性免疫の不全		
DiGeorge 症候群	大多数は染色体 22q11 の欠損	完全/部分的 T 細胞欠損
食細胞の不全		
慢性肉芽腫症	NADPH オキシダーゼの欠損	酸化代謝の異常
白血球接着分子の欠損	CD18 サブユニットである β₂ インテグリンの欠損	

[1]最も一般的なのは B リンパ球の最終分化であるが，不定な欠損である.

表3-5 原発性免疫不全症と種々の病原体感染の関係

	化膿菌	マイコバクテリア	真菌		ウイルス	寄生虫		
			ニューモシスチス肺炎菌	他の真菌		ランブル鞭毛虫	トキソプラズマ原虫	*Cryptosporidium* 属, *Isospora* 属
SCID	＋	＋	＋	＋	＋	−	−	−
胸腺低形成	−	＋	−	＋	＋	−	−	−
X 連鎖無ガンマグロブリン血症	＋	−	−	−	−	＋	−	−
分類不能型免疫不全	＋	−	−	−	−	＋	−	−
補体欠損	＋	−	−	−	−	−	−	−
食細胞不全	＋	−	−	−	−	−	−	−

注：＋：結合，−：非結合.

しくは細胞の形質転換を引き起こすような病原体に対する易感染性などによって引き起こされる．非Hodgkinリンパ腫，B細胞増殖性疾患，皮膚や消化管のがんは，免疫欠損患者で最も頻繁に発生する腫瘍である．

従来，原発性免疫不全症は，液性免疫，細胞性免疫，補体や食細胞機能など原発性に障害を受ける免疫反応に従って分類されてきた（表3-4）．免疫系の細胞は，異なった成熟・分化段階によって特徴付けられる．原発性免疫不全症の病態生理学的な異常は多様で，以下のような異常が含まれる．(1) 細胞成熟の初期段階の障害，(2) 特異的酵素の欠損，(3) 細胞の増殖や機能的分化の異常，(4) 細胞制御の異常，(5) サイトカインに対する反応の異常．

複合免疫不全

重症複合免疫不全症

臨床像

臨床的には，多くの原発性免疫不全症は，新生児期に発見される．重症複合免疫不全症 severe combined immunodeficiendy disease（SCID）の患者では，正常な胸腺組織，リンパ節，脾臓や他の末梢リンパ組織の欠損によりリンパ球がなくなる．これらの患者では，完全もしくはほぼ完全に細胞性免疫，液性免疫両方の免疫系がなくなることで，重篤な感染症が起こる．患者は，播種性ウイルスや細胞内寄生菌に対して日和見感染を起こすため感染の種類は広範囲にわたる．発育不全は最初にみられる症状であるが，皮膚粘膜のカンジダ症，慢性の下痢や肺炎が共通症状である．生ワクチンによる予防接種やBCG接種は，病気の拡散につながるだろう．骨髄移植により免疫系を再構築しなければ，SCID患者は1～2年以内に死亡する．

病理と発症機構

SCIDは，B細胞，T細胞の数と機能の低下と低ガンマグロブリン血症につながるリンパ球系幹細胞の形成不全を原因とする，さまざまな分類からなる疾患である．SCIDは，原因分子の発見により多くの種類に分類されている（表3-4）．遺伝的もしくは細胞性の欠損が，細胞膜受容体の欠損，シグナル伝達や代謝経路の欠損などにより多くの異なったレベルで起こる．異なった分子の欠損が，臨床的には区別できない症状を引き起こすが，特異的変異の同定が，臨床カウンセリングの改善，出生前診断や保因者の特定につながる．

さらに，特異的遺伝子導入が将来の治療につながる．

1. サイトカインシグナルの欠損 ──X連鎖SCID（XSCID）は，$\alpha\beta\gamma$鎖からなるIL-2受容体 IL-2 receptor のγ鎖 γ chain 欠損の結果生じる，最も一般的な重症複合免疫不全症のタイプである．この欠損した受容体鎖は，IL-4，IL-7，IL-9とIL-15受容体に共有されており，これらすべての受容体の機能不全につながる．IL-7受容体を介したシグナルの欠損は，T細胞の正常な分化に障害を及ぼす．循環B細胞の数は減少しないが，T，B，NK細胞増殖の障害が，XSCID患者に認められる複合免疫不全の原因となる．**IL-7受容体 IL-7 receptor** α鎖の欠損が，XSCIDと似ているがNK細胞は正常な常染色体劣性型のSCIDを引き起こす．

2. T細胞受容体の欠損──そのほかにもSCIDの原因となる常染色体劣性の遺伝子変異が同定されている．TCRからのシグナル伝達に重要なチロシンキナーゼの**ZAP-70の欠損 deficiency of ZAP-70**は，CD8 T細胞の完全消失を引き起こす．ZAP-70は，T細胞分化の胸腺選択に必須である．そのため，CD4 T細胞の機能不全と，全身のCD8 T細胞の消失が起こるが，B細胞やNK細胞の活性は正常である．**CD3δ，CD3γやCD3ε サブユニットの変異 mutation of CD3δ，CD3γ, and CD3ε** は，TCR発現の部分的な障害を引き起こすため，重篤なT細胞欠損につながる．

p56[lck]とJak3（ヤヌスキナーゼ3）の両方の欠損は，シグナル伝達の障害によりSCIDを引き起こす．p56[lck]はTCRに会合するチロシンリン酸化酵素でT細胞の分化，活性化や増殖に必須の分子である．Jak3はサイトカイン受容体に会合するシグナル伝達分子である．

3. 受容体遺伝子再構成の障害 ──recombination-activating gene（RAG1およびRAG2）の欠損患者も見出されている．RAG1とRAG2は，抗原結合タンパクである抗体やTCRの再構成の開始に必要である．抗原受容体の形成不全は，T細胞とB細胞の数と機能の障害を引き起こす．NK細胞は，抗原特異性を有していないため影響を受けない．**アルテミス Artemis やDNAリガーゼ4 DNA ligase-4** は，TCRやBCRのVDJ組み換え時の2本鎖DNAの切断と修復に関与する．アルテミスの変異は，放射線感受性を上昇させる．NK細胞は不変であるため，T細胞やB細胞の数が減少しても，その数は変化しない．

4. 核酸合成サルベージ経路の欠損——SCID の約 20％は，アデノシン代謝を調節するプリンサルベージ経路の酵素であるアデノシンデアミナーゼ（ADA）の欠損 deficiency of adenosine deaminase が原因となっている．ADA の欠損により有毒なアデノシン代謝物が細胞内に蓄積する．これらの代謝物はリンパ球増殖を阻害し，T 細胞，B 細胞数の極端な減少を引き起こす．これが原因となって引き起こされる複合免疫不全は SCID-ADA と呼ばれ，他の SCID と同様の臨床症状を呈する．この疾患では，骨格筋や神経の異常が起こる．同様の機構により，**プリン塩基ホスホリラーゼの欠損** purine nucleoside phosphorylase deficiency は，有毒なデオキシグアノシンの蓄積につながる．胸腺の髄皮接合部においてダブルポジティブ胸腺細胞がアポトーシスを起こすことで，T 細胞分化が障害される．B 細胞の不全は一定しない．

細胞性免疫不全

先天性胸腺形成不全（DiGeorge 症候群）

臨床像と発症機構

DiGeorge 症候群 DiGeorge syndrome の臨床所見は，胸腺，副甲状腺や心臓の流出路などの第3，第4 咽頭弓由来臓器の胚発生時における欠損に由来する．時には，第1，第6 咽頭囊も関与する．DiGeorge 症候群の中でも心血管系の異常を伴う患者の細胞遺伝学的な異常は，しばしば染色体 22q11 欠損に由来する．DiGeorge 症候群は，免疫学的異常の程度により，完全型と不完全型に分類される．この症候群は，免疫がほとんど影響を受けない場合から，低毒性の病原体感染により生命の危機にさらされる場合まで，広範囲にわたるスペクトラムを示す．完全型の症候群の患者では，胸腺の形成不全によって T 細胞の成熟が障害されることで起こる重篤な T 細胞数の減少，細胞性免疫の重篤な障害やサプレッサー T 細胞活性の低下などが認められる．ほとんどの患者では，B 細胞や抗体産生は影響を受けないが，ごく一部の患者において中等度の低ガンマグロブリン血症，新規抗原に対する抗体反応の消失または低下が認められる．これらの患者では，ヘルパー T 細胞機能の低下により，T-B 細胞相互作用不全や不十分なサイトカイン産生により液性免疫の障害が起こる．

DiGeorge 症候群は，まさに発生障害であり，総動脈幹や右側大動脈弓などの心血管系の構造異常を伴う．副甲状腺の異常は，新生児テタニーやてんかんなどに代表される低カルシウム血症を引き起こす．それに加え，小顎症，両眼隔離症，耳介低位や短い人中を特色とする顔面異常を呈する．

液性免疫不全

X 連鎖無ガンマグロブリン血症

臨床像

Bruton 型無ガンマグロブリン血症と以前は呼ばれていた **X 連鎖無ガンマグロブリン血症** X-linked agammaglobulinemia（XLA）は，SCID よりは病態生理学的，臨床的により均一症状である．原則的には小児期の疾患であり，化膿性細菌や頻度は低いがウイルスの複合性かつ反復性洞肺感染により生後 2 年以内に見出される．細菌を効率的に被包するためのオプソニン化には抗体の結合が必要であり，液性免疫不全の患者は，副鼻腔炎，肺炎，咽頭炎，気管支炎，肺炎球菌 *Streptococcus pneumoniae* や他の連鎖球菌，インフルエンザ菌 *Haemophilus influenzae* の二次感染による中耳炎などに罹患する．菌や日和見病原体感染はまれであるが，患者は時として致死的なエンテロウイルス性の髄膜脳炎に対して感受性である．

病理と発症機構

XLA の患者は，IgG，IgM と IgA の減少を伴った全般的な低ガンマグロブリン血症となる．患者は，*in vitro*，*in vivo*（皮膚の遅延型過敏症）試験において，T 細胞機能が正常であるにもかかわらず，抗原感作に対して，ほとんどもしくは全く反応しない．この免疫不全の基本的な欠損は，プレ B 細胞ステージでの B 細胞分化の停止である．実際に，循環末梢 B 細胞はほとんど存在しないが，骨髄中のプレ B 細胞数は正常である．リンパ組織には，終末分化した B 細胞（抗体産生形質細胞）は存在せず，リンパ節は胚中心を形成できない．XLA の責任遺伝子が同定されている．欠損遺伝子の産物である BTK（Bruton 型チロシンキナーゼ）は，細胞質型チロシンキナーゼのファミリーに属する B 細胞特異的なシグナル伝達分子である．*BTK* 遺伝子の欠損や酵素活性部位の点突然変異は，B 細胞の成熟に必要な BTK の機能を阻害する．

分類不能型原発性免疫不全症

臨床像

分類不能型原発性免疫不全症は，しばしば後天的もしくは成人発症の低ガンマグロブリン血症として見出

される．これは，成人における最も重篤な原発性免疫不全症である．例えば，北米においては，50,000〜75,000人に1人が罹患する．臨床所見は広範囲にわたり，患者は最初の20年間は生存する．罹患者は，副鼻腔炎，耳炎，気管支炎や肺炎などの洞肺感染を繰り返す．共通の病原体は，肺炎球菌 *S. pneumoniae*，インフルエンザ菌 *H. influenzae* や *Moraxella catarrhalis* などの被包性細菌である．重篤な反復性呼吸器感染による気管支拡張は，黄色ブドウ球菌 *Staphylococcus aureus* や緑膿菌 *Pseudomonas aeruginosa* などのより病原性の高い菌の感染を引き起こし，長期予後を変化させる．消化管における吸収不全，自己免疫性疾患や腫瘍などの非感染性の症状が併発する．最も頻発するのはリンパ細網系の腫瘍であるが，胃がんや皮膚がんも発症する．自己免疫性疾患は，20〜30％の患者で，反復性感染に先立って起こる．自己免疫性血球減少が最も頻繁に発症するが，リウマチ性疾患も認められる．低ガンマグロブリン血症のため，感染や自己免疫の血清診断は信頼性が低い．液性免疫を再構築するために毎月抗体を静脈内投与することで感染が減少し，生活の質が改善する．

病理と発症機構

　分類不能型原発性免疫不全症は，抗体産生の著しい低下を原発性の免疫異常とする，さまざまな病因で引き起こされる疾患である．大多数の患者は，*in vitro* 試験においてB細胞終末分化の障害が認められる．末梢血リンパ球のフェノタイプは正常，もしくは循環B細胞の低下であるが，リンパ組織における抗体産生細胞数は極端に少ない．XLAと対照的に，分類不能型原発性免疫不全症は，単一遺伝子の異常では説明できない，多様な障害によって引き起こされる．患者の多くは，異常はB細胞に特有なものである．約15％の患者では，TNF受容体スーパーファミリーに属する分子，TACI(transmembrane activator and calcium modulator and cyclophilin ligand interactor) のB細胞表面の発現が認められない．機能的TACIの欠損により，B細胞活性化因子に対するB細胞応答不全が起こり，その結果抗体産生が障害される．分類不能型原発性免疫不全症の別な要因として，B細胞上のCD19分子の発現欠損がある．CD21やCD81と会合することにより，CD19はBCRを介した活性化を促進する．B細胞分化は影響を受けないが，液性免疫不全が起こる．さまざまな原因で誘導されるT細胞の異常もB細胞分化異常による免疫不全を引き起こす．活性化T細胞上に発現し，B細胞の活性化と抗体産生を誘導す

る *ICOS*(inducible T-cell costimulator) 遺伝子の変異により，場合によっては分類不能型原発性免疫不全症が誘発される．約50％の患者が，何らかのT細胞機能の異常を有していることが，抗原再感作による皮内反応の消失や低下により示されている．免疫異常が，分類不能型原発性免疫不全症における病的状態や数多くの自己免疫疾患様の徴候に関与している．

高 IgM 型免疫不全

臨床像

　高IgM型の免疫不全患者は，血中IgG, IgAレベルが著しく低値，もしくは存在しないのに対し，IgM(時にはIgDも)レベルは，正常，もしくは高値を示す．この疾患の遺伝的形質は，常染色体性であるにもかかわらず，しばしばX染色体に連鎖する．臨床的には，この症候群は，反復性の発熱性感染とCoombs試験陽性の溶血性貧血や免疫性血小板減少症などの自己免疫疾患様の症状を呈する．

病理と発症機構

　この疾患の主要な原因は，活性化T細胞上に発現するCD40リガンド(CD40 L, CD154やgp39としても知られている)の欠損である．正常な免疫反応において，CD40 Lは，活性化B細胞上に発現するCD40と相互作用し，増殖や免疫グロブリンのアイソタイプスイッチを誘導する．高IgM症候群では，T-B細胞相互作用時におけるCD40補助受容体の欠損は，B細胞のアイソタイプスイッチの障害とIgM産生を誘導するが，IgGやIgAの産生は誘導されない．CD40 L-CD40の相互作用は，樹状細胞の成熟やIL-12, IFN-γ産生を促進する．そのため，CD40 Lの欠損は細胞性免疫の障害につながり，日和見感染の危険が増大する．

選択的 IgA 欠損症

　選択的IgA欠損症は，成人の原発性免疫不全症のなかで最も頻度が高く，500〜700人に1人の割合で発症する．大部分の患者では，ほとんど，もしくは全く臨床症状が認められないが，上気道感染，アレルギー，喘息や自己免疫疾患の発症率が増加する．血清IgA値は顕著に減少し，しばしば5 mg/dL以下となるが，その他のアイソタイプ抗体は正常である．

　分類不能型原発性免疫不全症と同様，最初の機能的欠損は，IgA産生形質細胞へのB細胞の最終分化の不全である．IgGサブクラス(主にIgG2やIgG4)と低分子量単量体IgMの関連欠損は珍しくはなく，それは

臨床的に重要である．分泌型 IgA は，粘膜免疫において重要であるため，このタイプの免疫不全症患者は，腸管粘膜，結膜や呼吸器にしばしば重篤な感染症を起こす．特異的な治療法はなく，反復感染の患者には迅速な抗菌薬の投与が必要である．あるグループの患者では，IgA を外来抗原として認識しているのかもしれない．患者は，非洗浄の赤血球や IgA を含んだ他の血液製剤に対して，輸血反応の危険性がある．

食細胞や自然免疫応答の不全

　食細胞機能の欠損は，身体と外界の境界面での感染につながる．反復性の皮膚感染，膿瘍，歯肉炎，リンパ節炎や創傷治癒の遅延が，マクロファージや好中球の不全によって起こる．難しくいうなら，食細胞の遊走，接着，貪食や殺菌の不具合によって，免疫不全の臨床症状が誘発される．

慢性肉芽腫症

臨床像
　慢性肉芽腫症は，典型的には X 染色体連鎖であり，顆粒球の機能不全が特徴である．この食細胞の機能不全により，反復性の皮膚感染，膿瘍や炎症部位での肉芽腫形成が起こる．膿瘍は，皮膚と内臓が含まれ，リンパ節炎を伴う．カタラーゼ陽性の微生物の感染が主である．黄色ブドウ球菌 *S. aureus* が最も多い感染であるが，*Nocardia* 属，Gram 陰性菌の *Serratia marcescens* や *Burkholderia cepacia* の感染でも起こる．*Aspergillus* 属や *Candida* 属が，慢性肉芽腫症の共通菌抗原である．慢性炎症刺激による無菌性非乾酪性肉芽腫は，腸管や生殖器の障害を引き起こす．慢性肉芽腫症は，小児期に典型的であるが，時には成人期にも発症する．

病理と発症機構
　NADPH オキシダーゼ遺伝子の欠損は，酸化的代謝を抑制し，好中球の傷害活性を著しく低下させる．NADPH オキシダーゼは，食細胞が活性化したあと，膜上の 2 つの構成分子と細胞質内の 2 つの構成分子が集合し，酸素分子をスーパーオキシドに酵素的変換を行う．活性酸素発生と細胞内での殺菌は，後に過酸化水素や次亜塩素酸ナトリウムに変換されるスーパーオキシドに依存する．慢性肉芽腫症の患者では，遊走能，貪食能や脱顆粒などの他の口中機能は正常であるが，殺菌能が欠損している．カタラーゼ陰性のバクテリアは，少量つくり出される過酸化水素がファゴソー

ム内で濃縮されるため，効率的に殺菌される．カタラーゼ陽性の微生物は，比較的少量の過酸化水素を除去するため，好中球の酸化的代謝がない場合は除去されない．X 染色体連鎖の遺伝が最も多く認められるが，常染色体劣性型や突然変異によっても発症する．

白血球接着不全症 I 型

　インテグリンやセレクチンは，炎症部位への白血球の遊走に特化した重要な分子である．これらの接着分子は，細胞間もしくは，細胞-細胞外マトリックス間の相互作用を促進し，循環白血球の内皮上への接着，ローリングや血管外組織への遊走に重要である．常染色体劣性遺伝性疾患である白血球接着不全症は，β_2 インテグリン（CD11/CD18）の欠損が原因の白血球の動きの障害不全によって誘発される反復性感染，膿の形成不全，創傷治癒の低下が特徴である．細胞が循環系から出ていけないため白血球増加症が起こり，皮膚，気道，腸管，直腸周囲，腔と歯周の反復性感染が共通して起こる．

メンデル遺伝型マイコバクテリア易感染症

　マイコバクテリア感染に応答して，マクロファージは細胞性免疫を活性化し，Th1 細胞からの IFN-γ 産生を促進するサイトカインである，IL-12 を分泌する．1 遺伝子が原因となるかなり多くのメンデル遺伝性疾患で，IL-12 や IFN-γ の合成や反応性が低下することが知られており，それがメンデル遺伝型マイコバクテリア易感染症に結び付いている．関連した欠損が，IFN-γ，IFN-γ 受容体 1 と 2，JAK-1 と JAK-2（ヤヌスキナーゼ，サイトカイン受容体シグナルタンパク），STAT-1 と STAT-4（signal transducer and activator of transcription，JAK によって活性化する転写因子），IL-12 とその受容体，IL-12 RB$_1$ と IL-12 RB$_2$ などの遺伝子で報告されている．比較的毒性の低い非結核性マイコバクテリアの *Mycobacterium intracellulare-avium* complex（MAC），*Mycobacterium kansasii*，*Mycobacterium fortuitum* や BCG に対する感受性の亢進が，個々の患者の特徴である．非チフス性サルモネラの感染も抗酸菌易感染性を示すメンデル遺伝型マイコバクテリア易感染症で認められる．

高 IgE 血症

臨床像
　これは，患者が反復性の膿瘍を罹患するため，しばしば「Job 症候群」と呼ばれる疾患である．本疾患の最

初の報告は，癌に関連した皮膚の再発性ブドウ球菌性冷膿瘍（発赤，熱感を伴わない膿瘍），蜂窩織炎，反復性耳炎，副鼻腔炎，気瘤，粗野な顔貌などを呈する2人の色白な女児の症例であった．感染部位から同定される主な病原体は黄色ブドウ球菌 *S. aureus* であるが，インフルエンザ菌 *H. influenzae*，肺炎球菌 pneumococci，Gram陰性菌，*Aspergillus* 属や *Candida albicans* もしばしば認められる．患者の特徴は，瘙痒性の湿疹様皮膚炎，乳歯の脱落不全，発達遅延，粗野な顔貌，脊柱側弯症，骨量減少，血管系の異常や角質増殖性の爪である．著しく高値の血清 IgE（3,000 IU/mL 以上）も認められる．

病理と発症機構

高い IgE 値は，サイトカインに対する免疫応答の異常によると考えられるが，高 IgE 血症が易感染性に関与しているのか，それともたんに免疫学的現象なのかはわかっていない．サイトカインや増殖因子受容体の活性化に関与する転写因子，STAT3 の常染色体優性変異が関連していることが見出された．Th17 細胞の分化障害とともに，数多くのサイトカイン反応の障害が認められる．ある範囲の免疫異常も認められる．新規抗原に対する抗体反応の低下，黄色ブドウ球菌に対する IgA の欠損や糖鎖抗原に対する抗体の低値は，液性免疫の欠損を示唆する．抑制性 T 細胞数の減少，*in vitro* での T 細胞増殖反応の低下やサイトカイン産生の低下は，T 細胞機能の異常を示唆している．いくつかの論文は，好中球遊走能の重度の異常を報告している．

Toll 様受容体 3 の欠損

Toll 様受容体 3 Toll-like receptor 3（TLR3）欠損の患者は，単純ヘルペス 1 型（HSV-1）脳炎に感受性が高いことがわかっている．典型的には，PAMP（pathogen-associated molecular pattern）の TLR への結合は，NF-κB や IFN 調節因子，AP-1 を活性化し，免疫応答を誘導する．TLR3 の欠損は，IFN-α，IFN-β や IFN-λ の合成不全につながり，それが原因でニューロンやオリゴデンドロサイトでの HSV-1 の複製が抑制できない．同様の症状が UNC-93b の常染色体劣性変異で認められる．UNC-93b は，TLR3 のエンドソームにおける活性化部位への移動に必要で，TLR3 の活性を制御する．

チェックポイント

21. 5つのカテゴリーの原発性免疫不全症それぞれの主な臨床症状は何か．
22. 5つのカテゴリーの原発性免疫不全症それぞれは主にどのような機構で発症するか．

AIDS

AIDS は，世界中で最もよくみられる免疫不全疾患であり，HIV 感染は人類の歴史のなかで最も深刻な伝染病の 1 つである．AIDS は，慢性レトロウイルス感染の結果として生命を脅かす CD4 T 細胞の機能不全と，日和見感染，悪性腫瘍を引き起こす．AIDS は，HIV 感染の血清学的な証拠と，さまざまな免疫不全の臨床症状によって定義される．表 3-6 に AIDS の定義と診断基準のクライテリアを示してある．HIV は，体液の曝露，性交渉や出産による接触により伝播する．母親から幼児への垂直感染は，子宮内，出生時，授乳時に起こるかもしれない．HIV ウイルスの伝染性は，毒性，ウイルス量や宿主の免疫状態によって決定される．

急性 HIV 感染は，自己限局型であり，疲労を特徴とする熱性のウイルス症候群，咽頭炎，筋痛症，斑点状丘疹，リンパ節腫脹，抗 HIV 抗体の上昇を伴わないウイルス血症が特徴である．頻度は低いが，HIV の初感染時には，生殖器口や食道の潰瘍，髄膜脳炎や日和見感染も認められる．初期のウイルス血症期のあとは，患者は抗体が陽性化し，通常認められる臨床症状の潜在化の時期に入る．末梢血中にウイルスは検出されないが，リンパ組織が，サイレントもしくは無症候期のウイルス複製の中心である．時間とともに CD4 T 細胞数の減少，CD4：CD8 T 細胞比率の逆転やその他多くの免疫学的攪乱が生じる．臨床症状は，HIV の組織指向性と免疫不全と直接関連する．神経合併症，日和見感染，悪性腫瘍の発症は，免疫不全の徴候である．病気の進行は非常に多様であり，未治療の患者が臨床疾患を発症する時間の中央値は，約 10 年である．約 10％の感染者は，感染後 5 年以内に AIDS を発症する．ごく少数の患者は，長期未進行者となる．遺伝的要因，宿主の細胞傷害性免疫応答，ウイルス量や毒性が，感染感受性や病気の進行に影響を与えているようにみえる．最新の抗ウイルス療法は，非治癒的ではあるが，ウイルス複製を抑制し，免疫機能を回復し，臨床症状の回復と余命を延長する．

56　3．免疫系の障害

表 3-6　1933 年に改訂された青年期と成人期における HIV 感染分類と拡大した AIDS のサーベイランスのための症例定義

I. 臨床・リンパ球分類

CD4 T 細胞カテゴリー	臨床カテゴリー		
	(A) 無症候性，急性（初感染）の HIV もしくは PGL[1]	(B) 症候性，(A)や(C)の状態以外	(C) AIDS 症状の状態
(1) ≧500/μL	A1	B1	C1
(2) 200〜499/μL	A2	B2	C2
(3) <200/μL	A3	B3	C3

II. 1993 年 AIDS のサーベイランスのための症例定義における身体状態

- 食道，気管，気管支および肺におけるカンジダ症
- 子宮頸がん（浸潤性）
- 播種性もしくは肺以外のコクシジオイデス症
- コクシジオイデス症（肺以外）
- コクシジオイデス症（慢性，腸管）（1 ヵ月以上の期間）
- サイトメガロウイルス疾患（肝臓，脾臓やリンパ節以外）；サイトメガロウイルス網膜炎（視覚の喪失）
- HIV 関連脳症
- 単純ヘルペス：慢性潰瘍（1 ヵ月以上）；もしくは，気管支炎，肺炎や食道炎
- 播種性もしくは肺以外におけるヒストプラズマ症
- 腸管の慢性イソスポラ症（1 ヵ月以上）
- Kaposi 肉腫
- Burkitt リンパ腫；免疫芽球性リンパ腫；原発性脳リンパ腫
- 播種性もしくは肺以外の *Mycobacterium avium* complex，もしくは *Mycobacterium kansaii* 感染
- *Mycobacterium tuberculosis* 感染（肺，肺以外）
- 播種性もしくは肺以外の未同定の *Mycobacterium* の感染
- *Pneumocystis jirovecii* 肺炎
- 反復性肺炎
- 進行性多巣性白質脳症
- 反復性 *Salmonella* 敗血症
- トキソプラズマ脳症
- HIV による消耗性症候群

III. 臨床分類

A. カテゴリー A は，1 つもしくは複数の症状を示す HIV 感染が確認された青年期（13 歳以上）もしくは成人患者．カテゴリー B もしくは C に記されている症状は起きていない．

- 無症候性 HIV 感染
- 持続的な一般的なリンパ節症
- 病的状態を伴う急性（初回）HIV 感染，もしくは急性 HIV 感染の病歴

（つづく）

原発性免疫不全症　**57**

表 3-6　1933 年に改訂された青年期と成人期における HIV 感染分類と拡大した AIDS のサーベイランスのための症例定義（つづき）

III. 臨床分類
B. カテゴリー B は，HIV 感染が確認された青年期もしくは成人の症候性患者で，臨床カテゴリー C に含まれず，以下の基準の少なくとも 1 つには合致するもの：(a) HIV 感染に起因する状態，もしくは細胞性免疫不全の徴候；(b) 医師が経過観察が必要であると考える状態，もしくは治療が必要である HIV 感染による症状.
カテゴリー B に含まれる例．しかし，これらには限らない.
・細菌性血管腫症
・口腔咽頭カンジダ症（鵞口瘡）
・持続性，再発性，治療抵抗性の外陰腟カンジダ症（腟カンジダ症）
・子宮頸部異形成（中等度，重症），もしくは子宮頸がん
・発熱（38.5℃ 以上）や 1 ヵ月以上続く下痢などの全身症状
・毛状白板症
・少なくとも 2 つの異なった皮膚分節もしくは 1 つ以上の既往歴がある帯状疱疹
・特発性血小板減少性紫斑病
・リステリア症
・特に卵管卵巣膿瘍によって悪化する骨盤炎症疾患
・末梢神経障害
・分類目的のため，カテゴリー B の状態はカテゴリー A の先行した状態を記載してある．例えば，以前に口腔もしくは持続性の腟カンジダ症を罹患しているが（カテゴリー C の疾患を発症していないが），現在は無症候の患者は臨床カテゴリー B に分類される.
C. カテゴリー C には，AIDS のサーベイランスのための症例定義によって規定された臨床状態が含まれる．分類目的のため，一度カテゴリー C の状態になった患者は，カテゴリー C として分類される.

拡大したエイズのサーベイランスのための症例定義を含む．エイズ指標の症状（カテゴリー C）の人およびエイズ指標 CD4 T 細胞 <200/μL（カテゴリー A3 または B3）の人が 1993 年 1 月 1 日から米国および統治領のエイズ患者として報告されてきた. MMWR Morb Mortal Wkly Rep. 1992;41[RR-17] よりデータを引用．表の II と III は Lawlor GL Jr et al, eds. *Manual of Allergy and Immmunology.* Little, Brown, 1994 より許可を得て改変・転載.
[1]PGL：持続性全身性リンパ節腫脹 persistent generalized lymphadenopathy. カテゴリー A には，急性（初回）HIV 感染が含まれる.

病理と発症機構

　HIV は，レトロウイルスに属し，その RNA は 9 つの遺伝子をコードしている（表 3-7）．白血球の炎症部位への遊走を調節するケモカインは，HIV 疾患の病態に重要な役割を担っていることが発見された．感染とウイルス増殖の初期では，ウイルス粒子の侵入と細胞への感染には，T 細胞と単球/マクロファージを標的とした 2 つの補助受容体が必要である．すべての系統の HIV は，CD4 細胞膜分子に結合する膜タンパク gp120 を発現しているが，異なった系の HIV 間では，それぞれが認識する補助受容体により，組織「指向性」や特異性を示す．HIV ウイルスの感染時間経過に伴うウイルス形質の変化が，異なったステージの疾患における指向性と細胞病理の変化を誘導するのかもしれない．感染初期に単離されたウイルス系統は，粘膜と血管内皮感染と関連し（例えば，R5 指向性ウイルス），マクロファージが発現するケモカイン受容体 CCR5 に結合する．X4 指向性ウイルスは，後期の疾患ウイルスに共通して認められる．X4 指向性ウイルスは，T 細胞により広く発現し，多核巨大細胞形成に関与しているケモカイン受容体 CXCR4 に結合する．ケモカイン受容体は，ウイルスの細胞内侵入に重要であるため，ケモカイン受容体の遺伝多型は，感染や疾患進行の感受性に影響を与える．ある種の HLA アレルは，感受性と臨床経過とに関連する.

　HIV 感染の間，1 日 10 億のウイルス粒子がつくられ，除去されていることが数理モデルにより予想されている．HIV 複製の逆転写の段階で，エラーが起こりやすい．しばしば変異が起こり，個々の患者内においてさえ，HIV の多様性が急速に誘導される．患者は，1 種類以上の系統のウイルスに感染しているのかもしれない．そして，組み換えの機構により別系統のウイルス遺伝子が統合され，遺伝的多様性に寄与しているのかもしれない．抗原的，表現系的に異なったウイルス系統の派生が，病気の進行と臨床的な薬物抵抗性や初期ワクチン効果の欠落と関連している.

3．免疫系の障害

表 3-7　HIV 遺伝子と遺伝子産物

Ltr	long terminal repeat（末端反復配列）	遺伝子発現調節
Gag	polyprotein, processed into several gene products（いくつかの遺伝子産物に加工されたポリタンパク）	カプシド，マトリックス，核カプシドタンパク
Pol	polymerase（ポリメラーゼ）	逆転写酵素を含むウイルス酵素をコードする
Vif	viral infectivity factor(p23)（ウイルス感染性因子）	ウイルス阻害の克服
Vpr	viral protein R（ウイルスタンパク）	ウイルスプレインテグレーション複合体の核内輸送に関与するタンパク
Rev	regulator of viral gene expression（ウイルス遺伝子発現の調節遺伝子）	
Env	envelope protein gp160（エンベロープタンパク gp160）	ウイルス結合や融合に関与する gp120 と gp41 に切断される
Tat	transcriptional activator（転写活性化因子）	ウイルス遺伝子発現の増強
Nef	negative effector(p24)（ネガティブエフェクター）	HIV の複製制御

細胞活性化がウイルス感染性と挿入されたプロウイルス DNA の再活性化に重要である．ウイルス侵入後，カプシドが分解され，HIV 逆転写酵素がコードされていないウイルス RNA を 2 本鎖ウイルス DNA に変換する．いくつかの宿主タンパクを利用して，2 本鎖ウイルス DNA 複合体は，宿主の核を貫通し，染色体に挿入される．いったん挿入されたあとは，宿主の細胞の活性化状態により，ウイルスのプロウイルスは潜在化して残るか，しだいに転写活性化される．細胞の活性化は，細胞内転写因子の NF-κB を活性化して核内移行させ，ウイルス遺伝子発現を開始させる．HIV タンパクの Nef は，ウイルス複製を増強し，宿主の抗ウイルス活性を減弱させる．新しい感染性ウイルス粒子が組み立てられる．ウイルスタンパクと RNA は，感染細胞でパッケージングされ「発芽 budding」といわれる経路により細胞膜外に放出される．

HIV 感染患者の末梢やリンパ節の単核球のほんの 2% が大量のウイルスを含有しており，そのほとんどが胚中心の感染した濾胞樹状細胞である．腟や直腸粘膜に感染した患者における主なウイルス複製と潜伏の場は，腸管関連リンパ組織である．腸管関連リンパ組織は，宿主 T 細胞の大多数が存在する場であり，HIV に感染した表皮 Langerhans 細胞所属リンパ節に移行した場合，多くのリンパ球が細胞表面に結合したウイルスと遭遇する．二次リンパ組織におけるウイルスの持続感染は，細胞の活性化と大規模で不可逆的な CD4 T 細胞プールの消失と疾患の潜伏を引き起こす．CD4 T 細胞の著しい減少は，以下に述べるいくつかのメカニズムを介して引き起こされる．(1) HIV の直接的感染とウイルス複製に伴う CD4 T 細胞の破壊，(2) 細胞融合と多核巨大細胞（融合細胞形成）による除去，(3) CD4 T 細胞と血球系前駆細胞に対するウイルスタンパクの毒性，(4) 非感染細胞の CD28 などの副刺激分子の喪失，(5) 非感染 T 細胞のアポトーシス（プログラム細胞死）．CTL 活性は，初期には活発でウイルス血症の制御に有効であるが，後期にはウイルスの逃避変異を誘発する．最終的には，ウイルスの増殖が宿主反応を追い抜き，HIV によって誘導される免疫抑制が疾患の進行につながる．中和抗体が非常に遅くつくられるが，HIV 膜タンパク変異が液性免疫の裏をかく．時間が経過すると感染は全身性となり，サイトカイン反応の不全と免疫活性化を引き起こす．免疫系の過剰な活性化が，ナイーブ T 細胞への感染を増加させる．最終的に，これらの事象が，リンパ組織，骨髄の健全性，効率的な免疫応答に対して，有害な事象を誘発する．

それに加え，細胞性免疫の欠損，多くの患者における高ガンマグロブリン血症を伴った特異的抗体反応の欠失が認められる．既往抗原と新規抗原に対する反応の両方が失われる．

ウイルス量測定方法（血清 HIV-RNA 定量）の開発により HIV 経時変化がよりよく理解されるようになり，治療反応性の評価系が確立された．現在では，ウイルスは罹患中，継続して複製されており，臨床潜伏期にかかわらず免疫有害事象は起こっていることがわかっている．AIDS への進行のリスクは，血清抗体陽性化後の個々のウイルス量に相関しているようにみえる．いくつかの大規模臨床コホート研究データから，CD4 T 細胞数と AIDS の定義である日和見感染や悪性腫瘍のリスクに直接の相関関係があることが示された．ウイルス量と CD4 T 細胞数の減少度合いは，HIV 感染患者の免疫状態の重要な臨床指標となる．CD4 T 細胞数は，疾患ステージのよい指標であり，ウイルス量は疾患進行度合いや治療反応性をモニタリングするのに適している．ニューモシスチス肺炎（PCP）などの日和見感染の予防は，CD4 T 細胞数が 200〜250 細胞/μL の域に達したときに開始される．

同様に，CD4 T 細胞数が 50 細胞/μL 以下に達した場合は，サイトメガロウイルス（CMV）網膜炎と *M. avium* complex（MAC）感染の危険性が優位に増加する．残念ながら，結核菌感染，非 Hodgkin リンパ腫や心血管系疾患，肝臓疾患，神経認知疾患などのいくつかの HIV 合併症は，十分な CD4 T 細胞数があるにもかかわらず発症する．

単球，マクロファージと樹状細胞も HIV 受容体（CD4）を発現しており，HIV に感染する．このことにより，ウイルスのリンパ組織から CNS などの免疫特権部位への転移が促進される．HIV に感染した単球は，IL-1，IL-6 や TNF などの急性反応サイトカインを大量に放出し，持続的な症状に関与する．特に，TNF は，進行患者で認められる重篤な消耗症候群への関与が示唆されている．付随感染は，サイトカイン産生や補助因子の発現増強，細胞活性化などの機構を介して HIV の感染と粘膜への侵入を促進する．疫学的調査により，HSV-2 感染患者では，非感染者に比べて 2〜7 倍，HIV 感染のリスクが上昇することが示されている．

臨床症状

AIDS の臨床症状は，HIV によって誘発される進行性の重症免疫不全によってもたらされる．患者は，広範囲の非典型的もしくは日和見の細菌，ウイルス，寄生虫や真菌の感染に感受性が高い．共通した非特異的な症状は，発熱，夜間の発汗と体重減少である．体重減少や悪液質は，吐き気，食欲不振や下痢によるものである．それらは，予後不良の徴候である．

感染の増加は，CD4 T 細胞数減少のサインである．**病原真菌 fungal pathogen** は，宿主の免疫応答性に影響を与えるかもしれないが，HIV 感染患者ではしばしば日和見感染となる．*Cryptococus neoformans* 脳炎（クリプトコッカス性髄膜炎），播種性の *Histoplasma capsulatum* や播種性の *Coccidioides immitis* 感染は，CD4 T 細胞数が 200 細胞/mm³ を下回るような後期に起こる．*C. neoformans* 脳炎は，発熱，倦怠感，頭痛，羞明や吐き気を特徴とする．精神状態の変化や頭蓋内圧の上昇は，死亡や神経後遺症の危険因子である．時には，大脳の肉芽腫性脳病変が傷害部位の大部分に存在する．

土壌がトリやコウモリの糞で汚染された地域においては，*H. capsulatum* 感染が傑出した体質的な症状であり，しばしば肺症状や亜急性の髄膜脳炎が認められる．細胞性免疫が不全に陥ったとき，潜在疾患の再活性化による散発性の疾患が発症する．

以前は原生動物と考えられていたが，今は真菌として分類されている *Pneumocystis jirovecii* は，75％の患者に影響を与える最も一般的な日和見感染である．臨床的には，発熱，咳，息切れや低酸素血症が，軽度なものから生命を脅かすものまでさまざまな範囲で症状が認められる．PCP は，新規感染もしくは過去の感染の再活性化により引き起こされる．PCP の診断は，臨床症状，X 線像，喀痰の Wright-Giemsa 染色またはメセナミン銀染色によって行われる．臨床的疑いが強い場合には，喀痰染色の陰性だけでは病気の疑いを拭いきれないため，確定診断のために気管支肺胞洗浄や経気管支バイオプシーが必要になる．気胸や重篤な呼吸不全を伴う進行性の実質の疾患などの PCP の合併症は，病気の治療や予防のための投薬の副作用である．

慢性免疫不全の結果，HIV 感染患者は，他の**呼吸器感染症 pulmonary infection** に対して高い危険性を持っている．例えば，肺炎球菌 *S. pneumoniae*，インフルエンザ菌 *H. influenzae* や緑膿菌 *P. aeruginosa* などの細菌感染，結核菌 *Mycobacterium tuberculosis* や MAC などのマイコバクテリア感染，*C. neoformans*，*H. capsulatum*，*Aspergillus* 属や *C. immitis* などの真菌感染がその例である．これらの感染の臨床的な疑いは，積極的な治療のための早期診断となる．

結核菌再活性化のリスクは，HIV 患者以外が生涯にわたるリスクが 10％なのに対し，HIV 感染患者においては 1 年あたり 5〜10％である．活動型結核の発症は，HIV 感染による細胞性免疫の障害によって促進される．さらに，皮膚反応の不全により発見が遅くなるかもしれない．咳や呼吸困難などの呼吸器系の症状，胸膜炎による胸の痛みが潜行性の発熱，倦怠感，体重減少，食欲不振に伴うかもしれない．70％以上の結核，粟粒結核や髄膜炎を併発した患者で認められる肺以外の症状が，もっと深刻な合併症である．多剤耐性菌の出現が，問題をさらに難しくする．*M. avium* は結核菌より毒性の低い病原体であるが，臨床的に重篤な免疫不全の場合にのみ播種性の感染が起こる．IFN-γ，IL-2，IL-12，TNF といったサイトカインの合成不全により貪食した病原体を殺すことができず，*M. avium* は，マクロファージ内で生き残る．MAC 症状は非特異的であり，発熱，体重減少，貧血や下痢による消化器系の苦痛が典型症状である．

口腔カンジダ症（鵞口瘡）oral candidiasis（thrush） と**毛状白板症 hairy leukoplakia** の存在は，HIV 感染と強く相関し，AIDS への進行の予徴となる．口腔カンジダ症は局所，もしくは全身の免疫機能低下と，場

合によっては合併する代謝バランスの崩れが，通常は常在細菌の *Candida* 属の日和見増殖につながる．口腔カンジダ症を発症した HIV 感染患者は，胸骨痛や嚥下障害を伴う食道カンジダ症のリスクが高くなる．この感染と臨床症状は，医師が経験的に経口抗真菌治療を行う対象となる．患者が治療にすぐに反応しない場合には，単純ヘルペスや CMV 感染などの他の原因の食道感染を疑うべきである．Epstein-Barr ウイルス(EBV)感染は，毛状白板症の原因であり，もう1つの HIV の合併症で頬粘膜や軟口蓋，口腔底に主にみられる粘膜の白色の肥厚を認める．

下痢は AIDS の顕著な特徴で，重篤な消耗，予後不良，死亡率の上昇を引き起こす．高熱と腹部痛を伴った持続的な下痢は，**感染性腸炎 infectious enterocolitis** の徴候である．CD4 T 細胞の減少は，消化管の日和見感染と強い相関を示す．このようなケースにおいて可能性のある病原体は非常に多く，バクテリア，MAC，原虫(クリプトスポリジウム *Cryptosporidium*，微胞子虫 microsporidia，*Isospora belli*，赤痢アメーバ *Entamoeba histolytica*，ランブル鞭毛虫 *Giardia lamblia*)や HIV 自体が含まれる．これらの病原体感染による胃酸の減少により，*Campylobacter* 属や，*Salmonella* 属，赤痢菌属 *Shigella* による非日和見性の感染性胃腸炎に対する感受性が上昇する．肝炎ウイルス(HBV，HCV，CMV)の共感染は，肝硬変や肝疾患の最終ステージへの移行を加速するが，幸いなことに高活性抗レトロウイルス療法(HAART)により，臨床症状を緩和できる．

HIV 感染に共通に随伴する**皮膚病変 skin lesion** は，感染性(ウイルス，バクテリア，真菌)，腫瘍性，非特異的なものに分けられる．単純ヘルペスウイルス(HSV)と帯状疱疹ウイルス(HZV)は，細胞性免疫が低下した場合に，慢性持続的で進行性の病変を引き起こす．HSV は，口腔内と肛門周囲の炎症を共通して引き起こすが，AIDS においては肺と食道炎が加わる．播種性の HSV や HZV 感染と伝染性軟属腫のリスクは，免疫状態と相関する．卵形マラリア原虫 *Pityrosporum ovale* による脂漏性皮膚病変や真菌性皮膚感染(*C. albicans*，皮膚糸状菌種)も HIV 感染患者に共通してみられる．黄色ブドウ球菌 *S. aureus* を含むメチシリン耐性の *Staphylococcus* 属は，HIV 感染患者で共通して認められる毛嚢炎，癤腫症，水疱性膿痂疹の原因となり，伝播や敗血症を防ぐために積極的な治療が必要となる．**細菌性血管腫症 bacillary angiomatosis** は，*Bartonella quintana* や *Bartonella henselae* 感染によって引き起こされる．致死性の腫瘍様の増殖性血管内病変を伴う皮膚疾患である．病変部は Kaposi 肉腫と似ているが，エリスロマイシンやテトラサイクリンに反応する．

HIV 感染患者の **CNS 症状 CNS manifestation** には，感染と腫瘍が含まれる．**トキソプラズマ症 toxoplasmosis** は，しばしば占拠性病変として存在し，頭痛を誘発し，精神状態を変化させ，てんかん発作や局所性神経障害を引き起こす．クリプトコッカス性髄膜炎は，頭痛と発熱が共通症状である．クリプトコッカス性髄膜炎の 90 % 以上の患者が，血清 *C. neoformans* 抗原試験に陽性を示す．

HIV 関連神経認知障害 HIV-associated neurocognitive disorder には，典型的には認知作業の困難，短期記憶の低下，運動機能低下，性格や情動性の変化，痴呆の漸増と漸減がある．重度の **AIDS 認知症 AIDS dementia** は，広範囲にわたる皮質の萎縮と脳室の肥大を伴った精神運動遅滞，無動症，言語障害として特徴付けられる．50 % もの AIDS 患者がこの疾患に罹患し，それはおそらくは HIV がグリアやマクロファージに感染することで引き起こされる CNS 内の炎症性破壊によるものである．R5 型のウイルスが CNS の単球系に指向性である．鑑別診断は，薬物による代謝障害と中毒性脳炎を含んだ幅広いものとなっている．神経精神状態の変化を誘発する別の原因としては，神経梅毒，CMV もしくは単純ヘルペスウイルス，マイコバクテリア，クリプトコッカス性髄膜炎，リンパ腫，**進行性多巣性白質脳症 progressive multifocal leukoencephalopathy**，JC パポバウイルスによって引き起こされる進行性の脱髄疾患などがある．

HIV 感染の末梢神経症状には，知覚神経，運動神経，炎症性の多発性神経炎がある．進行した HIV 疾患の約 33 % の患者が末梢の刺痛，しびれ，痛みを四肢に感じる．これらの症状は，神経への直接の HIV 感染による神経軸索の消失による．アルコール依存症，甲状腺疾患，ビタミン B_{12} 欠乏，薬物毒性(ddI，ddC)，CMV 関連上行性多発神経根症や横断性脊髄炎もまた**末梢性ニューロパチー peripheral neuropathy** を引き起こす．少し頻度は低いが，HIV 感染患者は Guillain-Barré 症候群様の炎症性脱髄性多発神経炎を発症する．しかしながら，知覚神経障害とは異なり，この炎症性脱髄性多発神経炎は，臨床的に明白な免疫不全を呈する前に発症する．自己免疫反応が疑われるものの，この状態の原因は不明である．CMV 感染によって誘導される**網膜炎 retinitis** は，HIV 感染による急速進行性の視覚喪失において最も共通の原因である．*Toxoplasma gondii* 感染，微小梗塞や網膜壊死も

同様に視覚喪失を引き起こすため，診断は困難である．

AIDSにおいて認められる**HIV関連腫瘍 HIV-related malignancy** としては，Kaposi肉腫，非Hodgkinリンパ腫，中枢神経系原発悪性リンパ腫，転移性の子宮頸がんや肛門の扁平上皮がんがある．免疫監視と生体防御の障害と腫瘍ウイルスへの曝露の増加が発がんを増加させる．

Kaposi肉種 Kaposi sarcoma は，HIV関連がんで最も一般的である．サンフランシスコでは，ホモセクシュアルのHIV感染男性の15〜20％が病気の進行とともにこのがんを発症する．Kaposi肉腫は，女性や子供には少ないが，その理由は不明である．地中海沿岸の高齢男性が罹患する古典的なKaposi肉腫とは異なり，HIV感染患者の疾患は，皮膚病変だけでなくリンパ性または播種性の内臓病変を示す．それはしばしば進行性であり，肺の病変は致死的となる．組織学的には，Kaposi肉腫の病変は，血管内皮やコラーゲンネットワーク内の紡錘細胞を含む混合の細胞組成からなる．易感染性の患者におけるヒトヘルペスウイルス8（HHV-8）は，起炎症性の遺伝子産物の産生を介して血管新生を促進する．HIV自体が細胞を形質変換してがん化させているというよりは，サイトカインや増殖因子の産生を促進し腫瘍の増殖を誘導しているようである．臨床的には，皮膚のKaposi肉腫は紫色の結節性の皮膚病変，もしくは無痛の口腔内病変に代表される．肺，リンパ節，肝臓や消化管などの内臓が関与し，Kaposi肉腫は慢性的な血液の喪失と急性出血を引き起こす．

非Hodgkinリンパ腫 non-Hodgkin lymphoma はHIV患者で特に活動性が高く，通常は重篤な免疫不全の状態を反映する．これらの腫瘍の大部分は高分化型B細胞リンパ腫であり，播種性である．慢性的なB細胞刺激，免疫不全，EBV感染細胞に対する免疫調節の消失のすべてがクローン選択された細胞の形質転換と非Hodgkinリンパ腫の危険因子である．大細胞またはBurkittリンパ腫はしばしばEBV感染と相関するだけでなく，半数の原因となる．多くの場合，病気が進行してからの診断となり，CNSがしばしば原発巣，もしくはリンパ節外の転移場所となる．

肛門異形成 anal dysplasia と扁平上皮がん squamous cell carcinoma も，しばしばホモセクシャルの男性のHIV患者において認められる．これらの腫瘍は，肛門や直腸へのヒトパピローマウイルス（HPV）感染に付随しているようにみえる．女性のHIV感染者では，HIV関連**子宮頸部異形成 cervical dysplasia** の発生が40％もの高率で認められ，異形成は速やかに浸潤性の**子宮頸がん invasive cervical carcinoma** に移行する．

多剤併用療法（HAART）は引き続き課題となっているが，抗レトロウイルス療法は明確に免疫状態を改善する．理由ははっきりしないが，HIV感染患者は広範囲の抗菌薬に対して異常に高い有害反応を示し，しばしば皮膚反応を極度に減弱させる．薬物過敏性と毒性は，重篤で生命を脅かす可能性のあるものであり，特定の服用者に限られる．**免疫再構築症候群 immune reconstitution syndrome** は，HAART開始後，数日から数週間で起こることが報告されている．マイコバクテリア，肺，肝臓や神経感染の再燃や悪化が免疫活性の復活によって誘導されるが，おそらくは残存抗原や不顕性の病原体の攻撃による奇異性の炎症の悪化によるものである可能性がある．

HIV感染による他の合併症には，関節炎，ミオパチー，消化管における吸収不全，副腎や甲状腺異常，血球減少，腎障害がある．患者は，強力な抗ウイルス療法（ART）により長期間生存するため，心血管系の合併症が顕著になっている．ARTは，脂質異常とインスリン抵抗性を含む代謝異常と関連している．HIV感染は，脂質と起炎症性の機構によりアテロームを生成する．

疾患は1981年に初めて報告されたため，AIDSの発症原因に関する医学的知見は，医学史に例をみない速度で増加している．得られた知識により，HIV感染や複雑な日和見感染や発がんを制御するための治療法が迅速に開発されている．

チェックポイント

23. AIDSの主な臨床症状は何か．
24. HIV感染後にAIDSを発症するまでの主要な段階は何か．

62   3．免疫系の障害

ケーススタディ

Yeong Kwok, MD

（解答は 25 章 736 ページを参照のこと）

CASE 6

40 歳の女性．鼻閉と反復性の副鼻腔感染により来院．彼女は約 1 年前に鼻漏，くしゃみと息苦しさを感じるまでは健康であった．患者の鼻漏は，メキシコに 2 週間のバカンスに行ったときには消失し，帰宅時に再発した．患者は，この 5 年間は夫と 1 人の子供とともに同じ家に住み続けている．彼らはイヌを 4 年間，ネコを 1 年間飼っている．検査の結果，患者には湿性の肥大した鼻甲介と玉石のような後咽頭が認められた．

設 問
A. アレルギー性鼻炎の病態生理学的な所見は何か．
B. アレルギー性鼻炎の症状と徴候は何か．
C. アレルギー性鼻炎において考えられる合併症は何か．

CASE 7

生後 2 ヵ月の乳児．発熱，血圧低下，頻脈と昏睡により ICU に入った．注目すべき既往歴として，生後 2 週に同様の症状で治療を受けたことである．39℃ の熱と口腔カンジダ症と右肺部のラ音が検査所見である．胸部 X 線写真により多様性の肺炎が明らかとなった．小児における反復性の重度感染症は，免疫不全症が疑われる．

設 問
A. この子供の最も可能性のある免疫不全症は何か．また，それはどのような理由によるか．
B. この疾患の遺伝的背景，細胞欠損は何か．
C. この疾患の一般的な予後はどうか．

CASE 8

18 ヵ月の男児．高熱，息切れと咳で両親と救急外来を受診した．男児は 6 ヵ月まで健康であった．その後，彼は 4 回の中耳炎を起こし，それが重篤で反復性であったため何ヵ月か予防的に抗菌薬を服用した．彼は最近抗菌薬服用を中止し，経過観察中であった．発病前日に彼は咳をし始め，それがすぐに高熱と昏睡へと進行し発病した．両親は健康で，彼の姉もまた健康である．彼の父親の家族歴には特筆すべき点はないが，母系の伯父が幼児期に肺炎で死亡している．検査では，昏睡して呼吸は速いが発達は正常であった．彼の体温は 39℃ で，両肺底部呼吸音の減少が認められた．X 線写真では，左右下葉の硬結と両側の胸水貯留が認められた．患者は入院し，血液培養検査の結果，肺炎球菌の増殖が次の日に確認された．血清試験の結果において IgG，IgM，IgA 抗体の極度の低値が，フローサイトメトリーの結果では，循環 B リンパ球の欠如が認められた．

設 問
A. この患者の診断は何か．またその理由を述べよ．
B. 何が病態生理学上の原発となっているか．また，どのようにそれが臨床症状に結び付いているか．
C. なぜ，一般的に乳児は生後 4〜6 ヵ月まで健康なのか．

CASE 9

18歳の男性．発熱，顔面痛と鼻閉を訴え，急性副鼻腔炎の症状である．既往歴は，反復性の副鼻腔感染と慢性的な下痢，これらすべてが原発性免疫不全症の可能性を示唆している．分類不能型原発性免疫不全症としての診断をまとめよ．

設 問

A. 分類不能型原発性免疫不全症における共通感染症状は何か．

B. 感染症状は，どのような免疫異常によるものか．

C. この患者ではどのような疾患のリスクが高まるか．

D. どのような処置が指示されるか．

CASE 10

31歳の男性．薬物使用者．息切れを主訴に救急部門を受診．患者は，1ヵ月間の空咳を伴った断続的な発熱と夜間の発汗を訴えた．最初は運動時の息切れのみであったが，現在は息切れがさらに進行し，安静時においても呼吸困難を感じる．患者は，中等度の呼吸障害のようである．患者のバイタルサインは異常であり，体温は39℃，心拍数は112 bpm，呼吸数は20回/分，室内気における酸素飽和度は88％であった．理学的検査は特記すべき点はなかったが，異常な肺音がないのは着目すべきである．胸部X線写真により，日和見感染の一種である，ニューモシスチス肺炎の特徴であるびまん性の腸内浸潤巣が認められた．

設 問

A. この患者のニューモシスチス感受性の原因となる最も可能性が高い疾患は何か．

B. この疾患によって誘導される免疫不全の病因は何か．

C. この疾患の自然経過はどのようなものか．病気の進行に伴って認められる共通の臨床所見は何か．

参考文献

全 般

Abbas AK et al, eds. *Basic Immunology*, 4th ed. Saunders, 2012.

Akdis M et al. Interleukins, from 1 to 37, and interferon-γ: receptors, functions, and roles in diseases. J Allergy Clin Immunol. 2011 Mar 127(3):701–21. [PMID: 21377040]

Chaplin DD. Overview of the immune response. J Allergy Clin Immunol. 2010 Feb;125(2 Suppl 2):S3–23. [PMID: 20176265]

DeFranco AL et al. *Immunity, The Immune Response in Infectious and Inflammatory Disease.* New Science Press Ltd, 2007.

Mosmann TR et al. Two types of murine helper T cells clone: I. Definition according to profiles of lymphokine activities and secreted proteins. J Immunol. 1986 Apr 1;136(7):2348–57. [PMID: 2419430]

O'Shea JJ et al. JAKs and STATs in immunity, immunodeficiency, and cancer. N Engl J Med. 2013 Jan 10;368(2):161–70. [PMID: 23301733]

Ozdemir C et al. T regulatory cells and their counterparts: masters of immune regulation. Clin Exp Allergy. 2009 May;39(5):626–39. [PMID: 19422105]

Schwartz RS. Shattuck lecture: diversity of the immune repertoire and immunoregulation. N Engl J Med. 2003 Mar 13;348(11):1017–26. [PMID: 12637612]

アレルギー性鼻炎

Akdis CA et al. Mechanisms and treatment of allergic disease in the big picture of regulatory T cells. J Allergy Clin Immunol. 2009 Apr;123(4):735–46. [PMID: 19348912]

Durham SR et al. Long-term clinical efficacy of grass-pollen immunotherapy. N Engl J Med. 1999 Aug 12;341(7):468–75. [PMID: 10441602]

James LK et al. Update on mechanisms of allergen injection immunotherapy. Clin Exp Allergy. 2008 Jul;38(7):1074–88. [PMID: 18691292]

Kariyawasam HH et al. Allergic rhinitis, chronic rhinosinusitis and asthma: unravelling a complex relationship. Curr Opin Otolaryngol Head Neck Surg. 2013 Feb;21(1):79–86. [PMID: 23241653]

Middleton E et al, eds. *Allergy: Principles and Practice*, 7th ed. Mosby, 2008.

3．免疫系の障害

Miyahara S et al. Contribution of allergen-specific and nonspecific nasal responses to early-phase and late-phase nasal responses. J Allergy Clin Immunol. 2008 Mar; 121:718–24. [PMID: 18155286]

Wallace DV et al; Joint Task Force on Practice; American Academy of Allergy; Asthma & Immunology; American College of Allergy; Asthma and Immunology; Joint Council of Allergy, Asthma and Immunology. The diagnosis and management of rhinitis: an updated practice parameter. J Allergy Clin Immunol. 2008 Aug;122(2 Suppl):S1–84. Erratum in: J Allergy Clin Immunol. 2008 Dec;122 (6):1237. [PMID: 18662584]

原発性免疫不全症

Notarangelo LD. Primary immunodeficiencies. J Allergy Clin Immunol. 2010 Feb;125(2 Suppl 2):S182–94. [PMID: 20042228]

Ochs HD et al, eds. *Primary Immunodeficiency Diseases: A Molecular and Cellular Approach*, 2nd ed. Oxford University Press, 2007.

Parvaneh N et al. Primary immunodeficiencies: a rapidly evolving story. J Allergy Clin Immunol. 2013 Feb;131 (2):314–23. [PMID: 23374262]

Primary immunodeficiency diseases. Report of a WHO scientific group. Clin Exp Immunol. 1997 Aug;109(Suppl 1):1–28. [PMID: 9274617]

Stiehm ER, ed. *Immunologic Disorders in Infants and Children*, 5th ed. Saunders, 2004.

AIDS

1993 revised classification system for HIV infection and expanded surveillance case definition for AIDS among adolescents and adults. MMWR Recomm Rep. 1992 Dec 18;41(RR-17):1–19. [PMID: 1361652]

Boassa A et al. Chronic innate immune activation as a cause of HIV-1 immunopathogenesis. Clin Immunol. 2008 Mar;126(3):235–42. [PMID: 17916442]

Grossman Z et al. Pathogenesis of HIV infection: what the virus spares is as important as what it destroys. Nat Med. 2006 Mar;12(3):289–95. [PMID: 16520776]

Levy J. *HIV and the Pathogenesis of AIDS*. ASM Press, 2007.

Mientjes G et al. Tuberculosis-associated immune reconstitution inflammatory syndrome: case definitions for use in resource-limited settings. Lancet Infect Dis. 2008 Aug;8(8):516–23. [PMID: 18652998]

Moir S et al. Pathogenic mechanisms of B-lymphocyte dysfunction in HIV disease. J Allergy Clin Immunol. 2008 Jul;122(1):12–9. [PMID: 18547629]

Sachdeva M et al. Immune exhaustion occurs concomitantly with immune activation and decrease in regulatory T cells in viremic chronically HIV-1-infected patients. J Acquir Immune Defic Syndr. 2010 Aug;54(5):447–54. [PMID: 20463584]

Volberding PA et al, eds. *Sande's HIV/AIDS Medicine: Medical Management of AIDS 2013*. Elsevier Saunders, 2012.

感染症

Karen C. Bloch, MD, MPH

CHAPTER 4

　感染症は，先進国と途上国の双方において死因となる主要疾患の1つである．感染症は，特に疾患感受性が高い個体，乳幼児，高齢者，免疫不全患者，公民権のない者（難民など）disenfranchised において，重大な病的状態と死亡を引き起こす．

　感染症の発症は，宿主，感染病原体と環境因子の関連によって左右される．図 4-1 は，感染症研究における宿主，感染病原体，環境の関連性の典型図を示している．感染病原体は，**外因性 exogenous**（通常，生体内でみられないもの）または**内因性 endogenous**（特定の解剖学的部位からの検体で日常的に培養されるものであるが，通常は生体に疾患を引き起こさないもの）のいずれかである．感染は，外因性の感染病原体が外界から体内に侵入したか，内因性のものが宿主の免疫を凌駕したときに成立する．宿主の疾患感受性は，双方の状況において重要な役割を果たしている．

　外界には，**ベクター vector**（感染病原体を伝染させる虫やその他の媒介動物）と**動物宿主 zoonotic host，リザーバー reservoir**（感染病原体を宿し増殖させる動物）が存在する．例えば，シロアシマウス *Peromyscus leucopus* はライム病を引き起こす細菌である *Borrelia burgdorferi* のリザーバーである．マダニ *Ixodes* tick は昆虫ベクターである．この細菌がマウスに感染した際にもマウスは無症状であるが，細菌はマウスの中で高度に増殖する．ダニの幼生が感染したマウスに寄生すると二次的に *B. burgdorferi* に感染し，若虫に脱皮しても感染が持続する．その後感染した若虫がヒトに咬みつくと，感染した唾液を通して細菌がヒトの血流に入り，疾患を引き起こす．

　感染症の学習をする際には，集団，個人，細胞，遺伝子のレベルでの病態の理解が必要となる．例えば，集団のレベルでは，地域社会の中の結核の伝播は感染したヒト宿主の社会的な相互関係に影響される．結核の集団発生は，ホームレスの施設，刑務所，老人保健施設などの集団生活の現場で，感染した患者が感受性のある個人と濃厚に接触したときに起こる．個人のレベルでは，結核は結核菌を含んだ飛沫を吸い込んだ結果発症する．細胞レベルでは，結核菌がT細胞を活性化し，それが感染に重要な役割を果たす．T細胞の反応が低下した個体［例えば，ヒト免疫不全ウイルス（HIV）感染者］では，免疫不全のために初感染または潜在性結核の再燃時に活動性の結核となる危険性が高い．最後に遺伝子のレベルでは，マクロファージのタンパクに遺伝的多型性のある個体では，より結核発症の危険性が高いかもしれない．

　特定の微生物は，特定の型の感染症を引き起こす傾向がある．肺炎球菌 *Streptococcus pneumoniae* は通常，肺炎，髄膜炎，菌血症を起こすが，心内膜炎（心臓弁の感染症）を起こすことはまれである．大腸菌 *Esch-*

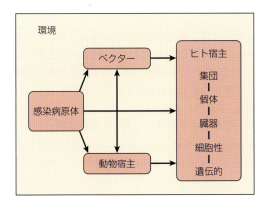

図 4-1　宿主，感染病原体，環境の基本的相互関係モデル．宿主では，病因論的な機序は，個体群（例えば，ヒトからヒトへの伝播）レベルから細胞，分子機序（遺伝学的感受性）へと進展していく．

66 4．感染症

表 4-1　感染症診断のための病歴聴取

要　因	特　徴	感染症の例
現病歴	年齢 妊娠 感染発症の場所（自宅，老人保健施設，病院） 季節 症状（期間，重症度，パターン）	ウエストナイル熱による神経疾患は高齢者に多い． 妊婦は重症の水痘肺炎の危険性が高い．種々の感染症や治療は胎児への影響がある． 多剤耐性細菌は，老人保健施設入所中や病院入院中の患者からより高頻度に検出される． インフルエンザの流行は秋から初春に限られる． もし症状が 1 週間以上続けば，細菌性髄膜炎は除外される．
既往歴（投薬，アレルギー，ワクチンを含む）	免疫抑制状態があるか（例：HIV，臓器移植，コルチコステロイド使用，化学療法，脾摘後） 合併疾患（例：慢性閉塞性肺疾患，糖尿病，アルコール依存症） 輸血	AIDS 患者のニューモシスチス肺炎 糖尿病患者における足趾切断に至る可能性のある軟部組織感染 サイトメガロウイルスや C 型肝炎ウイルスの血液媒介感染
嗜好および曝露歴	嗜好［例：飲酒，喫煙，違法薬物の使用（投与経路と種類）］ 性交渉 屋外での活動 ペット	薬物の使用による皮膚の細菌の血液内散布に伴う心内膜炎 梅毒のような性感染症の危険性 節足動物媒介性感染症（例：ロッキー山紅斑熱） 人獣共通感染症（例：ネコひっかき病）
社会歴	職業 集合住居 ホームレス 旅行	獣医の Q 熱 患者との接触による感染の伝播（例：インフルエンザ，赤痢菌，ノロウイルス） 結核，疥癬 国外での感染（例：マラリア）
家族歴	伝染性疾患	結核
全身の評価	臓器ごとの症状	頭痛の経歴は中枢神経の感染が疑われる．下痢は胃腸炎が疑われる．

erichia coli は，胃腸炎と尿路感染でよく検出される原因菌である．マラリア原虫 *Plasmodium* sp. は赤血球と肝細胞に感染してマラリアを起こす．赤痢アメーバ *Entamoeba histolytica* は，アメーバ赤痢や肝膿瘍など

を起こす．表 4-1 は，特異的な臨床症状に関連が深い最も可能性が高い微生物を同定する目的で，宿主と環境を考慮した病歴聴取を行うための臨床的なアプローチを示している．

感染に対する宿主の防衛機構

　ヒトの体は，いくつもの異なった機序によって感染を制御する能力を持っている．生理的なバリアは，外界からの細菌の侵入と生体の一部に定着 colonized している菌が無菌状態の部位へ侵入するのを防いでいる．これらの生理的なバリアが破られたときに，免疫が活性化される（図 4-2）．非特異的な異物タンパクで活性化される既存のタンパク（例えば，補体）や免疫細胞（食細胞）によって構成されている**自然免疫 constitutive（innate）immunity** は，外界からの異物に速やかに反応することが可能である．**獲得免疫 induced（adaptive）immunity** は，特異的なタンパクに反応して活性化される即時型と遅発型の免疫反応を含んでいる（例えば，肺炎球菌のワクチンを受けた個

体においては，肺炎球菌ワクチン中に含まれている特異的な系統の肺炎球菌に対する抗体が産生される）．免疫を受けていない個体では，特異的な免疫受容体を有した細胞の誘導には数日かかることがある．初回の曝露後（感染やワクチン）にメモリーリンパ球と病原体特異的抗体の産生を通して起こる**防御免疫 protective immunity** は，再感染時にさらに迅速な反応を可能にしている．補体による免疫反応は後ほど詳細に述べる．

常在微生物叢

　ヒトの体は，多くの種類の細菌，ウイルス，真菌，

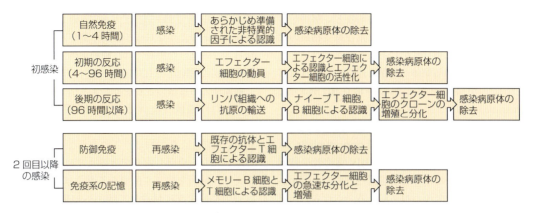

図 4-2　感染への宿主の応答の相．感染のごく初期のステージでは，非特異的伝達物質（補体，食細胞）が優勢である．獲得免疫（抗体産生，リンパ球の刺激）には，特異的抗原の認識のあとにクローンの増殖が必要である．いったん特異的な感染病原体に対する免疫が導入されると，再感染に対してより迅速に反応できるように，免疫応答の活性化状態が保たれる．

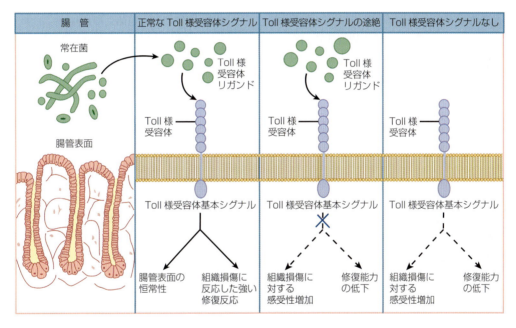

図 4-3　常在菌は Toll 様受容体（TLR）のリガンドを分泌する．そのリガンドは正常腸組織表面の TLR に結合する．この相互作用は，細胞を傷害から守る基本シグナルを刺激する．TLR シグナルの中断や常在菌を排除する抗菌薬の投与は，腸上皮が傷害に抵抗したり，傷害を受けた細胞を修復する能力を損なう．

原生動物を有しており，ヒトの**微生物叢 microbiota** といわれている．それらの多くは，ヒトの生体の表面または中に共生的に存在し，滅多に疾患を起こさない生物と定義される**常在菌 commensal** である（図 4-3）．通常細菌が検出される解剖学的部位のなかには皮膚（ブドウ球菌属，ジフテロイド），口腔咽頭（連鎖球菌属，嫌気性菌），大腸（腸球菌，腸内桿菌 enteric bacilli）と腟（乳酸桿菌属）がある．

分離された菌が侵入した病原菌ではなく，常在微生物叢の構成要素であるということを決めるのは困難である．例えば，血液検体からブドウ球菌属が培養されたときは，採血の際の混入かもしれないし，致死的な血流の感染かもしれない．有効な手がかりは，細菌の負荷量（血液培養陽性の回数），感染症の症状や徴候（咳や発熱）と炎症性細胞（喀痰中の多形核白血球や血中の好中球比率の増加）の存在である．結核菌のような**偏性病原体 obligate pathogen** が生体内の部位から検出されることは，感染症の診断に重要である．幸いなことに，絶対病原菌となる微生物はごく少数である．例えば，髄膜炎の主要な原因菌である髄膜炎菌 *Neisseria* *meningitidis* は，無症状の個体の 10%ほどで咽頭から培養される．この場合は，一時的な常在微生物叢の代表例である．宿主は無症状ではあってもキャリアとして働き，感受性のある個体へ細菌を運んでしまう．ごくまれにしか疾患を起こさない常在菌(例えば，*Candida albicans*)や，外界に広く存在し，通常はヒトの病原菌とされていない微生物(例えば，*Aspergillus* 属菌)による感染症を**日和見感染** opportunistic infection と呼ぶ．これらの感染は，HIV 感染者や臓器移植を受けた患者のような**免疫不全宿主 immunocompromised host** にもっぱら起こる．これらの病原体は，滅多に健康な宿主には感染を起こさないが，低下した免疫を利用して感染を起こす日和見感染微生物 opportunist である．

微生物が検出された部位の情報は，感染と定着 colonization を区別するために重要である．血液，脳脊髄液，関節液，深部臓器のような通常無菌の部位からの微生物の検出は，感染症の診断を確定できる．例えば，腸内細菌の多くを占める属である *Bacteroides* 属は，腸粘膜の健全性が損なわれたときに，腹腔内の膿瘍や敗血症を来すかもしれない．通常は皮膚の常在菌である表皮ブドウ球菌 *Staphylococcus epidermidis* は，静脈内カテーテルを挿入後，菌血症の原因となり得る．通常の体内の微生物叢の知識は，感染の原因菌を同定する際や，エンピリックセラピー(経験的治療)に使用する薬物の選択の際に有用となることがある．

宿主と常在菌の微妙な共生が妨げられたときに，常在微生物叢よりも外因性または内因性の細菌が増殖するかもしれない．この現象は，一時的でも，持続的でも**定着 colonization** と呼ぶ．例えば，広域抗菌薬は乳酸桿菌のような腟の常在微生物叢を破壊し，*Candida* 属菌の増殖を起こす．常在微生物叢の変化が病院環境で起こると，これらの微生物は **nosocomially acquired** といわれる．以前なら長期入院が必要であったであろう患者のなかで，自宅や高度の技術を持った老人保健施設で医療を受ける者が増えたために，院内感染と市中感染の違いが最近は不明瞭である．そのため，境界的な単語である「医療ケア関連感染症 healthcare-associated infection」という用語が，入院中の患者と頻回に医療介入を受けている患者(例えば，老人保健施設への入所，外来での透析，在宅での抗菌薬の点滴治療)であることを強調するために使われている．医療ケア関連感染症は，原因微生物がしばしば薬剤耐性であるという点で重要である．頻回にみられることではないものの，定着が症状を伴う感染症へと進行していくこともある．例えば，長期入院し

ている患者では，しばしば緑膿菌 *Pseudomonas aeruginosa* のような Gram 陰性桿菌が定着するようになる．このような患者では，緑膿菌肺炎のような重篤な感染症の危険性が上昇している．

病原性のある菌の定着を抑制する宿主の防衛機序として，(1) 機械的な排除，(2) 食作用による殺菌，(3) 微生物から必要な栄養を奪うなどの機序がある．定着に成功した微生物は，このような防衛機構を巧みに避けたり，克服したりできるように適応している．例えば，淋病を起こす菌である淋菌は，線毛 pilus で尿管の粘膜上皮に付着して尿中への排泄を逃れている．肺炎球菌は，好中球に取り込まれるのを阻害する作用のある粘稠性のある物質の層に囲まれていることで，食作用に抵抗している．ブドウ球菌属は，宿主の赤血球を破壊するヘモリジンというタンパクを産生し，必要な鉄の供給を可能にしている．

通常，無菌的またはほとんど微生物が存在しない部位への定着は，内因性の微生物叢との栄養の競合がないので一般的に容易である．しかし，そのような部位の宿主防衛機構はしばしば強力である．例えば，pH 4 という正常の胃の環境で生存できる微生物がほとんどいないので，胃は通常無菌である．しかし，もし胃酸を下げるために制酸薬が使われたら，胃と気管への Gram 陰性菌の定着が急速に起こる．

常在微生物叢は，各種の機序で定着を抑制する．これらの常在微生物叢の微生物は，定着している微生物に対して，解剖学的な局所部位ですでに成立している選択的な優位性を持っている．常在微生物叢の微生物は宿主の細胞上の受容体に結合し，局所の栄養素を代謝できる能力があることを意味する．多くの常在微生物叢の微生物種は，他の細菌種や系統にとって毒性のあるタンパクであるバクテリオシンを産生することができる．さらに，常在微生物叢は定着している微生物と反応する可能性のある抗体の産生を促進する．通常大腸の中でみられる Gram 陰性菌である大腸菌に対して産生された抗体は，髄膜炎を発症する細菌である髄膜炎菌の莢膜の多糖類とも反応する．常在微生物叢が変化したとき(広域抗菌薬が投与されたときなど)，ある細菌種が優位になるか，外因性の細菌が選択的な優位性を持つかもしれない．このようにして定着が可能になり，宿主が感染症に罹患しやすくなる．

生体の構成的防衛機構

ヒトの生体の構成的防衛機構は，感染症に対する非特異的なバリアで，これは微生物との先行する接触を

必要としない．これらの防衛機構は，微生物が容易に生体に侵入するのを防ぐ単純な物理的（例えば，皮膚）と化学的（例えば，胃酸の分泌）なバリアからなる．感染病原体は，構成的なバリアを回避して生体の皮下組織や血液に侵入するために，ベクター（例えば，昆虫）を利用する．感染病原体が生体内に侵入した際の主な構成的防衛機構は，急性炎症と補体である．これらの防衛機構は，感染病原体を中和し，食細胞をリクルートし，液性および細胞性免疫を介してより特異的な反応を誘導する．生体の構成的防衛機構は，ヒトが各種の新規の，また変わりゆく環境に遭遇しかつ適応していくことができるという進化の見地からも重要である．

感染に対する物理的，化学的バリア

皮膚の扁平上皮は，外界の微生物に対する最初の防衛機構である．角化した上皮表面の細胞が剥離したとき，表皮下で新しい上皮細胞をつくることによって皮膚は防御的なバリアを保つ．皮膚はまた，皮脂腺や汗腺からの脂や水分で包まれている．それらの分泌物は，細菌の増殖を抑制する脂肪酸が含まれている．皮膚への血流が低下すると，皮膚の障害が起こり，感染症への感受性を上げるという結果になるかもしれない．例えば，慢性的に衰弱した患者および臥床している患者は，下方部位に恒常的な圧力がかかった結果，褥瘡にかかるかもしれない．これは，通常は無害な皮膚の細菌叢によって重症な感染症を起こす素因となる．

粘膜も細菌の侵入に対する物理的バリアである．下気道，胃と腸管，上部尿管の粘膜は繊細な1層の上皮であるが，口腔，咽頭，食道と下部尿管の粘膜は数層の上皮細胞で構成されている．これらの粘膜は粘液で覆われており，この粘液が異物を捉え，上皮細胞の表面まで行くのを防ぐ働きを持っている．その粘液は親水性なので，リゾチームやペルオキシダーゼのような抗菌活性を持つ酵素など，生体でつくられた物質が容易に表面を拡散する．

炎症反応

微生物が表皮や粘膜上皮を越えたとき，他の構成的防衛機構と遭遇する．それらの応答は，非特異的でかつ微生物との先行する接触を必要としないので，恒常的なものである．臨床的に炎症の徴候（熱感，発赤，疼痛と腫脹）は局所感染，二次的な組織傷害，生体の傷害への反応の特徴的な形である．損傷を受けた部位への血流の増加は，血管拡張反応を増強し，毛細血管の透過性を亢進させ，抗体，補体，白血球が上皮を通過して傷害部位へ到達するのを可能にしている．炎症

の結果として重要なことは，炎症を起こした組織のpHを低くし，微生物の生存に不利な環境をつくり出していることである．このような損傷局所への血流の増加は，炎症細胞の継続的なリクルートと組織の修復と回復に必要な要素の供給を可能にしている．

微生物が宿主の組織に入ったとき，補体系と凝固系のカスケードが活性化され，炎症反応のための化学伝達物質の遊離が促進される．これらの化学伝達物質は，血管透過性を亢進させ，血管拡張性の炎症反応を起こす．例えば，補体の活性化によりつくられたアナフィラトキシンC3a，C4a，C5aが肥満細胞からヒスタミンの遊離を刺激する．ヒスタミンは血管を拡張させ，さらに血管透過性を亢進させる．ブラジキニンも遊離され，血管透過性がさらに亢進される．

炎症促進性サイトカイン proinflammatory cytokine は，インターロイキン1（IL-1），IL-6，腫瘍壊死因子とインターフェロンγを含んでいる．これらの因子は，単独にまたは共同して，発熱を来し，局所の炎症徴候を成立させ，異化反応を起こす．重症感染症時は肝臓でのタンパクの産生が変化し，いくつかのタンパクの産生は亢進し，他のものは産生が低下する結果となる．最も顕著に増加するのは，リウマチ因子，C反応性タンパク（CRP），フェリチン，多くのタンパク分解酵素阻害因子などの**急性相タンパク acute phase reactant** である．亜鉛や鉄などの血清中の多くの成分が減少するのに対して，非特異的炎症マーカーである赤血球沈降速度も上昇する．同時に起こる循環血液中のコルチゾール，グルカゴン，カテコールアミンや他のホルモンの増加によって，異化がさらに亢進する．

軽度から中等度の炎症反応は，重要な宿主防御機構として役立つ．例えば，発熱はウイルスの増殖を抑制する可能性がある．炎症による充血と好中球の増加は，炎症部位への食細胞の誘導を適切に行う．鉄の低下は，*Yersinia* 属のような栄養として鉄を必要とする微生物の増殖を抑制する．しかし，炎症反応が極度になったとき，敗血症でみられるような広範な組織障害を来す．

補体系

補体系は，生体防御と炎症の重要な伝達物質である一連の血漿タンパクと細胞膜受容体から構成されている（図4-4）．最も生物学的に重要な補体系の働きは，第3因子（C3）と終末補体複合体 terminal component（C5-9）で伝達される．生体防御と炎症反応を行うために，C3とC5-9が最初に活性化されなければならない．補体の活性化経路が2つ知られており，**古典的**

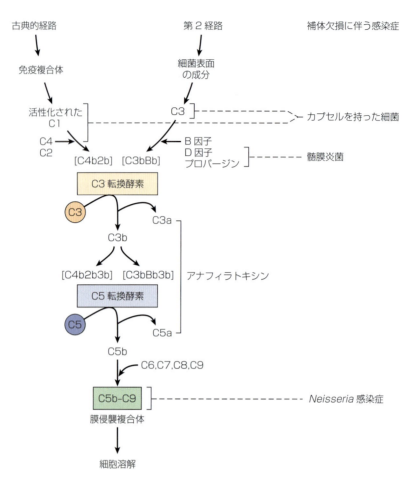

図 4-4 補体系，その欠損部位と感染症の関連．(Nairn R. Immunology. In: Brooks GF et al, eds. *Jawetz, Melnick, and Adelberg's Medical Microbiology*, 23rd ed. McGraw-Hill, 2004 より許可を得て転載．)

経路 classical pathway と第 2 経路 alternative pathway と命名されている[＊]．古典的経路は，抗原抗体複合体または抗体でコーティングされた小胞で活性化され，第 2 経路は，抗体に依存しない機序，通常，細菌の膜表面の構成要素との相互作用で活性化される．両経路のキータンパクであり，補体系の C3 を開裂させる酵素である C3 転換酵素 C3 convertase が双方の経路で形成される．2 つの経路は同一の経路へと進み，late-acting component と結合し，**膜侵襲複合体 membrane attack complex**（C5-9）を形成し，標的細胞を溶解する．

補体はいったん活性化されると，種々の方法で抗菌防御機序を増幅するように働く．補体はオプソニン opsonin というタンパクを介して，食作用を促進する．オプソニンは，侵入してきた微生物をコーティングして，好中球やマクロファージによる貪食と破壊を受けやすくする．補体から誘導された膜侵襲複合体は，それ自体が標的微生物の膜に入り込んで膜透過性を亢進させ，細胞溶解を引き起こす．補体はさらに，白血球を遊走させる物質を産生し，また炎症反応を増強させるなどを通して間接的に働く．

補体に関する遺伝性疾患は，細菌感染の危険性を上昇させる．補体欠損の患者でみられる特異的な感染症は，欠損因子の生物学的機能に関連している（図 4-4）．C3 の欠損，または C3 の活性化に必要な因子が 2 つの経路のいずれかで欠損している患者では，肺炎球菌やインフルエンザ菌のようなカプセルを持った細菌の感染に罹患しやすい．それに対して C5-9 を欠損した患者では，C3 により誘導されるオプソニン化が正常なので，カプセルを持った細菌に対しては正常の防御

＊訳注：補体の活性化は「古典的経路」と「第 2 経路」の 2 つの経路によると考えられてきたが，近年になって第 3 の経路が発見され，「レクチン経路」と呼ばれている．

が可能である．しかしこれらの患者では，膜侵襲複合体が形成できないので，*Neisseria* 属の細胞膜を溶解することができず，髄膜炎菌や淋菌の重症感染に罹患しやすい．

食作用

　皮膚や粘膜の自然バリアが破られてしまったあとは，食細胞(好中球，単球とマクロファージ)が，次のラインの宿主防御を形成する．細胞による微生物の取り込み(**食作用 phagocytosis**)は，細胞表面への微生物の接着から始まる．この接着が，細菌を細胞内小胞 endocytic vesicle やファゴソーム phagosome に包み込むための偽足の進展の引き金を引く．循環血液中の多核好中球は，宿主免疫反応の重要な成分である．多核好中球は，感染がない状態では非活性化状態で血液中を循環している．走化性因子，アラキドン酸代謝産物，または補体の分解片が多核好中球の特異的な受容体に作用すると，好中球は迅速に活性化され化学誘引物質に向かって遊走する．食作用のあとに食胞が細菌を破壊する機序は，酸素依存性と酸素非依存性の2つに分けられる．循環血液中の好中球の機能の欠損や好中球の絶対数の減少は，感染症の危険因子である．

　好中球の絶対数が 1,000 個/μL で定義される好中球減少症は，重篤な細菌および真菌感染症の素因である．感染の危険性は好中球数に逆比例し，500 個/μL 以下では危険性が著明に上昇する．著明な好中球減少が長く続けば続くほど，いっそう感染の危険性が高くなる．このような患者には，最初の感染徴候(例えば，発熱)が出現した段階で，Gram 陰性菌もカバーするために，広域抗菌薬を使用すべきである．免疫不全に加えて，好中球減少を来した宿主では，長期間の中心静脈カテーテル留置(皮膚の細菌の感染を来しやすい素因)や，頻回の非経口栄養の投与(真菌感染を来しやすい素因)などの，さらなる感染の危険因子がある．

　好中球の機能異常を伴う遺伝性疾患がいくつか報告されている．**Chédiak-東症候群 Chédiak-Higashi syndrome** は，まれな常染色体劣性遺伝性の疾患で，好中球の細胞内顆粒の形成が著明に障害されている疾患である．黄色ブドウ球菌のようなオプソニン化された細菌は正常に取り込むことができるが，生きた細菌が細胞内に持続してみられる．これは，好中球の細胞内顆粒がファゴソームと融合しファゴリソソーム phagolysosome を形成する能力が欠損しているためであろうと考えられる．Chédiak-東症候群の患者は，高頻度に皮膚，軟部組織，上気道，下気道の反復性感染症に罹患する．

ミエロペルオキシダーゼ欠損症 myeloperoxidase deficiency は，2,000 人に 1 人の有病率で，最も頻度の高い好中球の疾患である．本疾患では，食作用，化学走化性，脱顆粒は正常であるが，細菌に対する殺菌作用が遅延している．一般にこれらの患者は反復性感染症に罹患することはない．これに対して，**慢性肉芽腫症 chronic granulomatous disease** は，食細胞の過酸化物産生能力の欠損で特徴付けられる遺伝的に多様な疾患群である．この欠損は，好中球，単球，好酸球，マクロファージにみられる．酸素依存性の細胞内殺菌が障害されており，患者は，反復性の，また致死的な重症感染症に罹患しやすい．慢性肉芽腫症の患者では，肺，肝臓，脾臓に肉芽腫をつくりやすい傾向があり，特に黄色ブドウ球菌と *Aspergillus* 属菌の感染に罹患しやすい．

生体の獲得免疫

　感染病原体に対する構造的防御機構は通常非特異的で，あらかじめ感染病原体への接触は必要ないが，獲得免疫による防御は，特異的で，かつ先行した抗原への曝露で量的にも質的にも変化する．免疫系の病態生理の詳細は 3 章に記載した．反復感染やまれな感染病原体の感染は，潜在的な獲得免疫の欠損の手がかりかもしれない(表 4-2)．

感 染 の 成 立

　感染症は，病原微生物が炎症または臓器障害を起こしたときに成立する．これは，原因菌が宿主の中で増殖したときに感染そのものによって直接的に起こる場合と，宿主の炎症反応の結果として間接的に起こる場合がある．多くの感染症は無症状で，明らかな疾患の徴候を示さない．顕在性の感染症を起こすためには，すべての微生物は，以下の段階を踏まなければならない(表 4-3)．(1) 宿主に遭遇する，(2) 宿主への侵入口を得る，(3) 増殖して侵入口から散布される，(4) 直接的[例えば，サイトトキシン(細胞毒)]，および間接的(宿主の炎症反応)により宿主の組織に障害を起こす．感染の重症度は無症候性から致死的なものまであり，経過は急性，亜急性，慢性で特徴付けられる．感染が無症候性でも顕在化していても，転帰は (1) 治癒(感染病原体の根絶)，(2) 慢性活動性の炎症(例えば，HIV や肝炎)，(3) 長期にわたって無症候性の感染病原体の排泄が行われる(例えば，腸チフス菌のキャリア状態)，(4) 宿主組織内での潜伏(結核菌や

72　4．感染症

表 4-2　液性および細胞性免疫不全と関連した感染症

宿主の防御機構	関連した免疫不全の例	高頻度に合併する感染症
T 細胞欠損または機能障害	AIDS	ウイルス感染：ヘルペスウイルス群の再活性化（単純ヘルペスウイルス，水痘・帯状疱疹ウイルス，サイトメガロウイルス）
	臓器移植	細菌感染：リステリア菌，結核菌
	コルチコステロイド使用	真菌：カンジダ食道炎，*Aspergillus* 属，クリプトコッカス性髄膜炎
	特発性 CD4 リンパ球減少	寄生虫：*Toxoplasma gondii*
B 細胞欠損または機能障害	比較的頻度の高い種々の免疫不全 無ガンマグロブリン血症	ウイルス：エンテロウイルス
		細菌：肺炎球菌，インフルエンザ菌，髄膜炎菌，肺炎マイコプラズマ
	慢性リンパ性白血病（二次的低ガンマグロブリン血症）	寄生虫：ランブル鞭毛虫
T 細胞と B 細胞の両方の欠損または機能障害	毛細血管拡張性運動失調症 重症複合免疫不全症	反復する副鼻腔と肺の感染症 慢性下痢 粘膜の皮膚カンジダ症 ウイルス：呼吸器系のウイルス，ヘルペスウイルス科

表 4-3　感染症の成立と転帰

感染のステージ	感染のステージに影響を与える因子
遭遇	宿主の免疫状態 外因性（定着） 内因性（常在微生物叢）
侵入	侵入 　吸入 　摂食 粘膜からの侵入 貫通 　虫刺され 　切開と外傷 　医原性（静脈カテーテル）
増殖と散布	接種菌の大きさ 生理学的因子 細菌への栄養 解剖学的因子 細菌の組織親和性 細菌の毒性因子
損傷	機械的 細胞死 細菌が産生する物質による損傷 宿主側の要因 　炎症 　免疫応答 　　液性免疫 　　細胞性免疫
感染の経過	無症候性，致死的 急性，亜急性，慢性
感染の転帰	治癒（自然治癒） 慢性化 　キャリア状態 　（非病原性または寄生性） 　潜伏→再活性化 　死亡

水痘・帯状疱疹ウイルスの潜伏），（5）感染症による宿主が死亡，のどれかである．

　先天性感染 congenital infection（子宮内での感染）を除いて，ヒトは出生時に最初に微生物に遭遇する．分娩時に新生児は，母親の腟や皮膚に存在する微生物に接触する．新生児が遭遇するほとんどの細菌は，障害を起こさない．通常，新生児は，感染を起こすかもしれない細菌に対しては，子宮内で母親からもらった抗体による**受動免疫 passive immunity** を持っている．例えば，新生児は，受動免疫が消失して感染の危険性が上昇するまでの生後 6 ヵ月間は，母親からの抗体でインフルエンザ菌感染から守られている．一方で，B群連鎖球菌属が腟に定着している母親から生まれた新生児は，この菌による敗血症や髄膜炎のような周産期の重症感染症のリスクが上昇する．このために次のことが推奨されている．（1）すべての妊婦に B 群連鎖球菌属のスクリーニングのための腟の培養を実施，（2）B 群連鎖球菌属が陽性であった場合は，分娩時に抗菌薬の予防投与を行う．

　微生物が直接的に宿主に入る場合（通常の化学的，物理的バリアを回避する）は，次のような状況で起こる可能性がある．（1）昆虫ベクターが感染病原体を宿主に直接植えつける（蚊がマラリアを伝播する），（2）皮膚や粘膜の完全なバリアが失われたため，細菌が直接宿主の組織に至る道を得る（外傷や手術傷），（3）通常は無菌の部位と外界をつなぐ器具やカテーテルを通して，微生物が侵入する（静脈カテーテル挿入）．**侵入 ingression** は，外界に接した開口部を通して，感染病原体が宿主に入ったときに起こる．これは第一には，感染性の飛沫の吸入（結核菌）や，汚染された食

物の摂取(*Salmonella* 属菌,A 型肝炎ウイルス)で起こる.

　その他の感染病原体は,直接粘膜に感染,または上皮表面を越えて感染を起こす.これは通常,性感染症でみられる.例えば,HIV は,精液内のウイルスを取り込んだマクロファージの中に入り,腟の粘膜を越える.

　最初に宿主に遭遇したあと,感染病原体は侵入した場所で増殖する必要がある.新しく侵入した微生物が常在微生物叢と競い合って増殖する過程を,**定着 colonization** と呼ぶ(例えば,肺炎球菌の上気道への定着).微生物が通常は無菌の場所で増殖することを **感染 infection** と呼ぶ(例えば,肺炎球菌が肺胞で増殖し,肺炎を起こす).微生物の増殖と散布の促進と関連する因子は,接種菌の大きさ(侵入した感染病原体の数),宿主の解剖学的因子(例えば,囊胞性線維症患者における障害された線毛機能),微生物の栄養の有無,生理化学的要因(例えば,胃の pH),微生物の毒性因子,微生物の生存しやすい環境(例えば,膿瘍)などである.膿瘍は,宿主が感染病原体を持っていながら,生体反応では除去できない特殊なケースであり,局所感染の治療には手術的なドレナージを必要とする.いったん微生物が侵入すると,感染は,表皮に沿って広がり(膿痂疹),真皮に沿って広がり(丹毒),皮下組織内に広がり(蜂窩織炎),皮下組織に沿って広がり(蜂巣炎),筋膜表面に沿って広がり(壊死性筋膜炎),筋肉内に入り(筋炎),静脈に沿って広がり(化膿性血栓静脈炎),血液中に入り(菌血症,真菌血症,ウイルス血症),リンパ管に沿って広がり(リンパ管炎),組織内に入る(肺炎,脳膿瘍,肝炎など).

　感染は,種々の機序で宿主に直接的な傷害を引き起こす.もし,微生物が十分な数と全体的な大きさで存在すれば,**機械的閉塞 mechanical obstruction** が起こる(例えば,回虫感染に感染した子供は腸閉塞を起こすかもしれない).さらによくみられるのは,病原菌が強い二次的な **炎症反応 inflammatory response** を起こし,それが致死的な合併症となる可能性がある(例えば,インフルエンザ菌による喉頭蓋炎の患児は,喉頭蓋の軟部組織の高度の腫脹のために機械的な気道閉塞を起こす可能性がある).細胞を直接傷害するのではなく,細胞の代謝に影響を及ぼす **神経毒 neurotoxin** を産生する細菌も存在する(例えば,破傷風の毒素は抑制系の神経を阻害することで運動神経を刺激し,持続的な筋肉の硬直を引き起こす).宿主の細胞死は種々の機序で起こる.赤痢菌は,腸細胞の死をもたらす **サイトトキシン(細胞毒)cytotoxin** を産生した結果,赤痢の臨床症状を引き起こす.ポリオウイルス

による前角細胞の溶解は,弛緩性麻痺を起こす.Gram 陰性菌の **エンドトキシン endotoxin** は,サイトカイン遊離のカスケードの引き金を引き,敗血症や敗血症性ショックを起こし得る.

　感染症の経過は,**急性 acute,亜急性 subacute,慢性 chronic** で特徴付けられ,その重症度は無症候性から致死的なものまでさまざまである.多くの感染は,軽症で治療が容易な状態から始まるが,適切な治療がなされないと急速に進行する.小さくかつ重症にみえない皮膚の擦り傷でも,毒性ショック症候群毒素1(TSST-1)を産生するブドウ球菌が重感染すると,劇症感染症から死に至り得る.緑色連鎖球菌 *Streptococcus viridans* による感染性心内膜炎のような無痛性の感染でも,適切に診断し治療を行わないと死に至る.

　感染症には,治癒,慢性感染,死亡の3つの転帰がある.ほとんどの感染症は自然に(例えば,感冒の最も多い原因であるライノウイルス),または治療によって(例えば,ペニシリン治療後の連鎖球菌咽頭炎)治癒する.慢性感染では,微生物が宿主の健康に悪影響を与えない **非病原性 saprophytic** な状態と,組織に障害を与える **寄生性 parasitic** な状態のどちらかを取る.前者の例は腸チフス菌で,約2%の患者で急性感染後に無症状で胆囊内に存在する.B 型肝炎ウイルスの慢性感染は,非病原性,ヒト宿主は感染を受けているが臨床的には肝障害が起こっていないという状態か,寄生性,進行性の肝障害と肝硬変,のどちらかを取り得る.慢性感染の最終的な形は組織への **潜伏 latency** である.水痘を起こす水痘・帯状疱疹ウイルスは,後根神経節に潜伏しており,再活性化して,帯状疱疹として知られている水疱や浅い潰瘍を伴う皮膚の発疹を起こす.急性または,慢性感染症が過剰にならないようにコントロールする免疫系の能力が,感染症に凌駕されたときに,感染は **宿主の死 host death** という結果に陥る可能性がある.

　特異的な機序にかかわらずすべての感染病原体は,増殖に成功し宿主の防衛機構を回避しなければならない.この知識は,医師が感染防止対策(例えば,インフルエンザウイルスワクチン)や治療(例えば,大腸菌による尿路感染症に対する抗菌薬),感染症が治癒しないときにも,さらなる伝播や再燃,再活性化を防止する(例えば,性器ヘルペスによる性感染の拡散を防止するバリア)際に役立つ.

74　4．感染症

チェックポイント

1. 病原性細菌の定着に対して宿主が抵抗する3つの一般的機序は何か．
2. 疾患と健康状態のバランスに寄与する常在微生物叢の3つの役割は何か．
3. 感染病原体との先行した接触を必要としない宿主の特異的防御機構は何か．
4. 感染の転帰のカテゴリーは何か．

代表的な感染症の病態生理

感染性心内膜炎

臨床像

　感染性心内膜炎は細菌，あるいはまれに真菌が心臓の弁に感染することによって起こる．心外膜の血管内皮の感染は「動脈内膜炎 endarteritis」と呼ばれ，心内膜炎と臨床的には似た病態を呈することがある．感染性心内膜炎の最も多い素因は，構造的に異常のある心臓弁の存在である．よって，リウマチ性あるいは先天性心疾患のある患者や，人工弁，感染性心内膜炎の既往歴のある患者は感染性心内膜炎に罹患するリスクが上がる．感染は多くの場合，左心系（僧帽弁と大動脈弁）に起こるが，例外として注射薬物使用者（麻薬使用者）や，よりまれではあるが肺動脈カテーテル（Swan-Ganz カテーテル）により弁破壊を起こした場合には，右心系（三尖弁や肺動脈弁）の感染が起こり得る．

病因

　自己弁感染性心内膜炎の最多の起炎菌は，緑色連鎖球菌，黄色ブドウ球菌，腸球菌を含む Gram 陽性菌である．宿主の状態によっては，心内膜炎の特徴的な起炎菌を予測し得る．注射薬物使用者は，未滅菌の針が使用されたり，針を挿入する前に皮膚が適切に消毒されなかったりするため，黄色ブドウ球菌のような皮膚常在菌が血中に入りやすい．最近，歯科治療を受けた患者は，口腔内常在微生物叢による一過性の菌血症を起こしやすく，特に緑色連鎖球菌による心内膜炎の原因となり得る．腸球菌による泌尿生殖器感染症は，菌血症により障害された心臓弁に菌が付着して続発性心内膜炎になることがある．人工弁のある患者も，表皮

ブドウ球菌や黄色ブドウ球菌のような皮膚常在微生物叢から感染性心内膜炎を起こすリスクが増加する．抗菌薬が使用される以前は，感染性心内膜炎は致死的な疾患であった．抗菌薬が使用されるようになっても，心内膜炎の致死率は25％であり，確実に治癒させるには，経静脈的抗菌薬の投与と早急な感染弁の置換術がしばしば必要になることがある．

発症機構

　いくつかの血行動態因子が心内膜炎を引き起こす素因として知られており，（1）血液の乱流による速い速度のジェット流，（2）高圧から低圧のチャンバー（訳注：心房と心室）への流れ，（3）圧勾配のある2つのチャンバーを隔てている比較的狭い開口部，が挙げられる．感染性心内膜炎の感染部位は，低圧のチャンバーにある弁の表面（例えば，異常な大動脈弁の心室面や異常な三尖弁の心房面）に形成される傾向にある．血液の乱流によって障害を受けた血管内皮は細胞外マトリックスタンパクにさらされ，フィブリンや血小板の沈着を促進し，無菌性疣贅（**無菌性血栓性心内膜炎 nonbacterial thrombotic endocarditis** や**衰弱性心内膜炎 marantic endocarditis**）が形成されるようになる．感染性心内膜炎は，菌血症の起こっているときにこれらの無菌性疣贅に微生物が付着して起こる（図4-5）．しかし，すべての微生物が同じようにこれらの部位に付着するのではない．例えば，尿路由来の菌血症の原因となる大腸菌は，心内膜炎の原因になることはまれである．逆に，黄色ブドウ球菌のように病原性のある細菌は血管内皮に直接侵入することができ，弁に異常がなくても心内膜炎を引き起こすことがある．

　一度感染すると，疣贅は増大し，さらに血小板やフィブリンを付着させるようになり，多核白血球や補

代表的な感染症の病態生理　75

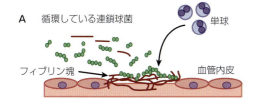
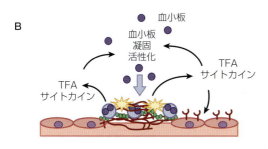
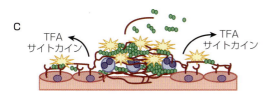

図4-5　細菌が弁に定着する病原性．緑色連鎖球菌は，傷害を受けた心臓血管内皮の上に形成されたフィブリン-血小板塊に付着する(**A**)．フィブリンに付着した連鎖球菌は単球を活性化し，組織因子活性(TFA)とサイトカインを産生させる(**B**)．これらのメディエーターが凝固系を活性化することにより，さらに血小板が動員され疣贅が増大する(**C**)．(Moreillon P et al. Pathogenesis of streptococcal and staphylococcal endocarditis. Infect Dis Clin North Am. 2002；16：297 より許可を得て転載．)

体のような宿主の防御機能から逃れられる聖域を細菌に提供するようになる．結果的に一度感染が成立すると，その感染した疣贅はほとんど邪魔をされることなく成長し続ける．疣贅に浸透しこの疾患を治癒させるためには，長期の **殺菌的 bactericidal** な抗菌薬投与(4～6週間)が必要となる．**静菌的 bacteriostatic**，すなわち細菌を阻害するが死滅させない薬物は適切ではない．治癒のためには，特に弁破壊により心不全を来した場合や弁輪周囲に膿瘍を形成した場合や，人工弁感染の場合には，感染した弁の外科的な除去が必要となることがある．

　感染性心内膜炎の特徴は持続する高度の菌血症であり，これにより液性免疫と細胞免疫の双方が刺激を受ける．多様な免疫グロブリンが発現され，その結果，免疫複合体の形成，リウマチ因子の血清レベルの上昇，非特異的な高ガンマグロブリン血症が起こる．腎糸球体基底膜に免疫複合体が沈着し，急性糸球体腎炎や腎不全が起こることもある．

臨床症状

　感染性心内膜炎は多臓器に不定の症状を呈する．よって，症状も非特異的になり得る．表4-4に，感染性心内膜炎の重要な病歴，身体所見，検査所見，合併症をまとめた．心内膜炎を示唆する皮膚所見は，Osler結節(免疫複合体の沈着によってできる指先や足のつま先の続発性の有痛性丘疹)やJaneway病変(敗血症性微小塞栓によってできる手掌や足底の無痛性出血斑)を含む(図4-6)．心内膜炎の症状や徴候は急性，亜急性，慢性のいずれもあり得る．臨床症状は主に，(1) 弁破壊による血行動態の変化，(2) 敗血症性塞栓による末端臓器の症状(右心系塞栓は肺，左心系塞栓は脳，脾臓，腎臓や四肢)，(3) 免疫複合体の沈着による末端臓器の症状，(4) 持続的な菌血症による感染巣の転移(膿瘍や敗血症性関節)が挙げられる．死亡の原因は主に，血行動態の破綻や，中枢神経(CNS)へ飛んだ敗血症性塞栓が脳膿瘍や感染性動脈瘤を形成することや脳出血を起こすことによる．死に至る危険因子は，左心系の感染，緑色連鎖球菌以外の細

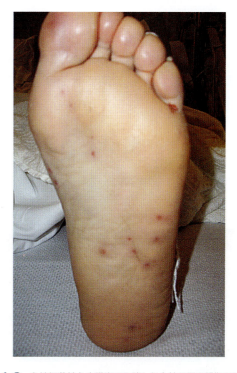

図4-6　急性細菌性心内膜炎で入院した女性の足の親指の髄に痛みを生じているOsler結節[Osler結節は痛みがある．Ouch(痛い)とOslerの"O"と覚える]．足底に広がる複数の痛みのない平坦なJaneway病変にも注目．(David A. Kasper, DO, MBA. より許可を得て使用．原著はChumley H. Bacterial endocarditis. In: Usatine RP et al, eds. *The Color Atlas of Family Medicine*. McGraw-Hill, 2009:205-9 より出版．)

76 4．感 染 症

表4-4　感染性心内膜炎の診断

臓器系統	病　歴	身体所見	検査所見
一般	発熱 悪寒 疲労感 倦怠感	発熱 頻脈 発汗 硬直	血液培養陽性 ↑白血球数 ↑リウマチ因子
頭頸部	霧視	結膜下出血 Roth 斑（眼底検査） 眼内炎	
呼吸器	呼吸困難 胸膜痛	呼吸音消失 湿性ラ音	胸膜に接する空洞（敗血症性肺塞栓） 肺水腫（心不全）
心臓	息切れ	心雑音（収縮期あるいは拡張期） 頸静脈圧↑ 下腿浮腫	エコー上みられる疣贅 心電図上みられる PR 間隔の延長（心筋内弁輪部膿瘍で心ブロック）
消化器	腹痛	脾腫大	CT上みられる脾梗塞あるいは脾膿瘍
泌尿生殖器	側腹部痛 血尿	CVA tenderness（肋骨脊柱角圧痛）	BUN↑ 血清 Cr↑ 血尿 免疫複合体糸球体腎炎により血清補体価（C3，C4，CH50）↓
筋骨幹系	関節痛 背部痛	関節滲出液，発赤，熱感 触診にて脊髄圧痛	関節穿刺（白血球↑，Gram 染色で細菌，培養陽性） 脊髄 MRI（椎間板炎，骨髄炎，硬膜外膿瘍）
皮膚	発疹	線状出血（爪床） Janeway 病変 点状出血 Osler 結節（指や足趾の有痛性結節）	
神経系	頭痛 錯乱 痙攣	意識変容 局所の脱力	脳 MRI（敗血症性塞栓，真菌性動脈瘤）

菌感染，基礎疾患，心内膜炎による合併症（心不全，心筋内弁輪部膿瘍や塞栓症）や（大きな疣贅や顕著な弁破壊を伴う症例に対する）弁置換術の遅れが挙げられる．

チェックポイント

5. どのような患者が感染性心内膜炎の高リスクであるか．
6. 感染性心内膜炎の主な起炎菌は何か．
7. 注射薬物使用者の感染性心内膜炎の特徴は何か．また，人工弁のある患者における徴候は何か．
8. どんな血行動態が感染性心内膜炎を起こしやすいか．
9. 細菌性心内膜炎を治療しないとどんなことが起こるか．
10. 致死的な結果をもたらす危険因子は何か．未治療の感染性心内膜炎の主な死因は何か．

髄 膜 炎

臨床像

　症状は通常，細菌性もウイルス性も同様に，急な発熱，頭痛，髄膜症 meningismus，羞明，錯乱などを含む．細菌性髄膜炎は，著明な合併症（神経学的後遺症，特に感音難聴）をもたらすことや致死的になることがあり，そのため迅速な抗菌化学療法が必要となる．まれな例外はあるが，ウイルス性髄膜炎には鎮静薬と支持療法のみが必要となる．

　細菌性髄膜炎とウイルス性髄膜炎は臨床症状では区別ができないため，髄液検査が重要である．**髄液中の白血球細胞増加 cerebrospinal fluid leukocyte pleocytosis** は髄膜炎の特徴であり，細菌性髄膜炎では一般的に好中球増多（髄液中，多形核白血球優位）を認める．リンパ球優位で多いのは，ウイルス（エンテロ

ウイルス，ウエストナイルウイルスなど），真菌（HIV
患者のクリプトコッカスなど），スピロヘータ（神経梅
毒やライムボレリア症など）による感染である．悪性
疾患，膠原病や薬物過敏症などの非感染性のものも，
リンパ球優位の所見をとることがある．細菌性髄膜炎
の脳脊髄液は，一般的にタンパク濃度上昇，糖の著明
な低下や，抗菌薬使用前であればGram陽性菌が認め
られる．しかし，細菌性と非細菌性の髄膜炎の所見は
オーバーラップすることがしばしば認められ，髄膜所
見だけで区別することは困難である．

病　因

米国の細菌性髄膜炎の発生頻度はインフルエンザ菌
結合型ワクチンの導入により劇的に変化した．小児集
団に対してこのワクチンを定期接種化したのち，米国
でのインフルエンザ菌感染の頻度を95％以上減少さ
せることができた．

髄膜炎の原因となる微生物は宿主の年齢によって変
わる（表4-5）．基礎疾患を有する患者も考慮すべき病
原体があり，脳外科術後は黄色ブドウ球菌・Gram陰
性桿菌・緑膿菌，心室シャントのある患者は表皮ブド
ウ球菌・黄色ブドウ球菌・Gram陰性桿菌，妊婦はリ
ステリア菌，好中球減少の患者では緑膿菌を含む

Gram陰性桿菌が起炎菌になり得る．亜急性あるいは
慢性の髄膜炎は結核菌，真菌（*Coccidioides immitis*,
*Cryptococcus neoformans*など），梅毒などのスピロヘー
タや*Borrelia burgdorferi*（ライム病の起炎菌）が原因に
なり得る．これらの病原体による髄膜炎の診断は，そ
の多くが培養困難であることや，特別な血清学的ある
いは分子的検査技術が必要となることがあるため，時
間がかかることがある．

発症機構

細菌性髄膜炎の病原性は，病原微生物が宿主の防御
機構に抵抗する際に引き起こされるさまざまな現象と
して捉えられる（表4-6）．

多くの症例は鼻腔に細菌が定着することから始まる
（図4-7，A）．リステリア菌は例外で，汚染された食
品を摂取した際に血流に乗る．肺炎球菌と髄膜炎菌の
ような病原細菌はIgAプロテアーゼを分泌し，それ
により宿主の抗体が不活性化されたり粘膜の付着を亢
進させたりすることができる．原因となる病原体の多
くは粘膜への定着を増強する表面の特性も有してい
る．髄膜炎菌は線毛pilusといわれる指のような突起
によって非線毛上皮細胞に結合する．

一度，粘膜バリアが突破されると，細菌は血流へ侵

表4-5　米国における宿主年齢による細菌性髄膜炎の割合（2003〜2007年）

病原体	年　齢			
	<2ヵ月	2ヵ月〜17歳	18〜50歳	>50歳
B群連鎖球菌	>85%	〜5%	<5%	<5%
インフルエンザ菌	<5%		<5%	<5%
リステリア菌	<5%	<5%	<5%	〜10%
髄膜炎菌		〜40%	〜20%	〜5%
肺炎球菌	<5%	〜50%	〜65%	〜75%

表4-6　細菌の向神経性における病態学的連鎖

向神経性ステージ	宿主防御	病原体の戦略
1.　定着あるいは粘膜侵入	呼吸粘膜 分泌型IgA 線毛運動 粘膜上皮	酵素分解 IgAプロテアーゼ分泌 線毛運動を障害する酵素 結合分子と付着性線毛
2.　血管内生存	補体	多糖体莢膜産生と酵素分解
3.　血液脳関門の通過	脳内血管内皮	内皮細胞受容体への結合と付着性線毛
4.　脳脊髄液中での生き残り	補体と抗体（未感染患者では低レベル）	補体産生と好中球遊走より先の急速な細菌複製

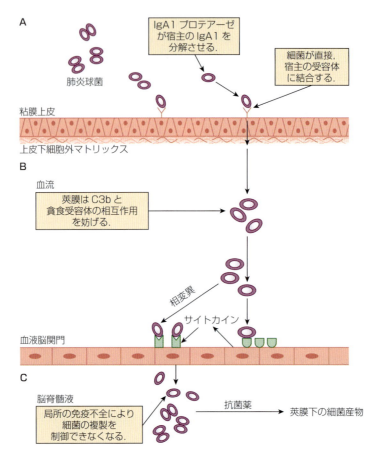

図4-7 肺炎球菌性髄膜炎の発症機序．肺炎球菌は鼻咽頭に付着し，定着する．IgA1プロテアーゼが宿主抗体から肺炎球菌を守る(**A**)．一度，血流に乗ると，肺炎球菌は莢膜によってオプソニン化から逃れる(**B**)．肺炎球菌は，血液脳関門の内皮表面にある受容体を通って，脳脊髄液に到達する(**C**)．(Koedel U et al. Pathogenesis and pathophysiology of pneumococcal meningitis. Lancet Infect Dis. 2002;2:731 より許可を得て転載．)

入し，宿主の防御機能を突破し生き延びて中枢神経系へ侵入する(図4-7，**B**)．髄膜炎菌，インフルエンザ菌，肺炎球菌に共通する特徴の莢膜は，この点で最も重要な病原因子である．宿主の防御は補体副経路によって肺炎球菌の多糖でできた莢膜の防御的役割に対抗し，C3bの活性化，オプソニン作用，食作用によって微生物を血管内から除去する．脾臓摘出後の患者ではこの防御機能が障害されているため，莢膜を持つ細菌による菌血症や髄膜炎が悪化しやすい．補体系の膜侵襲結合体の活性化は，髄膜炎菌による侵襲に対する宿主の防御機能として必須であり，後期の補体成分(C5-9)を欠損する患者は髄膜炎菌性髄膜炎のリスクが増大する．

病原性細菌が中枢神経系に到達する機序は，ほとんど知られていない．実験的な研究では病原性細菌の受容体が脈絡叢の細胞に存在し，ここでこれらの病原体がくも膜下腔へ入る可能性がある(図4-7，**C**)．髄膜炎の病原体が髄液中に侵入することにより血液脳関門の透過性が増加し，局所の宿主防御機構が感染を制御できなくなる．通常，補体成分は脳脊髄液中にごくわずかか全くない．髄膜の炎症が補体の濃度を少量ではあるが増加させ，オプソニン化，食作用が適切に働かなくなり，莢膜を持つ病原体が除去できなくなる．脳脊髄液中は免疫グロブリン濃度も低く，通常は血液と脳脊髄液中のIgGの比は800：1である．

髄膜炎の病原体によってくも膜下腔に顕著な炎症が起き，それによって細菌性髄膜炎の病態生理学的反応が引き起こされる．細菌の莢膜は血管内やくも膜下腔で菌が生存するのに不可欠であるが，莢膜下にある成分(すなわち，細胞壁やリポ多糖)は髄膜の炎症により重要な決定因子となる．炎症のメディエーターで重要なものは，IL-1，IL-6，細胞外マトリックス分解酵素(MMP)やTNFである．動物実験では精製したリポ多糖を大槽内に接種後1〜3時間以内に，炎症が惹起さ

れるのに先行して脳脊髄液中のTNFやIL-1が活発に分泌される．実際に，TNFやIL-1を脳脊髄液の中に接種すると，実験的に細菌感染したときにみられるのと同じカスケード反応が起こる．また反対に，動物に精製した肺炎球菌の莢膜多糖タンパクを実験的に投与しても，炎症反応はみられない．

サイトカインやタンパク分解酵素が分泌されると，細胞が膨張することにより細胞膜が壊される．脳浮腫が進むと，頭蓋内圧が上昇し生命を脅かす脳ヘルニアになる可能性が出てくる（図4-8）．**血管原性脳浮腫 vasogenic cerebral edema** は，主に血液脳関門の透過性が増加することによって起こる．**細胞傷害性脳浮腫 cytotoxic cerebral edema** は，細菌や好中球由来の中毒因子によって脳の細胞内エレメントが膨張することによる．**間質性脳浮腫 interstitial cerebral edema** は，水頭症でみられるように脳脊髄液の流れが妨げられることから起こる．神経細胞の死や**アポトーシス apoptosis** は，免疫炎症反応と細菌の成分による直接的な毒性の両方によって起こるが，臨床的には髄膜炎による長期的な後遺症としての認知機能障害として捉えられるかもしれない．梗塞や出血を含む脳血管障害はよくみられるが，局所の血管内凝固によることが多い．

細菌性髄膜炎の病態生理学を理解することは，治療につながる．殺菌力のある抗菌薬は適切な治療には決定的意味を持つが，早急な殺菌は起炎性の細菌成分を放出することになり，炎症を増大させ脳内の毛細血管系の異常を引き起こす可能性がある．動物モデルでは，抗菌薬は菌を溶解させて細菌のエンドトキシンを放出するため，脳脊髄液の炎症と脳浮腫を悪化させた．

脳浮腫のトリガーとなる免疫反応の重要性から，細菌性髄膜炎における抗炎症補助薬の役割についての研究が進んでいる．コルチコステロイドの使用は，インフルエンザ菌性髄膜炎の小児の感音難聴のリスクと成人の肺炎球菌性髄膜炎の死亡率を減少させることが示されている．他のタイプの髄膜炎に対するコルチコステロイドの補助療法の効果については，まだわかっていない．

臨床症状

市中感染による細菌性髄膜炎に罹患する患者のなかでは，先行する上気道感染がよくみられる．頭部外傷や頭部手術の既往がある患者，特に脳脊髄液の漏れが持続している患者では，髄膜炎が高リスクである．乳幼児の髄膜炎の症状ははっきりとせず，診断が困難である．そのため，熱のある新生児を診察する医師はどんなときも髄膜炎を鑑別に入れて診療にあたるべきである．

髄膜炎の患者の多くは，発熱，頭痛，嗜眠や錯乱といった症状で急激に発症する．項部のこわばりを訴えるのは半分以下であるが，項部硬直は身体所見上，しばしばみられる．その他，認められる所見としては，吐き気，嘔吐，羞明，**Kernig徴候 Kernig sign**（患者を仰臥位にして股関節は直角に屈曲した状態で，曲げた膝を受動的に進展させたときに抵抗が生じる徴候），**Brudzinski徴候 Brudzinski sign**（検者が患者の首を前屈させた際に，股関節や膝が不随意に屈曲する徴候）がある．髄膜炎菌性菌血症の患者の半分以上は，点状出血や紫斑性皮疹が四肢を中心に広がる．

精神状態の変化（嗜眠，錯乱）は細菌性髄膜炎ではよく認められるが，3分の1以下の患者は正常な精神状態である．10〜30%の患者は脳神経障害や，局所的な神経徴候や痙攣を起こす．昏睡，うっ血乳頭，Cushing

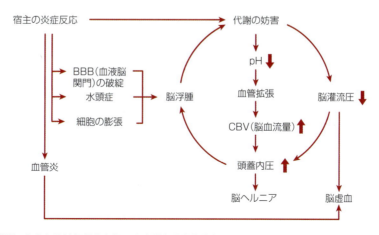

図4-8 細菌性髄膜炎でみられる神経損傷を起こす病態生理学的変化．(Koedel U et al. Pathogenesis and pathophysiology of pneumococcal meningitis. Lancet Infect Dis. 2002;2:731 より許可を得て転載．)

80　4．感染症

の三徴候(徐脈，呼吸抑制，高血圧)はヘルニア形成 herniation(脳幹の圧迫で大後頭孔に脳が嵌入すること)が切迫し，死が近づいていることを予知させる不吉なサインである．

　治療の進歩にもかかわらず，髄膜炎の致死率は約15%と高く，生存しても神経学的な後遺症が残ることが多い．罹患率と死亡率は，適切な抗菌薬が早急に開始されることにより減少するだろう．髄膜炎が疑われる患者はすべて，適切な医学的評価と，Gram染色と脳脊髄液の培養検査のための迅速な髄液検査と，それに続く素早い抗菌薬(もし肺炎球菌が疑われる場合はコルチコステロイド)の投与が必要である．

チェックポイント

11. 細菌性髄膜炎の典型的な症状は何か．
12. 髄膜炎の主な病原体は何か．また，宿主の年齢や他の特徴によってそれはどのように異なるか．
13. 髄膜炎が進展した場合，どんな結果となり得るか．また，髄膜炎を起こしやすい微生物の特徴は何か．
14. 髄膜炎の患者で脳浮腫が起こる原因にはどのようなものがあるか．
15. なぜ，髄膜炎では急速な細菌溶解が理論上，危険であると考えられるのか．
16. 未治療の細菌性髄膜炎に付随する臨床症状は何か．

肺　炎

臨床像

　呼吸器は病原性微生物による感染症が最も多く発症する部位である．米国では毎年肺炎による入院数は100万回を超え，5万人以上が死亡する．インフルエンザも含めると肺炎は米国における感染症死亡の最も多い原因である．

　肺炎を診断し，治療するためには，宿主の危険因子，可能性のある病原体，そして曝露環境に対する知識が必要である．肺炎は多種にわたる細菌，ウイルス，寄生虫，真菌による肺組織の感染症であり，その結果肺実質の炎症が生じ，気道内への炎症性滲出液の貯留が生ずるものである．通常，感染症は肺胞で始まり，間質へ二次性に感染が広まる結果，浸潤病変とガス交換障害が生じる．また感染症は胸膜腔にも拡大し，胸膜炎 pleuritis(吸気時痛を伴う胸膜の炎症)を来す．肺炎に対する滲出性炎症性反応は肺炎髄伴性胸水 parapneumonic effusion と呼ばれるが，胸膜に細菌感染が存在する場合が膿胸 empyema である．

病　因

　診断技術の進歩にもかかわらず市中肺炎の約50%では起因病原体が特定されない．微生物学的診断が可能であった場合でも，病原体が同定され抗菌薬の感受性が判明するまで通常数日間の遅れがある．症状は非特異的で，肺炎の多様な病因を確実に鑑別することは

表4-7　市中肺炎の一般的な起因菌とその重症度

病原体	外来患者	入院患者	
		軽度から中等度の感染(ICUは不要)	重症な感染(ICUが必要)
肺炎球菌	X	X	X
M. pneumoniae	X	X	
C. pneumoniae	X	X	
インフルエンザ菌	X	X	X
呼吸器系ウイルス[1]	X	X	
Legionella 属		X	X
Gram陰性桿菌			X
嫌気性菌(吸引)		X	
S. aureus			X

[1]インフルエンザAおよびB，アデノウイルス，呼吸器合胞体(RS)ウイルス，パラインフルエンザウイルス．
Mandell LA et al. Infectious Diseases Society of America/American Thoracic Society Consensus Guidelines on the Management of Community-Acquired Pneumonia in Adults. Clin Infect Dis. 2007;44:227-72 よりデータを引用．

代表的な感染症の病態生理　81

できない．したがって合理的な経験的抗菌薬治療を決定するにあたっては，最も頻度の高い病体についての知識が必須である．市中肺炎の起因菌は基礎疾患や肺感染症の重症度によって異なる（表4-7）．

肺炎球菌は患者の免疫応答正常および免疫不全の場合を問わず市中肺炎で最も多く分離される病原体である．それに加えて，いくつかの病原体は患者の背景や公衆衛生的重要性から，特に注意を要する（表4-8）．患者危険因子（喫煙，HIV感染症），患者防御機構（咳嗽反射，細胞性免疫）を理解し確認することによって，最も可能性の高い病原体に焦点をしぼり，経験的抗菌薬投与の選択をし，新たなリスクを減少し得る措置の示唆を得ることができる．例えば，脳血管障害のために気道の防御が損なわれている患者では，口腔咽頭の

表4-8　成人宿主に特定した肺炎の原因となる危険因子

危険因子	病原体		発症機構
	急性症状	亜急性症状	
HIV 感染	肺炎球菌	菌類（例：*Aspergillus, Histoplasma, Cryptococcus*）	細胞性免疫機能不全
	インフルエンザ菌	結核菌，非結核性抗酸菌	障害体液性応答反応
	P. jirovecii		
臓器あるいは骨髄移植	サイトメガロウイルス	*Nocardia* 属菌	細胞性免疫機能不全
		菌類	
	Legionella 属	結核菌	好中球減少症（骨髄移植）
	P. jirovecii		
	緑膿菌		
慢性閉塞性肺疾患あるいは喫煙	肺炎球菌		粘液線毛クリアランスの減少
	インフルエンザ菌		
	Moraxella catarrhalis		
	緑膿菌		
器質的肺疾患（気管支拡張症）	緑膿菌		
	Burkholderia cepacia		
アルコール依存	肺炎桿菌	混合嫌気性感染（肺膿瘍）	口腔咽頭内容物の吸引
	口腔内嫌気性菌		
注射による薬物乱用	黄色ブドウ球菌		血行性播種
環境曝露あるいは動物曝露	*Legionella* 属（感した水）	*C. immitis*（米国南西部）	吸入
	C. psittaci（鳥）	*H. capsulatum*（ミシシッピー東部）	
	C. burnetii（動物）	*C. neoformans*（鳥）	
	ハンタウイルス（げっ歯類）		
施設曝露（病院，養護施設など）	Gram 陰性桿菌		微量誤嚥
	緑膿菌		上気道防御機構のバイパス（挿管）
	黄色ブドウ球菌		血行性播種（静脈内カテーテル）
	Acinetobacter 属		
インフルエンザ罹患後	黄色ブドウ球菌		呼吸上皮細胞損傷
	化膿連鎖球菌		毛様体機能障害
			多核白血球抑制

分泌物を誤嚥するリスクが高まることが挙げられる．このような患者では粘稠度の低い溶液を避けるというような注意を払うことによって肺感染症の発症のリスクを減少させられる可能性が考えられる．同様にして，CD4リンパ球数が減少しているHIV感染症患者ではニューモシスチス肺炎のリスクがあり，予防的抗菌薬の投与を行うべきである．

発症機構

肺炎は高齢者と抵抗力の減弱している患者に特に多くみられる疾患であり，免疫不全のない患者にみられる頻度は少ない．これは，解剖学的バリア，鼻咽頭と上気道の浄化機能，肺胞の液性あるいは細胞性免疫を含む宿主防御機構が有効に働いていることによるものである．正常な肺では第一主気管支より先は無菌状態である．

肺病原菌が肺に到達するルートは4つである．(1) 感染性呼吸器飛沫の下部気道内への直接吸入，(2) 口腔咽頭の内容物の誤嚥，(3) 粘膜面に沿った上部から下部呼吸系への直接浸潤，(4) 血液を介する浸潤，である．病原体に対する肺の防御機構を図4-9に示す．浮遊粒子を伴う吸気は鼻腔を通過する際に攪拌された後で咽頭を通り，さらに気管から気管支に至る分岐部分で急激に方向転換される．直径が10 mmを超す粒子は鼻咽頭で捕捉される一方，直径が2〜9 mmの粒子は，粘膜繊毛床に沈着する．より小さな粒子だけが，肺胞に達する．浮遊する小粒子を吸入することによって直接下部気道に付着する細菌の例としては結核菌と*Legionella pneumophila*が挙げられる．上気道で捕らえられた細菌も口腔咽頭で繁殖したあとで「微量誤嚥」あるいは明らかな誤嚥によって声帯の開口部を通って(例えば，アルコール過剰摂取のあと，意識を失った患者などで)肺に運ばれる．

気管上皮は感染症を撃退する特性を有する．上皮細胞は粘膜の層の中で振動を繰り返す繊毛に覆われている．1個の上皮細胞には200本の繊毛があり毎分500回に達する振動をして，粘膜の層を喉頭に向けて押し上げている．粘膜それ自体にもリゾチームや分泌型IgA抗体といった抗菌薬が含まれている．喫煙者では繊毛が損傷されることにより粘膜繊毛浄化作用が障害

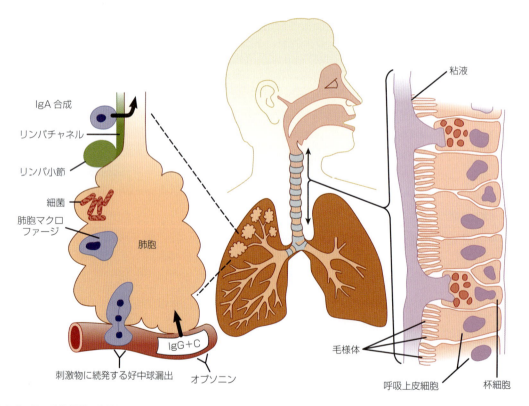

図4-9 肺の防御機構．鼻腔を通過する際の急激な気流方向の変化によって病原体が捕捉される．喉頭蓋と咳嗽反射は粒状の物質が下部気道へ侵入することを防御する．気管繊毛上皮は細胞表面を覆っている粘膜層(右)を口側に向かって押し上げる．肺胞では，細胞性免疫，液性因子，炎症性反応が下部呼吸器感染症を防御する．(C：補体．)(Storch GA. Respiratory system. In: Schaechter M et al, eds. *Mechanisms of Microbial Disease*, 4th ed. Lippincott Williams & Wilkins, 2007より許可を得て転載．)

されてしまう．そのため，喫煙者は代わりに，誤嚥された物質，過剰な分泌液，異物を，咳嗽反射によって排出しようとするのである．

終末気管支，肺胞管，肺胞にまで達した細菌は主として肺胞マクロファージと好中球により不活化される．補体と抗体による病原体のオプソニン化はこれらの細胞による食作用を増強する．

このうちのどの防御機構の障害も肺炎の発症するリスクを高める．嚢胞性線維症の小児では繊毛活動の欠損があるため，特に黄色ブドウ球菌と緑膿菌による再発性の副鼻腔肺感染症が頻繁にみられる．先天性か後天性かを問わず好中球減少症のある患者では Gram 陰性桿菌と真菌による肺感染症が発症するリスクが高くなる．抗原刺激によって T 細胞がリンホカインを産生することによりマクロファージが活性化され殺細菌作用が高まる．HIV 感染患者では CD4 T 細胞が枯渇するために抗酸菌も含む多種の細菌と真菌の感染症に罹患しやすい．

臨床症状

肺炎患者の多くでは発熱，咳嗽，頻呼吸，頻脈，胸部 X 線上の浸潤陰影像がみられる．肺以外の症状で病原体についての示唆を与えてくれる症状としては咽頭炎(*Chlamydia pneumoniae*)，結節性紅斑(真菌と抗酸菌感染症)，下痢(*Legionella* 菌)などが挙げられる．

以下のことは肺炎の症状と考えられる患者での経験的治療の選択に役立つ．(1) 肺炎が市中肺炎なのか，病院や介護施設などの医療関連の肺炎なのか．(2) 患者は免疫不全状態(HIV，移植患者)ではないか．(3) 静注薬物中毒者ではないか．(4) 患者に最近誤嚥の可能性のあるような意識障害がなかったか．(5) 症状は急性(何日間)かあるいは慢性(何週間，何ヵ月間)か．(6) 特定の地域にみられる感染症(ヒストプラズマ症，コクシジオイデス症など)の地域に患者が居住または旅行していないか．(7) 人獣共通の肺感染症(オウム病，Q 熱)に関連する動物との接触はなかったか．(8) 公衆衛生上重要な伝染性疾患(結核など)の可能性はあるのか．(9) 共通の感染源から発症する肺炎(*Legionella* 菌，インフルエンザの集団発生など)の可能性はないか．(10) 入院あるいは集中治療の必要な(*Legionella* 菌，肺炎球菌，黄色ブドウ球菌などによる肺炎)患者ではないか．

チェックポイント

17. 患者の重症度と疾患の部位をもとにしたときに重要な病原体は何か．

18. 患者の背景から肺炎の原因として可能性が考えられる特定の疾患はあるか．

19. 病原体が肺に到達する 4 つの機序とは何か．

20. 感染症に対する気道上皮の防御機能はどのようなものがあるか．

感染性下痢症

臨床像

世界では毎年，500 万人以上が急性感染性下痢症で死亡し，その大部分を 1 歳未満の小児が占めている(13 章参照)．米国では，感染性下痢症によって死亡することはまれであるが，罹患する率は高い．感染性下痢症は，毎年 2 億件以上発生し，1.8 億件の入院件数と 60 億ドルの医療費が使われていると推定されている．感染性下痢症の発病と死亡については，循環血液量と電解質の喪失の結果，心不全が併発することが大きく関与している．例えば，成人のコレラ患者では，1 時間あたり 1 L 以上の水分が喪失することがある．1 日あたりの正常便中水分排泄量(150 mL)と比べると，感染性下痢症の大量の水分喪失が，脱水，循環虚脱，結果的に死に至るであろう理由は明らかである．

感染症胃腸炎の臨床症状としては，主に上部消化管症状(吐き気，嘔吐，痙攣性心窩部痛など)，小腸症状(大量の水様性下痢)と下部消化管症状(テネスムス，便意切迫，血便など)が認められる．感染源では，ヒト-ヒト感染(赤痢菌などの糞口感染)，水系感染(クリプトスポリジウム症)，食物を介した経口感染(*Salmonella* 属菌や黄色ブドウ球菌による食中毒)，抗菌薬使用後の菌交代現象(*Clostridium difficile* 感染)が挙げられる．

病　因

ウイルス，細菌，真菌，原虫といった多様な病原体が腸管に感染する．しかしながら，感染性下痢症の症例の大部分では症状は限定的であり診断的評価は行われてはいない．医療機関を受診する患者の多くは，高熱や低血圧などのより重い症状を呈する場合，HIV や好中球減少症などの免疫不全状態がある場合，14 日

84　4．感染症

以上持続する慢性下痢など症状が持続している場合に偏っている．例外は，食中毒感染の大規模な集団発生に際して，疫学調査によって軽度変異型が判明する場合である．

発症機構

　感染性胃腸炎に対する包括的アプローチは，教科書的宿主-病原体-環境の相互作用モデルから始まる．多くの宿主側因子が感染性胃腸炎に影響する．高齢あるいは小児の患者，HIV感染者など合併症を持つ患者では，症候性感染症が発症するリスクが高くなる．制酸薬や抗菌薬などの薬物により，腸内環境が変化したり，常在細菌叢が破壊されることでも，患者は感染症に罹患しやすくなる．消化管に感染する病原体は，どの種類(細菌，ウイルス，原虫など)が，どの解剖学的位置(胃や小腸，大腸など)に感染し，どのような機序(腸管毒素原性，細胞毒素原性，腸管侵入性など)で発症するかによって分類される．環境因子では，感染様式に応じて，(1) 水系感染，(2) 食物感染，(3) ヒト-ヒト感染の3つに大別される．表4-9に，宿主-病原体-環境の関係のまとめと感染性胃腸炎の発症機構を示す．

　消化管感染症が，胃に生じた場合は吐き気・嘔吐が引き起こされ，小腸や大腸に生じた場合は主要症状として下痢が引き起こされる．「胃腸炎」は一般的に，胃や近位小腸の感染をさす．胃腸炎を起こす病原体には，*Bacillus cereus* や黄色ブドウ球菌などの細菌，ロタウイルスやノロウイルスなどのウイルスが含まれる．*B. cereus* や黄色ブドウ球菌ではすでに産生された

神経毒 neurotoxin を持つために，たとえ生菌が存在していない状態でも疾病を引き起こす可能性がある．詳細な発症機序は明らかになっていないが，神経毒は局所的には自律神経系に作用することで消化管の蠕動運動を亢進させる一方で，中枢にも作用して脳内の嘔吐中枢を刺激すると考えられている．

　大腸菌が下痢を生ずる際の多様な臨床症状や発症機序は，一連の感染性下痢症の典型を示している．ヒトでは大腸菌が腸管に定着をすることは共通しており，その定着は通常生後数時間で起こる．しかし，常在細菌叢に存在しない病原性大腸菌に宿主が曝露されると，消化管に限局した症状だけでなく全身症状が生じる可能性がある．下痢を発症させる大腸菌は主に，腸管毒素原性大腸菌(ETEC)，腸管病原性大腸菌(EPEC)，腸管出血性大腸菌(EHEC)，腸管凝集性大腸菌(EAEC)，腸管組織侵入性大腸菌(EIEC)の主要な5型(と新たに提唱されている数種類の亜型)に分類される(表4-10)．病原性大腸菌のすべての型に共通している特徴は，宿主防御を通り抜け，腸管粘膜に定着し，宿主細胞を傷害しながら増殖することである．すべての腸管病原体と同様に，病原性大腸菌も生存するためには，胃の酸性の環境を生き延び，蠕動運動による排出機構に逆らって腸管に生息し続け，正常細菌叢と競争して限りある腸管内栄養物を獲得する必要がある．腸管病原体によって，腸管のあらゆる場所に局在できる能力を有するものもあるが，より一般的には腸管のある特定の解剖学的部位にしか局在できない病原体が多い．

　いったん，定着と増殖が生じると，宿主の組織損傷

表4-9　消化管感染症に対するアプローチ

原　因	カテゴリー	疫　学	例
環境	水系	給水設備の糞便汚染	コレラ菌
	食物由来	汚染食品(細菌または毒)	黄色ブドウ球菌
			Salmonella 属
	ヒトからヒトへ(糞便経口伝播)	保育所	赤痢菌
			ロタウイルス
病因	細菌		*Canpilobactor* 属
	ウイルス		ノロウイルス
	寄生虫		赤痢アメーバ
宿主	年齢	小児，高齢者	腸管出血性大腸菌
	共存疾患	HIV	クリプトスポリジウム
	胃液酸性度	制酸薬の使用	*Salmonella* 属
	胃腸管細菌叢	抗菌薬の使用	*Clostridium difficile*
部位	胃	胃腸炎	*B. cereus*
	小腸	分泌性下痢	コレラ菌
	大腸	炎症性下痢	赤痢菌

が始まる．感染性下痢症は臨床的に，分泌性，炎症性，出血性に分類され，これら幅広い臨床症状に応じた病態生理学的機序が存在する．**分泌性下痢** secretory diarrhea（水溶性）は何種類もの細菌（コレラ菌 *Vibrio cholerae*，ETEC，EAEC など），ウイルス（ロタウイルス，ノロウイルスなど），原虫（*Giardia*，*Cryptosporidium* など）によって引き起こされる．これらの病原体は小腸の腸管腔にある腸細胞の表面に付着する．検便ではまれに便潜血反応が認められることはあるが，注意すべきことは便中に白血球が認められないことである．これらの病原体の中にはサイクリックアデノシン一リン酸（cAMP）産生を増加させるタンパクである**エンテロトキシン** enterotoxin を産生する病原体もある．教科書的な例はコレラである．コレラ菌はコレラ毒素を産生する．この毒素は小腸上皮のアデニル酸シクラーゼを活性化させることで，長時間にわたって多量の水分と電解質を小腸の腸管腔へ分泌させる（図 4-10）．臨床的には患者は大量の下痢（「米のとぎ汁様便」）を発till，強力な補液療法を行わなければ脱水と血管虚脱に陥る．ETEC は，小児の急性下痢の一般的な原因菌であり，また途上国から米国に帰国した旅行者の下痢で最も多い原因であるが，2 種類のエンテロトキシンを産生する．その 1 つである易熱性トキシン（LT）はコレラトキシンと同様の機序でアデニル酸シクラーゼを活性化し，またもう 1 つの耐熱性トキシン（ST）はグアニル酸シクラーゼを活性化する．

炎症性下痢 inflammatory diarrhea は細菌が腸管粘膜に浸潤して細胞死を起こすことによって生ずる．こ

表 4-10 病原性大腸菌のタイプ別での下痢症の特徴

分類	感受性集団 先進国	感受性集団 途上国	臨床症状	部位	毒素
ETEC	帰国者	5 歳未満	水様性下痢	小腸	易熱性毒および耐熱性毒
EIEC	まれ	全年齢層	赤痢（血性下痢，粘液，熱）	大腸＞小腸	赤痢菌様エンテロトキシン
EHEC	小児，高齢者	まれ	出血性大腸炎，溶血性尿毒症症候群	大腸	志賀毒素（Stx1 および Stx2）
EPEC	まれ	2 歳未満	水様性下痢	小腸	不明
EAEC	まれ	小児	持続性の水様性下痢	小腸	腸管凝集性耐熱性エンテロトキシン

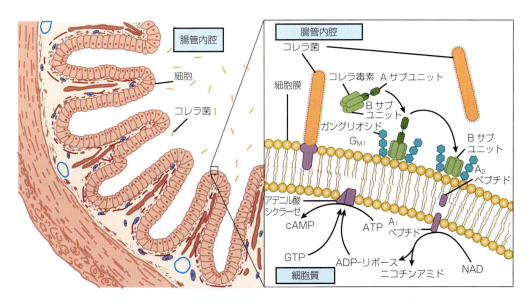

図 4-10 コレラ菌と腸管毒素原性大腸菌（ETEC）による下痢症の発症機序．コレラ菌と ETEC は類似した機序によって下痢を発症させる．細菌は汚染された食材を摂取することにより小腸内に侵入する（左）．細菌は 1 つの A サブユニットと 5 つの B サブユニットからなるエンテロトキシンを産生する．B サブユニットは腸管の細胞膜に結合し A サブユニットの一部細胞内に侵入することを介助する（右）．これによりアデニル酸シクラーゼが持続的に活性化される結果，サイクリックアデノシン一リン酸（cAMP）が合成され，これが腸管上皮細胞を刺激して水および電解質を分泌させる．（Vaughan M. Cholera and cell regulation. Hosp Pract. 1982;17（6）:145-52 より許可を得て転載．）

の場合患者は通常発熱を伴い，下腹部の疝痛と下痢の訴えがあり，便は肉眼的粘液を伴っている．便中に白血球と大量の出血がみられる場合は**赤痢 dysentery**という言葉が用いられる．炎症性下痢を来す病原体にはEIEC，赤痢菌，*Salmonella*属菌，*Campylobacter*属菌，赤痢アメーバなどが挙げられる．細菌性赤痢の本来の原因菌である赤痢菌は，内質に空胞体を形成することで腸細胞に侵入し，その空胞は細胞内で溶解する．次に細菌はその細胞質内で増殖し，隣接する上皮細胞に侵入する．**サイトトキシン（細胞毒）cytotoxin**である志賀毒素（シガトキシン）が産生されることにより局所細胞の崩壊と細胞死が生じる．EIECは臨床的にも，また同様の毒素である志賀毒素様毒素（志賀様毒素）を介して腸細胞壁に侵入する機序の点からも，赤痢菌に類似している．

出血性下痢 hemorrhagic diarrheaは，炎症性下痢の一異型であり，主としてEHECによって発症する．大腸菌O157:H7(*E. coli* O157:H7)は，数多くの報告を通じてよく知られている多数の食中毒に関連して多くの死亡者がみられた溶血性尿毒症症候群(HUS)の原因菌である．EHECは多様な病状をもたらすが，その臨床像としては，(1) 無症候性感染，(2) 水様性(非出血性)下痢，(3) 出血性大腸炎(出血性，非炎症性下痢)，(4) 溶血性尿毒症症候群(主として小児にみられ，貧血と腎不全を特徴とする急性の病態)が挙げられる．EHECは腸細胞には侵入しないが，構造的また機能的にもきわめて類似している2種類の志賀毒素様毒素(Stx1とStx2)を産生する．EHECが細胞表面受容体に結合したあと，志賀毒素のAサブユニットは触媒としてリボソームRNAの結合を破壊し，タンパク合成を阻害することにより細胞死をもたらす．

臨床症状

消化管感染症の臨床症状は障害部位によって変化する(表4-9)．例えば，ブドウ球菌による食中毒の場合，神経毒素産生ブドウ球菌に汚染された食物を摂取した数時間後に症状が発現する．ブドウ球菌性食中毒の症状は多量の嘔吐，吐き気，激しい腹痛である．胃腸炎を発症する病原体により下痢症状の程度はさまざまである．大量の水様性(非炎症性，非出血性)下痢は小腸に感染してエンテロトキシンを産生する細菌(*Clostridium perfringens*，コレラ菌)による．これに対し大腸炎様症状(下腹部痛，テネスムス，便意切迫)と炎症性あるいは出血性下痢は，大腸に感染する頻度が高い細菌により生ずる．大腸に限局する細菌での潜伏期間はより長く(3日以上)，大腸粘膜層への浸潤を伴うため

に発熱，菌血症，全身症状がみられる．

チェックポイント

21. 世界中で1年間に何人の患者が感染性下痢症で死亡するか．
22. 感染性下痢症の進行形式にはどのようなものがあるか．それぞれの例を示せ．
23. 病原体により異なった下痢の発症機序のなかにはどのようなものがあるか．

敗血症と敗血症性ショック

臨床像

敗血症は，米国では主たる死亡の原因であり，年間34,000人の患者死亡と20％に達する致死率を有する．米国において敗血症の治療にかかる医療費は年間170億ドルに達する．血管内留置カテーテルの広範な使用，人工物(人工弁，人工関節など)挿入の増加，免疫抑制薬や抗がん薬の投与などの医療技術の発達に伴って敗血症の発症率は増加し続けている．このような治療手技は感染症とそれに伴う敗血症のリスクが増大する要因となっている．

敗血症についての研究は標準的な症例定義が確立されたことにより容易になった(表4-11)．**全身性炎症反応症候群 systemic inflammatory response syn-**

表4-11　敗血症の臨床的定義

I. 全身性炎症反応症候群(SIRS)
以下の2つ以上があてはまること
(1) 体温が38℃以上または36℃以下
(2) 心拍数が90回/分以上
(3) 呼吸数が20回/分以上またはPaCO$_2$が32 mmHg以下
(4) 白血球数が12×10^9/L以上，または4×10^9/L以下，または未熟型が10％以上
II. 敗血症
SIRS＋感染の徴候
III. 重症敗血症
敗血症＋臓器機能不全，または低血圧，または低灌流 (乳酸アシドーシス，乏尿，精神状態の急性変化を含む)
IV. 敗血症性ショック
低血圧(急速輸液にもかかわらず)＋低灌流異常

drome（SIRS）は，感染症だけでなく，膵炎，肺塞栓症，心筋梗塞などの非感染性の状態で生じ得る非特異的炎症状態をいう．SIRS の症例定義に含まれる白血球減少と低体温は，敗血症においては予後不良を予測する因子となる．**敗血症 sepsis** は感染性物質に伴って生じた SIRS と定義される．通常は組織の血流障害に伴って生ずる臓器障害の客観的エビデンス（腎不全，肝不全，意識障害）が認められる場合が**重症敗血症 severe sepsis** である．敗血症の最終段階が**敗血症性ショック septic shock** であり，これは補液治療によっても改善されない血圧低下（収縮期血圧 90 mmHg 以下あるいはベースラインの収縮期血圧より 40 mmHg の低下）と定義される．

病　因

　感染症のエビデンスがあることが敗血症の診断基準であるが，敗血症の患者のうち菌血症がみられるのは 28％にすぎず，**一次性菌血症 primary bacteremia**，つまり細菌の明らかな由来部位を認めない血液培養陽性症例は 10％をわずかに超える程度である．敗血症症候群の患者で多くみられる感染部位は頻度順に呼吸器，泌尿生殖器，腹部（胆嚢，大腸など），医療機器関連感染，外傷あるいは軟部組織感染である．

　過去 10 年間で敗血症について細菌学的には変化がみられている．従来敗血症の原因菌の多くを占めていた Gram 陰性桿菌（腸内細菌科と緑膿菌）に代わって，Gram 陽性菌が増加し，今では原因菌の 50％以上を占めるようになった．血液中から培養される菌のなかで最も多いのはブドウ球菌であり，これは長期間にわたる静脈留置カテーテルの使用や，人工物の装着が汎用されるようになったためであると考えられる．同じ理由から過去 10 年間に *Candida* 属菌の真菌性敗血症の頻度の著しい上昇がみられる．緑膿菌，*Candida* 属菌，混合（複数菌種）感染はそれぞれが死亡率についての独立した予後因子である．

発症機構

　SIRS から敗血症性ショックに至るまでの敗血症の諸病期は連続したものであり，患者が 1 つの病期から次の病期に数日あるいは数時間のうちに移行することもまれではない．敗血症は通常局所感染症から始まる．次に細菌は直接血流に侵入する（結果として菌血症，血液培養陽性となる）か，あるいは局所で増殖して毒素を血流中に放出する．毒素は細菌の構造タンパク（エンドトキシン endotoxin＝菌体内毒素）から由来する場合，細菌が合成し放出するエクソトキシン（＝

菌体外毒素）である場合がある．エンドトキシンは Gram 陰性菌外膜に含まれる**リポ多糖 lipopoly-saccharide（LPS）**成分であると定義される．エンドトキシンは種により異なっている毒性のない外側の多糖鎖（O 側鎖 O side chain）と外側細菌膜に埋め込まれていて構造的にはきわめて保持された脂質部分（リピド A lipid A）から構成されている．精製されたエンドトキシンとリピド A のどちらも動物実験では注射することできわめて高い毒性を示し，生菌の存在がなくても敗血症性ショックに相当する症候群を生ずる．

　当初，敗血症は生体の炎症反応に対する過剰刺激と制御できない炎症性伝達物質の放出の結果であると考えられていた．エンドトキシンまたはその結果生ずる炎症性カスケードに対する各種の阻害薬の投与を行っても無効であることから，他の因子，例えば，宿主の免疫抑制などがきわめて重要な役割を果たしている可能性が示唆されている．病原体の種類や量，感染部位といった特定の刺激が**CD4 T 細胞 CD4 T cell** が炎症性（1 型ヘルパー T 細胞）あるいは抗炎症性（2 型ヘルパー T 細胞）の性質を持つサイトカインの分泌を促す（図 4-11）．敗血症で死亡する患者では，適応免疫応答に必須の細胞（B 細胞，CD4 T 細胞，樹状細胞）の有意の欠損がみられる．遺伝子的にプログラムされた細胞死である**アポトーシス apoptosis** がこれらの細胞系統を減少させる重要な役割を果たし，残存している免疫細胞をダウンレギュレートすると考えられている．敗血症の臨床経過として血液動態の変化（頻脈，頻呼吸），異常な血管拡張，組織灌流障害と，その結果生じる臓器障害が認められる（図 4-11）．

A. 血液動態変化

　どの形態のショックも組織の灌流不全とそれに引き続く細胞障害と細胞死を生ずる（11 章参照）．心原性ショックや循環血液量減少性ショックの場合では，血圧を維持するための代償性機序として全身血管抵抗が上昇する．低灌流状態の組織では循環赤血球よりの酸素の抽出が亢進するため，肺動脈酸素濃度は低下する．対照的に敗血症の初期には，不適当な動静脈の拡張のために全身性血管抵抗が低下し，循環血液量は減少し血管外腔へ血漿が漏出する．循環血液量減少を補正したとしても，代償性の**心拍出量 cardiac output** 増加にもかかわらず全身性の血管抵抗は低下し続ける．非効率な酸素抽出と組織灌流低下の結果，肺動脈酸素濃度は上昇する．

　この血流亢進状態は，諸臓器への血流の誤分配を強調するために**血液分布異常性ショック distributive**

88　4．感染症

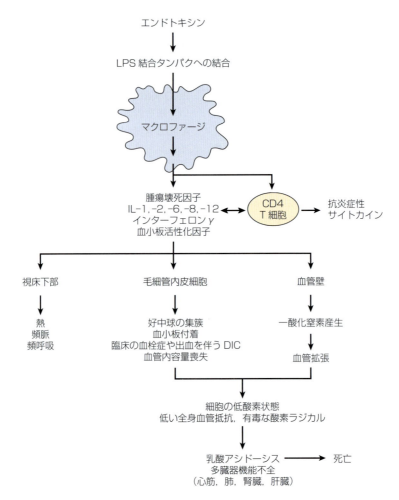

図4-11　敗血症での病的機序の流れ．エンドトキシンとその他のタンパクによって活性化されたマクロファージが，炎症性メディエーターの放出と免疫調節を行い，その結果，宿主組織障害と，場合によっては細胞死がもたらされる．（Horn DL et al. What are the microbial components implicated in the pathogenesis of sepsis? Clin Infect Dis. 2000;31:852 より許可を得て転載．）

shockと呼ばれるが，敗血症で多くみられる血液動態所見である．一酸化窒素などの血管作動性物質の放出の結果，血管の正常の自己調節機能が失われるため，臓器によって局所のシャントと相対的な灌流低下を伴う血流の不均衡状態がつくり出される．動物実験の結果から，臓器により血流の変化は一定しており，胃，十二指腸，小腸，膵臓では顕著な，心筋と骨格筋では中等度の血流低下がみられるのに対して，腎臓と中枢神経では血流が比較的保たれていることが示されている．

心筋の抑制は敗血症性ショックの初期によくみられる所見である．病初期には，循環血液量低下と血管拡張に伴い心室充満圧および心拍出量の低下がみられる．補液を行ったあと，心拍出量は正常あるいは増加となるが，心室機能は異常を示す．敗血症発症後24～48時間の間，右室と左室の駆出率は低下し，拡張末期容積と収縮末期容積はともに増加する．心筋のこの抑制は，一酸化窒素，TNF，IL-1の直接の毒性作用によるものとされている．駆出率の低下とそれに引き続く心筋の抑制は敗血症性ショックの病初期を生き延びた患者では回復が可能である．

B．血管と多臓器の障害

敗血症性ショックで死亡する患者の大半で治療不応性の低血圧か多臓器不全がみられる．治療不応性の低血圧は2つの機序で発症する．1つは患者によっては敗血症の状態に対して高拍出量を維持できなくなり高拍出性の心不全に陥るものである．もう1つは経静脈液の補正と昇圧薬投与に不応の血管拡張と低血圧に伴う循環不全を生ずるものである．

代表的な感染症の病態生理　89

多臓器不全の発症は敗血症性ショックの病初期から始まっている高代謝状態の終末期を表しているものである．臓器障害は感染症に対する局所性あるいは全身性の炎症反応によって引き起こされる微小血管障害の結果生ずる．赤血球の変形性の低下による微小血管の閉塞によって血流の誤分配がさらに進行する．好中球と血小板の凝集も血流を低下させる．好中球の血管壁からの遊離はさらに炎症性メディエーターの放出とそれに引き続く組織への好中球の遊走を来す．補体系の構成成分が活性化され，より多くの好中球を引き付けプロスタグランジンやロイコトリエンなどの局所活性物質を放出する．これらの変化の総合的な結果が，微小血管の虚脱と最終的には臓器不全である．

敗血症による転帰は機能不全となる臓器の数によって決まる．多臓器不全（3 ないし 4 臓器の不全）がある患者の平均死亡率は 70％である．敗血症の患者のうち18％に呼吸不全が発症する．その最も重篤な状態が**急性呼吸窮迫症候群 acute respiratory distress syndrome**（ARDS）であり，不応性の低酸素血症，肺コンプライアンスの低下，非心原性肺水腫，肺高血圧症を特徴とする．腎不全は 15％の症例でみられ，通常，腎内シャント形成による付加的障害，腎の灌流低下，抗菌薬や放射線造影物質などの腎毒性薬物投与など，複数の因子により経過する．敗血症によって障害される他の臓器としては CNS（意識障害，昏睡）と血液［播種性血管内凝固（DIC）］がある．

臨床症状

敗血症の臨床症状は感染症に対する全身性反応に関連するもの（頻脈，頻呼吸，体温や好中球数の変化）と特定の臓器系の障害（心血管系，呼吸器，腎臓，肝臓，血液の異常）に関連するものがある．敗血症は時として，より一般的なあまり重症ではない病気と混同されやすいごく軽微な所見で始まることがある．このような敗血症の初期の徴候に注意を払うことが早期の診断と処置につながる．臨床ガイドラインでは敗血症の認識と初期治療のために系統的なアプローチをすることが強調されている．敗血症に対する最初の処置としては，血液その他の体液の採取培養，広域抗菌薬の経験的投与，灌流低下のマーカーとしての血清乳酸濃度測定，そして血圧低下が続く患者では経静脈的に補液と昇圧薬投与が行われるべきである．

チェックポイント

24. 米国での敗血症と敗血症性ショックによる死亡率はどの程度か．

25. 病院関連の敗血症を引き起こす原因となる因子にはどのようなものがあるか．

26. 敗血症の原因として多い病原菌にはどのようなものがあるか．

27. 患者の免疫系統が敗血症の発症機序で果たす役割は何か．

28. 免疫応答を活性化させるものは何か．

29. 非敗血症性ショックと比べて敗血症性ショックの特徴的血液動態所見にはどのようなものがあるか．

90　4．感　染　症

ケーススタディ

Yeong Kwok, MD

（解答は 25 章 738 ページを参照のこと）

CASE 11

55 歳の男性．最近中国から移住した．発熱を主訴に救急外来を受診した．ここ 3 週間にわたり，悪寒，寝汗，倦怠感を伴う反復性の発熱がみられたと訴えていた．本日になって，手指に新たな有痛性病変を認めたため，救急外来を受診した．既往歴として，「幼少時，咽頭痛後に重篤な病気に罹患した」というエピソードがある．さらに最近，齲歯のために数本の抜歯を行った．投薬歴はない．身体所見は，体温 38.5℃ と発熱がみられ，血圧 120/80 mmHg，心拍数 108 回/分，呼吸数 16 回/分，酸素飽和度 97%（室内気）である．注目すべき皮膚所見は数本の手指，足趾に有痛性の結節を認めた．爪床に複数の下線状出血（亜急性心内膜炎の一症状）と手掌に無痛性の出血斑がある．眼底検査では網膜出血を認めた．胸部所見は聴診，打診とも異常を認めなかった．心臓聴診所見は，左胸骨傍で最も顕著なグレード 3/6 の全収縮期雑音を聴取し，心尖部に放射している．腹部，背部に異常は認められない．

設　問

A. 最も考えられる診断名は何か．この病気の一般的な危険因子は何か．この患者において最も考えられる危険因子は何か．

B. 最も考えられる原因病原体は何か．

C. 疾患の血行力学上の特徴 hemodynamic factor は何か．この疾患の成因要因と宿主の免疫応答はどのようなものか．

D. 患者の手足に認められているさまざまな病変は何か．手指病変の病態成立機序は何か．

E. その他に認められるこの疾患の臨床的所見は何か．最も多い死因は何か．致死的転帰の予測因子は何か．

ケーススタディ　　91

CASE 12

25歳の男性．発熱と意識レベル低下かつ，理解力のない状態のために救急外来を受診した．妻が同伴しており，妻から病歴を聴取した．患者は生来健康で1週間前までは異常は認められなかったが，1週間前からゆっくりと進行する上気道炎様症状を自覚していた．入院当日の朝，進行性で激しい頭痛と悪心を訴えた．患者は1回嘔吐した．患者はしだいに嗜眠傾向になったため，妻が連れ添って来院した．患者にはその他の医学的問題がなく，投薬歴はない．

身体所見は体温39℃と発熱がみられ，血圧95/60mmHg，心拍数100回/分，呼吸数18回/分である．患者は嗜眠傾向で両目を手で覆って，横たわっていた．眼底検査では乳頭浮腫を認めなかった．明確なBrudzinski徴候を伴う項部硬直を認めた．心臓，肺，腹部の検査所見で注目すべきことはない．神経学的検査は患者の協力が得られないので，十分に評価できないが，巣症状はなさそうであった．Kernig徴候は（患者が仰臥位にした状態で曲げた足を他動的に伸展すると伸展制限が出る）は陰性であった．

設問

A. どのような感染症の診断が示唆されるか．この患者で最も有力な原因微生物は何か．患者が新生児であるならば，どのような状態になるか．小児ならば，どのような状態になるか．

B. この病気が進展すると，どのような病態生理学的経過をたどるか．病原体のどのような性質がこの病気の成立を促進するか．

C. この患者の脳浮腫の原因として可能性のあるものは何か．診断を確定するために実施される検査は何か．どのような治療を開始すべきか，また考慮されるか．それはなぜか．

CASE 13

68歳の男性．急性の発熱と持続性の咳で救急外来を受診した．患者は3日前からの咳と緑色の痰を訴えており，息切れ，左側胸痛，発熱，悪寒と寝汗を伴っていた．患者は慢性閉塞性肺疾患（COPD）に罹患しており，間欠的なステロイドの投与を必要としていた．投薬歴としては，サルブタモール（アルブテロール），イプラトロピウム臭化物，コルチコステロイド吸入の処方を受けていた．患者は自宅で，自立して生活していた．身体所見は体温38℃の発熱，血圧110/50mmHg，心拍数98回/分，呼吸数20回/分，酸素飽和度92％（室内気）であった．患者はやせ型で，中程度の呼吸困難があり，3，4語でしか話すことができなかった．聴診所見では，左の肺底部，左腋窩部にラ音を聴取し，びまん性呼気性喘鳴がみられた．その他の身体所見は特記すべきことはない．胸部X線では左下肺葉，舌区に浸潤影を認めた．肺炎と診断され，患者は抗菌薬の静注投与のため入院した．

設問

A. この患者の基礎疾患，その重症度に基づいて，この症例で関与している病原体は何と考えるか．患者がICU入室を要する状態ならば，どのような菌の関与が考えられるか．

B. 病原体が肺に達する機序は何か．

C. 肺炎に対する宿主の防御機構は何か．

D. 肺炎に対する一般的な宿主の危険因子は何か．肺炎の危険性を増す病原的な機序は何か．そのうちのどの危険因子がこの患者にはみられるか．

92   4．感 染 症

CASE 14

21歳の女性．下痢の症状を訴えていた．患者は受診前日にメキシコから戻った．その前日に急に大量の水様性下痢を来した．患者の便には粘液および血液は混在していなかった．患者の下痢には，発熱，悪寒，吐き気，嘔吐は伴っていない．患者にはその他の医学的問題はなく，投薬歴はない．身体所見は触診上，腹部全体に軽度の圧痛があるが，筋性防御や反跳圧痛はない．糞便のグアヤック反応は陰性である．感染性下痢症が疑われた．

設 問

A. 感染性下痢症の伝播様式はどのようなものがあるか．各々の例を挙げよ．

B. この症例での感染の推定部位はどのような部位か．それはなぜか．

C. この症例で最も可能性が高い病原体は何か．下痢を起こす病原的な機序は何か．

CASE 15

65歳の女性．市中肺炎で入院した．抗菌薬を静脈投与され，鼻カニューレで酸素吸入していた．膀胱にFoleyカテーテルを挿入された．入院3日目に退院を視野に入れて経口薬に切り替えられた．入院3日目の夜，発熱と頻脈を来した．血液培養と尿培養をオーダーされた．翌朝，患者は脱力状態で嗜眠傾向であった．患者の体温は35℃，血圧85/40 mmHg，心拍数110回/分，呼吸数20回/分，酸素飽和度94％（室内気）であった．頭部と頸部の所見は異常がなかった．聴診所見では左肺底部でラ音が聴取されるものの，入院時と比較して変化はみられていない．頻拍であるがリズムは規則的であり，雑音，奔馬調律 gallop rhythm，摩擦音はどれも認めなかった．腹部検査は正常であった．四肢は温かった．神経検査では巣所見はなかった．患者は敗血症の疑いでICUへ転科し，輸液と抗菌薬を投与された．血液培養と尿培養ではGram陰性桿菌が陽性であった．

設 問

A. どのような要因が病院関連の敗血症の一因となるか．

B. Gram陰性桿菌の敗血症はどのような機序で起こるか．免疫反応は敗血症の成立ではどのような役割を果たすか．

C. 敗血症性ショックの結果，どのような血行動態変化を来すか述べよ．

D. どのような機序で敗血症は多臓器不全になるか．

E. 敗血症患者の致死的転帰の予測因子は何か．

参 考 文 献

全 般

Brodsky IE et al. Targeting of immune signalling networks by bacterial pathogens. Nat Cell Biol. 2009 May;11 (5):521–6. [PMID: 19404331]

Diacovich L et al. Bacterial manipulation of innate immunity to promote infection. Nat Rev Microbiol. 2010 Feb;8 (2):117–28. [PMID: 20075926]

感染性心内膜炎

Chorianopoulos E et al. The role of endothelial cell biology in endocarditis. Cell Tissue Res. 2009 Jan;335(1):153–63. [PMID: 19015889]

Fernández Guerrero ML et al. Endocarditis caused by

Staphylococcus aureus: a reappraisal of the epidemiologic, clinical, and pathologic manifestations with analysis of factors determining outcome. Medicine (Baltimore). 2009 Jan;88(1):1–22. [PMID: 19352296]

Que YA et al. Infective endocarditis. Nat Rev Cardiol. 2011 Jun;8(6):322–36. [PMID: 21487430]

髄膜炎

Brouwer MC et al. Corticosteroids for acute bacterial meningitis. Cochrane Database Syst Rev. 2010 Sep 8; (9):CD004405. [PMID: 20824838]

Mook-Kanamori BB et al. Pathogenesis and pathophysiology of pneumococcal meningitis. Clin Microbiol Rev. 2011 Jul;24(3):557–91. [PMID: 21734248]

Thigpen MC et al; Emerging Infections Programs Network. Bacterial meningitis in the United States, 1998–2007. N Engl J Med. 2011 May 26;364(21):2016–25. [PMID: 21612470]

肺 炎

Dockrell DH et al. Pneumococcal pneumonia: mechanisms of infection and resolution. Chest. 2012 Aug;14(2):482–91. [PMID: 22871758]

Mandell LA et al. Infectious Diseases Society of America/ American Thoracic Society consensus guidelines on the management of community-acquired pneumonia in adults. Clin Infect Dis. 2007 Mar 1;44(Suppl 2):S27–72. [PMID: 17278083]

感染性下痢症

Clements A et al. Infection strategies of enteric pathogenic *Escherichia coli*. Gut Microbes. 2012 Mar–Apr;3(2):71–87. [PMID: 22555463]

敗血症，敗血症症候群，敗血症性ショック

Dellinger RP et al; Surviving Sepsis Campaign Guidelines Committee including The Pediatric Subgroup. Surviving Sepsis Campaign: international guidelines for management of severe sepsis and septic shock, 2012. Intensive Care Med. 2013 Feb;39(2):165–228. [PMID: 23361625]

Hotchkiss RS et al. Immunosuppression in sepsis: a novel understanding of the disorder and a new therapeutic approach. Lancet Infect Dis. 2013 Mar;13(3):260–8. [PMID: 23427891]

Zanotti-Cavazzoni SL et al. Cardiac dysfunction in severe sepsis and septic shock. Curr Opin Crit Care. 2009 Oct;15(5):392–7. [PMID: 19633546]

CHAPTER 5

新 生 物

Mark M. Moasser, MD

細胞の増殖および成熟は，胎生期における器官形成や成長，傷害後の組織修復と再構成の過程に起こる．これらの過程の調節不具合は，細胞の増殖，分化，組織構築の異常として現れる．ヒト腫瘍は細胞の異常増殖の結果によって起こる，不整な組織構築を示す一連の疾患である．がんは一般的に発生母地や解剖学的部位によって分類されるが，すべてのがんに共通する所見も多い．細胞異常の多様性とともに，患者の臨床経過も多彩である．臨床所見あるいは画像上指摘される臨床的顕性がんとなるには，体内に 10 億個の悪性細胞が必要であるが，時に前臨床期 preclinical phase でみつかることもある．前臨床期徴候として，例えば，大腸がんの前がん病変としてのポリープや，悪性黒色腫(メラノーマ)の異形成母斑などが挙げられる．このような前がん病変は通常，遺伝子変異を有しており，浸潤を伴わない異常な細胞増殖を示し，数ヵ月あ

るいは数年で浸潤がんに発展し，あるいは生涯にわたってがんに進展しないこともある．一般的には前臨床期では，局所あるいは遠隔転移を伴う浸潤がんになるまで気付かれないことがある．他の病気と同様，腫瘍の病理病態の理解は膨大な数の患者に関する臨床および病理学的観察に基づいている．さらに最近では，がん細胞の細胞および分子の特徴が明らかになり，疾患概念や臨床所見との関連性に関する知見が得られている．

チェックポイント

1. がんの前臨床期とはどういう状態か.
2. がんの顕性所見が明らかになるにはどのくらいのがん細胞数が必要か.

腫瘍の分子生物学的基礎

がん化の過程は，細胞機能の段階的変化の結果である．これらの形質的変化によりがんは，細胞増殖，浸潤および転移能という特徴を獲得する．最終的な結論は出ていないが，遺伝子異常がすべての細胞の悪性形質および生化学的変化の基盤となっていると考えられている．遺伝子コードを変化させ得る遺伝子変異に加え，エピジェネティックな変化も悪性形質を引き起こす細胞学的，生化学的変化の基盤となっている．エピジェネティックな現象は，遺伝子発現や細胞の行動に影響を与える．一度獲得した情報は，細胞分裂に際して娘細胞に伝えられるが，遺伝子コードが変化することはない．1 つの例として，ある遺伝子のプロモー

ター領域における DNA の高メチル化が遺伝子のサイレンシングを引き起こすことが挙げられる．in vivo での患者腫瘍からの初代培養や，in vitro で樹立された培養細胞株によるがん細胞研究から，がん遺伝子および細胞変化に関する情報が蓄積されてきている．ある変異は，特別な細胞形質，例えば細胞増殖能の高さや転移能と関連している．これらの変化のいくつかは，ある腫瘍型に特徴的であるが，異なる腫瘍型に広くみられる異常もある．ある種の腫瘍では，特別な遺伝子変異が病因論に関連し，さらに分子マーカーとして，あるいは薬物開発の標的としての重要な役割を果たしている．しかし，ほとんどのがんは，単一分子の

遺伝子変異によらない．多くの一般的ながんは原発臓器により，例えば乳腺がんや前立腺がんとして分類されているが，この分類はその臓器から発生するがんの多様性を必ずしも反映していない．実際，乳がんは多彩な腫瘍の集合体であり，従来の方法では分類が難しい．細胞の全遺伝子および遺伝子発現に関する高処理解析法の技術的進歩により，分子シグニチャーの特徴が明らかになった．現在進行形の研究は，分子シグニチャーと重要な臨床的予後予測因子との関連性を明らかにしようとするものである．基礎的な分子解析方法は，深さと広がり，コストとスピードの双方について，急速に進化しつつある．いくつかのがんでは，分子プロファイリングが新たな分類体系を導きつつあるが，まもなくすべての患者に個別的な分子情報がリアルタイムで明らかになるにつれて，不要となるであろう．

進行性の腫瘍形質の特徴は，主に連続的な分子的変化や増殖細胞の機能異常により形成されていくが，現在では，宿主の間質細胞の機能異常が基本的に継続的な腫瘍進展に関与していることが明らかになっている．間質細胞の機能異常が宿主の遺伝子変異によるものか，あるいは，腫瘍細胞と間質細胞間の接触分泌シグナルループによるものなのかは明らかになっていない．間質細胞の異常は，増殖因子の分泌を必要としない非増殖系の可能性も，あるいは，腫瘍や細胞外マトリックスの拡大を支える血管系ネットワークの増大を伴う増殖系の可能性もある．

チェックポイント

3. どのような段階的形質変化ががんの特徴か述べよ．

腫瘍における遺伝子変異

細胞は，常に遺伝子を無傷な状態に保っている．細胞内のタンパク複合体は，DNA損傷や複製エラーを認識し，複製を停止するチェックポイントを活性化し，修復またはアポトーシスシグナルを実行する．腫瘍発生過程における初期現象の1つは，ゲノム保護機構に関与する遺伝子欠失である．この機能障害は，ゲノムに不安定性を内在させ，遺伝子変異や構造変化の発生頻度を増加させ，結果的に増殖に有利な無制限な遺伝子の後天的欠陥をもたらすこととなる．電離放射線や発がん物質への曝露は，有害変異の蓄積を促進する環境因子である．これらの遺伝子変異のリスト作成

は，がん細胞に関連する遺伝子機能を同定することになるため，分子腫瘍学の基本的な役割であるといえる．機能喪失変異により腫瘍細胞に優位に働く遺伝子を**がん抑制遺伝子 tumor suppressor gene** という．機能獲得変異により腫瘍細胞に優位に働く遺伝子を**がん原遺伝子 proto-oncogene** といい，その活性型を**がん遺伝子 oncogene** と呼ぶ．遺伝子は，種々の遺伝子変異により不活性化されるので，がん抑制遺伝子のほうがより多い**ナンセンス遺伝子変異 nonsense mutation**，**フレームシフト突然変異 frame-shift mutation**，**欠失変異 deletion mutation** などにより，遺伝子のタンパク産物が消失する．あるいは，遺伝子はプロモーター領域のメチル化や全体的あるいは部分的**欠失 deletion** により，遺伝子サイレンシングが起こる．がん原遺伝子は，**突然変異 mutation**，**遺伝子増幅 gene amplification** や**過剰発現 overexpression**，**染色体転座 chromosomal translocation**，その他の機序により活性化される．がん遺伝子およびがん抑制遺伝子の例を表5-1，表5-2 に示す．一般的に，がん原遺伝子は一方のアレル allele の変異でも機能獲得性変化が起きるが，機能喪失性変化はがん抑制遺伝子の2本のアレルの不活性化により生じる．一方のアレルの欠失で引き起こされる遺伝子発現の低下は，いくつかの遺伝子については，腫瘍の増殖を引き起こすのに十分である．

がん遺伝子は，細胞のがん原遺伝子の変異による場合のほかに，外来性遺伝子物質，典型的にはウイルス遺伝子の導入により後天的に獲得される場合がある．ウイルスにより誘導される腫瘍は動物ではよくあるが，ヒトではウイルス感染により直接的に引き起こされる腫瘍は少ない．悪性腫瘍に関連する原因ウイルスを表5-3 に示す．これらのウイルスの1つとして，ヒトT細胞白血病ウイルスはHIVに密接に関連しており，ウイルス遺伝子によりコードされたタンパクがヒトの潜在遺伝子を活性化して，T細胞白血病の1つを引き起こす．ヒトパピローマウイルスは，疫学的に子宮頸がんと関連しており，最も関連性が深いタイプでは，宿主のがん抑制遺伝子産物に結合し不活性化することが明らかになってきている．ウイルスは，宿主細胞の細胞内器官を調整し，また時にはがん原性に変化した遺伝子を保持して，ほ乳類の進化過程を経て発達してきている．細胞増殖能が高い細胞は，ウイルス感染の伝播と複製に適している．

二倍体のヒトゲノムは自然の状態でも多くの遺伝子の欠失アレルを含んでいる．多くの場合，欠失アレルは生物学的にサイレントであるが，がん抑制遺伝子の

腫瘍の分子生物学的基礎　　97

表 5-1　ヒト腫瘍において活性化されているがん遺伝子

がん遺伝子	細胞機能	活性化を伴う腫瘍	活性化の機序
EGFR/HER1	上皮増殖因子受容体	膠芽腫，肺がん，乳がん	突然変異，増幅
HER2/Neu	増殖因子受容体	乳がん，卵巣がん，胃がん	増幅
PRAD1/Cyclin D1	細胞周期調節	乳がん，食道がん，リンパ腫，副甲状腺腫	増幅，転座
KRAS, NRAS, HRAS	G タンパク，シグナル伝達	多くのがん腫	突然変異
BRAF	シグナル伝達	多くのがん腫，悪性黒色腫	突然変異
SRC	細胞接着と細胞骨格のシグナル，その他の機能	結腸がん，乳がん，肺がん，肉腫，悪性黒色腫	不明，まれに突然変異
MYC	転写因子	多くのがん腫	増幅，突然変異
MYB	転写因子	白血病	増幅，過剰発現
FOS	転写因子	多くのがん腫	過剰発現
Int2/FGF3	増殖因子	食道がん，胃がん，頭頸部がん	増幅
FES/FPS	シグナル伝達	白血病	不明
MENIN	転写因子	脳下垂体腫瘍，膵腫瘍，副甲状腺腫瘍	突然変異
RET	増殖因子受容体	副甲状腺がん，甲状腺髄様がん，褐色細胞腫	突然変異

表 5-2　ヒト腫瘍または生殖細胞系列で不活性化されているがん抑制遺伝子

がん抑制遺伝子	細胞機能	不活性化を伴う腫瘍	不活性化の機序	生殖細胞系列の不活性化アレルを有する遺伝性症候群
TP53	細胞周期調節	多くのがん腫	突然変異	Li-Fraumeni 症候群
RB	細胞周期調節	網膜芽細胞腫，小細胞肺がん，肉腫	欠失，突然変異	家族性網膜芽細胞腫
APC	細胞接着	結腸がん	欠失，突然変異	家族性大腸腺腫症
PTEN	シグナル伝達，細胞接着のシグナル	膠芽腫，前立腺がん，乳がん	欠失，突然変異	Cowden 症候群
hMSH2	DNA ミスマッチ修復	結腸がん，子宮内膜がん，悪性黒色腫	突然変異	遺伝性非ポリポーシス大腸がん（Lynch 症候群）
hMLH1	DNA ミスマッチ修復	結腸がん，悪性黒色腫	突然変異	遺伝性非ポリポーシス大腸がん（Lynch 症候群）
BRCA1	DNA 2 本鎖修復	乳がん，卵巣がん	突然変異	家族性乳がん/卵巣がん
BRCA2	DNA 2 本鎖修復	乳がん，卵巣がん	突然変異	家族性乳がん/卵巣がん
WT1	転写因子	Wilms 腫瘍	欠失，突然変異	小児期にみられる Wilms 腫瘍
NF1	GTPase 活性化因子	肉腫，神経膠腫	欠失，突然変異	神経線維腫
NF2	細胞骨格タンパク	Schwann 細胞腫	突然変異	神経線維腫
VHL	ユビキチンリガーゼ	腎臓がん，多発性腫瘍タイプ	突然変異	von Hippel-Lindau 病
p16/CDKN2	細胞周期調節	悪性黒色腫，膵臓がん，食道がん	突然変異，欠失，メチル化	家族性悪性黒色腫

表5-3 発がん性ヒトウイルス

ウイルスの種類	ウイルス科	関連するがんの種類
HTLV-1	レトロウイルス（RNAウイルス）	T細胞白血病/リンパ腫
B型肝炎ウイルス	ヘパドナウイルス（肝臓指向性DNAウイルス）	肝細胞がん
C型肝炎ウイルス	ヘパドナウイルス	肝細胞がん
Epstein-Barrウイルス	ヘルペスウイルス（DNAウイルス）	鼻咽頭がん Burkittリンパ腫 免疫芽球性リンパ腫 Hodgkin病
HHV-8（KSHV）	ヘルペスウイルス	Kaposi肉腫 体腔性リンパ腫
HPV血清型16,18,33,39	パピローマウイルス（DNAウイルス）	子宮頸がん 肛門がん
HPV血清型5,8,17	パピローマウイルス	皮膚がん

注：HTLV：ヒトT細胞白血病/リンパ腫ウイルス，HHV-8：ヘルペスウイルス-8，KSHV：Kaposi肉腫.

場合には，個人と欠失アレルを有する家族にとってがん化のリスクを有意に増加させ得る．もし出生時からすべての細胞において機能するアレルが1本のみであれば，成人組織における遺伝子の機能喪失は，統計学的に有意に高い．遺伝的ながん感受性は，ほとんどすべてがん抑制遺伝子欠失が生殖細胞系列で受け継がれることによる．散発性がんにおいて高頻度に不活性化されているがん抑制遺伝子の多くは，遺伝性腫瘍症候群に関連している．これらの症候群の家族では，責任がん抑制遺伝子欠失アレルを引き継いでおり，このヘテロ性の喪失を有するメンバーは残るアレルの喪失による腫瘍発生のリスクが高い．Li-Fraumeni症候群は，一方のアレルのTP53遺伝子変異が遺伝するまれな疾患で，骨，乳腺，脳，軟部腫瘍（肉腫）や，例えば副腎がんなどの臓器特異的な腫瘍の早期発生を特徴とする．片方のアレルにBRCA1またはBRCA2遺伝子変異が遺伝すると，乳がんあるいは卵巣がんのリスクが高まる．多くのがん抑制遺伝子に関連した遺伝性がん症候群を表5-2に示した．この表には，**浸透率が高い遺伝子（高浸透遺伝子）high-penetrance gene** を示しており，遺伝した場合には高リスクであり，これらのアレルを有する家族はがん発生率が高い．実際，病因遺伝子が発見される前から，がん家系が臨床的に見出され報告されてきた．しかしながら，現在では，ヒトがんのほとんどが，疫学的に低〜中等度の浸透率の遺伝子に関連し，あるいは低浸透遺伝子の複合的要因と関連していると認識されている．このような遺伝子から発生するがんは，家族内に緊密に集積することはなく，臨床的にがん感受性症候群として定義されることはない．むしろ，現在の生殖細胞系列の網羅的遺伝子解析により認識されることが増えている．

がん抑制遺伝子の単一遺伝子欠失に比較して，単一アレル遺伝子変異により活性化されたがん遺伝子は，生物学的にサイレントではない．もし，生殖細胞系列に遺伝子変異が存在すれば，重大な臨床所見として現れ，胎生期に死亡することさえある．よって，生殖細胞系列の活性型がん遺伝子の遺伝性症候群ははるかに少ない．しかしまれな例として，**多発性内分泌腫瘍2型 multiple endocrine neoplasia type II（MEN2）** を挙げることができる．10番染色体上にあるRET遺伝子のヘテロ接合性の喪失は，2つのまれな神経堤由来の腫瘍，褐色細胞腫と甲状腺髄様がんの発生リスクを副甲状腺腫瘍とともに増加させ得る．

正常組織および腫瘍におけるがん原遺伝子とがん抑制遺伝子

がん原遺伝子とがん抑制遺伝子がコードするタンパクは，細胞内で異なった機能を有している．DNA損傷を認識し修復するタンパク，細胞周期，増殖因子伝達系，およびプログラム細胞死（アポトーシス）の調整タンパク，細胞接着，タンパク分解や転写因子に関与するタンパクなどである．遺伝子変異の結果，腫瘍細胞が選択的に優位性を獲得するのは，遺伝子不安定性が増加し，細胞周期チェックポイント機能が低下し，アポトーシス経路が不活性化し，増殖因子シグナルが増加し，細胞接着が低下し，細胞外マトリックスのタンパク分解が増加した結果である．多くの遺伝子発現と機能は，同時性に転写因子の調節逸脱を介して影響を受ける．塩基配列解析を迅速かつ高処理に解析できる技術により，ヒトゲノムにおけるすべてのがん抑制遺伝子とがん原遺伝子の解明が精力的に行われている．

がん抑制遺伝子は，DNA損傷，細胞周期，アポトーシス，細胞接着に関与するタンパクをコードする．例えば，網膜芽細胞腫retinoblastomaタンパクやp16細胞周期阻害は，いずれも細胞周期におけるG1チェックポイントの調節をしている．これらの遺伝子が欠失すると，G1/Sチェックポイントを無検査で進行することとなる．TP53抑制遺伝子は，DNA損傷を認識し，細胞周期の進行を抑制し，アポトーシスを誘導し，ゲノムの無傷性を守る決定的に重要な役割を有

している．*TP53* に欠失があると，DNA損傷とアポトーシス活性化不全にもかかわらず細胞複製が進む結果となる．がん化過程における *TP53* 機能とゲノム安定性の重要性は，*TP53* 遺伝子変異がヒトがんにおいて最も多い遺伝子変異であり，すべての腫瘍の半数以上にみられることからもわかる．がん抑制遺伝子 *PTEN* は，重要な生存シグナル経路の調節に関与するリン酸化酵素である．*PTEN* 機能の喪失は，拮抗作用を受けない生存シグナルとなり，アポトーシス活性化不全となる．カドヘリン cadherin は，細胞接着に関与するタンパクである．カドヘリンが喪失すると，細胞接着が低下し，細胞が分離し，転移する結果となる．表5-2 にがん抑制遺伝子の一部を示した．すべてのがん抑制遺伝子が見出されたときには，もっと大きな表になるだろう．

がん原遺伝子は，細胞外からの増殖因子シグナル，膜受容体から細胞膜そして細胞内のシグナルカスケードに関与するタンパクを含む．上皮増殖因子受容体 epidermal growth factor receptor（EGFR）は，細胞外の多くのリガンドと結合し，相同体である *HER2* と協働して増殖やアポトーシスシグナル経路に関与する．*EGFR* または *HER2* の過活性化は，細胞増殖およびアポトーシスシグナルの過剰発現を引き起こす．*EGFR*（*HER1*）遺伝子は，膠芽腫の約半数に遺伝子変異あるいは増幅がみられる遺伝子であり，乳がんやその他の上皮性腫瘍の一部で増幅し，肺がんの一部で遺伝子変異による活性化がみられる．*HER2* 遺伝子は，乳がんの約20％で増幅がみられ，悪性表現型に寄与する．*RAS* は，膜結合性シグナルのスイッチングであり，膜受容体から下流の細胞内シグナルの分岐の鍵となるスイッチとして機能する．*RAS* は，すべてのヒト腫瘍の約3分の1に，遺伝子変異による活性化 *RAS* が見出されており，がん化に決定的に重要である．*RAF* は，セリン-トレオニンキナーゼ serine-threonine kinase の1つであり，*RAS* の下流で機能する．*RAF* の遺伝子変異による活性化は，同様に，過剰活性化シグナルを引き起こし，多くの腫瘍で細胞増殖とアポトーシス経路の調整から逸脱する．表5-1 にヒト悪性腫瘍におけるがん原遺伝子の一部と，よくみられる腫瘍型とがん原遺伝子によりコードされるタンパクの細胞内機能とともに挙げた．

多くのヒトがんで活性化されるもう1つの経路は，PI3キナーゼ（PI3K）シグナル経路である．この PI3K 経路は，特に，ヒトがんの悪性転化に大きく関係する．細胞のストレス応答に働きかける細胞内経路の調節を担う．この経路の活性化は，低酸素，低栄養，その他の環境性ストレス状態に適応し生存させ，タンパク合成とエネルギー産生を増加させ，代謝経路を変化させ，細胞の生存と増殖につながるシグナルとなる．この経路は，より上流シグナルの活性化，あるいは PI3K やその下流のセリン-トレオニンキナーゼ（Akt）などの経路内の遺伝子変異による活性化や，PI3K の負調節因子である *PTEN* の遺伝子変異による不活性化により活性化される．

現在では，ヒト腫瘍のほとんどのがん化は，1つのがん抑制遺伝子の不活性化や1つのがん遺伝子の活性化のみでは，不十分であることが明らかになっている．事実，異型性，異形成，過形成，上皮内がん，浸潤がん，そして最終的には転移性がんという連続する細胞形質の変化の過程において，多くの遺伝子変異が連続性に獲得されている．この理論を支持する最も多くのエビデンスは，大腸がんと腺腫やポリープのような前がん状態に関する分子研究によりもたらされている．このモデルでは，前がん病変からがん化し浸潤病変に進行性に腫瘍が進展する過程において，がん遺伝子活性化とがん抑制遺伝子の不活性化を含む遺伝子異常の増加と関連している．この理論は，さらにいくつかのがん抑制遺伝子の異常が遺伝的に指摘される家族には，若年性に大腸がんが発生する傾向があることからも支持される．

いくつかのヒトがんの発生はもっと単純である．9番染色体長腕の22番染色体長腕への転座は，*BCR* 遺伝子と *c-Abl* 遺伝子の融合を引き起こし，慢性骨髄性白血病（CML）における **BCR-Abl** がん遺伝子の発現となる．動物モデルにおいて，造血細胞にこのがん遺伝子を発現させるとこの疾患が再現される．このがん遺伝子は，ほとんど100％の患者にみられるといってよいほどであり，このキナーゼ活性を阻害する治療により，患者のほぼ100％が寛解する．このように，多くのタイプのがんにおける多段階過程に比較して，CML の発生はより単純であるかもしれない．

がん抑制遺伝子やがん遺伝子が腫瘍発生の基本的原因となることが明らかになったことから，がんでは，これらの遺伝子異常の結果起こる生物学的現象を阻害することが治療になる，という仮説が導かれた．活性化がん遺伝子のタンパク産物を阻害し，がん抑制遺伝子機能を復活させ得る薬物の開発を加速させてきた．

腫瘍におけるホルモン，増殖因子およびその他の細胞内遺伝子

がん遺伝子あるいはがん抑制遺伝子の構造異常は，

腫瘍の鍵となるメディエーターであるが，異常を伴わない遺伝子が消失するわけでなく，がん化過程において同じように重要な役割を有している．すべての種類のシグナルタンパクは，がん化過程を異常なシグナルを介して促進するかもしれない．例えば，時間，期間，強さの異常，組織における発現の異常，細胞内局在の異常などである．複雑な生態系における成長の調節は，細胞や分化した組織の正常な成長，成熟，発達および機能に特殊化したタンパクが必要である．ヒト臓器は複合的であり，正確に調和した部位と時間にタンパクの発現が必要である．この調節をするために必須の要素として，ホルモン，増殖因子や増殖阻害因子が挙げられる．これらの因子は，細胞表面や細胞内の特別な受容体タンパクに結合し，複合体を形成し，細胞内に，細胞分裂，増殖阻害，細胞周期，アポトーシス，分化などの調節の変更や二次的な遺伝子の誘導など，さまざまな影響を及ぼす．実際の最終的な効果は，関与する因子と受容体の種類のみならず，因子-受容体の結合が起こる細胞の種類や環境にも依存する．このシステムは，ある細胞や組織から分泌された因子は血流に入り，遠く離れた細胞群［エンドクリン（内分泌）］や近傍の細胞［パラクリン（傍分泌）］に影響を及ぼし，細胞間相互作用を可能にする．オートクリン（自己分泌）は，ある細胞が分泌した因子が同一細胞の表面や細胞内の受容体に結合することで可能となる．これらの増殖因子の量的異常は，受容体の過剰発現や変異と同様に，シグナル伝達を変化させ，悪性形質に寄与することとなる．ある種の増殖因子受容体のみががん原遺伝子とされている．しかしながら，必ずしも遺伝子変異や過剰発現を伴っていないためがん原遺伝子として分類されないものの，多くの**増殖因子 growth factor** と増殖因子受容体 growth factor receptor は，腫瘍増殖と進展に重要であることが明らかになっている．

増殖因子シグナル分子のなかで重要な1つの種類として，**チロシンキナーゼ増殖因子受容体 growth factor receptor tyrosine kinase（RTK）**がある．実験動物モデルにおいて，チロシンキナーゼ受容体ファミリーの多くは，活性化あるいは過剰発現により細胞転化を引き起こすことができる．これらの異常のすべてが，必ずしもヒトの自然発生腫瘍にみられるわけではないが，実験データはこれらのタンパクが遺伝する可能性や，がん遺伝子と称されることはなくとも，腫瘍細胞において重要な役割を有している可能性を明らかにしている．RTK の HER ファミリーは，ヒト腫瘍において遺伝子変異や増幅がよくみられ，ヒト腫瘍にお

ける RTK の重要な役割を例示している．例えば，*HER1*（*EGFR* とも呼ばれている）は，大腸がんで遺伝子変異や過剰発現はみられないが，時にがん細胞において自己分泌シグナルにより活性化されており，*EGFR* を標的とした治療が有効である．血小板由来増殖因子（PDGF）受容体，線維芽細胞増殖因子受容体，血管内皮増殖因子受容体，インスリン様増殖因子受容体はすべて RTK のファミリーであり，RTK HER2 ファミリーと類似した機能を示す．これらの受容体は，ヒト腫瘍において一般的に遺伝子変異や増幅は報告されていない．しかし，多くの腫瘍で高発現を示し，また通常，受容体を発現していない組織から発生する腫瘍で異常発現がみられることがある．あるいはリガンドが種々の原因により過剰に産生されることもある．例えば，リガンドをコードするエピジェネティック的遺伝子抑制の消失や，過剰な遺伝子転写などにより生じる．実験系において，これらの RTK システムはがん遺伝子である可能性を有しており，場合によっては，ヒト腫瘍において重要な役割を有している．

いくつかの増殖因子シグナル経路は，細胞の成長を阻害し，細胞外刺激に対する反応を負調節する．このような増殖阻害に対する細胞の脱感作は腫瘍でよくみられる．この1つの例は**トランスフォーミング増殖因子β transforming growth factor-β（TGF-β）**である．TGF-β は，生物学的に相反する効果を有する．TGF-β は，潜在的に細胞増殖を抑制するとともに，細胞外マトリックス（ECM）と接着因子の産生と沈着を促す．これらの機能は，胚形成と組織修復における組織再構築に重要である．いくつかの腫瘍型では，TGF-β の下流シグナル因子の遺伝子変異によって，細胞増殖抑制効果が消失している．しかしながら，腫瘍および間質組織から継続的に分泌され，また，しばしば過剰分泌されると，ECM と接着因子の産生が増加し，腫瘍の浸潤と転移能を促進させ得る．

他の重要な受容体の種類として，**核ホルモン受容体 nuclear hormone receptor** のスーパーファミリーが挙げられる．これらは，多様なホルモンに対する細胞内受容体であり，エストロゲン，プロゲステロン，アンドロゲン，グルココルチコイド，甲状腺ホルモンおよびレチノイドなどを含んでいる．エストロゲンの作用は，乳がんの発達に基本的に重要である．女性が若年齢で卵巣摘出を受けると乳がん発生に対する予防効果があり，動物モデルにおいては，エストロゲンの欠如は，乳がんの発生を有意に防止する．乳がんの約半数において，細胞増殖はエストロゲン依存性である．

これらのデータは，明らかに乳がんのがん化において
エストロゲンシグナル経路が関係していることを示し
ているが，**エストロゲン受容体 estrogen receptor**
（ER）に特異的な異常は指摘されていない．よって ER
はがん抑制遺伝子ともがん遺伝子とも考えられていな
い．ある種のがん抑制遺伝子の喪失やがん遺伝子の活
性化が乳がんの発生を引き起こすが，経過を通して持
続的な ER 機能が特に重要であり，ER 機能がなけれ
ば腫瘍発生は進行しない．あるいは，おそらく補因子
の異常，相互干渉やリン酸化状態など，ER シグナル
の異常によっても乳がんのがん化が促進される．エス
トロゲンと受容体が乳がんを発生させ得る機序はいま
だ解明していないが，基本的な役割はよく理解されて
いる．さらに，リガンドの産生抑制や ER 機能阻害に
より作用する治療は，今までに開発された治療におい
て最も効果的な治療であり，乳がんの予防と治療に有
効である．**アンドロゲン受容体 androgen receptor**
（AR）は，時に AR の活性型変異や増幅が前立腺がん
において報告され，前立腺がんの発生に決定的な役割
を果たす．反対に，レチノイド（レチノイン酸受容体
retinoic acid receptor のリガンド）は，種々の組織にお
いて発達過程における分化に関与することがよく知ら
れている．組織培養モデルにより急性前骨髄球性白血
病 acute promyelocytic leukemia（APL）の治療法が見出
された．APL は，t(15;17) の染色体転座が特徴であり，
PML 遺伝子と**レチノイン酸受容体 α retinoic acid**
receptor-α（*RAR-α*，訳注：RARA）遺伝子が融合す
る．この結果できた融合タンパクは，造血前駆細胞
progenitor cell の分化を抑制し，やがて APL の発生に
つながる．実験モデルでは，この融合タンパク自体が
悪性転化に作用するわけではなく，古典的ながん遺伝
子あるいはがん抑制遺伝子として分類されない．しか
し，原因論的に APL の発生に関与している．融合タ
ンパクは，RAR-α のリガンド結合ドメインを有して
いるので，リガンド感受性があり，オールトランス型
レチノイン酸 all-*trans* retinoic acid を有する患者の治
療は結果として腫瘍細胞の分化を誘導し，ほとんどの
患者が完全緩解となる．

　その他の細胞増殖に関与しない機能的な膜タンパク
も存在する．MDR1 遺伝子産物は，ATP 依存性チャネ
ルトランスポートタンパクの一種であり，ある種の正
常上皮細胞上に存在する．その生理学的役割は，有毒
物質を細胞外に排出することかもしれないが，ある種
の腫瘍細胞においては，その過剰発現は化学療法薬を
排出し，薬物耐性となる．ある状況においては，MDR1
発現は，長期にわたる化学療法により誘導される．

間質，細胞接着およびタンパク分解酵素

　多細胞臓器における組織構築は，構築の枠組みのな
かで細胞の規則正しい配列により保持される．この高
いレベルで維持される規則正しさは，組織構築の維
持，臓器の機能に必要であり，適切な機序により胚形
成や創傷治癒過程において再構築を可能にする．数多
くのタンパクファミリーは，ECM を構成し，ECM
に細胞を埋没させ，細胞どうしを結合させ，また必要
に応じて ECM は分解され，再構築される．これらの
タンパクの異常は，腫瘍化の後半の過程で頻繁に起こ
り，構築消失の原因となり，腫瘍細胞の浸潤および転
移性形質を仲介する．インテグリンは，ECM リガン
ドに結合し，細胞を ECM に結合させ，ECM シグナ
ルを細胞内のシグナル経路に伝達する膜タンパクの大
きなファミリーである．細胞は数多くのインテグリン
複合体のレパートリーのなかのいずれをも発現するこ
とができ，インテグリン発現の特異性については，十
分解明されていない．しかしながら，腫瘍細胞は，浸
潤あるいは転移性形質に都合のよいようにインテグリ
ン発現を構築し直す．カドヘリン cadherin は，上皮
細胞間接着に働く膜タンパクファミリーの1つであ
る．E-カドヘリン E-cadherin の消失は，ある種のヒ
ト上皮性腫瘍において，より浸潤性形質に関連してい
る．腫瘍細胞では，多くの分泌型あるいは膜結合型プ
ロテアーゼの発現と活性が増加している．**マトリック**
スメタロプロテアーゼ matrix metalloprotease ファ
ミリーや**セリンプロテアーゼ serine protease** ファミ
リータンパクなどが挙げられる．プロテアーゼ活性の
増加は，ECM 分解，プラスミノゲン活性化カスケー
ド plasminogen activation cascade，細胞外ドメインの
切断，脱落による細胞膜貫通型受容体の活性化を引き
起こす．ECM 沈着，細胞接着タンパクの異常，膜型
あるいは分泌型プロテアーゼの活性化を介して，がん
細胞は浸潤性を，さらに転移性形質を獲得する．

腫瘍における代謝および酸素化に対応する変化

　細胞増殖と生存，シグナル伝達，細胞接着，移動に
関する異常に加え，腫瘍細胞は増加する代謝に対応す
るために代謝経路を変化させる．腫瘍組織において
は，酸素圧が低下しており，腫瘍の低酸素シグナルは
環境に対応するために遺伝子発現を変化させる．腫瘍

102　5．新生物

細胞は，**血管増殖因子 angiogenic growth factor** を分泌し，栄養や酸素を腫瘍組織に供給するために血管構築を増殖させる．病的な新生血管を増加させるシグナルの同定は，これらが治療薬開発の標的となり，腫瘍の血管新生を阻害する新たな治療法を開発することが可能となるため，特に関心を集めてきた．最もよく研究されてきた血管新生促進因子は，**血管内皮増殖因子受容体 vascular endothelial growth factor（VEGF）**であり，腫瘍細胞から分泌され，内皮細胞の VEGF 受容体を活性化し，血管新生を促す内皮細胞に対する分裂促進因子である．ほとんどの細胞は通常は VEGF を発現しないが，悪性転化は結果として腫瘍細胞による VEGF 発現を引き起こす．これは，がん遺伝子あるいはがん抑制遺伝子の消失による直接的な作用による場合もあるし，あるいは低酸素や低酸素誘導遺伝子転写の結果起こる間接的作用による場合もある．その他の上皮細胞増殖因子 epidermal growth factor（EGF），線維芽細胞増殖因子 fibroblast growth factor，血小板由来増殖因子（PDGF），トランスフォーミング増殖因子 α transforming growth factor-α（TGF-α）その他の増殖因子もまた，血管新生促進効果を有している．

腫瘍における細胞の変化

腫瘍細胞の分子および形質的特徴は徐々に変化する．すべての細胞分裂は，さらなる遺伝子異常と形質の多様性を引き起こす可能性がある．ある遺伝子型は，細胞増殖，生存その他のクローン拡大につながる生物学的特徴を引き起こす．このような腫瘍細胞クローンは，最終的に腫瘍細胞集団を置き換え，臨床的挙動を変化させる．この再構成の過程は，繰り返される細胞分裂，漸次的進化過程を再創生し，より速く進行する．細胞増殖能と生存能力は，がん化過程の比較的早期に獲得される．中期で獲得する変化としては，空間的限界を克服するために周囲組織に浸潤し，低酸素，低栄養状況下での生存能力や，宿主の免疫防御系の回避能力である．腫瘍進展の後期においては，遠隔臓器へ到達し，治療に抵抗する能力を獲得する．

腫瘍は繰り返す細胞分裂に伴い，恒常的に細胞系譜が拡大され，腫瘍全体の多様性を生み出す．腫瘍の多様性は，多くのがんに共通する特徴の1つである．多くのあるいはほとんどの細胞は，細胞複製に際して数が増えるが，細胞分裂が反復されると，もともとのがん細胞の基本的性質はしばしば失われる．例えば，多くの腫瘍細胞は，単離細胞からは，新しい腫瘍を構成できない．事実，単離細胞や体内の新たな場所に転移したがん細胞は，ごく一部のがん細胞しか，新しいコロニーを形成できない．このような細胞を**がん幹細胞 cancer stem cell** と呼び，増殖は速くないが，自己再生能があり，より速く増殖し新たな腫瘍をつくることのできる娘細胞をつくる．

現在，次のような仮説について研究がなされている．(1) 正常組織における幹細胞の欠損が，がん幹細胞を発生させる（より詳細な議論については，「造血器腫瘍」の項目を参照のこと），(2) 最終的分化をとげた細胞（非幹細胞）は，がん化の過程で正常幹細胞が利用する機序を破壊する．

チェックポイント

4. がん遺伝子とは何か．
5. がん抑制遺伝子とは何か．
6. がん遺伝子が活性化し，がん抑制遺伝子が不活性化する機序は何か．
7. ヒト腫瘍において，がん遺伝子が不活性化する，より一般的な機序は，ウイルス感染と体細胞遺伝子変異のどちらか．
8. がん幹細胞とは何か．
9. ある種のがんについてのがん感受性の分子的基盤は何か．
10. 腫瘍増殖を促進あるいは阻害するが，直接はがん化に関与しない因子を何と呼ぶか．
11. 転移に関するタンパク分解酵素の役割は何か．
12. 腫瘍の進展過程において，早期，中期，後期に起こる変化を具体的に挙げよ．

腫瘍の分類

腫瘍は，全く異なる特徴を示す多くの疾患からなる．そのため，腫瘍性疾患を大分類および小分類に分類することは，それら多くの疾患の理解，診断，研究，そして治療方法の開発にとって大変重要である．悪性形質転換とは，細胞が異常な挙動をみせるように

なることと定義されている．もともとの正常細胞に特徴的な機能の多くを保持し，正常細胞に似通った腫瘍細胞は，高分化の腫瘍とされる．逆にその機能の多くを失い，もとの正常細胞にはほとんど類似性がない腫瘍細胞は，低分化とされている．低分化型腫瘍は，し

ばしばそれらの起源の細胞や臓器が認識できないほどもとの形態を失っているが、多くの場合、さらにより原始的な特性を調べることにより、起源となった細胞を特定することができるかもしれない。

腫瘍は、その細胞の最も基本的な特徴、つまり発生学的起源により、大まかに分類されている。初期胚発生時には、3つの細胞系統が確立されている。外胚葉、内胚葉および中胚葉である。分化した細胞を含めたすべての細胞系列は、これら3つの系統のどれかから発生している。腫瘍は広く分類すると、**外胚葉** ectodermal tissue あるいは**内胚葉組織** endodermal tissue 由来の場合は**がん腫** carcinoma のカテゴリーと分類され、**中胚葉組織** mesodermal tissue に由来する場合は**肉腫** sarcoma とされている。がん腫と肉腫は、形態学的には完全に区別できない場合があるが、特定のタンパク発現が根本的に違い、特にケラチンおよびビメンチンのような中間フィラメントの発現量が異なっている。

がん腫 carcinoma は、最も一般的ながんのタイプであり、肺がん、大腸がん、乳がん、および前立腺がんのようなすべての上皮細胞組織由来のがんが含まれる。**肉腫** sarcoma は、主に結合組織である間葉系細胞から生じる。白血病およびリンパ腫を含む血液細胞の悪性腫瘍は、間葉系由来であるので、厳密にいえば肉腫に分類される。しかし、血液細胞は非常に特徴的な性質を有するため、一般的に肉腫ではなく造血器腫瘍として分類され、白血病およびリンパ腫がそのなかに含まれる。がん腫および肉腫のさらなる分類は、その細胞の起源となる器官に基づいて行われる。成長期の乳幼児および子供では、間葉組織の成長および再構築が活発であり、一般的に筋肉、軟骨、骨、および血液腫瘍を含む間葉系腫瘍が発生する。成人では、間葉組織の活動性は高くなく、肺がん、乳がん、前立腺がん、結腸がんを含む上皮性腫瘍の発生が圧倒的に多い。腫瘍の遺伝子発現プロファイル解析の発展は、その腫瘍特有の発現分子に基づいた分類を可能にし、この領域におけるさらなる発展は、遺伝子発現プロファイルに基づく全く新しい腫瘍分類を可能にするかもしれない。

上皮性新生物

上皮細胞は、新しい細胞をつくっている基底層から分化し、常に入れ替わっている。成熟層と機能層は、特殊な組織や臓器の機能を担い、最終的には老化し脱落する。増殖している上皮細胞は通常、上皮の基底細胞直下にある基底膜のような解剖学的境界を有する。細胞が潜在的に有する分裂、移動、分化の能力は厳密に制御されている。細胞分裂の刺激は、隣接細胞または遠隔細胞の因子に応答して自律性または外因性に起

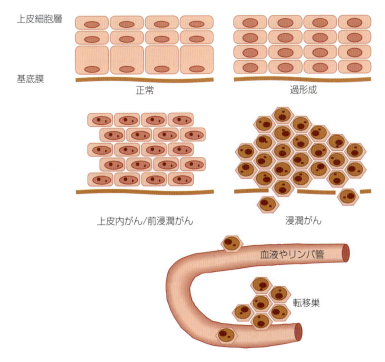

図 5-1 上皮細胞の過形成から浸潤がんへの表現型変化の模式図.

こる．阻害シグナル因子も存在し，制御下にない増殖をチェックする負の調節因子として働く．図5-1に示すように，上皮細胞腫瘍の表現型は，過形成 hyperplastic，前浸潤がん preinvasive neoplasia，浸潤がん invasive neoplasia および転移性腫瘍 metastatic neoplasia のように，スペクトル的にみることができる．胎芽における起源の違いにより，上皮細胞由来の悪性腫瘍は，がん腫と呼ばれる．例えば，月経周期の排卵期前にエストロゲンに反応して内膜肥厚が起こるように，過形成は通常の生理反応でも起こり得る．また，浸潤がんへの進展と関係する病理所見としても観察される．そのような過形成においては，顕微鏡検査で判別可能な病変を合併している場合が多い．このような病的変化は，観察される上皮細胞に現れるタイプによって異形成 dysplasia，異型的過形成 atypical hyperplasia または化生 metaplasia と呼ばれる．基底膜を越えない急速な増殖は，前浸潤がん preinvasive carcinoma または上皮内がん carcinoma in situ と呼ばれる．これらの細胞は時間経過により浸潤がん invasive carcinoma へと進行する可能性はあるが，基底膜を越え転移する能力は持っていない．「浸潤がん」という用語は，組織の境界部，特に基底膜が破られていることを意味する．転移性がん metastatic carcinoma はリンパ系を介して所属リンパ節へ，また，血流を介して遠隔臓器や他の組織へ転移する．しかし，このような転移経路は，上皮性悪性腫瘍に特有のものではない．一般的に上皮性悪性腫瘍は，所属リンパ節および遠隔部位に進展しやすい性質を持っている．ほとんどの腫瘍の自然史はこのような進展様式を取ると仮定されている．この進展を達成するのに必要な遺伝子型と表現型の変異は十分に特定されていない．ある場合には，異なる種類の腫瘍間で同じ変異がみられ，一方，特定の新生物にのみみられる変異もある．特定の分子作用は完全に理解されてはいないが，臨床的な特徴に関連していることが知られている．

病態生理学的観点からみると，表5-4に概説されるように，悪性細胞は特定の構造的および機能的特性を獲得していると考えられる．この表では，異なる腫瘍のそれぞれの細胞増殖メカニズムがまとめられている．DNA合成期(S期)細胞の割合が上昇すれば，組織学的および臨床的により悪性度の高い腫瘍となる．厳密に調節されている細胞周期機構の変化も観察されている．このような変化は，サイクリンおよびその他のタンパク，例えば，S期に入る細胞を決定するサイクリン依存性キナーゼなどが，異常活性を示す場合も含んでいる．同様に，細胞内シグナル伝達タンパクの

表5-4 腫瘍の進行の表現型の変化

1. ゲノム不安定性 DNA 修復障害 細胞周期チェックポイント制御の異常
2. 細胞増殖亢進 自律的増殖 細胞周期制御の異常 ホルモンまたは増殖因子刺激に対する誇張された応答 成長阻害薬または細胞接触阻害に対する応答性の欠如
3. 免疫システムの回避 抗原性変調とマスキング 免疫応答拮抗分子の精緻化
4. 組織と基質への浸潤 細胞外マトリックスへの付着 タンパク分解酵素の分泌 タンパク分解酵素を産生する間質細胞の動員 細胞接着の喪失
5. リンパ管と血流からの出入りする能力 細胞運動性の亢進 内皮タンパク配列の認識 細胞骨格の変化
6. 転移病巣の確立 細胞接着と付着 臓器特異性
7. 原発性または転移性腫瘍の成長をサポートする血管新生能力
8. 薬物耐性 薬物代謝異常および不活性化 標的酵素の合成亢進 薬物流出の亢進 DNA 損傷修復の亢進

異常は，外部増殖因子と増殖刺激ホルモンに影響を与える．腫瘍細胞は，移動能力，細胞や細胞外マトリックスのバリアを通過する能力が高い．この変化は，腫瘍細胞内で，もしくは近隣の腫瘍細胞が産生した因子によって間葉細胞の働きにより，タンパク分解酵素カスケードが活性化されて生じる．同様のメカニズムを介して，悪性細胞は，腫瘍コロニーの継続的な成長を支援するために必要な微小血管の形成を誘導することができる．免疫防御を突破し，抗腫瘍薬による破壊から生き残るために必要なその他の機能は，腫瘍細胞があらかじめ形成した遺伝的プログラムを介して行われる．例としては，抗原性変化や，ある薬物の標的となる薬物代謝または代謝経路の変化が含まれる．

前述したように，特定の遺伝子変化により表現型が変化し，過形成から転移性腫瘍へ進展するというエビデンスがある．また，これらの遺伝子的変化とがん固有の遺伝子発現プロファイルとの間には，相互作用がある．上皮細胞が厳密に調節しているその他の機能と

して，特定のタンパク合成，分泌，イオンや分子の能動的，受動的輸送が含まれる．腫瘍では，これらの機能は喪失，変化し，あるいは強化され，特定の病態生理および病型を形成する．2つの上皮性腫瘍について，より詳細に記述する．結腸がんは大腸内視鏡検査にて発見し，生検可能であるため，前がん病変がよく研究されている上皮性腫瘍の一例である．乳がん発生過程には，ステロイドホルモンおよび増殖因子が関与している．

チェックポイント

13. 間葉系腫瘍に比較して，どのような要因が上皮性腫瘍の悪性度を決定するか．

14. 上皮由来の悪性腫瘍に適用される用語とは何か．

15. 上皮細胞における悪性表現型の特徴スペクトラムとは何か．

1. 結腸がん

がんにおける段階的遺伝子変異モデルは，結腸病変が悪性腫瘍へ進行する過程で観察することができる．特定の遺伝子変化は，一般的に早期の腺腫でみられるが，その他の遺伝子変化は，ほとんどの場合浸潤がんに発展してからはじめて発生する．細胞が完全に悪性の形質（浸潤性および転移性）(表5-4)を発現するまでに，細胞内での一連の表現型の変化が必要であるという概念が提示されている．結腸がんにおける段階的遺伝子変化のモデルを裏付ける2つの主なエビデンスを次に挙げる．

1. 若年性結腸がんの素因と関連するまれな家族性症候群は，生殖細胞系列の突然変異に起因することが知られている．**家族性大腸腺腫症 familial adenomatous polyposis** は，転写活性因子能を有する β-カテニンの調節に関与し，細胞接着タンパクをコードする *APC* 遺伝子の突然変異の結果である．結果的に発生した腫瘍においては，残りのアレルも失われている．同様に，**遺伝性非ポリポーシス大腸がん hereditary nonpolyposis colorectal cancer** は，*hMSH2* や *hMLH1* 遺伝子のような DNA 修復遺伝子における生殖細胞系列の突然変異と関連する．これらの遺伝子はまた，散発性がんでも影響を受けていることがある．

2. もう1つの結腸がんの遺伝子的基盤は，大腸がんの危険因子の発がん効果である．結腸の細菌叢，摂取した食品，そしてフェカペンタエン fecapen-taene，3-ケトステロイドおよびベンゾ[α]ピレンなどの内因性代謝物由来の物質は，変異原性の物質である．これらの物質は，低脂肪，高繊維食によって低減することができ，いくつかの疫学的研究は，そのような食事が，結腸がんのリスクを減少させ得ることを示している．さらに，高齢者における散発性結腸がんのリスクは，家族歴に関連して軽度に上昇するため，大腸がんを引き起こす遺伝子異常のなかには，環境因子との相互作用によって引き起こされるものが存在する可能性がある．いくつかの遺伝子異常は早期に起こる傾向があるという多数のエビデンスがある一方，その他の遺伝子異常は自然経過の後期に発生する．そのため，一連の遺伝的変化は，浸潤がんに発展するのに必ずしも必要ではないかもしれない．すべての形質異常は，既知の遺伝子異常では説明できない．また，既知の形質異常のみで，確認されるすべての遺伝子異常を説明できるわけではない．しかし，遺伝子的および形質的異常の段階的影響は，十分に確立した定説となっている．

大腸がんの病因における最も初期の分子異常は，正常な結腸粘膜における *APC* 遺伝子の体細胞変異の獲得である．この変異は，異常な細胞増殖と腫瘍形成の初期段階に関与する β-カテニンの調節異常を引き起こす．TGF-β シグナル経路におけるその後の異常は，この重要な増殖抑制経路を不活性化し，さらに腫瘍粘膜の増殖と小さな腺腫の発生につながる．*KRAS* 遺伝子の突然変異による活性化は，増殖シグナル伝達経路の活性化を引き起こし，さらに，腺腫様腫瘍細胞の増殖能も増大させ得る．*DCC* 遺伝子の欠失または発現消失は，浸潤性結腸がんではよくみられる．*DCC* タンパクは，免疫グロブリンスーパーファミリーの膜貫通型タンパクであり，細胞増殖およびアポトーシスを誘導する特定の細胞外分子の受容体にもなり得る．*TP53* 突然変異による不活性化は，浸潤性結腸がんへの進行過程，つまり後期腺腫および早期浸潤がんなどにおいてよくみられ，重要な細胞周期チェックポイントの喪失および *TP53* 依存性アポトーシス経路の不活化を引き起こす．転移性疾患への結腸がんの進行における遺伝子異常については，現在研究中である．

細胞増殖調節における一連の異常と並行して，結腸がんでは遺伝子安定性の保護機構にも欠陥が生じている．これらは一般的に，ミスマッチ修復遺伝子や染色体不安定性を防ぐ遺伝子の変異を伴う．**ミスマッチ修復遺伝子 mismatch repair gene** は，複製中に校正

DNAに関与し，*MSH2*，*MLH1*，*PMS1*，および*PMS2*が含まれている遺伝子ファミリーである．生殖細胞系列におけるこれらの遺伝子突然変異は，遺伝性非ポリポーシス大腸がん（HNPCC）症候群を引き起こす．非遺伝性ポリポーシス大腸がんにおいては，**染色体不安定性遺伝子 chromosomal instability（CIN）gene** の欠陥がゲノム不安定性につながっている．これらの遺伝子異常は，大きなセグメントの獲得や欠失を引き起こし，さらに複製を繰り返すうちに，染色体全体の異数性を引き起こす．

前述した遺伝子的異常の段階的な獲得は，結腸粘膜の表現型の変化と関連する．大腸がんへの進行過程における最初の変化は，上皮（管腔）表層における細胞数の増加（過形成）である．これは腺腫を形成し，大きさと数が増加し，周囲組織への浸潤を伴わない腺形成細胞によって特徴付けられる（図5-2）．おそらく，増殖能の増大と細胞周期制御の喪失によると思われるこれらの変化は，ECMに浸潤する能力を獲得する前に起こっている．さらに粘液産生減少や細胞極性の乱れのような異型的変化は，種々の程度に生じていると思われる．いくつかの腺腫は，非浸潤がんに進展し，最終的に浸潤がんに進行すると思われる．たとえ浸潤が起こる前でも，破壊された組織構築における初期の特徴は，脆弱な新生血管の増殖または既存血管の破壊である．この破壊は，顕微鏡的出血を引き起こす可能性がある．臨床的には，非浸潤がんおよび浸潤性結腸がんの早期診断のためのスクリーニング検査として，便潜血検査を使用することができる．すべての浸潤性結腸がんが，過形成や浸潤前段階を経たかどうかは不明で，上皮性悪性腫瘍全体にいえるものではない．

さらに，浸潤前および浸潤段階の細胞内における機能的変化や周囲組織の変化も明らかにはなっていない．ひとたび基底膜が浸潤性悪性細胞によって貫通されると，局所リンパ管へ侵入可能となり，結腸周囲リンパ節に転移可能となる．血流への細胞の侵入は，静脈還流に沿って遠隔転移を引き起こす．したがって，直腸がんは通常，肝臓，肺，および骨に転移しやすいが，原発性結腸がんからの血行性転移は，肝臓が一般的である．解剖学的考察に加えて，悪性細胞には表面タンパクを介した特異的な親和性が存在し，そのために細胞は特定の器官または部位にたどり着きやすいと考えられている．

大腸上皮は，粘液を分泌し，水と電解質を吸収するために特化されている（13章）．さらに，緻密な管腔バリアの維持，細胞内の電位勾配の維持，および毒素排除能力といった特殊な機能も持っている．これらの機能のいくつかは，腫瘍形成過程にも維持され，悪性細胞の特定の表現型に寄与し得る．一例として，結腸を含むいくつかの種類の上皮に存在する輸送体膜タンパクのMDR1が挙げられる．MDR1は，いくつかの化合物を細胞外へ流出させ，毒素排除のための防御機構となっている．進行性大腸がんや他の腫瘍においても，MDR1はさまざまな化学療法薬を細胞外に搬出することによって，相対的な化学療法に対する抵抗性の獲得に寄与している．時に，限局性または転移性大腸がん患者，ならびにその他の腺がん患者の血清中では，がん胎児性抗原（CEA）の潜在遺伝子の活性化により，CEAタンパクが測定可能なレベルにまで上昇する．

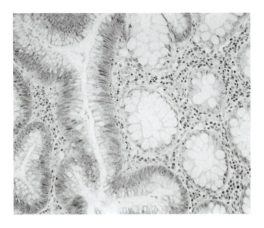

図5-2 腺腫性ポリープの辺縁部で，正常組織（右）と腺腫様変化（左）を比較して示す．腺腫様変化は，核の腫大と多層化大型化，粘液減少により特徴付けられる．基底膜に対して垂直に配列する腺腫細胞の核（極性）に注目する．(Chandrasoma P et al. *Concise Pathology*, 3rd ed. より許可を得て転載．原著はAppleton & Langeから出版．Copyright © 1998 by The McGraw-Hill Companies, Inc.)

チェックポイント

16. 大腸がんにおける段階的な遺伝的変化のモデルを支持する2つの主なエビデンスは何か．
17. 早期大腸がん患者でも，便潜血反応が陽性となる理由を説明せよ．
18. 結腸がんの古典的な表現型に寄与する2つの遺伝子は何か．

2．乳がん

女性の乳腺は，増殖因子とホルモンの分泌周期により誘導される特殊な腺組織である．乳腺の発達は，胎児期，思春期，月経，妊娠関連，授乳期を経て，授乳後には退縮する．多彩な乳腺疾患は本質的に増殖因子

またはホルモンシグナル伝達に関連しているため，この複雑なホルモン調節機構の破綻が疾患の契機となる．乳がん発生のリスク増加に関連する因子は，早期における腫瘍発生の原動力の手がかりとなる．外因性エストロゲンの高用量長期使用は，エストロゲンシグナル伝達経路に関与する危険因子である．対照的に，エストロゲンの曝露減少は，乳がんの発症を防ぐ．これは，乳がん動物モデルでも卵巣切除により実証されており，また，臨床試験でも，若年齢における卵巣摘出術は生涯の乳がん発生リスクを有意に低下させることが証明されている．抗エストロゲン療法の臨床的成功は，エストロゲンシグナル伝達が乳がんの病因形成において重要な役割を果たしているという原理を証明している．エストロゲン合成阻害薬あるいはエストロゲン受容体(ER)活性化阻害薬は，早期だけでなく進行期の乳がん患者の治療においても非常に有効で，浸潤前乳がんの進行を停止させ，また乳がんリスクのある女性の一次予防ともなる．乳がんの病因としてエストロゲンシグナル伝達の中心的な役割は，現在十分に確立されている．しかし，ERまたはその下流の標的遺伝子異常と乳がん発生との病因学的関連はまだ証明されていない．ERの伝達経路は乳腺上皮細胞に存在する生理的経路で，その継続的なシグナル伝達は発がんを促進する，あるいは必要であると考えられている．乳がんと診断された患者のうち，エストロゲンシグナル伝達経路が保たれていたのは約半数のみであり，残りの半分は，ER発現またはエストロゲンシグナル伝達経路活性を有していなかった．このことにより，一部の研究者は，ER陰性乳がんはER陽性乳がんとは異なる病態生理を有する疾患であると考えた．ほとんどの場合，ER陽性およびER陰性乳がんの発生初期には共通の分子ステップがある．しかし，早期または中間段階で，これらの経路は枝分かれし，明確に異なる表現型を有する乳がんが発生する．

　乳腺上皮細胞を浸潤前がんおよび浸潤がんに発展させる作用を持つ，病理学的もしくは突然変異的に活性化している特定のシグナル伝達経路はまだ定義されていない．しかし，ヒト上皮増殖因子受容体のチロシンキナーゼ増殖因子受容体(HER)ファミリーは，有力候補である．*HER2*遺伝子増幅およびHER2タンパク過剰発現は，浸潤前および浸潤性乳がんでよくみられる．*HER1*遺伝子の過剰発現はEGFRとも呼ばれ，頻度はより少ない．HER3タンパクは同様に大部分の乳がんに過剰発現している．HER2受容体を標的とする抗体は乳がんの治療に使われており，この受容体のシグナル伝達経路が関連していることを改めて証明して

いる．HERファミリー受容体は，増殖経路，アポトーシス経路，および代謝経路を含む多数の下流シグナル伝達経路を活性化させる．PI3キナーゼタンパクは突然変異によって活性化され，乳がんの生存およびストレス応答を増強させる．また*TP53*の不活性化変異は乳がんで頻繁にみられ，予後不良因子である．

　ゲノム不安定性はまた，乳がんの病因としてよくみられる事象である．乳がんに関連したDNA修復機構に関与する遺伝子群が，遺伝性乳がんおよび卵巣がん症候群で同定されている．5～10％の乳がんは遺伝的素因に関係し，また卵巣がんの素因とも関係していると考えられている．乳がんの家族内発生は長い間，特定の家系で注目されており，推定される乳がん感受性遺伝子の染色体特定につながった．この「連鎖解析」と呼ばれるプロセスによって，既知の染色体のあるマーカーを分離することで乳がんの特性が明らかにされた．2つの独立遺伝子，*BRCA1*および*BRCA2*が同定され，その後ポジショナルクローニング法により解析された．この方法は，遺伝子機能に関する情報がないが感受性個体(例えば，乳がん集積家系内の女性)に存在するはずの遺伝子異常を，膨大なゲノムのなかから正確に特定する方法である．遺伝性の*BRCA1*および*BRCA2*遺伝子変異により生涯にわたって乳がんを発症する確率は80％程度と考えられている．これらの遺伝子変異はまた，卵巣がんの発症リスクを増加させ，前立腺がん，悪性黒色腫，男性乳がんのリスク増加につながる．これら2つの遺伝子はがん抑制遺伝子として機能し，乳がんでは一方のアレルの遺伝的変異とともに，残りのアレルに体細胞変異を有している．乳がんの散発性(非家族性)例では*BRCA1*変異を伴うことはまれであるが，BRCA1発現の低下や，2本鎖DNA修復機能を実行するためのBRCA1と相互作用する他のタンパクの異常を有する．他の遺伝性遺伝子異常においても，乳がんリスクが増加する可能性があることが確認されている．一般的には，わずかな**浸透率 penetrance** しか示さないもの，すなわち乳がんリスクをわずかにしか増加させないものであるほど，同定することはより困難となる．高い浸透率の突然変異を有していることがわかっている人は，定期的に検査を受けることで予防すればよい．その浸透率やリスクがまだ定義されていない突然変異の同定は，今後研究により詳細なリスクが明らかになるまでは，あまり有益ではない．

　図 5-1 は浸潤性乳がんへ進展する変化を示しており，この一連の変化は，乳房腫瘍やマンモグラフィの異常を評価するために，生検を受ける患者にみられる

だろう．乳腺の上皮内がんは，増殖能の亢進と悪性細胞の形態を有する前浸潤性病変で，基底膜を越えた浸潤は証明されない．したがって，この段階では浸潤性はまだ獲得されていないため，リンパ節や遠隔転移が発生することはないと思われる．HER2 がん遺伝子の増幅および TP53 がん抑制遺伝子の突然変異を含むある種の分子異常は，この段階で観察される．

　乳がんは，ほぼ必ず導管上皮細胞の悪性形質転換による．しかし，2 つの異なるサブタイプが認識されている．細乳管から発生するものは小葉がんと呼ばれているのに対し，導管から発生するがんは，乳管がんと呼ばれている*．乳管がん ductal carcinoma および小葉がん lobular carcinoma は，明確な形態学的特性だけでなく，各サブタイプに固有の分子的特徴を持っている．例えば，小葉がんは細胞接着タンパクの E-カドヘリンが喪失しており，固形腫瘍形成は少なく，典型的にはよりびまん性な増殖パターンを示す．その結果，小葉がんは多くの場合，原発腫瘍であっても X 線撮影で検出することがより困難で，転移巣ではなおさらである．小葉がんはまた，TP53 がん抑制タンパクの異常の頻度は少なく，HER2 遺伝子増幅はまれである．

　上皮細胞の形態および挙動の漸進的変化は，多くの場合，浸潤性乳がんに至る前にみられる．異型乳管過形成および異型小葉過形成は，乳腺上皮の異常増殖であり，その後の乳がんの発生リスクを増加させる．非浸潤性乳管がん ductal carcinoma in situ（DCIS）と非浸潤性小葉がん lobular carcinoma in situ（LCIS）は非浸潤がんであるが，浸潤性乳がんと強い関連を持ち，同時性または後続的に浸潤性乳がんに発展する．これらの進行性の細胞変化は，乳がんの進展過程によく記述されるが，非浸潤がんの単一クローン細胞集団と浸潤性乳がんが直接的な一連の変化かどうかは明らかではない．あるいは，これらは乳腺上皮に現れるさまざまな異常形質の 1 つであり，いくつかの並列的な発がん経路のいずれかが関連する．例えば，DCIS は後続する浸潤性乳管がんだけでなく，浸潤性小葉がん発生のリスクともなり，LCIS についても同様である．さらに，DCIS の 50% 近くが HER2 の増幅および過剰発現を持っているにもかかわらず，浸潤がんで同様の異常を示すものは 20% のみである．浸潤性乳がんおよび非浸潤性乳がんが，共通の発がん経路から生じており，

り，最終段階で非浸潤がんもしくは浸潤がんに分岐する，という可能性は残っている．

　浸潤性乳がんの特徴は，基底膜を越えて間質に浸潤し，リンパ管および血管内へ到達可能な能力である．基底膜を通過し所属リンパ節および遠隔臓器へ腫瘍細胞が転移する際に，どのような分子変化が起こっているかはいまだに明らかにはされていない．接着および細胞外マトリックスの分解に携わる細胞表面タンパクがおそらく関与している．患者間で乳がんの表現型は大きく異なり，この疾患の多様な性質を示している．まれにしか転移しない乳がんが存在する一方で，いくつかの乳がんは高率に転移する．長い潜伏期間のあとに転移を起こす乳がんもあれば，急速に転移するものもある．主に肝臓や肺に転移するものや，脳転移が多いもの，さらに骨に転移しやすいものなどが存在する．乳がんの多様な表現型の根底にはまちがいなく特定の分子的特徴が存在し，乳がんは多くの異なる疾患サブセットの集合体であると思われる．

　同時に 1 万以上の遺伝子発現を決定する技術の開発は，がんの分類に革命をもたらした．この技術により，すでに，乳がんのための新しい分類体系が作成された．乳がんの少なくとも 4 つの分子サブタイプは，現在広く認知されており，basal サブタイプ，HER2 過剰発現タイプ，luminal A および luminal B タイプである．より大きなサンプルセットを使用してより包括的な分子解析を行うと，これらのサブタイプ内にさらに小さなサブタイプを識別できる．これらの分子サブタイプは予後に強く関係し，luminal A が最も予後良好で，basal サブタイプは最も予後不良である．これらのサブタイプは，特定の機能的特徴とも関連する．luminal タイプは ER 関連遺伝子の発現により特徴付けられ，ER はこれらのがんにおいて重要な役割を果たしている．HER2 過剰発現タイプには，HER2 がん遺伝子の増幅および過剰発現と，それに関連した下流のシグナル伝達が起こっている．basal サブタイプは，単一分子属性を欠いているが，強いゲノム不安定性が特徴である．

　その予後的意義に加えて，分子特徴による乳がんの解析は，種々の抗がん治療に対する感受性の予測因子と関連する．結果として，多くの異なる予測遺伝子シグニチャーが商業的ベースで開発された．それによって，信頼できる予後および予測スコアを提供し，個々の患者に沿った個別化治療のための治療計画を作成することが可能となった．

訳注：乳管がんは乳がんの大部分を構成し，小葉がんは少数である．この 2 つの一般的な亜型には，上皮内がんと浸潤性乳がんのどちらもがある．

間葉系，神経内分泌および胚細胞腫瘍

間葉系，神経内分泌，および胚細胞腫瘍は，小児期および青年期の腫瘍の大部分を占めている．これは，それらの細胞は活発に分裂しているため，突然変異がより多く発生するからである．表5-5は，間葉系，神経内分泌，および胚細胞腫瘍の代表的な腫瘍リストで，胚細胞群に分類される．初期の成長過程において，胚細胞層には大規模な移動と回旋が起こるため，これらの腫瘍は，特定の解剖学的部位に限局しない場合がある．神経内分泌腫瘍（NET）は体全体に分散した細胞に由来し，それらの細胞は，特定の酵素機能を進化させ，分泌機能を果たす細胞質タンパクを蓄積させる．このような現象は特定の酵素マーカー，特に，非特異的エステラーゼでよくみられる．これらの細胞はもともと，すべて神経堤から発生したと考えられていたが，すべての神経内分泌腫瘍が神経堤に由来しているわけではない．実際，この種類の腫瘍は，一般的な胚の起源を持っていないかもしれない．しかし，この腫瘍分類は，細胞固有の特殊な分泌機能によりなされている．神経内分泌腫瘍は生物学的活性を有するタンパクを分泌し，その分泌活動によって特別な臨床症候群を生み出す．胚細胞腫瘍は，精巣内または，発生初期における生殖細胞の移動経路上の性腺外の部位に発生する可能性がある．間葉細胞は，その機能上全身に存在し，そのため間葉系腫瘍は，任意の解剖学的部位に発生し得る．

1. 神経内分泌腫瘍

神経内分泌腫瘍は，神経堤組織から発生する．より具体的には，クロム親和性細胞から発生しており，それらの細胞は胎生期に，腸および肺の気管支の粘膜下層に沿う地点に最終的に移動する．この胚起源を反映して，神経内分泌細胞は，生物活性アミンのような多様な小ペプチドホルモンを生成するために必要な酵素を分泌する．低悪性度の神経内分泌腫瘍は（ホルモン分泌に関係なく）**カルチノイド腫瘍 carcinoid tumor**として分類される．この腫瘍においても，一般的に神経内分泌細胞の典型的な細胞質顆粒を保持している．これらの特徴は神経堤起源の他の腫瘍とも共通してい

表5-5　間葉系，神経内分泌，および胚細胞における腫瘍

腫瘍型	胚　葉	腫瘍型	胚　葉
Wilms 腫瘍	後腎芽	精巣胚細胞腫瘍，性腺外精巣胚細胞腫瘍	
神経芽細胞腫	神経芽	精上皮腫	
網膜芽細胞腫		絨毛がん	
神経節神経腫		胎児性がん	
		内胚葉洞腫瘍，卵黄嚢腫瘍	
神経堤由来の腫瘍	神経堤	卵巣胚細胞腫瘍	
小細胞がん		肉腫	間葉細胞
Ewing 肉腫		横紋筋肉腫	横紋筋
原始神経外胚葉性腫瘍		平滑筋肉腫	平滑筋
悪性黒色腫		脂肪肉腫	脂肪細胞
褐色細胞腫		骨肉腫	骨芽細胞
神経内分泌腫瘍		軟骨肉腫	軟骨細胞
消化管内分泌腫瘍		悪性線維性組織球腫	線維芽細胞
インスリノーマ		滑膜肉腫	滑膜細胞
グルカゴノーマ		リンパ管肉腫	リンパ管内皮
ソマトスタチノーマ		血管肉腫	血管内皮
ガストリノーマ		Kaposi 肉腫	内皮細胞＋線維芽細胞？
VIP 産生腫瘍		肝芽腫	間葉細胞＋肝細胞
GRF 産生腫瘍		中皮腫	中皮細胞
下垂体腫瘍			
頭蓋内脳腫瘍		神経鞘腫（Schwann 細胞腫）	末梢神経鞘
膠芽腫／星状細胞膠腫	膠前駆細胞	髄膜腫	くも膜線維芽細胞
上衣腫，乏突起神経膠腫，髄芽腫		副腎皮質がん	後腎結合織
胚細胞腫瘍		体細胞（胚細胞ではない）精巣がんと卵巣がん	中腎組織
奇形腫（良性）	胚細胞		
胚腫，未分化胚細胞腫			

る．上皮性腫瘍とは対照的に，光学顕微鏡で観察される形態学的変化によって，悪性と良性の区別はできない．表5-6 に記載されているように，原発性神経内分泌腫瘍の解剖学的分布は，胎児期の発達パターンと一致している．神経内分泌腫瘍や他の間葉系腫瘍は，同じような組織浸潤のパターンを示し，局所リンパ節転移や遠隔臓器への転移も同様である．有糸分裂回数の増加（急速な増殖の指標），核多形性，リンパ管や血管浸潤，および未分化の成長パターンのような特性は，より高い転移率および臨床予後の悪化と関連している．

神経内分泌腫瘍の転移先は主に肝臓である．中腸神経内分泌腫瘍では特に，血液中に分泌されるセロトニンなどの血管作動性物質が**カルチノイド症候群 carcinoid syndrome**（表5-7）と呼ばれる一連の症状を引き起こす可能性がある．これらの物質は，神経内分泌腫瘍が神経内分泌起源であること，また悪性化した状態では不適切にシグナル活性化が起こる潜在的可能

性を反映している．これらのペプチドの多くは，血管作動性であり，血管拡張の結果として，断続的な一過性分泌を引き起こす可能性がある．他にしばしば観察される症状として，分泌性下痢，喘鳴，および唾液分泌過剰や流涙が含まれる．長期間の組織の損傷は，これらの物質およびその代謝物に曝露されることによって生じる．肺および三尖弁の線維化，腸間膜線維化，および皮膚の過角化などが，カルチノイド症候群の患者で報告されたことがある．診断あるいは治療後の患者の経過観察の指標として，一般的に使用される尿中マーカーは，セロトニンの代謝産物，5-ヒドロキシインドール酢酸（5-HIAA）である．それは，カルチノイド症候群時のセロトニンの産生が，アミン前駆体の取り込みおよび脱炭酸能力に関連しているからである．

チェックポイント

19. 乳腺組織が応答するホルモンおよび増殖因子を挙げよ．
20. 乳がんのリスク増加に関連付けられているいくつかの要因を挙げよ．
21. 乳がんの主な2つの組織型は何か．
22. 乳がんはどのような組織に転移する傾向があるか，またその理由を挙げよ．
23. 神経内分泌腫瘍により産生されたどのような産物が，その胚起源を反映するか．
24. これらの産物の過剰な放出によって生じる短期的な症状と長期合併症を挙げよ．

2. 精巣胚細胞腫瘍

精巣がんは，主に精巣内の生殖細胞から生じる．生殖細胞は，減数分裂を介して精子を生じ，したがって，理論的には任意の細胞に分化できる能力を保持している．いくつかの精巣腫瘍は，初期胚発生過程における生殖細胞の正中線への移動によって残留した精巣外組織から生じる．これは，泌尿生殖器細胞堤の形成，最終的には生殖細胞の卵巣や精巣への集合によって生じる．この移行パターンによって予測できるように，**性腺外精巣胚細胞腫瘍 extragonadal testicular germ cell neoplasm** は，頭蓋，縦隔，または後腹膜腔の正中軸に発生する．生殖細胞の多能性（すなわち，1個の細胞から完全な臓器をつくる能力）は，例えば，**成熟奇形腫 mature teratoma** のような，良性生殖細胞腫瘍で最も証明されている．これらの腫瘍は，多くの場合，歯と髪を含む**類皮嚢胞 dermoid cyst** に代表されるように，3つの胚細胞層すべてからのさまざ

表5-6　胚起源の位置による神経内分泌腫瘍の位置

前　腸	中　腸	後　腸
食道	空腸	直腸
胃	回腸	
十二指腸	虫垂	
膵臓	結腸	
胆嚢および胆管	肝臓	
Vater 乳頭部	卵巣	
喉頭	精巣	
気管支	頸部	
胸腺		

表5-7　神経内分泌腫瘍細胞によって分泌されるペプチドおよびアミン

副腎皮質刺激ホルモン（ACTH）	ニューロペプチドK
カルシトニン	ニューロテンシン
ガストリン	セロトニン
グリセンチン	ソマトスタチン
グルカゴン	膵臓ポリペプチド
成長ホルモン	サブスタンスK
インスリン	サブスタンスP
メラノサイト刺激ホルモン（β-MSH）	血管作動性腸管ペプチド
モチリン	

な成分が含まれる．悪性奇形腫は，また，肉腫と上皮細胞由来のがんなど，異なる胚葉由来の橋渡し腫瘍として存在する．悪性精巣がんは良性の成熟奇形腫と共存することができ，場合によって，良性成分は悪性成分が化学療法で根絶されたあとにのみ現れる．

α-フェトプロテインおよびヒト絨毛性ゴナドトロピンなどの胚または栄養膜発達の間に発現されたタンパクは，腫瘍細胞によって分泌され，血清中で測定することができる．精巣がんはリンパ行性および血行性に，後腹膜局所リンパ節と，肺，肝臓，骨，および脳などの遠隔臓器に転移する．たとえ進行した精巣がんでも，放射線や化学療法に高い感受性を持っているのは，成熟臓器に存在する悪性胚細胞の性質に特徴があると考えられる．この特徴的な性質が，腫瘍の細胞傷害毒性を活性化させ，免疫拒絶を刺激する．

チェックポイント

25. 精巣がんは，一般的に精巣のどの細胞成分から発生するのか．
26. 精巣腫瘍の進行中にモニタリングができるいくつかの特徴的なマーカーを挙げよ．

3. 肉腫

肉腫 sarcoma は間葉性腫瘍のファミリーからなり，その形態学的所見と解剖学的分布はそれらが発生している初期間葉系の要素を反映している（表 5-5）．肉腫は，間葉系細胞で構成されている組織内や，胎生期の細胞移動において最終的に停止部位の残存細胞から発生する．あまり成熟していないいくつかの肉腫では，その構成細胞が，非常に早く分裂しているため，小児にみられる原始的な細胞と似ている．このような肉腫には，横紋筋肉腫と骨肉腫があり，成人ではあまりみられない．肉腫は形態学的には明らかな組織構築の特徴的変化を伴わない．なぜならば，細胞極性と腺腔形成は，正常の筋肉や軟骨のような成熟した間葉系細胞には起こらないからである．核の多形性や核分裂数は腫瘍のグレードを決定する．より高いグレードは，局所や遠隔組織への浸潤傾向の高さや生存率の低さに関係する．肉腫はまた，発生母地の細胞に発現する複数のタンパクと細胞形態を保持している．カルシウムとリンによる骨基質は骨肉腫においても形成され，これらの腫瘍の石灰化は放射線画像でも確認される．肉腫による組織への直接浸潤は上皮性の悪性腫瘍と比べて少ない傾向にある．しかしながら，組織破壊は肉腫が隣接する組織に浸潤するのではなく，圧排したときに

生じ，偽膜形成を伴う．肉腫は局所リンパ節や遠隔組織への転移性播種を起こす．高グレードな組織学的所見と解剖学的発生部位は，転移の可能性と時期に影響する因子である．

肉腫には，さまざまな遺伝子異常が見出されている．腫瘍抑制遺伝子である *TP53* の変異は，上皮性の腫瘍においてもよくみられる変化であるが，肉腫においても最もよく検出される．***NF1* 腫瘍抑制遺伝子 *NF1* tumor suppressor gene** は神経線維腫症 I 型の患者から同定された生殖細胞系列変異である．この遺伝性疾患は，高度に色素沈着した皮膚のカフェオレ斑と，皮下と全身に多発する良性神経線維腫（Schwann 細胞の良性腫瘍）によって特徴付けられる．この腫瘍は，悪性転換して**悪性神経線維腫 malignant neurofibrosarcoma**（**悪性 Schwann 細胞腫 malignant schwannoma**）となる可能性がある．*NF1* 遺伝子変異は他の散発性肉腫においても検出されている．NF1 タンパクの機能不全や欠失により，G タンパクのシグナル伝達経路の活性が亢進されることが知られている．複雑な細胞活性が G タンパクを介した経路によって制御されていると仮定しても，NF1 の異常によるメカニズムが悪性形質に関与していることは完全には理解できない．

チェックポイント

27. 肉腫が発生する 2 部位を挙げよ．
28. 小児ではどのような種類の肉腫が多いか．
29. 肉腫が組織に直接浸潤することは上皮性悪性腫瘍と比較して多いか少ないか．
30. 肉腫の転移がよくみられるのはどの部位か．
31. 肉腫で最もよくみられる遺伝子異常は何か．
32. 神経線維腫症 I 型の特徴は何か．また，この疾患の腫瘍の進展における分子基盤を挙げよ．

造血器腫瘍

造血器腫瘍は，造血前駆細胞から発生する悪性腫瘍である．真の造血幹細胞は，自己再生能と前駆細胞（コロニー形成体 colony-forming unit）への分化能を有しており，分裂してさまざまな系統の 1 つへと終末分化を遂げる（図 5-3）．成熟した各種の細胞から異なる造血器腫瘍が発生する．多くの造血器腫瘍は骨髄で発生して血中を循環し，ある器官や組織に定着する．ほかには，特にリンパ芽球からなるリンパ腫はリンパ組織に腫瘍を形成する．造血細胞の系統と分化の段階

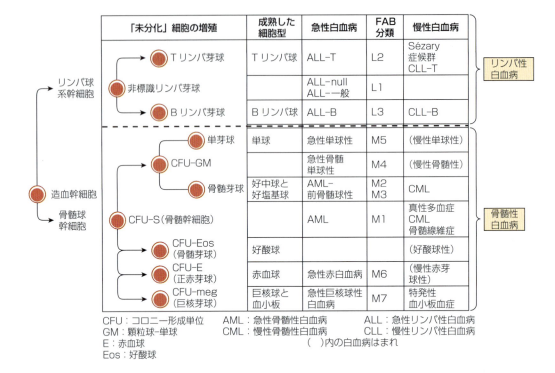

図 5-3 細胞系統による白血病の分類．(Chandrasoma P et al. *Concise Pathology*, 3rd ed. より許可を得て転載．原著は Appleton & Lange から出版．Copyright © 1998 by The McGraw-Hill Companies, Inc.)

は，細胞表面に発現している受容体，接着分子，タンパク分解酵素，機能の不明なものなどの特徴的なタンパクに関連している．これらの分化クラスター(CD)抗原は悪性の造血器腫瘍において不可欠な診断ツールとなり，いくつかのタイプの悪性腫瘍は，この特徴的な CD 発現のパターンによって決定される．

悪性細胞の超微形態と構造は，発生母地の細胞と似ている．細胞分裂の割合の顕著な増加と分化の停止は，これらの腫瘍の証明となる．細胞分裂中期の核の検査では，欠失(モノソミー)や重複(トリソミー)，あるいは均衡型転座のような染色体異常を検出できる．ある種の造血器腫瘍は典型的な染色体異常を有する傾向がある．クローナルな増殖により，これらの異常はすべての悪性細胞に認められることとなる．染色体転

表 5-8 造血器腫瘍の染色体転座

腫瘍	染色体転座	転座に起因する融合遺伝子	融合タンパクの機能
濾胞性リンパ腫	t(14;18)	IgH-*bcl*-2	アポトーシス阻害物質
マントル細胞リンパ腫	t(11;14)	IgH-*bcl*-1	サイクリン
濾胞性リンパ腫	t(14;19)	IgH-*bcl*-3	転写抑制因子
びまん性大細胞型リンパ腫	t(3;14)	IgH/K/L-*bcl*-6	転写抑制因子
Burkitt リンパ腫	t(8;14)	IgH-*myc*	転写因子
未分化大 T-/ヌル細胞リンパ腫	t(2;5)	NPM-ALK	チロシンキナーゼ
慢性骨髄性白血病	t(9;22)	*bcr-abl*	チロシンキナーゼ
急性骨髄芽球性白血病 M3	t(15;17)	PML-RAR	転写因子
急性骨髄芽球性白血病	t(8;21)	AML1	転写因子
T 細胞すべて	t(1;14)	*tal*-1-TCR	転写因子

注：IgH：免疫グロブリン重鎖エンハンサー，TCR：T 細胞受容体，RAR：レチノイン酸受容体．

座がある症例では新しい融合遺伝子が形成され，本来の遺伝子産物と比較すると異常な機能を有する融合タンパクが産生され得る（表5-8）．この機能は，通常，細胞周期制御の喪失，異常なシグナル伝達，異常な転写因子による再プログラムされた遺伝子の発現に関与する．固形腫瘍とは対照的に，多くの造血器腫瘍は特定の染色体転座に関連するため，造血器腫瘍の診断に染色体核型分析は不可欠である．このほかの腫瘍における遺伝子変化は，TP53，網膜芽細胞腫（RB），Wilms腫造血抑制遺伝子（WT1）の遺伝子変異や欠失と，がん原遺伝子 NRAS の活性型変異である．患者の経過中に，より悪性度の高い型へと進展していくような白血病のクローナルな進化においては，さらに追加の遺伝子変化が検出される可能性がある．この結果は，腫瘍化は，順次獲得する表現型の変化，すなわち異常な増殖，浸潤，正常な宿主の防御機構への抵抗性などであるが，これらに関係する段階的な遺伝子異常の結果であるという説をより支持するものである．

1. リンパ腫

悪性リンパ腫は免疫系から発生する多様な悪性腫瘍であり，Bリンパ球あるいはTリンパ球の腫瘍性増殖からなる．これらの腫瘍は体のどこにでも発生する可能性があり，最も多いのはリンパ節であるが，リンパ組織がある他の器官にも発生する．特有の生物学的性質を有する数種類の細胞によって構成されているリンパ腫の1亜型はHodgkinリンパ腫である．これに対して，他のすべてのリンパ腫は非Hodgkinリンパ腫といわれている．

非Hodgkinリンパ腫の発生にはいくつかの要因が関係している．これらには，後天性免疫不全症候群（AIDS）や臓器移植の際の免疫抑制薬による，先天的あるいは後天的な免疫不全状態が含まれる．ウイルスはいくつかのタイプの非Hodgkinリンパ腫の発症に関与している．例えば，アフリカの流行性疾患で最も多いBurkittリンパ腫の発生にはEpstein-Barrウイルス（EBV）が関与している．これに対して温帯地方で発生するBurkittリンパ腫へのEBVの関与はわずか30％である．ヒトT細胞白血病/リンパ腫ウイルス1型（HTLV-I）は成人T細胞白血病/リンパ腫の発生の原因となり，悪性細胞はウイルスの組み込みを伴う．ヒトヘルペスウイルス8（HHV-8）は，主にAIDS患者に発症する珍しいB細胞リンパ腫など，体腔に発生するリンパ腫に関連している．慢性的な免疫刺激も同様に，リンパ腫の発生機序の原因となり得る．例えば，Helicobacter pylori 感染による慢性胃炎は，胃粘膜関連リンパ組織リンパ腫（MALTリンパ腫）を発症しやすくなる．胃のMALTリンパ腫は，局所的な病変を有する多くの患者を，H. pylori 菌に効果的な抗菌薬で治療することで解決できるかもしれない．

リンパ腫の分類は10年以上にわたり，分子生物学的特徴の違いによって特徴付けられるようになってきた．最新の分類（訳注：最新版は2017となっている）は，2008年にWHOのリンパ腫の専門家グループによって考案された．この体系は，複合的な基準を用いたB細胞，T細胞由来のリンパ腫に準じて，非Hodgkinリンパ腫を特徴付けるものである．それらは，臨床所見，形態学的所見，細胞遺伝学的所見に加えて，B細胞やT細胞の受容体の遺伝子再構成の検出と同様に，B細胞やT細胞の特異抗原に結合するモノクローナル抗体を用いた免疫反応によるものである．加えて，前駆未分化B細胞リンパ球性リンパ腫や前駆未分化T細胞リンパ球性リンパ腫は，成熟したB細胞リンパ腫やT細胞リンパ腫とは区別して分類される．多くのB細胞由来の非Hodgkinリンパ腫はB細胞の表面マーカーであるCD20を発現している．これらは発現している軽鎖の特徴によって単一な細胞に由来すると考えられる．κB細胞リンパ腫とλB細胞リンパ腫も，正常リンパ節の胚中心か，マントル層か，辺縁部か，いずれの細胞から悪性転換したものかでさらに分類される．成熟B細胞非Hodgkinリンパ腫は20以上のクラスに分けられクラス内のさらに小さなサブタイプに分類される．

体細胞遺伝子の再構成は，B細胞およびT細胞への分化の過程で正常に起こる．免疫グロブリンの定常部の重鎖と軽鎖の多様な遺伝子は，B細胞の生殖細胞系列のDNAにおいて不連続であるが，機能性の抗体分子を産生するための体細胞遺伝子の再構成によって結合される．T細胞受容体遺伝子も，初期のT細胞の成熟段階における体細胞遺伝子の再構成が生じるまで不連続的であるという点で，免疫グロブリン分子に類似している．サザンブロット解析によるDNAハイブリダイゼーションは，モノクローナルに増殖したリンパ腫細胞のフィンガープリントとして示される電気泳動上可動なバンドが認められる．

多くの非Hodgkinリンパ腫は核型異常を有する．最もよくみられる染色体転座はt(8;14)とt(14;18)，t(11;14)（表5-8）である．それぞれの転座は，がん遺伝子を含む染色体14q32に位置する免疫グロブリン重鎖を含む．ブレイクポイントの同定とクローニングによって，染色体8q24のc-myc遺伝子，染色体18q21のbcl-2遺伝子，染色体11q13のbcl-1遺伝子

が同定された. 免疫グロブリン遺伝子にこれらのがん遺伝子が近接した結果, 制御不能となり, がん遺伝子産物の発現が増加する.

非 Hodgkin リンパ腫の代表的なサブタイプには, 濾胞性リンパ腫や辺縁帯リンパ腫のような緩慢性リンパ腫と, マントル細胞リンパ腫や, びまん性大細胞型リンパ腫や Burkitt リンパ腫のような高悪性度のリンパ腫がある.

濾胞性リンパ腫は, 潜行性臨床経過をたどる可能性がある低グレードの腫瘍である. t(14;18)(q32;q21) の染色体転座が 90% 以上の濾胞性リンパ腫にみられる. この遺伝子異常によって腫瘍細胞は bcl-2 タンパクを過剰発現する. bcl-2 遺伝子は過剰発現するとアポトーシスを抑制するタンパクをコードするがん遺伝子である. 高感度 PCR 法による bcl-2 遺伝子の転座がないことの確認は, この転座を持つリンパ腫の患者の完全寛解のマーカーとなる. リンパ節の大きさの自然退縮は濾胞性リンパ腫の患者によくみられる. しかしながら, 濾胞性リンパ腫の患者は緩やかな臨床経過をたどり, 10 年以内により悪性度の高いリンパ腫に転換する例が 40～50% であり, このクラスのリンパ腫は標準化学療法で治療できない.

辺縁帯リンパ腫のなかで最も重要なサブタイプが, 胃, 肺, 皮膚, 耳下腺, 甲状腺, 乳腺や他のリンパ節外部位に発生する MALT リンパ腫であり, 腫瘍細胞が上皮細胞とともに特徴的に並列している. 胃 MALT リンパ腫と H. pylori 菌感染には密接な関係があることが報告されている.

マントル細胞リンパ腫は, 小型から中型の異型リンパ球細胞の単調な集団として観察され, 核形不整を伴う小型のリンパ球細胞の結節性あるいはびまん性増殖パターンからなる. マントル細胞リンパ腫の診断は, サイクリン D1(bcl-1) に対するモノクローナル抗体を用いた免疫染色による確認とともに形態学的基準に基づいて行われる. マントル細胞リンパ腫の大多数の症例では, t(11;14) 遺伝子転座がみられ, 14 番染色体の免疫グロブリン重鎖と 11 番染色体の PRAD1 遺伝子が併存する. この結果, PRAD1 遺伝子産物サイクリン D1 の過剰発現が生じる. サイクリン D1 は, サイクリン依存性キナーゼに結合して活性化し, 細胞周期の G1 期を通して細胞周期の進行を促進していると考えられている. この疾患は, 高齢の男性に好発し, リンパ節肥大と肝脾腫を生じる. マントル細胞リンパ腫は, 濾胞性リンパ腫よりもさらに併用化学療法に抵抗性であり, 難治性である.

びまん性大細胞型リンパ腫は, 非 Hodgkin リンパ腫のなかで最も高頻度にみられるサブタイプである. 3 分の 1 はリンパ節外部位, 特に, 頭頸部, 胃, 皮膚, 骨, 精巣や神経系に発生する. びまん性大細胞型リンパ腫は BCL6 遺伝子の変異や再構成がよく検出される.

すべての Burkitt リンパ腫は, 8q24 染色体の異常に関連しており, これにより細胞増殖や分化やアポトーシスに関する転写調節をコードするがん遺伝子である c-myc の過剰発現が起こっている. 全身腫瘍組織量の増加や血清中の乳酸デヒドロゲナーゼ(LDH)の上昇がみられる成人患者は予後不良である. 巨大な全身腫瘍組織を伴う疾患は, 腫瘍が溶解するような治療によって生じる代謝亢進症候群と関連する. この症候群は, 致死的な高カリウム血症, 高リン血症, 高尿酸血症, 高カルシウム血症を引き起こす.

未分化大細胞リンパ腫は, CD30 抗原を発現する高度異型細胞の増殖により特徴付けられる. この腫瘍は, 通常, T 細胞の表現形式を発現し, ヌクレオホスミン-未分化リンパ腫キナーゼ(NPM-ALK)融合タンパクを生成する染色体転座 t(2;5)(p23;q35) に関連する. ALK 受容体チロシンキナーゼの活性化により, 無秩序な分裂シグナルが生じる.

T 細胞リンパ腫の別のタイプは, 成人 T 細胞白血病/リンパ腫であり, HTLV-1 の感染に関連した高悪性度の疾患であり, 全身性のリンパ節肥大, 多クローン性の高ガンマグロブリン血症, 高カルシウム血症, 溶解性骨病変によって特徴付けられる.

最後に, Hodgkin リンパ腫は, B 細胞系列の Reed-Sternberg 巨細胞の有無によって特徴付けられ, この腫瘍の悪性細胞とみなされる. Reed-Sternberg 細胞は, Hodgkin リンパ腫の病理組織にみられる細胞数の 1～10% 程度を占めるだけであり, 非腫瘍性の炎症細胞浸潤に関与している.

2. 急性および慢性白血病

白血病は, 造血前駆細胞から発生する腫瘍であり, 造血過程の精密な段階が分子遺伝学的異常によって中断され発生する. リンパ球や骨髄球のあらゆる成熟段階の細胞に類似した細胞増加が起こり得る. その結果, 白血病は, 疾患の時間的経過が急性か慢性かによって分類されるように, 腫瘍細胞がリンパ球系列か骨髄球系列かによっても分類される.

急性骨髄性白血病 acute myelogenous leukemia (AML) は造血前駆細胞あるいは骨髄幹細胞から発生する進行の速い腫瘍であり, 顆粒球, 単球, 赤血球, 血小板の上昇を来す. 幹細胞の早期の成熟段階に生じた遺伝子事象によって白血病を発症するという多くの

検証がある．最初に，化学療法で使用される薬剤や放射線やある種の溶剤のような原因物質に曝露されてから白血病を発症するまで，5〜10年の時間差がある．次に，二次性の白血病の多くの症例は，実際の悪性挙動を伴わないが，異常成熟による低形成を伴う**骨髄異形成症候群 myelodysplastic syndrome（MDS）**として現れる長期間の「前白血病相」を経て，徐々に進展する．最後に，白血病細胞が単クローン性に拡散する前に前駆細胞の検査をすることは，異なる染色体のモノソミーやトリソミーのような遺伝子異常を検出できる．先に発生する形態学的に正常な幹細胞と比較して，悪性のクローンでは悪性腫瘍の一般的な分子生物学と同様に，段階的な遺伝子変化がみられる．

　急性骨髄性白血病は，形態と細胞の染色性によって**表5-9**に示したように分類される．**Auer 小体 Auer rod** は特徴的な結晶状の細胞質内封入体であるが，すべての骨髄性白血病に一様にみられるわけではない．成熟した骨髄細胞とは対照的に，白血病細胞は，ユークロマチン構造を示し，大きく未熟な核と目立つ核小体を持つ．AMLの個々のタイプは，それらがどの細胞に由来するかを反映している．M1白血病は，どのようなタイプの骨髄細胞への終末分化をも認めない早期の骨髄前駆細胞から発生する．これは，顆粒球の欠損か，より成熟した骨髄細胞を示す他の所見により明らかとなる．M3白血病は，前骨髄球，顆粒球前駆細胞の腫瘍であり，正常な前骨髄球に典型的なアズール顆粒を豊富に有するM3細胞からなる悪性腫瘍である．M4白血病は，顆粒球や単球への分化能を持つ骨髄前駆細胞から発生する．一方で，M5白血病は単球系列への分化が決定している前駆細胞からなる．したがって，M4ならびにM5細胞はともに，単球に特徴的な襞（ひだ）を有する核と淡青色の細胞質を有する．一方で，M4細胞は，顆粒球の細胞化学染色パターンである顆粒をも有している．M6ならびにM7白血病は，形態学的同定が困難であるが，免疫染色によって赤血球性のタンパクがM6細胞では陽性となり，血小板の糖タンパクに対する染色がM7細胞で認められる．

　染色体の欠失，二倍体および均衡型転座は，分子遺伝学的手法が導入される以前から，患者の白血病細胞において認められていた．いくつかの症例の均衡型転座部位のクローニングにより，新しい融合タンパクを産生する，ある遺伝子と他の遺伝子との再現性が高い保存的転座部位が明らかにされた．M3白血病では非常に高頻度に t(15;17) の転座がみられ，PML遺伝子と *RAR-α* 遺伝子が融合している．*RAR-α* はレチノイン酸ステロイドホルモン受容体をコードしており，PMLは転写因子をコードしている．融合タンパクは，増殖促進し分化を阻止するような新規の生物活性を有する．興味深いことに，レチノイン酸はM3白血病の一時的な寛解をもたらし，*RAR-α*-PML融合タンパクの重要性を示唆する．7番染色体のモノソミーは，骨髄異形成の前白血病症候群や *de novo* 白血病（*de novo* AML）から発生する白血病にみられる．この2つの場合に7番染色体のモノソミーが検出された場合は，予後不良である．このモノソミーは，他の段階的な細胞遺伝学的な変化と同様に，白血病の治療後に再発した場合や，より悪い経過や治療抵抗性がみられた場合にも認められる．

　造血細胞の腫瘍である急性白血病は，骨髄を巻き込むため，異常な白血病細胞（芽球）の循環が徴候としてみられる．まれに，髄外への白血病細胞の浸潤が**緑色腫 chloroma** として知られ，他臓器や粘膜表面にみられる．循環芽球数の顕著な増加は，脳や肺の出血や梗塞による血管の閉塞を起こす．この**白血球停滞 leukostasis** は，脳卒中，網膜静脈閉塞症，肺の梗塞のような症状を引き起こす．AMLや他の白血病の多くの症例では，末梢血における成熟した顆粒球，赤血球，血小板が減少する．これはおそらく，白血病細胞による阻害や骨髄間質の微小環境の変化と同様に，多数の芽球によって骨髄が圧排されることによると考えられる．サイトカイン環境は正常な造血に必要である．顆粒球の数と機能低下による易感染性や，血小板減少による出血傾向は白血病を発症した患者の初期によく起こる問題である．

　慢性骨髄性白血病 chronic myelogenous leukemia（CML）は，骨髄と末梢循環に未熟な顆粒球の増加が認められる緩慢性の白血病である．CMLの特徴の1つは，**フィラデルフィア染色体 Philadelphia chromosome** と呼ばれる9番染色体と22番染色体の均衡型転座であり，細胞増殖とアポトーシスに関連するい

表5-9　急性骨髄性白血病の分類（AML）

M1	急性骨髄芽球性白血病
M2	分化傾向を持つ急性骨髄芽球性白血病
M3	急性前骨髄球性白血病（APL）
M4	急性骨髄単球性白血病（AMMoL）
M5	急性単球性白血病（AMoL）
M6	赤白血病（急性赤芽球性白血病）
M7	急性巨核芽球性白血病

くつかの主要なタンパクをリン酸化するキナーゼタンパクをコードする bcr-abl 融合遺伝子を発現する．この融合遺伝子は，マウスに導入すると CML 様症候群を再現する．CML は急性白血病に転換する場合(急性転化)があり，これはさらなる細胞遺伝学的変化と急性白血病に類似した臨床経過に伴って起こる．ATP 結合部位に競合して bcr-abl の酵素活性を阻害するような分子標的治療が多くの慢性期の CML 患者の寛解に貢献している．しかし，阻害薬の結合を阻止するような bcr-abl の ATP 結合部位での遺伝子変異の獲得(あるいはクローナルな拡散)と同様に，bcr-abl 融合部位の遺伝子増幅によっても bcr-abl 阻害薬への耐性が生じる．

急性リンパ性白血病 acute lymphocytic leukemia (ALL)はリンパ芽球と呼ばれる未熟なリンパ球からなる進行の速い悪性腫瘍で，骨髄に発生し，他の臓器に浸潤することもある．遺伝子異常は ALL にもよくみられ，生物学的悪性度や予後に関連する．ALL の形態学的分類はこれまで長年用いられたが，現在は，B 細胞系列か，T 細胞系列かということと，細胞遺伝学的異常の包括的な領域による分類に訂正されてきている．フィラデルフィア染色体は ALL にもみられる場合がある．しかし，その生物学的機能は CML とは異なっている可能性がある．なぜなら，CML に有効なフィラデルフィア染色体の機能を阻止する分子標的治療が，ALL には効果を示さないからである．

慢性リンパ性白血病 chronic lymphocytic leukemia (CLL)は，より成熟した B 細胞性の腫瘍である．CLL は，形態学的な異常を示さず，末梢血液中のリンパ球の増加を引き起こすので，クローナリティの解析が CLL の診断の基本となる．この疾患は，腫瘍細胞の単一クローンの拡散が主体であり，そのクローナリティは，B 細胞に正常に存在している軽鎖抗体の特異的な発現によって容易に検査できる．CLL と非 Hodgkin リンパ腫の小型リンパ球系亜型は，病態生理学的に大変類似していて同じ基礎疾患を有しており，腫瘍細胞の集積が，血液と骨髄(CLL)にみられるか，リンパ節(小型のリンパ球系リンパ腫)にみられるかが異なる．

腫瘍の全身性作用

悪性腫瘍の多くの作用は，腫瘍細胞自体によるものだけではなく，表 5-10 に示したような直接的な作用や，表 5-11 に示したような間接的な作用によるものである．直接的な作用(表 5-10)は，血管，リンパ管，

表 5-10 腫瘍の直接的な全身作用

作　用	臨床的症候群
血管圧迫	浮腫，上大静脈症候群
血管への浸潤とびらん	出血
リンパ浸潤	リンパ浮腫
神経浸潤	痛み，無感覚，感覚異常
脳転移	衰弱，無感覚，頭痛，失調歩行，視覚変化
脊髄圧迫	痛み，麻痺，失禁
骨浸潤および破壊	痛み，骨折
腸閉塞症と穿孔	吐き気，嘔吐，痛み，腸閉塞
気道閉塞	呼吸困難，肺炎，肺容量減少
尿管閉塞	腎不全，尿路感染
肝臓浸潤および転移	肝機能障害
肺および胸膜転移	呼吸困難，胸痛
骨髄浸潤	汎血球減少，感染，出血

神経，脊髄，脳，骨，気道，消化管，尿管のような生体の重要な構造への圧迫や浸潤を含む．これらは臓器の機能不全や導管の閉塞のような典型的な疼痛を引き起こす．炎症や線維化などの宿主の応答があった場合には，腫瘍そのものによるよりもむしろこのような作用を引き起こし得る．

間接的な作用(表 5-11)は多様であり，よくわかっていない．同様に発症と経過は予測不能である．腫瘍が浸潤していなかった遠隔臓器に転移した場合，総合的な**腫瘍随伴症候群 paraneoplastic syndrome** が生じる．これらのいくつかは，ペプチドホルモンや特異的な生物活性を持つサイトカインが産生されたことによって生じる典型的な症状であり，表 5-11 に示した．ある腫瘍が分泌するペプチドは，発生母地の組織を反映する，あるいは通常は発現していないが遅発的に発現する遺伝子の活性によるものかもしれない．よくある腫瘍随伴症候群の例は，抗利尿ホルモン不適合分泌症候群(SIADH)であり，小細胞肺がんに最もよくみられる．異所性の ADH 産生は，自由水の滞留と低ナトリウム血症を引き起こし，その結果，症状の変化と昏睡さらに死をもたらす．小細胞肺がんで分泌される他のペプチドは ACTH であり，副腎皮質ホルモンの過剰産生によって起こる．Cushing 症候群や皮膚の脆弱症，中心性肥満，近位筋障害などの症状がある．高カルシウム血症は，多くの悪性腫瘍にみられ，副甲状腺ホルモン関連ペプチド(PTHrP)遺伝子の活性化により分泌される副甲状腺ホルモン関連ペプチドによる場

腫 瘍 の 分 類　117

表 5-11　腫瘍随伴症候群（腫瘍の間接的な作用）

腫瘍型	間接的な作用の原因	臨床的症候群
ホルモンまたはペプチド分泌作用		
肺	ACTH	Cushing 症候群
肺，胸部，腎臓，その他	PTH　もしくは PTH 関連タンパク	高カルシウム血症
肺	ADH，ANP	SIADH，低ナトリウム血症
胚細胞，絨毛性，肝芽腫	ゴナドトロピン(FSH，LH，βhCG)	女性化乳房，思春期早発症
肺，胃	成長ホルモン	先端肥大症
神経内分泌（例：カルチノイド）	さまざまな血管作動性ペプチド	潮紅，喘鳴，下痢
肉腫，中皮腫，インスリノーマ	インスリン，インスリン様成長因子	低血糖症
皮膚への作用		
GI	不明	黒色表皮腫（皮膚のひだの過角化と色素過剰）
GI，リンパ腫	不明	Leser-Trélat(大脂漏性の)角化症
リンパ腫，肝がん，悪性黒色腫	メラニン沈着	黒色症（皮膚の色素沈着）
リンパ腫	表皮下のタンパクの自己抗体	皮膚水疱
骨髄性白血病	好中球性皮膚浸潤	Sweet 症候群
神経学的作用		
肺，前立腺，結腸直腸，卵巣，頸部，その他	不明	亜急性小脳変性症
肺，精巣，Hodgkin 病	不明	辺縁系脳炎
肺	不明	認知症
肺，その他	不明	筋萎縮性側索硬化症
肺，その他	不明	末梢性感覚もしくは感覚運動ニューロパチー
リンパ腫	不明，自己抗体？	上行神経根障害(Guillain-Barré 症候群)
肺，GI	電位依存性 Ca^{2+} チャネル自己抗体	Eaton-Lambert(筋無力症様)症候群
血液学的凝血障害的作用		
複数	不明	貧血
腺がん（特に胃がん）	不明	細血管障害性溶血性貧血
複数	インターロイキン 1，3 と造血細胞成長因子	顆粒球増加症
Hodgkin 病，その他	好酸性造血成長因子	好酸球増加症
複数	不明	血小板増加
腺がん（特に膵臓），その他	不明，細胞膜表面のリン脂質？	血栓症
腺がん（特に前立腺）	ウロキナーゼ，他の線溶メディエーター	播種性血管内凝固症候群
代謝効果		
多様	インターロイキン 1，腫瘍壊死因子	悪液質，食欲不振
リンパ腫，その他	インターロイキン 1，6	発熱
血液学的腫瘍	代謝亢進/細胞衰弱生成物質	高尿酸血症，高カリウム血症，高リン血症
リンパ腫，その他	腫瘍低酸素血症	乳酸アシドーシス

注：ACTH：副腎皮質刺激ホルモン，ADH：抗利尿ホルモン（アルギニンバソプレシン），ANP：心房性ナトリウム利尿ペプチド，FSH：卵胞刺激ホルモン，βhCG：ヒト絨毛性ゴナドトロピン，LH：黄体形成ホルモン，PTH：副甲状腺ホルモン，SIADH：抗利尿ホルモン不適合分泌症候群.

合など，いくつかの要因があり，骨への腫瘍浸潤部位における骨吸収を亢進するサイトカインの局所活性の作用と同様である．

NET のような悪性腫瘍では，いくつかの活性型ペプチドが一致協力して，一連の症状と組織への作用を活性化する．インターロイキンや腫瘍壊死因子のようなサイトカインは，腫瘍関連性の発熱と体重減少に関与する．いくつかの腫瘍随伴症候群はリンパ球系の腫瘍にみられるような，腫瘍関連抗原や不適切抗体の産生に対する免疫応答の結果産生された自己抗体によ

る．最後に，細胞破壊による核酸や細胞質や細胞膜の産物は，血液の凝固や出血によって起こる凝固障害のような，電解質や代謝の異常を引き起こす．

チェックポイント

33. 血液腫瘍の特徴は何か．
34. 低悪性度リンパ腫の特徴は何か．
35. 高悪性度リンパ腫の特徴は何か．

ケーススタディ

Yeong Kwok, MD

（解答は 25 章 741 ページを参照のこと）

CASE 16

54 歳の男性．数週間続く顔面潮紅と下痢を主訴に受診した．症状は，当初は断続的であったが，持続するようになった．24 時間蓄尿検査では，セロトニン代謝産物である 5-ヒドロキシインドール酢酸（5-HIAA）の尿中排出が増加していた．腹部 CT 検査で，空腸の腸間膜に 2 cm 大の腫瘤性病変を認め，肝臓内には転移を疑う結節が明らかになった．

設 問

A. 本症例は悪性カルチノイド症候群である．どの組織から発生し，どのように最初に発生するか説明せよ．
B. 頻繁に出現するカルチノイド腫瘍に伴う全身症状，いわゆるカルチノイド症候群の原因を説明せよ．
C. カルチノイド症候群の診断に 5-HIAA の 24 時間蓄尿検査はなぜ有用か説明せよ．

CASE 17

54 歳の男性．健康診断を受診したが，特記すべき所見はなかった．家族歴に，父親が 55 歳のとき大腸がんが指摘されている．身体所見は異常を認めなかったが，がんのスクリーニング検査を行い，便潜血検査は陽性だった．大腸内視鏡検査では，2 cm 大の絨毛腺腫が認められた．

設 問

A. 2 つの病変（腺腫とがん）にはどのような関連があると考えられるか．
B. 本症例の発生機序を示す 2 つの重要な機序は何か．
C. 大腸がんの表現型の変化の段階的な進行と，これらの変化に関連した遺伝的変化を説明せよ．
D. 早期大腸がん患者の便潜血の意義について説明せよ．

CASE 18

40歳の女性. 左乳房にしこりができたとして受診した. 患者には濃厚な家族歴があり, 母と姉が乳がんに罹患している. 身体所見として左乳房に2cmの腫瘤を触知した. 生検で浸潤性乳管がんと診断され, がんはER陽性であり, *HER2*遺伝子増幅を認めた.

設 問

A. この患者の乳がん発生リスクの遺伝的素因として考えられるものは何か.
B. 乳がんの主要なサブタイプ2種を答えよ.
C. 浸潤性乳がんと非浸潤性乳がんの違いを説明せよ.
D. 腫瘍細胞におけるER受容体陽性に関する知識は乳がんの治療にどのように利用されているか.

CASE 19

25歳の男性. 睾丸の腫脹を主訴に受診した. 身体所見では左精巣に2cm大の硬い腫瘤を触知した. 除睾術が施行され, 精巣がんと診断された.

設 問

A. 一般的には精巣がんは精巣を構成するどの細胞から発生するか. また, この細胞が正常に分化すると何という細胞になるか答えよ.
B. 精巣がんの精巣以外の好発部位を答えよ. また, その位置に発生する理由も述べよ.
C. 精巣がんの発育や治療効果を判定するのに有用な血清マーカーは何か.

CASE 20

16歳の男性. 生来健康であったが, 2ヵ月前から起こった片側の膝の痛みと腫脹を訴えて受診した. 患者はサッカーの試合後に痛みがはじまり, その後も改善しないという. 身体所見では, 片膝と下腿が明らかに腫脹していた. X線撮影で, 大腿骨遠位端で膝関節直上に3cmの石灰化腫瘤を認めた. 生検では骨肉腫と診断された.

設 問

A. 肉腫とはどのような組織から発生するか答えよ.
B. なぜ肉腫の多くは小児期から若年成人期にかけて発生するのか理由を述べよ.
C. 骨肉腫に石灰化がみられる主な原因を答えよ.

CASE 21

28歳の女性. 疲労感, 断続的な発熱, 6週間で2.5 kgほどの体重減少を主訴にかかりつけ医を受診した. 患者は既往歴としてA群連鎖球菌感染後, 糸球体腎炎による末期腎不全に対して15歳で腎移植を受けていた. 身体所見としては, 圧痛を伴わず, 可動性に乏しい複数のリンパ節腫大(左胸鎖乳突筋前面に2個, 右鼠径部に1.5 cm大を1個)と肝腫大を認めた. 頸部リンパ節生検で, 胚中心細胞が主体の濾胞性リンパ腫と診断された.

設 問

A. 慢性的な免疫刺激や免疫抑制がリンパ腫発生の第1段階となり得るという理論を説明せよ. また, この理論を支持する現象を挙げよ.

B. この患者のリンパ腫はどのように分類できるか. 胚中心細胞主体の濾胞性リンパ腫を特徴付ける所見を述べよ.

C. 濾胞性リンパ腫の発生由来となる細胞を答えよ. これらのリンパ腫に共通する遺伝子変異はどのようなものがあるか. また, これらの変異のうち1つがリンパ腫形成にどのように関与するか答えよ.

D. この患者に発熱と体重減少が生じた病態生理学的な機序を説明せよ.

CASE 22

22歳の女性. 2週間続く疲労感, 歯肉出血, 重度の過多月経を主訴に受診した. 身体所見上, 血色不良と脾腫, 下腿の点状出血が認められた. 全血球計算値では, 白血球数の著増(WBC 178,000)と重度の貧血(Hb 7.8), 血小板減少(血小板数 25,000)であった. 幼若な異型細胞が全白血球の30%に認められた. 骨髄検査はAML M1陽性だった.

設 問

A. 一般的に白血病はどのように分類されているか. 特に, AML分類はどのようになっているか説明せよ.

B. 患者の症状や原因は何か, 他にどのような主要症状や徴候が存在するか説明せよ.

C. どのタイプの遺伝子異常が白血病の原因か. また, これらの情報は白血病を治療するためにどのように活かされるか説明せよ.

参 考 文 献

全 般

Clevers H. The cancer stem cell: premises, promises and challenges. Nat Med. 2011 Mar;17(3):313–9. [PMID: 21386835]

DeVita VT et al. *Cancer: Principles and Practice of Oncology*, 9th ed. Lippincott Williams & Wilkins, 2011.

Friedl P et al. Cancer invasion and the microenvironment: plasticity and reciprocity. Cell. 2011 Nov 23;147(5):992–1009. [PMID: 22118458]

Hanahan D et al. Hallmarks of cancer: the next generation. Cell. 2011 Mar 4;144(5):646–74. [PMID: 21376230]

Mendelsohn J et al. *The Molecular Basis of Cancer*, 3rd ed. WB Saunders, 2008.

Stricker T et al. Molecular profiling of cancer—the future of personalized cancer medicine: a primer on cancer biology and the tools necessary to bring molecular testing to the clinic. Semin Oncol. 2011 Apr;38(2):173–85. [PMID: 21421108]

Weis SM et al. Tumor angiogenesis: molecular pathways and therapeutic targets. Nat Med. 2011 Nov 7;17(11):1359–70. [PMID: 22064426]

大腸がん

Fearon ER. Molecular genetics of colorectal cancer. Annu Rev Pathol. 2011;6:479–507. [PMID: 21090969]

Grady WM et al. Genomic and epigenetic instability in colorectal cancer pathogenesis. Gastroenterology. 2008 Oct;135(4):1079–99. [PMID: 18773902]

Markowitz SD et al. Molecular origins of cancer: molecular basis of colorectal cancer. N Engl J Med. 2009 Dec 17;361(25):2449–60. [PMID: 20018966]

乳がん

Biéche I et al. Genome-based and transcriptome-based molecular classification of breast cancer. Curr Opin Oncol.

2011 Jan;23(1): 93–9. [PMID: 21076301]

Mavaddat N et al. Genetic susceptibility to breast cancer. Mol Oncol. 2010 Jun;4(3):174–91. [PMID: 20542480]

Polyak K. Breast cancer: origins and evolution. J Clin Invest. 2007 Nov;117(11):3155–63. [PMID: 17975657]

Stingl J. Estrogen and progesterone in normal mammary gland development and in cancer. Horm Cancer. 2011 Apr;2 (2):85–90. [PMID: 21761331]

カルチノイド腫瘍

Pinchot SN et al. Carcinoid tumors. Oncologist. 2008 Dec;13 (12):1255–69. [PMID: 19091780]

精巣がん

Chieffi P et al. Molecular and cell biology of testicular germ cell tumors. Int Rev Cell Mol Biol. 2009;278:277–308. [PMID: 19815181]

リンパ腫

Jaffe ES. The 2008 WHO classification of lymphomas: implications for clinical practice and translational research. Hematology Am Soc Hematol Educ Program. 2009:523–31. [PMID: 20008237]

Jares P et al. Genetic and molecular pathogenesis of mantle cell lymphoma: perspectives for new targeted therapeutics. Nat Rev Cancer. 2007 Oct;7(10):750–62. [PMID: 17891190]

Kluin P et al. Molecular cytogenetics of lymphoma: where do we stand in 2010? Histopathology. 2011 Jan;58(1):128–44. [PMID: 21261688]

Küppers R. The biology of Hodgkin's lymphoma. Nat Rev

Cancer. 2009 Jan;9(1):15–27. [PMID: 19078975]

Sagaert X et al. Gastric MALT lymphoma: a model of chronic inflammation-induced tumor development. Nat Rev Gastroenterol Hepatol. 2010 Jun;7(6):336–46. [PMID: 20440281]

Schneider C et al. Molecular pathogenesis of diffuse large B-cell lymphoma. Semin Diagn Pathol. 2011 May;28 (2):167–77. [PMID: 21842702]

白血病

Falini B et al. New classification of acute myeloid leukemia and precursor-related neoplasms: changes and unsolved issues. Discov Med. 2010 Oct;10(53):281–92. [PMID: 21034669]

Gaidano G et al. Molecular pathogenesis of chronic lymphocytic leukemia. J Clin Invest. 2012 Oct 1;122 (10):3432–8. [PMID: 23023714]

Quintás-Cardama A et al. Molecular biology of *bcr-abl1*-positive chronic myeloid leukemia. Blood. 2009 Feb 19;113 (8):1619–30. [PMID: 18827185]

腫瘍随伴症候群

Ashouri JF et al. Rheumatic manifestations of cancer. Rheum Dis Clin North Am. 2011 Nov;37(4):489–505. [PMID: 22075194]

Blaes F et al. Paraneoplastic neurological disorders. Expert Rev Neurother. 2010 Oct;10(10):1559–68. [PMID: 20925471]

Maverakis E et al. The etiology of paraneoplastic autoimmunity. Clin Rev Allergy Immunol. 2012 Apr;42 (2):135–44. [PMID: 21246308]

血液疾患

J. Ben Davoren, MD, PhD, &
Sunny Wang, MD

CHAPTER 6

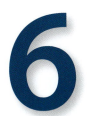

正常な構造と機能

血液は非常に複雑な液体であり，有形成分（赤血球，白血球，血小板）および血漿で構成されている．**赤血球 erythrocyte** は，最も多い有形成分であり，その主な構成成分である**ヘモグロビン hemoglobin** を使って体内の細胞に酸素を運搬する．白血球は，一般的に赤血球数の 700 分の 1 の量で存在しており，感染やその他の炎症刺激に対する免疫応答のメディエーターとして機能する．血小板は，凝固に関与する有形成分である．血漿は，大部分が水，電解質，および血漿タンパクである．血液凝固で最も重要な血漿タンパクは凝固因子である．血液は体内を循環しているため，有形成分または血漿タンパクのいずれかの血液の正常な生理機能が変化することで，広い範囲に悪影響が及ぶ可能性がある．

血液の有形成分

解 剖

A. 骨髄および造血

血液の成熟した有形成分はそれぞれの構造や機能が互いに全く異なるが，これらの細胞はすべて，骨髄に存在する同じ**造血幹細胞集団 hematopoietic stem cell population** から発生する．この発生プロセスは**造血 hematopoiesis** と呼ばれ，身体にとって非常に大きな代謝の仕事である．毎日，1,000 億個以上の細胞を産生している．このため，骨髄は体内で最も活性のある臓器の 1 つとなる．成人では，活性化している骨髄のほとんどが椎骨，胸骨，肋骨に存在している．子供では，骨髄は長管骨で活性が高くなっている．

造血幹細胞から成熟した赤血球，顆粒球，リンパ球，単球，血小板へと分化していくプロセスを図 6-1 に示す．どのような初期イベントが幹細胞の分化を特定の発達経路へと導くかについては詳細がわかっていないが，多くの種類の**サイトカイン cytokine** と呼ばれるペプチドが関与していることが明らかである（表 6-1）．3 章も参照のこと．循環血液中の成熟白血球の半減期はかなり短いため，一般的に骨髄内での白血球前駆体の数が赤血球前駆体の数より 3：1 の割合で多くなっていると考えられる．

赤血球 erythrocyte の産生（**赤血球生成 erythropoiesis**）を刺激する主なホルモンは**エリスロポエチン erythropoietin** である．このペプチドは，腎臓で生成され，フィードバックシステムにより赤血球の産生を制御している．血中ヘモグロビンが低下する（**貧血 anemia**）と腎臓への酸素運搬が低下して，腎臓はより多くのエリスロポエチンを産生するため，骨髄からより多くの赤血球を産生させることになる．ヘモグロビンが上昇すると，腎臓で産生されるエリスロポエチンが減少し，骨髄から産生される赤血球が減少する．

白血球の場合，状況はより複雑である．最も多い白血球細胞は**顆粒球 granulocyte** であり，細胞質に顆粒が入っていることからこの名前が付けられた．これらの顆粒のうち，好中球はその割合が最も多く，炎症の発生において最も重要な細胞である．顆粒球産生（**骨髄造血 myelopoiesis**）は，さまざまな発生段階で多く

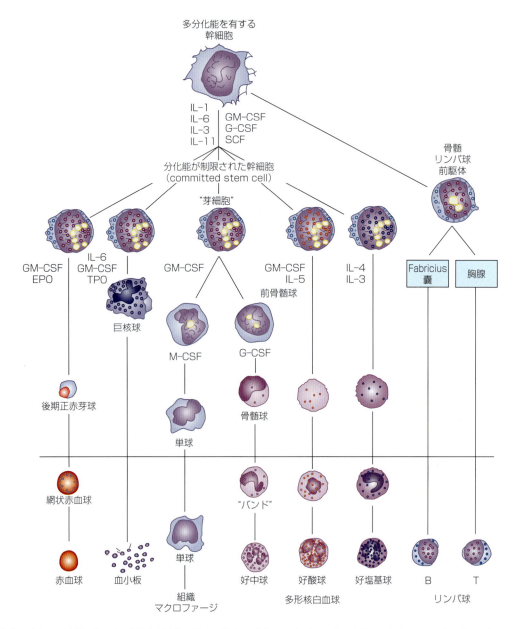

図 6-1 造血：骨髄幹細胞からの血液有形成分の発生．横線の下側にある細胞は正常な末梢血で確認される．各細胞系列の分化を刺激する主なサイトカインが記載されている．(EPO：エリスロポエチン，TPO：トロンボポエチン，CSF：コロニー刺激因子，G：顆粒球，M：マクロファージ，IL：インターロイキン，SCF：幹細胞因子．) 詳細については表6-1 を参照．(Ganong WF. *Review of Medical Physiology*, 22nd ed. McGraw-Hill, 2005 より許可を得て転載．)

のサイトカインによる影響を受ける．図6-1 は，インターロイキン3(IL-3)，顆粒球コロニー刺激因子(G-CSF)，および顆粒球マクロファージコロニー刺激因子(GM-CSF)が最も重要であることを示している．これら3つのタンパクはすべて精製され，配列決定され，クローニングされている．後者の2つのタンパクは，治療で使用されている．GM-CSF は，G-CSF とは異なり，別の白血球系統である**単球マクロファージ系統** monocyte-macrophage line の成熟も刺激する．これらの細胞も免疫システムの一部(外来性細菌の捕食など)であり，血中だけではなく皮膚やその他の組織の中にも存在している．これらの細胞の機能については，Bリンパ球群やTリンパ球群の機能と併せて，3章でより詳しく説明している．

表6-1 造血を制御するサイトカイン

サイトカイン	活性化された細胞株	サイトカイン源
IL-1	赤血球 顆粒球 巨核球 単球	複数の細胞
IL-3	赤血球 顆粒球 巨核球 単球	Tリンパ球
IL-4	好塩基球	Tリンパ球
IL-5	好酸球	Tリンパ球
IL-6	赤血球 顆粒球 巨核球 単球	内皮細胞 線維芽細胞 マクロファージ
IL-11	赤血球 顆粒球 巨核球	線維芽細胞 骨芽細胞
エリスロポエチン	赤血球	腎臓 肝臓のKupffer細胞
SCF	赤血球 顆粒球 巨核球 単球	複数の細胞
G-CSF	顆粒球	内皮細胞 線維芽細胞 単球
GM-CSF	赤血球 顆粒球 巨核球	内皮細胞 線維芽細胞 単球 Tリンパ球
M-CSF	単球	内皮細胞 線維芽細胞 単球
トロンボポエチン	巨核球	肝臓, 腎臓

注：IL：インターロイキン, CSF：コロニー刺激因子, G：顆粒球, M：マクロファージ, SCF：幹細胞因子.

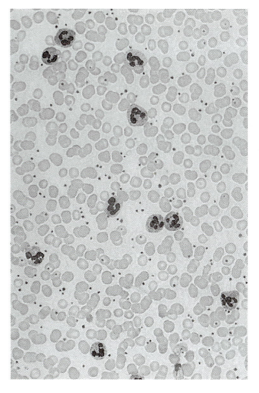

図6-2 正常な血液薄層塗抹標本（スメア）. Wright染色による低倍率（40倍）での画像. 赤血球は大部分を占めており, 中央部が蒼白な薄い円盤状にみえる（本文参照）. 血小板は多数の小さい黒色の物体である. 分葉した核を持つ大きな細胞は成熟好中球である. リンパ球および単球はこのスメアでは確認されない.

血小板 platelet は, 細胞ではなく, 骨髄にある**巨核球 megakaryocyte** と呼ばれる大きな多核細胞の断片である. 血小板は正常な血液凝固に不可欠である. 血小板産生も複数のサイトカインにより刺激されるが, 主に IL-3, IL-6, IL-11, および**トロンボポエチン thrombopoietin（TPO, 血小板産生因子）**の作用に依存している. このペプチドは, 肝臓, 腎臓, 骨格筋, および骨髄基質で産生される. ある**血小板生成 thrombopoiesis** モデルでは, TPOの産生が一定速度で発生していると提案されている. しかしながら, 血小板前駆体と自由に相互作用できるこのホルモンの量は増減しており, その原因として考えられるのは, 血中にすでに存在している血小板上でのTPO受容体（c-Mpl）による取り込みである. したがって, 循環血液中のTPOレベルが上昇した結果起こる血小板数の低下（c-Mpl量の低下を伴う）により血小板生成が刺激される. また別のモデルでは, 血小板レベルが低下することで, 血小板由来増殖因子（PDGF）や線維芽細胞増殖因子（FGF）などのさまざまなサイトカインを介して骨髄間質細胞におけるTPO産生の増加が引き起こされると提案されている. これらの2つのモデルは, 必ずしも互いに矛盾するものではない. 炎症も, 肝臓でのTPO産生がIL-6を介して増加することで血小板増加を引き起こすことがある.

このような複雑性と代謝活性のすべてに対して, さまざまなサイトカインの相互作用を介した骨髄の強力な制御がある. 通常, 各細胞系列で最も成熟した成分のみが全身循環に放出されることから, 発生が精密に制御されていることがわかる. 各有形成分の循環量を

126　6．血液疾患

表 6-2　自動血球計数器による正常値(血液成分)

要　素	成人男性	成人女性
ヘモグロビン	14〜18 g/dL	12〜16 g/dL
ヘマトクリット(血液中の赤血球の占める割合)	42〜50%	37〜47%
赤血球数	4.6〜6×10^6/μL	4.2〜5.4×10^6/μL
平均赤血球容積(MCV)	80〜100 fL	80〜100 fL
白血球数(総数)	4,000〜11,000/μL	4,000〜11,000/μL
好中球	2,500〜7,500/μL	2,500〜7,500/μL
リンパ球	1,500〜3,500/μL	1,500〜3,500/μL
単球	200〜800/μL	200〜800/μL
好酸球	60〜600/μL	60〜600/μL
好塩基球	<100/μL	<100/μL
血小板	150,000〜400,000/μL	150,000〜400,000/μL

それぞれが確認される一定のレベルで維持するためには，複雑なネガティブフィードバック機構が機能していなければならない．

　血液細胞の発生が適切であるかどうかの検査は，**血液薄層塗抹標本(スメア)thin blood smear** を使った顕微鏡で行うのが最適である(図 6-2)．細胞をサイズやさまざまな光学反射パラメーターにより光学的に並べることができる最新の技術装置では，特に細胞数が正常範囲外にあるかどうかなどの重要な情報が得られる(表 6-2)．しかしながら，通常 Wright 染色を使う血液スメアの顕微鏡検査では，異常が検出された際に追加情報が得られるため，臨床的な理由で血液疾患が疑われる場合には必ず実施すべきである．

生　理

A. 赤血球

　成熟赤血球はヘモグロビンが含まれている両凹面の円盤状の細胞で，血液の酸素運搬成分として機能する．他のほとんどの細胞とは異なり，赤血球は成熟時に核を持っていない．赤血球の核は赤血球の発生における最終段階で細胞から押し出されてしまう．末梢血スメアで核のある赤血球が確認される場合，潜在的な疾患状態が示唆される．正常な赤血球は直径が約 8 μm であり，一番小さな毛細管よりも大きい．しかしながら，その両凹面の形状により小さな毛細血管を通り抜けていく柔軟性があり，組織に酸素を届けることができる．赤血球は，骨髄から出てくるとそれぞれ約 120 日間は機能を果たし，その後脾臓により循環血液から除去される．

　一般的な血液スメア(Wright 染色)では，顕微鏡の視野のほとんどは赤血球で占められ，両凹面の円盤状の形はドーナツの形のようにみえる．ヘモグロビンの存在により赤くみえる厚い外縁があり，円盤状の細胞が最も薄い中央の蒼白な領域がある．若い赤血球(網状赤血球)は青みがかってみえる(好塩基性)が，これはこれらの細胞には核が押し出されたあとも数日間は一部のリボソームとミトコンドリアが含まれているためである．

　ヘモグロビンは赤血球に含まれる最も重要な物質である．このタンパクは，実際は四量体であり，2 つの α サブユニットと 2 つの β サブユニットで構成されている(正常な成人ヘモグロビンではヘモグロビン A と呼ばれる)．これらの α サブユニットと β サブユニットのそれぞれが，複合体のなかで実際に酸素を結合する部分である**ヘム heme** を持っている．ヘムは，中心にある重要な原子が鉄の化合物である．この鉄原子が実際に肺の中で酸素と結合し，その後，体内の組織において結合している酸素を放出するのである．血中ヘモグロビンレベルがさまざまな理由で(後述参照)低下するのが**貧血 anemia** である．貧血は最も一般的な全身性血液疾患である．

B. 顆粒球：好中球，好酸球および好塩基球

　顆粒球は最も多く存在する白血球であり，そのうち好中球が最も多く，好酸球と好塩基球が続く(表 6-2)．発生に関しては，これら 3 種類はすべてほぼ同じである．成熟すると，核が複雑になって分葉し，それぞれが顆粒の入った細胞質を獲得する．これらの顆粒にはさまざまな酵素，プロスタグランジン，炎症メディエーター，細胞型に応じた特異的な因子が含まれている．それぞれの顆粒球の初期前駆細胞(「芽細胞」)は，骨髄の顕微鏡検査では区別することができないが，異なるサイトカインの影響を受けて形態学的に異なる細胞型になる．

　好塩基球 basophil には，Giemsa 染色または Wright 染色において濃紺色または紫色に染色される顆粒が含まれている．好塩基球顆粒は大きく，その密度のため核がはっきり確認できないことが多い．正常な場合，好塩基球は過敏性反応で作用する(3 章に記載)．しかしながら，慢性骨髄性白血病などの過敏症と無関連の疾患において好塩基球が増加することがある．

好酸球 eosinophil には，大きく，際立つ「エオシン好性(Wright 染色や Giemsa 染色で赤色に染まる)」の顆粒が含まれている．通常，好酸球の核は二葉である．正常な場合，好酸球は個々の免疫細胞が貪食するには大きすぎる寄生虫に対する炎症反応の一部として機能する．また，一部のアレルギー反応にも関与している．

好中球 neutrophil には，「好中性(好酸性でも好塩基性でもない)」の顆粒が含まれている．その大部分は血中に存在しているが，実際のところ主に機能するのは組織中である．好中球は，傷害や感染のある部位に到達するために，脈管構造の内皮細胞の間に入り込んで血液を離れなければならない．好中球の顆粒には，**ミエロペルオキシダーゼ** myeloperoxidase などの高い活性を持つ酵素が含まれている．これらの酵素は，**ニコチンアミドアデニンジヌクレオチドリン酸(NADPH)オキシダーゼ** nicotinamide adenine dinucleotide phosphate(NADPH)oxidase などの膜結合酵素が産生したフリーラジカルの酸素イオンとともに，好中球がエンドサイトーシス(飲食細胞運動)やファゴサイトーシス(食作用)により取り込んだ細菌を殺す．好中球は細菌性病原体に対する「防御の第一線」であり，その減少(白血球減少症)は直接的に重大な細菌感染の多発を引き起こす(後述参照)．骨髄で産生されるすべての細胞のうち，好中球が一番多くの割合を占めている．好中球の血液中での寿命はたったの8時間で，他のあらゆる細胞型の寿命よりかなり短い．好中球が重要であり寿命が短いというエビデンスは多くの場合で認められており，活動性感染症のある患者の血液スメアを顕微鏡下で調べると，成熟して分葉した好中球の増加(好中球増加症)だけでなく成熟が不十分な細胞の増加も確認されることがある．これらの成熟が不十分な細胞は，骨髄の大きな貯蔵プールから放出されるもので，**バンド band**(**桿状核好中球 stab neutrophil**)と呼ばれ，分葉が不完全な特徴的な馬蹄形をした核を持っている．このような細胞が末梢血で確認される現象は，顆粒球系細胞の**左方移動 left shift**と呼ばれている．

C．その他の白血球：単球およびリンパ球

単球もリンパ球も，同じ幹細胞から発生する．幹細胞には顆粒球，赤血球，血小板に加えて単球やリンパ球にも分化するという広範な**多能性 pluripotential**があることから，骨髄移植が免疫系疾患や悪性腫瘍に対する治療オプションとなるのである．単球は非常に寿命が長く，数ヵ月だと考えられるが，循環血液中には約3日間しか存在していない．単球は，ほとんどが組織に存在しており，そこで細菌を取り込む(**貪食する phagocytose**)免疫細胞として機能し，その後，免疫応答をさらに拡大して改善できるように貪食した細胞の成分をリンパ球に「提示」することができる(3章)．血液スメア検査では，単球は確認できる最大の細胞で，不規則ではあるが分葉していない核と青白い細胞質を持っており，目立つ液胞を持っていることが多い．

リンパ球前駆体は，早期に骨髄から離れ，血液中またはリンパ系で正常に機能する免疫細胞になるために骨髄外での成熟を必要とする(図 6-3)．「非自己」に対して「自己」を認識し，実質的に免疫応答の全側面を調節する上でのリンパ球の重要な役割については3章で説明している．血液スメアの顕微鏡検査では，リンパ球は小さな細胞で，赤血球よりわずかに大きく，基本的に細胞全体が濃い色の核で占められており，通常は水色の細胞質は薄い縁のみが確認できる．顆粒はわず

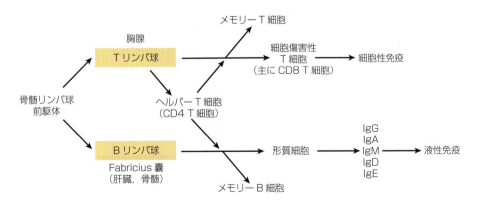

図 6-3 共通の骨髄幹細胞からの免疫系の発達．(Ganong WF. *Review of Medical Physiology*, 22nd ed. McGraw-Hill, 2005 より許可を得て転載．)

かにあるか，全く認められない．

D. 血小板

血小板は血液中で最も小さな有形成分である．個々が骨髄のなかで最も大きな成分である大きな多核細胞（**巨核球** megakaryocyte）の断片であるが，血小板自体は核を持たない．大部分の血小板は循環血液中に残るが，それ以外のかなりの量が脾臓に貯蓄されている．この現象は，免疫が介在するさまざまな血小板数低下（**血小板減少症** thrombocytopenia，以下の説明を参照）において重要となってくる．血小板数が正常な場合は，循環血液中での半減期は約10日である．血小板減少症の場合は，血管の完全なる維持の日常メンテナンスのために消費されるため，半減期が短縮する．

血小板は凝固系に不可欠な構成要素である．血小板の膜は，凝固系タンパクの機能に必要なリン脂質（PL）の重要な供給源であり（図6-4），血管の傷害に応えて**血小板血栓** platelet plug を形成するために血小板が内皮細胞に付着（**血小板粘着** platelet adhesion）できるようにする重要な受容体が含まれている．これにより，外傷後のさらなる失血が抑制され，凝固が不適切に進行することなく凝固応答が傷害部位に限定される．

細胞質も血小板機能に重要であり，特に細胞内の**濃染顆粒（密顆粒）** dense granule と**α顆粒** alpha granule が重要である．血小板活性化の現象は，「脱顆粒」とも呼ばれており，血小板が活性化血液凝固因子**トロンビン** thrombin，アデノシン5′-二リン酸（ADP），またはコラーゲンに曝露されることで引き起こされる．この最後の反応は最も重要であると考えられており，正常な状態では内皮細胞の下の基底膜にあるコラーゲンが傷害後に血液に曝露されると発生する．血小板活性化は，**血小板活性化因子** platelet-activating factor（**PAF**）（好中球由来リン脂質），サイトカイン，トロンボキサンA_2，セロトニン，アドレナリン（エピネフリン）への曝露でも引き起こされる．

血小板活性化において，濃染顆粒およびα顆粒は，ADPなどの血小板活性と別の活性化薬や，内皮細胞

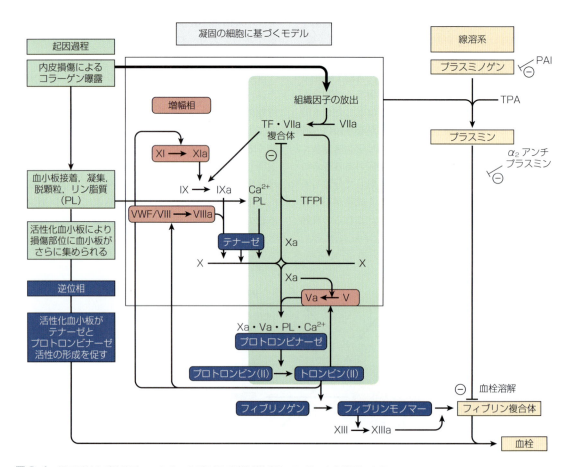

図6-4 凝固系および線溶系．この2つの系の間で活性が均衡していることを確認できる．

にも結合することができる血小板第IV因子を放出する．この血小板第IV因子は，最も広く使用されている抗凝固治療薬であるヘパリンに結合するため重要である（後述参照）．血小板は，活性化されると円盤状から糸状仮足を持つ球状に形を変え，最終的には血管傷害部位を適切に覆うことができるように平らな形になる．この血小板活性の最終段階が血小板凝集で，血小板が互いにくっつき，血小板血栓を固める．血液スメアの検査では，血小板は小さく不規則な形をした，青色または紫色の顆粒体である．骨髄活性の上昇による血小板数が増加した状態では，サイズが大きいことで識別される未成熟の血小板が増える．

チェックポイント

1. 血流における赤血球の白血球に対する比とは何か．
2. 骨髄で毎日つくられる細胞数はどのくらいか．
3. 血液の違った細胞には何があり，どのような検査で鑑別するか．

凝固因子および凝固系

解　剖

図6-4に図示する**凝固系 coagulation system** は，細胞と血漿タンパクとの非常に複雑で制御された相互作用である．凝固系は出血の制御（**止血 hemostasic**）が必要になるとすぐに活性化し，その活性を失血部位に限定する．そうしなければ，血液凝固が循環系全体で発生する可能性があり，そのような状態は命に関わるものとなる．

止血に関わる主な成分は血小板（前述），内皮細胞（血管の内層），その他の組織因子（TF）を持つ細胞，血漿タンパクである凝固因子である．凝固系の活性化の結末は，架橋**フィブリン fibrin** 分子と血小板の複合体の形成であり，これが傷害後の出血を停止させる．血栓形成促進因子と抗血栓因子との間の十分に制御されたバランスを維持するため，精密な凝固系には複数の制御ポイントがある（図6-4）．

凝固因子は，通常は活性型で循環しない．大部分が酵素（セリンプロテアーゼ）であり，必要とされるまで不活性状態のままいる．このため，不活性型因子を切断して活性型にできるように他の酵素（凝固系の他のプロテアーゼ）を使えるようにしている．すべての凝固因子にはローマ数字が付けられており，不活性型

表6-3　血漿の凝固因子

名　称	産生源
凝血促進因子	
第I因子（フィブリノゲン）	肝臓
第II因子（プロトロンビン）	肝臓
第III因子（組織トロンボプラスチン）	組織
第IV因子（カルシウム）	…
第V因子（プロアクセレリン）	肝臓
第VI因子（第Va因子の旧名）	…
第VII因子（プロコンバーチン）	肝臓
第VIII因子（抗血友病因子）	内皮細胞
第IX因子（クリスマス因子）	肝臓
第X因子（Stuart-Prower因子）	肝臓
第XI因子（血液凝固XI因子）	肝臓
第XII因子（Hageman因子）	肝臓
第XIII因子（フィブリナーゼ）	血小板
抗凝固因子	
アンチトロンビン	肝臓
プロテインC	肝臓
プロテインS	肝臓
プラスミノゲン	肝臓
組織因子経路インヒビター	内皮細胞

は注釈なしで表記される（例えば，第II因子，別名プロトロンビン）．凝固因子の活性型は，「a」の文字を付けて表記される（例えば，第IIa因子，別名トロンビン）．

大部分の凝固因子は肝臓で産生されるが，第XIII因子は血小板由来で，第VIII因子は内皮細胞で産生される．第II因子，第VII因子，第IX因子，および第X因子は，すべてが肝酵素のγカルボキシラーゼに依存しているため，特に重要な因子である（表6-3）．γカルボキシラーゼはビタミンKに依存しており，経口抗凝固薬**ワルファリン warfarin** はビタミンK活性を阻害することで作用する．プロテインSおよびプロテインCという2つの抗凝固タンパク（後述参照）もビタミンKに依存している．

生　理

止血は，一次止血，二次止血，および線維素溶解という3つの主なプロセスに分けられる．

一次止血 primary hemostasis には，内皮傷害部位における血管収縮および血小板の粘着と活性化が関与

している．コラーゲンとトロンビンが血小板を活性化することで，細胞内カルシウムの増加，血小板顆粒の放出および，さまざまなシグナル伝達経路の活性化が引き起こされる．

二次止血 secondary hemostasis は，フィブリンが形成されるプロセスである．内因経路，外因経路，共通経路が関与する古典的な凝固カスケードは in vitro の凝固に適した説明であり，活性化部分トロンボプラスチン時間(aPTT)およびプロトロンビン時間(PT)という凝固アッセイで検査される．細胞をベースとした凝固モデルは，より正確に in vivo 凝固プロセスを説明できるものとしてこの古典的凝固カスケードに取って代わった(図6-4)．二次止血は，さらに開始，増幅，増大という重複する3期に分けられる．

開始期は傷害を受けた細胞の表面で発生する．傷害細胞により TF が放出されることから始まる．TF は，トロンボプラスチン thromboplastin とも呼ばれる脂質の多いタンパクで，血管壁への傷害が発生すると血漿に曝露される．そして直接的に第VII因子を活性化して，TF-VIIa複合体を形成し，この複合体が第IX因子および第X因子を活性化する．第Xa因子(酵素)は第Va因子(補助因子，第Xa因子により第V因子から活性化される)とともに，傷害細胞の表面でプロトロンビン(第II因子)のトロンビン(第IIa因子)への変換を触媒する．セリンプロテアーゼであるトロンビンは，広範に分布する血漿タンパクであるフィブリノゲンをフィブリンモノマーへと分解する．フィブリンモノマーは，互いに重合してフィブリン複合体を形成することができる小さな不溶性タンパクである．しかしながら，傷害細胞の部位で形成されるトロンビンの量は，それだけで血小板血栓を安定化するのに十分なフィブリンを産生するには不十分である．

開始期とは異なり，増幅期は血小板の表面で発生する．この増幅期では，開始期に産生されたトロンビンが血小板と血小板の表面にある凝固第V因子，第VIII因子，および第XI因子を活性化させる．正常な場合，第VIII因子は，血小板が内皮細胞に接着できるようにしているタンパクである von Willebrand 因子 von Willebrand factor(vWF)と複合体を形成している．トロンビンは，第VII因子をvWFから放出させて活性化させる．また，第V因子と第XI因子も活性化させて，これらの因子が血小板表面に結合できるようにする．その後，第XIa因子は第IX因子の第IXa因子への活性化を触媒して，血小板表面に第IXa因子を補給する．

増大期では，活性化された血小板が他の循環血小板を血管傷害部位に誘導し，フィブリン産生に必須であるテナーゼとプロトロンビナーゼという2つの主要な複合体の形成に誘導する．第VIIIa因子および第IXa因子は，PLとカルシウムの存在下で血小板表面においてテナーゼ複合体を形成する(VIIIa-IXa-Ca^{2+}-PL)．そして複合体の形で血小板表面において第X因子を活性化する．次に，第Xa因子が第Va因子とともに血小板表面においてプロトロンビナーゼ複合体を形成するが，これもPLとカルシウムの存在下で行われる(Xa-Va-Ca^{2+}-PL)．この複合体は，プロトロンビン(第II因子)のトロンビン(第IIa因子)への切断を触媒し，1つの複合体で複数の分子を変換することができる．活性化血小板が次々と循環血小板を傷害部位に誘導している際に，臨界量の血小板によりトロンビン産生の急上昇が引き起こされる．これが次に，血小板血栓を安定化させるのに十分なフィブリンの形成をもたらす．このフィブリンポリマーは，それ自体はトロンビンにより活性化される第XIIIa因子が触媒する化学的架橋によりさらに凝固が進む．第XIIIa因子は，血栓を線維素溶解性プロテアーゼから保護するためにα_2アンチプラスミン因子の血栓への取り込みも行う．

線維素溶解 fibrinolysis には，フィブリンを分解産物へと分解するプロセスが関与する．プラスミン plasmin はこのプロセスの主な触媒酵素である．プラスミンは，フィブリンを切断して，血栓の分解を引き起こし，トロンビンを阻害するフィブリン分解産物を生成する血清プロテアーゼである．ネガティブフィードバックの形で作用するトロンビンは，実際にはプラスミンが不活性な前駆体タンパクプラスミノゲン plasminogen から形成されるのを触媒するのに役立つ．プラスミノゲンは，組織プラスミノゲン活性化因子 tissue plasminogen activator(t-PA)によっても切断されプラスミンを形成する．t-PAおよび関連タンパクは，新たに心筋梗塞が発生した患者の冠動脈や新たに脳卒中が発生した患者の大脳動脈の中に形成された血栓を分解するために臨床的に使用されている．線維素溶解阻害薬には，プラスミノゲン活性化因子阻害薬およびα_2アンチプラスミン因子がある．

線維素溶解経路のほかにも，凝固系(抗凝固系)の検査にはさまざまなフィードバックループや阻害薬も関与している．第Xa因子は，組織因子経路インヒビター tissue factor pathway inhibitor(TFPI)と呼ばれる別の血漿(および脂質結合)タンパクに結合する．TFPI は，第Xa因子自体がさらに活性化するのを阻害するだけではなく，第Xa因子が血小板表面に結合するのも阻害し，第Xa因子と結合した TFPI は TF-

VIIa複合体を強力に阻害する．さらに，下流のプロトロンビナーゼ活性は，最初の傷害により血小板表面においてさらに多くの第X因子が活性化されるのに十分な第IXa因子および第VIIIa因子が（テナーゼ複合体の形で）産生され続ける場合にのみ持続する．

　その他の抗凝固薬には凝固因子インヒビターの一群がある．これらは，アンチトロンビン（AT），プロテインS，およびプロテインCで構成されている（後述参照）．ATは，プロテアーゼインヒビターで，凝固系においてセリンプロテアーゼの作用を物理的にブロックする．その活性はヘパリンによって最高2,000倍まで強化される．プロテインCは，トロンビンにより活性化され，プロトロンビナーゼ複合体がプロトロンビン（第II因子）をトロンビンへと切断できないようにするために第Va因子を切断して不活性型にする．プロテインCは補助因子としてプロテインSを必要とする．この複合体も第VIIIa因子を不活性化する．

凝固プロセスの臨床検査

　各凝固因子の絶対値と活性の両方を測定するためのアッセイは複数あるが，実際には2つの*in vitro*凝固機能検査が一般的に使用されており，両方とも「血栓形成までの時間（秒）」であるPTとaPTTの形で報告される．これらの検査は，異なる病理状態では結果が正常範囲外へと延長されるようにデザインされているが，関与する因子が複数の相互作用を持つため，凝固経路における著しい変化は必然的に両検査における変化を引き起こす．

　PTは，古典的凝固カスケードの「外因凝固系」のTF依存的経路と共通経路を評価し，臨床的にはワルファリンの効果をモニターするために使用される．すべて

のビタミンK依存因子がワルファリンにより低下するため，結果的にはaPTTも用量が十分に高い場合には異常になるが，第VII因子はこれらの因子のなかで半減期が最も短いため，第VII因子が最初に低下する．トロンビンは，凝固において重要な役割を持つため，治療における抗凝固を達成して維持するにはその活性を低下させなくてはいけない第一の因子である．

　aPTTは，「内因凝固系」のTF非依存的経路と共通経路を評価し，第VIII因子および第IX因子が低濃度で存在するか，正常濃度で存在するが他の分子により能動的に阻害されている状態であるかにかかわらず，これらの因子の活性化が低下する際には非常に簡単に延長される．またaPTTは，ATに結合したヘパリンの存在に対して非常に感受性が高く，未分画ヘパリンの抗凝固作用のモニタリングに使用される．ATと結合した低分子量ヘパリン（未分画ヘパリンから精製した特定のサブセット）は，優先的に第Xa因子を阻害する．第Xa因子活性を直接測定した場合には抗凝固有効性の十分なエビデンスが得られるにもかかわらず，血栓症の予防や治療で一般的に投与される低分子量ヘパリンの用量ではaPTTは延長されない（少なくとも未分画ヘパリンの通常の「治療域」にはならない）．

チェックポイント

4. ビタミンK依存性凝固因子の名前とその因子を産生する臓器を挙げよ．
5. 活性型血小板表面にみられ，トロンビン産生に重要な2つの主要な分子複合体は何か．これらの複合体を形成する凝固因子について述べ，何を特異的に活性化するのか述べよ．
6. 線維素溶解の主たる代謝酵素は何か．線維素溶解のインヒビターの名前を2つ挙げよ．

血液疾患の概要

有形成分の疾患

　赤血球，白血球，血小板に関する疾患については，臨床試験ではいずれか1つが最も異常であると判明するため，分けて説明する．しかしながら，造血はクローン性であることから，多くの疾患は血液中のすべての有形成分に影響を与える．このことは，慢性骨髄性白血病の「急性転化期」でおそらく最も明らかに示さ

れている．この急性転化期には，血液中の骨髄細胞とリンパ球細胞の大部分において，単一のクローナルな異常な前駆細胞から発生した*bcr-abl*やフィラデルフィア染色体と呼ばれる同一の遺伝子再構成が発生していることが確認されることがある．

1. 赤血球の疾患

　赤血球の異常は多くあるが，その主なものはさまざまな貧血である．**貧血 anemia**は，血中ヘモグロビン

濃度の異常低下と定義されている．貧血の分類法にはいくつかあるが，広く使用されている分類体系は赤血球のサイズと形状に基づいている．

健常者では，赤血球はサイズと形状が均一であり，自動血球計数では平均血球容積（MCV）が 90 fL の近くであると確認される．MCV は単一細胞の推定容積である．自動化システムでは，一般的に赤血球の異常をヘモグロビン濃度，赤血球数，および MCV における変化として報告する．小さい細胞（MCV が低い）の場合は**小球性** microcytic と呼ばれ，通常より大きな細胞の場合は**大球性** macrocytic と呼ばれる．細胞形状の相対的不均一性（**異型赤血球増加症** poikilocytosis）または細胞サイズの相対的不均一性（**赤血球大小不同** anisocytosis）は，赤血球疾患をさらに細分類する際に役立つ．

貧血の形態学的分類は，表 6-4 および図 6-5 で説明している．一般的に，小球性貧血は，細胞あたりのヘモグロビン分子の数またはヘモグロビン分子の種類におけるヘモグロビン産生異常が原因である（**ヘモグロビン異常症** hemoglobinopathy）．慢性的な失血やサラセミア thalassemia により引き起こされる**鉄欠乏性貧血** iron deficiency anemia は，小球性貧血の例

である．

大球性貧血は，核成熟の異常または未成熟で大きな赤血球（網状赤血球）の割合が高いことを反映している．細胞質中のヘモグロビン量に対して成熟赤血球の核が未成熟で大きくみえる場合には，**巨赤芽球性貧血** megaloblastic anemia と呼ばれる．これらの貧血は，

表 6-4 貧血の形態学的分類と一般的な原因

型	MCV	一般的な原因
大球性	増加	葉酸欠乏 ビタミン B_{12} 欠乏 肝疾患 アルコール 甲状腺機能低下症 薬物性（サルファ薬，ジドブジン，抗腫瘍薬） 骨髄異形成症候群
小球性	減少	鉄欠乏 サラセミア
正球性	正常	再生不良性貧血 慢性疾患による貧血 慢性腎臓疾患 溶血性貧血 球状赤血球症

正常
- 均一サイズ
- 型が整っている
- 正常色（正色素性，中央部淡色）

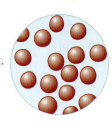

大球性
- 大型細胞
- 正常色（正色素性，中央部は淡色ではない）
- 異型赤血球増加症[1]
- 赤血球大小不同[2]
- Howell-Jolly 小体（核破片）も時折みられる

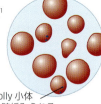

小球性低色素
- 小型細胞
- 色素の減少（淡色）
- 赤血球大小不同[2]
- 異型赤血球増加症[1]

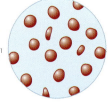

正球性正色素性
- 正常な赤血球だが数的に少ない

溶血性貧血
原因により異なるが，通常みられるのは
- ↑網状赤血球
- 赤血球大小不同[2]
- 異型赤血球増加症[1]

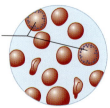

図 6-5 異なる形態の貧血における赤血球の血液薄層塗抹標本（スメア）のみえ方．[[1] 異型赤血球増加症（形状の不均一性），[2] 赤血球大小不同（サイズの不均一性）]．(Chandrasoma P et al. *Concise Pathology*. 3rd ed. より許可を得て転載．原著は Appleton & Lange. Copyright © 1998 by The McGraw-Hill Companies, Inc. から出版．)

ほとんどの場合でビタミン欠乏(ビタミン B_{12} または葉酸)または DNA 合成を阻害する薬物が原因である．核成熟の異常は，骨髄のクローン増殖が原因であることもあり，**骨髄異形成症候群 myelodysplastic syndrome** と呼ばれる前白血病状態が引き起こされる．

正球性貧血には複数の原因があり，骨髄中の赤血球前駆体数の低下(再生不良性貧血と呼ばれる原発性不全，がんによる骨髄成分の置換，特定のウイルス感染，**赤芽球癆 pure red cell aplasia** と呼ばれる自己免疫抑制)，エリスロポエチン濃度の低下(慢性腎疾患による)，または骨髄での利用可能な鉄に影響を与える慢性炎症疾患などが原因となり得る．その他の正球性貧血には，産生される細胞の寿命の短縮に続発するものもある．この現象の例として，急性失血，抗体または補体が赤血球に結合して破壊する**自己免疫性溶血性貧血 autoimmune hemolytic anemia**，異常なヘモグロビンが重合して赤血球の通常の弾力性が失われる**鎌状赤血球貧血 sickle cell anemia**，および赤血球膜の異常により毛細血管の微小循環を通り抜ける能力が影響を受ける**遺伝性球状赤血球症 hereditary spherocytosis** または**遺伝性楕円赤血球症 hereditary elliptocytosis** がある．

貧血は非常に一般的である．対照的に，**赤血球増加症 erythrocytosis** と呼ばれるヘモグロビン濃度の上昇はめったにみられない．ヘモグロビン濃度の上昇は，喫煙者や標高の高い地域の居住者(血中酸素濃度が低いためエリスロポエチン産生が促進される)などで確認されるエリスロポエチン値の上昇の二次的な現象として発生する．特に腎腫瘍など一部の腫瘍でもエリスロポエチンが産生される．原発性**赤血球増加症 polycythemia** は，骨髄自体の異常である．この骨髄増殖性症候群は，赤血球数の増加を引き起こし，その結果として前述のネガティブフィードバック機構によりエリスロポエチン値の低下を発生させる．

2. 白血球細胞の疾患

白血球数の異常は多く発生する(表 6-5)が，機能の異常はまれである．白血球(顆粒球および単球)やリンパ腫(リンパ球)の形での腫瘍性転化はかなり多い．白血病については 5 章で説明している．

好中球数の変化は，自動血球計数で最も多く検出される白血球異常である．好中球数の増加(**白血球増加症 leukocytosis**)は，急性または慢性の感染や炎症を示唆するが，多くの状態の徴候ともなり得る．このような状態にはストレスがあるが，これは副腎皮質ホルモン(コルチコステロイド)が好中球の血管壁からの**脱落 demargination** を引き起こすためである．

好中球数の低下(**好中球減少症 neutropenia**)は，激しい感染症や周期性好中球減少症 cyclic neutropenia (後述参照)などの良性疾患でみられるが，骨髄が腫瘍に浸潤されている場合や骨髄異形成症候群が発生している場合にもみられる．多くの薬物も直接的に骨髄産生を抑制することがあり，好中球は骨髄から産生される血中の細胞のなかで寿命が一番短いため，その数が急激に減少する可能性がある．

リンパ球数は大幅に異なる(表 6-6)．リンパ球数は，

表 6-5 好中球数異常の原因

好中球増加症	好中球減少症
骨髄活性の増加	**骨髄活動の減少**
細菌感染 急性炎症 白血病および骨髄増殖性障害	薬物(抗腫瘍薬，抗菌薬，金，特定の利尿薬，抗甲状腺薬，抗ヒスタミン薬，抗精神病薬) 放射線曝露 巨赤芽球性貧血 周期性好中球減少症 Kostmann 型(幼児)好中球減少症 再生不良性貧血 骨髄異形成症候群 腫瘍による骨髄置換
骨髄プールからの放出	
ストレス(カテコールアミン) コルチコステロイド エンドトキシン曝露	
血液への拡散	**好中球の生存率の低下**
細菌感染 低血圧 ストレス(カテコールアミン) コルチコステロイド 運動	敗血症 ウイルス性またはリケッチア感染 薬物に関連した免疫破壊 自己抗体に関連した免疫破壊 (全身性エリテマトーデス，Felty 症候群) 脾機能亢進症

表 6-6　リンパ球数の異常の原因

リンパ球増多症
中〜大型の異型リンパ球が優勢
ウイルス感染(伝染性単核症, 流行性耳下腺炎, 麻疹, 肝炎, 風疹)
アクティブな免疫応答, 特に小児
トキソプラズマ症
循環細胞を伴うリンパ腫
慢性リンパ性白血病
小型で成熟したリンパ球が優勢
慢性感染(結核)
自己免疫性疾患(重症筋無力症)
代謝性疾患(Addison 病)
循環細胞を伴うリンパ腫
慢性リンパ性白血病
未成熟細胞が優勢
急性リンパ性白血病
リンパ芽球性リンパ腫

リンパ球減少症
免疫不全状態(AIDS)
ステロイド療法
毒性薬物
Cushing 症候群

表 6-7　血小板数の異常の原因

血小板増加
骨髄増殖性疾患, 特に本態性血小板血症
脾切除術後
反応性(術後, 出血後, 貧血)
炎症性疾患
悪性腫瘍

血小板減少
生産量の減少
再生不良性貧血
骨髄浸潤
ビタミン B_{12} および葉酸欠乏
放射線療法または化学療法
遺伝性
感染(HIV, パルボウイルス, サイトメガロウイルス)
肝硬変(低トロンボポエチン値)
生存率の低下
免疫介在性(特発性, 全身性エリテマトーデス, 薬物誘発性, 母体由来の新生児 IgG)
脾機能亢進症
播種性血管内凝固
血栓性血小板減少性紫斑病, 溶血性尿毒症症候群
補綴弁

定性的な血小板障害
遺伝性
Bernard-Soulier 症候群(接着不良)
Glanzmann 血小板無力症(凝集欠損)
ストレージプール病(顆粒欠損)
von Willebrand 病
Wiskott-Aldrich 症候群
後天性
尿素症
異常タンパク血症
慢性肝疾患
薬物誘発性(特にアスピリン)

伝染性単核球症などのウイルス感染において主体的に上昇する. しかしながら, 持続的な上昇は悪性疾患, 特に**慢性リンパ性白血病** chronic lymphocytic leukemia を示唆しており, この慢性リンパ性白血病では症状が全くみられず, 定期検診の血球計数で偶然発見されることがある.

　リンパ球数の低下(**リンパ球減少症** lymphopenia)は, ステロイド療法でよくみられる合併症であるが, 免疫不全状態で最も懸念すべきものである. HIV は直接リンパ球に感染し, リンパ球数が低下すると日和見感染の確率が高まり, AIDS が発症する.

3.　血小板の疾患

　血小板数の異常, 特に血小板数の低下(**血小板減少症** thrombocytopenia)は非常によくみられる. 原因を表 6-7 にまとめる. 血小板産生の低下は, 骨髄がさまざまな疾患に侵されている場合や, 肝硬変など肝臓での TPO 産生が低下している場合に発生する. 血小板破壊の亢進は, はるかに頻度が高くなっている. 3 つの一般的な機構がある. 多くの血小板は通常脾臓に存在しているため, 脾臓のサイズや活性の上昇(**脾機能亢進症** hypersplenism)は血小板数の低下を引き起こす. 進行中の血液凝固による血小板の消費によっても血小板数は低下する. しかしながら, 最も一般的なものは, 薬物または自己抗体により引き起こされる免疫介在性消費である. 後者の自己抗体として, 血小板膜抗原グリコプロテイン(gp)IIb/IIIa に対する抗体がよくみられる.

　血小板の機能的疾患はよくみられ, 特に尿毒症(腎不全)やアスピリンにより引き起こされる後天性疾患では, 血小板シクロオキシゲナーゼが阻害され, 血小板の凝集性が低下する. 遺伝性異常は **von Willebrand 病**以外はまれであり, この疾患は第 VIII 因子の担体タンパク vWF の量的または質的な異常により引き起こされる. vWF も血小板と血管内皮細胞との間の橋としても機能するため, 凝固カスケードにおける血小板血栓の形成にとって非常に重要である.

　血小板数が正常範囲を超えて上昇すること(**血小板増加** thrombocytosis)は, 比較的よくみられ, 特に鉄

欠乏性貧血からの回復期に鉄過剰状態になった際に発生する傾向がある．赤血球増加症などの骨髄増殖性疾患では，血小板数が上昇していることが多い．本態性血小板血症 essential thrombocythemia では，血小板数が 1,000,000/μL を超えることもある．

凝固因子の疾患

最も重要な凝固因子の異常は，質的ではなく量的であり，一般的に後天的ではなく先天的である（表6-8）．この法則の例外は，凝固因子のいずれか，最も多くの場合で第 VIII 因子に結合する抗体である後天性凝固因子インヒビター acquired factor inhibitor である．この後天的凝固因子インヒビターは，臨床的な出血問題を引き起こす場合もあれば引き起こさない場合もあるが，このような問題は治療が非常に難しいこともある．最も多く出血の原因となる量的異常は，血友病A hemophilia A（第 VIII 因子の欠乏）および血友病B hemophilia B（第 IX 因子の欠乏）である．両方とも X 染色体連鎖の劣性形質であり，罹患した男性は第 VIII 因子または第 IX 因子が非常に低くなる．罹患した全男性に第 VIII 因子や第 IX 因子の活性の完全欠如がみられるわけではない理由はわかっていない．血友病A のほうが多く発症し，世界中で男性1万人に1人が罹患している．両疾患では，自然で過剰な外傷後出血が引き起こされ，特に関節や筋肉への出血が発生する．この形質を持つ女性では，いずれかの凝固因子が通常の50％の量となっており，出血問題はない傾向にある．一般的に，正常な凝固には多くの凝固因子に関して正常量の半分のみが必要とされる．通常 aPTT 検査は，第 VIII 因子または第 IX 因子の活性が正常の50％を下回った場合に異常となるようにデザインされている．

ビタミンK欠乏も第 II 因子，第 VII 因子，第 IX 因子，第 X 因子，プロテインCおよび，プロテインS の量的低下を引き起こす．その結果，PT の延長が引き起こされる可能性がある．

抗凝固系の量的な遺伝性異常も発生する．プロテインS欠損症，プロテインC欠損症，およびアンチトロンビン欠損症はすべて，発生して凝固異常の問題を引き起こすが，これについては次のセクションで説明している．

最後に，消費性凝固障害 consumptive coagulopathy または播種性血管内凝固 disseminated intravascular coagulation（DIC）という疾患について説明する必要がある．この疾患は，一般的に重症感染，特定の白血病やリンパ腫，または大量出血が原因である．DIC では，凝固因子が枯渇する．多くの場合で，血栓溶解系（線溶系）の同時活性化もみられ，制御できない出血が循環系全域で発生することもある．通常，PT および aPTT の両方が異常になる．

チェックポイント

7. 貧血の定義，大球性貧血と小球性低色素性貧血の原因をそれぞれ3つ挙げよ．
8. 正常白血球数と比較し増加もしくは低下する疾患を挙げよ．
9. 血小板減少の一般的な機構を3つ挙げよ．
10. 血友病Aと血友病B患者で欠乏しているのは何か．

表6-8 凝固因子の欠乏

因 子	疾 患	遺伝形式	頻 度	疾患の重症度
フィブリノゲン	フィブリノゲン欠乏症	常染色体劣性	まれ	可変
	フィブリノゲン異常血症	常染色体優性	まれ	可変
第 V 因子	第V因子欠乏症	常染色体劣性	きわめてまれ	中〜重度
第 VII 因子		常染色体劣性	きわめてまれ	中〜重度
第 VIII 因子	血友病 A	X 連鎖劣性	普通	軽〜重度
vWF	von Willebrand 病	常染色体優性	普通	軽〜中等度
第 IX 因子	血友病 B	X 連鎖劣性	まれ	軽〜重度
第 X 因子		常染色体劣性	まれ	可変
第 XI 因子	Rosenthal 症候群	常染色体劣性	まれ	軽度
第 XII 因子	Hageman 因子欠乏症	常染色体劣性/優性	まれ	無症候
第 XIII 因子		常染色体劣性	まれ	重度

代表的な血液疾患の病態生理

赤血球の疾患

1. 鉄欠乏性貧血

病因

鉄欠乏性貧血は，最も多くみられる種類の貧血である．多くの途上国では食事からの鉄摂取不足により発症するが，先進国での主な原因は，ほとんどの場合で消化管や泌尿生殖器からの失血による鉄不足である．

閉経前の女性は，月経による失血を繰り返すため，鉄欠乏の発生率が最も高い集団である．この集団での発生率は，妊娠中の鉄欠乏によりさらに高くなる．妊娠中に鉄が失われるのは，発育中の胎児が自身の造血で使用するため母体の鉄を効率的に取り出すためである．鉄が欠乏している男性もしくは閉経後の女性では，消化管出血が原因であることが多い．この場合の失血は，消化性潰瘍，動静脈奇形，血管形成異常（腸壁の小血管異常）などの比較的良性の疾患が原因である可能性がある．さらに深刻な原因には，炎症性腸疾患や悪性腫瘍などがある．鉄欠乏の原因が不明な患者では，悪性腫瘍を除外するために内視鏡検査の実施が必須である．

鉄欠乏にはそのほかにも低頻度でみられる原因があるが，ほとんどは失血に関連している．出血性疾患および喀血が主な可能性である．出血源が見つからない場合は，鉄欠乏性貧血の考えられる原因として消化管の吸収障害を検討すべきである．この消化管吸収障害は，セリアック病患者，*Helicobacter pylori* 感染患者，胃部分切除術を受けた患者，または胃バイパス術を受けた患者で発生する．鉄欠乏性貧血のその他の機構には，血管内溶血（発作性夜間ヘモグロビン尿症や心臓弁膜症）およびエリスロポエチン治療への反応がある．

発症機構

通常，体内の鉄貯蔵量は数年間の必要を満たすのに十分であるが，健常者でも一定して鉄が失われ続けているため，鉄のバランスは適切な摂取と吸収に左右される．食事に含まれる鉄は，主に十二指腸で吸収される．貧血，低酸素症，全身性鉄欠乏がある場合には吸収が亢進する．また，鉄は老化した赤血球からマクロファージによる食作用と溶解によりリサイクルされ

る．これらの細胞部位から血漿への鉄の排出は，肝臓で産生される 25 個のアミノ酸で構成されるペプチドであるヘプシジン hepcidin により制御されている．ヘプシジンは，膜貫通タンパクであるフェロポーチンに結合し，その内部移行とリソソーム分解を引き起こす．鉄貯蔵量が低下すると，ヘプシジン産生が低下し，フェロポーチン分子が腸細胞の側底膜上で発現し，そこで腸細胞の細胞質から鉄を血漿トランスフェリン transferrin へと運搬する．逆に，鉄貯蔵量が適切な場合や増加した場合は，ヘプシジン産生が増加し，フェロポーチンの内部移行が引き起こされ，鉄の血漿への排出が低下する．炎症状態では，ヘプシジン産生が増加し，マクロファージ上のフェロポーチン ferroportin の内部移行が引き起こされ，リサイクルされた鉄がマクロファージ貯蔵鉄の形で捕捉される．

鉄は，体内のほとんどの細胞内で，タンパクアポフェリチンと結合した形のフェリチン ferritin として貯蔵されている．また，アポフェリチンのタンパクの殻が一部なくなった形のフェリチンであるヘモジデリン hemosiderin の形でも貯蔵されている．鉄は，血中では担体タンパクのトランスフェリンと結合した形で運搬される．これらの分子の相互作用は複雑であるため，単なる血清鉄の測定では体内の鉄貯蔵が反映されることはほとんどない（後述参照）．

鉄は，大部分がヘモグロビンにあり，骨格筋の酸素貯蔵タンパクであるミオグロビン myoglobin にも存在している．鉄の主な役割は，体内の酸素運搬分子ヘム heme の中央にあるイオンとしての役割である．ヘムの中で他の原子により二価の形で安定して支えられた鉄は，可逆的に酸素と結合する．ヘモグロビンの各タンパクサブユニットには，1 つのヘム分子が含まれている．ヘモグロビンは四量体で存在しているため，各ヘモグロビンユニットには 4 つの鉄分子が必要である．鉄が欠乏している場合，ヘム合成の最終ステップが中断される（図 6-6）．このステップでは，酵素フェロケラターゼにより二価の鉄がプロトポルフィリン IX に挿入される．ヘム合成が中断されるとヘム産生が不十分になる．グロビン生合成は，ヘム調節インヒビター heme-regulated translational inhibitor （HRI）を介してヘム欠乏により阻害される．HRI 活性の上昇（ヘム欠乏が原因）により，ヘム合成で重要な転写開始因子である eIF2 が阻害される．したがって，

代表的な血液疾患の病態生理　137

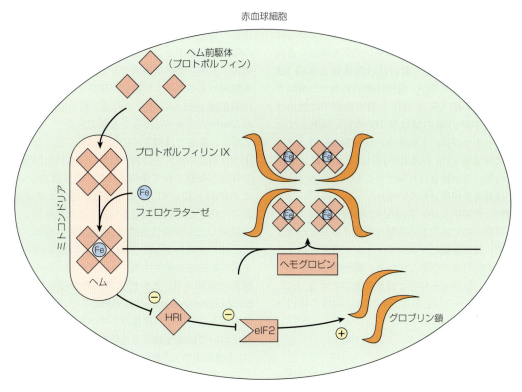

図 6-6　ヘム合成．鉄の役割とヘムがそれぞれのグロビン鎖に挿入されてヘモグロビンができる様子と，グロビン合成におけるヘム調節インヒビター（HRI）の役割が強調されている．正常濃度のヘムが HRI の活性を低く保ち，正常なグロビン合成を維持している．

各赤血球前駆体で利用可能なヘムとグロビン鎖が減少する．これが，血中ヘモグロビン濃度の低下である貧血の直接的原因となる．

すでに述べたように，ヘムはミオグロビンにおける酸素受容体でもあるため，鉄欠乏はミオグロビン産生の低下も引き起こす．鉄に依存するタンパクはほかにもあり，そのほとんどが酵素である．これらの酵素の多くはヘム分子中の鉄を使用するが，鉄原子を使うものもある．これらの酵素の活性において鉄欠乏がどのように関与しているかは正確にはわかっていないが，これらの酵素は代謝，エネルギー産生，DNA 合成，そしてさらに脳機能においても欠かせないものである．

病　理

貯蔵鉄が枯渇すると，末梢血スメアパターンが変化する．初期の鉄欠乏では，血中ヘモグロビンは低下するが，個々の赤血球は正常にみえる．酸素濃度の低下に応えて，エリスロポエチン値が上昇し，骨髄が刺激されるが，鉄が欠乏しているためヘモグロビンはこれに応えて上昇することはできない．しかしながら，その他のホルモンも刺激されると考えられ，その結果刺激された骨髄は，通常，血中血小板数の増加を引き起こす．白血球数の上昇はそれほど多くはみられない．網状赤血球がないことは明らかである．

最終的に，各細胞のヘモグロビン濃度が低下し，典型的な低色素性小球性赤血球像が確認される（図 6-5）．これは，自動機械法による末梢血液像において赤血球の MCV の異常低値として確認されることが最も多い．また，末梢血スメアではかなり多くの赤血球大小不同や変形赤血球も認められ，**標的細胞 target cell** がみられることもある．標的形状は，細胞内のヘモグロビン量と比べて赤血球膜が相対的に過剰となり，膜が中央部に集まってくるため発生する．

臨床検査結果はわかりにくいことが多い．血清フェリチンの低下は鉄欠乏の診断であるが，明らかな場合であっても正常であることもある．フェリチンは急性または慢性の炎症や重大な疾患で上昇するが，これらの障害自体が鉄（血液）欠乏の原因となることもある．血清鉄値は多くの疾患で低下し，その血清中の担体であるトランスフェリン（TfR）も変動するため，どちらも鉄欠乏の一貫した指標とならず，これらの比率であるトランスフェリン飽和度も指標とはならない．フェリチンレベルを診断に用いることができない場合，血

清中の可溶性トランスフェリン受容体(sTfR)の測定が役に立つ．TfR は，鉄を血漿トランスフェリンから体の細胞に輸送するのを促す膜糖タンパクである．赤血球前駆細胞は，鉄欠乏の場合には自体による膜 TfR の発現量を増加させるが，慢性疾患の貧血では増加させない．一部の膜 TfR は sTfR の形で血清中に放出される．血清中の sTfR の量は膜 TfR の量を反映している．フェリチンが低いと診断されない場合には，フェリチンに対する sTfR の割合が高いことから鉄欠乏が予測される．この検査は有用であるが，これまで臨床診察ではあまり利用されていない．

経験的な鉄補給に対する血液学的応答を観察するほかに，骨髄生検で鉄欠乏の診断を確定することができる．通常，鉄は骨髄のマクロファージで確認され，赤血球前駆細胞に鉄を供給している．細胞内ヘモジデリンはプルシアンブルー染色で簡単に確認できる．これらのマクロファージは，鉄欠乏の場合には全く染色されない．

臨床症状

すべての貧血では，酸素運搬能の低下の典型的症状(疲労，脱力，息切れ，特に労作性呼吸困難)が引き起こされ，鉄欠乏も例外ではない．酸素運搬能の低下により，代謝的に活性のある組織への酸素の運搬が低下するが，これらの組織は酸素を必要としている．これにより，直接的に疲労が引き起こされる．体の代償機構により別の症状や貧血の徴候が発現する．青白くみえる患者もいるが，これは単位血液あたりのヘモグロビンが減少している(酸化ヘモグロビンは赤色で，皮膚に赤みをつける)からだけではなく，表面の皮膚血管が収縮して血液をより重要な組織へと流しているためである．また，頻脈で貧血に応答する患者もいる．組織への酸素運搬を増加させる 1 つの方法は各ヘモグロビン分子が肺で毎時酸化される回数を増加することであるため，頻脈で心拍出量を増加させることは適切である．この場合の頻脈は，血流の増加が原因の良性の心雑音を引き起こす可能性がある．

消化管の異常は，増殖細胞でも鉄が必要とされるために発生する．正常な舌乳頭がなくなる**舌炎 glossitis**が発生し，**無酸症 achlorhydria**(胃酸の欠乏)を伴う胃の萎縮も発生する．鉄は酸性環境で一番良好に吸収されるため，無酸症により鉄欠乏が悪化する可能性があるが，この合併症は非常にまれである．

子供では，身体的および精神的な発達において著しい問題がみられる場合がある．鉄が欠乏している子供は，その大部分が途上地域に生活しており，鉄が十分な子供と比較すると認識力テストの結果が悪い．鉄療法は，幼児期の十分早い時期に開始されれば，これらの知見を改善することができる．鉄欠乏における認識障害の正確な機構は不明である．重度鉄欠乏において未解明であるが多くの場合に確認されるその他の現象に**異食症 pica**がある．これは，粘土や土などの栄養のない物質を食べたくなる現象である．

多くの患者では特定の症状や知見が全くなく，このような患者の鉄欠乏は別の目的で得られた血球数計測で貧血が指摘されて発見される．軽度貧血(ヘモグロビンが 11〜12 g/dL)はその進行が遅いため忍容性が非常に良好な場合があるということは興味深い．すでに説明した生理的代償機構(心拍出量の増加，代謝的に活性の少ない領域から血流を別に送る)のほかに，生化学的適応も発生する．ヘモグロビンから細胞への酸素の運搬能は，**2,3-ビスホスホグリセリン酸 2,3-bisphosphoglycerate(2,3-BPG)**と呼ばれる赤血球にある小さな分子に一部依存している．高濃度では，組織において酸素を放出する能力が上がる．慢性貧血では，赤血球中の 2,3-BPG 濃度の上昇が引き起こされる．

直接貧血に関連している症状のみられないその他の患者では，代わりに直接失血と関連した症状や徴候がみられる．予期されない(月経以外の)失血が最も多く発生する部位は消化管であるため，患者の大便に目にみえる変化があることが多い．肉眼で血液がみえること(**血便 hematochezia**)もあり，この場合は出血部位が直腸に近いことが多く，黒くタール状の代謝された血液(**メレナ melena**)がみられる場合はより近位部からの出血である．尿路からの多量失血は非常にまれである．

チェックポイント

11. 貧血の一般的な型は何か．また，閉経前の女性で一番多いと考えられる貧血の原因，男性で一番多いと考えられる貧血の原因を挙げよ．

12. なぜフェリチンが鉄欠乏性貧血で必ずしもよい指標とならないのか述べよ．

13. 鉄欠乏性貧血を伴ういくつかの原因疾患を挙げよ．

14. 長期に少しずつ進行する鉄欠乏性貧血に生理学的に適応することは何か述べよ．

2. 悪性貧血

病因

悪性貧血は，赤血球の核成熟が異常になっている巨

赤芽球性貧血である．鉄欠乏などにより引き起こされる他の多くの種類の貧血とは異なり，ヘモグロビン合成は正常である．悪性貧血は，元来は自己免疫性である一連の現象の最終結果である．最終的な影響は，DNA合成に関与する補助因子であるビタミンB_{12}（コバラミン）の十分な貯蔵量の喪失である．急激に増殖している細胞が最も影響を受け，その大部分が骨髄細胞と消化管上皮細胞である．神経系も影響を受けるため，全身性疾患であることが明らかである．貧血は，最も多くみられる所見に過ぎない．

悪性貧血のほかには，コバラミン欠乏も腸内での細菌の異常増殖（細菌は宿主とコバラミンを奪い合うため），回腸終端部が関与するビタミンB_{12}の腸内吸収不全（Crohn病など），胃洞の外科的切除（胃切除）および，まれではあるが厳格な菜食主義者でのみ発生する食事性欠乏が引き起こす結果となり得る．食事では，コバラミンは大部分が動物性食品に含まれる．

悪性貧血は，スカンジナビア系の高齢者で最も多く発生し，アジア系よりもヨーロッパ系やアフリカ系でより多く確認される．米国では，黒人女性集団が最も多く発生する集団の1つである．しかしながら，悪性貧血が主な原因である貧血患者の割合は少ない．

発症機構

発症カスケードの最初のイベントは胃で始まる（図6-7）．まず胃壁細胞は，胃酸の欠乏（無酸症 achlorhydria）と内因子 intrinsic factor の欠乏という2つの異なる影響をもたらす自己免疫現象に影響を受ける．悪性貧血は，ビタミンB_{12}の最初の利用可能性と吸収の両方を阻害する．胃酸は食物からコバラミンを遊離させるのに必要であり，内因子はコバラミンに結合する糖タンパクで，回腸末端部でコバラミンを効果的に吸収するのに必要である．胃酸も内因子も壁細胞からのみつくられる．

壁細胞の自己免疫性破壊については強力なエビデンスがある．悪性貧血患者では胃粘膜が萎縮しており，

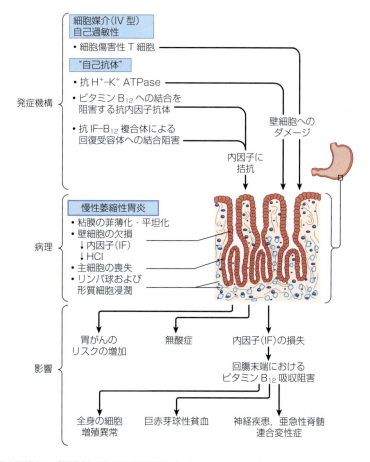

図6-7　悪性貧血の発症機構および影響（自己免疫性萎縮性胃炎）．(Chandrasoma P et al. *Concise Pathology*, 3rd ed. より許可を得て転載．原著は Appleton & Lange から出版．Copyright © 1998 by The McGraw-Hill Companies, Inc.)

病理組織標本では浸潤性リンパ球が確認されるが，これらは大部分が抗体産生B細胞である．さらに，90％以上の患者において，壁細胞膜タンパクに対する抗体が血清中に確認される．主なタンパク抗原はH$^+$-K$^+$ ATPaseである**プロトンポンプ proton pump**であると思われ，プロトンポンプは胃酸の生成を担っている．細胞傷害性T細胞は，受容体でH$^+$-K$^+$ ATPaseを認識するが，同じく胃の萎縮に寄与している可能性がある．過半数の患者では，内因子自体または内因子とコバラミンの複合体に対する抗体も確認される．さらに，悪性貧血患者ではGraves病などの他の自己免疫性疾患の発生率が高くなっている．最後に，多くの免疫疾患においてファーストライン（第1選択）治療として使われているステロイド療法は，悪性貧血における病理学的知見を改善する可能性がある．このようなエビデンスにもかかわらず，原因となるイベントの正確な機構はまだわかっていない．

ビタミンB$_{12}$の完全欠乏は，完全な無酸症と内因子の欠乏が発生したあとであっても，ゆっくりと進行する．肝臓におけるビタミンB$_{12}$の貯蔵量は数年間の必要を満たすのに十分である．しかしながら，このビタミンが欠乏すると最終的にDNA合成と神経系における変化が引き起こされ，ミエリン合成が変化する．

DNA合成において，葉酸とともにコバラミンは，デオキシウリジンからデオキシチミジンへの合成における補助因子として重要である（図6-8）．コバラミンは，メチルテトラヒドロ葉酸のメチル基を受け取り，その結果，2つの重要な細胞内化合物が形成される．1つはメチルコバラミンで，この化合物はホモシステインからアミノ酸のメチオニンを生成するのに必要である．もう1つは還元型テトラヒドロ葉酸で，この化合物はプリン合成における一炭素供与体として必要とされる．したがって，コバラミン欠乏によりプリン生成が低下するため，還元型テトラヒドロ葉酸の貯蔵量が枯渇し，DNA合成が損なわれる．コバラミン欠乏では，他の還元型葉酸がテトラヒドロ葉酸の代わりとなることがある（そして，これが悪性貧血において薬理学的投与の葉酸により巨赤芽球性血球変化が一部改善されるが神経学的変化は改善されない理由であると考えられる）．しかしながら，通常はコバラミンへのメチル基供与体であるメチルテトラヒドロ葉酸は蓄積する．この葉酸は，**ポリグルタミン酸型 polyglutamated**になれないため，細胞内に保持されない．複数のグルタミン酸残基が付加されることで，自由に細胞から拡散しない荷電化合物となるのである．したがって，悪性貧血では葉酸の相対的欠乏もみられる．さらに，メチオニンはこれらの他の「代替」還元葉酸にメチル基を与える主な供与体として機能する可能性がある．メチオニンはコバラミン欠乏では生成されないため，これによりプリン合成における問題が悪化する．

脱髄 demyelination（神経周辺のミエリンの脱落）を伴う悪性貧血による神経学的影響の正確な機序はわかっていない．メチオニン合成酵素経路における異常が示唆されているが，実験で証明されていない．その代わりに，胃切除を受けたコバラミン欠乏ラットにおける知見から，サイトカインと増殖因子の不均衡が神

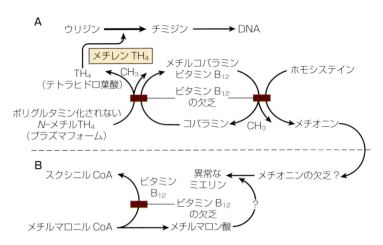

図 6-8 核酸およびミエリンの代謝におけるコバラミン（ビタミンB$_{12}$）および葉酸の役割．コバラミンと葉酸のいずれかが欠乏している状態ではDNA合成が遅延し（**A**），コバラミン欠乏の状態ではポリグルタミン酸型にならない限り，細胞外葉酸の欠乏が引き起こされる．また，コバラミン欠乏はミエリン（髄鞘）合成の異常も引き起こし，これはメチオニン産生不全を介していると考えられている（**B**）．(Chandrasoma P et al. *Concise Pathology*, 3rd ed. より許可を得て転載．原著はAppleton & Langeから出版．Copyright © 1998 by The McGraw-Hill Companies, Inc.)

経損傷の潜在的メディエーターである可能性が示唆されている．サイトカインである**腫瘍壊死因子 tumor necrosis factor（TNF）**の合成は，メチオニン産物である*S*-アデノシルメチオニンにより制御されている．メチオニン欠乏は，いくつかの機構のなかでも特にミエリン溶解を引き起こすサイトカイン TNF の産生を無制御にすることで間接的に神経障害を引き起こす可能性がある．

スクシニル補酵素 A（CoA）の生成もコバラミンの存在に依存している．脂質合成に影響を与える可能性のあるスクシニル CoA 生成の低下も脱髄性疾患に関与しているかどうかは不明である．

病　理

悪性貧血と関連する胃障害では，**慢性萎縮性胃炎 chronic atrophic gastritis** の全体像が最も重要である（図 6-7）．正常な場合には高さのある円柱型上皮が非常に薄い粘膜に置き換わっており，形質細胞とリンパ球の明らかな浸潤がみられる．悪性貧血では，胃腺がんのリスクも高くなっている．したがって，病理学的検査でがんが見つかる場合もある．

末梢血スメア像（図 6-5）は，患者がコバラミン欠乏状態になっている期間に応じてさまざまである．早期段階では，患者に軽度の大球性貧血がみられることがあり，大きな卵形の赤血球（**大楕円赤血球 macro-ovalocyte**）が多くの場合で観察される．しかしながら，末期の巨赤芽球性貧血では，すべての細胞株で異常がみられる．典型的なスメア像では，赤血球株の著しい赤血球大小不同と変形赤血球増加症が確認され，過分葉好中球があるため，DNA 合成における異常により核の形成異常が発生していることがわかる（図 6-9）．悪性貧血の重症例では，赤血球系と白血球系の形がきわめて異常にみえるため，急性白血病と誤解されやすい．

骨髄穿刺と生検は，診断において不要であり，細胞過形成，赤芽球増加，そして細胞遺伝学的変化までもみられる骨髄の病態は急性白血病と混同されることもあり誤解を招く可能性がある．ビタミン B_{12} 欠乏の典型的な知見には，成熟してヘモグロビンが含まれる細胞質を持つ細胞内に大きく未成熟の核がみられる巨赤芽球性変化があり，これは赤血球発達の各段階で確認される．通常，異常な赤血球は骨髄内で未解明のプロセスにより破壊される（**髄内溶血 intramedullary hemolysis**）ため，このような細胞は末梢血では確認されない．これが貧血を悪化させる．巨赤芽球性変化は，末梢血スメアで明らかな変化がみられない場合であっ

ても骨髄で確認されることがある．

脊髄異常は，脊柱の後外側の脱髄によるもので，**亜急性脊髄連合変性症 subacute combined degeneration** と呼ばれる．末梢神経でも脱髄がみられることがある．脱髄は，最終的に神経細胞死を引き起こし，これは病理学的検査でも明白である．ニューロンは分裂しないため，古いニューロンを新しいニューロンで置き換えることができない．

検査所見は，乳酸デヒドロゲナーゼ（LDH）の上昇と，時には骨髄で発生している溶血と一致した間接ビリルビンの上昇である．LDH は溶解赤血球から直接放出され，遊離ヘモグロビンは代謝されてビリルビンになる．通常，血清ビタミン B_{12} レベルは低く，欠乏状態がわかる．しかしながら，偽陽性と偽陰性の検査結果が得られる確率が低下しないのは，測定される全血清ビタミン B_{12} の 20％だけが細胞内輸送タンパクであるトランスコバラミンに結合していて，残りはハプトコリンと結合することで細胞が利用できない状態になっているからである．内因子に対する抗体は通常，検出可能である．メチルマロン酸（MMA）やホモシステインの血清濃度（の）上昇（図 6-8 参照）により，ビタミン B_{12} 欠乏を高い確率で予測できる．内因子の同時投与の有無でのビタミン B_{12} の経口吸収を評価する Schilling 試験は，放射性標識ビタミン B_{12} が使用できなくなったため今では実施されていない．一般的なアプローチとしては，まずビタミン B_{12} の血清値を測定し，疑わしい場合には，MMA やホモシステインの血清値を測定する．

臨床症状

臨床症状は，原因となっている欠乏症と関連した 1 つ以上の症状がみられる．貧血は最も多く発症する異常であり，多くの場合で非常に重症であり，ヘモグロビン 4 g/dL（正常の 3 分の 1 未満）がみられることもある．このレベルの貧血は鉄欠乏などの他の原因ではほとんどみられない．赤血球数の低下は血液の酸素運搬能の低下であるため，典型的な症状は疲労，呼吸困難，めまいである．高拍出性心不全が比較的多くみられ，頻脈および左心不全の徴候を伴う（10 章）．酸素要求量は一定（または運動で上昇）しており，酸素運搬能は低下していくため，貧血において組織への酸素供給を維持する唯一の方法は心拍出量（毎分各赤血球が肺で十分に酸化される回数）を増加させることとなる．最終的には左室不全が発生する．

しかしながら，ビタミン B_{12} の肝臓での貯蔵量が多いことから貧血の進行はゆっくりであるため，症状は

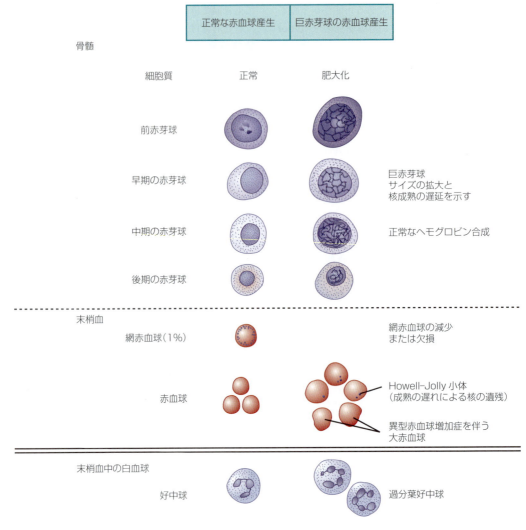

図 6-9 巨赤芽球造血：骨髄または末梢血の顕微鏡検査で形態変化を確認できる．(Chandrasoma P et al. *Concise Pathology*, 3rd ed. より許可を得て転載．原著は Appleton & Lange から出版．Copyright © 1998 by The McGraw-Hill Companies, Inc.)

軽度となる可能性がある．通常，貧血患者は時間をかけてゆっくりとした酸素運搬能の変化に適応する．他の貧血において赤血球のヘモグロビンから組織への酸素運搬を促す 2,3-BPG における変化と同じものがビタミン B_{12} 欠乏でも発生する．

消化管症状がみられるのは低頻度で，吸収不良，筋消耗（まれ），下痢（よくみられる），および**舌炎 glossitis**（最も多くみられる）などがある．舌炎では，舌の痛み，赤み，腫れ，蒼白色，平滑などの症状の有無にかかわらず，正常な舌乳頭がなくなっている．

神経学的症状は，コバラミンの補充療法では最も改善する可能性が低い．多くの末梢感覚神経からのミエリン脱髄を伴う他の神経障害と同様，しびれ感およびピリピリ感（**異常感覚 paresthesias**）は多くの場合で

発生し，最もよくみられる症状である．脊髄の長い後外側路における脱髄および神経細胞死は，脳幹，小脳，および感覚野への位置情報の伝達を妨害する．このため，患者は平衡感覚障害や協調運動障害を訴える．検査では，**自己受容性感覚 proprioception**（位置感覚）の障害や振動覚の障害が確認される．脱髄が脳に影響する場合には，真性認知症も発症する可能性がある．重要であるが，多少予想外のこととして，末梢血スメアにおいて悪性貧血を示唆するような変化がみられない場合にも神経学的症状が発生する可能性がある．

一般的ではないが，ビタミン B_{12} 欠乏症が，場合によっては脳静脈洞などの珍しい部位に，血栓症を伴って発症することもある．血栓形成促進状態は，重度のビタミン B_{12} 欠乏症でみられる高ホモシステイン血症

に続発することがある．

チェックポイント

15. 欠乏すると悪性貧血になる DNA 合成に重要な補酵素 2 種を挙げよ．また，どのような生化学的経路で役割を担っているのか．
16. 悪性貧血が長期になるとどのような神経学的な疾患が発生するのか．
17. 悪性貧血の症状で一般的に相対的に軽症の症状は何か．
18. ビタミン B_{12} 欠乏による神経症状改善には末梢血スメアの改善が必要か．

白血球の疾患

1. 悪性疾患

最も重要な白血球の異常は，悪性疾患である白血病とリンパ腫である．これらの疾患については 5 章で説明している．

2. 周期性好中球減少症

好中球数が 1,500〜2,000/μL（正常値平均を 2 SD より下回る）という特徴のある明らかな好中球減少症は，医療において多く遭遇する問題で，多数の疾病が原因となることがある（表 6-5）．しかしながら，周期性好中球減少症はまれである．この疾患が興味深いのは，正常な好中球の産生と機能についての洞察が得られるからである．この疾患の特徴は，生涯にわたり 3 週間ごとに 3〜5 日間，好中球数がゼロまたはゼロ近くまで低下し，その後，回復するという状態が続くことである．興味深いことに，末梢血の好中球数および単球数は，この 3 週間周期において逆位相で変動する．

病因

幼児期に発症する古典的な周期性好中球減少症は，遺伝子 *ELANE*（*ELAstase, neutrophil expressed*）におけるヘテロ接合性生殖細胞系列変異が原因である．この *ELANE* は，以前は *ELA2* と呼ばれており，好中球エラスターゼ（NE）という 1 つの酵素をコードしている．NE は，好中球および単球の一次顆粒（アズール顆粒）で確認される．文献では約 100 症例があるが，そのほとんどが常染色体優性遺伝と一致している．しかしながら，成人の散在性症例が発生することもあり，そのような症例は好中球エラスターゼの変異と関連してい

る．発生率には人種や性差による偏向はないようである．

発症機構

健常者では血液中の好中球数が一定であり，骨髄に顆粒球の大きな貯蔵プールがあるということを反映している．骨髄予備能は，好中球の循環プールの 5〜10 倍である．このように大きなプールが必要なのは，骨髄内で初期の幹細胞から好中球が完全に発達するのに 2 週間近くかかる一方で，血液中の成熟好中球の平均寿命は 12 時間未満となっているからである．

周期性好中球減少症では，貯蔵プールが不十分である．血中好中球数を毎日計測することで，その数が著しく変化していることがわかる．周期性好中球減少症患者における好中球の動態研究では，問題は好中球の異常な性質ではなく異常な産生にあることが明らかにされている．好中球の産生は，健常者でも明らかな波の形で発生する．好中球は，初期前駆細胞から分化する際に好中球エラスターゼを産生するが，この物質はネガティブフィードバックループにおいて骨髄芽球の分化を阻害すると考えられている．これにより，好中球産生が山（ピーク）と谷（トラフ）のある振動波の形になる．骨髄内の好中球数が増加すると，ピークは十分な好中球エラスターゼが好中球分化の低下を引き起こす位置で維持される．その後，好中球数が再度最低値（ナディア nadir）まで低下すると，好中球エラスターゼの産生も低下し，好中球数が再上昇できるようになる．周期性好中球減少症では，変異した好中球エラスターゼが過剰な阻害効果を持っており，トラフ期間が延長され，貯蔵プールが正常な末梢血中の好中球数を維持するのに不十分になる可能性があるという仮説がある．しかしながら，これらの好中球は一度骨髄から放出されると，正常な寿命を持っているようである（図 6-10）．

好中球の骨髄系前駆細胞も単球を産生できる．したがって，好中球がナディアになっている間，骨髄系前駆細胞は優先的に単球系列に分化することができるため，周期性好中球減少症患者でみられるように好中球と単球で逆位相の波がみられるようになる（図 6-11 を参照）．

この波は非常に一定した周期性を持っている．ほぼすべての患者が 19〜22 日の周期を持っており，各患者の周期長は生涯にわたり一定である．

好中球および単球は，周期性を持つ唯一の骨髄成分ではない．血小板数および赤血球数も同じ周期長で変動するが，血中好中球数とは対照的に，臨床的に重要な低下は確認されない．このことは，これらの成分の

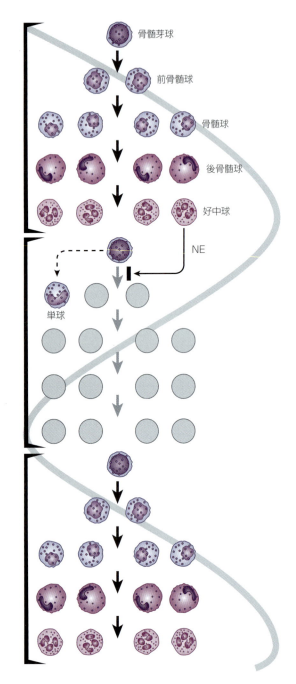

図 6-10 造血周期を説明するフィードバックループ仮説．好中球エラスターゼ（NE）は，骨髄芽球によるさらなる分化を阻害すると仮定される．灰色の正弦波は，好中球数の周期的変動を示している．このモデルにおいて，NE は分化成熟した好中球群により生成され，最終的には好中球がさらに生成されるのを抑制するためにフィードバックし，その結果，少なくとも好中球の産生が再開するまでのしばらくの間は抑制サイクルが失われ，その後また周期的な NE の抑制作用が発生する．(Horwitz MS et al. Neutrophil elastase in cyclic and severe congenital neutropenia. Blood. 2007 Mar 1;109(5):1817-24. Copyright American Society of Hematology より転載．)

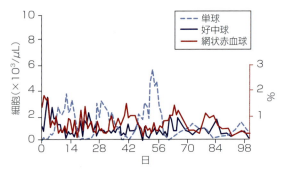

図 6-11 周期性好中球減少症患者における単球，網状赤血球，および好中球の通常の周期変動．留意すべきは，好中球数が減少する際に単球および網状赤血球が上昇する傾向にあることである．(Dale D et al. Cyclic neutropenia: a clinical review. Blood Rev. 1988;2:178 より許可を得て転載．)

血中寿命が好中球の寿命よりもかなり長いからであると考えられる．複数の細胞株が周期性を持つことが確認されているため，好中球エラスターゼの変異は，初期前駆細胞が G-CSF により「救出」された場合を除いて，これらの細胞における**アポトーシス apoptosis**（プログラム細胞死）のプロセスも加速していると考えられる．

臨床的には，患者への G-CSF（フィルグラスチム）の薬理学用用量の投与によりこの疾患を部分的に克服する 3 つの興味深い効果が得られる．1 つ目は，周期的変化は継続するが，好中球の平均数は周期の各時点で増加し，患者にほとんど好中球減少が発生しなくなる．2 つ目は，周期的変化の周期性がただちに 21 から 14 日へと短縮する．3 つ目は，他の細胞株の変動も並行して変化し，他の細胞株の周期的変化の周期性も同じく 14 日に短縮することから，初期前駆細胞がまさにこの疾患の中心にあることがわかる．しかしながら，周期的変化が消失しないという事実が，まだ発見されていない他の異常があることを示している．また，健常者のすべての幹細胞には内在する周期的変化があり，この周期的変化は骨髄内で複数のサイトカインによって調節されている可能性も示唆している．

病理

周期性好中球減少症の病理学的特徴は，ほとんどが検査において確認される．末梢血スメアは，各周期のナディアにおいて成熟・未成熟を問わず好中球が欠乏していること以外は，正常にみえる．個々の好中球は正常にみえる．しかしながら，周期のなかでどの日に検査が行われるかによって骨髄では著しい違いがみられる．各周期のナディアでは，前骨髄球や骨髄細胞などの初期の骨髄系前駆細胞が増加しており，成熟好中

球はほとんどみられない．この像は急性白血病でみられる像と似ているが，10日後には循環好中球数の増加に伴い，全く正常にみえる骨髄がほとんどとなる．

臨床症状

　一般的に，いかなる原因による好中球減少症であっても，消化管における宿主防御が変化するため，患者は重症細菌感染——ほとんどの場合は腸内微生物による感染——の危険にさらされる．このことは，特に好中球減少症の原因が化学療法薬の投与によるものである場合に当てはまるが，これは化学療法が消化管粘膜にも影響を与えるからである．本来，好中球は細菌を捕食し，感染部位に毒性のある酵素と酸化性フリーラジカルを運搬する能力により，腸内に存在する細菌に対する宿主防護の最前線を務める．患者は好中球減少が数日以上続くと真菌感染の危険にもさらされる．これは，真菌が繁殖して血流に入り込むのには時間がかかるからである．どちらの種類の感染も治療されないと急激に致死的になり得るもので，特に好中球数が約$250/\mu L$を下回る場合にはその可能性が高まる．

　したがって，周期性好中球減少症では反復感染が予測されることとなり，腸内微生物感染による死亡例がこれまでに複数報告されている．各周期は，好中球数の低下と一致した倦怠感および発熱という特徴がある．頸部リンパ節腫脹はほぼ必ず確認され，口腔潰瘍も同じくほぼ必ず確認される．これらの症状は通常約5日間継続したあと，次の周期まで治まる．

　感染の発生時，部位は通常予測可能である．皮膚感染，特に表層の小さな化膿性膿瘍［癤（せつ）腫症 furunculosis］や真皮または表皮の細菌侵入（蜂巣炎 cellulitis）は，最もよくみられ，抗菌薬治療に反応してほとんど続発症を伴わない．次に最もよくみられる感染部位は，通常歯肉であり，慢性歯肉炎は患者の約半数ではっきりと確認される．歯肉感染は，患者がフィルグラスチム治療を受けると最も改善が顕著な問題でもある．その他の感染はまれであるが，すべての好中球減少症患者は消化系に存在する細菌からの感染の危険にさらされている．好中球が減少した状態で腹部手術が必要であった少数の患者では，口内でみられるものと似た潰瘍が確認されている．正常な粘膜バリアがこのように破壊されているため，腸内細菌が血流に簡単に侵入できるようになっていると考えられる．感染に対する感受性が最も高まる期間は，各周期の数日間のみであるため，大半の患者の成長・発達は順調である．

チェックポイント

19. 骨髄産生で造血幹細胞より好中球になるまでの時間はどのくらいか．そして一度好中球になった場合の寿命はどのくらいか．

20. 好中球減少はどの程度になると感染症が急に増えてくるのか．

21. 好中球減少の患者での一般的な感染臓器は何か．

22. 周期性好中球減少症での潜在的な異常は何か．

血小板の疾患

1. 薬剤誘発性免疫性血小板減少症

病因

　血小板減少は，正常な臨床検査値範囲を下回る血小板数の発生と定義され，多く発生する異常である．多くの原因があるが（表6-7），薬剤誘発性免疫性血小板減少症の可能性を必ず検討すべきである．

　多くの薬物がこの現象と関連付けられており，最も一般的なものを表6-9に記載している．実践的には，ある薬物と血小板減少症の関連は，多くの場合で特定の検査によってではなく臨床的に確立される．通常，血小板減少症は初めて投与される薬物への曝露の5～7日後に発生する．被疑薬を中止すると，血小板数は数日以内に回復する．薬物の再投与は，ほとんど行われないが，ほぼ確実に血小板減少症を再発させる．

　ヘパリンは，入院患者で頻繁に使用されているため血小板減少症の最も重要な原因である．その使用は，重篤な血栓性の症候群を引き起こす潜在的危険も伴っている．ヘパリンによる血小板減少症の病態生理は，非常に詳細に説明されているものでもある．

発症機構

　薬剤誘発性血小板減少症の現象は何十年も前から免疫性のものであると知られてきたが，具体的な機構は長年議論の的となっている．抗体と血小板との接合が，脾臓を介して血小板の破壊を引き起こす．脾臓は，主な「血液フィルター」として機能し，抗体に結合した血小板を異常と認識し，排除する．脾臓による排除は自己免疫性（特発性）血小板減少症でも発生する．この自己免疫性（特発性）血小板減少症は，比較的多くみられ，臨床的に薬剤誘発性血小板減少症との区別が難しい．

　薬剤誘発性血小板減少症の根底にはさまざまな原因

146　6．血液疾患

表6-9　血小板減少症の原因となり得る一般的な薬物

アブシキシマブ	ヘパリン
アセトアミノフェン	ヒドロクロロチアジド
アセタゾラミド	インジナビル
アロプリノール	インターフェロンα
アミオダロン	ヨード造影剤
アムホテリシンB	メチルドーパ
アスピリン	非ステロイド性抗炎症薬
アトルバスタチン	オンダンセトロン
カプトプリル	ペニシリン
カルバマゼピン	ペントキシフィリン
セファロスポリン	フェノチアジン類
クロロチアジド	フェニトイン
クロルタリドン	プレドニゾン
シメチジン	プロカインアミド
クロピドグレル	キニジン
コカイン	キニーネ
ダナゾール	ラニチジン
ジゴキシン	リファンピン
エプチフィバチド	サルファ薬(抗菌薬)
エタノール	チロフィバン
ファモチジン	チクロピジン
フルコナゾール	バルプロ酸
フロセミド	バンコマイシン
金塩	

がある．キニーネやNSAIDにより誘発される血小板減少症では，感作薬物の存在下でのみ抗体が血小板に強く結合する．通常この抗体は，フィブリノゲンの主な血小板受容体である糖タンパクIIb/IIIa複合体またはvWFの主な血小板受容体である糖タンパクIb/IX複合体のエピトープをターゲットとする．抗菌薬のペニシリンおよびセファロスポリン系薬は，ハプテン依存性抗体を介して血小板の破壊を引き起こすと考えられている．薬物は大きな担体分子や担体タンパクに結合すると免疫応答を引き出す機能だけを持つ小さな分子ハプテンとして機能する．一部の薬物(金塩，プロカインアミド，および場合によりスルホンアミド)は，感作薬物の不在下であっても血小板に結合し破壊することのできる自己抗体を誘発することができる．最後に，フィブリノゲンのグリコプロテインIIb/IIIa受容

体への結合を阻害する抗血栓薬(アブシキシマブ，チロフィバン，エプチフィバチド)は，急性免疫介在性血小板減少症を引き起こす可能性がある．この急性免疫介在性血小板減少症では，曝露後数時間以内に患者に重度の血小板減少症が発生する．この機序には，アブシキシマブのマウス成分を認識する自然発生抗体またはチロフィバンまたはエプチフィバチドの結合により引き起こされたグリコプロテインIIb/IIIa受容体の構造的変化が関与している．

ヘパリンに関しては，血小板タンパクである血小板第IV因子(PF4)に結合する明確なエビデンスがある．PF4は，血小板のα顆粒に存在しており，活性化されると放出される．そして特異的PF4受容体分子を介して血小板表面に戻って結合し，さらに血小板活性を上昇させる．また，血管内皮に存在するヘパリン分子およびヘパリン様グリコサミノグリカン分子にも高い親和性で結合する．このPF4への非免疫的結合は，血小板のフィブリノゲンへの結合とその後の凝集を促進することを介して軽度の血小板減少症を引き起こすことがあり，これは**ヘパリン起因性血小板減少症1型 heparin-induced thrombocytopenia(HIT)type I**として知られている．これはヘパリンに曝露された患者の30%において，臨床的続発症を伴わずに発生する．しかしながら，ヘパリンとPF4の複合体は，この複合体に対する免疫グロブリンG(IgG)の産生を引き起こす抗原刺激としても作用することがある．この免疫応答は，**ヘパリン起因性血小板減少症2型 heparin-induced thrombocytopenia(HIT)type II**として知られている．ヘパリン-PF4複合体抗体のある患者の約10〜20%は，重篤な臨床症候群であるHIT(T)[ヘパリン起因性血小板減少症(および血栓症)]を発症することとなり，このHIT(T)では逆説的に薬物曝露後5〜10日での血小板減少症と血小板活性の増加による血栓準備状態の両方が発生している．未分画ヘパリン(UFH)を投与されている患者では，低分子量ヘパリンを投与されている患者と比べて，HITのリスクが10倍になっている．UFHを投与された際の臨床的HITのリスクは，心臓病患者や整形外科患者(1〜5%)で内科患者や産科患者(0.1〜1%)よりも高くなっている．女性は，男性と比べてリスクが2倍である．

血小板減少症は，HIT2型において一連の段階を経て発生する．まず，ヘパリン自体または他の刺激により PF4が血小板から放出される．その後，ヘパリンはPF4に結合し，抗原性複合体を形成し，これがこの複合体に直接結合できるIgG抗体の産生を引き起こす．新たに形成されたこのIgG-ヘパリン-PF4複合

代表的な血液疾患の病態生理　147

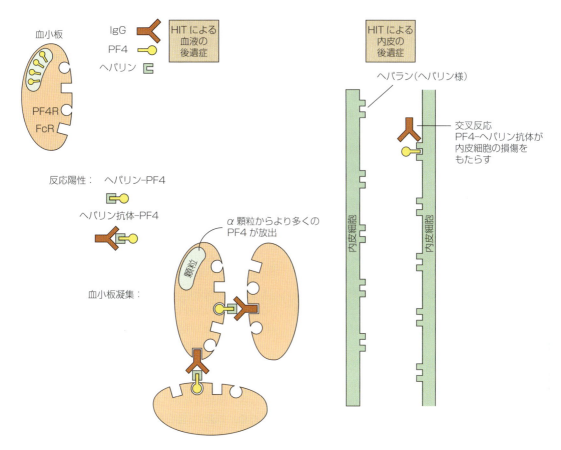

図 6-12　ヘパリン起因性血小板減少症（HIT）の発症機構．IgG はヘパリン-PF4 複合体に対する自己抗体である．血小板は互いに結合して，IgG-Fc 受容体との相互作用または PF4-PF4 受容体との相互作用あるいはその両方を介して活性化される．このようにして凝集および血栓形成が発生する可能性がある．さらに，IgG はヘパリン-PF4 複合体に結合している内皮細胞に結合して，血管損傷を引き起こす可能性があり，この血管損傷も血栓形成を誘発する可能性がある．

体は，血小板の Fc 受容体を介して血小板に IgG 末端で結合する．この抗体複合体に結合した血小板は，その後脾臓内で破壊される．

血小板減少症が結果として生じるにもかかわらず，HIT 2 型はヘパリン-PF4 部位を血小板上の PF4 受容体へとさらに結合させることにより血栓準備状態を引き起こし，血小板の架橋，活性化，および凝集を促進する（図 6-12）．

この IgG-ヘパリン-PF4 分子の各末端は血小板に結合することができるため，1 つの分子で複数の血小板を架橋することができる．実際，多数の血小板はこのようにして相互作用し，さらなる血小板の凝集と活性化を引き起こしている．臨床的には，これにより循環血小板の数が減少するが，活性化部位における血栓の形成も引き起こす可能性がある．したがって，ヘパリンは最も広く使用されている抗凝固薬であるという事実にもかかわらず，この場合には，実際のところ凝固を促進する可能性がある．さらに，この機構による血

小板の活性化により循環 PF4 が増量し，増量した循環 PF4 はさらに多くのヘパリンに結合し周期を継続できる．過剰量の PF4 は，前述のヘパリン様グリコサミノグリカンを介して内皮細胞表面にも結合できる．したがって，ヘパリン-PF4 複合体に対する抗体が内皮細胞にも結合できる可能性があり，これにより内皮細胞傷害が引き起こされ，TF と最終的にはトロンビンの放出により局所的血栓症のリスクが高まる可能性がある．最後に，マクロファージがこれらの抗体に応答して TF を放出し，さらに凝固を刺激する可能性があることを示すいくつかのエビデンスが得られている．

病　理

末梢血スメアは，血小板数が約 75,000/μL を下回らない限り著しい異常ではなく，下回る場合には，相対的に数が減少した血小板が確認されるため通常は異常となる．しかしながら，血小板の形態は，大きな血

小板がみられるものの，通常は正常である．これらの大きな血小板は，十分に成熟しておらず，巨核球の増加による血小板産生を利用した末梢血小板数の低下に対する骨髄の代償である．薬物，特にヘパリンは *in vivo* および *in vitro* における血小板凝集を引き起こす可能性があるが，血液スメアの検査では通常明らかではない．

通常，骨髄は正常にみえるが，巨核球数が相対的に増加していることもあり，これは循環血液中で血小板（巨核球の断片）の数を増加しようとする試みを反映していると考えられる．しかしながら，免疫介在性血小板減少症の数少ない例では，巨核球数が低下している場合もある．なぜこのようなことになるのかについては多くの仮説があるが，薬物-血小板タンパクの抗原性複合体は巨核球上でも発生しており，末梢循環中の血小板だけでなく巨核球も免疫学的に破壊されていることを意味している可能性が最も高い．このような破壊には，もちろん脾臓は関与しないが，抗体依存性キラー細胞が必要となる．

ヘパリン起因性血小板減少症および血栓症を発症した患者では，他の状況で確認される典型的な血栓と比較して相対的に血小板を多く含む血栓が確認される．このような血栓は「白色血栓 white clot」と表現される．血栓は，動脈と静脈のどちらでもみられる．

臨床症状

免疫介在性血小板減少症では血小板数が非常に低下している（150,000/μL 超という正常値に対して 10,000/μL 以下）という事実にもかかわらず，大量出血はまれである．頻繁に発生するのは，ささいな外傷であざができやすいことである．血小板数が約 5,000/μL を下回ると，小さな出血（**点状出血 petechiae**）が皮膚や粘膜に自然に発生することがある．血漿中の凝固因子はまだ未変化であるため，これらの点状出血は自然に治癒し，凝固に十分なリン脂質（PL）を提供するには少数の凝集性血小板だけが必要である．

出血の可能性と血小板数の間の関係は直線的ではない．血小板機能の評価で臨床的に使用されている検査である**出血時間 bleeding time** は，血小板数が 90,000/μL を下回らない限り，異常に延長し始めることはない．自然出血は，血小板が 20,000/μL 未満にならない限り発生する可能性が低いが，約 5,000/μL 未満となってもまれであり，患者にはその他の止血に関する異常はないと推定される．例えば，アスピリンは血小板凝集を阻害し，出血の可能性を高める．血小板減少症による出血が発生した場合には，皮膚の粘膜または表層であることが最も多い．鼻からの出血（鼻出血）としてみられることが一番多いが，歯肉，消化管，または膀胱の粘膜からの出血がみられることもある．

しかしながら，前述したように，ヘパリン投与の結果として免疫性血小板減少症が発生すると，出血ではなく凝集が起こることもある．これにより非常に複雑な事態が引き起こされるかもしれない．なぜなら，ヘパリンは別の血栓症に対する治療のために投与されていた可能性があるからである．新しい血栓症が最初の血栓症の延長であるのか，ヘパリンへの曝露による新しい血栓症であるのかを見極めるのは困難なこともある．しかしながら，血小板減少の同時発生から手がかりが得られる．

ヘパリン起因性血小板減少症および血栓症が発生すると，新しい血栓症の臨床所見は血栓の部位により決まる．この疾患に関する研究の多くで，血栓が発生する場合，その血栓は過去の血管傷害や異常があった部位であることが示唆されている．したがって，アテローム硬化性血管疾患患者では，動脈血栓は静脈血栓よりもはるかに多くなる．患者では，多くの場合で四肢において，激痛が急激に発生し，手足が冷たく青白くなる．脈拍はない．患部への酸素の流れが遮断されるため，致死的（死亡率5〜10%）または少なくとも四肢が脅かされることとなり得る．緊急の血栓除去または血管バイパス手術が必要になる可能性がある．静脈血栓も，一般的な静脈血栓と同じようにして発生する（後述参照）．ヘパリンの投与中止に加えて，HIT 2 型患者では血栓形成を予防して治療するために抗凝固が必要である．直接トロンビン阻害薬（アルガトロバン，レピルジン，ビバリルジン）は，凝固系の一番のメディエーターであるトロンビンの作用を阻害する直接的な手段である．

チェックポイント

23. 血小板減少の一般的な原因は何か．
24. ヘパリン起因性血小板減少症の病因で血小板タンパクに対する抗体の名前を挙げよ．
25. ヘパリン起因性血小板減少症で血栓形成が増加するメカニズムは何か．
26. 薬剤性血小板減少症で大量出血がまれな理由は何か．

血液凝固異常

1. 遺伝的な凝固能亢進状態

病因

ほ乳動物における凝固系は，両方の正と負の非常に多くの要因によってバランスが保たれているため，正常な血管において血栓が形成されるのは明らかに異常なケースである．それでもなお，異常な凝固(**血栓症 thrombosis**)を引き起こす疾患が数多くある．異常な凝固状態は，凝固因子自体が関与する遺伝的素因が異常の原因である一次的なものである場合もあれば，凝固因子，血管，または血流の変化による二次的(後天的)なものである場合もある．

150年以上前に病理学者 Virchow が初めて記録したように，異常凝固の形成(血栓)には血流停滞，血管内皮の損傷または炎症，そして血液の固有特性の変化という3つの徴候が関与していると考えられる．これら3つの要素(Virchowの三徴)のいずれかにおける持続的な生理学的変化は，「凝固能亢進状態」と呼ばれる．

一次的(遺伝的)凝固能亢進状態は，すべて常染色体優性の遺伝子異常である．これは，キャリア(ヘテロ接合体)に問題があることを意味している．高プロトロンビン血症を除いて，すべての場合で関連因子レベルの中程度(50%)のみの低下が引き起こされる．比較的穏やかな低下であるにもかかわらず，罹患者は異常な血栓症を発症しやすくなる．これらの疾患は，一般集団では比較的珍しいが，血栓症で診察を受けにきた若い患者ではかなりの割合を占めている．議論すべき具体的状態は，活性化プロテインC(APC)抵抗性(最も多くみられる異常)，プロテインC欠損症，プロテインS欠損症，AT欠損症，およびプロトロンビン20210 AG異常である．先天性代謝異常である高ホモシステイン血症も，遺伝的な凝固能亢進状態であるが，凝固カスケードが関与しないため，ここではこれ以上議論しない．

発症機構

凝固カスケードでは，活性化第V因子(第Va因子)がきわめて重要な役割を果たす(図6-13)．第Xa因子とのプロトロンビナーゼ複合体の形成に必要であり，これが止血中の瞬時のトロンビン産生(トロンビンバースト)とフィブリン生成を引き起こす．したがって，第Va因子は優秀な負の制御ポイントであり，血栓形成が始まると，抑制を進める．

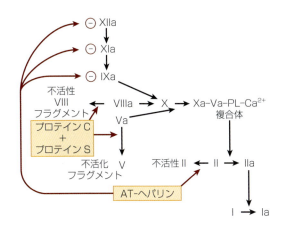

図6-13 凝固カスケードの制御における第V因子の主な役割．負の制御因子であるプロテインS，プロテインC，およびアンチトロンビン(AT)のそれぞれの作用は色を付けて示している．

プロテインCは第Va因子の主なインヒビターである．抗凝固因子であるが，その生成は凝固第II因子，第VII因子，第IX因子，および第X因子と同じくビタミンK依存性γカルボキシル化に付随する．プロテインCは，トロンビンを生成する凝固の存在により活性化されると，第Va因子を不活性型へと切断するため，第X因子の活性化が弱まる．しかしながら，プロテインC単独では第Va因子への作用は弱い．第Va因子に対するプロテインCの抑制作用は，タンパク補助因子であるプロテインSにより強化される．

また一方で，第V因子は負の制御ポイントであるだけではない．プロテインCは，活性化第VIIIa因子も阻害する．活性化第VIIIa因子は，活性化血小板上で第X因子を活性化してプロトロンビナーゼ生成を引き起こすのに必要なテナーゼ-第IXa因子複合体の形成に重要である．第II因子，第IX因子，第X因子，および第XI因子(セリンプロテアーゼ)は，別の分子ATにより阻害される．AT自体の活性化も制御されており，促進物質であるヘパリンまたは血管構造を覆っている内皮細胞に沿って多量に存在する類似分子の結合に大きく依存している．ATもTF-VIIa複合体を阻害する可能性があることを示すエビデンスもある．

プロテインS，プロテインC，およびATの活性の欠如により臨床的に重要な血栓症が引き起こされるという事実から次のような重要な概念が明らかである．大部分の凝固能亢進状態を特徴付けるのは，凝固促進活性の過剰産生ではなく適切な抗凝固活性の欠如である．

A. 活性化プロテインC(APC)抵抗性——APC抵抗性は，最もよくみられる遺伝的な凝固能亢進状態であ

り，この異常についてヘテロ接合である一般集団の3〜7%でみられる．誘発イベントのない静脈血栓患者の大集団では，25%以下の患者でAPC抵抗性が確認された．これらの症例のほとんどは，第V因子遺伝子のDNAでグアニン(G)がアデニン(A)に置換されている一塩基変異が原因である．この一塩基変異は第506番目のアミノ酸残基であるアルギニンのグルタミンへの置換を引き起こし，変化した第V因子は発見されたオランダの町の名前を取って「第V因子ライデン」と呼ばれている．このアミノ酸の変化により，第Va因子において通常APCが結合して第Va因子を不活性化する場所である切断部位の三次元立体構造が変化する．したがって，第Va因子分子はプロトロンビナーゼ複合体を介して第Xa因子がプロトロンビンをトロンビン(第IIa因子)に変えることを促進し続け，凝固が阻害されない．またこの変異では，APCによる第VIIIa因子の不活性化に重要な補助因子であるAPCにより第V因子が不活性化される際に通常形成される分解産物の喪失も引き起こされる．したがって，この補助因子の喪失は，抗凝固活性の低下を引き起こし，凝固能亢進状態に寄与する．

B. プロテインC欠損症――プロテインC欠損症はよくみられるものであり，集団の200名に1名以下がヘテロ接合体である．しかし，これらの患者では血栓症はまれである．血栓症が発生しやすい家族は，プロテインC欠損に加えて血栓症のリスクを高める他の遺伝的要因を持っていると考えられている．

　前述したように，プロテインCは第Va因子と第VIIIa因子を不活性化するが，それ自体が作用するにはプロテインSを必要とする．プロテインCは，血小板PL(リン脂質)とカルシウムの存在にも依存している．プロテインC欠損症では，プロトロンビナーゼ複合体の阻害が低下しており，相対的に血栓形成が引き起こされる．通常，生成したトロンビンの一部は内皮細胞タンパクであるトロンボモジュリンに結合し，この複合体がまずプロテインCを活性化する．したがって，この「ネガティブフィードバックループ」はプロテインC欠損において失われる．

　しかしながら，前述の第V因子ライデン異常とは違い，プロテインC欠損症は単一病型の疾患ではない．I型プロテインC欠損症は，プロテインCが低下した患者をさす．II型プロテインC欠損症は，プロテインCは正常であるが，プロテインC活性が低下している症例をさす．

C. プロテインS欠損症――プロテインS欠損症も複数の病型のある，まれな疾患である．プロテインS欠損症1型は，遊離プロテインSと総プロテインSが低下した症例をさす．プロテインS欠損症2型は，最も発生頻度が低く，プロテインSに機能異常がある状態をさす．プロテインS欠損症3型は，遊離プロテインSのみが低下した状態をさす．凝固カスケードでは，第Va因子と第Xa因子が複合体を形成する際に，第Va因子の不活性化部位がプロテインCから隠されている．プロテアーゼ自体ではなくプロテインSがこの部位を露出させて，プロテインCが第Va因子を切断できるようにする．プロテインSは非常に重要であるため，プロテインSの欠損により，第Xa因子の無制御な凝固促進作用も引き起こされる．

D. アンチトロンビン(AT)欠損症――AT欠損症は，前述した疾患よりも発現頻度が低く，一般集団では2,000例に約1例である．ATは，トロンビンへの結合と阻害(名前の由来)だけではなく，第IX因子，第X因子，第XI因子，および第XII因子の活性型とおそらく第VII因子-TF複合体にも結合し，阻害する．プロテインCによる第Va因子のタンパク切断とは異なり，ATは各因子に結合して直接活性を阻害する．したがって，ATは酵素ではない．この作用は，五糖配列を介してATに結合する抗凝固分子ヘパリンにより可逆的に，最高2,000倍まで加速される．抗凝固薬のフォンダパリヌクスナトリウムは，この五糖配列を合成したものであり，そのためATに結合できる．したがってAT欠損症では，複数の凝固段階が不均衡になり，凝固カスケードが無制限に進行する可能性がある．100を超える異なるAT変異が報告されている．1型分子異常には抗原と活性の同時低下が関与しており，2型異常には活性が低下した機能不全分子が関与しているが，抗原量は通常またはほぼ通常である．

E. 高プロトロンビン血症――プロトロンビン遺伝子の非翻訳領域における変異(20210 AGと呼ばれる一塩基変異)は，血漿トロンビン(第II因子)値の上昇および血栓症リスクの上昇と関連している．このことが，プロトロンビナーゼ複合体が活性化される際のトロンビンの過剰産生を引き起こしていると考えられる．おそらく，第V因子ライデンに続いて2番目に多くみられる遺伝的な凝固能亢進状態である．高プロトロンビン血症は，凝血促進因子の過剰産生と初めて関連付けられた遺伝性血栓性素因である．

病　理

　凝固能亢進状態における血栓の病理学的特徴は，異常な部位に凝固能亢進状態による血栓が生じている見込みが高い場合を除き，肉眼による解剖や顕微鏡学的

所見では遺伝的に正常な個人と見分けがつかない（「臨床症状」の項を参照）.

遺伝的な凝固能亢進状態の病理学的特徴のほとんどは，臨床検査における異常である．遺伝的凝固能亢進状態があると疑われる患者の評価では，2つの基本的な種類の臨床検査異常がある．1つは定量的な異常であり，特定の免疫学的アッセイにおいて所定の患者の血清中に存在するプロテインC，プロテインS，AT，またはフィブリノゲンの相対量を測定することができるが，これらの分子の機能は評価されない．もう1つは定性的な異常であり，プロテインCまたはプロテインSの活性（量ではなく）のアッセイにおいて，患者のプロテインCまたはプロテインSの *in vitro* で凝固時間を延長する能力（または延長する能力の欠如）を測定する．APC抵抗性は別の凝固アッセイで評価できるが，一般的に第V因子ライデンにおける特定の変異の存在は，この分子の全配列は解明されていることから，ポリメラーゼ連鎖反応で評価できる．ポリメラーゼ連鎖反応は，20210 AG プロトロンビン異常の検出でも使用される．プロトロンビンのレベルも測定でき，その値は常にプロトロンビンレベルの上位4分の1に該当する．

臨床症状

臨床診察で遭遇するほとんどの血栓塞栓症は，一次的ではなく二次的である．患者では，以下の2つの理由から血栓が深部静脈にできることが一般的である．(1) 特に非活動期（手術後や疾患のための寝たきり状態）において，他の部位と比較して血流が遅い，(2) 四肢は体幹よりも損傷を受ける可能性が高い．外傷は血管の圧迫や損傷の原因となるため，Virchowの三徴のうち2つの要素はどこよりも脚においてより急激に観察される．

このような脚の静脈血栓［一般的には深部静脈血栓症（DVT）と呼ばれる］は，一般的に血栓より下の部分の痛み，腫脹，および赤みを伴って発生し，動脈拍動と遠位部血流は正常である．循環中心へと戻る血液がこれらの高容量血管内で阻害されるため，皮膚のすぐ下にある表在性の側副静脈が顕著になり，充血する可能性がある．腫脹は機械的であるが，それは静脈灌流量が低下している一方で四肢への通常の動脈血流が継続し，怒張が引き起こされるためである．痛みは，主に腫脹のみが原因で発生するが，脚の筋肉内に乳酸が蓄積することでも起こり得る．これは，脚の筋肉への動脈血流と十分な酸素運搬が損なわれるまで脚の圧力が上昇した場合に発生する．

下肢のDVT後の疾病率と死亡率の第一の原因である肺塞栓症は，通常，急性発症すると息切れ，低酸素血症および，最初にできたDVTがすでに壊れて右心を通って肺動脈系へと移動していることを示す病歴を伴って発生する．血栓の存在により，心臓から肺の一部への血流が阻害され，低酸素血症が引き起こされ，肺の基礎疾患がある場合心臓から肺の一部への血流が阻害された結果引き起こされた低酸素血症はさらに悪化することがある．

すべての凝固能亢進状態にはほぼ同じ臨床所見があるが，いくつかの興味深い違いもある．DVT（凝固能亢進状態の有無にかかわらず）は，外傷，妊娠，経口避妊薬の使用，または動かないことが多い病歴のある患者で発生する傾向にあるが，青年や若年成人ではほとんどみられない．遺伝的な凝固能亢進状態は，血栓塞栓症がみられる患者で疑われるが，これは通常これらの患者が若かったり血栓の再発があったりするからである．特定のリスクを伴わずに発生する事象は特に疑わしい．優性遺伝形式のため，家族のなかに血液凝固の問題がある人がいる場合には疑われるため，家族歴の確認の重要性が強調される．

明確な凝固異常であるにもかかわらず，ほとんどの血栓症は通常の部位に発生する（肺塞栓症の有無にかかわらず脚の深部静脈）．その他のまれな部位（頭蓋の矢状静脈洞や腹部の腸間膜静脈）は，基礎凝固疾患がない患者に比べて基礎凝固疾患を有する患者において確認される可能性が高い．しかしながら，動脈血栓症は非常にまれである．

興味深いことに，遺伝性の凝固能亢進状態のある患者のほんの少数だけが続発性に血栓症を発症する．これは特にヘテロ接合体に当てはまる．各疾患にはわずかな違いがあるが，これは凝固カスケードにおける因子の重複性によるものと考えられ，各状態の浸透度が各患者で異なるのは，まだ解明されていない因子のためである．通常，血栓症を発症するヘテロ接合体は，損傷を受けた状態，四肢の不動状態，手術時，または妊娠などの典型的な危険因子のある状況において見つかる．

ホモ接合体プロテインC欠損症またはホモ接合体プロテインS欠損症は，疾病を引き起こす可能性が最も高い．この2つの欠損症は，若年期には致死的（新生児の電撃性紫斑病）となる血栓症を引き起こすことが多いが，10歳代になるまで発症しない患者もいる．プロテインC欠損症のヘテロ接合体では生涯にわたり血栓症を発症する可能性は低いが，一般集団に比べると発症する可能性は4〜6倍となっている．プ

ロテインS欠損症のヘテロ接合体では，血栓症の相対リスクが1〜10倍になっている．

AT欠損症は，血栓症を発症する可能性の点でまた別の重要な異常である．AT欠損症患者は，生涯における血栓症の相対リスクが5〜10倍になっている．

APC抵抗性の場合には状況が複雑である．APC抵抗性のヘテロ接合体は，家族性血栓症患者すべてのうち3分の1以上を占めると考えられている．この変異のヘテロ接合体では血栓症の相対リスクが3〜5倍になっているが，凝固能亢進状態の別の危険因子がない限りヘテロ接合体により血栓症が引き起こされることはまれである．ヘテロ接合体では，プロテインCおよびプロテインSは第VIIIa因子を切断する能力を保持しており，第V因子の異常はAPCに対する絶対的な非感受性ではなく相対的非感受性である．TFPIによる第X因子の段階における凝固カスケードの負の制御も保持されている．

第V因子ライデンのホモ接合体であっても必ずしも血栓症を引き起こさない．妊娠を問題なく繰り返したホモ接合体の女性がいる家族について詳細に説明されている．これが多少驚くべきことであるのは，妊娠自体が凝固能亢進状態であり，プロテインS濃度の低下を引き起こし，これはプロテインCへの抵抗性を強化すると予測されるからである．それでもやはり，第V因子ライデンのホモ接合体では，一般集団と比べて血栓のリスクが少なくとも20〜50倍高くなっている．

プロトロンビン20210AG変異のある人は，ほぼすべてがヘテロ接合体であり，一般集団と比べて血栓リスクが約2〜3倍となる．

チェックポイント

27. Virchowの三徴のうち血管内凝固を招く要素を述べよ．
28. どのようなタンパクが減少すると血栓症を引き起こすのか．
29. 活性化プロテインC抵抗性の本質は何か．

ケーススタディ

Yeong Kwok, MD

（解答は25章744ページを参照のこと）

CASE 23

65歳の男性．過去に健康上の問題はなかったが，3ヵ月間にわたる疲労を訴えてクリニックを訪れた．問診では，上り坂の歩行時や踊り場が1つ以上ある階段を上る際に，広範囲にわたる脱力感と息切れを感じることが判明した．すべての症状は，時間とともにゆっくりと悪化している．その他の愁訴はなく，問診(ROS)ではその他の得られた情報はなかった．患者には重要な病歴，社会歴，または家族歴はない．身体検査では，顔色がやや青白くみえるが，バイタルサインは正常である．身体検査の結果は，グアヤク潜血反応陽性であった茶色の便（便中に血液が存在することが示唆される）が確認された直腸検査以外は特記すべきことはない．血液検査により貧血が判明した．

設　問

A. この患者で発生している可能性が最も高い貧血のタイプを述べよ．根底にあると考えられる原因を挙げよ．
B. この患者での貧血を引き起こした機構を述べよ．
C. 末梢血スメアで確認されると予測されることがらを述べよ．
D. 診断を確定するためにはほかにどのような検査を指示すればよいか述べよ．
E. この患者の疲労，脱力感，および息切れの病態生理学的機構を述べよ．この患者の顔色が青白くなっている理由を述べよ．

ケーススタディ　153

CASE 24

58歳の黒人女性．過去6ヵ月間にわたる進行性疲労と脱力感を訴えて救急科を訪れた．患者は数ブロックの歩行後に息切れする．問診(ROS)では，軽度の下痢が報告された．患者は下肢の断続的なしびれ感とピリピリ感および歩行時の平衡感覚障害を訴えた．その他の神経症状や心臓症状は否定し，黒い便や血の混じった便またはその他の失血の既往はない．身体検査では，110回/分の頻脈であったが，その他のバイタルサインは正常範囲内である．頭部および頸部の検査では，蒼白色の結膜および乳頭が失われて肥大した赤色の舌が確認された．心臓検査では，左側胸骨境界部でグレード2/6の収縮期雑音を伴う速い規則的調律が確認された．肺，腹部，および直腸の検査知見は正常である．神経学的検査では，下肢における軽度のタッチと振動に対する感度の低下が判明した．ヘマトクリットレベルが低下しているため，24時間待機の血液専門医に患者の診察を依頼する．

設問

A. この女性の貧血の原因として考えられるのはどのビタミン欠乏か，そのビタミン欠乏がどのように貧血を引き起こすか述べよ．

B. この症例の末梢血スメアの結果予測を述べよ．ほかにどのような血液検査を指示すべきか，そしてどのような結果が予測されるかを述べよ．このビタミン欠乏の原因は複数考えられるが，その原因を識別し得る検査を挙げよ．

C. 本症例は精密検査により悪性貧血と判明した．この疾患の発症機構を述べよ．また，自己免疫性であることを裏付けるエビデンスを述べよ．

D. この患者の頻脈，異常感覚，および固有受容性感覚(位置感覚)の障害という症状の病態生理学的機構を述べよ．

CASE 25

6歳の男児．小児救急科を訪れた．男児の母親は，男児が3日間にわたり全身倦怠感と38.5℃の熱があると述べた．その他の局在症状はない．注目すべき病歴として，複数の熱性疾患がある．母親は，「この子は毎月病気になっているようです」と述べている．身体検査では頸部リンパ節腫脹および口腔潰瘍が注目すべき点である．血液検査により好中球数が200/μLであることが判明した．患者は入院した．血液，尿，および脳脊髄液の培養は陰性であり，48時間後には好中球数は正常に戻った．その後，患者は退院した．

設問

A. 周期性好中球減少症で考えられる発症機構を述べよ．また，この見解を裏付けるエビデンスを挙げよ．

B. この症例において周期性好中球減少症の診断を裏付ける症状を挙げよ．また，予測される臨床経過を述べよ．

C. 周期性好中球減少症の診断が正しいと仮定し，どのような末梢血スメア像が予測されるか述べよ．この2回目の入院時における骨髄検査結果を予測せよ．また2週間後にはどうなるかの予測を述べよ．

CASE 26

36歳の男性．自殺未遂でビルの3階から飛び降りて下肢に多発骨折を負い搬送されてきた．この患者の骨折には外科的修復が必要であった．重大な病歴はない．現在服用中の薬は，痛みに対するモルヒネおよび深部静脈血栓症予防のための皮下投与ヘパリンである．血小板数が低下したため，血液専門医の診察が要請された．身体検査では，複数の挫傷がみられ，下肢は両方ともギブスが付けられていた．それ以外の検査は正常であった．ここ数日間の臨床検査では，血小板数が入院時の170,000/μLから5日後には30,000/μLまで低下したことが判明した．

設問

A. この患者の血小板減少の原因として最も可能性の高い原因を挙げよ．

B. ヘパリンが血小板減少の原因となることがあるが，その機構を述べよ．

C. この患者の血小板減少の臨床的帰結として考えられることを述べよ．

154   6. 血液疾患

CASE 27

23歳の女性. 息切れの急性発症を主訴として救急科を訪れた. この症状は右側の胸痛と関連しており, 胸痛は息を吸うと強まる. 発熱, 悪寒, 咳, およびその他の呼吸器症状は否定している. 下肢の腫脹は発生していない. 長期にわたり病気であったり, 寝たきりであったり, 長時間動かなかったりしたことはない. この患者の病歴で注目すべきは, 経口避妊薬服用中の約2年前に右下肢に発生した深部静脈血栓症である. 現在は健康であり, 服用中の薬はない. 注目すべき家族歴は, 父親が肺塞栓症で死亡したことである. 身体検査では, 患者に不安がみられ, 軽度の頻呼吸がある. 110回/分の頻脈で, 呼吸数は20回/分である. 発熱はなく, 血圧は安定している. 身体検査のその他の検査項目は正常である. 胸部X線所見は正常である. 換気血流スキャンにより, 肺塞栓症の可能性が高いことが判明した. この患者の深部静脈血栓症の既往を考えると, 凝固能亢進状態が疑われる.

設 問

A. 静脈血栓症の素因であるVirchowの三徴を述べよ. この三徴のうち, この患者に発生している可能性のあるものを挙げよ.

B. 凝固カスケードと特異的に関連した遺伝性の凝固能亢進状態の原因をいくつか挙げよ. これらの原因はどのようにして凝固能亢進を引き起こすのか述べよ.

C. この患者の遺伝性の凝固能亢進状態の有無をどのように診断するか述べよ.

参 考 文 献

血液型全般

Baker DC et al. Review of continuing education course on hemostasis. Toxicol Pathol. 2011 Jan;39(1):281–8. [PMID: 21131603]

Beutler E et al. *Williams Hematology*, 8th ed. McGraw-Hill, 2010.

Colman RW et al. *Hemostasis and Thrombosis: Basic Principles and Clinical Practice*, 5th ed. Lippincott Williams & Wilkins, 2007.

Gale AJ. Continuing education course #2: current understanding of hemostasis. Toxicol Pathol. 2011 Jan;39(1):273–80. [PMID: 21119054]

Geddis A. Megakaryopoiesis. Semin Hematol. 2010 Jul;47(3):212–9. [PMID: 20620431]

Kaushansky K. Historical review of megakaryopoiesis and thrombopoiesis. Blood. 2008 Feb 1;111(3):981–6. [PMID: 18223171]

Ott I. Inhibitors of the initiation of coagulation. Br J Clin Pharmacol. 2011 Oct;72(4):547–52. [PMID: 21392058]

Romney G et al. An updated concept of coagulation with clinical implications. J Am Dent Assoc. 2009 May;140(5):567–74. [PMID: 19411526]

鉄欠乏性貧血

Goodnough LT. Iron deficiency syndromes and iron-restricted erythropoiesis. Transfusion. 2012 Jul;52(7):1584–92. [PMID: 22211566]

Koulaouzidis A et al. Soluble transferrin receptors and iron deficiency, a step beyond ferritin. A systematic review. J Gastrointestin Liver Dis. 2009 Sep;18(3):345–52. [PMID: 19795030]

Liu K et al. Iron deficiency anaemia: a review of diagnosis, investigation and management. Eur J Gastroenterol Hepatol. 2012 Feb;24(2):109–16. [PMID: 22157204]

Muñoz M et al. Disorders of iron metabolism. Part II: iron deficiency and iron overload. J Clin Pathol. 2011 Apr;64(4):287–96. [PMID: 21177268]

悪性貧血

Dali-Youcef N et al. An update on cobalamin deficiency in adults. QJM. 2009 Jan;102(1):17–28. [PMID: 18990719]

Froese DS et al. Genetic disorders of vitamin B12 metabolism: eight complementation groups—eight genes. Expert Rev Mol Med. 2010 Nov 29;12:e37. [PMID: 21114891]

Stabler SP. Clinical Practice. Vitamin B12 deficiency. N Engl J Med. 2013 Jan 10;368(2):149–60. [PMID: 23301732]

周期性好中球減少症

Dale DC et al. Cyclic and chronic neutropenia. Cancer Treat Res. 2011;157:97–108. [PMID: 21052952]

Dingli D et al. Progenitor cell self-renewal and cyclic neutropenia. Cell Prolif. 2009 June;42(3):330–8. [PMID:

19397594]

Newburger PE et al. Cyclic neutropenia and severe congenital neutropenia in patients with a shared *ELANE* mutation and paternal haplotype: evidence for phenotype determination by modifying genes. Pediatr Blood Cancer. 2010 Aug;55(2):314–7. [PMID: 20582973]

Salipante SJ et al. Contributions to neutropenia from PFAAP5 (N4BP2L2), a novel protein mediating transcriptional repressor cooperation between Gfi1 and neutrophil elastase. Mol Cell Biol. 2009 Aug;29(16):4394–405. [PMID: 19506020]

薬剤誘発性血小板症

Aster RH. Drug-induced immune thrombocytopenia: pathogenesis, diagnosis, and management. J Thromb Haemost. 2009 Jun;7(6):911–8. [PMID: 19344362]

George JN et al. Drug-induced thrombocytopenia: pathogenesis, evaluation, and management. Hematology Am Soc Hematol Educ Program. 2009:153–8. [PMID: 20008194]

Linkins LA et al. Treatment and prevention of heparin-induced thrombocytopenia: Antithrombotic Therapy and Prevention of Thrombosis, 9th ed: American College of Chest Physicians Evidence-Based Clinical Practice Guidelines. Chest. 2012 Feb;141(2 Suppl):e495S–530S. [PMID: 22315270]

McFarland J et al. Improving the specificity of the PF4 ELISA in diagnosing heparin-induced thrombocytopenia. Am J Hematol. 2012 Aug;87(8):776–81. [PMID: 22641378]

Sakr Y. Heparin-induced thrombocytopenia in the ICU: an overview. Crit Care. 2011;15(2):211. [PMID: 21457505]

Warkentin TE. How I diagnose and manage HIT. Hematology Am Soc Hematol Educ Program. 2011;2011:143–9. [PMID: 22160026]

Warkentin TE et al; Scientific and Standardization Committee of the International Society on Thrombosis and Haemostasis. Laboratory testing for heparin-induced thrombocytopenia: a conceptual framework and implications for diagnosis. J Thromb Haemost. 2011 Dec;9(12):2498–500. [PMID: 22947414]

凝固能亢進状態

Baglin T. Unraveling the thrombophilia paradox: from hypercoagulability to the prothrombotic state. J Thromb Haemost. 2010 Feb;8(2):228–33. [PMID: 19943876]

Middeldorp S. Is thrombophilia testing useful? Hematology Am Soc Hematol Educ Program. 2011;2011:150–5. [PMID: 22160027]

Reitsma PH et al. Mechanistic view of risk factors for venous thromboembolism. Arterioscler Thromb Vasc Biol. 2012 Mar;32(3):563–8. [PMID: 22345594]

Shaheen K et al. Factor V Leiden: how great is the risk of venous thromboembolism? Cleve Clin J Med. 2012 Apr;79(4):265–72. [PMID: 22473726]

Smalberg JH. Hypercoagulability and hypofibrinolysis and risk of deep vein thrombosis and splanchnic vein thrombosis: similarities and differences. Arterioscler Thromb Vasc Biol. 2011 Mar;31(3):485–93. [PMID: 21325670]

CHAPTER 7

神経系の障害

Catherine Lomen-Hoerth, MD, PhD

　神経系の主な役割は情報を検知・解析・伝達することである．情報は感覚系により集められ脳で統合されて，運動・内臓・内分泌機能を調節する運動・自律神経経路に伝達されるシグナルを産生するために使われる．これらの活動は，運動・感覚系からなるシグナル伝達ネットワークを形成するために相互に連結されたニューロンによって調節される．神経系にはニューロンだけでなく，免疫やニューロンの機能をサポート・調節するグリア細胞も含まれる．神経疾患の病態生理を理解するにはニューロンとグリア細胞の生物学および神経ネットワークに関する知識が必要である．本章の前半は神経系の組織学，細胞生理学，解剖学の基礎

的な側面について概説する．

　神経疾患の原因を理解するにはその分子・生化学的メカニズムに対する知識が必要である．分子生物学・遺伝学分野における各種の発見によりいくつかの疾患の病態について重要な知見が得られた．病態の分子メカニズムがある程度判明している神経疾患については本章の後半で運動ニューロン疾患，Parkinson病，重症筋無力症，てんかん，Alzheimer病，そして脳卒中として解説する．これらの疾患に対する理解が劇的に進んだことにより新たな治療ターゲットの発見が可能となり，これら重篤な疾患に対するよりよい治療への展望が開かれた．

神経系の正常な構造と機能

組織学と細胞生物学

ニューロン

　ニューロンの主な機能は情報を受け取り，統合し，他の細胞へ伝達することである．神経細胞は次の3つの部位からなる．**樹状突起 dendrite** は周囲の環境や他のニューロンからの情報を受け取る長い突起である．**細胞体 cell body** は核を含む．そして**軸索 axon** は総延長が1mにも及び，インパルスを筋肉や腺，および他のニューロンへ伝達する（図7-1）．大部分のニューロンは多極性で，1つの軸索といくつかの樹状突起からなる．双極ニューロンは1つの樹状突起と1つの軸索を有し，蝸牛神経や前庭神経節，網膜，そして嗅粘膜に存在する．脊髄感覚神経節は偽単極ニュー

ロンを有し，その細胞体から単一突起が出て2つに枝分かれし，一方の枝は脊髄まで延長し，もう一方の枝は末梢へ延長している．軸索と樹状突起は通常，末端まで広範に枝分かれする．樹状突起の分枝は非常に複雑なため，単一のニューロンは数千の入力を受ける．軸索の分枝により複数のターゲット細胞が単一ニューロンからの情報を同時に受け取ることができる．軸索の分枝は隣接する細胞の**シナプス synapse** で終枝する．シナプスは軸索から筋，腺，または他のニューロンへ情報伝達するために特化した構造体である．ニューロン間のシナプスはほとんどの場合，軸索と樹状突起の間にあるが，軸索と細胞体の間，軸索間，または樹状突起間に存在することもある．

　シグナルは軸索に沿って電気的に伝播する．他の細胞と同様，ニューロンは能動的に細胞から K^+ と交換に Na^+ を排出する Na^+-K^+ ATPase の活動により細

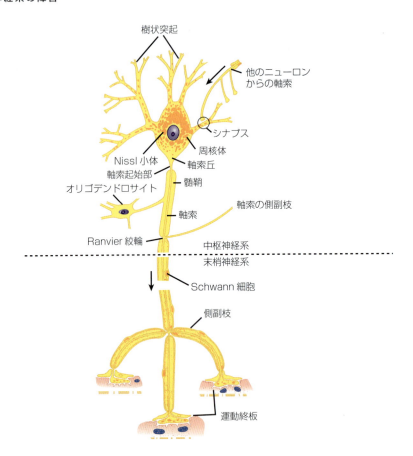

図 7-1 Nissl 染色による運動ニューロンの模式図．髄鞘は中枢神経系ではオリゴデンドロサイト，末梢神経系では Schwann 細胞により産生される．3 つの運動終板が骨格横紋筋に神経インパルスを伝達していることに注意．(Mescher AL. *Junqueira's Basic Histology*, 12th ed. McGraw-Hill, 2009 より許可を得て転載.)

胞のサイズと浸透圧濃度を維持する．この結果，細胞膜を介して Na^+ と K^+ の濃度勾配が生じる．Na^+ は細胞膜をほとんど通過できないが，K^+ は K^+ 漏洩チャネルから細胞外へ通過することができる．これにより細胞膜を介して電荷量に差が生じると，細胞からの K^+ 輸送が抑えられる．イオンの流れは，対立する電気力が拡散力と対等になる**平衡電位 equilibrium potential**(E_k)に達するまで続く．平衡電位は以下に示す Nernst の式 Nernst equation により算出される．

$$E_k = 2.3 \frac{RT}{F} \log \frac{[K^+]_o}{[K^+]_i}$$

R＝気体定数($2 \text{ kcal mol}^{-1}\text{°K}^{-1}$)
T＝絶対温度(°K)
F＝ファラデー定数($2.3 \times 10^4 \text{ kcal V}^{-1} \text{mol}^{-1}$)
$[K^+]_o$＝細胞外 K^+ 濃度
$[K^+]_i$＝細胞内 K^+ 濃度

大半のニューロンの静止膜電位(E_m)は 50～100 mV であり，膜電位は主に K^+ の漏出によって決まるため，平衡電位(E_k)に近い．

膜電位は他のイオンに対する膜透過性が増加すると変化し，それにより静止膜電位が平衡電位へ近づく．ニューロンは電気信号を産生するための膜電位の迅速な変化を活用するために高度に特化している．これは電気的または生化学的刺激に反応して Na^+ や K^+，Ca^{2+}，Cl^- を通過させる**リガンド依存性イオンチャネル ligand-gated ion channel** と**電位依存性イオンチャネル voltage-gated ion channel** によって行われる．これらのチャネルは脂質膜に埋め込まれ，細胞内へ水性穴を形成しているタンパク複合体から成り立っている．一般的にチャネルは特定のイオンに選択的である．電位依存性チャネル内の多くの荷電したアミノ酸は電位変化を検知するとチャネル内で構造変化し，イオン透過性を変化させる．グルタミン酸や γ-アミノ酪酸(GABA)，グリシン，アセチルコリンなどの**神経伝達物質 neurotransmitter** の結合部位はリガンド依存性イオンチャネル上にあり，そこに神経伝達物質が

結合すると構造変化が起こり，チャネルが開く．

ニューロン内の電気信号は，ニューロンの一部分の膜電位変化が他の部位へ伝わることにより伝播される．電位変化の受動的伝播はシグナルが増強されない限り，発信源から距離が離れるとともに減弱する．電位変化の受動的伝播は短距離ではよく機能し，樹上突起でのシグナル伝達の主な機序となる．しかし，軸索から神経終末へといった長距離の連絡には増幅が必要となる．これは**活動電位 action potential** として知られる自己増幅性の興奮性活動波の産生によって行われる．

活動電位は主に Na^+ と K^+ に対する膜透過性の電位依存性の変化により発生する(図 7-2)．脱分極刺激により膜電位が約 $-45\ mV$ まで上昇すると，電位依存性 Na^+ チャネルが開いて Na^+ が流入し，E_{Na}($\pm 50\ mV$)までさらに脱分極が起こる．膜の周辺領域は Na^+ チャネルが活性化する閾値まで脱分極し，脱分極波が発生源から伝播していく．膜電位は一連のイベントの組み合わせにより速やかに静止電位に戻る．まず，Na^+ チャネルが速やかに閉じ，数ミリ秒の間に膜電位が陰性に戻らない限り不活性状態になる．膜電位がピークに達すると，電位依存性 K^+ チャネルが開いて細胞からの K^+ 排出を加速させ，膜電位が E_k に戻る．K^+ チャネルも不活化されるが Na^+ チャネルよりは遅いため，細胞は一過性に過分極になる．細胞膜のイオン交換体とイオンポンプがイオンの流れを中和し，その結果静止状態に戻る．

ニューロンはシナプスにおいて化学的シグナルを他の細胞に伝達する(図 7-3)．シナプス前後の細胞は互いに電気的に絶縁されており，狭小なシナプス間隙で分けられている．シナプス前ニューロンの終末から神経伝達物質が放出されることによってシグナルはシナプス間隙を越えて伝達される．大部分の神経伝達物質は膜に結合したシナプス小胞に貯蔵され，Ca^{2+} 依存性開口分泌によってシナプス間隙に放出される．神経終末が脱分極すると電位依存性 Ca^{2+} チャネルが開き，Ca^{2+} 流入と神経伝達物質の放出が促進される．神経伝達物質はシナプス間隙内に拡散し，シナプス後膜に密に分布しているリガンド依存性イオンチャネルの受容体に結合する．これにより局所的な透過性が変

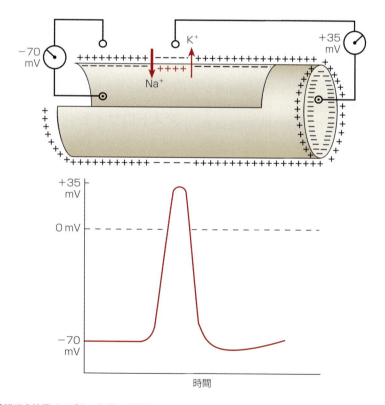

図 7-2 無髄神経線維での神経インパルス伝導．安静時は軸索内と軸索外には 70 mV の電位差がある(静止膜電位)．インパルスが伝導する間，Na^+(太矢印)が軸索内に K^+(細い矢印)とは逆方向により多く流入する．その結果，膜の極性が変化し(膜の内側面が相対的に陽性になる)，静止膜電位が活動電位へと変化する(ここでは +35 mV)．(Junqueira LC et al. eds. *Basic Histology*, 10th ed. McGraw-Hill, 2003 より許可を得て転載．)

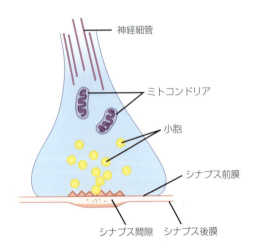

図7-3 シナプス終末の模式図. 小胞はシナプス前膜を通過し, シナプス間隙に伝達物質を放出する. (Waxman SG. Clinical Neuroanatomy, 25th ed. McGraw-Hill, 2003 より許可を得て転載.)

化し, シナプス後細胞の膜電位が変化する. 脱分極の場合, 近傍に十分な電位依存性 Na^+ チャネルがあり, 膜電位が活性化される閾値まで上昇した場合に活動電位が発生する. 受容体依存性イオンチャネルは興奮性または抑制性反応を生じさせる特定の神経伝達物質やイオンに対して特に選択性が高い. 一般的にグルタミン酸などの**興奮性神経伝達物質 excitatory neurotransmitter** は陽イオンチャネルを開くことによって Na^+ と Ca^{2+} を流入させ, 脱分極性の**興奮性シナプス後電位 excitatory postsynaptic potential** を発生させる. GABAやグリシンなどの**抑制性神経伝達物質 inhibitory neurotransmitter** は Cl^- チャネルを開き, **抑制性シナプス後電位 inhibitory postsynaptic potential** を発生させ, シナプス後膜の電位を $E_{cl}(=-70\,mV)$ 近傍に維持する. シグナルの停止はシナプス間隙の神経伝達物質が除去されることによりなされる. アセチルコリンはアセチルコリンエステラーゼによりシナプス後膜で加水分解される. グルタミン酸などの他の神経伝達物質は神経終末やグリア細胞の特定の膜輸送体により除去される.

すべての神経伝達物質の受容体がイオンチャネルとは限らない. 多くの受容体は, **細胞内セカンドメッセンジャー intracellular second messenger** を調節してイオンチャネルや他の多くの細胞タンパクを制御する細胞酵素と共役する. セカンドメッセンジャーがイオンチャネルを制御する主な機序として, チャネルのサブユニットの**リン酸化反応 phosphorylation** の促進がある. 例えば, 神経伝達物質であるノルアドレナリン (ノルエピネフリン) が β アドレナリン受容体に結合することにより, アデニル酸シクラーゼ adenylyl cyclase が活性化され, サイクリックアデノシン一リン酸 (**cAMP**) が産生される. cAMPは, 次いでcAMP依存性プロテインキナーゼを活性化し, それが電位依存性 Ca^{2+} チャネルをリン酸化する. 多くの場合, このリン酸化はいったん活性化したチャネル開口状態にとどまる時間を延長し, 結果, チャネルを介する Ca^{2+} 流入が増加する. α_1 アドレナリン作動性, ムスカリン-コリン作動性, 代謝調節型グルタミン酸受容体などの他の神経伝達物質受容体はホスホリパーゼC phospholipase C と共役して, 膜脂質であるホスファチジルイノシトール-4,5-二リン酸を加水分解させる. 神経伝達物質が受容体に結合すると, ホスホリパーゼCが活性化し, 2つのセカンドメッセンジャー (**1,2-ジアシルグリセロール 1,2-diacylglycerol** と**イノシトール-1,4,5-三リン酸 inositol-1,4,5-trisphosphate**) を産生する. ジアシルグリセロールはプロテインキナーゼCファミリーのさまざまな酵素を活性化させ, それらのいくつかはイオンチャネルをリン酸化し, その機能を亢進または抑制する. イノシトール-1,4,5-三リン酸は, それ自体がカルシウムイオノフォアである細胞内受容体に結合し, 細胞内の貯蔵部位からカルシウムを細胞質へ放出させる. このカルシウムシグナルは, リン酸化状態やさまざまなイオンチャネルと他の細胞タンパクの機能を変化させるホスファターゼやキナーゼなどのカルシウム依存性酵素を活性化させる.

アストロサイト

アストロサイト (星状膠細胞) は代謝・免疫・構造・栄養のサポートといったニューロンが正常に機能するために必要なさまざまな役割を担っている. アストロサイトには細胞体から放射状に延びる多数の突起があり, それらは血管を取り囲み, 脳や脊髄の表面を覆う (図7-4). アストロサイトは電位依存性イオンチャネルとリガンド依存性イオンチャネルを発現し, 間質内の K^+ と Ca^{2+} 濃度を調節する. 多くのシナプスがアストロサイト突起により取り囲まれており, アストロサイトは陽イオンの細胞外濃度を調整することにより神経伝達を制御している. アストロサイトはラミニンなどの細胞外マトリックス分子の産生や神経増殖因子, 線維芽細胞増殖因子, 脳由来神経栄養因子などの増殖因子を放出することによりニューロンを構造的・栄養的にサポートする. 中枢神経が障害されると, アストロサイト突起の終足から血管にサイトカインや化学遊走物質が放出される. アストロサイトは脳損傷に反応してサイズが拡大し数が多くなり, この過程は反

神経系の正常な構造と機能　161

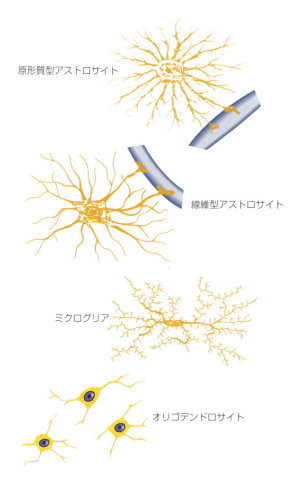

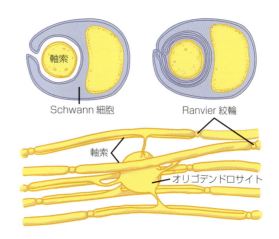

図 7-5　軸索の髄鞘形成．上左：無髄軸索．上右：有髄軸索．Schwann 細胞の膜自体で軸索周囲を包み込んでいることに注意．下：オリゴデンドロサイトによる中枢神経系軸索の髄鞘形成．（Ganong WF. *Review of Medical Physiology*, 22nd ed. McGraw-Hill, 2005 より許可を得て転載．）

オリゴデンドロサイトと Schwann 細胞

　中枢神経のオリゴデンドロサイト（希突起膠細胞）と末梢神経の Schwann 細胞の細胞膜は軸索の周りを包み込んでいる．これらのグリア細胞膜は多くの軸索周囲を層状に包み，髄鞘を形成する（図 7-5）．隣接する髄鞘間の隙間には **Ranvier 絞輪 node of Ranvier** があり，そこで軸索が間質に露出し，その軸索膜に電位依存性 Na^+ チャネルが密集している．Ranvier 絞輪間の軸索は髄鞘により細胞外腔から絶縁され，1 つの Ranvier 絞輪から次の Ranvier 絞輪への脱分極が効率的に伝播される．これにより活動電位が Ranvier 絞輪間を跳躍することにより迅速に伝播され，この過程を **跳躍伝導 saltatory conduction** と呼ぶ．

ミクログリア

　末梢血のリンパ球や単球は血液循環から中枢神経に入り巡回するが，中枢神経に存在するミクログリア（小膠細胞）は，主たる免疫エフェクター細胞として働く．ミクログリアはマクロファージ-単球系の骨髄前駆細胞に由来し，周産期に中枢神経に侵入する．ミクログリアは脳障害や感染，神経変性により活性化される．ミクログリアの活性化は，増殖や障害組織への移動，CD45（白血球共通抗原）や MHC クラス I，クラス II，免疫グロブリン Fc 受容体などの表面受容体の新規発現，さまざまなサイトカインや活性酸素中間体，タンパク分解酵素の放出によって特徴付けられる．この反応は死滅組織や侵入有機物を除去する一方，特に一部の中枢神経系の炎症性疾患や変性疾患においては

図 7-4　ニューロングリア細胞の金属染色スライドの模式図．アストロサイトだけが毛細血管を覆う終足を伸ばしていることに注意．（Mescher AL. *Junqueira's Basic Histology*, 12th ed. McGraw-Hill, 2009 より許可を得て転載．）

　応性星状細胞増多症 reactive astrocytosis と呼ばれる．この表現型の変化によりグリア線維性産生タンパクを発現する細胞数が増加し，炎症反応や中枢神経への血液原性細胞の侵入を制御するサイトカインが合成・放出される．アストロサイトは脳において最も多い興奮性神経伝達物質であるグルタミン酸に対するニューロンの反応を緩和する際にも重要な役割を果たす．細胞培養において，ニューロンはアストロサイトがなければ高濃度のグルタミン酸によって死滅する．アストロサイトの細胞膜にあるグルタミン酸輸送体はシナプスからグルタミン酸を除去する．アストロサイトはまたグルタミン酸合成酵素を有し，これによってグルタミン酸をグルタミンに変換し，中枢神経におけるグルタミン酸とアンモニアの毒性を緩和する．

中枢神経障害を引き起こす．

> **チェックポイント**
> 1. ニューロン，アストロサイト，ミクログリアの主な機能は何か．
> 2. 軸索伝導においてミエリンが果たす役割は何か．
> 3. 静止電位と活動電位の発生は何によってもたらされるか．
> 4. 神経系における主要な神経伝達物質は何か．またそれらの神経伝達物質が受容体に結合するとどういう効果がもたらされるか．

機能的神経解剖

神経解剖学を理解するためには，その機能系ごとの構造として学習すると理解しやすい．

運動系

脊髄前角，脳幹の運動諸核（顔面神経核，三叉神経運動覚，疑核，舌下神経核）にある大型の**α運動ニューロン alpha motor neuron** の軸索は脊髄神経や脳神経の軸索となって，それぞれの骨格筋を支配している．これらが運動系すべての出力を担っているため，**下位運動ニューロン lower motor neuron** が損傷されるとすべての自発的な働きおよび反射の動きがなくなってしまう．下位運動ニューロンには中心前回や隣接する皮質領域の神経細胞（**上位運動ニューロン upper motor neuron**）から軸索が到達してシナプスを形成している．上位運動ニューロンからの軸索は**皮質脊髄路 corticospinal tract** と**皮質延髄 corticobulbar tract** を構成している．大脳皮質運動野と脊髄は，尾状核，被殻，淡蒼球，赤核，視床下核，黒質，網様体核などの大脳深部および脳幹の諸核と小脳の神経細胞に接続している．これらの神経細胞は皮質の運動神経細胞（**錐体細胞 pyramidal cell**）とは区別して**錐体外路性 extrapyramidal** 神経細胞と呼ばれている．大脳皮質の多くの部分は一次運動皮質に線維束で連絡しており，このつながりは，複雑なパターンの運動をするときや感覚刺激に反応して動きを調節するときなどに重要である．

1. 下位運動ニューロンと骨格筋

解剖

α運動ニューロンの軸索はそれぞれ約200本の筋線維と連絡しており，全体として**運動単位 motor unit** を形成している（図7-6）．運動ニューロンの軸索は脊髄神経の腹側根となり，神経叢の一部を形成し末梢神経となっていく．それぞれの筋肉は，脊髄の特定の領域から延びる少なくとも2つの神経根を経て支配されている．筋線維は，ほとんどの筋肉が1つの末梢神経によって支配されるように，神経叢で再配置される．そのため筋力低下の分布は，脊髄神経根病変や末梢神経病変で異なることになる．

生理

下位運動ニューロンは，すべて随意運動の最終共通経路である．したがって，運動ニューロンまたはその軸索が損傷を受けると，その支配された筋肉の弛緩性

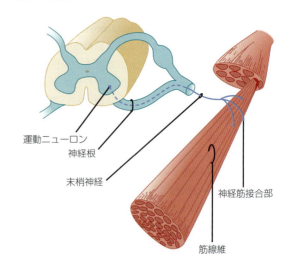

図7-6 運動単位の解剖学的構成要素．(Greenberg DA et al, eds. *Clinical Neurology*, 8th ed. McGraw-Hill, 2012より許可を得て転載．)

の脱力が起こる．また，筋肉の緊張度（トーヌス）や受動運動に対する抵抗が減少し，深部腱反射が低下・消失する．腱反射や筋トーヌスはα運動ニューロンの活動性に依存しており，特に筋紡錘と呼ばれる特殊な感覚受容体や，筋紡錘を支配している小径のγ運動ニューロンが大きく影響している（図7-7）．いくつかのγ運動ニューロン gamma motor neuron は安静時であっても活動しており，筋紡錘をぴんと張った状態にして，伸長される動きに対して感度をよくしている．腱を軽くたたいて筋紡錘を伸長させると，α運動ニューロンに活動電位が伝達される．引き続いてα運動ニューロンが発火して，短い筋の収縮が起こる（**筋伸張反射** myotactic stretch reflex）．同時に，拮抗筋のα運動ニューロンは抑制される．α運動ニューロンとγ運動ニューロンの両者は下行性線維による影響を受けており，筋緊張と伸張反射の程度は下行性線維の活動状態で決定される．

神経終末と骨格筋の接点は，それぞれ**神経筋接合部** neuromuscular junction という特別なシナプスを形成している．これはシナプス前運動神経終末とシナプス後運動終板からなる（図7-8）．シナプス前終末には

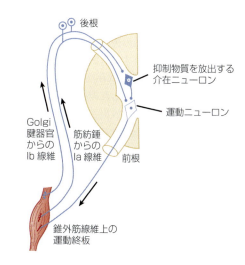

図7-7 伸張反射と逆伸張反射の責任経路を示した略図．筋肉を伸長させると筋紡錘が刺激され，Ia線維を上行した活動電位は運動ニューロンを興奮させる．これはGolgi腱器官も刺激し，Ib線維を上行した活動電位は抑制性伝達物質のグリシンを放出する介在ニューロンを活性化する．強く伸長させると運動ニューロンは過分極して放電しなくなる．（Barnett KE et al, eds. *Ganong's Review of Medical Physiology*, 24th ed. McGraw-Hill, 2012より許可を得て転載．）

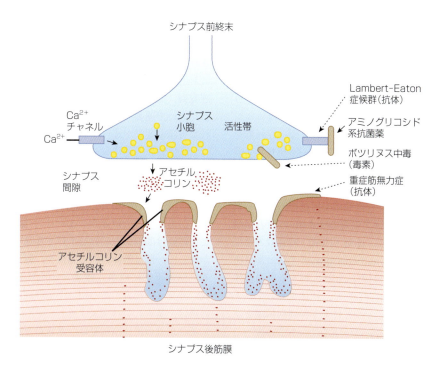

図7-8 神経筋伝達障害における障害部位．**左**：通常の神経筋伝達では脱分極によって電位依存性Ca^{2+}チャネルを介しカルシウム（Ca^{2+}）が流入し，活性帯からシナプス間隙に，シナプス小胞内にあるアセチルコリンが放出される．アセチルコリンはアセチルコリン受容体に結合しシナプス後膜である筋膜を脱分極させる．**右**：神経筋接合部が侵される疾患．Ca^{2+}チャネルの阻害で起こるもの（Lambert-Eaton症候群，アミノグリコシド系抗菌薬），Ca^{2+}依存性アセチルコリン放出の障害で起こるもの（ボツリヌス毒素），抗体によってアセチルコリン受容体が破壊されたり内在化したりするもの（重症筋無力症）．（Greenberg DA et al, eds. *Clinical Neurology*, 8th ed. McGraw-Hill, 2012より許可を得て転載．）

神経伝達物質のアセチルコリンを含んだシナプス小胞が貯蔵されている．小胞内の神経伝達物質の量は，神経伝達物質の1量子を構成する．活動電位が運動神経終末を脱分極させると，電位依存性 Ca^{2+} チャネルが開き，カルシウム刺激に依存した神経終末からの神経伝達物質の放出が行われる．放出されたアセチルコリンはシナプス間隙を移動しシナプス後膜（神経終板）にあるニコチン性アセチルコリン受容体に結合する．この受容体は，リガンド依存性イオンチャネルで神経終板内に細胞外ナトリウムを流入させる．神経終板は脱分極し，最終的には筋線維を脱分極させる．活性化後，コリン作動性受容体は急速に不活化し，ナトリウム流入は減少する．コリン作動性受容体はアセチルコリンが受容体から解離するまで不活化状態が続く．アセチルコリンは，シナプス後膜にあるアセチルコリンエステラーゼという酵素によって加水分解が促進される．

神経筋伝達が障害される可能性は複数ある（図7-8）．Lambert-Eaton 筋無力症症候群 Lambert-Eaton myasthenic syndrome では，カルシウムチャネルに対する抗体が神経終末へのカルシウムの流入を阻害し，神経伝達物質の放出が減少する．これらの場合，繰り返す神経への刺激で，神経終末内のカルシウム蓄積が促進しアセチルコリンが増加する．臨床的には手足の筋力が弱いものの，収縮を維持させると力が増大する現象がみられる．電気生理学的には，反復刺激検査で筋活動電位の振幅の増大がみられる．**アミノグリコシド系抗菌薬 aminoglycoside antibiotics** はカルシウムチャネルの機能を障害して，似たような症候群を引き起こすことが知られている．また，ボツリヌス菌が産生するタンパク分解毒素はあるシナプスタンパクを分断して伝達物質の放出を阻害することで，神経筋接合部だけでなくコリン作動性副交感神経の障害を来す．その結果，**ボツリヌス中毒 botulism** の患者は筋力低下，視力障害，複視，眼瞼下垂症，瞳孔散大を呈する．**重症筋無力症 myasthenia gravis** では，ニコチン性アセチルコリン受容体（AChR）に対する自己抗体が，受容体機能を直接阻害したり，補体を介してシナプス後膜障害を促進させることにより神経筋伝達をブロックする．重症筋無力症については，本章の後半で詳しく説明する．

運動神経は，支配筋に栄養的な影響も及ぼしている．脱神経されると筋は萎縮し，2～3ヵ月でもとの半分以上の大きさを失うことになる．神経終板にコリン作動性受容体を集積させるためにも神経線維が必要で，脱神経されると集積ができなくなるため神経終板

は筋膜上に分散して分布することになる．除神経された運動単位内の一部の筋線維は自発的に放電して目に見えるように収縮するようになる（**線維束性収縮 fasciculation**）[*1]．個々の筋線維も脱神経によって自発的に収縮するようになるが（**細動 fibrillation**），これは観察者からは見えず，筋電図検査によってはじめて検出することができる．細動は通常下位運動ニューロンまたはその軸索の損傷後の7～21日後に出現する．

チェックポイント

5. 下位運動ニューロンはどこからはじまってどこに軸索を送るのか．
6. 神経筋接合部の機能を障害する4つのメカニズムについて説明せよ．

2. 上位運動ニューロン

解 剖

運動皮質とは，電気刺激により運動が誘発される領域をさし，一次運動野［Brodmann の領野（後出）4野］と運動前野（6野），補足運動野（6野内側），さらに一次感覚野（3，1，2野）も含まれる（図7-9）．運動皮質では，一群のニューロンが円柱状に配列しており，個々の筋肉の収縮が，それぞれのニューロン群に制御されている．随意的な運動や，感覚，視覚，聴覚刺激に対応した運動では，まず，それぞれ運動前野，体性感覚野，視覚野，聴覚野の皮質から先行電位が発生し，次いで運動皮質の錐体細胞が発火し，数ミリ秒遅れて実際の運動が遂行される．

大脳皮質の運動ニューロンの軸索は，扇状に収束して放線冠を形づくり，内包後脚，大脳脚，橋腹側，延髄と下行する．この経路は**皮質脊髄路 corticospinal tract** と**皮質核路 corticobulbar tract** からなり，どちらも，いわゆる上位運動ニューロン（図7-10）である．この経路は間脳から脳幹を下行する途中で徐々に枝分かれし，一部は錐体外路の諸核や，脳神経運動核に至る．脳幹下部に向かう運動ニューロン線維には，交叉，非交叉の両方があるが，下部顔面筋群を支配する線維は，基本的には交叉する．

それ以外の錐体路線維は，さらに下行して延髄腹側で交叉し，**錐体路 pyramidal tract** の名前の由来となっているピラミッド状の形状をなす．延髄下端にお

[*1] 訳注：かつてはこのように考えられていたが，現在は線維束性収縮は筋の自発放電ではなく，その多くは変性した運動神経軸索の末端部位近くの自発放電によるものと考えられている．

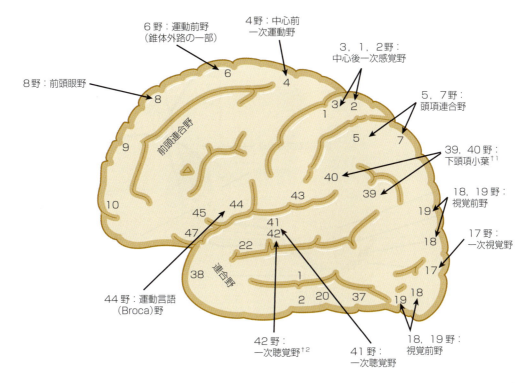

図 7-9 大脳の側面図．Brodmann による皮質野と局所機能を示す．（訳注：†1：39 野は角回，40 野は縁上回である．†2：原書では Associative auditory cortex とあったが，42 野も本来一次聴覚野の一部であるため，ここでは一次聴覚野とした．）（Waxman SG. Clinical Neuroanatomy, 26th ed. McGraw-Hill, 2010 より許可を得て転載.）

いて，ほとんどの線維は交叉するが，交叉・非交叉の割合には，多少個人差がある．大部分の線維はさらに脊髄へ下行し，外側皮質脊髄路となる．

顔，上肢，下肢の筋群は，反対側の大脳皮質のそれぞれ異なったニューロン群が支配している．中心溝の大脳半球頭頂部内側面のニューロン群が下肢筋群を，腹側端近傍のニューロン群が顔面筋群を支配する（図 7-10）．ヒトでは顔，舌，手は複雑な運動を行うことから，運動皮質の広い領域が割り当てられている．この体性部位局在は，頸髄側索の皮質脊髄路でも明瞭であり，下肢の運動ニューロンは外側に，上肢の運動ニューロンは内側に位置している．

生理

上位運動ニューロンは，すべての随意運動の企画，開始，継続，調整を行う大脳皮質と基底核などの皮質下組織との連携の最終経路である．上位運動ニューロンの働きは，動物やヒトにおける脳の局所的な病変の研究から明らかになってきた．上位運動ニューロンは，皮質，皮質下白質，内包，脳幹，脊髄と，通過するいずれの部位においても障害され得る．両側の上位運動ニューロンから入力を受けている外眼筋，顎，顔

面上部，咽頭，喉頭，頸部，胸部，腹部などは，一側の上位運動ニューロンだけの障害であれば影響を免れる．下位運動ニューロン障害に起因する場合は麻痺が長時間かけて進行することもあるが，上位運動ニューロン病変は急性の疾患が多い．急性，特に脊髄の急性病変では，弛緩性の麻痺がみられ，障害レベル以下のすべての脊髄反射が消失する．この脊髄障害による弛緩性麻痺状態を，**脊髄ショック** spinal shock と呼ぶ．その後数日から数週間の経過で，筋トーヌスと伸張反射が亢進し，**痙縮** spasticity と呼ばれる状態に移行する．同様の経過は，程度は軽いものの，急性の脳病変でもみられる．

上位運動ニューロン障害では，特徴的なパターンの筋力低下や筋トーヌスの変化がみられる．四肢の抗重力筋は，相対的に他の筋より強くなり，上肢は屈曲，回内し，下肢は伸展する．逆に，この肢位から反対の方向に動かす筋肉（上肢伸筋と下肢屈筋）は選択的に弱められる．抗重力筋（上肢屈筋と下肢伸筋）のトーヌスは亢進し，これらの筋肉が急激に伸展されると，瞬時に反応して抵抗し，その後受動的伸展状態が続くと弛緩する．この一連の反応が「折りたたみナイフ」現象 "clasp knife" phenomenon である．また，特に脊髄

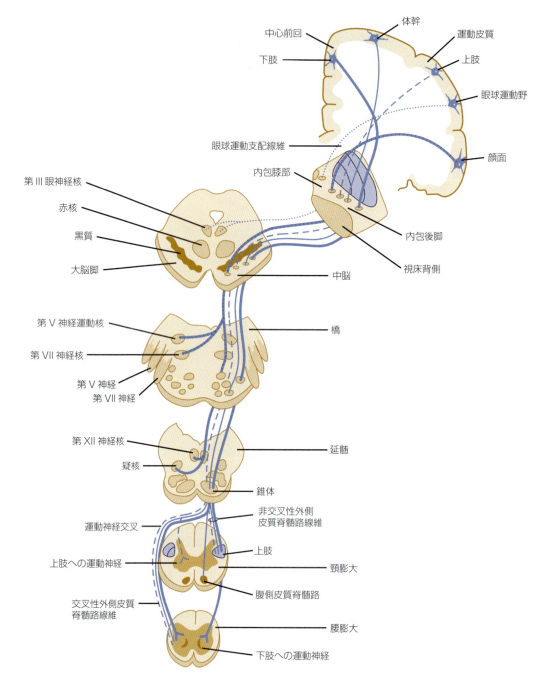

図 7-10 上位運動ニューロン経路の概略図．(Ropper AH et al, eds. *Adams and Victor's Principles of Neurology*, 9th ed. McGraw-Hill, 2009 より許可を得て転載．)

障害では受動的な伸展に対して，筋肉が不随意に収縮を繰り返す現象がみられ，**クローヌス** clonus と呼ぶ．

動物実験で，純粋に錐体路だけを障害すると，痙縮を伴わない一過性の麻痺を生じる．ヒトにおいても，大脳脚の限局性病変で，痙縮を伴わない軽い麻痺のみがみられる．実は，筋トーヌスは錐体路以外の経路，特に皮質赤核脊髄路や皮質網様体脊髄路などの影響を受けており，上位運動ニューロン障害の患者において，筋力低下と痙縮の程度がしばしば比例しないのは，このためと考えられている．

上位運動ニューロン障害では，病変の部位により麻痺の分布が異なる．橋より上位の病変では反体側の下

部顔面，上肢，下肢の筋力が低下する．橋より下位の病変では，顔面は免れる．内包では運動ニューロン線維が密に集約しているため，反対側の顔面，上肢，下肢は同程度に障害される．対照的に，皮質や皮質下白質の病変は，運動ニューロン線維が広範囲に分散しているため，手足や顔の間で，障害程度が著しく異なることもある．両側大脳半球に及ぶ病変では，顔面や体幹，四肢の筋力低下と痙縮を来し，構音障害，発声障害，嚥下障害，両側顔面麻痺から，時に強制泣きや強制笑い(**仮性球麻痺 pseudobulbar palsy**)もみられる．

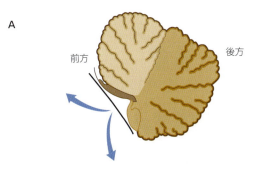

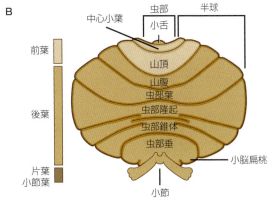

チェックポイント

7. 運動皮質の定義と，その構造について述べよ
8. 上位運動ニューロンを構成する神経核と経路について述べよ．また，その通過部位を列挙せよ．
9. 大脳皮質における運動ニューロンの体性部位局在について説明せよ．
10. 上位運動ニューロン障害でみられる筋力低下と筋トーヌスはどのような特徴があるか．
11. 筋力低下と痙縮の分布について，上位運動ニューロンの障害部位別に述べよ．

図 7-11 小脳の正中矢状断における解剖学的区分：(**A**) 未展開(矢印)，(**B**) 後方からの観察．(Greenberg DA et al, eds. *Clinical Neurology*, 5th ed. McGraw-Hill, 2002 より許可を得て転載．)

3．小脳

解 剖

小脳皮質は3つの解剖学的領域に分けられる(図7-11B)．**片葉小節葉 flocculonodular lobe** は小脳虫部の片葉と小節からなるが，前庭神経核と連絡し，姿勢や眼球運動の調整に重要な役割を果たしている．**前葉 anterior lobe**(図7-11A)は第1裂の吻側に位置し，虫部の一部を含む．筋や腱から固有受容性の入力が背側あるいは腹側の脊髄小脳路を通って伝えられ，姿勢や歩行，筋緊張に影響を及ぼす．小脳半球の残る部分は**後葉 posterior lobe** であり，大脳皮質からの入力が橋核や中小脳脚を通って伝えられ，小脳皮質を起源とする随意的な巧緻運動の協同や企図に重要な役割を持つ．

これらの部位からの遠心性線維は深部小脳核に投射し，次いで2つの主要な経路(図7-12)を通って大脳や脳幹に投射する．室頂核は小脳虫部からの入力を受け，下小脳脚を通って両側の前庭神経核や橋・延髄の網様核へ出力線維を出す．小脳皮質の他の部位は**歯状核 dentate nuclei**，**栓状核 emboliform nuclei**，**球状核 globose nuclei** へ出力し，上小脳脚を形成して橋に入り，中脳下部で完全に交叉して，対側の赤核にたどり着く．赤核において一部の線維は終端となるが，他の線維は視床の腹外側核へ上行し，視床のニューロ

ンは同側の運動野に向けてさらに上行する．中脳で交叉したあとに少数の線維は下行して，下部脳幹の網様核において終端となる．以上のように小脳は，大脳皮質運動野や脳幹の神経核と連絡することで運動機能を調整している．

生 理

小脳は筋群の協同運動，姿勢や歩行の調整，筋緊張の制御を担っている．小脳の障害は麻痺を来すのではなく，運動課題の遂行を妨げる．小脳性疾患の主要な症状は**運動失調 ataxia** であり，単純な運動を開始する際に動作の遅れが生じ，運動の加速率や減速率が減少するため，**企図振戦 intention tremor** や**測定障害 dysmetria**(「オーバーシュート」)を生じる．小脳半球病変は四肢に失調を生じる一方で，小脳正中部の病変は体軸の筋へ影響して体幹失調や歩行失調を呈し，さらには眼球運動障害を生じる．小脳病変によって**筋緊張低下 hypotonia** を生じることもあり，これは α-または γ-運動ニューロンの活動性の低下によるものである．小脳や小脳脚の病変が一側性の場合，病変と同側の運動失調がみられる．ただし，病変が中脳におい

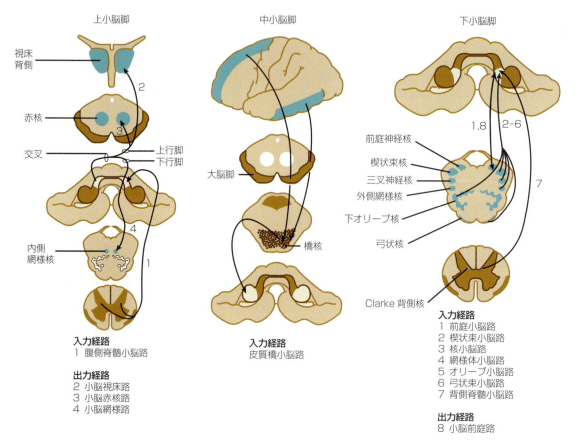

図 7-12 上，中，下小脳脚による小脳の連絡経路．小脳脚は褐色で，入出力先の領域は青色で表示している．（Greenberg DA et al, eds. *Clinical Neurology*, 8th ed. McGraw-Hill, 2012 より許可を得て転載．）

て出力線維の交叉する部位に及ぶ場合は，臨床症状は病変と反対側にみられる．

> **チェックポイント**
>
> 12. 小脳の総合的な役割とは何か．
> 13. 小脳における解剖学的領域，調節の方法，脳の他の領域とどのように連絡しているか述べよ．
> 14. 小脳の障害によりどのようなことが起こり，小脳病変のある患者にどのような症状がみられるか．
> 15. どの領域以下であれば一側の小脳病変により反対側の症状が生じるか．

4. 基底核

解 剖

皮質下，視床，脳幹の神経核には随意運動や姿勢の維持を調整するのに重要なものがある．その中には基底核［すなわち尾状核と被殻（線条体）］，淡蒼球，黒質，視床下核などがあり，赤核や中脳網様体もそこに含まれる．基底核を含む主要な経路は，3つの回路を形成している（図 7-13）．1つ目は皮質-基底核-視床-皮質の回路である．主に大脳皮質の前運動野，一次運動野，一次感覚（1，2，3，4，6 野）からの入力が線条体へ投射され，線条体から淡蒼球の内節および外節へつながっている．淡蒼球からの線維はレンズ核束やレンズ核ワナを形成し，内包を通って視床の腹側核および髄板内核へ投射する．これらの神経核からの軸索は運動前野および一次運動野（4 野と 6 野）へ投射し，回路を形成する．2つ目の回路は，黒質からドパミン神経が線条体へ送られ，黒質へ戻る．黒質は視床腹内側へも投射する．3つ目の回路は淡蒼球と視床下核の間で互いに連絡する．視床下核からは黒質や線条体へも出力している．

生 理

基底核の回路は運動の開始，振幅，速度を制御している．基底核の障害は運動の異常を呈し，まとめて運

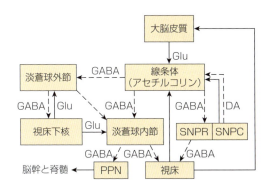

図7-13 基底核の結合について主要なものを図示する．実線は興奮性経路，破線は抑制性経路を示している．神経伝達物質はわかっているものを記載する．アセチルコリンは線条体（被殻と尾状核，これらは同じ部位に結合する）の介在性ニューロンでつくられる．視床下核からは黒質緻密部にも投射しているが，この経路は確実でないため除外した．DA：ドパミン，GABA：γ-アミノ酪酸，Glu：グルタミン酸，PPN：脚橋被蓋核，SNPR：黒質網様部，SNPC：黒質緻密部．（Barnett KE et al, eds. *Ganong's Review of Medical Physiology*, 24th ed. McGraw-Hill, 2012 より許可を得て転載．）

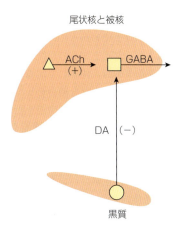

図7-14 基底核における神経化学的解剖の模式図．線条体から出力するGABA作動性ニューロンに対して，ドパミン（DA）作動性ニューロンは抑制作用を発揮し，アセチルコリン（ACh）ニューロンは興奮性作用を発揮する．Parkinson病ではドパミンニューロンが変性し，線条体からのGABA性出力を増加させる．（Greenberg DA et al, eds. *Clinical Neurology*, 5th ed. McGraw-Hill, 2002 より許可を得て転載．）

動障害 movement disorder といわれる．内容としては運動の欠落（運動緩慢，無動，姿勢反射の消失）と運動系の異常な活性化に分類され，後者は筋強剛，振戦，不随意運動（舞踏運動，アテトーゼ，バリズム，ジストニア）などの原因となる．

　基底核には複数の神経伝達物質が存在していることがわかっているが，病態におけるその働きはまだ十分に理解されていない．**アセチルコリン acetylcholine** は線条体で合成されて高濃度に存在し，大きなGolgi 2型神経細胞から分泌される（図7-14）．アセチルコリンは中型有棘神経細胞において興奮性の伝達物質として作用し，そこで抑制性伝達物質の**γ-アミノ酪酸 γ-aminobutyric acid（GABA）**が合成，分泌され，淡蒼球へ投射される．**ドパミン dopamine** は黒質のニューロンで合成され，その軸索は黒質線条体経路となって線条体で終止する．放出されたドパミンは線条体のGABA作動性ニューロンを抑制する．Parkinson病では黒質ニューロンの変性によってドパミンの抑制作用が失われ，相対的にコリン作用が過剰となる．線条体からGABA作動性の出力が増加することが，Parkinson病の主要な症状である運動の減少につながる．抗コリン薬やドパミンアゴニスト（作動薬）は線条体のコリンとドパミンのバランスを正常化させることで治療効果を発揮する．Parkinson病の病態については後述する．

　Huntington病 Huntington disease は常染色体優性遺伝性疾患である．発症年齢が遅い場合は，不随意で速い突発的な動き（**舞踏運動 chorea**）や，近位筋や体幹の遅いねじれるような動き（**アテトーゼ athetosis**）が出現する．発症が早い場合は，振戦や強剛などパーキンソニズムを呈する．線条体のGABA作動性有棘神経細胞が選択的に変性を来し，線条体からのGABA作動性の出力が減少する．これにより舞踏運動やアテトーゼを呈することになる．ドパミンアンタゴニスト（拮抗薬）は線条体においてドパミン神経が残存する線条体ニューロンを阻害することを妨げる結果，不随意運動を減少させる．大脳皮質の深層のニューロンも発症早期から変性し，しだいに海馬や視床下核をはじめとした脳の他の領域へも進展する．その結果，運動障害に加えて認知機能障害や精神症状という特徴が加わることになる．

　原因遺伝子は4番染色体短腕にあり，3,144アミノ酸からなる**ハンチンチン huntingtin** タンパクをコードしている．このタンパクは広く発現し，いくつかのタンパクとの相互作用により細胞内輸送，エンドサイトーシス，遺伝子の転写，細胞内伝達に関わっている．この遺伝子には3塩基（CAG）の反復配列が11〜34コピー含まれ，ポリグルタミン領域をコードしているが，患者ではこの領域が伸長している．遺伝子を欠損させたマウスは胎生致死となるが，ヘテロ接合性では正常に発育する．さらに反復配列を伸長させたトランスジェニックマウスは神経変性が認められることから，この疾患は機能獲得型変異による毒性が原因であると示唆される．

変異したハンチンチンタンパクがどのようにして疾患の原因となるかはよくわかっていない．変異したタンパクは分解され，グルタミンの反復を含んだ断片が凝集し，核や細胞質の封入体として沈着する．こうした断片は他のタンパクと異常な結合をして，正常なタンパクの修飾やミトコンドリアの機能を阻害する．核内の断片は遺伝子発現のような核の機能を阻害する．例えば，大脳皮質では，変異ハンチンチンタンパクは脳由来神経栄養因子の転写を抑えることでその生成を減少させる．さらに，正常なハンチンチンタンパクは大脳皮質や線条体のニューロンに対して保護的に働き，プロカスパーゼ9の産生を抑制して**アポトーシス apoptosis**（プログラム細胞死）を防いでいる．すなわち，Huntington病では神経栄養作用とカスパーゼ活性の増強により，線条体の細胞死へとつながっている可能性がある．

チェックポイント

16. 基底核を形成する神経核にはどのようなものがあり，それぞれどのような働きをしているか．
17. 基底核に病変があると臨床的にどのような徴候が現れるか．
18. 基底核に含まれる神経伝達物質にはどのようなものがあり，疾患においてどのような働きをしているか．

体性感覚系

体性感覚系では触覚，圧覚，温度覚，痛覚，振動覚，位置覚と体部位の運動における情報を与える．これら情報は視床を経由し，感覚認知のために頭頂葉の感覚皮質において統合され，運動や姿勢保持の調整のために皮質運動神経も経由する．とりわけ痛覚線維のような一部の上行線維は中脳に入り，痛みの情動反応に関わる扁桃体や辺縁系に投影するものもある．脊髄では，痛覚刺激は局所回路を刺激して下部運動神経の興奮を引き起こし，逃避反射が起きる．このように体性感覚系は触覚情報を与え，運動を先導し，防衛機能に貢献している．

解 剖

多くの特定臓器や自由神経終末は感覚刺激を神経信号に変換し，知覚神経線維の発火を起こす．体幹や四肢からの皮膚感覚に関わる線維は感覚神経もしくは混合性感覚運動神経の中を経由し脊髄に至る（図 7-15）．皮膚感覚神経は痛覚や温度覚についての情報を伝える小径有髄 $A\delta$ 線維，触覚や圧覚に関連する大径有髄線維，より多くの無髄痛覚，自律神経 C 線維を含んでいる．有髄固有受容線維，求心性，遠心性の筋紡錘線維は大径感覚運動神経の中を伝わる．感覚神経の細胞体は後根神経節の中にあり，それらの中枢側への投射は後根を経由し脊髄に入る．皮膚，筋肉，周囲の結合

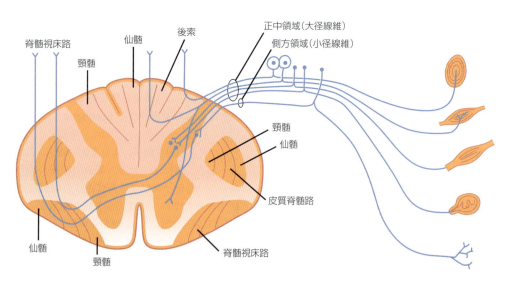

図 7-15 脊髄神経根，神経節細胞，感覚受容器と脊髄分節の略図．示された感覚組織は Pacini 小体，筋線維束，腱組織，被包された終末，自由神経終末である．後索，脊髄視床路，皮質脊髄路での体性感覚配置が示されている．（Waxman SG. *Clinical Neuroanatomy*, 26th ed. McGraw-Hill, 2010 より許可を得て転載.）

機能的神経解剖　171

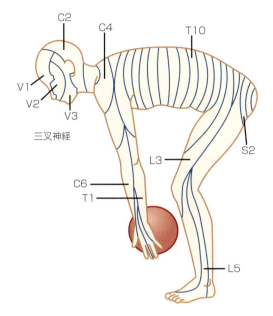

図 7-16　三叉神経の支配領域を含む四脚位における感覚分布．(Waxman SG. *Clinical Neuroanatomy*, 26th ed. McGraw-Hill, 2010 より許可を得て転載．)

織の神経支配は分節性で各々の神経根は**デルマトーム dermatome** として知られる皮膚領域を神経支配する（図 7-16）．顔面を神経支配する感覚神経の細胞体は三叉神経節に属し，それらの中枢への投射は三叉神経内で脳幹に送られる．顔面の三叉神経支配は 3 領域に分けられ，各々は三叉神経の 3 分配された 1 つに神経支配される．

後根神経節線維は脊髄の後角に入る（図 7-15）．大径有髄線維は上行性と下行性の枝に分枝し，数分節内で各々背側灰白質神経にシナプス結合するか，**後索 dorsal column** を進み，同側の延髄下部の薄束核もしくは楔状束核に到達する．後角の二次ニューロンは軸索を後索に送る．後索での線維は新たな線維が加わるにつれ正中側に位置し，頸髄内では下肢由来の線維は正中に位置し，上肢由来の線維は側方に位置する（図 7-15）．薄束核と楔状束核からの線維は延髄内で交叉し，**内側毛帯 medial lemniscus** として視床に上行する（図 7-17）．後索内側毛帯系は圧覚，四肢の位置覚，振動覚，運動の方向，触覚による文字の判読や物体の認知，2 点識別覚についての情報を伝える．

細い有髄線維や無髄線維は後角の側方に入り，1 分節もしくは 2 分節領域の背側脊髄神経にシナプス結合する．これらの細胞からの二次線維の大部分は前脊髄交連で交叉し，**外側脊髄視床路 lateral spinothalamic tract** として脊髄内の前側方を上行する．交叉神経はこの経路の内側に加わり，頸髄内では下肢由来の線維

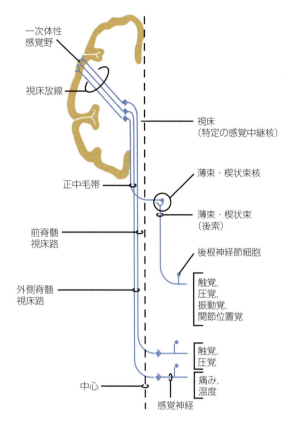

図 7-17　触覚，圧覚，振動覚，関節位置覚，痛覚，温覚を運ぶ感覚経路．(Greenberg DA et al, eds. *Clinical Neurology*, 5th ed. McGraw-Hill, 2002 より許可を得て転載．)

は表面に位置し，上肢由来の線維は深部に位置する．これらの線維は痛覚，温度覚，触覚についての情報を伝える．

顔面由来の感覚は三叉神経により伝わって橋に入り，延髄，上位頸髄を下行する（図 7-18）．温痛覚についての情報を運ぶ線維は頸髄の後角で連続する**第 V 脳神経の脊髄路核 nucleus of the spinal tract of cranial nerve V** に終結する．触覚，圧覚，位置覚情報は三叉神経の**主知覚核 main sensory** と三叉神経の**中脳路核 mesencephalic nuclei of the trigeminal nerve** に終結する線維によって伝わる．三叉神経核から上行する軸索は正中で交叉し，脊髄視床路より正中側の**三叉神経内側毛帯 trigeminal lemniscus** として上行する．脊髄視床路からの線維，正中毛帯，三叉神経毛帯は中脳で合わさって脊髄から上行する感覚線維に沿って主に後外側腹側核の視床後部の核で終結する．これらの視床核は一次体性感覚皮質（Brodmann 3，1，2 野）および Sylvius 裂（側脳溝）上面の二次体性感覚野に投射する．一次体性感覚領域は一次運動野と同様に体部位再現性に組織化される．

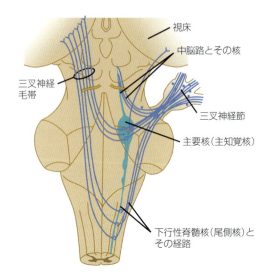

図7-18 三叉神経系の略図.（Waxman SG. *Clinical Neuroanatomy*, 26th ed. McGraw-Hill, 2010 より許可を得て転載.）

生理

A. 痛覚

皮内の無髄のC線維の自由神経終末と小径有髄のAδ線維は化学,温度,機械的刺激に反応して感覚情報を伝える.これらの神経終末への激しい刺激は痛覚を誘発する.皮膚と対照的に最も深層の組織は相対的に化学刺激や有害な刺激に鈍感である.しかし,炎症があると機械刺激で痛みを誘発するよう深層の組織からの感覚求心情報が過敏になる.この過敏性は炎症反応によって放出されるブラジキニン,プロスタグランジン,ロイコトリエンに関連があると考えられている.一次求心性線維からの情報は感覚神経節を経て後角に中継され,対側の脊髄視床路に渡り,体性感覚皮質に投射する視床神経に伝わる.

これらの経路の損傷は痛みや温度の区別ができなくなり,またたいていは感覚消失した領域で**異常感覚 dysesthesia** を起こす.このような痛みは**神経因性疼痛 neuropathic pain** と呼ばれ,しばしば原因不明の灼熱感や刺痛,電撃痛となって感じ,複数の機序によって生じることもあり得る.障害された末梢神経線維は高率に機械的刺激に対して過敏になり,刺激なしでも自動発火するかもしれない.それらはまた交感神経節後神経より放出されるノルアドレナリンに過敏となる.電気信号は1つの線維から他の線維に異常に伝わり(**接触伝達 ephaptic conduction**),多数の線維の自動発火を起こす.障害神経から放出される神経ペプチドは痛みを刺激する炎症反応をつくるかもしれない.後角の脱神経された脊髄神経は自動的に活性化す

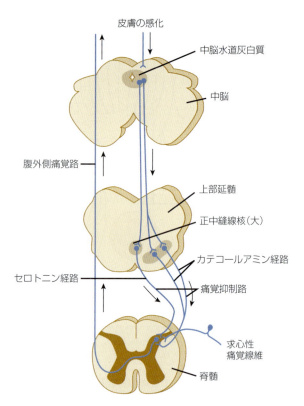

図7-19 疼痛コントロールの略図.（A Basbaum の好意による.）

るかもしれない.脳や脊髄ではシナプス再構築が組織障害に反応して起こり,痛みに対する閾値が低くなり得る.加えて,脊髄や脳幹で感覚情報の伝達を修飾する抑制経路が神経因性疼痛を促進するかもしれない.

疼痛修飾回路は疼痛認知の強度に大きな影響がある.その1つの経路(図7-19)は前頭葉や視床下部から求心線維を受け取る中脳水道周囲灰白質内での細胞で構成され,延髄吻側の腹側神経に投射する.これらは反対に脊髄の背外側白質の中で投射し,後角神経で終結する.付加的な下行経路は他の脳幹核(青斑核,縫線核,巨細胞性網様核)から生じる.これらの経路の主要な神経伝達物質はエンドルフィンやセロトニン,ノルアドレナリンを含んでおり,オピオイドやセロトニン受容体アゴニストの使用や,疼痛治療でのセロトニンとノルアドレナリンの再取り込み阻害薬の使用には合理性がある.

B. 固有受容器と深部感覚

筋肉,腱,関節の受容器は深部圧,位置,体部位の運動について重要な情報を与える.これは対象物の大きさ,重さ,形,手触りを決定させる.情報は大径 $A\alpha$ や $A\beta$ 有髄線維を介して脊髄に中継され後索・内

側毛帯路を経由して視床に至る．振動を感知するには触覚と深部圧の急速な変化を要する．これは多くの皮下の深部感覚神経に依存し，複数の末梢神経，後索，内側毛帯，視床領域によって障害され，単一の神経領域の障害ではめったに起こらない．振動覚はしばしば固有受容性感覚とともに障害される．

C. 識別感覚

一次感覚皮質には体性感覚情報を認識し，感覚を識別する能力がある．触覚，痛覚，温覚，振動覚は感覚において原始的性質であり，感覚皮質や視床から感覚皮質に投射する領域に障害を持った人でも相対的に保持される．反対に，複合的な体性感覚刺激や聴覚や視覚情報の体性感覚刺激の統合を要する複雑な作業は障害される．これらは皮膚の2点に触れたときに1点を区別する（**二点識別覚 two-point discrimination**），触覚刺激を局在化する，空間における体部位の位置を認識する，皮膚に書いた文字を判読する**筆跡覚 graphesthesia**，対象物の形，大きさ，手触りを認識する**立体認知 stereognosis** 能力が含まれる．

D. 感覚消失の解剖

感覚消失の様式はしばしば中枢領域の障害を伴う．対称性の四肢遠位感覚障害は，上肢よりも下肢に顕著で，通常複数の末梢神経の全般性障害（**多発ニューロパチー polyneuropathy**）と表現される．感覚症状や感覚欠失が単一の神経（**単ニューロパチー mononeuropathy**）や2つ以上の末梢神経（**多発性単ニューロパチー mononeuropathy multiplex**）に限局されるかもしれない．デルマトームに限局した症状は脊髄根領域の障害であることを示している（**神経根麻痺 radiculopathy**）．

脊髄では，線維路の分離と線維の体部位再現性の配置が感覚消失に明確な様式を与える．一側の温痛覚と反対側の固有感覚の消失は固有感覚の障害側の脊髄半分を巻き込んだ病変で起こる（**Brown-Séquard症候群 Brown-Séquard syndrome**，図7-20）．上位脊髄の圧迫がまずは下肢から痛覚，温度覚，触覚の消失を起こすのは下肢の脊髄視床路が最も脊髄の表面にあるためである．より重症な脊髄圧迫は体幹の線維から障害される．脊髄圧迫のある患者では，その圧迫領域はしばしば障害領域を含んだ最も高位のデルマトーム領域よりも上位にある．このように画像診断的研究では身体診察で明らかになった感覚障害領域より上位での脊髄障害を認める．中心部を伴う内在性の脊髄領域がしばしば同じ脊髄高位での温痛覚障害を起こすのは，

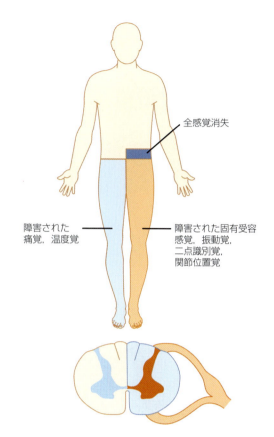

図7-20 左第10胸椎レベルでのBrown-Séquard症候群（運動障害は認めない）．(Waxman SG. *Neuroanatomy with Clinical Correlations*, 25th ed. McGraw-Hill, 2003より許可を得て転載.)

脊髄白前交連で交叉する線維と脊髄視床路への入り口が最も中心に位置するからである．このように**脊髄空洞症 syringomyelia** における頸髄中心管の拡張は両肩から両上肢にかけて温痛覚消失が起こる（図7-21）．

脊髄視床路を伴う脳幹病変は体の対側に温痛覚の感覚消失を起こす．延髄ではそのような領域は隣接する脊髄三叉神経路核を伴い，同側の顔面および対側の上下肢に及ぶ交叉性の感覚欠失を来す．延髄より上位では脊髄視床路と三叉神経視床路は近接し，対側の顔面と上下肢の感覚消失を起こす．中脳や視床では，正中内側線維は温度覚線維と痛覚線維と伴走し，障害領域と対側の多くの原始感覚が障害される．感覚線維は視床で収束するため，ほぼ同等に対側の顔面を含む半身の温痛覚，固有受容感覚が障害される．頭頂葉の感覚皮質では対側半身の識別感覚障害として現れ，そこでは原始感覚は相対的に保たれている．

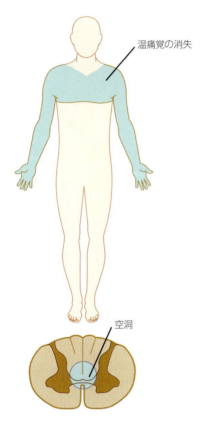

図 7-21 頸胸部領域を含む脊髄空洞症．グリア新生の破綻から生じる脊髄の空洞．臨床的に痛みと異常知覚を現し，手の筋萎縮が続く．(Waxman SG. *Clinical Neuroanatomy*, 26th ed. McGraw-Hill, 2010 より許可を得て転載．)

チェックポイント

19. どの線維が痛覚を伝達し，また脊髄において固有知覚情報を伝える線維とどのように分離されているか．
20. 中枢神経系での異なる領域の感覚消失の特徴にはどのような違いがあるか．
21. 頭頂葉の感覚皮質での機能は何か．また，この領域が障害されたときの臨床的特徴を述べよ．

視覚と眼球運動

　視覚系は周囲の環境からの最も重要な感覚情報を伝えている．中枢神経系において視覚系と眼球運動制御は最も詳細に解明されている経路である．これらのよく知られた神経解剖学的特徴はしばしば神経疾患の局在診断にきわめて有用である．

解　剖

　目の角膜とレンズは，画像情報を後方にある網膜の光感受性部位に向かって屈折させ，焦点を合わせる役割を担っている．後方にある網膜は**杆体 rods** と**錐体 cones** という2つの特化した光受容細胞を有し，光を電気信号へと変化させる．網膜においては，画像情報は水平方向と垂直方向に逆転され，下からの視野は上方の網膜に，外側(耳側)の視野は内側(鼻側)の網膜によって認識される．

　鼻側半分の網膜からの神経線維は**視交叉 optic chiasm** で反対側へ交叉して入れ替わる(図 7-22)．これによって，それぞれの**視索 optic tract** は両側の目の同側半分の視野からの神経線維を有することになる．視索は視床の外側膝状体に至る．**外側膝状体 lateral geniculate nucleus** は後頭葉の一次視覚野へ神経線維を送る[皮質 17 野，**鳥距皮質 calcarine cortex**(図 7-9 参照)]．**視放線 optic radiation** を形づくるこれらの神経線維は側頭葉と頭頂葉下部の白質に広がる．

　眼球運動はそれぞれ対になって機能する外眼筋によって3方向の軸に沿って形成される(図 7-23)．これらの筋肉は**動眼神経 oculomotor nerve**(III)，**滑車神経 trochlear nerve**(IV)，**外転神経 abducen nerve**(VI)によって支配されている．動眼神経は同側の**内側直筋 medial rectus muscle**，**上直筋 superior rectus muscle**，**下直筋 inferior rectus muscle** と**下斜筋 inferior oblique muscle** を支配している．また，眼瞼を挙上する同側の上眼瞼挙筋も支配する．さらに，副交感神経線維を有し縮瞳を起こす(後述)．滑車神経は脳幹を出る前に交叉し，対側の**上斜筋 superior oblique muscle** を支配する．外転神経は同側の**外側直筋 lateral rectus muscle** を支配している．

　皮質と脳幹の注視中枢は眼球外の運動神経を支配し，核上性の注視をつかさどっている．**垂直性注視中枢 vertical gaze center** は中脳被蓋にあり**水平性注視中枢 lateral gaze center** は橋傍正中網様体にある．左右の水平性注視中枢は同側の外転神経核と**内側縦束 medial longitudinal fasciculus** を介して対側の動眼神経核へ神経線維を送っている．したがって，右の水平性注視中枢の刺激は右への共同偏視を生ずる．**衝動性眼球運動 saccadic eye movement** は前頭葉運動前野にある**前頭眼野 frontal eye field**[*2] によって誘発され

[*2] 訳注：原著では in the premotor cortex となっているが，この部位は 8 野に存在しており，6 野の運動前野とは違う．

機能的神経解剖 175

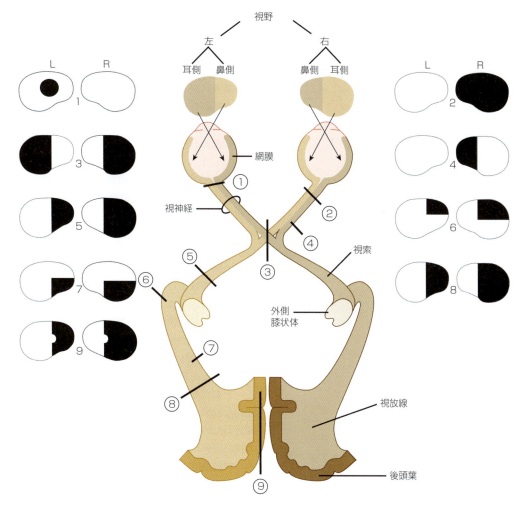

図 7-22 頻度の高い視野障害とその解剖学的背景．(1) 左の視神経乳頭（視神経炎）や視神経（球後性視神経炎）による中心暗点．(2) 右の視神経の完全な障害による右全盲．(3) 下垂体腫瘍による視交叉の圧迫で生じる両耳側半盲．(4) 視交叉周辺の病変（内頸動脈石灰化など）による右鼻側半盲．(5) 左視索病変による右同名半盲．(6) 左側頭葉視放線の一部（Meyer 係蹄）の障害で右同名上四半盲．(7) 左頭頂葉視放線の一部の障害で右同名下四半盲．(8) 左頭頂葉視放線の完全障害で右同名半盲．(9) 後大脳動脈の閉塞による右同名半盲（黄斑回避がみられる）．(Greenberg DA et al, eds. *Clinical Neurology*, 8th ed. McGraw-Hill, 2012 より許可を得て転載．)

た反対側への共同偏視である．緩徐眼球運動は頭頂後頭部の同側への共同偏視をつかさどる注視中枢による動く物体に対する追視のことである．これらの皮質からの眼球運動制御は脳幹の注視中枢との連絡を介して行われている．

瞳孔の大きさは副交感神経と交感神経の瞳孔筋に対する発火のバランスで規定される．**Edinger-Westphal 核** nuclei of Edinger-Westphal からの副交感神経系眼球運動神経線維は動眼神経線維を介して眼窩内の毛様体神経節へ達し，瞳孔括約筋を支配している．

瞳孔を拡張させる動きは 3 つの神経系によって制御されている（図 7-24）．すなわち，まず視床下部後外側の神経細胞からの軸索が外側脳幹被蓋と胸髄 T1 レベルまでの頸髄中間質外側柱を下降する．そこでこの軸索は胸髄外側灰白質内の交感神経節前神経細胞に至る．これらの神経細胞が上頸神経節の節後神経細胞へ軸索を伸ばしシナプスを形成する．節後神経細胞は内頸動脈と三叉神経第 1 枝と並走する神経線維を送り，虹彩を神経支配している．神経線維は眼瞼瞼板筋も支配している．これらの経路の障害は **Horner 症候群** Horner's syndrome を生じ，縮瞳，眼瞼下垂，しばしば障害側の発汗障害を呈する．

生理

A. 視覚

杆体は低光レベルに感受性があり，網膜の周辺部に

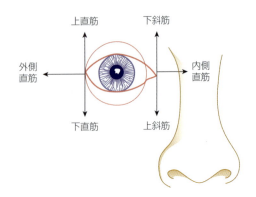

図 7-23 外眼筋による主要向き眼位．眼は内側直筋によって内転し，外側直筋によって外転する．内転した眼は下斜筋によって上方へ動き，上斜筋によって下方へ動く．また外転した眼は上直筋によって上方へ動き，下直筋によって下方へ動く．(Greenberg DA et al, eds. *Clinical Neurology*, 8th ed. McGraw-Hill, 2012 より許可を得て転載.)

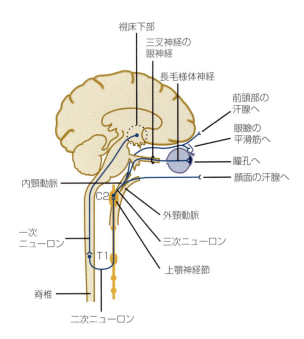

図 7-24 眼交感神経系経路．この3つの神経経路は視床下部から脊髄中間質外側柱，そして上頸（交感神経）神経節を経て，瞳孔，眼瞼の平滑筋，前頭・顔面の汗腺へ至る．これらの経路の障害はHorner症候群の原因となる．(Greenberg DA et al, eds. *Clinical Neurology*, 5th ed. McGraw-Hill, 2002 より許可を得て転載.)

最も多くみられる．網膜色素変性症では網膜の変性が周辺部からはじまる．したがって，薄明かりでの視野障害が初期症状として出現する．錐体は強い光刺激の知覚と色の識別をつかさどっている．黄斑部位に集まっており視覚の鋭敏さに必須である．鋭敏さの障害，色の識別の障害は網膜ないし視神経の疾患でしばしば初期症状となる．

視覚の処理は網膜ではじまり，杆体・錐体からの情報を集積し，双極細胞，アマクリン細胞，水平細胞によって修正される．アマクリン細胞と双極細胞は視神経の軸索を構成する神経節細胞へ情報を送る．光受容体は照度の絶対値を伝える．一方で，網膜の情報処理により神経節細胞は刺激の違いを認識して物体の辺縁を感知することができる．

神経節細胞軸索は外側膝状体に規則正しく配列された各層に至る．視交叉における神経線維の分離のため，外側膝状体での神経細胞発火誘引領域 receptive field[*3] は対側の視野からの刺激を受けることになる．膝状体は6つの層に分離されており，それぞれの目からの情報を伝える神経節細胞軸索は各々異なる層に至る．異なる層の細胞は順序よく並んでおり，それぞれの層の同じ場所の神経細胞発火誘引領域は2つの網膜の特定の領域からの情報に対応している．両側網膜の黄斑部に対応するために多くの神経細胞が割かれているが，これは網膜中心部が高度の視覚鋭敏性，色覚を担当していることを反映している．いくつかの視覚情報処理は膝状体で起こる，特にコントラストや辺縁の認識，動作の探知が挙げられる．

一次視覚野においても，目からの視野入力は位置特異的な投影を受ける．皮質神経細胞は機能に応じて皮質表面に向かって垂直の円柱を形づくっている．膝状体神経線維は視覚野の第4層に至り，その上下の円柱内の神経細胞が同じ目からの刺激を優先し，類似の神経細胞発火誘引領域を示す．さらに一側眼もしくは対側眼からの刺激を受ける細胞による円柱が交互のストライプ状に配列している(**眼優位円柱 ocular dominance column**)．複雑な神経細胞発火誘引領域の形成，視覚情報の方向性，位置，色の決定など，非常に多くの視覚情報処理が一次視覚野で起こっており，網膜からの情報は単純に一対一で皮質上に対応付けられるわけではなく，網膜のそれぞれの領域が視覚野の複数の円柱として表現され，位置，色，対象物の方向を含めて解析される．膝状体と同じように，大部分の一次視覚野は両側網膜黄斑部由来の情報を処理している．皮質18野や皮質19野（そのほかにも多くの皮質野がある）はより高度な視覚情報処理を行う．

視覚系の解剖学的構造は神経疾患の局在診断に有用である(**図7-22**)．網膜や視神経の病変(視交叉前の病

[*3] 訳注：receptive field は，感覚系の二次ニューロンの神経応答が生じるために一次ニューロンからの刺激が提示される空間の領域をさし，受容野とも訳される．本書では本来の意味に忠実に神経細胞発火誘引領域と訳した．

変 prechiasmal lesion）は同側の視野障害を来す．下垂体腫瘍のように視交叉を中心部から圧迫する病変は，両側鼻側半分の交叉神経線維を障害し，**両耳側半盲 bitemporal hemianopia** を来す．視交叉後の構造に影響する病変（視交叉後の病変 retrochiasmal lesion）は両側の反対側の視野障害を来す．一側の視索，外側膝状体，視放線の完全な破壊は対側**同名半盲 homonymous hemianopia** を来す．側頭葉の選択的視放線の破壊は**上四半盲 superior quadrantanopia** を，頭頂部の選択的視放線の破壊は**下四半盲 inferior quadrantanopia** を来す．黄斑部の視覚野は中大脳動脈側枝からの栄養を一部受けているものの，後部の視放線や鳥距皮質は主に後大脳動脈によって栄養されている．したがって一次視覚野の病変では対側の同名半盲がみられるが，後大脳動脈の閉塞による場合は黄斑視覚が保たれることがある．

B. 眼球運動

共同眼球運動は首の構造と前庭系からの頭部の動きと位置の固有感覚情報によって制御されている．この情報は頭部の動きに応じた**定常点 stationary point** の修正維持に用いられる．昏睡状態の患者では，眼前庭および頭位変換眼球運動系の整合性を「人形の目」現象によって評価する．これは通常，急速に頭部を回転すると昏睡患者で反対側への共同性眼球運動をみる．10～20 mL の冷水を耳に入れると灌水側の迷路活動が低下し，意識のある人では灌水側から離れる方向に速い成分を持つ律動眼振がみられる．昏睡状態では，速い衝動性の動きがなくなり，前庭からの眼球運動への影響が強く出る．冷水による灌水は灌水側への眼球偏位を来す．温度反応は中脳や橋の病変，迷路の障害，前庭系を抑制する薬剤で失われる．

C. 瞳孔機能

瞳孔の大きさは網膜で感知された周囲からの光刺激の量で制御されている（図 7-25）．各網膜からの神経線維は中脳視蓋前野に至り，両側の Edinger-Westphal 核へ神経線維を送っている．神経線維は強い光に対して瞳孔を収縮させる．弱い光では，この反射は抑制され，交感神経線維の影響が強くなり，瞳孔は散大する．瞳孔括約線維はアセチルコリンを放出し，ムスカリン型アセチルコリン受容体を活性化することで，虹彩の瞳孔括約筋を収縮させる．交感神経線維はノルアドレナリンを放出し，α_1 アドレナリン受容体を活性化し，瞳孔散大筋を収縮させる．ムスカリン型アセチルコリン受容体を抑制する薬物アトロピン

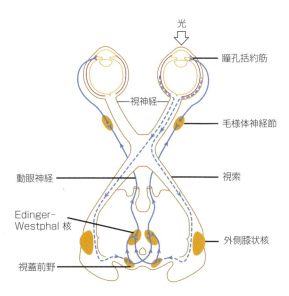

図 7-25 瞳孔光反射の解剖学的基礎．網膜から中脳視蓋前野へ至る求心性の視覚経路は点線で示し，中脳から網膜に至る遠心性の瞳孔収縮経路は実線で示している．なお，一側の光刺激は両側の縮瞳を来す．(Greenberg DA et al, eds. *Clinical Neurology*, 8th ed. McGraw-Hill, 2012 より許可を得て転載．)

や α_1 アドレナリン受容体を刺激するアドレナリンなどは瞳孔散大を来し，ムスカリン型アセチルコリン受容体を刺激する，もしくは α_1 アドレナリン受容体を抑制する薬剤は瞳孔収縮を来す．

チェックポイント

22. 網膜から一次視覚野への神経線維の経路とは何か．
23. 外眼筋の支配神経は何か．
24. 視覚経路のさまざまな病変でどのような視野障害を生じるか述べよ．

聴覚とバランス

解 剖

中耳の構造は音を増幅し蝸牛へ伝える機能を担っている．蝸牛には特殊な感覚細胞（有毛細胞）があり，音の振幅や周波数を整理統合している．三半規管は管内にある内リンパ液の動きを感知する特殊な有毛細胞を有する．球形嚢や卵形嚢にある類似の有毛細胞は耳石膜の動きを感知する．耳石膜は基質に炭酸カルシウムの結晶を包埋した構造物である．三半規管の有毛細胞は角加速度を感知し，球形嚢や卵形嚢の有毛細胞は直

線加速を感知する．聴覚神経や前庭神経からの軸索は第8脳神経となり，錐体を横切り顔面神経と合流し，耳管を経て後頭蓋窩へと入る．聴覚神経線維は橋の蝸牛核に至り，前庭神経線維は前庭神経核複合体に至る．

蝸牛神経は両側の中脳聴覚神経核回路網へ神経線維を送り，信号は視床の内側膝状体を中継して上側頭回の聴覚野に至る．前庭神経核は小脳，赤核，脳幹注視中枢，脳幹網様体からの連絡を受ける．前庭神経核は前庭脊髄路，赤核脊髄路，網様体脊髄路の下降路を介して姿勢の制御に大きな影響を与えている．

生　理

A. 聴覚

難聴には3種のタイプがある．(1) **伝音難聴 conductive deafness**．外耳ないし中耳の疾患によって外気から蝸牛への音の伝達や増幅が障害されたもの．(2) **感音難聴 sensorineural deafness**．蝸牛ないし第8脳神経の疾患による．(3) **中枢性難聴 central deafness**．蝸牛神経核ないし中枢神経系への聴覚経路を障害する疾患による．中枢経路は重複しているため，ほぼすべての難聴は伝音難聴か感音難聴である．難聴に伴って聴覚疾患は耳の主観的雑音の知覚である**耳鳴 tinnitus** を来す．耳鳴は蝸牛や第8脳神経の疾患で持続性の非音楽的な音色でリンリン，ピーピー，シューシュー，ブンブンもしくは唸り声のようなものとして訴えられる．一時的な耳鳴は多くの人で起こり，疾患とは関係がない．持続性になった場合はしばしば難聴と関連する．

伝音難聴と感音難聴は512Hzの音叉による検査で鑑別が可能である．**Rinne試験 Rinne test** は耳の後方にある乳様突起に振動している音叉を当て，そのあと耳道に置く．もし耳道の音が大きければ陽性とする．通常，検査は陽性で，空気を介した音は中耳で増幅されて伝わる．感音難聴では音の感知は低下するが，中耳構造は保たれているため Rinne 試験は陽性になる．伝音難聴では空気を介した音はよく聞こえず，試験は陰性となる．**Weber試験 Weber test** では音叉は前頭部正中に当てる．伝音難聴では音は障害のある耳で最もよく聞こえ，感音難聴では健常な耳で最もよく聞こえる．**聴力検査 audiometry** も難聴の種類を区別できる．一般的に感音難聴では高音域の音がより障害され，伝音難聴では低音域の音がより障害される．

B. 前庭機能

聴覚と比して，前庭機能は脳幹の小病変でよく障害が起こる．前庭神経核は延髄から中脳にかけての脳幹外側の大きな部位を占めている．前庭神経核と他の運動経路は広範囲に両側性の連絡を有しているが，これらの連絡は重複しておらず，高度に左右分化して姿勢，バランス，共同性眼球運動と連携している．

前庭系の疾患を持つ患者はふらつきやめまい感を訴える．小脳疾患はふらつきを呈するが，しばしば頭部のめまい感よりも協調運動の問題として記載される．めまい感の訴えの解釈はしばしば難しい．多くの患者の訴えは，頭がふらふらする，だるい，なんとなく調子が悪いといった不定愁訴になる．真に異常な感覚（めまい vertigo）があるかを判定するための直接的な質問が必要となることが多い．

めまいは迷路や前庭神経疾患（末梢性めまい），もしくは脳幹や中枢神経経路の機能不全（中枢性めまい）で起こる．一般的に末梢性めまいはより重症で，特に急性に発症した場合は吐き気，嘔吐を伴う．三半規管やその神経線維の疾患では回転性めまいが，球形嚢や卵形嚢の障害では船に乗っているような傾斜や浮動の感覚を来す．外傷性ないし虚血性の病変は難聴を伴う．一側の迷路機能不全はしばしば水平性と**回旋性の律動眼振 jerk nystagmus** を来す．眼振の緩徐相は正常迷路の対立しない活動により起こり，病変側への眼球運動を生じる．眼振の急速相は速い衝動性の動きで固視を保つために出現している．

中枢神経系の病変によるめまいは末梢性に比べて軽症で他の脳幹機能不全の所見を伴っている．さらに，中枢性病変に伴う眼振は垂直性ないし視方向性に出現する．頻度の高い中枢性めまいは脳幹の虚血，腫瘍そして多発性硬化症でみられる．

意識，覚醒，認知

解　剖

意識とは，自己ならびに周囲を認識できる状態であり，目覚めている状態，すなわち**覚醒 arousal** と，各種大脳皮質機能の集大成としての**認知 cognition** の2つを基盤としている．神経障害を来す疾患はこの2つの基盤を個別に障害することから，その病態を理解する上でも2つを区別することは非常に有用である．

覚醒状態は上行性網様体賦活系（図7-26）の働きによるものである．本機構は脳幹網様体，視床下部外側，視床の網様核，髄板内核群から成り立っている．これらの核から大脳皮質の大型錐体細胞の樹状突起に広範囲に投射し，シナプスを形成して覚醒させる．認知は大脳皮質，なかでも前頭前皮質および後頭葉，側

機能的神経解剖　179

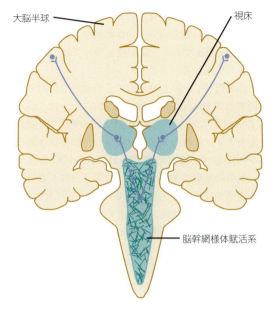

図 7-26　脳幹網様体賦活系と視床，そして大脳半球への上行投射経路．(Greenberg DA et al, eds. Clinical Neurology, 8th ed. McGraw-Hill, 2012より許可を得て転載．)

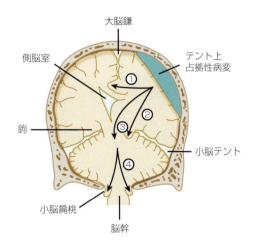

図 7-27　脳ヘルニアの解剖学的基盤．テント上占拠性病変の増大により，隣接した部分へ脳が押し出されることとなる．その結果，(1)大脳鎌の下方で帯状回が押し出される帯状回ヘルニア，(2)小脳テント切痕を越えて脳が脳幹へ落ちる中心性ヘルニア，(3)鉤がテント切痕を越えて生じる鉤ヘルニア，(4)小脳扁桃が大後頭孔に向かって押し出される小脳扁桃ヘルニア，の4種類が存在する．(2)，(3)，(4)が進み脳幹の圧迫が進むと昏睡，そして最終的には死につながる．(Greenberg DA et al, eds. Clinical Neurology, 5th ed. McGraw-Hill, 2002より許可を得て転載．)

頭葉，頭頂葉の各連合野の働きによる．いくつかの特化した高次機能は特定の皮質野に局在している．皮質下基底核や視床の一部は皮質連合野と強く関連しており，これら皮質下諸核やその皮質への投射線維の障害により，大脳皮質が障害された場合と同様の認知機能障害が観察される．

生　理

A. 覚醒

網様体賦活系は多種多様な刺激，特に体性感覚刺激により刺激される．この機構は中脳では高密度に局在し，脳幹中心部の障害によって覚醒の障害，すなわち**昏睡 coma**となる．皮質に近い部位では，投射線維はびまん性に広がるため，脳幹よりも上位での障害により意識障害を来すには病変が両側性である必要がある．

網様体賦活系の障害がより軽い場合には，**昏迷 confusional state**，すなわち意識がぼんやりとして嗜眠しがちで，不注意で，見当識の障害された状態となる．精神的に不活発で，頻回に周囲からの刺激がなければ，ぼうっとして眠ってしまう．そこまで嗜眠が強くない場合でもぼうっとした感じは同じで，周囲からの刺激に反応は鈍く，重要なこととそうでないことも同じように判断してしまう．理解力は障害され，**妄想 hallucination**に陥りやすく，複雑な状況を正しく解釈することができない場合がある．適切に理解できな

い状態は学習と記憶，そして問題解決能力の低下を招く．思考は無秩序で本質からそれがちで，混乱した患者は自分の主張が事実ではない(**妄想 delusion**)との証拠に直面しても，訂正が不可能で間違った内容を信じ込んでしまう．時に昏迷は**せん妄 delirium**状態，すなわち過度に覚醒され，見当識の障害，興奮，妄想，幻覚，痙攣，自律神経の亢進(発汗過多，頻拍，高血圧)という表現型でみられることもある．

昏睡の原因は，構造的なものと代謝性のものとに大別される．前者としては，大脳半球の病変の出血，広範囲に及ぶ脳梗塞や膿瘍，腫瘍などが挙げられるが，これらのいくつかは，分単位または2, 3時間の間に拡大し，後頭蓋窩への脳ヘルニアの原因となり得る(図 7-27)．側頭葉外側の腫瘤性病変が拡大した場合，側頭葉鉤を中脳迂回槽に押し込み，同側の動眼神経を圧排する(**鉤ヘルニア uncal herniation**)．このことにより散瞳と動眼神経支配の外眼筋の障害が出現する．この状況が遷延すると中脳はゆがみ，除脳硬直を伴う昏睡状態となる．続いて橋の機能が損なわれ，眼前庭反射が消失する．最終的には延髄機能が消失し呼吸が停止する．大脳鎌に近い大脳半球病変では，視床網様核を圧迫し，眼球や瞳孔の異常を伴わず昏睡を引き起こすことがある(**中心性ヘルニア central herniation**)．継続的な中心性ヘルニアにより中脳機能が障害され，散瞳し除脳肢位となる．さらに眼前庭機能，延髄の呼

180　7．神経系の障害

表7-1　混迷状態や昏睡となる非構造的疾患

薬物性（鎮静，催眠薬，エタノール，オピオイド）
全脳虚血
肝性脳症
高カルシウム血症
高浸透圧状態
高熱状態
低血糖状態
低ナトリウム血症
低酸素状態
甲状腺機能低下症
髄膜炎，脳炎
てんかんあるいは発作後状態の遷延
くも膜下出血
甲状腺中毒症
尿毒症
Wernicke 脳症

吸中枢が障害される．

　広範囲に脳機能を妨げる代謝性障害は昏迷，そして重篤な場合には昏睡状態を引き起こす（表7-1）．これらの疾患のほとんどは急性であり，特に薬剤性や代謝毒素による昏睡の多くは可逆的である．これらの「代謝性」脳症の原因を明らかにするための手がかりは，身体学的診察，薬物スクリーニングおよび特定の血液検査により得られる．これらの障害が昏睡を引き起こす場合，対光反射は眼前庭反射や呼吸中枢の機能障害があるにもかかわらず保存される．この点は，代謝性の昏睡か，構造的な理由による昏睡かを鑑別するのに大いに役立つ．

　脳幹背側の神経群，特に橋網様体の神経核は**睡眠 sleep** に重要である．したがって，橋を含む病変は意識状態は保たれるが，睡眠が障害される．対照的に，大脳虚血性病変などの新皮質のびまん性病変では，上行性網様体賦活系および脳幹の睡眠中枢が維持されるため，睡眠覚醒のリズムが保たれているにもかかわらず外界とコミュニケーションをとることができない状態（無動性無言あるいは失外套症候群）となる．

B．認知機能

　いくつかの障害は，意識のレベルよりも認知機能を妨げる．特定の皮質領域には一般に独自の認知機能が局在するが，すべての精神的タスクでは皮質と皮質下

構造との間の多くの重なり合いや相互作用により機能する．これらの能力のいくつかが損なわれた状態が**認知症 dementia** である．認知症については，本章の後半で詳しく論じる．

　前頭前野（図7-9）とは一般に，前頭葉上表面および外側表面の Brodmann の領野9，10，11，12，45，46および47野ならびに前部帯状回，傍嗅野，前頭葉眼窩面をさす．これらの領域は複雑な行動の秩序ある計画や順序付け，複数の刺激や着想への同時処理，集中，集中の対象の柔軟な変更，情報の内容と意味の把握，衝動や感情，そして思考の制御に不可欠である．前頭葉の障害や尾状核，視床背内側核への連絡線維の障害により**前頭葉症候群 frontal lobe syndrome** が引き起こされる．患者は，パーソナリティおよび行動において劇的な変化を被る一方，ほとんどの感覚運動機能は保たれる．言動が卑猥になり，だらしがなく大げさで，怒りっぽくなる患者もあれば，他方，興味，自発性や好奇心，イニシアチブを失う場合もある．情動は無関心や無気力，**無為 abulia** となる．前頭葉の障害により，創造性や抽象的な概念の取り扱い能力や問題解決能力が低下し，思考は過度に硬直化する．複数の刺激を与えられたときにしばしば気が散り，注意を集中することができない．最も劇的な徴候は両側性の前頭葉損傷のあとにみられる．一側性の障害では，気づくに困難な程度の挙動の微妙な変化にとどまる可能性が高い．運動前野の障害により，失禁，学習された運動課題の障害（**失行 apraxia**），筋トーヌス亢進（**パラトニー paratonia**），および原始的な把握反射および口部の反射（吸引反射，口とがらせ反射，探索反射）の出現がみられる．

　約90％の人で左が優位半球，すなわち左半球に**言語 language** 機能が局在する．右利きの人の99％が左優位であるが，左利きの人の約40％では，右が優位半球である．ほとんどの左利きの人々では，半球の言語支配は不完全であり，優位半球への障害は，右利きの人ほど言語機能が障害されない傾向にある．言語機能に最も重要な皮質領域は，Broca 領域（44野），Wernicke 領域（22野），一次聴覚領域（41，42野），および隣接する前頭および側頭頭頂連合野（図7-9）である．これらの領域への障害や他の皮質領域への機能的結合が障害されることで，**失語症 aphasia** となる．前頭葉に局在する言語中枢の障害では，非流暢で構音が乱れ，もたついた発話となる一方，側頭葉の言語中枢の障害により流暢ではあるものの多くの誤りを含んだり，時に全く理解不可能な言語の発話となる．側頭葉の障害では，言語の聴覚理解も不十分である．後頭

葉と側頭葉言語領域との間の連関が障害されることで**失読 alexia** となる．側頭葉に隣接する頭頂葉皮質はすでに学習された単語の検索に重要であり，ここでの損傷は**失名詞症 anomia** となる．頭頂葉下部は，側頭葉言語中枢で生成された言語的メッセージを視覚的なシンボルに変換するために重要である．この領域が障害されると，書字が困難となる（**失書 agraphia**）．

記憶 memory は，情報が一次体性感覚野，聴覚野あるいは視覚野によって登録されることを必要とする．言語理解に関与する後方皮質領域は，話し言葉や書かれた文章の即時処理やそれらを即座に思い出すために必要である．海馬および視床背内側核，視床下部乳頭体核への線維結合は，学習と長期記憶のために必要な処理を行うのに決定的に重要な役割をなす辺縁系システムを構成する．これらの領域が障害されると，患者は新しいことを学習できず，また過去の記憶を取り出すことができなくなる．最も重篤な症状は両側性の病変で起こる．片側性障害の場合は，より軽微な学習障害を引き起こす．人が何年も保持している記憶は遠隔記憶とみなされ，対応する連合皮質領域（例えば，ある視覚的情景の場合は視覚野）に記憶される．遠隔記憶は，記憶作成に必要な辺縁系の障害を有する患者では影響を受けないが，それらは皮質関連領域の損傷によって失われる可能性がある．近時記憶が長期記憶のために辺縁系のネットワークから連合皮質に移されるメカニズムを理解することは，現在の研究の主要な目標である．

頭頂連合野は，構成課題における視覚的運動の統合に関与する領域である．視覚野は観察のために必要であるが，聴覚野および側頭葉言語野は課題に従って図を描くために必要である．下頭頂葉皮質（39，40野）は視覚情報と聴覚情報を統合し，この領域からの出力は運動皮質によって運動パターンに変換される．したがって，頭頂葉の病変は概して，左右いずれの半球への障害でも，構成課題を困難とする．患者は課題の図が回転してしまったり，背景に一部が埋もれてしまったり，図が分解されて書かれたり，適切な角度に描くことができない，提示された図の一部が省略されるなどの障害がみられる．構成障害の場合，どちらの大脳半球の障害があるか，診断が難しい場合があるが，言語機能が保たれていれば，劣位半球の障害である可能性がより高い．

計算能力，抽象推論，問題解決およびその他のいくつかの高次機能は，いくつかの皮質領域の統合を必要とするため，機能局在を明らかにすることが難しい．これらの高次機能は認知症のように病変が皮質に広範囲に及ぶ場合に障害される．

チェックポイント

25. 覚醒状態や意識を維持する神経系のネットワークは何か．

26. 脳の局所病変が原因で起こる脳ヘルニアの症状と徴候は何か．

27. どの認知機能が前頭葉および頭頂連合皮質によって制御されるか．

28. 言語と記憶に重要な皮質の領域はどこか．

代表的な神経疾患の病態生理

神経系の疾患は，変性，代謝，構造，新生物，炎症といったさまざまな機序が神経細胞とグリア細胞，あるいはその両者を侵すことによって引き起こされる．結果として起こる機能障害は痙攣のような過活動や，脳卒中のような機能低下として現れる．特徴的な機能障害は神経ネットワークの障害であり，代表的な疾患としては，運動系に限局して上位および下位の運動ニューロンの障害を起こす筋萎縮性側索硬化症などが挙げられる．Parkinson病では，黒質のドパミン神経の変性によって錐体外路障害が引き起こされる．脳梗塞では障害を受けた血管支配領域によって障害が決まってくる．それゆえ神経疾患の病態を理解するには細胞レベルとネットワークレベルで起こっていることを理解する必要がある．

運動ニューロン疾患

臨床的病態

運動ニューロン疾患は前角細胞が障害され骨格筋の萎縮と筋力低下を来す脊髄の疾患である．脱神経された運動神経は自発的に放電して筋肉の短い収縮（**線維束性収縮 fasciculation**）を起こす．筋電図では脱神経に特徴的な所見，すなわち安静時の放電（**細動 fibrillation**）や随意収縮時の運動単位数の減少などがみられる．健常な神経線維からの側芽形成のために再

支配された運動単位は大きく，多相性となる．

脊髄性筋萎縮症 spinal muscular atrophy（SMA）は遺伝性の下位運動ニューロン障害を来すさまざまな疾患群の総称で，最も一般的な病型は 6,000〜10,000 人に 1 人の割合で小児期に発症する常染色体劣性遺伝形式のものである．小児期発症脊髄性筋萎縮症は発症時期と経過からさらに 3 つの病型に分けられる．SMA I は乳児期発症 SMA（Werdnig-Hoffmann 病 Werdnig-Hoffmann disease ともいう）で，生後 3 ヵ月までに発症する．児は吸啜力低下，嚥下障害，呼吸機能低下を呈し，舌と四肢の萎縮と線維束性収縮がみられる．SMA I は急速に進行し，3 歳までに呼吸器合併症で死に至る．SMA II は出生後半年以降に発症し，ややゆっくりとした進行で成人まで生存する．SMA III（Kugelberg-Welander 病 Kugelberg-Welander disease ともいう）は 2 歳以降に発症する若年型で，近位筋の筋力低下が進行するが球筋は保たれる．筋力低下のパターンは運動ニューロン疾患というよりも肢体型筋ジストロフィーのような筋疾患によく似ている．進行はきわめてゆっくりで成人期には障害を残す．3 病型は皆，5 番染色体 5q13 の survival motor neuron 1（*SMN1*）遺伝子の欠失による場合がある．*SMN* 遺伝子はすべての細胞に発現しており，RNA 代謝に関わる．SMN の機能の喪失は下位運動ニューロンのアポトーシスを引き起こす．なぜ運動ニューロンだけが障害されるのかはまだわかっていない．最近，ヒドロキシ尿素やバルプロ酸を使って SMN タンパクのレベルを調節する臨床研究が試みられたが，残念ながら疾患が改善される効果はみられず失敗に終わった．現在，治療研究はアンチセンスオリゴ核酸や幹細胞を用いた治療によって疾患の進行を遅らせる方向にシフトしてきている．

成人では，運動ニューロン疾患は 20〜80 歳の間に発症し，平均の発症年齢は 56 歳である．通常孤発性であるが約 10％は家族性である．上位および下位の運動ニューロンの障害のされ方，球麻痺や前角細胞の障害のされ方によっていくつかの多様性が記載されている．例えば，球脊髄性筋萎縮症はアンドロゲン受容体の CAG リピート延長によって起こる X 連鎖性の疾患で，通常 40 歳代から 50 歳代に発症する．他のトリプレットリピートが原因の神経変性疾患と同様に神経封入体がみられる．テストステロンが封入体形成を促進するため，女性では極軽度の症状を呈するのみである．さらには，この変異を導入した雌のマウスにテストステロンを投与すると筋力低下を起こし，雄のマウスに除睾術を施すと，症状が軽減する．これらの結果から，睾丸からのテストステロン放出を減らす GnRH アンタゴニストを投与する試験が行われた．残念なことにこの治療は症状を改善させなかったばかりか，テストステロン不足に伴い生活の質が低下してしまった．最近は，延長したリピートの毒性を軽減するためにポリグルタミン鎖を標的とした RNAi による研究が注目されている．

最も一般的な成人の運動ニューロン疾患は四肢と球部の上位と下位の運動ニューロンが侵される筋萎縮性側索硬化症 amyotrophic lateral sclerosis（ALS）である．80％の患者における初発症状は四肢の筋力低下で，通常は左右差があるものの両側性である．球麻痺があると，嚥下，咀嚼，発声，呼吸，咳などがしにくくなる．神経学的診察では上位運動ニューロンの障害と下位運動ニューロンの障害が混在してみられるが，外眼筋と括約筋は保たれている．この疾患は進行性で，通常は呼吸器の感染や呼吸不全で 3〜5 年で死亡する．

病理と病因

筋萎縮性側索硬化症（ALS）では一次運動野と脊髄の前側角での選択的な運動ニューロンの変性がみられる．傷害された細胞の多くではその細胞体と軸索の中に中間径フィラメントが蓄積する細胞骨格の異常がみられる．グリア細胞の反応や炎症所見などはわずかにしかみられない．その原因はわかっていないが，生化学的あるいは遺伝学的な研究がいくつかの手がかりを与えてくれる．

A．グルタミン酸シグナル伝達と RNA 処理過程

グルタミン酸は中枢神経内で最も豊富にある興奮性神経伝達物質で（図 7-28），陽イオンチャネルのようなイオンチャネル型受容体を開いたり，セカンドメッセンジャーである IP_3 経路を活性化するホスホリパーゼ C のような代謝型受容体を活性化する．グルタミン酸作動性陽イオンチャネルを介して Na^+ や Ca^{2+} が流入し細胞が脱分極する一方で，IP_3 経路は細胞内貯蔵からの Ca^{2+} 放出を促進する．全体として興奮性シナプス後電位が形成され，シナプス後膜側の細胞質内の遊離 Ca^{2+} 濃度は上昇する．この Ca^{2+} シグナルはカルシウム感受性酵素を活性化するが，シナプスからグルタミン酸が除去されることと，シナプス後膜側の細胞内のカルシウム取り込みと排出機能によって速やかに消失する．この通常の興奮性シグナル消失機構が破綻すると，細胞内 Ca^{2+} 濃度が高い状態で保たれることになり細胞死に至る．

グルタミン酸は細胞を取り囲むアストロサイトや神

代表的な神経疾患の病態生理　183

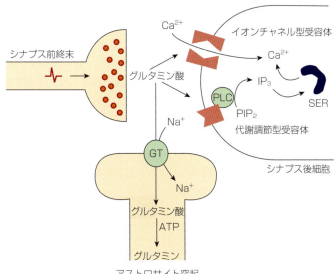

図 7-28　グルタミン酸作動性神経伝達．シナプス終末部へ脱分極刺激がなされるとシナプス間隙にグルタミン酸が放出され，そこでイオンチャネル型あるいは代謝型のグルタミン酸受容体に結合し，Ca^{2+} の流入の刺激と，ホスホリパーゼ C の活性化が起きる．ホスホリパーゼ C はホスファチジルイノシトール-二リン酸(PIP_2)を水酸化しイノシトール-三リン酸(IP_3)にして滑面小胞体(SER)内のカルシウム貯蔵から Ca^{2+} の放出を行う．グリア細胞上の Na^+ 依存性グルタミン酸トランスポーターを介してグルタミン酸は取り込まれ，シナプスでの活動は終了する．アストロサイトではグルタミン酸はグルタミン合成酵素によってグルタミンに変換される．

経終末上にある輸送タンパクによって除去される．アストロサイトではグルタミンに代謝されて，グルタミン酸として再利用されるために神経に戻される．60％の ALS 患者で，中枢神経の他の領域は問題がないにもかかわらず運動野と脊髄でのみこの活性が大幅に低下していた．これはおそらくは mRNA のスプライス異常に基づくアストロサイトのグルタミン輸送タンパクである EAAT2 の消失と関連していると思われる．脊髄の培養切片では薬物的にグルタミン酸輸送を阻害すると運動ニューロン変性が起こることが確認されている．つまりグルタミン酸輸送タンパクの選択的な消失が細胞外のグルタミン酸濃度の上昇を引き起こし，ALS に興奮性毒性をもたらしているのかもしれない．

もう 1 つのグルタミン酸シグナル伝達の変化が最近，5 名の ALS 患者の脊髄運動ニューロンから見出された．RNA 編集とは遺伝子特異的なコドンが RNA 依存性脱アミノ酵素によって改変させられる過程をいう．グルタミン酸受容体のサブユニット 2(GluR2)ではこれが特に 100％効率的に起こっており，その 2 番目の膜貫通型ドメインのグルタミンがアルギニンに変わることにより，通常はカルシウムの透過性が高度に低下することになる．ALS 患者では 50％以上の神経細胞で編集能力が低下しており，人工的にカルシウムを透過しやすくした GluR2 を発現させたトランスジェニックマウスでは，晩年に運動ニューロン疾患を発症する．つまり GluR2 の防御的な RNA 編集が ALS の病因に関わっている可能性がある．このように孤発性 ALS では RNA 代謝の異常が一因であると考えられる．

B．フリーラジカル

10％の ALS は家族性であり，家族性 ALS の 20％は 21 番染色体長腕にある**細胞質銅亜鉛スーパーオキシドジスムターゼ** cytosolic copperzinc superoxide dismutase(*SOD1*)遺伝子のミスセンス変異によるものとされている．SOD1 タンパクはスーパーオキシドアニオンを過酸化水素に変える反応を触媒する．過酸化水素はグルタチオンペルオキシダーゼやカタラーゼによって無毒化され水に変わる．すべての点変異が SOD1 の活性を低下させるわけではなく，また多くのこの変異の家族性 ALS が常染色体優性遺伝形式であることと併せて考えると，機能低下ではなく，新たな機能獲得による結果であると推定されている．これはヒトの家族性 ALS の変異 *SOD1* を導入したトランスジェニックマウスでは運動ニューロン疾患を発症するものの，*SOD1* を欠失させたマウスでは発症しなかったことからも裏付けられる．1 つの仮説として変異タンパクは基質特異性が変化して，過酸化水素をヒドロキシラジカルに変えるだけでなく，ペルオキシナイトライトを生成し，タンパクのチロシン残基をニトロ化

184　7. 神経系の障害

するなどの毒性を呈するという考えがある. これは脳内のカルボニル化されたタンパクレベルが上昇していることや ALS 脊髄内の遊離ニトロチロシンレベルが上昇していることと合致する. EAAT2 も変異 SOD1 タンパクによって不活化され興奮毒性を来す. いくつかの変異では神経毒である SOD 自体の凝集も引き起こす.

C. 細胞骨格タンパク

神経細胞はかなり巨大で, 極端に長い軸索を持つため, その軸索構造を維持する細胞骨格タンパクは運動ニューロン障害の格好の標的となり得る. ニューロフィラメントの機能障害は, 初期の ALS 病理において細胞体や軸索の近位側にその凝集体が蓄積する事実から容易に考えられる. 加えてニューロフィラメント重鎖 (NF-H) の変異が孤発性 ALS の一部の患者で見出されており, NF-H の変化は ALS の危険因子かもしれない. ペリフェリンはニューロフィラメントとともに変異 SOD1 マウスの細胞内封入体から発見された中間径フィラメントの 1 つで, 細胞傷害に反応して発現が増加し, 過剰発現が晩年に運動ニューロン疾患を来すことがわかっている. ペリフェリンなどのいくつかのニューロフィラメントを含む封入体は軸索輸送を障害し, 軸索構造の維持や運動ニューロンが生存するのに必要な神経栄養因子などの大分子の輸送が困難になる.

D. TDP-43

transactive response DNA-binding protein 43 (TDP-43) の発見はこの疾患の病因をめぐる新しい手がかりとして大変衝撃的なものだった. この新たなタンパクは家族性と孤発性の ALS と前頭側頭型認知症 (FTD) の病理学的な代表的所見である. ユビキチン化されたタウ陰性の封入体の主成分である. これらは Alzheimer 病や Parkinson 病の一部でも確認された. 1 番染色体に位置するこの遺伝子の変異は家族性 ALS と FTD の家系で確認され, SOD1 遺伝子変異の家系ではみられなかった. 15〜25% の症例で FTD と ALS はオーバーラップしており, これら疾患は新たに「TDP-43 プロテイノパチー」として見直されるようになった. 同様に染色体 1q36.2 の TARDBP や染色体 7q21 の MAPT, 染色体 2p13 の DCTN1 などの FTD と ALS を来すいくつかの別の遺伝子や遺伝子領域が発見された.

E. C9ORF72

近年主要な ALS および/または FTD の遺伝的原因が発見された. 2 つのグループが 9 番染色体の C9ORF72 という遺伝子のイントロンにある 6 塩基繰り返し配列が, 家族性 ALS の 34%, 孤発性 ALS の 6%, 家族性 FTD の 26%, 孤発性 FTD の 5% にみられたことを報告した. このタンパクの役割はわかっていない. これらの変異は他の非翻訳領域リピート増大疾患のように機能獲得型変異であると考えられている. この新たなリピート増大による疾患の発見がその毒性を軽減させることに焦点を当てた創薬の根拠となるかもしれない.

チェックポイント

29. 運動ニューロン疾患の臨床的特徴は何か.

30. どのような遺伝子が家族性 ALS の原因とされているか. どのような分子機構が病因として想定されているか.

31. 運動ニューロン変性における 2 つのメカニズムとは何か.

Parkinson 病

臨床症状

パーキンソニズムは, 筋強剛, 寡動, 振戦, 姿勢反射障害を呈する臨床的な症候群である. 大半の患者は, 1,000 人に 1〜2 人の有病率を示す孤発性の疾患である, Parkinson 病に起因している. 1900 年代前半には, パーキンソニズムは von Economo 脳炎のよくみられる後遺症であった. パーキンソニズムは, 特定の毒素, 例えば, マンガン, 二硫化水素, 1-メチル-4-フェニル-1,2,3,6-テトラヒドロピリジン (MPTP), 一酸化炭素などへの曝露からも生じ得る. いくつかの薬物, 特にブチロフェノン, フェノチアジン, メトクロプラミド, レセルピン, テトラベナジンは, 可逆性のパーキンソニズムを引き起こし得る. パーキンソニズムは, 度重なる頭部打撲からも生じ得る. また, パーキンソニズムは, Wilson 病, 早期発症の Huntington 病の患者の一部, Shy-Drager 症候群, 線条体黒質変性症, 進行性核上性麻痺などの, いくつかの基底核疾患の特徴でもある. これらの疾患においては, 他の症状や徴候が, パーキンソニズムとともに存在する.

病理と発症機構

Parkinson 病では, 脳幹や基底核におけるモノアミ

ン含有細胞集団，特に黒質線条体の色素ドパミン作動性神経細胞の選択的な変性がみられる．さらに，基底核，脳幹，脊髄や交感神経節における散在性の神経細胞は，エオジン好性の細胞質内封入体(**Lewy 小体 Lewy body**)を含有する．これらは，α-シヌクレインの線維状の凝集物を，パーキン，シンフィリン，ニューロフィラメント，シナプス小胞タンパクとともに含んでいる．

Parkinson 病の病因に関する重要な手がかりは，強力な神経毒である MPTP の研究から発見されてきた．MPTP は，合成オピオイドであるメペリジン類似物質の合成の副産物である．1980 年代初頭に，MPTP が多く混入したオピオイド調合液の不正な使用により，パーキンソニズムが引き起こされた数例の事例があった．MPTP は，脳のドパミン作動性神経細胞を選択的に障害し，Parkinson 病に非常に類似した臨床症状を生み出す．

MPTP は脳に入り(図 7-29)，グリアやセロトニン作動性神経終末に存在するモノアミンオキシダーゼ B により，N-メチル-4-フェニルジヒドロピリジン($MPDP^+$)へ変換され，それがグリアの膜を通して拡散し，活性型の代謝物である N-メチル-4-フェニルピリジニウム(MPP^+)へ非酵素的に酸化還元される．通常は，シナプスから取り除くことによりモノアミンの作用を終止させるように働く細胞膜トランスポーターが，MPP^+ を細胞内に取り込む．細胞内部に移行した MPP^+ は，ミトコンドリア電子伝達系複合体 I と相互作用することにより酸化的リン酸化を阻害する．これにより，ATP の生成は阻害され，酸素分子の代謝が減少する．脂質やタンパクや核酸と反応する，過酸化物，ヒドロキシラジカル，スーパーオキシドラジカル

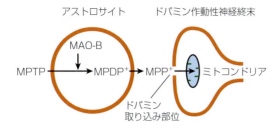

図 7-29 MPTP 誘発性パーキンソニズムに提案されている機序．MPTP は脳のアストロサイトに入り，モノアミンオキシダーゼ B(MAO-B)の作用により，$MPDP^+$ に変換される．その後，$MPDP^+$ は細胞外で MPP^+ へ代謝され，MPP^+ はドパミン作動性神経終末のドパミン取り込み部位を通して細胞内に取り込まれ，ミトコンドリアに濃縮される．その結果ミトコンドリア機能障害が生じ，神経細胞死が引き起こされ得る．
(Greenberg DA et al, eds. *Clinical Neurology*, 5th ed. McGraw-Hill, 2002 より許可を得て転載．)

の産生が増加し，細胞が障害される．動物モデルにおいて，ミトコンドリア複合体 I を阻害することが知られている殺虫薬ロテノンにより，パーキンソニズムが引き起こされ，黒質線条体のドパミン作動性神経細胞の変性や Lewy 小体類似細胞質封入体が生じる．これらの証拠は，Parkinson 病の病因におけるミトコンドリア機能障害と酸化的障害の役割を支持している．パラコートは，MPP^+ と構造的に類似しており複合体 I を阻害するありふれた除草薬である．パラコートへの曝露により，ドパミン作動性神経細胞の選択的な変性や α-シヌクレインの凝集を生じ得る．さらに，Parkinson 病患者由来の細胞株では，複合体 I 活性の障害が観察されている．複合体 I における NADH デヒドロゲナーゼ 3 の遺伝的な多型の 1 つは，白人では，この疾患のリスクの減少に関連している．したがって，ミトコンドリア複合体 I 活性の変化は，Parkinson 病の病因において重要な役割を担っているようである．

ドパミン作動性神経細胞は複合体 I 阻害に選択的な脆弱性を示すようであるが，この理由は明らかではない．議論の余地はあるが，いくつかの証拠は，ドパミンが神経毒性を促進し得ることを示唆している．細胞培養において外因性にドパミンを添加すると，神経細胞毒性が観察される．ドパミンは，自己酸化を起こしスーパーオキシドラジカルを産生し，また，モノアミンオキシダーゼにより代謝され，過酸化水素を産生する．スーパーオキシドジスムターゼは，スーパーオキシドから過酸化水素への変換を触媒し，過酸化水素は，グルタチオンペルオキシダーゼとカタラーゼにより，水へ変換される．しかしながら，過酸化水素は第一鉄とも反応し，高反応性のヒドロキシラジカルを産生し得る．このように，ドパミン作動性神経細胞内のドパミンは，活性酸素種の源を供給していると考えられ，それが，複合体 I の機能の減少と相まって，細胞死を促進している可能性がある．

おおよそ 5 % の Parkinson 病患者には家族歴がある．遺伝研究は，この疾患に関与する分子経路について重要な情報を与える遺伝子[α-シヌクレイン(*PARK1*)，パーキン(*PARK2*)，DJ-1(*PARK7*)，ユビキチンカルボキシ末端ヒドロラーゼ L1(*PARK5*)，PTEN(phosphatase and tensin homolog deleted on chromosome 10)誘導キナーゼ 1(*PINK1*)，leucine-rich repeat kinase 2(*LRRK2*)]の原因変異を同定した．

染色体 4q21-23 上に存在する α-シヌクレインをコードする遺伝子の変異は，常染色体優性 Parkinson

病を引き起こす．孤発性の Parkinson 病においても，α-シヌクレインは最大の遺伝的危険因子である．α-シヌクレインは，シナプス小胞のすぐ近くの神経終末にみられる．その正常な機能は知られていない．トランスジェニックマウスにおいて野生型ヒト α-シヌクレインを過剰発現すると，シナプスにおける SNARE タンパクとの異常な複合体の形成に起因して，Lewy 小体の形成や，線条体におけるドパミン作動性終末の減少，運動能力の障害が生じる．過剰発現につながる α-シヌクレインの三重重複による常染色体優性 Parkinson 病の家系が報告された．このことは，α-シヌクレインの機能的な変化よりもむしろ α-シヌクレインを含む神経細胞内封入体の産生こそが，ドパミン作動性神経細胞の変性の原因になっていることを示唆している．興味深いことに，α-シヌクレインを欠くマウスは複合体 I の阻害薬である MPTP の毒性効果に耐性を示す．このことは，ミトコンドリアの機能不全が α-シヌクレイン凝集と神経変性を促す環境を生み出すことを示唆している．

　ミスフォールドされた，もしくは，障害を受けたタンパクは，一般的に，ユビキチンの付加を含む過程により，分解される．ユビキチンは，タンパク分解複合体（プロテアゾーム proteasome）によるプロセッシングの標的となるタンパクにしるしをつける，76 残基のタンパクである．ユビキチンプロテアソームシステムの 1 つの構成要素である，ユビキチンカルボキシ端末ヒドロラーゼ L1 におけるミスセンス変異が，常染色体優性遺伝性 Parkinson 病の 1 家系に見出された．染色体 6q25 に位置するパーキンの変異は，常染色体劣性若年性パーキンソニズムの患者に見出された．パーキンは，分解の標的とする特定のタンパクへのユビキチンの付加を触媒するユビキチン E3 リガーゼである．既知の変異は機能喪失を引き起こし，タンパク分解の障害につながることが想定される．しかしながら，大半のパーキン変異を持った患者は Lewy 小体を欠く．このことは，酸化ストレスの増加などの他の機序が，これらの患者における神経変性を引き起こしていることを示唆している．パーキンが欠損したショウジョウバエ変異体がミトコンドリア病態を示すという知見は，この機序を支持している．

　Parkinson 病の遺伝的リスクとして，酵素であるグルコセレブロシダーゼ（GCase）の変異が最近発見された．この酵素はリソソームでのプロセッシングに関わる．この酵素活性は，ヘテロ接合性の患者の黒質線条体で 58％，孤発性 Parkinson 病の患者で 33％，減少している．この酵素の阻害は，α-シヌクレインの蓄積につながり，そのことにより，さらにこの酵素が阻害される．

チェックポイント

32. パーキンソニズムの臨床的な特徴は何か．

33. Parkinson 病の原因は何か．

34. Parkinson 病の病態を説明するのに提案されている 2 つの主な機序は何か．

重症筋無力症

臨床症状

　重症筋無力症は神経筋伝達における自己免疫疾患である．主要な臨床症状は変動する疲労と筋力低下であり，休息やアセチルコリンエステラーゼ阻害薬の投与により改善する．小さな運動単位を持つ筋，例えば，眼筋がしばしば侵される．咽頭筋，頸部の伸筋や屈筋，四肢の近位筋，脊柱起立筋にも時に障害が及ぶ．重症例ではあらゆる筋力が低下し，横隔膜や肋間筋も障害されるために呼吸不全から死に至ることがある．

　5％の患者で甲状腺機能亢進症が合併する．関節リウマチ，全身性エリテマトーデス，多発性筋炎なども，一般集団に比べて重症筋無力症の患者で合併が多く，30％以上の患者で母方の血縁に自己免疫疾患を持つ．こうした関連性から重症筋無力症患者が自己免疫疾患に対する遺伝的な素因を有していることが示唆される．

病理と発症機構

　重症筋無力症の主な構造的異常は，神経筋接合部のシナプス後領域の単純化である．筋終板は薄く，浅く，異常に広くなっているかシナプス間隙がなくなっている．一方で，シナプスの前小胞の数や大きさに変化はみられない．リンパ球が点在して集積し，いくつかは運動神経終板の近傍に存在する．IgG や補体 C3 がシナプス後膜に認められる．

　電気生理学的検査によって，シナプス後膜の，放出されたアセチルコリンへの反応が低下していることが示される．筋におけるニコチン性アセチルコリン受容体に高親和性に結合する ^{125}I-α-ブンガロトキシンで評価すると，罹患筋の終板における受容体の数は 70〜90％も減少している．重症筋無力症患者の 90％で末梢血中に抗アセチルコリン受容体抗体が検出され，患者の IgG を投与した動物では病態が受動的に伝達さ

代表的な神経疾患の病態生理 187

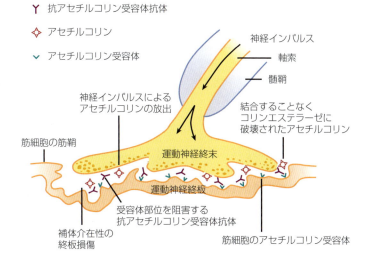

図 7-30 重症筋無力症の発症機構．神経終末からインパルスによって放出されたアセチルコリンは通常はアセチルコリン受容体に結合する．これにより筋における活動電位が発生する．重症筋無力症では抗アセチルコリン受容体抗体が受容体と結合し，アセチルコリンの活動を妨げている．結合した抗体は免疫介在性に終板の破壊を引き起こす．(Chandrasoma P et al, eds. *Concise Pathology*, 3rd. より許可を得て転載．原著は Appleton & Lange から出版．Copyright © 1998 by The McGraw-Hill Companies, Inc.)

れる．さらに患者の筋のアセチルコリン受容体タンパクで免疫した実験動物で筋無力症状が認められる．抗体はアセチルコリンの結合性や受容体の活性を低下させる(図 7-30)．さらに抗体が受容体分子を架橋していくことで，内在化して変性を起こす受容体が増加する．結合した抗体はシナプス後領域における補体介在性の組織破壊も活性化し，終板が平易化される．抗アセチルコリン受容体抗体が検出されない患者の多くは，その代わりに筋特異的受容体チロシンキナーゼ(MuSK)に対する抗体を持っている．MuSK はアセチルコリン受容体を終板に集めるという重要な働きを示す．これらの抗体は筋培養細胞では受容体が層化するのを阻害する．

運動神経を反復刺激していると，刺激が続くほど神経終末から放出される伝達物質の量は減っていく．通常それが臨床症状につながらないのは，減少した神経伝達物質のレベルに対して十分な数のアセチルコリン受容体が開いているからである．しかし重症筋無力症では機能している受容体の数が減っているので，伝達物質の放出量が低いと神経筋伝達の機能障害が起こる．電気生理学的には運動神経の反復刺激において複合筋活動電位の減衰が測定される．臨床的には継続あるいは反復した運動において筋疲労症状がみられる．

全身型の重症筋無力症は治療することで30%近い死亡率を5%に減らすことができる．基本的な治療戦略は発症機構に基づいて2つ考えられ，1つは神経筋接合部のアセチルコリンの量を増やすこと，もう1つ

は免疫介在性のアセチルコリン受容体の破壊を防ぐことである．

コリンエステラーゼ阻害薬はアセチルコリンの分解を防ぐことにより，反復刺激の際に神経伝達物質の放出が減少しないようにしている．コリンエステラーゼ阻害薬による治療は逆に筋力低下を呈することもあり，**コリン作動性クリーゼ cholinergic crisis** と呼ばれている．これはアセチルコリンが過剰になることが原因である．分子レベルではアセチルコリンが結合すると最初にニコチン性陽イオンチャネルが開くが，アゴニストに持続的にさらされるとチャネルの感受性が低下し，再び閉じてしまう．感受性の低下したチャネルは神経伝達物質が取り除かれることによってのみ，その感受性を回復することができる．コリンエステラーゼの活性が阻害されているとアセチルコリンは除去されないことになる．その結果，アセチルコリンエステラーゼを強力に阻害するサクシニルコリンや有機リン系殺虫剤，あるいは神経ガスなどの脱分極性筋弛緩薬と同様の機序で，神経伝達物質の脱分極遮断が起こる．すなわちコリンエステラーゼ阻害薬の量を慎重に調整し，筋無力症状を改善しながらコリン作動性クリーゼを予防する必要がある．

血漿交換，副腎皮質ステロイド，免疫抑制薬は抗アセチルコリン受容体抗体を減少させ，症状を抑える効果がある．胸腺は，アセチルコリン受容体に対して交叉反応するような胸腺タンパクに感作されたヘルパーT細胞を供給することから，重症筋無力症の病態にお

いて重要な役割を果たしていると考えられている．重症筋無力症患者の大半は胸腺が過形成となっており，10～15％で胸腺腫が認められる．胸腺摘除術は胸腺腫があるときに適応となる．胸腺腫のない場合も，胸腺摘除術により35％の患者で寛解が得られ，残りの45％の患者で症状の改善が認められる．

抗アセチルコリン受容体抗体が陰性で抗MuSK抗体が陽性の患者は，臨床症状や治療法が異なる．若年女性に多く，球症状や，筋萎縮が特に舌にしばしばみられるため，運動ニューロン疾患との鑑別が困難となる．四肢の反復刺激試験や単線維筋電図検査は異常が検出されないことが多く，顔面でこれらの検査をしないと診断がつかない．コリンエステラーゼ阻害薬で症状が悪化する症例もあるが，従来の免疫抑制治療よりもむしろ血漿交換が著効する．胸腺摘除術での症状改善は明らかでない．

最後に，抗アセチルコリン受容体抗体も抗MuSK抗体も陰性の，いわゆるダブルセロネガティブ（血清反応二重陰性）と呼ばれる患者がいる．近年，こうした患者の50％において新たな抗体が発見された．MuSK複合体のアグリン結合受容体であるリポタンパク関連タンパク4（LRP4）に対する抗体がそれであり，アグリンによって惹起されるアセチルコリン受容体の層化を阻害し，症状の原因となる．臨床的には胸腺腫のない抗アセチルコリン受容体抗体陽性患者と類似している．

チェックポイント

35. 重症筋無力症の臨床像について述べよ．
36. 重症筋無力症の原因は何か．
37. 重症筋無力症の病態生理について述べよ．

てんかん

臨床症状

発作とは，大脳皮質ニューロンの異常な同期性放電による脳機能の発作性障害のことをいう．てんかんは，この発作が再発することを特徴とする疾患群である．米国では国民の約0.6％が再発性発作を有しており，全発作性疾患の約75％以上が特発性てんかんである．特発性てんかんの一部には，明確な遺伝的要因があるが，その他は，脳卒中や外傷，腫瘍性病変，感染症などの脳損傷に続発するてんかんである．新規発

表7-2 発作の分類

I．部分発作（焦点発作）
A．運動，感覚，精神，自律神経症状を伴う単純部分発作
B．複雑部分発作
C．二次性全般化を伴う部分発作
II．全般発作
A．欠神発作
B．強直間代発作
C．その他の発作（ミオクロニー，強直，間代，脱力）

症のてんかんの約3分の2は小児期にみられ，そのほとんどが特発性か外傷性である．それとは対照的に，成年期以降に発症する発作やてんかんの多くは，脳の器質的疾患や代謝異常が原因である．

臨床症状と電気生理学的所見による発作の分類を示す（表7-2）．**全身性強直間代発作** generalized tonic-clonic seizure は，突然の意識消失ではじまり，筋肉の強直性収縮により，四肢は伸展，後弓反張となる．強直相は10～30秒間続き，四肢が痙攣する間代相が続く．痙攣は15～30秒間続き，その後15～30秒かけて徐々にゆっくり治まり，数分後に意識が戻るが，さらに数分間は混迷状態が続く．発作の重積状態や，背景に代謝異常がある患者では，意識障害が数時間遷延することもある．発作直後には神経学的に局所異常所見がみられることもあり，そのような場合は，画像診断など，さらなる局所病変に対する検索が必要である．

典型的な**欠神発作** absence seizure は，小児期に発症し，成人期には通常軽快する．発作の特徴は数秒間の意識消失であり，転倒することはない．瞬きや頭部のわずかな揺れや，手足の筋肉の瞬間的な痙攣を伴うこともある．意識は発作の直後に完全に戻る．発作は時間帯と無関係に1日に数回発生し，学校成績にも影響し得る．脳波（EEG）は3Hzの棘徐波が特徴的で，過換気で誘発される（図7-31）．この疾患は常染色体優性遺伝で浸透率は低い．

強直性か間代性かのどちらか一方のみの発作を呈するてんかんもある．また，突然の筋緊張喪失（脱力発作）を呈する発作もある．ミオクロニーてんかんは，特定の神経変性疾患や，大脳の広範性虚血などのびまん性脳損傷のあとにみられる．

焦点発作は脳の局所疾患で起こる．そのため，単純焦点発作や焦点性認知障害性発作では，基礎疾患の検索が必要である．**単純焦点発作** simple focal seizure

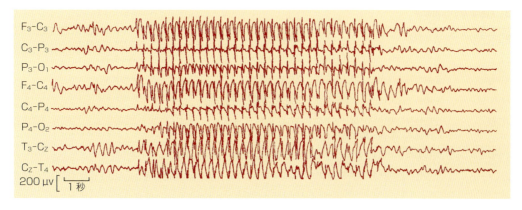

図 7-31 典型的な欠神発作(小発作)の患者の脳波．両側対称性に同期する3 Hzの棘徐波活動バーストを認める(記録の中央部)．奇数は頭部左側，偶数は右側の電極の電位を示している．(Greenberg DA et al. eds. Clinical Neurology, 8th ed. McGraw-Hill, 2012 より許可を得て転載．)

は焦点となる部位によって，運動障害，感覚障害，視覚障害，精神症状，自律神経障害など，単一の局所症状ではじまる．発作放電が他の領域に拡大すると，意識が失われ，強直間代発作に移行する(**二次性全般化 secondary generalization**)．**焦点性認知障害性発作 focal dyscognitive seizure**は，突発する意識減損で，定型的で無意味な不随意運動(**自動症 automatism**)を特徴とする．意識減損の直前には，腹部の異常感覚や，異臭や幻覚，なんともいえない恐怖感，幻想や既視感(デジャヴ)などが前徴となることもある．発作は通常，2～5分間続き，発作後も混迷状態が続く．二次性全般化に移行することもあり，発作の焦点は，側頭葉か前頭葉であることが多い．

発症機構

脳の領域間での情報伝達に際しては，抑制系や興奮系のニューロン群が相互に影響し合うことで，通常の神経活動は非同期状態にあるが，このニューロン群が同期して活性化された状態が発作である．どのような発作になるかは，異常活動の発現部位と，その活動が他へ拡大するパターンによって決まる．

てんかん患者の脳波検査では，しばしば発作間欠期にもスパイク放電が観察される．これらは，脳の異常興奮領域でのニューロン群の同期性脱分極により発生する．脳波でみられる棘徐波は，細胞レベルの研究から，**発作性脱分極シフト paroxysmal depolarizing shift**とそれに続く過分極であると説明されている．この電位の変化は，興奮性シナプスで発生した脱分極電流と，それに続く電位依存性チャネルを介したナトリウムやカルシウムの流入によって発生する．

正常状態で興奮性ニューロンが放電すると，近隣にある抑制性介在ニューロンを活性化し，放電した細胞自体やその近傍の神経細胞の活動を抑制する．抑制性シナプスにおける神経伝達物質の大半はGABAである．放電したニューロンでは興奮を抑制するために，電位依存性やカルシウム依存性のカリウム流出が活性化される．さらにアデノシン三リン酸(ATP)に由来するアデノシンは，近傍の神経細胞に存在するアデノシン受容体に結合することによって，神経興奮を抑制する．イオンチャネルの変化や，抑制性ニューロンやシナプスの傷害があると，これらの抑制機構が破綻して，発作焦点が形成される．また，脳損傷後のニューラルネットワークが再構築される過程で，局所の興奮性回路が増強され，一群のニューロンが同期するようになることもある．

局所の放電が拡散していくためには，複数の機序が関与している．発作性脱分極シフトが起こると，細胞外カリウム濃度が増加し，近傍のニューロンを脱分極させる．放電頻度が増加すると，神経終末へのカルシウム流入が増加し，**テタニー後増強 posttetanic potentiation**として，興奮性シナプスから伝達物質の放出が促進される．電位依存性やN-メチル-D-アスパラギン酸(NMDA)型グルタミン酸受容体依存性カルシウムチャネルからのカルシウムの流入が増加する．通常のシナプス伝達では，Mg^{2+}が，このNMDA受容体依存性カルシウムチャネルからのCa^{2+}の流入をブロックすることで安定化しているが，いったん脱分極が起こると，このブロックが外れる．その一方で，高周波刺激下では，放出されたGABAの濃度が上昇し，GABA受容体が急速に脱感作されることにより，抑制性シナプスの活動が低下する．以上のような複数の機序が重なって，隣接するニューロンが同期性

190　7．神経系の障害

表7-3　抗痙攣薬の作用機序

薬物	主な適応	作用機序
フェニトイン	全般性強直間代および部分発作	電位依存性ナトリウム・カルシウムチャネル抑制
カルバマゼピン	全般性強直間代および部分発作	電位依存性ナトリウム・カルシウムチャネル抑制
フェノバルビタール	全般性強直間代および部分発作	$GABA_A$ 受容体増強作用
バルプロ酸	全般性強直間代，欠神，ミオクローヌス，および部分発作	コハク酸セミアルデヒドデヒドロゲナーゼ抑制による GABA 濃度増加
エトスクシミド	欠神発作	低閾値(T 型)電位依存性カルシウムチャネル抑制
フェルバメート	全般性強直間代および部分発作	NMDA 型グルタミン酸受容体拮抗作用；$GABA_A$ 受容体での GABA 増強効果
ラモトリギン	全般性強直間代および部分発作	電位依存性ナトリウムチャネル抑制
ビガバトリン	部分発作，二次性全般発作	GABA トランスアミナーゼ抑制による GABA 濃度上昇
チアガビン	部分発作	GABA 再吸収抑制による GABA 濃度上昇

放電に巻き込まれ，その結果として発作が起こる．

　二次性てんかんでの発作焦点の形成には，抑制性回路の喪失と興奮性ニューロンからの神経線維の発芽が重要視されている．また，特発性てんかんの一部では，イオンチャネルの突然変異が同定された．例えば，良性家族性新生児痙攣で，20q13.3 にコードされる KCNQ2 と 8q24 にコードされる KCNQ3 という 2 つの相同する電位依存性 K^+ チャネルの遺伝子との関連や，熱性痙攣に関連した全般性てんかんでも，電位依存性 Na^+ チャネルサブユニットにおいて 2 種類の変異の関与が明らかとなった．そのほか，まれな疾患として，常染色体優性夜間前頭葉てんかんで，20q13.2 上のニコチン性アセチルコリン受容体 α4 サブユニットに変異がみられた．さらには，ゲノムワイド関連解析により，特発性全般てんかんにおいて高頻度の遺伝的リスク変異も明らかになったが，*CHRM3*，*VRK2*，*ZEB2*，*PNPO*，*SCNIA* など，大部分は未知の経路に関連した遺伝子であった．

　欠神発作は，モデル動物を用いた研究が進められ，視床の神経細胞における低閾値カルシウム電流(「T」あるいは「一過性」電流)の活性化によって発生する同期性放電に起因すると考えられている．欠神発作を抑制するのに有効な抗痙攣薬であるエトスクシミドは T チャネルをブロックする．T チャネルは，細胞膜の過分極後に活性化されると考えられており，この T チャネルの活性化は $GABA_B$ 受容体の活性化による視床のニューロンの過分極に関連して起こる．頻回に欠神発作を来す嗜眠性(lh/lh)マウスでは，脳波上 5〜6 Hz の棘徐波放電がみられ，ヒトの欠神発作治療薬が有効である．この疾患は常染色体優性遺伝の形式を

とり，第 2 染色体の遺伝子の単一変異が原因である．遺伝性欠神発作感受性ラット(GAERS ラット)の脳波検査における棘徐波放電が，$GABA_B$ アゴニストで増加し，$GABA_B$ アンタゴニストで軽減することなど，この仮説を支持する報告がある．

　近年使用されている抗痙攣薬の多くは，複数の機序を介してその効果を発揮するが，主な標的は，次の 2 点に大別される．(1)活動電位の発生や神経伝達物質の放出を調整する電位依存性イオンチャネル，(2)シナプスの興奮や抑制を調整するリガンド依存性チャネル．主な抗痙攣薬と推定されるそれらの作用機序を表7-3 に示した．

チェックポイント

38. 主な発作タイプの臨床症状について述べよ．

39. 二次性てんかんの原因となる疾患にはどのようなものがあるか．二次性てんかんの原因となる脳の構造異常にはどのようなものがあるか．

40. 特発性てんかんと関連する遺伝子異常にはどのようなものがあるか．

認知症と Alzheimer 病

1.　認知症の臨床症状

　認知症は知的機能が後天的に低下し，社会的な自立が喪失した状態である．記憶の障害に加えて，大脳皮質の機能(例えば，言語，計算，空間認知，意志決定，判断と抽象的な推理)の少なくとも 1 つの障害が存在

代表的な神経疾患の病態生理　191

表 7-4　認知症の主要な原因疾患

Alzheimer 病（50％以上）
多発脳梗塞
Lewy 小体型認知症
アルコール依存症
正常圧水頭症
原発性あるいは転移性脳腫瘍
前頭側頭葉型認知症
Parkinson 病
Huntington 病
Pick 病
プリオン病（例えば，Creutzfeldt-Jakob 病）
神経梅毒
HIV 感染
甲状腺機能低下症
ビタミン B$_{12}$，B$_6$，B$_1$ やナイアシン欠乏
慢性髄膜炎
硬膜下血腫

する．混乱状態の患者とは異なり，各種症候は数ヵ月から数年をかけて緩徐に進行し，意識レベルは疾患の晩期まで保たれる．

　認知症は 65 歳以上の 5〜20％に発症する．これは通常の老化現象とは異なるが，その発生率は年齢とともに増加する．表 7-4 に挙げた認知症の一般的な原因疾患でほぼ 90％の患者の原因を説明できる．治療可能な認知症，すなわち甲状腺機能低下症，ビタミン B$_{12}$ 欠乏症，神経梅毒，脳腫瘍，正常圧（交通性）水頭症，慢性硬膜下血腫といった疾患を知っておくことは重要である．これらに加えて，治療可能ではないものの HIV 感染を伴う認知症は抗レトロウイルス薬を用いた治療により進行を遅らせ得る可能性がある．認知症の評価のために外来受診する患者の 10〜15％は，抑うつ状態（仮性認知症 pseudodementia）であり，これもまた治療可能な疾患である．

　脳血管障害は，Alzheimer 病に次いで 2 番目に多い認知症の原因疾患である．認知症は，主要脳血管支配領域内の複数の梗塞によるもの（多発梗塞性認知症 multi-infarct dementia）か，深部白質などを栄養する細動脈支配領域に分布する皮質下梗塞（ラクナ状態 lacunar state，Binswanger 病 Binswanger disease，皮質下動脈硬化性脳症 subcortical arteriosclerotic encephalopathy）から生じる．神経脱落症状の階段状の増悪，神経学的所見上の局在徴候，そして脳画像所見上の多発梗塞がみられる．患者には，一般に，高血圧の病歴または粥状動脈硬化症の他の危険因子が存在する．

　慢性薬物中毒はしばしば認知症の原因とされるが，実際は昏迷状態を引き起こしているものである．アルコールによる認知症の存在は現在も論争がつきない．動物や培養細胞研究のモデルを用いた検討では，アルコールの直接的な神経毒性が示されているが，アルコール依存症患者の認知症の場合，栄養障害，繰り返される頭部外傷，そしてまれではあるものの後天性肝脳変性症，すなわちアルコール性肝硬変に起因する慢性肝不全状態の合併症などの二次的な認知症の可能性もあるからである．

2.　Alzheimer 病

臨床的特徴

　Alzheimer 病は認知症で最も一般的な原因で，認知症のなかの 50％以上を占める疾患である．一般的に学習と近時記憶の障害で発症し，5〜10 年の経過をたどる緩徐進行性障害である．ゆくゆくは，失名詞や失語，失算といった症状を発症し，職を失うなど，生活に支障を来す疾患である．方向感覚の喪失により患者は容易に道に迷うようになり，失行症では料理や掃除，セルフケアが困難となる．Parkinson 病でみられるような前頭葉性の歩行障害，すなわち一歩の踏み込みが小さく脚を引きずり，前屈姿勢で方向転換（後方突進 retropulsion）が困難な歩行となることもある．晩期には，社会とのつながりが喪失し，幻覚や妄想といった精神症状が出現する場合もある．ドネペジル，リバスチグミン，ガランタミンといったコリンエステラーゼ阻害薬による治療は最初の数年間，記憶を改善するのを助けるかもしれないが，結局のところ，神経変性過程は進行し，これらの薬物は効果がなくなる．末期患者は寝たきりのまま無言で，全失禁状態となる．

病　理

　Alzheimer 病の神経病理は，大脳皮質の細胞外間隙の老人斑と脳血管壁に蓄積するアミロイドが特徴である（図 7-32）．老人斑はアミロイドからなるコアの周囲に，変性した神経突起（軸索，樹状突起）や反応性アストロサイト，ミクログリアの突起が集まっている．他の病理学的変化として，神経細胞体内の神経原線維変化の蓄積，神経細胞ならびにシナプスの消失，反応性アストロサイトやミクログリアの増生がみられる．

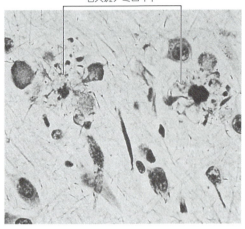

図 7-32 Alzheimer病大脳皮質の老人斑.

どの病理構造物が病気の病因に最も関連があるかについて，結論が出ていない．神経変性突起を周囲に伴う老人斑の出現は，特にAlzheimer病に特徴的ではあるが，病気の過程や発症時期と老人斑数との間に相関は証明されていない．神経原線維変化は，微小管結合タンパクであるタウタンパクが過剰にリン酸化された状態で重合し，螺旋状線維を形成し2本が対をなした状態である．神経原線維変化はAlzheimer病に特異的とはいえず，他の神経変性疾患でも観察される．一般にこれらの病理学的変化は，海馬，嗅内皮質，連合野と基底前脳系で最も顕著である．この分布により，初期より記銘想起障害や高次脳機能の障害が出現する一方，晩期に至るまで一次運動野や一次感覚野の機能が保たれることがよく説明できる．

病態生理

A. アミロイドβペプチド——老人斑の主要構成タンパクはアミロイドβペプチドamyloid β-peptide（Aβ）であり，これは染色体上21q21.3-22.05に存在するアミロイド前駆体タンパクβ-amyloid precursor protein（APP）と呼ばれる膜タンパクからタンパク分解により生じる．APPは細胞外マトリックスと相互作用し神経突起の成長を支えることが培養系の実験で示されている．遺伝学的研究から，AβがAlzheimer病発症に重要であると考えられている．ほとんどすべての21トリソミー（Down症候群）患者はAlzheimer病と区別がつかないほど同じ神経病理学的変化を示す．APP遺伝子のコピーナンバーが増えることによりAPPから産生されるAβ量が増え，老人斑の蓄積

を引き起こしていると推測される．約10％のAlzheimer病患者は若年性（65歳未満に発症）で常染色体優性遺伝形式を示す家族性Alzheimer病である．これら家族例の5％は，APP遺伝子上のAβ配列部位の前後に存在するミスセンス変異により発病すると考えられている．これらの突然変異の持つヒトAPPを発現するトランスジェニックマウスでは，Aβ濃度が上昇し，行動異常と変性神経突起を伴うAβ斑が出現する．APP遺伝子上の変異はAβの産生量を増やすか，2アミノ酸長い42アミノ酸からなる$A\beta_{42}$の産生を増加させる．この$A\beta_{42}$は自己凝集して，老人斑形成を促進する．Aβは培養神経細胞系において神経毒性を有しており，またミクログリアのサイトカイン産生を刺激する．Aβはグリア細胞からのグルタミン酸放出を誘発して，興奮性毒性を通して神経細胞を障害する可能性がある．この証拠はAβ（特に$A\beta_{42}$）の産生量増加がAlzheimer病の原因であるとする説と結び付き，Aβそのものが神経変性を引き起こすことを示唆している．家族性Alzheimer病のAPP変異を持つトランスジェニックマウスではAβの蓄積がはじまる前にシナプス機能が障害されており，これは可溶性Aβが神経毒性を持つことを示唆する．またこのことは老人斑数と重症度が関係しないことを説明できる証拠となるかもしれない．

B. プレセニリン——Aβ産生を制御する酵素学的経路は新たな治療法開発につながる可能性があり，現在の研究の重要な領域である．いくつかの手がかりが，家族性Alzheimer病家系のさらなる遺伝学的解析から得られた．APPは，膜結合型プロテアーゼBACE（β-アミロイド前駆体タンパク切断酵素，別名βセクレターゼ）によって，Aβ配列アミノ末端で切断される．この切断により99アミノ酸のカルボキシ末端断片が産生される．続いて，γセクレターゼと呼ばれる酵素により2番目の切断が起こり，この断片からAβが産生される．家族性Alzheimer病の約70％の症例は遺伝子*PS-1/S182*上のミスセンス変異に関連が示された．この遺伝子は染色体14q24.3に存在し，7回膜貫通型タンパク（プレセニリン1 presenilin 1）をコードする．他の20％の家族性Alzheimer病は，染色体1q31-42の上でもう1つの遺伝子［プレセニリン2 presenilin 2（STM2）］上のミスセンス変異と関連が示された．これら2つの遺伝子によってコードされるタンパクは67％のアミノ酸配列が同一であり，おそらく類似した機能を持っているのであろう．いずれのプレセニリンもノックアウトしたマウスではγセクレターゼ活性が完全に消失すること，予測されるアスパ

ラチルプロテアーゼの機能を廃絶する変異を持つプレセニリン発現マウスでも同様に γ セクレターゼ活性が消失することから，プレセニリンは γ セクレターゼの活性中心を持つサブユニットであることが示された．家族性 Alzheimer 病に関連したプレセニリン変異は，いずれも $A\beta_{42}$ の産生を増加させる．これらの変異は，アミロイドをより産生しやすい $A\beta_{42}$ を産生しやすくすることで，Alzheimer 病に至らしめていると考えられる．また，γ セクレターゼは Notch タンパクや神経細胞の機能維持に重要な他のタンパクも基質としており，プレセニリンノックアウトマウスは空間記憶，そしてシナプス可塑性の障害を呈する．このように，γ セクレターゼの活性障害により，プレセニリン変異患者において神経細胞変性の一因となるかもしれない．

C．アポリポタンパク E——Alzheimer 病患者の大多数は 60 歳以上に発症するが，そのうちのおよそ 50% において，アポリポタンパク E apolipoprotein E （apoE）の e4 アイソフォーム（apoE4）が危険因子と特定された．apoE は，リポタンパクを低密度リポタンパク（LDL）受容体と LDL 受容体関連のタンパク（LRP）に結び付けることを調整する 34 kDa のタンパクである．アストロサイトとマクロファージによって産生，分泌され，神経系の正常な成長や外傷後の末梢神経における再生の際に，脂質を適切な場所に配置させる機能が重要であると考えられている．3 つの主要なアイソフォーム（apoE2，apoE3，apoE4）があり，染色体 19q13.2 上の 1 つの遺伝子の異なるアレル（e2，e3，e4）から生じる．e3 アレルは最も一般的で，すべてのアレルのおよそ 75% を占める．一方，e2 と e4 はそれぞれおよそ 10%，15% を占める．e4 アイソフォームは，家族性あるいは孤発性の遅発性 Alzheimer 病のいずれの発症リスクと発症早期化にも関与している．これとは対照的に，e2 は発症リスクを減少させ，また発症を遅らせるアレルである．apoE について重要なことは，e4 を持たずして Alzheimer 病を発症することもあれば，e4 を保有しながら Alzheimer 病を発症しない相当数の人もいるということである．それゆえ apoE の遺伝子型決定は，有用な遺伝子検査としては推奨されない．

apoE アレルが Alzheimer 病発症リスクをなぜ変化させるのか，その機序は定かではない．培養神経細胞において，apoE3 は低密度リポタンパク存在下で神経突起の成長を促進させる一方，apoE4 はその成長を妨げる．e4 のホモ接合性である Alzheimer 患者は，e3 ホモ接合性患者に比較して，脳内により大きく線維密

度の高い老人斑が出現する．apoE は変性突起を伴う老人斑に蓄積しており，e4 は e3 よりも容易に $A\beta$ に結合する．したがって，apoE4 は老人斑形成を容易にするかもしれないし，脳組織からの $A\beta$ クリアランスを減少させるかもしれない．さらに apoE は神経細胞内に入り，神経原線維変化の主要構成成分である微小管結合タンパクであるタウタンパクと結合する．apoE3 は apoE4 よりも強くタウに結合する．apoE3 がタウに結合することにより，神経原線維変化の形成を妨げる可能性があり，また神経突起の成長に必要とされる通常の微小管形成を助けているかもしれない．

チェックポイント

41. 認知症を引き起こす疾患のうち，治療できる疾患はどれか．

42. Alzheimer 病の臨床症状は何か．

43. 家族性 Alzheimer 病と関連した遺伝子変異は，どのタンパクの中にあるか．

44. アポリポタンパク E と Alzheimer 病の関連はどのようなものか．

脳　卒　中

臨床像

脳卒中は突発発症し，少なくとも 24 時間以上持続する局所的神経脱落症候を特徴とし，脳血液循環障害が原因となる．脳卒中は米国で 3 番目に多い主要死因である．脳卒中の発症率は加齢とともに増加し，女性よりも男性で高い．重要な危険因子として高血圧，脂質異常症，糖尿病，喫煙，アルコール過量摂取，経口避妊薬使用がある．神経イメージングの進歩により，治療と転帰に大きな影響がもたらされた．

病態生理

A．血管支配

脳卒中により生じる局所症状と微候は関連する脳血管の支配領域に関連する．脳卒中は病態により主に虚血性脳卒中と脳出血の 2 つのカテゴリーに分類される（表 7-5）．虚血性脳卒中では，血管閉塞により特定の脳部位への血流が障害され，その領域で調節される機能が失われるため，きわめて特徴的な神経脱落症状が生じる．一方，脳出血により生じる神経脱落症状のパターンは予測が比較的難しい．なぜならそのパターンは出血部位に加えて，遠隔部位の脳機能に影響する頭

表 7-5　脳卒中の分類

虚血性脳卒中
血栓性閉塞
大血管（主幹脳動脈）
小血管（ラクナ梗塞）
静脈閉塞
塞　栓
動脈原性
心原性
脳出血
脳実質内出血
くも膜下出血
硬膜下出血
硬膜外出血
出血性脳梗塞

蓋内圧亢進や脳浮腫，隣接する脳組織への圧迫，脳室やくも膜下腔への血液流入に左右されるためである．

B．虚血性脳卒中

虚血性脳卒中は脳血管の血栓性または塞栓性閉塞の結果生じる．大血管閉塞（図 7-33）による神経脱落症状は障害された血管（図 7-34）の支配領域の局所的な虚血の結果生じ，明確な臨床症状を呈する（表 7-6）．神経脱落症状の程度は側副血行路の有無や血管解剖の個人差，血圧，血管閉塞の部位に依存するため，すべての患者にあらゆる徴候が現れるわけではない．血栓は通常，内頸動脈や中大脳動脈，または脳底動脈に生じる．症状は典型的には分単位に進行し，**一過性脳虚血発作 transient ischemic attack** と呼ばれる可逆性の神経脱落所見を呈する短時間のエピソードが先行することがある．心臓や大動脈弓，あるいは内頸動脈からの塞栓は通常，中大脳動脈を閉塞する．なぜなら中大脳動脈は大脳半球の 80％以上の血液を供給するからである．椎骨動脈や脳底動脈由来の塞栓は通常，脳底動脈の先端部や一側あるいは両側の後大脳動脈を閉塞する．

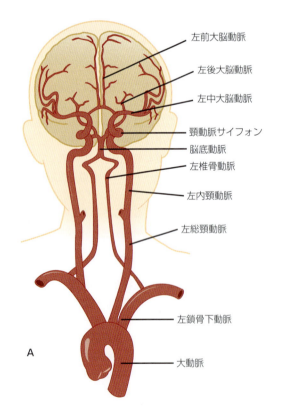 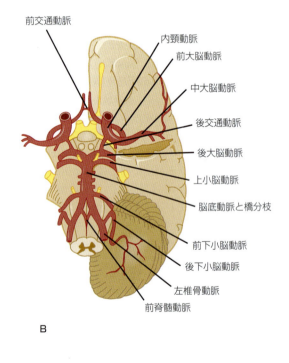

図 7-33　主な脳動脈．**A**：前面像，**B**：Willis 動脈輪と脳幹主要動脈の下面像．(Waxman SG. *Clinical Neuroanatomy*, 26th ed. McGraw-Hill, 2010 より許可を得て転載．)

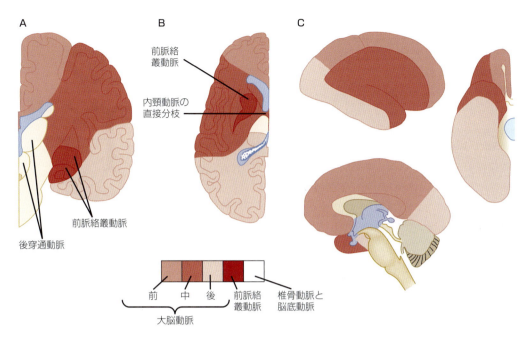

図 7-34　主な脳動脈の血管支配領域．A：大脳冠状断，B：大脳水平断，C：大脳皮質の血管支配．(Chusid JG. Correlative Neuroanatomy and Functional Neurology, 19th ed. より許可を得て転載. 原著は Appleton & Lange から出版. Copyright © 1985 by The McGraw-Hill Companies, Inc.)

表 7-6　虚血性脳梗塞における血管支配領域と臨床所見

動 脈	支配領域	症状と徴候
前大脳動脈	内側前頭葉と頭頂葉皮質，脳梁前部	対側上下肢の脱力と感覚喪失
中大脳動脈	外側前頭葉，頭頂葉，後頭葉，側頭葉皮質と隣接する白質，尾状核，被核，内包	失語症（優位半球），無視（非優位半球），対側半身感覚喪失，同名半盲，半身脱力
椎骨動脈（後下小脳動脈）	延髄，下部小脳	同側小脳性運動失調，Horner 症候群，交叉性感覚喪失，眼振，回転性めまい，吃逆，構音障害，嚥下障害
脳底動脈（前下小脳動脈，上小脳動脈を含む）	下部中脳，橋，上中部小脳	眼振，回転性めまい，複視，斜偏位，注視麻痺，片側または交叉性感覚喪失，構音障害，片側または四肢麻痺，同側小脳性運動失調，Horner 症候群，昏睡
後大脳動脈	遠位支配領域：内側後頭葉，側頭葉皮質およびその白質，脳梁後部 近位支配領域：中脳上部，視床	対側同名半盲，失書を伴わない読字障害，幻視と歪視，記憶障害，皮質盲（両側閉塞の場合） 感覚喪失，運動失調，第 3 脳神経麻痺，対側片麻痺，垂直注視麻痺，斜偏位，片側バリズム，舞踏アテトーシス，意識障害

　小動脈閉塞による虚血性脳卒中は，血液灌流が小血管・終動脈に依存している特定の部位に生じる．その大半は慢性高血圧が原因となる**脂肪硝子変性 lipohyalinosis** と病理学的に呼ばれる，血管閉塞に陥りやすい血管変性の結果生じる．脂肪硝子変性が最も生じやすい血管はレンズ核線条体動脈であり，それは中大脳動脈近位から生じ，基底核や内包に血液を供給する．脳幹や視床を灌流する脳底動脈や後大脳動脈の分枝にも脂肪硝子変性が生じやすい．これらの血管の閉塞は**ラクナ梗塞 lacunar infarction** として知られる脳組織の小範囲の障害をもたらす．ラクナ梗塞は典型的には被殻や尾状核，視床，橋，内包に生じ，皮質下白質や小脳にはあまり生じない．ラクナ梗塞は非常に定型的な臨床症候を呈する．最も多いものとして**純粋運動性脳卒中 pure motor stroke** と**純粋感覚性脳卒中 pure sensory stroke** がある．純粋運動性脳卒中では通常，麻痺側の反対側の内包か橋に梗塞があり，純粋感覚性脳卒中では通常，対側の視床に梗塞がある．

表7-7 局所脳虚血に関連する病態

血管障害
粥状動脈硬化症
線維筋異形成症
血管炎
全身性［結節性多発動脈炎，ループス，巨細胞，多発血管炎性肉芽腫症（以前はWegner肉芽腫症），高安動脈炎］
原発性CNSループス
髄膜炎（梅毒性，結核性，真菌性，細菌性，帯状疱疹）
薬剤誘発性（コカイン，アンフェタミン）
頸動脈または椎骨動脈解離
ラクナ梗塞
片頭痛
Willis動脈輪閉塞症（もやもや病）
静脈または静脈洞血栓症
心疾患
壁在血栓
リウマチ性心疾患
不整脈
心内膜炎
僧帽弁逸脱症
奇異性塞栓症
心房粘液腫
人工心臓弁
血液疾患
血小板増多症
多血症
鎌状赤血球症
白血球増加症
過凝固状態（高ホモシステイン血症，プロテインS欠損症，抗リン脂質抗体症候群，鎌状赤血球症）

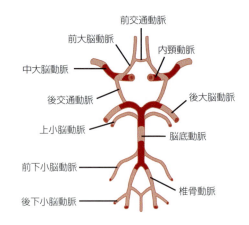

図7-35 頭蓋内脳血管における粥状動脈硬化症の好発部位（濃赤部位）．(Greenberg DA et al. eds. *Clinical Neurology*, 8th ed. McGraw-Hill, 2012より許可を得て転載．)

さまざまな血管疾患，心疾患，血液疾患が局所脳虚血の原因となる（表7-7）．原因として最も多いのは頸部・脳底部大血管の**粥状動脈硬化症 atherosclerosis**である（図7-35）．粥状動脈硬化症は血管内皮の機械的・生化学的・炎症的損傷から生じると考えられている（11章参照）．血管内皮の損傷により循環中の単核球やリンパ球が吸着し，血管壁に侵入することにより血管平滑筋や線維芽細胞が増殖する．これにより線維性プラークが形成される．また，血管内皮細胞の損傷部位で血小板が凝集・活性化される．活性化された血小板は血管平滑筋や線維芽細胞のさらなる増殖を促す増殖因子を分泌する．その結果，プラークが増大し，血管を閉塞したりまたは破裂して塞栓を放出する．

C. 出血

硬膜外血腫 epidural hematoma と **硬膜下血腫 subdural hematoma** は典型的には頭部外傷の続発症として生じる．硬膜外血腫は動脈損傷，典型的には側頭骨の打撃による中硬膜動脈の損傷により生じる．血腫により硬膜と頭蓋骨間が解離し，その下にある大脳半球を圧迫する．損傷直後の意識消失は脳振盪によるもので一過性であることが多い．血腫が脳ヘルニアを生じるほど重篤になると，神経症状が数時間後に再び生じる（図7-27）．硬膜下血腫は通常，硬膜下腔に張り巡らされた皮質静脈が損傷することにより静脈血が漏出して生じる．これは通常，比較的軽微な頭部外傷による血管損傷で生じ，特に高齢者に多い．血腫圧は低く，圧迫効果による神経症状は数日間現れないことが多い．

くも膜下出血 subarachnoid hemorrhage は頭部外傷により他の部位に生じた出血がくも膜下腔に進展したり，あるいは脳動脈瘤が破裂することにより生じる．脳機能障害は頭蓋内圧亢進や，まだ十分には解明されていないがくも膜下腔の血液が脳組織や脳血管に及ぼす毒性効果により生じる．特発性（非外傷性）くも膜下出血の最大の原因は**桑実状動脈瘤 berry aneurysm**の破裂であり，これは脳底部大血管の先天的な脆弱性に起因すると考えられている．脳動脈瘤は成人になってから症状が出現し，通常は30歳代以降である．脳

代表的な神経疾患の病態生理　197

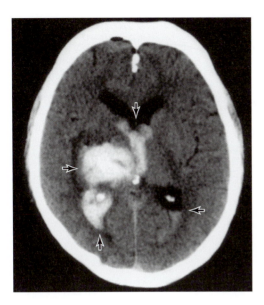

図 7-36　高血圧性脳出血のCTスキャン画像．血液は視床の出血部位で高信号を示し(左矢印)，第3脳室(上矢印)や右側脳室後角(下矢印)，対側の側脳室後角へ(右矢印)進展している．(Greenberg DA et al. eds. *Clinical Neurology*, 8th ed. McGraw-Hill, 2012を許可を得て転載．)

動脈瘤破裂は急激に頭蓋内圧を上昇させ脳血液循環を障害して，広範な振盪性障害を生じる．これにより約半数の患者は意識を失う．広範な出血に伴う脳虚血が重篤な脳障害と長期の昏睡をもたらす．あとになって脳動脈破裂部位またはその近傍の血管攣縮により局所的な脳虚血が生じることもある．最初の数日間に再出血することが多く，しばしば致命的となる．

脳実質内出血 intraparenchymal hemorrhage は急速な血圧上昇や血管を脆弱にするさまざまな疾患により生じる．脳出血により生じる血腫が隣接する構造物を圧迫するため局所神経脱落所見を呈する．さらに，漏出した血液が周囲の脳組織の機能に代謝的な悪影響を及ぼしたり，近傍の血管が圧迫されることにより局所的な脳虚血が生じる．慢性的な高血圧が最も一般的な素因である．高血圧の患者において，小さな**Charcot-Bouchard動脈瘤 Charcot-Bouchard aneurysm** が穿通動脈壁に形成され，主な破裂部位になると考えられている．脆弱な小血管の大半はラクナ梗塞の原因にもなる．高血圧性脳出血は主に基底核や視床(図 7-36)，橋，そして小脳に生じ，皮質下白質にはあまり生じない．頭蓋内脳出血の他の原因として，正常な動脈圧でも破裂する脆弱な血管を含んでいる**血管奇形 vascular malformation** や，脆弱な血管を増殖させる多形膠芽腫などの**脳腫瘍 brain tumor** がある．ある種の**血小板の疾患 platelet disorder** と**凝固能異常 coagulation disorder** は凝固を抑制することにより頭蓋内出血の素因となり得る．**コカイン cocaine** や**アンフェタミン amphetamine** は急激に頭蓋内圧を亢進させ，青少年の脳実質内出血の主な原因となる．脳出血は急激な血圧上昇や潜在性の血管奇形の破裂，薬剤誘発性血管炎による出血で生じることもある．**脳アミロイド血管症 cerebral amyloid angiopathy** は主に高齢者に生じる疾患であり，Alzheimer型認知症と関連することもある．アミロイドの沈着が皮質小血管壁を脆弱にし，しばしば複数の部位に生じる脳葉出血の原因となる．

D. 興奮毒性

脳卒中の治療介入の努力は大半が血管に焦点が当てられてきた．虚血性脳卒中においては，外科的血管内膜切除により脳血流循環を改善させたり，抗凝固薬，抗血小板薬，血栓溶解薬により血栓を縮小させる試みが行われてきた．また，脳組織の脆弱性を改善し虚血障害を軽減する補足的な試みも行われてきた．これは脳虚血により中枢神経系のグルタミン酸の恒常性が崩れ，その結果細胞外グルタミン酸濃度が過剰に増加して毒性を増すという観察結果に基づいている．脳虚血巣深部のニューロンはエネルギーを奪われることにより死滅するが，虚血領域辺縁のニューロンはグルタミン酸受容体の過剰な刺激の結果死滅する(図 7-37)．前述のようにグルタミン酸は興奮性シナプスで放出され，細胞外グルタミン酸濃度は，通常，ニューロンとグリア細胞のナトリウム依存性再取り込みシステムにより厳密に制御されている．グリアにおいてグルタミン酸はATP依存性酵素であるグルタミン合成酵素によりグルタミンに変換され解毒される．そしてグルタミンはグリアから放出され，ニューロンでシナプス小胞に再び取り込まれさらに放出される．虚血により脳から酸素とグルコースが奪われると細胞代謝が障害され，ニューロンやグリアが細胞膜間の正常なイオン勾配を維持するために必要なエネルギーが不足する．この結果，細胞内のNa^+蓄積が過剰になり，細胞膜間のNa^+濃度勾配が障害され，グルタミン酸の再取り込みが抑制される．エネルギー貯蔵不足により，グリア細胞でのグルタミン酸からグルタミンへの変換も減少する．これらのイベントにより細胞外グルタミン酸濃度が上昇し，その結果周囲のニューロンのグルタミン酸受容体が刺激され，Ca^{2+}とNa^+が流入する．陽イオンの流入によりこれらのニューロンは脱分極し，電位依存性イオンチャネルを介してさらにCa^{2+}が流入する．

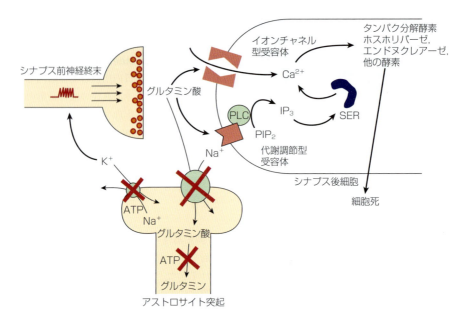

図 7-37　神経虚血における興奮毒性．エネルギー供給の喪失は Na^+-K^+ ATPase を阻害し，細胞外 K^+ 増加と細胞外 Na^+ の減少をもたらす．細胞外 K^+ の増加は神経終末を脱分極させ，グルタミン酸を放出させる．細胞外 Na^+ の低下はナトリウム依存性グルタミン酸の取り込みを減少させ，シナプスへのグルタミン酸放出を促進する．これによりシナプス後細胞の細胞内 Ca^{2+} は持続的に増加し，細胞死をもたらす．「×」はそれぞれ Na^+-K^+ ATPase（左）とグルタミン酸輸送体（右），グルタミン酸合成酵素（下）の抑制を示す．他の略語は図 7-28 で定義されている．

虚血はまた K^+ の恒常性も障害し，その結果，細胞外 K^+ 濃度（$[K^+]_o$）が上昇する．ニューロン活動は急速に細胞外 K^+ 濃度を上昇させる．そしてグリア細胞の重要な役割の1つは細胞外 K^+ 濃度を約 3 mmol/L に維持し，ニューロンが静止膜電位を維持するのを助けることである．2つのエネルギー依存性輸送体（Na^+-K^+ ATPase および，K^+ と Na^+ を Cl^- と共輸送する陰イオン輸送体）はグリアが細胞外 K^+ を除去するために特に重要である．虚血によってこれらのエネルギー依存性メカニズムが破綻し，K^+ は細胞外腔に放出され，もはやグリア細胞によって取り込まれなくなる．静止膜電位はニューロンの細胞膜間の K^+ 濃度勾配に依存するため，ニューロンは脱分極する．脱分極により神経伝達物質の放出が促進され，興奮性シナプスや細胞外腔にグルタミン酸が蓄積する．

これらのイベントにより，グルタミン酸依存性・電位依存性イオンチャネルを介してニューロン内に大量の Na^+ と Ca^{2+} が流入する．この結果生じる細胞内 Ca^{2+} 過負荷は特に毒性が強く，ニューロンが陽イオンを放出する能力を超える．この結果，カルシウム感受性の高いタンパク分解酵素やホスホリパーゼ，エンドヌクレアーゼなどのさまざまな酵素が持続的に活性化され，細胞死に至る．脳卒中における興奮毒性による細胞死の機序は，虚血病変がグルタミン酸受容体アンタゴニストによる治療により縮小するという動物実験によっても実証されている．

チェックポイント

45. 脳虚血と特発性脳出血の臨床症状の違いは何か．
46. 脳卒中の最大の原因は何か．
47. 脳虚血時の神経障害においてグルタミン酸はどのような役割を果たすか．

ケーススタディ　　199

ケーススタディ

Yeong Kwok, MD

（解答は 25 章 748 ページを参照のこと）

CASE 28

43 歳の右利きの男性．右手と腕が緩徐に弱ってくるためにクリニックを受診した．彼は生来健康で熱心にゴルフをしていたが，2～3 週間前からスイングするときにクラブを安定して振るのが難しくなってきたことに気が付いた．飛距離が極端に短くなり，右手で持っているものを落としたりするようになった．しびれや感覚の異常はなかった．身体所見上は元気そうでバイタルサインも正常だったが，右腕橈骨筋に沿って萎縮と線維束性収縮を認めた．握力は左が正常に対し右は軽度低下していた．腱反射は左は正常で右は消失していた．筋電図では安静時電位の増加，随意運動時の運動単位の減少などの脱神経所見がみられた．彼は筋萎縮性側索硬化症（ALS）と診断された．

設　問

A. ALS の臨床症状と臨床経過の進行はどのようなものか．
B. ALS ではどんな細胞が障害されるか．
C. 病理学的変化の分子学的メカニズムとしては何が考えられるか．

CASE 29

63 歳の男性．数ヵ月前からの歩行困難と協調運動障害を主訴に来院した．患者は歩行困難を自覚しており，特に方向転換しようとした際に転倒しそうになることが何度もあった．また手が使いにくいことも自覚しており，他者からは手が震えていることを指摘されていた．身体所見として，意図的な動作時には消失する安静時振戦が著明であった．歩行はすり足歩行で，方向転換が困難であった．上肢を受動的に屈曲・伸展させると，いわゆる歯車様筋強剛が認められた．

設　問

A. 疑われる診断は何か．臨床的にその診断が疑われる要因は何か．
B. 臨床症状の原因となっている根本的な病理学的変化は何か．
C. 病理学的変化の原因として可能性のある分子メカニズムは何か．

200   7. 神経系の障害

CASE 30

35歳の女性. 複視を主訴に来院した. 複視は2ヵ月近く, 間欠的だが進行性に増悪し, 最初は頻度は少なかったが現在では毎日認められている. 職業はコンピュータプログラマーで, 画面を見つめているほど症状が悪くなる. 眼瞼下垂も自覚しており, 画面を見ながら長時間仕事をしていると悪化する. どちらの症状も安静にすると楽になる. 全身的な疲れも感じているが, 筋力低下や神経学的異常所見は認められない. 既往歴に特記すべきものはない. 神経学的所見以外の身体所見に目立ったものはない. 脳神経領域では, 右眼の外転制限と両眼の眼瞼下垂があり, 眼球運動を反復させると増悪する. 運動, 感覚, 反射などには異常所見は認めない.

設問

A. 最も考えられる診断と, その疾患の病態について述べよ.
B. 他にみられる可能性のある神経学的徴候は何か.
C. 本症例の, 活動するほど悪くなるという外眼筋障害は, どのようなメカニズムによるか.
D. 本症例の病態に関連して, どのような検査をすべきか.
E. どのような治療が考えられるか.

CASE 31

73歳の男性. 記憶力の悪化に懸念を持たれ, 妻によって病院に連れられてきた. 彼はすでに引退した技術者で, 30年間住んできた地域で最近になり迷子になっている. 彼は一人でさまよい歩いているところを発見され, 近隣住民が自宅に連れていくことも多くなった. このことについて尋ねると, 彼は動揺して, ちょうど運動をしようとしていたと取り繕った. 彼は一人での着替えや小切手帳の扱いに問題があった. 身体検査では, 認知機能のテストであるミニメンタルステータス検査(MMSE)で30点中12点だったことを除いて異常はなかった. 血液データはいずれも正常. 頭部CTでは, 年齢相応のびまん性の脳萎縮が指摘できた. 本患者はおそらくAlzheimer病による認知症であろうと診断された.

設問

A. 脳生検を実施した場合, どのような所見が得られるか.
B. 脳のどの部位の変化が最も著明であるか, そして, それは症状の進行をどのように説明できるか.
C. Alzheimer病においてアミロイドペプチドの役割は何か.
D. この時期にAlzheimer病の危険因子を同定するために, 遺伝子検査を実施することに何らかの意味があるか.

CASE 32

中年の男性. 意識障害のため, 救急部に搬送されてきた. 付き添ってきた看護師によると, 患者は病院の食堂で彼女の前に並んでいて, 突然床に倒れ, さらに全身性強直間代発作を来したので, 救急部に搬送してきたという. そのほかの詳しい病歴は不明である. 診察では, 意識障害があり, 従命できない. 呼吸は安定しており, 鼻カニューレから酸素投与中である. 一般身体所見は体温38℃, 血圧170/90 mmHg, 心拍数105回/分, 呼吸数18回/分. 酸素飽和度は, 2L経鼻酸素下で99%. 神経学的診察では, 瞳孔は3 mmで対光反射正常, 咽頭反射正常. 左半身の自発運動が低下しており, Babinski反射は両側陽性. そのほかには特記所見はない.

設問

A. 全身性強直間代発作について説明せよ.
B. 発作を来す基礎疾患にはどのようなものがあるか. この患者で最も疑わしい原因は何か.
C. この発作の考えられ得る病因は何か.

CASE 33

72歳の男性．急性発症の右片麻痺のため救急部を受診した．患者は朝食中に突然右半身が脱力し，右上下肢が動かなくなった．彼はまた右上下肢の感覚を失い，会話も困難になった．妻が救急車を呼び，救急部へ搬送された．既往歴として長期にわたる高血圧，脂質異常症があり，また最近，冠動脈疾患と診断されていた．血圧は190/100 mmHg であった．神経学的診察所見として右顔面の下垂と強い右片麻痺があり，右Babinski反射を認めた．脳CTスキャンでは出血所見はなかった．彼は神経集中治療室に入院した．

設 問

A. この患者の診断は何か．どの動脈，または血管支配領域が関与していると考えられるか．

B. この容態における危険因子は何か．

C. この男性がこれらの局所的神経脱落症候を呈した機序としてどのようなことが可能性として考えられるか．この患者において最も考えられるものは何か．それはなぜか．

D. 基礎疾患として何が考えられるか．それはどのようにして脳卒中をもたらしたか．

参 考 文 献

全 般

Hille B. *Ion Channels of Excitable Membranes*, 3rd ed. Sinauer, 2001.

Kandel ER et al, eds. *Principles of Neural Science*, 4th ed. McGraw-Hill, 2000.

Ropper AH et al, eds. *Adams and Victor's Principles of Neurology*, 9th ed. McGraw-Hill, 2009.

Rosenberg RN et al, eds. *The Molecular and Genetic Basis of Neurologic and Psychiatric Disease*, 4th ed. Lippincott Williams & Wilkins, 2007.

機能的神経解剖

Greenberg DA et al, eds. *Clinical Neurology*, 8th ed. McGraw-Hill, 2012.

Haerer A. *De Jong's The Neurologic Exam*, 5th ed. Lippincott Williams & Wilkins, 1992.

Parent A. *Carpenter's Human Neuroanatomy*, 9th ed. Williams & Wilkins, 1996.

Patten J. *Neurological Differential Diagnosis*, 2nd ed. Springer, 1998.

運動ニューロン疾患

Turner MR et al. Controversies and priorities in amyotrophic lateral sclerosis. Lancet Neurol. 2013 Mar;12(3):310–22. [PMID: 23415570]

van Blitterswijk M et al. How do C9ORF72 repeat expansions cause amyotrophic lateral sclerosis and frontotemporal dementia: can we learn from other noncoding repeat expansion disorders? Curr Opin Neurol. 2012 Dec;25(6):689–700. [PMID: 23160421]

Van Damme P et al. Recent advances in motor neuron disease. Curr Opin Neurol. 2009 Oct;22(5):486–92. [PMID: 19593125]

Parkinson 病

Berardelli A et al. EFNS/MDS-ES recommendations for the diagnosis of Parkinson's disease. Eur J Neurol. 2013 Jan;20(1):16–34. [PMID: 23279440]

Foltynie T et al. Parkinson's disease: an update on pathogenesis and treatment. J Neurol. 2013 May;260(5):1433–40. [PMID: 23589196]

Goedert M et al. 100 years of Lewy pathology. Nat Rev Neurol. 2013 Jan;9(1):13–24. [PMID: 23183883]

重症筋無力症

Cavalcante P et al. Autoimmune mechanisms in myasthenia gravis. Curr Opin Neurol. 2012 Oct;25(5):621–9. [PMID: 22941261]

Niks EH et al. Pre- and postsynaptic neuromuscular junction abnormalities in MuSK myasthenia. Muscle Nerve. 2010 Aug;42(2):283–8. [PMID: 20544919]

Silvestri NJ et al. Myasthenia gravis. Semin Neurol. 2012 Jul;32(3):215–26. [PMID: 23117946]

てんかん

Helbig I et al. Genetics of the epilepsies: where are we and where are we going? Curr Opin Neurol. 2013 Apr;26(2):179–85. [PMID: 23429546]

Korff CM et al. Epilepsy classification: a cycle of evolution and revolution. Curr Opin Neurol. 2013 Apr;26(2):163–7. [PMID: 23406910]

Pitkänen A et al. Molecular and cellular basis of epileptogenesis in symptomatic epilepsy. Epilepsy Behav. 2009 Jan;14(Suppl 1):16–25. [PMID: 18835369]

認知症と Alzheimer 病

Bettens K et al. Genetic insights in Alzheimer's disease. Lancet Neurol. 2013 Jan;12(1):92–104. [PMID: 23237904]

Hunter S et al. The senescence hypothesis of disease progression in Alzheimer disease: an integrated matrix of disease pathways for FAD and SAD. Mol Neurobiol. 2013 Apr 3. [Epub ahead of print] [PMID: 23546742]

Raina P et al. Effectiveness of cholinesterase inhibitors and memantine for treating dementia: evidence review for a clinical practice guideline. Ann Intern Med. 2008 Mar 4;148 (5):379–97. [PMID: 18316756]

脳卒中

Caplan LR. Basic Pathology, anatomy, and pathophysiology of stroke. In: Caplan's Stroke: A Clinical Approach, 4th ed. Saunders, 2009.

Deb P et al. Pathophysiologic mechanisms of acute ischemic stroke: an overview with emphasis on therapeutic significance beyond thrombolysis. Pathophysiology. 2010 Jun;17(3):197–218. [PMID: 20074922]

Sanelli PC et al. Imaging and treatment of patients with acute stroke: an evidence-based review. AJNR Am J Neuroradiol. 2013 Apr 18. [Epub ahead of print] [PMID: 23598836]

皮膚疾患

Melissa M. Meier, MD, Timothy H. McCalmont, MD

C H A P T E R

8

正 常 な 皮 膚

人体において皮膚は最も身近な器官であり，その最も基本的な機能は保護機能に尽きる．バリアとして，皮膚は絶えず水分を内側に保ち，病原体を外側に排除することによって乾燥や疾患を防いでいる．しかし，皮膚の特徴をたんに食品を包む「ラップ」のように捉えることは，皮膚が持つ重要な構造の解剖学的・生理学的複雑さを著しく過小評価していることになる．

実質器官とは異なり，皮膚疾患を診断する際に，終末器官の障害や不全は必要条件ではない．その理由は，あらゆる皮膚疾患は，その機能的影響とは関係なく観察できるためである．きわめて広範囲にわたる腫瘍性，炎症性，感染性，遺伝性の皮膚疾患のなかには，皮膚の構造や機能にわずかな異常を生じるだけのものもあれば，深刻で病的な影響をもたらすものもある．

解 剖

皮膚のシステムは，体の表面全体を覆う厚さ 1～4 mm の組織層によって構成されている．皮膚は，構造的に類似した粘膜面と連続しているが，皮膚は汗を発散するエクリン管および毛や皮脂を産生する毛包脂腺系などの付属器構造を含むという点で，皮膚と粘膜は明らかに異なる．皮膚の厚さおよび組成には，各部位における特性に応じてかなりの差がある．例えば，最も薄い皮膚は，繊細さと動きやすさが非常に重要な眼瞼を覆う皮膚である．一方，最も厚い皮膚は，動きやすさよりも頑健さが求められる体幹上部にみられる．手掌や足底の皮膚表面の特徴として次の3点を挙げる

ことができる．第一に，エクリン汗器官が密集しており，これらの部位において温度調節が重要であることを反映している．第二に，感覚を妨げる原因になり得る毛がない．そして第三に，角層（後述）が顕著であり，物体を器用に取り扱うために必要な硬さをもたらしている．部位によって皮膚の構造にはサイズに著しい差があり，頭皮，須毛部，性器皮膚にみられる大型の硬毛の毛包と，その他大部分の部位でみられる小型の軟毛の毛包を比較すればよくわかる．

組 織

光学顕微鏡を用いると，2つの重要な皮膚の層を簡単に観察することができる．すなわち，重層扁平上皮である**表皮 epidermis** と，結合組織層である**真皮 dermis** である．その下にある脂肪組織は，第三の層とみなされることがあり，**皮下組織 subcutis** と呼ばれている．

表皮は，これを構成する4つの特徴的な層（基底層，有棘層，顆粒層，角層）に配列された角化細胞（ケラチノサイト）がこの構造を形成している（図 8-1）．基底層の角化細胞には増殖性の角化細胞が豊富に存在し，これらの細胞は分裂して娘細胞を生じ，角化細胞であるこの娘細胞は皮膚の表面へと押し上げられる．角化細胞は，皮膚の上方へ移動するとともにしだいに扁平化し，細胞質内にケラチン線維が蓄積する．個々の角化細胞は，「デスモソーム」と呼ばれる細胞間結合によって相互に強力に結合している（図 8-2）．デスモ

204　8．皮膚疾患

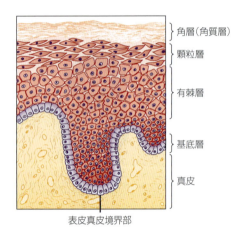

図 8-1　表皮は生物学的に連続して分化していくが，顕微鏡像からは，4つの層に区分して認識されている．基底層では立方状の胚芽角化細胞が基礎を形成する．有棘層は，細胞質が豊富でデスモソームが顕著な細胞によって構成される．顆粒層では，ケラチン複合体およびその他の構造タンパクの蓄積による顆粒状細胞質を有する細胞が認められる．強靱で膜様の角層は，無核で扁平な角化細胞によって構成される．(Orkin M et al, eds. Dermatology より許可を得て転載．原著は Appleton & Lange から出版．Copyright © 1991 by The McGraw-Hill Companies, Inc.)

ソーム結合は，通常の光学顕微鏡用切片では細胞間の細かい「とげ spine」のようにみえるが，これは表皮の有棘層において最も顕著である(図 8-3)．ケラチン線維は細胞内で結合するとともにデスモソームにも接着し，完璧な構造を取るために重要なネットワークを形成する．

　メラノサイトおよび Langerhans 細胞は，表皮の角化細胞間に存在する樹状細胞である．基底層に位置するメラノサイトは，赤褐色の生体色素であるメラニンを合成し，その樹状突起を通じて隣接する多数の角化細胞にメラニンを受け渡す(図 8-4)．この移送システムによって，メラニンは，潜在的に有害な太陽の紫外線に対して，広く分散した遮蔽物となることができる．Langerhans 細胞も同様の樹状の形態をしているが，有棘層の中央部に位置している．Langerhans 細胞は骨髄由来の抗原提示細胞である(3 章も参照)．

　表皮真皮境界部，すなわち基底膜領域は表皮と真皮を接着させ，皮膚バリアに寄与する構造である．表皮と真皮との接合部は波状になっているため，2つの構造間において結合部分の表面積が増加し，剪断応力に対し高い抵抗性を示す．表皮下側の突起は**表皮突起 rete ridge** と呼ばれ，真皮浅層上側の突起は**真皮乳頭 dermal papillae** と呼ばれる(図 8-5)．通常の光学顕微鏡切片を観察すると，基底膜は基底細胞直下の薄い好酸性帯(ピンク色)によって構成されるが，基底細胞のヘミデスモソームから真皮浅層のコラーゲン束に達

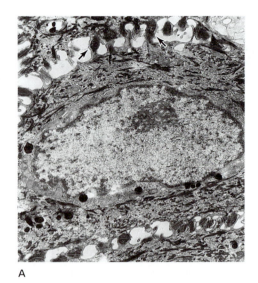

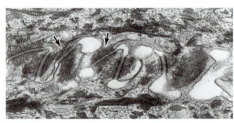

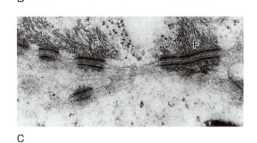

図 8-2　ヒト角化細胞の電子顕微鏡像(**A**)によると，多数のデスモソーム(**B**)は 2 個の細胞膜を強力に結合するプラークのようにみえる．超高倍率で観察すると(**C**)，細胞質のケラチン線維(**F**)がデスモソームに接着していることがわかる(➡はすべてデスモソームを示す)．(Junqueira LO et al. Basic Histology, 10th ed. McGraw-Hill, 2003 より許可を得て転載．)

する精巧な多層構造を有している(図 8-6)．基底板 lamina densa および透明帯 lamina lucida は，基底膜領域を構成する層のなかの 2 つであり，電子顕微鏡で観察すると，それぞれ電子密度が高い electron-dense 像および電子密度が低い electron-lucid 像をしているためにこのように呼ばれている．

　真皮は，タンパクおよびムコ多糖(いわゆる基質)を主成分とする結合組織のゲルによって構成されている．このマトリックスは，皮膚に張り巡らされた複雑

正常な皮膚　205

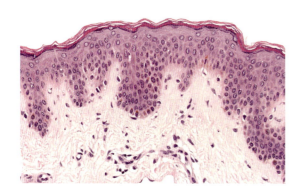

図 8-3　通常の光学顕微鏡によると，有棘層の多数のデスモソームは個々の角化細胞間を接着する精巧な「とげ」のようにみえる．

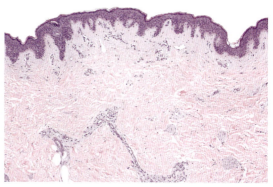

図 8-5　表皮真皮境界部の波状の構造は，表皮下側の伸展部分である表皮突起および真皮上側の伸展部分である真皮乳頭によって構成されている．

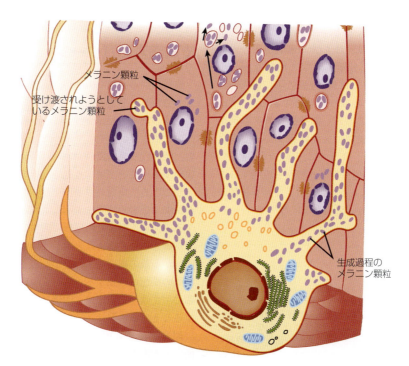

図 8-4　ヒトのメラノサイトは樹状の形態をしており，細胞の樹状突起は，隣接する 35～40 個の角化細胞と常に接触し，この角化細胞は「表皮メラニン単位」と呼ばれる多くの細胞内にみられる構造を有している．表皮メラニン単位の機能は，「メラニンソーム」と呼ばれる細胞内小器官に収められたメラニン色素を広い表面部全体に対して効果的に分散させることにある．(Junqueir LO et al. Basic Histology, 10th ed. McGraw-Hill, 2003 より許可を得て転載．)

な神経血管ネットワークを支える足場としての役割を担っており，外分泌（汗腺）および毛包（毛）の付属器構造も支えている．真皮に存在する線維性構造タンパクの大部分は I 型および III 型コラーゲンによって構成されており，弾性のあるミクロフィブリルのネットワークも真皮全層にわたって形成されている．構造タンパクの合成単位である線維細胞は広範に分布し，肥満細胞および免疫樹状細胞も真皮全体に配列されて存在する．なお真皮の微細構造である真皮の血管・神経ネットワークおよび付属器構造は本章の対象範囲を越えるため，説明を割愛する．

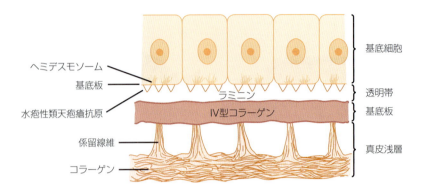

図 8-6　ヒト表皮の基底膜領域の概略図．(Orkin M et al, eds. *Dermatology* より許可を得て転載．原著は Appleton & Lange から出版．Copyright ©1991 by The McGraw-Hill Companies, Inc.)

皮膚疾患の概要

　広義にかつ単純に捉えると，皮膚疾患は「growth（主として腫瘍性の増殖）」および「rash（主として炎症性の皮疹）」の2種類に分類される[*1]．皮膚の growth は，囊腫や奇形，良性または悪性腫瘍など，臨床的には皮膚の隆起として認められるものである．一方，rash は，まれに例外はあるが，非腫瘍性の皮膚疾患であり，より正確には皮膚の炎症状態または **皮膚炎 dermatitis**[*2] と呼ばれる．今までに記述された多数の growth および rash の病態生理学的側面を説明することは本章の対象範囲を越えるため，以下では9種類の典型的な rash に焦点を絞って取り上げる．

皮膚病変のパターン

　皮膚に関心を抱く医師が，皮膚炎を正確に診断したり，分類したりする上で，標準化した命名法に基づいて皮疹の記述や記録を行うことが重要であると認識したのは数十年前のことであった．少数の形容詞を厳選し，炎症性皮膚病変（いわゆる原発診）の典型的な型を表現する用語を使用すると，皮疹を明確に記述することができる．用語の重要性を示す例として，電話で別の医師に患者の状態を説明しようとする状況を想像してみる．赤く隆起した皮疹に関する説明が，ある意味で皮疹をありのままに表現していたとしても，相手の医師が多数の皮膚疾患のなかからイメージする疾患と実際の疾患が一致するとは限らない．皮疹の特徴を正確に示す唯一の方法は，明確に定義された用語を使用することである[*3]．

　原発疹で最も重要な型は，斑とパッチ，丘疹と局面，小水疱と水疱，膿疱，および結節である．用語の **斑 macule** と **パッチ patch** は，いずれも平坦な変色した病巣を表しており，触知可能な変化は認められない．斑が直径1cm以下に対して，パッチは直径1cm超である．**丘疹 papule** と **局面 plaque** は，いずれも触知可能な隆起した皮膚病変であり，病変の直径がその厚さを上回る．丘疹が小型で直径1cm以下である

[*1] 訳注：日本では macule と patch はともに斑とされる．Gibert バラ色粃糠疹 pityriasis rosea Gibert の初発疹は，同症で多発する他の紅斑より直径が1〜3cmと大きく（2〜5cmという教本もある），herald patch と呼ばれているが，斑を大きさで分けて，1cm以上を patch とすることを通常はしない．また隆起性病変も1cmまでを丘疹 papule，1cm以上を結節 nodule，3cm以上で隆起し，増殖傾向の強いものを腫瘍 tumor ということが多く，1cm以下か以上かで，papule と plaque に分類することはまずない．ただし乾癬などでもみられるように使わないわけではなく，ある教本では plaque を皮膚面からやや隆起した2〜3cmの比較的大きな面積を有するものとしている．用語には歴史的変遷や，各国の伝統的な捉え方や学者間の意見にも違いがあり，記載法を統一するのが難しい現状がある．

[*2] 訳注：皮膚炎 dermatitis と湿疹 eczema は，特に臨床の場では，同義語として用いられる場合がある．しかし eczema は表皮主体の炎症，dermatitis は表皮と真皮の炎症と理解していたほうがよいと思われる．本書では，病理学的に皮膚のどの場所に炎症が起こるかで，どのようにそれぞれの dermatitis が起きるのかを説明している．

[*3] 訳注：皮疹の定義やそれに基づく記載皮膚科学の歴史は約200年ある．ただし訳注[*1]で説明したように，用語にも歴史的変遷があり，また国や学者で定義が異なることもある．記載者が用語をどのように定義して使用しているかを理解することも大切である．

表 8-1　炎症性皮膚疾患のパターン

パターン	説　明	典型的な例
血管周囲皮膚炎	血管周囲の炎症性浸潤．表皮への顕著な病変は認められない．	蕁麻疹
海綿状皮膚炎	細胞間浮腫を伴う炎症性浸潤（海綿状態）．	アレルギー性接触皮膚炎（ウルシ皮膚炎）
乾癬様の皮膚炎	表皮突起の延長に起因する表皮肥厚を伴う炎症性細胞浸潤．	乾癬
境界部皮膚炎	細胞傷害性の炎症反応．角化細胞の空胞化を特徴とする表皮下層の顕著な変化を伴う．	多形紅斑 扁平苔癬
小水疱性皮膚炎	表皮内または表皮下の裂隙形成を伴う炎症反応．	水疱性類天疱瘡
小血管性血管炎	皮膚血管の血管壁に集中した炎症反応．	白血球破砕性血管炎
毛包炎	毛包脂腺系における炎症反応．	座瘡様毛包炎
結節性皮膚炎	結節性またはびまん性の真皮内の浸潤を伴う炎症反応．表皮の顕著な変化は認められない．	皮膚サルコイドーシス
脂肪織炎	皮下脂肪における炎症反応．	結節性紅斑

のに対して，局面は直径 1 cm 超である．**小水疱 vesicle** と**水疱 bullae** は，液体で満たされた皮膚内側のスペースである．小水疱が直径 1 cm 以下であるのに対して，水疱は直径 1 cm 超である．小水疱や水疱の内容物が膿性の場合には**膿疱 pustule** と呼ばれる．**結節 nodule** は充実性の円形の皮膚病変であり，直径と厚さがほぼ同じである．

炎症性皮膚疾患のタイプ

　異なる炎症の過程によって皮膚内部の構造が異なるようになり，その結果顕微鏡下でさまざまなパターンが認められる．パターン分析が診断および分類の有用な手段となり得ることが経験的に明らかになっている．パターン分析においては，皮膚内部における炎症の分布を正確に把握し，かつ，炎症反応の影響を受ける特異的な構造を適切に認識することが重要である．

dermatitis（炎症性皮膚疾患）には明確に区分される 9 つのパターンが存在する（表 8-1，図 8-7）．うち 8 つのパターンと，各パターンの原因となる疾患の一部について以下で詳細に議論する．

チェックポイント

1. 皮膚が有する 2 つの最も基本的なバリア機能は何か．
2. 皮膚と粘膜との相違点は何か．また，これらの用語が重要な理由は何か．
3. 原発疹とは何か．これらの用語が重要な理由は何か．
4. 炎症性皮膚疾患の主要なパターンとは何か．
5. 皮膚病変の顕微鏡下によるパターンを理解することの意義は何か．この情報を最大限に役立てるためには，そのほかにどのような情報が必要か．

代表的な皮膚疾患の病態生理

パターン：乾癬様の皮膚炎

例：乾癬

臨床像

　乾癬は，よくみられる慢性，持続性，または再発性の鱗屑を伴う皮膚疾患である．境界明瞭な紅斑が銀白色鱗屑によって覆われている典型疹においては，明確

に個々の病変は区別される（図 8-8）．大部分の乾癬患者において，特徴的な局面の種類は限られているが，臨床症状は大きく異なっている．

疫学と病因

　乾癬の有病率は，多くの民族において男女いずれも 1〜2％ である．20 歳代の発症が最も多いが，出生直後でも乾癬が発現することがある．また，100 歳以上でも乾癬が新規に発症した症例が報告されている．

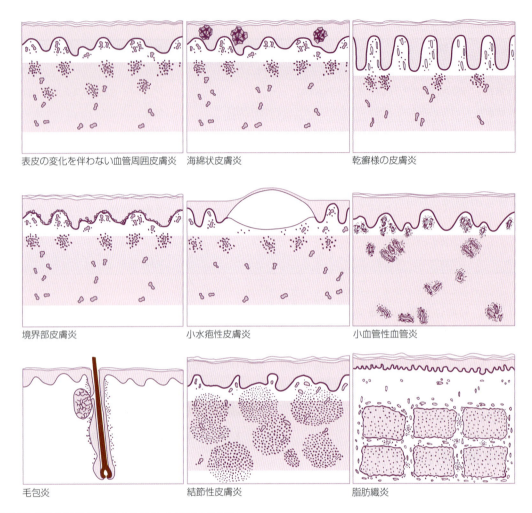

図 8-7 炎症性皮膚疾患の9つのパターン(表 8-1 も参照).

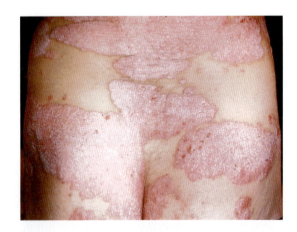

図 8-8 境界が明瞭な鱗屑を付す局面から構成される典型的な局面型乾癬(尋常性乾癬).(Timothy Berger 博士の許可を得て画像を使用.)

遺伝的因子が乾癬の発現に関与するという複数のエビデンスが明らかになっている.一卵性双生児の乾癬発現の高い一致率や罹患患者の親族における乾癬の発現率上昇が認められている.乾癬患者では,主要組織適合遺伝子複合体(MHC)の特異的クラスIアレル(対立遺伝子)の遺伝子産物の過剰な発現がみられる.しかし,発症の可能性が高い人でも特徴的な病変が全く生じない場合もあり,乾癬は遺伝性疾患であるとは単純にはいえない.乾癬の素因を有する他の人々では,感染,物理的傷害,ストレス,薬物などのさまざまな環境因子が乾癬発現の引き金として作用する可能性がある(表 8-2).

病理組織学と発症機構

乾癬は,炎症性皮膚疾患の1パターンである乾癬様の皮膚炎の典型であり,表皮突起の延長に起因する表皮肥厚がみられ(図 8-7 および図 8-9),その病変にお

代表的な皮膚疾患の病態生理　209

表 8-2　乾癬の誘発因子と増悪因子

物理的刺激
外傷（いわゆる Koebner 現象）
擦過傷
挫傷
裂傷
熱傷
サンバーン[1]
咬刺傷
外科的切開
寒冷な気候
感　染
ウイルス性気管支炎
連鎖球菌咽頭炎
ヒト免疫不全ウイルス（HIV）感染
薬物または薬物関連
抗マラリア薬
リチウム
β遮断薬
コルチコステロイド離脱

[1] 低線量の紫外線（UV）は乾癬を抑制するため，数十年にわたって効果的な治療法として使用されている．毒性線量を照射した場合に限り，紫外線は乾癬を増悪させる（サンバーン）．

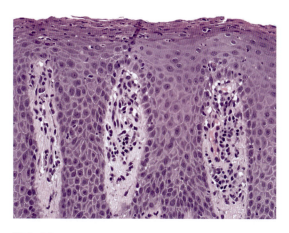

図 8-10　高倍率で乾癬局面を観察すると，真皮浅層の浮腫性部位において毛細血管の拡張が明らかに認められる．

倍もの数の角化細胞が存在する．過剰増殖のエビデンスは，表皮内における多数の有糸分裂像として顕微鏡下にも認められることもある．

　正常な角化細胞の成熟過程では，細胞が角層に入り，圧縮されて半透性のエンベロープを形成すると，核が消失する．一方，乾癬の場合，細胞サイクル短縮の結果として，核が残存する細胞が角層内に蓄積する．これは，「不全角化」と呼ばれるパターンである．不全角化細胞が蓄積すると，好中球が角層に遊走する．病理組織学的に，乾癬局面の銀白色鱗屑は，浸潤した多数の好中球を含む，不全角化をした角化細胞の厚い層によって構成されている．時に，角層内の好中球数が非常に多いと，病変が膿疱を呈することがある．
　乾癬は内皮細胞の過剰増殖も誘導し，真皮浅層の毛細血管の顕著な拡張，蛇行，透過性亢進が生じる（図 8-10）．血管の変化は，臨床的に鮮やかな紅斑が認められる一因で，毛細血管の変化は，乾癬局面が拡大する辺縁部において最も顕著である．
　長年の研究より，乾癬皮膚では，先天免疫（自然免疫）および適応免疫（獲得免疫）の両方に影響する多数の免疫異常が確認されている．抗原刺激は先天免疫応答を活性化し，マクロファージ，樹状細胞，好中球によるサイトカイン［インターフェロン，腫瘍壊死因子（TNF），インターロイキン 23（IL-23），IL-12 など］の産生を誘導すると考えられている．その結果，T 細胞の誘導，活性化，分化が引き起こされる．これらの T 細胞，なかでも特に T ヘルパー 1（Th1）細胞および T ヘルパー 17（Th17）細胞はサイトカインを産生し，サイトカインによって表皮過形成，炎症細胞を動員するほか，最終的には病理過程を永続化させるポジティブフィードバックのループが生じる．

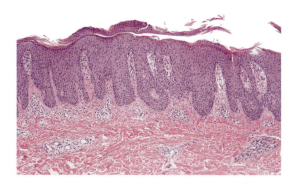

図 8-9　低倍率で観察した乾癬の病理組織像．表皮突起は顕著かつ一様に伸長しており，上部を覆う角層には，核が残存する細胞が含まれている（不全角化）．このパターンは，表皮ターンオーバーの亢進を反映している．

いて，表皮肥厚は過度の表皮形成（表皮の増殖）を表している．表皮形成が亢進することは，角化細胞の細胞サイクルの期間短縮および細胞集団の増殖が倍増することによる．これらの変化が原因で，病変の皮膚には，正常な皮膚と比較して単位面積あたりで最大 30

210　8．皮膚疾患

表 8-3　乾癬の亜型

亜 型	皮膚の所見および分布	その他の特徴
局面型乾癬(尋常性乾癬)	変化のない大型の局面がみられ，顕著な鱗屑を伴う．頭皮および四肢の伸側面に発症することが多い．	
滴状乾癬	体幹および四肢近位側に通常直径 0.5〜1.5 cm の鱗屑を伴う丘疹または小型局面が播種状に広がる．	病変は連鎖球菌咽頭炎によって誘発または増悪することが多い．
乾癬性紅皮症	汎発性の紅斑性局面がみられ，顔，体幹，四肢に発症する．鱗屑をわずかに伴う．	
膿疱性乾癬(汎発性)	無菌性膿疱からなる汎発性の皮疹．体幹および四肢の紅斑性皮膚を伴うが，顔には発症しないことが多い．	発熱を伴う．妊娠中に発現することがある．
膿疱性乾癬(限局性)	膿疱で覆われた鱗屑のある紅斑性局面．手掌，足底，爪に発症する．	
逆乾癬	鱗屑をわずかに伴う紅斑性局面．腋窩および鼠径部に発症するが，局面型乾癬が通常発現する部位では発症しない．	

臨床症状

　乾癬局面の主な特徴としては，明瞭な境界の鮮やかな紅斑，および融合しない白色または銀白色の鱗屑が挙げられる．病変はあらゆる部位に発現するが，頭部，四肢の伸側あるいは屈曲部が好発部位である．乾癬では，爪床および爪母が頻繁に侵され，凹んだり，著しく肥厚したりする異栄養性の爪を生じるが，粘膜表面は侵されない．

　皮膚以外で認められる唯一の乾癬の臨床所見は乾癬性関節炎である．乾癬性関節炎は，小関節にも大関節にも生じる可能性がある変形性，非対称性，少数関節型の関節炎で，手足の指の遠位指節間関節で発症することが特徴的である．乾癬性関節炎は血清反応陰性脊椎関節症の一種に分類されるが，循環自己抗体(いわゆるリウマトイド因子)または循環免疫複合体が存在しないこと，および特異的な MHC クラス I アレル(HLA-B27 など)との関連性によって関節リウマチと区別される．

　乾癬には多数の亜型が存在し，いずれも病理組織学的には類似しているが，臨床的な分布は大きく異なる(表 8-3)．

チェックポイント

6. 乾癬の発現に対する遺伝の関与はどのようなエビデンスによって裏付けられるか．同様に，環境因子の関与についてはどうか．
7. 乾癬ではどのような細胞が過剰に増殖するか．
8. 乾癬ではどのような免疫異常が特定されているか．

パターン：境界部皮膚炎

例：扁平苔癬

臨床像

　扁平苔癬は，通常，多数の小丘疹で構成される瘙痒を伴う特有の皮疹である．個々の皮疹は多角形で，扁平隆起し，紫色を呈し，このような特徴が瘙痒性，多角形，紫色，丘疹(pruritic polygonal purple papules)という頭文字が韻を踏んでいる皮疹の記載の基盤になっている(図 8-11)．扁平苔癬の個々の丘疹が癒合し，より大型の局面を形成することがある．肉眼でようやく確認できる程度の Wickham 線条として知られる細い白色線条が病変の表面にみられることが特徴である．

疫学と病因

　扁平苔癬は通常成人期に発症し，女性のほうが男性よりもわずかに多い．患者の多くでは扁平苔癬を発症させる誘発因子はいまだに不明であるが，皮疹が細胞性免疫応答を意味しており，この応答が表皮の基底細胞に直接的または間接的に損傷を及ぼしていることは明らかである．骨髄移植後における移植片対宿主病 graft-versus-host disease(GVHD)の症状としての扁平苔癬様発疹の発現，および自己反応性 T 細胞の注射で感作されたマウスに扁平苔癬様発疹の発現が細胞性免疫に含まれることから，この免疫反応の関与が推測されている．大部分の扁平苔癬が原因不明であるとはいえ，薬物は扁平苔癬または扁平苔癬様反応の原因の 1 つであることが判明している．金製剤および抗マラリア薬は苔癬型皮疹の発現と最も関連性が高い薬物

代表的な皮膚疾患の病態生理　211

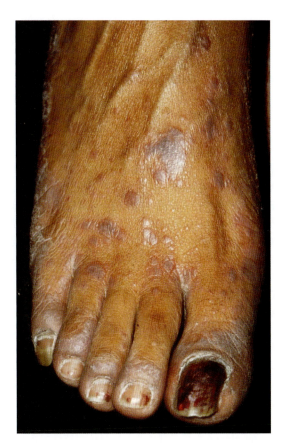

図 8-11　瘙痒性，多角形，扁平隆起する扁平苔癬の丘疹．

表 8-4　苔癬型（扁平苔癬様）反応を誘発する薬物

金製剤
抗マラリア薬
キナクリン
キニジン
キニーネ
クロロキン
ペニシラミン
チアジド（サイアザイド）系利尿薬
β遮断薬
抗菌薬
テトラサイクリン
ストレプトマイシン
ダプソン
イソニアジド
抗痙攣薬
カルバマゼピン
フェニトイン
非ステロイド性抗炎症薬

であるが，そのほかにも多くの薬物が報告されている（表 8-4）．

病理組織学と発症機構

　扁平苔癬は，苔癬型の境界部皮膚炎の一形態である．この形態の炎症性皮膚疾患では，表皮と直に接する真皮乳頭層および真皮浅層に対してリンパ球が稠密に浸潤しており，表皮下層の空胞化もみられる（図 8-12）．真皮乳頭層の浸潤細胞は，すべてではないが，大部分がTリンパ球によって構成されている．T細胞の一部は表皮内でも認められ，これに接して空胞化し損傷した角化細胞がみられる．表皮に浸潤した細胞の部位に，**コロイド小体 colloid body** と呼ばれる好酸性（ピンク色）小体も確認できる（図 8-13）．コロイド小体は，炎症反応によって死滅した無核角化細胞が圧縮されたものである．角化細胞はリンパ球の攻撃の標的にされても耐えるが，メラノサイトは反応において「無害傍観者 innocent bystander」として偶発的に破壊されることがある．メラノサイトが損傷を受けると，遊離メラニン色素が放出され，色素は真皮内マク

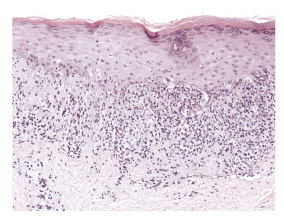

図 8-12　低倍率で観察した扁平苔癬の病理組織像．帯状のリンパ球浸潤が表皮真皮境界部を傷害している．浸潤細胞に隣接する角化細胞の一部が細胞質の空胞化を示している．

ロファージによって貪食され，これはメラノファージと呼ばれる．

　扁平苔癬の初期病変では，CD4ヘルパーT細胞が圧倒的多数を占めており，同細胞の一部がマクロファージおよびLangerhans細胞のすぐ近くに認められている（3章も参照）．対照的に病変が成熟すると，CD8細胞傷害性T細胞が浸潤細胞の大部分を占める

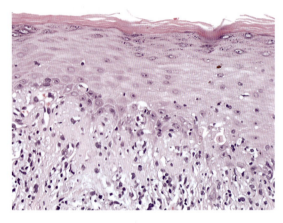

図 8-13　扁平苔癬病変の壊死した角化細胞(いわゆるコロイド小体)は，表皮真皮境界部に沿って丸い小球のようにみえる．

ようになる．浸潤した T 細胞の構成が変化することは，病変の進展に求心性および遠心性の側面があることを反映していると考えられる．求心性段階においては，原因抗原が処理され，おそらく特異的な HLA 決定された下でヘルパー T 細胞に対して提示される．次に，刺激された CD4 T 細胞は，細胞傷害性 T 細胞の動員を誘導する特異的サイトカインを産生する．続いて，細胞媒介性細胞傷害性免疫およびサイトカイン(インターフェロンγ，TNF など)が二次的過程としての角化細胞の空胞化および壊死の一因となると考えられる．

　扁平苔癬病変の臨床所見は，皮膚で同時進行する複数の変化を反映している．真皮浅層の稠密な多数のリンパ球は，丘疹や局面がそれぞれ示す，隆起し，上部が扁平な外観を生み出している．慢性的な炎症反応によって表皮の角化亢進(過角化)が誘導されるが，それが Wickham 線条として認識される表面の白色の原因となる．真皮乳頭層に認められる多くのメラノファージは茶色がかった黒色の色素を有しているが，皮膚などのコロイドマトリックスには色素細胞が組み込まれているため，光が広範囲に散乱する(「チンダル Tyndall 現象」と呼ばれる)．その結果として，呈色の基礎となる色素がメラニンであるにもかかわらず，ヒトの眼には扁平苔癬病変が淡黒色や紫色にみえる．

臨床症状

　扁平苔癬は皮膚および粘膜の両方において発症し，通常，丘疹は両側性，対称性に分布する．好発部位は，四肢の屈曲部，陰部の皮膚，および粘膜である．まれに，扁平苔癬は食道などの内臓の粘膜に発現することがある．手掌，足底，または顔に皮膚病変がみら

れることはほとんどない．

　一般的に，扁平苔癬の亜型は以下の 3 つのカテゴリーに分類される．

A. 異常な配列の扁平苔癬丘疹——これらの亜型のうち，扁平苔癬の典型的な個々の丘疹は，特徴的なより大型のパターンに分類される．環状扁平苔癬の場合，小型の苔癬様丘疹が癒合してより大きなリングを形成する．直線的なパターンや帯状疱疹様パターンの扁平苔癬も認められている．扁平苔癬が異常な配列を示す場合，診断が不完全だったり，誤診が生じやすくなる．

B. 特徴的な部位に配列された扁平苔癬丘疹——大部分の扁平苔癬が広範囲に広がるが，時に丘疹が口腔(口腔扁平苔癬)，生殖器などの特定の身体部位に限局されることがある．扁平苔癬患者全体の約 25％において，病変は粘膜に限局されている．

C. 異常な臨床的形態を示す扁平苔癬丘疹——一部の扁平苔癬の症例は，個々の臨床所見が非典型的であることから，臨床的に気付くことが困難である．びらん性，小水疱性，萎縮性，および肥厚性の病変がみられる．**びらん性扁平苔癬** erosive lichen planus の場合，表皮に対する境界部の反応が非常に強いため，表皮全体が壊死し，その結果として潰瘍が生じる．これと密接に関係している**水疱性扁平苔癬** vesiculobullous lichen planus も境界部の激しい反応が特徴であり，表皮真皮境界部の接触面において幅広く壊死が生じる．基底層壊死の結果として，表皮は真皮接着部から分離し，水疱が形成される．**萎縮性扁平苔癬** atrophic lichen planus では，苔癬状の境界部反応による角化細胞の破壊速度が表皮の再生速度を上回るため，表皮が脆弱化する．対照的に**肥厚性扁平苔癬** hypertrophic lichen planus においては，境界部反応を引き金とする表皮の再生速度が破壊速度を上回ることから，厚く，いぼ状で過角化性の病変が形成される．以上のすべての亜型は，びらん性扁平苔癬で認められる潰瘍の病変を除き，病理組織学的に類似している．

チェックポイント

9. 扁平苔癬において，細胞性免疫反応によって損傷を受けるのはどの皮膚細胞か．
10. 苔癬型発疹に最も多く関与している薬物は何か．
11. 扁平苔癬の臨床所見は，皮膚で同時進行するどのような変化を反映しているか．

例：多形紅斑

臨床像

多形紅斑 erythema multiforme は，臨床症状が軽症から重症までの幅が広い急性の皮膚症状である．通常，皮膚症状は短期的には自然治癒するが，反復性や全身性の場合には生活に支障を来したり，さらには生命を脅かしたりすることさえある．多形紅斑という病名が示すように，多様な病変の形態がみられるが，大部分の患者は1回の発症時に単一の形態パターンを示す．典型的な病変は赤い斑または小さな丘疹であり，それぞれが同心円状に広がるとともに，標的となっているような淡黒色，または壊死性の中心部がみられるパターンを示す（図 8-14）．

疫学と病因

多形紅斑は，一般的ではないが特徴的な皮膚疾患であり，男女の罹患率はほぼ同じである．好発年齢は10～30歳代であり，乳幼児期における発症はほとんどない．扁平苔癬と同様に，多形紅斑は，最終的に表皮角化細胞の壊死に至る細胞性免疫応答を表している．多形紅斑の最も多い原因として，単純ヘルペスウイルス感染および薬物に対する反応が明らかになっている．その他の原因には，マイコプラズマ感染症，接触性皮膚炎，薬物，放射線照射がある．

病理組織学と発症機構

多形紅斑は，典型的な空胞性の境界部皮膚炎である．扁平苔癬の場合には，通常，真皮浅層内に稠密で不明瞭な苔癬様浸潤を呈するが，これに対して，多形紅斑では，炎症性細胞浸潤はわずかである．しかし浸潤細胞が少ないため，表皮基底層内に広く分布する空胞化した角化細胞が明瞭であることから，損傷した角化細胞の所見が，境界部皮膚炎のパターンに分類される根拠となっている．

多形紅斑の真皮の浸潤細胞は，CD4およびCD8 T細胞の両者によって構成されている．表皮内の空胞化し壊死した角化細胞のすぐ近くにCD8細胞傷害性T細胞も認められる．炎症反応の過程で死滅した角化細胞は無核となり，顕微鏡下では，扁平苔癬のコロイド小体と同様に，円形かつ高密度の好酸性小体として認められる（図 8-15）．

扁平苔癬および多形紅斑は，臨床的，顕微鏡的，疫学的には明らかに異なるが，特異的な誘発物質がエフェクターリンパ球を表皮および真皮乳頭層に動員するという共通の発症経路を有しているように考えられる．この動員後に，細胞傷害性およびサイトカイン（インターフェロンγ，TNFなど）の複合的な悪い影響によって，角化細胞は損傷を受け，死滅する．

いわゆる軽症型多形紅斑 erythema multiforme minor の多くの症例は，単純ヘルペスウイルス感染に

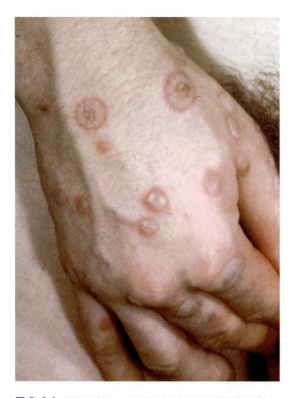

図 8-14 標的の病変——多形紅斑にみられる特徴的なパターン——丘疹または局面からなっており，表皮の中心壊死がみられ，その周囲を紅斑が取り囲んでいる．（Timothy Berger 博士の許可を得て画像を使用．）

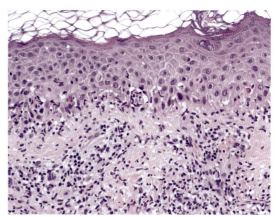

図 8-15 空胞性の境界部皮膚炎の一種である多形紅斑の病理組織像．表皮真皮境界部の近くにリンパ球のわずかな浸潤がみられ，そこでは空胞化し壊死した角化細胞がはっきりと認められる．

よって誘発される．多形紅斑患者において先行して単純ヘルペス病変が発現するという事実から，多形紅斑とヘルペス感染との関連性が長年にわたって疑われてきた．抗ヘルペス薬として経口アシクロビルを投与すると，一部の患者で多形紅斑病変の発現が抑制されることが判明し，多形紅斑とヘルペス感染との関連性が裏付けられた．また，分子レベルの研究において，多形紅斑病変から採取した皮膚内で単純ヘルペスDNAの存在が確認されたことにより，この関連性が実証された．ヘルペスウイルスDNAは，発疹消失後の末梢血リンパ球内および病変皮膚内でも確認可能であったが，非病変皮膚内では確認できなかった．これらの所見は，ウイルスDNAが末梢血の一次感染から播種し，特異的な標的部位の皮膚に組み込まれたことを示唆している．その後，ヘルペスウイルスのゲノム断片は，選択した標的部位である皮膚において細胞傷害性エフェクター応答が発生する一因となる．

多くの多形紅斑病変でみられる標的様のある臨床所見は，炎症反応およびその有害作用の強度が中心から周辺に環状に異なることを反映している．多形紅斑病変の周辺部においては，外側の紅斑様の紅暈，わずかな炎症，軽度の浮腫，および表皮の微妙な空胞化のみが認められる．対照的に，中心の薄黒い「標的部分」は多くの場合，表皮の顕著な空胞化およびほぼ完全な表皮壊死の部位を示している．

臨床症状

通常，多形紅斑は皮膚および粘膜に限局する．病変は播種性に急速に現れ，当初は四肢末端の表面に分布するが，体幹や顔など，近位への拡大も珍しくない．粘膜のびらんおよび潰瘍は症例の約25％で認められ，疾患の特徴として粘膜炎のみがみられる場合がある．多形紅斑は上皮の障害であるが，倦怠感などの非特異的な全身症状が発現することもある．

一連の多形紅斑は軽症から重症まで連続して存在するとはいえ，通常，患者は軽症型または重症型の疾患に分類される．播種状の病変が皮膚に限局される場合，または皮膚病変が限定的な粘膜症状を伴って認められる場合には，疾患は**軽症型多形紅斑 erythema multifome minor** と呼ばれる．**重症型多形紅斑 erythema multiforme major** の診断は，口腔，肛門生殖器，または結膜の3ヵ所の粘膜部位のうち2ヵ所以上で顕著な病変が認められる場合に行われる．重症型多形紅斑の多くの症例は，重度かつ広範な皮膚の病変も示す．多形紅斑の重症例を表現するために，従来，Stevens-Johnson症候群が使用されてきたが，コンセ

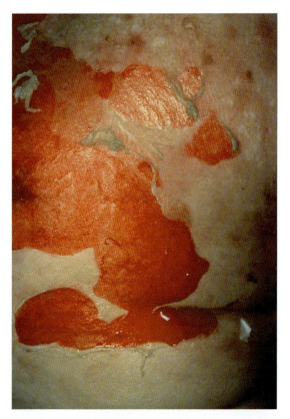

図8-16 中毒性表皮壊死症．体幹および四肢の汎発性の斑状丘疹状の紅斑に続いて，写真の患者の体幹にみられるように，表皮壊死に起因する広範な剝離が発現する．患者は，救急処置のために熱傷ユニットに入院することが多い．（Timothy Berger博士の許可を得て画像を使用．）

ンサス分類ではStevens-Johnson症候群を多形紅斑から区別し，中毒性表皮壊死症 toxic epidermal necrolysis の範疇に追加した．Stevens-Johnson症候群および中毒性表皮壊死症という2つの疾患単位は現在，重度特異体質反応の皮膚科学的症状の亜型を表すと考えられている．これらの疾患単位は，ほとんどの場合が薬物性であり，広範囲の皮膚および粘膜の壊死を伴い（図8-16），小水疱形成が続発する．患者の皮膚の状態が通常より低下し，その結果として感染および代謝異常が二次的に生じるリスクが上昇するということから，病理学的にみると，これらの所見は重度熱傷と類似している．

チェックポイント

12. 多形紅斑の典型的な病変はどのようなものか．
13. 多形紅斑と扁平苔癬との類似点および相違点は何か．
14. 中毒性表皮壊死症の合併症は何か．

パターン：小水疱性皮膚炎

例：水疱性類天疱瘡

臨床像

　水疱性類天疱瘡は，紅斑を伴う炎症のある皮膚に緊満性水疱が生じる水疱性疾患である．水疱性類天疱瘡の水疱は，構造タンパクを直接の標的とした特異的な炎症反応の結果として，真皮から表皮が分離するために生じる（表皮下の小水疱形成）．「類天疱瘡 pemphigoid」という病名は，水疱性類天疱瘡と天疱瘡 pemphigus との臨床的類似性を反映している．天疱瘡は，別の形態の水疱性皮膚疾患であり，表皮下ではなく表皮内の小水疱形成を特徴とする．水疱性類天疱瘡の予後はより良好であることから，水疱性類天疱瘡と天疱瘡との鑑別は重要である．

疫学と病因

　一般的に，水疱性類天疱瘡は高齢者の疾患であり，小児や若年成人における水疱性類天疱瘡の報告はまれで，大部分が60歳以上である．性差の偏りはみられない．

　水疱性類天疱瘡では，表皮真皮境界部に沿って免疫グロブリンおよび補体が沈着することが以前より知られてきたが，沈着した抗体は基底膜領域内の抗原（BP180およびBP230）に対して特異的であるため，水疱性類天疱瘡は自己免疫疾患の一形態であることが示されている．自己抗体産生を誘導する特異的因子は現在までに特定されていない．

病理組織学と発症機構

　かなり進展した水疱性類天疱瘡の病変から採取した生検標本では，顕微鏡下において，リンパ球，好酸球，好中球のほか，血管外遊出したフィブリンのような巨大分子を表す好酸性物質（ピンク色）が貯留した表皮下の裂隙が認められる（図 8-17）．裂隙直下の真皮においても，好酸球，好中球，およびリンパ球のような炎症細胞の浸潤がみられる．これらの所見は，炎症反応の影響が基底膜領域に集中していることを表している．

　蛍光色素で標識した抗免疫グロブリンG（IgG），抗IgA，抗IgM，および抗補体抗体を病変皮膚に反応させる免疫蛍光抗体直接法によりこの反応に対する知見が得られる．蛍光顕微鏡（紫外線を用いた顕微鏡）を用いて蛍光色素の位置を特定すると，IgGおよび補体成分C3に対して特異的な標識抗体が表皮真皮境界部に

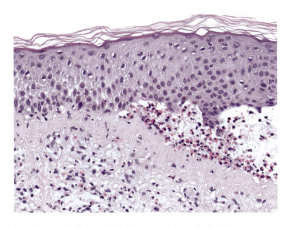

図 8-17　水疱性類天疱瘡の病理組織像．多数の好酸球およびリンパ球が浸潤した表皮下の裂隙が認められる．真皮浅層にも同様の浸潤細胞がみられる．電子顕微鏡では，水疱性類天疱瘡の存在する部位を観察すると，基底膜領域において透明帯内の分離を確認できる（図 8-6 を参照）．

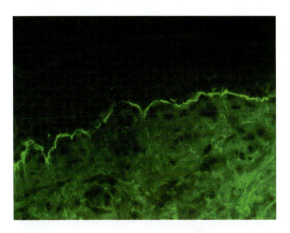

図 8-18　水疱性類天疱瘡患者の病変皮膚における免疫蛍光抗体直接法による所見．蛍光顕微鏡を用いて蛍光色素染色した切片を観察すると，表皮真皮境界部に沿って，免疫グロブリンGの沈着を示す鮮やかな線状の帯が認められる．（Kari Connolly 博士の許可を得て画像を使用．）

沿って線状に分布しているのが認められる（図 8-18）．水疱性類天疱瘡患者では，ヒト表皮の基底膜領域に結合した循環IgGも確認できる．これらの抗体は補体結合が可能なため，病原性は，実験動物に抗体を注射し，抗体が境界領域に結合して水疱を誘導することによって確認されている．

　水疱性類天疱瘡の自己抗体（IgG）は，ヘミデスモソーム構成タンパク，すなわち水疱性類天疱瘡抗原180および水疱性類天疱瘡抗原230を直接的な標的としている．基底膜領域にこれらの自己抗体が結合すると，古典的補体カスケードの活性化を介して炎症カスケードを生じる（3章）．補体フラグメントは肥満細胞

の脱顆粒を誘導し、好中球を遊走させる。肥満細胞顆粒は好酸球走化性因子を含有することから、水疱性類天疱瘡の浸潤細胞に好酸球が存在することは、おそらく、肥満細胞脱顆粒を反映しているものと思われる。反応が起こる過程で、顆粒球および肥満細胞によって多数の酵素が放出されるため、表皮が真皮から分離し、緊満性水疱が形成される背景には、酵素による消化が主要な機序として関与していると考えられる。また、水疱性類天疱瘡抗原は重要な皮膚の構造を構築する役割があると思われ、この役割が自己抗体の結合によって損なわれることで、裂隙形成に至るとも考えられる。定量可能な力価の水疱性類天疱瘡抗原は、疾患の活動性と相関する。

臨床症状

水疱性類天疱瘡の患者では、紅斑を伴った大型の緊満性水疱が認められる（図 8-19）。病変は四肢および体幹下部に分布することが最も多いが、水疱はあらゆる部位に発現する可能性がある。大部分の患者では、水疱に伴って強い瘙痒が発現するが、真皮の浸潤細胞中の多数の好酸球に起因すると考えられる。粘膜病変は最大で患者の 3 分の 1 に発現するが、通常は臨床的な問題はない。

水疱性類天疱瘡の一部の患者は、瘙痒を伴う紅斑性局面を呈し、長期間にわたって水疱が認められないことがあるが、最終的には大部分の患者で水疱が発現する。このパターンは、水疱発症前または蕁麻疹様の水疱性類天疱瘡として知られている。このような患者から採取した生検標本の免疫蛍光検査および病理組織検査では、好酸球が豊富な浸潤細胞とともに境界部に自己抗体および補体の沈着が認められ、典型的な水疱性類天疱瘡の炎症反応と同一であることを示唆している。これらの患者において遅発性の水疱形成が認められる理由は、現時点では不明である。

水疱性類天疱瘡は皮膚および粘膜に限局された疾患であり、全身諸臓器に及ぶ発症は過去に確認されていない。水疱性類天疱瘡の一部患者では、悪性腫瘍の診断と同時に皮膚病変を発現することがあるが、年齢をマッチさせた対照を用いた詳細な研究によると、がん患者における水疱性類天疱瘡の発現率上昇は認められていない。

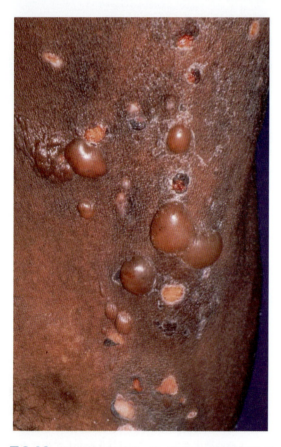

図 8-19　体幹下部全体にわたって、紅斑上に大型の緊満性水疱が分布している。（Timothy Berger 博士の許可を得て画像を使用。）

> ### チェックポイント
> 15. 天疱瘡と類天疱瘡との相違点は何か。また、この区別が重要な理由は何か。
> 16. 水疱性類天疱瘡抗原に結合した免疫グロブリンは、水疱性類天疱瘡病変においてどのように水疱形成を引き起こすのか。
> 17. 水疱性類天疱瘡とがんとの間に関連性は存在するか。

パターン：血管炎

例：白血球破砕性血管炎

臨床像

白血球破砕性血管炎は、皮膚小血管に発症する炎症疾患であり、一般的には紅色、または紫色の丘疹からなる発疹で、それらは**浸潤を触れる紫斑 palpable purpura**（訳注：血管炎性の紫斑は、必ずではないが浸潤を触れることを特徴とする）と呼ばれる（図 8-20）。病変は多彩な皮膚症状を伴って発現し、個々の丘疹は数日から 2～3 週間にわたって持続するが、通常、1 ヵ

代表的な皮膚疾患の病態生理　217

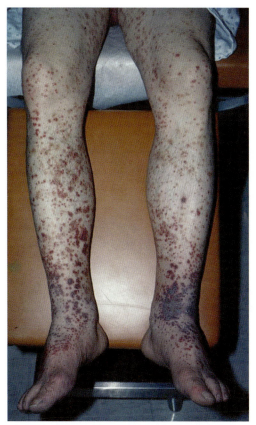

図 8-20　白血球破砕性血管炎の下肢に播種状に広がる丘疹状の紫斑．（Timothy Berger 博士の許可を得て画像を使用．）

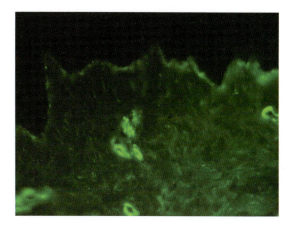

図 8-21　免疫蛍光抗体直接法により，皮膚小血管の血管壁内の補体成分 C3 の沈着を認める．免疫複合体による補体カスケードの活性化後に補体断片がみられる．血管壁内の免疫グロブリン沈着は，同じ方法によって検出することができる．（Kari Connolly 博士の許可を得て画像を使用．）

月以内に消失する．個々の病変は一過性であるが，皮疹がみられる期間は数週間から数ヵ月間までさまざまであり，例外的な症例では多彩な病変が数年間にわたって発現することがある．

疫学と病因

　白血球破砕性血管炎はすべての年齢で生じる可能性があり，発症率は男女間で同じである．誘発因子として最も多いものは感染および薬物である．細菌感染，マイコバクテリア感染，ウイルス感染はすべて発症の誘因となり得るが，連鎖球菌感染後およびブドウ球菌感染後に出現することが最も多い．
　抗菌薬，サイアザイド系利尿薬，非ステロイド性抗炎症薬など，多様な薬物が白血球破砕性血管炎の誘因として明らかになっている．抗菌薬のなかでは，ペニシリン誘導体が最大の誘発因子である．

病理組織学と発症機構

　この疾患の名称は，主に病理学的形態を示すもの

で，壊死した核（白血球破砕性）の断片の蓄積に伴い炎症反応が血管に生じることを表している．このパターンで重要な役割を担う過程は，小血管の血管壁内における発症の誘因となるタンパク分子の蓄積と，これに続く走化性因子の生成に伴う補体カスケードの刺激および最終的に細胞破壊と核の断片化を起こす酸化酵素放出による好中球の遊走である．白血球破砕性血管炎を誘発するタンパク分子は免疫複合体で，免疫複合体は，通常，微生物のタンパクまたは薬物に由来する外来抗原と抗体が結合することでつくられる．活動期の白血球破砕性血管炎患者より得た血清の分析によって血中の免疫複合体が確認されており，増悪すると血清補体価が低値になることからも，血中の複合体の存在が推測される．皮膚小血管（細静脈）内における免疫複合体の選択的な沈着を誘発する明らかな因子は依然として特定されていないが，相対的に低い流速にもかかわらず細静脈は相対的に高い透過性を示すことが一因になっている可能性もある．沈着した複合体は，免疫蛍光抗体直接法によって血管壁内に確認することができる（図 8-21）．
　組織内で捕捉されたあと，免疫複合体は補体カスケードを活性化し，さらに走化性フラグメント（C5a など）および血管作動性分子の限局的な産生を促す（3 章）．走化性因子は，血管内の好中球を血管壁へと誘導し，血管壁での好中球酵素放出の結果として，免疫複合体，好中球，および血管の破壊を生じる．顕微鏡下では，血管壁への好中球の浸潤，好中球の核破砕，およびタンパク（フィブリン）の沈着が特徴的である．これは，従来から「フィブリノイド壊死」と呼ばれて

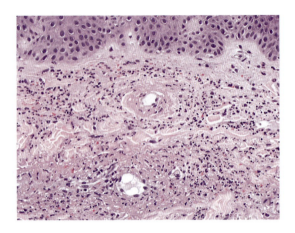

図 8-22　小血管性血管炎の一形態である白血球破砕性血管炎の病理組織像．皮膚細静脈の拡張した血管壁内には，好中球，好中球の核破片，および不定形のタンパク沈着が認められる．

いるパターンである（図 8-22）．炎症反応を通じて，血管の閉鎖性はしだいに損なわれ，細胞間の裂隙が拡大するため，赤血球およびフィブリンが血管壁を通じて滲出し，周囲の真皮に侵入する．

　多数の好中球を含む，血管周囲性の稠密な浸潤細胞によって病変皮膚が変化・拡張することから，白血球破砕性血管炎の病変は隆起し，丘疹状を呈する．白血球破砕性血管炎が紅斑や紫斑を呈することには，血管外に滲出したあと，かなり進展した病変の真皮に蓄積する多数の赤血球が影響している．反復したり持続したりする白血球破砕性血管炎の患者の場合，血管外に滲出した赤血球断片はヘモジデリンに代謝され，ヘモジデリンは真皮深層のマクロファージ（シデロファージ）内に蓄積される．真皮のヘモジデリンは，淡黒色，紫色の臨床的所見の原因であり，扁平苔癬でみられる色素変化と臨床的には類似しているが，病理学的には明らかに異なる．発疹が消失したあと，ヘモジデリンが再吸収されるとともに，色素沈着は数週間から数ヵ月間をかけて徐々に消失する．

臨床症状

　白血球破砕性血管炎の病変はあらゆる部位に発現する可能性があるが，通常，下肢のような負荷のかかる部位に分布する．紫斑が最も多い臨床的パターンであるが，小水疱様の膿疱，壊死性丘疹，潰瘍など，そのほかにも多様な形態的パターンが発現する可能性がある．これらのパターンは，初期の血管炎による丘疹に続いて生じた二次的な虚血性変化を反映することが多い．小水疱様の膿疱の発現は，表皮の虚血性壊死の結果として表皮下の分離が生じたあと，または，免疫複合体の沈着に続発する大量の好中球の真皮への浸潤後に生じる．壊死性丘疹，痂皮，潰瘍は，表皮および真皮浅層の完全壊死後に発現する末期病変である．基本的に，これらの病変は血管炎性の梗塞を表している．

　白血球破砕性血管炎は皮膚炎であるだけでなく，しばしば小血管に発症する全身性血管炎の一部のことがある．そのような症例では，血管病変による皮膚症状とともに関節痛，筋肉痛，倦怠感がみられる．関節痛および筋肉痛は，関節包および軟部組織の小血管における血管炎に伴う変化に起因する可能性が高い．腎臓，肝臓，胃腸管において血管炎性の合併症が発現することもある．腹部臓器系のこのような合併症は，臨床的には腹痛として現れることが多い．腎障害または肝障害の可能性を評価するためには臨床検査が重要である．

> **チェックポイント**
>
> 18. 白血球破砕性血管炎の病変が丘疹である理由は何か．
> 19. 白血球破砕性血管炎の最も一般的な誘発因子は何か．
> 20. 白血球破砕性血管炎が全身性血管炎の一部である場合，通常，そのほかにどのような症状が認められるか．

パターン：海綿状皮膚炎

例：アレルギー性接触皮膚炎

臨床像

　アレルギー性接触皮膚炎は，通常，瘙痒性の皮疹が生じ，皮膚に接触した物質に対する特異的な免疫媒介性反応が原因である．急性期の特徴は，「アレルゲン」に一次的に接触した部位に限局する紅斑，丘疹，小水疱，および水疱である（図 8-23）．水疱はしばしば破れ，水疱内容の滲出と黄色調の痂皮の形成を生じる．

疫学と病因

　医療機関を受診しない軽症患者を含めると，罹患者は膨大な数に上ることから，アレルギー性接触皮膚炎の発現率に関して信頼できるデータの収集は不可能である．その一方で，この皮膚炎の原因となる職業に従事しているために生じる直接の医療費や，生産性の損失によって，年間数百万ドルがこの疾患のために失われると推定されている．

代表的な皮膚疾患の病態生理　219

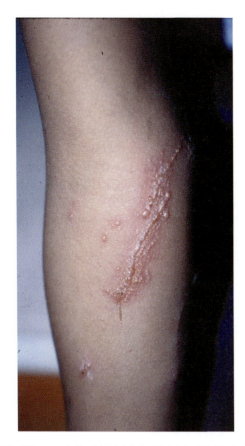

図 8-23　アレルギー性接触皮膚炎．融合した直線状の小水疱が周囲の紅斑とともにみられる．（Timothy Berger博士の許可を得て画像を使用．）

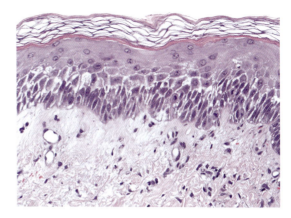

図 8-24　アレルギー性接触皮膚炎．細胞間の浮腫によって角化細胞間の「とげ」（デスモソーム）がみえるようになっている．

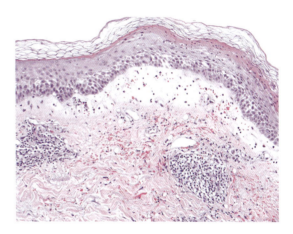

図 8-25　急性海綿状皮膚炎の一種であるアレルギー性接触皮膚炎の病理組織像．炎症細胞の血管周囲および間質への浸潤がみられる．真皮乳頭層の青白い部分は浮腫による．

どのような人がどのような物質に反応するかを決定する因子は不明だが，HLAのタイプが関係すると考えられている．アレルギー性接触皮膚炎の一部の動物モデルでは，常染色体性の遺伝のパターンが認められている．

病理組織学と発症機構

「海綿状皮膚炎」という用語が示唆するように，この皮膚疾患の範疇における病理学的特徴は海綿状態である．「海綿状態」という用語は，角化細胞間が離開する表皮の浮腫をいう．顕微鏡で観察すると，角化細胞間を相互に接合する，通常は識別不可能な「とげspine」，すなわちデスモソームが浮腫によってみえるようになる（図8-7および図8-24）．海綿状態の変化が軽度だと，顕微鏡下でようやく認識できるが，非常に広範囲に及ぶと，水疱として臨床的に明らかになる．海綿状皮膚炎に伴う血管周囲の炎症の程度はさまざまで，炎症は浅部血管叢の周囲もしくは浅部と深部血管叢の周囲，さらに血管周囲と間質内に分布することがある（図8-25）．多くの場合，浸潤細胞はリンパ球よりなるが，海綿状皮膚炎では大量の好酸球も同時に認められることが多い．

皮膚における接触性過敏症の発現機序が，移植に用いる臓器の細胞媒介性拒絶反応と類似していることから，アレルギー性接触皮膚炎を引き起こす一連の原因に関して従来から継続的に集約的な研究が行われている．遅発性（Ⅳ型）過敏反応は，誘導（感作/求心性）および惹起（遠心性）の2つの相によって構成されている．誘導相では，当該アレルゲンに対してまだ接触したことがない人が初めて触れたアレルゲンが，内因性タンパクと結合し，外因性として認識されるタンパクに変化する．その結果，このタンパク-アレルゲン複合体は，皮膚の免疫監視細胞（Langerhans細胞）に認

識される．Langerhans細胞は骨髄由来樹状細胞であり，表皮に存在し，外界との境界部で免疫ネットワークを形成している．Langerhans細胞は，複合体を貪食し，その一部を分解（「処理process」）したあと，リンパ節に移動し，細胞表面においてMHC-II分子とともに抗原断片を提示する．細胞表面上に抗原-MHC-II複合体を提示したLangerhans細胞は，MHC-II-アレルゲン複合体を特異的に認識するT細胞受容体を持つナイーブT細胞と接触する．Langerhans細胞の表面上において，重要な共刺激分子の存在下でT細胞受容体がMHC-II-アレルゲン複合体に結合すると，反応性T細胞のクローンの増殖を促す．このプロセスは数日間をかけて進行する．アレルゲン曝露が一過性の場合，初回曝露では曝露部位に反応が生じないことが多い．しかし，その後は「戦闘準備を整えた」メモリーT細胞の集団が皮膚を監視し，再びアレルゲンが侵入することを待ち構えている．このような個人を，感作された状態にあるという．

惹起相は，感作されたヒトが抗原に再び遭遇した時点ではじまる．過去の曝露によりつくられたメモリーT細胞は皮膚を常に監視している．Langerhans細胞は，再び抗原を処理し，リンパ節に移動するが，抗原提示さらにT細胞の増殖もアレルゲンとの接触部位で行われる．近接する非特異的T細胞が動員され，特異的な反応性T細胞によって放出された炎症性サイトカインの刺激を受ける．これに続いて増幅ループが生じ，最終的には臨床的に認識できるようになる皮膚炎を発現する．この複雑な一連の過程は発現までに時間を要し，再曝露から皮疹が現れるまでには24〜48時間の遅延が生じる．ツタウルシやウルシに対するこのような遅延を，多くの人が自ら経験している．庭仕事やハイキングの途中には発症しないが，常に1〜2日後に発症するという．

遅延性過敏症は，ウイルスなどの有害な侵入者に対する生物に必要な防御機構を支えている．その一例が，ウイルス感染した細胞を認識し，これを選択的に死滅させる反応性T細胞である．接触によるアレルギー反応の発現はこの防御機構の異常を表しており，アレルゲンは，表皮を損傷させるやや非選択的なT細胞を誘導し，その結果として，病理組織学的には海綿状皮膚炎を引き起こし，臨床的には瘙痒を伴う紅斑や水疱のような皮疹が生じる．

臨床症状

ツタウルシとウルシはアレルギー性接触皮膚炎の最も多い原因であるが，ウルシ皮膚炎のような日常的な語彙が組み込まれている皮膚疾患はほとんどない．アレルギー性接触皮膚炎には多数の原因があるが，職業的環境においてはかなりの空気中のアレルゲンがしばしば確認されている．不幸にもツタウルシやウルシによる重症なかぶれ（ウルシ科の植物と関わったあとのいわゆるウルシ皮膚炎）を経験した場合，アレルゲンとなる植物の葉に直接触れた部位の皮膚に極度の瘙痒を伴う紅斑が出現する．皮疹の顕著な特徴がよく知られているが，紅斑，丘疹，漿液性丘疹，小水疱，または水疱から構成され，原因の葉が皮膚表面の触れた部位に沿って直線状に現れることが多い．直線状の皮疹が特徴的であるが，必ずしも常に認められるわけではない．その理由は，皮疹は曝露のしかたから直接的な影響を受けるためである．例えば，アレルゲンで覆われた手で顔に触れた場合，非線形的な形状で皮疹が現れる可能性がある．

ウルシ皮膚炎に関して，破れた水疱から出た水疱内容（または，水疱部位への接触）によって皮疹が広がるという一般的な誤解が存在する．実際には，皮疹が発現した時点では，アレルゲンはその他のタンパクと不可逆的に結合していたり，またはその他の部位に移動できなくなるまでに分解されている．その他の部位への明らかな皮疹の拡大は，いくつかの説によって説明できると思われる．第一に，ウルシアレルゲンはきわめて安定的であるため，付着した衣服を洗わないと抗原性が持続され，最長1年間にわたってアレルギー性接触皮膚炎を誘発することができる．その結果，汚染した衣服がその他の部位に不用意に接触しても，新たな部位で皮膚炎を誘発する可能性がある．この皮膚炎はさらなる接触によるものではなく，拡大したと誤解されることが多い（原因の樹液に接触した直後に石けんと水で皮膚を洗い流した場合，通常，皮疹の発現を防ぐことができる）．第二に，重症のアレルギー性接触皮膚炎は，アレルゲンが接触していない部位の皮膚で皮疹を誘発することがある．まだよく解明されていないこの現象を「自家感作」という．自家感作性の皮疹は，紅斑，丘疹または漿液性丘疹によって構成され，手足に限局されることが多いが，全身に広がる場合もある．病変がアレルギー性接触皮膚炎の原発部位では線状や幾何学的な形状を呈しても，自家感作の病変が直線状になったり，幾何学的な形状となったりすることはない．

ウルシはアレルギー性接触皮膚炎の原因の1つに過ぎないということが重要である．既知の抗原を列挙すると数千にも達し，これらの物質が皮膚と接触する方法は数えきれないほど存在する．一般的に，皮疹が不

自然な幾何学的なパターンを示す場合，接触によって引き起こされた外的要因による疾患であることの手がかりとなる．重要な点として，接触による皮疹は，接触直後には発現せず，24〜48時間経過後にのみ発現する．曝露と皮疹との関連性が時間的な遅延によってわかりにくくなるため，原因物質の特定が困難になることがある．持続性または再発性の皮疹の原因として未知の接触物質が疑われる場合，考えられる原因を特定する上でパッチ検査は有用な臨床的手法である．パッチ検査では，健康な皮膚（通常，背部）に少量の標準抗原のパネルを並べて貼付し，そのまま48時間放置する．時間が経過したらパッチを外し，皮膚の紅斑または小水疱の発現に関して検討する．反応が認められる場所があれば，反応を誘導した物質を特定できる．遅発性の反応を検出するためには，96時間後に再度，同様の観察を行う．臨床的に有用であるためには，パッチ検査の陽性反応と，当初の皮疹のパターンおよび全体的な臨床状況との間に相互関係が認められることが不可欠である．

チェックポイント

21. 海綿状変化とは何か．
22. アレルギー性接触皮膚炎発現の2つの相とは何か．各相にどのようなステップが含まれるか．
23. アレルギー性接触皮膚炎が疑われる患者において，パッチ検査はどのような役割を担っているか．

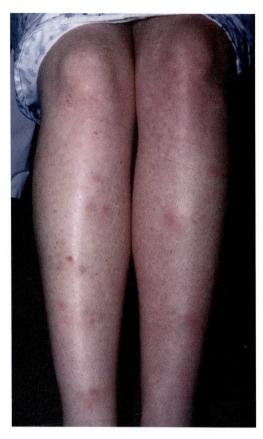

図 8-26　女性の下腿に生じた結節性紅斑．病変は硬く，疼痛を伴う赤色または赤褐色の局面および結節である．病変の境界は不明瞭である．（Timothy Berger 博士の許可を得て画像を使用．）

パターン：脂肪織炎

例：結節性紅斑

臨床像

　脂肪織炎は，皮下の脂肪組織において発症する炎症の過程である．結節性紅斑は脂肪織炎では一番多くみられ，下腿前部に圧痛のある赤い結節が最も頻繁に認められる（図 8-26）．病変の数には差異があるが，典型例では，発症時に十数個以上の病変がみられる．
　脂肪織炎の細胞浸潤は皮膚の深部で発現するため，個々の病変の境界は不明瞭なことが多い．結節性紅斑の発症時には発熱および全身症状（特に関節痛）を併発することがある．一般的に，発疹の持続期間は数週間から数ヵ月間である．

疫学と病因

　結節性紅斑はよくみられる疾患であるが，有病率に関する正確なデータは存在しない．女性に発現しやすいと考えられ，成人患者の男女比は1対3である．ただし，これは小児では当てはまらず，小児の症例では男児と女児は同数である．結節性紅斑は，感染，薬物，ホルモン（妊娠を含む），炎症疾患など，多数の一般的な原因のいずれに対しても発現し得る炎症の最終的な共通経路を表している．結節性紅斑の発症因子として，連鎖球菌咽頭炎，スルホンアミド含有薬物，エストロゲン含有経口避妊薬，および炎症性腸疾患が広く知られている．

病理組織学と発症機構

　脂肪織炎は，炎症の分布に基づいて，脂肪中隔の炎症を主とする脂肪織炎（結節性紅斑）と小葉の炎症を主とする脂肪織炎の2つに大別される（図 8-7）．脂肪中隔は，脂肪組織間を分割する線維性の仕切りであり，神経血管束を含む．脂肪小葉は，脂肪中隔によって区分された脂肪細胞の集塊である．修飾語として「主と

する」と記載したのは，炎症の過程は厳密には単一の脂肪小葉や脂肪中隔に限局されず，別の脂肪小葉や脂肪中隔に炎症が波及し得ることがあるためである．具体的な病理組織学的診断を下す際に重要なことは，炎症反応の多くがどこに生じているかを判断することである．

結節性紅斑の場合では，炎症反応は脂肪中隔に限局して発症し，細胞浸潤は，リンパ球，組織球，および顆粒球（好中球および好酸球）によりなり（図 8-27），脂肪中隔内の多核組織球は，診断上の重要性が高い所見である（図 8-28）．脂肪中隔は肥厚し，炎症細胞の浸潤の強さおよび反応の持続期間に応じて線維化することがある．炎症細胞浸潤の多くが皮下の脂肪中隔に限局しているが，通常，結節性紅斑の皮下脂肪組織小葉の辺縁部には脂肪壊死の要素が存在する．脂肪壊死のエビデンスは，皮下脂肪組織中葉の辺縁部に泡沫状（脂質蓄積）のマクロファージが浸潤していることや，多核のマクロファージ内における小型の星状間隙の形態で認められることにあるが，いずれも脂肪組織の膜の脂肪壊死による要素に由来する．

結節性紅斑の発現機序に関して支持されている仮説は，脂肪中隔において発現する遅発性過敏反応に由来するという考えである．病変において，免疫複合体沈着は今までに認められていない．顕微鏡下において特徴的な所見がみられるが，全身性の過敏症が脂肪に限局される理由は依然として不明である．

臨床症状

前述のように，結節性紅斑は，圧痛がある深在性の赤色から赤褐色の結節として認められる．時間の経過とともに，病変はより「青あざ様」の斑または薄い局面へと進展する．結節性紅斑は，前脛部に発現することが多いが，大腿，前腕伸側のほか，まれに体幹においても発症することがある．病変は複数の誘発刺激に対する過敏反応を表すことから，刺激が存在する限り，病変は持続したり，引き続き一連の症状が発現する可能性がある．連鎖球菌関連の結節性紅斑の場合，一次感染に対する抗菌薬治療が奏効すれば，病変はその後数週間以内に消失する可能性が高い．結節性紅斑の経過が長引く場合，持続的な感染およびそのほかに考えられる原因をただちに検索すべきである．結節性紅斑はサルコイドーシスの主徴候を表す場合もある（後述参照）．

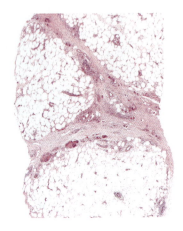

図 8-27　中隔性脂肪織炎である結節性紅斑の病理組織像．脂肪中隔に肥厚および炎症がみられる．脂肪小葉には炎症はほとんど認められない．

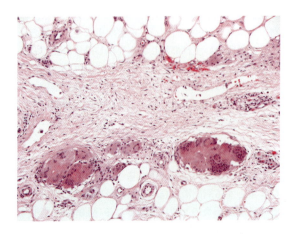

図 8-28　結節性紅斑．この脂肪中隔には大型の多核巨細胞が複数存在する．顕著な線維化の背景に多くの細胞浸潤があることに留意すること．

チェックポイント

24. 脂肪織炎はどのように 2 つの種類に大別されるか．
25. 結節性紅斑が該当する脂肪織炎の種類は何か．結節性紅斑の臨床的特徴は何か．また，病理組織学的な特徴は何か．
26. 結節性紅斑の共通的な誘発因子は何か．

パターン：結節性皮膚炎

例：皮膚サルコイドーシス

臨床像

サルコイドーシスは解明されていないことが多い全身疾患であり，軽度の無症候性の皮膚の丘疹から生命を脅かす肺疾患まできわめて広範な臨床スペクトルを

代表的な皮膚疾患の病態生理 223

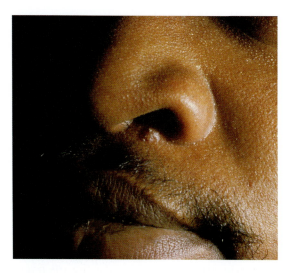

図 8-29　典型的なサルコイドーシスを表す，鼻近くにみられる赤褐色の丘疹．(Timothy Berger 博士の許可を得て画像を使用．)

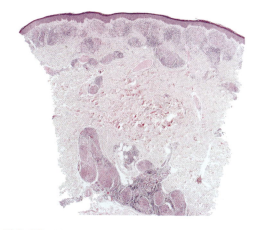

図 8-30　結節性皮膚炎の一形態であるサルコイドーシスの病理組織像．組織球の結節状の集合が真皮全体に及んでいることに留意する．

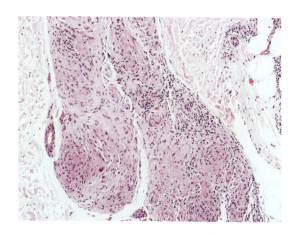

図 8-31　サルコイドーシス．青白く染色された組織球が真皮のコラーゲンの間に結節状の集塊を形成している．

示す．病変は赤褐色の皮膚の丘疹または結節であることが多く，皮膚表面のどこでも発現し得るが，特に顔面に発症する傾向がある(図 8-29)．同様の結節型の肉芽腫が，気道およびその他の臓器で発現することもある．

疫学と病因

サルコイドーシスは年齢および民族的背景を問わず発症するが，若年成人での発現率が高く，米国においてはアフリカ系アメリカ人の患者が多い．有病率は，白人が 10 万人あたり 10〜14 例に対して，アフリカ系アメリカ人は 10 万人あたり 35.5〜64 例である．欧州ではアイルランド人およびスカンジナビア人のリスクが高い．

感染病原体など，サルコイドーシスのさまざまな病因が示されている．感染病原体のなかでは，*Mycobacterium* 属菌(特に結核菌)が原因として示唆されているが，研究からは矛盾した結果が認められている．そのほかに考えられる病原体には，*Histoplasma* 属菌，ウイルス，微小な全身性の異物粒子(罹患しやすい個人において反応プロセスを刺激する可能性がある)などがあるが，これらの疑われている原因を裏付ける強力なエビデンスは存在しない．サルコイドーシス患者の罹患した皮膚に分極性の異物を認めたとする報告があるが，この所見は罹患患者において異物の核の周囲にサルコイド病変が発現する傾向を表しているのであって，異物がサルコイドの直接的な原因であることを示唆するものではないことが強調されている．遺伝

的な背景がサルコイドーシスに対する個人の易罹患性をどの程度決定するかは不明であるが，罹患患者の兄弟姉妹におけるサルコイドーシスの発現率が一般的な期待値よりも高いことは，遺伝の関与を示唆している．HLA 遺伝子および非 HLA 遺伝子(TNF 遺伝子など)はいずれもサルコイドーシスに関連付けられているが，これらの遺伝子の変化および環境因子との相互関係は引き続き注目されている研究領域といえる．

病理組織学と発症機構

顕微鏡で観察すると，サルコイドーシスは，真皮内に位置する組織マクロファージ(すなわち組織球)の集合(「肉芽腫」と呼ばれる)として認められる(図 8-30 および図 8-31)．結核の類結核性肉芽腫とは異なり，サルコイド肉芽腫は非乾酪性なので，中心凝固壊死は

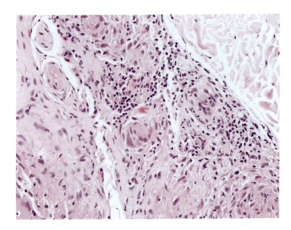

図 8-32 サルコイドーシス．視野中央にみえるものをはじめ，多核巨細胞はサルコイド肉芽腫において多く認められる．

認められないが，個々の細胞の融合によって形成される多核組織球は共通の所見である（図 8-32）．サルコイド肉芽腫の特徴的な顕微鏡像では，肉芽腫を取り巻くリンパ球は少数である（naked granuloma）．この所見は，結核などのその他多くの肉芽腫性疾患において稠密なリンパ球浸潤が肉芽腫の周囲を覆っているのとは対照的である．サルコイド肉芽腫は，罹患した皮膚の真皮ほぼ全体を占めることもあれば，広範囲に散在する相対的に小型の病変のみとして発現することもある．通常，感染性の微生物に関する組織化学染色は陰性である．

サルコイドーシスの原因が依然として不明であるのと同じように，サルコイドーシスにおける肉芽腫形成の機序も十分には明らかになっていない．一般的に，特定の抗原刺激は T 細胞反応を誘発する（アレルギー性接触皮膚炎の発症機構に関する前述の説明を参照）．適切な状況で提示された抗原は，反応性 T 細胞よりさまざまなサイトカインの放出を誘導する．特異的サイトカインである単球走化性因子 monocyte chemotactic factor および遊走阻止因子 migration inhibitory factor は，その他多くのサイトカインとともに，マクロファージを病変部に動員し，細胞浸潤がそこで継続するようにさせる．リンパ球は，顕微鏡的には，サルコイド肉芽腫の小さな構成要素に過ぎないとしても，この疾患の発症機構にとってはきわめて重要であると考えられている．

サルコイド肉芽腫の形成に関する研究は，リンパ球の浸潤形態が Hansen 病（類結核型）と類似することを示唆している．Hansen 病（類結核型）は，強力な免疫応答がらい菌を相対的に抑制する疾患である．この疾患では，肉芽腫の中心部内に認められるリンパ球が CD4 陽性であるのに対して，辺縁部には CD8 陽性細胞が浸潤している．この構造を通じて，CD4 ヘルパー T 細胞は免疫応答を原因抗原に集中させることができ，その一方で，CD8 細胞傷害性 T 細胞は免疫応答の及ぶ範囲を制限することができる．一方，Hansen 病（らい腫型）の場合，肉芽腫はこのような形態では形成されないため，有効な抑制反応が作用せず，らい菌の無制御な増殖が可能になる．

臨床症状

サルコイドーシスの臨床像は多岐にわたっている．個々の患者の症状がどのように出現するかは，どこの組織に発症し，どの程度関与しているかで異なる．典型的な症状がいくつか存在する．1 つは，両側肺門リンパ節腫脹（肺門周囲リンパ節のサルコイド肉芽腫に起因する）および急性結節性紅斑から構成される「Löfgren 症候群」と呼ばれる組み合わせである．Löfgren 症候群において，発熱，関節痛，ぶどう膜炎，肺実質病変が多く認められる．サルコイドーシスのもう 1 つの亜型は鼻部の病変であり，鼻孔外縁にビーズ様の丘疹がみられる（図 8-29）．この症状は凍瘡状狼瘡 lupus pernio と呼ばれ，この用語はやや古めかしく感じるが，皮膚科学では依然として広く使用されている．最近では，この亜型に対して「鼻縁部サルコイドーシス nasal rim sarcoidosis」と命名することが提案されている．通常，この皮膚所見は，気管または肺実質の重大な病変があることを示している．

全身性サルコイドーシスのうち，皮膚疾患が発現するのは 3 例中 1 例に過ぎないが，皮膚サルコイドーシス患者の約 80％は全身疾患を併発している．肺疾患を併発することが最も多く，すべてのサルコイドーシス症例において常に肺病変の可能性を精査する必要がある．皮膚サルコイドーシスは「ものまねの名人 great imitator」と名付けられている．その理由は，臨床的形態が多彩であり，皮膚の色調が赤褐色の丘疹，局面，結節を呈したり頭皮またはその他の部位での脱毛（脱毛症）や，いろいろな色調，潰瘍，その他さまざまな所見を示し，他の疾患との鑑別が難しいためである．長年にわたって刺青がある皮膚の部位にも新規に丘疹または結節が生じることは，サルコイドーシスではよく知られた現象である．刺青の色素は組織中のマクロファージによって貪食される異物であり，かつ，サルコイドーシスの病変形成において中心的役割を担う可能性が高いため，丘疹や結節の発現は当然である．瘢痕部の皮膚でも新規に丘疹が生じることが報告されている．

サルコイドーシスの診断は困難を伴うことがあり，除外診断によることが多い．臨床症状がサルコイドーシスと一致し，かつ，一般的な検査によって明確な原因（感染または感染以外）を明らかにできない場合に限り，確信を持ってサルコイドーシスと診断することが可能である．有用な検査としては，サルコイドーシスを示唆する胸部および骨のX線撮影，または疾患に特徴的な非乾酪性肉芽腫を示す皮膚もしくはその他の病変組織の生検が挙げられる．

チェックポイント

27. サルコイドーシスに罹患しやすい個人の特性は何か．有病率はどれくらいか．
28. サルコイドーシスは，どのようなパターンの炎症性皮膚疾患を示すか．
29. サルコイドーシスの皮膚病変の病理は臨床病変とどのように一致するのか．

パターン：毛包炎および毛包周囲炎

例：痤瘡

臨床像

痤瘡は，顔，頸部，胸部，背中における毛包を中心とした面皰，炎症性丘疹，または膿疱として認められることが最も多い（図8-33）．10歳代の発症がきわめて一般的であるが，新生児痤瘡や成人痤瘡も普通にみられる．重度の瘢痕を生じ，跡が残る小結節嚢胞性痤瘡は，思春期前には発現しない．

疫 学

尋常性痤瘡は非常に多くみられるため，事実上，誰もが生涯の一定時点に罹患するともいわれている．発現のピーク年齢は18歳であるが，成人でも痤瘡が発現する可能性がある．男性の3％および女性の5％が40〜49歳に痤瘡を発症することを示す研究が複数存在する．

病理組織学と発症機構

面皰性痤瘡では，組織学的に毛包漏斗部を角栓が塞ぐことによって毛包が拡大していることが明らかである．毛包開口部が開いている場合，痤瘡病変は「開放面皰」と呼ばれる．一方，開口部が正常でも，毛包の拡大が皮膚表面に達しない場合には，病変は「閉鎖面皰」と呼ばれる．塞がった毛包単位内では二次的な炎

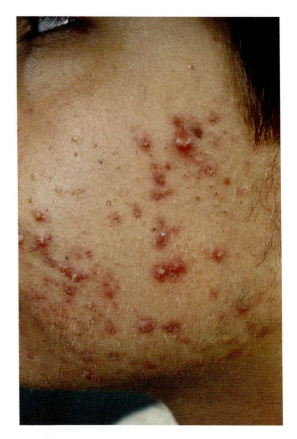

図8-33　尋常性痤瘡．多数の炎症性膿疱および丘疹がみられ，開放面皰または「ブラックヘッド」と呼ばれる黒い栓を中央部に伴っている．（Timothy Berger博士の許可を得て画像を使用．）

症性変化が生じることが多い．好中球は，毛包に角栓が生じている場合に多くみられ，膿疱性病変を形成する可能性がある．炎症性の痤瘡病変は，毛包が破壊された結果であり，生じたケラチン断片が毛包周囲の真皮へと流出し，好中球，リンパ球，および組織球が稠密に浸潤する炎症反応を誘発する（図8-34）．

痤瘡病変の進展を理解することは，大部分の症例に対する効果的な治療へとつながる．痤瘡病変の発現に必須の要素として次の4つが挙げられる．（1）毛包皮脂腺単位の閉鎖，（2）皮脂の産生，（3）閉鎖された毛包内におけるアクネ菌の過剰増殖，（4）二次的な炎症反応．毛包内の角栓の形成は，細胞レベルで遺伝的にコントロールされていると考えられる複雑な過程である．角化細胞は粘り気を帯びるため，適切に脱落できず，角栓を生じる．一般的な認識に反して，「汚れ」は痤瘡の原因ではない．また，徹底的に，あるいは頻繁に洗浄しても状態は改善しない．ただし，油分の多い化粧品やワセリンベースのヘアケア製品など，一部の外因性物質は面皰の形成を促進し，その結果として

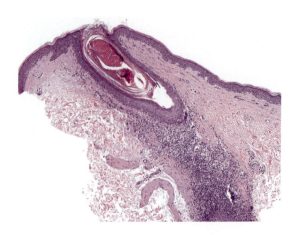

図 8-34 痤瘡の病理組織像．毛包の中心部に角栓が認められる．毛包の周囲にリンパ球性の炎症性浸潤がみられる．この病変は，炎症性痤瘡でみられる紅斑や丘疹と一致する(図 8-33 を参照)．

痤瘡を悪化させる可能性がある．

　しかし，原因が皮脂の産生およびアクネ菌の過剰増殖でない場合には，毛包が塞がっただけでは面皰よりも悪化することはない．アクネ菌は皮膚の共生生物であるが，塞がった毛包のかなり整った環境内に食物源として十分な皮脂が存在すると，アクネ菌は過剰増殖する．皮脂は，成分である脂質および遊離脂肪酸に分解される．ケラチン断片および皮脂が毛包を自由に出られなくなると，毛包が拡張する．細菌は，好中球に対し走化作用を示す因子を放出し，毛包に対する好中球の浸潤は膿疱形成を引き起こす．好中球酵素は毛包壁を脆弱化させ，毛包の破壊が生じると，大量の炎症反応物を真皮に放出する．リンパ球，マクロファージ，およびさらに多くの好中球が反応し，面皰病変は痤瘡の炎症性丘疹，膿瘍，または結節へと変化する．毛包の破壊および二次的な激しい炎症反応の結果として，一部の痤瘡の患者では最終的に深刻な瘢痕を生じることがある．

臨床症状

　痤瘡の重症度の範囲は非常に幅広い．新生児の場合，母体のアンドロゲンが皮脂腺の拡大および皮脂腺からの皮脂過剰産生を刺激する．皮脂の存在はアクネ菌の過剰増殖を促進し，続いて痤瘡が発現する．痤瘡は，母体のアンドロゲンが消失し，皮脂腺の萎縮が新生児の通常のサイズに戻るまで持続する．思春期に達するまで，著しい皮脂産生が再びはじまることはない．思春期のアンドロゲンの刺激下において，皮脂腺が再度拡大し，身体で皮脂腺が活発な部位，すなわち，顔，頸部，胸部，背中(痤瘡が最も発現する部位と同じ)において皮脂を産生する．発症は漸進的または急速であり，重症度の範囲は非常に幅広く，主として面皰がみられる状態から，炎症性丘疹および膿疱，さらにはきわめて炎症性かつ有痛性の結節までに及ぶ．発症時にさまざまな型の瘢痕が急速に広がることがあり，発熱や関節炎といった全身症状を呈することがある．発症年齢および家族歴は痤瘡の重症度に関する予測因子である．

　多囊胞性卵巣疾患(Stein-Leventhal 症候群)や，いわゆる SAPHO 症候群(滑膜炎 synovitis，痤瘡 acne，掌蹠膿疱症 palmoplantar pustulosis，過骨症 hyperostosis，骨炎 osteitis)の場合のように，痤瘡は症候群の一要素として現れることがある．少なくとも多囊胞性卵巣疾患の場合，痤瘡病変を発現しやすくするホルモンの影響が存在する可能性がある．

チェックポイント

30. 乳児が痤瘡を発現する原因は何か．どのような要因によって痤瘡の自然消失を説明できるか．
31. 痤瘡の病変発現の病態生理を説明せよ．
32. 痤瘡の治療カテゴリーを大別して挙げよ．各治療カテゴリーは，痤瘡病変形成のどのような側面に対応するものか．

ケーススタディ　227

ケーススタディ

Yeong Kwok, MD

（解答は 25 章 752 ページを参照のこと）

CASE 34

25 歳の女性．発疹が過去数週間にわたって現れており，進行しているようにみえると訴えて来院した．診察時に，上下肢の伸側に複数の局面と思われる病変のほか，頭部にも同様の病変が認められた．皮疹は銀白色の鱗屑を伴う紅斑局面で，境界は明瞭である．

設　問
A. 考えられる診断は何か．この疾患は遺伝性か，あるいは環境によるものか，またはその両方か．その根拠となるエビデンスを述べよ．
B. この疾患に特徴的な局面，鱗屑，紅斑が発現する背景にある病態生理学的な機序はどのようなものか．
C. この皮膚疾患の患者において，どのような免疫異常が関係しているか．

CASE 35

35 歳の女性．最近アフリカから帰国し，皮疹を訴えて外来を受診した．旅行中に両前腕に瘙痒を伴う発疹が現れた．病歴に特記するものはない．最近，服用した薬物には，マラリア予防のためのクロロキンが含まれている．診察時に，両前腕の屈曲面に小さな紫色の丘疹が複数認められた．病変の境界は多角形で，扁平に隆起している．一部病変の表面には，肉眼でようやく確認できる程度の細い白線がみられる．

設　問
A. 考えられる診断は何か．根本的な原因として考えられることは何か．
B. このような皮膚病変が形成される病態生理学的な機序はどのようなものか．
C. 細い白線を伴う紫色の丘疹という病変の外観に関して，皮膚のどのような病理組織学的な変化が原因となっているか．

CASE 36

27 歳の女性．前日に両上肢および両下肢に赤い瘙痒性の発疹が突然出現し，体幹に拡大してきたと訴えて救急外来を受診した．口腔内や陰部には潰瘍はないと話している．病歴は，ときどき性器ヘルペスが生じることを除き，特記すべきものはない．最近の性器ヘルペスの発症は約 2 週間前であった．発症時には通常，経口アシクロビルを服用しているが，処方された薬物が尽きており，今回発症時には何も服用しなかった．身体所見において，両上肢，両下肢，体幹に複数の丘疹性紅斑が認められた．その多くは，中心部が浅黒いか，あるいは消失しており，病変が標的のようにみえる．粘膜病変があるエビデンスはない．

設　問
A. 考えられる診断は何か．
B. このような皮膚病変が形成される病態生理学的な機序はどのようなものか．この疾患と扁平苔癬との類似点および相違点は何か．
C. この発疹を誘発したと考えられる要因は何か．要因との関連性を裏付けるエビデンスは何か．
D. この病変が標的様の外観を示す原因は何か．また，病理組織学的には何を示しているか．

228   8. 皮膚疾患

CASE 37

65歳の男性. 最近1週間にわたって腹部および四肢に水疱が現れていることを訴え, 皮膚科外来を受診した. 当初, 病変は1cmを超える紅斑であったが, その後に水疱が現れた. 瘙痒はあるが, 疼痛はない. 患者に他の訴えはなく, 粘膜病変も否定された. 診察により, 体幹下部および四肢において, 紅斑上に大型の緊満性水疱が複数認められた. この臨床像は水疱性類天疱瘡と最も一致すると考えられた.

設 問

A. 複数の水疱に関する主要な鑑別診断は何か. それらの疾患の相違点は何か. また, 鑑別が重要な理由は何か.

B. 最も考えられる診断は何か. 組織学的検査はどのような結果を示すと予想されるか.

C. 免疫蛍光抗体直接法からどのような所見が得られると予想されるか.

D. 水疱性類天疱瘡において水疱が形成される機序について, どのようなことが推定されるか.

CASE 38

60歳の男性. 再発性の皮疹を訴えて外来を受診した. 最近2~3ヵ月にわたり, 下肢遠位部において疼痛や瘙痒のない皮疹が数回みられたと話している. また病変は紫色で隆起していると表現している. 既往歴に, C型肝炎(肝硬変の既往歴なし)および末梢性ニューロパチーがあることが注目された. 患者は最近, 中耳炎に対してアモキシシリンの投与を受けた. そのほかに服用している薬物はない. 身体所見からは, 下肢遠位部に赤紫色の丘疹が複数認められただけであった(浸潤を触れる紫斑palpable purpura). 下部の皮膚に色素沈着が認められた. 生検では, 小血管に対する好中球, 好中球断片, および不定形のタンパクの沈着が認められ, これはフィブリノイド壊死の所見に一致した.

設 問

A. 考えられる皮膚の診断名は何か. この患者の疾患に関して考えられる誘発因子は何か.

B. このような皮膚病変が形成される病態生理学的な基礎的機序はどのようなものか.

C. 丘疹および紫斑という病変の外観に関して, どのような組織学的特徴が原因となっているか.

D. この患者に対して, そのほかにどのような症状について尋ねる必要があるか. 何らかの臨床検査を依頼すべきか.

CASE 39

30歳の女性.「全身に痒い発疹がある」と訴えて外来を受診した. 樹木がうっそうとした場所でハイキングをしてからおよそ2日が経過すると, 下肢に瘙痒のある赤い水疱が現れていることに気が付いた. 瘙爬により水疱をつぶすと, その後, 発疹がさらに悪化し, あちらこちらに広がったと話している. 患者は, 発疹が「ツタウルシかぶれ」ではないと確信している. それは, 以前にツタウルシに触れたことがあり, その際には発疹が現れなかったためである. 診断時に, 両脚に紅斑性の小水疱および水疱が直線状に認められた. 一部の部位では水疱内容が滲出し, 黄色がかった痂皮がみられる. 体幹および上肢には, 漿液性丘疹を伴う原因不明の紅斑性局面が存在する.

設 問

A. 考えられる診断は何か. 身体的診察で認められたどのような特徴が主要な徴候か.

B. 発疹が拡大した原因は何か.

C. 過去に, ツタウルシに明らかに接触したあとに発疹が現れなかった事実を踏まえて, 患者に診断をどのように説明するか. 明らかに接触してから2日後まで発疹が現れなかった原因は何か.

CASE 40

45歳の女性. 2ヵ月間にわたる下肢の発疹を訴えて外来を受診した. 患者は, 「連鎖球菌咽喉炎」に罹患していた姪の面倒をみた直後に発疹がはじまったと話している. 最初は咽頭痛があったが, 過去に処方されて使い残していた抗菌薬2日分を服用すると, 痛みは治まった. 診察時において, 下腿前部に原因不明のいくつかの紅色結節が散在し, 触診をすると圧痛が認められた.

設 問

A. 考えられる診断は何か. 可能性の高い原因は何か. 持続性の発疹の理由としてどのようなことが考えられるか.

B. この疾患に関して, その他の一般的な原因は何か.

C. 皮膚病変形成の背景にある病態生理学的な機序はどのようなものか.

D. この疾患の病理組織学的所見はどのようなものか.

CASE 41

52歳のアフリカ系アメリカ人男性. 数ヵ月間にわたって悪化している発疹を訴えて外来を受診した. 問診 (ROS) によって慢性咳嗽が認められた. 診察では, 体幹, 腕, および顔に真皮を中心とした赤褐色の丘疹が複数みられた. 複数の病変が鼻孔部に集まっていた. そのほかに特筆すべき診察所見はない.

設 問

A. 考えられる診断は何か. 診断の確定にはどのような情報が必要か.

B. 診察所見に基づくと, (皮膚のほかに)どのような器官系において疾患発症のリスクが高いか.

C. この疾患の病理組織学的特徴はどのようなものか.

D. この疾患は臨床的にどのように現れるか.

CASE 42

15歳の少女. 6ヵ月間にわたる面皰を訴えて外来を受診した. 1日4回, 市販の洗顔料を使って脂分や汚れを落としていたが, 効果はなかった. 診察の結果, 前頭部および顔の中央部に数十個の丘疹性紅斑および膿疱が認められ, 開放面皰および閉鎖面皰が播種状に広がっていた. 中等度の炎症性痤瘡の診断が検討された.

設 問

A. 神経質なほどの洗顔習慣に効果がなかった原因は何か. 洗顔に関して患者にどのように助言するか.

B. 痤瘡の炎症性丘疹のライフサイクルはどのようなものか.

C. 痤瘡の治療カテゴリーを大別して挙げよ. 各治療カテゴリーは, 病変発現のどのような要素に対応するものか.

参 考 文 献

全 般

Ackerman AB et al. *The Lives of Lesions: Chronology in Dermatopathology.* Masson, 1984.

Bolognia J et al, eds. *Dermatology*, 3rd ed. Saunders, 2012.

James W et al. *Andrews' Diseases of the Skin*, 11th ed. Elsevier, 2001.

乾 癬

Meier M et al. Clinical spectrum and severity of psoriasis. Curr Probl Dermatol. 2009;38:1–20. [PMID: 19710547]

Naldi L et al. The clinical spectrum of psoriasis. Clin Dermatol. 2007 Nov–Dec;25(6):510–8. [PMID: 18021886]

Nickoloff BJ et al. The cytokine and chemokine network in psoriasis. Clin Dermatol. 2007 Nov–Dec;25(6):568–73. [PMID: 18021894]

Tonel G et al. Cutting edge: a critical functional role for IL-23 in psoriasis. J Immunol. 2010 Nov 15;185(10):5688–91. [PMID: 20956338]

Yoo IS et al. T-helper 17 cells: the driving force of psoriasis and psoriatic arthritis. Int J Rheum Dis. 2012 Dec;15(6):531–7. [PMID: 23253236]

扁平苔癬

Cheng S et al. Interventions for erosive lichen planus affecting mucosal sites. Cochrane Database Syst Rev. 2012 Feb 15;2:CD008092. [PMID: 22336835]

Ismail SB et al. Oral lichen planus and lichenoid reactions: etiopathogenesis, diagnosis, management and malignant transformation. J Oral Sci. 2007 Jun;49(2):89–106. [PMID: 17634721]

Lage D et al. Lichen planus and lichenoid drug-induced eruption: a histological and immunohistochemical study. Int J Dermatol. 2012 Oct;51(10):1199–205. [PMID: 22416968]

Le Cleach L et al. Clinical practice. Lichen planus. N Engl J Med. 2012 Feb 23;366(8):723–32. [PMID: 22356325]

Roopashree MR et al. Pathogenesis of oral lichen planus—a review. J Oral Pathol Med. 2010 Nov;39(10):729–34. [PMID: 20923445]

多形紅斑

Abe R. Toxic epidermal necrolysis and Stevens-Johnson syndrome: soluble Fas ligand involvement in the pathomechanisms of these diseases. J Dermatol Sci. 2008 Dec;52(3):151–9. [PMID: 18657400]

Chung WH et al. Recent advances in the genetics and immunology of Stevens-Johnson syndrome and toxic epidermal necrosis. J Dermatol Sci. 2012 Jun;66(3):190–6. [PMID: 22541332]

Gerull R et al. Toxic epidermal necrolysis and Stevens-Johnson syndrome: a review. Crit Care Med. 2011 Jun;39(6):1521–32. [PMID: 21358399]

Sokumbi O et al. Clinical features, diagnosis, and treatment of erythema multiforme: a review for the practicing dermatologist. Int J Dermatol. 2012 Aug;51(8):889–902. [PMID: 22788803]

Wetter DA et al. Recurrent erythema multiforme: clinical characteristics, etiologic associations, and treatment in a series of 48 patients at Mayo Clinic, 2000 to 2007. J Am Acad Dermatol. 2010 Jan;62(1):45–53. [PMID: 19665257]

水疱性類天疱瘡

Feng S et al. Serum levels of autoantibodies to BP180 correlate with disease activity in patients with bullous pemphigoid. Int J Dermatol. 2008 Mar;47(3):225–8. [PMID: 18289320]

Fine JD. Prevalence of autoantibodies to bullous pemphigoid antigens within the normal population. Arch Dermatol. 2010 Jan;146(1):74–5. [PMID: 20083697]

Kasperkiewicz M et al. The pathophysiology of bullous pemphigoid. Clin Rev Allergy Immunol. 2007 Oct;33(1–2):67–77. [PMID: 18094948]

Schmidt E et al. Clinical features and practical diagnosis of bullous pemphigoid. Immunol Allergy Clin North Am. 2012 May;32(2):217–32. [PMID: 22560135]

Wieland CN et al. Anti-bullous pemphigoid 180 and 230 antibodies in a sample of unaffected subjects. Arch Dermatol. 2010 Jan;146(1):21–5. [PMID: 20083688]

白血球破砕性血管炎

Carlson JA. The histological assessment of cutaneous vasculitis. Histopathology. 2010 Jan;56(1):3–23. [PMID: 20055902]

Kawakami T. New algorithm (KAWAKAMI algorithm) to diagnose primary cutaneous vasculitis. J Dermatol. 2010 Feb;37(2):113–24. [PMID: 20175844]

アレルギー性接触皮膚炎

Cavani A et al. Allergic contact dermatitis: novel mechanisms and therapeutic perspectives. Curr Drug Metab. 2010 Mar;11(3):228–33. [PMID: 20406191]

Fyhrquist-Vanni N et al. Contact dermatitis. Dermatol Clin. 2007 Oct;25(4):613–23. [PMID: 17903620]

Lepoittevin JP et al, eds. *Allergic Contact Dermatitis: The Molecular Basis.* Springer, 2011.

Martin SF. Contact dermatitis: from pathomechanisms to immunotoxicology. Exp Dermatol. 2012 May;21(5):382–9. [PMID: 22509837]

Martin SF et al. Mechanisms of chemical-induced innate immunity in allergic contact dermatitis. Allergy. 2011 Sep;66(9):1152–63. [PMID: 21599706]

McFadden JP et al. Why does allergic contact dermatitis exist? Br J Dermatol. 2013 Apr;168(4):692–9. [PMID: 23383741]

Swinnen I et al. An update on airborne contact dermatitis: 2007–2011. Contact Dermatitis. 2013 Apr;68(4):232–8. [PMID: 23343440]

結節性紅斑

Gilchrist H et al. Erythema nodosum and erythema induratum (nodular vasculitis): diagnosis and management. Dermatol Ther. 2010 Jul–Aug;23(4):320–7. [PMID: 20666819]

Kisacik B et al. Multiclinical experiences in erythema nodosum: rheumatology clinics versus dermatology and infection diseases clinics. Rheumatol Int. 2013 Feb;33(2):315–8. [PMID: 22441968]

Papagrigoraki A et al. Erythema nodosum: etiological factors and relapses in a retrospective cohort study. Eur J Dermatol. 2010 Nov–Dec;20(6):773–7. [PMID: 21030339]

Thrash B et al. Cutaneous manifestations of gastrointestinal disease: part II. J Am Acad Dermatol. 2013 Feb;68(2):211.e1–33. [PMID: 23317981]

サルコイドーシス

Chen ES et al. Sarcoidosis—scientific progress and clinical challenges. Nat Rev Rheumatol. 2011 Jul 12;7(8):457–67. [PMID: 21750528]

Haimovic A. Sarcoidosis: a comprehensive review and

update for the dermatologist: part I. Cutaneous disease. J Am Acad Dermatol. 2012 May;66(5):699.e1–18. [PMID: 22507585]

Tchernev G. Cutaneous sarcoidosis: the "great imitator": etiopathogenesis, morphology, differential diagnosis, and clinical management. Am J Clin Dermatol. 2006;7(6):375–82. [PMID: 17173472]

痤 瘡

Bhate K et al. Epidemiology of acne vulgaris. Br J Dermatol. 2013 Mar;168(3):474–85. [PMID: 23210645]

McInturff JE et al. The role of toll-like receptors in the pathophysiology of acne. Semin Cutan Med Surg. 2005 Jun;24(2):73–8. [PMID: 16092794]

Webster GF. The pathophysiology of acne. Cutis. 2005 Aug;76 (2 Suppl): 4–7. [PMID: 16164150]

Williams HC et al. Acne vularis. Lancet. 2012 Jan 28;379 (9813): 361–72. Erratum in: Lancet. 2012 Jan 28;379 (9813):314. [PMID: 21880356]

肺 疾 患

Mark S. Chesnutt, MD, &
Thomas J. Prendergast, MD

C H A P T E R

9

　肺の主要な働きは組織に酸素を供給し，代謝によって生じた二酸化炭素を排泄することである．肺は吸気を単純な拡散によって酸素と二酸化炭素を交換する場所である肺毛細血管床に送り込む．この機能は最小限の労働負荷によって行われ，代謝需要に応じて幅広く効果的に調整される．また，換気血流均等に密接に関係する．呼吸器系の気道粘膜や肺胞上皮細胞の表面は広大な面積であり，多彩な感染病原体や有毒な環境物質から守られなくてはならない．

　人類はこのような多様な要求に応えるために複雑で効果的な呼吸器系を有している．傷害が呼吸器系のある部位に生じると，統合された機能が破綻し，これに

引き続きさまざまなことが起こる．気道の傷害や機能不全は気管支炎や喘息といった閉塞性肺疾患，肺組織の傷害は拘束性肺疾患や肺血管疾患の原因となる．肺疾患の臨床像を理解するためには，最初に正常の機能をつかさどる肺の解剖学的構造，および機能的働きを理解する必要がある．

チェックポイント

1. *1.* 肺の 2 つの重要な役割は何か．
2. *2.* 肺機能が有効に発揮するには何が必要か．

肺の正常な構造と機能

解 剖

　成熟した呼吸器系は，胸壁と横隔膜に囲まれた臓側胸膜に覆われた肺からなり，胸壁と横隔膜は通常状態では換気のためのふいご運動をつかさどる筋肉として中心的な役割を果たしている．肺は葉に分かれ，葉間胸膜が境界となっている．左右の肺には，それぞれ上葉と下葉があり，右肺には中葉が左肺には舌区が 3 番目の葉として存在している．呼気終末でも，肺のほとんどの容量は大気であり（表9-1），一方，肺の重量のほぼ半分は血液量で占められている．このことは，肺胞組織の重さがわずか 250 g にもかかわらず，表面積が 75 m^2 にもなる繊細なガス交換構造を考えると納得できる．

　結合組織線維とサーファクタントは，この大きくて

複雑な肺胞表面領域が解剖学的に整合性を保つのに関与している．結合組織線維は肺に放射状に広がる高度に体系化されたコラーゲンとエラスチンからなっている．これらの線維は区域に分かれ，気道と血管を取り囲み，繊細な弾性線維ネットワークを形成して肺胞壁を支えている．このネットワークによる多方向の弾性に富んだ支持機構は，肺胞から気道に至るまで肺そのものを支えるとともに，容量にもかかわらず気道が開存し続けることを手助けしている．

　界面活性（サーファクタント）surfactant は II 型肺胞上皮細胞からつくられる複雑な物質であり，多種のリン脂質と特異的な関連タンパクから構成されている．サーファクタントの生理学的な役割としては，肺を解剖学的に安定させることである．肺胞上皮細胞の表面をサーファクタントが覆っていることによって表面張力が抑えられ，肺胞が肺内外の拡張圧とともに広がる

表 9-1 正常肺の構成

構　成	容量(mL)あるいは重さ(g)	厚さ(μm)
ガス(機能的残気量)	2,400 mL	
組織	900 g	
血液	400 g	
肺	500 g	
支持組織	250 g	
肺胞壁	250〜300 g	
上皮	60〜80 g	0.18
内皮	50〜70 g	0.10
間質	100〜185 g	0.22

Murray JF et al. *Textbook of Respiratory Medicine*, 4th ed. Copyright Elsevier/Saunders, 2005 より許可を得て転載.

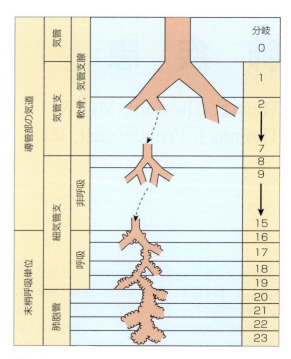

図 9-1　導管部の気道と末梢呼吸単位の細分化. この図は導管部の気道と末梢呼吸単位の細分化を示している. 連続して分岐することにより気管からはじまる気道の分岐次数は増えていく. 肺のガス交換区域においては, 広範な分岐が行われてはじめて, 気道内腔の縮小とともに断面積の増大が起こる(図9-2 と図9-3参照). (Weibel ER. *Morphometry of the Human Lung*. Springer, 1963 より許可を得て転載.)

ときに, 圧を 5 cmH$_2$O 以下にすることができる. このサーファクタントの層がなければ, 肺胞含気量を減らすことに関わっている表面張力が増え, 呼気時に肺胞が虚脱してしまう. 虚脱した肺胞を再度広げるために必要となる拡張圧は, 通常の換気時よりもずっと大きくなる.

気道と肺胞の解剖

　肺の解剖区域は主に, 気管気管支樹の**導管部の気道 conducting airway** と**末梢呼吸単位 terminal respiratory unit** あるいは**細葉 acinus**, 直接ガス交換に関与している気道と関連する肺胞構造への分画に基づいている. 導管部の気道は, 外部環境の大気をガス交換の場や(図9-1). 中枢の導管部の気道は多列円柱線毛上皮に覆われ, 壁の軟骨骨格により支えられており, 上皮壁内には分泌腺を含んでいる. 線毛上皮細胞は咽頭に向かって線毛が一致して波打つことにより, 同じ方向性を呈する. この線毛運動は, 粘膜下層の粘液分泌腺によってつくり出された粘液層とともに, 汚染されたり過剰になったりした物質を肺外に持続的に排出する. 気道周囲の平滑筋も存在するが, 分泌腺とともに, 気道が肺の末梢に分岐して内径が狭くなるに従い少なくなり, 最後には消失する. 最も細い導管部の気道は, 非呼吸**細気管支 bronchiole** である. 非呼吸細気管支は平滑筋と軟骨が欠如しているが, 線毛が伴うことのある立方上皮は保たれており, ガス交換は行わない. 肺葉はより小さく分かれ, 別々の小葉となる. 小葉は, 結合組織で形成された中隔によって不完全に結合している末梢呼吸単位の集まりと定義される. 末

梢呼吸単位は, 生理学的・解剖学的に肺の最も終末の単位であり, 薄い肺胞上皮細胞の壁とともに肺胞毛細血管網とガス交換を行う.

　肺で気流抵抗を起こす主要な場所は, 中程度の大きさの気管支である(図9-2). このことは直観に反しているように思える. なぜなら, より細い内径の気道のほうが気流抵抗を起こす主要な場所のように思えるからである. 末梢気道が繰り返し分岐することによって断面積が大幅に広がり, 健常者では気道抵抗にそれほど関与しない(図9-3). 気管支喘息のような病的な状態では, 細い気管や気管支がより細くなり, 気道抵抗が著しく増加する.

　肺血管は, 肺において分岐する気管支樹と密接な関係があるようにみえる(図9-4). 血流と気管支の気流は, 血管と気道内径を変えることによって能動的に制御されている. 血管と気管の解剖学的な関係は, 肺の異なる区域で換気と灌流が継続的に釣り合うために理想的な環境をつくり出している.

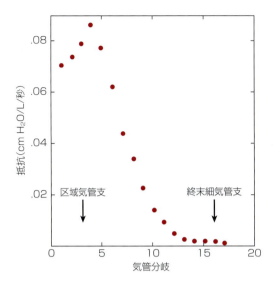

図 9-2 気道抵抗の主な存在部位．第2〜第5分岐の気道は，区域気管支と大きな細気管支を含む．その気道は，健常者において，最大の気流抵抗を示す．より小さな気道は，その気道口径のサイズにもかかわらず，莫大な数が並列に配置されているために，気道抵抗に対する寄与は割合に少ない．図 9-3 と比較．(Pedley TJ et al. The prediction of pressure drop and variation of resistance within the human bronchial airways. Respir Physiol. 1970;9(3): 387 より Elsevier の許可を得て転載．)

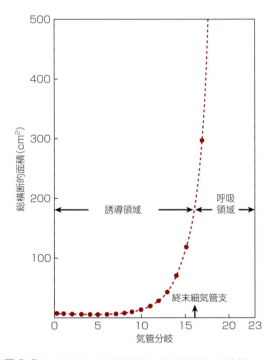

図 9-3 気道分岐と総気道断面積．呼吸部(肺ガス交換部)において(図 9-1 との比較で)気道の断面積全体がとても急激に増加し，その結果として抵抗が大きく低下している点に注目(図 9-2 と比較)．この結果を受けて，吸気中のガスの進入速度は呼吸細気管支レベルで非常にゆっくりとなり，そして，ガス拡散が換気の主要な方法となる．(West JB. Respiratory Physiology: The Essentials, 4th ed. Williams & Wilkins, 1990 より許可を得て転載．)

血管とリンパ管の解剖

呼吸器血管系は肺に血液を行き渡らせる2つの異なる回路を有している．**肺循環系 pulmonary circulation** と **気管支循環系 bronchial circulation** である．右室は混合静脈血の全拍出量を，肺動脈を通して肺胞毛細血管へ拍出する．肺動脈と肺小動脈は，平滑筋で覆われた血管であり，気管血管周囲束内で気管支に接している．肺小動脈は肺胞の酸素分圧に非常に敏感であり，低酸素下では顕著に血管収縮を起こす．**低酸素による肺血管収縮 hypoxic pulmonary vasoconstriction** は，肺胞灌流と換気を調和させるのに役立っている(下記参照)．小葉中隔を横切る肺胞毛細血管や肺胞血管からはじまる肺静脈は，酸素化された血液を左房に戻している．

大動脈からはじまる気管支動脈と肋間動脈は，酸素化された血液を体圧により中枢から末梢まで，ほとんどすべての肺内気管支構造に行き渡らせる．これらは気管支樹，肺門部，肺動脈と肺静脈，呼吸器神経系とリンパ管，結合組織中隔，そして臓側胸膜までに及ぶ．ほとんどの肺腫瘍は気管支循環から血液の供給を受ける．豊富な細動脈と毛細血管レベルの気管支肺吻合があり，健康なときは無症候であるが，病気のときは拡大して喀血の原因となる．気管支循環は奇静脈を介して右房へ排出されるか，肺静脈を通して左房に排出される．後者は脱酸素化した血液のシャントを意味しており，典型的には心拍出量の5%以下である．

肺のリンパ管は臓側胸膜直下の結合組織および終末細気管支と肺胞が結合する深神経叢からはじまる．リンパ管は肺胞の間質周囲に入り込むことはない(図 9-4)．結果として，肺胞間質の体液は排液を行うリンパ管に到達するために，終末細気管支に移動する．リンパ管は主に気管支血管周囲の外筒を肺門部に向かい，左胸管もしくは右リンパ管に入る前に縦隔リンパ節に入る．胸腔からのリンパ液の排出は，肋骨，横隔膜，そして縦隔臓側胸膜を覆っている神経叢を通して行われており，縦隔臓側胸膜は解剖学的には肺のリンパ管とは分かれている．

肺の神経系

肺には，副交感神経(迷走神経)，交感神経，そしていわゆる非アドレナリン性非コリン性(NANC)系からの神経線維が豊富に分布している．遠心性の線維には以下のものが含まれている．(1)気管支収縮や肺血管の拡張，そして粘液腺の分泌を仲介するムスカリン作動性遠心性線維を有する副交感神経線維，(2)気管支

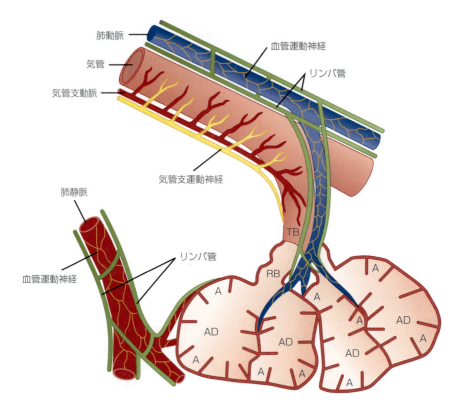

図9-4 肺における気道，血管とリンパ管の解剖図．この模式図は，肺の血管系およびリンパ系と気道および末梢呼吸器単位との一般的な解剖学的関係を示す．重要な点を以下に示す．(1) 肺の血管系は気管支樹に隣接して走行しており，気道の遠位には排出のための肺静脈がみられる．(2) 気管支壁への血液は，気管支動脈と体循環の枝で供給される．(3) リンパ管は動脈，静脈の両方に接してみられ，肺ではとても豊富である．(4) リンパ管は終末細気管支と同じ遠位までみられるが，肺胞壁へは入りこまない．A：肺胞，AD：肺胞腔，RB：呼吸細気管支，TB：終末細気管支．(Staub NC. The physiology of pulmonary edema. Hum Pathol. 1970;1:419 より許可を得て転載．)

平滑筋の弛緩と肺血管収縮を誘導し，粘液腺の活動を抑制する交感神経線維，(3) アデノシン三リン酸 (ATP)，一酸化窒素 (NO)，そしてサブスタンスPや血管作動性腸管ペプチド (VIP) のようなペプチド神経伝達物質など複数の情報伝達分子と関連しているNANC系．NANC系は気管支拡張を含めた抑制的な事象に関与しており，興奮性のコリン作動系に対して優位に作用し，平衡を保つ役割を果たしていると考えられる．

肺の求心性神経は，主に迷走感覚線維からなる．これらは以下のものを含んでいる．

1. 気管と中枢気管支に存在する気管支肺伸張受容体からの線維．肺の膨張によってこれらの線維が刺激されると，気管支拡張と心拍数の増加が起きる．
2. 中枢気道にもみられる刺激性受容体からの線維．多様な非特異的な刺激でこれらの線維が刺激されると，咳，気管支収縮，粘液分泌などの遠心性の反応が引き起こされる．
3. C線維，もしくは毛細血管近傍 (J) 受容体からの線維は肺の実質や気管支壁で終わる無髄線維で，機械的および化学的刺激に反応する．C線維の刺激による弛緩性の反応は，速い浅呼吸，粘液分泌，吸気に伴う心拍数の低下などが含まれる．

免疫組織と働き

すべての臓器のなかでも肺は環境による侵襲に対して曝露のされ方が独特である．成人の安静時換気は，合計で1日約7,500Lとなり，その量は活動とともに増加する．この細菌が存在する環境への開かれた曝露は有毒であり，感染性の炎症性傷害のリスクをいつでも負っていることを意味する．さらに肺循環は，それぞれの心臓周期ですべての循環血液量を流さなくてはならない唯一の毛細血管床を有する．結果として，肺は避けることのできない血管のふるいとなり，感染や他の有毒性の影響が血行性に広がるのを阻止する第一の場所として機能している．外的環境や感染性の傷害から肺を守ることは，気道や血管床からの攻撃を適

肺の容積，容量と正常のスパイログラム

気体の量は，下図の左側に示されているように容積 volume(V)と容量 capacity(C)に分けることができる．肺の容積が重要であり，それぞれが重なり合うことはない．**1回換気量 tidal volume(V$_T$)** は，それぞれ安静吸気と安静呼気における気体の容積である．70 kg の人の通常 1 回換気量は約 350〜400 mL である．**残気量 residual volume (RV)** は，最大呼気終末に肺に残る気体の容積である．肺の容量は 2〜3 の肺の容積からなる．**肺活量 vital capacity (VC)** は，最大吸気のあとに吐くことのできる気体の総容量である．肺活量と残気量を合わせたものが**全肺気量 total lung capacity(TLC)**，もしくは最大吸気終末において肺に存在する全気体量である．**機能的残気量位 functional residual capacity(FRC)** は，安静呼気終末に肺に残る気体量である[**最大吸気量 inspiratory capacity**(**IC**)，**予備吸気量 inspiratory reserve volume**(**IRV**)，**予備呼気量 expiratory reserve volume**(**ERV**)]．

図の右側にあるスパイログラムはリアルタイムに記録されたものである．最初の1呼吸は5秒かかっており，つまり1分間に12回の呼吸割合である．**努力肺活量 forced vital capacity(FVC)** の手順は，機能的残気量から全肺気量へ吸入することから始めて（約1秒続ける），引き続き全肺気量から強制的に残気量まで吐かせる（約5秒続ける）．この手順の最初の1秒間で吐ける気体量が，**1秒量 forced expiratory volume in 1 second(FEV$_1$)** である．通常の被験者は，最初の1秒間で努力肺活量の約80%を吐き出すことができる．努力肺活量に対する1秒量の割合 ratio of the FEV$_1$ to FVC（1秒率 FEV$_1$/FVC または FEV1%といわれる）は閉塞性肺疾患の患者で低くなり，拘束性肺疾患の患者で増加する．

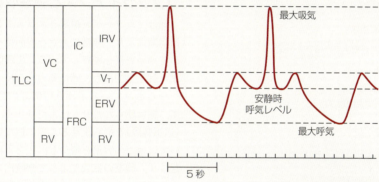

Staub NC. *Basic Respiratory Physiology*. Churchill Livingstone, 1991 より許可を得て転載．

時，間違いなく防御することができる複雑な反応を有していることを意味する．表 9-2 に概要を述べたように，議論をするにはこれらの反応を2つに分けたほうがわかりやすい——非特異的な物理的，化学的防御と特異的な免疫機構と働き——すべてが，膨大な肺胞領域と肺の血管領域の損傷と微生物の侵入を阻止するために機能している．

チェックポイント

3. 肺機能における結合組織とサーファクタントの役割は何か．
4. 気道上皮細胞の線毛の役割は何か．
5. 肺の主な呼吸抵抗が細気管支よりも中等度の気管支である理由について述べよ．
6. 肺の求心性副交感神経，交感神経，NANC神経系の生理学的機能を挙げよ．
7. 遠心性迷走神経受容体の分類について述べよ．
8. 肺動脈と気管支動脈の役割の違いを述べよ．
9. 肺動脈が肺胞の換気血流を均衡にする機序を説明せよ．
10. 肺の非特異的防御機構について述べよ．
11. 肺の液性および細胞性免疫防御機構について述べよ．

表 9-2 肺の防御

Ⅰ. 非特異的防御
1. クリアランス
a. 咳
b. 粘膜線毛運動
2. 分泌
a. 気管気管支(粘液)
b. 肺胞(サーファクタント)
c. 細胞成分(リゾチーム補体，サーファクタントタンパク，デフェンジン)
3. 細胞性防御
a. 非貪食
誘導気管支上皮
終末呼吸細気管支上皮
b. 貪食
血中食細胞(単球)
組織食細胞(胚細胞マクロファージ)
4. 生化学的防御
a. プロテアーゼインヒビター(α_1 プロテアーゼインヒビター，分泌白血球プロテアーゼインヒビター)
b. 抗酸化物質(例えば，トランスフェリン，ラクトフェリン，グルタチオン，アルブミン)

Ⅱ. 特異的免疫学的防御
1. 液性(B リンパ球依存性免疫学的反応)
a. 分泌型免疫グロブリン(IgA)
b. 血清免疫グロブリン
2. リンパ球へ抗原提示
a. マクロファージと単球
b. 樹状細胞
c. 上皮細胞
3. 細胞性(T リンパ球依存性免疫反応)
a. サイトカイン
b. 直接細胞傷害
4. 非リンパ球性細胞性免疫
a. 肥満細胞依存性
b. 好酸球依存性

生 理

　安静時は，肺に 4 L/分の空気と 5 L/分の血液が流れて，0.2 μm 膜を介して互いに接している．空気も血液も流入と流出を繰り返している．最大運動時には，換気は 100 L/分，心拍出量は 25 L/分まで増加できる．このように換気量を増加することによって肺は組織が代謝機能を発揮するために必要な酸素を供給し，主な代謝産物である二酸化炭素を排泄するという，肺の第一義的な働きを行うことができる．肺は，$PaCO_2$ が 5％の許容範囲内で維持している間は大部分で自律的に働いている．このようなシステムは進化の系統と神経化学的コントロールのすばらしい功績である．

静的特性： コンプライアンスと弾性収縮力

　肺は，コラーゲン線維とエラスチン線維の複雑な支持構造により，非常に大きな表面積を覆う，肺のきわめて薄い実質を維持している．生理的，機能的そしてまた解剖学的にも，肺は弾力性を持つ器官である．

　つるされている半硬性の胸郭の容積の変化に応じて，肺は膨らんだりしぼんだりする．鍛冶屋のふいご(送風装置)を膨らませることに似ている．取っ手を引いてふいごの容量を増やし，圧を下げ，空気の流入を起こす．胸壁の拡大によって胸腔内の圧力が減るとき空気が肺に入る．肺に入る空気の量は，胸腔内圧の変化と呼吸器系の**コンプライアンス compliance** に依存している．コンプライアンスとは，容積の変化と圧力の変化を関連付ける本来の弾力的特性のことである．胸壁と肺，両方のコンプライアンスが，呼吸器系のコンプライアンスに寄与している(図 9-5)．胸壁のコンプライアンスは，少なくとも生理的範囲内では，胸腔容積によって有意に変化しない．反対に，肺のコンプライアンスは肺気量によって異なる．機能的残気量位(FRC)においては，肺は通常およそ 200 mL/cmH_2O と，とても伸展性がある．胸腔内圧が 5 cmH_2O 縮小するだけで，1 L の吸気を入れる．その基本的な状態に戻る可変体の素質こそが弾性収縮力である．

　胸壁の**弾性収縮力 elastic recoil** は，胸郭の形と構造によって規定される．肺の弾性収縮力は 2 つの因子によって規定される．それは，組織の弾性と，肺胞の気液界面の形を変えるのに要する力である(図 9-6)．肺を拡張させることは，**肺胞表面張力 surface tension** に直接比例する各所の表面張力を上回ることを要する．表面張力は，液体分子と隣接したガスの間よりも

肺の正常な構造と機能　239

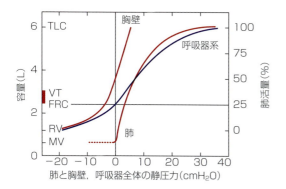

図 9-5 肺と胸壁の圧容量特性の相互作用．機能的残気量位(FRC)は、肺の弾性収縮力(中で虚脱しようとする傾向)と、胸壁(外へ弾けようとする傾向)が正確にバランスが保たれた均衡点を示している．他の肺気量位については、この図を参考にすると明確になる．全肺気量(TLC)は、吸気筋が、肺と胸壁の弾性収縮力を上回るのに十分な力を発生させることができない肺気量位である．残気量(RV)は、呼気筋が胸壁の弾性収縮力を打ち勝つのに十分な力を生むことができない肺気量位である．個別の肺気量位での圧-容量関係の傾きを考慮することで、コンプライアンスは算定される．肺のコンプライアンスは低い肺気量でより大きいが、肺活量の3分の2を上回るとかなり低下することに注目．(Staub NC. *Basic Respiratory Physiology*. Churchill Livingstone, 1991 より改変．)

液体の分子間でより大きな引力に影響を与える物理的特性である．肺の気液界面で、界面での水分子は、空気中よりもより強固に互いが引き付けられている．これは、界面のレベルで一緒に水分子を引っ張る正味の力になる．もし、界面が曲線上の表面を覆うように張られていれば、その力は曲線を虚脱させようと働く．Laplaceの原理はこの力を定量化する．曲線(この場合、球により表せる)を維持するために必要な力は、界面の表面張力と直接比例していて、球の半径と反比例している(図 9-7)．

サーファクタントsurfactantは、リン脂質[主にジパルミトイルホスファチジルコリン(DPPC)]と特定のサーファクタントタンパクの混合物である．これらの疎水性分子は水分子を気液界面から移す．そして、それによって表面張力を減らす．この減弱には3つの生理学的事項が関連する．第一に、肺の弾性収縮力を減らし、それによって肺を膨らませるために要する圧力を減らす．これは呼吸の仕事量を減らすことになる．第二に、表面力が肺胞の表面積とともに変化す

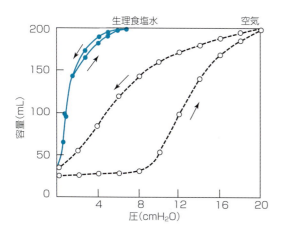

図 9-6 肺のコンプライアンス(伸展性)における表面張力の効果．ネコの切除肺の気液界面での表面張力の効果を示す簡便な実験．生理食塩水を満たしたときには、克服すべき表面張力は消失する．そして、肺はともによりコンプライアンスが増加して、拡張曲線と収縮曲線の間に差(ヒステリーシス)は示さない．空気で満たされているとき、肺を膨らませるために必要となる圧力は、あらゆる肺気量位においてより大きい．2つの曲線の間の差は表面張力の寄与を示している．空気で満たされた肺にも、拡張時に(上向き矢印)肺胞液に補充されるサーファクタントに反映し、そこでは、収縮時はさらにいっそう表面張力を減らす(下向き矢印)顕著なヒステリーシスが存在する．(Clements JA, Tierney DF. Alveolar instability associated with altered surface tension. In: *Handbook of Physiology, Respiration*. Sect. 3, Vol II, Chapt. 69. Washington, DC: American Physiological Society; 1965:1565-1584 より許可を得て転載．)

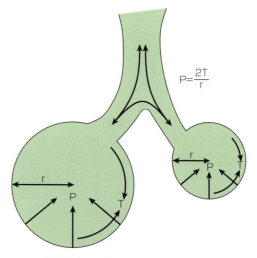

図 9-7 表面張力の重要性．もし、2つの連結した肺胞が同じ表面張力を持つとすれば、その半径が小さいほど肺胞を虚脱させようとする圧力は大きくなる．これでは、小さな肺胞が大きな肺胞に吸収されて、肺胞の不安定性につながり得る．しかしながら、表面張力はサーファクタントの存在の結果として、表面積に応じてさまざまに変化するため、肺胞は典型的には同じ表面張力は有していない．つまり、肺胞の半径の減少に応じて、肺胞表層のサーファクタントの濃度は相対的に上昇し、低肺気量位におけるサーファクタントの影響を増大させる．これは、減らされた肺気量位で肺胞を広げておくために要する圧力の増加とバランスをとる傾向があり、そして肺胞の安定性を付加する傾向がある．さもなければ、互いの肺胞が潰れてしまうかもしれない．このように、サーファクタントは、その他の機能に加えて、無気肺として知られる状態である肺単位の局所の虚脱に対して保護的に作用している．(r：肺胞半径, T：表面張力, P：ガスの圧力)

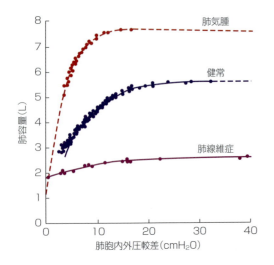

図9-8 健常者，肺気腫患者，肺線維症患者における安静呼気時の圧-容量曲線．肺気腫患者において基礎となる生理学的異常は肺のコンプライアンスの劇的な上昇である．そのような患者はとても高肺気量位で呼吸をする傾向がある．肺線維症を有する患者はコンプライアンスが非常に低い肺を持ち，低肺気量位で呼吸をする．(Pride NB et al. Lung mechanics in disease. In: Fishman AP, ed. Vol III, Part 2, of *Handbook of Physiology*. Section 3. Respiratory. American Physiological Society, 1986 より許可を得て転載.)

ることを可能とし，それによって肺胞の安定性が促され，無気肺を防ぐことができる(図9-7)．第三には，表面張力に起因する毛細血管周囲の間質での静水圧の減少を抑制する．これは，液体の濾出を促進する力を減らして間質の浮腫の蓄積傾向を弱める．

コンプライアンス(伸展性)の増加(肺気腫)，低下(肺の線維化)，あるいは肺胞の表面張力の上昇を伴うサーファクタントの欠乏(新生児呼吸窮迫症候群：IRDS)などに関連する肺の弾性収縮力における変化の結果として病理学的状態が生じるのかもしれない(図9-8)．

動的(力学的)特性：フローと抵抗

肺の拡張は，3つの対抗する力を上回らなければならない．表面張力を含めた弾性収縮力，呼吸器系の慣性力，気流に対する抵抗である．慣性は無視してよいので，呼吸の仕事は，弾性力を上回るための仕事と，フロー抵抗を上回る仕事に分けられる．

弾性力の増加は，2つの一般的疾患，すなわち，びまん性の実質性線維症と肥満で優位にみられる．線維性肺疾患における肺コンプライアンスの低下と，肥満における胸壁と呼吸器系のコンプライアンスの低下は呼吸仕事量を増やす．肥満患者も気流抵抗の増加を経験する．主に低い肺気量で呼吸する傾向があるため，

全面的ではないにしても，肥満患者でも，多くで気流抵抗の上昇を経験する．

気流抵抗は気流の性質に依存する．**層流 laminar flow**，あるいは**流線流 streamlined flow**の状態のもとでは，抵抗は気道の長さとガスの粘性と比例し，半径の4乗に反比例している．気道半径の2分の1の減少は気道抵抗の16倍の増加につながる．したがって，気道の口径は層流状態下では気道抵抗の主要な決定要因である．乱流下では，所定の流速に到達するために必要な駆動圧は流速の2乗に比例する．**乱流 turbulent flow**はまた，ガスの粘性ではなくガスの密度に依存している．

通常の呼吸の抵抗の大部分は，より小さな細気管支ではなく中程度のサイズの気管支で生じる(図9-2)．この常識的な考えに反する結果には3つの主要な理由がある．第一に，少なくとも口から末梢の小気道まで，通常の肺における気流は層流ではなく乱流である．このように，流れが最も高い所で(区域気管支と亜区域気管支)，抵抗は主に流速に依存している．第二には，気道口径が抵抗の主要な決定因子であるような小さな末梢気道では，繰り返す気道の分岐によって，並列に配置された非常に多くの小気道が生まれる．それらの抵抗は相互に付加的で，通常では全体の気道抵抗を小さくするのに寄与する．第三には，終末細気管支に接近すると，気道の断面積の増加と流速の低下の結果として層流に移行する(図9-3)．呼吸細気管支と肺胞では，ガスの容積流は止まり，ガスの移動は拡散によって起こるようになる．

気道抵抗はいくつかの要因によって決まる．多くの疾患の状態は気管支の平滑筋張力に影響を及ぼして，**気管支収縮 bronchoconstriction**を引き起こして，気道の異常な狭窄化をもたらす．また，気道粘膜の肥厚(慢性気管支炎)または気道粘膜の浸潤(サルコイドーシス)による狭窄もあり得る．生理的に，肺気量が増加して肺間質が放射状に牽引されることで，気道を支え，気道の口径を広げている．反対に，肺気量が減少すると気道の口径も減少し，気流抵抗は増加する．容積が増えれば肺の弾性収縮力が増え，気道口径が最大化して気流抵抗が最小化される傾向があるので，気流閉塞を有する患者は，しばしば大きな肺気量位で呼吸している．

層流と乱流についての分析から，気道が硬い管であると想定する．実際は，それらは非常に圧縮性がある．気道の圧縮性は，**努力非依存性のフロー effort-independent flow**の重要な現象の基礎となる．呼気流量はある程度のところまでは努力して増やせる．そ

れ以上では，さらなる努力をもってしても呼気流量は増えない．この現象の説明解釈は，**等圧点 equal pressure point** の概念に依拠する．胸腔内圧は，通常，安静呼吸を通して陰圧である（大気圧より低い）．細気管支周囲の圧力（小さな，非軟骨性の導入気道を囲んでいる圧力）は，胸腔内圧に密接に関連する．それゆえに，安静呼吸時には，導入気道は，開存の状態を保持するのに役立つ陰圧によって囲まれている．胸腔内と細気管支周囲の圧力は努力呼出の間は陽圧になり，そして，拡張している誘導気管支を陽圧下におく．細気管支周囲の圧力が，気道内の圧力と等しいか，あるいは気道内の圧力を上回る所で等圧点を認める．そして，**気道の動的圧迫（動的気道圧縮現象）dynamic compression** を引き起こし，それは気道の不安定性と潜在的な気道虚脱へと導く（図 9-9）．

等圧点は，解剖学的部位ではなく機能的な結果であり，気流閉塞の異なる機序を明確にするのに役立つ．呼気の際の気流の駆動圧は主に肺の弾性収縮力であるので，胸腔内あるいは細気管支周囲の圧力を変えることなしに，収縮力を減らす肺の弾性の喪失はより高い肺気量における動的圧迫（動的気道圧縮現象）につながる．結果として生じる**エアトラッピング air trapping** は，閉塞性肺疾患の患者で症候性の呼吸困難感の一因となる．肺気腫の患者は，肺の弾性収縮力を失って通常の口径の気道でさえ呼気の気流を著しく減らす可能性がある．気道障害の存在は気道に沿った駆動圧の低下を増やし，より高い肺気量ですら等圧点を生じさせるかもしれない．反対に，弾性収縮圧の増加は動的圧迫（動的気道圧縮現象）は起こしにくい．肺線維症患者では，肺気量がひどく減少しているにもかかわらず異常な高流速になるだろう．

呼吸仕事量

一定の分時換気量は，1 回換気量と呼吸回数の複合を通して達成される．呼吸仕事量の 2 つの要素——弾性力と気流抵抗——は，呼吸の頻度と深さの変化によって，逆の影響を受ける．弾性抵抗は頻回の浅い呼吸によって最小化され，一方で抵抗力は数少ないより大きな換気量の呼吸によって最小化される．一定の分時換気量において，異なる呼吸の頻度に対する全体の呼吸仕事量が供給されるために，これら 2 つの要素がどのように加味されるのかを図 9-10 で示している．基礎呼吸に対する目標値（呼吸回数）は，呼吸の総仕事量が最小となるポイントである．健常者において，これはおよそ 15 回/分の呼吸回数となる．さまざまな疾患において，このパターンは，潜在する生理学的異常を代償するために変化する．

安静呼吸時は，呼吸筋を維持するために必要なエネルギー量が基礎酸素消費量のおよそ 2％と少ない．肺疾患の患者では，エネルギー必要量は安静時でもより大きくなり，さらに運動時は劇的に増加する．肺気腫の患者では，呼吸に伴う酸素消費量が，体が利用できるようにした追加分の酸素量を上回るので，2 つのうち少なくとも 1 つ以上の要因によって自らの換気を増やせないと考えられる．

酸素の運搬

酸素は血液にほとんど溶けない．体温 37℃，酸素分圧 100 mmHg［PaO_2（動脈血酸素分圧）=100］の条件下で血液 100 mL に溶解する酸素の総量は約 0.3 mL である．一般成人における基礎酸素消費量は毎分約 250 mL なので，血中に溶解している O_2 含量では，代謝需要を満たすには不十分である．複雑な機能を有する臓器は多量の酸素を必要とするが，ヘモグロビンと呼ばれる高い酸素貯蔵能を有する可溶性タンパクが酸素と速やかに結合あるいは解離することにより（可逆

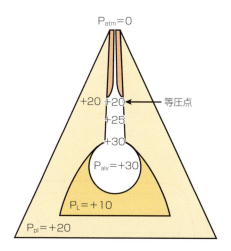

図 9-9 等圧点の概念．管内を流れる空気には，その両端に必ず圧差が生じる．声門が開いた状態での努力呼出の場合，呼気の駆動圧は，肺胞内圧（胸腔内圧と肺の弾性収縮力との和）と大気圧（0 を前提とする）の間の圧較差である．摩擦の抵抗によって，呼吸導管部（導入気道部）の長さに沿って，この駆動圧の低下が生じる．あるポイントで，駆動圧は気管支周囲を取り巻く圧力に等しくなるだろう．この場合，正味の壁圧差はゼロである．これは等圧点と定義する．等圧点から下流（口のほうに向かって）では，気道の外側の圧力は気道内の駆動圧より大きい．この正味の陰圧は気道を虚脱させる傾向があり，結果として動的圧迫を生じる．人がより力強く息を吐けば吐くほど，つぶれやすい気道を取り巻く圧力はより増加することになる．気流は努力に依存しなくなる．（P_{pl}：胸腔内圧，P_L：肺の弾性収縮圧，P_{alv}：肺胞圧，P_{atm}：大気圧．）［訳注：呼吸生理学では，呼気の状態を基準として気流の上流（upstream），下流（downstream）を決めているため，肺胞側が上流，口側が下流になる．］

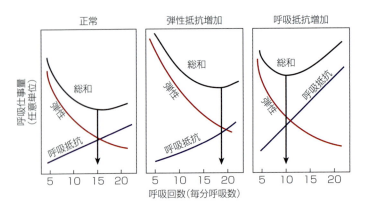

図9-10 呼吸仕事量の最小化．これらの図は，同じ分時換気量における全体の呼吸仕事量を，弾性要素と抵抗要素に分類している．病的状態，弾性力が増すような状態(例えば，肺線維症)では，速く浅い呼吸法で呼吸仕事量は最小化される．呼吸抵抗が増加する状態(例えば，慢性気管支炎)では，呼吸仕事量は，ゆっくりとした深い呼吸で最小化される．(Nunn JF. *Nunn's Respiratory Physiology*, 4th ed. Butterworth Heinemann, 1993 より許可を得て転載．)

的に結合)，高い酸素需要量を満たすことができる．

　ヘモグロビンは，2本の α ポリペプチド鎖と2本の β ポリペプチド鎖から構成される四量体構造で，各々のポリペプチド鎖は，2価の鉄原子(Fe^{2+})を中央に配位したヘムを1分子ずつ含有し，このヘムの鉄原子(Fe^{2+})が酸素分子(O_2)との結合能を有する．1分子のヘモグロビンは4分子の酸素と結合する．生理的条件下では，完全な飽和状態のヘモグロビン1gは，約1.34 mLの酸素を運搬できる．血液100 mLにはヘモグロビンが15 g/dL存在するので，酸素は約20.1 mL含まれており，これは血液中に溶解している酸素(溶存酸素)の約70倍である．ヘモグロビンと結合した酸素量を示す簡便な指標が**ヘモグロビンの酸素飽和度 hemoglobin saturation(SO_2)**で，ヘモグロビンとの結合酸素の割合をヘモグロビンの全酸素結合能で除した値で，通常パーセントで表示される．ここで，血液の O_2 含量を決定する因子は SO_2 のみではないことに留意するべきである．O_2 含量は，血液に溶解する酸素(溶存酸素)とヘモグロビンとの結合酸素の和である．溶存酸素は，酸素分圧(PO_2)と溶解度との一次関数(線形の比例関係)であるが，一方で，ヘモグロビンとの結合酸素は，ヘモグロビンの酸素運搬能，血中ヘモグロビン濃度とヘモグロビンの酸素飽和度の積で示される．以上より，O_2 含量は次式で示される．

$$O_2 = (0.003 \times PO_2) + (1.34 \times [ヘモグロビン] \times SO_2)$$

　この式から，血中ヘモグロビン濃度が明らかに低い場合には，酸素飽和度が100％であっても，血液中の O_2 含量ならびに組織への酸素運搬量が低下することが理解できよう．

　ヘモグロビンの酸素飽和度は，その物理化学的特性から，酸素分圧とは複雑な関係を有する．ヘモグロビンの酸素結合部位に1分子の酸素が結合すると，その情報がポリペプチド鎖間で伝達され，4本のポリペプチド鎖のヘム分子間で相互作用が起こり，酸素と結合していない他の酸素結合部位(ヘム)の酸素結合性(親和性)が増えて，結果としてより酸素と結合しやすい状態となる．**酸素ヘモグロビン解離曲線 oxyhemoglobin dissociation curve** は，横軸に酸素分圧(PO_2)，縦軸に酸素飽和度(SO_2)で示され，PO_2 と SO_2 は，非直線関係で，S字状であることがわかる(図9-11)．生理的条件下では，酸素ヘモグロビン解離曲線は，PO_2 が10〜70 mmHgではきわめて急峻で，それ以外では平坦化する．このような関係は，ヘモグロビンの

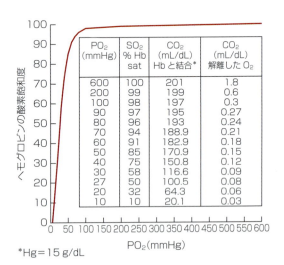

*Hg=15 g/dL

図9-11 ヘモグロビンの酸素解離曲線．pH7.40, 体温38℃. (Severinghaus JW. Blood gas calculator. *J Appl Physiol* 1966;21:1108 よりデータを引用．)

重要な生理的役割，すなわち酸素分圧が高い領域（肺）では酸素と結合し，酸素分圧が低い領域（末梢組織）ではすぐに酸素を解離させるという可逆的結合を行うのに適している．PO_2 が 70 mmHg 以上では，疾患や標高により大きく変化することがあっても，O_2 含量に対する影響はきわめて少ない．PO_2 が 70 mmHg から 40 mmHg に低下すると，比例して酸素の解離が大幅に増加するが，終末毛細血管での PO_2 は相対的に高く維持されるので，分圧差により組織への酸素供給が促進される．40 mmHg 以下では，PO_2 のわずかな変化でも酸素は組織へ多く供給されるが，一部の毛細血管床では PO_2 はきわめて低い状態にある．

換気と血流の分布

吸入気および肺動脈の血流は，すべての肺領域に均等に分布するわけではない．健常成人におけるこの不均等分布の主要因は，重力の影響と，気道および血管の反復分岐によるフラクタル構造の影響である．

胸腔内圧は，肺上部と下部で約 0.25 cmH$_2$O/cm 異なり，肺尖部で陰圧の度合いが大きく，肺底部では陰圧の度合いが小さい．胸腔内圧は，仰臥位では前後方向で陰圧の度合いが異なり，無重力状態では大幅に減少（完全に消失するわけではない）する．肺局所での換気は，その局所での胸腔内圧に依存する（図 9-12）．肺尖部は胸腔内圧の陰圧の度合いが大きいことから，肺尖部の肺胞はより大きく拡張する．肺気量が少なければ肺コンプライアンスは高くなるので，機能的残気量位では下葉から換気は優先的に行われる．

低圧系である肺循環系の血流は，高低差 30 cm の重力場でも機能する．立位では，肺尖部から肺底部まで血流はほぼ線形に増加する．しかし，水平（等重力）面では，血管の反復分岐によるフラクタル構造の結果，血流が有意に不均等になり，血管抵抗も不均等となる．この分布の詳細を図 9-13 に示す．

血流を調節するもう 1 つの因子は，**低酸素性肺血管収縮 hypoxic pulmonary vasoconstriction** である．肺細動脈の血管平滑筋が，肺胞気酸素分圧（PO_2）に対して（動脈血 PO_2 に対してよりはるかに）感受性が高くなる反応である．肺胞気 PO_2 が低下すると細動脈の血管収縮を来し，低下した局所での血管抵抗が増大して肺胞気 PO_2 が高い肺領域への血流の再分布が生じる．これを肺区域間でみれば，平均肺動脈圧を有意に上昇させることなく，局所血流を低下させる効率的な機構である．低酸素性肺血管収縮が肺循環の 20% 以上で生じると，例えば，全肺胞性低酸素症のような場合であるが，広範囲での肺血管収縮が生じて平均肺動

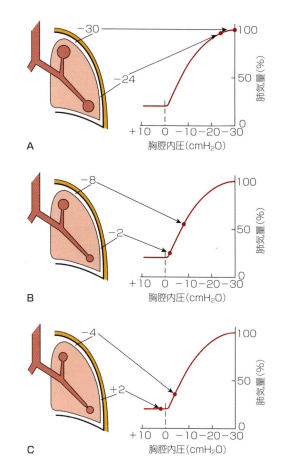

図 9-12 異なる肺気量での換気量の分布．重力と肺重量の影響により，胸腔内圧は肺尖部で陰圧の度合いが大きくなる．胸腔内圧のこのような変化は，肺尖部の肺胞をより膨張させる．**A**：全肺気量．肺気量が大きいと肺コンプライアンス曲線は平坦になる．胸腔内圧が変化しても，肺気量は軽度にしか変化しないため，肺胞はほぼ均等に膨張する．**B**：機能的残気量．安静呼吸時では，肺下葉は，圧-容量曲線の急峻部分に位置する．小さい肺気量での肺コンプライアンスがこのように増加することが，機能的残気量では換気が優先的に下葉に分布する理由である．**C**：残気量．機能的残気量（FRC）以下では下側の肺胞は陽圧の胸腔内圧に影響を受ける．このような肺胞は虚脱しやすくなり，血流はあるが換気がない状態の肺胞領域となるのであろう．(Hinshaw HC et al. *Diseases of the chest* 4th ed. WB Saunders, 1979 より許可を得て転載．)

脈圧は上昇し，結果として肺高血圧症を惹起する．

換気と血流の適合

肺の機能的役割は，大気を循環血に近接するように取り込み，単純な拡散によるガス交換を可能にさせることにある．ガス交換のためには，空気と血流が同時に同じ場所を流れることが必要である．常に至適に呼吸器系が機能するためには，換気と血流が均等である必要性がある．

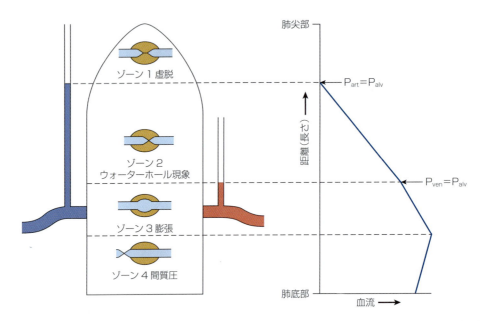

図 9-13 肺血流量の分布に対する静水圧の変動による影響．肺の各種領域における毛細血管の血流量は，肺動脈圧（P_{art}），肺静脈圧（P_{ven}）および肺胞内圧（P_{alv}）の 3 種類の圧力によって規定されている．肺動脈圧は，前方血流を維持するために肺静脈圧より高い必要がある．したがってこれら 3 種類の圧の高低差として次のような可能性がある．**ゾーン 1**：$P_{alv} > P_{art} > P_{ven}$．肺胞内圧が毛細血管圧より高い領域では，毛細血管の血流はない．肺胞内圧は通常 0 であるので，このような状況は，平均肺動脈圧が肺動脈からの垂直距離より少ない場合にのみ起こる．**ゾーン 2**：$P_{art} > P_{alv} > P_{ven}$．肺動脈圧は肺胞内圧より高く，肺胞内圧は肺静脈圧より高い．毛細血管の駆動圧は，経壁圧が陰圧になり収縮が起こるまで，血流抵抗により消散している．次いでこの虚脱のゾーンが血流を調節する．血流は間欠的で，肺静脈圧の変動に依存する．**ゾーン 3**：$P_{art} > P_{ven} > P_{alv}$．肺静脈圧は大気圧より高いので，血流は肺胞内圧に依存しない．**ゾーン 4**：肺胞外収縮ゾーン．下側肺領域では，肺間質圧が肺動脈圧を超えることがある．このような場合，毛細血管の血流は，肺胞外血管の収縮により規定される．図の右側では，肺上部から下部にかけて血流がほぼ連続して分布し，正常肺では，血流分布が不連続になる領域がないことが示されている．機能的残気量（FRC）におけるヒト正常肺では，肺尖部から肺底部までの長さが 30 cm で，その半分は肺動脈および左房より上にあり，肺動脈圧の典型的な範囲は 33/11 cmH$_2$O，平均値は 19 cmH$_2$O である．したがって，立位ではおそらく拡張期末を除いて，ゾーン 1 が生理学的に存在することはない．左動脈圧は平均で 11 cmH$_2$O で，心臓から肺尖部までの距離の 3 分の 2 にあたるゾーン 3 の条件をつくるのに十分な圧である．しかし，陽圧人工換気を行っている患者や，正常な呼吸周期で呼出できなくなる気道病変を有するような患者では，肺胞内圧は大気圧と同等ではない．呼気終末陽圧（PEEP）の条件下では，肺胞内圧は 15〜20 cmH$_2$O と高くなることもあり，肺血流の分布を移動させる可能性がある．（Hughes JM et. al. Effect of Lung volume on the distribution of pulmonary blood flow in man. Respir Physiol. 1968;4(1):58-72 より許可を得て転載．）

健常成人では，一般的に安静時の肺胞換気量は毎分約 4 L，肺動脈血流量は毎分 5 L であるため，肺全体としての換気血流比は 0.8 となる．前述のように，安静時で換気と血流は双方ともに優先的になる．下側肺領域で増加するが，重力依存する流速増加は，換気より血流で顕著に認められるため，換気血流比は肺尖部で最も高く，肺底部で最も低くなる（図 9-14）．

換気と血流が肺の部位によって不均等に分布していることを，**換気血流不均等 $\dot{V}/\dot{Q}$ mismatch** と呼び，多くの疾患における機能障害の根底をなすきわめて重要な現象である．肺胞死腔のような究極の状態では換気血流比は上昇し（換気に見合う血流がない，すなわち $\dot{V}/\dot{Q} = \infty$），シャントが存在する場合では，換気血流比は低下する（血流に見合う換気がない，すなわち $\dot{V}/\dot{Q} = 0$）．この 2 種類の換気血流不均等分布が呼吸機

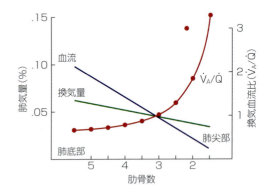

図 9-14 立位での肺の換気および血流変化の分布．2 本の直線は，換気および血流が漸増していることを示す．線の傾きは血流のほうで急峻である．したがって換気血流比は，肺底部で最も低く，肺尖部で最も高い．（West JB. *Ventilation/Blood Flow and Gas Exchange*, 5th ed. Blackwell, 1990 より許可を得て転載．）

能に与える影響は大きく異なる．

　健常成人では，安静時分時換気量の約3分の1が主な気道部分を満たしている．これが**解剖学的死腔 anatomic dead space**で，ガス交換に関与しない領域を意味する．肺塞栓症，肺血管疾患あるいは肺気腫でもみられるが，ガス交換が行われる肺領域で換気はされるが血流がない場合，これらの領域ではガス交換が行われない．換気血流比の上昇を，**肺胞死腔 alveolar dead space** あるいは死腔換気 wasted ventilation という（図9-15，下段）．換気血流比の上昇は，呼吸仕事量を増大させて，ガス交換に関与しない換気が維持されることから，肺全体ではガス交換効率が低下する．

　呼吸性代償がない場合に換気血流比の上昇が及ぼす主な影響は，動脈血二酸化炭素分圧（$PaCO_2$）の上昇であり，動脈血酸素分圧（PaO_2）もわずかに低下することがある．呼吸調節中枢は，$PaCO_2$の小さな変化に対する反応がきわめて高いので，死腔換気の増大に対してよく生じる統合された反応が，分時換気量の増大で，これにより$PaCO_2$がほぼ一定に維持される．PaO_2は正常値で維持されるか，あるいは死腔換気が大きい場合に低下することがある．A-aΔPO_2（肺胞気-動脈血酸素分圧較差）は増大する（後述）．この適合反応は無意識に生じることがあるが，進行期の肺気腫患者のような，分時換気量の増大を維持できなくなる場合に，臨床上の問題として呈するようになる．

　無気肺や肺胞が体液や感染性壊死組織で充満された肺硬化病変では，局所換気が減少しているにもかかわらず，血流が維持されるため，換気血流比の低下が生じる（図9-15，中段）．**シャント shunt** は，換気血流比が最大限低下した状況で，換気は存在せず換気血流比は0になる．肺動脈（混合静脈）血は肺胞気に触れることはなく，酸素化されないままで体循環の動脈系に流入する．この左右シャントが及ぼす生理的影響が，動脈血PO_2の低下である．

　換気血流不均等は，真のシャントおよび肺胞死腔といった限られた状態で通常生じる．このような状態を考察して換気血流の不均等分布による動脈血ガスに与える影響が予測できる（図9-16）．図9-16の上段は，片側（B）の換気が減少しているが，血流は維持されている肺胞領域である．この図から換気血流比が低い領域が判別できる．換気血流比が正常な領域（A）とシャント血流の領域（C）に分けることにより，肺機能に対する影響が理解できる．換気血流比が低い領域での生理的影響は，シャントによるもの（高炭酸ガス血症を伴わない低酸素血症）と類似する．この図では，換気

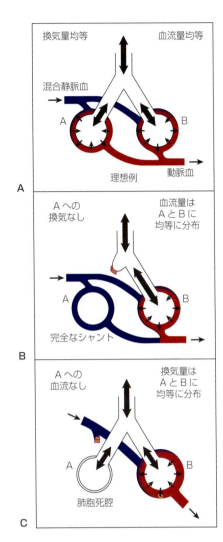

図9-15 換気と血流の関係を示す3つのモデル．この図では，円形部分は肺胞，管状部分は誘導気道を示す．色の付いた経路は肺血流を示す．肺血流は，混合静脈血（青色）として毛細血管床に入り，動脈血化した血液（赤色）として毛細血管床を出る．大きな矢印は，吸気の分布，小さな矢印は，O_2およびCO_2の拡散方向を示す．理想例（**A**）では，両方での肺胞におけるPO_2とPCO_2が同等である．**B**および**C**を参照のこと．詳細については本文を参照のこと．(Comroe J. *Physiology of Respiration*, 2nd ed. Year Book, 1974より許可を得て転載．)

血流比が低い領域と真のシャントとの違いも理解できる．シャント血は吸気との接触はないので，吸気に酸素を付加供給しても体循環動脈血PO_2の低下は改善しない．換気血流比が低い領域では，吸気に接触できるため，吸気の酸素を増加させるとPO_2の低下を改善させることができる．

　図9-16の下段は，片側の血流が減少している（B）が，換気が維持されている肺胞領域である．この場合では，換気血流比が高い領域を示している．換気血流

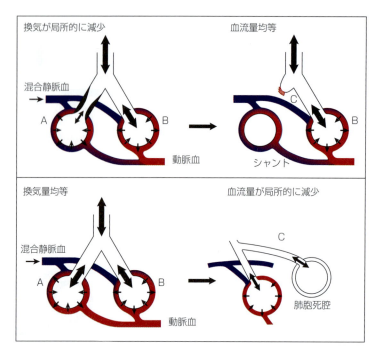

図 9-16 換気血流不均等（青色：脱酸素化，赤色：酸素化）．詳細は本文を参照のこと．(Comroe J. *Physiology of Respiration*, 2nd ed. Year Book, 1974 より許可を得て転載．)

比が正常な領域(A)と，死腔つまり無効換気の領域(C)に分けると，肺機能に対する影響が理解できる．換気血流比が高い領域での生理的影響はPCO_2の上昇だが，一般的に呼吸数が増加する結果，$PaCO_2$が正常値に改善する．

健常肺での過換気は，肺胞死腔によるPCO_2の上昇を代償できるが，シャント領域によるPO_2の低下は是正できない．理由として，酸素と二酸化炭素（炭酸ガス）では血中に運搬される方法が異なり，また血液含量とガス分圧との関係も異なるためである．生理的に正常な範囲では，PCO_2とCO_2含量は線形の関係にあることから，肺胞換気が増えるとPCO_2が低下し，その肺胞領域での血中CO_2含量も低下する．全CO_2含量は，罹患側と健常肺胞におけるCO_2含量の平均値となる．PCO_2はCO_2含量に比例するので，過換気肺領域でのCO_2含量の減少は，死腔換気領域でのCO_2含量の上昇を代償する．したがってPCO_2とCO_2含量はまとめて同一方向での増減を示す．

健常肺胞領域への吸気中酸素の増加あるいは過換気は，真のシャント領域によるPO_2の低下を代償できない．血中酸素(O_2)含量は，PO_2と非線形関係である（図9-11）．酸素ヘモグロビン解離曲線がS字状であることから，PO_2 60 mmHgでヘモグロビンの酸素飽和度はほぼ最大に達する．PO_2が60 mmHgから600 mmHgに上昇すると分圧は10倍になるが，O_2含量はわずか10%のみの上昇である．健常肺胞領域の換気を増加させ，肺胞気PO_2を上昇させると，終末毛細血管のPO_2は上昇するが，これら肺胞における血中O_2含量は変化しない．全O_2含量は，正常な血中O_2含量と，シャントあるいは酸素飽和度が低下した血中O_2含量との平均値である．これら混合血中のO_2含量の低下は，酸素解離曲線の急峻な部分に相当するため，O_2含量の軽微な減少がPO_2の大幅な減少を生じさせる．

動脈血ガス分析により，呼吸機能の重大な障害を検出することができる．ガス交換の軽微な異常を評価する手法の1つに，肺胞気PO_2と動脈血PO_2の差を算出する方法がある．これを肺胞気・動脈血酸素分圧較差($A-a\Delta PO_2$または$A-a DO_2$)と呼んでいる．換気と血流が正常に均等分布している条件では，肺胞毛細血管膜により，肺胞と終末毛細血管の平衡が保たれる．健常肺でも，気管支静脈や，左心のThebesius静脈（最小心臓静脈）における左右シャントの結果，軽微な$A-a\Delta PO_2$が生じる．これは安静時心拍出量の約2～5%を占め，健常若年成人が海抜高度で外気を吸気したとき，5～8 mmHgの$A-a\Delta PO_2$が生じる．吸入酸素濃度(FiO_2)が上昇すると，$A-a\Delta PO_2$が増大する．100%酸素を吸入した場合で$A-a\Delta PO_2$の正常値は，約

100 mmHgである．加齢とともに A-aΔPO₂ 正常値は上昇する．これはおそらく関与する気道が閉塞する結果，換気血流比が低下するためと考えられる．しかし，A-aΔPO₂ のさらなる上昇は，シャントを含めた換気血流比の低下領域を反映するものである．

呼吸の調節

胸腔内圧の変化に応じて，肺は受動的に広がったり縮んだりする．したがって呼吸の調節は，胸腔内圧を変化させる横紋筋(主として横隔膜，ただし肋間筋や腹壁も含まれる)の制御による．

これらの筋肉は，自律的(不随意)および随意的な調節の双方を受けている．自発呼吸のリズムは，脳幹部，特に延髄内で相互接続しているいくつかのニューロン群により支配されている．呼吸リズム形成の研究から，呼吸リズムはプレ Bötzinger 複合体 pre-Bötzinger complex のニューロンに由来することが確認されている．呼吸性ニューロンには，吸息ニューロンと呼息ニューロンがあり，呼吸サイクルの早期，後期に加速的に活動する．呼吸性ニューロンからの統合出力は，横隔神経(横隔膜)および脊髄神経(肋間筋および腹壁)を介する遠心性出力で，呼吸筋をリズミカルに収縮・弛緩させる．その結果，無意識に自発呼吸が行われる．しかし呼吸に注意を向けることにより，このパターンを変えることも可能である．食べる，話す，歌う，泳ぐ，排便するときはすべて，自律的(不随意)呼吸ではなく，随意的調節による呼吸となる．

A. 感覚入力

自発呼吸の回数，深さおよびタイミングは，化学的刺激に対する感覚器と機械的刺激に対する感覚器の双方から呼吸中枢へ伝達された情報により変化する(図 9-17)．

末梢血管系および脳幹には化学受容体が存在する．末梢化学受容体には，総頸動脈の分岐部に存在する頸動脈体と大動脈弓近傍の大動脈体がある．ヒトでは，頸動脈体が特に重要であり，動脈血酸素化のセンサーとして機能する．頸動脈体の活動は，PaO₂ の低下に反応して段階的に増大する．このような反応は，PaO₂ が 60 mmHg 以下になると最も顕著になる．PaCO₂ の上昇あるいは動脈血 pH の低下は，頸動脈体の PaO₂ 低下に対する応答を促進させる．

ヒトでは，頸動脈体のみが，低酸素血症に反応してみられる換気量の増加に関与する．両側の頸動脈体の切除は，機能障害を伴う呼吸困難の治療として実施され，また頸動脈body の血栓内膜摘除術の意図せぬ結果とし

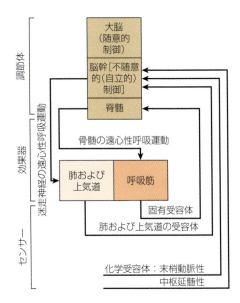

図 9-17 呼吸調整機構を示す図．中枢性の調節体，効果器およびセンサー間の相互関係を，これら構成要素間の接続を示すことにより説明する．(Berger AJ et. al. Regulation of respiration. N Engl J Med. 1977;297:92,138,194 より許可を得て転載．)

て起こることもあり，その結果，低酸素換気努力が完全に消失するが，PaCO₂ 変化に対する反応は影響を受けることなく維持される．中枢性化学受容体は PaCO₂ 変化に対する反応に関与する．これらの化学受容体は脳幹全体に広く分布しているというエビデンスが集積しつつある．中枢性化学受容体は，呼吸リズムを形成するニューロンとは離れて存在する．PaCO₂ の上昇に伴う換気の増大は，化学受容体における pH の変化に影響を受ける．CO₂ は血液脳関門を自由に通過して脳組織に拡散することができるが，H⁺ は血液脳関門を通過できない．CO₂ は水和して炭酸となり，イオン化し，脳脊髄液中 pH を低下させる．中枢神経系の化学受容体はおそらく，このような細胞内 H⁺ 濃度の変動に反応すると考えられている．

気道平滑筋および気道粘膜には多様な肺伸展受容体が存在し，その求心性線維は迷走神経の支配を受けている．肺伸展受容体は，肺の膨張に反応して放出される．肺気量が増加すると，呼息時間が延長して呼吸数が減少する．これは，Hering-Breuer の反射である．肺毛細血管(傍毛細管 juxta capillary または J なる用語を用いた)の近傍には無髄 C 線維が存在する．これらの C 線維は正常な呼吸時には反応しないが，カプサイシンのような化学刺激物質の静脈内投与では直接的な反応を与えることができる．こうした反応は，間質性浮腫や肺線維症における換気ドライブの亢進を惹

起すると考えられている．関節，筋肉および腱の固有受容体により伝達される骨格筋運動は，呼吸を増加させ，運動時の換気量増加の一部を担っている可能性がある．最後に，横隔膜および肋間筋には，筋紡錘伸展受容体が存在し，筋力の情報をフィードバックする．筋紡錘伸展受容体は，要求された呼吸仕事量が，換気量に比例されないときに生じる呼吸困難感に関連していると考えられている．

B. 総合的換気応答

健常成人の正常状態では，中枢性化学受容体におけるH^+濃度が換気調節に重要である．化学受容体におけるpH変動は，主として$PaCO_2$により引き起こされる．PaO_2は，正常条件下での安定した換気ドライブにおいては重要とはならない．

呼吸は，PaO_2低下，$PaCO_2$上昇，あるいは動脈血H^+濃度の上昇（動脈血pH低下）により刺激を受ける．

$PaCO_2$が1 mmHg上昇するごとに，換気量は毎分約2〜3 L増加する．このような換気応答（図9-18）は，最初は頸動脈小体の受容器が感知し引き起こされる．頸動脈小体は，$PaCO_2$が上昇するとそれに反応して，PaO_2に変化がなくても，その反応を増大させる．このような反応は，高炭酸ガス血症に対する換気応答の約15%を占める．換気応答の大部分は，中枢性化学受容体におけるpHの変動により生じる．動脈血pHの変動は，$PaCO_2$の変動に相加的に作用する．代謝性アシドーシスでのCO_2換気応答曲線は，その反応線の勾配は同じであるが，左方移動（左方偏移）がみられる．$PaCO_2$上昇に対する換気応答は，加齢，睡眠・好気性条件下，および呼吸仕事量の増加で低下する．

低酸素血症に対する換気応答は，個体差が大きい．通常は，PaO_2が50〜60 mmHg未満に低下するまで，換気応答はほとんど認められない．PaO_2が50〜60 mmHg未満に低下すると，換気は急速に増大し，約32 mmHgで換気は最大にまで到達する．このレベルよりさらにPaO_2が低下すると，換気は抑制される．低酸素血症に対する換気応答は，$PaCO_2$の影響を受ける．肺胞気PCO_2の上昇は，CO_2を一定にした際のO_2換気応答曲線を右上方に偏移させる（図9-19）．

動脈血H^+濃度の低下は，分時換気量を上昇させる．この換気応答の結果は，主として頸動脈小体からの反応によるもので，$PaCO_2$の変動には依存しない．重度な代謝性アシドーシスでの換気応答は，頸動脈小体の反応がない状況でも生じる．この場合の換気応答は，中枢性化学受容体を介するものと考えられ，血液脳関門の破綻を示唆しているのかもしれない．

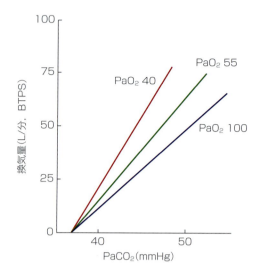

図9-18 CO_2に対する換気応答．この曲線は，異なる肺胞気PO_2の条件下で，分時換気量の変化を縦軸，吸気PCO_2の変化を横軸に示したものである．PCO_2が増加すると，換気量が線形に増大する．増加率はPO_2が低いほど高いが，この曲線は，換気がPCO_2最低値に応答して停止する共有点からはじまる．覚醒時には，換気はPCO_2がこのレベル未満に低下した場合でも維持されるが，浅麻酔下では無呼吸が必ず起こる．代謝性アシドーシスの場合は，x切片は左方に移動するが，線の傾きは本質的に変わらない．このことから，代謝性アシドーシスの影響は，呼吸性アシドーシス（BTPS，体温37℃，測定時気圧および飽和水蒸気）の影響とは別に相加的に作用することが示されている．(Ganong WF. *Review of Medical Physiology*, 22nd ed. McGraw-Hill, 2005より許可を得て転載.)

C. 特別な条件

1. **慢性高炭酸ガス血症**——慢性高炭酸ガス血症を有する患者では，血清および組織中の重炭酸塩濃度の代償性変化により，脳内のpHが正常値を維持している．そのため，中枢性化学受容体は，さらなる$PaCO_2$の変化に対して感受性が低下している．この場合，患者の基礎分時換気量は，頸動脈小体からの持続的な換気刺激に依存するのであろう．この患者に高濃度の酸素混合ガスを吸入させると，頸動脈小体からの換気刺激が抑制されて，分時換気量の低下を招くことがある．分時換気量の変化だけでは，酸素投与による高炭酸ガス血症の原因を完全に説明できないため，低酸素性肺血管収縮の抑制も関与することが示唆されている．

2. **慢性低酸素血症**——高地に長期間居住している場合や反復性の重度な酸素飽和度低下を伴う睡眠時無呼吸症候群の患者では，低酸素性換気応答が鈍麻する可能性がある．このような人たちでは，肺疾患や高炭酸ガス血症が進展すると，換気に導くすべての内因性刺激が減弱する．肥満低換気症

代表的な肺疾患の病態生理

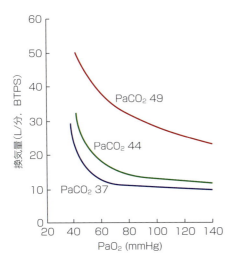

図9-19 CO_2を一定にした低酸素換気応答．これらの曲線は，肺胞PCO_2が37 mmHg，44 mmHgまたは49 mmHgに一定して維持された条件下での，肺胞PO_2の変動を横軸に，分時換気量の変動を縦軸にとったグラフの曲線である．PCO_2が正常範囲（37〜44 mmHg）内では，PO_2が50〜60 mmHgまで低下しないと，換気量の増加はほとんど認められない．PCO_2が上昇すると，低酸素換気応答は増大する．PCO_2の上昇に対する換気応答と異なり，低酸素換気応答は線形にはならない．これはPO_2が30 mmHgまで低下すると換気量が無限大に増加するような直角双曲線に漸近し，他方ではPO_2が500 mmHg以上で生じるような頸動脈体からの持続性刺激がない状態での換気応答を示す．図示していないが，著しい低酸素症（PO_2が30 mmHg以下）では呼吸中枢が抑制される結果，分時換気量は低下する．(Ganong WF. Review of Medical Physiology, 22nd ed. McGraw-Hill, 2005より許可を得て転載．)

3. **運動**——運動は，分時換気量を安静時レベルの約25倍にまで上昇させることができる．健常成人では，激しい運動であっても最大下運動であれば，$PaCO_2$は変化がないかまたは軽度低下し，肺血流量を増大させて，換気と血流の均等分布を良好にさせることから，PaO_2は通常変化がないかまたは軽度上昇する．したがって，動脈血酸素化の変化は，運動に対する換気応答の増大を導くことにはならない．運動時の換気応答が増大する要因は明確にはされていないが，二酸化炭素の産生増大および関節や筋肉の固有受容体からの求心性出力の増大の2つが要因として挙げられている．

> **チェックポイント**
>
> 12. 肺弾性収縮力の構成要素とは何か．肺サーファクタントの役割について述べよ．
> 13. 肺を膨らませるために通常克服しなければならない力学的拮抗作用を3つ挙げよ．
> 14. 気道抵抗に影響を及ぼす4つの因子とは何か．
> 15. 呼吸仕事量を構成する要素は何か．
> 16. 換気を調節する因子は何か．血流を調節する因子は何か．
> 17. 換気と血流の適合は，通常どのようにして起こるか．
> 18. 換気調節において，CO_2およびO_2濃度が変化した場合には，どのような影響を及ぼすのか．

候群患者で，こうした状態がみられる．

代表的な肺疾患の病態生理

閉塞性肺疾患：喘息と慢性閉塞性肺疾患（COPD）

閉塞性肺疾患の生理学的な問題点は，空気の通る管（導管）の気道内腔の狭小化により，呼気流量の抵抗が増加することである．この増加する抵抗は，(1)気道内腔内，(2)気道壁，(3)気道周囲の支持組織における変化により起こる．気道内腔閉塞の例として喘息や慢性気管支炎における気道分泌物の増加がある．気道壁の肥厚や気道狭小化は，喘息と慢性気管支炎の双方にみられる炎症によって起こり，喘息では気管支平滑筋の収縮によって起こる．肺気腫は，肺の弾性組織の破壊により気道周囲の支持組織が失われ，呼出時の気道の虚脱が起こる気道閉塞の古典的な例である．これらの疾患の原因と臨床症状は明らかであるが，それらの生理学的な共通の要素を理解することは，有益である．

1. 喘息

臨床症状

喘息は，複数の表現型をもつ臨床的な症候群である．この多様性は，遺伝的な素因と環境曝露との間での複雑な相互作用を反映し，さらに根底にある病態生理学における異質性を示している．

喘息は，気道過敏性が認められ，かつ喘鳴，胸部圧迫感，息切れ（呼吸困難）と咳などの間欠的な症状によって特徴付けられる気道炎症と気流閉塞による疾患である．明らかなアレルゲンやさまざまな非特異的な

刺激による曝露は，気道内の細胞の活性化を起こす．その結果，急性，慢性双方の炎症性プロセスを起こし，局所的なサイトカインや他のメディエーターによる複雑かつ統合された作用によって調節されている．メディエーターの放出は，気道平滑筋の緊張状態，反応性を変え，気道分泌液を過分泌状態にし，気道上皮傷害を起こす．これらの病理学的現象は，気道の構造や機能の慢性的な異常を起こす．

　喘息の定義の特徴は，同一個人および個人間において症状の程度や種類に違いがあることである．例えば，多くの喘息患者ではたまに軽い症状があるのに対して，他の人では重症であり，持続的で長引く症状がある．同様に，喘息を発症させる，もしくは悪化させる刺激は，個々の患者の間で全く異なる．

疫学と危険因子

　喘息は，オーストラリアとニュージーランドにおいて若者の3分の1が罹患しており，決してまれでない慢性肺疾患である．そして，米国全体の有病率は，2011年8.5％であり，18歳以下の若い男性では10.2％，18歳以上の女性では10.0％と高かった．毎年，米国では，喘息によりおよそ500,000人が入院し，4,500人が死亡している．有病率，入院率，致死的な喘息患者は，過去30年間米国において増加している．死亡率は1990年代後半に頭打ちになり，その後過去10年の間わずかに減少した．入院率は，黒人と子供たちで最も高かった．また，死亡率は15～24歳の黒人で一貫して最も高い．

　喘息発生のために最も強く特定される素因は，アトピーまたはアレルゲンへの曝露による免疫グロブリンE(IgE)抗体の生産である．1988～1994年に行われた12,106人の米国の National Health and Nutrition Examination Survey III(NHANES III)で，喘息患者の56％はアトピーに起因していた．吸入アレルゲンの敏感な患者への曝露は，気道炎症，気道過敏性と喘息の症状を増加させる．症状は，直ちに発現する(即時型喘息反応)か，あるいはアレルゲン曝露後4～6時間に起こる(遅発型喘息反応)．一般のアレルゲンを，表9-3に示した．複数の研究において，肥満は喘息の有病率の増加と関係がある．

　ハウスダスト，ダニやゴキブリ抗原の屋内での曝露は，喘息の強い危険因子である．同じように，農場で育てられた子供たちではアトピーと喘息の有病率が低いことは明らかである．さらに，ある研究では，幼児期の微生物曝露の多様性は喘息のリスクと逆の関係があることが示された．これらの観察と先進国において

表9-3　喘息：誘発因子

正常の平滑筋収縮を誘発する生理学的かつ薬理学的なメディエーター
ヒスタミン
メサコリン
アデノシン三リン酸
物理化学的な因子
運動：冷たい，乾いた空気による過換気
大気汚染
二酸化硫黄
二酸化窒素
ウイルス呼吸器感染症(例えば，インフルエンザA)
経口摂取物
プロプラノロール
アスピリン：NSAID
アレルゲン
低分子量化学製品(例えば，ペニシリン，イソシアネート，無水物，クロム酸塩)
複雑な有機分子(例えば，動物性ふけ，イエダニ，酵素，木くず)

アトピー，アレルギー，自己免疫疾患が増加している事実により，研究者はアトピーそれ自体の基本的な原因を追究するようになった．

　1つの理論は，感染症や有機的な抗原への幼年期における曝露が，獲得免疫を基本的に変える可能性があるというものである．ある曝露は，Th1表現型(Th1反応へのCD4$^+$ヘルパーT細胞の分化は，インターフェロンγの生産によって特徴付けられる)を誘導する．ところが，これらの曝露の欠如は，アトピー，アレルギー疾患と喘息それぞれにおいてTh2表現型［インターロイキン4(IL-4)，IL-5，IL-13などと腫瘍壊死因子(TNF)を含む主なサイトカイン反応］によって特徴付けられる．免疫反応とヒトのマイクロバイオーム(微生物叢)に対する関連との複雑さは，現段階ではどんな結論をも排除する．しかし，これは，アトピーと喘息の病因に関するわれわれの基本的な理解の再構築を裏付ける研究が急速に広がっている領域である．

発症機構

　喘息における基本的な異常は，刺激に対する気道の反応性の亢進である．表9-3で示したように，喘息

には多くの名の知られた誘発物質がある．これらは，以下の通りに分類することができる．(1) 喘息で気道反応を起こす生理学的あるいは薬理学的なメディエーター，(2) 感作された個人における気道炎症と反応性を導くアレルゲン，(3) 気道過敏性を起こす外因性の物理化学的な物質あるいは刺激．これらの誘発する物質の一部は，喘息患者(例えば，運動，アデノシン)だけで反応を起こす．しかし，喘息患者において強い反応を起こすものとして特徴付けている他の物質［例えば，ヒスタミン，メタコリン(後述)］は，条件を整えた状態で行われる検査で非喘息患者と区別することができる．すべての個人で喘息の発生を説明するのに役立つ1つのメカニズムはない．しかし，喘息をもたらす病理学的プロセスを特徴付ける普遍的な現象はある．喘息の発症において気道炎症が中心的な役割を持つことは重要である．

喘息の気道反応における最も初期の現象は，局所的な炎症細胞(主に肥満細胞，好酸球)の活性化である．これは，特異的な IgE 依存性のメカニズムで，または他のプロセス(例えば，浸透圧刺激または化学的な刺激物質の曝露)によって間接的に起こることがある．ロイコトリエン，プロスタグランジン，ヒスタミンを含む急性反応性のメディエーターは，ただちに平滑筋収縮，粘液の過分泌，および血管内皮細胞からの漏出とそれによる局所の浮腫による血管拡張を誘発する．上皮細胞は，その活性化に炎症性サイトカインと同様にロイコトリエンとプロスタグランジンを放出するというプロセスが関与している．これらのあらかじめ形成され，急速に活性化されたメディエーターの一部は走化性作用を持ち，炎症性細胞(例えば，気道粘膜への好酸球と好中球のように)を動員する．

これらの急性の現象に伴って起こる重大なプロセスは，局所で放出されたサイトカインとケモカインのネットワークの作用による免疫細胞の動員，増殖，活性化である．サイトカインとケモカインは，持続的な炎症と気道過敏性亢進の発生に関与する(表9-4)．これらの現象には，肥満細胞と好酸球の成熟の誘導，Tリンパ球集積と増殖，Bリンパ球の IgE と IgA 産生，形質細胞分化などが含まれている．この過程には，Th2 フェノタイプのヘルパーTリンパ球の分化と活性化が重要である．IL-3，IL-4，IL-5，IL-6，IL-9，IL-10 と IL-13 を含むサイトカインの産生を通して，これらの Th2 リンパ球は，肥満細胞，好酸球と他のエフェクター細胞の活性化，B細胞による IgE 産生を行う．そして，これらは喘息の病理学的特徴である．喘息患者の気道で活性化している多彩な細胞は特異的

表9-4 喘息：細胞性炎症による現象

上皮細胞活性化または傷害
好中球遊走因子または活性化のあるサイトカイン(IL-8)とケモカインの放出
リンパ球に対する抗原提示
分泌上皮細胞の過形成と分泌過多
上皮細胞死；気道における感覚神経反射の大きさの増大
リンパ球活性化
リンパ球増殖を伴う抗原曝露
サイトカインとケモカインの発現の増加；特別なエフェクター細胞(樹状細胞，肥満細胞，好酸球，マクロファージ)の活性化
B細胞の活性化；IgE 合成の促進
局所のサイトカインによるリンパ球活性化の増加
肥満細胞と好酸球の活性化
好酸球によって放出されるサイトカインと急性炎症性メディエーター
急性のメディエーター放出［例えば，ヒスタミン，ロイコトリエン，血小板活性化因子(PAF)］を伴う，IgE を介する肥満細胞活性化
リンパ球と同様の複数のエフェクター細胞の活性化を来す，肥満細胞による複数のサイトカインの新規提示

メディエーターを介して気道炎症，発生過程に関与している．このような気道炎症には気道上皮細胞の傷害と剝離によって求心性神経細胞が露出し神経原性の平骨筋の過敏性反応，IgE を介する好酸球と脂肪細胞の活性化の亢進，急性かつ長時間作動性メディエーター遊離，粘液量の増加を伴った粘膜下腺の過分泌状態を認める．同時に，マクロファージやその他の炎症性細胞と同様に気道上皮細胞が産生する TGF や TGF-α，線維芽細胞増殖因子(FGF)など増殖因子の産生は，組織のリモデリングや粘膜下の気道の線維化のプロセスを誘導する．この粘膜下の線維化は，喘息における慢性の気道炎症に伴って起こり，もとに戻ることのない気道閉塞を起こす．

病　理

喘息の組織病理学的特徴は，進行中の細胞のプロセスを反映する．気道粘膜は厚くなって，浮腫状で，炎症性細胞，主にリンパ球，好酸球と肥満細胞が浸潤している．肥大化して収縮した気道平滑筋がみられる．気道上皮細胞に対して細胞毒性がある主要塩基性タンパク major basic protein(MBP)と好酸球走化性タンパク eosinophili chemotactic protein のような好酸球に

よる産生物質により，気管支や細気管支上皮細胞はしばしば傷害を受ける．上皮の傷害と細胞死は，気道内腔に剝脱された部分を残し，そこには，自律神経である非コリン作動性非アドレナリン性求心性神経が露出されることにより，気道過敏性を起こす．分泌腺過形成と粘液分泌過多がみられ，重症喘息においては，気道内の粘液塞栓が著明な所見である．喘息の気道が軽度に侵されている場合，粘膜と粘膜下層で炎症細胞数の増加，上皮下の筋線維芽細胞の増殖がみられ，間質の膠原線維の増成がみられる．これは，一部の喘息患者でみられる比較的戻ることのない気道閉塞の病態と説明されている．重度の致命的な喘息でみられる病理所見は，前述された病理学的現象に対応する．しかし，より気道上皮細胞の傷害と喪失がある場合は，粘液塞栓による重度から完全な気道内腔の閉塞がしばしばみられる．

病態生理

気道の局所における細胞現象は，肺機能に重要な影響を及ぼす．気道炎症と平滑筋の過敏性亢進の結果として，気道が狭くなり，気道抵抗の増加を起こす（Raw $\propto 1/$半径^4）．径が小さな末梢気道において，健常者ではあまり気流抵抗に寄与しないが，これらの気道は喘息患者で狭くなっており，それらは気流閉塞にかなりの程度寄与する．粘液分泌過多とさらなる気管支収縮性刺激は，閉塞性肺疾患の生理機能を悪化させる．気管支の神経機能も喘息の発生に一役担うようにみえる．しかし，これは多分2番目の重要性だろう．咳と迷走神経遠心路によって調節される反射的な気管支収縮は，気管支の刺激受容体への刺激によって起こる．ペプチド神経伝達物質も，何らかの役割を果たしている．炎症誘発性神経ペプチドであるサブスタンスPは，気道で無髄求心性線維から放出され，平滑筋収縮と肥満細胞からのメディエーターの放出を促す．VIPは，ある気道の非アドレナリン性非コリン作動性ニューロンのペプチド神経伝達物質であり，気管支拡張作用としての機能がある．VIPの開裂によるその活性化の停止は，気管支収縮を促進する．

気道閉塞はびまん性に起こるが，肺全体に均一に起こるわけではない．その結果，呼吸単位 respiratory unit[*1] の換気は不均一になり，換気/血流（$\dot{V}/\dot{Q}$）が変化する．$\dot{V}/\dot{Q}$ 比が異常に低いかあるいは異常に高い領域の双方が存在する．低酸素血症に寄与しているの

---

*1 訳注：呼吸細気管支より末梢のガス交換を行う肺を呼吸単位と表現している．

は，低い $\dot{V}/\dot{Q}$ 比の領域である．純粋なシャントは，特に重症かつ致命的な喘息において通常みられるような粘液塞栓があったとしても，喘息においては珍しい．動脈血の二酸化炭素分圧は，喘息発作では換気量が増加するために，正常か低い．そして，軽い高炭酸ガス血症は，進行する気道閉塞，呼吸筋疲労，肺胞低換気を示し，重症の喘息発作の予徴としてみなければならない．

臨床症状

喘息の症状は，気道炎症と気道閉塞によって容易に説明される．

A. 症状と徴候——症状と徴候の変動は，軽症間欠的な病態から，慢性重症時から致命的な喘息まで，疾患重症度の幅広さを示している．

1. **呼吸困難感と胸部圧迫感**——呼吸困難感と胸部圧迫感は，さまざまな協調した生理的変化によって生じる．増加した気道抵抗に抗するために必要なより強い筋肉の動きは，紡錘体伸展受容器（主に肋間筋と胸壁にある）によって感知される．気道閉塞による肺の過膨張は，胸郭の膨張による．肺コンプライアンスは低下し，呼吸の仕事量は増加する．そして，胸壁にある感覚神経によって感知され，胸部圧迫感と呼吸困難感の症状になる．閉塞が悪化した結果，$\dot{V}/\dot{Q}$ 不均等が増大し，低酸素血症を起こす．上昇する動脈血二酸化炭素分圧と，その後起こる動脈血の低酸素血症（相乗的な刺激としてそれぞれが単独もしくは一緒に）は，末梢もしくは中心性化学受容器を通して，呼吸ドライブを刺激する．呼吸筋疲労を起こすようなこの刺激は，進行する呼吸困難をもたらす．

2. **喘鳴**——粘液の分泌過多と滞留とともに起こる平滑筋収縮は，気道内径の縮小と持続する乱気流を起こす．その結果，聴診で聞き取れる喘鳴をもたらす．喘鳴の強さは，気道狭小化の程度と相関しない．例えば，極端な気道閉塞の場合，気流は，喘鳴がかろうじて判別できるであろう程度まで減る．

3. **咳嗽**——咳嗽は，気道炎症でみられる気道の狭小化，粘液過分泌と求心性神経の過敏反応によって起こる．喘息患者において感染症（特にウイルス性）を合併したあとの非特異的な炎症によっても起こる．中枢気道では，気流の圧縮狭小化と気流の速い速度によって，咳は狭くなった気道から集められた粘液と残っている塵埃を排除するために十分なずれ応力と推進力を与える．

4. **頻呼吸と頻脈**——頻呼吸と頻脈は，軽症では認められないが，急性増悪においては，ほとんど認められる．

5. **奇脈**——奇脈 pulsus paradoxus とは，吸気中に収縮期動脈血圧が 10 mmHg 以上低下することをいう．高度の気道閉塞があり，強く吸気をすることにより右室への静脈還流量が増大することにより左室充満障害が起こる．肺の過膨張の結果として起こるようにみえる．吸気中に増加した右室拡張終末期容量により，心室中隔は左へシフトされる．その結果，左室充満容量と心拍出量を低下させる．この減少した心拍出量の結果，吸気中の収縮期血圧を低下させ，奇脈になる．

6. **低酸素血症**——気道狭窄は呼吸単位に影響を与え，換気を減らす．そして，低い $\dot{V}/\dot{Q}$ 比へのシフトによる $\dot{V}/\dot{Q}$ 不均等を起こす．そして，重症の症例では，A-aΔPO$_2$ を増加させ，明らかに低酸素血症の増悪を起こす．本当の意味でのシャントは，非常に重篤な喘息を除いてまれである．

7. **高炭酸ガス血症と呼吸性アシドーシス**——軽度から中等度の喘息において，換気は正常もしくは増加する．そして，動脈血二酸化炭素分圧は正常あるいは低下する．重度の発作において，気道閉塞は増悪し，肺胞低換気，高炭酸ガス血症と呼吸性アシドーシスの進行により，呼吸筋疲労を伴うようになる．この進行は，持続した頻呼吸にもかかわらず起こることがあることに注意すべきである．増加する呼吸回数は，1回換気量が動的な過膨張に続いて減らされるので，肺胞低換気を改善させない．

8. **肺機能検査による閉塞性障害**——軽症の喘息患者においては発作と発作との間においては全く正常の肺機能である．まさに喘息発作を起こしているときは，FEV$_1$，FEV$_1$/FVC（FEV$_1$%）と最大呼出流量（図 9-20）を含む呼出気流のすべての指標が減少する．FVC は，完全に呼出される前に起こる気道閉塞の結果としてしばしば減少する．気管支拡張薬の投与は，気流閉塞を改善する．気流閉塞の結果，急性および慢性の過膨張によって起こる呼気終末時の呼吸単位が不完全になる．その結果，全肺気量（TLC），機能的残気量（FRC），残気量（RV）は，増加することになる．一酸化炭素による肺拡散能（DLco）は，増加した肺容積（そして，肺毛細血管）によってしばしば増加する．

9. **気道過敏性**——気道過敏性は，(1) 吸入した気管支拡張薬に反応して FEV$_1$ が 12% 以上増加，または (2) 健常者の 5% 以下に起こす同じ強さの誘発因子に対して 20% 以上 FEV$_1$ が減少する，と定

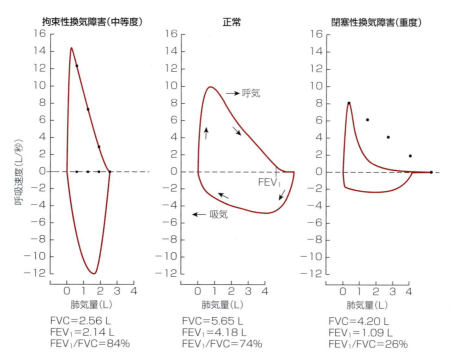

図 9-20 標準的な肺活量測定によるフローボリューム曲線（「ループ」）における，正常の患者（**中央**），重度の閉塞性換気障害の患者（**右**），中等度の拘束性換気障害の患者（**左**）．

義される．メサコリンとヒスタミンは，標準化された誘発試験で使用される薬品である．この検査は，軽症でスパイロメトリー検査で正常を示すような喘息患者を含むすべての喘息患者で，非特異的な気道過敏性を示す．他の特異的な曝露による過敏性が確立されている物質は，二酸化硫黄とトルエンジイソシアネートである．

チェックポイント

19. 閉塞性肺疾患の基本的な生理的問題点は何か．その３つの主な原因の例を各々挙げよ．

20. 喘息で慢性的に異常な気道の構造に関与する病理学的事象は何か．

21. 喘息のトリガーとなる誘発因子の３つのカテゴリーを挙げよ．

22. 喘息の気道反応に寄与する急性に作用するメディエーターは何か．

23. 喘息の病理組織的特徴を述べよ．

24. 喘息で気道抵抗の増加の原因を３つ述べよ．

25. 喘息の発作で，通常，動脈血二酸化炭素分圧が低くみられるのはなぜか．

26. 急性喘息にみられる症状と徴候を挙げよ．

2. COPD：慢性気管支炎と肺気腫

慢性閉塞性肺疾患(COPD)は，固定性気道閉塞に進行する可能性のある，これまで「慢性気管支炎」あるいは「肺気腫」といわれてきた疾患の特徴が含まれた呼称である．慢性気管支炎と肺気腫が独立した病態としてしばしば考えられているが，これらは何らかの一般的な病因論と治療戦略を共有しており，同じ患者においてしばしば共存が認められる．定義が不正確なままであるのは，同じ幅広いカテゴリーの下で両方を含めるためである．われわれがこれらの病気の原因と治療について現在わかっていることを示す．

臨床像

A. 慢性気管支炎──慢性気管支炎は，湿性咳嗽が年に３ヵ月，２年連続で続く病歴を有する．呼吸困難感と気道閉塞(しばしば可逆性の要素はあるが)が断続的に持続する．喫煙がこの疾患の主要な原因である．しかし，他の刺激物質の吸入曝露も同様の過程をとる．主な病理学的所見は，中枢側よりの気道炎症，粘膜肥厚，粘液産生亢進であり，気流閉塞を引き起こす細管支以下の末梢気道にも炎症を認める．

B. 肺気腫──肺気腫は終末細気管支より末梢で，肺胞壁の破壊による不可逆性の気腔の拡大を呈する疾患で，ほとんどの場合，明らかな線維化を認めない．慢性気管支炎と違い，肺気腫の病理学的所見は，気道ではなく，細気管支肺胞壁において認められる．肺胞壁の弾性組織が消失することによって，呼気時の末梢気道を支えていた肺胞壁の弾性収縮力が消失する．進行性の呼吸困難感と不可逆性の気道閉塞は，気腔の破壊によって起こり，粘液産生亢進や湿性痰を伴うことはない．さらに，ガス交換に必要な肺胞表面領域や毛細血管床の消失が起こり，進行性の低酸素血症と呼吸困難感を引き起こす．病理学的および病因論的な鑑別は，いろいろな肺気腫でなされるが，すべての臨床症状が類似している．

病因と疫学

疫学的データは，長年の慣習により，COPDを慢性気管支炎と肺気腫を一緒に併せて考えている．COPDは，米国でほぼ1,500万人が侵されている．慢性気管支炎は，およそ３分の２の症例で診断され，残りは肺気腫である．2011年には，138,080人が死亡しており，COPDは米国で３番目の主な死因である．COPDの発病率，罹患率と死亡率は，年齢とともに増加して，男性と白人，さらに社会的経済的地位の低い人々でより高い．喫煙は，慢性気管支炎と肺気腫の患者の約90％の主な病因と考えられている．COPDはおそらく有意に過少診断されている．重度の気流閉塞を来すのは喫煙者の15〜20％であるが，喫煙量依存的に呼吸機能の低下が進行するといわれている．集団ベースの臨床研究からは，慢性的な粉塵(シリカ，綿など)や化学煙霧の曝露がCOPDの危険因子であるとの報告がある．発展途上国では，屋内のバイオ燃料から出る煙が主なCOPDの原因である．同定されたなかで最も重要なCOPDの遺伝的因子は，α_1プロテアーゼインヒビター(α_1-アンチトリプシン)の欠損である．血中あるいは組織での減少は，慢性気管支炎ではなく，重症肺気腫の早期発症につながる．α_1-プロテアーゼインヒビターは，数種類のプロテアーゼ(好中性エラスターゼを含む)を阻害することができる．そして，肺気腫(病態生理の項目を参照)の発生に関係している．常染色体優位の突然変異は，特に北欧人で，血清中と組織中におけるこのインヒビターの濃度を異常に低くする．そして，結合組織合成とタンパク分解のバランスを変える．ホモ接合の突然変異(ZZ遺伝子型)は，正常のインヒビターの10〜15％のレベルまでになる．特にこの遺伝子変異のある喫煙者において，肺気腫の危険性が劇的に高まる．

A. 慢性気管支炎——多くの病理学的な気道の変化が慢性気管支炎でみられるが，この疾患に独自の特徴ではない．慢性気管支炎の臨床的な特徴は，慢性の気道傷害と狭窄に起因している．基本的な病理学的特徴は，特に末梢気道の炎症であり，粘液分泌物の増加とそれに伴って起こる気道の粘液塞栓である(図 9-21)．気道の粘膜には，さまざまな炎症細胞(多形核白血球やリンパ球)が浸潤している．粘膜の炎症は，気管支の内腔を狭める．慢性炎症の結果として，正常の多列線毛上皮は，まだらな扁平上皮化生にしばしば置換されている．通常気管支上皮細胞の線毛が欠けると，粘液線毛クリアランス機能は非常に低下するが，完全に消失する．粘膜下腺の肥大と過形成は特徴的な所見であり，しばしば腺細胞が気管支の壁の厚さの50%以上を占める．粘液過分泌は，粘液を分泌する腺の過形成を伴い，内腔狭小化の一因となる．気管支の平滑筋肥大は通常認められ，ヒスタミンとメタコリンを含む非特異的な気管支収縮性刺激に対する過敏反応がみられる．細気管支は，気管支周囲の線維化を伴い，しばしば炎症性細胞が浸潤し，変形している．粘液塞栓とより小さな気道の内腔閉塞がしばしばみられる．肺炎のような合併症がない場合においては，ガス交換する肺実質(終末細気管支以下の呼吸単位からなる)は，大きな傷害を受けていない．これらの変化の結果は，慢性気道閉塞と気道分泌物のクリアランスの障害である．

慢性気管支炎の不均一な気道閉塞は，換気とガス交換に相当の影響を及ぼす．長い呼出時間を導く気道狭小化は，過膨張を生じる．換気/血流関係は，低い $\dot{V}/\dot{Q}$ 比の領域が増加する．これらの低い $\dot{V}/\dot{Q}$ 不均等は，肺気腫でみられたものと比べて，主に慢性気管支炎でみられる安静時の低酸素血症に対してより有意に関与している．シャント(換気のない血流)は，慢性気管支炎では，一般的でない．

B. 肺気腫——肺気腫の基本的病理学的所見は，局所のオキシダントによる傷害とプロテアーゼインヒビター(図 9-22)の欠損に起因するタンパク分解の亢進(特に弾性線維)による継続的破壊的プロセスによる．内因性(過酸化陰イオン)であるか外因性(例えば，タバコの煙)であるかにせよ，酸化物は，プロテアーゼインヒビターの正常な保護機能を妨げ，進行性に組織破壊を起こす．

気道の病気である慢性気管支炎とは対照的に，肺気腫は周囲の肺実質の病気である．生理学的な帰結は，3つの重要な変化から生じる．(1)末梢の呼吸単位の破壊，(2)肺胞毛細血管床の減少，(3)弾性膠原線維肺を含む肺の支持構造の減少である．弾性結合組織の喪失は，軟骨がない気道において正常では存在している構造的な支持を弱める．また，弾性収縮力の減少とコンプライアンスの増加を肺にもたらす．呼気時の気道の早期虚脱は，特徴的な気道閉塞症状と生理学的所見と関係している．

肺気腫の病理学的所見は，末梢の呼吸単位または末梢の終末細気管支の遠位肺実質の進行性の破壊である．若干の粘液を分泌する腺過形成が大きな誘導気道でみられることがあるが，もしあったとしても気道の炎症性変化はごくわずかである．呼吸単位の間質には，多少の炎症性細胞がある．しかし，主な所見は肺胞壁の喪失と気腔の拡大である．肺胞の毛細血管も失われ，その結果，労作において拡散能の低下と進行性の低酸素血症を起こす．

肺胞破壊が，肺気腫のすべての場合において均一であるというわけではない．末梢の呼吸単位(または肺の細葉)の破壊のパターンに基づいて解剖的な分類がなされている．小葉中心性肺気腫において，呼吸細気管支と肺胞道は比較的保存されており，破壊は末梢の呼吸単位の中央に集中する．このパターンは，長い喫煙歴と最も関係している．びまん性に気腔の拡大のある汎小葉性肺気腫は，全体的に末梢の呼吸単位の破壊がある．このパターンは，α_1-プロテアーゼインヒビターの欠損で通常典型的にみられるが，特異的でない．これらの2つの病型の区別が主に病理学的である点に注意することが重要で，臨床症状に関する差はな

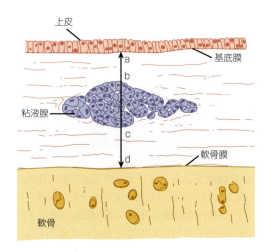

図 9-21 気管支壁の解剖．正常な気管支壁の構造．慢性気管支炎では粘液を分泌する腺の厚みは増して，(b-c)/(a-d)の比として表される．これは，Reid インデックスとして知られている．(Thurlbeck WM. Chronic airflow obstruction in lung disease. In: Bennington JL, ed. *Major Problems in Pathology*, Saunders, 1976 より許可を得て転載．)

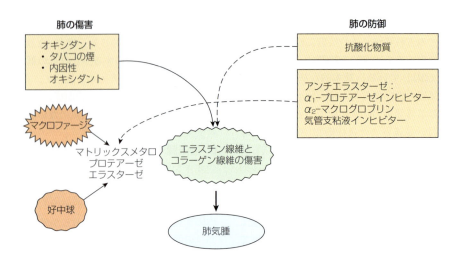

図 9-22 図は，肺気腫のエラスターゼ-アンチエラスターゼ仮説である．活性化は実線で表し，点線は抑制を示す．肺は，α_1-プロテアーゼインヒビター，α_2-マクログロブリンによって弾性線維を分解する傷害から保護されている．気管支の粘液インヒビターは気道を保護する．エラスターゼは主に好中球に由来する．しかし，マクロファージはエラスターゼに似たメタロプロテアーゼを分泌し，貪食してその後好中球エラスターゼを放出する．好中球とマクロファージから，または，タバコの煙から産生されるオキシダントは，α_1-プロテアーゼインヒビターを非活性化する．そして，肺の構造の修復を阻害する．スーパーオキシドジスムターゼ，グルタチオンとカタラーゼのような内在性の抗酸化因子は，肺をオキシダントによる傷害から保護する．

い．臨床的に重要な他の肺気腫の病型は，囊胞性肺気腫である．囊胞は，肺単位のより大きな局所的な破壊または進行性の拡張によってつくられる大きな融合した気腔である．それらは，囊胞は周囲の肺を圧迫し，また囊胞自体が死腔になるので重要である．

臨床症状

A. 慢性気管支炎——慢性気管支炎の臨床症状は，主に気道の閉塞性かつ炎症の経過による．

1. **喀痰を伴う咳嗽**——咳嗽は膿性の喀痰であり，持続している局所の炎症と細菌のコロニー形成と感染のために濃く，しばしば化膿した痰を出す．痰の粘性は，溶解した細胞から遊離したDNA(高分子量で非常に粘り気がある)の存在の結果として主に増大する．顕著になった炎症と粘膜の傷害で，喀血が起こることがあり得るが，通常まれである．咳嗽は，正常の気道を清浄する上では大変効果的であるが，内腔の狭い気道と分泌物がより大量で粘性であるため，慢性気管支炎ではそれほど効果的ではない．

2. **喘鳴**——持続性の気道の狭窄化と粘液による閉塞は，限局性もしくは，より広汎な喘鳴(wheezing)をもたらす．これは閉塞機序に可逆性がある場合，気管支拡張薬に反応することがある．

3. **吸気性と呼気性水泡性ラ音**——粘液線毛機能の喪失を伴う粘液産生の増加は，咳嗽が増えているにもかかわらず，気道内の過剰な分泌物を残すことになる．この音は，安静換気ではより大きな気道で，また咳嗽により顕著に聞こえる．

4. **心機能検査**——特に気管支炎の悪化あるいは，低酸素血症では，頻脈は一般的である．低酸素血症が著しく，また慢性的になると肺高血圧がみられる．心機能検査においては，肺動脈弁閉鎖音(P_2)が優位であり，頸静脈圧の上昇と末梢浮腫を認める．

5. **画像**——典型的な胸部X線撮影は，過膨張を伴って比較的平低化した横隔膜と増加した肺気量を認めている．肥厚した気管支壁がみられるが，それは平行な線状陰影(「トラムライン」)としてみられ，一般的である．心臓の大きさは大きくなっていることもある．それは，右心系の心容積の過負荷を示唆する．突出した肺動脈はよくみられ，肺高血圧と関係がある．

6. **肺機能テスト**——びまん性気道閉塞は呼吸機能検査では呼気相の気流と流量の全般的な低下を来す．FEV_1(1秒量)，FVC(努力性肺活量)，FEV_1/FVC(FEV_1％)(1秒率)などがすべて低下する．呼気相のフローボリューム曲線では強い気流制限を認める(図 9-20)．患者によっては気管支拡張薬に反応のある場合がある．肺容量測定では，RV(残気量)，FRC(機能的残気量)の増加を認める．これらは，びまん性気道閉塞と早期の気道閉塞

（呼気時に肺胞につながる肺胞道が虚脱し，閉塞すること）によるエアトラッピング（空気とらえ込み）を反映している．これにより胸部X線写真の横隔膜の平低下を呈する．DLcoは典型例では正常であり，肺胞毛細管床は保たれていることを示唆している．

7. **動脈血血液ガス**——換気/血流不均等（V̇Q̇ ミスマッチ）は慢性気管支炎ではよく起こる．V̇/Q̇ 比（生理学的シャント）の低い領域に起こるため，A-aΔPO$_2$（肺胞気-動脈血酸素分圧較差）は開大し，低酸素血症を来す．安静時の低酸素血症は，肺気腫と比較して，より明確に出る傾向がある．増加した気道閉塞によるPCO$_2$の増加（高炭酸ガス血症）と呼吸性アシドーシスの増加が認められ，それに伴う代謝性代償となる．

8. **赤血球増加症**——慢性低酸素血症は，エリスロポエチンによるヘマトクリットの増加と関係している．より重症で長期にわたる低酸素血症では，ヘマトクリットは，50％以上に増加する．

B. **肺気腫**——肺気腫は，特に労作でみられるが，呼吸困難と進行性の非可逆性気道閉塞とガス交換異常による非炎症性疾患である．

1. **呼吸音**——肺気腫の呼吸音は，典型的には音の強さが減弱する．それは，減少した気流と呼気延長と突出した肺の過膨張を反映する．聞こえたとしても，喘鳴は減弱している．**ラ音 crackle** やいびき音 rhonchi は，併存する状態（例えば，感染または肺水腫のような）がない場合では，一般的でない．

2. **心機能検査**——慢性気管支炎でみられたような頻脈は，特に増悪時や低酸素血症でみられる．肺高血圧は，肺血管床の減少による帰結である．心機能検査は，増強した心音の肺動脈弁閉鎖音（P$_2$音）が明らかになり，頸静脈圧の上昇と末梢の浮腫は，慢性気管支炎より一般的でない所見である．

3. **画像**——平低化された片側の横隔膜と増加した前後の胸郭径がある過膨張所見は一般的である．肺実質の破壊は，肺の末梢の血管床を減少させる．しばしば中枢側の肺動脈拡大が二次性の肺高血圧の結果としてみられる．嚢胞や水胞の変化もみられることがある．

4. **肺機能検査**——肺の実質の破壊と肺弾性収縮力の低下は，肺機能異常の基本的な原因である．特に努力呼出の間，気道周囲の肺組織の弾力性がある構造的な支持の喪失は，気道（図 9-9）の動的な収縮を起こす．早期の気道の虚脱は，FEV$_1$，FVC

と FEV$_1$/FVC（FEV$_1$％）を含むすべての肺気量を減らす．慢性気管支炎と喘息と同様に，呼気フローボリューム曲線は，流速（フロー）の制限（図 9-20）を示す．呼気時間の延長，弾性収縮力の低下による初期の気道閉塞，その結果起こるエアトラッピングは，RVとFRCを増やす．TLCの増加の相当量は，水胞を含む不十分なあるいは非交通性の肺の単位から生じる．DLcoは通常，気腫の程度に比例して減少する．そして，肺胞とその血管床の進行的な喪失を反映する．

5. **動脈血血液ガス**——肺気腫は，肺胞壁を破壊する病気である．肺胞毛細血管の喪失は，血流に比して高い換気の場所があるV̇/Q̇ ミスマッチをつくる．典型的には，肺気腫の患者は，分時換気量を増やすことにより高いV̇/Q̇ に順応させる．それらは，ほとんど正常のPO$_2$ とPCO$_2$（進行した病気にもかかわらず）を維持する．動脈血の血液ガス検査は，常にA-aΔPO$_2$の増加を表す．より大きな疾患重症度と毛細血管血流のさらなる喪失で，DLcoは減少する．そして，労作関連により，最終的に安静時の動脈血のヘモグロビンの酸素解離に至る．高炭酸ガス血症，呼吸性アシドーシスと代償性代謝性アルカローシスは，重症例では常にみられる．

6. **多血症**——慢性気管支炎にみられるような慢性低酸素血症は，ヘマトクリットの上昇を伴っている．

チェックポイント

27. 慢性気管支炎の主要な原因は何か．
28. 肺気腫と慢性気管支炎の病態生理学的変化を述べよ．
29. どのタンパクの突然変異が肺気腫のリスクの増大と強く相関しているか．
30. 慢性気管支炎の8つの症状と徴候を挙げよ．
31. 肺気腫の6つの症状と徴候を挙げよ．

拘束性肺疾患：特発性肺線維症

間質性肺疾患またはびまん性実質性肺疾患は180以上の異なる病態を含む言葉である．このような複数の異なる病態は，病理学的もしくは生理的，臨床的，画像診断学的な特徴を共有するため，1つのグループとして扱われる．びまん性実質性肺疾患の最も一般的な特徴は，炎症細胞や炎症液の肺浸潤で，瘢痕や線維

化，毛細血管の破綻へつながる(図9-23)．びまん性の肺線維化は肺の弾性収縮力の増加と肺コンプライアンスおよび肺容積の減少，$\dot{V}/\dot{Q}$ミスマッチの増悪を招き，拘束性肺疾患パターンでよくみられるようなガス交換障害をもたらす．

びまん性実質性肺疾患は間質性肺疾患と呼称されることが多いが，「間質性」という表現は病理学的側面における特徴を捉えるに不完全な用語であるといえる．肺間質とは正式には肺胞壁のことで，肺胞上皮基底膜と肺毛細血管内皮細胞を除いた領域のことである．正常肺では間質とは，少数の間葉系細胞(線維芽細胞など)や細胞外基質分子(膠原線維，弾性線維，プロテオグリカンなど)，肥満細胞やリンパ球を含む組織白血球が存在する場所である．病理観察時における間質は，肺胞上皮や毛細血管内皮細胞など肺胞壁のすべての構造が含まれる傾向がある．加えて肺胞領域は肺胞毛細血管の破綻を含む影響をたびたび受ける．このような間質性変化における正常肺の広範な破壊は肺機能に大きな影響をもたらす．

間質性肺疾患の最も一般的な原因は，有機的，非有機的粉塵などの職業的，環境的曝露に起因することが多い．原因が不明である間質性肺疾患として特発性肺線維症 idiopathic pulmonary fibrosis(IPF)がある．IPFの自然経過は，特に進行期における他のびまん性実質性肺疾患と類似している．この理由について，本章ではIPFを取り上げて説明する．

臨床像

IPF は間質性肺線維症 interstitial pulmonary fibrosis または特発性線維化性肺胞隔炎 cryptogenic fibrosing alveolitis として以前より知られ，正常肺構造にびまん性かつ進行性の線維化と破壊をもたらす肺胞壁の慢性炎症によるとされる．このプロセスは換気低下や呼吸仕事量の増加を伴う呼吸機能の制限をもたらすだけでなく，破壊性もしくは閉塞性の血管障害によって正常な肺循環やガス交換の修復までもが困難となる．

通常，IPF は数ヵ月から数年以上かけて静かに進行し，頑固な乾性咳嗽を伴う進行性の重篤な呼吸困難を来すような経過をたどる．一般的に発熱や胸痛は認めない．疾患の進行に伴って，呼吸困難は安静時にも出現するようになる．手指チアノーゼやばち指，肺高血圧は疾患後期に出現する．

IPF の診断は，胸部の高分解能 CT(HRCT)とともに，適切な病歴や呼吸機能検査または外科的生検によって行われる．典型的な CT 画像所見は下記の通り示される．IPF に対応する病理組織は**通常型間質性肺炎 usual interstitial pneumonia(UIP)**であり，線維芽細胞と筋線維芽細胞を含む線維芽細胞巣と呼ばれる活発な線維増殖巣の散在を伴って，膠原線維の堆積や肺胞壁の破壊が，時間的，空間的に不均一に分布する所

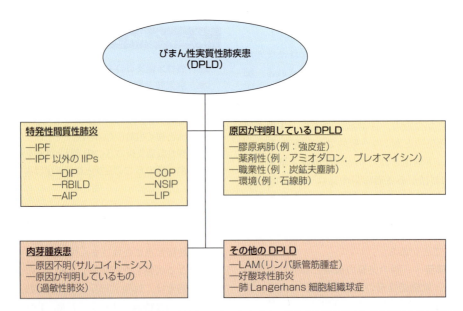

図9-23 拘束性肺疾患をもたらすびまん性実質性肺疾患の分類．悪性疾患の併存や化学療法または放射線療法の既往がない場合には，びまん性実質性肺疾患は上記の臨床分類に幅広く分けられる．DIP：びまん性間質性肺炎，RBILD：呼吸細気管支炎を伴う間質性肺疾患，AIP：急性間質性肺炎，COP：特発性器質化肺炎，NSIP：非特異性間質性肺炎，LIP：リンパ球性間質性肺炎．

見を有する．炎症細胞は存在するが，通常まばらである．

病因と疫学

COPD と比較して，IPF は米国において 10 万人あたり 14 人が罹患していると考えられている非一般的な疾患である．典型的には 1.5：1.0 で男性に多く，50 歳代から 70 歳代に多いとされる．定義として，「特発性」という用語は既知の発症原因が他にないものを示す．主要な危険因子はタバコの煙への曝露や有機体や非有機体の粉塵への曝露を含む．強皮症，サルコイドーシス，過敏性肺炎などの複数の全身疾患の進行期では，臨床像や病理組織所見が IPF と区別がつかないことがある．それゆえ，早期の所見が病態評価や治療選択肢に関わるため，びまん性実質性肺疾患の精査を行う際には，職業歴の聴取と膠原病の可能性を調査するべきである．肺線維症の遺伝素因は見つかっているが，典型的な症例では遺伝的背景を有さない．加齢や肺気腫，胃食道逆流症，肥満などその他の疾患の合併はまだ明確にされていない．

IPF の自然経過は絶えず進行性で，平均生存期間は診断から約 3 年である．それにもかかわらず臨床経過は非常にさまざまで，多彩な進行度合いよりも各々の病型が反映される．急性増悪のリスクは，診断時高齢であること(70 歳以上)や累積喫煙曝露量，症状や標準評価項目(画像所見の広がり，呼吸機能検査における拘束性障害の重症化，肺高血圧の存在)の深刻化である．

病態生理

びまん性実質性肺疾患はそれぞれ違った増悪事象や細胞学的，分子学的メカニズムを有し，異なる病態を呈する．肺の炎症過程と反応性線維化の発生や調節に関する一般的な細胞学的変化を示す(表 9-5)．これらの事象は，(1) 初期の肺傷害，(2) 血管透過性亢進と血漿タンパクの血管外への漏出や血栓形成と血栓溶解を伴う血管障害と内皮細胞の活性化，(3) バリア機能の破綻と炎症惹起メディエーターの放出を伴う肺胞上皮細胞傷害と活性化，(4) 活性化白血球の間質への遊走を伴う活性化血管内皮への白血球浸潤の増加，(5) 細胞群の変化と基質産生増加によってもたらされる障害の持続と修復プロセスが含まれる．

IPF と病理組織学的に対応する UIP の病態生理学的な解明の試みは，初期の肺傷害だけでなく，無制限に続く線維化反応のメカニズムへのアプローチとして知られる．近年の IPF 研究では，IPF が最小の炎症を背景に線維化が進行することで特徴付けられるため，びまん性実質性肺疾患を来す他の原因と IPF が区別できる可能性があることが注目されている．興味深い研究として，肺胞上皮細胞の傷害とアポトーシスが，周囲の上皮細胞の異常な活性化やサーファクタントタンパクの構造変化，傷害に対する発生学的な調節能の変化，テロメア短縮の活性化へとつながることに関する内容がある．

IPF の病理組織における独特の所見として，肺傷害と修復のプロセスは空間的に均一でも時間的に同位相でもなく，激しい損傷と線維化は比較的正常な部位とたびたび混在する．病初期には，部分的な II 型肺胞上皮過形成は肺胞構造へ白血球浸潤を伴う．II 型肺胞上皮細胞へのダメージはサーファクタントの産生とターンオーバーを変化させ，損傷部位の肺胞表面張力を増加させる．この変化のあとに組織白血球の増加，線維芽細胞の再生，瘢痕形成が続く．リンパ球，主に T 細胞と肥満細胞は肺胞の間質と粘膜下に多くみられる．膠原線維と弾性線維の沈着は著しく増加する．進行期の IPF では肺胞破壊の進行がみられ，多くの領域が線維化し，画像上蜂巣肺として描出される立方状の上皮で囲まれた気腔を伴うようになる．肺胞破壊に伴って不均一な分布で血管床も連動して消失する．結果として生理学的に弾性収縮力の増加と肺コンプライアンスの低下，ガス交換の変化，肺血管異常を含む変化が生じる．IPF の病態生理は表 9-6 の通りまとめられる．

臨床症状

A. 症状と徴候

1. 咳——間欠的，刺激性の乾性咳嗽が IPF の最初の症状となる．鎮咳薬に抵抗性のことがある．咳嗽のメカニズムはさまざまで，終末呼吸単位の線

表 9-5　肺傷害と線維化に関係する細胞学的変化

組織傷害
血栓症と血栓溶解を伴う血管内皮の活性化と透過性の変化
上皮傷害と活性化
白血球遊走，活性化，増殖
さらなる組織傷害，再構築，線維化
組織炎症の継続
不完全または遅延した間質血栓の分解
線維芽細胞の増殖と基質分子の産生または沈着
上皮細胞の増殖，再生

260   9．肺疾患

表 9-6   間質性肺疾患の病態生理

肺コンプライアンスの減少

- 肺は固くなり，拡張に抵抗する（図 9-8）
- 肺のコンプライアンス曲線は右下方に偏位する（図 9-20）
- 全肺容積（TLC）の静的収縮力は増加する（弾性力の増加によって）
- 呼吸仕事量は増加する

肺コンプライアンスの減少により肺容積が減少

- TLC，肺活量（VC），機能的残気量（FRC），残気量（RV）は比例して減少する
- 1 回換気量は減少する（図 9-10）
- 肺胞換気量は呼吸数増加により維持される（図 9-10）

肺毛細血管網の修復

- 肺毛細血管と肺毛細血管表面積の減少によって肺拡散容積（DLco）は低下
- 拡散距離が長くなるため，なかには拡散異常を来す患者が出てくる

ガス交換障害

- 局所の線維化は重度の不均一な換気をもたらす
- 局所不均一は換気や灌流のミスマッチをもたらし，シャントによって換気が行われない部位も含めて $\dot{V}/\dot{Q}$ 低下をもたらす
- 低酸素血症を有する重症例で，増加した A-aΔPO$_2$ は次いで低下する
- 低酸素血症は典型的には労作で悪化する（図 9-24）．
- 通常 PaCO$_2$ は分時換気量の増加によって正常もしくは低値であり，特発性肺線維症において高炭酸ガス血症は非常に重症であることを示唆する

肺動脈高血圧

- 肺毛細血管表面積は減少する
- FRC 減少によって肺血管抵抗は増加する
- 換気の不均一さは，低酸素性の肺血管攣縮による局所の肺胞低酸素をもたらす
- 運動時に新たな血管への血流誘導ができないため，呼吸困難は顕著に悪化する

維化は気管や気管支の破壊をもたらし，刺激性および抑制性の咳嗽反射における神経線維のいずれをも変化させる．上皮細胞が傷害されても，粘液の過剰産生と湿性咳嗽は病初期には典型例で認めない．

2. **呼吸困難と頻呼吸**——IPF 患者ではさまざまな要因が呼吸困難につながる．肺実質の線維化は，肺コンプライアンスを減少させる．サーファクタントのターンオーバーの変化によって，肺を膨張させるための拡張圧は増加し，呼吸仕事量が増加する．線維化した肺胞壁の C 線維や胸壁の伸展受容体への刺激は，増加した必要な力を覚知し，低コンプライアンスの肺を膨らませる．頻呼吸は

肺の感覚受容体刺激によるもので，肺容積が減少するごとに正常な肺胞分時換気量（そして正常 PaCO$_2$）を保つよう生じてくる．浅くて速い呼吸様式は肺の弾性収縮力に対する換気仕事量をさらに減少させる．毛細血管床の減少と肺胞毛細血管膜の肥厚は労作時の低酸素血症を来す．進行した症例では重度の $\dot{V}/\dot{Q}$ ミスマッチを伴うガス交換能の変化が，安静時の低酸素血症を生じさせる．

3. **吸気性ラ音**——びまん性の乾性，吸気時ラ音 fine crackles（捻髪音）は一般的で，線維化とサーファクタント欠乏に起因して吸気早期で呼吸単位が虚脱することを反映している．

4. **末梢ばち指**——手指や足趾のばち指は一般的な所見だが，原因が不明である．この徴候については，低酸素血症を含め特異的な生理学的変化に関する文献はない．

5. **心臓検査**——他の要因による低酸素血症として，心臓検査は肺動脈弁閉鎖音（肺動脈性 II 音，P$_2$）の増強を伴う肺高血圧症を発見することができる．これは右心負荷や代償不全が合併することがあり，頸静脈圧上昇や三尖弁逆流の心雑音，右側第 III 心音（S$_3$）を伴う．

B. 画像検査

特徴的な X 線画像所見は，肺容積の減少で肺野末梢側の網状影の増加と脈管構造や横隔膜，心臓の境界の不鮮明化を伴う．拡大した小さな気腔によって囲まれる線維化は蜂巣肺として観察される．肺高血圧を伴うと，中枢の肺動脈は拡張する．典型的な胸部 CT 所見は間質の肥厚と胸膜直下の網状影，胸膜の不整を伴う牽引性の気管支拡張と胸膜直下の小さな（3〜10 mm）囊胞性の気腔の集合（蜂巣肺）を含む．すりガラス影は通常認めない．

C. 呼吸機能検査

肺線維症は典型的には，FEV$_1$/FVC（FEV$_1$％）の比の維持または増加すらも認める一方で，TLC や FEV$_1$，FVC の低下を伴うような拘束性換気パターンを来す（図 9-20）．肺容積で補正すると，増加した弾性収縮力は正常から増加した呼気流速をもたらす．肺線維症における DLco は線維化による肺毛細血管の消滅を来すごとに進行性に低下する．

D. 動脈血ガス

低酸素血症は進行した IPF において一般的である．これは不均一な線維化の結果であり，局所コンプライ

アンスや換気に極端な変化をもたらし，顕著な$\dot{V}/\dot{Q}$ミスマッチ比を低下の方向に転じさせる．心拍出量は低下傾向を示し，混合静脈血PO_2（$PmvO_2$）を低下させる．拡散障害は線維化の重症度とともに増加するが，安静時低酸素血症を来すことはまれである．拡散障害は，低$PmvO_2$と毛細血管通過時間短縮の組み合わせによって，酸素のヘモグロビン付加が制限された際の運動時の酸素飽和度低下を来す重要な要因である（図9-24）．肺線維化による低酸素血症や種々の刺激によって換気が増加するため，動脈血PCO_2は通常低値である．進行病期に限り，肺弾性収縮力や呼吸仕事量の増加は適切な換気を妨げ，$PaCO_2$は正常より増加する．高炭酸ガス血症は，重大な徴候で，過度な呼吸仕事量の結果として十分な肺胞換気量の維持ができないことに伴って生じる．

チェックポイント

32. どのように間質性肺疾患が肺機能に影響をもたらすか．
33. 特発性肺線維症における病態生理の5つの事象について述べよ．
34. 特発性肺線維症の8つの症状を述べよ．

肺水腫

臨床像

肺水腫は，主に間質および肺胞腔内に，肺血管外に漏出した過剰な液体が蓄積した状態である．肺水腫は潜在性腎不全患者のようにゆっくりと発生することもあれば，急性心筋梗塞に伴った左室不全のように，急激に進行することもある．肺水腫は，呼吸困難を呈することが多い．呼吸困難は，身体活動のレベルと不均衡な，不快な，あるいは不安を誘発するような呼吸として自覚される．肺水腫による呼吸困難は労作時のみのこともあるが，安静時に自覚することもある．重症肺水腫例では，喀痰中に浮腫液を認め，急性呼吸不全を引き起こす可能性がある．

病因

肺水腫は，さまざまな原因（表9-6）と関連して発症する．これらの複数の原因を照らし合わせ，基礎となる生理学的観点から，肺水腫を考えることが重要である．

病態生理

一般にすべての血管で血管外漏出が認められる．正常な状態では水分が血管内と血管周囲スペースの間を移動するが，血管内外のタンパクの移動は最小限である．一方で，成人において肺血管から漏出した水分の多くは肺毛細血管由来である．肺毛細血管内と肺血管外コンパートメント間の水分の動きはStarlingの式（$J_v \approx K[P_c-P_i]-\sigma[\pi_c-\pi_i]$）を用いて求めることができる．半透膜を通過する水分量（J_v）は，膜特有の水分透過性（K＝毛細血管内皮の流体濾過係数），大分子透過性（σ＝タンパク反発係数），そして血管内外の静水圧と膠質浸透圧の勾配（P_c＝毛細血管静水圧，P_i＝間質静水圧，π_c＝毛細管内膠質浸透圧，π_i＝間質膠質浸透圧）から計算される．

毛細血管からの周囲の間質空間への水分漏出は，肺

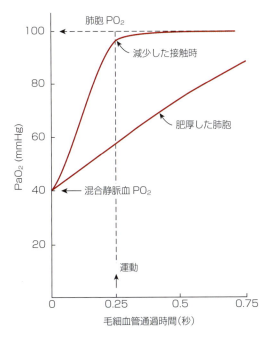

図9-24 肺毛細血管通過時間によるPaO₂の変化．典型的には，赤血球が肺胞毛細血管を通過する時間は0.75秒である．正常な肺における局所圧格差とO₂の肺胞毛細血管関門への拡散率だと，0.25秒で完全なヘモグロビンの酸素飽和をもたらす．運動によって毛細血管通過時間が短縮した場合でも，正常肺では肺毛細血管において完全なヘモグロビン飽和をもたらす．もし肺線維症のように肺胞毛細血管バリアが肥厚化し，さらにもとの開始点（混合静脈血PO₂）が低い場合は，拡散能が低下した際の運動時の毛細血管通過時間の短縮は，肺胞と毛細血管血における酸素飽和度の不完全をもたらす．周囲より混合静脈血PO₂が供給され，より強い運動でより大きな不飽和化が生じる．
(West JB. *Pulmonary Pathophysiology:The Essentials*, 6th ed. Lippincott Williams & Wilkins, 2003より許可を得て転載．)

毛細血管内皮細胞間のタイト結合によって阻害される．肺胞腔内は，通常3つのメカニズムによって，間質内血管外液が入り込まないように保護されている．(i)肺胞上皮細胞バリア(間隙)はタンパクがほぼ不透過である，(ii)血管周囲リンパ組織は水分除去作用があり，肺胞上皮バリア周辺への水分貯留を防止する，(iii)肺胞からのナトリウムの能動輸送は肺胞腔内の水分量を調節する．

通常状態では，

1. 肺毛細血管内静水圧は間質静水圧よりも高く，その静水力格差が毛細血管から間質への水分移動を引き起こす．
2. 肺毛細血管内膠質浸透圧は間質膠質浸透圧よりも高く，間質から毛細血管内への水分移動を引き起こす．また，間質膠質浸透圧は肺胞腔膠質浸透圧よりも高く，肺胞腔から間質への水分移動を引き起こす．
3. 静水力の効果は膠質浸透力よりも大きく，したがって，毛細血管から間質内への水分移動量が多くなる傾向がある．通常の条件下で肺毛細血管から流出する水分量は，毎時約15～20 mLであり，これは肺血流の0.01%未満に相当する．
4. 毛細血管周囲リンパ管は肺胞壁に入り込むことのない「傍肺胞」リンパ管であり，毛細血管周囲間質の水分を除去することができる．毛細血管周囲間質は血管周囲および気管支周囲間質と連続している．これらの中枢側間質の静水圧は毛細血管周囲間質圧よりも低く，肺胞腔から中枢側へ液体が移動する．実際に血管周囲および細気管支周囲間質は貯水池のような働きがあり，約500 mLの液体を貯留することが可能であり，その際の間質静水圧上昇はごくわずかである．なぜならば，この液体中には血液に比べてタンパクが少なく，浸透圧によりこれらの中枢側間質から隣接する血管の中に水分が吸収されるからである．言い換えれば，血管周囲および細気管支周囲間質は液体吸収の主要部位である．浮腫液はリンパ管に取り込まれ，縦隔リンパ管を介して縦隔まで到達する．また，血管周囲および細気管支周囲間質は葉間中隔や臓側胸膜とつながっている．一部の患者では，大量の液体が臓側胸膜の間隙を通って胸腔内に移動し，そして吸収力のある壁側胸膜のリンパ組織に吸収される．

通常，リンパ組織による水分吸収は間質および肺胞腔内の流体の蓄積を防ぐために十分な処理能力がある．肺水腫は血管内の水分がクリアランス能力を超えて肺の血管外に蓄積したときに発症する．血管周囲および細気管支周囲間質に液体貯留がある一定レベルに達したときに，高まった間質静水圧が浮腫液の肺胞腔への流入を引き起こす(図9-25)．肺胞腔への流入経路は不明確な点もあるが，大きな流れであると考えられている．肺水腫は次に示すさまざまな条件で生ずる可能性がある．

1. **静水圧勾配** hydrostatic pressure gradient

   増加(肺毛細血管静水圧上昇)．血漿の限外濾過による機械的機序に生じる．この機序により発症した肺水腫は**心原性** cardiogenic または**静水圧性肺水腫** hydrostatic pulmonary edema と呼ばれる．

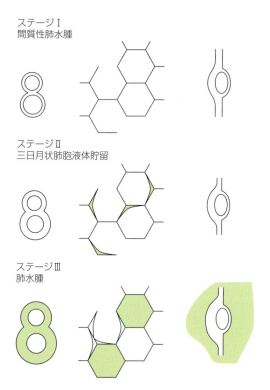

図9-25　上段から下段にかけて3つのステージの肺浮腫の進行に応じた解剖図を示す．左列は気管支血管束の横断面である．肺動脈と気管支壁周囲を少量の結合組織が取り囲んでいる．中列は吸気時肺胞の断面，右列は肺毛細血管の断面図を示している．ステージⅠは毛細血管周囲間質の偏在性液体貯留である．浮腫液の貯留は一部分に限定されており，ガス交換能は保たれている．ステージⅡでは，リンパ管による水分除去能力を超えて液体が貯留し，気管支血管周囲の間質に波及する．この段階では肺胞腔が液体で満たされることはないが，一部で三日月状の貯留を認める．ステージⅢでは肺胞腔が液体で満たされる．この段階では液体で満たされた肺胞と三日月状貯留を示す肺胞が混在する．このような混在パターンは肺水腫がサーファクタントを阻害し，一定の域値を超えて表面張力を増加させ，貫壁圧の増加と液体貯留を引き起こすことと関連している．(Nunn JF. Nunn's Applied Respiratory Physiology, 6th ed. Copyright Elsevier/Butterworth-Heinemann, 2005 より許可を得て転載．)

この機序により生じた浮腫液に含まれるタンパクは少なく、一般に、患者血漿タンパク含量の60％未満である。通常、肺毛細血管圧(肺毛細血管楔入圧)が20 mmHgを超えた場合、肺血管からの水分漏出量が吸収量を上回り、間質に水分が蓄積し、最終的には肺胞内に水分が貯留し肺水腫に至る。心原性または静水圧性肺水腫の古典的原因として、左室収縮不全または拡張不全、僧帽弁狭窄症、または僧帽弁逆流による肺静脈と左房圧上昇が知られている。

2. **血管内皮細胞 vascular endothelial cell と/あるいは肺胞上皮細胞の透過性 alveolar epithelial cell permeability** 増大。細胞傷害により、内皮または上皮バリアの透過性は亢進する。この機序により発症した肺水腫は、**非心原性 non-cardio-genic または透過性肺水腫 permeability pulmonary edema** と呼ばれる。一般的に炎症の過程で内皮細胞および上皮バリア両方の機能不全が生じる。この機序では水分とタンパク両方の透過性が亢進する一方で、静水圧はほとんど変化しない。膜透過性が亢進した条件下では、浮腫液中のタンパク濃度は血漿に近く、一般に血漿タンパク含量の70％以上を示す。この機序による肺水腫の典型例として急性呼吸窮迫症候群(ARDS)が知られている(下記参照)。

3. **膠質浸透圧勾配 oncotic pressure gradient** 減少(低血漿膠質浸透圧)。この機序による浮腫液のタンパク含量は比較的低い。長期の疾病やネフローゼ症候群による低アルブミン血症がこのタイプの肺水腫を引き起こす可能性がある。

4. **リンパ管ドレナージ lymphatic drainage** 障害。この機序による肺水腫はまれである。原因として悪性腫瘍(悪性リンパ腫)、感染(ヒストプラズマ、結核)、乳がんまたは肺がんに対する放射線療法によるリンパ管の閉塞、または特発性原因(黄色爪症候群)が知られている。

静水圧肺水腫と透過性肺水腫は、相反するものではなく、密接な関係にある。静水圧が規定の毛細血管透過性と間質液のクリアランス量を超えたときに肺水腫が生じる。例えば、毛細血管内皮が傷害された状態では静水圧勾配が少し増大しただけで浮腫液は大きく増量する可能性がある。同様に、肺胞の上皮バリアが損傷した場合、通常量の毛細血管内皮からの水分流出が肺胞内水分貯留に直結する可能性がある。

透過性亢進による肺水腫(ARDS)の病態生理は複雑

であり、さまざまな異なる要因に起因する。肺胞上皮バリア機能損失によりアルブミンなどの大きな分子が肺胞内へ流入し、肺胞内水分貯留を引き起こす。このバリア機能障害が吸入毒素または肺感染による肺胞上皮への直接損傷で引き起こされることもあれば、敗血症または膵炎のように、循環する毒素による肺毛細血管内皮損傷に引き続き、二次的に肺胞上皮バリア機能障害が生じることもある。これは、肺胞上皮と毛細血管内皮細胞どちらの損傷も認めない心原性肺水腫とは対照的である。ARDSにつながる肺水腫の臨床的原因はいくつかのグループに分類できる(表9-7)。ただし、異なる病因グループであっても、肺胞上皮損傷と肺サーファクタント損傷に伴う肺生理学的変化を共有しており、多くの病態がARDSと呼ばれる症候群に統合される。

第一次世界大戦中のマスタードガスのような、吸入物質による肺損傷では、肺胞上皮の強固な細胞バリアが直接的な化学損傷で破壊される。肺胞内の浮腫液は高濃度のタンパクを含んでおり、特にフィブリノゲンおよびフィブリンの分解産物は肺サーファクタントを不活化し、表面張力を増加させる。このため肺コンプライアンスは低下し肺胞が不安定になって、無気肺が生ずる。表面張力の増加は間質静水圧を低下させ、肺胞内への液体移動につながる。また、肺胞内のサーファクタント層の破綻は感染リスクを増大させる。

血液内のさまざまな因子は毛細血管内皮に対して、直接あるいはさまざまな免疫学的メディエーターを介して間接的に作用する。代表的臨床例がGram陰性細菌性菌血症である。エンドトキシンが直接内皮細胞を損傷することはないが、内皮細胞表面に好中球およびマクロファージを付着させ、ロイコトリエン、トロンボキサン、およびプロスタグランジンなどのさまざまな炎症性メディエーターを放出させる。また活性酸素も放出させ、オキシダント損傷を引き起こす。マクロファージや好中球はタンパク分解酵素を放出し、損傷を拡大する。また、肺胞マクロファージは活性化される。血管作動性物質により肺血管は強力に収縮し、毛細血管傷害を引き起こす。

透過性亢進に伴う肺水腫の病理組織像は、これらの病態を反映している。肉眼的に、肺は浮腫状で重く、表面は青紫色で、胸膜表面を切開すると血性の液体が滲出する。顕微鏡所見では、肺胞中隔への細胞浸潤を認め、間質には炎症細胞と赤血球を認める。I型肺胞上皮は損傷され、基底膜が剥き出しの状態となっている。その上にピンク色の層状構造が認められる。これは硝子膜と呼ばれ、血漿タンパク、フィブリン、およ

264　9．肺疾患

表 9-7　ARDS につながる肺水腫の原因

肺毛細血管静水圧上昇

急性または慢性の左室機能不全
　　心筋虚血または梗塞
　　収縮期または拡張期心不全
左房流出路障害
　　僧帽弁狭窄症
　　心房粘液腫
血管内容量過負荷
　　医原性容量過剰
　　腎不全

血漿膠質浸透圧低下

低アルブミン血症
　　ネフローゼ症候群
　　肝不全

間質圧減少

喉頭狭窄時の最大吸気努力
虚脱肺の急速再膨張
　　再膨張性肺水腫

肺毛細血管内皮透過性亢進

感染性肺炎
菌血症
敗血症
低血圧を伴った胸郭外外傷（「ショック肺」）
急性膵炎
播種性血管内凝固症候群
心肺バイパス後
輸血関連急性肺損傷

肺胞上皮透過性亢進

酸性胃内容物の誤嚥
吸入毒素：酸素，ホスゲン，塩素，煙
溺死

リンパ管のクリアランス減少

がんのリンパ行性浸潤に伴う肺内リンパ管の閉塞
中枢性の腫瘍またはがんによるリンパ管狭窄
手術，外傷，放射線治療，炎症によるリンパ管の破壊

複数の機序によるもの，または原因不明

神経性
高山病関連
麻薬過剰摂取
子宮収縮抑制薬

び細胞破片が凝固したもので構成される．炎症性による肺損傷は，線維症へと進行する例がある．その一方でⅡ型肺胞細胞からの肺胞上皮の再生と完全な回復を認めることもある．

臨床症状

　心原性および非心原性肺水腫のどちらも肺血管外水分量は増加し，呼吸不全に至る．しかしながら，病態生理の違いを考えると，2つの症候群で臨床症状が非常に異なることは理にかなっている．

A. 静水圧増加性肺水腫（心原性肺水腫）

　肺静脈圧増加の初期段階は無症状のことがある．患者は軽度の労作性呼吸困難またはC線維と結合した刺激受容体の活性化に伴う乾性咳嗽を自覚する．臥位になったとき，下肢にプールされた浮腫液や血液が再分配され，胸部血液量と肺静脈圧を増加させる．このため起坐呼吸や夜間発作性呼吸困難が発生する．

　臨床徴候は間質液が蓄積する状態から出現する．心臓理学的所見ではⅢ音を聴取する．その一方で間質性浮腫のみの場合，理学的所見は乏しい．最も初期に頻回に認める徴候は胸部X線写真での上葉血管径の拡大（「肺血管再分配」）と血管周囲および気管支周囲スペースの浮腫（「cuffing」）である．また葉間中隔の流体貯留を示唆する Kerley B 線を認める．肺コンプライアンスは低下し，患者は増大する呼吸仕事量に適応するために，より速く浅い呼吸をする．肺胞内液体貯留がはじまると，肺容量と肺コンプライアンスはさらに減少する．いくつかの肺胞が水分で満たされると，血流はあるが換気の悪い肺領域が増加する．このため換気/血流比低下により，明らかな低酸素血症がなくても，$A-a\Delta PO_2$ が開大する．低酸素血症は酸素投与により改善する．$PaCO_2$ は正常から低値を示す．これは中枢への呼吸刺激が増大していることと関連している．患者は冷や汗をかき，チアノーゼを認めることがある．喀痰は浮腫液増加を示すが，ピンク色を呈することがあり，これは肺静脈圧上昇による毛細血管からの出血を反映している．聴診では吸気時の肺副雑音を両肺で聴取する．これは静水圧が最も高い肺底部で最も強い．いびき音 rhonchi と笛声音 wheezing を聴取することがあり，心臓喘息と呼ばれることもある．胸部X線写真では肺門部すりガラス陰影を認め，これは間質と肺胞浮腫を反映している．

B. 透過性亢進性肺水腫（非心原性肺水腫）

　透過性亢進による肺水腫の代表的疾患として ARDS がよく知られている．ベルリン定義によると，ARDS は急性発症（7日以内），X線写真で両側浸潤影や心不全，輸液過剰で説明できない呼吸不全が特徴であり，PaO_2/FiO_2 比が300以下の酸素化障害を認める．

ARDS の重症度は，酸素化障害の重症度によって分類され，200～300 mmHg で軽度，100～200 mmHg で中等度，100 mmHg 未満で重度と分類される．ARDS は肺毛細血管透過性亢進につながるさまざまな重篤な病態に共通して発症する．原因となる疾患の種類は幅広く，成人 ICU 入室対象となるすべての疾患から発症する可能性があり，敗血症，肺炎，膵炎，胃内容物誤嚥，ショック，肺挫傷，胸郭外外傷，毒素吸入，溺水，大量輸血などが知られている．ARDS 患者の約 3 分の 1 は敗血症から発症する．

　原因疾患により肺損傷のメカニズムは異なるが，ARDS では共通して毛細血管内皮細胞と肺胞上皮細胞損傷が認められる．原因疾患（重症敗血症など）が発症したあと，活性化された炎症細胞から炎症性メディエーターが放出される時間を反映して，潜伏期間がある．内皮および上皮細胞損傷は血管透過性を亢進させ，サーファクタントの産生と活性を低下させる．これらの異常により，間質と肺胞の浮腫，肺胞虚脱，表面張力増加，肺コンプライアンス低下，そして低酸素血症が生じる．原疾患発症後最初の 24～48 時間は胸部 X 線で異常を認めないが，患者は呼吸仕事量増大を自覚し，呼吸困難と頻呼吸を認める．この初期段階では，FiO_2 の増加と分時換気量増加と関連して換気血流比の低下による換気血流不均等が生じ，A-aΔPO$_2$ は増加する．肺コンプライアンスのさらなる低下と肺毛細血管の破壊はシャント量を増加させ，難治性の低酸素血症につながる．多くの患者で呼吸仕事量の増大と進行性の低酸素血症により人工呼吸が必要になる．ARDS では正常領域と無気肺や浸潤影を示す異常な領域が混在するため，通常の 1 回換気量で呼吸管理を行ったとしても正常領域が過伸展となり，換気量に対して血流量が低下し，さらに肺損傷（「容量損傷」）を引き起こす．

　低酸素血症は重篤であり，数日後に死腔換気の増加を反映して高炭酸ガス血症を併発する．X 線画像は部分的な浸潤影から時に「ホワイトアウト」した所見を示す．これは肺胞が完全に水分で充満したことを反映する．病理学的に，炎症細胞浸潤と硝子膜形成で特徴付けられるびまん性肺胞障害（DAD）が認められる．死亡率は 30～40％で，ほとんどの患者は難治性低酸素血症ではなく，原因疾患による合併症で死亡する．生存例の大多数は正常に近い肺機能に回復するが，6～12 ヵ月の期間が必要である．一部の患者では難治性気道疾患または肺線維症に移行する．

チェックポイント

35. 肺水腫の原因となる 4 つの要因とは何か．その要因はどのように心原性と非心原性肺水腫に関与するのか．
36. 非心原性肺水腫の一般的な原因は何か．
37. 透過性亢進性肺水腫による肺損傷は治癒可能か．可能であればどのような過程をとるのか．
38. 重度の肺水腫で人工呼吸が必要とされる 2 つの主要な理由は何か．

肺塞栓症

臨床像

　肺塞栓を意味する英単語「embolus」は，ギリシャ語の「プラグ」または「ストッパー」に由来する．肺塞栓は静脈系から肺循環に流れた物質で構成される．それが血管径よりも大きく通過が困難な場合，内腔が閉塞し，血流が途絶し，塞栓が形成される．肺塞栓はさまざまな原因で生じる（表 9-8）．最も一般的なものは肺血栓塞栓症で，下肢の静脈血栓が肺循環に移動することにより発症する．通常状態の肺微小循環では，塞栓物質が体循環系に流入するのを防ぐ機能がある．肺は大量の血栓と血小板凝集をフィルターにかけて，肺機能と肺循環への影響を最小限にするのに十分な生理学的能力と血管量を有している．しかし，巨大な血栓または大量の小血栓の集積は致死的な呼吸循環障害を引き起こすことがある．

　肺血栓塞栓症はよく遭遇する疾患であり，致死率は

表 9-8　肺塞栓のタイプ

塞栓物質	臨床疾患
空気	心臓手術，脳外科，中心静脈カテーテルの不正操作
羊水	分娩
脂肪	長骨骨折，脂肪吸引
異物	静脈内デバイス，タルク
油分	リンパ管造影
寄生虫卵	住血吸虫症
敗血症性塞栓	心内膜炎，血栓静脈炎
血栓	深部静脈血栓症
腫瘍	腎細胞がん下大静脈浸潤

266　9. 肺 疾 患

高い. 肺血栓塞栓症は入院患者剖検例の25〜50％で認められており, それらの3分の1で死因と関係していると考えられている. しかし, 生前の診断率は10〜20％に過ぎない.

病因と疫学

　肺塞栓症(PE)と深部静脈血栓症は静脈血栓塞栓を原因として, 連続して発症する. 血栓塞栓が肺循環由来であることはなく, 静脈循環を経由して肺内に到達する.

　肺血栓塞栓の95％以上は, 膝窩, 大腿, 腸骨静脈などの下肢の深部静脈血栓由来である. 膝より下または足の表在静脈で静脈血栓症を認めることは多いが, 膝上に伸展しない限り, 肺循環に移動して肺塞栓の原因となることはまれである. 腓静脈血栓が膝窩静脈まで及ぶことは20％未満であり, 深部静脈に伸展しない孤立性の腓静脈血栓を認めても抗凝固療法は不要である. 静脈血栓は時に上肢や右心系に生じることがあり, 静脈内カテーテルまたは心臓ペーシングワイヤーが誘因となることがある. 最近, 静脈内カテーテルの長期留置例が増加しており, 臨床的重要性が示唆されている.

　したがって, 肺血栓塞栓症の危険因子は同時に深部下肢静脈の血栓(深部静脈血栓症)の危険因子(表9-9)

表9-9　静脈血栓症の危険因子

静脈流停滞
臥床
体動抑制, 特に整形外科手術後
低心拍出量状態
妊娠
肥満
血液過粘稠
局所の血管損傷, 特に肺静脈弁障害を伴った前血栓症
中心静脈カテーテル
高齢

凝固能亢進
組織傷害：手術, 外傷, 心筋梗塞
悪性腫瘍
ループスアンチコアグラント
ネフローゼ症候群
経口避妊薬使用, 特にエストロゲン投与
遺伝的凝固障害：活性化プロテインC(第V因子Leiden)抵抗性, プロトロンビン20210A遺伝子変異, 高ホモシステイン血症, メチレンテトラヒドロ葉酸還元酵素(MTHFR)熱不安定性遺伝子変異, アンチトロンビンIII欠損, プロテインC欠損またはその補助因子欠損, プロテインS欠損, プラスミノゲン欠損, 異常フィブリノゲン, 抗リン脂質抗体症候群

となる. ドイツの病理学者Rudolf Virchowによる静脈流停滞, 血管壁障害, 凝固能亢進が危険因子である, という1856年の報告は現在も有用である.

　入院患者で最大の危険因子は体動抑制による静脈流停滞であり, 特に外科手術患者で問題となる. ヘパリン予防投与を受けない患者の腓静脈血栓症の合併率は人工膝関節置換術後で84％に達し, 股関節手術または前立腺切除後は50％以上である. これらの患者の致死的な肺血栓塞栓症が5％に達する. したがって, これらの患者をみる際に, 危険の大きさに留意し, 予防策を講じる必要がある(表9-9, 表9-10).

　悪性腫瘍と外科手術による組織損傷は代表的な凝固能亢進の原因である. 静脈血管壁異常は静脈血栓症形成への影響は少なく, 動脈血栓症と対照的である. しかし, 前血栓状態では, 静脈弁が傷害され, 静脈機能が低下し静脈流が停滞する.

　任意抽出した静脈血栓症患者の最大3分の1, 家族性血栓症患者の半数以上で遺伝子異常を認めることが最近明らかになっている(表9-9). このような遺伝子変異が他の要因(経口避妊薬, 栄養障害など)と相互作用することにより, 血栓症の危険が増大することが明らかになっている.

病態生理

　静脈血栓は多数の赤血球, 少数の白血球, 血小板とフィブリンがランダムに網状に混在した壊れやすい塊である. 静脈血栓が肺循環に移動すると, 広範囲にわたる病態生理的変化(表9-11)を引き起こす.

A. 血行動態の変化

　肺塞栓症患者において, さまざまな程度の機械的血管閉塞を認める. 血管閉塞は, 閉塞した血管の割合, 血栓によって刺激された神経液性反射, 心肺疾患の既存の有無に影響を受ける. 心肺疾患の既存のない患者では, 肺循環が約3分の1まで閉塞しても許容することが可能であり, 肺血管抵抗と肺動脈圧の増加はごくわずかにとどまる. 肺循環は肺血管床低下に伴う血流増加に対して, 血流の少ない毛細血管を動員し(図9-13), また血流増加による血管拡張により適応する. これらの適応システムは塞栓による肺循環閉塞により障害され, 局所の肺血管抵抗と肺動脈圧は上昇する. 心肺疾患既往をもつ患者では, 肺動脈圧上昇は塞栓の程度と相関しない. この理由として, 肺高血圧症がすでにある状態では, 正常の適合システムが働かず, 肺循環は不安定となり, 機能障害に至ると推察されている.

代表的な肺疾患の病態生理　　**267**

表9-10　抗凝固予防を受けていない患者の術後深部静脈血栓症および肺塞栓症のリスク

リスク分類	深部腓静脈血栓発症	近位深部静脈血栓発症	致命的肺塞栓発症
高リスク	40～80%	10～20%	1～5%
1. 年齢＞40歳			
2. 麻酔＞30分			
3. 下記の1つ以上に合致			
a. 整形外科手術			
b. 骨盤や腹部のがん手術			
c. 深部静脈血栓症や肺塞栓症の既往			
d. 遺伝的凝固異常			
中等度のリスク	10～40%	2～10%	0.1～0.7%
1. 年齢＞40歳			
2. 麻酔＞30分			
3. 下記の二次的な危険因子の1つ以上に合致			
a. 臥床			
b. 肥満			
c. 悪性腫瘍			
d. エストロゲンの使用			
e. 下肢静脈瘤			
f. 麻痺			
低リスク	＜10%	＜1%	＜0.01%
1. 全年齢			
2. 麻酔＜30分			
3. 二次的な危険因子なし			

Merli G. Update: deep vein thrombosis and pulmonary embolism prophylaxis in orthopedic surgery. Med Clin North Am. 1993; 77: 397 より許可を得て改変・転載.

表9-11　肺塞栓症における病態生理的変化

呼吸生理	肺血栓塞栓症による変化	機序
血行動態	肺血管抵抗増加	血管閉塞
		トロンボキサンA_2およびセロトニンによる血管収縮
ガス交換	PaO_2減少(低酸素血症)	$\dot{V}/\dot{Q}$比低下領域への血流増加
		混合静脈酸素濃度の低下を伴った心拍出量減少
		右左シャント
	肺胞死腔増加	血管閉塞
		$\dot{V}/\dot{Q}$比低下領域への血流増加
呼吸仕事量	肺コンプライアンス減少	サーファクタント減少に伴う肺浮腫と出血
	気道抵抗増加	反射性気管支収縮
換気制御	呼吸数増加(過換気)	刺激性受容体の反射刺激

　巨大血栓は完全閉塞まで至らなくても，特に心不全患者において，肺血管抵抗の急激な増加を引き起こす可能性があり，急性右心不全と致命的な心拍出量低下につながる．最重症の急性肺血栓塞栓症は，肺動脈流出路の突然閉塞(「サドル型塞栓」)で，この時心拍出量はゼロになり，心血管虚脱と突然死につながる．このような劇症型の発症は5%未満で治療は困難である．このような例が存在するので，静脈血栓予防の重要性が強調される．

B. 換気/血流関係の変化

肺血栓塞栓症は閉塞部位から遠位部分の血流を減少させる．病初期に換気血流不均等が増加し，換気血流比が増加した領域（肺胞死腔または無効換気）が広がる．換気血流比の増加は二酸化炭素排出を低下させるが，酸素化への影響は最小限である．患者は分時換気量を増加させることにより無効換気を代償する．発症数時間後に血流が低下した領域では，II 型肺胞細胞によるサーファクタント生産が減少し，肺胞浮腫，肺胞虚脱につながる．無気肺は，低換気あるいは無換気状態の肺領域を増加させる．この無換気領域への灌流レベルに応じて，シャントを含む換気血流比が低下した領域が広がる．これらの変化が A-aΔPO₂ を増加させ，低酸素血症につながる．

C. 低酸素血症

急性肺血栓塞栓症は軽度から中等度の低酸素血症と低炭酸ガス血症を呈することが多い．患者の半分以上で動脈血酸素飽和度（SaO₂）が 90％以上であり（図 9-26），パルスオキシメーターだけでは軽度の低酸素血症が見逃される傾向がある．従来 A-aΔPO₂ は低炭酸ガス血症と吸気酸素濃度の影響を補正できるため，肺塞栓症のよい指標であると考えられていたが，肺塞栓症診断前向き調査 II（PIOPED II）研究は，この考え方に疑問を投じている．CT スキャンによって診断された急性肺塞栓症の 3 分の 1 の A-aΔPO₂ は 20 未満であり，これは年齢によっては正常値となる（図 9-26）．

低酸素血症は単独の機序で生じるものではなく，少なくとも 5 つのメカニズムが提唱されている．

1. サーファクタント喪失．これは肺塞栓症発症後 24 時間の無気肺と限局性肺水腫につながる．これらの領域で再灌流した場合，換気血流比は低下し，低酸素血症を引き起こす．
2. 低または無換気肺領域への血流増加．通常，低換気領域への血流は，低酸素性肺血管収縮反応により低下する．しかし，肺塞栓症発症後に肺動脈圧が上昇した場合，血管収縮が生じている領域でも血流が増加し，その結果，換気血流比が低下し低酸素血症につながる．
3. 右左シャント．低酸素血症を伴った急性肺血栓塞栓症のごく一部に認められる．シャントは卵円孔開口部，または肺動静脈シャントの結果として生じるが，詳細な部位は不明である．
4. 混合静脈血酸素濃度低下．心不全の既往または急性右室ストレインを引き起こす巨大血栓を合併した患者では，心拍出量が低下し，混合静脈酸素濃度が低下する．これは重篤な患者の低酸素血症の重要な原因の 1 つである．
5. 肺毛細血管表面積低下に伴う肺拡散能の低下．

D. 気管支収縮

反射性気管支収縮は，一部の患者の喘鳴および呼吸仕事量を増加させる．

E. 肺梗塞

終動脈として働く肺小肺動脈枝の閉塞は，肺梗塞につながる．これは肺塞栓患者の 10％に認められる．肺梗塞は，左心機能低下や慢性的左房圧上昇などの患者で認められる気管支動脈循環異常と関連している．

臨床症状

A. 症状と徴候

古典的三徴である突然発症の呼吸困難，胸膜痛，喀血を呈する症例は少数である．肺塞栓症患者の大規模臨床研究によると，呼吸困難は 73％，胸膜痛は 44％の症例に認める．呼吸困難は，反射性気管支収縮

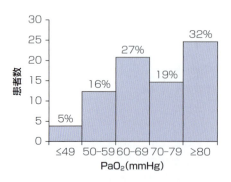
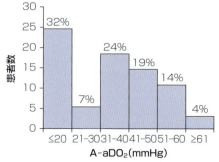

図 9-26 PIOPED II 研究による，肺塞栓症患者 74 人の PaO₂ と A-aDO₂．血液ガスは室内気条件で採取．(Stein PD et al. Clinical characteristics of patients with acute pulmonary embolism: data from PIOPED II. Am J Med. 2007;120:871 よりデータを引用．)

だけでなく，肺動脈圧上昇，肺コンプライアンス低下，C線維の刺激によって生じると考えられる．巨大塞栓の患者では，急性右心不全も呼吸困難の原因となる可能性がある．胸膜痛は肺梗塞で認めることが多く，ある研究グループは，痛みが肺出血部位と関連すると示唆している．喀血は，肺梗塞でみられるだけでなく，毛細管破綻を伴った気管支肺吻合を介して微小血管系に体動脈圧が伝達されることに起因する可能性がある．これは，サーファクタントの減少や好中球による毛細血管損傷に伴う出血性肺水腫を反映している．失神は大塞栓を示唆する徴候である．

最も重要な臨床所見は胸部ではなく下肢に認める．腫脹，圧痛，熱感，腓腹部の発赤は深部静脈血栓症の存在を示唆する．これらの所見がなくても，肺塞栓症の除外にはならない．臨床所見は感度が低く，所見の欠如は時にすべての血栓が移動して肺塞栓を形成している可能性を示唆する．胸部聴診所見はよく認められるが特異度は低い．無気肺は吸気時ラ音 inspiratory crackle につながる可能性があり，梗塞は胸膜摩擦音を，メディエーターの放出は気管支収縮や喘鳴を引き起こす可能性がある．大塞栓では，右室リフトや肺動脈性 II 音の亢進などの急性右心負荷の徴候がみられることがある．

B. 心電図

心電図異常は急性塞栓患者の70％に認める．最もよく認める異常は洞性頻脈および非特異的 ST-T 変化であり，どちらも患者の約40％に認められる．古典的な急性右心不全の心電図所見である I 誘導での深い S 波，III 誘導での Q 波と陰性 T 波（$S_1Q_3T_3$）はウロキナーゼによる肺塞栓症試験 urokinase pulmonary embolism trial において，11％の患者に認められた．

C. 検査所見

A-aΔPO₂ の開大は，3分の2以上にみられ，低酸素血症はよく認めるが，特異度は低い．架橋されたフィブリンの分解産物である D-ダイマー測定は，臨床基準に基づいた検査前疾患可能性予測で肺塞栓症が弱く疑われる外来患者の急性肺塞栓症の除外に使用される．アッセイ系と患者数にもよるが，D-ダイマーによる診断は，高感度（85〜99％）で中から高度の特異度（40〜93％）を示す．多くの臨床研究は，検査前疾患可能性予測が中程度から高度の場合は D-ダイマーを用いて肺塞栓症を除外することができないことを示唆している．

心室拡大の指標である脳性ナトリウム利尿ペプチド（BNP），および心筋細胞傷害を示す心臓トロポニンは，肺塞栓症患者においても測定される．これらのマーカーは感度，特異度ともに低く，肺塞栓症の診断に用いることはできない．しかしながら，BNP とトロポニン高値は，右室過負荷や呼吸不全や死亡を含む重篤な合併症の発症率と相関がある．

D. 胸部 X 線所見

PIOPED 研究で肺血栓塞栓症と診断された患者の胸部 X 線検査で，正常は 12％に過ぎない．最も一般的な所見は無気肺，肺実質の透過性低下，少量の胸水である．しかしそれらの所見は肺血栓塞栓症以外の入院患者でも認められる所見である．局所の血管影の減少（Westermark の徴候）または肺実質内の出血を示す胸膜を底辺とした透過性低下像（Hampton hump）はまれな所見である．胸部 X 線検査は，他の一般的な肺疾患を除外するために必要であり，換気/血流スキャンを検査する根拠となる．胸部 X 線検査のみで肺塞栓症を診断することは困難であるが，その一方で，急性の重度の呼吸不全患者で胸部 X 線画像が正常の場合は，肺塞栓症が強く疑われる．

E. 換気/血流スキャン

血流スキャンでは，50〜100 μm の粒子サイズに微小凝集した放射性標識アルブミンを静脈注射し，粒子を肺の毛細血管床（直径約 10 μm）に塞栓させる．その粒子は γ 線を放出する放射性同位元素であるテクネチウム（⁹⁹ᵐTc 過テクネチウム酸塩）で標識されており，肺血流分布のイメージを得ることができる．換気スキャンは，患者にキセノン（¹³³Xe）または放射性エアロゾルを吸入させ，呼吸中にスキャンすることより行われる．血流スキャンが正常であれば，臨床的に明らかな肺血栓塞栓症を除外できる．X線撮影が正常で，通常の換気をしていると思われる領域の区域性あるいは広範囲の血流の途絶は「ミスマッチ欠損」と呼ばれ，高い感度（97％）で肺血栓塞栓症と診断することができる．

換気血流スキャンのみで肺塞栓症と診断できるケースは少ない．しかしながら PIOPED 研究では，診断目的ではない換気血流スキャンにより肺血栓塞栓症の患者のリスクを分類しており，臨床医による検査前疾患可能性予測で高，中，低確率のカテゴリーに分類している．

F. コンピュータ断層撮影および肺血管造影

造影コンピュータ断層撮影スキャン（CT 肺動脈造

270   9. 肺 疾 患

表 9-12　急性肺塞栓症(PE)診断のための CT 動脈造影の陽性および陰性的中率

CT スキャン結果	疾患可能性予測*(%)					
	高		中程度		低	
	PE+/患者数	%	PE+/患者数	%	PE+/患者数	%
CT 所見+(PE の可能性あり)	22/23	96	93/101	92	22/38	58
CT 所見−(PE の可能性なし)	9/15	60	121/136	89	158/164	96

*Wells スコアに基づいた疾患可能性予測：低 2.0 以下，中程度 2.0〜6.0，高 6 以上．
Multidetector computed tomography for acute pulmonary embolism. N Engl J Med. 2006;354(12):2317-27 よりデータを引用.

影)は，換気/血流シンチグラフィーの代わりに，肺塞栓症を診断する最初の検査として広く用いられるようになった．このイメージング技術は高い陰性適中率を有するだけでなく，他の呼吸困難や胸痛を引き起こす疾患(肺炎，大動脈解離など)の除外に有用である．この検査は患者選択，造影剤注入を行う技術者，読影する放射線専門医の専門知識に左右されるものの，多くの臨床試験でこのイメージング技術は高い感度と特異性を示している．PIOPED II 研究では，CT 血管造影による肺塞栓症の診断は，感度 83％および特異度 96％(表 9-12)であった．他のいくつかの研究では，肺塞栓症の疾患可能性予測が低いまたは中程度で CT 所見陰性の患者の肺塞栓症発症リスクが 2％未満であることが示されている．換気/血流シンチグラフィーと従来の方法による血管造影を比較した最初の PIOPED 研究と同様に，CT 血管造影で疑わしい所見がある場合，臨床的リスクスコアに基づいて，検査前疾患可能性予測を検討すべきである．結果に矛盾がある場合，換気/血流シンチグラフィーや下肢の Doppler 超音波検査など，追加の検査を行う必要がある．

　肺血管造影は安全ではあるが侵襲的であり，一定の合併症と死亡の発生率がある．軽度の合併症は患者の約 5％に認められる．その多くは，造影剤へのアレルギー反応，一過性腎機能障害，または経皮的カテーテル挿入関連合併症である．心穿孔や不整脈の報告もあるがまれである．PIOPED I 研究で血管造影を施行された患者のなかに 5 例(0.7％)の検査による直接死亡があった．従来の方法による肺血管造影は，肺塞栓症の診断において依然参考所見に過ぎないが，CT 血管造影の位置付けについては議論の的となっている．一般に，肺塞栓症の疾患可能性予測が高いが診断がつかない場合，肺塞栓症の確定診断が求められる場合，抗凝固薬が禁忌であるか下大静脈フィルター留置が考慮される場合に動脈造影の適応があると受け入れられている．血管内の 1 つ以上の突起を伴った「陰影欠損」を認めれば診断は確定的である．二次的に肺塞栓症を

強く疑う所見としては，「動脈途絶 abrupt arterial cutoff」，非対称性の血流(特に区域性の血流低下)，動脈相の遅延や延長などが知られている．PIOPED I 研究で 755 人の患者で血管造影が施行され，97％で確定診断がついたが 3％では診断に至らなかった．4 例の患者(0.8％)において血管造影で所見を認めなかったが剖検で肺血栓塞栓症と診断された．血管造影を連日施行した検討では，血栓は発症 7 日以内に最小限まで消失する．したがって，症状発現後 7 日以内の血管造影で所見を認めない場合は，肺塞栓症は否定的である．

G. 経過

　さまざまな患者がいるため，一概に経過を示すことは困難である．多くの患者を観察したウロキナーゼによる肺塞栓症試験 urokinase pulmonary embolism trial では，連続して血流シンチグラフィーを施行し，9〜14 日間で 35〜56％の血流欠損が軽快することを確認した．最近の定量的血管造影を用いた報告でも同様の時間経過となっている．

　一部の患者では，肺塞栓は完全には消失せずに器質化し，上皮化された線維塊として肺動脈壁と一体化する．この状態は慢性肺血栓症と呼ばれ，中枢側の肺動脈閉塞を呈しており，肺高血圧症や右室不全(肺性心)を合併する．この場合外科手術が適応となる．

チェックポイント

39.　肺血栓塞栓症の 95％の由来はどこか.
40.　肺血栓塞栓症のリスクは何か.
41.　顕著な肺血栓塞栓症がもたらす血行動態の変化は何か.
42.　肺血栓塞栓症による換気血流比の変化は何か.
43.　肺血栓塞栓症による低酸素の機序を挙げよ.
44.　肺血栓塞栓症ではどのような臨床症状があるか.

ケーススタディ　　271

ケーススタディ

Yeong Kwok, MD

（解答は 25 章 756 ページを参照のこと）

CASE 43

生来健康な 25 歳の女性．息切れと胸部絞扼感を主訴に診療所を受診した．症状は約 2 年前からあり，出たり出なかったりしていたが，その後月に 2〜3 回となり，悪化傾向であった．春の数ヵ月間に症状の悪化があるという．運動による増悪や夜間の症状はない．家族歴では父親が喘息である．患者は独身で，ハイテク企業の秘書をしている．約 2 ヵ月前からルームメイトと住んでおり，ルームメイトは猫を飼っている．患者は友人と外出するときや飲酒するときなどに時々喫煙している．薬物使用の既往はない．診察所見では，中等度の呼気終末の高音性連続性ラ音を聴取する．問診および診察所見からは喘息の診断に矛盾するものはなかった．呼吸機能検査をオーダーし，確認することとなった．

設 問

A. 喘息の誘発物質を 3 つに分類するとどうなるか．この患者で引き金となり得るものは何か．

B. 喘息病態形成に関与する早期反応を述べよ．それはどのように慢性気道炎症や気道過敏性亢進に関与するのか．

C. この患者の喘鳴，息切れ，胸部絞扼感を発症するメカニズムは何か．

D. 呼吸機能検査で予測される結果は何か．また，その理由を述べよ．

CASE 44

67 歳の男性．増悪する咳，喀痰，息切れを主訴に診療所を受診した．患者は 50 年間，1 日 1 箱の喫煙者である．慢性的な AM 湿性咳嗽（黄色痰）はあるが，日常生活には支障はない．2 週間前に風邪をひいてから止まらない空咳と膿性痰の増加を認めた．息切れで，休まないと 1 ブロック以上の距離を歩くのも困難になっていた．診察所見では，呼気の延長，聞き取れる喘鳴，両側全肺にいびき音 rhonchi を聴取する．胸部 X 線検査では両側肺の過膨張と横隔膜の平低下を認める．

設 問

A. 慢性閉塞性肺疾患のなかで 2 つの代表的な病態は何か．

B. 上記の 2 つの病態のなかで，この患者はどちらが優位か．この状況において疫学的に病因は何か．

C. この患者の呼吸機能検査所見はどうなるか．

D. 血液ガス分析所見は，慢性気管支炎と肺気腫ではどのように異なっているか．

272　9. 肺疾患

CASE 45

68 歳の男性. 息切れを主訴に診療所を受診した. 2ヵ月前から息切れを強く自覚するようになり, 現在は 1 ブロック歩いただけで症状を自覚する. 乾性咳嗽はあるが, 発熱, 悪寒, 寝汗, 胸痛, 起座または夜間の呼吸困難は認めなかった. 下肢の浮腫はみられなかった. 特記する既往歴はなかった. 身体所見では呼吸数が 19 回/分で, 両側肺野で捻髪音 fine crackles を聴取した. ばち指がみられた. 特発性肺線維症の診断となった.

設　問

A. 特発性肺線維症で肺損傷および線維化に関与する細胞学的変化にはどのようなものがあるか.

B. この患者の呼吸困難や咳嗽症状はどのような病理学的メカニズムから生じているか. 頻呼吸, 吸気性ラ音, ばち指の身体所見はどのような病態から生じているか.

C. どのような胸部 X 線写真の所見が予想できるか. 肺機能はどうか.

CASE 46

72 歳の男性. ひどい息切れのために救急科を受診. 彼は長年高血圧症のコントロールが悪く, 冠動脈疾患と 2 回の心筋梗塞の既往がある. 入院の約 1 週間前に, およそ 30 分持続する胸骨下の胸痛のエピソードがある. それ以来, 進行する息切れが出現し, 今は部屋の反対側に歩くくらいでも息切れを自覚する. 横になっている間, 新たに息切れが出現する. 3 つの枕に支えられているときのみ快適である. 時折, 急な息切れで起こされる. 診察では熱がなく, 血圧は 160/100 mmHg, 心拍数 108 回/分, 室内気で酸素飽和度 88％である. 蒼白で冷たく発汗がある. 頸静脈圧は 10 cmH₂O. 胸部聴診で両中肺野にラ音 crackles を認める. 心臓検査で頻脈と S_3, S_4 を聴取した. 心雑音と摩擦音は聴取しない. 四肢は浮腫がない. ECG は左室肥大と前壁と側壁の誘導で Q 波を認め, この患者の高血圧と心筋梗塞の病歴と一致している. 胸部 X 線は肺水腫に矛盾しない両側の浸潤影である. 男性は心不全と心筋梗塞の可能性の診断で ICU に入院となった.

設　問

A. 肺水腫のほとんどすべてのケースにおいて, 4 つの要因は何か. この患者の肺水腫においてはどれが原因であると考えられるか.

B. どのように低心機能は肺水腫を引き起こすか.

CASE 47

57 歳の男性. ひどい変形性膝関節症のため人工膝関節置換術を受けた. 手術から 4 日後, 息切れと右胸膜による胸痛が急に出現した. 彼は現在, 呼吸回数 28 回/分, 心拍数 120 回/分, 血圧 110/70 mmHg であり, 中等度の呼吸困難である. 酸素飽和度は室内気で 90％. 肺診察は正常. 心臓診察は頻脈のほかは特になし. 右下肢は術後でよく回復し, 圧痕浮腫 2＋, 腓腹筋痛, 紅斑, 温かさを伴っている. 左脚は正常である. 彼は右側で Homans 徴候陽性である. 急性肺梗塞が疑われる.

設　問

A. 肺塞栓症はどこで引き起こされたか.

B. この患者の血栓塞栓症の危険因子は何か.

C. 急性肺塞栓症にみられる血行力学的変化は何か.

D. 換気/血流関係で期待される変化は何か. この患者の A-aΔPO₂ はどうなると予想されるか.

CASE 48

46歳の男性. 5日前から悪化する咳, 高熱, 息切れを
自覚し来院した. 身体所見上, 頻呼吸(呼吸数30回/
分), 低酸素血症(室内気 SpO_2 89%), 39℃の高熱
を認めた. 胸部単純X線写真では両側下肺に浸潤影を
認め, 採血検査では白血球の増多を認めた. 男性は入院
し, 酸素投与と抗菌薬の投与による加療を受けたが徐々
に低酸素血症の増悪を認め, 気管内挿管が必要となり,
人工呼吸器での呼吸管理となった. 血液培養検査では,
Streptococcus pneumoniae が陽性であった. 人工
呼吸器での高流量の酸素投与にもかかわらず, 気管内挿
管後も動脈血酸素分圧は低値が続いていた. 胸部単純X
線写真で両側肺に浸潤影の増悪を認め, 急性呼吸窮迫症
候群(ARDS)の診断となった.

設 問

A. 両側肺に細胞外液増多を引き起こすARDSにおけ
る主な病態生理学的因子は何か.

B. ARDSの一般的な原因は何か.

C. 人工呼吸器を用いた高流量酸素の投与にもかかわら
ず, ARDSにおいて重症低酸素症がみられる原因
は何か.

参 考 文 献

全 般

Crystal RG et al. *Th e Lung: Scientific Foundations*, 2nd ed.
Lippincott-Raven, 1997.

Hlastala MP et al. *Physiology of Respiration*, 2nd ed. Oxford
University Press, 2001.

Lumb AB et al. *Nunn's Applied Respiratory Physiology*, 7th ed.
Churchill Livingstone, 2010.

Mason RJ et al. *Murray and Nadel's Textbook of Respiratory
Medicine*, 5th ed. Saunders Elsevier, 2010.

Murray JF. *The Normal Lung*, 2nd ed. WB Saunders, 1986.

West JB. *Pulmonary Pathophysiology: The Essentials*, 8th ed.
Lippincott Williams & Wilkins, 2013.

West JB. *Respiratory Physiology: The Essentials*, 8th ed.
Lippincott Williams & Wilkins, 2008.

生理と病態生理

Akulian J et al. Th e evaluation and clinical application of
pleural physiology. Clin Chest Med. 2013 Mar;34(1):11-9.
[PMID: 23411052]

Chebbo A et al. Hypoventilation syndromes. Med Clin North
Am. 2011 Nov;95(6):1189-202. [PMID: 22032434]

Hogg JC. Pathophysiology of airfl ow limitation in chronic
obstructive pulmonary disease. Lancet. 2004 Aug 21;364
(9435):709-21. [PMID: 15325838]

Laghi F et al. Disorders of the respiratory muscles. Am J
Respir Crit Care Med. 2003 Jul 1;168(1):10-48. [PMID:
12826594]

Leach RM et al. Oxygen transport-2. Tissue hypoxia. BMJ.
1998 Nov 14;317(7169):1370-3. [PMID: 9812940]

Nici L et al. Scope, background and defi nition of pulmonary
rehabilitation. Eur J Phys Rehabil Med. 2011 Sep;47(3):
465-74. [PMID: 21946404]

Ortega R et al. Videos in clinical medicine. Pulse oximetry. N
Engl J Med. 2011 Apr 21;364(16):e33. [PMID: 21506738]

Treacher DF et al. Oxygen transport-1. Basic principles.
BMJ. 1998 Nov 7;317(7168):1302. [PMID: 9804723]

Weir EK et al. Acute oxygen-sensing mechanisms. N Engl J
Med. 2005 Nov 10;353(19):2042-55. [PMID: 16282179]

West JB. Understanding pulmonary gas exchange:
ventilation-perfusion relationships. J Appl Physiol. 2004
Nov;97(5):1603-4. [PMID: 15475551]

Wrobel JP et al. Mechanisms of pulmonary hypertension in
chronic obstructive pulmonary disease: a pathophysiologic
review. J Heart Lung Transplant. 2012 Jun;31(6):557-64.
[PMID: 22502811]

閉塞性肺疾患

Decramer M et al. Chronic obstructive pulmonary disease.
Lancet. 2012;379(9823):1341-51. [PMID: 22314182]

Ege MJ et al. Exposure to environmental microorganisms
and childhood asthma. N Engl J Med. 2011 Feb 24;364(8):
701-9. [PMID: 21345099]

Holloway RA et al. Immunopathogenesis of chronic
obstructive pulmonary disease. Curr Opin Pulm Med.
2013;19(2):95-102. [PMID: 23325031]

Kent BD et al. Hypoxemia in patients with COPD: cause, eff
ects and disease progression. Int J Chron Obstruct
Pulmon Dis. 2011;6: 199-208. [PMID: 21660297]

Kim V et al. Chronic bronchitis and chronic obstructive
pulmonary disease. Am J Respir Crit Care Med. 2013 Feb
1;187(3):228-37. [PMID: 23204254]

Mackay AJ et al. COPD exacerbations: causes, prevention
and treatment.

Med Clin North Am. 2012 Jul;96(4):789–809. [PMID: 22793945]

Macklem PT. Th erapeutic implications of the pathophysiology of COPD. Eur Respir J. 2010 Mar;35(3):676–80. [PMID: 20190332]

McDonough JE et al. Small-airway obstruction and emphysema in chronic obstructive pulmonary disease. N Engl J Med. 2011 Oct 27;365(17):1567–75. [PMID: 22029978]

McKenzie DK et al. Respiratory muscle function and activation in chronic obstructive pulmonary disease. J Appl Physiol. 2009 Aug;107(2):621–9. [PMID: 19390004]

McNicholas WT. Chronic obstructive pulmonary disease and obstructive sleep apnea: overlaps in pathophysiology, systemic infl ammation and cardiovascular disease. Am J Respir Crit Care Med. 2009 Oct 15;180(8):692–700. [PMID: 19628778]

Murphy DM et al. Recent advances in the pathophysiology of asthma. Chest. 2010 Jun;137(6):1417–26. [PMID: 20525652]

Wenzel SE. Asthma phenotypes: the evolution from clinical to molecular approaches. Nat Med. 2012 May 4;18(5):716–25. [PMID: 22561835]

間質性肺疾患

Chilosi M et al. Th e pathogenesis of COPD and IPF: distinct horns of the same devil? Respir Res. 2012 Jan 11;13:3. [PMID: 22235752]

Jankowich MD et al. Combined pulmonary fi brosis and emphysema syndrome: a review. Chest. 2012 Jan 14;141(1):222–31. [PMID: 22215830]

King TE Jr et al. Idiopathic pulmonary fi brosis. Lancet. 2011 Dec 3;378(9807):1949–61. [PMID: 21719092]

Larsen BT et al. Update for pathologists on idiopathic interstitial pneumonias. Arch Pathol Lab Med. 2012 Oct;136(10):1234–41. [PMID: 23020729]

Noble PW et al. Pulmonary fi brosis: patterns and perpetrators. J Clin Invest. 2012 Aug 1;122(8):2756–62. [PMID: 22850886]

Todd NW et al. Molecular and cellular mechanisms of pulmonary fi brosis. Fibrogenesis Tissue Repair. 2012 Jul 23;5(1):11. [PMID: 22824096]

Vassallo R et al. Smoking-related interstitial lung diseases. Clin Chest Med. 2012 Mar;33(1):165–78. [PMID: 22365253]

Washko GR et al; COPDGene Investigators. Lung volumes and emphysema in smokers with interstitial lung abnormalities. N Engl J Med. 2011 Mar 10;364(10):897–906. [PMID: 21388308]

肺水腫

Matthay MA et al. Lung epithelial fl uid transport and the resolution of pulmonary edema. Physiol Rev. 2002 Jul;82(3):569–600. [PMID: 12087129]

Murray JF. Pulmonary edema: pathophysiology and diagnosis. Int J Tuberc Lung Dis. 2011 Feb;15(2):155–60. [PMID: 21219673]

Rimoldi SF et al. Flash pulmonary edema. Prog Cardiovasc Dis. 2009 Nov–Dec;52(3):249–59. [PMID: 19917337]

Snapper JR. Lung mechanics in pulmonary edema. Clin Chest Med. 1985 Sep;6(3):393–412. [PMID: 3907945]

Summers RL et al. Pathophysiology of acute decompensated heart failure. Heart Fail Clin. 2009 Jan;5(1):9–17. [PMID: 19026381]

Ware LB et al. Acute pulmonary edema. N Engl J Med. 2005 Dec 29;353(26):2788–96. [PMID: 16382065]

急性呼吸不全と急性呼吸窮迫症候群

ARDS Defi nition Task Force; Ranieri VM et al. Acute respiratory distress syndrome: the Berlin Defi nition. JAMA. 2012 Jun 20;307(23):2526–33. [PMID: 22797452]

Dushianthan A et al. Acute respiratory distress syndrome and acute lung injury. Postgrad Med J. 2011 Sep;87(1031):612–22. [PMID: 21642654]

Isotani E. Pathophysiology of acute respiratory distress syndrome. Crit Care Med. 2012 Jul;40(7):2233–4. [PMID: 22710210]

Mac Sweeney R et al. Acute lung failure. Semin Respir Crit Care Med. 2011 Oct;32(5):607–25. [PMID: 21989697]

Matthay MA et al. Th e acute respiratory distress syndrome. J Clin Invest. 2012 Aug 1;122(8):2731–40. [PMID: 22850883]

National Heart, Lung, and Blood Institute Acute Respiratory Distress Syndrome (ARDS) Clinical Trials Network. Comparison of two fl uid-management strategies in acute lung injury. N Engl J Med. 2006 Jun 15;354(24):2564–75. [PMID: 16714767]

Petrucci N et al. Lung protective ventilation strategy for the acute respiratory distress syndrome. Cochrane Database Syst Rev. 2013 Feb 28;2:CD003844. [PMID: 23450544]

Pierrakos C et al. Acute respiratory distress syndrome: pathophysiology and therapeutic options. J Clin Med Res. 2012 Feb;4(1):7–16. [PMID: 22383921]

Ventilation with lower tidal volumes as compared with traditional tidal volumes for acute lung injury and the acute respiratory distress syndrome. Th e Acute Respiratory Distress Syndrome Network. N Engl J Med. 2000 May 4;342(18):1301–8. [PMID: 10793162]

肺血栓塞栓症

Agnelli G et al. Acute pulmonary embolism. N Engl J Med. 2010 Jul 15;363(3):266–74. [PMID: 20592294]

Burns SK et al. Diagnostic imaging and risk stratifi cation of patients with acute pulmonary embolism. Cardiol Rev.

2012 Jan–Feb;20(1):15–24. [PMID: 22143281]

Eliott CG. Pulmonary physiology during pulmonary embolism. Chest. 1992 Apr;101(4 Suppl):163S–71S. [PMID: 1555481]

Goldhaber SZ et al. Pulmonary embolism and deep vein thrombosis. Lancet. 2012 May 12;379(9828):1835–46. [PMID: 22494827]

Hunt JM et al. Clinical review of pulmonary embolism: diagnosis, prognosis, and treatment. Med Clin North Am. 2011 Nov;95(6):1203–22. [PMID: 22032435]

Jaff MR et al. Management of massive and submassive pulmonary embolism, iliofemoral deep vein thrombosis, and chronic thromboembolic pulmonary hypertension: a scientifi c statement from the American Heart Association. Circulation. 2011 Apr 26;123(16):1788–830. [PMID: 21422387]

Mackman N. New insights into the mechanisms of venous thrombosis. J Clin Invest. 2012 Jul 2;122(7):2331–6. [PMID: 22751108]

Matthews JC et al. Acute right ventricular failure in the setting of acute pulmonary embolism or chronic pulmonary hypertension: a detailed review of the pathophysiology, diagnosis, and management. Curr Cardiol Rev. 2008 Feb;4(1):49–59. [PMID: 19924277]

The PIOPED Investigators. Value of the ventilation/perfusion scan in acute pulmonary embolism. Results of the prospective investigation of pulmonary embolism diagnosis (PIOPED). JAMA. 1990 May 23–30;263(20): 2753–9. [PMID: 2332918]

CHAPTER 10

心血管系障害：心臓病

Fred Kusumoto, MD

患者の日常診療で循環器疾患はよく遭遇する．心血管系の病気に関連した病態生理の知識は，患者の治療に必要なだけでなく，病気自体の理解につながる．本章では心臓を取り上げ，次章では血管疾患を取り上げる．まず心臓の正常な構造と機能，次に実際に出合う心疾患(特に不整脈，心不全，心臓弁膜疾患，冠動脈疾患，心膜疾患)を解説する．

心臓の正常な構造と機能

解　剖

心臓はポンプとして全身に血液を送ると同時に循環を維持する．心臓は4つの部屋からなる．主要なポンプとして働く左室と右室，それに始動ポンプとして働く左房と右房である．心房の収縮は心室全駆出量の20〜30％に寄与する(図10-1A)．上大静脈あるいは下大静脈から戻ってくる静脈還流は，右房さらに三尖弁を介して右室に満たされる(図10-1B)．心房の収縮に伴い血液は三尖弁を介して右室を完全に充満する．この酸素化されていない血液は，肺動脈弁を通って肺動脈に駆出される(図10-1C)．次いで酸素化された動脈血は4本の肺静脈を通って左房に戻る(図10-1D)．さらに左房と左室の収縮により血液は全身の末梢に送られる．僧帽弁は，左房と左室の間にあり大動脈弁は左室と大動脈の間に存在する(図10-1D，図10-1E)．

心臓は心囊膜の中にあり，大血管を介してのみ縦隔構造に連結している．発生の途中で，心臓は，まるで膨らんだ風船が押し込まれるように心囊膜内に陥入する．心囊膜は壁側心膜と呼ばれる線維質の外層と心筋に直接接する漿液性心臓側板(臓側心膜)で構成され，正常では約40〜50 mLの透明な液体，おそらく血漿を限外濾過されたものが心囊の膜の間に充満している．

左主冠動脈と右冠動脈は大動脈の根幹から続き，心臓に重要な血液を供給している(図10-2)．大きな左主冠動脈は，左前下降枝と回旋枝に分かれる．左前下降枝はそれぞれ心臓の前壁と中隔を供給する対角枝と中隔穿通枝に分かれる．回旋枝は左側の房室間溝に沿って進み，左室自由壁に血液を送る鈍角枝に分岐する．右冠動脈は右の房室間溝を進み，鋭角枝によって右室に血液を供給する．後下降枝は後と下の左室壁に血流を送り，80％の人(右冠動脈優位型)は右冠動脈から分岐して，残りは回旋枝から分岐する(左冠動脈優位型)．

心臓の収縮は特殊な自動能(ペースメーカー)と伝導の性質を有する心筋からなる刺激伝導系で調節されている(図10-3)．洞房結節と房室結節に存在する細胞は速いペースを刻み(洞房結節：60〜100回/分，房室結節：40〜70回/分)，His束とPurkinje線維は速く興奮・伝導できる．洞房結節が最も速いペースメーカーリズムを生成するので，正常心拍での心臓電気的興奮のスタート点となる．興奮は洞房結節からすぐに右房と左房に伝わり脱分極させる．その伝導速度は心房組織の1 m/秒から房室結節での0.05 m/秒まで低下し，房室結節ではいったん著しく減速した後，今度は

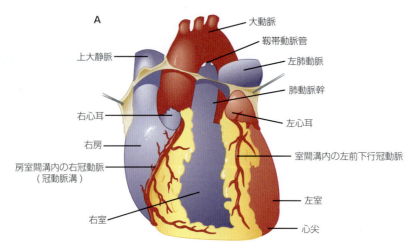

図 10-1　心臓の解剖．**A**：心臓を正面からみた図　**B**：心臓を右からみた図，右房を示すために，一部を取っている．**C**：正面像であるが右室をみせるため自由壁を取っている．(Cheitlin MD et al, eds. *Clinical Cardiology*, 6th ed. より許可を得て転載．原著は Appleton & Lange から出版．Copyright © 1993 by The McGraw-Hill Companies, Inc.)

心臓の正常な構造と機能 279

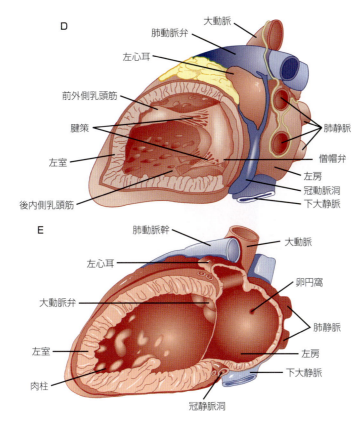

図 10-1（つづき） 心臓の解剖．**D**：心臓を左からみた図で，左室壁を切除して僧帽弁をみえるようにしている．**E**：同様の方向からの図で，左心自由壁と僧帽弁を切除して，大動脈弁が観察できる．（Cheitlin MD et al, eds. *Clinical Cardiology*, 6th ed. より許可を得て転載．原著は Appleton & Lange から出版．Copyright © 1993 by The McGraw-Hill Companies, Inc.）

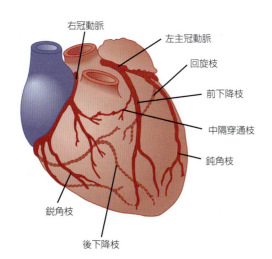

図 10-2 冠動脈と主要な分枝．（Ross G. The cardiovascular system. In: Ross G, ed. *Essentials of Human Physiology* より許可を得て転載．Copyright © 1978 by Year Book Medical Publishers, Inc., Chicago.）

速い伝導の His 束（1 m/秒）と Purkinje 線維（4 m/秒）を介して右室と左室を同時に脱分極させる．心房と心室は電気的に不活性な線維構造で仕切られており，正常収縮においては房室結節とそれに結合する His 束のみが心房と心室を電気的につなげている．この伝導系が心房と心室が協調して拍動することや房室間で刺激が逆行するのを最小限に抑える．

心臓の電気的活動は心電図検査で体表面から計測することができる．心電図（ECG）の P 波は心房の脱分極，QRS 間隔は心室の脱分極を表す（図 10-3）．T 波は心室の再分極に対応する．正常の心室の脱分極は，ほとんど均一に（60〜100 ミリ秒以内）に生じるため QRS は幅が狭くなる．この分化した刺激伝導系の電気活動は体表面から直接計測できないが，P 波と QRS 波の間（PR 間隔）は洞房結節と His 束の伝導時間となる．

組 織

心室筋細胞の長さは，50〜100 μm（1 μm は 1 mm

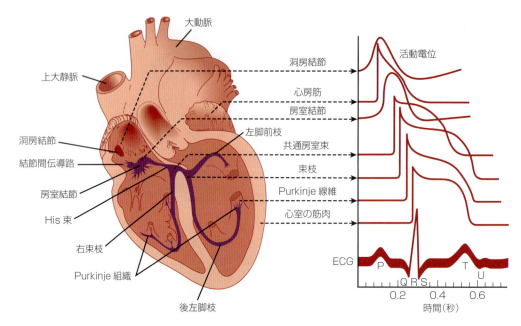

図 10-3　心臓の刺激伝導系．洞房結節，房室結節，その他の伝導系の典型的な活動電位を示している．下に通常心電図(ECG)を示し，各活動電位との時間関係を示している．PR 間隔は P 波のはじめから QRS のはじまりまでの時間である．(Ganong WF. Review of Medical Physiology, 22nd ed. McGraw-Hill, 2005 より許可を得て転載．)

の 1,000 分の 1)で，幅は 10〜25 μm である．心房筋や結節細胞はさらに小さい．一方，Purkinje 細胞（刺激伝導系）は心室筋細胞に比べて大きい．心筋細胞はミクロフィブリルと呼ばれる収縮をつかさどる筋原線維が豊富である(図 10-4)．いわゆる収縮に関わる筋原線維は，心筋タンパクのミオシンとアクチン，およびその修飾タンパクであるトロポミオシンとからなる複雑な構造をとっている（詳細は後述）．

生　理

心臓の生理

　心室は心臓のポンプとしての中心的役割を担っているので，多くの研究が心室，特に左室について行われてきた．健常心筋の機能は，昔から圧−時間あるいは圧−容積関係で調べられてきた．

　圧−時間解析 pressure-time analysis(図 10-5)では，心周期における心臓の各部屋や大血管内の圧の変化を時間軸に対してプロットしている．心周期のはじめには，左房が収縮し，残っている血液を左室に送り込み，左房圧曲線における a 波を形成する．拡張終期には僧帽弁が閉じて，Ⅰ音(S₁)が生じ，この後，僧帽弁も大動脈弁も閉じているので，左室は短い等容積下で収縮する．左室内圧が大動脈圧に達すると，大動脈弁が開口し血液は大動脈に駆出される．この時点で左室と大動脈がつながり同じ圧となるが，血液の減少に伴い左室圧は低下して，今度は拡張に転じる．左室圧が大動脈圧より低下すると収縮終期となり，大動脈弁は閉じて，Ⅱ音(S₂)を生じる．一方，左房では僧帽弁が閉じているので収縮期にわたって血液が蓄積され，左房圧曲線では v 波が形成される．拡張のはじめは，短い等容積下での左室の拡張が起こり，左室内圧は急速に低下する．これが左房圧より低下すると，僧帽弁が開く．拡張期は収縮期に比べると長く，大動脈弁が閉じる前からはじまり，僧帽弁が開いたあとにも継続する．心室拡張のスピードや程度は複数の因子に影響される．すなわち，(1) 心拍数，(2) 左室壁厚，(3) 心室の容量と形状，(4) 大動脈圧，(5) 交感神経の緊張状態，(6) 心筋虚血の有無，などである．いったん僧帽弁が開くと最初の急速充満相で全体の 70〜80％の血液が心室に送り込まれる．拡張中期までに左室内への血液の流入は減速して，次の左房の収縮がはじまる．右室の圧−時間関係もほぼ同様に起こるが，肺血管系では肺血管抵抗が大動脈系に比べて低いために，低い圧となる．

　圧−容積解析 pressure-volume analysis(図 10-6)では，心周期の間の圧と左室容積（横軸）の関係をグラフにしている．拡張期の間，心室容積は左房からの急速充満と最後の心房収縮を介して増加し続ける（図

心臓の正常な構造と機能

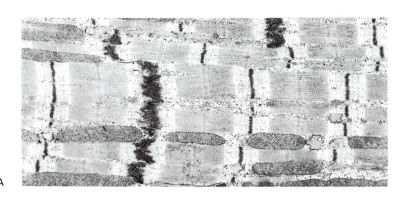

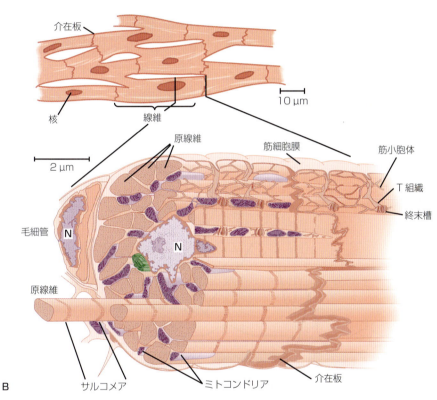

図 10-4 A：心筋の電子顕微鏡写真．ぼやけた厚いバンドが介在板である（12,000倍）．（Bloom W et al. *A Textbook of Histology*, 10 th ed. Saunders, 1975 より許可を得て転載.）．**B**：上のパネルは，光学顕微鏡で，下は電子顕微鏡で観察した図．（N：核.）（Braunwald E et al. Mechanisms of contraction of the normal and failing heart. N Engl J Med. 1967;277:794 より許可を得て転載.）

10-6：曲線 d→a）．この曲線（拡張期圧-容積関係と呼ばれる）の形状や圧-容積関係の位置は，左室の弛緩能力，弾性収縮力および心室の拡張性に依存して変化する．これらの要素が低下すると，この曲線は左にシフトする，すなわち同じ心室容量では，圧が上昇することになる．収縮期の最初には，容積が変わらずに心室収縮により圧が上昇する（等容性収縮期）（図10-6：曲線 a→b）．左室内圧が大動脈圧に達すると，大動脈弁が開口し血液が駆出されて，容積は減少する（図10-6：曲線 b→c）．収縮末期（c）では，大動脈弁が閉じて，等容積拡張期がはじまる（図10-6：曲線 c→d）．次いで，僧帽弁が開口すると，次の心周期に備えて，左室は血液の充満をはじめ，また同じことを繰り返す．このaからdのループで囲まれる面積は1つの心周期で心臓が行う仕事量を表している．c点の位置は**等容性収縮期圧-容積曲線 isovolumic systolic pressure-volume curve** の上を動く（図10-6B）．この曲線の傾きや位置は，心臓の内因性収縮能を反映している．カテコールアミンや他の強心薬で，収縮力が増加すると，この曲線自体が左にシフトする．

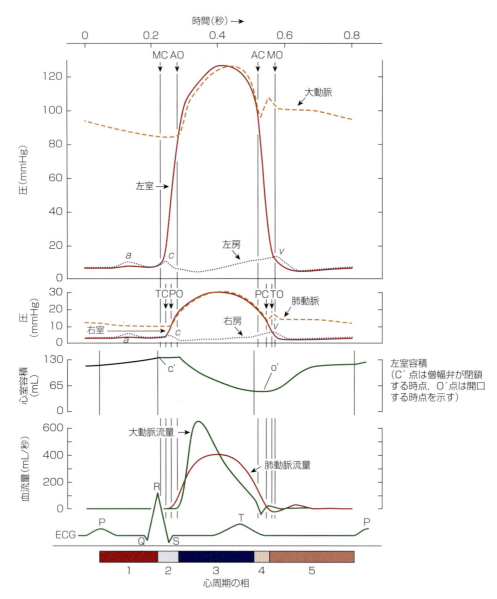

図 10-5 心周期の図．上から下のブロックを解説すると，大動脈圧，左室圧，左房圧，肺動脈圧，右室圧，右房圧の変化．さらに左室容積 (mL/秒)，大動脈と肺動脈の血流量を時間軸で示す (弁の開閉は，大動脈弁に関しては AO, AC, 僧帽弁に関しては MO, MC で示す．2 つ目のブロックでは，肺動脈弁の開閉は，PO, PC, 三尖弁は TO, TC で示す)．心拍数 75 回/分のときの状況を示す．下に ECG があり，時間的な対応がわかる．図の一番下の数字は心周期の相で，1：心房収縮期，2：等容性 (心室) 収縮期，3：(心室) 駆出期，4：等容性 (心室) 弛緩期，5：心室充満期である．心収縮期後期の大動脈圧が実際には左室圧を超えていることに注意すること．しかしながら，血液は流れの慣性で短期間心室から流出し続ける．右室と肺動脈の圧力の関係は似ている．(Milnor WR. The circulation. In: Mountcastle VB, ed. *Medical Physiology*, 2 vols. Mosby, 1980 より許可を得て転載．)

　この圧-容積曲線は，種々のストレスによる心拍出力への影響を理解する上で重要である．心拍出は，**心拍数 heart rate** と 1 回の収縮により駆出できる血液量 (**1 回心拍出量 stroke volume** と呼ばれる) の積である．圧-容積曲線の (横) 幅は，拡張末期と収縮末期の容積の差を示す (図 10-6)．1 回心拍出量は，3 つの因子により決定される．すなわち (1) 収縮性，(2) 後負荷，(3) 前負荷である (図 10-7)．収縮性の変化は等容性収縮期圧曲線 isovolumic systolic pressure curve を変化させることにより，圧-容積曲線の幅を変える．大動脈圧は，左室に対する**後負荷 afterload** と呼ばれ，その増加は 1 回心拍出量を減少する．**前負荷 preload**

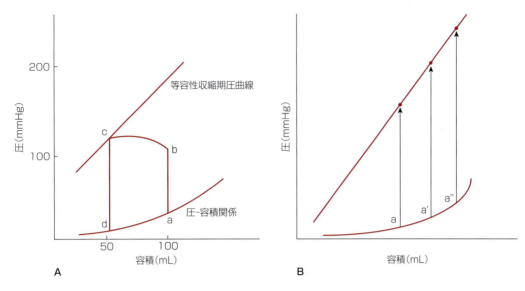

図 10-6　A：左室の圧-容積ループ．拡張期の間に左室は血液に満たされて，左室圧は上昇していくが，このときの関係は点 d→a である．直線 a→b は等容性収縮期を表し，曲線 b→c は収縮期を示す．大動脈弁は c 点で閉じ，左室圧は等容性に弛緩する（c→d）．点 d の時点で僧帽弁が開き，このループは完成する．点 b から c への距離は，1 回心拍出量を表す．点 a は拡張末期，点 c は収縮末期を示す．B：左室の容量を変化させたとき（a, a', a"），等容性収縮で到達する圧は，直線的に上昇し，このように等容量圧-容積関係を定義することができる．

は拡張末期における左室容積を反映し，心室がより伸展を受けることにより，その収縮力は増加する（**Frank-Starling の法則 Frank-Starling relationship**）．したがって，前負荷の増加は 1 回心拍出量を増加させる．

圧-時間あるいは圧-容積曲線は，心機能が障害される心不全や弁異常に伴う病態生理を理解するのに不可欠の概念である．

細胞生理

A. 心室および心房筋細胞

本書で詳しく触れるには興奮刺激による細胞の収縮の機序は複雑すぎるが，すでに心臓の興奮収縮に関する多くの解説があるので参照してほしい．細胞が刺激を受けると細胞膜に発現するナトリウムチャネルが開口し，電位差および Na^+ の濃度差により，Na^+ は細胞内に急速に流入する．この Na^+ 流入は，活動電位の立ち上がり（0 相）を形成する（図 10-8）．その後，Ca^{2+} の内向きの流入により相対的に平坦なプラトー相ができる．次いで，細胞ごとに特異的に発現しているカリウムチャネルが外向きの K^+ の流出を起こし活動電位は再分極する．

一方，細胞内では，突然の急速な Na^+，さらに Ca^{2+} の流入により，筋小胞体からリアノジン受容体チャネルを介して大量の Ca^{2+} の遊離を起こす．その詳細なシグナル伝達の機序は不明であるが，遊離してきた Ca^{2+} はトロポニンに結合し，ミオシンとアクチンが会合し，クロスブリッジが形成されて収縮する（図 10-9）．細胞レベルの弛緩のメカニズムについても十分に解明されていないが，2 つの筋小胞体膜上にあるタンパク，すなわち，Ca^{2+}-ATPase とホスホランバンの働きにより，Ca^{2+} が筋小胞体内に戻されることによると考えられている．この Ca^{2+} の再吸収のプロセスはアデノシン三リン酸（ATP）依存性である．

B. ペースメーカー細胞

ペースメーカー細胞の活動電位は，心室あるいは心房のそれとは異なる（図 10-8）．急速な Na^+ 流入を起こすナトリウムチャネルはペースメーカー細胞には発現していない．したがって，洞房あるいは房室結節細胞には，0 相脱分極は存在せず，逆に活動電位 4 相は緩徐な脱分極を示し，すなわち自動能を有する．この特徴は，ナトリウムチャネルが発現していないこと，外向き K^+ 電流の減少と内向きカルシウム電流の働きによる．ペースメーカー細胞では，筋線維は少ない．

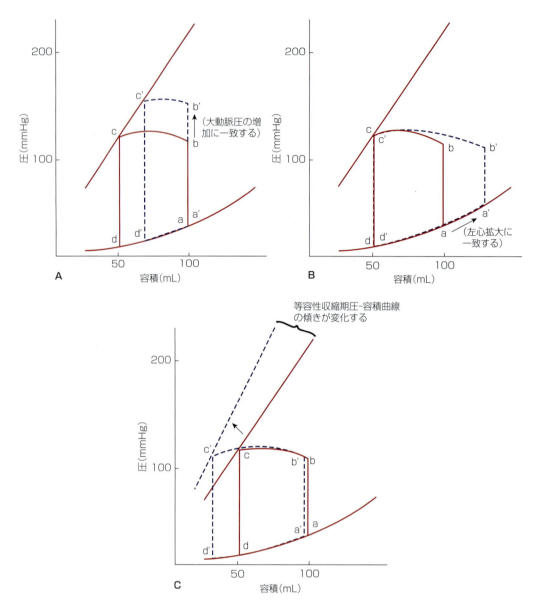

図 10-7　A：後負荷（大動脈圧に比例する）がb点からb'に増加すると，結果的に，1回拍出量はbcからb'c'のように減少する．B：a→a'に前負荷が増加することにより，1回拍出量はbcからb'c'に増加するが，その結果，拡張末期圧は上昇する．C：収縮状態を増強することにより，等容性圧-容積関係が左方にシフトする結果，1回拍出量はbcからb'c'に増加する．

心臓の正常な構造と機能　285

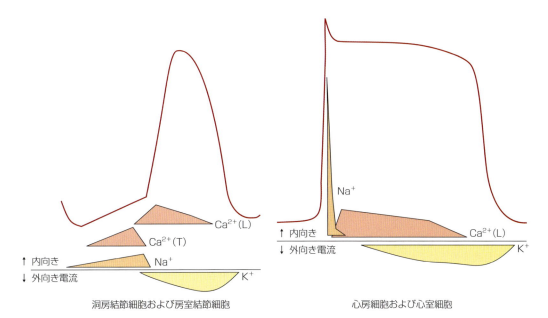

図 10-8　活動電位を形成するイオンコンダクタンス．右は心室あるいは心房筋の細胞，左はペースメーカー細胞の活動電位．結節細胞では急速な Na^+ 流入を起こすナトリウムチャネルがないために活動電位の立ち上がりは緩やかである．4 相での緩やかな脱分極は K^+ のコンダクタンスの低下と緩徐な Na^+ および Ca^{2+} の流入による．関与するカルシウムチャネルには 2 種類ある．T 型と L 型で $Ca^{2+}(T)$，$Ca^{2+}(L)$ で示される．

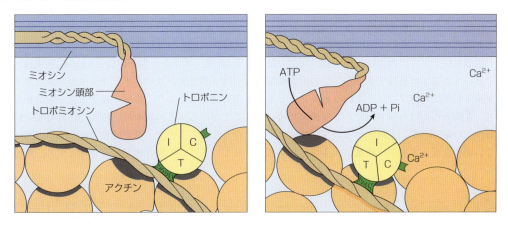

図 10-9　Ca^{2+} による筋収縮の開始．トロポニン C に Ca^{2+} が結合することにより，トロポニンが移動してアクチン上のミオシン結合部位が露出するため，ATP 依存的にミオシンの頭部が動いて，筋収縮が起こる．(Ganong WF. *Review of Medical Physiology*, 22nd ed. McGraw-Hill, 2005 より許可を得て転載．)

チェックポイント

1. 心臓の各部位におけるペースメーカーと伝導系の違いは何か．また，なぜこのような違いが洞房結節で正常心拍が発生することを説明できるか．
2. 心周期における圧-時間関係について述べよ．
3. 心周期における圧-容積関係について述べよ．
4. 前負荷と後負荷とは何か．
5. 心筋細胞の収縮の分子メカニズムについて要約せよ．

代表的な循環器疾患の病態生理

不整脈

通常，安静時には心臓は50〜100回/分で収縮を繰り返している．心臓のリズム異常(不整脈)は，徐脈性と頻脈性に分けることができる．

徐脈

徐脈は2つの基本的な機序により起こる．1つ目は，洞房結節の自動能低下により，心拍の低下や停止が起こる．図10-10の心電図のように，洞房結節の自動能が停止してしまうと，より遅いリズムの自動能を有する下位が取って代わる．自動能低下は迷走神経の活性化(例えば，睡眠，内頸動脈マッサージ，失神)や高齢，種々の薬物(例えば，βブロッカー，カルシウムチャネルブロッカー)などで起こる．

2つ目の徐脈発生機序として，房室間の伝導障害が挙げられる(図10-11)．弁輪部の線維組織は電気的な絶縁体であるので，房室結節とHis束が唯一の心房と心室間の伝導を担う．この構造は，房室間の興奮の逆行を防ぐという意味では有効であるが，この房室結節とHis束間の刺激伝導がブロックされるポイントともなり得る．左脚あるいは右脚ブロックでも伝導障害はみられるが，心拍は必ずしも低下しない．ブロックされていない脚枝を通って心室に興奮が伝えられるからである．しかし，房室間が1：1で伝導していても，PR時間が0.22秒を超えると，1度房室ブロックとされる．2度房室ブロックでは，一部の心房興奮が心室に伝わらない状況で，3度房室ブロックでは心房と心室間の伝導は完全に途絶してしまう．房室ブロックは，加齢，迷走神経緊張亢進，薬物の副作用などで発症する．また，筋ジストロフィー，結節性硬化症，母親の全身性エリテマトーデス(SLE)などの先天的な異常，さらにサルコイドーシス，痛風，ライム病，SLE，硬直性脊椎炎，冠動脈疾患などの後天的疾患に伴っても発症する．

いずれの徐脈においても，まず可逆的な原因がないかを調べなければいけないが，しばしばペースメーカー治療が必要となる．

頻脈

頻脈の原因として3つの機序が考えられる(図10-12)．まず，4相の脱分極がより急速となる結果，自動能が亢進すると起こる．次いで，再分極相が延長する(結果，プラトー相が伸びる)と，活動電位の3あるいは4相でナトリウムチャネルやカルシウムチャネルの再活性化により，再度，活動電位が脱分極を起こすことがある．この現象は，直前の活動電位の状況に依存して起こるので，撃発活動 triggered activity と呼ばれている．この脱分極が伝導を起こすと，病的な頻脈

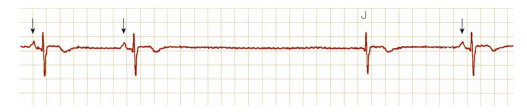

図10-10 洞停止による徐脈の心電図．心房の活動(↓)が急に止まると約3秒後に房室結節性の補充調律が観察される(J)．

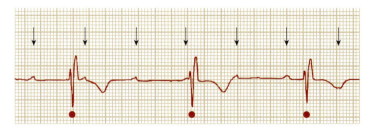

図10-11 3度の完全房室ブロックの心電図．心房(↓)と心室(●)の活動に何ら関連がない．

代表的な循環器疾患の病態生理　287

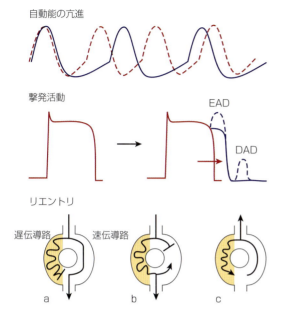

図 10-12　3つの異なる機序で頻拍は発生する．まず，上の図のように4相のペースメーカー電位がより急峻に立ち上がることにより自動能が亢進して不整脈が起こる．次いで，中央の図のように活動電位3相（早期脱分極：EAD）あるいは4相（後期脱分極：DAD）からの自発的脱分極により不整脈が起こる．この機序は，プロカインアミドやキニジン内服中のトルサード・ド・ポアンツ torsade de pointes やジゴキシン中毒における不整脈の発生に関連している．最後に，最も頻度の高い機序は，リエントリである．例えば，心筋梗塞の周辺や虚血部位など，異なる伝導特性を有する2つの回路があり，通常は，両方の経路を介して伝わる電気興奮が，黄色の遅伝導路のなかで速伝導路を通ってきた興奮のためブロックされ，それが不応期を脱したときにbのように伝わると，cのように興奮化の持続ループが形成される．

が発生する．最後の機序として，臨床的には最も多いとされるのがリエントリ回路による頻拍である．伝導速度の異なる2つの電気的に隔離された解剖学的な組織があると，リエントリ回路が形成される．例えば，心筋梗塞後の梗塞-健常心筋間や房室間の側副伝導路などである．

最もよく研究されているリエントリ性頻拍の典型例は Wolff-Parkinson-White（WPW）症候群である（図10-13）．上述したように，房室結節と His 束が唯一の心房と心室間の伝導を担っているが，心房が発生する途中での弁輪部形成の問題で，1,000人に1人程度の頻度で側副房室伝導路（Kent 束）が発生する．この伝導路は，正常の心房あるいは心室筋細胞から形成される．房室結節から遠い心筋は，この側副伝導路からの刺激により「早期興奮」する．したがって，体表面心電図では，PR 時間が短縮し，逆に QRS は，**デルタ（Δ）波 delta wave** を伴い延長する．房室間は2つの経路で伝導するため，容易にリエントリ性頻脈が発生する．例えば，図10-13に示すように，心房性期外収縮が側副伝導路ではブロックされて，これが正常刺激伝導系の房室結節を通って心室に伝わり，側副伝導路が不応期から脱していると，逆行性に心室から心房に興奮が伝導し，リエントリ性頻脈が開始する．

一方，撃発活動による頻脈の典型例は QT 延長症候群である．40年以上前に，家族性に QT 時間の延長と心室頻拍を起こす家系が発見され，その後，ある種の心筋イオンチャネルの機能障害により発症することが判明した．例えば，カリウムチャネルの機能低下では，活動電位プラトー相が延長する（図10-14）．QT 延長症候群の患者は，ナトリウムチャネルやカルシウムチャネルの再活性化により撃発活動を起こしやすい．心室で起こると致命的な頻脈につながる．

このような発症機序に関係なく，迅速な治療を要するかどうかは，頻拍時の QRS 幅が狭いか長いかが参考になる．もし，QRS 幅が狭ければ，心室は正常刺激伝導系を介して興奮しており，頻拍の原因は，房室結節あるいはそれより心房側ということになる（図10-15）．

一方，QRS 幅が長い場合，心拍は正常の刺激伝導系を介して起こっていないことを意味する．頻脈は心室筋由来，あるいは変行伝導を伴う上室性頻脈であることが疑われ，この両者の鑑別のためのアルゴリズムが報告されている．

心不全

多くの心疾患の終末期には，ポンプとしての心機能が障害され，肺うっ血や末梢に浮腫を起こす．この病態は，心不全と呼ばれ米国では約300万人が罹患し，毎年，40万人が新たに発症するとされる．その臨床像は患者によって大きく異なり，症状や徴候は，どのくらい急速に心不全に陥ったか，また左室優位なのか，右室優位なのか，あるいは両室なのかによっても異なる．

1. 左心不全

臨床像

左心不全の患者は，息切れ，起坐呼吸，夜間発作性呼吸困難を示す．さらに血痰や胸痛，易疲労感，意識障害を起こすこともある．

身体所見では，通常心拍数と呼吸数が増加しており，皮膚は蒼白で冷たく湿っている．重症の左心不全では，心拍は1拍ごとに強弱を繰り返し（pulsus

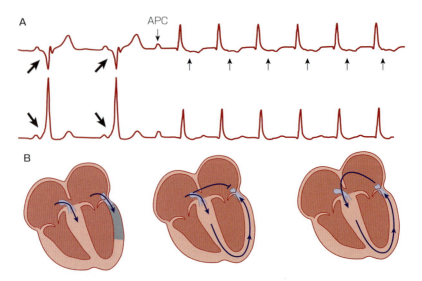

図 10-13 WPW 症候群における頻脈性不整脈の図. A：最初の 2 つの心電図波形は，側副伝導路による心室の興奮を示す Δ 波がみられる(↓). 心房性期外収縮(APC)は，側副伝導路をブロックし QRS を正常化した. さらに，心房は Kent 束を通る電気興奮により逆行性に興奮し(↓)，上室性頻拍を生じる. B：左の図は，A の心電図の最初の 2 心拍における伝導状態を示す. QRS は房室結節ならびに Kent 束を介した心室の興奮のために幅が広がる. 中央の図は，心房性期外収縮を示し，この興奮は Kent 束ではブロックされているが，房室結節を経て伝導する. 結果的にその興奮は逆行性に Kent 束を介して心房に上がる. 右の図では，心房の側副伝導路を介して逆行性に興奮し，リエントリ回路が形成される.

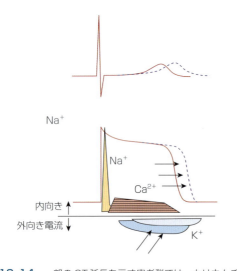

図 10-14 一部の QT 延長を示す患者群では，カリウムチャネル機能が低下しており(図中の矢印で示す)，心室筋の活動電位が延長して，QT 間隔が延長する. また別のグループではナトリウムチャネルやカルシウムチャネルの再活性化が撃発活動を起こし，トルサード・ド・ポアンツを起こす.

alternans)，呼吸音では "crackling leaves" と呼ばれるラ音が聴取され，下肺野は胸水がたまるため濁音界が増大する. 心尖拍動は外側にシフトし長く触れる. III 音や IV 音が聴取され，多くの場合，右心不全を合併するので，その徴候も現れる(この後の項も参照).

病因

心不全は，心臓の機能障害を伴う複雑な病態で，多くの心血管疾患に共通する終末像である. 表 10-1 に示すような多くの原因によるので，個々の患者でどのような機序で心不全を来しているかを見極める必要がある. 一般に心不全は，(1) 心臓に対する不適切な負荷，例えば，圧負荷や容量負荷がかかること，(2) 心臓への血液充満が制限されること，(3) 心筋自体の消失，(4) 心筋細胞の収縮性低下などにより発症する. このいずれもが，次に述べるような心イベントにつながる原因となる.

病態生理

心不全の病態生理は複雑であり，複数のレベルで理解しなければいけない. 伝統的に，他の器官とは単離された 1 つの臓器として，心不全の血行動態の変化に関する研究が行われてきた. しかしながら，最近の心不全研究では，細胞レベル変化や心臓と他の臓器との神経-ホルモン関連の理解に重点が置かれるようになってきている(表 10-2).

A. 血行動態の変化——血行動態の観点からは，心不全は収縮能あるいは拡張能の悪化，あるいはより高頻度に両者の悪化から起こる. **収縮機能障害 systolic dysfunction** では，前述の圧-容積曲線の等容性収縮期圧-容積関係が，図 10-16A のように右下方にシフ

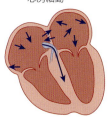
心房細動

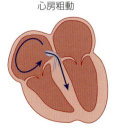
心房粗動

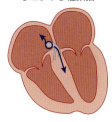
房室結節
リエントリ性頻拍

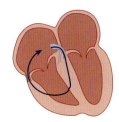
房室リエントリ性頻拍

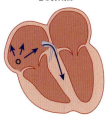
心房頻拍

図 10-15 心房不整脈では，正常の刺激伝導系を介して心室が興奮するので，QRS 幅は通常狭い．5 つの異なる不整脈がある．(1)心房細動では，多様なミクロリエントリが心房の混沌とした興奮を引き起こす．全く不規則なタイミングで電気興奮が房室結節に届くので，心室脱分極も不規則となる．(2)心房粗動では，マクロリエントリが心房中隔を上がり，右房側壁を下がって，およそ 300 回/分の頻度で興奮する．このレートでは，房室結節は，2 回あるいは 3 回に 1 回のみ電気興奮を伝えることができるので，心室レートは 150 回/分か 100 回/分になる．(3)房室結節リエントリ性頻拍では，房室結節の周辺に速伝導路と遅伝導路の 2 つの伝導回路があり，この両者の間でミクロリエントリが形成される．(4)房室リエントリ性（回帰性）頻拍では，心房と心室の間に，房室結節を遅伝導路として異常なマクロリエントリができる．(5)心房頻拍ではリエントリ，撃発活動，自動能亢進のいずれかのメカニズムで心房内の異常興奮が発生して，不整脈が起こり得る．

表 10-1 左心不全の原因

容量負荷
弁閉鎖不全：僧帽弁や大動脈弁
心拍出量が亢進している状態：貧血，甲状腺機能亢進症
圧負荷
高血圧
左室流出の閉塞：大動脈弁狭窄症，閉塞性肥大型心筋症
心筋の消失
冠動脈疾患による心筋梗塞
膠原病：SLE など
収縮性の消失
毒物：アルコール，コバルト，ドキソルビシン（抗がん剤）
感染：ウイルス，細菌性
遺伝子異常：拡張型心筋症など
左室の拡張障害
僧帽弁狭窄症
心膜疾患：収縮性心膜炎と心タンポナーデ
浸潤性心疾患：アミロイドーシス

表 10-2 心不全に伴う病態生理的な変化

血行動態の変化
心拍出量の低下（収縮機能障害）
拡張能の低下（拡張機能障害）
神経-内分泌学的な変化
交感神経系の亢進
レニン-アンジオテンシン系の亢進
バソプレシンの分泌
サイトカインの分泌
細胞レベルの変化
細胞内 Ca^{2+} ハンドリングの効率低下
アドレナリンに対する感受性低下
心筋細胞肥大
胎生期表現型タンパクの再発現
細胞死（アポトーシス）
線維化

トする（赤線から青の点線に）．この変化は，1 回心拍出量（b→c），さらには心拍出量を減少する．心拍出量を維持するには，3 つの代償機構が働く．まず，Frank-Staring の法則に従い，心臓に帰ってくる血液量（前負荷）を増加することにより，収縮力を高める．図 10-16D の a 点ではなく a′ 点まで前負荷を増加することにより，心拍出量は増加するが，結果として拡張末期圧は増加する（a→a′）．2 つ目の機序として，カテコールアミンのレベルが上昇することにより，図

10-16C に示すように，収縮末期の等容性収縮期圧-容積曲線は左上方にシフトして，さらに心拍数を増加させて，心拍出量は増加する．最後に，図 10-16B のように，心臓自体がリモデリングして，その容量が大

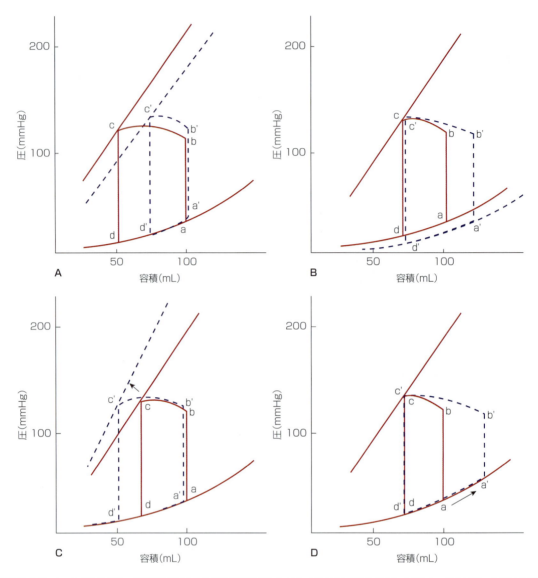

図 10-16　A：左心不全では，等容性収縮期圧-容積曲線が右側にシフトする（図の赤線から青い点線に）．その結果，1 回心拍出量が低下する．左室の代償機構としては，B：その容積と伸展性を高めることにより（赤線から青点線へ），等容性拡張期圧-容積曲線を右側にシフトさせる．C：カテコールアミンレベルを上昇して心筋収縮力を上げる（赤線から青点線へ）．あるいは，D：前負荷を上げる（赤線から青点線へ）．

きくなり壁が厚くなることにより，拡張期曲線が右にシフトする（赤線から青の点線に）．すべての代償機構は一時的には心拍出量を回復する方向に働くが，そこには限界があり，収縮機能障害を解決しないと早晩，心臓は不全状態に陥る．

拡張機能障害 diastolic dysfunction では，等容性収縮期圧曲線に変化はない（心筋細胞の収縮性はよく保たれている）．しかしながら，拡張期圧-容積曲線は左に移動し，その際に右心拡張期圧の上昇と心不全の症候を伴う（図 10-17）．拡張機能障害は，心室の拡張能低下，弾性収縮力の低下，心筋の硬さの増加を起こすあらゆる疾患により起こる．高血圧はその代償機構として心筋壁の肥厚を起こすが，これら 3 つの因子すべてに影響して拡張機能障害を来す．虚血により心筋細胞への酸素供給不足が起こると，拡張機能低下となり，拡張機能障害を起こす．心筋梗塞のような重症虚血では，不可逆的な心筋細胞への傷害となり，細胞は線維化して，結果的に収縮機能障害を起こしてくる．多くの患者で，この収縮と拡張の障害が合わさって心不全徴候の原因となる．

代表的な循環器疾患の病態生理　291

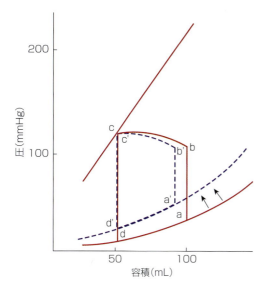

図 10-17　拡張機能障害では，拡張期圧-容積曲線が左上方にシフトする（図の青点線へ）．このため拡張末期圧 a' が上昇し，1回心拍出量が低下する．

B. 神経-内分泌学的な変化——表 10-1 に示すような心臓への障害が起こると，内因性の神経内分泌ホルモンやサイトカイン産生増加が起こる．まず，交感神経系とレニン-アンジオテンシン系が活性化して，心機能の低下による主要臓器の血流低下を代償しようとする．しかし，これが続くと結局，心機能の悪化が進行する．

心不全早期から交感神経活性の上昇は起こる．ノルアドレナリン（ノルエピネフリン）活性の上昇は，心収縮力の増加と心拍数の増加を起こす．しかし，これらの増加が持続すると，やはり前負荷（静脈血管収縮のため）と後負荷（動脈血管収縮のため）が増加して，心不全が悪化することになる．加えて，交感神経活性の亢進は後述するような心筋細胞レベルの変化を起こす．

腎血流圧が低下することにより，腎臓からのレニン分泌が促進され，アンジオテンシンIIの分泌が増加する．アンジオテンシンIIの増加と交感神経の活性化は，両者とも糸球体輸出細動脈を収縮させるように働き，心拍出量が減っても糸球体濾過量を下げないようにする．アンジオテンシンIIは，さらにアルドステロン合成を促進して，Na^+ の保持や腎臓からのカリウムの排泄を促進する．しかし，いったん悪性サイクルが始まると，レニン-アンジオテンシン系がさらに亢進して，さらに強い血管収縮が起こり，後負荷の増加，心拍出量，最終的には糸球体濾過率を低下させる（腎機能の悪化）．

心不全では下垂体後葉からのバソプレシンの分泌増加も起こる．バソプレシンはもう1つの強力な血管収縮物質であり，腎尿細管からの水再吸収に働く．

心不全はまた，サイトカインやその他の循環ホルモンの分泌を促す．サイトカインはマクロファージやリンパ球，単球，傷害された上皮細胞から分泌される多様なタンパクであり，各種の**インターロイキン** inter-leukin（IL）と**腫瘍壊死因子** tumor necrosis factor（TNF）が，心不全に関連して病的な意味を持つサイトカインの2大グループである．心不全の患者では，TNFを誘導する遺伝子の発現やTNFレベルが増加する．TNFは，次項で述べる心筋細胞肥大およびアポトーシス（プログラム細胞死）のサイクルで重要な役割を果たしているようにみえる．予備的ではあるが基礎研究では，IL-1が心筋細胞肥大を加速し得ることを示唆している．心不全で観察されるいくつかの病態生理学的作用を媒介するために重要なもう1つのペプチドは，内皮細胞から放出される強力な血管収縮作用を持つ**エンドセリン** endothelin である．予備的データは，過剰なエンドセリン放出が左室心不全患者に観察される肺高血圧症の原因となり得ることを示唆している．エンドセリンはまた，間質マトリックスでの心筋細胞の成長およびコラーゲンの沈着にも関連している．

C. 細胞レベルの変化——心不全における細胞レベルの変化は非常に複雑で，細胞内 Ca^{2+} ハンドリング，アドレナリン受容体，収縮タンパク，心筋骨格などの変化を伴う．

筋小胞体から収縮タンパクへの Ca^{2+} 遊離や逆に Ca^{2+} の再吸収のスピードが低下している．心不全では筋小胞体の Ca^{2+} 遊離チャネルの mRNA レベルが低下すると報告されている．同様に，心不全に陥った細胞では，筋小胞体のタンパクであるホスホランバンと Ca^{2+}-ATPase の mRNA レベルも低下している．

ヒトの心臓では2種類のアドレナリン受容体が発見されている．α_1 受容体は，心筋肥大の発生と関連する．心不全では，α_1 受容体が若干増加する．一方，β 受容体は慢性的な交感神経活性の亢進のために，著しい脱感作を受ける．この原因は，β_1 アドレナリン受容体自体のダウンレギュレーション，シグナル伝達のアンカップリング，さらに抑制性Gタンパクのアップレギュレーションによるとされる．これらの細胞レベルでの変化はさらなる収縮力の低下につながる．

心筋細胞は，一度成熟すると増殖はしないが，常に筋原線維を形成する収縮タンパクの入れ替えは起こっている．心不全における血行動態の変化を受けて，アンジオテンシンII，TNF，ノルアドレナリン，その他のタンパクが c-*fos*, c-*jun*, c-*myc* などの核内遺伝子

の働きを介して誘導される．結果として，心筋細胞の肥大を起こし，胎生期型の収縮タンパクを発現させる．胎生期のプログラム発動により，正常に収縮できないATPase活性の低い心筋細胞に置換する．

　血行動態のストレスが続くと，心臓は肥大・拡大するが，心筋細胞レベルのサイズや形態の変化も，左室リモデリングと一致して起こる．まず，細胞の消失がアポトーシス（プログラム細胞死 programmed cell death）と呼ばれるプロセスを介して起こる．細胞壊死とは異なり，アポトーシスでは心筋細胞は細胞膜が破壊される前に，自ら細胞容積を減少する．しかし，アポトーシスが進行すると細胞は死に至り，心筋内の「孔」として残る．このように細胞が死んでいくと残存する細胞に大きな負担となる．TNFなど心筋肥大を促進するシグナルが加わるとアポトーシスはさらに加速される．自ら増殖する細胞を有する臓器ではアポトーシスは正常のプロセスであるが，心筋ではアポトーシスは他の心筋細胞に対するストレスとなり，さらなるアポトーシスを誘発する悪性サイクルとなる．

　心不全でみられる2つ目の組織学的な変化は，細胞間隙の線維化である．線維芽細胞の活性化と心筋細胞死は，コラーゲンの沈着を促進する．エンドセリンは，このプロセスをさらに増強する．このように結合組織が増加すると，いわゆる左室の硬さ stiffness が増加し，左室拡張末期圧は上昇して，拡張末期圧-容積曲線は左にシフトする．

　心不全は徐々に左室拡大を起こすが，コラーゲンを分解するコラゲナーゼの活性化による心筋細胞間の「滑り」が，原因の1つである．

臨床像
A. 症状
1. **息切れ，起坐呼吸，夜間発作性呼吸困難**——息切れの機序は十分解明されていないが，左室あるいは左房圧の上昇により，結果として肺毛細血管圧が上昇するためと考えられている．血漿浸透圧を超えて，肺毛細血管圧が上昇するため肺間質に水分がたまる（肺水腫）．これは，図10-18に示すように胸部X線で検出することができる．肺間質の水腫は，毛細血管のJ受容体を刺激して，浅く速い呼吸を起こす．肺内の空気が血液や間質液に置き換わると，末梢の細気管支の閉塞を起こし，肺活量やエアトラッピングを起こすことで，患者の呼吸に費やす仕事量が増加して，呼吸筋の疲れや呼吸困難を発生する．肺胞-動脈血酸素濃度の拡大，低酸素血症，死腔の増加などのために換

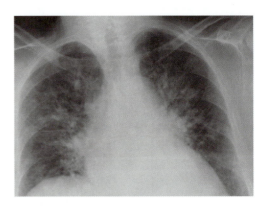

図 10-18 左心不全のために急性肺水腫を来した男性の胸部X線写真（P→A像）．肺門部に広がるコウモリの羽根サイン，心陰影の拡大，上肺野の血管陰影の増加，肺静脈のうっ血などが認められる．(Cheitlin MD et al, eds. Clinical Cardiology, 6th ed. より許可を得て転載．原著はAppleton & Lange から出版．Copyright © 1993 by The McGraw-Hill Companies, Inc.)

気-血流比が不均一となる．気管支壁自体の浮腫によっても気道閉塞は助長され，喘鳴やラ音の原因となる．このため，「心臓喘息」とも呼ばれる．

　また，体を横にすると，右心房に四肢末梢から戻ってくる血液還流量が増加し，その結果，息切れが起こる．拡張末期等容性圧-容積曲線が，正常に比べて非常に急になっているため，少しの容積増加に対しても，左室拡張末期圧は大きく上昇する．そのため，患者は寝るとき，背中に2〜3個の枕を当てて夜間の呼吸困難を避けるよう自然に学習している．夜間の発作性呼吸困難は，交感神経による心機能のサポートが低下し，仰臥位により静脈還流量が増加し，さらに呼吸中枢が入眠中に抑制されるなどの増悪因子が重なって起こると考えられる．

2. **易疲労感，意識障害**——易疲労感は，心臓が十分な血液量を骨格筋に供給できないために起こり，また意識障害は大脳に十分な血液量を送れないために起こると考えられる．

3. **夜間頻尿**——患者が立位をとる昼間は腎灌流量が低下し，夜間，臥位になるとこれが正常化するため尿量は増加し頻尿となる．

4. **胸痛**——もし，心不全の原因が虚血性心疾患であれば，これによる胸痛を訴える（狭心症）．また，機序はよくわからないが，虚血がなくとも胸痛は起こる．

B. 身体所見
1. **湿性ラ音，胸水**——肺胞内に水がたまると，湿性ラ音が聞こえるようになり，また，肺毛細血管圧が上昇すると胸腔内にも水がたまり，胸水が出

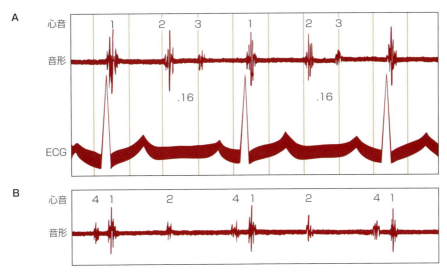

図10-19　A：典型的なIII音を示す心音図(S₃)．II音(S₂)のあと，0.16秒で聴取される．B：IV音を示す心音図(S₄)でI音(S₁)との関係を示す．

現する．

2. **心尖拍動のシフトと増強**——注意深く胸壁に触れると，多くの場合，心臓の収縮を心尖拍動として捉えることができる．正常では第4あるいは第5肋間の鎖骨中線上に収縮前期にのみ触れるが，これが収縮後期にも長く触れる場合，増強しているといえる．左室容積や心筋量が増加していることを示す．また，左室が拡大すると心尖拍動は外側にシフトする．

3. **III音(S₃)**——III音は早期拡張期に左室が急速充満するために発生する低調音である(図10-19A)．III音の生成の機序はまだよくわかっていないが，左室壁の弾性の限度を超えて血流流入の速度が急速に低下するためか，あるいは急に拡張した心臓自体が胸壁に当たり発生するとされる．III音は，小児や若者では正常に聞かれるが，40歳以上の大人で聞かれることはまれである．したがって，この年齢で，III音が聴取される場合，多くは病的である．心不全では左室の収縮末期容積と圧が上昇することが，III音の発生に関与しているようである．心不全でのIII音は，心尖部で最もよく聴取される．収縮機能障害でも拡張機能障害でもIII音は聴取される．

4. **IV音(S₄)**——通常，心房収縮に伴うIV音は聞こえないが，心不全で左室が硬くなっていると，左房の収縮に一致して低調のIV音が聴取される(図10-19B)．III音と同様，その発生の機序はよくわかっていないが，心房から送られる血流流入が，しなやかさを失った心室に入るときに急速に失速するためか，あるいは硬い心室自体が胸壁に当たり起こるのかもしれない．IV音は，心尖部およびその外側で最もよく聴取できる．特に患者が左側を下に側臥位になっていると聞こえやすい．その性質から，IV音は拡張機能障害の症例で聴取できる．

5. **蒼白で冷たく湿った皮膚**——心不全が悪化すると，末梢血管を収縮させて，脳など重要な臓器への血流を維持しようとする．したがって末梢の骨格筋などでは，もともと酸素含量が少ない血流からより多くの酸素を取り込むため，静脈血の酸素濃度はさらに低下し，患者は黒ずんだ皮膚を呈する．また血管が収縮しているため，体熱の放散ができず，代償として冷や汗が出て冷たく湿った皮膚となる．

2. 右心不全

臨床像

　右心不全の症状には，息切れ，下肢の浮腫，腹痛などがある．

　身体所見で観察されるものは，左心不全の場合と似ているが，その部位は若干異なる．右室が左室の前方，右側にあるためである(図10-1)．III音は胸骨左縁で聴取され，収縮期に胸骨が持ち上がる．頸部の観察では内頸静脈の圧が上昇している．その原因としては左心不全に伴うものが最も多く，しばしば左心不全の徴候も同時に観察される．

表 10-3 右心不全の原因

左心不全
前毛細血管閉塞
先天性(シャント，閉塞)
特発性肺高血圧症
原発性右心不全
右室梗塞
肺性心
低酸素誘導性血管収縮
肺塞栓症
慢性閉塞性肺疾患

病因

右心不全はいくつかの病態から発症する．前述したように，左心不全の結果，右心不全が起こり得るが，これは右室に対しての後負荷が常時，上昇していることを意味する．また右室の後負荷上昇は肺の血管や毛細血管の異常によっても起こる．例えば，先天性シャント疾患で起こる肺動脈系の容量負荷は，反応性の肺動脈の収縮を誘発し，右室の後負荷を増加して，結果的に右心不全を起こす．また，肺疾患の悪化による肺血管床の破壊や低酸素による細血管収縮により，右心不全を来す(肺性心 cor pulmonale と呼ばれる)．右心不全は，右室の梗塞，通常，下壁梗塞によっても発症する(表 10-3)．

病態生理

右心不全の病態生理は，左心不全で述べたのと同じである．収縮期と拡張期の両方の異常が存在するが，通常は，右室にかかる過剰な負荷や収縮性の低下が原因であることが多い．

単独で右心不全が起こる場合，通常，心室中隔は低圧系の右心側に拡張(弛緩)するが，右室圧が左室側より高いと心室中隔は十分に右室側に拡張できず，肺(うっ血)水腫の原因となる．まれではあるが，心室中隔は逆に左室側に拡張し，左室流出路を部分的に圧排することがある．

臨床症状

A. 息切れ——上述したように，もし左心不全があれば，患者は肺うっ血のために息切れを訴える．肺疾患を基盤とした右心不全(例えば，肺塞栓症，慢性閉塞性肺疾患)の場合，原疾患からも息切れは起こる．また，肝血管のうっ血から起こる腹水のため横隔膜の動きが障

害され息切れが起こる場合もある．加えて，右心不全では，アシドーシス，低酸素症が起こる．興味深いことに，例えば，僧帽弁狭窄症による肺うっ血では，右心不全が悪化すると症状が軽減する場合がある．

B. 頸静脈圧の上昇——頸部の観察で内頸静脈の拍動位置を確認することができる(図 10-20A)．心臓と静脈波が観察できる部位の垂直方向の距離で，右房あるいは中心静脈圧を推定することができる．右房の正確な位置を決定することは難しいので，頸静脈波の高さを胸骨の Louis 角から測定する．この測定値に 5 cm を加えて右房圧を算出する(右房は Louis 角から 5 cm 下方に位置する)．通常，頸静脈波は右房より 7 cm 以内に観察される．この距離が 10 cm を超える場合，右房圧は上昇していると考えられる．これは，心室への前負荷は適切であるが，心室の機能が低下しており，静脈系に体液が貯留していることを示唆する．心不全以外の頸静脈圧上昇の原因として，心タンポナーデ，収縮性心膜炎，重症肺塞栓症がある．

頸静脈波は，その相対的な位置に加えて，個々の波形も調べることができる．3 つの陽性波(a, c, v)と 2 つの陰性波(x と y)が確認できる(図 10-20B)．a 波は

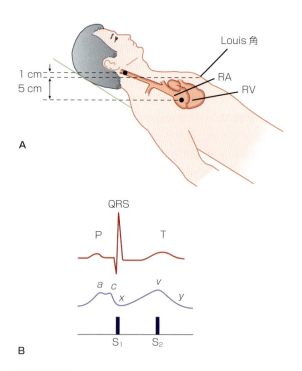

図 10-20　A：頸静脈パルスの検査と静脈圧の推測(RA：右房，RV：右室)．B：頸静脈パルス波形．心電図と心音(S_1, S_2)の関係を示す．頸静脈パルスの一番低い切れ込み x は，S_1 と一致する．頸静脈パルスの v 波は，心尖拍動が触れる直後で，S_2 と一致して起こる．頸静脈パルス波形の詳しい説明は本文を参照．

心房収縮による右房圧の上昇を反映している．通常，ベッドサイドでの検査では，c 波は検出できない．この c 波は右室の等容性収縮のときの三尖弁が右房側に膨らむために生じると考えられている．x 下降波は心房の拡張と収縮期の三尖弁の下方移動により発生し，v 波は心房への持続する血液の流入に対応する．いったん三尖弁が開口すると，右房に充満した血液は急速に右室に流入して，y 下降波が発生する．個々の波形が上昇する現象は，特に心膜疾患を議論するときに重要である．

C. 全身水腫，腹水，下肢浮腫，肝頸静脈逆流，腹痛
——右心房圧の上昇は，全身の静脈系への体液貯留を引き起こす．静脈うっ滞は，全身水腫 anasarca，腹水（腹腔内の体液貯留），足背あるいは下腿浮腫を起こす．約 5 秒間，肝臓部分を押さえると，静脈血を大静脈に押し込むことになるが，もし右室がこの増加に対応できないと，頸静脈圧の上昇が観察される（「肝頸静脈逆流」）．血液うっ滞による肝腫大は，右上腹部の痛みを引き起こす．

> **チェックポイント**
> 6. 左心不全および右心不全の臨床所見は何か．
> 7. ほぼすべての心不全を説明することができる 4 つの一般的な病因は何か．
> 8. 収縮機能障害と拡張機能障害による心不全の病態生理学的な違いを説明せよ．
> 9. 左心不全と右心不全の主な臨床像と合併症について，対比して説明せよ．

心臓弁膜症

　心臓の弁の異常は，狭窄病変か閉鎖不全に分けることができる．三尖弁あるいは肺動脈弁は，心内膜炎，先天性心疾患，カルチノイド症候群などで機能障害を起こすが，原発性の右心系弁障害は臨床的に少ないので，ここでは取り扱わない．ここでは大動脈あるいは僧帽弁の狭窄病変と閉鎖不全の病態について述べる．
　心雑音の一般的な分類を 図 10-21 に示す．どのような病態でも心臓や大動脈における血液の乱流は雑音を起こす．例えば，心室中隔欠損症は，左右の心室のシャントと大きな圧格差のために収縮期雑音を伴う．また，動脈管開存症でも，肺動脈と大動脈間に開存があり，連続性雑音が聞かれる．しかし，弁疾患は心雑音が聞かれる病態のなかで最も頻度が高い．特定の弁膜症の病態生理を理解するには，心雑音の発生機序を

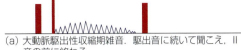
(a) 大動脈駆出性収縮期雑音．駆出音に続いて聞こえ，II 音の前に終わる．

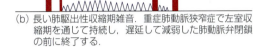
(b) 長い肺駆出性収縮期雑音．重症肺動脈狭窄症で左室収縮期を通じて持続し，遅延して減弱した肺動脈弁閉鎖の前に終了する．

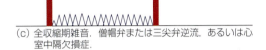
(c) 全収縮期雑音．僧帽弁または三尖弁逆流，あるいは心室中隔欠損症．

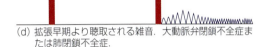
(d) 拡張早期より聴取される雑音．大動脈弁閉鎖不全症または肺閉鎖不全症．

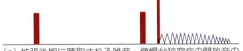
(e) 拡張後期に聴取される雑音．僧帽弁狭窄症の開放音の後に聞こえる．

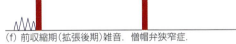
(f) 前収縮期（拡張後期）雑音．僧帽弁狭窄症．

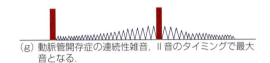
(g) 動脈管開存症の連続性雑音．II 音のタイミングで最大音となる．

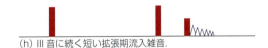
(h) III 音に続く短い拡張期流入雑音．

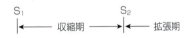
(i) 血行動態的に重症でない僧帽弁閉鎖不全症の収縮後期雑音．

図 10-21 主要な心雑音の出現タイミング．

理解することが重要である.

心雑音は,収縮期雑音と拡張期雑音に分けられる.収縮期には左室は収縮し,この間,大動脈弁は開口し,僧帽弁は閉じている.したがって,血液の乱れが起こるとすると,僧帽弁の閉鎖不全で左房側に逆流するか,大動脈弁が狭窄していると起こる.逆に,拡張期では左室は開いている僧帽弁を介して充満しており大動脈弁は閉じている.そこで,血液の乱れは僧帽弁が狭窄しているか,大動脈弁が閉鎖不全を起こしていると起こる.一般に弁の狭窄病変はゆっくりと発症する.一方,逆流病変は慢性にも急性にも起こり得る.

1. 大動脈弁狭窄症

臨床像

どのような基礎疾患による大動脈弁狭窄症であっても症状の出る前にゆっくりと狭窄が進行し長い無症状の期間がある.大動脈弁狭窄症の3大症状は,(1)胸痛(狭心症),(2)失神,(3)心不全である.この順に頻度が高い.これらの症状がいったん起こり,治療しないと大動脈弁狭窄症の予後は悪く,平均余命は,狭心症で5年,失神で3年,心不全で2年とされる.

身体所見では,心尖部に比べて頸動脈の拍動は小さく(小脈 pulsus parvus)なり遅れる(遅脈 pulsus tardus).心尖拍動は,正常より外側にシフトして,増強する.聴診では,収縮中期雑音が,心基部で最も大きく聴取され,鎖骨や頸部に放散する[図10-21(a)].症例によっては,高調の大動脈駆出音が,I音のすぐあとに聞かれる.また,しばしばIV音を聴取する.

病　因

表10-4に種々の大動脈弁狭窄症の原因を示す.

表10-4　大動脈弁狭窄症の原因

原　因	生　理	臨床像
先天性	弁の形態は一尖,二尖あるいは癒合した三尖であり得る.異常な血流は弁尖の線維化や石灰化を起こす.	通常30歳までに発症.
リウマチ性	組織の炎症が弁尖接合部の癒合を起こす.持続する血流障害により弁尖の石灰化や線維化を起こす.	30～70歳で発症.しばしば大動脈弁逆流と僧帽弁の障害も伴う.
弁変性	弁基部の石灰化病変に伴い弁が可動性を失うが,弁尖部は比較的傷害されない.	70歳以上の狭窄の原因.糖尿病や脂質異常症を合併する患者が多い.

病態生理

正常の大動脈弁口面積は3.5～4.0 cm^{2}である.重症の大動脈弁狭窄症では,0.8 cm^{2}以下となる.このような場合,左室内と大動脈の間の圧格差は,150 mmHgを超えることもあり,ほとんどの患者は症状を呈する(図10-22A).左室流出路の狭窄は,左室の後負荷を著しく増加する.左室の代償機構は,Laplaceの法則からも推察できる.すなわち,球体でその壁ストレス(T)は,壁内外圧差(P)と球体の半径(r)の積に比例する.そして,球体の壁厚(W)に反比例する.

$$T \propto P \times \frac{r}{W}$$

圧負荷が起こると(上の式でPが増加すると),まず壁厚(W)が大きく増加し,内腔径はあまり大きくならない.この状態は「求心性心肥大 concentric hypertrophy」と呼ばれる.これにより大動脈弁狭窄症による壁ストレスは回避される(同様に大動脈弁閉鎖不全症も参照).前に述べた圧-容積曲線を解析してみると,大動脈弁狭窄症では心拍出量を維持するため,また左室の「しなやかさ」が低下しているので,a→a'のように左室の拡張末期圧は著しく増加する(図10-22C).

臨床症状

A. 症状

1. **狭心症**——狭心症はいくつかの機序で発症する.まず,大動脈弁狭窄症の約半数は冠動脈病変を有している.たとえ解剖学的に有意な冠動脈狭窄がなくとも,心肥大のために酸素需要量が増加しており,さらに心筋のストレス増加により,より強い微小冠動脈への圧迫があり,相対的な心筋細胞の虚血を来しやすい.また,石灰化した弁尖部からカルシウム塞栓が飛んで狭心症を起こす例が,まれではあるが報告されている.

2. **失神**——大動脈弁狭窄症の失神は脳への血流減少により説明されているが,一過性の心房性不整脈(多くは心房細動)により,左房収縮が失われて左室の血液充満が低下しても発症する.加えて,大動脈弁狭窄症では心室性頻脈(心室頻拍)がより高い頻度で起こり,これが失神の原因になる.

3. **心不全**——左室の拡張末期圧の上昇は,肺静脈圧の上昇,さらに肺うっ血を起こす(前述の心不全を参照).

B. 身体所見——前述したように内頸動脈の拍動は,触れが小さくなり遅れる.左室肥大があるため心尖拍動は通常より外側にシフトし増強する.左房収縮の貢献度は高くなり,したがって,IV音が聴取される.ま

代表的な循環器疾患の病態生理 297

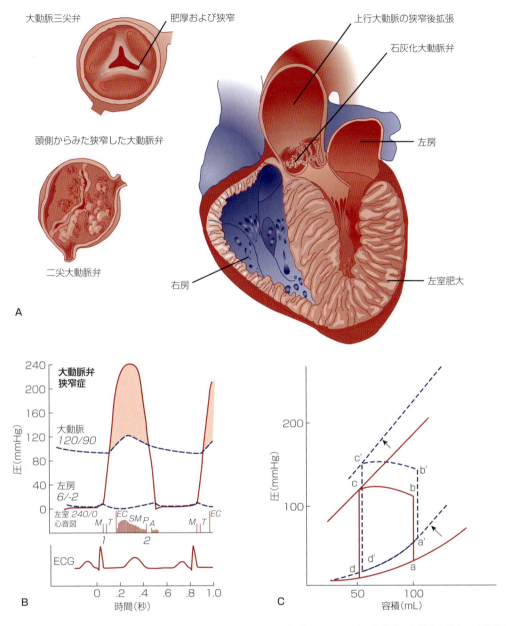

図 10-22　大動脈弁狭窄症．A：左前斜位の心臓で，大動脈弁狭窄症の特徴を示す．肥大した左室，弁狭窄のあとの大動脈の拡張に注意．B：重症の大動脈弁狭窄症における聴診所見と血行動態の特徴を示す図．左室肥大と収縮期の雑音が特徴的である．（EC：大動脈駆出音，SM：収縮期雑音，P：肺動脈弁，A：大動脈弁．）（Cheitlin MD et al, eds. *Clinical Cardiology*, 6th ed. から許可を得て転載．原著は Appleton & Lange から出版．Copyright © 1993 by The McGraw-Hill Companies, Inc.）．C：大動脈弁狭窄症における圧-容積曲線．左室は肥大しているため，そのコンプライアンスは低下している．拡張期圧-容積曲線が左上方にシフトして，拡張末期圧 a′ が上昇する．左室は大きな圧格差に抗して血液を全身に拍出するため，等容積収縮時の左室内圧 b は，b′ に上昇する．左室の収縮性は増加して，収縮期圧-容積曲線も左上方にシフトする．

た，収縮中期雑音（クレシェンド-デクレシェンド）が心基部で最も大きく聞かれて，鎖骨や頸部に放散する．僧帽弁閉鎖不全と異なり，Ⅰ音とⅡ音は容易に聞かれる．弁狭窄が悪化すると雑音がピークに達するまでの時間が延長する．弁尖に石灰化が強いと，雑音は

より耳ざわりになる．大動脈駆出音（訳注：図 10-22 内の EC）は，弁が開口するときに弁尖が突然完全に開口せずに止まってしまうことにより発生し，これは先天性の弁の形成不全などの弁の動きがある程度保たれているときのみ聴取できる．

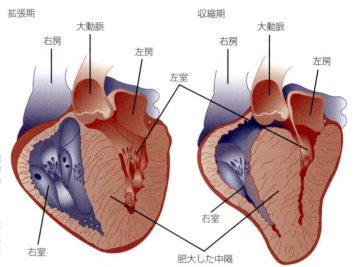

図 10-23 肥大型心筋症（左側面像）．心臓の特徴的な所見を示す．（Cheitlin MD et al, eds. *Clinical Cardiology*, 6th ed. より許可を得て転載．原著は Appleton & Lange から出版．Copyright © 1993 by The McGraw-Hill Companies, Inc.）

大動脈弁狭窄症とよく似た病態で，狭窄が弁の上部あるいは下部（左室流出路）の病気でも起こり得る．先天奇形で大動脈弁直上の膜様構造物のため，部分的な狭窄を起こすことがある．この場合，雑音は胸骨右縁，第1肋間で最もよく聴取できる．また，重症の肥大型心筋症例では，大動脈弁下に狭窄がみられることがある（図10-23）．大動脈弁狭窄症と同様，肥大型心筋症の場合の左室流出路の狭窄は動的であり，右室への静脈還流量が減少すると，両室間の容積の関係で狭窄レベルは悪化する．したがって，患者を急に立位にしたり，Valsalva 負荷試験を行うと，静脈還流量が減少し雑音は増強する．一方，大動脈弁狭窄症の場合，これらの手技で弁口部分を流れる絶対的血液量が減少するため，心雑音は逆に減弱する．

2. 大動脈弁閉鎖不全症

臨床像

大動脈弁閉鎖不全症は，慢性にも急性にも発症する．慢性の場合，心臓が容積負荷に対応してリモデリングを起こすので，長い潜伏期がある．この代償機構が破綻すると，左心不全症状が急速に出現する．一方，急性発症の大動脈弁閉鎖不全症では，左室の代償機構が働く前に，息切れ，肺うっ血，低血圧などのショック症状が突然起こる．

慢性の大動脈弁閉鎖不全症患者の身体所見では，非常に動的な脈を触れる（しばしば叩くような pounding と表現される脈である）．聴診では以下の3つの雑音が聴取される［図10-21(d)］．(1) 高調の早期拡張期雑音，(2) Austin-Flint 雑音と呼ばれる拡張期ランブル，(3) 収縮期雑音である．しばしばIII音が聴取される．しかし，急性の大動脈弁閉鎖不全では末梢での所見は認められないことが多く，聴診でも拡張期雑音はずっと弱い．Austin-Flint 雑音は，もし聴取できても，その持続時間は短い．I音は小さいか消失する．

病因

急性および慢性の大動脈弁閉鎖不全症は，弁や大動脈起始部の異常により発症する（表10-5）．

病態生理

大動脈弁閉鎖不全症では，拡張期に左房からだけでなく大動脈からも血流が流入するために，左室に過剰な容量負荷が起こる．大動脈弁閉鎖不全症がゆっくりと発症すると，左室はその容量を増加することにより対応する．そのため収縮期の左室圧はあまり変化しないため，前述のLaplaceの法則における左室壁ストレスは，壁厚を外側へ増加させて代償することになる．この現象は，「遠心性心肥大 eccentric hypertrophy」と呼ばれている．大動脈弁狭窄症のときにみられる「求心性心肥大 concentric hypertrophy」と対照的である．結果的に，慢性の大動脈弁閉鎖不全症では，図10-24 の圧-容積曲線に示すように，左室は著しく拡大し，低いコンプライアンスのポンプとして働き，その拡張末期容量と1回心拍出量は増大するが，拡張末期圧は上昇しない．大動脈と常につながっているので，厳密な意味での圧-時間曲線や圧-容積曲線におけ

代表的な循環器疾患の病態生理　　299

表 10-5　大動脈弁閉鎖不全症の原因

部　位	病　理	病　因	時間経過
弁	弁尖異常	心内膜炎	急性あるいは慢性
		リウマチ性疾患	急性あるいは慢性
		強直性脊椎炎	通常，慢性
		先天性	慢性
大動脈	拡張	大動脈瘤	急性あるいは慢性
		結合組織の遺伝性疾患	通常，慢性
		Marfan 症候群	
		Ehlers-Danlos 症候群	
		骨形成不全症	
	炎症	動脈炎（高安病）	通常，慢性
		梅毒	通常，慢性
		関節炎関連疾患	通常，慢性
		強直性脊椎炎	
		Reiter 症候群	
		関節リウマチ	
		全身性エリテマトーデス（SLE）	急性あるいは慢性
		嚢胞性中膜壊死	
	弁尖部支持組織の障害	外傷	通常，急性
		大動脈解離（多くは高血圧から）	通常，急性

る等容量性収縮や拡張は存在しない．逆流する血液が
心室に戻り見かけ上拍出量が大きくなるため，大血管
のコンプライアンスは増大し，収縮期圧は上昇，拡張
期圧は低下して，脈圧は拡大する（大脈：図 10-24C）．

臨床症状

A. 息切れ——急速に大動脈弁閉鎖不全症が起こり，
左室がその急な容量負荷に対応できない場合は，肺
うっ血が起こり得る．慢性期では，代償機構が働いて
いるが，これが破綻すると，拡張期の圧-容積曲線の
右側にシフトして，急峻な拡張末期圧の上昇を来し，
息切れを訴える．

B. 身体所見

　1. 過剰に動的な脈——慢性大動脈弁閉鎖不全症で
　は，脈圧の増大によりいくつかの徴候を呈する．
　脈の触診では，急速に立ち上がり次いで急速に下
　がる脈（水槌脈あるいは Corrigan 脈と呼ばれる）
　が観察される．脈に合わせて頭部が動く DeMusset
　徴候，口蓋垂が動く Müller 徴候，爪床を圧する
　と脈がみえる Quincke 拍動などがある．

　2. 心雑音——大動脈弁閉鎖不全症では，3 つの心
　雑音が聞かれる．まず，拡張早期の左室への逆流
　音が胸骨左縁下方を最強点とする高調性の早期拡
　張期雑音として，次いで，心尖部にて拡張期ラン
　ブル（Austin-Flint 雑音）が聴取される．Austin-
　Flint 雑音は，左室に逆流する血液が僧帽弁前尖
　の開口をじゃますることにより機能的な僧帽弁狭
　窄を起こすためと考えられる．最後に，胸骨左縁
　上部にて聴取するダイアモンド型の収縮期雑音が
　聞かれるが，これは流量増加による機能的な大動
　脈弁狭窄と考えられる．

　　急性に起こった重症の大動脈弁閉鎖不全症で
　は，早期拡張期雑音は早期に左室圧と大動脈圧の
　格差がなくなるので減弱する．また，I 音も逆流
　のため早期に僧帽弁が閉じ，左室圧が上がるため
　に減弱する．

　3. Ⅲ音——心不全を合併したり，早期に左室拡張
　が起こるため，しばしばⅢ音が聴取される．

　4. 心尖拍動——左室は拡大するため，心尖拍動は
　外側にシフトする．

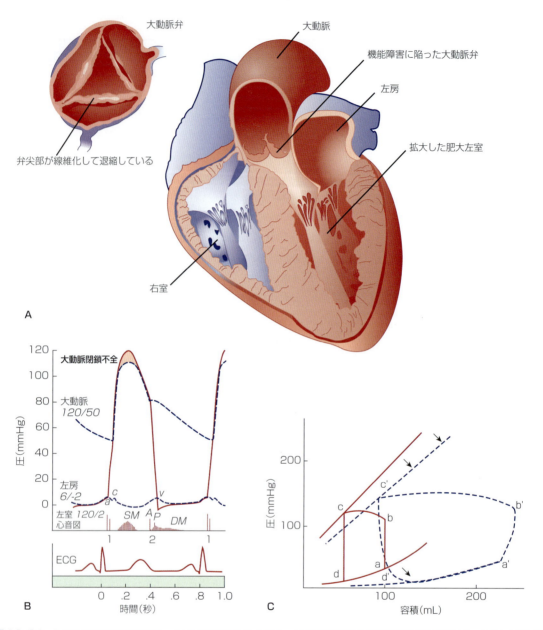

図10-24 大動脈弁閉鎖不全症（逆流）．**A**：左前斜位でみた心臓で，大動脈弁閉鎖不全症の解剖学的特徴を示す．左室と大動脈が拡大している．**B**：重症の大動脈弁閉鎖不全症における聴診所見と血行動態の特徴を示す図．左室は拡大と肥大を示し，大動脈は拡大，拍出量の増加，大きく幅広い脈，拡張期雑音が特徴的である．（SM：収縮期雑音，A：大動脈弁，P：肺動脈弁，DM：拡張期雑音．）(Cheitlin MD et al, eds. Clinical Cardiology, 6th ed. より許可を得て転載．原著は Appleton & Lange から出版．Copyright © 1993 by The McGraw-Hill Companies, Inc.)．**C**：大動脈弁閉鎖不全症における圧-容積曲線．左室の著明な拡大により，拡張期圧-容積曲線は右にシフトする．最初，心室肥大は，等容性圧-容積曲線を左にシフトするが（図示せず），左室が拡大し収縮力が低下してくると，最終的には右にシフトする．心拍出量は著しく増加する．しかしながら，有効拍出量は閉鎖不全により血液が左室内に逆流するため減少する．左室は，常に僧帽弁（拡張期）あるいは大動脈からの血流逆流（収縮期）により充満されるので等容積性収縮あるいは拡張期は存在しない．

3. 僧帽弁狭窄症

臨床像

僧帽弁狭窄症の症状には息切れ，疲労感，血痰がある．しばしば動悸や心拍が速いと訴える．さらに，僧帽弁狭窄症の患者は神経所見，例えば，手足のしびれ感や筋力の低下，急な視力低下，協調運動ができないと訴える．

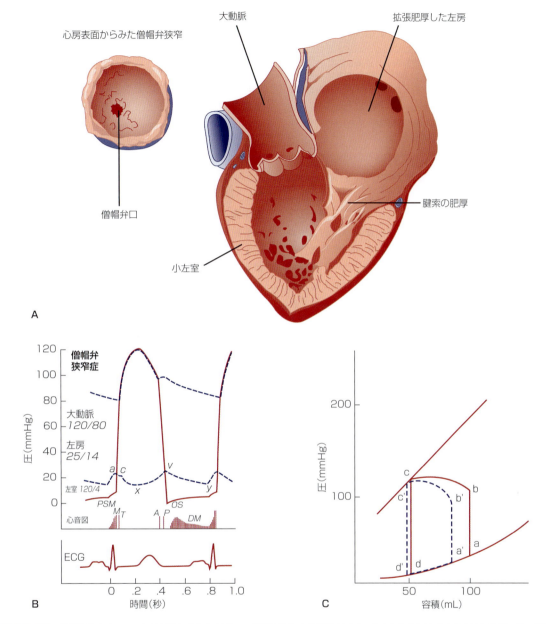

図 10-25 僧帽弁狭窄症．**A**：左前斜位からみた心臓で，僧帽弁狭窄症の特徴を示す．拡大した左房と小さな左室に注意．**B**：僧帽弁狭窄症における聴診所見と血行動態の特徴を示す図．僧帽弁尖の肥厚と癒合，左房圧の上昇，左房の拡大，開口音，拡張期雑音が特徴的である．（PSM：前収縮期雑音，OS：開口音，M：僧帽弁，T：三尖弁，A：大動脈弁，P：肺動脈弁，DM：拡張期雑音．）(Netter FH. *Heart*, vol 5: CIBA Collection of Medical Illustrations, CIBA Pharmaceutical Co., 1969. より許可を得て転載.）．**C**：僧帽弁狭窄における圧-容積曲線．左室への血液充満は，a から a′ のように制限されており，1 回心拍出量は bc から b′c′ に減少している．

　僧帽弁狭窄症の特徴的な雑音は低調な拡張期ランブルであり，さらに開口音（オープニング・スナップ）が拡張期の早期に聴取される（図 10-25）．肺野ではラ音が聞こえる．

病　因

　多くの場合，僧帽弁狭窄症の原因はリウマチ熱であるが（表 10-6），まれに先天的病変やカルシウム沈着が原因のこともある．粘液種などの心房内腫瘤により一過性の僧帽弁の狭窄を起こすこともある．

表 10-6　僧帽弁狭窄症の原因

病　態	コメント
リウマチ性	最も頻度が高い. 狭窄は僧帽弁の接合部, 弁尖部乳頭筋腱索の癒合・肥厚による. 症状は通常, リウマチ熱に罹患したあと, 20 年後に出現.
石灰化	通常, 僧帽弁閉鎖不全症, 一部では狭窄も起こす.
先天性	通常, 幼児から小児期に発症する.
膠原病に伴う血管病	SLE および関節リウマチ(まれ).

病態生理

　僧帽弁は通常 2 尖弁で, 前尖部が後尖部の約 2 倍の面積を有する. 弁口面積は通常 5〜6 cm^2 である. 僧帽弁狭窄のために症状が出てくると, 弁口面積は 1 cm^2 以下である. 左室への血液の流入が抑えられるため, 左室は圧負荷や容量負荷から逃れられる. それで, 左室の圧-容積曲線は相対的に容積が減る以外に大きな変化は来さない. しかし, 血行動態をみると, 左房圧は非常に上昇している(図 10-25B). このため主な病態は肺静脈圧と右心系圧の上昇である. 進行した僧帽弁狭窄症では, 右室の拡大と収縮能の低下がしばしば観察される.

臨床症状
A. 症状

1. **息切れ, 血痰, 起坐呼吸**——すべての症状は左房, 肺静脈, 肺毛細血管の圧上昇による(実際の機序については心不全の項で記載されている).
2. **動悸**——左房の拡大は僧帽弁狭窄症患者で心房性不整脈を起こす原因になる. 過剰な心房興奮, 例えば, 心房細動がしばしばみられる. 左室の血流充満は, 特に左房収縮に依存しているので, 心房細動になり左房収縮がなくなると, 急性の血行動態の破綻が起こる.
3. **神経症状**——左房からの血流出口である僧帽弁が狭窄することにより, 左房内に血液が充満しうっ滞する. そのため左房内に血栓が形成され, しばしば心エコーで観察される. 左房内血栓は僧帽弁狭窄症患者の約 20% にみられ, この頻度は加齢, 心房細動の合併, 僧帽弁狭窄症の重症度, 心拍出量低下に比例して増加する. 何らかの神経学的所見を呈する血栓イベントは洞調律の患者の 8%, さらに慢性あるいは発作性心房細動は 32% の患者で発症する. さらに左房の拡大はしばしば反回神経を圧迫して, 嗄声を起こす(Ortner 症候群).

B. 身体所見

　聴診では狭窄した僧帽弁口から流れ込む乱流のために拡張期ランブルが聞こえる. 大動脈弁狭窄症における大動脈駆出音と同様, 開口音(オープニング・スナップ)が早期拡張期に聞こえることがある. この音は患者の僧帽弁尖部が, まだある程度動くときに聞こえる.

　肺毛細血管圧が上がって肺胞内に水がたまってくるとラ音が聞こえる.

4.　僧帽弁閉鎖不全症

臨床像

　僧帽弁の閉鎖不全がどのようなスピードで起こるかによって患者の症状は変わってくる. 慢性の僧帽弁閉鎖不全症患者では症状は徐々に発現する. 最も一般的な症状は労作時息切れ, 疲労感と動悸である. 急性の僧帽弁閉鎖不全の場合, 左心不全の症状, すなわち息切れ, 起坐呼吸, ショックを呈する. 僧帽弁逆流が冠動脈疾患による場合, しばしば患者は胸痛を訴える.

　心尖部でしばしば腋窩に放散する汎収縮期性逆流音が聞こえる. この雑音のために I 音と II 音は聞こえにくくなる. 閉鎖不全が重症の場合, III 音がしばしば聴取される. 慢性の僧帽弁逆流では, 心尖拍動はしばしば過剰に大きくなり, 外側にシフトする.

病　因

　かつてはリウマチ熱が僧帽弁閉鎖不全症の最も多い原因であった. しかしながら, 現在ではおそらく僧帽弁逸脱が最も頻度の高い原因であり, 次に冠動脈疾患である. 前側壁側および後中隔側の乳頭筋の働きにより, 心臓の収縮時の僧帽弁の前尖と後尖の先端がうまく合わせられている. 弁は細い腱索と呼ばれる線維性構造を介して乳頭筋につながっている. 僧帽弁逸脱の患者は, 50〜60 歳代で弁の過剰な組織が粘液性変性を起こし, 逸脱がさらに強くなる. このような弁尖部の接合不全や突然の腱索断裂で, 僧帽弁逆流は増強する. さらに冠動脈疾患では, 特に左回旋枝の閉塞によりこれが還流している乳頭筋の虚血や断裂が起こり得る(表 10-7).

病態生理

　僧帽弁が正常に閉じないと血液の逆流は収縮期に観察される. 慢性の僧帽弁閉鎖不全症では, 大動脈弁狭窄症と同様の容量負荷に対する代償機構が起こる. 左室と左房は拡大し壁ストレスを正常化するために, Laplace の法則に従い, 同時に左室肥大が起こる. 拡

表 10-7　僧帽弁閉鎖不全症の原因

病　態	原　因
急　性	
腱索の断裂	感染性心内膜炎
	外傷
	急性リウマチ熱
	「自然発症」
乳頭筋の断裂あるいは機能障害	虚血
	心筋梗塞
	外傷
	心筋膿瘍
弁尖部の穿孔	感染性心内膜炎
	外傷
慢　性	
炎症性	リウマチ性心疾患
	膠原病に伴う血管病
感染	感染性心内膜炎
変性	弁尖部の粘液腫性変性
	僧帽弁輪の石灰化
腱索あるいは乳頭筋の断裂または機能障害	感染性心内膜炎
	外傷
	急性リウマチ熱
	「自然発症」(原因不明)
	虚血
	心筋梗塞
	心筋膿瘍
先天性	
	発生過程の障害

張期の血液充満量は増加するが，それは右室から駆出された血液と前の心拍のときに逆流してきた血液量の総和をみているからである．急性の僧帽弁閉鎖不全では突然の左房と左室の容量負荷が，心室の拡大や肥大といった反応でうまく代償できない．左房圧をみると（図10-26），突然の左房容量負荷は，心房圧曲線の v 波が上昇し，この高い圧が肺毛細血管に伝わり肺水腫を起こすことになる．

臨床症状

A. 症状

1. 肺水腫——急性僧帽弁閉鎖不全症における肺毛細管圧の急速な上昇は，肺水腫の突然の発症につながり，息切れ，起坐呼吸，発作性夜間呼吸困難が起こる．慢性僧帽弁閉鎖不全症では症状は徐々に発現するが，ある時点で代償機構が機能しなくなり，特に運動によって肺水腫が発症する．

2. 疲労——末梢組織に対する前方への血流が減少するため，疲労が発生する．

3. 動悸——左房拡大は心房細動の発生とそれに伴う動悸を引き起こす．心房細動および僧帽弁閉鎖不全を有する患者は，心原性脳塞栓イベントの発症率が20％である．

B. 身体所見

1. 全収縮期雑音——心房への逆流は，収縮期を通して聴取される高音の雑音を発生させる．雑音はⅠ音で開始され，Ⅱ音まで続き，収縮期を通じて一定の強度を示す．等容弛緩の間に左室圧が左房圧と等しくなると最終的に終了する．大動脈弁狭窄症の雑音とは異なり，心拍数が変化しても雑音の強度にはほとんど変化がない．さらに，雑音は呼吸によっても強度は変化しない．通常，心尖部で最もよく聴取され，しばしば腋窩に放散される．僧帽弁前尖の破綻が生じた場合，僧帽弁閉鎖不全の雑音が背中側に放散されることがある．

2. Ⅲ音——心不全が認められるとⅢ音が聴取される．拡張期の間の心室の拡大と急速な充満のために，重症僧帽弁閉鎖不全症患者では，明らかに心不全が認められなくても聴取されることがある．

3. シフトし，過剰に動的な心尖拍動——慢性僧帽弁閉鎖不全症患者の左室容積および壁厚の代償拡大は，左側にシフトした心尖拍動によって明らかになる．心室は血液を駆出する低圧室(左房)を有しているため，心尖拍動はしばしば過剰に動的となる．急性の僧帽弁閉鎖不全症では，左室は代償性容積拡大が起こるのに十分な時間がないために，心尖拍動はシフトせず，過剰に動的とならない．

チェックポイント

10. 4つの主な弁膜疾患の臨床像について述べよ．

11. 各弁膜疾患の最も頻度の高い原因は何か．

12. 各弁膜疾患の病態について述べよ．

13. 各弁膜疾患の主な臨床像と合併症について説明せよ．

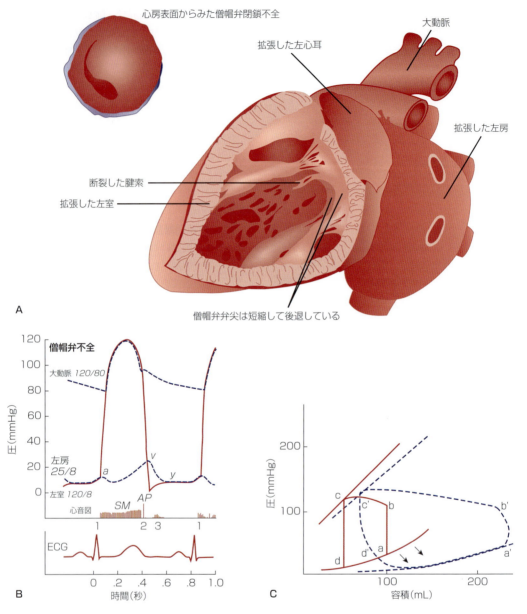

図10-26 僧帽弁閉鎖不全症（逆流）．**A**：左前斜位からみた心臓で，僧帽弁閉鎖不全の特徴を示す．左房と左室が拡張している．**B**：僧帽弁閉鎖不全における聴診所見と血行動態の特徴を示す図．収縮期の左房への血液の逆流，左房の拡大，左室の拡大（急性期には肥大），左房圧の著明な v 波（肺静脈からの灌流と左室からの逆流の両者による），全収縮期雑音が特徴的である．（3：3音，SM：収縮期雑音，A：大動脈弁，P：肺動脈弁閉鎖音．）(Cheitlin MD et al, eds. *Clinical Cardiology*, 6th ed. より許可を得て転載．原著は Appleton & Lange から出版．Copyright © 1993 by The McGraw-Hill Companies, Inc.) **C**：僧帽弁閉鎖不全における圧-容積曲線．著しく増加した左室容積のために，拡張期圧-容積曲線は右にシフトする（青の点線）．拍出量は，左室が低圧系の左房にも血液を送り込むため，増加する．逆流が慢性化すると，結果的に等容量圧-容積曲線は右にシフトする（青の点線）．

冠動脈疾患

臨床像

胸痛は冠動脈疾患の最も一般的な徴候である．通常は鈍い痛みであり腕や顎に放散する．深呼吸で悪化することのない胸痛で，時に息切れや発汗や吐き気・嘔吐を伴う．これらのすべてをさして**狭心症 angina pectoris** あるいは胸痛と呼ばれており，1744年に Heberden が初めて記載した言葉である．

狭心症はその起こり方と持続時間により分類され

る．もし胸痛が労作時のみに起こり，長期間安定している場合は**安定狭心症 stable angina** とされ，逆に，安静時に起こる場合は**不安定狭心症 unstable angina** とされる．また，起こり方に関係なく，胸痛が収まることなく長時間続き，心筋細胞の不可逆的な損傷が起これば，**心筋梗塞 myocardial infarction** と診断される．

身体所見では，IV音が聴取されたり，心不全やショックを呈する．しかしながら他の心疾患よりも，最初の問診聴取が一番大切である．

病　因

狭心症の一番の原因は心臓の外側を走行する太い冠動脈の粥状動脈硬化による狭窄である．セロトニンやヒスタミンなどによる冠動脈攣縮も日本人には多い．まれには先天性な冠動脈疾患で狭心症などを起こすことがある（表10-8）．

病態生理

冠動脈は心筋細胞に血液を供給し，二酸化炭素や乳酸などを回収してくる．心臓は，非常に代謝の盛んな臓器であり，体重の0.3%しか重さがないにもかかわらず，全血液の7%の灌流を受け，それだけ酸素を必要としている．細胞レベルの虚血は，最大の酸素供給に比べて需要が高まるときに起こる．あるいは酸素の供給が絶対的に足りないときに起こる．甲状腺中毒症や大動脈弁狭窄症のような酸素需要の増加が起こる病態も，虚血の原因としてあるが，多くの場合は供給不足である．まれに血中の酸素含有量自体の低下によっても供給不足が起こる．例えば，一酸化炭素中毒や貧血である．しかしながら，頻度的に多いのは粥状動脈硬化症など冠動脈の問題である（表10-8）．心筋虚血は酸素の需要増加とその供給不足のバランスによって決定される．コカインは心臓のアドレナリン作動性神経終末でのノルアドレナリンの再吸収を阻害して酸素需要を高め，かつ，冠動脈攣縮を誘発するので，コカイン中毒のときは心筋虚血が起こりやすくなる．

太い冠動脈の粥状動脈硬化症は依然として狭心症と心筋梗塞の主たる原因である．このあとの11章でも触れるように，冠動脈血管壁の脂肪性線条は，20歳代でもほぼ全員に認められ，考えられているよりずっと若いときから粥状動脈硬化症は進行している．血管の屈曲部や分岐点など圧ストレスがかかりやすいところに，マクロファージの遊走があり，内皮細胞下で泡沫化が起こっている．このプロセスはさらに進行して，さらなる泡沫細胞の増加，平滑筋細胞の増殖，細胞外の脂肪とコラーゲンの増加を引き起こす（図10-

表10-8　冠動脈疾患の原因

原　因	コメント
粥状動脈硬化症	最も頻度の高い原因．危険因子としては，高血圧，脂質異常症，糖尿病，喫煙，動脈硬化症の家族歴．
攣縮	冠動脈攣縮は，どのような人たちにも起こるが，日本人に非常に多い．その誘因因子としては，ヒスタミン，セロトニン，カテコールアミン，さらに内皮細胞由来因子がある．攣縮はどのような状況でも起こり，必ずしも労作と関連しない．
塞栓	冠動脈疾患のまれな原因．心内膜炎の疣腫から塞栓子が飛んで起こることがある．
先天性	先天的な冠動脈疾患の奇形が1〜2%の頻度で起こる．しかし，これらの異常のごく一部が症状のある虚血を起こすに過ぎない．

27）．これらの進行スピードと障害の範囲と程度は，地域や人種で異なる．

根底にある病態生理学的なプロセスの違いは，冠動脈疾患の臨床症状を変化させる．例えば，安定狭心症では，安定したプラークのある冠動脈1〜2枝の閉塞性障害で起こることが多い．太い冠動脈は通常血流の導管として働いているので，安静時にはそこに90%の狭窄があっても患者は症状を起こさない．しかし，労作時には50%の狭窄であっても胸痛が出現することがある．不安定狭心症では，粥状プラークが破綻してそこに血小板が集積し，通常10〜20分で解除される一時的な冠動脈の閉塞が起こっている．加えて，血小板から遊離されるトロンボキサンA_2やセロトニンなどの血管収縮物質や内皮細胞の障害により，冠動脈収縮が起こり冠血流は減少する．心筋梗塞では，粥状プラークが破綻し相対的に安定して長く維持される血小板血栓が形成される．最近の研究では，プラークにおける炎症の関与が大きいことが示されている．すなわち，炎症により細胞外マトリックスの破壊や細胞死が，プラーク破綻に関与している可能性が報告されている．

通常，有酸素時，心臓は遊離脂肪酸から得られるATPをエネルギー源として使用しているが，グルコースや他の炭水化物もエネルギーとすることができる．冠血流が途絶えると，60秒以内に虚血心筋細胞では酸素が枯渇してしまい，細胞内のATPは急速に減少し，代謝は速やかに乳酸を産生する嫌気性代謝に置き換わる．ATPが完全に枯渇する前であっても，秒単位で心筋の収縮・拡張が障害される．もし，冠動脈血流が40〜60分以内に再開されないと，不可逆性の心筋障害が起こる．病理学的には，ミトコンドリアの膨大化，細胞膜の障

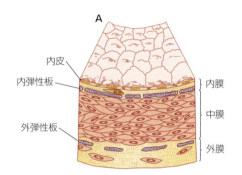 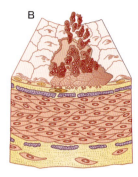 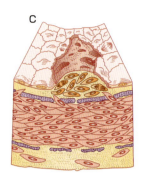

図 10-27 粥状動脈硬化形成の機序．**A**：正常の冠動脈の構造．血管の外膜（血管の最外層）は，主として明らかに認められる線維芽細胞とコラーゲン線維の束とプロテオグリカンの間にまばらに配列された平滑細胞が混在して形成される．この外膜は外弾性板といわれる弾性線維の不連続なシート状の構成物により中膜とへだてられている．**B**：血小板の凝集あるいは微小塞栓子．これらは，血管内皮細胞が傷害され内膜直下の結合組織が血管内側にさらされることにより，血小板が接着することから起こる．内膜直下の結合組織に接着した血小板は，自ら誘導物質を放出して血管壁に入り込む．このように血小板因子は血管壁と反応し，**C** の図に示すような次の現象を誘発する．**C**：平滑筋細胞は，内側の弾性組織の間隙を越えて内膜に進入し，層状に増殖する．内皮細胞は，傷害された内膜を修復するように働くが，増殖した平滑筋細胞と結合組織のために，内膜は肥厚する．(Ross R et al. The pathogenesis of atherosclerosis. [Part 1.] N Engl J Med. 1976;295:369 より許可を得て転載．)

害，グリコーゲンの枯渇などが認められる．最終的にどのような機序で不可逆的な心筋障害が起こるのか不明であるが，強度の ATP 枯渇，細胞外の Ca^{2+}，乳酸，フリーラジカル増加などの可能性がいわれている．

実験では，虚血心筋が 5 分以内で再灌流されると，収縮能は速やかに戻るが，拡張能の異常については，約 40 分持続する．さらに長い虚血，例えば，1 時間続くと，心室機能の回復には 1 ヵ月かかる．このように冠動脈の灌流は良好でも，機能低下が遷延する場合，気絶（stunned）心筋と呼ばれる．この「気絶」状態に陥る生化学的な機序については不明であるが，血流の再開が遅れたり不十分である場合，心筋の収縮能は障害部位で残ることになる．

臨床症状

A. 胸痛

胸痛の原因は虚血によると考えられている．しかし，近年は虚血エピソードの 70～80％は，無症候性であることがわかってきた．胸痛は交感神経の求心線維が介在して起こると考えられているが，この神経は心房や心室に多く分布しており，心臓からは胸部交感神経束と上部 5 つの脊髄後根節を介して伝わる．脊髄後根節は脊髄で他の臓器からきた神経と集合するので，狭心症では胸部全面だけでなく背中や腕の痛みを伴うことになる．心臓移植を受けた患者では，虚血があっても胸痛を含めて何ら症状が出ないので，この神経の関与は明らかである．

実際の神経刺激物質はアデノシンと考えられている．冠動脈内に直接アデノシンを投与すると虚血がなくても典型的な狭心痛を起こす．加えて，アミノフィリンによるアデノシン受容体（P_2）ブロックでは，虚血があっても狭心痛は減弱する．

おそらく，3 つの因子が無症候性虚血の原因となっている．(1) 求心性神経の機能低下，(2) 一過性の灌流低下，(3) 患者ごとの痛みに対する閾値の違いである．求心性交感神経の機能障害は無症候性虚血を起こす．実際，非常に強い動脈硬化があっても心移植を受けた患者は胸痛を感じない．糖尿病における末梢神経症は，本症における無症候性虚血のエピソードが多いことを説明するかもしれない．一過性の還流障害は，重要な無症候性虚血の機序の 1 つである．心筋への血液還流が停止して，数秒間で収縮および拡張能の異常が観察される．一方，狭心症の出現は相対的に遅れ，虚血が始まって 30 秒後でないと出現しない．最後に，患者ごとに異なる痛み閾値は，無症候性虚血が多い理由の 1 つである．狭心痛があるということは，痛み閾値が低下していることを意味する．痛み閾値の個人差のメカニズムは不明であるが，多分に血中エンドルフィンレベルと関係しているのかもしれない．

B. IV音と息切れ

虚血心筋の収縮および拡張機能障害に伴いこれら 2 つの所見が起こり得る（前述の心不全参照）．

C. ショック

冠動脈の閉塞部位が，臨床的な心筋虚血あるいは梗塞の臨床像を決定する．一般的に，閉塞冠動脈により，より多くの心筋に血流が供給されている場合，最

も重篤な症状が出てくる．例えば，左主幹動脈や左前下降枝の近部の閉塞により，より重症の心不全となり，しばしば低血圧(ショック)を合併する．さらに，ショックは冠動脈疾患の多くの状況で合併してくる．左前下降枝の閉塞で心室中隔の壊死が起こってくると，中隔穿孔が起こり得る．左前下降枝あるいは回旋枝の閉塞による左室前壁あるいは側壁の破裂は，突然の心膜液貯留とタンポナーデの原因となる．この心筋破裂は，多くの場合，梗塞発症から4〜7日の後に起こり，心筋の治癒過程で壁が薄くなっているときに多い．この時期に突然起こる血行動態の破綻は，このような合併症を疑わせる．最終的に，左回旋枝の閉塞は，虚血と機能障害に加えて乳糖筋破裂を起こし，重症の僧帽弁閉鎖不全とショックを起こす．

D. 徐脈

通常，下壁梗塞は右冠動脈の閉塞により起こる．通常，この冠動脈により灌流される左室領域は小さいので，その閉塞では患者は心不全を起こさないが，房室結節を灌流しているので下壁梗塞では，房室結節での伝導遅延や途絶を起こす．虚血に加えて迷走神経は房室結節に分布しており，迷走神経の反射性興奮により房室結節レベルの異常が発生する．

洞房結節の機能障害は冠動脈疾患ではほとんどを認めない．というのも，この領域は左右の2つの冠動脈から同時に灌流を受けているからである．

E. 吐き気と嘔吐

特に下壁梗塞の場合，これらは迷走神経の興奮により起こり得る．

F. 頻脈

血中カテコールアミンのレベルは，通常心筋梗塞患者で上昇している．これは心拍出量を維持するためであるが，同時に頻脈を来す．

> **チェックポイント**
> 14. 安定狭心症から不安定狭心症さらに心筋梗塞に至る経過のなかで，冠動脈疾患の臨床像はどのように変化するか．
> 15. 冠動脈疾患の最も頻度の高い原因は何か．
> 16. 安定狭心症から不安定狭心症さらに心筋梗塞に至る経過のなかで，病態生理はどのように変化するか．
> 17. 冠動脈疾患の主な臨床症状と合併症には何があるか．

心膜疾患

心膜疾患には心膜の炎症(心膜炎)と心膜液貯留を来す2つの病態がある．

心膜炎

臨床像

患者は強い胸痛を訴える．胸痛の訴え方には非常に個人差があるが，通常は胸骨の裏側から背中に放散する激しい痛みで，大きな吸気や咳をすると悪化する．しばしば体位によっても変化し，まっすぐ横になると強くなり，座ったり前かがみになると改善する．

身体所見では，心膜の心膜摩擦音が特徴的であり，高調の音で通常2つかそれ以上の構成要素からなる．

慢性的な炎症はしばしば心膜の線維化，さらには収縮性心膜炎を起こす(図10-28)．頸静脈のパルスを観察することで収縮性心膜炎が診断される．すなわち，頸静脈圧は上昇し，各構成要素(訳注：図10-20および図10-30)は非常に明らかとなる．さらに，吸気時に過剰に上昇する(Kussmaul徴候と呼ばれる)．肝肥大や腹水がみられ，聴診では，III音に似た高調な心膜ノック音がII音のすぐあとに聴取される．

病因

表10-9に急性心膜炎の原因を示す．ウイルス，特にコクサッキーウイルスは急性心膜炎の最も多い病因である．特発性心膜炎のなかにもウイルスによるものが含まれている可能性がある．

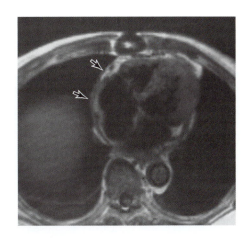

図10-28 収縮性心膜炎の患者における心膜肥厚(矢印)を示すMRIの横断面像．(Courtesy of C Higgins. Cheitlin MD et al, eds. *Clinical Cardiology*, 6th ed.より許可を得て改変．原著はAppleton & Langeから出版．Copyright © 1993 by The McGraw-Hill Companies, Inc.)

表 10-9 心膜炎の原因

感染症
ウイルス（コクサッキー，インフルエンザ）
細菌性
結核
化膿性：ブドウ球菌，肺炎球菌
原虫：アメーバ
真菌性：放線菌症，コクシジオイデス症
膠原病における血管病
SLE
強皮症
関節リウマチ
悪性腫瘍
代謝性
腎不全
損　傷
心筋梗塞
梗塞後
開胸術後
外傷
放射線
特発性（原因不明）

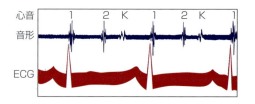

図 10-29 典型的な拡張早期に聴取される心膜ノック音（K）の心音図形．(Cheitlin MD et al, eds. *Clinical Cardiology*, 6th ed. より許可を得て改変．原著は Appleton & Lange から出版．Copyright © 1993 by The McGraw-Hill Companies, Inc.)

病態生理

手術や剖検のときなどに得られる心膜組織の顕微鏡的所見では，急性炎症像，すなわち多核白血球の増加や血管新生，フィブリンの沈着を認める．もし炎症が長引くと，心膜は線維化あるいは瘢痕化してカルシウムが沈着してくる．

高度に線維化が進むと，心室の拡張が妨げられ，収縮性心膜炎の徴候が出現する（後述参照）．

臨床像

A. 胸痛——胸痛の原因は心膜の炎症であると考えられている．近傍の胸膜に炎症が及ぶと深呼吸や咳での痛みが強くなる．

B. 身体所見

  1. **心膜摩擦音**——この音は心膜の臓器側と壁側の2つの膜が擦れ合うために起こると考えられている．通常，心臓の動きに従って，3つの構成要素が発生する．まず，収縮期の構成要素は心室の収縮に関連し，最もよく聞かれる．拡張期には2つの構成要素があり，1つは早期拡張期に心室に血

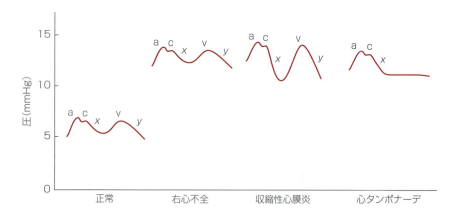

図 10-30 いくつかの心疾患における頸静脈圧波形．右心不全では平均頸静脈圧は上昇するが波形の形状は相対的に変化しない．ただ，三尖弁逆流を伴う場合は v 波が高くなる．というのは，右房は，全身からの還流のみならず三尖弁を介した逆流を受けるからである．収縮性心膜炎では，右室は拡張早期に急速に充満するので y 波の切れ込みが著明となる．一方，心タンポナーデでは，右室は収縮早期にのみ血液充満があるので x 波のみ観察される．この2つの病態でも，平均頸静脈圧はもちろん上昇する．

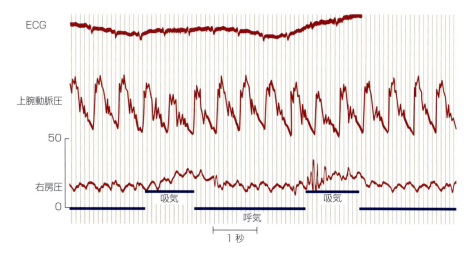

図 10-31 収縮性心膜炎の患者における上腕動脈と右房圧にみられる奇脈と, 呼気時の右房圧の上昇(Kussmaul 徴候). (Cheitlin MD et al, eds. *Clinical Cardiology*, 6th ed. から許可を得て転載. 原著は Appleton & Lange より出版. Copyright © 1993 by The McGraw-Hill Companies, Inc.)

液が急速充満するときに, もう1つは心房の収縮により拡張末期に聞かれる. この拡張期の2つの構成要素はしばしば融合し, したがって往復性雑音のような音が聞かれる.

2. **収縮性心膜炎のサイン**——収縮性心膜炎の早期拡張期には正常に左室に血液が充満するが, 硬い心膜のために途中でこの流入が止まってしまう. この流入停止は, 圧-時間曲線で観察され, これが拡張期摩擦音の原因と考えられる(図10-29). 加えて, 心房が急速に空になることから, 心房圧トレースの y 波の強い切れ込みは強くなり, その結果, v 波が明らかになる(図10-30). 心臓への血流の流入障害があるため, 静脈圧は上昇する. 通常, 吸気時には胸腔内圧が低下して, 右心系への血液還流量は増加し, 静脈圧は下がる. しかし, 収縮性心膜炎の患者では, この正常の反応が障害され, 患者は Kussmaul 徴候を呈する(図10-31). 静脈圧の上昇は, 肝うっ血と腹水を起こすことになる.

心膜液貯留とタンポナーデ

臨床像

心膜液貯留は, どのような原因の心膜炎においても起こり得る. したがって, 患者は胸痛や心膜摩擦音を呈する. 心膜液はゆっくりたまって全く無症状で経過することもある. 一方, 急速に心膜液がたまると心室の血液充満を阻害して非常に危険な状態となる. この状態は心タンポナーデと呼ばれ, 患者はしばしば息切れを訴えるが, 診断は一般にタンポナーデに伴う身体所見から決定されることが多い.

タンポナーデでは左室の血液充満が障害されるため特徴的な徴候が出る. 外科医 Beck が 1935 年に三徴候を記載した. (1) 低血圧, (2) 頸静脈圧の上昇, (3) くぐもった心音である. 加えて患者は吸気に全身血圧の低下を示す(奇脈 paradox pulse).

病因

ほぼすべての心膜炎の原因が心膜液貯留を起こし得る.

病態生理

心膜は通常少量の漿液に満たされている(30〜50 mL). 心膜内の圧は胸膜内圧とほぼ同じである. その心囊内に急速に液が貯留すると, 圧は上昇し, しばしば右房あるいは右室と同じレベルまでになる. 心室の拡張する力が低下して, 圧迫され十分な全身からの静脈血の還流が妨げられる. 心臓の4つの部屋は限られたスペースを共有している. そして血行動態的には, 左室あるいは肺動脈の拡張期末期圧と心房圧は大体等しく, また, 心囊内圧と一致している.

臨床症状

タンポナーデがなければ, 心膜液貯留の症状は心膜炎と同じであるので述べない. ここではタンポナーデの徴候について記載する.

A. 息切れ——呼吸困難は心タンポナーデの最も多い

症状である．心膜液がたまることにより心拍出量が低下するものと考えられるが，一部には肺水腫の合併もある．

B. 頸静脈圧の上昇——頸静脈圧（図10-30）．心タンポナーデがあると心房の血液充満を変えてしまう．正常では，心房の血液流入は心室の駆出期に起こる．それが y 波となり，その後，三尖弁が開く（ x 切れ込み）．心タンポナーデでは心房は心室の収縮している間にも心房に血液の充満が起こるので，x の切れ込みが認められる．しかし，三尖弁が開くと右房のさらなる拡張は起こらなくなる．というのは，周囲の心膜液で拡張が制限されるためである．この理由で，y 切れ込みは認められない．頸静脈圧の上昇時に y 波が消失しているようであればタンポナーデを疑わないといけない．

C. 低血圧——心拍出量の低下の結果，低血圧が認められる．

D. 奇脈——通常，大動脈圧は吸気時に 10〜12 mmHg 低下する．吸気時の著しい血圧の低下（20 mmHg 以上）は心タンポナーデの大切な所見である．しかし，この所見は重症の肺疾患で認められることがある．ま

た頻度は低いが収縮性心膜炎でも起こり得る（図10-31）．吸気時の著しい左室拍出の低下は左室の収縮拡張末期の容積が少ないために起こる．吸気で，より多くの血液が右室に戻ると心室中隔は相対的に左室側にシフトして，左室の拡張末期容積を減少する（逆Bernheim現象）．また，吸気時には肺静脈から左房への血液の流入が減るので，さらに左室容積は減少する．

E. くぐもった心音——心膜液があると，心音がくぐもって不明瞭になる．

チェックポイント

18. 前述した各々の心膜疾患の臨床像はどのようなものがあるか．
19. 最も頻度の高い心膜炎および心膜液貯留の原因は何か．
20. 心膜炎および心タンポナーデを伴う心膜液貯留の主な臨床症状と合併症は何か．

ケーススタディ

Yeong Kwok, MD

（解答は 25 章 759 ページを参照のこと）

CASE 49

25 歳の男性．2 時間前から続く動悸と軽い頭重感で来院した．過去にも 4〜5 回の動悸の既往があるが，それは数分で消失していた．過去の発作は運動や食事とは関係なく起こった．胸痛はなかった．脈は速く 180 回/分で血圧は 105/70 mmHg，心電図では，180 回/分の QRS 幅が狭い頻拍を呈していた．その後，頻拍は突然停止して心拍は 90 回/分に減少した．その時の心電図所見では洞調律で，PR 時間が短く，Δ波を伴う幅広い QRS を認めた．患者は Wolff-Parkinson-White 症候群であると診断された．

設 問

A. この患者の心電図の Δ 波はどのように発生したのか．
B. この状況でリエントリ性頻拍はどのようにして起こったのか．
C. リエントリ以外，他の 2 つの頻脈のメカニズムにはどのようなものがあるか．

CASE 50

66歳の女性．息切れと下腿浮腫と易疲労感のために受診した．この患者は長期にわたって2型糖尿病と高血圧に罹患していたが，最近まで友達と散歩に行くことができた．ここ数ヵ月，息切れと疲労感のために歩くことが困難になった．時折，息切れのために，夜中に目が覚め，寝るときに枕を3つ重ねないと寝られなくなっていた．心拍は110回/分と頻脈で，血圧は105/70mmHgであった．肺野の聴診では，両側の基部で，捻髪音があり，心音ではⅢ音とⅣ音があり，頸部静脈が怒張していた．両側下腿に2+の浮腫を認めた．心電図は洞調律で110回/分，胸部誘導でQ波を認めた．心エコー検査では，左室前壁の動きが低下し，左室駆出率（EF）は25%であった．この患者は無痛性の心筋梗塞による収縮機能障害であると診断された．

設問

A. 心不全を起こす4つの一般的な原因は何か．この患者では，そのうち何が最も関与しているか．

B. 収縮機能障害と拡張機能障害の違いは何か．

C. この患者の息切れ，夜間の中途覚醒，枕を高くしなければならなかった理由は何か．

CASE 51

59歳の男性．失神を訴えて救急室に搬送された．患者は意識を消失したとき公園で走っていた．失神の前徴はなく，覚醒すると何の症状もなかった．過去数週間，運動時に胸部圧迫感があったという．その症状は安静で改善していた．息切れ，労作時呼吸困難，起坐呼吸，夜間の呼吸困難などはなかった．既往歴として，幼児期に咽頭炎に数回罹患しているが，そのほか特記事項はない．家族歴にも特記事項はない．患者はメキシコで生まれ10歳で米国に移住した．喫煙歴，飲酒歴，常用薬はない．血圧は110/90mmHg，心拍数は95回/分で呼吸数は15回/分であり，SpO₂（血中酸素飽和度）は98%であった．頸動脈で，小脈と遅脈を認め，心尖拍動が外側にシフトして遅延していた．頸部に放散する強度3/6の収縮中期雑音が心基部で聴取された．また，胸骨左縁に沿って，1/6の高調な早期拡張期雑音が聴取された．Ⅳ音があり，肺野は清，腹部も問題ない．下肢に浮腫はない．大動脈弁狭窄症が疑われた．

設問

A. 大動脈弁狭窄症の最も一般的な原因は何か．また，この患者における原因は何が最も考えられるか．

B. 大動脈弁狭窄症の失神の発症機序について述べよ．

C. 大動脈弁狭窄症における狭心症の発症機序について述べよ．

D. 大動脈弁狭窄症ではこの患者にみられたような身体所見がどうして起こるのか．

E. この患者の臨床症状から，その余命は何年と推測されるか．

312　　10．心血管系障害：心臓病

CASE 52

64歳の男性．3ヵ月間続く息切れを主訴に来院した．患者は，1ブロックの距離を歩いたり，階段を登るときに息切れを自覚している．また夜中には，呼吸困難となり，中途覚醒しており，枕を高くしなければ眠ることができなかった．診察で，血圧は190/60 mmHgで脈は大脈であった．心尖拍動は左下方へとシフトしていた．また両側の下肺野にて連続性ラ音を聴取した．心臓聴診では3つの異なる雑音を聴取した．胸骨左縁下方を最強点とする高調性の早期拡張期雑音，心尖部にて聴取する拡張期ランブル，胸骨左縁上部にて聴取するダイアモンド型の収縮期雑音が聞かれた．胸部X線では，心拡大と肺水腫が認められ，心エコーでは左室の拡大と肥大を伴う重症の大動脈弁閉鎖不全症が認められた．

設問
A. 大動脈弁閉鎖不全症における左室の拡大と肥大は，どのように説明できるか．
B. 脈圧の拡大と大脈の病態生理について述べよ
C. この患者で聴取される心雑音はどのように説明できるか．
D. 患者の労作時と夜間の息切れのメカニズムはどのようなものか．

CASE 53

45歳の男性．息切れ，不整脈と血痰を訴えて来院した．2週間にわたって，軽度の労作時息切れと血痰があった．また，脈拍数が多く，心臓が踊っているように感じた．小児期に強い咽頭痛を伴う風邪に数週間かかった既往がある．診察では心拍数が120〜130回/分でリズムは不整で，頸静脈は怒張し，両側の基部でラ音が聴取された．聴診では，心音不整，拡張期に減衰する雑音が聴取され，心尖部で最も大きく聞こえた．心電図では心房細動で，左房拡大の所見を認めた．

設問
A. この患者の病気は何か．
B. この病気における中心的な病態生理は何か？
C. この患者に伴う神経学的な合併症は何か？

CASE 54

59歳の男性．4時間続く「ズキズキ」する胸の痛みを主訴に救急科に来院した．患者の心臓検査は正常であり，心雑音はなく，正常心音であった．心電図では前胸部〜側胸部誘導にてST上昇がみられ，心筋酵素値は心筋障害のあることを示していた．緊急心臓カテーテル検査を行ったところ，左回旋枝に血栓閉塞がみられた．冠動脈形成術は成功し，ステントが留置された．患者はCCU（心臓疾患集中治療室）にてモニター下で経過観察された．翌日までは経過良好であった．翌日には突然の息切れとSpO₂（血中酸素飽和度）の減少がみられた．身体診察にて頸静脈怒張がみられ，聴診では両側肺底部にラ音，心尖部が最強点の，腋窩部まで放散する吹鳴性の汎収縮期雑音が聴取された．

設問
A. 突然の（訳注：心臓の）代償不全は何によるものか．
B. この症状で主要な病態生理学的問題は何か．
C. もし，この症状が突然というよりは緩徐に起こったのならば心臓での変化は何なのか．

CASE 55

55歳の男性. 胸痛を主訴に診療所に来院した. この5ヵ月ほど左腕に放散する間欠的な胸骨下の胸部圧迫感があった. 胸痛は主に激しい運動の際に起こり, 休息すると和らいでいる. 患者は胸痛時に息切れ, 吐き気, 嘔吐や発汗は伴っていないと述べている. 病歴で特筆すべきものとしては高血圧, 脂質異常症がある. 高血圧に対しアテノロール, 脂質異常症に対しては低コレステロールの食事にて対処している. 家族歴では, 父親が56歳で心筋梗塞でなくなっている. 患者は1年に50箱の喫煙歴があり, 最近禁煙しようとしていた. 高血圧(145/95 mmHg, 心拍数75回/分)以外は正常範囲内である.

設問
A. 診断としては何が考えやすいか. どのように患者の診断を臨床的に分類するか.
B. この疾患の最も一般的な要因は何か. この患者で最も考えられる要因は何か.
C. この患者の冠動脈疾患に対する危険因子は何か？
D. 粥状動脈硬化性プラークが形成された機序は何か？
E. プラークの形成の結果, この患者の症状が起こる機序は何か？

CASE 56

35歳の男性. 胸痛を主訴に救急科を受診した. 痛みのレベルは8/10スケールであり, 胸骨の裏側に鋭く走る. 背中に放散し, 深呼吸により増悪し, 前屈で改善する. 既往として数日前にインフルエンザ様の症状があり, 発熱, 鼻漏, 咳嗽があったが, そのほか, 既往歴や服薬歴はない. 喫煙, 飲酒, 薬物使用歴もない. 身体所見では, 疼痛によって中等度の苦痛を示し, 血圧125/85 mmHg, 心拍数105回/分, 呼吸数18回/分, SpO$_2$(血中酸素飽和度)98%(室内気)であった. 現在発熱はない. 頭頸部の診察では, 鼻粘液は透明で咽頭は軽度発赤している. 頸部リンパ節は軟. 聴診(肺音)は清. 頸静脈怒張なし. 聴診では頻脈で, 3つの構成要素からなる高調なキーキー音を認める. 腹部と四肢の診察は正常である.

設問
A. 診断は何か.
B. 最も一般的な原因は何か. また, この患者では何が疑われるか.
C. 胸痛の病態生理学的機序について述べよ.
D. 聴診ではどんな音が聴取されるか. その原因は何か.
E. 起こり得る2つの合併症は何か. 身体所見でこれらが否定されることをみるために必要なことは何か.

CASE 57

65歳の女性. 広範な後壁心筋梗塞のため入院した. 4日後, 経過良好であり, 体力回復と心機能回復のため, リハビリテーション施設への転院計画がなされた. ところが, 浴室へ向かう途中で, 突然, 意識消失した. 血圧は60/40 mmHg, 心拍数120回/分, 心音は遠く, 心エコーでは前壁の破裂と心タンポナーデを認めた.

設問
A. 心タンポナーデの古典的な三徴は何か(Beckの三徴).
B. 心タンポナーデの病態生理は何か.
C. 奇脈のメカニズムについて述べよ.

参考文献

全般

Kusumoto FM. *Cardiovascular Pathophysiology*. Hayes Barton Press, 2004.

不整脈

Badhwar N et al. Arrhythmias in the coronary care unit. J Intensive Care Med. 2012 Sep–Oct;27(5):267–89. [PMID: 21747124]

Curtis AB et al. Arrhythmias in women. Clin Cardiol. 2012 Mar; 35(3):166–71. [PMID: 22389121]

Katritsis DG et al. Nonsustained ventricular tachycardia. J Am Coll Cardiol. 2012 Nov 13;60(20):1993–2004. [PMID: 23083773]

Kumar P et al. Bradyarrhythmias in the elderly. Clin Geriatr Med. 2012 Nov;28(4):703–15. [PMID: 23101579]

Link MS. Clinical practice. Evaluation and initial treatment of supraventricular tachycardia. N Engl J Med. 2012 Oct 11;367(15): 1438–48. [PMID: 23050527]

Whinnett ZI et al. Diagnosis and management of supraventricular tachycardia. BMJ. 2012 Dec 11;345:e7769. [PMID: 23233691]

心不全

Campbell RT et al. What have we learned about patients with heart failure and preserved ejection fraction from DIG-PEF, CHARM-preserved, and I-PRESERVE? J Am Coll Cardiol. 2012 Dec 11; 60(23):2349–56. [PMID: 23141494]

Chatterjee K. Pathophysiology of systolic and diastolic heart failure. Med Clin North Am. 2012 Sep;96(5):891–9. [PMID: 22980053]

Dell'Italia LJ. Anatomy and physiology of the right ventricle. Cardiol Clin. 2012 May;30(2):167–87. [PMID: 22548810]

Frohlich ED et al. Pressure overload. Heart Fail Clin. 2012 Jan;8(1): 21–32. [PMID: 22108724]

Fukuta H et al. The cardiac cycle and a physiologic basis of left ventricular contraction, ejection, relaxation, and filling. Heart Fail Clin 2008 Jan;4(1):1–11. [PMID: 18313620]

Kemp CD et al. The pathophysiology of heart failure. Cardiovasc Pathol. 2012 Sep–Oct;21(5):365–71. [PMID: 7365]

Koitabashi N et al. Reverse remodeling in heart failure—mechanisms and therapeutic opportunities. Nat Rev Cardiol. 2011 Dec 6;9(3): 147–57. [PMID: 22143079]

Lanier GM et al. An update on diastolic dysfunction. Cardiol Rev. 2012 Sep–Oct;20(5):230–6. [PMID: 22418249]

Maron BJ et al. Hypertrophic cardiomyopathy. Lancet. 2013 Jan 19;381(9862):242–55. [PMID: 22874472]

Rathi S et al. The epidemiology and pathophysiology of heart failure. Med Clin North Am. 2012 Sep;96(5):881–90. [PMID: 22980052]

Shah AM et al. In search of new therapeutic targets and strategies for heart failure: recent advances in basic science. Lancet. 2011 Aug 20;378(9792):704–12. [PMID: 21856484]

心臓弁膜症

Ahmed MI et al. Mitral regurgitation. Curr Probl Cardiol.

2009 Mar;34(3):93–136. [PMID: 19232244]

Dweck MR et al. Calcific aortic stenosis: a disease of the valve and the myocardium. J Am Coll Cardiol. 2012 Nov 6;60(19):1854–63. [PMID: 23062541]

Guy TS et al. Mitral valve prolapse. Annu Rev Med. 2012;63:277–92. [PMID: 22248324]

Hamirani YS et al. Acute aortic regurgitation. Circulation. 2012 Aug 28;126(9):1121–6. [PMID: 22927474]

Marijon E et al. Rheumatic heart disease. Lancet. 2012 Mar 10;379(9819):953–64. [PMID: 22405798]

Mokadam NA et al. Management of acute regurgitation in left-sided cardiac valves. Tex Heart Inst J. 2011;38(1):9–19. [PMID: 21423463]

Silbiger JJ. Anatomy, mechanics, and pathophysiology of the mitral annulus. Am Heart J. 2012 Aug;164(2):163–76. [PMID: 22877801]

冠動脈疾患

Abbate R et al. Thrombosis and acute coronary syndrome. Thromb Res. 2012 Mar;129(3):235–40. [PMID: 22281070]

Crea F et al. Pathogenesis of acute coronary syndromes. J Am Coll Cardiol. 2013 Jan 8;61(1):1–11. [PMID: 23158526]

Jugdutt BI. Ischemia/infarction. Heart Fail Clin. 2012 Jan;8(1):43–51. [PMID: 22108726]

Parker MW et al. Assessment and management of atherosclerosis in the athletic patient. Prog Cardiovasc Dis. 2012 Mar–Apr;54(5): 416–22. [PMID: 22386292]

Swirski FK et al. Leukocyte behavior in atherosclerosis, myocardial infarction, and heart failure. Science. 2013 Jan 11;339(6116): 161–6. [PMID: 23307733]

Tousoulis D et al. Pathophysiology of atherosclerosis: the role of inflammation. Curr Pharm Des. 2011 Dec;17(37):4089–110. [PMID: 22204371]

Weber C et al. Atherosclerosis: current pathogenesis and therapeutic options. Nat Med 2011 Nov 7;17(11):1410–22. [PMID: 22064431]

心膜疾患

Ariyarajah V et al. Acute pericarditis: diagnostic cues and common electrocardiographic manifestations. Cardiol Rev. 2007 Jan–Feb;15(1):24–30. [PMID: 17172880]

Dudzinski DM et al. Pericardial diseases. Curr Probl Cardiol. 2012 Mar;37(3):75–118. [PMID: 22289657]

Jiamsripong P et al. Spectrum of pericardial disease: part II. Expert Rev Cardiovasc Ther. 2009 Sep;7(9):1159–69. [PMID: 19764867]

Mookadam F et al. Spectrum of pericardial disease: part I. Expert Rev Cardiovasc Ther. 2009 Sep;7(9):1149–57. [PMID: 19764866]

心血管系障害：
血管の疾患

CHAPTER 11

Igor Mitrovic, MD

本章では，心血管系のなかで血管の正常構造と機能に関して述べ，その後，日常臨床で頻繁に接する3つの疾患，すなわち，粥状動脈硬化症，高血圧，そしてショックに関してその病態生理学を考察する．

血管の正常な構造と機能

解剖と組織

血管とは，血液を心臓から各種組織へ運び，それをまた心臓に戻すための閉鎖導管系である．すべての血液は肺循環を灌流するが，一方で体循環系では各種臓器を循環するシステムが並列に形成されている(図11-1)．これにより，体循環全体の血流量を大きく変えることなく，各臓器への血液量を変化させることが可能となる．

ヒトの血管の各種タイプの特徴を図11-2に示す．血管径の減少に伴い，血管の数が増加して結果的に総断面積が増すことに注意する．

すべての血管の内腔は単層の内皮細胞で覆われている．これらの内皮細胞は，全体でいろいろな物質を分泌する特徴ある器官として機能する．すなわち，血管系を調節する物質，血管の成長を促進する物質，傷ついたときにはそれを修復する物質，そして，成長する組織内で新たな血管の形成を促進する物質などを分泌している．

動　脈

大動脈，太い動脈，そして細動脈の外側は結合組織の層である**外膜** adventitia に覆われており，中間は，**中膜** media という平滑筋層が存在し，内側は，**内膜** intima という，内皮細胞とその細胞下に存在するわずかな結合組織の層からなっている．大動脈と大きな動脈の壁は大量の弾性線維が存在し，多くは**内弾性板** internal elastic lamina という中膜と内膜の間に含まれており，残りは中膜と外膜の間の**外弾性板** external elastic lamina に含まれている(図11-3)．これらの血管は心臓からの血液の駆出により膨らむが，拡張期には弾性線維の力で収縮し再びもとの状態に戻る(recoil)．これは拡張期圧を維持するとともに，血液

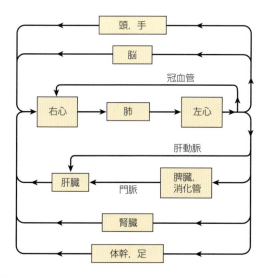

図11-1　成人の循環系の模式図．(Barrett KE et al, eds. *Ganong's Review of Medical Physiology*, 24th ed. McGraw-Hill, 2012より許可を得て転載．)

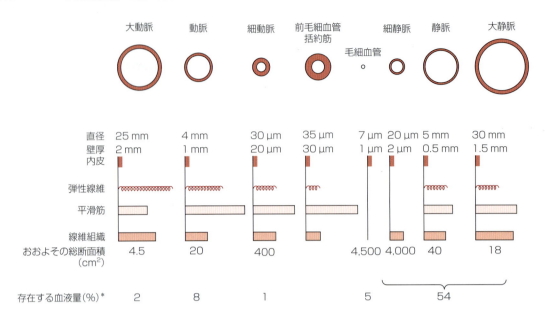

図 11-2 体循環系血管の特徴．血管の断面図は大動脈や大静脈から毛細血管に至るまでの大きさの変化が大きいので，実際のスケールでは表示していない．(Burton AC. Relation of structure to function of the tissues of the wall of blood vessels. Physiol Rev. 1954;34:619 より転載．)

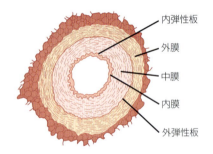

図 11-3 小さな動脈の横断面．(Ganong WF. *Review of Medical Physiology*, 22nd ed. McGraw-Hill, 2005 より許可を得て転載．)

を末梢へと駆出する．細動脈は，大きな動脈と比較して，弾性線維は少ないが平滑筋の占める割合は増加する(図11-2)．これらの平滑筋は広範囲にわたりノルアドレナリン作動性神経の支配を受け，その刺激で収縮する．まれな例ではあるが，コリン作動性神経の支配を受ける場合もあり，その場合は刺激により拡張する．動脈と細動脈は血流に対して大きな抵抗となるので**抵抗血管 resistance vessel** として知られる．

毛細血管

細動脈の終末はしばしばメタ細動脈と呼ばれ，血液を**毛細血管 capillary** に引き入れる．毛細血管系の動脈側では，毛細血管開口部は**前毛細血管括約筋 precapillary sphincter** と呼ばれる平滑筋に囲まれている．メタ細動脈と前毛細血管括約筋に神経支配があるかどうかはいまだに議論がある．毛細血管は1層の内皮細胞からできている．これらの細胞の外側には数は少ないが周皮細胞が存在している．しかしながらその機能は不明である(図11-4)．毛細血管は広範囲にわたり吻合しており，ひとつひとつの毛細血管の内径は 5～9 μm であるが，毛細血管網の総断面積は 4,500 cm² にもなる．

ある種の物質は毛細血管壁を小胞輸送で透過する．これは，血漿をエンドサイトーシス(細胞内取り込み)で取り込み，内皮細胞の細胞質を輸送し，組織側に開口分泌 exocytosis するのである．しかし，このような輸送形態で輸送される物質は非常に少なく，ほとんどの溶液と溶質は内皮細胞間の隙間を介して移動する．肝臓においては，内皮細胞間に非常に大きな孔がある(訳注：不連続型毛細血管)(14章)．内分泌系組織，小腸そして腎臓などでは，毛細血管壁を介する大量の物質輸送が存在するので，それを可能にするために内皮細胞間に窓が存在する(訳注：有窓型毛細血管)．不連続型の毛細血管ではその孔を通して 600 nm 程度の物質が透過できる．骨格筋や心筋，また多くの組織では窓や大きな孔は存在しないが，内皮細胞間に

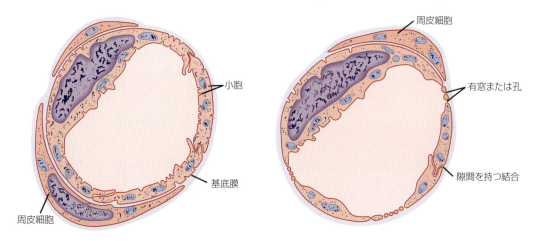

図11-4 毛細血管の断面図．左：骨格筋にみられる連続型の毛細血管．右：有窓型の毛細血管の毛細血管．(Orbison JL et al, eds. *The Peripheral Blood Vessels*. Williams & Wilkins, 1962より許可を得て転載．)

細い隙間が存在し，10 nm程度までの物質だとその隙間を介して移動できる．最後に，脳の毛細血管であるが，ここでは内皮細胞間にタイト結合が存在し，ほとんどの物質は受動輸送を受けることがなく，これが，血液脳関門を形成する主要な機構となっている．水やO_2とCO_2は脳内に自由に入り込むが，その他のほとんどの物質は脳内の出入りに関して内皮細胞の輸送タンパクにより行われる．

細静脈と静脈

細静脈は毛細血管と非常に類似している．直径は約20 μmで，総断面積は4,000 cm^2である．これらの細静脈は静脈へ血液を送り込む．静脈の直径は平均5 mm程度で，その壁は比較的薄く，わずかな平滑筋と弾性線維を含んでいる．静脈は上大静脈・下大動脈となり，最終的に血液を右房に送る．静脈壁は動脈壁や細動脈壁と異なり，たやすく引き伸ばされるので，静脈内圧を上昇させることなく多くの血液を貯留することが可能である．そのため，静脈は**容量血管 capacitance vessel**と呼ばれる．静脈は神経支配があり，ノルアドレナリン作動性神経の刺激で収縮し，血液を心臓から動脈側に押し出す役割を果たす．四肢の静脈の内膜は一定の間隔で折りたたまれて静脈弁を形成し，それにより静脈血の逆流を防いでいる．

リンパ管

最も細いリンパ管は内皮細胞の管でできている．液体はこれら内皮細胞間の緩い結合を介して管内に流入する．これらは集まってより大きな内皮細胞の管を形成する．これらの管では，内腔に弁と壁に平滑筋が存在し，中の液体はリンパ本幹に向かって移動する．リンパ本幹は右と左の鎖骨下静脈に合流する．このように，リンパ管系は組織内の過剰な液体を血管内に戻すように働いている．

チェックポイント

1. 動脈と細動脈の壁構造の違いは何か．
2. 毛細血管壁を介する物質の移動様式はどのようなものがあり，最も大きな分子を移動できるのはどの臓器か．
3. なぜ静脈は容量血管と呼ばれるのか．

生 理

生物物理的考察

心臓と血管のようなポンプと管の閉鎖回路ができあがっているシステムでは，いかなる例においても，溶液が出る側から入る側への流量(Q)は，ポンプのつくり出す圧力の差(ΔP)と管の抵抗(R)に依存する．

$$Q = \frac{\Delta P}{R}$$

心血管系において，この式は以下のように書き換えることができる．

$$CO = \frac{MAP - Pra}{R}$$

ここで，COは心拍出量，MAPは平均動脈血圧，そしてPraは右心房圧を表す．正常な状態ではPraは限りなく0 mmHgに近いので，この関係は以下のよ

うに示される．

$$MAP = CO \times R$$

したがって，平均動脈血圧は心拍出量が増加するか血管径（主として細動脈の径）が減少すると上昇する．

血管内の血流は層流である（層流とは，血管壁に接する非常に薄い層はほとんど動かず，その内側の層は徐々にゆっくりと動き，そのまた内側の層は，その外側より若干速く動き，最終的に血管の中央の層が最も速く動くというものである）．一般的に血流はスムーズで，どのような音も発生しない．しかし，血流が速くなり，**臨界速度 critical velocity** を超えるとその流れは乱流となる．血管の収縮や心臓の弁の狭窄では，流体の運動エネルギーが増加して位置エネルギーが減少する（**Bernoulli の法則 Bernoulli principle**）．それゆえ，血流は臨界速度にしばしば到達する．乱流は雑音を発生する．診察する医師はこの雑音を**血管雑音 bruit** または**心雑音 murmur** として聴診器を通して聴取する．この2つの単語は時として，どちらの臓器から発生する雑音にも適用される場合があるが，基本的には前述のように血管系からの雑音に対しては bruit が，心臓からの雑音に対しては murmur が用いられる．血管雑音の一例としては，血圧測定用のカフで圧迫された（後述）動脈からの雑音として Korotkoff 音が挙げられる．

血管内の血流を決定する要因は，まず2点間の圧力差，そして血管径，最後に血液の粘性である．これらの関係は **Poiseuille-Hagen の式 Poiseuille-Hagen formula** で表される．

$$F = (P_A - P_B) \times \left(\frac{\pi}{8}\right) \times \left(\frac{1}{\eta}\right) \times \left(\frac{r^4}{L}\right)$$

ここで
F＝流量
$P_A - P_B$＝A と B，2点間の圧力差
η＝粘性
r＝管の半径
L＝管の長さ（A-B 間）
流量は圧力差を抵抗（R）で除したものと等しいので，

$$R = \frac{8\eta L}{\pi r^4}$$

流量は血管径の4乗に直接比例するが，血圧はそれに反比例することに注意する．このことは，主たる抵抗血管である細動脈の径の少しの変化が圧力の大きな変化を引き起こすことを示している．例えば，血管径が2倍になると血圧は前の値の6％まで低下する．逆に，わずかな血管径の減少が比較的大きく血圧を増加

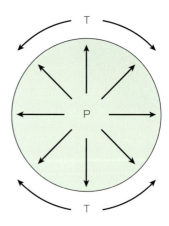

図 11-5 Laplace の法則．中空の構造物（肺胞や血管）において，膨張圧（P）は壁張力（T）と等しい．（Barrett KE et al, eds. *Ganong's Review of Medical Physiology*, 24th ed. McGraw-Hill, 2012 より許可を得て転載．）

させる．血液の粘性も影響を与えるが，それは極端に高いか低いときだけである．粘性は多血症では高く，貧血では低い．

膨張圧と壁張力の関係を**図 11-5** に示す．この関係は **Laplace の法則 law of Laplace** といわれる．これは，中空の内臓の壁張力（T）は**壁内外圧差 transmural pressure**（P）と管の半径（r）の積を壁圧（w）で除したものと等しいことを示す．

$$T = \frac{Pr}{W}$$

壁の薄い構造物であれば壁厚は無視できるが，動脈のような構造物では壁厚は重要な要素になる．壁内外圧差は血管内の圧力と血管外の圧力の差であるが，生体において血管外の圧力は無視し得る．したがって，膨張しようとする中空の内臓では，定常状態での壁内外圧差は，対象となる球体の2つの主たる半径（r_1 と r_2）で壁張力を除したものと等しい．

$$P = T\left(\frac{1}{r_1} + \frac{1}{r_2}\right)$$

この法則の肺への応用に関しては9章で検討する．血管のような円柱形のものでは，1つの半径は無限大になるので，

$$P = \frac{T}{r}$$

このように，血管径が小さくなればなるほど膨張圧に対してバランスを取るべき壁張力が低くなる．例えば，大動脈の壁張力は約 170,000 dynes/cm であるが，毛細血管のそれは約 16 dynes/cm である．これが，壁の薄い繊細な毛細血管がつぶれない機構である．Laplace の法則は心臓にも応用可能である．心臓が拡

張したときは，機能するためにより大きな壁張力を発生しなければならない．結果的に仕事量が増加する．

これらの原則と，図11-2を念頭に置き，かつ血管系の抵抗を発生する主要な部位が細動脈であるという事実を考え合わせると，血管系各部位での血圧と血流速度を理解することができる（図11-6）．大動脈と大きな動脈での収縮期圧と拡張期圧は安定しており，大きな脈圧が存在する．健康な若年成人における正常な血圧は約 120/80 mmHg である．細動脈において血圧は一気に低下し，毛細血管系の入り口では 37 mmHg 程度となり脈圧は消失する．毛細血管系の終末では，血圧は約 17 mmHg となり，静脈内で着実に低下し，右房に流入する大静脈の入り口では約 5 mmHg まで低下する．血流速度は細動脈で低下し，毛細血管では大きな断面積のため非常に遅くなり，大きな静脈では再び速まる．

ここで述べた血圧はもちろん仰臥位で測定したものである．

血液自体が重量を持つため，立位では心臓から 1 cm 低下するたびに 0.77 mmHg の血圧上昇があり，一方，心臓より上部では逆に 1 cm の上昇で 0.77 mmHg ずつ血圧低下が起こる．したがって，心臓のレベルで平均動脈血圧が 100 mmHg であると，標準的な体型の成人が立位の場合，脚部の大きな動脈での平均動脈血圧は 180 mmHg となり，一方，頭部では 62 mmHg となる．

動脈血圧の測定

動脈血圧は動脈内に針を直接刺入することで測定できる．また，代替の方法として聴診法で測定することができる．血圧計に取り付けられた一般的な膨張するカフを心臓の高さで上腕部に巻き付け，カフの下の上腕動脈のところに聴診器を当てる．予測し得る収縮期圧より十分に高くなるまでカフを膨らませ，その後ゆっくりと圧を下げていく．収縮期圧のところで，かすかに叩くような音が聞こえ，これはこの時，血液がはじめてカフの下を通過したことを示す．さらに圧を下げていくと音は大きくなり，その後，鈍く聞き取りにくくなり最終的に消失する．これらが **Korotkoff 音 sound of Korotkoff** であり，これらは上腕動脈内の乱流により生じる．一音一音がはっきりと独立した状態から押し殺したような音へ変化していくのは，動脈が一部圧迫されていても血液は連続的にカフの下を流れるからである．連続的な流れは間欠的な流れとは異なった音の性質を示す．最終的に拡張期血圧のところで音が消失する．健常者において，カテーテルを用いて測定した拡張期血圧は音が消失する点とよく一致しているが，子供や運動後の場合，音が聞き取りにくくなった点（訳注：IV音が聞こえた時点）がよく一致している．

正常動脈血圧

心臓の位置で上腕動脈を用いて測定される正常血圧は，健康な若年者で約 120/80 mmHg である．これは感情や不安を含むさまざまな因子に影響を受ける．また，一部の患者では診察室で医師が血圧を測定すると，普段の家庭での活動下で測定された血圧より高くなる（「**白衣高血圧** white-coat hypertension」）．収縮期血圧ならびに拡張期血圧ともに，正常では就寝時には 20 mmHg 近く低下する（dipping 現象）．したがって，健常者は dipper といわれる．一方で，高血圧の患者では，この就寝時の血圧低下が少ないかもしくはみられなくなる（そのため，高血圧の患者は nondipper といわれる）．

年齢とともに血圧が上昇することは一般に認められているがどの程度の上昇が一般的かはなかなか明らかにはなっていない．なぜならば，年齢とともに高血圧が一般的な病気となってくるからである．しかしながら，50〜60歳で収縮期血圧が 120 mmHg 以下の例では，その後終生にわたり血圧は上昇するものの，臨床的な高血圧にはならない（図11-7）．この上昇の程度は，おそらく正常な例での上昇範囲を表していると考

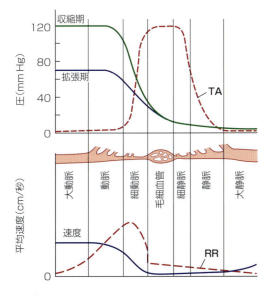

図11-6 体循環系における血圧と血流速度の変化の模式図 [TAは総断面で，大動脈では 4.5 cm² であるものが，毛細血管では 4,500 cm² にまで増加する（図11-2）．RRは抵抗の比較値で，細動脈で最も高い]．(Barrett KE et al, eds. *Ganong's Review of Medical Physiology*, 24th ed. McGraw-Hill, 2012 より許可を得て転載．)

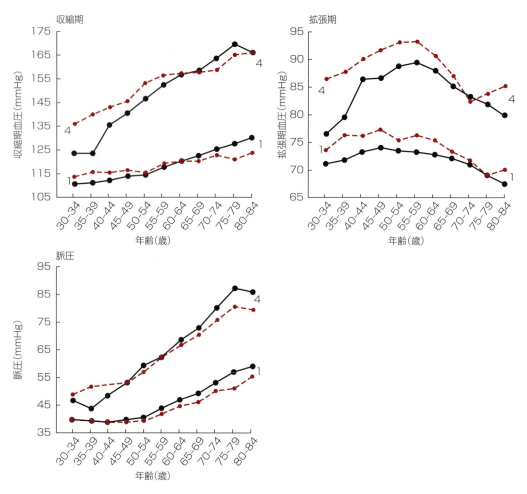

図11-7 ヒトにおける収縮期血圧，拡張期血圧，脈圧に対する年齢との影響．これらのデータは成人になって以降2年ごとに検査を受けてきた多数の人々から得られたものである．1群：50〜60歳で収縮期血圧が120 mmHg以下のグループ．4群：50〜60歳で収縮期血圧が160 mmHg以上で高血圧の治療を受けていないグループ（例えば，軽い未治療の高血圧）．女性の値は実線で，男性の値は破線で示す．(Franklin SS et al. Hemodynamic patterns of age-related changes in blood pressure: the Framingham Heart Study. Circulation. 1997;96:308 より許可を得て転載．)

えられる．一方，軽い高血圧を持つ例では，その後の収縮期圧の上昇は有意に大きくなる．両群において拡張期血圧も年齢とともに上昇するが，中年期からは動脈の硬さが増加することにより低下し始める．結果的に年齢とともに脈圧は大きくなる．

55〜65歳までは女性のほうが男性より収縮，拡張期血圧とも低いが，それ以降差がなくなることは興味深い．血圧と心筋梗塞や脳梗塞の発症頻度の間には正の関係があることから，閉経以前では女性の血圧が低いことが女性の平均寿命が男性より長いことの一因であるかもしれない．

毛細血管系の循環

毛細血管では，1つの血管の径は小さいが総断面積が大きいので，血流速度が遅い．毛細血管網では，栄養素が循環系から出ていき水分は循環系に戻される．毛細血管壁を介する溶質や溶媒の移動をつかさどる力は，最初にそれらを記載してその機能を解析した生理学者の名前をとってStarling力 Starling forceと呼ばれる．これらは，毛細血管壁を介する静水圧（毛細血管圧から組織圧を引いたもの）と毛細血管壁を介する浸透圧勾配（毛細血管膠質浸透圧と組織膠質浸透圧の差）である．静水圧勾配は組織圧が低いので外向きだが，膠質浸透圧は，血管内に毛細血管壁を透過しない大きな分子が多数存在するので内向きである．明らかに，典型的な毛細血管からの外向きの物質の移動は動脈側で生じる．なぜならば，この部位では，膠質浸透圧よりも静水圧（約37 mmHg，図11-8参照）のほう

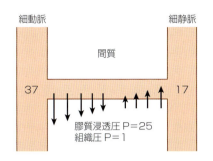

図11-8 骨格筋毛細血管壁を介する圧力勾配の概念図．毛細血管の動脈側と静脈側に記載してある数字はその部位における静水圧をmmHgで表している．矢印は溶液移動の方向とその大まかな大きさを示す．この例では，圧力差は動脈側で11 mmHg（[37−1]−25）外向き，反対側の静脈側では9 mmHg（25−[17−1]）内向き．(Barrett KE et al, eds. *Ganong's Review of Medical Physiology*, 24th ed. McGraw-Hill, 2012 より許可を得て転載．)

が高いからである．毛細血管抵抗と溶質や溶媒の濾過により静水圧は毛細血管を進むに従って低下するため，内向きに働く膠質浸透圧の勾配が静水圧勾配よりも大きくなり，静脈側では液体が再吸収される．このように，毛細血管の動脈側では正味の流れは外向きで，静脈側では内向きとなる．組織内のいかなる過剰な溶媒や溶質はリンパ管に吸収され，リンパ本幹を介して静脈循環に戻される．小さなリンパ管での流れは受動的であるが，大きなリンパ管では管内に弁があり，壁が収縮する．

心血管系の調節

臓器への血流を維持し，活動している臓器には血流を増やし，そうではない臓器には血流を減らすという心血管系のきわめて重大な性質を考えると，多様な心血管系の調節機構が発達したことは驚くことではない．心血管系の調節はポンプの出力の調整，抵抗血管系（主として細動脈）の径の調節と容量血管系（静脈）に貯留している血液量の変化を通して行われる．

心拍出量の調節については10章で述べる．細動脈の内径の調節は，活発な代謝が行われている組織で産生される血管拡張性代謝産物，自己調節機構，内皮細胞から産生される血管調節性の各種物質，血管作動性のホルモンの循環，そして血管と心臓を支配する血管運動性神経のシステムなどにより行われている．血管運動性神経の発火頻度は動脈血圧をモニターする頸動脈洞と大動脈弓の圧受容器（高圧受容器）と心房や大きな静脈に存在する圧受容器（低圧受容器）からのフィードバックをもとに制御されている．

血管拡張性代謝産物

活動している組織における種々の代謝性の変化はその組織を支配する血管の拡張を来す物質を産生する．これは，活動を活発にする組織を維持するために必要な血流を増加させるのに大切な機構である．1つの重要な血管拡張性代謝産物はCO_2である．そのほかにはK^+やアデノシンが種々の組織で血管を拡張させる．それに加え，活発に活動する組織で起きる温度上昇や，pHの低下も血管拡張作用を示す．

自己調節能

多くの組織では，灌流圧の変動に対して比較的一定の血流を維持する能力を持っている．この過程を**自己調節能 autoregulation** という．自己調節に関する生理学的な機構は定かではない．1つの要因は細動脈における平滑筋の伸展に対する筋原性反応である．血管内の圧の上昇で平滑筋が伸展し，それに対する反応として収縮するというものである．平滑筋は外来性の神経支配がなくても収縮する．もう1つの要因は，おそらく血管拡張性代謝産物の蓄積である．組織への血流が低下すると，代謝産物の洗い出しが行われなくなり，組織の活動が増加しなくてもそれらの物質が蓄積する．

内皮細胞から分泌される物質

血管は連続的な内皮細胞の層に覆われ，これらの細胞は血管機能の調節に大切な役割を担っている．細胞は，血流の変化（ずり応力），伸展，循環している各種物質そして炎症性のメディエーターに反応する．これらの刺激に反応して，内皮細胞は増殖因子や血管作動性物質を分泌する．増殖因子は血管の成長を制御し，いろいろな疾患の際に重要である．内皮細胞で産生される血管作動性物質は傍分泌（パラクリン）で分泌され，血管の緊張状態を局所性に調節する．それらには，プロスタサイクリンのようなプロスタグランジンやトロンボキサン，一酸化窒素（NO），エンドセリンなどを含む．

A. プロスタグランジンとトロンボキサン

プロスタサイクリンは内皮細胞で，トロンボキサンA_2は血小板で共通の前駆物質であるアラキドン酸から産生される．トロンボキサンA_2は血小板の凝集と血管収縮を引き起こすが，プロスタサイクリンは血管を拡張させる．これら2つの物質のバランスは血管の損傷部位における血管収縮と血栓形成を促進するが，

一方で，それ以外の部位では正常の血流を維持するように働く．血小板のトロンボキサンA_2と内皮細胞のプロスタサイクリンのバランスは低濃度のアスピリン服用により変化する．トロンボキサンA_2とプロスタサイクリンはともにアラキドン酸からシクロオキシゲナーゼ（COX）の経路で産生される．アスピリンはシクロオキシゲナーゼを不可逆的に阻害する．しかし，内皮細胞はより多くのシクロオキシゲナーゼを数時間以内に産生するが，血小板はそうではなく，血小板中の新たなシクロオキシゲナーゼは数日かけて新たに産生した血小板に存在するだけである．そのため，低濃度のアスピリンの長期にわたる服用は血管内の血栓の形成を長期間にわたり阻害し，心筋梗塞や，不安定狭心症，一過性脳虚血や脳梗塞の発症を予防する．

B. 一酸化窒素

内皮細胞による強力な血管拡張物質の産生は，最初動脈のリング標本で内皮細胞を切除した場合にアセチルコリンに対する反応が弛緩から収縮に変化することから推測された．この物質は当初，**内皮依存性血管拡張物質** endothelium-derived relaxing factor と呼ばれたが，現在では**一酸化窒素 nitric oxide（NO）**として知られている．NOは**一酸化窒素合成酵素 nitric oxide synthase（NOS）**によりアルギニンから産生される（図11-9）．3種類のNOSがクローニングされ，NOS1は神経組織で，NOS2はマクロファージと関連する免疫細胞で，NOS3は内皮細胞で発見された．NOS1とNOS3は血管拡張物質であるアセチルコリンやブラジキニンなどによる細胞内カルシウム濃度の増加により活性化され，NOS2はサイトカインにより活性化される．内皮細胞で産生されたNOは近傍の血管平滑筋に作用し，可溶性グアニル酸シクラーゼを活性化し，サイクリックグアノシン一リン酸（cGMP）（図11-9）を産生する．cGMPは血管平滑筋を弛緩させる．

生体内においてNO経由で血管を拡張させる物質は，アセチルコリンやブラジキニンのみでなく，血管作動性腸管ペプチド（VIP），サブスタンスPそしていくつかのその他のペプチドも含まれる．それに加え，生体内で血管収縮を来す物質が，同時にNOを産生しない場合は，より強い収縮作用を示す．結果的に，NOは主たる局所性の血流調節因子となる．血管系におけるNOの幅広い調節機構は，NOSを阻害するアルギニンに類似したアミノ酸の投与により，血圧が上昇するという事実からも示される．このように，NOは慢性的に血管系を弛緩させていることが明らかとなった．

一過性の血流遮断後に生じる組織の血管拡張と血流増加でみられる反応性充血において，NOは多大な役割を担っている．この現象は，肘より近位端で血流を阻害した前腕部で血流再開後の容積変化をプレスモグラフィーで測定することにより観察できる．NO依存性の血管拡張は動脈内に各種濃度で注入したアセチルコリンに対する血管の拡張反応で臨床的に測定できる．

NO研究の最近の進歩は，生体に存在するNOSの阻害物質の非対称性ジメチルアルギニン（ADMA）が同定された．データはADMAが内皮細胞の機能不全，心血管系疾患の死亡率，そして慢性腎不全との関わりが深いことを示している．

NOは血管系のみならず多くの組織で存在する．いくつかの他の組織でのその機能は他章で議論する．

C. エンドセリン

内皮細胞は，現在までに発見された最も強力な血管収縮物質であるエンドセリン1（ET-1）も分泌する．ほ乳類において，3種類のエンドセリンが同定されている．ET-1，エンドセリン2（ET-2）そして，エンドセリン3（ET-3）である．これらはすべてヘビ毒で発見されたサラホトキシン関連ポリペプチドである．これらは21のアミノ酸残基からなり，2つのジスルフィ

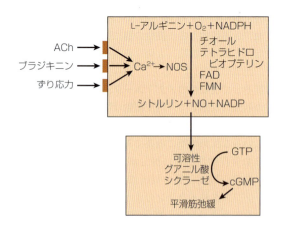

図11-9 内皮細胞におけるアルギニンからの一酸化窒素（NO）合成と，血管平滑筋の弛緩を生じさせる可溶性グアニル酸シクラーゼの活性化とサイクリックグアノシン一リン酸（cGMP）産生におけるNOの機能．内皮細胞型一酸化窒素合成酵素（NOS）は細胞内Ca^{2+}濃度の上昇で活性化され，このCa^{2+}濃度の上昇はアセチルコリン（ACh），ブラジキニンもしくは細胞膜にかかるずり応力により生じる．チオール，テトラヒドロビオプテリン，フラビンアデニンジヌクレオチド（FAD），そしてフラビンモノヌクレオチド（FMN）は補因子として必要である．GTP：グアノシン三リン酸．(Barrett KE et al, eds. Ganong's Review of Medical Physiology, 24th ed. McGraw-Hill, 2012より許可を得て転載．)

血管の正常な構造と機能　323

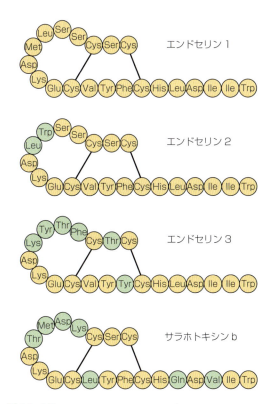

図 11-10　ヒトのエンドセリンとヘビ毒のサラホトキシンの構造．エンドセリン 1 と異なるアミノ酸残基は緑で示す．(Ganong WF. Review of Medical Physiology, 22nd ed. McGraw-Hill, 2005 より許可を得て転載．)

ド結合を持つ（図 11-10）．これらはエンドセリン変換酵素の作用でより大きなホルモン前駆体（ビッグエンドセリン）から産生される．最も広範囲に発現しているエンドセリン ET-1 は血管内皮細胞，血管平滑筋，マクロファージ，線維芽細胞，心筋，脳の神経細胞，膵臓や小腸の上皮細胞，その他種々の組織で発現している．一方，ET-2 の発現は小腸上皮細胞と卵細胞に限られており，ET-3 の発現も血管内皮細胞と小腸上皮細胞に限られている．

過去数年にわたり，エンドセリン（特に ET-1）に関する生理学ならびに病態生理学の発展は目を見張るものがあった．2 つの G タンパク共役型の受容体 A と B がエンドセリン受容体として同定された．エンドセリン受容体 A は ET-1 に対して高親和性を示すが，エンドセリン受容体 B は 3 種類のエンドセリンに対して低親和性を示す．興味深いことに，血管平滑筋は両方の受容体を発現し，これらの受容体の活性化は血管収縮をもたらす．しかしながら，内皮細胞ではエンドセリン受容体 B のみが発現し，これは内皮細胞の NOS を活性化し，NO 依存性の平滑筋の弛緩をもた

らす．最近の動物実験では，集合管におけるエンドセリン受容体 B の活性化は同様に NO 依存性のナトリウムの排泄を増加する．さらに，ET-1 が血管や心筋や腎臓の疾患時にみられる細胞外マトリックスのリモデリングの形成におそらく関与していると示唆されている．

血管平滑筋に作用する循環系内のホルモン

　循環系に存在するホルモンは一般的に血管収縮作用や血管拡張作用を持っている．主たる血管収縮ホルモンはノルアドレナリンやアドレナリン（12 章参照），バソプレシン（19 章）とアンジオテンシン II（21 章）である．主たる血管拡張ホルモンは血管作動性腸管ペプチド（VIP）（13 章参照），キニンと心房性利尿ペプチドである．

A. キニン

　キニンには 2 つの関連する血管拡張性ペプチド，ブラジキニン bradykinin とリシルブラジキニン lysyl-bradykinin がある（図 11-11）．デカペプチドのリシルブラジキニンはアミノペプチダーゼの作用でノナペプチドのブラジキニンになる．両者はともにカルボキシペプチダーゼキニナーゼ I もしくはジペプチジルカルボキシペプチダーゼキニナーゼ II により分解される．ジペプチジルカルボキシペプチダーゼキニナーゼ II はアンジオテンシン変換酵素と同じ酵素である．したがって，アンジオテンシン変換酵素の阻害薬を高血圧や心不全の治療に用いた場合，血漿中や組織内のキニンを増加させることになる．

　キニンは 2 つのキニノーゲン kininogen（キニン前駆体）からつくられる．高分子キニノーゲン（HMW）と低分子キニノーゲン（LMW）である．これらのキニン前駆体は同一遺伝子から選択的スプライシングによりつくられる．キニノーゲンを分解する酵素はカリク

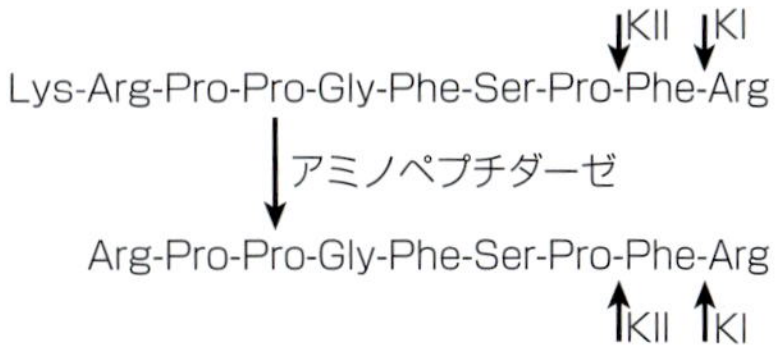

```
                    ↓KII ↓KI
Lys-Arg-Pro-Pro-Gly-Phe-Ser-Pro-Phe-Arg
        ↓アミノペプチダーゼ
    Arg-Pro-Pro-Gly-Phe-Ser-Pro-Phe-Arg
                        ↑KII ↑KI
```

図 11-11　キニン．リシルブラジキニン（上）はアミノペプチダーゼの作用でブラジキニン（下）に変換される．両者ともキナーゼ I（KI）もしくはキニナーゼ II（KII）により，短い矢印で示した点で不活性化される．(Barrett KE et al, eds. Ganong's Review of Medical Physiology, 24th ed. McGraw-Hill, 2012 より許可を得て転載．)

レイン kallikrein で，ヒトでは 19 番染色体にある 3 つの遺伝子がコードしている．

リシルブラジキニンとブラジキニンは，例えば，腎臓や活動している分泌腺でつくられ，その組織内で働くホルモンであるが，少量は循環血液中にも見出せる．これらはともに G タンパク共役型の 2 つの受容体，B_1 と B_2 に作用する．キニンは活動している分泌腺で血管を拡張して血流を増やし，体循環に注入された場合には比較的強い血管拡張作用を示す．

B. 心房性利尿ホルモン

心房性ナトリウム利尿ペプチド atrial natriuretic peptide（ANP）は心房の拡張により分泌される 28 アミノ酸残基よりなるポリペプチドである．脳性ナトリウム利尿ペプチド brain natriuretic peptide（BNP）は実験動物で脳より抽出されたが，ヒトでは心室筋より分泌され，β 型ナトリウム利尿ペプチド β-type natriuretic peptide として一般的に知られる．ナトリウム利尿ペプチドの第三の形である C 型ナトリウム利尿ペプチド（CNP）もヒトで発見された．これらのペプチドは糸球体濾過量を増加させることによりナトリウム利尿を促進し，これにより，水とナトリウムの排泄が促進され，血液量が減少し，心房の拡張を抑制する．これらはアンジオテンシン II をはじめとする血管収縮性のホルモンに拮抗する．これらのペプチドは細胞内の cGMP を増加させる作用を持つ．これらはすべて血管拡張作用を持つが，CNP は動脈に対してよりも静脈に対してより強い作用を示すところが他の 2 つとは異なる．これらの生理的機能に関してはまだはっきりしないところがある．しかしながら，これらペプチドの循環血中の濃度が心不全で高まるので，β 型ナトリウム利尿ペプチドの循環血中の濃度測定は心不全の診断や予後の判定のためにしだいに利用されるようになっている．これら 3 種類のペプチドの発現は心臓以外の種々の臓器で確認されている．

Na^+-K^+ アデノシン三リン酸分解酵素（ATPase）を阻害する作用を持つもう 1 つのナトリウム利尿ホルモンが循環系に存在するが，これは，血圧を下げるというよりもむしろ上昇させる方向に作用する（高血圧と食塩感受性に関しては後述を参照）．このホルモンがウワバインであることは明らかであり，これはナトリウム摂取量の増加に対して副腎が分泌するものである．

交感神経性血管運動系を介する神経性調節

全身の細動脈の径に影響を与え，その結果末梢血管抵抗と組織への血流に影響する因子を表 11-1 にまとめた．このリストはすでに述べた因子のほかに弱い作用ないしは特定の作用を持つポリペプチドも含んでいる．また，細動脈を支配するノルアドレナリン作動性，特殊な例ではコリン作動性交感神経性血管運動神経による血圧の調節に関しても記載している．これら抵抗血管に対する広範な神経支配に加え，容量血管に対する支配も若干ではあるが存在する．

ノルアドレナリン作動性血管運動神経の活動は，それらの神経が支配している細動脈の収縮を引き起こし，その活動が局所的でなく全身性の場合には血圧の上昇がみられる．それに加え，心臓を支配する交感神経ノルアドレナリン作動性神経の興奮は，心収縮力と心拍数を増加（陽性変時作用と陽性変力作用）させ，1 回心拍出量と心拍数を増加させ，血圧を上昇させる．ノルアドレナリン作動性神経の刺激は，通常心拍数を低下し，心拍出量を低下させる副交感神経の影響を阻害する．

主たる血管運動性神経の活動を調節するのは循環系の高圧ならびに低圧部位にある圧受容器からのフィードバックである（図 11-12）．圧受容器は神経終末の進展受容器であり，動脈側では頸動脈洞と大動脈弓にあり静脈側では大きな静脈壁と心房に存在する．神経終末からの信号は第 IX と第 X 脳神経を介して延髄の孤束核（NTS）に伝えられる（図 11-13）．二次ニューロンは尾側延髄腹外側とその周囲に投射する．そして抑制性の三次ニューロンは吻側延髄腹外側部に至る．そこには，血圧を制御するニューロンの細胞体が存在する．この細胞体からの軸索は脊髄を下行し中間側柱灰白質にある血圧調節性の節前神経を支配する．節前線維の軸索は脊髄を離れ交感神経幹とその近傍の神経や副腎髄質のカテコールアミン分泌細胞を支配する．これらの伝導路や各シナプスで可能性のある伝導物質に関して図 11-13 に示す．特に注意すべきは，血圧の上昇による圧受容器求心性神経の活動の増加は交感神経系の血管運動神経の出力を抑制するが，一方，圧受容器からの求心性神経の活動の低下は交感神経性血管運動神経の活動を促進する．この現象は尾側延髄腹外側部と吻側延髄腹外側部を結んでいる抑制性 γ-アミノ酪酸分泌ニューロンにより行われる．それに加え，増加した圧受容器の反応は NTS から迷走神経の背側運動核と疑核へ至る求心性線維を興奮させ，心臓に至る迷走神経の興奮を引き起こし，心拍数の低下と心拍出量の低下を引き起こす．

NTS と脳幹部のその他の部位や視床下部との間には補完的に互恵的に働く神経回路網が存在し，圧受容

表 11-1 細動脈径に影響する因子のまとめ

収縮
局所性因子
局所温低下
自己調節
局所で血小板から放出されたセロトニン
内皮細胞の産物
エンドセリン 1
ホルモン
ノルアドレナリン
アドレナリン(ただし，骨格筋と肝臓を除く)
アルギニンバソプレシン
アンジオテンシン II
循環血中の Na^+-K^+ ATPase 阻害剤
ニューロペプチド Y
神経性調節
ノルアドレナリン作動性血管運動神経の活性化

拡張
局所性因子
CO_2, K^+, アデノシン, 乳酸
O_2 の低下
局所 pH の低下
局所温上昇
内皮細胞の産物
一酸化窒素
ホルモン
血管作動性腸管ペプチド
CGRP α (カルシトニン遺伝子関連ペプチド α 型)
サブスタンス P
ヒスタミン
キニン
ナトリウム利尿ペプチド (ANP, BNP, CNP)
骨格筋と肝臓におけるアドレナリン
神経性調節
骨格筋へのコリン作動性拡張神経の活性化
ノルアドレナリン性血管運動神経の興奮の減少

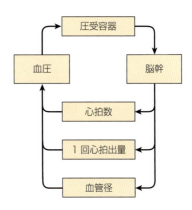

図 11-12 体循環血圧の圧受容器によるフィードバック調節. (Barrett KE et al, eds. *Ganong's Review of Medical Physiology*, 24th ed. McGraw-Hill, 2012 より許可を得て転載.)

器の反応をよりスムーズに的確に反映するように補助しているが，主たる血圧の神経性調節は延髄の中にある圧受容器反射の経路で行われている．

　圧受容器反射の経路は直接的に血管運動神経の活動を制御するだけでなく，圧受容器反応をより強めるようなホルモンによる調節をするために内分泌系にも影響を及ぼす．副腎髄質の分泌は交感神経刺激で増加するが，循環系に分泌されたカテコールアミンの血圧上昇に関する寄与は比較的小さい．増加した交感神経活動は腎臓からのレニン分泌を促進し，アンジオテンシン II の循環中の濃度を上げる．これは，直接平滑筋を収縮させるだけでなく，アルドステロンの分泌を促進する．その結果，体内への Na^+ の貯留を増加し血液量を増加する．血管運動神経の活動増加に伴い，下垂体後葉からの抗利尿ホルモン(ADH，またはバソプレシンといわれる)の分泌が増加する．ADH は腎臓での自由水貯留を増加して(V_2 受容体を介して)，体全体の水分量を増やす．ADH の主たる作用は体液浸透圧の低下であるが，ADH はまた血管内容積を増加させる作用を持つ．ADH による容積の増加は少ないが，循環血液量の減少レベルが重篤になるに従い ADH 分泌は増加する．それ以上に，血管平滑筋上の低親和性 V_1 受容体への ADH 結合による活性化は血管収縮を顕著に高める．

　圧受容器の機能は実験動物で検証できるが，ヒトでも，各種濃度の血管収縮作用を示すフェニレフリンを投与し，各濃度での心拍数の低下の程度を心電図の 2 つの R 波の間隔(RR 間隔)で計測することで測定することができる．このタイプの実験の一例を図 11-14 に示す．

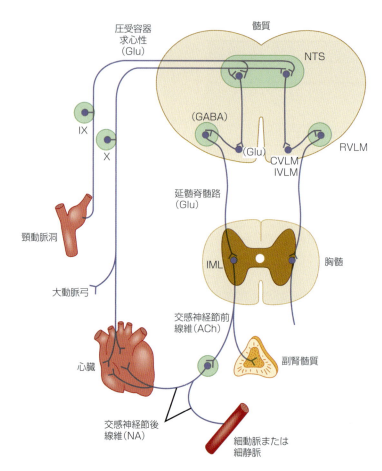

図11-13 延髄における血圧調節の基本的な経路図．心臓に至る迷走神経の経路は示していない．候補となる神経伝達物質はカッコ内に示している（ACh：アセチルコリン，GABA：γ-アミノ酪酸，Glu：グルタミン酸，NA：ノルアドレナリン，CVLM, IVLM, RVLM：尾側，中間側，吻側延髄腹外側部をそれぞれ表す，IML：中間側柱灰白質，IX：舌咽神経，NTS：孤束核，X：迷走神経）．[Reis DJ et al. Role of adrenaline neurons of the ventrolateral medulla [the C group] in the tonic and phasic control of arterial pressure. Clin Exp Hypertens [A]. 1994;6:221 より転載．]

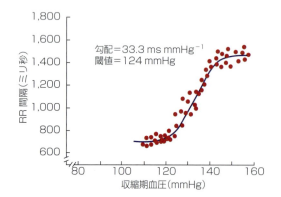

図11-14 フェニレフリンをヒトに投与したときに観察される圧受容器反射を介する心拍数の低下作用．縦軸に示す心電図RR間隔の値が心拍数と反比例の関係にあることに注意．(Kotrly K et al. Effects of fentanyl-diazepam-nitrous oxide anaesthesia on arterial baroreflex control of heart rate in man. Br J Anaesth. 1986;58:406 より許可を得て転載．)

チェックポイント

4. なぜわずかな細動脈径の変化が比較的大きな血圧の変動を示すのか．
5. なぜ血流速度は毛細血管で劇的に減少し，その後静脈で増加するのか．
6. 細動脈径の調節にはどのような種類の因子が関わるのか．
7. 内皮細胞により産生されたNOはどのような機序で血管を拡張するのか．
8. 血管を収縮させる，または拡張させる主なホルモンを挙げよ．
9. 循環系の高圧部位および低圧部位でフィードバック調節に関わる圧受容器の働きはどのようなものか述べよ．

代表的な血管系疾患の病態生理　　327

代表的な血管系疾患の病態生理

粥状動脈硬化症

疫学と意義

　少なくとも，コレステロールが豊富でかつ安価な食事がとれる社会では，ほぼすべての人で大動脈ないし中等度の動脈に悪影響を与える状態は**粥状動脈硬化症 atherosclerosis** である．この状態は子供のときからはじまり，加速させる要因がなければ，老年期に広範囲になっていくまでゆっくりと進行する．しかし，実際には各種の遺伝的ならびに環境因子により進行は加速する（後述）．これは最終的には石灰化する脂肪がしみ込んだプラークを伴う局所的な動脈壁の線維性肥厚により特徴付けられる．古いプラークは潰瘍化もしくは破裂する傾向があり，それにより血栓が形成されて血流が遮断される．そのため，粥状動脈硬化症は四肢における血流障害，腎循環の障害，拡張（動脈瘤），そしてさらに大動脈や大きな動脈の破裂を引き起こす．それはまた，プラークの部位で血管内血栓を形成し，心臓や脳に共通の重篤で致死的な疾患をもたらす．

　米国や多くの他の先進国では，粥状動脈硬化症はすべての死因の約 50% の原因であると計算されている．心筋梗塞を持つ患者，その多くは脳梗塞による脳卒中を伴うが，それらの患者は粥状動脈硬化症を示す．虚血性心疾患と脳卒中の頻度は 1963 年以降，米国では減少してきているが，粥状動脈硬化症は今でも一般的にみられる．このように，成人の患者を扱う医師の間では，臨床的な問題のかなりの部分に関して粥状動脈硬化症自体が原因かもしくは本質的に関与していると考えられている．

発症機構

　粥状動脈硬化症の発症は低密度リポタンパク low-density lipoprotein（LDL）が内皮下に浸潤することである．内皮は常に**ずり応力 shear stress** にさらされ，流れる血液により引っ張られたり，または変形している．これは特に血管が枝分かれする部位で顕著であり，ここで脂質が最も大量に蓄積する．

　LDL は酸化ないしは別の形に変換される．変換された LDL はマクロファージ，抗体，そして C 反応性タンパクや補体のような，生来の効果タンパクを含む免疫系の種々の要素を活性化する．変換された LDL は，Toll 様受容体と協力して炎症反応を刺激し粥腫変性を促進するマクロファージ上に発現している一連の**スカベンジャー受容体 scavenger receptor** により認識される．スカベンジャー受容体は酸化 LDL のマクロファージへの取り込みを仲介し**泡沫細胞 foam cell** の形成を促進する（図 11-15）．泡沫細胞は**脂肪線条 fatty streak** を形成する．脂肪線条は大動脈で最初 10 歳頃までに発現し，20 歳までに冠動脈で，30〜40 歳代で脳動脈に発現する．

　酸化 LDL は，免疫反応を引き起こすサイトカイン（例えば，マクロファージ遊走阻止因子や I 型インターフェロン）の分泌や NO 産生抑制を刺激することを含む数々の有害な効果を示す．泡沫細胞近傍の血管平滑筋は中膜から内膜に進行し，そこで，コラーゲンや他の構造分子の層の中に浸潤し，そして大部分の病巣の形成に関与する．平滑筋細胞もまた酸化 LDL を吸収し，泡沫細胞となる．脂質は細胞内にも細胞外にも蓄積する．

　プラーク内部の「溶液（スープ）」にはオゾンを含む種々の細胞障害性の物質が含まれる．それに加え，マクロファージへのコレステロールの負荷は小胞体に対して脂肪毒性となり得，マクロファージのアポトーシスやプラークの壊死を引き起こす．壊死したマクロファージとともにコレステロールの結晶は炎症反応をさらに刺激し，好中球がさらに補充される．粥状変性の病変は時間の経過とともに，その部位への免疫系の T 細胞や単球の蓄積が起こり，壊死と炎症の悪質なサイクルが形成される．

　プラークが成熟すると，その部位は線維性組織で覆われる．プラークのうち，線維性組織に覆われないものや覆いの一部が破損したものは最も破裂する傾向が強い．病巣それ自体が血管を閉塞するようにゆがめることがあるかもしれないが，通常は，プラークが破裂するか血流を遮断する血栓形成を引き起こす潰瘍形成が起こる．

　粥状変性の病変は，弱い感染の特徴を示すことが明らかにされてきた．多くの研究者たちはプラーク内の細菌の検出を行い，通常呼吸器感染に関わる多数の肺炎クラミジア *Chlamydophila pneumoniae* が発見された．しかしながら，他の細菌も発見されており，はたしてクラミジアが原因となる因子なのか，それとも単

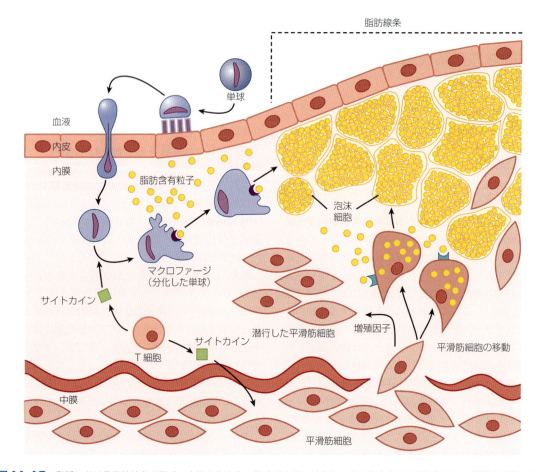

図11-15 動脈における脂肪線条の形成．血管の傷害後，単球が内皮に結合し，その後内皮下の層に侵入し，活性化組織マクロファージとなる．マクロファージは酸化低密度リポタンパク(LDL)を吸収し，泡沫細胞となる．T細胞はサイトカインを放出し，それがまたマクロファージを活性化する．それに加えて，サイトカインは平滑筋の浸潤を起こす．成長因子の影響下，平滑筋細胞は内皮下の層に移動し，そこでコラーゲンを産生してLDLを吸収する．その結果，泡沫細胞の数が増えることになる．(Hajjar DP et al. Atherosclerosis. Am Scientist. 1995;83:460 より許可を得て転載．)

なる偶然の居住者なのかを判断するには時期尚早である．

現在多くの注目を集める粥状動脈硬化症の特徴はNO放出不足と血管拡張の欠如である．すでに指摘したように，酸化LDLはNO産生を阻害する．アセチルコリンがカテーテルを用いて正常な冠動脈に注入された場合，血管は拡張する．しかしながら，粥状動脈硬化症がある冠動脈に注入された場合は，血管が収縮する．このことは，血管内皮細胞からのNOの分泌が欠如していることを示す．

興味深いことに，エンドセリンBに対する血管内皮細胞の受容体の活性化がeNOS(内皮細胞型NO合成酵素)の活性化と血管平滑筋細胞に対する抗増殖作用の両者を示すことが最近の研究で証明された．この受容体の情報伝達経路が破壊されることが，粥状動脈硬化症の病態生理に追加的に関与する因子であること

が推測されている．

食事中のコレステロールと他の脂肪との関係

単球が，脂質を吸収したマクロファージに分化することは，細胞表面に**スカベンジャー受容体 scavenger receptor** という酸化されたLDLに対する受容体が細胞表面に発現することであり，内皮細胞や血管平滑筋細胞から分泌される**マクロファージコロニー刺激因子 macrophage colony-stimulating factor** の作用で，単球ではこれらの受容体の産生が刺激される．酸化LDL受容体の複合体が形成されると，それらは細胞内に取り込まれ，脂肪が貯蔵されている限り受容体はリサイクルされる．

泡沫細胞への脂肪の蓄積は，明らかに粥状変性の病変の進行における主要な出来事であり，血漿コレステ

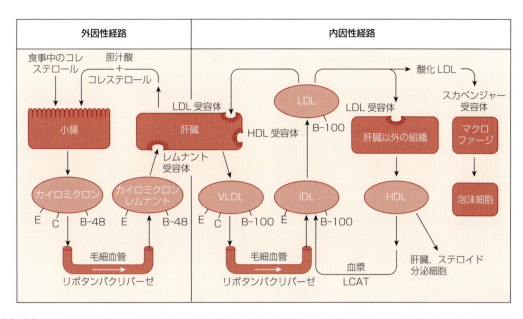

図 11-16 ヒトにおける脂質輸送のためのリポタンパク合成経路の簡略図．外因性経路では，食事で摂取した中性脂肪に富むカイロミクロンがリポタンパクリパーゼの作用でコレステロールエステルに富むカイロミクロンレムナントに変換される．内因性経路では，中性脂肪に富む超低密度リポタンパク（VLDL）が肝臓で分泌され，中間密度リポタンパク（IDL）に変換され，それからコレステロールエステルに富む低密度リポタンパク（LDL）に変換される．ある程度の LDL は動脈の内皮細胞下の層に入り込み，さらに酸化されマクロファージに取り込まれ，泡沫細胞が形成される．LCAT：レシチンコレステロールアシル転移酵素．カイロミクロン，カイロミクロンレムナント，VLDL, IDL, LDL に記載してある文字はそれらで発見された主要なアポタンパクを同定している．

ロールを低下させることは粥状動脈硬化症の進行を抑制する．吸収された脂肪の主たる代謝経路を図 11-16 にまとめる．脂肪は水には溶けにくいので，それらは水溶性を増した特殊なリポタンパク粒子として運搬される．食事中のコレステロールと中性脂肪は小腸の上皮細胞にてタンパクで覆われた**カイロミクロン chylomicron** に詰められる．リポタンパクリパーゼの影響下，これらの粒子は中性脂肪を貯蔵脂肪や筋肉に放出し，結果的に**カイロミクロンレムナント chylomicron remnant** が肝臓により吸収される．肝臓ではまたコレステロールも合成され，それは特殊なタンパクとともに**超低密度リポタンパク very-low-density lipoprotein（VLDL）**を形成する．このリポタンパクの粒子は循環系に入り，リポタンパクリパーゼの影響下各種組織に中性脂肪を供給する．このように，それらはコレステロールが豊富な**中間密度リポタンパク intermediate-density lipoprotein（IDL）**や**低密度リポタンパク low-density lipoprotein（LDL）**になる．LDL はコレステロールを組織に供給する．これはすべての細胞に，細胞膜の形成やその他の目的で利用するためのコレステロールを供給することである．また，ステロイドホルモンの形成に必要となるコレステロールのほとんどを供給する．すでに指摘したように，酸化 LDL は粥状変性の病変のマクロファージや平滑筋に取り込まれる．一方，**高密度リポタンパク high-density lipoprotein（HDL）**は末梢細胞よりコレステロールを吸収し，それらを代謝する肝臓に運搬する．したがって，HDL は血漿や組織のコレステロールレベルを低く保つ．そのため，HDL は「悪玉コレステロール」と呼ばれる LDL とは逆に，「善玉コレステロール」と呼ばれる．粥状動脈硬化症の治療では，薬物療法により HDL を増加させる努力が現在も行われている．

臨床症状

粥状動脈硬化症は動脈血管の異常であるので，身体のほぼすべての臓器が影響を受ける．石灰化した粥状プラーク atherosclerotic plaque は時に X 線検査で見つかることがあり，血管造影で変形した動脈壁を確認することも可能である．しかしながら，一般的に粥状動脈硬化症はその合併症が進行するまでは無症状である．

冠動脈において，粥状動脈硬化症による動脈内腔の狭窄が 75％ 以上に達すると**狭心症 angina pectoris** を起こす．この疾患では，心筋内に発痛物質が蓄積すると胸痛が起こる．特徴的なのは，この痛みは活動中に起こり，安静時には血液により発痛物質が洗い流され

て消失することである．粥状動脈硬化症が血栓を形成し血管を閉鎖した場合その血管に支配されていた心筋は壊死する（**心筋梗塞 myocardial infarction**）．心筋梗塞は 10 章でも論述する．

脳循環では，粥状プラークの部位における動脈閉塞は**血栓性脳卒中 thrombotic stroke** を起こす．脳卒中は 7 章で議論する．腹部動脈では広範囲の粥状動脈硬化症は動脈瘤の形成と血管の破裂を引き起こす．腎血管では，片側または両側の腎動脈の局所的な収縮が**腎血管性高血圧症 renovascular hypertension**（後述）を起こす．下肢への循環では，循環不全が**間欠性跛行 intermittent claudication**（疲労と通常歩くときの痛みで，安静で消失する）．もし，四肢への血流が著しく阻害された場合には，皮膚に潰瘍が生じ，治癒の遅れが生じる．また，四肢末端部で明らかな**壊疽 gangrene** が生じることもある．それほどの頻度ではないが，血栓形成と閉塞が腸管やその他の組織を支配する血管で起こることもある．

危険因子

先に述べたように，粥状動脈硬化症の進行は種々の遺伝的，環境的因子（危険因子）により加速する．それらを表 11-2 にまとめる．明らかに，対処可能な加速要因を治療し，避けられるものを避けることにより，心筋梗塞，脳卒中や他の粥状動脈硬化症合併症の発症頻度を下げることができる．

エストロゲンは肝臓によるコレステロールの除去を促進し，閉経前の女性における粥状動脈硬化症の進行を男性よりも遅らせる．それに加え，疫学的エビデンスが，閉経後に女性に対するエストロゲン補充療法が心血管系の保護作用を示すことを明らかにしている．一方で，大量のエストロゲン投与は血栓症の頻度を上昇させ，少量の投与であっても，血栓症の頻度を若干であるが上昇させる．それに加え，いくつかの研究では，エストロゲン補充療法では，閉経後の女性の 2 回目の心臓発作を防ぐことができないことが示されている．疫学的研究と実験的研究によるデータの差異に関しては現在のところ明らかになっていない．

ホモシステインとホモシスチンやホモシステインチオラクトンなどの関連分子の血漿中の濃度の上昇（このような状態は時に高ホモシステイン血症といわれる）の影響は強調に値する．これら分子の血漿中の濃度上昇は粥状動脈硬化症と関連しており，その上昇の程度は粥状動脈硬化症の重症度と正の相関を示す．遺

表 11-2　粥状動脈硬化症の進行を増進する条件とその機序

条　件	機　序
男性（閉経後の女性）	エストロゲンの LDL 低下作用の欠如．エストロゲンはおそらく肝臓の LDL 受容体の数を増やすように作用．
脳卒中の家族歴	おそらく多くの遺伝子が関わる機構．
本能性（一次性）高脂血症	リポタンパクリパーゼ不足（I 型），LDL 受容体の欠損（IIa 型），異常アポタンパク E（III 型），アポタンパク C の不足（V 型），もしくは原因不明（IIb 型と IV 型）による遺伝的障害．
二次性高脂血症[1]	利尿薬や β 遮断薬，過剰なアルコールの摂取による循環中の中性脂肪の増加．
喫煙	おそらく内皮細胞に対する一酸化炭素による低酸素障害
高血圧	内皮の障害を伴うずり応力の増加．
糖尿病（1 型と 2 型）	循環系からの肝臓での LDL 除去の低下．コラーゲンのグリコシル化で血管壁への LDL の結合が増加．
肥満，特に腹部肥満	わかっていないが，2 型糖尿病，高トリグリセリド血症，高コレステロール血症そして高血圧を伴う肥満では，それらすべてが危険因子となる．それ以上に，脂肪組織がとても活発な場合には数々の内分泌ならびに傍分泌因子（TNF を含む）を放出し，内皮細胞の機能を変化させ，身体の炎症状態を進行させることが明らかになってきている．
ネフローゼ症候群	肝臓における脂質とリポタンパクの合成促進．
甲状腺機能低下症	肝臓における LDL 受容体合成の低下．
高リポタンパク(a)	不定
血漿ホモシステイン濃度上昇	不定．おそらく，増加したホモシステインが H_2O_2 をはじめとする活性酸素分子を供給し，それらが酸化 LDL の形成を促進．

[1]高コレステロール血症と高トリグリセリド血症は両者とも危険因子である．

伝子の変異による顕著な上昇はほとんどみられないが，中等度の上昇は一般的な人口の7%に認められる．加速する血管障害の機序は明らかではないが，ホモシステインはH_2O_2や他の活性酸素の重要な原物質であり，これがおそらくLDLの酸化を加速すると考えられる．

ホモシステインはメチオニン産生の過程の中間代謝産物である．これはビタミンB_6，ビタミンB_{12}，そして葉酸依存性の酵素により代謝される．これらビタミンの食事による補充は血漿ホモシステイン濃度を正常域まで下げる．このような補充により粥状動脈硬化症の進行を抑えられるか否かを決定するためには，長期にわたる注意深い臨床研究が必要で，このような研究データの結果は決定的ではない．

血漿コレステロールと中性脂肪の濃度を下げ，血漿HDLの濃度を上げることが，粥状動脈硬化症の進行を遅くする，ないしは進行を逆転する例もあるというエビデンスが今や決定的である．食事による脂質摂取の制限は体内でのコレステロールを補償的に増加させるが，望まれる脂質の低下は時にコレステロール，飽和脂肪酸，そしてトランス脂肪酸単独の食事制限でも達成することがある．食事による制限が十分でない場合は，スタチンや肝臓の3-ヒドロキシ-3-メチルグルタリルCoA(HMG-CoA)還元酵素を阻害する薬物，ならびにこの反応を触媒する酵素などによるメバロン酸塩からコレステロールへの返還を抑えることが有用である．現在用いられるHMG-CoA還元酵素阻害薬はアトルバスタチン，ロバスタチン，ピタバスタチン，プラバスタチン，シンバスタチン，フルバスタチン，ロスバスタチンである．

遺伝的なLDL受容体の欠損による重篤な高コレステロール血症の場合，遺伝子治療も1つの選択肢である．しかしながら，将来有望な予備研究の結果にもかかわらず，ヒトにおける遺伝子治療は遺伝子導入のより有効な手段が発展しない限り遂行できないことが明らかになった．粥状動脈硬化症の進行を遅らせるないしは防ぐ分子生物学による他の治療法は現在も開発中である．

αトコフェロールやビタミンE，βカロテンのような物質を用いた抗酸化治療法はLDLの酸化を抑制するために利用されてきた．そしてこの治療で，実験動物では粥状動脈硬化症の発症頻度は抑制された．しかしながら，ヒトにおける抗酸化治療は一般に期待外れであり効果はない．

1日に1箱のタバコを吸う喫煙者は非喫煙者と比較して虚血性心疾患で死亡する割合が70%も高い．そ

してまた，女性でも増加している．禁煙は死亡と心筋梗塞のリスクを減らす．喫煙の有害な影響は一酸化炭素により引き起こされる低酸素症による内皮の障害を含む．他の要因もまた含まれている．このように，禁煙は粥状動脈硬化症の進行を遅らせる主たる方法である．

血圧の上昇により内皮にかかるずり応力が増加するので，高血圧はもう1つの取り除くことが可能な危険因子である．血圧を下げることは脳卒中の発症を下げるのに劇的な効果を示し，虚血性心疾患の発症に関しても減少させるのに有用である．最近の治療では，高血圧の患者の血圧は一般的に正常範囲ないしはそれに近い値まで下げることができ，そのような治療で脳卒中，心筋梗塞そして腎不全の発症が減少することはこの危険因子を減らすもしくはなくすことの価値をはっきりと証言している．

糖尿病では，微小血管でも大きな血管でも合併症が認められる(表18-6参照)．後者は基本的に粥状動脈硬化症と関連している．糖尿病患者では心筋梗塞の発症頻度が非糖尿病患者に比較して2倍となり，四肢における重篤な循環障害による壊疽の発症は比較的よくみられ，血栓性脳卒中も多い．そして腎不全は重篤な問題となる(18章参照)．この点で非常に興味深いのは，心血管系の合併症を減らす上で厳格な血圧のコントロールは厳格な血糖値のコントロールより有効であると示されたことである．

ネフローゼ症候群と甲状腺機能低下症も粥状動脈硬化症の進行を早めるが治療可能な条件である．

局所的な炎症は明らかに粥状動脈硬化症の病因として直接的な作用を果たしているが，自己免疫性疾患，感染(歯周病や胃の感染症を含む)，そして各種汚染物質への曝露などに関連する間接的な機序が粥状動脈硬化症の発症に寄与している(ないしはそれ自体で発症させている)可能性に関しては明確にされていないままである．

チェックポイント

10. 米国で，45歳以上の死因で最も多いものは何か．
11. 粥状プラーク形成機構の仮説はどのようなものか．
12. 粥状プラークが心血管疾患を引き起こす機序は何か．
13. 粥状動脈硬化症の進行を加速する5つの治療可能な危険因子は何か．

高 血 圧

　高血圧は単独の疾患ではなく，種々の原因による症候群である．最も多い例では，原因は定かでなく，**本態性 essential** としてひとまとめにされているが，本態性に分類される原因の割合は減少し続けている．**本態性高血圧 essential hypertension**（表11-3）はしばしば**本能性（一次性）高血圧 primary hypertension** と呼ばれ，原因が明らかなものは**二次性高血圧 secondary hypertension** といわれる．しかし，この分類はある意味作為的である．本項では，高血圧の病因と一般的に定義される合併症について述べ，その後現在定義されている二次性高血圧の特異的な原因について述べるとともに，その原因での高血圧を持つ患者における一般的な症状に加えるものがあるならば，それらの特徴に関しても記述する．

発症機構

　高血圧の予防，検出，評価そして治療に関する米国合同委員会の現在のガイドラインでは正常血圧を収縮期血圧 120 mmHg 以下，拡張期血圧 80 mmHg 以下と定めている．高血圧は動脈血圧が成人で最低3回の連続する医師の診察で 140/90 mmHg 以上が測定された場合と定義されている．正常血圧と 140/90 mmHg の間の場合は高血圧前症（訳注：日本高血圧学会では正常高値血圧と定義）とし，このカテゴリーに属する人は生活習慣を徐々に変え，血圧を 120/80 mmHg 以下にするようにする．すでに指摘したように（図11-7），収縮期血圧は生涯を通して上昇し，拡張期血圧は50〜60歳代までは上昇し，その後低下する．結果，脈圧は増加し続ける．かつては，拡張期血圧が高い場合に対する治療が強調された．しかしながら現在では，収縮期高血圧に対する治療の重要性も同様に認識されると同時に，高血圧の心血管系の合併症を減らす観点からより重要でもある．それ以上に，いくつかの研究が示しているが，行き過ぎた強烈な治療（特に拡張期高血圧に対しての）は，冠動脈疾患や慢性心不全を持つ患者の場合，副次的な心疾患（主に心臓発作）を起こす可能性がある．これは，冠動脈は拡張期に血液で満たされるため，冠動脈疾患ないしは心不全の患者の場合，十分な心筋の灌流は，ある意味高めの拡張期血圧に依存するからである．

　高血圧の最も一般的な原因は末梢血管抵抗の増加である．しかしながら，血圧は総末梢血管抵抗と心拍出量の積であるので，長期化する心拍出量の増加もまた

表11-3　高血圧の一次性ならびに二次性の原因

一次性
本態性（特発性）高血圧

二次性
腎性高血圧
腎血管性（粥状動脈硬化症，線維筋性異形成症）
実質性（慢性腎臓病，多嚢胞腎，閉塞性尿路疾患）
内分泌-代謝性高血圧
原発性アルドステロン症
Cushing 症候群
褐色細胞腫
その他の副腎酵素の欠損
[11β-水酸化酵素欠損症，17α-水酸化酵素欠損症，11-ヒドロキシステロイド脱水素酵素欠損症（甘草）]
甲状腺機能亢進症
（副甲状腺機能亢進症）
先端巨大症
肥満とメタボリックシンドローム
薬剤性
エストロゲン療法（「ピル高血圧」）
外来性のコルチコステロイドやアンドロゲン
非ステロイド性抗炎症薬
コカイン，アンフェタミン，もしくはアルコール摂取
充血除去薬
食欲抑制薬
シクロスポリン，タクロリムス
抗うつ薬（いくつかあるが，例えば，ベンラファキシン）
その他
妊娠高血圧腎症と子癇
Liddle 症候群
大動脈縮窄
睡眠時無呼吸症候群
多血症，エリスロポエチン
頭蓋内圧亢進

高血圧を引き起こす．例えば，甲状腺機能亢進症や脚気でみられる高血圧がある．それに加え，血液量の増加は，特にミネラルコルチコイド過剰や腎不全（後述）の場合に高血圧をもたらす．そして血液の粘性の増加が極端な場合も動脈血圧を上昇させる．

臨床像

　高血圧は，それ自体では何の症状も起こさない．頭痛，倦怠感，めまいなどは時々高血圧のせいにされるが，このような非特異的な症状は正常血圧の場合より高血圧で一般的だということはない．その代わり，高血圧は通常の健康診断やそれに伴う合併症の発症で患者が医師を訪れたときに発見される場合が多い．高血圧の合併症は重篤で非常に致死的である．高血圧の合併症には，心筋梗塞，心不全，血栓性ないしは出血性脳卒中，高血圧性脳症，腎不全が含まれる（図11-17）．これが，高血圧が「サイレントキラー」といわれる所以である．

　身体所見も早期の高血圧では認められず，観察できるような変化は進行した重篤な症例でみられるだけである．これらには，**高血圧性網膜症 hypertensive retinopathy**（例えば，眼底鏡検査で認められる細動脈の狭窄）が含まれ，より重篤な症例では，網膜出血や視神経乳頭の腫脹（乳頭浮腫）を伴う滲出液の漏出などである．長期にわたる増加した末梢血管抵抗に対して血液を送り出すために左室は肥大し，それは心エコー図で確認でき，また，心肥大も起こり，これは診察で確認できる．腎臓部位の聴診も非常に重要である．なぜなら，腎性高血圧症（後述）では腎動脈の狭窄は血管雑音を生じることがあるからである．これらの血管雑音は通常心周期の間，連続的に聴取できる．推奨されることは座位から立位への変化に対する血圧の反応を調べることである．立位になったことによる血圧の上昇が時として本態性高血圧では観察される．これは主として立位に対する過剰な交感神経反応による．このような血圧の上昇は他の型の高血圧では通常みられない．本態性高血圧では大部分で（60％）血漿レニン活性は正常であり，10％の例で上昇している．しかしながら，30％では血漿レニン活性は低下している．これらの症例の一部では，増加した血液量によりレニン分泌が低下しているかもしれないが，他の例でははっきりとしない．低レニン性高血圧は他の本態性高血圧とは全く別の疾患単位にいまだ分けられていない．高血圧の多くの患者の状態は悪くなく，病気の進行は遅い．一部の症例では進行が急速である．実際のデータが示すところによれば，高血圧を治療しない場合は平均で10～20年寿命が短くなる．粥状硬化が加速して，それにより狭心症や心筋梗塞といった虚血性心疾患（10章），血栓性脳卒中と脳出血（7章），腎不全（16章）が発症する．重篤な高血圧のもう1つの合併症は**高血圧性脳症 hypertensive encephalopathy**であり，錯乱，意識障害，痙攣などがみられる．精力的な治療を必要とするこの状態は，おそらく動脈攣縮と脳浮腫により起こる．

　その原因にかかわらず，すべての高血圧は突然進行し，悪性になることもある．悪性高血圧では，細動脈で内膜の線維化を伴った広範囲にわたる中膜のフィブ

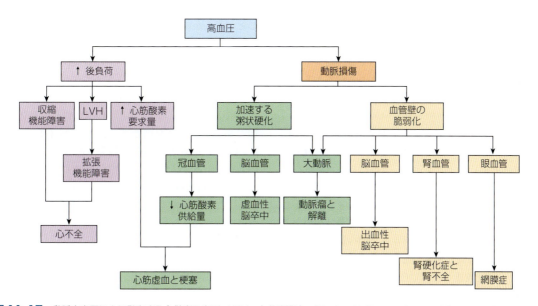

図 11-17　動脈高血圧により発生する合併症の病因．LVH：左心室肥大．(Deshmukh R et al. Chapter 13 in Lilly LS et al, eds. *Pathophysiology of Heart Disease: A Collaborative Project of Medical Students and Faculty*, 3rd ed. Williams &Wilkins, 2003より許可を得て転載．)

リノイド壊死がある．これらは動脈の狭窄を起こし，進行性の重篤な網膜症，心不全そして腎不全などを引き起こす．もし治療をしない場合，悪性高血圧 malignant hypertension では通常1年以内に死亡する．

治　療

　病気の治療に関して述べることは本書の目的の範囲を越えているが，すべての高血圧において，β遮断薬，レニン-アンジオテンシン系阻害薬，カルシウムチャネル阻害薬，そして利尿薬を用いた現在の治療は血圧を低下させ，通常，正常範囲まで戻ることは注目しておかなければならない．それに加え，これらの治療により合併症の発症が遅延ないしは予防され，余命が延長する．しかしながら，これらの治療は根治的なものではなく，無期限に継続しなければならない．したがって，本態性高血圧は糖尿病と同様にコントロールはできるが，完治はしない．もし，高血圧の原因が同定されれば，原因に対する治療は根治的なものになる．したがって，このような症例を見極めることが重要である．

病　因

A. 大動脈縮窄

　大動脈の先天性の縮窄は通常左鎖骨下動脈の分岐の遠位側で起こる．末梢抵抗はこの縮窄部位より遠位で高くなる．したがって，血圧は腕，頭部そして胸部で高いが，下肢では低い．しかし，縮窄は腎動脈より近位であるので，腎動脈の血圧の低下により，縮窄の症例のほとんどにレニン分泌の増加が認められる．これが，全身の血圧を上昇する傾向をつくる．縮窄を取り除くことによりこの状態を改善することができる．

B. 食塩感受性

　選択的な近親交配を通して，Dahl は2種類の系統のラットを作成できた．食塩感受性ラットは高食塩食を与えると血圧の上昇を示し，食塩抵抗性ラットは血圧上昇がみられない．これらの2つの系統の差に関与する遺伝的機構は現在研究中である．おそらくヒトでも同様の食塩感受性と抵抗性のグループ分けができるかもしれないが，明らかにグループ間の線引きはラットの場合のようにはっきりしない．表11-4 に示すように，正常腎機能と正常血圧の白人の30％は食塩感受性であり，本態性高血圧の白人の55％がそのグループに入る．理由は定かでないが，黒人の高血圧では食塩感受性の割合は高くなる．これらの状況は，高血圧

表11-4　ヒトの食塩感受性

	人口比率(%)	
	正　常	高血圧
白　人		
食塩感受性[1]	30	55
食塩抵抗性	70	45
黒　人		
食塩感受性[1]	32	73
食塩抵抗性	68	27

Weinberg の好意による．Luft FC et al. Salt sensitivity and resistance of blood pressure. Hypertension. 1991;17 (Suppl I): I102 よりデータを引用．
[1]フロセミド投与と低食塩食で平均血圧は10 mmHg 以上低下する

の患者に対する食塩摂取について忠告を与える点では明らかに意味がある．

　強調しなければならないのは，この状況はあくまで正常な腎機能と正常な(もしくは低下した)ミネラルコルチコイド分泌の個人に対してのみ当てはまるということである．腎機能が低下すると，ミネラルコルチコイドの分泌が増加する，もしくはミネラルコルチコイドの効果が増強され，塩と水分の異常な貯留が起こり，そのために高血圧が発症する(後述参照)．

　食塩感受性における差異に関しての遺伝的機構はいまだわからないが，最近の研究は食塩摂取で起こる高血圧に関するわれわれの理解に一筋の光を与えた．塩分は血管平滑筋収縮を起こす3つの経路を活性化することが明らかになった．(1) ミオシンをリン酸化して収縮を起こすミオシン軽鎖キナーゼの活性化に関与するGタンパクのサブグループ(G_{12-13})を刺激する．(2) 平滑筋の弛緩を引き起こすミオシン軽鎖ホスファターゼを阻害する Rho/Rho キナーゼを刺激する．(3) 内因性のウアバイン(その作用は強心配糖体と同様である)の分泌を刺激する．ウアバインは Na^+-K^+ ATPase を阻害し，その結果 Na^+-Ca^{2+} 交換機構の効率を下げ，結果的に細胞内カルシウム濃度を増加させて平滑筋の緊張を増加させる．実験的な証明によると，これらの情報伝達系の個人的な差異が，事実，食塩摂取で起こる高血圧の発症に関与していることが示唆されている．

　最終的に，動物実験では食塩感受性の新たな機序に関しての知見が提供された．それは，遠位尿細管における交感神経性のナトリウム再吸収の活性化とミネラルコルチコイド受容体のアルドステロン非感受性活性化を含む．

C. 腎臓の異常

Goldblatt が行った，**腎動脈の絞扼 renal artery constriction** は実験動物において血圧を上昇させるという結果はすぐにヒトでも確認された．しかしながら，片側ないしは両側の動脈の絞扼による**腎性高血圧 renal hypertension** は臨床的な高血圧のほんの数パーセント程度にしか当たらないことがわかった時点でこの知見は失望するものとなった．血管の狭窄は粥状硬化，血管壁での線維性成分の増殖もしくは血管に対する外部からの圧力で生じる．初期の絞扼で腎動脈血圧は低下し，これがレニン分泌を増加させる．レニン-アンジオテンシン系は 16 章と 21 章で述べている．しかしながら，多くの症例では高血圧を維持するためには他の機構が慢性的に働く．このほかの機構に関してはまだよくわかっていない．

尿路閉塞 ureteral obstruction は動物でも，おそらくヒトでも腎間質の圧力を上げ(例えば，水腎症)，その結果高血圧を起こす．

急性ならびに慢性糸球体腎炎 acute and chronic glomerulonephritis とその他の広範な腎臓病では，もしナトリウムの排泄に障害を来し，ナトリウムと水分が貯留し血液量が増加すると，高血圧を起こす．

D. 内分泌障害(12 章および 21 章参照)

各種の副腎の異常が高血圧を起こす．これらは主にミネラルコルチコイドが過剰に分泌される状態で起こるが，コルチゾールの過剰分泌でも高血圧が生じ，また，副腎髄質の腫瘍によるカテコールアミンの過剰分泌でも同様である．これらの障害の詳細は 12 章および 21 章で述べる．

女性で高血圧に関与する 1 つの要因はエストロゲンである．肝臓からのアンジオテンシノーゲンの分泌は内分泌系の制御を受けており，エストロゲンは他に類をみない刺激作用を示す．そのため，大量のエストロゲンを含む避妊薬を摂取している女性ではアンジオテンシノーゲンの分泌が増える．循環するアンジオテンシノーゲンが増えると，多くのアンジオテンシン II が産生され血圧が上昇する．この反応に対する正常な代償作用は，アンジオテンシン II が直接的に糸球体傍細胞にフィードバックをかけてレニンの分泌を抑制することである．しかしながら，女性のなかにはこの代償作用がうまく機能せずにエストロゲンが血圧を非常に高めることがある．エストロゲンにより誘発された本態性高血圧の状態が続く女性も一部にいるが，他の女性たちはエストロゲン療法を中止することにより高血圧は消失する．

過剰なミネラルコルチコイドによる Na^+ の貯留は高血圧を引き起こすという観点からみると，ナトリウム利尿性ホルモンも高血圧の原因として疑われるということは驚くべきことである．心房性ナトリウム利尿ペプチド(ANP)と他のナトリウム利尿ペプチドは尿へのナトリウム排泄を増加し，一般的に血圧を下げる．しかしながら，それに加え，循環系にはジギタリス様のナトリウム利尿物質が存在する．それは副腎から分泌されるようであるが，視床下部から分泌されるという指摘も行われてきた．この物質は内因性のウアバインであり，Na^+-K^+ ATPase を阻害する．これは，Na^+ の尿中への排泄を増加し，細胞膜を介する Na^+ の濃度勾配を低下させて Ca^{2+} を細胞に蓄積する．この細胞内 Ca^{2+} の増加は血管平滑筋の収縮をもたらす．結果的に血圧が上昇する．しかしながら，このナトリウム利尿ホルモンの生理学的かつ病態生理学的な意義に関してはいまだ定まらない．そして，この物質の過剰分泌が臨床的な高血圧の可能性のある原因と考えることは今のところできない．

E. 神経系の障害

正常では，神経系は血圧の維持に鍵となる役割を担っている(前述)．クロニジンといくつかの他の薬物は脳に働き交感神経系の活動を抑制することにより血圧を下げる．慢性高血圧の最も効果的な治療法のいくつかは，血管と心臓を支配する血管運動性交感神経の末梢での活動を抑えるようにすることである．これらや他の研究から推察されるのは，臨床的な高血圧は中枢神経系の障害で引き起こされ得るということである．実験動物における圧受容器から中枢への入力の遮断は血圧を上昇させる．しかしながら，強調すべきことは，それらの動物で平均血圧がどれほど安定して上昇したかというより血圧の変動が大きくなることである．わずかな解剖学的障害で吻側延髄腹外側部(図 11-13)に対して慢性的に圧が加わるとヒトで高血圧が起きるという証明がある．しかし，この証明は議論の的であり，今のところ，これが確実に高血圧の原因であると言い切ることはできない．

F. 一酸化窒素

実験動物における興味深い観察として，一酸化窒素(NO)の産生を抑制する薬物を投与すると血圧が上昇するということがある．それに加え，内皮型の NOS の発現がないノックアウトマウスでは持続的な高血圧がある．これらの観察は NO による持続的な血圧降下効果を示唆するとともに，NO の産生ないしは効果

を阻害することがヒトにおける高血圧発症の原因である可能性も示唆する．

G. Na$^+$-H$^+$ 交換機構の促進

本態性高血圧患者の約50％において，体中に存在するpH調節作用を持つ細胞膜のNa$^+$-H$^+$交換機構の機能が亢進している．これは，Gタンパクの機能を促進するβサブユニットの1つの遺伝子多型に関連するというエビデンスがある．しかし，この異常の最終的な意義に関してはこれからの確定を待つことになる．

H. インスリン抵抗性との関連

本態性高血圧の患者と正常血圧の血縁者においては，インスリン抵抗性，高インスリン血症，脂質異常症（高脂血症）そして肥満の頻度が，健常者ないしは他の原因による高血圧の患者よりも高い．この異常の組み合わせは，時にメタボリックシンドローム metabolic syndrome（かつてのシンドローム X syndrome X）といわれる．インスリン抵抗性はインスリン分泌を増加し，結果として生じる高インスリン血症が交感神経系を刺激し高血圧を起こすと推測されてきた．しかしながら，この関係は原因や効果であるとは証明されず，実際，インスリン分泌性の膵腫瘍（インスリノーマ）の患者では高血圧の発生頻度は高くない．また，イヌや健常者では長期的なインスリン投与は血管収縮効果よりも軽い血管拡張効果を示し，本態性高血圧の肥満患者を対象として行った詳細な検討では，長期的なインスリン投与は血圧上昇作用よりも弱い低下作用を示した．このように，高血圧の原因としてインスリン抵抗性，高インスリン血症，肥満そして脂質異常症があるかどうかは明らかではないが，インスリン抵抗性の増加が本態性高血圧の主たる原因ではありそうもない．

チェックポイント

14. 長期にわたるもしくは重篤な高血圧の5つの身体所見を述べよ．

15. 高血圧の原因を10挙げ，患者の高血圧の原因としてそれぞれを同定するための方法を述べよ．

16. マウスのeNOS（内皮細胞型NO合成酵素）の遺伝子の発現を阻害した場合，血圧にはどのような影響があるか．

表11-5 ショックの種類とそれらの原因となる状態ないしは病気の具体例

循環血液量減少性ショック（血液量減少）
出血
外傷
外科手術
熱傷
嘔吐や下痢による体液の損失
血液分布異常性ショック（顕著な血管拡張；血管原性や低抵抗性ショック）
失神（神経原性ショック）
アナフィラキシー
敗血症（毛細血管の透過性が上昇し体液の組織への漏出による血液の減少も引き起こす）
心原性ショック
心筋梗塞
心不全
不整脈
心外閉塞・拘束性ショック
緊張性気胸
肺塞栓症
心臓腫瘍
心タンポナーデ

ショック

「ショック」という言葉はいろいろな状態を表現する場合に利用され，例えば，体を電流が貫いたときの反応や，脊髄の損傷直後に起こる状態，そして悪いニュースを聞いたときの呆然とした反応などである．本書では，この言葉がさすのは比較的もしくは絶対的に不十分な心拍出量で循環系の異常である．原因は4つのグループに分けられる．血液量が循環系を満たすのに不十分（循環血液量減少性ショック hypovolemic shock），正常血液量の状態で血管拡張により血管系の容積が増加（血液分布異常性，血管原性もしくは低抵抗性ショック distributive, vasogenic, low-resistance shock），心筋の異常に起因する不十分な心拍出（心原性ショック cardiogenic shock），そして肺ないしは心臓で血流が阻害されたことによる不十分な心拍出量（心外閉塞・拘束性ショック obstructive shock）．それぞれのタイプのショックを起こす状態ないしは疾患は表11-5で説明する．

循環血液量減少性ショック

循環血液量減少性ショックは低血圧を特徴とする．速く弱々しい脈，冷たく，蒼白で湿った皮膚，強い口渇，速い呼吸，そして落ち着きのない状態，ないしは逆に麻痺状態を示し，尿量は顕著に減少する．しかしながら，必ずしもこれらの所見が認められるわけではない．循環血液量減少性ショックは一般に原因に基づいてカテゴリーに分類される．出血性ショック，外傷性ショック，手術ショックや熱傷ショックという言葉を用いることは有用である．なぜならば，確かにこれらのショックは似ているが，それぞれに特有の状態が存在するからである．

循環血液量減少性ショックとその他の型のショックでは，不十分な組織の灌流で無酸素的な解糖系が促進し，大量の乳酸が産生される．重篤な例では血中乳酸値が正常の 1 mmol/L から 9 mmol/L ないしはそれ以上に上昇する．その結果生じた乳酸アシドーシスは心筋を抑制し，カテコールアミンに対する末梢血管の反応性を低下させ，重篤な場合は昏睡を起こす．

細胞外液量を維持し多種の代償性反応が起きる(表11-6)．進化してきた多くの反応は生き残るために血液量を維持することの重要性を示している．

脈圧，もしくは平均血圧の低下は動脈の圧受容器から脳へ投射するインパルスの数を減少させ血管運動性神経を刺激する．その結果起こる血管収縮は脳と心臓の血管以外で全般的に観察される．冠動脈は心拍数の増加による二次的な心筋代謝の亢進で拡張する．皮膚血管の収縮は皮膚の冷えと蒼白を引き起こし，腎血管の収縮は腎機能の喪失を起こす．

血液量減少に対する心臓の瞬時の反応は頻脈である．より激しい血液の喪失は徐脈を起こし，それを超える重篤な血液量減少ではまた頻脈となる．徐脈は，おそらく血液の喪失を制限することに関して迷走神経性の抑制反射が現れたことによるのであろう．

腎臓での血管収縮は糸球体濾過量を減らす．これは水分の損失を減らすが窒素性物質の血液内への蓄積をもたらす(腎前性高窒素血症 prerenal azotemia)．もし，低血圧が長期化すると，重篤な腎尿細管系の損傷をもたらし，ひいては急性腎不全になる．

血圧の低下と赤血球喪失による血液の酸素運搬能の低下は，頸動脈と大動脈の化学受容器を刺激する．これはたんに呼吸を刺激するだけでなく，血管収縮性のインパルスも増加する．重篤な血液量減少では頸動脈と大動脈圧受容器からのインパルスの発生がなくなる．これは平均血圧が 70 mmHg 程度で起こる．このような状況で，もし頸動脈と大動脈の圧受容器からの信号がなくなると，血圧は上昇せずに逆説的によりいっそう低下する．

血液量減少は血管収縮作用を持つホルモンであるアンジオテンシンⅡ，アドレナリン，ノルアドレナリンそしてバソプレシンの循環血液中の濃度が上昇する．副腎皮質ホルモン(ACTH)分泌も増加し，アンジオテンシンⅡと ACTH の両者がアルドステロン分泌の急性増加をもたらす．その結果生じる Na$^+$ と水分の貯留は血液量が再び増加することを助ける．

循環血液量減少性ショックの分類

出血性ショック hemorrhagic shock は，実験動物でも簡単に作成できるので，おそらく最もよく研究されているショックの型である．中等度の出血(5〜15 mL/kg 体重)では脈圧は低下するが，平均血圧は正常範囲にとどまる．より大量の出血では血圧は常に低下する．

出血後は，流した血液で喪失した血漿タンパクが徐々に肝臓で合成され，血漿タンパク濃度は3〜4日でもとに戻る．循環中のエリスロポエチンの上昇は赤血球の産生を増加するが，正常赤血球数まで戻るには4〜8週間を要する．

外傷性ショック traumatic shock は筋や骨に重篤な損傷が起きた場合に生じる．この型のショックは戦争による負傷者や自動車事故の被害者でよくみられる．傷害部位への出血がこのショックの主原因である．傷害部位への血液の損失は見た目にはわずかにしかみえなくても，実際には大量である．例えば，大腿部の筋肉はわずかにその径を 1 cm 増加するだけで，約 1 L の血液を溜めることができる．

表 11-6　血液量減少で起こる代償性反応

血管収縮
頻脈
静脈収縮
多呼吸→胸郭ポンプの増加
不穏状態→筋ポンプの増加(一部の例では)
間質液の毛細血管への移動
バソプレシン分泌亢進
グルココルチコイド分泌亢進
レニンとアルドステロン分泌亢進
エリスロポエチン分泌亢進
血漿タンパク合成亢進

もし，ショックが広範囲にわたる骨格筋の破壊を伴っている場合（圧挫症候群 crush syndrome），骨格筋の崩壊はもう1つの重大な問題である．もし組織の圧迫が取り除かれて血流が再開するとフリーラジカルが生じ，それがますます組織の破壊を招く（再灌流障害 reperfusion-induced injury）．傷害を受けた細胞内の Ca^{2+} が毒性レベルまで上昇する．大量の K^+ が循環系に流入する．再灌流を受けた組織から排出されたミオグロビンや他の物質は腎臓に蓄積し，すでに糸球体濾過量が低血圧により低下した上に，尿細管が詰まり無尿になる．

手術ショック surgical shock は外部への出血，傷害部位への出血そして脱水が種々の割合で組み合わさって生じる．

熱傷ショック burn shock では，熱傷表面からの血漿の喪失があり，ヘマトクリットは減るより増え，重篤な血液濃縮が起こる．また，複雑な代謝系の変化がある．これに加え，熱傷部位の易感染性と腎障害で3度の熱傷が体表面の75%を超えた場合の致死率はほぼ100%である．

血液分布異常性ショック

血液分布異常性ショックでは，前述のほとんどの徴候や所見がみられる．しかしながら，血管拡張で皮膚は冷たくてじめじめするよりむしろ温かい．アナフィラキシー・ショック anaphylactic shock は血液分布異常性ショックのよい例である．この例では，加速するアレルギー反応が大量のヒスタミンの放出を起こし，著しい血管拡張が生じる．血圧は拡張した血管容積が血液量を上回り，血液量が正常であっても低下する．

血液分布異常性ショックの2番目の型は神経原性ショック neurogenic shock であり，これは突然の自律神経活動の喪失（頭部ないしは脊髄の損傷などでみられる）による血管拡張と静脈内への血液の貯留である．結果的に生じる静脈灌流の低下は心拍出量を減少し，たびたび失神 syncope，つまり突然の一過性の意識喪失をたびたび起こす．座位ないしは臥位から立ち上がったときに起こる体位性失神 postural syncope はより良性でより一般的にみられるものである．この失神は交感神経の抑制ないしは交感神経の血管に対する効果を阻害するような薬物を摂取している患者においては一般的にみられる．身体を水平にすると頭部への血流が戻り意識を取り戻す．頸動脈洞への圧迫，例えば，きつい襟による圧迫は意識消失（頸動脈洞性失神 carotid sinus syncope）を起こすような除脈と低血圧を引き起こす．さまざまな身体活動で生じる意識障害に関しては，排尿性失神 micturition syncope，咳失神 cough syncope，嚥下性失神 deglutition syncope，労作性失神 effort syncope などそれにふさわしい名前が付けられている．．

神経原性ショックからくる失神は通常良性である．しかし，他の原因から生じる失神と鑑別せねばならず，さらなる診察が必要がある．

もう1つの血液分布異常性ショックは敗血症性ショック septic shock である．この状態の詳細は4章で述べる．このショックは米国では ICU における最も一般的な死因となっている．このショックは複雑な状態であり，血漿の組織への喪失（"third spacing"*[1]）の結果生じる血液減少性ショックと毒素が心筋を抑制することによる心原性ショックが混在している．この状態は通常 NO 産生が過剰であるので，NO を分解する薬物による治療は有効である．

連鎖球菌性毒素性ショック症候群は A 群連鎖球菌の組織深部への感染で起こる特に重篤な敗血症性ショックである．これらの菌の表面の M タンパクは抗貪食作用を持つ．M タンパクはフィブリノゲンと凝集すると，そこから循環系に放出される．

心原性ショック

失神の25%は心原性のものであり，一過性の心筋の血流障害ないしは各種の不整脈による心拍出量の突然の減少によるものである．それに加え，心筋梗塞患者の7%で意識喪失がみられる．

心原性ショック cardiogenic shock は，心臓のポンプ機能が障害され，各種臓器への血液の供給がその臓器の安静時の血液要求レベルを満たせなくなる閾値を下回る結果生じる．最も一般的な原因は左室の広範な梗塞である．心筋梗塞によるショックの頻度は約10%であり，致死率は60〜90%である．

しかしながら，心原性ショックは他の疾患（心不全，不整脈）で正常心機能が極端に低下した場合にも起き得る．症状としては，心臓が自体への静脈灌流量を完全に駆出できなくなったことによる循環血液量減少性ショックに肺と内臓のうっ血が加わったものである．結果的に，これは時に「うっ血性ショック congested shock（うっ血性心不全を原因とするショック）」と称される．

拘束性ショック

心原性ショックの臨床像は拘束性ショック obst-

---

*1 訳注：細胞外で本来体液が貯留すべきでない部位．細胞内，細胞外のほかということで第三と表現される．

ructive shock でもみられる．原因は，大きな肺塞栓，大きな静脈のねじれを伴う緊張性気胸や，心膜腔への出血により心臓に外圧がかかった状態（**心タンポナーデ cardiac tamponade**）などである．後2者のケースでは，死を防ぐために緊急手術を必要とする．心タンポナーデでは奇脈がみられる．正常では，血圧は吸気時に5 mmHg程度低下するが，奇脈では心外膜側への心膜腔溶液の圧力の増加により，この現象が増強されるときに10 mmHgないしはそれ以上の血圧の低下がみられる．しかし，重篤な喘息，肺気腫や上気道閉塞などで起こる激しい努力呼吸の際にも奇脈が生じることがある．

難治性ショック

循環血液量減少性ショックや敗血症性ショックでは，ショックの発生直後に死亡する患者がいるが，代償機構が働いて循環系が徐々に正常な状態を取り戻し回復する患者もいる．それらの中間のグループの患者では，ショックは数時間持続して徐々に増悪する場合がある．その結果，いかなる昇圧薬にも反応せず，血液量は正常なレベルに戻ったとしても，心拍出量が抑制されている状態に至る．この状態は，**難治性ショック refractory shock** として知られている．これはかつて**不可逆性ショック irreversible shock** と呼ばれていたもので，精力的な治療にもかかわらず患者が死亡する．しかしながら，病態生理学的な機序がより明らかになり，治療法が改善されるに従って，より多くの患者が救われるようになっている．それゆえに，「難治性ショック」はより適した表現といえるであろう．

いろいろな要因が難治性ショックを引き起こす．前毛細血管括約筋が数時間にわたり収縮するが，その後弛緩する．一方で，後毛細血管細静脈は収縮したままである．その結果，大量の血液が毛細血管網に流入し，そこにとどまる．難治状態の形成には種々のポジティブフィードバック機構が関与する．例えば，脳虚血は心臓・血管運動性神経の発火頻度を減弱させ，その結果血圧を低下させショック状態を増悪させる．これはまた，脳血流のさらなる低下を引き起こす．それに加え，重篤なショックでは心筋への血流量が減少する．心不全では心臓のポンプ能力が低下し，その結果ショック状態が増悪し，さらなる心筋血流の低下を来す．

致死率を高めるショックの合併症は急性呼吸窮迫症候群による肺の障害である．肺の障害の原因は，サイトカイン放出による肺毛細血管内皮細胞の傷害と肺胞上皮細胞の傷害である（9章参照）．

チェックポイント

17. ショックの主要な4つの病態生理学的機構は何か．
18. ショックにおいて乳酸性アシドーシスを引き起こす3つの病態生理学的状態の名前を挙げよ．
19. 循環血液量減少性ショックの5つの特異的な病態を説明せよ．
20. 血液分布異常性ショックを起こす原因を3つ挙げ，それぞれの循環血液量減少性ショックとの病態生理学的差異を述べよ．
21. 難治性ショックを引き起こす3つの要因を挙げよ．

ケーススタディ

Yeong Kwok, MD

（解答は25章763ページを参照のこと）

CASE 58

65歳の女性．健康管理のために来院．既往歴としては，2型糖尿病と高血圧がある．また，喫煙歴は45年である．数週間前，彼女は私設の車道をつくっていたが，胸の絞扼感でやめざるを得なかった．彼女は1ブロックも歩くとふくらはぎがとても痛むので，普段は習慣的に運動をしていない．

設 問

A. 考えられる診断は何か．
B. この状況が発症した機構は何か．
C. この患者の危険因子は何か，そしてそれらの因子は粥状動脈硬化症の進行にどのように寄与するか．

11．心血管系障害：血管の疾患

CASE 59

56歳の黒人男性．健康診断のために来院．過去10年にわたり，医師の診察を受けていない．来院時，血圧が160/90 mmHgであった．

設 問
A. この男性は高血圧であるか，ないか．そう判断する根拠は何か．
B. もしこの男性が長期間にわたり高血圧を罹患していたとしたら，どのような身体所見が認められると考えられるか．
C. 高血圧の重要な合併症は何か．
D. 高血圧の原因を挙げよ．

CASE 60

若い女性が重大な交通事故後に救急車で救急外来に運ばれてきた．意識はなく，血圧は64/40 mmHg，心拍数は150回/分であった．彼女は挿管され，換気を維持されていた．頭部外傷は認められなかった．瞳孔径は2 mmで反射を認めた．痛みに対して屈曲反射も認めた．心臓の診察では，心雑音，奔馬律動，ならびに擦過音は認めなかった．聴診において，肺には異常は認めなかった．腹部には緊張がみられ，腸音は減弱していた．四肢は冷たく冷汗ならびに糸様脈を認めた．積極的な蘇生処置にもかかわらず，患者は死亡した．

設 問
A. ショックの4つの主要な病態生理学的原因は何か．そのなかで，この患者に当てはまるのはどれか．
B. どのような病態であると，このように患者が処置に反応しないのか，また，冷たく青白い四肢を説明できるのか．
C. この患者では，どのような循環血液量減少性ショックが起きているのか，そう考える理由は何か．

参 考 文 献

全 般

Baylis C. Nitric oxide synthase derangements and hypertension in kidney disease. Curr Opin Nephrol Hypertens. 2012 Jan;21(1):1–6. [PMID: 22048724]

Meyers KE et al. Endothelin antagonists in hypertension and kidney disease. Pediatr Nephrol. 2013 May;28(5):711–20. [PMID: 23070275]

粥状動脈硬化症

Bandeali S et al. High-density lipoprotein and atherosclerosis: the role of antioxidant activity. Curr Atheroscler Rep. 2012 Apr;14(2):101–7. [PMID: 22441969]

Ntaios G et al. Adipokines as mediators of endothelial function and atherosclerosis. Atherosclerosis. 2013 Apr;227(2):216–21. [PMID: 23332774]

Ohkita M et al. Pathophysiological roles of endothelin receptors in cardiovascular diseases. J Pharmacol Sci. 2012 Aug 18;119(4):302–13. [PMID: 22863667]

Rosenfeld ME. Inflammation and atherosclerosis: direct versus indirect mechanisms. Curr Opin Pharmacol. 2013

Apr;13(2):154-60. [PMID: 23357128]

Tousoulis D et al. Pathophysiology of atherosclerosis: the role of inflammation. Curr Pharm Des. 2011 Dec;17(37):4089–110. [PMID: 22204371]

Tsoumani ME et al. Platelet-mediated inflammation in cardiovascular disease. Potential role of platelet-endothelium interactions. Curr Vasc Pharmacol. 2012 Sep;10(5):539–49. [PMID: 22338568]

Wang JC et al. Aging and atherosclerosis: mechanisms, functional consequences, and potential therapeutics for cellular senescence. Circ Res. 2012 Jul 6;111(2):245–59. [PMID: 22773427]

Zernecke A et al. Improving the treatment of atherosclerosis by linking anti-inflammatory and lipid modulating strategies. Heart. 2012 Nov;98(21):1600–6. [PMID: 23086996]

高血圧

Chrysant SG et al. Effectiveness of lowering blood pressure to prevent stroke versus to prevent coronary events. Am J Cardiol. 2010 Sep 15;106(6):825–9. [PMID: 20816123]

Cohen DL et al. Hypertension and kidney disease: what do the data really show? Curr Hypertens Rep. 2012 Oct;14 (5):462–7. [PMID: 22814743]

De Leo M et al. Subclinical Cushing's syndrome. Best Pract Res Clin Endocrinol Metab. 2012 Aug;26(4):497–505. [PMID: 22863391]

Hamlyn JM et al. Endogenous ouabain: a link between sodium intake and hypertension. Curr Hypertens Rep. 2011 Feb;13(1):14–20. [PMID: 20972650]

Ito Y et al. Subclinical primary aldosteronism. Best Pract Res Clin Endocrinol Metab. 2012 Aug;26(4):485–95. [PMID: 22863390]

Mannelli M et al. Subclinical phaeochromocytoma. Best Pract Res Clin Endocrinol Metab. 2012 Aug;26(4):507–15. [PMID: 22863392]

Santos PC et al. Renin-angiotensin system, hypertension, and chronic kidney disease: pharmacogenetic implications. J Pharmacol Sci. 2012;120(2):77–88. [PMID: 23079502]

Shimosawa T et al. The kidney and hypertension: pathogenesis of salt-sensitive hypertension. Curr Hypertens Rep. 2012 Oct;14(5):468–72. [PMID: 22752520]

Van Buren PN et al. The pathogenesis and management of hypertension in diabetic kidney disease. Med Clin North Am. 2013 Jan;97(1):31–51. [PMID: 23290728]

ショック

Buerke M et al. Pathophysiology, diagnosis, and treatment of infarction-related cardiogenic shock. Herz. 2011 Mar;36 (2):73–83. [PMID: 21424345]

Cole JN et al. Molecular insight into invasive group A streptococcal disease. Nat Rev Microbiol. 2011 Sep 16;9 (10):724–36. [PMID: 21921933]

De Bisschop MB et al. Anaphylaxis. Curr Opin Crit Care. 2012 Aug;18(4):308–17. [PMID: 22732436]

De Kock I et al. Sepsis and septic shock: pathophysiological and cardiovascular background as basis for therapy. Acta Clin Belg. 2010 Sep–Oct;65(5):323–9. [PMID: 21128559]

Huet O et al. Oxidative stress and endothelial dysfunction during sepsis. Front Biosci. 2011 Jan 1;16:1986–95. [PMID: 21196278]

Jozwiak M et al. Management of myocardial dysfunction in severe sepsis. Semin Respir Crit Care Med. 2011 Apr;32 (2):206–14. [PMID: 21506057]

Khan BQ et al. Pathophysiology of anaphylaxis. Curr Opin Allergy Clin Immunol. 2011 Aug;11(4):319–25. [PMID: 21659865]

Lappin E et al. Gram-positive toxic shock syndromes. Lancet Infect Dis. 2009 May;9(5):281–90. [PMID: 19393958]

Levinson AT et al. Reducing mortality in severe sepsis and septic shock. Semin Respir Crit Care Med. 2011 Apr;32 (2):195–205. [PMID: 21506056]

Levy MM et al. The Surviving Sepsis Campaign: results of an international guideline-based performance improvement program targeting severe sepsis. Intensive Care Med. 2010 Feb;36(2):222–31. [PMID: 20069275]

Martin GS. Sepsis, severe sepsis and septic shock: changes in incidence, pathogens and outcomes. Expert Rev Anti Infect Ther. 2012 Jun;10(6):701–6. [PMID: 22734959]

Moranville MP et al. Evaluation and management of shock states: hypovolemic, distributive, and cardiogenic shock. J Pharm Pract. 2011 Feb;24(1):44–60. [PMID: 21507874]

Nduka OO et al. The pathophysiology of septic shock. Crit Care Clin. 2009 Oct;25(4):677–702. [PMID: 19892247]

副腎髄質の疾患

Tobias Else, MD, &
Gary D. Hammer, MD, PhD

CHAPTER 12

副腎髄質 adrenal medulla はカテコールアミン［アドレナリン（エピネフリン），ノルアドレナリン（ノルエピネフリン），ドパミン］を分泌する．カテコールアミンは緊急状態に対処するために重要な働きをする．副腎髄質の主要な疾患はカテコールアミンの過剰分泌を起こす腫瘍である褐色細胞腫 pheochromocytoma である．

副腎髄質の正常な構造と機能

解 剖

副腎髄質は副腎の中心部をなす赤茶色の部分である．付帯的な副腎髄質組織は後腹膜腔の交感神経節近傍もしくは腹部大動脈に沿ってしばしば見出される（傍神経節）（図 12-1）．

組 織

多角形の髄質細胞は球状あるいは短い索状に配列している．発生学的には副腎髄質は神経堤細胞由来である．副腎髄質は内臓神経から延びるコリン作動性の交感神経節前線維に支配される．髄質は交感神経節後線維が特別に分化して，交感神経節前線維（アセチルコリンを神経伝達物質として用いる）からの支配を受け，血中に直接カテコールアミン（主にアドレナリン）を分泌するようになったともいえる．この点は他の交感神経節にみられるコリン作動性の節前線維などが主にノルアドレナリンを神経伝達物質とする節後線維と連絡する関係に似ている．副腎髄質細胞にはホルモンを蓄える直径 150〜350 nm の多数の分泌顆粒を認める．組織学的にはこれらの細胞および顆粒はクロム塩により褐色を呈する（**クロム親和性反応 chromaffin reaction**）ことから，**クロム親和性細胞 chromaffin cell** と呼ばれ，**クロム親和性顆粒 chromaffin granule** を含む．顆粒にはアドレナリン，ノルアドレナリンを含む．形態学的に副腎髄質細胞はアドレナリン産生細胞，ノルアドレナリン産生細胞に分けられる．前者は分泌顆粒の電子密度が中程度で大型であり，後者は電

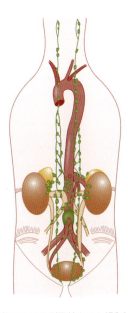

図 12-1　新生児における副腎外クロム親和性細胞の解剖学的な分析．（Coupland R. *The Natural History of the Chromaffin Cell*. Longman, Green, 1965 より許可を得て転載．）

344　12．副腎髄質の疾患

子密度が高く小型である．ドパミン産生細胞は同定されていない．髄質細胞の90％はアドレナリン産生細胞で10％はノルアドレナリン産生細胞からなる．

生　理

　カテコールアミンは，代謝の調節，心臓平滑筋の収縮，神経伝達などを調節する．

カテコールアミンの生成と分泌および代謝

　副腎髄質はカテコールアミン（アドレナリン，ノルアドレナリン，ドパミン）を分泌する．分泌は副腎髄質を神経支配している交感神経節前線維からのアセチルコリン遊離からはじまる．図12-2に主なカテコールアミン合成系とその中間産物を示す．ヒトにおいては副腎髄質から産生されるカテコールアミンの80％はア

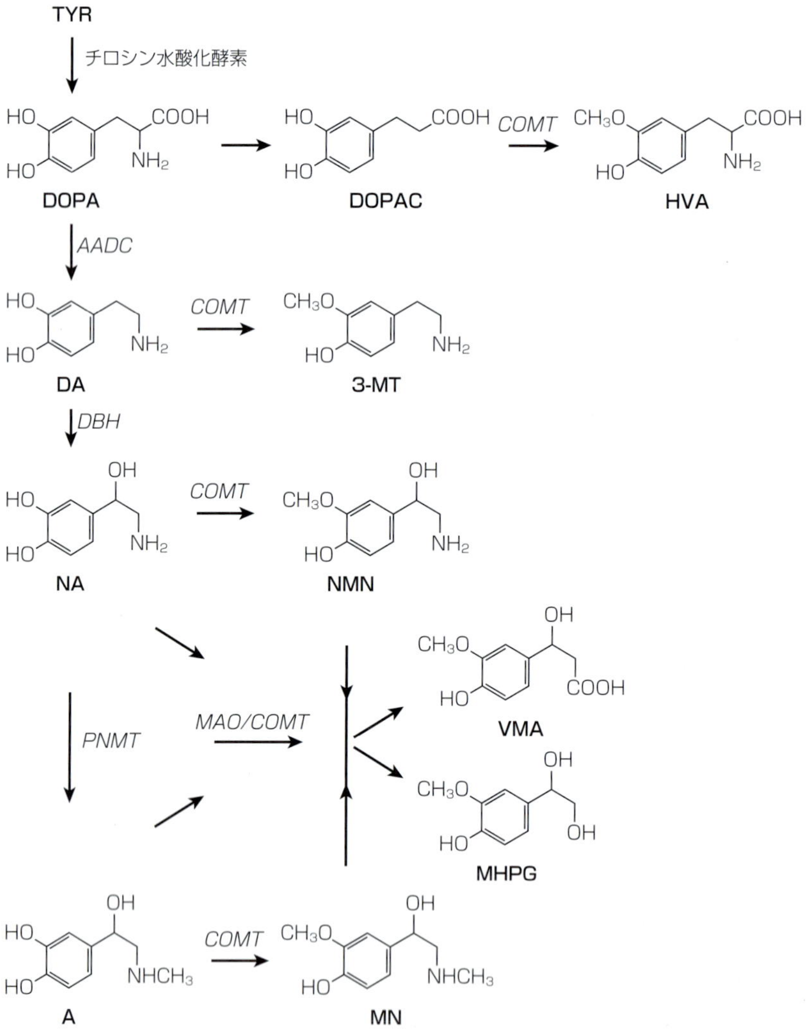

図12-2　カテコールアミンの生合成と代謝．カテコールアミンはチロシン tyrosine（TYR）から合成される．カテコール-*O*-メチルトランスフェラーゼ catechol-*O*-methyltransferase（COMT）により，アドレナリン（A）はメタネフリン（MN），ノルアドレナリンはノルメタネフリン（NHM）が生ずる．COMT は褐色細胞腫や傍神経節腫の組織中で恒常的に活性化されており，メタネフリン，ノルメタネフリンの放出は一過性でなくコンスタントに起こることになる．**AADC**（aromatic L-amino acid decarboxylase）：芳香族 L-アミノ酸デカルボキシラーゼ，**DA**（dopamine）：ドパミン，**DBH**（dopamine beta-hydroxylase）：ドパミン β-ヒドロキシラーゼ，（訳注：**DOPA**：レボドーパ），**DOPAC**（dihydroxyphenylacetic acid）：3,4-ジヒドロキシフェニル酢酸，**HVA**（homovanillic acid）：ホモバニリン酸，**MAO**（monoamine oxidase）：モノアミンオキシダーゼ，**3-MT**（3-methoxytyramine）：3-メトキシチラミン，**NA**（noradrenaline）：ノルアドレナリン，**PNMT**（phenylethanolamine *N*-methyltransferase）：フェニルエタノールアミン-*N*-メチルトランスフェラーゼ，**VMA**（vanillylmandelic acid）：バニリルマンデル酸.

ドレナリンである．ノルアドレナリンは原則として交感神経系の傍神経節における神経終末，および中枢神経系(CNS)における神経伝達物質として見出される．

血中のアドレナリンとノルアドレナリンの70％，ドパミンの90％は硫酸抱合を受けて不活性化されている．仰臥位での血中の遊離アドレナリンの基準範囲は約30 pg/mL(0.16 nmol/L)であるが，立位で50～100％増加する．血中遊離ノルアドレナリン基準範囲は約300 pg/mL(1.8 nmol/L)で，同じく遊離ドパミンの濃度は約35 pg/mL(0.23 nmol/L)である．

ほとんどのカテコールアミンは合成されたところと同一の細胞内で代謝を受けることになる．その理由として，分泌顆粒より細胞質へのカテコールアミンの漏出が起こるためである．分泌顆粒はモノアミントランスポーターによる調節により，受動的な外部への分泌と能動的な再取り込みの平衡状態を保っている．カテコールアミン作動性ニューロンにおいては，細胞質に存在するモノアミンオキシダーゼ(MAO)が反応性の高いカテコールアルデヒドを生成する．これらの毒性の高いアルデヒドは，軸索-分泌顆粒間で行われるモノアミンを交換する仕組みや，毒性のない酸やアルコールへ酵素的に変換される機序により解毒される．交感神経においては，ノルアドレナリンから生じたアルデヒドは3,4-ジヒドロキシフェニルグリコールとなる．引き続く神経細胞の外でのO-メチル化により3-メトキシ-4-ヒドロキシフェニルグリコールが生じ，さらに肝臓におけるアルデヒドデヒドロゲナーゼとアルコールデヒドロゲナーゼによる酸化でバニリルマンデル酸(VMA)が産生される．細胞外においてO-メチル化反応によりアドレナリン，ノルアドレナリンから生じるメタネフリンとノルメタネフリンの生成経路は，細胞内で起こる脱アミノ反応に比較すると代謝経路としては副次的な存在である．

メタネフリンの最大の産生源は副腎髄質である．循環しているカテコールアミンの半減期は約2分と短い．正常ではアドレナリン6 μg/日とノルアドレナリン30 μg/日と少量が排泄されるが，バニリルマンデル酸は700 μg/日と排泄が多い．

カテコールアミン分泌の調節

生理的な刺激は神経系を介して起こる．副腎髄質を神経支配している節前線維からのアセチルコリンの遊離に続き，髄質からカテコールアミンが分泌される．定常状態でのカテコールアミン分泌は低く，睡眠中ではさらに低下する．緊急時には，急性ストレスへの対応(闘争・逃走反応)としてよく知られている交感神経の活性化が，

カテコールアミン分泌増加を介して起こる．心理的，生理的(例えば，物理的な刺激，温度)，代謝(低血糖，運動)ストレスはカテコールアミン分泌増加をもたらす．

カテコールアミンの作用機序

アドレナリンとノルアドレナリン効果は，α受容体とβ受容体を介するものである(表12-1)．α受容体はα_1とα_2，β受容体は$\beta_1 \cdot \beta_2 \cdot \beta_3$のサブクラスに分けられる．$\alpha_1$受容体刺激は血管平滑筋および腎尿路生殖器平滑筋の収縮とグリコーゲン分解を促進する．α_2受容体刺激は胃腸平滑筋の弛緩とある種の血管の収縮を惹起し，さらにインスリン分泌も抑制する．β_1刺激は心収縮力の増大と心拍数の増加を惹起し，さらに脂肪分解活性化とレニン分泌増加に関連する．β_2受容体刺激は気管，血管，泌尿生殖路，消化器における平滑筋の弛緩と肝臓における糖新生とグリコーゲン分解，筋におけるグリコーゲン分解，インスリンやグルカゴンの放出を促す．

受容体以降の細胞内シグナル伝達経路は，アドレナリン受容体のサブクラスにより異なる．α_1受容体刺激は細胞内のCa^{2+}上昇を来す．まず，α_1受容体にカップル(共役)しているGsタンパクを介してホスホリパーゼC(PLC)の活性化が起こる．ホスホリパーゼCは，ホスファチジルイノシトール4,5-二リン酸(PIP_2)を加水分解し，セカンドメッセンジャーであるジアシルグリセロール(DAG)とイノシトール1,4,5-三リン酸(IP_3)を産生する．DAGは多数の細胞内応答に関与するプロテインキナーゼC(PKC)を刺激する．IP_3は細胞内のCa^{2+}上昇を招来し，それは多数の細胞内応答に関与する．

α_2受容体刺激により細胞内のサイクリックアデノシン一リン酸(cAMP)が減少する．機序はα_2受容体にカップルしている抑制性のGタンパクGiを介するものである．cAMPの減少はプロテインキナーゼA(PKA)の活性低下を起こす．さらに，GiはK$^+$チャネルを刺激し電位依存性カルシウムチャネルを抑制する．

他方，β受容体はGsとカップルしておりアデニル酸シクラーゼ活性を刺激する．β受容体刺激は，cAMPの増加，PKAの活性化と引き続く多数のタンパクのリン酸化を起こす．さらに，Gsタンパクは心臓や筋肉の細胞膜に存在する電位依存性カルシウムチャネルを直接刺激する．

α_1受容体とβ_1受容体は組織や器官に広く分布し(例えば，心臓や腸管)，それらは厳密に神経支配を受けており，いつでも交感神経刺激に反応できる状態にある．α_1受容体とβ_1受容体は特に神経終末から放出

346   12．副腎髄質の疾患

表 12-1　選択された組織のアドレナリン受容体にカテコールアミンが結合したときの生理学的効果

臓器または組織	アドレナリン受容体	効　果
心臓	β_1	収縮力増強（変力性）
	α_1，β_1	収縮率増加（変時性）
	β_1	興奮性増加（不整脈の誘因）
	β_1	AV 結節の伝導速度増加
血管（血管平滑筋）	α_1，α_2	血管収縮，高血圧
	β_2	血管拡張
腎臓（傍糸球体細胞）	β_1	レニン放出増加
	β_2	末梢での T_4 から T_3 への変換増加
腸（腸平滑筋）	α_1，β_2	括約筋緊張の増加（過分極）；運動性減少（リラクゼーション）
	β_3	運動性増加
膵臓（B 細胞）	α_2	インスリン放出減少
		グルカゴン放出減少
	β_2	インスリン放出増加
		グルカゴン放出増加
肝臓	α_1，β_2	糖新生増加
		グリコーゲン分解増加
		末梢での T_4 から T_3 への変換増加
脂肪組織	α_2	脂肪分解減少
	β_1，β_3	脂肪分解増加
皮膚（例えば，手や腋窩のアポクリン腺，毛）	α_1	発汗増加
		立毛増加
肺（気管支平滑筋）	β_2	気管支と細気管支の拡張
子宮（腎尿路生殖器平滑筋）	α_1	妊娠中の子宮の収縮力増加，妊娠状態でない子宮の収縮力減少（リラクゼーション）
	β_2	リラクゼーション
膀胱（腎尿路生殖器平滑筋）	α_1	収縮
	β_2	リラクゼーション
前立腺	α_1	収縮と射精の増加
骨格筋	β_2	筋収縮速度増加
		グリコーゲン分解増加
		乳酸放出増加
血小板	α_2	凝集
中枢神経系	α	警戒心，心配，不安の増加
眼	α_1	毛様体筋収縮増加（瞳孔散大）
末梢神経	β_2	伝導速度増加
多くの組織	β_1，β_3	熱産生増加
		代謝速度増加

Fitzgerald P. Adrenal medulla and paraganglia. In: Gardner DG et al, eds. *Greenspan's Basic and Clinical Endocrinology*, 9th ed. McGraw-Hill, 2011 より許可を得て改変・転載.

されたノルアドレナリンに親和性がある．一方，一般的に α_2 受容体と β_2 受容体は，ノルアドレナリンの放出部位とはかけ離れた組織や器官の節後部位に分布する（例えば，子宮，気管支平滑筋）．α_2 受容体と β_2 受容体は，特に体を循環中のカテコールアミン（特にアドレナリン）により刺激を受ける．

組織への分布の相違，神経支配の影響の受けやすさ，ノルアドレナリンとアドレナリンに対する親和性の相違，受容体後のシグナル伝達の違いなどが，広汎なカテコールアミンの働きを器官や細胞に特異的な働きに規定する因子となる．

カテコールアミンの作用

カテコールアミンは心臓，血管壁，平滑筋，代謝をストレスに対応すべく準備させることから，闘争・逃走反応をつかさどるホルモンといわれる．カテコールアミンの主要な作用を表 12-1 にまとめた．

末梢循環においてはノルアドレナリンは α_1 受容体を介してほとんどの器官で血管収縮を起こす．アドレナリンは β_2 受容体を介して骨格筋や肝臓の血管の拡張を起こし，他の場所では収縮を起こす．通常，前者は後者より働きが勝るため，結果的にはアドレナリンは血管抵抗を減らすよう作用する．

ノルアドレナリンは収縮期と拡張期の両方の血圧を上昇させる．血圧の上昇には頸動脈洞と大動脈弓に存在する圧受容器が反応し，反射的に心拍数が下がり，心筋の収縮力が低下する．アドレナリンは脈圧を大きくするが圧受容体反射は，それほど惹起しないため脈拍と心拍出量は増加する．

したがって，副腎髄質に発生する褐色細胞腫や他の腫瘍は通常ノルアドレナリンを分泌するが，血管収縮から血圧上昇を招く．

カテコールアミンの代謝における作用として，α と β の両受容体を介したグリコーゲン分解，脂肪分解，インスリン分泌が知られている．これらの代謝作用は，主にアドレナリンの 4 つの標的臓器である肝臓，筋，膵臓，脂肪における作用に起因する（表 12-1 参照）．結果として，血中グルコースと遊離脂肪酸濃度を上昇させる．これら 2 つの物質の増加は，生理的なストレスに対する神経系や筋肉における適切な燃料供給を助けることとなる．

アドレナリンとノルアドレナリンのこれらさまざまな効果を発揮するために必要な血流中の濃度を求めるためには，静止した検体にこれらを注入することで決定されてきた．ノルアドレナリンでは，心血管や代謝作用を発揮する閾値は約 1,500 pg/mL で，これは静止時の約 5 倍である．健常者ではこの閾値を超えることはまれである．一方，アドレナリンでは頻脈が起こる閾値は約 50 pg/mL で，これは静止時の約 2 倍である．アドレナリンが収縮期血圧上昇と脂肪分解を来す閾値は約 75 pg/mL，グルコースと乳酸上昇には約 150 pg/mL，インスリン分泌増加には約 40 pg/mL である．健常者においても，アドレナリンはこれらの閾値をしばしば超えることがある．

血中のドパミンの生理的作用は不明である．中枢神経においてドパミンはプロラクチンの分泌を抑制する．末梢においては，少量ではおそらくその特異的な受容体を介して腎血管の拡張を起こす．中等量では，腸間膜や冠動脈においてはやはり拡張を起こし，他の末梢では収縮を来す．心臓における正の変力作用は β_1 受容体を介している．中〜高濃度のドパミンは拡張期血圧に影響しないで収縮期血圧のみを上昇させる．

副腎髄質疾患の概要

褐色細胞腫は副腎髄質のまれな腫瘍で，カテコールアミンを多量に産生する．患者は典型的には，持続性もしくは突発性の高血圧，突発する動悸，頻脈，胸痛，頭痛，不安感，顔面蒼白，発汗過多と高血糖を症候とする．褐色細胞腫は，診断がつき適切に治療すれば治癒が見込まれる病気である．褐色細胞腫は傍神経節腫と密接に関係があり，副腎外褐色細胞腫と呼ばれる場合もある．傍神経節腫は自律神経系の傍神経節から生じる．ほとんどの副交感神経性の傍神経節腫は頭頸部に見出され（例えば，頸動脈小体，迷走神経），カテコールアミンは分泌されないが，まれにノルアドレナリンを分泌する．ほとんどの交感神経性傍神経節腫は腹部に生じ，しばしばノルアドレナリンを分泌する．

チェックポイント

1. 副腎髄質の発生学的な原基はどこか．
2. 副腎髄質を神経支配している神経線維の名前を述べよ．
3. どのようなカテコールアミンがヒトの副腎髄質から分泌されるか．そのなかで，主なものは何か．
4. カテコールアミン分泌を促進する主だった生理的な刺激は何か．
5. カテコールアミン受容体の亜型とその分布について述べよ．
6. どのような生理的な現象にカテコールアミン受容体の亜型が関係しているか，またカテコールアミンはどのように生理的な現象をもたらすか．

代表的な副腎髄質の疾患の病態生理

褐色細胞腫は副腎髄質の疾患としては中心的な存在である．他の副腎髄質もしくは共通の前駆体である神経原細胞から生じる疾患として，神経芽細胞腫と神経節神経腫がある．神経芽細胞腫は小児の腫瘍として頻度が高い．神経芽神経腫は治療に反応して（もしくは自然に）神経節神経腫に分化し得る．両方の腫瘍はともにカテコールアミンを分泌する．しかし，カテコールアミン過剰症状は同ホルモン濃度が褐色細胞腫に比較して低いため，一般にはみられない．両側の副腎髄質が存在しなくても（例えば，両側副腎髄質摘出術後），時に起立性低血圧がみられる程度であまり問題にならない．褐色細胞腫にきわめて類似しているが鑑別するべきは副交感神経性由来の傍神経節腫であり，しばしば患者の頭頸部に発症する．

褐 色 細 胞 腫

褐色細胞腫は副腎髄質もしくは副腎外のクロム親和性細胞に生じる腫瘍である．この腫瘍は多量のアドレナリン，ノルアドレナリン，もしくはこれら両方（まれにドパミン）を分泌する．ほとんどの褐色細胞腫はノルアドレナリンを分泌して持続性もしくは発作性の高血圧を示す．アドレナリンを分泌する場合は，高血圧よりも変動性の高血糖や尿糖陽性のような代謝への影響が前面に出やすい．

表12-2 に褐色細胞腫の臨床症状をまとめる．褐色細胞腫は全高血圧の 0.1％以下，100万人あたり 2 人程度というまれな病気である．性差はなくすべての年齢層にみられるが，40〜50 歳代に診断される場合が多い．成人例と比較して小児例では副腎外や多発例が多く，常に家族性腫瘍からの発症を念頭に置くべきである．

診断は重要である．というのは麻酔，術中，分娩に伴いこの腫瘍から突然の多量のカテコールアミン分泌が起こると致死的な結果につながるからである．褐色細胞腫の「10％ルール」は古典的な法則として知られており，副腎外，腹部以外，多発性，両側性，高血圧を伴わない，小児，悪性のいずれも 10％であることに由来する．しかし，最近の研究結果は，この法則の一部はすでに現状に合わないことを示している．実際，過去においては 10％が遺伝性とされていたが，実際は 20〜30％が遺伝性である．さらに，副腎外も 9〜23％と多く，小児例の 3 分の 1 は多発例である．

病　因

いくつかの遺伝性症候群はすべて常染色体優性遺伝の形式をとり，褐色細胞腫や交感神経や副交感神経由来の傍神経節腫も発症しやすい．ほとんどの家族性の症例は神経線維腫症 I 型，von Hippel-Lindau 病（VHL病），多発性内分泌腫瘍 2 型（MEN2），遺伝性傍神経節腫症候群の 4 つのうちのどれかに由来する場合が多い（表12-3）．これら疾患の遺伝的な背景は判明している．神経線維腫症 I 型（von Recklinghausen 病）の患者は *NF1* 遺伝子の変異により褐色細胞腫を発症しやすくなる．VHL 病の患者には褐色細胞腫がしばしば合併し，それはがん抑制遺伝子である *VHL* の変異による．VHL 病の患者に発症する褐色細胞腫はノルアドレナリンを優位に分泌することが多い．

MEN2A 症候群において，褐色細胞腫はカルシトニンを産生する甲状腺髄様がんもしくは C 細胞過形成，副甲状腺機能亢進症を伴う．MEN2B 症候群の褐色細胞腫は，甲状腺髄様がんと舌や口唇における粘膜神経腫を伴う．MEN2A と MEN2B 患者の約半数が褐色細胞腫（両側性が多い）を発症する．MEN2A と MEN2B の原因遺伝子は染色体 10q11.2 に位置している *RET* の変異で発症する．*RET* の変異の部位と表現型は関連する．特にコドン 634 のいかなる変異でも MEN2A を，異なる部位のコドン 918 の変異は MEN2B と，

表 12-2　褐色細胞腫の臨床的特徴

疫　学	成人の男性と女性．あらゆる年齢，特に 30〜50 歳．
生物学的挙動	90％良性，10％悪性
分　泌	高濃度のカテコールアミン，多くはノルアドレナリン．
臨床症状	持続性または発作性の高血圧，発汗，動悸，高血糖，尿糖． 時折，無症状（偶然 CT スキャンや MRI でみつかる）．
肉眼的特徴	腫瘤，しばしば出血性，10％両側性，9〜23％副腎外．
顕微鏡的特徴	大細胞巣，間質の血管

Chandrasoma P et al, eds. *Concise Pathology*, 2nd ed. よりデータを引用．原著は Appleton & Lange から出版．Copyright © 1994 by The McGraw-Hill Companies, Inc.

代表的な副腎髄質の疾患の病態生理　349

表 12-3　褐色細胞腫に関連する主な遺伝的な症候群

症候群	臨床症状	褐色細胞/傍神経節腫	遺伝子	座　位
MEN2A	甲状腺髄様がん 副甲状腺過形成 褐色細胞腫	50%が褐色細胞腫を発症する. 両側, 非同期的褐色細胞	*RET*	10q11.2
MEN2B	甲状腺髄様がん 褐色細胞腫 神経節神経腫 マルファン様体型			
NF-1	神経線維腫 カフェオレ斑 虹彩小結節 叢状神経線維腫 蝶形骨異形成 視神経膠腫 腋窩と鼠径部の色素斑 褐色細胞腫	0.1~5.0%が褐色細胞腫を発症する. (高血圧合併の患者の20~50%) 90%が良性 10%が両側性 6%が副腎外	*NF1*	17q11.2
VHL	血管芽細胞腫(脳, 脊椎, 網膜) 淡明細胞型腎細胞がん 褐色細胞腫	20%が褐色細胞腫を発症する.	*VHL*	3p26-25
PGL1-4	傍神経節腫(副交感神経性または交感神経性) 褐色細胞腫	*SDHB* 遺伝子が原因の褐色細胞腫と傍神経節腫の30%が悪性.	*PGL1-SDHD* *PGL3-SDHC* *PGL4-SDHB*	3p26-25

MEN：多発性内分泌腫瘍, NF1：神経線維腫症 I 型, VHL：van Hippel-Lindau 病, PGL：傍神経節腫.
Bryant J et al. Pheochromocytoma: the expanding genetic differential diagnosis. J Natl Cancer Inst. 2003;95:1196 より許可を得て改変.

それぞれ関連する. これら *RET* の変異は, ヒトの遺伝性腫瘍発症においてがん遺伝子(訳注：*RET* はがん原遺伝子である)の生殖細胞系点変異による活性化とそれによる実際の発がんの関係が初めて証明された例である. これらのミスセンス変異は遺伝子解析で同定可能であり, 未発症変異保持者の診断につながる.

最も変異の頻度が高い部位は, *RET* のコドン 634 のシステイン残基をコードしている部位である. *RET* は, 種々のタイプの受容体が知られているなかで, 細胞膜貫通型受容体型チロシンキナーゼをコードしている. この受容体型チロシンキナーゼが活性化される場合, まず 2 つの細胞膜貫通型受容体型チロシンキナーゼが二量体を形成し近接することでシグナル伝達経路の活性化がはじまる. コドン 634 はシステイン残基間の分子内 S-S 結合の形成に関与している. 変異により 1 つのシステイン残基が欠損すると 2 分子間の S-S 結合の 1 つが失われ立体構造が変化し, 結果的にリガンド非依存性に二量体形成が起こり受容体の持続的な活性化が起こる.

遺伝性傍神経節腫症候群は常染色体優性遺伝の遺伝形式をとり, コハク酸デヒドロゲナーゼのサブユニットをコードしている遺伝子(*SDHD*, *SDHB*, *SDHC* とまれに *SDHA* と *SDHAF2*)の生殖細胞系変異により発症する. *SDHB* の変異では腹部の傍神経節腫, *SDHD* および *SDHC* の変異では頭頸部の傍神経節腫を生じるのが一般的である. *SDHD* 変異はインプリンティング現象(すなわち両親のどちらから遺伝子を引き継いだかでその発現が異なる)に影響を受ける. 患者は常に父方から変異を持ったアレルを受け継ぐ. 他方, 母親から変異を持ったアレルを受け継いだ場合では発症する可能性は少ない.

SDHx と *VHL* の変異により, 低酸素状態ではないにもかかわらず低酸素状態と同じシグナル経路が活性化される「偽性低酸素状態」が惹起される. *SDHx* の変異によりコハク酸の蓄積を招き, 結果的に HIF-1α のプロリンの水酸化が抑制される. HIF-1α のプロリンの水酸化は *VHL* によりコードされる VHL タンパクにより認識されるため機能障害を来す. したがって,

SDHxの変異のみならずVHLの変異でもHIF-1αによる転写活性増加を来し、腫瘍形成の成因の1つとなり得る．

他の遺伝子の変異、例えば、TMEM127とMAXの変異でも最近、遺伝性傍神経節腫症候群の原因になることが報告されている．

一見散発性にみえる症例でも、RET、VHL、SDHxと他の遺伝性の変異が潜在している例が20〜30%あるとされる．生殖細胞系変異が高頻度に認められることから考えて、すべての症例に遺伝カウンセリングと遺伝子診断を行うことが推奨される．特に、家族歴を有す、あるいは若年（50歳以下）、両側性、多発性、悪性のどれかに当てはまる症例は適応がある．遺伝子診断は家族の発症前診断にも有用である．

約90%の褐色細胞腫は腹部に発症し、そのうちのほとんど（85%）は副腎髄質に発症する．副腎外に発症する場合（交感神経性と副交感性傍神経節腫を含む）は、副腎髄質以外の末梢部位、例えば、膀胱、Zuckerkandl器官、心臓、頸部、縦隔後部に見出される（図12-1）．これらの部位に発症した場合、時に特徴的な症状を呈する場合がある（例えば、膀胱の傍神経節腫例における排尿時の発作性血圧上昇）．肉眼的には、褐色細胞腫は隣接臓器と境界がはっきりしているが、大きさは1gから数kgまでいろいろである（図12-3）．腫瘍は血管に富んでおり、しばしば囊胞、壊死、出血部位がみられる．光学顕微鏡的には、腫瘍は大型の多形性に富んだ細胞が数個集簇し、その周りを支持細胞と血管が取り囲む構造を有する．細胞質にはカテコールアミン分泌顆粒が正常組織と同じようにみられる．増殖像はまれであるが、腫瘍の脈管や被膜への浸潤は良性の場合でもしばしばみられる．約10%は悪性例である．クロム親和性細胞が通常は存在しない場

所（例えば、肝臓、骨、肺、脳）に遠隔転移した場合のみ「悪性」と定義される．予後不良因子としては悪性化を示唆するもの、すなわち腫瘍の大きさ、被膜外浸潤、若年発症、DNA異型性、ドパミン産生性、SDHB変異陽性などが挙げられる．

発症機構

ほとんどの褐色細胞腫はノルアドレナリン優位に分泌するが、アドレナリンも分泌される場合が多い（表12-4）．まれであるがアドレナリン分泌優位もしくは、それのみ分泌の症例がある．きわめてまれながらドパミン分泌優位もしくは、それのみ分泌の場合がある．

褐色細胞腫の約半分の患者は、頻度や強度はさまざまながら律動的もしくは発作的な症状を訴える．発作は突発的な腫瘍からのカテコールアミンの放出と関連する．この突然のカテコールアミンの過剰は、高血圧、動悸、頻脈、胸痛、頭痛、不安感、顔面蒼白、発汗過多を来す．このような発作は1週間に数回の頻度で起こることが多いが、わずかに数ヵ月ごとに1回から1日に25回までといろいろである．発作は典型的には15分程度かそれ以下であるが、1日続く場合もある．時間の経過とともに発作の頻度は増加するが、症状自体は変わらない．しばしば腫瘍を圧迫する動作（例えば、屈曲、物の持ち上げ、運動、排便、食事、腹部の深部触診）や感情的な不快感や心配が発作の引き金となる．持続的にカテコールアミン分泌が起こる場合は、持続性の高血圧などのより慢性的な症状を呈する．他方、このような患者でも一過性のカテコールアミン過剰分泌による発作をしばしば経験する．長期の高濃度のカテコールアミンの曝露は、急性にカテコールアミンを静注した場合に観察されるような典型的な反応を引き起こさなくなる．この現象および血圧正常な全く無症状の患者の存在は、心血管系のカテコールアミンに対する脱感作現象で一部分は説明される．

臨床症状

褐色細胞腫の臨床症状はノルアドレナリンとアドレナリンの分泌増加による．よく知られている症状を表12-5に記載する．

古典的な5つの徴候は、頭痛、動悸、発汗、蒼白、起立性低血圧である．最も一般的な症状は高血圧である．約半数の症例の高血圧は持続性であるが、著明な変動を伴いピーク時には発作的な症状を呈する．収縮期血圧が300 mmHgと同じくらいになる場合もある．約3分の1の症例では、高血圧症状は間欠性である．

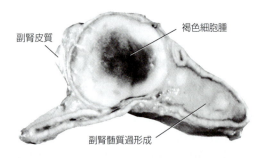

図12-3 多発性内分泌腫瘍2A型患者の副腎の横断面．褐色細胞腫に髄質の過形成を伴っていることがわかる．本患者は甲状腺髄様がんと対側の大きな褐色細胞腫も伴っていた．(Chandrasoma P et al, eds. *Concise Pathology*, 3rd ed. より許可を得て転載．原著はAppleton & Langeから出版．Copyright © 1998 by The McGraw-Hill Companies, Inc.)

代表的な副腎髄質の疾患の病態生理　351

表 12-4　カテコールアミン過剰の病態生理学的な症状と臨床症状

標的組織	生理的影響	カテコールアミン過剰	
		病態生理学的症状	臨床症状
心臓	心拍数増加	頻脈	動悸
		頻脈性不整脈	狭心症
	収縮力増加	心筋の酸素消費量増加	狭心症
		心筋炎	心不全
		心筋症	
血管	小動脈収縮	高血圧	頭痛
			心不全
			狭心症
	静脈収縮	血漿量減少	めまい
			起立性低血圧
			循環性虚脱
腸	腸の弛緩	障害性の腸運動	イレウス
			便秘
膵臓（β細胞）	インスリン放出抑制	糖不耐症	高血糖症
			糖尿
肝臓	グルコース放出増加	糖不耐症	高血糖症
			糖尿
脂質	リポリシス	遊離脂肪酸増加	体重減少
皮膚（アポクリン腺）	刺激	発汗	発汗
膀胱頸部	収縮	尿道圧上昇	尿の貯留
大部分の組織	基礎代謝増加	熱産生増加	熱不耐症
			発汗
			体重減少

Werbel SS et al. Pheochromocytoma: update on diagnosis, localization, and management. Med Clin North Am. 1995;79:131 より
データを引用.

ある患者に至っては高血圧がない場合もある．カテコールアミン過剰による血圧昇圧は，α受容体を介した細小動脈の収縮による末梢血管抵抗の増大と，β_1受容体を介した心拍出量増加およびレニン増加による循環血液中のアンジオテンシンⅡ濃度上昇による．おそらく末梢血管抵抗の増大が持続的な高血圧をもたらす主な理由と考えられる．

高血圧発作はさまざまな薬物で誘発され得る．例えば，三環系抗うつ薬や抗ドパミン薬，メトクロプラミド，ナロキソンなどである．β受容体遮断薬を投与する場合は，その前に必ず十分量のα受容体阻害薬の投与をしておくことが必須である．本来血管拡張作用を有するβ_2受容体の遮断は，予期しないα受容体刺激を引き起こし，血管収縮から血圧上昇を来すからである．

α受容体を介する末梢血管収縮は，顔面蒼白，冷感，湿っぽい手足などの症状を呈する．慢性的な動静脈血管床の収縮は循環血液量の減少を招き，起立性低血圧の原因となる．起立性低血圧の他の誘因としては，心拍出量の減少および起立することに対する動静脈血管の反応性低下による末梢血管抵抗の調節障害が考えられる．持続的なノルアドレナリン上昇に起因するα受容体のダウンレギュレーションが引き起こすノルアドレナリンに対する血管系の反応性低下が原因と考えられる．

褐色細胞腫の合併症を表12-6にまとめる．もし見逃されて治療を受けないと褐色細胞腫は高血圧性網膜症（網膜出血と乳頭浮腫），腎症，心筋症もしくは冠動脈攣縮が原因となる心筋梗塞，左心不全か非心原性による二次性の肺水腫，脳梗塞発作，脳内出血，塞栓症などを発症させる．脳内出血は著しい高血圧に伴いやすい．脳梗塞は凝固性亢進もしくは血管攣縮，もしくは両方から生ずる．塞栓は拡張型心筋症患者の壁在血栓に起因し得る．高カテコールアミン血症に伴う心筋症はしばしばいわゆるタコツボ型（カテコールアミンもしくはストレスが誘因となる）を呈する（「ブローク

352　12．副腎髄質の疾患

表 12-5　褐色細胞腫における臨床的知見

症　状	頻度(%)
発作	67
頭痛	59
動悸	50
発汗	50
失神	40
骨痛	35
体重減少	30
不安	19
吐き気，嘔吐	19
めまい	18
顔面潮紅	14
脱力，疲労	14
腹痛	14
呼吸困難	13
知覚異常	13
便秘	11
胸痛	12
側腹部痛	7
視覚症状	7
下痢	6
徴　候	
高血圧	92
持続性	48
発作性	44
熱	28
頻脈	15
起立性低血圧	12
触知できる腫瘤	8
ショック	4
ラボにおける知見	
高血糖	42
高カルシウム血症	4
赤血球増加症	3

Werbel SS et al. Pheochromocytoma: update on diagnosis, localization, and management. Med Clin North Am. 1995;79:131 よりデータを引用.

ンハート症候群」とも呼ばれる）．

妊娠時においては，褐色細胞腫は著明な妊産婦死亡率と胎児死亡率の増加につながる．

過剰のカテコールアミンの代謝効果は，血糖値および遊離脂肪酸の顕著な上昇である．解糖作用およびグリコーゲン分解の亢進が α 受容体刺激によるインスリン分泌抑制作用と相まって，血糖を上昇させる．さらにアドレナリンは糖新生を亢進させ，骨格筋などの末梢組織におけるインスリンを介するグルコース取り込みを抑制する．褐色細胞腫の耐糖能異常には β 受容体の脱感作によるインスリン抵抗性増大も関係する．耐糖能障害はしばしばみられ，糖尿病発症につながる．

アドレナリンは，グリコーゲン分解および解糖系の亢進により血中乳酸濃度を上昇させる．カテコールアミン刺激が惹起する代謝活性亢進に伴う酸素消費亢進と血管収縮に伴う酸素供給の減少は，両者が合わさることで乳酸の蓄積を引き起こす．

時には褐色細胞腫はペプチドホルモンを産生し，それによる特徴的な腫瘍随伴症候を示すことがある．例えば，高カルシウム血症が起こり得る．つまり褐色細胞腫自体が他の悪性腫瘍と同様に副甲状腺ホルモン関連ペプチド（PTHrP）を産生する場合，もしくはMEN2A に伴う褐色細胞腫のように PTH 自体が増加する場合もある．きわめてまれながら褐色細胞腫から異所性の副腎皮質刺激ホルモン（ACTH）産生がみられ，異所性の Cushing 症候群が起こり得る．さらにまれながら褐色細胞腫からの血管作動性腸管ペプチド（VIP）産生（重篤な下痢），成長ホルモン放出ホルモン（GHRH）産生（先端巨大症），副腎皮質刺激ホルモン放出ホルモン（CRH）産生（Cushing 症候群），インスリン産生（低血糖）などが知られている．

代謝率の亢進は，体重の減少（もしくは子供では体重増加の不良）を来し，末梢血管の収縮に起因する熱放散の障害は，軽微な体温増加，熱不耐症，顔面潮紅，発汗増加を起こす．

発作中に患者は強度の不安を経験し，そのエピソードが長引くか激しい場合は，視力障害，麻痺，痙攣を起こし得る．発作のあとには，疲労や虚脱感がしばしば起こる．精神異常や錯乱になる患者もいる．

巨大な副腎腫瘍の結果，腹部不快感を訴える場合がある．驚くべきことであるが，褐色細胞腫の患者のなかに全く無症状な人もいる．

アドレナリンを優位に産生する褐色細胞腫の場合，臨床症状がいくぶん異なる．症状・症候として低血圧がみられることがあり，頻脈が前面に出る場合，脈圧

代表的な副腎髄質の疾患の病態生理　　353

表 12-6　褐色細胞腫の合併症

心血管系	腎 臓
不整脈	腎動脈狭窄症(副腎腫瘍によってねじれる結果)
心室頻拍	腎梗塞
トルサード・ド・ポアンツ	**内分泌と代謝**
Wolf-Parkinson-White 症候群	高血糖症，糖不耐症，糖尿病ケトアシドーシス
心室細動	低血糖
心電図変化	甲状腺中毒症(一過性)
ST 上昇または低下	Graves 病(Basedow 病)の再活性化
逆または平らな T 波	高カルシウム血症
QT 間隔延長	乳酸アシドーシス
高い P 波	発熱
心筋症	**骨 格**
拡張型	骨の微小血栓(血液濃縮による)
肥大型	短指症
左室肥大	**皮 膚**
心筋炎	白血球破砕性血管炎
心内膜下，心筋内出血	**発 症**
急性心筋梗塞	鈍麻，ショック，播種性血管内凝固(DIC)，発作，横紋筋融解症，急性腎不全，死亡
肺	
肺水腫(非心原性)	
胃 腸	
イレウス	
便秘	
巨大結腸症	
急性腹痛	

の増大，不整脈，非心原性の肺水腫などを起こし得る．急性に腫瘍の出血性壊死が起こると，著明な高血圧を経て，低血圧からショック，突然のカテコールアミン産生の中断に起因する突然死へと至る(「劇症型クライシス」)．さらに，慢性的な血管収縮と間質への血液量減少から生じる二次的な循環虚脱からも死に至る場合がある．

　アドレナリンのみを産生する褐色細胞腫は，アドレナリンによる末梢血管拡張により低血圧を呈する場合がある．強度の血管収縮がみられる患者ではショックを起こし得る．高血圧性緊急症において血管収縮が遷延してもショックにつながる．

　褐色細胞腫の診断は，血液および尿中のカテコールアミンかその代謝産物の異常高値を証明することで行

われる．血漿中の遊離メタネフリンおよびノルメタネフリンの増加の証明は，血中アドレナリンおよびノルアドレナリンの増加の証明よりも診断として信頼性がある．褐色細胞腫は大量のメタネフリンを産生する．メタネフリンは褐色細胞腫の細胞内に貯蔵されているカテコールアミンから，同じく細胞内に局在するカテコール-O-メチルトランスフェラーゼ(COMT)により代謝されて生じる．したがって，これらの代謝産物を同定することは診断にきわめて有用である．以上より，褐色細胞腫患者における血中遊離メタネフリンおよびノルメタネフリンの上昇は，カテコールアミンが循環血液中に放出されたあとに生じたことではなく，放出前にすでに腫瘍中で産生されたものを同定していると考えられる．

血中クロモグラニンA（クロモグラニンAはクロム親和性細胞中に見出される）濃度の著明な上昇は，褐色細胞腫のなかでも特に悪性例で認められる．血中クロモグラニンAレベルは，悪性褐色細胞腫例における化学療法施行中の反応の有無や再発モニターの指標として用いられる．

クロニジン負荷試験は，本態性高血圧から褐色細胞腫の鑑別診断に用いられる．クロニジンは強力な中枢性の α_2 アゴニスト（作動薬）であり，交感神経活性の抑制から血圧を低下させる．クロニジン 0.3 mg を経口投与後3時間まで定期的に血圧測定と血中カテコールアミン測定を行う．本態性高血圧は，一部中枢神経依存性のカテコールアミン放出が関与している．正常であれば，クロニジン投与は交感神経活性を抑制し，著明な血中ノルアドレナリン減少から血圧を低下させる．一方，褐色細胞腫の患者ではクロニジン投与により血中ノルアドレナリン濃度にほとんど影響を来さない．その理由は，褐色細胞腫の患者は神経支配を受けておらず自律的であるからである．そのため血圧は影響を受けずに不変のままである．

褐色細胞腫の診断がついたら，次は外科的な切除に備えて，腫瘍の局在診断を行う．コンピュータ断層撮影法（CT）もしくは磁気共鳴画像法（MRI）がこの目的に用いられる．CT と MRI は褐色細胞腫の検出で感度に優れるが，特異度は低い．核イメージング検査として，^{131}I-（ヨウ素 131）メタヨードベンジルグアニジン（^{131}I-MIBG）は，感度は限られるものの特異度は良好である．例として，^{131}I-MIBG は腫瘍が褐色細胞腫で

あることを確認し，転移性腫瘍を除外診断するのに有用である．加えて，6-[^{18}F]フルオロドパミン陽電子放出断層撮影法（PET）は生化学的検査陽性患者の診断および部位診断の両方に役立つ．ソマトスタチン受容体が発現している褐色細胞腫ならば，ソマトスタチン類似体に放射性物質を付けた核種を用いたオクトレオスキャンが診断に役立つ．

褐色細胞腫患者の手術においては，腫瘍自体の切除も含めて，合併症を併発するリスクがある．術中や術後の合併症は，術前の収縮期血圧，腫瘍径，尿中カテコールアミンおよび代謝物の排泄量，麻酔の長さ，手術回数と関連している．褐色細胞腫の病態生理を理解することは，手術の準備をする上で非常に大切である．例えば，すでに述べたように β 遮断薬単独での治療開始は，逆に α 受容体の刺激を招き，さらなる予期しない血圧の上昇が起こり得る．その代わり，α 受容体遮断薬であるフェノキシベンザミンなどは有効性が高い．

チェックポイント

7. 褐色細胞腫患者にどのような遺伝子変異が同定し得るか．
8. 褐色細胞腫の症状と徴候について述べよ．
9. 未治療褐色細胞腫の合併症は何か．
10. 褐色細胞腫の代謝および神経系に及ぼす影響について述べよ．
11. 褐色細胞腫の診断をどのように行うか．

ケーススタディ

Yeong Kwok, MD

（解答は 25 章 764 ページを参照のこと）

CASE 61

39 歳の女性．発作性の不安感，頭痛，動悸で外来を受診した．ダイエットもしていないのに，6 ヵ月で体重が 15 ポンド（訳注：約 7 kg）減少したという．安静時血圧 200/100 mmHg，脈拍 110 回/分であったが，他の理学的な所見に異常は認めなかった．カルテによれば，6 ヵ月前を含めて以前の血圧は常に正常範囲であった．診断としては，褐色細胞腫が考慮される．

設　問

A. ほかにどのような種類の既往歴の抽出が必要か．どうして家族歴が重要か．

B. どのような臨床検査を行うべきか．そしてどのような結果が予想されるか．もし臨床検査データが診断に十分でないが依然疑いが高い場合は，どのような他の検査を依頼するべきか．

C. 褐色細胞腫における発作性の不安感，頭痛，動悸，体重減少の原因は何か．

参 考 文 献

全　般

Busaidy NL et al. Endocrine malignancies. In: Kantarjian HM et al, eds. *The MD Anderson Manual of Medical Oncology*, 2 ed. McGraw-Hill, 2011.

Fitzgerald PA. Adrenal medulla and paraganglia. In: Gardner DG et al, eds. *Greenspan's Basic & Clinical Endocrinology*, 9th ed. McGraw-Hill, 2011.

褐色細胞腫

Agarwal V et al. Takotsubo-like cardiomyopathy in pheochromocytoma. Int J Cardiol. 2011 Dec 15;153(3):241–8. [PMID: 21474192]

Barron J. Pheochromocytoma: diagnostic challenges for biochemical screening and diagnosis. J Clin Pathol. 2010 Aug;63(8):669–74. [PMID: 20547690]

Eisenhofer G. Screening for pheochromocytomas and paragangliomas. Curr Hypertens Rep. 2012 Apr;14(2):130–7. [PMID: 22258313]

Eisenhofer G et al. Diagnostic tests and biomarkers for pheochromocytoma and extra-adrenal paraganglioma: from routine laboratory methods to disease stratification. Endocr Pathol. 2012 Mar;23(1):4–14. [PMID: 22180288]

Galetta F et al. Cardiovascular complications in patients with pheochromocytoma: a mini-review. Biomed Pharmacother. 2010 Sep;64(7):505–9. [PMID: 20580187]

Gimenez-Roqueplo AP et al. An update on the genetics of paraganglioma, pheochromocytoma, and associated hereditary syndromes. Horm Metab Res. 2012 May;44(5):328–33. [PMID: 22328163]

Gimm O et al. Malignant pheochromocytomas and paragangliomas: a diagnostic challenge. Langenbecks Arch Surg. 2012 Feb;397(2):155–77. [PMID: 22124609]

Harari A et al. Malignant pheochromocytoma: a review. Am J Surg. 2011 May;201(5):700–8. [PMID: 20870212]

Prejbisz A et al. Cardiovascular manifestations of phaeochromocytoma. J Hypertens. 2011 Nov;29(11):2049–60. [PMID: 21826022]

Welander J et al. Genetics and clinical characteristics of hereditary pheochromocytomas and paragangliomas. Endocr Relat Cancer. 2011 Dec 1;18(6):R253–76. [PMID: 22041710]

消化管疾患

Jason C. Mills, MD, PhD, AGAF, &
Thaddeus S. Stappenbeck, MD, PhD

C H A P T E R

13

消化管疾患 gastrointestinal（GI）disease のほとんどは以下の 4 症状のうち少なくとも 1 つを有する．すなわち，（1）腹部あるいは胸部痛，（2）食事摂取不良［吐き気，嘔吐，**嚥下障害 dysphagia**（嚥下困難），嚥**下痛 odynophagia** などによる］や**食欲不振 anorexia**，（3）腸管運動異常（下痢や便秘），（4）消化管出血であり，前駆症状のある場合もない場合もある（表 13-1）．しかし，必ずしもすべての消化管疾患が同じような症状を呈するわけではない．例えば，消化性潰瘍の典型例では腹痛を伴うが，腹痛を認めない場合もある．

消化管疾患は消化管（逆流性食道炎，消化性潰瘍，憩室症など）に限定されることもあり，全身性疾患の一症候（炎症性腸疾患など）のこともある．また，消化管に一次的原因があり全身疾患（吸収障害によるビタミン欠乏状態など）症状を呈することもある．消化管各部位で機能が異なるため，原因や結果，臨床症状はそれぞれ障害部位で異なる．

急性期の消化管疾患には脱水，敗血症，出血などが合併することがあり，ショックに基づく症状を伴うことがある．消化管を通過する水分量は大変多いため，少しの水分の出入バランスの不均衡でも**脱水 dehydration** は起こり得る．腸管粘膜上皮のバリア機能の破綻により常在細菌叢を含む腸管内微生物の侵入により**敗血症 sepsis** を呈することもある．出血

bleeding の持続傾向は消化管の豊富な血管の発達と出血部位で圧迫止血ができないことなどが関連する．

慢性的な消化管疾患には吸収障害とそれに伴う栄養障害症状の合併を認める．消化管原発の多くの疾病では摂取した食事の 1 つ以上の栄養素の吸収障害による**吸収不良 malabsorption** 症状を呈する．

消化管疾患では炎症に伴う結合組織の増生による**癒着 adhesion** や**狭窄 stenosis** の結果，消化管の蠕動運動が障害され，部分的あるいは完全な腸管**閉塞症状 obstruction** を呈することがある．閉塞症状は吐き気や嘔吐，反跳痛など多様である．重篤な腸閉塞例では，腸管穿孔，腸管梗塞，出血，低血圧，ショック症状，敗血症などを合併し，死に至ることもある．症状の程度は閉塞部位の範囲，障害部位での血流障害の程度，さらに患者が症状に応じた診療を受けたかどうかなどが関わる．

チェックポイント

1. 消化管疾患の一般的な症状や徴候は何か．
2. 消化管原発疾患における急性期の全身的な合併症は何か．
3. 消化管の慢性疾患の結果として発生する全身症状にはどのようなものがあるか．

消化管の構造と機能，調節

消化管の構造

消化管は最も複雑な形態を呈する重要臓器の 1 つで

ある．口から肛門まで管状構造であり，消化管に内容物を分泌する外分泌腺臓器（唾液腺，膵臓，胆囊，肝臓）とつながっている（図 13-1）．健常成人では 7〜9 m であり，口，食道（23〜25 cm），胃，小腸（十二指

表 13-1　消化管疾患によくみられる症状

主たる微候や症状	食道	胃	腸	胆嚢
腹痛	アカラシア，逆流	胃潰瘍 胃がん	十二指腸潰瘍 過敏性腸症候群 憩室症	胆石症
食事摂取不良				
嚥下困難	アカラシア，逆流症			
吐き気，嘔吐	アカラシア，逆流症 食道がん	胃不全麻痺	急性胃腸炎 閉塞	胆石症
便通異常				
便秘			憩室症 糖尿病性自律神経障害	
下痢（脂肪便を含む）		胃手術，ダンピング症候群	胃腸炎 過敏性腸症候群 炎症性腸疾患 糖尿病性自律神経障害	胆石症
出 血				
吐血	門脈圧亢進症に伴う静脈瘤	胃潰瘍 粘膜断裂（暴力的な伸展を含む）	十二指腸潰瘍	
血便（黒色便，鮮血便，便潜血を含む）	静脈瘤	胃潰瘍	炎症性腸疾患 十二指腸潰瘍 憩室症 大腸がん 胃腸炎 梗塞	

腸，空腸，回腸；6〜7 m），大腸（回盲部，結腸；1.0〜1.5 m），直腸，肛門から構成される．消化管は唾液腺，膵臓，胆嚢とつながり，これらから出される**外分泌 exocrine** 液は消化吸収に重要な役割を果たしている．

　消化管壁は 4 層構造をとり，内側から順次，**粘膜層 mucosa，粘膜下層 submucosa，固有筋層 muscularis externa，漿膜 serosa** で構成されている（図 13-2）．これら 4 層は消化管の各部位でそれぞれ連続している．**粘膜層 mucosa** は，管腔と接する上皮細胞層，直下に小血管やリンパ管，免疫細胞，神経線維と結合組織よりなる**粘膜固有層 lamina propria**，薄い**粘膜筋板 muscularis mucosa** の 3 組織よりなる．粘膜筋板は消化管がんが原発部位に限局しているか，あるいは他臓器に転移しているかを判断する境界として大変重要である．**粘膜下層 submucosa** はより大きな血管やリンパ管，粘膜内神経叢あるいは**粘膜下神経叢 submucosal nerve（Meissner）plexus（Meissner 神経叢 Meissner plexus）** を構成する**腸神経系 enteric nervous system** ともつながる．この神経叢は消化管分泌液の調節に特に重要であり，部位により粘膜下層は分泌腺やリンパ組織を含んでおり，筋層は内輪層と外縦層の平滑筋よりなり，消化管運動に重要である．これらの筋層間に消化管運動調節機構である**筋層間神経叢 myenteric nerve plexus serosa（Auerbach 神経叢 Auerbach plexus）** が存在する．漿膜は間質細胞と結合組織よりなり，消化管を外側から包み込むとともに，結合組織と脂肪組織を結ぶ神経や血管が走行する．

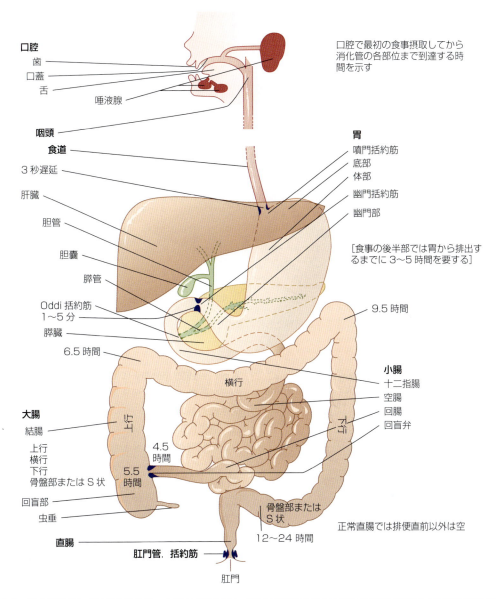

図 13-1 消化管各部における食物輸送．食事内容は効率よく消化吸収できるように化学的だけでなく物理的な消化を受ける．(Mackenna BR et al, eds. *Illustrated Physiology*, 6th ed. Churchill Livingstone, 1997 より許可を得て転載．)

消化管の機能

消化管の機能は身体で利用できる栄養素を取り込むことと排泄に尽きるが，大きく**消化 digestion**，**分泌 secretion**，**運動 motility**，**吸収 absorption** に分けられる．

A. 消化

食物は，そのままでは吸収できない大きさで口から取り込まれる．**消化 digestion** とは食物中の栄養素を消化管粘膜の細胞から**吸収 absorbed** できるサイズに変えることである．つまり，咀嚼，消化管収縮など食物を砕いて消化液と混合し消化管に沿って移動させる**物理的過程 physical process** と，タンパク，脂質，炭水化物といった食物成分をアミノ酸，脂肪酸，単糖類などの吸収できる栄養素にまで消化する**化学的過程 chemical process** より構成されるのが消化である．消化酵素は外分泌腺(唾液腺，膵臓，胆嚢，肝臓)と消化管粘膜の細胞や分泌腺より分泌される．

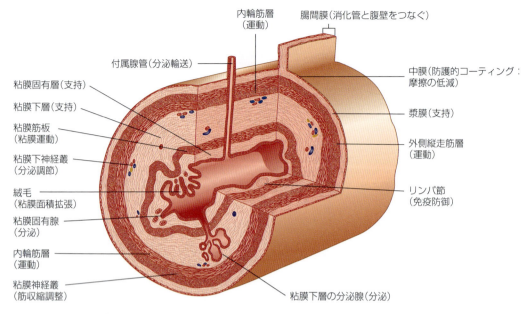

図13-2 消化管の解剖と機能．消化管の解剖学的名称と各部の機能を表示した．(Bevelander G. *Outline of Histology*, 7th ed. Mosby, 1971より許可を得て転載．)

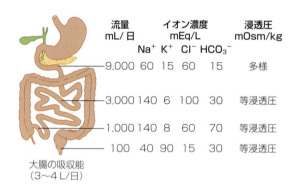

図13-3 小腸の各部位における1日あたりの流量，イオン濃度，浸透圧．(Fine KD et al. Diarrhea. In: Sleisenger MH et al, eds. *Gastrointestinal Disease*. 5th ed. Saunders, 1993より許可を得て転載．)

B. 分泌

消化過程で，大量の消化液が外分泌腺（唾液腺，膵臓，胆嚢，肝臓）と消化管粘膜の細胞や分泌腺より分泌される．日常の消化管への液体負荷量は，経口摂取で2 L/日と消化液で7 L/日（1.5 Lの唾液，2.5 Lの胃液，0.5 Lの胆汁，1.5 Lの膵液，1 Lの腸液）となる．これら9 Lの液体のうち，約100 mLが最終的に便中から毎日排泄され，残りは再吸収されている（図13-3）．

C. 消化管運動

分泌物や消化管内容物は平滑筋収縮による調和のある消化管運動 motility により混合されながら口から肛門まで移動する．平滑筋細胞の細胞膜は通常陰性に荷電された静電位を保っているが，脱分極すると電位差は一過性に消失し，(1) アクチンとミオシンフィラメントの収縮が起こるとともに，(2) 隣接筋細胞に刺激が伝播して，筋全体の収縮が起こる．筋細胞の脱分極は自然に，あるいは各細胞固有の神経やホルモン刺激により起こる．消化管平滑筋は消化管部位によりそれぞれ異なる収縮をする．「徐波 slow-wave」収縮が起こる部位もあれば，速い「棘 spike」収縮が起こる部位もある．それぞれ部位別に固有周期を持つが，伸展，神経やホルモンなどの特別な刺激に反応して収縮する．短い群発放電が重なると消化管の周期的な運動が，より長い群発放電が重なると緊張性収縮が起こる．この緊張性収縮は **括約筋 sphincter** で起こるが，通常消化管運動の伝播は，括約筋の弛緩中にのみ起こる．周期的な電気刺激は括約筋の間にある消化管で発生する．

D. 吸収

食物はアミノ酸，ペプチド，単糖類，脂肪酸まで消化されて体内に **吸収 absorption** される．吸収された栄養粒子は細胞内への取り込み transcellular route や，細胞間の通過 paracellular route により，血中やリンパ管に流入する．一般に流れはエネルギー非依存性で **電気化学的勾配 electrochemical gradient** による

消化管の構造と機能，調節　361

受動 passive 輸送であるが，エネルギー依存性の**能動**
active 輸送のこともある．**受動輸送 passive transport**
はリン脂質の細胞膜を容易に通過できる非荷電分子の
単なる濃度勾配によっても起こり，小腸では短鎖脂肪
酸の吸収機序がこれに相当する．濃度勾配で細胞膜を
通過できない荷電分子は上皮細胞の管腔側膜側と基底
膜側にある特殊**通路 channel** 膜貫通型タンパクを介
して**拡散 diffusion** する．例えば，水分子は小腸上皮
にあるアクアポリンを介して拡散する．拡散により吸
収される分子のなかには細胞膜のトランスポーターに
結合して細胞内への移行を促進する（**促進拡散 facili-**
tated diffusion）ものがある．例えば，フルクトース
は頂端細胞膜上の GLUT5 トランスポーターを介する
促進拡散により小腸上皮に吸収される．

　能動的輸送には代謝エネルギーが必要であり，2 種
の輸送形態がある．**一次性能動輸送 primary active**
transport は輸送分子自体がアデノシン三リン酸
（ATP）を加水分解する．例えば，小腸上皮細胞の基底
側膜に存在する Na^+-K^+ ATPase は Na^+ 3 個を細胞
外に移送して K^+ 2 個と交換する．このイオンの交換
は等価ではないため，細胞膜内外で電位差（細胞内が
陰性電位となり，つまり輸送は**起電性 electrogenic**）
ができる．**二次性能動輸送 secondary active**
transport は，トランスポーター自体は ATP を加水分
解しないものの，輸送は一次性輸送で形成された電気

化学的勾配に依存する．Na^+-K^+ ATPase は，上皮細
胞内のナトリウム濃度を低く保ちかつ，細胞内を陰性
電位に保つので，多くの吸収される分子の二次性能動
輸送のための電気化学的勾配を提供する．例えば，小
腸において，グルコースは，二次性能動輸送により上
皮細胞の管腔側膜を，濃度勾配に逆らって Na^+ とと
もに SGLT1 輸送体で吸収される．Na^+-K^+ ATPase
により生じる電気的勾配により 2 個の Na^+ がグル
コース 1 分子とともに取り込まれる．タンパクなどさ
らに大きい分子は細胞膜と融合する小胞が形成され取
り込まれる．このような過程は，上皮に取り込まれる
場合は**細胞内取り込み（エンドサイトーシス）endo-**
cytosis，上皮から放出される場合は**開口分泌 exo-**
cytosis という．

　消化吸収に関連する消化管機能の重要な役割に加
え，健康や恒常性を保つのに重要な機能も持つ．

E. 防御機能

　消化管粘膜は外部環境にさらされる身体のなかでも
最も広い表面積を占めるが，皮膚と同様に外部環境か
ら身体を保護する機能も有する．大腸に常在する細菌
や毒素だけでなく外から入る細菌や毒素に対する保護
作用も防御機能に入る（**表 13-2**）．大きな問題は身体
全体を構成する細胞数よりも大腸に存在する細菌数が
多いことである．防御には以下の 2 つのメカニズムが

表 13-2 形態と機能を含む消化管の防御機序

防御形態	構造的適応	機能的適応	防御機序
酸からの防御			
粘液産生	豊富な粘液産生胃上皮細胞	ムチン遺伝子発現	酸と細胞の直接接触を防ぐ
重炭酸塩産生（アルカリ）	十二指腸 Brunner 腺		上皮剥離の酸を中和
プロスタグランジン産生	粘膜固有層の各プロスタグランジン産生細胞	シクロオキシゲナーゼ 1，2（COX1/2）遺伝子発現	酸分泌の緩和
タイト結合	タイト結合の形成		上皮剥離の防御
膵臓からの重炭酸塩	十二指腸に開口する膵管	胃酸に対する分泌	胃酸の中和
感染からの防御			
分泌性免疫組織	粘膜関連リンパ組織と経細胞質輸送	免疫グロブリンの経細胞質輸送機構	血液免疫の防御が消化管内腔に拡大
上皮細胞の迅速な回転	腺/陰窩における細胞増殖；管腔内への細胞剥離		腸管細胞感染の制限
大腸の常在細菌叢		抗菌タンパク（アンジオジェニン 4，Reg3γ）の発現誘導	
胃酸	壁細胞を含む胃腺	酸分泌における体液性調節（ヒスタミン，アセチルコリン，ガストリン）	摂取された病原微生物の殺菌

ある.

1. **獲得免疫による防御機序**——粘膜免疫組織あるいは腸管関連リンパ組織 gut-associated lymphoid tissue (GALT) は骨髄系やリンパ系細胞を介して消化管内容物を認識している. 樹状細胞やマクロファージといった骨髄由来細胞は, 消化管腔環境に直接さらされる腸管上皮を介して自然免疫系を構成する. リンパ系細胞の集合体には, 遠位回腸に存在するより大きな小腸 Peyer 板や腸管全体に存在する孤在性リンパ濾胞が含まれるが, これらも免疫監視装置として重要な役割を果たしている (図13-4). GALT は病原性細菌, ウイルス, 毒素に対して保護的に働くとともに免疫原性のある食事抗原や細菌に対して免疫寛容を獲得する役割も果たしている.

2. **自然免疫による防御**——これらには, 細胞間隙のタイト結合とともに体液 (胃酸など), 電解質, 粘液などが関与している. これらの分泌は中和とともに細菌, 粒子を洗い流し, 上皮細胞間のタイト結合はそれらの組織内への流入を阻止する.

腸管では, 杯細胞から上皮を保護する粘液が分泌される. 粘液には抗菌物質も含まれており管腔内に分泌されるが, 主に小腸の Paneth 細胞がリゾチームや α デフェンシンなどを分泌し, 細胞の防御や創傷治癒に関わる. α デフェンシンは広域スペクトルを有し, 細菌膜に孔を開け, 小腸での細菌の増殖を阻止する. **三葉型ペプチド** trefoil peptide も粘液とともに消化管内腔に分泌される. 多くの効果があるが, なかでも粘膜創傷治癒に重要な働きを有する.

F. 液体と電解質バランスの調節

小腸は1日あたり電解質を含む8～9Lの液体を受け入れ, かつさらに電解質を含む1Lの液体を1日に分泌している. ほとんどの液体は吸収される. したがって, 分泌と吸収はバランスをとるように調節されなければならない. 分泌の増加もしくは吸収の低下は下痢を引き起こし, これは液体と電解質の喪失により致死的になり得る.

G. 排泄

消化されなかった食物, 細菌類, そしてある種の重金属 (例えば, 胆汁内に排泄された銅や鉄) は便として排泄される.

チェックポイント

4. 消化管の重要な機能は何か.
5. 消化管壁を構成する4つの層を述べよ.
6. 消化管内腔に分泌される消化液と排泄される液量はどれくらいあるか.
7. 消化管上皮を通過する電解質移送の機序を述べよ.
8. 消化管の防御機構について述べよ.

消化管の調節機序

消化管運動, 分泌, 消化, 吸収機序は神経, ホルモン, 傍分泌などにより生理的な調節を受けている (図13-5).

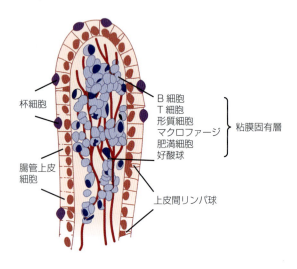
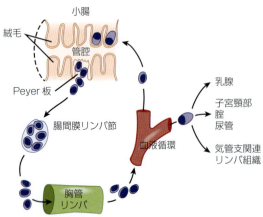

図13-4 消化管粘膜免疫の全身的および局所的特徴. (Kagnoff M. Immunology and disease of the gastrointestinal tract. In: Sleisenger MH et al, eds. *Gastrointestinal Disease*, 6th ed. Saunders, 1998 より許可を得て転載.)

A. 神経性調節

消化管神経支配は2つの系統よりなる．

1. 腸神経系による内因性神経支配——腸神経系は第三の自律神経系であり，消化管壁内に神経細胞があり，消化管を内因性支配している（図13-6）．食道から直腸まで分布する神経節を伴う神経叢であり，主に，1）筋層外膜層間に挟まれて存在する筋層間神経叢（あるいはAuerbach神経叢）と，2）粘膜下層に存在する粘膜下神経叢（あるいはMeissner神経叢）の2種が存在する．腸神経系は広範囲に広がるのみならず，脊髄に匹敵するほどの神経線維に富み，知覚神経や腸管内pH，浸透圧，壁進展などを感じる求心性神経[時には，**内因性一次性求心性神経 intrinsic primary afferent neuron**（IPANと称される）]，**介在神経 interneuron**，**分泌促進神経 secretomotor neuron** あるいは**遠位性神経 efferent neuron** などより構成され，多くの細胞を調節することにより，消化管運動・分泌・吸収・免疫などを制御している．これらの機能は中枢神経から独立しているため，「小さな脳」とも称されている．消化管神経の伝達物質の多くは**神経ペプチド neuropeptide**である．

中枢神経による消化管神経制御の程度は部位により異なっており，前腸由来の臓器の機能（食道蠕動，下部食道括約筋の弛緩，胃運動，幽門括約筋運動など）は中枢神経が最もよく関わっているものの，中腸や後腸由来の機能（腸管運動，粘液分泌など）は中枢神経からの刺激がなくても起こる．

腸神経系が臨床的に問題となる場合は，その機能の欠如により認められる．例えば，食道アカラシアでは食道中部の動きがなくなり，下部食道の収縮が強いために食物摂取ができなくなる．さらに下部消化管における腸神経系機能消失ではHirschsprung病のように大腸への蠕動運動が伝わらず，小腸の偽性腸閉塞症のように腹痛，膨満，穿孔などのような重篤な状態となる．

2. 副交感神経と交感神経による外因性神経支配——消化管の外因性神経支配は消化管壁外にある神経細胞が脳と消化管の間に介在して，消化管を

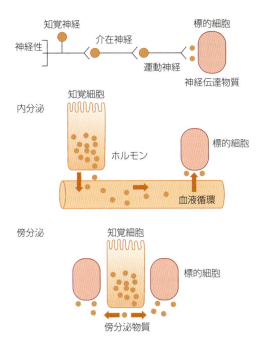

図13-5 消化管における神経，内分泌，傍分泌の調節．

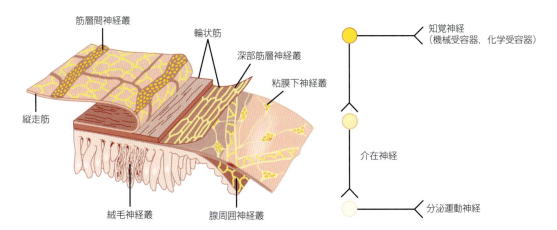

図13-6 腸神経系．**左**：小腸の腸神経系では腸管神経は粘膜下神経叢と筋層間神経叢，そのほか，深部筋層神経叢，腺周囲神経叢，絨毛神経叢よりなる．（Costa M et al. Histochemistry of the enteric nervous system. In: Johnson LR, ed. *Physiology of the Gastrointestinal Tract*, 2nd ed. Raven Press, 1987より許可を得て転載．）．**右**：腸管神経組織は知覚神経，介在神経，分泌運動神経よりなる．

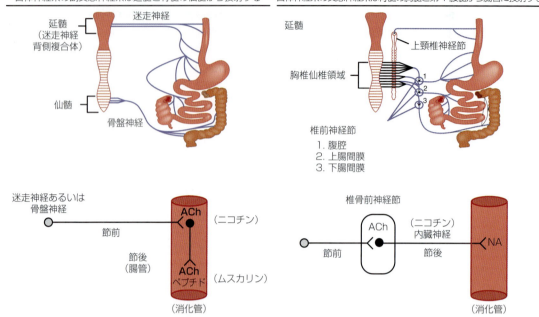

図 13-7 副交感神経と交感神経線維による腸管外因性神経支配．延髄と仙髄から分布する節前性副交感神経はそれぞれ消化管の迷走神経と骨盤神経に分布し，節後性副交感神経として作用する腸神経を支配する．節前性交感神経は胸腰椎領域の脊髄神経から椎前神経節に分布し，腸管に分布する節後性交感神経を支配する．副交感神経および交感神経の節前神経からはアセチルコリン(ACh)が分泌されており，節後神経上のニコチン受容体を活性化する．節後性副交感神経からはアセチルコリンやペプチドを分泌し，節後性神経の交感神経線維がノルアドレナリン(NA)を分泌する．

支配する(脳腸相関 brain-gut axis)(図 13-7)．脳腸相関により腸神経系あるいは他の細胞が直接に調節されている．

副交感神経系 parasympathetic innervation では，迷走神経(第 X 脳神経)が食道，胃，胆嚢，膵臓，上部小腸，回盲部，近位結腸などを支配している．仙髄からの骨盤神経は遠位結腸や直腸を支配している．延髄(迷走神経)や仙髄(骨盤神経)の節前線維の細胞体は，腸壁にあるいくつかの腸神経に投射しており，それらの腸神経はある意味節後線維性副交感神経である．節前線維はアセチルコリンを神経伝達物質としており，腸管神経の**ニコチン受容体 nicotinic receptor**を活性化する．節後性の腸神経は**ムスカリン受容体 muscarinic receptor**と結合するアセチルコリンや神経ペプチドを神経伝達物質としており，副交感神経の刺激により消化管機能の活性化や抑制が起こっている．

交感神経支配 sympathetic innervation において，交感神経節前線維は胸髄にある細胞体から出て，椎前神経節(腹腔神経節や上・下腸間膜神経節)に投射する．節前線維は神経伝達物質としてアセチルコリンを分泌し，それは節後線維上の**ニコチン nicotinic 受容体**に結合する．節後線維は腸神経を支配するか，もしくは消化管の効果細胞，すなわち血管平滑筋などを直接支配する．ノルアドレナリン(ノルエピネフリン)は節後線維の主要な神経伝達物質である．交感神経支配はしばしば消化管の機能を抑制する．

外因性知覚神経 extrinsic sensory nerve に関しては，副交感神経ならびに交感神経両方が，腸からの知覚神経枝をそれぞれ節状神経節と後根神経節に存在する細胞体に送っている．節状神経節と後根神経節の神経細胞体は脳幹(節状神経節から)と脊髄(後根神経節から)に投射している．消化管粘膜に分布する知覚神経は粘膜の pH や浸透圧を同定するとともに，アミノ酸，糖，温度，張力や接触などにも反応できる．このように，外因性知覚神経は腸内環境の変化を感知するとともに，正常な恒常状態を維持するために重要な分泌作動機能を調節している．さらに，腸管の炎症や疼痛などにも関与しており，特に腸管内の知覚神経の終末線維は酸，炎症性物質や腸管伸展など有害な化学的・機械的刺激を同定する．このような刺激は腸管壁

消化管の構造と機能，調節　　365

に存在する終末知覚神経線維から神経ペプチドやサブスタンスP，カルシトニン遺伝子関連ペプチド（CGRP）などの分泌を刺激し，タンパク漏出，顆粒球浸潤や血管拡張を引き起こし，神経原性炎症の原因となる．同様の刺激は中枢神経系から神経ペプチドの分泌を促し，疼痛の原因となるが，神経原性炎症と消化

管痛の詳細な機序については今後の研究が待たれる．

B. 体液性調節

ホルモンは内分泌細胞や分泌腺から血中に分泌され，標的細胞に作用する（図13-5）．1902年にBaylissとStarlingにより小腸にあるホルモン，**セクレチン**

表13-3　消化管の分泌生成物

生成物	生理作用	分泌部位	分泌刺激物	関連疾患
真性ホルモン				
ガストリン	酸分泌刺激と胃酸分泌腺粘膜増殖	胃前庭部(十二指腸も)	ペプチド，アミノ酸，腸管伸展，迷走神経刺激	Zollinger-Ellison症候群，消化性潰瘍
CCK	胆嚢収縮，膵酵素と重炭酸塩分泌の刺激，膵外分泌増殖	十二指腸と空腸	ペプチド，アミノ酸，長鎖脂肪酸，(酸)	
セクレチン	刺激：膵重炭酸塩分泌，胆汁重炭酸塩分泌，膵外分泌腺増殖，ペプシン分泌 抑制：胃酸分泌，ガストリンによる肥大効果	十二指腸	酸(脂肪)	
GIP	インスリン分泌刺激 胃酸分泌抑制	十二指腸と空腸	グルコース，アミノ酸，脂肪酸	
候補ホルモン				
モチリン	胃十二指腸運動刺激	十二指腸と空腸	不明	過敏性腸症候群，糖尿病性胃不全麻痺
膵性ポリペプチド	膵性重炭酸塩と酵素分泌の抑制	膵島	タンパク(脂肪，グルコース)	
エンテログルカゴン	血糖上昇？	空腸	グルコース，脂肪	
傍分泌				
ソマトスタチン	ほとんどのペプチドホルモンの分泌抑制	消化管粘膜，膵島	酸分泌迷走神経抑制	胆石
プロスタグランジン	血流と粘液の増加，胃粘膜から重炭酸塩分泌	多部位	多様	NSAID誘因胃炎，潰瘍
ヒスタミン	胃酸分泌刺激	胃酸分泌粘膜	ガストリンほか	
神経性分泌				
VIP	括約筋と輪状筋弛緩 腸液と膵液分泌の刺激	消化管粘膜と平滑筋	腸神経	分泌性下痢
ボンベシン	ガストリン分泌刺激	胃粘膜	腸神経	
エンケファリン	平滑筋収縮 腸分泌抑制	消化管粘膜と平滑筋	腸神経	
その他				
内因子	ビタミンB_{12}と結合し吸収促進	胃壁細胞	構成的分泌	悪性貧血における自己免疫性機序
ムチン	潤滑と防護	腸の杯細胞と胃粘膜上皮	消化管刺激	嚢胞性線維症，胃潰瘍で低下
酸	感染予防，消化開始	胃壁細胞	ガストリン，ヒスタミン，アセチルコリン，NSAID(間接的)	酸性消化性疾患

注：CCK：コレシストキニン，GIP：胃抑制ポリペプチド，NSAID：非ステロイド性抗炎症薬，VIP：血管作動性腸管ペプチド.

366   13. 消化管疾患

secretin が発見され，膵臓の外分泌を刺激することから，このような内分泌調節機構が消化管に存在することがわかった．それ以降，多くの消化管ホルモンがみつかり，消化管は最も大きな内分泌臓器であるとされる．

消化管ホルモンは共通の特徴があり，特異な分泌腺から高濃度で分泌されることよりも，胃や小腸粘膜に散在する内分泌細胞から分泌されるものが多く，Herculean の研究により，このびまん性に分布するホルモンを数百 kg の腸管から数 mg を抽出する技術が確立された．消化管ホルモンは安定なペプチドであり，内分泌細胞だけでなく腸神経線維や中枢神経に存在するため（表13-3），神経伝達物質とホルモンの双方の機能を有する．食後は多くの消化管ホルモンが血中に認められる．食後，血漿ホルモン濃度が上昇し，胃酸分泌や食欲抑制など多くの生物学的な効果が認められる．ある消化管ホルモン受容体の阻害物質により生理学的意義も明らかになるが，多くの場合，阻害物質はすぐには手に入らないため，ホルモンの生理的作用の確定が遅れる．

C. 傍分泌による調節

多くの生理活性物質は細胞間でやり取りされているが，吸収されてもすぐに細胞周囲に存在する液体に洗い流されたり，酵素により分解される．そのような物質は細胞外液中ではすぐに代謝されたり，隣接の細胞を直接調節したりする．傍分泌物質は神経以外の知覚細胞から分泌され，循環血液に乗って遠隔臓器に影響するよりも直接隣接細胞に作用する（図13-5 および表13-3）．ヒスタミン histamine やソマトスタチン somatostatin など胃に存在する胃酸分泌を調節するホルモンや小腸から分泌され迷走神経を調節するセロトニン serotonin［5-ヒドロキシトリプタミン 5-hydroxytryptamine（5-HT）］などがある．

チェックポイント

9. 消化管の調節をする基本的な 3 つの機序は何か．
10. 腸神経系を構成する 2 つの要素は何か．
11. 腸神経系には 3 種類あるが何か．
12. 消化管の神経支配における副交感神経と交感神経の作用について述べよ．
13. 脳腸相関とは何か．

消化管平滑筋

A. 消化管平滑筋の構造

消化管運動を制御するには 2 つの平滑筋層（内輪走筋層と外縦走筋層）が原則的に関わる．これらの筋層の厚さは消化管の部位によって異なっており，例えば，胃前庭部では厚く，小腸内に入る前に食物を強収縮により粉砕し，また，括約筋を形成する部位でも厚さを増す．消化管では横紋筋 striated muscle（骨格筋）である喉頭，食道，肛門括約筋以外の消化管筋層のほとんどは平滑筋 smooth muscle である．消化管の平滑筋は他の臓器の平滑筋と類似している．紡錘状の細胞は結合組織のシートにより包まれて束状の筋層を形成している．細胞間にあるギャップ結合 gap junction は細胞間の情報伝達を速やかに行い，その結果，筋層全体の収縮が同期することになる．Cajal の間質細胞は胃と小腸の筋層にある星状細胞と広範なネットワークを形成し，それらは平滑筋と腸神経との間で密接な関係を築いている（図13-8）．Cajal の間質細胞 interstitial cell of Cajal は 2 つの機能を有している．第一の機能は腸神経から平滑筋への情報伝達であり，第二は消化管平滑筋の恒常的な特徴でもある二相性電気的リズムや徐波のもととなるペースメーカー細胞 pacemaker cell としての機能である．Cajal の間質細胞のない動物では著しく消化管運動が低下しており，胃排出運動，消化管運動低下や腸閉塞などを来す．ヒトの場合でも，Cajal の間質細胞の欠損は消化管運動低下と関連するので，重要な研究対象領域である．

B. 消化管平滑筋の電気生理

消化管平滑筋細胞 GI smooth muscle cell には K^+，Na^+，Cl^- による電気勾配から $-40 \sim -80$ mV の膜静止電位が存在し，Na^+-K^+ ATPase が重要な働きをする．Cajal の間質細胞の電気生理学的機能については細胞単離が困難なこともあり，ほとんど解明されていない．平滑筋の静止電位は時間的に異なり，徐波あるいは基礎的電気的リズムとも称される．徐波は胃では 3〜5 回/分，小腸では 12〜20 回/分起こる．Cajal の間質細胞が徐波の周期を決定し，徐波はギャップ結合を介して細胞間を伝導する．神経やホルモンは徐波の振幅を調節している．徐波の振幅と平滑筋の興奮の程度に応じて活動電位が生じる．もし，徐派の脱分極が閾値に達すれば，活動電位が発生し，平滑筋の膜を脱分極して細胞膜上の電位感受性の Ca^{2+} チャネルを介した Ca^{2+} の細胞質への流入をもたらし，平滑筋の収縮を来す．それでは，何が活動電位を起こすのであろ

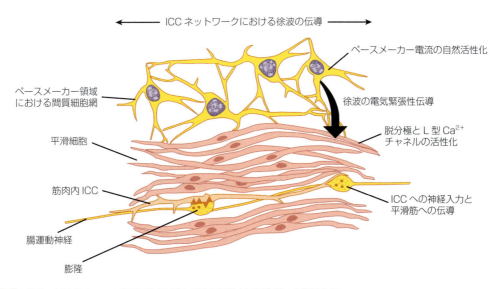

図 13-8 腸管における Cajal の間質細胞(ICC)と腸神経細胞と平滑筋間への相互作用.

うか．平滑筋の近傍に放出された神経伝達物質やホルモンは細胞の静止電位を変化させ，膜電位の振動(徐派)を多かれ少なかれ閾値まで脱分泌させ，活動電位を発生させる．しかしながら，消化管の抑制性運動神経は活動性が高く活動電位の発生を阻害するので，すべての徐派が収縮を起こすわけではない．活動電位と収縮は，介在性ニューロンの入力により抑制性運動神経の活動が停止したときのみに生じる．このように，持続性の抑制はペースメーカー細胞の持つ生来の興奮性を調節する機構として働いている．

C. 平滑筋運動の機械的性質

消化管平滑筋には特徴的な収縮パターンがあり，なかでも**緊張性収縮 tonic contraction** は内容物を排出する方向に遠位から近位側に逆送するのを防ぐ防止弁的な意味があり，内容物を強く排出する最も特徴的な収縮である．一方，**蠕動収縮 peristaltic contraction** は消化管に沿って伝播する収縮運動であり，口側の平滑筋収縮と肛門側の弛緩とが神経的に連携して起こる．蠕動運動は喉頭，食道，胃前庭部，小腸，大腸に生ずる．**分節運動 segmental contraction** は胃と腸管に発生し，弛緩した消化管間に狭い収縮区域を形成する．これらの運動は消化管内容物を消化管分泌物と混合するとともに，吸収粘膜表面との接触を促す．**消化管運動の病的パターン pathologic patterns of motility** は強い有痛性収縮の原因となる制御不能な**痙攣 spasm** や**腸閉塞 ileus** を発生させ，消化管収縮が起こらなくなる．腸閉塞は手術，腹膜炎や膵炎などにみられる腹膜刺激によりしばしば起こる．

> **チェックポイント**
> 14. 消化管平滑筋細胞の活動を制御するものは何か．
> 15. Cajal の間質細胞の機能は何か．
> 16. 食後に起こる収縮運動の一般的な起こり方は何か．

中咽頭と食道

解剖と組織

中咽頭は嚥下運動時の消化管への食物移送と呼吸運動時の気道への空気移送にとって重要な機能を有している．中咽頭を構成するものには消化管と気道を分離し，言葉の発声にも重要な声帯が含まれ，気道と同じ型でもある1層の線毛類円柱上皮よりなる．

食道は中空管(25〜30 cm 長，2〜3 cm 幅)であり，重層扁平上皮層，内輪走筋層，筋層間神経叢，外縦走筋層よりなる．最初の3分の1である上部食道は横紋筋，中部食道は横紋筋と平滑筋，下部食道は平滑筋のみで構成される．**上部食道括約筋 upper esophageal sphincter** は輪状横紋筋よりなり，**下部食道括約筋 low esophageal sphincter** は強収縮をつかさどる3〜4 cm の輪状平滑筋で分けられる．この2種の食道括約筋は，高圧を形成する小管腔帯を形成する一方，他の食道管腔は周辺の体腔内圧と同じ圧を形成する．嚥下の間は，この2つの食道括約筋は胃内の空気や胃酸が食道に逆流しないように閉じている．ことに下部食

道括約筋は消化内容物を胃に送達するとともに食道の粘膜傷害を来すような胃内容物の食道への逆流を調節する重要な機能を有している．嚥下ごとに迷走神経抑制線維が下部食道括約筋を弛緩させるが，おそらく神経から放出される一酸化窒素 nitric oxide や血管作動性腸管ペプチド vasoactive intestinal peptide（VIP）などの抑制性神経伝達物質が放出されることによる下部食道括約筋の弛緩が起こる．

嚥下反射

嚥下では口腔相における舌による食物塊を口腔後方から中咽頭に押し込む随意運動からはじまるものの，すぐに不随意的な反射運動となる．**咽頭相 pharyngeal phase** では，食塊が咽頭にある触覚知受容器を刺激して，舌咽神経，迷走神経，三叉神経を介して知覚シグナルが延髄と橋にある嚥下中枢に伝わり，脳神経系を介した不随意な運動刺激により気道を遮断し食物は食道に入る．この間，呼吸の中断，軟口蓋の挙上，耳管咽頭口の閉鎖が起こり，鼻腔内への食物流入が阻止される．舌は硬口蓋に押されて咽頭口側を塞ぎ，声門は喉頭が開かないように，喉頭蓋まで引っ張られる．食物が気道に入らないように喉頭周囲の軟骨も一緒に引っ張られる．咽頭に通じる経路がすべて閉じると，筋収縮の波は食塊を食道入口部に送り，食物が食道に入ると上部食道括約筋は弛緩し，食物が通過すると再び閉じる．食塊が上部食道括約筋を通過すると嚥下の**食道相 esophageal phase** がはじまり，迷走神経支配の伸展受容器は食塊により食道壁が伸展すると**迷走-迷走神経反射 vagovagal reflex** が誘発され，毎秒 3～5 cm の食道収縮波が起こる．この収縮波が食道**一次蠕動運動 primary peristalsis** と呼ばれる（図13-9）．一次蠕動運動が下部食道に到達すると括約筋は弛緩して食塊は胃に入るが，食塊により食道が伸展すると**二次蠕動運動 secondary peristalsis** と呼ばれる次の収縮波が誘発される．食道から食塊がなくなるには，時に複数回の二次蠕動運動が必要である．ホルモン，神経伝達物質，食物や薬剤など種々の物質が下部食道括約筋に影響を与える．

脳卒中や認知症の患者では口腔咽頭運動をコントロールする生理活性物質の分泌異常を来し，しばしば唾液や口腔内容物を誤嚥するために肺炎を来し，中枢神経疾患患者の主たる死因となっている．また，下部

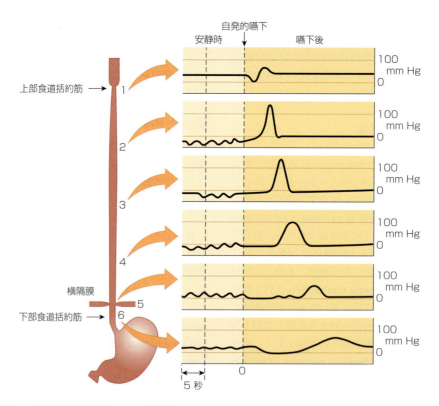

図 13-9 食道の一次蠕動運動．安静時における食道内圧と嚥下運動後における各時間での内圧．(Conklin JL et al. Motor functions of the pharynx and esophagus. In: Johnson LR, ed. *Physiology of the Gastrointestinal Tract*, 3rd ed. Lippincott-Raven, 1994 のデータを使用．)

食道括約筋収縮異常は胸焼けや食道腺がん発症リスクとなる胃食道逆流症 gastroesophageal reflux disease (GERD)の原因となる.

チェックポイント

17. 食道の上部3分の1と下部3分の2の組織学的違いは何か.
18. 上部食道括約筋と下部食道括約筋の機能と調節機構は何か.
19. 嚥下運動の3相は何か.

胃

解剖と組織

胃は下部食道括約筋と幽門括約筋 pyloric sphincter という2つの括約筋に守られた複雑な分泌腺臓器である(図 13-10).胃粘膜は内腔面に接する1層の上皮細胞と上部でやや広く下部で狭い漏斗状に陥入する分泌粘膜よりなる.上部の広い部分は胃小窩,分泌腺に連なる中央部分を腺頸部,下部を腺底部と称する.解剖学的には形態と機能により噴門部,体部,前庭部といくつかの区域に分類される.噴門部 cardia は下部食道括約筋に連なる小区域であり,粘液分泌細胞よりなる胃底腺で覆われている.胃の大部分を占めるのは胃体部 corpus あるいは body であり,食道から連なる胃上部の胃穹窿部 fundus も含まれる.胃体部の胃腺は塩酸 hydrochloric acid と内因子 intrinsic factor を分泌する胃壁細胞 parietal cell とペプシノーゲン pepsinogen を分泌する主細胞 chief cell より構成される.胃体部は胃消化の中心部である.胃の出口近くの胃前庭部 pyloric antrum にはガストリン gastrin を分泌するG細胞が分布し,胃噴門部と同様,主に粘液を分泌し,食物を撹拌するとともに胃排出を調節できるような筋組織である.

胃酸分泌

胃からは多くの物質が分泌されるが,そのなかで,病態生理学的に最も重要なのは胃分泌腺の壁細胞から分泌される胃酸である.その分泌は基本的な日内リズムとともに食物,胃伸展,タンパク摂取などにより調節されている.

A. 胃酸分泌の分子機構

胃壁細胞からの胃酸分泌機序の研究は消化だけでな

く臨床的にもきわめて重要であり,詳細な研究がなされている.三角形状をした壁細胞の細胞膜上にはH^+-K^+ATPase と呼ばれる塩酸を分泌するのに最も重要なトランスポーターが存在し,塩酸分泌時には構造が大きく変化する(図 13-11).非刺激時にはH^+-K^+ATPase 分子は細胞中の微小管小胞網に存在するが,刺激によって微小管小胞膜は細胞膜と融合して微絨毛を伴う小管膜を形成するため,管腔側の細胞膜上に表出されたH^+-K^+ATPase ポンプからは50〜100倍ほどの塩酸が分泌される.

H^+-K^+ATPase は2つのサブユニット,すなわち触媒作用を有するαサブユニットと細胞内に固定されるβサブユニットよりなり,管腔側細胞膜上のH^+とK^+とを交換する(図 13-11).この機序はアデノシン三リン酸(ATP)による基本的な能動輸送の一例であるが,100万倍の濃度勾配に逆らってH^+を分泌できる.また細胞間隙のタイト結合は分泌されたH^+が粘膜内に逆流するのを防止している.一方,細胞内に流入したK^+はK^+チャネルを介して管腔内に戻り再利用されたり,間質液成分になったりする.また,電気的な中性を保つために,管腔側細胞膜上のCl^-チャネルを介してCl^-は受動的に管腔内に分泌されてH^+と結合して塩酸となる.分泌される水素イオン(H^+)は重炭酸イオン(HCO_3^-)とともに炭酸(H_2CO_3)の成分である水と二酸化炭素から炭酸脱水酵素 carbonic anhydrase により生成され,HCO_3^-はCl^-との対向輸送で間質液に出る.HCO_3^-の電気化学的勾配に従った細胞外流出とともにCl^-は電気的勾配に逆らって細胞内に流入する.血液に流入するHCO_3^-はH^+過剰時の体液バランスを保つためにアルカローシスに向かわせる成分(一過性アルカリ尿 alkaline tide)となるとともに,水動態はあらゆる部位での浸透圧調節に重要である.

胃壁細胞による塩酸分泌機構の解明はH^+-K^+ATPase を阻害するプロトンポンプ阻害薬 proton pump inhibitor(PPI)の開発をもたらした.オメプラゾールのようなベンゾイミダゾールは中性pHでは活性がなくなるが,胃内のような酸性環境ではH^+-K^+ATPase の外側にあるシステイン残基のスルフヒドリル基(SH基)に結合し,不可逆的に不活性化することにより胃酸分泌を阻害する.その他,新規の酸分泌拮抗薬 acid pump antagonist としてK^+と結合して酸分泌を阻害することより GERD の原因となる胃酸分泌を抑制する効果が期待されている.

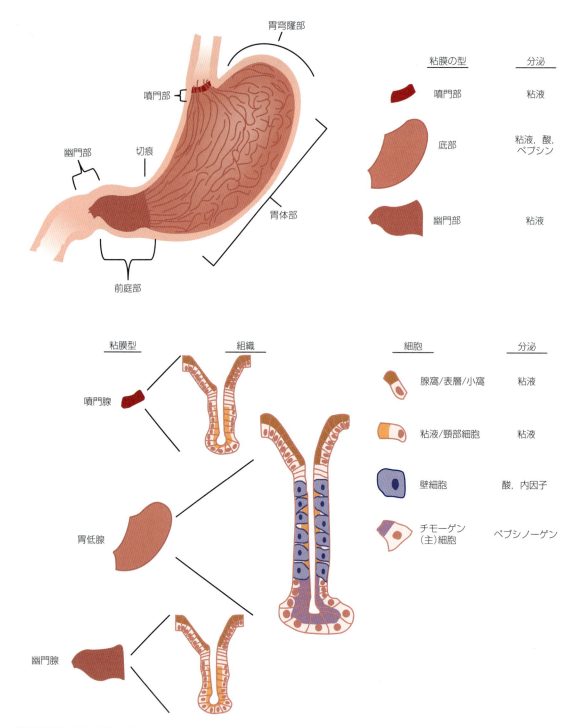

図 13-10 胃の解剖と組織.（Boron WF et al, eds. *Medical Physiology*. Saunders, 2009 より許可を得て転載.）

B. 塩酸分泌刺激および阻害

H⁺ 分泌を刺激する 3 種類の物質としてアセチルコリン，ガストリン，ヒスタミンがあり，いずれも胃壁細胞の構造変化をもたらして胃酸分泌を促す．アセチルコリン acetylcholine は食事摂取中に迷走神経節後神経や腸神経から分泌され，壁細胞のムスカリン M3 型受容体に結合して H⁺ 分泌を刺激する．ガストリン gastrin は 17 あるいは 34 個のアミノ酸よりなるペプ

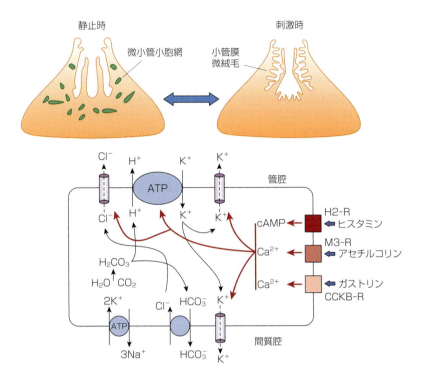

図 13-11　壁細胞からの酸分泌．上：刺激によって壁細胞中の微小管小胞網は融合し，微絨毛を伴う発達した小管膜を形成し，表面積を拡大する．下：ヒスタミン，アセチルコリン，ガストリンによる壁細胞からの塩酸分泌機序を示す．略語は図 13-12 を参照．

チドホルモンであり，食事摂取中に胃前庭部に分布するG細胞から分泌され，壁細胞のコレシストキニン cholecystokinin(CCK)B型受容体に結合してH^+分泌を刺激する．

アセチルコリン受容体もガストリン受容体もともに同一の酸分泌刺激伝達経路を活性化する．すなわちホスホリパーゼ$C\beta$の活性化により，細胞内に貯蔵されているCa^{2+}を放出するイノシトール三リン酸が産生されるとともに，プロテインキナーゼCを活性化するジアシルグリセロールが生成される．アセチルコリンとガストリンは細胞内の同一経路を介するため，併用は相加効果をもたらす．

一方，**ヒスタミン** histamine は食事摂取中に胃体部粘膜から分泌される腸クロム親和性細胞様 enterochromaffin-like(ECL)細胞や肥満細胞から分泌される傍分泌物質であり，壁細胞のH_2受容体に結合しアデニル酸シクラーゼを活性化してサイクリックアデノシン一リン酸(cAMP)産生を増加させる．cAMPはH^+分泌を刺激するプロテインキナーゼAを活性化させる．ヒスタミンとアセチルコリンあるいはガストリンとの併用により，基礎酸分泌量は相加的効果以上の10倍程度まで増加する．この効果は**相乗作用** potentiation

であり，異なる2種類の物質により異なる細胞内作用機序が活性化する結果もたらされる．すなわち細胞内Ca^{2+}とcAMPが壁細胞の管腔側膜上にあるK^+チャネルを活性化することにより細胞外へのK^+流出を促し，過分極をもたらす．その結果，細胞内のCl^-が管腔側膜を通過して細胞外に移動する．Ca^{2+}とcAMPはともにCl^-チャネルとH^+-K^+ATPaseを管腔側膜上に発現させ，塩酸分泌を促す．

ガストリンはさらに胃粘膜上皮の成長も調節しており，ガストリン産生腫瘍などから分泌される過剰なガストリンは胃底腺や壁細胞の過剰な増殖をもたらす．小腸における過剰な酸は粘膜潰瘍や低pHによる膵リパーゼの不活性化をもたらし，脂肪便の原因になる．この病態は **Zollinger-Ellison症候群** Zollinger-Ellison syndrome と称せられるが，たとえ十分な量のプロトンポンプ阻害薬を投与して高いpHを維持できても過剰に分泌されるガストリンが粘膜増殖を来し，もし薬物治療を中止した際には，壁細胞とガストリン分泌するG細胞からの胃酸分泌が増加しリバウンド現象をもたらす．

アセチルコリン，ガストリン，ヒスタミンによる胃酸分泌刺激の直接作用に加えて，アセチルコリンとガ

ストリンは間接的に ECL 細胞からのヒスタミン分泌を刺激し，さらに壁細胞も刺激する．ヒスタミンによる H^+ 分泌の重要性についてはシメチジンなどの**ヒスタミン H_2 受容体拮抗薬 histamine H_2 receptor antagonist** の研究により明らかにされたが，これらの薬剤はヒスタミン刺激による H^+ 分泌だけでなくアセチルコリンとガストリンの効果も阻害する．

ソマトスタチン somatostatin は 14 あるいは 28 アミノ酸よりなる重要な胃酸分泌阻害物質である．ソマトスタチンは壁細胞上で cAMP 産生を阻害する受容体と結合し H^+ 分泌を阻害する．ソマトスタチンはまたガストリンとヒスタミン分泌を阻害し，間接的に H^+ の分泌を抑制する．ソマトスタチンは胃前庭部と体部の **D 細胞 D cell** から分泌される．胃前庭部の D 細胞は胃内腔に直接接していて（開放型内分泌細胞），内腔の組成などを感知することができる．前庭部の H^+ はソマトスタチン分泌を刺激し，隣接する G 細胞からのガストリン分泌を抑制する傍分泌因子として作用し，その結果，胃散分泌を間接的に減少させる．これが，**ネガティブフィードバック調節 negative feedback regulation** の一例である．体部の D 細胞は胃内腔と直接の接触がないため（閉鎖型内分泌細胞），内腔の H^+ を感知することができない．その代わり多種にわたる神経因子（例えば，ノルアドレナリン，CCK，VIP）が体部のソマトスタチン分泌を増強する．この作用は結局，ECL 細胞からのヒスタミンの分泌を抑制し間接的に，また，壁細胞を抑制し直接的に胃酸の産生を抑制する．迷走神経からのアセチルコリンや Th1 サイトカインのインターフェロン γ はソマトスタチン分泌を阻害し酸分泌亢進をもたらす．最近の研究では，胃内分泌細胞は管腔側表面にある繊毛を介して内腔の栄養素や胃酸を感知することがわかってきた．

C. 胃酸分泌の統合的調節

食間における胃酸分泌は少なく，摂食中に 3 相の反応を介して胃酸が分泌される（図 13-12）．**脳相 cephalic phase**（反応の 30% 以下）では，視覚，嗅覚，味覚，食事の嚥下などにより惹起される．これらの刺激は延髄にある迷走神経後根運動核を介し迷走神経と副交感神経運動神経を刺激する．これらの刺激はいくつかの反応を引き起こす．体部では，節後線維がアセチルコリンを放出し，それらが M3 受容体を介して直接的に壁細胞を活性化する．アセチルコリンはまた，ECL 細胞からヒスタミンを放出させることにより，壁細胞による H^+ の分泌を促進する．前庭部では，迷走神経刺激は節後線維から**ガストリン遊離ペプチド gastrin-releasing peptide** というペプチドを放出する．このペプチドはガストリン分泌を促進し，結果的に H^+ 分泌を刺激する．また，アセチルコリンは体部と幽門部において D 細胞からのソマトスタチンの放出を阻害し H^+ 分泌を刺激する．

胃酸分泌の**胃相 gastric phase**（反応の 70% まで）は胃内の刺激により起こる．迷走神経知覚枝は食物による胃伸展を感受して迷走神経運動枝との迷走-迷走神経反射により胃内でのアセチルコリン分泌促進を介した胃酸分泌亢進が起こる．一部消化されたタンパクやアミノ酸は幽門に分布する G 細胞からガストリン分泌を促す．胃前庭部の D 細胞のように G 細胞も胃内容物を直接感知する開放型内分泌細胞であり，ガストリンが酸分泌をさらに促進する．上述のように幽門が酸性状態になるとフィードバック機構により酸分泌を抑制するソマトスタチンが分泌される．

腸相 intestinal phase では消化されたタンパクが小腸に流入すると十二指腸に分布する G 細胞からガストリン分泌を促す．ほとんどは脂肪や酸であるが，多くの物質が小腸からセクレチンやコレシストキニンなどのホルモン分泌を促し胃酸分泌を抑制する．

Helicobacter pylori は胃粘液層で生存しているウレアーゼ産生菌である．ウレアーゼは尿素から二酸化炭素とアンモニアを産生するが，アンモニアが菌を胃酸から守り，生存を可能にする．*H. pylori* は CagA や VacA といった免疫反応や粘膜上皮細胞内のシグナル伝達経路の変化を誘導するタンパクを産生する．世界中の約半分以上の人が *H. pylori* に感染しており，そのほとんどは慢性感染状態で経過し，無症状であるが，なかには *H. pylori* 感染で胃酸分泌が亢進し胃潰瘍や十二指腸潰瘍の原因となる．ほぼすべての消化性十二指腸潰瘍と約半数の消化性胃潰瘍は *H. pylori* 感染が主たる原因であり，その他の胃潰瘍の原因にはアスピリンや非ステロイド性抗炎症薬（NSAID）が原因のこともある．一部の患者では慢性 *H. pylori* 感染による壁細胞の細胞死（萎縮），慢性胃炎，胃がん伸展のリスクの高い異型上皮化などがみられる．まだ明らかにはなってはいないが，東アジアや中南米では欧米よりも胃がんが多いことより，胃がん発生のリスクについて環境や生活習慣などの違いにより地域差がある可能性が示唆されている．

その他の胃分泌

胃体部腺の**主細胞 chief cell** から分泌される**ペプシノーゲン pepsinogen** は活性型タンパク分解酵素であ

消化管の構造と機能，調節 373

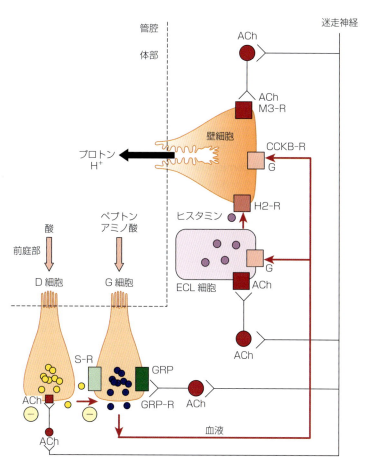

図13-12 神経とホルモンによる胃酸分泌の調節．消化の脳相では，コリン作動性迷走神経が壁細胞を直接刺激するとともにECL細胞からヒスタミンを分泌する．迷走神経は前庭部からガストリン放出ペプチド（GRP）の分泌を刺激することにより，ガストリン分泌を促し，血中に移行したガストリンはヒスタミン分泌を刺激するとともに壁細胞を直接刺激する．消化の胃相では，胃内の食物は迷走神経反射を誘発しガストリン分泌を刺激する．胃前庭部が酸性に傾くとガストリンや胃酸分泌を抑制するソマトスタチンを分泌する．[ACh：アセチルコリン，G：ガストリン，S：ソマトスタチン，M3-R：3型ムスカリン受容体，H2-R：2型ヒスタミン受容体，CCKB-R：B型コレシストキニン受容体，ECL細胞：腸クロム親和性細胞様細胞，GRP-R：GRP受容体，GRP：ガストリン放出ペプチド．（訳注：S-R：ソマトスタチン受容体．）]

るペプシンの前駆体であり，ガストリンなどもペプシノーゲンを分泌するが分泌刺激の中心はアセチルコリンである．ペプシノーゲンは至適pHが3.0のタンパク分解酵素であり，胃内腔にいったん分泌されると胃酸とすでに存在しているペプシンの作用によりペプシンに変化するが，ペプシン自体はタンパク消化のわずか10%程度しか寄与していない．

胃体部や前庭部の胃腺を構成する粘液細胞から分泌される**ムチン mucin** は，側鎖に炭水化物と硫酸基が多く結合するペプチドを基本構造とする高分子量糖タンパクであり，リン脂質，二酸化炭素，水分子が結合して胃粘膜上皮細胞と連なるムチンゲル層を形成する．このムチンゲル層は酸，ペプシン，胆汁酸などの有害物質だけでなく，食物の撹拌による接触で生じる粘膜障害から粘膜を防護する作用を有する．アセチルコリンと粘膜刺激によりムチン分泌が促される．

胃体部や前庭部の上皮細胞からは HCO_3^- が分泌される．H^+ に比して HCO_3^- 分泌は少ないながら，HCO_3^- は上皮防護においては重要な役割を果たす．HCO_3^- はムチンゲル層に入り，上皮付近にpH 1.0～3.0の内腔と比較してpH 7.0となるような不撹拌層を形成する．

内因子 intrinsic factor はビタミン B_{12} 吸収に必須であり，壁細胞から分泌される糖タンパクである．ビタミン B_{12} は哺乳類細胞では生成されないため，唯一の供給源は食物のみで，肉，魚，乳製品などが該当するが，野菜や果物などは供給源とはならない．ビタミン B_{12} は唾液や胃腺から分泌される**ハプトコリン haptocorrin（R因子）** と酸性化で結合後，十二指腸に流入して，R因子は膵タンパク分解酵素により分解される．

小腸内の低酸環境下でビタミンB_{12}と結合したままの内因子は分解抵抗性結合となり回腸に輸送される。回腸では上皮細胞に分布する特殊な受容体がビタミンB_{12}-内因子結合体と結合し、その後細胞内に取り込まれる。吸収された結合体は回腸上皮細胞内で解離してビタミンB_{12}はトランスコバラミンⅡに結合し細胞外へ排出され肝臓に輸送される。自己免疫性胃炎では壁細胞が破壊され、内因子生成分泌が消失し、ビタミンB_{12}欠乏と悪性貧血を来す。**悪性貧血 pernicious anemia**はビタミンB_{12}が合成に必要なプリン体やチミジン合成が障害されるため生じるので、唯一の治療はビタミンB_{12}の定期的筋肉注射である。

胃 運 動

A. 胃運動パターン

胃運動に関しては、近位と遠位では異なり、胃体部は胃消化内容物の貯留部として重要であり、嚥下ごとに起こる食道の伸展により発生する迷走-迷走神経反射は、**受け入れ弛緩 receptive relaxation**として食物を受け入れられるように胃体部の弛緩を引き起こす。迷走-迷走神経反射は胃局所の神経調節により胃内圧を上げることなく1.5Lほどの食物が胃内に入ることを可能とするので、胃は流入した食物を一時的に貯蔵する機能(この機能は**適応 accommodation**と呼ばれる)を有する。胃前庭部は筋肉に富んでおり、撹拌により食物を砕き消化を助ける。幽門括約筋は前庭部の収縮が一部消化された食物もしくは**び粥 chyme**を、十二指腸に送る速度を調節している。空腹時には前庭部は静止状態を保つが、75〜90分ごとに強い収縮が時々起こる。5〜10分程度持続するこの収縮は空腹時に消化管全長に生じる収縮波の一部であり、**伝播性筋放電群 migrating myoelectric complex(MMC)**と称せられる。食事摂取によりこのMMCは消失し、前庭部に毎分3回程度の新たな収縮が生じる。蠕動収縮徐波は胃体部中央のペースメーカー部位に分布するCajalの間質細胞から自然に発生して前庭部に向かって移動する。筋細胞の膜電位が脱分極の閾値に達すると活動電位が生じ、活動電位が定常期になると収縮が起こるが、ガストリンやアセチルコリンは活動電位と持続時間を増加させて収縮を増強する。

B. 胃排出運動

摂取後胃に取り込まれた1Lほどまでの食事は、ゆっくりと小腸に排出される。胃排出運動は近位胃における緊張増強と胃内圧増加、前庭部収縮増強、幽門部の開大、十二指腸の区域的収縮運動の抑制など、胃近位と遠位、幽門、十二指腸の運動パターンの違いにより起こる。

胃からの内容物の排出は、神経系と内分泌系両方の経路の刺激により行われるが、その速度はび粥の化学的ならびに物理的性状に依存し得る。固体成分と液体成分では排出速度が異なる。液体成分は急速に排出されるが、固体成分はある程度の遅延相を経たあとにやっと排出される。十二指腸に酸、脂肪、高浸透圧の液体が進入すると神経系と内分泌系の機構を介して胃の排出を遅くする。十二指腸の知覚神経は迷走神経も脊髄神経も栄養素、H^+そしてび粥内の高浸透圧物質に反応する。迷走神経運動枝は前庭部の収縮を抑制し、幽門を収縮させ、かつ、胃の近位端の移動性を低下させる。これが、結果的に**胃排出に関する腸管フィードバック抑制(遅延)intestinal feedback inhibition(slowing) of gastric emptying**となる。迷走神経の主たる伝達物質はアセチルコリンである。VIPと一酸化窒素は収縮を抑制する神経伝達物質である。小腸で内分泌細胞より分泌される多くのホルモンは胃排出に対するフィードバック型抑制であると強調されてきた。酸により分泌が刺激される**セクレチン secretin**は前庭の収縮を抑制し幽門括約筋の収縮を刺激することにより、胃排出を遅らせる。迷走神経知覚枝上の受容体に結合した脂肪によって分泌が刺激される**コレシストキニン cholecystokinin**の分泌は、胃排出の低下を来す迷走-迷走神経反射をもたらす。

胃運動を調節する神経系の重要性は外科的胃部分切除や非選択的迷走神経遮断術後に胃運動が障害される場合、**ダンピング症候群 dumping syndrome**(吐き気、げっぷ、顔面紅潮、下痢など)を高率に発生することからもわかる。

コレステロールの飽和など胆汁組成は変わる．胆嚢の最も多い疾患は胆嚢結石である．

チェックポイント

20. 胃体部と胃前庭部の粘膜に分布する細胞の種類とそれぞれの細胞の産生する物質について述べよ．

21. 胃近位部と遠位部の役割について述べよ．

22. 胃壁細胞から分泌される塩酸のイオンの機構について述べよ．

23. 壁細胞がこの酸分泌を刺激する神経伝達物質，ホルモン，そして傍分泌因子の名前を挙げよ．

24. 胃壁細胞からの酸分泌を抑制するペプチドの名前を挙げよ．

25. 胃酸分泌における脳相，胃相，腸相の機序を述べよ．

26. 胃酸分泌過多の治療に用いられる異なる作用機序を持つ2種類の薬物名を挙げよ．

27. ビタミン B_{12} 吸収における胃壁細胞の役割は何か．

28. 胃粘膜を胃酸より保護する2つの機構を述べよ．

29. 胃体部と胃前庭部における運動パターンについて述べよ．

30. 小腸内腔の消化内容物の組成がどのように胃排出に影響するか．

胆 嚢

解剖と組織

胆嚢は肝表面下部にある約50 mLの胆汁を貯留できる嚢であり，胆嚢管を介して肝管と総胆管に連なり，総胆管はOddi括約筋を介して近位十二指腸に開口する．総胆管と膵管はOddi括約筋直上で合流している．

生 理

A. 胆汁分泌

肝臓で生成される胆汁は，肝管から胆嚢管を介して胆嚢に流入し，胆嚢が収縮し再び胆嚢管を介して総胆管からOddi括約筋を介して十二指腸に流出するまで胆嚢内に貯留される．固有の胆汁の流れを調節するのに必要な胆嚢収縮やOddi括約筋弛緩の刺激にはホルモンと神経系刺激が重要である．腸管内脂肪はI細胞からCCKを分泌し，CCKは胆嚢収縮とOddi括約筋の弛緩を引き起こす．胆汁は胆嚢内にとどまる時間に応じて濃縮されるが，プロスタグランジンのコントロールによるムチン合成やエストロゲンによる胆汁中

小 腸

解剖と組織

小腸自体は約6〜7 mの長さがあるが，主に3つの領域からなる．**十二指腸 duodenum** は幽門括約筋からはじまりおおむね20〜25 cmの長さで，かなりの部分が後腹膜に固定されている．幽門括約筋の弛緩により通常は小さい粒子を含む胃消化内容物が十二指腸に流入し，胃内容物は十二指腸で胆管と膵管からの分泌液と混合される．十二指腸以遠の小腸は腸間膜と腹腔内でつながるが固定されておらず，近位側5分の2が**空腸 jejunum**，残りが**回腸 ileum** と称され，小腸は回腸回盲部弁まで続いたあと大腸に連なる．

小腸の粘膜面には約1 mmの長さの無数の**絨毛 villi** を認めるのが最も特徴的な肉眼所見である（図13-13）．各絨毛にはそれぞれ単独に動脈，静脈，リンパ管の終末枝が分布しており，絨毛の存在により吸収能が5倍に増加しており，腸細胞による消化管内腔から吸収された物質は循環器系に輸送される．電子顕微鏡的には各腸管細胞は細胞膜が管腔内に膨出してできた3,000〜5,000の**微絨毛 microvilli** を有し，吸収面積は200倍に増加している．小腸上皮細胞では多くの消化酵素が発現し，微絨毛の先端に存在している．これら密に膨出した微絨毛は，小腸内腔に面した刷子縁を形成している．

腸壁への小腸上皮の陥入は絨毛を取り囲み，Lieberkühn 陰窩と呼ばれる．この腸腺窩には腸管幹細胞や前駆細胞でもある増殖上皮細胞が存在する．各小腸腺窩には吸収上皮細胞，ムチン産生杯細胞，ホルモン産生腸管内分泌細胞，Paneth 細胞の4種類の細胞に分化できる幹細胞が存在しており，これらに分化した細胞は腺窩から排出したり，隣接する絨毛に移動する．これらの細胞は絨毛の上端でアポトーシスにより死滅したり，腸管内腔に脱落したりし，その平均生存日数は4〜6日である．一方，Paneth 細胞は，上皮幹細胞に隣接して接触し60日以上の長期にわたり生存する．

ヒトの体内外には多くの細菌が生息しているが，とりわけ腸内に生息している細菌叢は重要な機能を果たしている．成人の腸内細菌叢の代表は *Bacteroides* 属と *Firmicutes* 門など，酸素のない環境で生育できる嫌気性菌であり，十二指腸で数百個/mL程度であったものが小腸から急に増加し，大腸では1兆個/mL

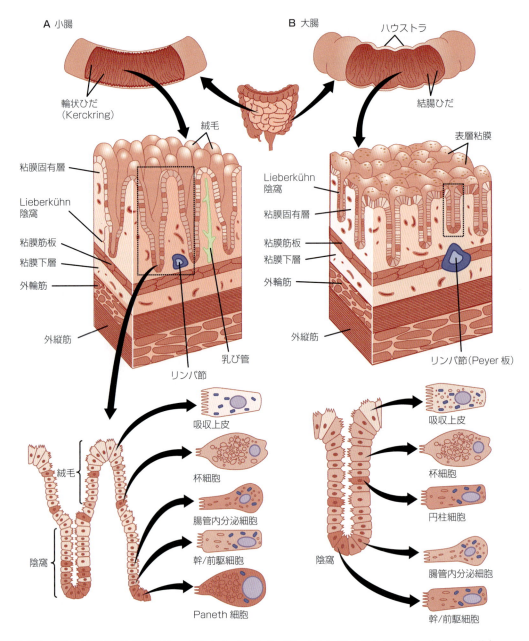

図 13-13 小腸と大腸の解剖と組織．（Boron WF et al, eds. *Medical Physiology*. Saunders, 2003 より許可を得て転載．）

も生息している．これらの細菌は生体が消化できないセルロースなどの複合炭水化物を消化しており，無菌状態での検討から推測して，われわれの摂取を必要とする栄養源の30%を占めている．特に粘膜免疫システムや腸管血管の発達に必要不可欠な働きをしており，粘膜に最も近接して生息する細菌属は管腔内に生息する細菌属と大きく異なっており，*Lachnospiraceae*科や*Ruminococcaceae*科が代表であり，これらの細菌は病原菌からのバリアともなっている．さらに，健常者の腸管にはこれらの腸内細菌叢以外にも，核のない古細菌，真菌，ウイルスなどの微生物も生息しており，詳細は不明であるものの何らかの有益な役割を果たしていると思われる．

小腸での消化と吸収

　小腸は消化と栄養素の吸収における中心であり，ここでは消化管での消化に関する全過程と各栄養素の吸収について述べる．

A. 炭水化物

食物中に存在する炭水化物 carbohydrate のほとんどは多糖類や二糖類で存在しており，吸収されるには単糖類にまで消化される必要がある．腸内細菌，特に *Bacteroides* 属は食物性複合多糖類の持つグリコシド結合を分解できる酵素であるグリコシドヒドロラーゼ glycoside hydrolase を多種類含んでいる．このことは腸内細菌叢の持つ大変重要で有用な機能である．唾液腺や膵液にある α-アミラーゼは大分子重合体であるデンプンの持つ1,4グリコシド結合を分解して二糖類，三糖類，オリゴ糖類などを生成する．このうちオリゴ糖類や二糖類などは小腸刷子縁にある腸管細胞の持つオリゴ糖分解酵素や二糖類分解酵素によりグルコース，ガラクトース，フルクトースといった単糖類までに消化される．グルコースやガラクトースは2つの Na^+ とともに腸管細胞の管腔側細胞膜に分布するSGLT1トランスポーターにより細胞内に能動的に吸収される．また細胞膜の浸透圧を保つために水分子も受動的に吸収される．また外側基底膜では Na^+-K^+ ATPase により Na^+ を細胞外に排出することにより電気化学的な Na^+ の濃度勾配が形成される結果，グルコースやガラクトースが濃度勾配に逆らって吸収される．フルクトースは管腔側細胞膜上に発現しているGLUT-5という別のトランスポーターにより吸収される．腸管細胞内に吸収されたこれら3種類のヘキソースはすべて外側基底膜に存在するGLUT-2という共通のトランスポーターを介して促通拡散により細胞から出ていく．

乳糖不耐症 lactose intolerance は炭水化物の消化障害で最も多くみられる病態であり，成人における乳糖分解酵素活性の低下が主たる原因を占める．新生児の空腸には乳糖分解酵素が豊富に存在するが，世界の多くの国の子供では離乳期に入るとこの酵素は徐々に減少してくる．しかし，乳製品が食品として重要な位置付けにある地域では必ずしも成人の乳糖分解酵素が明らかに減少しているわけではない．またその他の地域でも多くの成人で乳糖消化における乳糖分解酵素活性は律速段階にある．乳糖分解酵素が不足すると未消化の乳糖は吸収されず，消化内容物の浸透圧を血漿浸透圧と同じに保つために腸管内に水分が貯留され腹痛，吐き気，下痢などの症状をもたらす．回腸や結腸で乳糖の細菌発酵が起こるとさらにこれらの症状は増悪する．

SGLT1 遺伝子の変異 mutation of the gene encoding SGLT1 を持つ患者ではグルコースやガラクトースの吸収異常に，Na^+，水分の吸収異常も重なり，下痢症状を認めるが，GLUT-5により吸収されるフルクトースは下痢症状の原因にはならない．

B. タンパク

腸管腔にあるタンパクには食事性由来と粘膜細胞由来のものがある．タンパクの消化はペプシン活性を持つ胃からはじまるものの，そのほとんどは十二指腸と空腸での膵酵素（トリプシン trypsin，キモトリプシン chymotrypsin，カルボキシペプチダーゼ carboxy-peptidase）活性によりオリゴペプチドと遊離アミノ酸となる．小腸粘膜表面に存在するペプチダーゼはより大分子のオリゴペプチドからより小分子のオリゴペプチドやアミノ酸に消化する．ジペプチドやトリペプチドはオリゴペプチドトランスポーターであるPepT1を介して，管腔側細胞膜に存在する Na^+-K^+ トランスポーターにより生成される H^+ と共輸送体にて，二次性能動輸送により腸管細胞に吸収される．アミノ酸は複数の異なるトランスポーターを介して管腔から吸収されており，それぞれのトランスポーターには酸，塩基，中性，アミノ基など種々の側鎖に特異的なトランスポーターが存在している．ほとんどのアミノ酸は外側基底膜に存在する Na^+-K^+ ATPase により生成される Na^+ と共輸送で腸管細胞に吸収される．吸収されたジペプチドやトリペプチドは腸管細胞内で独自に存在するペプチダーゼによりアミノ酸に加水分解される．アミノ酸は陽イオン非依存性アミノ酸トランスポーターにより外側基底膜から細胞外に輸送される．新生児では免疫グロブリン輸送においては細胞内への食作用でタンパクを取り込むことができるので母から子への受動免疫ができる．

C. 脂質

食事性脂質の90％は中性脂肪（トリグリセリド）であり，その他，コレステロール，リン脂質，スフィンゴ脂質，脂肪酸，脂溶性ビタミンなどからなる．食事性脂質はまず咀嚼，胃前庭部や腸管での撹拌などの機械的消化により水溶液に混ざることのできる粒子にまで乳化される．脂質の消化は唾液腺由来の舌リパーゼ lingual lipase，胃底腺の主細胞由来の胃リパーゼ gastric lipase により胃内からはじまる．これらのリパーゼは中性脂肪を脂肪酸とジグリセリドに分解するが，ほとんどの脂質消化は十二指腸と空腸からはじまる．管腔内で胆汁塩，リン脂質とともに胃小腸で撹拌混合され乳化した脂質はミセルを形成する．脂質消化で最も重要な酵素は膵リパーゼ pancreatic lipase であり，活性型酵素として分泌されるが，すべて活性化

されるにはアルカリ性pHと**コリパーゼcolipase**と称される補因子との結合が必要である. プロコリパーゼは膵液中に分泌され腸管腔内のトリプシンにより切断されてコリパーゼとなる. リパーゼは中性脂肪滴の水脂境界部のみに活性を持つので, コリパーゼはミセル表面にリパーゼが接触するのを助けることにより消化を促す. リパーゼは中性脂肪のグリセロール骨格における1,3位(外側)の脂肪酸エステル結合を分解し, 遊離脂肪酸と2-モノグリセリドを産生する.

脂質吸収における最大の障害は腸管細胞表面にある**非撹拌層unstirred layer**であり, 上皮がきわめて複雑であるために腸液との混合が容易でない. 短鎖および中鎖脂肪酸は水に可溶性であるが, ミセル中の長鎖脂肪酸, モノグリセリド, リゾリン脂質, コレステロールは非撹拌層から腸管細胞表面に拡散する. H^+分泌は腸管細胞表面の酸性化を介して脂肪酸のプロトン付加を促進し, プロトン化で非電荷となった脂肪酸, モノグリセリド, リゾリン脂質, コレステロールは脂溶性となりミセルから遊離して容易に細胞内に拡散する. 炭素数が10個以下の脂肪酸は細胞を通過して直接血液に流入する. 長鎖脂肪酸といくつかのリン脂質は特殊な脂肪酸トランスポータータンパク(微絨毛膜上の脂肪酸結合タンパク)を介して吸収される. 腸管細胞内で**脂肪酸結合タンパクfatty acid-binding protein**に結合している長鎖脂肪酸は滑面小胞体に輸送されて, 同様に吸収された2-モノグリセリドと結合して再び中性脂肪となる. 中性脂肪, コレステロールエステル, リン脂質は腸管細胞のGolgi装置内でいずれも特殊なタンパクと結合して**カイロミクロンchylomicron**となり, 細胞の外側基底膜を介して細胞外に輸送され, 内皮接合部を介してリンパシステムに流入後, すぐに血流に入る. 比較的短い循環の間に細胞表面のリパーゼで一部の脂肪は分解してタンパク成分と結合し, カイロミクロン残基の多くは利用先の肝臓に到達するが, カイロミクロンは脂溶性ビタミンなどを輸送する基本的な役割を担っている.

D. 体液と電解質

小腸は水分吸収の主たる部位であり, 腸管腔内外から水が移動することにより血漿と同じ浸透圧に保つことができる. 一方向への水輸送は受動的であり, 二次的にイオン(特にNa^+, Cl^-)や栄養素の移動ももたらす. 小腸では絨毛先端に存在する成熟腸管細胞が最も多く水吸収を行うが, 反対に水分泌は絨毛窩にある未熟細胞で最も強い. ほとんどの水やイオンは水チャネルファミリーの1つのアクアポリンを介して細胞膜を通過するが, 一部は細胞間隙を介する輸送もされる. 消化管上皮細胞は細胞間隙のタイト結合を介して一列に連続している. 細胞間隙はある程度緩く, 水やイオンが管腔や粘膜間を移動する. タイト結合の抵抗は細胞間輸送ができる程度が重要であり, 全腸管を通じていろいろな程度で認められるが, 十二指腸と空腸が最も緩く, 回腸と結腸では徐々にきつくなっている. 大分子イオンや有機物はタイト結合を通過しにくい.

空腸はNa^+吸収の主たる部位であり, 主に膜貫通性であるが, 糖やアミノ酸などの栄養素と**共輸送cotransport**され, **Na^+-K^+交換Na^+-K^+ exchange**により輸送される場合がある. さらに傍細胞経路を介して**Na^+とCl^-が並行して吸収parallel Na^+ and Cl^- absorption**されることもある. HCO_3^-は近位十二指腸で分泌され, 空腸ではHCO_3^-やCl^-は大量に吸収されるが, 回腸ではHCO_3^-は分泌されるもののCl^-は吸収される. K^+は最初は小腸管腔から吸収されるが, 主に傍細胞間経路で受動的吸収である. 小腸粘膜の管腔側細胞膜に存在するSGLT1トランスポーターはNa^+と結合してNa^+2個とともにグルコース分子1個を取り込む. この機序はコレラなど重篤な下痢で水と電解質補給を促進するために有効な治療法として糖, Na^+, Cl^-, HCO_3^-を含む経口水分補充液を開発するための中心的理論となる.

電解質と水の吸収はホルモンや神経伝達物質により調節されているが, 脱水状態ではアンジオテンシンIIとアルドステロンの生成と分泌が小腸内でのNaCl吸収を亢進する.

小腸での分泌

Lieberkühn陰窩の細胞は電解質・水吸収の部位として重要である. 腸管細胞の外側基底膜に分布するNa^+-K^+ ATPaseによりその他のイオンの二次性能動輸送と拡散のために電気化学的勾配をつくり出し, 外側基底膜におけるNa^+-K^+-2Cl^-トランスポーターはNa^+, Cl^-, K^+を細胞内に取り込む(図13-14). これは, 電気化学的勾配がNa^+流入とともに勾配に逆らってK^+とCl^-を取り込む二次性能動輸送例である. 過剰のK^+はCa^{2+}とcAMPにより調節される外側基底膜に分布するK^+チャネルを介して細胞外に出る. また, Cl^-は腸管細胞の管腔側細胞膜上のcAMPにより調節されるCl^-チャネルを介して腸管腔に拡散する. このCl^-の電気的分泌により間質液に対して腸管内がわずかながら負に荷電し, 傍細胞経路によるNa^+分泌を引き起こす. 腸管細胞膜や傍細胞経路による水輸送はNaCl輸送とともに腸管細胞を血漿浸透圧と等

消化管の構造と機能，調節　379

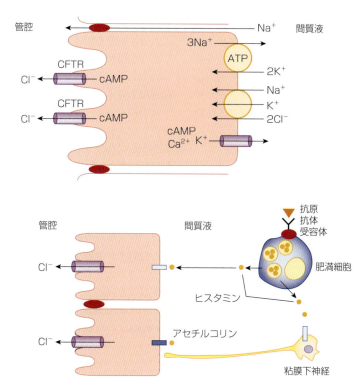

図 13-14　腸陰窩の上皮細胞による液と電解質の輸送機序．上：Cl⁻ と Na⁺ 分泌における電解質動態．下：粘膜下層の神経と粘膜固有層の肥満細胞による液と電解質分泌調節．活性化した肥満細胞から分泌されたヒスタミンは直接上皮や粘膜下神経に作用してアセチルコリンを分泌し，分泌されたアセチルコリンは上皮に作用する．（訳注：CFTR：cystic fibrosis transmembrane conductance regulator.）

張に保つことができる．

体液と電解質の分泌は細菌の成分や毒素を粘膜上皮から洗い流して粘膜を防護している．**分泌促進物質 secretagogue** と呼ばれる多くの物質は健常状態でも病気の状態でも体液と電解質分泌を促している（図13-14）．粘膜下神経叢からの**神経伝達物質の分泌促進物質 neurotransmitter secretagogue** には VIP やアセチルコリンがあり，**傍分泌分泌促進物質 paracrine secretagogue** にはブラジキニン，セロトニン，ヒスタミンやプロスタグランジンなどがあり，免疫担当細胞からの分泌物には粘膜下神経線維にアセチルコリンや VIP の分泌を促すことにより間接的に腸管細胞に分泌促進するものがある．**腸管内腔にある分泌促進物質 luminal secretagogue** に細菌毒素があり，**コレラ cholera 毒**は G タンパク活性化により，アデニル酸シクラーゼを非可逆的に活性化し細胞内 cAMP が増加し，陰窩細胞の細胞管腔側にある Cl⁻ チャネルを強力に活性化するため大量に Cl⁻ が分泌され，その結果，水，Na⁺ も大量に分泌される．コレラ患者は1日 20 L 以上の下痢をするため急激に脱水や死に至る．安価で効果的な治療はグルコース含有液体の経口摂取

であるが，グルコースはナトリウム-グルコース共輸送体に両物質とともに作用し，Cl⁻ と水の腸管細胞内への輸送を促す．これらの共輸送体は大腸にはないため，大腸における水の最大吸収量は小腸の1日あたり 12 L より少ない1日あたり5 L にとどまる．

管腔側細胞膜にある Cl⁻ チャネルの1つは嚢胞性線維症 cystic fibrosis（CF）の責任遺伝子をコードすることより，**嚢胞性線維症膜通過伝導制御 cystic fibrosis transmembrane conductance regulator（CFTR）**と称され，全身の多くの上皮細胞に存在する．遺伝子異常はイオンチャネルタンパクの立体構造を変え，タンパクに翻訳途中で分解されるため，Cl⁻，Na⁺，水分泌は減少する．気道では換気障害を来すほど粘稠な分泌物の産生となる．

小腸運動

A. 小腸筋肉の電気的活動度

徐波は小腸運動と関連があることもあるし，ないこともあるが，ヒトの十二指腸では1分間に 11〜13 回の頻度で徐波が発生し，回腸では消失する．小腸では徐波だけでは収縮運動ができなくなる．しかしなが

ら，十分な活動電位が得られれば，強力ではあるが活動電位周期に依存した，かなり限局的な収縮運動が生じる．徐波は小腸内で発生し，それは Cajal の間質細胞の不安定な粘膜活動電位に依存する完全に内因的なものであり，その活動電位の頻度も循環血中のホルモン，外因性神経や腸神経組織などの影響を受ける筋細胞の興奮に依存する．

B. 小腸筋の機械的活動度

空腹時には小腸は静止状態であるが，90〜120分ごとに筋肉に約5分収縮が持続するような集中的な活動電位が誘導される．これらの**伝播性筋放電群 migrating myoelectric complex（MMC）**は90分かけて小腸全体に波及するが，回腸に到達するまでには別のMMCが胃に発生する．これらの収縮波は小腸内容物を除去するため「ハウスキーパー」として腸管内腔をきれいにして細菌増殖を抑えている（図13-15）．MMCは十二指腸の内分泌細胞より分泌される**モチリン motilin** という22個のアミノ酸ペプチドホルモンの分泌周期と関連がある．モチリンは腸管腔内容物からも分泌刺激を受けるものの，主として神経性調節下にあり，腸神経に作用する．主に消化運動が活発でない食間に胃や小腸の平滑筋にMMC刺激を調節し収縮運動を促す．

食事摂取により，おそらくは迷走神経やガストリンやコレシストキニンなどの消化管ホルモンの作用のためMMCは休止する（図13-15）．MMCに代わって数秒程度で数cm程度の**律動性収縮 phasic contraction** が区域内で発生して小腸での食事内容を混合攪拌する．**周期性分割収縮 rhythmic segmented contraction** は小腸における混合運動の大部分を占める．この過程では，短区域での収縮運動が起こると隣接区域は弛緩し，収縮部が弛緩すると弛緩していた隣接区域が収縮する．このような収縮運動がかわるがわる起こると，び粥は双方向性の力を受けて細胞からの分泌物と混合するとともに管腔内上皮細胞と接触する．**蠕動運動 peristalsis** の短波はび粥を攪拌しつつ下部小腸に送る．

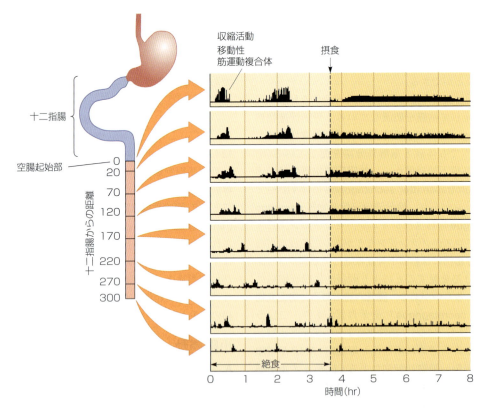

図13-15 空腹時と食後における小腸運動．覚醒状態におけるイヌの各腸管部位での内圧記録．空腹時に出現する移動性筋電気的複合体（migrating myoelectric complexes：MMC）は限局的な蠕動収縮を誘発する．（Boron WF et al. eds. *Medical Physiology*. Saunders, 2003 より許可を得て転載．）

C. 蠕動反射

小腸に対する限局的な化学的あるいは物理的な刺激は口側の収縮と肛門側の弛緩をもたらす．これらの反応は腸神経組織で調節されている．酸などの化学物質や粘膜の軽擦や食塊による平滑筋伸展などの物理的刺激に反応する知覚神経は興奮性の上行性介在神経を刺激し，興奮性運動神経を支配している（図13-16）．これらの神経細胞からは興奮性神経伝達物質であるアセチルコリンや神経ペプチドのサブスタンスPが分泌し輪状筋にある受容体を活性化して収縮運動を発生させる．知覚神経は反対に抑制性運動神経細胞を支配する興奮性下行性介在神経をも興奮させ，抑制性神経伝達物質であるVIPや一酸化窒素を介して輪状筋を弛緩させる．

モルヒネなどの**麻薬 opiate drug**はがん性疼痛などの慢性疼痛を除去するのに大変有効であるが，小腸運動を抑制する有害な副作用を有する．オピオイドは興奮性神経伝達物質の分泌を抑制する結果，蠕動も抑制される．腸管運動の抑制は内容物輸送の低下とより完全な吸収を可能にする結果，大腸に流入する内容物の量は少なくなり便秘となる．

チェックポイント

31. 小腸にある脂肪が胆汁分泌を刺激するホルモン反応について述べよ．
32. グルコースが腸管細胞の管腔側膜と外側基底膜を介して吸収される機序について述べよ．
33. 小腸上皮細胞からトリペプチドが吸収される機序は何か．
34. 小腸での脂質吸収における胆汁の役割は何か．
35. 小腸におけるNa⁺の吸収における一般的な3つの機序について述べよ．
36. Lieberkühn陰窩での液体と電解質吸収の機序について述べよ．
37. 分泌刺激物質である神経伝達物質を述べよ．
38. Lieberkühn陰窩における液体と電解質分泌を刺激する細菌毒素の作用機序は何か．
39. 空腹時と食後における小腸運動様式について述べよ．
40. 小腸における空腹時の運動を維持するホルモンと食事後の運動を誘発するそれぞれのホルモン名を挙げよ．
41. 蠕動反射における上行性および下行性神経を介在する神経伝達物質は何か．

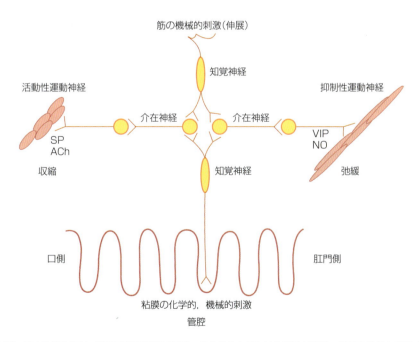

図13-16 小腸における蠕動反射．腸管の知覚神経は粘膜への化学的あるいは物理的刺激や，筋層の伸展を感知する．感知されたシグナルは介在神経により口側や肛門側に伝わる．興奮性運動神経はアセチルコリン（ACh）やサブスタンスP（SP）を分泌し，口側の筋を収縮する．抑制性運動神経は血管作動性腸管ペプチド（VIP）や一酸化窒素（NO）を分泌し，肛門側の筋肉を弛緩する．

大 腸

解剖と組織

成人の大腸の長さは 1.0〜1.5 m であり，各区域（回盲部，上行結腸，横行結腸，下行結腸，S 状結腸，直腸）とも水と電解質の吸収，粘液分泌，非吸収性内容物（便）の形成と移動，貯留に関与している．大腸はまた消化管細菌叢を宿している．

大腸粘膜表面は円柱上皮で覆われているが，下部直腸以外には絨毛はなくひだもほとんどない（図 13-13）．上皮細胞には吸収上皮細胞が含まれ粘液産生杯細胞とともに微絨毛を認める．大腸陰窩には杯細胞，内分泌細胞，吸収細胞，上皮幹細胞が含まれる．小腸のように幹細胞と前駆細胞は上皮細胞の分化成熟と持続的な新陳代謝に寄与する．

大腸での消化と吸収

大腸での消化は腸管内に生育する細菌がもたらす．食事性線維に対する細菌の作用により生成される短鎖脂肪酸は大腸のエネルギー源となっている．より重要なのはこれらの短鎖脂肪酸は発がんとも関連するアポトーシスにより死滅する健常大腸上皮細胞の寿命を延長することである．

大腸の主な機能である水分と電解質の吸収機序は解明されており，大腸粘膜から 1 日 5 L までの水が吸収できる．さらに濃度勾配に逆らってナトリウムを吸収する機序も解明されている．水分と電解質の恒常性に関与するホルモンであるアルドステロンは，内容物の量が減少するのに反応して大腸のナトリウムコンダクタンスを増加させるため，水分と電解質のバランスを維持するのに重要である．

大腸における分泌

大腸における主な分泌物は上皮層にある杯細胞から分泌されるムチンである．ムチンは巨大分子の糖タンパクであり，大腸内腔では水分を含んで上皮細胞を被覆する層を形成する．腸管壁の反対側が互いにくっつかないように潤滑剤の役割を果たしている．さらにムチンは自然免疫にも関与しており，免疫グロブリンと結合した抗菌ペプチドが腸管内腔に分泌されるが，ムチンは腸管細菌や病原性物質に対するバリアを形成している．

大腸の運動

胃における食物流入による受動的拡張運動や小腸における MMC や区域性収縮拡張運動と異なり，大腸の運動はまれであり非活発である．しかしながら，胃結腸反射のような運動もある．大腸の運動障害は糖尿病患者における自律神経障害で最もよくみられる．排便をコントロールするには会陰部筋と肛門括約筋の収縮が必要であり，排便時には仙骨の副交感神経による会陰部筋肉の弛緩が起こり，直腸会陰角の直線化を来す．直腸の伸展は交感神経反射を介して肛門内外括約筋が弛緩する．

チェックポイント

42. 大腸と小腸の運動はどう違うのか．
43. 大腸で主として分泌されるのは何か．
44. 1 日で大腸が吸収できる水の量はどれくらいか．

消化管疾患の概要

運動異常疾患

運動の障害は消化管のあらゆる部位に影響する．消化管運動は神経およびホルモンで調節される複雑な平滑筋収縮であるので，障害の原因は神経とホルモンの異常に対応して発生する消化管平滑筋異常の起こり方による．胃酸の逆流などの結果として食道狭窄を認める場合には平滑筋障害が食道の異常運動の原因となるし，食道アカラシアでは異常神経調節による運動異常がみられる．食道運動異常の特徴的症状は嚥下困難や嚥下痛であり，調節神経の欠損による運動異常にはHirschsprung 病があり，典型例では 2 歳以下の幼児で生後から胎便の排泄不能や重度の便秘を認める．神経堤細胞の前駆細胞が発生段階で移動しない場合には，先天的に遠位大腸の筋神経細胞が欠損する．

胃運動異常には糖尿病の合併症としてみられる胃不全麻痺や胃部分切除，**迷走神経切断術 vagotomy** 後における運動異常がある．迷走神経切断術は迷走神経刺激による胃酸分泌や胃運動調節の抑制を目的に迷走神経幹の外科的切離に伴い施行する．ヒスタミン H_2 受容体拮抗薬やプロトンポンプ阻害薬（PPI）が発売さ

消化管疾患の概要 383

表 13-4　全身性疾患における消化管症状と発生機序

症　状	通常みられる消化器症状	機　序
甲状腺疾患		
自己免疫性甲状腺炎	無酸症，悪性貧血	壁細胞の自己免疫性破壊
甲状腺機能低下症	胃食道逆流	下部食道括約筋の機能低下
	胃石	胃運動低下
	便秘	腸管運動低下
	吸収不良	絨毛萎縮と膵機能不全
甲状腺機能亢進症	下痢，体重減少	迅速な輸送と吸収不良を伴う腸管運動亢進
副腎疾患		
副腎不全	腹痛	不明
	下痢	腸管細胞の刷子縁へのコルチコステロイドの増殖能低下による吸収不全
副甲状腺疾患		
原発性副甲状腺機能亢進症	吐き気，嘔吐	高カルシウム血症起因性シグナル伝達異常による胃下垂と運動低下
	膵炎	高カルシウム血症起因性膵酵素活性の早期亢進
	酸性消化性疾患	高カルシウム血症起因性酸分泌亢進
糖尿病		
	食道，胃，小腸，大腸，直腸機能障害	自律神経ニューロパチー
	吐き気，嘔吐，腹痛	胃運動不全を伴うケトアシドーシス
妊娠		
	胃食道逆流，吐き気，嘔吐，吐血，便秘と痔	妊娠子宮の下部食道括約筋への圧迫，胃排出，腸管輸送時間，うっ血直腸
欠乏状態		
亜鉛，ナイアシン	吸収不良症候群	腸管細胞刷子縁の変化
がん		
	疼痛，発熱，出血，腹水　腸閉塞，穿孔	転移（乳がん，悪性黒色腫，気管支がんなどに最も多い）
	腫瘍随伴症候群，高カルシウム血症	腫瘍産生ペプチド
血液疾患		
出血性疾患	粘膜内血腫	出血
凝固亢進状態	腸管梗塞	腸管虚血
異常タンパク血症	出血，閉塞，アミロイドーシス	濾過
リウマチ疾患		
皮膚硬化症	嚥下困難，胃食道逆流，閉塞，出血，穿孔，偽閉塞，膵炎，吸収不良	炎症，血管炎，血管閉塞，絨毛上皮萎縮
全身性エリテマトーデス	吐き気，嘔吐，粘膜潰瘍	炎症，血管炎，血管閉塞，絨毛上皮萎縮
関節リウマチ	胃潰瘍，胃炎	アスピリン，NSAID

（つづく）

384　13．消化管疾患

表 13-4　全身性疾患における消化管症状と発症機序（つづき）

症　状	通常みられる消化器症状	機　序
代謝性疾患，浸潤性疾患		
脂質異常症，サルコイドーシス，アミロイドーシス	吸収不良	浸潤，筋萎縮，運動異常
	梗塞	湿潤，粘膜虚血，梗塞
腎疾患		
慢性腎不全，移植	腹痛，出血，腸管穿孔	胃炎，十二指腸炎，膵炎
神経疾患		
脊椎管障害，筋強直性ジストロフィー（中枢神経系疾患）	消化管運動低下，吐き気，嘔吐，慢性便秘	障害中枢神経系と腸神経系の連携
	胃十二指腸（Cushing）潰瘍	血行動態異常，迷走神経緊張
呼吸器疾患		
喘息	胃食道逆流	夜間誤嚥
嚢胞性線維症	下痢，吸収不良，体重減少	膵外分泌不全

Hunter TB et al. Gastrointestinal complications of leukemia and its treatment. AJR Am J Roentgenol. 1984;143:513; Riley SA et al. Maldigestion and malabsorption. In: Sleisenger MH et al, eds. *Gastrointestinal Disease*, 4th ed. Saunders, 1989; and Sack TL et al. Effects of systemic and extraintestinal disease on the gut. In: Sleisenger MH et al, eds. *Gastrointestinal Disease*, 4th ed. Saunders, 1989 より許可を得て改変.

れる以前には，胃酸分泌過多の治療として行われていたが，ガストリン産生腫瘍による酸過分泌や難治性消化性潰瘍を来す Zollinger-Ellison 症候群の治療として今でも時々施行されている．**肥厚性幽門狭窄症 hypertrophic pyloric stenosis** では先天的狭窄あるいは幽門筋肥厚により幽門出口が痙攣狭窄を来し胃内容物が通過できなくなる．男児に好発し生後間もなくから，胆汁を含まない嘔吐を認めるが，外科的に容易に治療できる．

　胃運動異常による症状は原因ごとに異なり，迷走神経切断術では胃酸分泌を調節する神経線維だけでなく腸管運動神経線維も切断するため，典型的な合併症として胃運動異常が出現する．臨床的には胃出口の狭窄あるいは十二指腸への胃内容物の速すぎる移動により体液移動と運動迷走神経症状（「**ダンピング症候群 dumping syndrome**」）がみられる．しかしながら，患者には胃伸展による症状として吐き気，早期満腹感や胃出口の部分的閉塞を示唆する嘔吐なども時々みられる．これらの症状を改善するために，幽門筋線維を温存する**幽門形成 pyloroplasty** が施行され，括約筋の抵抗を減じ食物が十二指腸に容易に流入できるようになる．糖尿病などにみられる内因的な神経病変では，典型的なダンピング症候群よりも胃排泄遅延，吐き気，嘔吐，便秘などがみられるが，肥厚性幽門狭窄症との病態生理の違いについてはよくわかっていない．

　小腸や大腸の運動異常には，**過敏性腸症候群 irritable bowel syndrome** があり，繰り返す腹痛，腹部膨満，

器質的疾患や形態異常を伴わない便秘と下痢の繰り返しなどの症状が特徴的であるが，その機序は不明である．

分泌異常

　分泌促進物質に対する分泌異常として臨床的には胃では酸分泌，内因子，ムチン産生の異常，膵臓では消化酵素や重炭酸塩，肝臓では胆汁，小腸では水と電解質の分泌異常がみられる．

　胃酸分泌過多や粘膜防御因子の分泌低下では全粘膜に境界明瞭なびらんを伴う**消化性潰瘍 peptic ulcer** がみられる．過酸による粘膜障害では**胃潰瘍 gastric ulcer** と**十二指腸潰瘍 duodenal ulcer** とともに食道から十二指腸まで境界不明瞭な炎症性びらんもみられる．胃潰瘍では粘膜防御因子の低下がより重要な因子であり *H. pylori* 感染は半数程度に過ぎないが，過剰酸分泌を伴う十二指腸潰瘍ではほぼ全例で *H. pylori* 感染を伴う．14，15章では肝臓，膵臓における分泌異常疾患がそれぞれ記載されており，小腸における分泌異常の主たる疾患である下痢については後述する．

消化吸収異常

　消化管では消化と吸収が生理学的に重要であり，狭心症患者でニトログリセリンの舌下投与の有効性は舌下吸収効果を証明している．しかし，臨床的には小腸

や大腸，また小腸における消化吸収に必要な分泌物（消化酵素，重炭酸塩，胆汁）を分泌する膵臓や肝臓に，より特徴的な消化吸収異常の症状がみられる．

全身疾患における消化器症状

全身にわたる病態や疾患でも消化器症状を来すことがある．これらには消化管機能の調節異常を来したり，膵炎や消化性潰瘍を来す内分泌疾患が含まれ，自律神経障害やケトアシドーシスを来す糖尿病の合併症，妊娠，亜鉛・ナイアシン・鉄などの欠乏症，腫瘍，リウマチ性疾患などが含まれる（表13-4）．

チェックポイント

45. 食道運動異常の一般的症状は何か．
46. 迷走神経切断術で胃運動異常を来す理由について述べよ．

食道疾患の病態生理

食道疾患の大部分は運動異常関連疾患であり，食道アカラシアでは蠕動運動異常と下部食道括約筋緊張がみられるが，不適当な下部食道括約筋弛緩では逆流性食道炎を来す．

食道アカラシア

臨床像

食道アカラシアは下部食道括約筋の弛緩不全による運動異常である．**機能的閉塞状態 functional obstruction** となるため，嚥下困難，逆流，胸痛などの症状を来す．これは進行性疾患で放射線透視では食道の著しい蛇行拡張を認める．

病　因

食道アカラシアの罹患率は毎年10万人あたり0.5〜1.0人であるが，原因は不明である．筋神経叢の変性や下部食道括約筋を拡張するVIPや一酸化窒素を分泌する抑制神経の消失が関与しているかもしれない．Chagas病での食道障害は寄生虫の *Trypanosoma cruzi* による食道神経叢の障害によるが食道アカラシアによく似ている．悪性疾患を含む他の多くの疾患でも原因不明の食道アカラシアに類似の食道内圧や画像所見を呈する．

病理と発症機構

アカラシアは食道平滑筋の運動異常が特徴であるが，食道平滑筋と下部食道括約筋の神経支配がない状態である．正常では下部食道括約筋は神経反射弓による間欠的弛緩を伴う強い収縮運動が特徴であるが，アカラシアでは食道壁内神経の部分的消失による嚥下時の弛緩が生じないため，より強い収縮が起こることか

ら，食道筋神経の抑制神経がない状態とも考えられる．興味深いことに，ボツリヌス毒素を下部食道括約筋に注入すると興奮経路が遮断され症状が改善する．下部食道括約筋異常に加え，アカラシアでは食道での蠕動運動が時に消失するため，筋神経叢変性説を裏付ける．アカラシアでは大腸や小腸における正常の蠕動運動が強い収縮運動に置き換わることもある．

臨床症状

年余にわたり下部食道括約筋異常が続くと食道の著しい拡張を来し，進行例では1Lもの感染で腐敗した内容物がたまり，胃に向かわないで誤嚥性肺炎の原因になることもある．無治療の場合，胸痛，粘膜潰瘍，感染，時に食道破裂を合併し，るいそうが進行し，死に至る．

逆流性食道炎

臨床像

逆流性食道炎の症状は繰り返す粘膜障害による胸焼けが特徴的であり，時に夜間や仰臥位，食後や下部食道括約筋の緊張をとる薬剤の服用により悪化する．

病　因

逆流性食道炎の主な原因は食道粘膜への反復あるいは持続的な酸曝露であり，一過性下部食道括約筋の弛緩する頻度が増加する疾患（表13-5）や二次性食道蠕動波に伴う一過性下部食道括約筋反射の障害，また胃容量や内圧の増加（例えば，胃流出路の部分的ないしは完全な閉塞と酸産生が増加している状態）も原因になる．時には，幽門括約筋収縮不良と下部食道括約筋弛緩による膵液の逆流によるアルカリ性障害による逆

表 13-5 下部食道括約筋内圧を調節する物質

	圧上昇因子	圧低下因子
ホルモン	ガストリン	セクレチン
	モチリン	コレシストキニン
	サブスタンス P	ソマトスタチン
		血管作動性腸管ペプチド（VIP）
		プロゲステロン
神経因子	αアドレナリン作動薬	βアドレナリン作動薬
	βアドレナリン遮断薬	αアドレナリン遮断薬
	コリン作動薬	コリン拮抗薬
食物	タンパク食	脂肪
		チョコレート
		ペパーミント
その他	ヒスタミン	テオフィリン
	酸拮抗薬	プロスタグランジン E_2, I_2
	メトクロプラミド	セロトニン
	ドンペリドン	メペリジン
	シサプリド[1]	モルヒネ
	プロスタグランジン F_2	ドパミン
	バクロフェン	カルシウムチャネル拮抗薬
		ジアゼパム
		バルビツール酸

[1] 米国では発売中止.
Richter JE et al. Gastroesophageal reflux disease. In: Feldman M et al, eds. *Sleisenger and Fordtran's Gastrointestinal and Liver Disease*, 9th ed. Saunders, 2010 を許可を得て改変.

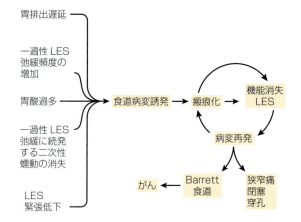

図 13-17 胃食道逆流症の病態生理.（LES：下部食道括約筋.）

流性食道炎もある．食道裂孔ヘルニアでは近位胃が胸腔内に陥入するため逆流する．

病理と発症機構

正常では，緊張性収縮をする下部食道括約筋が胃酸の食道内への逆流を防止しているが，下部食道括約筋の一過性弛緩に反応する二次性食道蠕動運動により強化される．アカラシアと反対に下部食道括約筋緊張の消失によりバリア機能は低下し，一過性弛緩の頻度の増加とその後に発生する二次性蠕動の消失，胃容積や内圧上昇，酸分泌増加などいずれも逆流を促進する因子や，疼痛やびらんの原因となる因子が増加する．逆流による粘膜傷害は炎症を来すので，「逆流性食道炎」と称される．炎症粘膜は治癒後瘢痕化しバリアとしての機能を持つ下部食道括約筋の収縮能が低下するため，さらに逆流を助長する．

酸だけでなくペプシンや胆汁なども食道炎の原因となる．逆流性食道炎のほとんどで共通の病態生理がみられる（図 13-17）．繰り返す粘膜傷害は顆粒球や好酸球の浸潤，基底細胞増殖，もろい易出血性潰瘍，粘膜表面の滲出物などをもたらす．これらの病理的変化は種々の程度の瘢痕化や括約筋不全を来すとともに繰り返す炎症の原因となる．

一過性の下部食道括約筋弛緩の頻度の増加の一部は胃伸展増加への反応であり，正常では一過性の下部食道括約筋弛緩は食道蠕動運動を促すが，蠕動運動を刺激する神経経路に障害があると，食道逆流のリスクが増加する．逆流性食道炎では食道で生成されるプロスタグランジンの種類が変化し，粘膜修復が障害され再発が起こる．他の酸分泌関連疾患と異なり，*H. pylori* 感染は食道逆流や食道炎には関与しない．

臨床症状

胸焼けは逆流性食道炎に最も多くみられる症状であり，仰臥位で悪化する特徴がある．繰り返す逆流により，いろいろな合併症が発症し，最も多い合併症は下部食道の狭窄であり，狭窄が進行すると固形物からはじまり液体の嚥下困難が起こる．繰り返す逆流によるその他の合併症には出血や穿孔，嗄声，咳，喘鳴，就寝中に起こりやすい胃内容物の誤嚥による肺炎などがある．慢性の反復性逆流により食道粘膜上皮が扁平上皮から胃や小腸などと同じ円柱上皮に変化し，**Barrett 食道** Barrett esophagus と称されるが，男性や喫煙者に多く発生し，腺がん発症の危険因子となる．Barrett 食道と関連する食道下部や胃噴門部の腺がんは米国の若年男性に増加している．

チェックポイント

47. アカラシアと逆流性食道炎における下部食道括約筋の役割は何か.
48. アカラシアの原因となり得るものは何か.
49. Barrett 食道やがんと関係する逆流性食道炎は何か.

胃疾患の病態生理

胃疾患で多いものは種々の分泌異常で，なかでも酸分泌と内因子分泌異常に伴う疾患が多い．胃酸分泌異常には消化性潰瘍があるが，内因子分泌低下ではビタミン B_{12} 吸収障害を来し**悪性貧血 pernicious anemia** を発症する．胃運動異常で最も多いものは胃不全麻痺である．

酸性消化性疾患

臨床像

酸性消化性疾患では消化管粘膜の表面や深部のびらんからくる慢性でマイルドな，差し込みや灼けるような腹痛や胸焼けが特徴である．急激に発症する合併症には，吐血や黒色便を来す消化管出血，また激しい腹痛や腸雑音消失，筋性防御，反跳痛などを伴う急性腹症を来す穿孔や感染症などがある．酸性消化性疾患の初期においては疼痛がなく，腹腔内に炎症が及ぶようにならないと発見されない場合もある．

十二指腸潰瘍の典型例では，食後 1～3 時間すると差し込んだり灼けるような心窩部痛や，時には夜間目を覚ますような心窩部痛も，制酸薬や食事により軽減する．しかしながら，多くの患者では罹患期間が長期にわたらないとこのような症状を有さず，特に高齢者では十二指腸潰瘍様の痛みを伴うことは少ない．

病因

酸性消化性疾患には絶対的あるいは相対的酸分泌亢進が原因となる場合（図 13-12）や粘膜防御因子低下（表 13-2）が原因となる場合がある．すでに述べたように，多くの酸性消化性疾患，特に十二指腸潰瘍，胃潰瘍，胃炎ではヘリコバクター・ピロリ *H. pylori* 感染が主因子であることが多い（図 13-18）．

病理と発症機構

胃から分泌される酸，ペプシンなどの腐食性物質は胃潰瘍，十二指腸潰瘍，急性びらん性胃炎の原因として重要な役割を果たす．これらの疾患の原因である酸過分泌や粘膜防御因子低下は単独のことも重複することもあるが，個々の患者に実際なぜある病変が起こったりその他の病変が起こったりするのかは不明である．*H. pylori* 感染は粘膜細胞や免疫細胞へのシグナル伝達に直接影響を及ぼすことも含め，胃酸分泌亢進と粘膜防御因子の減少など複数の機序により酸性消化性疾患を引き起こす．*H. pylori* 感染と感染部位における病原性，慢性炎症や酸分泌の増減など複雑な関連性については図 13-19 に描かれている．

H. pylori は特によくみられる病原性微生物であり，全世界の人口の過半数にみられるが，上下水道整備など公衆衛生状態の悪い発展途上国での感染率が高い．ヒトからヒトへの感染の伝播する経路に経口感染がある．感染者の 90％は臨床的に無症状であるが，内視鏡検査では胃炎や十二指腸炎などの炎症所見を認める．*H. pylori* 感染と炎症には高い相関があるにもかかわらず，感染者のわずか 15％ほどしか臨床的な潰瘍を発症しない．遺伝的因子や喫煙などの環境因子など他の因子が病変の多様性に関わると考えられている．しかし，酸性消化性疾患，特に十二指腸潰瘍などに罹患する患者の大多数が *H. pylori* 感染者であり，治療により除菌できない場合にはすぐに再発することより，*H. pylori* 感染の役割は臨床的に大変重要である．*H. pylori* には細胞内シグナル伝達に影響を及ぼす CagA や VacA といった毒素を産生する多くの細菌株が認められる．細菌株の種類により Th1，Th2，Th17 などの炎症性メディエーターを産生する程度に違いがあるが，生活習慣や環境因子の違いが消化性潰瘍における症状の有無や胃がん，悪性リンパ腫などの悪性疾

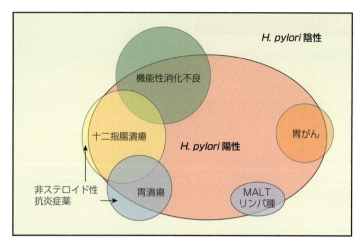

図13-18 *H. pylori* 感染と上部消化管疾患の関連．胃十二指腸潰瘍，胃リンパ腫，胃がん患者のほとんどは *H. pylori* に感染している．しかし，胃がん患者は感染者の1%以下であることより，他の因子も複雑に関与していることに注意する必要がある．図13-19 に示されるように胃がん患者では時に胃潰瘍の既往があるが，*H. pylori* 感染と胃潰瘍のある患者ではむしろ胃がんは発症しにくい．
(Calam J et al. Pathophysiology of duodenal and gastric ulcer and gastric cancer. BMJ. 2001;323:980 より許可を得て転載．)

患を含む疾患の多様性に関連すると考えられる．

1. 胃潰瘍

胃潰瘍はびらん性胃炎とは病変の深達度により区別され，粘膜下層までの病変が潰瘍である．潰瘍辺縁は時に傷害はないものの炎症粘膜に囲まれており，胃炎が潰瘍の前駆病変である可能性が示唆される．ほとんどの胃潰瘍は胃の小彎側に発生するが，多くの異なる病変の予後はそれぞれに異なり，以下にまとめる．

胃酸やペプシン分泌が正常あるいは低下する場合にも潰瘍が発症する症例では，粘膜防御因子の傷害が関連すると考えられている．

少なくとも3つの機序で胃運動障害が胃潰瘍の発症に関連すると考えられている．すなわち，第一には胃幽門部の収縮不良による十二指腸内容物の胃内への逆流が関連しており，なかでも胆汁は粘膜を傷害し酸やペプシンに対する粘膜防御因子の低下を来している．第二に胃内容物の十二指腸への排出遅延が，第三に胃排泄遅延や食物の貯留によるガストリン分泌や胃酸分泌亢進を来す．実際にこれらの運動異常が胃潰瘍の発症の原因になるかの証明はされていない．

粘膜虚血は胃潰瘍の原因の1つかもしれない．プロスタグランジンは重炭酸塩とともに粘膜血流や粘液分泌を増加させ粘膜細胞の修復や再生を促すことが知られている．それゆえ非ステロイド性抗炎症薬（NSAID）投与によりプロスタグランジンが欠乏すると重炭酸塩や粘液分泌低下と同じように粘膜防御因子の低下を来し，胃炎や胃潰瘍を発症するかもしれない．低下して

いる粘膜防御因子の種類により発生する潰瘍患者が分類されることより，潰瘍発症と関連する危険因子（NSAID，喫煙，精神的ストレス，*H. pylori* 感染）はおそらく1つまたは複数の粘膜防御因子を低下させると思われる．

アスピリンなどのNSAID，胆汁，アルコール，その他の傷害物質による胃炎は，(1) 上皮細胞や上皮細胞の分泌する粘液や重炭酸塩よりなるバリアの減弱，(2) 上皮細胞の生成するプロスタグランジンの減少，などにより胃潰瘍になる可能性がある．

2. 急性びらん性胃炎

急性びらん性胃炎は，アルコール，薬剤，ストレスが多くを占める傷害物質による表層粘膜の炎症，粘膜びらん，浅い潰瘍などが含まれる．エタノールそのものは潰瘍よりも胃炎を来しやすい．胃潰瘍や十二指腸潰瘍と異なり，びらん性胃炎では粘膜下層や固有筋層は傷害されない．酸の過分泌，胃虚血（ショックなど），防御因子低下（特に粘液分泌低下），上皮再生の低下，組織内メディエーター（プロスタグランジンなど）の変化，粘膜内pH低下，粘膜内エネルギー低下などはいずれも胃表層粘膜傷害の原因になると考えられている．

3. 慢性萎縮性胃炎

慢性萎縮性胃炎は胃壁細胞壊死，胃腺消失による胃粘膜萎縮に炎症性細胞浸潤を伴う不均一な病態が特徴である．急性胃炎と異なり慢性胃炎における内視鏡的な異常所見は明らかではない．胃酸分泌能は進行性に

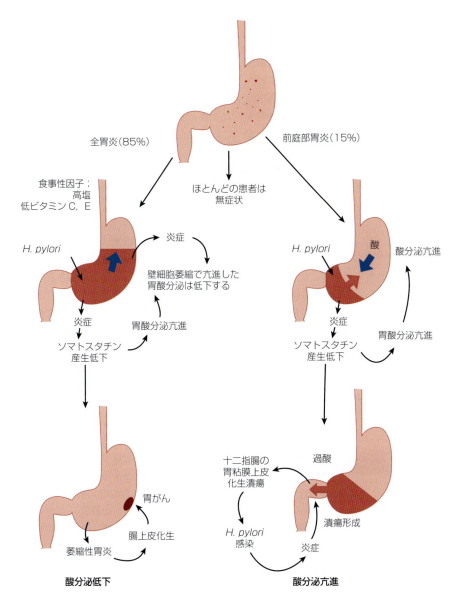

図 13-19 胃酸分泌と病理からみた慢性 *H. pylori* 感染．**左**：酸分泌低下．胃体部における *H. pylori* 感染は壁細胞機能を抑制するため，低酸，萎縮性胃炎，腸上皮化生をもたらし，胃がんのリスクとなる．**右**：酸分泌亢進．胃前庭部における *H. pylori* 感染はソマトスタチン分泌の低下，ガストリン分泌亢進，胃酸分泌亢進を来し，十二指腸潰瘍のリスクとなる．(Calam J et al. Pathophysiology of duodenal and gastric ulcer and gastric cancer. BMJ. 2001;323:980 より転載．)

低下し，胃壁細胞の機能再生を反映して血中ガストリンは上昇する．萎縮性胃炎は抗胃壁細胞抗体，抗内因子抗体や抗ガストリン抗体などの産生と関連する自己免疫性胃炎としてだけでなく *H. pylori* 感染によっても発症する．自己免疫性胃炎は悪性貧血になるが *H. pylori* 感染による萎縮性胃炎は胃腺がんになるリスクが高くなる．胃壁細胞数や機能が低下する場合は，反応性に G 細胞の過形成を伴う消化管内分泌細胞の増殖を認める．反応性の G 細胞増殖が消化管の神経内分泌腫瘍（ガストリノーマ）に進展したり，消化性潰瘍の原因になることはほとんどまれである．一方，*H. pylori* が原因となる萎縮性胃炎では炎症性細胞浸潤の持続増悪は粘膜関連リンパ組織リンパ腫（MALT リンパ腫）のリスクとなる．

4．十二指腸潰瘍

胃潰瘍よりもさらに頻度が高いが，十二指腸潰瘍は粘膜炎症と胃酸過分泌の結果生じる *H. pylori* 感染症

の１つである．食事，喫煙，アルコール過剰摂取など
も十二指腸潰瘍発症の危険因子であるが，コーヒー，
辛い食物などとの関連性は示されていない．胃潰瘍
と異なり，遺伝的因子が関連する可能性が指摘されて
いる．同様に胃酸分泌を亢進する自律神経を刺激する
精神的ストレスも十二指腸潰瘍発症に関わる可能性が
ある（図13-12）．興味深いことに，慢性 *H. pylori* 感
染により胃壁細胞が消失する萎縮性胃炎は胃がんリス
クとなるが，十二指腸潰瘍では胃酸分泌が亢進原因と
なることにより壁細胞萎縮は起こらないと思われ，胃
がん発症リスクとはならない可能性がある（図13-
19）．

臨床症状

　酸性消化性疾患では貧血を来す原因となる急性また
は慢性消化管出血を来す例外的な表層粘膜病変であ
る．急性で大量出血を来すと，病変部位，血液の消化
管移動速度，出血範囲などにより吐血や黒色便など臨
床症状は異なる．分から時間単位で血液量の 10% 以
上を失う急性大量出血は，めまいを伴う低血圧，頻
脈，起立性低血圧や心拍数変化の所見を認める．
　出血だけでなく，十二指腸潰瘍や胃潰瘍の合併症に
は穿孔や閉塞がある．

チェックポイント

50. 悪性貧血は胃のどのような分泌異常から生じる
のか．

51. 悪性貧血患者における典型的酸分泌状態は何か．

52. 酸性消化性疾患で酸過分泌よりも重要な粘膜防
御因子低下は何か．

53. 胃潰瘍の原因となる運動欠損はどのように起こ
るのか．

54. 十二指腸潰瘍の原因となる因子は何か．

55. NSAID はどのように酸性消化性疾患を発生させ
るか．

56. 酸性消化性疾患における *H. pylori* 感染の役割は
何か．

57. 酸性消化性疾患における *H. pylori* 感染以外で関
連するものは何か．

胃不全麻痺

臨床像

　胃疾患によくみられる合併症は胃排出遅延である

（表13-6）．胃不全麻痺症状には吐き気，膨満感，嘔
吐，便秘や下痢などがある．糖尿病での血糖などのよ
うに代謝産物により無症状で発症することがある．

病　因

　胃不全麻痺はコントロール不良の糖尿病によくみら
れるような自律神経の異常による．

病理と発症機構

　胃運動異常は多くの正常胃機能が障害される結果発
生する．正常胃機能には，（1）固体，液体の貯留，
（2）食物の混合と撹拌，（3）幽門括約筋以遠にあるよ
く混合したび粥の逆流防止，などが含まれる．その結
果，胃出口の閉塞から迅速な胃内容排出までの運動機
能が部分的あるいはすべて障害されるが，それには胃
平滑筋，腸神経，自律神経，消化管ホルモンによって
調節される内在的収縮の障害が含まれる．
　幽門括約筋は間欠的な一過性弛緩とともに緊張性収
縮をしているが，迷走神経支配がないと過剰な緊張性
収縮と胃出口閉塞の程度に応じた症状を認める．糖尿
病の神経病変のような腸神経の傷害や胃や迷走神経幹
の外科的切除は胃排出の遅延を来す．しかし，時には
胃排出遅延は迅速すぎる排出症状を呈することに留意
すべきである．例えば，完全に開大できる幽門が収縮
し過ぎると，排泄遅延で過伸展した胃から大量のび粥
を十二指腸内に送達することがある．そのような食塊
は小腸により効果的に消化吸収できないことがあり，
結果としてダンピング症候群のような下痢を来す．
　ホルモンは正常，疾患にかかわらず，消化管運動を
調節するのに疾患特有で重要な役割をもつ．例えば，
抗菌薬のエリスロマイシンはモチリンの受容体に結合
して消化管運動に影響を及ぼす．胃不全麻痺の一部，
とりわけ胃出口閉塞と関連する膨満感，吐き気，便秘
などはエリスロマイシンで改善することがある．
　患者ごとに消化管運動に対する内在神経，腸神経，
自律神経，中枢神経，ホルモンの関与は異なるので，
同じような初期症状を有する胃不全麻痺に対する治療
がすべてに有効とは限らない．

臨床症状

　胃不全麻痺の合併症には滞留した胃内容物の反芻，
細菌の異常繁殖，不安定な血糖コントロール，吐き
気，嘔吐の遷延，体重減少などがみられる．高血糖は
胃排出遅延の原因や結果となり，細菌の異常増殖は吸
収不良や下痢の原因となる．理由は不明であるが，胃
不全麻痺の症状は患者ごとに異なり，ある患者では排

胃疾患の病態生理　391

表13-6　交感神経性胃運動異常を来す原因

急性疾患	慢性疾患	
腹痛，外傷，炎症	機械的	偽性閉塞症
術後状態	胃潰瘍	特発性，消化管ミオパチー
急性炎症，胃腸炎	十二指腸潰瘍	二次性（アミロイドーシス，Chagas病，筋ジストロフィー）
急性代謝性疾患	特発性新生児肥厚性幽門狭窄症	胃手術後状態
アシドーシス，低カリウム血症，高/低カルシウム血症，肝性昏睡，粘液水腫	上腸間膜動脈症候群	迷走神経切断術あるいは胃切除後
不動化	酸性消化性疾患	内科的治療
高血糖（200 mg/dL）	胃食道逆流症	抗コリン，オピオイド，L-ドーパ，三環系抗うつ薬
薬剤とホルモン	胃潰瘍，機能性ジスペプシア	ホルモン（薬理研究）
エンドルフィンやモルヒネなどの麻薬	胃炎	ガストリン，コレシストキニン，ソマトスタチン
抗コリン薬	悪性貧血合併，非合併萎縮性胃炎	神経性食欲不振：過食症
三環系抗うつ薬	ウイルス性急性または慢性胃腸炎	特発性
βアドレナリン作動薬	代謝性および内分泌性	胃運動リズム異常：運動過多
L-ドーパ	糖尿病ケトアシドーシス（急性）	胃十二指腸協調運動障害
水酸化アルミニウム制酸薬	糖尿病性胃麻痺（慢性）	中枢神経：脊髄癆，うつ
ガストリン	Addison病	
コレシストキニン	甲状腺機能低下	
ソマトスタチン	妊娠？	
	尿毒症？	
	膠原病	
	強皮症	
	皮膚筋炎	
	多発性筋炎	
	全身性エリテマトーデス	

McCallum RW. Motor function of the stomach in health and disease. In: Sleisenger MH et al, eds. *Gastrointestinal Disease*, 4th ed. Saunders, 1989 を許可を得て改変.

出遅延とは関係なく，長時間持続することがある．またある患者では内臓知覚低下をもたらすセロトニン拮抗薬が運動遅延症状を緩和する運動誘発薬よりも有効なことがある．

チェックポイント

58. 迅速排泄に対する胃排出遅延の症状は何か．
59. 胃不全麻痺の合併症は何か．
60. エリスロマイシンが糖尿病性胃不全麻痺に有効な理由は何か．

胆囊疾患

胆囊疾患は胆石によるものがほとんどである．

1. 胆石症

臨床像

　胆石のほとんどは無症状であり，原疾患とは無関係に剖検や手術時に偶然みつかる．胆石症と関連する有症状の患者のなかには，脂肪食や揚げ物の食後に吐き気や腹部違和感を自覚する程度から，激しい右季肋部痛から心窩部痛や黄疸を認めるなど，いろいろな症状

を呈する．典型的には食事内容と関連する慢性で軽度の症状の既往が腹痛発作より前に認められる．高脂肪食を摂取する食生活歴を有し，妊娠の既往のある40歳代の女性（エストロゲンが胆嚢結石の病因を反映している）が胆石症の典型的な患者である．

病因

胆石はいろいろな患者にみられるが，最も多いのはコレステロールが主成分で，石灰化のある場合もない場合もある．慢性溶血性疾患患者では，しばしばビリルビン結石が形成される．原因や病態生理機序に応じて，少数の巨大結石，多くの小結石，結石を形成する可能性が高く高濃度の胆汁からなるゲル状の胆泥などが，単独または複数で認められる．

病理と発症機構

胆石症の原因には複数ある．しかしながら，コレステロール結石は通常，コレステロール濃度が飽和以上になることが必要である．胆嚢結石形成を予防するには胆汁が長時間胆嚢内にとどまらないようにすることが重要である．そのため，胆嚢壁の内在疾患，CCKなどのホルモンレベルや神経支配の変化により胆嚢壁運動の消失，胆汁排出が障害されるようなOddi括約筋の過剰な収縮などが胆嚢結石形成の危険因子である．胆嚢排出の遅延や胆汁濃度上昇は高い結石形成の危険因子であり，水吸収の低下やコレステロール濃度上昇，飽和などの胆汁組成変化により起こる．胆汁濃度と飽和以外には，胆汁中での核の存在の有無や胆汁酸組成などが関係するが，エストロゲン，プロスタグランジン，胆嚢粘膜からの粘液や糖タンパク産生の増加，慢性細菌感染や増殖などを図13-20に胆石形成の危険因子としてまとめた．エストロゲンには胆汁成

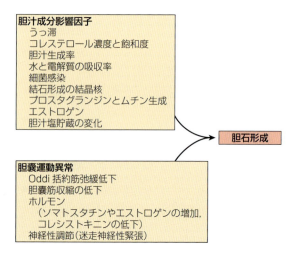

図13-20 胆石の病態生理．

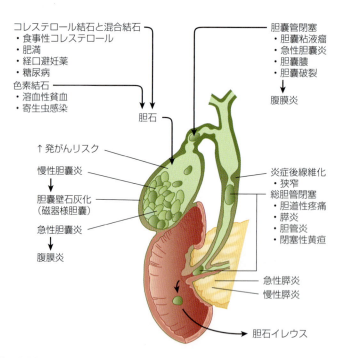

図13-21 胆石の臨床像と病理像．(Chandrasoma P et al, eds. *Concise Pathology*. 3rd ed. より許可を得て転載．原著はAppleton & Langeから出版．Copyright © 1998 by The McGraw-Hill Companies, Inc.)

分(コレステロール濃度上昇と飽和)だけでなく胆嚢収縮低下(胆汁の停留，胆泥，結石形成)作用がある．プロスタグランジンは粘液産生による胃粘膜防御機序と同じ機序で結石生成因子となる．それゆえ，プロスタグランジン合成を阻害する NSAID は粘液産生低下などにより胆石形成を予防すると考えられている．

臨床症状

最も特徴的な胆嚢結石の臨床症状は**胆嚢炎** cholecystitis であり，慢性，急性，あるいは慢性炎症を背景とした急性増悪などがある．急性胆嚢炎発作の場合，もし胆石が総胆管に落下し Oddi 括約筋から排出ができないときには膵管を閉塞するため急性膵炎を合併する．同様に炎症胆嚢は感染や梗塞，壊死に陥り，もし広域スペクトル抗菌薬の全身投与や緊急胆嚢摘出術が施行されない場合，敗血症に陥る(図 13-21)．

小腸と大腸疾患の病態生理

小腸と大腸疾患には下痢，炎症性腸疾患，憩室症などが含まれる．**下痢** diarrhea は多くの原因や発症機序があり，運動異常，分泌異常，消化吸収異常などがある．小腸疾患の原因はいろいろあるが，胃，膵臓，胆道疾患なども下痢を来す．**特発性炎症性腸疾患** inflammatory bowel disease は小腸，大腸，あるいは小腸大腸に原因不明の慢性免疫異常を伴う炎症疾患であり，全身症状に重要な吸収不良も伴う．大腸では**憩室症** diverticular disease を多く認め，直接的，間接的に腸管運動異常を呈する．**過敏性腸症候群** irritable bowel syndrome は単一疾患ではなく，器質的疾患や明らかな解剖学的異常を認めない，下痢や便秘を伴う腹痛症状を呈する機能的疾患である．

下　痢

臨床像

下痢症状は排便回数の増加，排便量の増加，便の硬さの低下を特徴とする．排便回数を増加させたり，便の量を増加させるいかなる原因も軟便にする．なぜなら，時間依存性の水分の吸収は正常で軟らかいかしっかりした硬度の便の形成に不可欠なためである．感染性下痢は 4 章で述べられているので，本章では下痢の一般的概要と他の原因の下痢について記述する．

患者による腸運動についての主観的評価は基本的な排便習慣による．3 日ごとの排便習慣を持つ患者を慢性便秘とみなすのに対し，1 日に 3 回の軟便を排泄する患者を下痢とみなす．これに対して食物繊維を豊富に摂り，1 日 2〜3 回排便する場合は正常の排便習慣とみなす．

2 週間以内で軽快する急性下痢と 4 週間以上続く慢性下痢に分類するが，急性下痢は通常感染が原因である．感染以外で下痢を来す最も多い原因は薬剤の副作用である．

最も単純な考えによると下痢は分泌過多で吸収不良が原因である．吸収不全性の**浸透圧(吸収不良)性下痢** osmotic(malabsorptive)diarrhea の原因は栄養素の吸収不良や管腔内の水貯留を来す電解質吸収不良による．吸収不良はある特定の栄養素に対する消化や吸収の能力が欠損した場合に生じ，これらの状況は，攪拌の障害(運動障害)，膵外分泌不全(消化の障害)，もしくは小腸上皮細胞や，その表面に存在する輸送体の傷害(吸収の障害)で起きる．この場合の下痢は絶食で軽快する．分泌促進物質による上皮細胞から消化管内腔への液体輸送が亢進する場合は**分泌性下痢** secretory diarrhea となるが，この場合には絶食では改善しないので，診断と治療ともに必要である．小腸刷子縁の表面積は大変広いことから，輸送能力では小腸は大腸をはるかに凌駕し，感染，毒素や他の原因などで分泌量が大腸の吸収能を超えると下痢になる．

病　因

消化管内腔内外への分泌や吸収量を含む消化管の流量は定常的である．各過程は外因的および内因的因子により調節されている．どのレベルにおいても流入量と流出量が微妙に異なると栄養の吸収不良があろうがなかろうが，下痢を引き起こすことから，過剰な浸透圧負荷，分泌増加，吸収低下などのいずれもが下痢の原因になる(表 13-7)．

直接経口的な過剰浸透圧負荷，過剰浸透圧負荷に変換される物質(例えば，消化できない炭水化物であるラクトース摂取で下痢を来す浸透圧負荷が大腸に生じる)，特別な食事に対する酵素欠損などの遺伝子疾患(ラクトース欠損による牛乳摂取など)などの 3 経路で消化管における浸透圧の過剰負荷が起こる．

394　13．消化管疾患

表 13-7　下痢の機序と主な原因

下痢の機序	特徴的な原因
浸透圧/吸収不良	二糖類分解酵素欠損(乳糖分解酵素欠損)
	糖-ガラクトース，フコース吸収不良
	マンニトール，ソルビトール摂取
	ラクツロース治療
	塩(硫酸マグネシウム)
	制酸薬(炭酸カルシウム)
	一般的吸収不良
	膵酵素不活性化(過酸)
	脂質乳化不良(腸肝循環障害，胆汁吸収不良)
	栄養素結合物の摂取
	腸内細菌増殖
	腸管細胞消失(放射線，感染，虚血など)
	リンパ管閉塞(リンパ腫，結核など)
	膵酵素欠損
分　泌	腸管毒素
	腫瘍分泌(VIP，セロトニンなど)
	下剤
	胆汁
	脂肪酸
	先天的欠損
運動障害	糖尿病
	術後
炎症性滲出物	炎症性腸疾患
	感染症(細菌性赤痢など)

注：VIP：血管作動性腸管ペプチド.
Fine KD et al. Diarrhea. In: Sleisenger MH et al, eds. *Gastrointestinal Disease*, 4th ed. Saunders, 1989 よりデータを引用.

表 13-8　他の症状や徴候から下痢を診断する手がかり

下痢関連症状や徴候	考慮すべき診断
関節炎	潰瘍性大腸炎，Crohn 病，Whipple 病，エルシニア腸炎，淋菌性直腸炎
肝疾患	肝転移を伴う大腸がん
発熱	潰瘍性大腸炎，Crohn 病，アメーバ症，リンパ腫，結核，Whipple 病，その他の腸管感染症(特に，ウイルス性あるいは毒素産生菌)
著しい体重減少	吸収不良，炎症性腸疾患，結腸がん，甲状腺中毒症
好酸球	好酸球性胃腸炎，寄生虫症(糞線虫)
リンパ節腫脹	リンパ腫，Whipple 病，AIDS
神経障害	糖尿病性下痢，アミロイドーシス
起立性低血圧	消化管出血，糖尿病性下痢，Addison 病，特発性起立性低血圧
顔面紅潮	悪性カルチノイド症候群，膵性コレラ症候群
紅斑	全身性肥満細胞症，グルカゴノーマ症候群
タンパク尿	アミロイドーシス
血管性膠原病	腸間膜血管炎
消化性潰瘍	Zollinger-Ellison 症候群
慢性肺疾患	嚢胞性線維症
全身性動脈硬化症	腸管の虚血性障害
繰り返す感染	免疫グロブリン欠損
色素沈着	Whipple 病，セリアック病，Addison 病
ステロイド有効	潰瘍性大腸炎，Crohn 病，Whipple 病，Addison 病，好酸球性胃腸炎
抗菌薬有効	盲管症候群，熱帯性スプルー，Whipple 病
成分除去食事有効	セリアック病(グルテン腸症)，ラクターゼ欠損症(乳製品)

Fine KD et al. Diarrhea. In: Sleisenger MH et al, eds. *Gastrointestinal Disease*, 4th ed. Saunders, 1989 より許可を得て改変.

　分泌は血液由来あるいは腸管内腔由来の分泌促進物質により増加するが，分泌を促進する物質には，腫瘍により過剰生成される VIP などのような内因性内分泌ホルモン，急性食中毒などのように直接摂取した外毒素やコレラのような細菌感染，胆汁酸などのような消化管内腔の内容物などがある.

　アルコールによる毒性効果や感染性微生物，サイトカインや運動促進物質による粘膜障害など，多くの因子により液体，電解質，栄養物の吸収は減少する. 免疫細胞や感染に反応するその他の細胞からサイトカインが分泌される. 運動促進物質は消化管運動速度を亢進させ，栄養素，液体，電解質などの吸収時間を減ず

ることができる. 最後に炎症性疾患では粘液，血液あるいは消化管からタンパクが喪失し，下痢を呈する. 下痢の原因を示唆する症状を表 13-8 にまとめる.

病理と発症機構

　分泌性下痢(表 13-9)と浸透圧性下痢(表 13-10)の病態生理の比較により，下痢の診断法と治療法を示す. 例えば，経口摂取なしで持続する非出血性下痢は

小腸と大腸疾患の病態生理 395

表 13-9　吸収不良を来す小腸疾患の組織所見

疾患	病理所見	分布様式
セリアック病(非熱帯性)(グルテン腸症)	絨毛平坦化，陰窩増殖，リンパ球と形質細胞の浸潤.	空腸全域
熱帯性下痢	絨毛の短縮，粘膜固有層内のリンパ球と形質細胞数の増加.	空腸全域
Crohn 病	非乾酪性肉芽腫(巨細胞あり/なし)	回腸末端を特徴とする全消化管の非連続性病変
膠原性スプルー	粘膜下の膠原物質沈着.	連続性
原発性リンパ腫	平坦化絨毛における粘膜固有層への悪性リンパ腫細胞や組織球浸潤.	非連続性
Whipple 病	粘膜固有層における PAS 陽性泡沫マクロファージの浸潤，マクロファージに貪食された細菌.	連続性
アミロイドーシス	血管壁，筋層へのアミロイド沈着.	粘膜筋板へのびまん性沈着粘膜消失
無 β リポタンパク血症	脂肪滴空胞腸管上皮細胞，正常絨毛	連続性
放射線腸炎	平坦化絨毛，粘膜炎症，線維化，潰瘍	非連続性
リンパ管拡張	粘膜固有層における拡張リンパ管	非連続性
好酸球性胃腸炎	腸管壁内の好酸球浸潤	非連続性
低ガンマグロブリン血症	絨毛平坦化，ランブル鞭毛虫栄養体，少ない形質細胞浸潤	非連続性
ランブル鞭毛虫症	栄養体	非連続性
日和見感染	微生物の観察(*Isospora belli, cryptosporidia, Microsporida*)PAS 陽性マクロファージ(*Mycobacterium avium* complex)	非連続性

浸透圧性あるいは吸収不良が原因の分泌性機序によるので，経口摂取は無効であり，経静脈的な水分補給が重要である．同様に便中に白血球が存在すれば完全には否定できないが，感染性あるいは炎症性下痢が示唆される．

下痢の原因(表 13-11)のうち，感染性微生物は急性で時には致死的疾患を来すが，よく知られており，また治療可能なため最も重要である．感染性微生物による下痢症状は小腸分泌と吸収を障害する毒素や粘膜内への直接侵入により生じる．非侵入性の毒素産生細菌は一般的には小腸に病原性を有するが，典型的な侵入性細菌は大腸に限局して増殖する．感染性微生物による下痢は 4 章に記載されている．

感染性下痢は正常と同じ分泌機序のため，小腸上皮陰窩における Cl⁻ を調節する G タンパクへの直接効果に加えてコレラは大腸の腸神経を活性化させて液体や電解質の分泌を促す．

臨床症状

下痢による臨床症状には，脱水，栄養不良，体重減少，特異的なビタミン欠乏症候群(舌炎，口唇症，口内炎など)などがあり，下痢の原因，重症度，持続性などに依存する(表 13-8 および表 13-10)．幼児などは，経口や経静脈的な水補給などのない環境下ではウイルス性胃腸炎などは脱水による高い死亡率を示す．寄生虫感染などによる下痢では比較的無症状の患者も存在し，重篤な症状や穿孔などを合併することもある．

チェックポイント

61. 感染性微生物による下痢の発症機序は何か.
62. 消化管における浸透圧の過剰負荷を来す 3 つの経路について述べよ.

炎症性腸疾患

臨床像

炎症性腸疾患は感染性腸炎と明らかに異なり，除外診断により診断する原因不明の反復性慢性炎症性腸炎であり，病原性微生物陰性で抗菌薬単独には反応せず，粘液や膿の混在する粘血便が特徴である．炎症性腸疾患は時には自然経過による寛解との鑑別が難しい

396　13．消化管疾患

表 13-10 吸収不良における症状および徴候とそれらに関連する病態生理

病状または徴候	病態生理形成因子	病状または徴候	病態生理形成因子
消化管症状		**皮膚・粘膜症状**	
下痢	炭水化物や短鎖脂肪酸の浸透圧	易出血性，斑状出血，紫斑	ビタミンK欠乏 ビタミンC欠乏（壊血病）
	胆汁や脂肪酸の分泌促進	舌炎，口角症，口内炎	ビタミンB複合体，ビタミンB$_{12}$，葉酸，鉄欠乏
	吸収表面積の減少		
	小腸での抱合胆汁酸の喪失	浮腫	タンパク喪失，吸収不良
	回腸切除	肢端皮膚炎，魚鱗癬	亜鉛，必須脂肪酸欠乏
	重度の回腸粘膜疾患	小胞性角化症	ビタミンA欠乏
	回腸でのナトリウム-胆汁酸の共役輸送体	色素沈着症	ナイアシン欠乏（ペラグラ）
		匙状爪	鉄欠乏
腹部膨満，鼓腸	大腸における炭水化物細菌性ガス産生	毛包周囲出血	ビタミンC欠乏（壊血病）
不快臭の鼓腸	タンパク吸収不良，タンパク漏出	縮毛	ビタミンC欠乏（壊血病）
疼痛	ガスによる腹部膨満	**その他**	
腹水	タンパク漏出，吸収不良	体重減少，過食症	栄養吸収不良
筋骨格		成長・体重増加遅延，幼稚症	小児期，成人後の栄養吸収不良
テタニー，筋力低下，四肢麻痺	ビタミンD，カルシウム，マグネシウム，リン酸の吸収不良	貧血	鉄，葉酸，ビタミンB$_{12}$欠乏
		腎結石	大腸でのシュウ酸塩吸収増加
骨痛，骨軟化，骨折	タンパク，カルシウム，ビタミンD欠損．二次性副甲状腺機能亢進症	無月経，勃起不全，不妊	多因子（タンパク吸収不良，二次性脳下垂体機能低下症，貧血）
		夜盲症，眼球乾燥症	ビタミンA欠乏
		末梢神経障害	ビタミンB$_{12}$，チアミン欠乏
		疲労，虚弱	カロリー不足，鉄・葉酸欠乏，貧血
		神経障害症状，運動失調	ビタミンB$_{12}$，ビタミンE，葉酸欠乏

Högenauer C et al. Maldigestion and malabsorption. In: Feldman M et al, eds. *Sleisenger and Fordtran's Gastrointestinal and Liver Disease*, 9th ed. Saunders, 2010 を許可を得て改変.

が，治療に反応し，寛解と再燃を繰り返す特徴がある．

病　因

　炎症性腸疾患には Crohn 病 Crohn disease と潰瘍性大腸炎 ulcerative colitis の 2 つの疾患があるが，いずれも原因は不明である．Crohn 病は消化管全域を侵す全層性，肉芽腫性病変を伴い，潰瘍性大腸炎は主として大腸の表層粘膜を侵す．

病理と発症機構

　炎症性腸疾患の発症機序には遺伝的危険因子と環境性因子が関わっている．ゲノムワイド関連解析法（GWAS）により Crohn 病と潰瘍性大腸炎の発症に感受性のある新規責任遺伝子候補が同定された．これら

の研究では数千の患者と健常者から一塩基多型 single nucleotide polymorphism（SNP）を解析して，炎症性腸疾患の感受性遺伝子の異常を同定した．そのなかには，免疫機能を調節する遺伝子，オートファジー，宿主と微生物の関連性に関わる上皮細胞機能などが候補に含まれている．重要なのは，ほとんどの感受性遺伝子の相対リスクは 20〜30％ と低いため，ほとんどの患者は炎症性腸疾患のリスクアレルだけで発症することは考えられない．

　遺伝的因子は必ずしも単独で炎症性腸疾患を発症するものではなく，Crohn 病では，病原性微生物（細菌やウイルス）や消化管の常在細菌叢，食事性因子，喫煙，免疫反応の欠損，精神神経的因子など多くの環境因子が発症に関わっている．さらに，最近の研究では

小腸と大腸疾患の病態生理　　397

表 13-11　異なる 7 つの臨床的カテゴリーにおける最も考えられる下痢の原因

1.　急性下痢（2～3 週間以内）	5.　慢性再発性下痢
ウイルス性，細菌性，寄生虫性，真菌性感染症	過敏性腸症候群
食中毒	炎症性腸疾患
薬物および食事性依存症	寄生虫性真菌性感染症
宿便	吸収不良症候群
骨盤炎症	薬物[1]，食事性依存症
重金属中毒（急性/慢性）	大腸がん
2.　旅行者下痢	大腸憩室炎
細菌感染	宿便
大腸菌由来の腸管毒素によるもの	重金属中毒（急性/慢性）
粘膜内侵入や炎症（病原性大腸菌や赤痢菌など）によるもの	生乳関連下痢
侵入性と腸管毒の双方による（*Salmonella* 菌）によるもの	**6.　原因不明の慢性下痢**
ウイルス，真菌感染	下剤濫用
3.　AIDS でない男性同性愛者の下痢	肛門括約筋機能低下
アメーバ症	顕微鏡的腸炎症候群
ランブル鞭毛虫症	原因不明であった吸収不良
赤痢	偽膵コレラ症候群
Campylobacter	特発性液体吸収不良
直腸梅毒	高浸透圧性下痢
梅毒以外のスピロヘータ感染症直腸炎	神経性内分泌腫瘍
直腸淋菌感染	**7.　失　禁**
クラミジア感染症［性病性リンパ肉芽腫（LGV），非 LGV 性 D-K 血清型］	括約筋異常の原因
単純ヘルペス	裂肛，瘻孔，痔の肛門手術
4.　AIDS 患者に発症する下痢	幼児期の会陰切開
Cryptosporidium	肛門部 Crohn 病
アメーバ症	糖尿病性神経障害
ランブル鞭毛虫症	5，6 の項目の下痢原因
Isospara belli	
単純ヘルペス，サイトメガロウイルス	
Mycobacterium avium-intracellulare complex	
Salmonella trphimurium	
クリプトコッカス	
Candida	
AIDS 腸症	

[1]ジキタリス，プロプラノロール，キニジン，利尿薬，コルヒチン，抗菌薬，ラクツロース，制酸薬，下剤，化学療法薬，胆汁酸塩，メクロフェナム酸，その他．（患者が服用していた薬の副作用については薬の説明書をみること．）

Fine KD et al. Diarrhea. In: Sleisenger MH et al, eds. *Gastrointestinal Disease*, 5th ed. Saunders, 1993 を許可を得て転載・改変．

新生児期における免疫系の活性化のパターンが成人の免疫反応に影響を及ぼしていることも示唆されている．腸管の常在細菌叢の組成は，母親から児へ大部分の細菌が移入されていることから，母性効果が消化管疾患に関連する因子と考えられている．特に生後間もなくから腸管の常在細菌叢に曝露することが炎症性腸疾患の発症機序の重要な要素となっている可能性がある．

正常の腸管は管腔内での食事性や細菌性抗原と持続的な接触に対する炎症反応を調節できるが，Crohn病ではこの機能が欠如して炎症を制御できないのかもしれない．Crohn病ではインターロイキンやTNFなどのサイトカインの役割についてかなりの研究がなされてきた．Crohn病ではTh1，Th17のサイトカインなどが関与している．Th1反応を抑制するサイトカインのIL-10欠損マウスではTh1優位であり，炎症性腸炎を自然発症する．これらのモデルマウスや患者ではTNFに対するモノクローナル抗体により炎症の改善が認められる．感染，食事成分に対するアレルギー，細菌や自己抗原に対する免疫異常，精神神経的因子など，Crohn病と同様の因子が潰瘍性大腸炎の発症にも関与している．T細胞受容体（TCR）やIL-2サイトカイン遺伝子の欠損マウスでは潰瘍性大腸炎に類似病変の発症を認める．

Crohn病と潰瘍性大腸炎はかなり異なる病態であるが，一部は重なっている（表13-12）．活動性の高い時期における消化管の炎症や粘膜潰瘍病変は実際に感染性腸炎も含めてそれぞれが鑑別困難なほど共通で類似している．遺伝子異常以外には，感染性微生物，宿主免疫異常，免疫異常による腸管障害，精神的因子，食事性や環境因子など他の因子も発症に関わっている．

臨床症状

A. Crohn病

Crohn病の典型例では回腸に病変を認めるが，大腸はもちろんのこと口腔，食道，胃，十二指腸，空腸などの消化管部位でも病変を認めることがある．非連続的な潰瘍や炎症が消化管全層に認められるのが特徴である．以前には障害されていなかった消化管部位に再燃し，隣接した腸間膜やリンパ節に病変を認めることもある．深い潰瘍と粘膜下肥厚により特徴的な「敷石状」所見を呈する．

ほとんどのCrohn病患者は無痛性に経過するが，合併症として穿孔，瘻孔，膿瘍，小腸閉塞などはしばしば認められる．これらの合併症は腸管壁の全層が傷害されることにより予想が付く．**タンパク漏出性胃腸症 protein-losing enteropathy** を伴うこともあり，粘膜の潰瘍からの出血は少しずつのこともあるし大量のこともある．その他の重要な合併症として腸がんの発症頻度も高くなる．

Crohn病患者では時に腸管外症状を認めるが，関節（関節炎），皮膚（結節性紅斑），眼（ぶどう膜炎，虹彩炎），粘膜（口内炎），胆管（硬化性胆管炎），肝臓（自己免疫性肝炎）などの炎症がほとんどを占める．また，約3分の1の患者に腎疾患，特に腎結石を認めるが，おそらくは脂肪便と関連してシュウ酸塩の吸収が増加するためと考えられている．血小板性血栓症としてアミロイドーシスは問題の大きな合併症である．これらの合併症は炎症性疾患の全身性反応と考えられている．患者は時々栄養不足のため栄養失調症状を呈する．

B. 潰瘍性大腸炎

Crohn病と異なり，潰瘍性大腸炎の炎症は結腸と直腸に限局しており，典型例では肛門直腸部より口側に進展する．血性下痢や吸収不良などの臨床症状は類似し，両疾患の粘膜病変が広範囲にわたることを反映する．タンパク漏出性胃腸症や栄養失調など少なくともいくつかの合併症も類似している．両疾患とも急性炎症細胞（白血球）浸潤が陰窩（陰窩膿瘍）に，また慢性炎症細胞も粘膜に浸潤しているが，潰瘍性大腸炎は一般的に粘膜層の病変であるので，閉塞，穿孔，瘻孔などは典型的所見ではない．Crohn病と同じようにほとんどの患者は症状が緩徐であり，たいていの患者は生涯で1〜2回の急性増悪症状を経験するに過ぎない．Crohn病と同様に長期経過により大腸がんの発生リスクが増す．固有筋層まで病変が及ぶような重症例では，腸運動の消失と穿孔の可能性があるほど薄く拡張した結腸となり，中毒性巨大結腸症と称される．粘膜の慢性傷害と潰瘍病変は肉芽組織形成と腸管腔への粘膜の突出（偽ポリープ）を来す．薬物効果は患者により異なることや副作用のリスクが高いことなどから，メルカプトプリンやアザチオプリンなどの免疫調節薬による治療はアミノサリチル酸製剤やグルココルチコイドの治療効果の悪い症例に限定して行う．潰瘍性大腸炎もCrohn病もアミノサリチル酸製剤とグルココルチコイドなどの第1選択抗炎症薬による治療後に寛解することができる．Crohn病では抗TNF抗体が有効なことが多く，潰瘍性大腸炎でも有効性が認められる．生命を脅かすような重篤な感染症が合併することがあり，これらの薬剤は主に重症例で用いられている．両疾患とも寛解維持中に再燃を来すことがあり，再び寛解導入のため寛解導入治療を要する．病変部を切除しても再発することがあるので，一般に外科的治

小腸と大腸疾患の病態生理　399

表 13-12　潰瘍性大腸炎と Crohn 病における類似点と相違点

	潰瘍性大腸炎	Crohn 病
臨床症状		
直腸出血	>90%	<50%
下痢	10〜30%	>70%
腹部腫瘤	<1%	30%
肛門周囲膿瘍，裂肛，瘻孔	2%	30%
腸穿孔（フリーエアー）	2〜3%	<1%
中毒性巨大結腸症	5〜10%	<5%
大腸がん	明らかに増加（5%）	おそらく増加
壊疽性膿皮症	<5%	1%
結節性紅斑	5%	15%
腎結石	<5%（尿酸結石）	10%（シュウ酸結石）
口内炎	10%	10%
アフタ性潰瘍	4%	4%
ぶどう膜炎	45%	5〜10%
脊椎炎	<5%	15〜20%
末梢関節炎	10%	20%
血小板増多，凝固活性亢進を伴う血小板性血栓症	発症	発症
放射線，内視鏡的，病理学的所見		
直腸浸潤	ほとんど 100%	<50%
潰瘍	表層，多発性	単発性直腸潰瘍
	不整	線状，蛇行状，アフタ性潰瘍
		カフスボタン様潰瘍
陰窩膿瘍，偽ポリポーシス，杯細胞の減少	>70%	<40%
リンパ球様細胞浸潤，非乾酪性肉芽腫	<10%	60〜70%
疾患の進展	粘膜，連続	全層性，非連続性スキップ病変
回腸病変	軽度の炎症と拡張を伴う非特異性病変（逆行性回腸炎）	潰瘍，瘻孔，狭窄
脂肪肝	39〜40%	30〜40%
胆管周囲炎	30%	20%
硬化性胆管炎	30%	20〜30%
肝硬変	まれ	<1%
胆石	まれ	10〜15%
治　療		
一般的	補充療法，全身療法	補充療法，全身療法
絶対的治療（薬物）	サラゾスルファピリジン，メサラジン，オルサラジン，ステロイド	スルファサラジン，副腎皮質ステロイド（コルチコステロイド），メルカプトプリン

Gopalswamy N. Inflammatory bowel disease. In: Barnes HV et al, eds. *Clinical Medicine: Selected Problems with Pathophysiologic Correlations.* Year Book, 1988 を許可を得て改変・転載.

療は閉塞や出血など生命を脅かす合併症の治療に限定される．

> **チェックポイント**
> 63. 炎症性腸疾患と感染性腸炎の鑑別はどうするか．
> 64. 潰瘍性大腸炎とCrohn病の違いは何か．
> 65. 炎症性腸疾患の合併症には何があるか．

憩室疾患

臨床像

憩室症の患者の約80％は慢性便秘以外には無症状である．その他の症状で最も多いのは憩室炎で起こる間欠的あるいは突然起こる下腹部痛である．

憩室炎の場合（後述参照）には発熱や腹膜刺激症状（筋性防御，反跳痛，腸管雑音消失）を認め，憩室出血の場合には，観血便や潜血陽性を認める．

病因

憩室症は粘膜層や粘膜下層が固有筋層から外に突出したものであり（図13-22），生活の近代化と関係があるといわれる．20世紀初頭にはまれであったが，今では米国の成人の約30％にみられ，40歳頃からみられ，加齢とともに発生率は増加している．疫学的研究からは高脂肪で低繊維食摂取による慢性便秘が増加していることが憩室症増加の一因と考えられる．

病理と発症機構

A. 憩室症

ほとんどの後天的憩室は大腸に発生し，特に全症例の90％以上は下行結腸やS状結腸に認める．形態的および機能的因子が憩室症の発症に関与する．大腸壁の結合組織における後天的異常は粘膜と粘膜下のヘルニア形成に対する抵抗が低下することが構造的基礎であると考えられている（図13-22）．大腸の機能的異常は慢性便秘とともに，大腸の筋肉が強く収縮する際に発生する大腸内腔と腹腔間の圧格差が関連している．この機能異常は食習慣の変化と特に関係があり，低繊維食では正常圧での便の移送が難しくなる．この筋収縮の増加が憩室症の増加とともに憩室症の主な症状である腹痛の原因となっている．この腹痛は数時間から数日続き，放屁や排便により突然軽快する．便秘，下痢や鼓腸は経過中によくみられ，過敏性腸症候群と大腸憩室症は関連することを示唆する．憩室症の疼痛

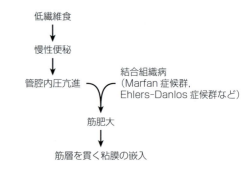

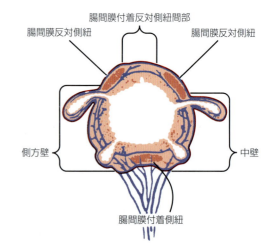

図13-22 上：大腸憩室症の病態生理．下：腸間膜付着側の結腸紐と腸間膜付着反対側の結腸紐の間における憩室形成の要点を大腸断面図で示す．(Goligher JC. *Surgery of the Anus, Rectum and Colon*, 5th ed. Baillière Tyndall, 1984より許可を得て転載．)

除去目的で麻薬を用いることは，腸管内圧のさらなる上昇をもたらし破裂する可能性があるので，禁忌である．

B. 憩室出血

憩室症患者の3～5％に出血を認めるが，粘膜内の分枝動脈は憩室嚢に分布しており時に破綻して出血の原因となる．高齢者の下部消化管の大量出血の最も多い原因であるが，典型例では無痛であるため，炎症部位とは異なる．

直腸からの無痛性出血の鑑別診断としては内痔出血や血管形成異常などがある．血管形成異常の多くは高齢者において細血管の限局的拡張がみられる．

C. 憩室炎

憩室症で最もよくみられる合併症は便による刺激に反応して憩室壁で起こる限局性の炎症である．腹痛や発熱を伴い，穿孔の有無にかかわらず膿瘍形成する危

険があり，虫垂炎によく似た症状を呈する．穿孔してもたいていは自然に閉じるが，瘻孔を形成したり腸閉塞を来したりするリスクも高く，15〜25％の患者は外科的手術を要する．

臨床症状

憩室症の約5分の1の患者では憩室出血と憩室炎の2つの合併症のうち1つは経験する．がん腫，炎症性腸疾患，感染症，虚血性病変などとの鑑別が必要である．虚血は動脈硬化，血管炎，凝固能亢進，心不全，ショックなどと関連する．

■ チェックポイント

66. 憩室は消化管のどこに最も発生しやすいか．
67. 憩室の発症に最も関連する因子は何か．
68. 憩室症の主な合併症は何か．

過敏性腸症候群

過敏性腸症候群は消化器内科医に最も多く紹介される疾患である．器質的疾患，特別な運動異常や形態的異常などを伴わない腹痛を伴い，排便習慣に異常のある病態である．

多くは下痢と便秘といった排便習慣の変化を伴い，過敏性腸症候群としての性格を有する．すべての過敏性腸症候群の患者の腹痛は腸管痙攣によると思われる．膨満感や腹部膨満もよくみられる．原因は明らかではないが，腸管内腔のガスは嚥下した空気，腸管ガスの吸収低下，細菌による腐敗などによると思われる．ストレスも症状に影響し，ストレスのかかる出来事でこれらの症状をよく呈する．

過敏性腸症候群の発症する以前にストレスの多い生活をしている場合も多いため，病態生理は腸管運動の研究から理解されている．健常者では強い蠕動収縮は1日6〜8回起こるが，過敏性腸症候群の便秘患者の場合，この収縮運動は減少しており，便秘の原因が腸管運動低下に由来するものと考えられている．過敏性腸症候群患者に強い内臓痛が起こることもある．過敏性腸症候群患者では，バルーンで大腸を拡張すると健常者では感じなかった内臓過敏痛と思われる疼痛が誘発される．

過敏性腸症候群は複合的疾患であり，その原因はよくわかっていない．疾患を説明できるいくつかの仮説が提唱され，大腸における外因性と内因性神経の感度の変化が腹痛感覚の誘発や大腸運動と分泌の調節異常を来す可能性が指摘されている．大腸には明らかな炎症所見は見当たらないものの，患者の大腸ではリンパ球などの炎症細胞浸潤や腸神経の断裂がみられるとの報告がある．同様に小腸や大腸の常在細菌叢が変化しており，抗菌薬が治療薬となり得るともいわれており，ある仮説では過敏性腸症候群は大腸炎の結果として治癒後に発症する可能性が提唱されている．動物実験でも，腸管炎症により内臓痛が誘発され，炎症の治癒後も腸管運動や分泌異常が長期間持続することが認められている．感染性腸炎後に過敏性腸症候群の発症した患者群も報告されており，これらの患者では類似の機序が考えられている．

■ チェックポイント

69. 過敏性腸症候群の特徴を3つ挙げよ．
70. 過敏性腸症候群の発症に関わる因子は何か．

ケーススタディ

Yeong Kwok, MD

（解答は 25 章 764 ページを参照のこと）

CASE 62

60 歳の男性．3 ヵ月前から嚥下困難を自覚し，徐々に悪化するためクリニックを受診した．最初のころはステーキのような固形物を食べたときに症状が出現したが，今では水を飲んでも起こる．何を飲み込んでも胸がつかえて胃まで通過しない．胸焼けも悪化しており，特に横になるとひどくなり，夜間就寝中は胸焼けを軽くするために，寄りかからないといけない状態である．嚥下困難になってから 10 kg 体重が減った．バリウムの嚥下を X 線透視でみると体部食道の蠕動低下，下部食道の拡張，下部食道括約筋の完全閉塞を認めた．下部食道括約筋を含む下部食道はくちばし様所見を呈しており，胃内へのバリウムの流入はほとんど認められない．

設 問

A. この患者で最も考えられる診断とこの状態を呈する病態生理は何か．
B. 治療にはボツリヌス毒素を用いるが，症状を緩和するのはどうしてか．
C. この疾患でみることのある合併症は何か．またどうして発生するのか．

CASE 63

32 歳の女性．前胸部と上腹部に持続性胸焼け症状を自覚するようになり，かかりつけ医を受診した．症状は夜間横になるときや食後に増悪する．温かいココアを飲むと眠ることができるが，喫煙習慣があり，また不眠のために頻繁にベンゾジアゼピンを服用している．毎朝，口内に酸味を感じるが，理学所見は正常である．

設 問

A. 彼女の消化管疾患の発症機序は何か．
B. 彼女のどの生活習慣が症状を強くするのか．
C. 慢性の胃食道逆流症の合併症には何があるか．

CASE 64

74 歳の男性．重度の関節炎に罹患しており，鮮血便や吐血は認めないものの黒色便を 2 回認めたため救急病院を受診した．関節痛に対してイブプロフェンを 1 日 3 回 600 mg を服用しているが，アルコールの常飲歴はない．理学所見では血圧は 150/70 mmHg，脈拍は 96 回/分である．心窩部には軽度の圧痛を認める．直腸指診では直腸嚢にタール便を認め，便潜血反応は強陽性である．内視鏡検査では 3 cm の胃潰瘍を認め，潰瘍部からの生検では *H. pylori* を検出した．

設 問

A. 酸性消化性疾患，特に胃潰瘍の発生機序は何か．
B. この患者の使用している鎮痛薬はどのようにして酸性消化性疾患を引き起こすのか．
C. 潰瘍の原因における *H. pylori* 感染の役割は何か．この患者を治療するときに *H. pylori* 感染をどのように考慮すべきか．

ケーススタディ　403

CASE 65

67歳の男性．2型糖尿病に罹患しており，2週間前から繰り返す吐き気，膨満感，繰り返す下痢を認めるようになり，かかりつけ医を受診している．食後約1〜2時間経つと嘔吐するようになっている．妻が亡くなったあと過去何年もうつ状態になっており，経口糖尿病治療薬と夜のインスリン注射がきちんとできなくなっている．さらに半年前から下肢の神経痛が悪化している．指先腹からの採血での空腹時血糖は253mg/dLである．

設問

A. 糖尿病はいかに胃不全麻痺を起こすのか．血糖コントロール不良は胃不全麻痺の原因か結果か．

B. 胃排出遅延はどのように下痢を起こすのか．

CASE 66

40歳の女性．右季肋部痛の悪化により救急病院を受診している．2日前の夕食でピザを食べたあとから，右肋骨下に鋭く刺すような痛みがはじまった．気分が悪くなり，吐き気と微熱を認めるようになったが，嘔吐や下痢は認めない．理学所見では，肥満女性で微熱と右季肋部に圧痛を認める．腹部超音波検査では胆嚢管に嵌頓した約2cm大の胆石と胆嚢腫大と胆嚢壁肥厚を認める．

設問

A. 胆石生成の機序は何か．

B. 閉経前の女性で胆石が多くみられる原因因子は何か．

C. 胆石症の限局性合併症は何か．

CASE 67

45歳の男性．過去数ヵ月間強い膨満感，腐敗臭のする放屁，軟便に悩んでおり，クリニックを受診した．毎朝朝食後，30〜60分して痙攣，膨満感，悪臭の放屁，水溶性下痢便を認めている．粘血便や体重減少は認めず，昼食や夕食では何もないが，毎朝牛乳とヨーグルトスムージーに大皿1杯の穀物を食べている．理学所見では正常腸雑音で臓器腫大や腹部圧痛など，異常所見は認めない．1週間ほど食習慣を変えるようにアドバイスを受けた．症状がすべて消失して，乳糖不耐症と診断された．

設問

A. 乳糖不耐症はなぜ発症するか．

B. なぜ乳糖消化不良が下痢を来すのか．

404   13. 消化管疾患

CASE 68

42歳の男性．Crohn病に長年罹患しており，前日から腹部膨満痛と排便困難を認め，救急病院を受診した．吐き気を伴い，胆汁の混ざる内容物を嘔吐している．過去に腹部を手術したことはなく，Crohn病の増悪を今年2回認めている．38.5℃の発熱があり，理学所見では口内に多発するアフタ性潰瘍を認めるとともに，腹部腫瘤は触知しないが，腸雑音の亢進，著しい腹部膨満と腹部全体に圧痛を認める．腹部X線検査では，大腸ガスは少ないが，小腸に多数の鏡面像を伴うガス貯留像を認め，小腸閉塞が示唆される．

設問

A. Crohn病における口腔内アフタ性潰瘍の意義を述べよ．

B. Crohn病の原因となる機序は何か．Crohn病の発症におけるサイトカインの役割は何か．

C. Crohn病における消化管合併症は何か．

D. Crohn病の腸管外症状について述べよ．

CASE 69

76歳の女性．慢性便秘であるが，4日前からVASスケールで7/10程度の左季肋部痛を認め，微熱と吐き気も伴う．2日前施行した大腸内視鏡検査ではS状結腸に憩室症の所見を認めた．理学所見では38.6℃の発熱，正常腸雑音，便潜血反応陽性を認めた．腹部X線検査では腸閉塞を示唆する腸管ガス像を認めるが，穿孔を示唆するフリーエアー像は認めない．腹部骨盤部の造影CT検査では，膿瘍は認めないものの腸管周囲の脂肪組織の浸潤像を認める．抗菌薬と点滴補液で症状は改善した．

設問

A. 憩室症の病因について述べよ．

B. なぜこの症例では腹痛に対してオピオイドを避けるべきか．

C. 大腸憩室症の合併症には何があるか．

CASE 70

32歳の女性．3ヵ月前から腹部膨満，痙攣性腹痛と排便習慣の変化を認める．4ヵ月前までは正常排便であったが，船旅後から吐き気，嘔吐を伴う胃腸炎に罹患した．1週間後に持続していた下痢と嘔吐は軽快したが，最長3日間の便秘と時には下痢を繰り返している．下痢は1日3〜4回にのぼるが，便に血液や粘液の混入は認めない．腹部全体に痙攣様腹痛と膨満を認め，排便にて症状は少し楽になる．ストレスで症状は悪化するが，体重減少や発熱は認めない．小麦粉や乳製品など，特別な食事と症状は関係ない．理学的に軽度の圧痛はあるが，筋性防御や反跳痛などは認めない．セリアック病に対する血清学的検査は陰性であり，便培養や検査にて細菌感染や寄生虫感染は否定されている．大腸内視鏡検査では異常を認めない．

設問

A. 考えられる診断は何か．

B. この状態を説明できる病態生理は何か．

参 考 文 献

全　般

Hooper LV et al. Immune adaptations that maintain homeostasis with the intestinal microbiota. Nat Rev Immunol. 2010 Mar;10(3):159–69. [PMID: 20182457]

Janssen P et al. Review article: the role of gastric motility in the control of food intake. Aliment Pharmacol Ther. 2011 Apr;33(8):880–94. [PMID: 21342212]

Kozyraki R et al. Vitamin B12 absorption: mammalian physiology and acquired and inherited disorders. Biochimie. 2013 May; 95(5):1002–7. [PMID: 23178706]

Laforenza U. Water channel proteins in the gastrointestinal tract. Mol Aspects Med. 2012 Oct–Dec;33(5–6):642–50. [PMID: 22465691]

Lozupone CA et al. Diversity, stability and resilience of the human gut microbiota. Nature. 2012 Sep 13;489 (7415):220–30. [PMID: 22972295]

Mills JC et al. Gastric epithelial stem cells. Gastroenterology. 2011 Feb;140(2):412–24. [PMID: 21144849]

Noah TK et al. Intestinal development and differentiation. Exp Cell Res. 2011 Nov 15;317(19):2702–10. [PMID: 21978911]

Ouellette AJ. Paneth cell alpha-defensins in enteric innate immunity. Cell Mol Life Sci. 2011 Jul;68(13):2215–29. [PMID: 21560070]

Saqui-Salces M et al. A high-fat diet regulates gastrin and acid secretion through primary cilia. FASEB J. 2012 Aug;26 (8):3127–39. [PMID: 22516298]

van der Flier LG et al. Stem cells, self-renewal, and differentiation in the intestinal epithelium. Annu Rev Physiol. 2009;71:241–60. [PMID: 18808327]

Zhao CM et al. The ECL cell: relay station for gastric integrity. Curr Med Chem. 2012;19(1):98–108. [PMID: 22300082]

消化管疾患

Bornschein J et al. Gastric cancer: clinical aspects, epidemiology and molecular background. Helicobacter. 2011 Sep;16(Suppl 1):45–52. [PMID: 21896085]

Cho I et al. The human microbiome: at the interface of health and disease. Nat Rev Genet. 2012 Mar 13;13 (4):260–70. [PMID: 22411464]

Goldenring JR et al. Spasmolytic polypeptide-expressing metaplasia and intestinal metaplasia: time for reevaluation of metaplasias and the origins of gastric cancer. Gastroenterology. 2010 Jun; 138(7):2207–10. [PMID: 20450866]

Kandulski A et al. *Helicobacter pylori* infection: a clinical overview. Dig Liver Dis. 2008 Aug;40(8):619–26. [PMID: 18396114]

Rugge M et al. Autoimmune gastritis: histology phenotype and OLGA staging. Aliment Pharmacol Ther. 2012 Jun;35 (12):1460–6. [PMID: 22519568]

Schulzke JD et al. Disorders of intestinal secretion and absorption. Best Pract Res Clin Gastroenterol. 2009;23 (3):395–406. [PMID: 19505667]

Taylor ND et al. Infantile hypertrophic pyloric stenosis: has anything changed? J Paediatr Child Health. 2013 Jan;49 (1):33–7. [PMID: 23198903]

アカラシアおよび胃食道逆流

Burke ZD et al. Barrett's metaplasia as a paradigm for understanding the development of cancer. Curr Opin Genet Dev. 2012 Oct;22(5):494–9. [PMID: 22981230]

Chuah SK et al. 2011 update on esophageal achalasia. World J Gastroenterol. 2012 Apr 14;18(14):1573–8. [PMID: 22529685]

Ghoshal UC et al. Pathogenesis of achalasia cardia. World J Gastroenterol. 2012 Jun 28;18(24):3050–7. [PMID: 22791940]

Lenglinger J et al. Review on the annual cancer risk of Barrett's esophagus in persons with symptoms of gastroesophageal reflux disease. Anticancer Res. 2012 Dec;32(12):5465–73. [PMID: 23225453]

Phillips WA et al. Barrett's esophagus. J Gastroenterol Hepatol. 2011 Apr;26(4):639–48. [PMID: 21166712]

Souza RF. The role of acid and bile reflux in oesophagitis and Barrett's metaplasia. Biochem Soc Trans. 2010 Apr;38 (2):348–52. [PMID: 20298181]

酸性消化性疾患

de Vries AC et al. *Helicobacter pylori* infection and nonmalignant diseases. Helicobacter. 2010 Sep;15(Suppl 1):29–33. [PMID: 21054650]

Ghoshal UC et al. Gastroesophageal reflux disease and *Helicobacter pylori*: what may be the relationship? J Neurogastroenterol Motil. 2010 Jul;16(3):243–50. [PMID: 20680162]

Hunt RH et al. Acid-NSAID/aspirin interaction in peptic ulcer disease. Dig Dis. 2011;29(5):465–8. [PMID: 22095011]

Ng SC et al. NSAID-induced gastrointestinal and cardiovascular injury. Curr Opin Gastroenterol. 2010 Nov;26(6):611–7. [PMID: 20948372]

Sung JJ. Marshall and Warren Lecture 2009: peptic ulcer bleeding: an expedition of 20 years from 1989–2009. J Gastroenterol Hepatol. 2010 Feb;25(2):229–33. [PMID: 20136987]

胃不全麻痺およびイレウス

Hasler WL. Gastroparesis: pathogenesis, diagnosis and management. Nat Rev Gastroenterol Hepatol. 2011 Jul 19;8 (8):438–53. [PMID: 21769117]

Knowles CH et al. New perspectives in the diagnosis and management of enteric neuropathies. Nat Rev Gastroenterol Hepatol. 2013 Apr;10(4):206–18. [PMID: 23399525]

Mostafa RM et al. Interstitial cells of Cajal, the Maestro in health and disease. World J Gastroenterol. 2010 Jul 14;16 (26):3239–48. [PMID: 20614479]

Oh JH et al. Recent advances in the pathophysiology and treatment of gastroparesis. J Neurogastroenterol Motil. 2013 Jan;19(1):18–24. [PMID: 23350043]

Quigley EM. What we have learned about colonic motility: normal and disturbed. Curr Opin Gastroenterol. 2010 Jan;26(1):53–60. [PMID: 19786868]

van Bree SH et al. New therapeutic strategies for postoperative ileus. Nat Rev Gastroenterol Hepatol. 2012 Nov;9(11):675–83. [PMID: 22801725]

胆石疾患

Reshetnyak VI. Concept of the pathogenesis and treatment of cholelithiasis. World J Hepatol. 2012 Feb 27;4(2):18–34. [PMID: 22400083]

Van Erpecum KJ. Pathogenesis of cholesterol and pigment gallstones: an update. Clin Res Hepatol Gastroenterol. 2011 Apr;35(4):281–7. [PMID: 21353662]

下　痢

Ivanov AI et al. Cytoskeletal regulation of epithelial barrier function during inflammation. Am J Pathol. 2010 Aug;177 (2):512–24. [PMID: 20581053]

Marchiando AM. Epithelial barriers in homeostasis and disease. Annu Rev Pathol. 2010;5:119–44. [PMID: 20078218]

Tack J. Functional diarrhea. Gastroenterol Clin North Am. 2012 Sep;41(3):629–37. [PMID: 22917168]

炎症性腸疾患

Abraham C et al. Inflammatory bowel disease. N Engl J Med. 2009 Nov 19;361(21):2066–78. [PMID: 19923578]

Ciorba MA et al. Probiotic therapy in radiation-induced intestinal injury and repair. Ann N Y Acad Sci. 2009 May;1165:190–4. [PMID: 19538306]

Khor B et al. Genetics and pathogenesis of inflammatory bowel disease. Nature. 2011 Jun 15;474(7351):307–17. [PMID: 21677747]

Packey CD et al. Commensal bacteria, traditional and opportunistic pathogens, dysbiosis and bacterial killing in inflammatory bowel diseases. Curr Opin Infect Dis. 2009 Jun;22(3):292–301. [PMID: 19352175]

Rubino SJ et al. Nod-like receptors in the control of intestinal inflammation. Curr Opin Immunol. 2012 Aug;24(4):398–404. [PMID: 22677577]

Sun L et al. Host genetic susceptibility, dysbiosis, and viral triggers in inflammatory bowel disease. Curr Opin Gastroenterol. 2011 Jul;27(4):321–7. [PMID: 21483258]

Ziegler SF et al. Sensing the outside world: TSLP regulates barrier immunity. Nat Immunol. 2010 Apr;11(4):289–93. [PMID: 20300138]

憩室症

Strate LL et al. Diverticular disease as a chronic illness: evolving epidemiologic and clinical insights. Am J Gastroenterol. 2012 Oct;107(10):1486–93. [PMID: 22777341]

Touzios JG et al. Diverticulosis and acute diverticulitis. Gastroenterol Clin North Am. 2009 Sep;38(3):513–25. [PMID: 19699411]

過敏性腸症候群

Almansa C et al. Intestinal microbiota, pathophysiology and translation to probiotic use in patients with irritable bowel syndrome. Expert Rev Gastroenterol Hepatol. 2012 Jun;6 (3):383–98. [PMID: 22646259]

Camilleri M. Peripheral mechanisms in irritable bowel syndrome. N Engl J Med. 2012 Oct 25;367(17):1626–35. [PMID: 23094724]

肝 疾 患

Mandana Khalili, MD, MAS, &
Blaire Burman, MD

CHAPTER 14

多くの病原性因子とそれらの作用過程が肝臓に影響を与えるが(表14-1), いくつかの鍵となる指標を考慮することによる, きわめて限られた数の方法で個々の患者の評価はおおむね明らかである. 肝疾患は, 急性または慢性, 局所性またはびまん性に, 軽度または重度, そして可逆性または不可逆性に起こり得る. **急性肝疾患 acute liver disease**(例えば, ウイルス性肝炎)の多くの例では, 非常に軽度なので医学的に注目されない. 倦怠感, 食欲不振, 悪心などの一過性の症状はしばしば他の原因(例えば, インフルエンザ)によるものと見なされ, 血液検査で発見される軽微な肝関連の生化学異常は発見されない. 患者はどのような永続的な医学的な痕跡も残さない. 急性肝障害の他の症例では, 症状や徴候は医学的な注目を浴びるに足りるほど重度である. 肝機能のすべての範囲で影響があるか, もしくは肝臓の胆汁形成に限局した障害(**胆汁うっ滞 cholestasis**)の原因となるある種の薬物による肝障害のように, 影響がわずかな範囲にとどまるものもある. 時に, ウイルス性, 薬物性, そして他の成因により非常に強く肝障害を引き起こし, 広範な肝細胞死と進行性の多臓器不全を引き起こす. このような**急性肝不全 acute liver failure**(劇症肝炎とも呼ばれる)の現象は, 高い死亡率を来す. しかし, 近年では緊急肝移植が著しく救命率を改善している.

肝障害は, 最初の急性障害に引き続き, もしくは再発することにより慢性化する(慢性肝炎). いくつかの慢性肝炎の症例では, 肝機能は安定的または最終的に完全に寛解する. その他の症例では, 肝機能の進行性かつ不可逆性の悪化を来す.

肝硬変 cirrhosis は, 進行性の肝障害の最終的な結果である. 肝硬変は, 一部の症例では, 自然に寛解しない慢性肝炎, もしくは慢性アルコール依存症でみら

れる繰り返される急性肝炎の結果生じる. 肝硬変では, 肝臓は硬くなり, 萎縮し, 結節状で, 機能している肝組織の減量により機能不全と予備能低下を来す. より重要なこととして, 門脈圧の上昇により血流動態に変化が生じる. その結果として, 血流は肝臓を通らず肝臓からそれてしまう. **門脈大循環シャント portal-to-systemic(or portosystemic)shunting** といわれるこの現象は, さまざまな臓器システムに重大な影響を及ぼし, 後述するような全身状態を悪化させる肝疾患の合併症のお膳立てをする.

多くの多様な原因で起こる肝疾患は, 共通した病態を呈するかもしれないが, その逆もまた起こる(言い換えれば, 特定の原因で生じる肝障害は, 患者によっては全く別個の病態を呈する). 例えば, 急性ウイルス性肝炎の2名の患者を比較すると, 一方は肝機能障害の徴候である眼球黄染と皮膚黄染を呈し, 瘙痒や倦怠感, 食欲不振を訴えるだけであろう. しかしもう一方は, 広範な消化管出血と脳症を呈して瀕死の状態で救急外来に運ばれるかもしれない. そのような肝疾患の重症度の違いは, おそらく遺伝学的, 免疫学的, そして環境的(おそらく栄養的要因も含まれる)など, まだ十分に解明されていない要因の結果である.

肝疾患の末路は, 可逆性, 不可逆性いずれの結果にもなり得る. 肝臓の機能的な細胞, とりわけ**肝細胞 hepatocyte** に対する急性障害は, 肝臓の再生能の破壊がなければ一般的に可逆性である. 身体の他の多くの臓器のように, 肝臓はそのさまざまな生化学的な反応に対する大きな予備と完全に分化した細胞をつくり出す能力を備えており, それによって急性障害から完全に回復する. したがって, 最小限の基本的な肝臓の機能を維持するのに必要な残存肝細胞を持たないのは劇症や終末期の症例のみである. 最も多くの患者は

表14-1 肝疾患

遺伝性高ビリルビン血症	急性妊娠脂肪肝
遺伝性高ビリルビン血症	**急性妊娠脂肪肝**

遺伝性高ビリルビン血症
Gilbert 症候群
Crigler-Najjar 症候群, タイプ I および II
Dubin-Johnson 症候群
Rotor 症候群

ウイルス性肝炎
A 型肝炎
B 型肝炎
C 型肝炎
D 型肝炎
E 型肝炎
その他(伝染性単核球症, ヘルペス肝炎, アデノウイルス肝炎)
(原因不明の)潜因性

自己免疫性肝疾患
原発性胆汁性胆管炎(肝硬変)
自己免疫性肝炎
硬化性胆管炎
オーバーラップ症候群
移植片対宿主病
同種移植拒絶

遺伝性肝疾患
α_1-アンチトリプシン欠損症
ヘモクロマトーシス
Wilson 病
良性反復性肝内胆汁うっ滞
進行性家族性肝内胆汁うっ滞症
その他(ガラクトース血症, 高チロシン血症, 嚢胞性線維症, Neiman-Pick 病, Gaucher 病)

アルコール性肝疾患
急性脂肪肝
急性アルコール性肝炎
Laënnec 肝硬変

非アルコール性脂肪肝
脂肪変性
脂肪肝炎

急性妊娠脂肪肝

全身疾患における肝病変
サルコイドーシス
アミロイドーシス
糖原病
セリアック病
結核
トリ型結核菌複合体感染症

胆汁うっ滞症候群
良性術後胆汁うっ滞
敗血症による黄疸
高カロリー輸液(TPN)による黄疸
妊娠中の黄疸
胆管炎, 胆嚢炎
肝外胆管閉塞(結石, 狭窄, がん)
胆道閉鎖症
Caroli 病
クリプトスポリジウム症

薬剤性肝障害
肝細胞障害型(イソニアジド, アセトアミノフェン)
胆汁うっ滞型(メチルテストステロン)
混合型(スルホンアミド, フェニトイン)
小滴性および大滴性脂肪変性(メトトレキサート)

血管障害
肝静脈閉塞症
Budd-Chiari 症候群
虚血性肝炎
受動性うっ血
門脈血栓症
結節性再生性過形成

占拠性病変
肝細胞がん
胆管がん
腺腫
限局性結節性過形成(FNH)
転移性腫瘍
膿瘍
嚢腫
血管腫

Ghany M et al. Approach to the patient with liver disease. In: Longo DL et al, eds. *Harrison's Principles of Internal Medicine*, 18th ed. McGraw-Hill, 2012. より許可を得て転載.

一過性の肝細胞壊死と機能障害のあとに完全な回復をみる．このような急性肝障害の症状と徴候は，肝臓の正常な生化学的機能異常として解釈される．

その他の肝疾患の結果は不可逆性で，肝硬変患者で典型的にみられる．これらは門脈大循環シャントの結果と解釈される．これらは，消化管から吸収された有害物質に対する過敏性の亢進(肝性脳症)，広範な消化管出血(静脈瘤の形成と凝固異常)，そして便中の脂肪吸収不良(胆汁生成減少の結果)も含まれる．それにもかかわらず，これらのいくつかは治療可能である．一般に，肝硬変患者は重症の急性肝障害(例えば，アルコール大量飲酒や他の薬剤曝露)を併発する．肝細胞数の減少と肝予備能の極端な減少により，正常肝の患者よりも急性肝障害ではより強い障害を受けやすい．

チェックポイント

1. 肝疾患患者を評価する上で，どのような指標を考慮しなくてはならないか．
2. どのような因子が，同じ原因で急性肝炎を起こした2名の患者の重症度の違いに影響を与えるか．
3. どのような方法で，肝硬変を有する急性肝炎の患者と肝疾患を有さない急性肝炎の患者の違いを評価するか．

肝臓の構造と機能

解剖，組織，細胞生物学

肝臓は右側横隔膜，肋弓の下，右上腹部の腹腔内に位置する(図14-1)．肝臓は解剖学的に右葉と左葉の2つに分けられる．右葉は，後尾状葉と下方形葉の2つの区域に分かれる．肝臓は，機能的に門脈血流の支配領域によって4区域に大別し，さらに8つの亜区域に分類できる．肝重量は成人ではおよそ1,400 gで，線維性の膜で覆われている．肝臓は，心拍出量の25%近くを，1分間に1,500 mLの血液を受け入れており，その血流は2種類の血流支配を受けている．**門脈 portal vein** は全身機能における肝臓の役割にとって重要な機能を果たす．**肝動脈 hepatic artery** からの動脈血流は肝臓の酸素化と胆嚢動脈を介して胆道系に血液を供給する．これらの肝臓における血管支配，そして合流した血流は**中心静脈 central vein** と呼ばれる血管(終末静脈，肝静脈枝ともいわれる)から肝静脈を介して最終的には下大静脈に流入する．

門脈は吸収された栄養分に富む小腸からの血液──薬物や毒物も同様に──を直接肝臓に運ぶ．また，膵静脈からの膵臓で産生されるホルモン(インスリン，グルカゴン，ソマトスタチン，膵ポリペプチド)に富む血液も肝臓に入る前に流入する．門脈は，個々の肝細胞がこれらの血液と接触できる特殊な微小循環を構築している．このような血流構造のために，肝臓はがんの転移(特に消化管のがん，乳がん，肺がん)を起こす最も標的になりやすい臓器になっている．

肝臓の構造の概念

肝臓の**実質 parenchyma** は，**細網内皮細胞 reticuloendothelial cell** と呼ばれる支持細胞に取り囲まれた肝細胞の板で組織される(図14-2A)．肝細胞板は，一般的に1個分の細胞の厚みで，それぞれの板は**類洞 sinusoid** と呼ばれる血管様構造で仕切られている．この類洞内で中心静脈に向けて，肝動脈由来の血液が門脈由来の血液と混ざる．肝細胞を取り巻く，細網内皮細胞の網目状構造はさまざまな細胞が存在する．最も重要なのは(類洞)**内皮細胞 endothelial cell** で類洞壁を構成する．肝に特化した**Kupffer細胞 Kupffer cell** と呼ばれるマクロファージは類洞内に固定されている．星細胞またはビタミンA代謝に関わる脂肪を蓄積する**脂肪細胞 lipocyte** は，肝細胞と内皮細胞の

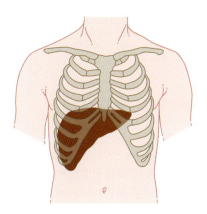

図14-1　肝臓の位置．(Wolf DC. Evaluation of the size, shape and consistency of the liver. In: Walker HK et al, eds. *Clinical Methods*, 3rd ed. Butterworth, 1990. より許可を得て転載．)

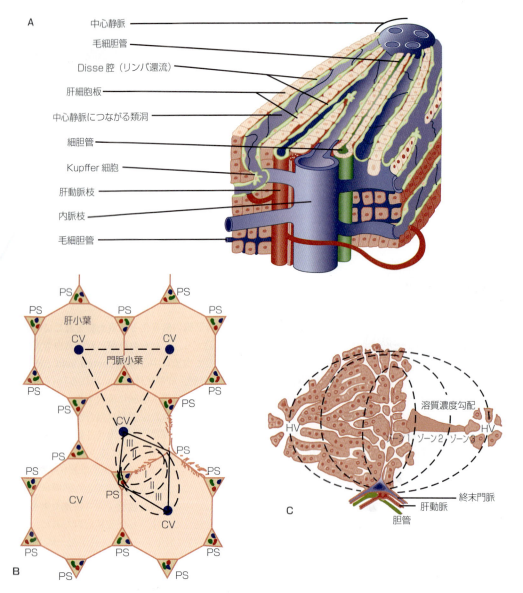

図14-2　A：肝小葉の詳細な構造．(Chandrasoma P et al. Concise Pathology, 3rd ed. より許可を得て転載．原著は Appleton & Lange から出版．Copyright © 1998 by The McGraw-Hill Companies, Inc.) B：小葉と細葉の関係．[CV：中心静脈，PS：門脈腔（三つ組）．](Leeson CR. Histology, 2nd ed. Saunders, 1970 より許可を得て転載．) C：肝細葉．(HV：肝静脈．)(Gumucio JJ. Hepatic transport. In: Kelley WN (ed): Textbook of Medicine. Lippincott, 1989 より許可を得て転載．)

間に存在している．肝臓内のすべての細胞のおよそ30％はこれらの細網内皮細胞で，細網内皮細胞のおよそ33％は Kupffer 細胞である．それにもかかわらず，細網内皮細胞は肝細胞より小さいので，細網内皮細胞群は，肝臓のタンパク量の2～10％に相当するに過ぎない．細網内皮細胞は単なる肝細胞の支持細胞以上の役割を持つ．それらは，特化した機能，貪食やサイトカイン産生，肝細胞や他の細胞との連絡を執り行う．それらの機能不全は，急性肝疾患における肝細胞壊死から慢性肝疾患の肝線維化に関与する．

A. 小葉

低倍率の顕微鏡観察において，肝臓の構造は伝統的に小葉 lobule という用語が用いられている（図14-2B）．均整の取れた肝細胞板が中心静脈の周囲に構築され，門脈腔（三つ組）portal triad または門脈域 portal tract（門脈，肝動脈，毛細胆管を含む鞘のような構造）がそれぞれの角に配置された六角形の形態を示す．門

脈域に接する肝細胞は**限界板 limiting plate** と呼ばれている．限界板の破壊は免疫を介した肝疾患の一部で重要な診断マーカーとなる．原因不明の肝疾患患者の肝生検でみられるかもしれない．

B. 機能単位

生理学的に，門脈から中心静脈へ血液が流れるという観点から肝臓の構造を捉えるのがより理解しやすい．終末門脈または肝動脈から類洞に入った血液は，これらの血管の近くの領域に存在する肝細胞に接する（ゾーン1肝細胞）．そしてゾーン2の肝細胞に到達する（いわゆる，肝実質に入った血液が最初に接する肝細胞ではない）．最後に中心静脈に入る前に血液が到達する肝細胞をゾーン3肝細胞という．したがって，肝臓の顕微鏡的な構造は，機能的なゾーンの観点から観察される．**肝細葉 acinus** は，門脈と肝動脈の周囲の肝組織を門脈血流に接触する順に基づいて輪状に区分された肝細胞の単位として定義付けられる（図 14-2C）．それぞれの端（ゾーン1とゾーン3）の肝細胞は代謝機能や生理的機能が違うようである．ゾーン1の肝細胞は，最も高い酸素濃度の血液にさらされ，糖新生や酸化的エネルギー代謝が特に活発である．また，ゾーン1肝細胞は尿素合成の主要な部位である（腸管から吸収されたタンパクが分解され生成されたアンモニアなどの拡散しやすい物質はゾーン1で尿素に合成される）．反対に，ゾーン3の肝細胞は，（少しの酸素で十分なプロセスである）グリコーゲン分解や脂質合成に富んでいる．ゾーン2肝細胞は，ゾーン1とゾーン3の両方の特性を持つ．

C. 受容体を介した取り込み

肝臓の機能単位は，拡散性物質の存在下での過程にのみ当てはまる．しかし，肝臓は細胞内に自由に拡散することのできない物質の受容体を介した取り込みや能動的な輸送を用いる多くの経路を必要とする．これらの物質は，機能的ゾーンに関係なく，適切なトランスポーターを持つ肝細胞に入っていく．同様に，肝臓が受容体を持たない輸送タンパクに強く結合した物質は，すべてのゾーンにおいてほとんど肝細胞に取り込まれることはない．

肝細胞：機能分化した極性を持った細胞

肝細胞のすべての表面は同一ではない．肝細胞は3つの面を持つ．第一の面は，**頂端面 apical surface** と呼ばれ，毛細胆管の壁を形成する．第二の面は**側底面 basolateral surface** で類洞を通して血流との接触が

ある．**側面 lateral domain** は，他の2つの面の間である．肝細胞の細胞膜におけるこれらの部位では明瞭に違う機能を任っている．肝細胞どうしの**タイト結合 tight junction** は頂端面と側底面の細胞膜領域の分離を維持するのに役立っている．胆汁の輸送と分泌プロセスは頂端面で行われる（図 14-3A）．血流からの取り込みと分泌は側底面を通して行われる（図 14-3B）．

肝細胞機能障害の影響

この構造の観点から，肝細胞の機能障害が時に他の機能を損なうことなく胆汁排泄を崩壊させる（胆汁うっ滞）ことはおそらく驚くことではないだろう．頂端面での胆汁排泄の異常は，最終的には側底面にも異常が現れるが，頂端面と側底面の機能異常にそれぞれどのような差異が生じるのかについては明確な線引きはない．それは，ビリルビンや他の物質が頂端面の細胞膜で分泌されるにあたり，最初に側底面の血液から取り込まれなくてはならないからである．同様に，エネルギー代謝やタンパク合成の異常は最初に分泌や代謝の過程に影響を与えるが，最終的には頂端面の胆汁輸送機構にも影響を与えるであろう．

再生能力

通常の肝臓では，細胞分裂期にあるのはわずかな細胞だけであるが，肝細胞が失われた際には，まだ十分に解明されていないメカニズムによって残存する肝細胞の増殖が刺激される．広範な肝細胞壊死を来した劇症肝炎の多くの例で（通常，病院における治療によって），患者が急性期肝障害を乗り越えた場合，完全に回復する理由である．同様に，肝切除後に残存する肝細胞の増殖が起こる（**過形成 hyperplasia**）．いくつかの増殖因子（HGF，TGF-α など）やサイトカイン（TNF，IL-1，IL-6 など）が肝臓の細胞死と増殖の変化に関与している．

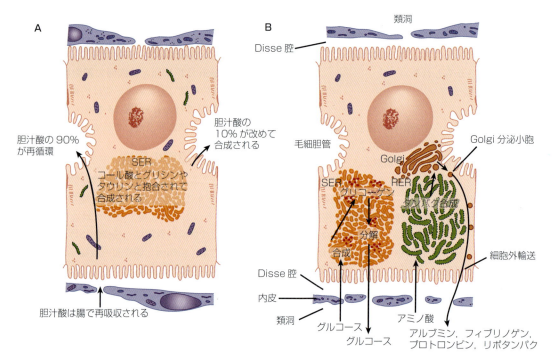

図 14-3 A：胆汁酸の分泌のメカニズム．胆汁酸に由来するこれらの物質の約 90％ は小腸上皮から吸収され，肝臓に再循環する．残りはコール酸とアミノ酸であるグリシンやタウリンと抱合されて合成される．この過程は滑面小胞体（SER）で行われる．B：肝におけるタンパク合成と炭水化物貯蔵．タンパク合成は粗面小胞体で起こる．それはなぜ肝細胞病変や飢餓でアルブミン，フィブリノゲン，プロトロンビンが患者血液で減少するかを説明する．いくつかの疾患では，グリコーゲン分解は低下し，この物質が細胞内に異常に蓄積する．（SER：滑面小胞体，RER：粗面小胞体．）(Junqueira LC et al. *Basic Histology*, 10th ed. McGraw-Hill, 2003 より許可を得て転載．)

チェックポイント

4. 肝中心静脈はどの血流から由来するか．
5. なぜ肝臓は他臓器由来の悪性腫瘍からの転移が一番起こりやすいか．
6. どのようなタイプの細胞が肝臓を構成するか．そしてそれらの細胞のそれぞれの特徴は何か．
7. 肝臓の構造について，肝小葉の概念と肝細葉の概念ではどのような違いがあるのか．
8. 肝臓の機能単位（ゾーン）の概念はどのような生理学的重要性を持つか．
9. ゾーン1とゾーン3の肝細胞ではそれぞれどのような機能を持つか．
10. 肝細胞の頂端面と側底面を区別する構造は何か．
11. 外科的に肝臓を部分切除された場合，残存する肝細胞にどのような変化が起こるか．

肝血流とその細胞的基盤

門脈血流は，本質的には静脈血であり，通常は低い静水圧である（約 10 mmHg）．したがって，肝臓内ではわずかな抵抗しかなく，それにより，血液が類洞内に染みわたり，物質の交換のために肝細胞と最大限接触できるようになっている．2 つの独特な特徴——内皮細胞の有窓と内皮細胞と肝細胞間に典型的な基底膜がないこと——が，門脈血流が低圧で灌流できるようにするのを助けている．これらの特徴は，肝硬変では変化して，門脈圧の亢進と肝血流の重大な変化を来し，臨床症状の悪化をもたらす．

有窓 fenestration は，門脈血の毛細血管システムを形成する内皮細胞間の隙間で，血球成分は通さないが血漿と血漿タンパクが自由かつ直接に肝細胞表面と接触できるようにしている．この特徴は，血液からの吸収と分泌を行う肝臓の機能にとって非常に重要である．この特徴はまた肝臓の門脈血の濾過効率を上げるのに寄与している．身体の多くの毛細血管床にはこのような有窓は存在しない．

生理

肝臓の多様な機能は，表 14-2 に 4 つの区分に大別して挙げている．これらは少なからず重複している

肝臓の構造と機能　413

表14-2　正常肝の機能

エネルギー産生と物質相互変換
グリコーゲン分解と糖新生によるグルコース産生
グリコーゲン合成，脂肪酸合成，解糖系やTCA回路の経路によるグルコース消費
コレステロール合成，脂肪酸からのトリグリセリド合成，VLDL粒子によるその両方の分泌
コレステロールとトリグリセリドのHDL，LDL粒子のエンドサイトーシスによる取り込みと胆汁へのコレステロール分泌．脂肪酸の β 酸化，過剰なアセチルCoAをケトン体へ変換
アミノ酸の脱アミノ化と尿素回路を介したアンモニアから尿素への変換
非必須アミノ酸への変換と生成
タンパク合成機能
アルブミン，凝固因子，結合タンパク，アポリポタンパク，アンジオテンシノーゲン，インスリン様増殖因子-1を含む血漿タンパク合成
可溶化，輸送，貯蔵機能
第1相反応，第2相反応の生体内分解を介した薬物と毒物の生体内変換と胆汁への排泄
腸細胞による取り込みのための胆汁中の脂肪と脂溶性ビタミンの可溶化
VLDL，プレHDLリポタンパク粒子の合成と分泌，HDL，LDL，カイロミクロンレムナントの除去
トランスフェリン，ステロイドホルモン結合グロブリン，甲状腺ホルモン結合グロブリン，セルロプラスミン，メタロチオネインなどのさまざまな結合タンパクの合成と分泌
ビタミンA，D，B$_{12}$と葉酸の取り込みと貯蔵
防御とクリアランス機能
尿素回路によるアンモニアの解毒
ミクロソーム酸化酵素系と抱合系による薬物の解毒
グルタチオン合成と輸送
門脈血中からの損傷した細胞，タンパク，ホルモン，薬物，活性化した凝固因子の除去
門脈血中からの細菌や抗原の除去

が，それぞれの区分を系統的に検討することは，肝疾患の患者に取り組むにあたり有用な方法である．

エネルギー産生と物質の相互変換

　身体の炭水化物，脂質，そしてタンパクは肝臓で合成され，代謝され，そして相互変換される．生成物は身体のエネルギーと基質の必要性に応じて血液から取り除かれるか，血液に放出される．

A．炭水化物代謝

　食物摂取後，肝臓は正味の糖質の消費を行う［例えば，グリコーゲン合成，解糖系やトリカルボン酸回路（TCA回路）を介した代謝中間物の生成］．これらはいくつかの効果の流れ，第一にグルコースなどの基質のレベル，第二に代謝酵素の変化の活性と量に影響するホルモンレベルによって起こる．したがって，血糖値が上昇すれば，血流のインスリン・グルカゴン比が同様に上昇する．正味の効果は肝臓による糖利用の増加となる．飢餓時（低血糖）またはストレス時（多くのグルコースを要する）には，血中のホルモンと基質のレベルは，正味のグルコース生成の方向に肝臓の代謝経路を刺激する（例えば，グリコーゲン分解と糖新生）．その結果として，グルコース負荷（例えば，消化や吸収）やグルコース放出量（例えば，組織における利用）の広く突然の変化にもかかわらず，血糖値が正常範囲に上昇し，維持されるのである（図 14-4）．

B．タンパク代謝

　タンパク代謝における重要な役割と関連して，肝臓は酸化的な脱アミノ化とアミノ基転移の過程の重要な場所である（図 14-5）．炭水化物代謝とアミノ酸合成の基質をつくり出すために，これらの反応はアミノ基を変換する．同様に尿素回路は，窒素化合物をアンモニウムイオンの形の遊離アミノ基よりもずっと毒性が低い尿素の形で排泄させる．肝疾患におけるこれらの機能異常は後ほど詳細に述べる．

C．脂質代謝

　肝臓は，脂質代謝の中心である．肝臓は炭水化物代謝経路と脂質代謝経路を橋渡しするアセチルCoAを介して，全体の80％近くのコレステロールを体内で合成する（図 14-4）．さらに肝臓は中性脂肪（トリグリセリド）を合成し，貯蔵し，分泌することができる（図 14-4）．肝臓はさらに脂質異化とTCA回路活性を橋渡しする脂肪酸酸化を介してケト酸合成の場でもある．

　体内のコレステロールとトリグリセリドレベルを調節するプロセスにおいて，肝臓はさまざまなリポタンパクを合成し，分泌し，そして取り込む（図 14-6）．食事性脂肪は最初に小腸で吸収され，カイロミクロンに形成される．トリグリセリドの除去によりカイロミクロンレムナントは，低密度リポタンパク low-density lipoprotein（LDL）受容体を介した細胞内取り込み（エンドサイトーシス）により肝臓に取り込まれる．脂質を全身に運搬するためには，超低密度リポタンパク very-low-density lipoprotein（VLDL）は肝臓か

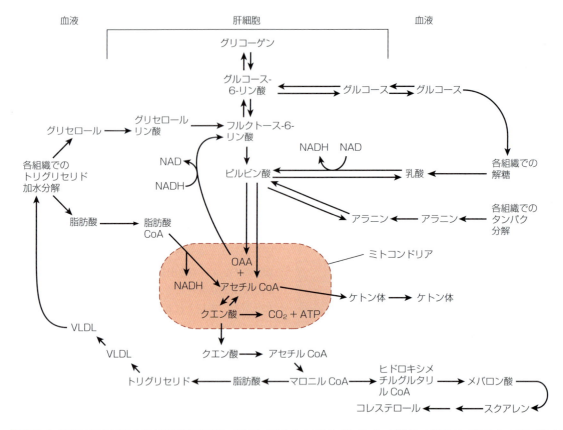

図14-4 肝臓における炭水化物と脂質代謝の経路.（ATP：アデノシン三リン酸, CoA：補酵素, HMG：ヒドロキシメチルグルタリル, OAA：オキサロ酢酸, VLDL：超低密度リポタンパク.）(Schwartz CC. Hepatic metabolism. In: Kelley WN, ed. *Textbook of Medicine*. Lippincott, 1989 より転載.）

ら分泌され，貯蔵のために脂肪組織または，すぐに利用するために他の組織に運搬される．トリグリセリドの除去により，脂質とタンパクを失うことでVLDLの構造は中間密度リポタンパク(IDL)に変化し，さらにその下流のLDLに生成される．LDLはそれから肝臓に戻り**LDL受容体 LDL receptor**を介して肝臓に取り込まれる．一方，肝臓で合成され分泌される**高密度リポタンパク high-density lipoprotein(HDL)**は，末梢組織と血液中の余剰なコレステロールとトリグリセリドを除去し，肝臓に運び，排泄される．HDLの分泌とLDLの除去はいずれもさまざまな組織にとって必要以上のコレステロールを循環系から除去する機序である．

血漿タンパクの合成と分泌

肝臓は，アルブミンを含む多くの血漿タンパク，いくつかの凝固因子，多数の結合タンパク，そして特定のホルモンやホルモン前駆体をも合成する．これらのタンパクの働きの力で，肝臓は血漿の膠質浸透圧維持（アルブミン），血液凝固（凝固因子合成と修飾），血圧（アンジオテンシノーゲン），増殖（インスリン様増殖因子1），そして代謝（ステロイド合成と甲状腺ホルモン結合タンパク）に重要な役割を果たす．

可溶化，輸送，貯蔵機能

肝臓がその機能を果たさなければ，生体内の組織にとって獲得したり，細胞への出入が難しいような種々の異なる物質の可溶化，輸送，貯蔵に重要な役割を果たす．肝臓の特定の細胞が受容体や結合タンパクや酵素として働く特殊なタンパクを合成する機能を果たす．

A. 胆汁酸の腸肝循環

胆汁は，肝臓で合成される界面活性剤様の物質で，体内または体外への輸送のために胆汁なしでは不溶性のさまざまな物質を水環境の中で可溶化する．胆汁酸は胆汁の主要な成分で，肝臓と小腸間のいわゆる**腸肝循環 enterohepatic circulation**によってリサイクルされる（再利用）．合成され，肝細胞の細胞質から毛細胆管に能動的に輸送されたのち（肝細胞の頂端側の細胞膜を通って），胆汁は胆管に集められて（そして時に胆

肝臓の構造と機能　415

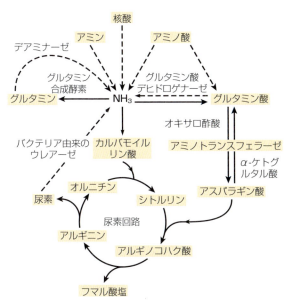

図 14-5 尿素回路．破線部分の関与の程度は遺伝的，栄養，その他の因子により，患者によって異なることを意味する．(Powers-Lee SG et al. Urea synthesis and ammonia metabolism. In: Arias IM et al, eds. *The Liver: Biology and Pathology*, 3rd ed. Raven Press, 1994 より許可を得て転載．)

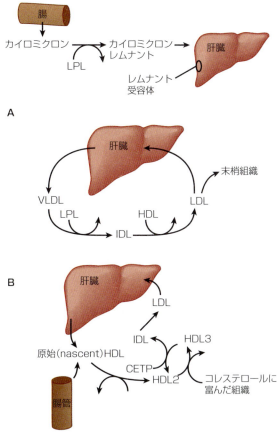

図 14-6 肝臓におけるリポタンパク代謝．**A**：外来性（輸送）経路．**B**：内在性（輸送）経路．**C**：コレステロール逆転送系．これらの3経路において，リポタンパク粒子はコレステロールエステル（と中性脂肪）を可溶化し，腸管から輸送する（**A**），さまざまな臓器に輸送する（**B**），または胆汁中に排泄するために肝臓に輸送する（**C**）ために用いられる．それらの循環の間に，特定のリポタンパク粒子はアポタンパクと結合や遊離をしたり，血漿や組織中の酵素（例えば，LPL：リポタンパクリパーゼ，CETP：コレステリルエステル転送タンパク）活性により，変化する．中間密度リポタンパク（IDL）は，VLDLからLDLへの変換過程のリポタンパクである．(HDL：高密度リポタンパク，LDL：低密度リポタンパク．)(Breslow JL. Genetic basis of lipoprotein disorders. J Clin Invest. 1989;84:373 より転載．)

嚢に貯蔵され），総胆管から十二指腸に分泌される．肝細胞の細胞質内にある間に，多くの胆汁酸は糖質と抱合され，水溶性を増加させる．十二指腸では，胆汁酸は脂質を水に溶けやすくして脂肪の消化吸収を容易にする．終末回腸では，抱合型，非抱合型の胆汁酸はどちらも腸管細胞から取り込まれ，門脈血流に輸送される．門脈血は胆汁酸を肝臓に戻し，特殊な胆汁酸トランスポーター［主にナトリウムタウロコール酸共輸送トランスポーター（Ntcp）］によって，Disse腔に面した側底面の細胞膜を経て肝細胞の細胞質に戻す．そこで再抱合されて肝細胞の頂端側の細胞膜を通り他の成分（色素やコレステロール）と新しい胆汁を形成して分泌される．その後は腸肝循環の新しいサイクルに加わる．

B. 薬物代謝と排泄

薬物や他の物質の解毒と排泄に要する代謝酵素の多くは，肝細胞の滑面小胞体に存在する．これらの経路は，外部から入った薬剤に対してだけでなく，内因性の物質で他の方法では細胞が排泄するのが難しいもの（例えば，ビリルビンやコレステロール）にも用いられる．多くのケースでは，この代謝は**疎水性 hydrophobic**（脂溶性）の物質を（それらは細胞膜に仕切られ細胞から排泄できない），より**親水性 hydrophilic**（極性）を持った物質に変化させることに関与する．この過程は，物質がより電荷を持つように共有結合修飾を触媒する作用に携わり，そのため，電荷を持った物質はよりやすく水溶性媒質に分類されるようになるか，少なくとも胆汁には十分に溶けるようになる．これらの過程——総称して生体内変換と呼ばれる——の結果，交換を受けなければ細胞膜の中にとどまってしまういくつかの物質が尿に直接，もしくは便中に排泄されるために胆汁に輸送される．

416   14. 肝疾患

C. 生体内変換の相

　生体内変換は一般的に2つの相よりなる．**第1相反応 phase I reaction** は，物質が排泄されるために，酸素を持つ官能基が導入される酸化還元反応である．酸化そのものは必ずしも水に対する可溶性に大きな効果を持たないが，薬物を水溶性に修飾させる他の反応を起こさせる「取っかかり」を導入する．**第2相反応 phase II reaction** は通常，糖質のグルクロン酸やペプチドのグルタチオンなどの水溶性の担体化学種を薬物に共有結合で抱合する．不幸にも，物質をより化学的に極性が高くさせることで，第1相酸化的反応はしばしば軽度の毒性のある薬物をより毒性の強い代謝性中間物に変化させる．もし第2相酵素による抱合がいくつかの他の原因で損なわれると，反応性代謝中間物は時に細胞構造と反応し傷害を起こす．この薬物解毒の特徴は重要な臨床的な影響を持つ．

D. 脂質の可溶化と輸送におけるアポリポタンパクの役割

　解毒と胆汁輸送経路により，肝細胞は広範囲の疎水性低分子物質（例えば，薬物やビリルビン），胆汁中や腎臓で排泄されるより親水性の，つまり水溶性の形態に変換することができる．しかし，これらは人体にとって直面している可溶化の課題だけではない．人体はさらに脂質がさまざまな組織に利用できるようにし（例えば，膜を合成する），組織が使用しない余剰の脂質を取り除くメカニズムを必要とする．これらの過程が起こるために，脂質は，血流を介して運ぶことのできるどこにでも存在し得る形で可溶化されなければならない．この目的のために，肝臓は特化した一群の**アポリポタンパク apolipoprotein** を合成する．アポリポタンパクは，受容体を介したエンドサイトーシスにより脂質をさまざまな組織間を輸送するさまざまなリポタンパクを組み立てる（既述の脂質代謝を参照）．

E. 結合タンパク産生の役割

　肝臓のさまざまな細胞はある物質と非常に強く結合するタンパクを合成する（例えば，いくつかのビタミン，ミネラル，ホルモン）．いくつかのケースでは，その他の方法では血液中に溶けない物質を輸送する（例えば，肝細胞で合成され分泌される，ステロイド結合グロブリンに結合したステロイド）．他のケースでは肝臓でつくられた結合タンパク（例えば，甲状腺ホルモン結合グロブリン）は特定の物質（サイロキシン）が組織に到達しにくい形態での輸送を可能にする．この方法では，物質の有効濃度は平衡状態では遊離体の濃度に制限され，結合した分画は物質の貯蔵の要素となり，物質の遊離体が代謝されるとゆっくりと利用されることを可能にし，その結果物質の半減期を長くする．

　いくつかのケースでは，結合タンパクは特定の物質を肝臓に高濃度に蓄積するようにして，非毒性の形で貯蔵する．例えば，細胞にとって必須の栄養素である鉄を例に挙げる．遊離鉄はオキシダント（酸化性物質）として直接，あるいは感染物質の栄養素として間接的に有毒となる．体内の鉄は，十二指腸の腸細胞のレベルで調節されている（13章を参照）．したがって，鉄過剰症のヘモクロマトーシスの最初の障害は腸細胞に影響を及ぼすであろう．それにもかかわらず，肝臓は鉄の結合や代謝に重要なさまざまなタンパクをつくる役目を持つ．これらのタンパクの働きによって，生体は過剰な遊離鉄が傷害を惹起し，病原体を助けることなく体に必要な鉄を利用する．

　トランスフェリン transferrin は，肝臓によって合成され血流に分泌される鉄結合タンパクである．正常の pH で遊離鉄に結合すると，トランスフェリンは構造変化を起こし，それにより肝臓の特別な膜受容体（**トランスフェリン受容体 transferrin receptor**）に高い親和性を持つようになる．受容体に結合すると，トランスフェリン-トランスフェリン受容体複合体は，エンドサイトーシス経路により細胞内輸送され，しだいに血流は酸性環境になる．低 pH では，鉄はもうトランスフェリンと結合しなくなる（意訳：トランスフェリンから鉄が遊離する）．しかし，低 pH で起こった構造変化により鉄との結合がなくてもトランスフェリンはその受容体との高親和性結合を維持する．したがって，受容体が細胞内から細胞表面に戻ってきたとき，受容体は鉄と結合していない「空の」トランスフェリンと結合している．血流の pH 7.4 の環境にさらされることによって，鉄と結合していないトランスフェリンは受容体と解離する．そしてそのサイクルは再び開始する．このように，トランスフェリンとその受容体は血流中に遊離鉄がないように保っている．その間に，トランスフェリンから放出された遊離鉄は肝細胞の細胞質に輸送され，そこで細胞質鉄貯蔵タンパクの**フェリチン ferritin** と結合する．フェリチンは生体の必要に応じて動員される貯蔵鉄を供給するが，病原体には鉄を利用できなくし，直接的な毒性も起こさないようにする．血漿結合タンパク，受容体，あるいは細胞質内の貯蔵タンパクの動態は，脂溶性ビタミンやステロイドホルモンなど他の多くの物質にも起こる．

　多くの可溶化機能は肝細胞で起こるが，結合と貯蔵

機能のいくつかは付属の細胞で起こる．例えば，ビタミンA貯蔵は，細網内皮系の**リポサイト lipocyte**(訳注：肝星細胞 hepatic stellate cell ともいう)にみられる脂肪滴で起こる．リポサイトは慢性肝障害や肝硬変の病因と考えられている．他の細胞への傷害に関与するリポサイトを活性化させるサイトカインを放出する．また，リポサイトは増殖し，コラーゲンや他の基底膜因子を産生し，肝線維化に寄与する細胞外マトリックスの増加をもたらす．

防御とクリアランス機能

すでに述べた肝臓の多くの機能(例えば，薬剤の解毒や過剰なコレステロールの胆汁への変換や可溶化による排泄)は，同様に防御的に機能すると考えられる．それにもかかわらず，防御機能を一区分として概念化するのは，肝疾患の結末を改善するのに臨床的に重要であるからである．

A. Kupffer 細胞の貪食とエンドサイトーシス機能

肝臓は腸管の防御を突破した細菌や抗原が門脈血に侵入するのを防御する．また，内因性につくられた細胞の破片を除去し，循環するのを防ぐ．Kupffer 細胞表面上の特別な受容体は，糖タンパク(糖質受容体を介して)，免疫グロブリンで包まれた物質(Fc 受容体を介して)，または補体(C3 受容体を介して)に結合する．このように，損傷した血漿タンパク，活性化した凝固因子，免疫複合体，古くなった血球などが認識されて取り除かれる．

B. 肝細胞のエンドサイトーシス機能

肝細胞は損傷した血漿タンパクを認識する，Kupffer 細胞のものとは違ういくつもの特別な受容体を持っている(例えば，最末端のシアル酸が除去された糖タンパクに結合するアシアロ糖タンパク受容体)．この代謝活動における詳細な生理学的な役割はいまだ明らかではない．

C. アンモニア代謝

アンモニアはアミノ酸の脱アミノ化によりつくられ，肝細胞の中でより毒性の少ない尿素に代謝される．これらの機能不全は，意識状態を変化させ，これは重症もしくは末期肝疾患でよくみられる症状である．

D. 肝細胞によるグルタチオン合成

グルタチオンは主要な細胞内(細胞質)の還元物質

で，細胞タンパクに対する酸化的傷害の防御に重要である．この分子は非リボソーム的に合成された3つのアミノ酸からなるトリペプチド(グルタミン酸，システイン，グリシン)で，薬物解毒第2相の抱合反応の基質となる．肝臓はまたグルタチオンを他臓器に供給する．

いくつかの付加的で非直接的な肝機能は肝疾患患者で攪乱されることから推測される(例えば，グルタチオンによるナトリウムや水分の正常なバランスの維持の役割)．これらは次の項目で述べる．

肝機能を評価する検査

多くの種類の血液検査が肝障害を評価するのに一般的に用いられる．血清アスパラギン酸アミノトランスフェラーゼ(AST)，アラニンアミノトランスフェラーゼ(ALT)は，通常肝細胞に存在する酵素のレベルを測定する．これらが血清中に存在することは実際には肝機能の指標ではなく，肝細胞壊死のサインである．

肝機能をより直接測定するにはほかにいくつかの検査が用いられる．アルブミン値，凝固因子，ビリルビン値は血液で測定できる．これらの検査はそれぞれ長所と短所があり，そのどれもが肝機能の理想的で唯一の指標とはいえない．例えば，アルブミンは比較的長い半減期がある(18〜20日)．その合成は必要以上に刺激されることがあり，腎疾患で腎臓から失われることがある．さらに，生体内のアルブミンの3分の2は血管外の細胞外に存在するので，生体内の水分の分布の変化は血清アルブミン濃度を変化させる．同様に，最も単純な血液凝固因子の指標であるプロトロンビン時間(PT)は，肝臓の合成能80%以上が失われないと異常値を示さないため比較的感度の悪い指標である．さらに，栄養障害や慢性胆汁うっ滞，または脂肪吸収障害で起こるビタミンK欠乏症はPTを延長し得る．血清ビリルビンは胆汁うっ滞のよい指標で，抱合型(直接)と非抱合型(間接)ビリルビンは胆汁うっ滞が肝臓実質内によるものか，単に閉塞(例えば，総胆管結石)によるものかを評価するよい指標となる．さらに，肝疾患によるものであっても胆汁うっ滞はしばしば他の肝機能の失われた程度に反映しない．また非抱合ビリルビン高値は他の理由でも起こり得る(例えば，溶血)．

これらの理由から，肝機能の正確な評価にはいくつかの血液検査(例えば，AST，ALT，アルブミン，PT，ビリルビン)と患者の臨床的な評価が必要である．

肝機能評価を分類する最も一般的な2つの方法は，Child-Turcotte-Pugh(CTP)スコア(表14-3)と末期肝

表14-3 改訂版 Child-Turcotte-Pugh 分類による肝機能の分類

パラメーター	ポイント		
	1	2	3
アルブミン	>3.5 g/dL	2.8～3.5 g/dL	<2.8 g/dL
ビリルビン	<2.0 mg/dL	2.0～3.0 mg/dL	>3.0 mg/dL
プロトロンビン時間延長	<4.0 s	4.0～6.0 s	>6.0 s
腹水	なし	コントロール可能	コントロール困難
脳症	なし	コントロール可能	コントロール困難

改訂版 Child-Turcotte-Pugh 分類による肝疾患の重症度分類は，腹水の程度，血清ビリルビン値，アルブミン値，プロトロンビン時間，肝性脳症の程度を指標とする．合計点5～6はグレードA(代償性)，7～9はグレードB(著明な機能悪化)，10～15はグレードC(非代償性)．これらのグレードは1年および2年生存率と相関する．グレードA：85～100%，グレードB：60～80%，グレードC：35～45%．
Boyer TD et al, eds. *Zakim and Boyer's Hepatology: A Textbook of Liver Disease*, 6th ed. WB Saunders, 2011 よりデータを引用．

疾患モデル[MELD スコア＝3.78×ln(血清ビリルビン)＋11.20×ln(INR)＋9.57×ln(血清 Cr)＋6.43]である．CTP スコアは1年，2年の生存を予測し，MELD スコアは短期間(3ヵ月)の生存の有無を予測する．米国においては，MELD スコアは肝移植のドナー肝振り分けの優先順位を決めるのに現在用いられている．

チェックポイント

12. 糖質代謝，タンパク代謝および脂質代謝における肝臓の役割は何か．

13. 生体がコレステロールを輸送する2つの生理学的な機構は何か．

14. 薬物解毒の第1相，第2相について説明せよ．

15. 肝臓の4種類の防御とクリアランス機能について説明せよ．

16. どのような特殊な要因が肝臓において通常時血流に対して低圧の導管系を形成させているか．

肝疾患の概要

肝機能障害の種類

肝疾患の臨床的な結果の多くは，4つの一般的な肝機能(表14-2)のうちのどれかの機能不全，または門脈圧亢進の結果である肝硬変の肝血流変化と理解できる．

肝細胞機能障害

肝疾患の1つの機序は，特に急性肝障害においては，肝実質を構成する個々の肝細胞の機能障害である．肝細胞機能障害の経路と程度により肝疾患の固有の症状が規定される．正常肝機能が失われたときに予想される結果については後ほど述べる．

門脈圧亢進

肝疾患，特に肝硬変におけるいくつかの影響は，肝血流の観点から最も理解しやすい．最も臨床的に重要なことは，肝実質全体で低圧の門脈毛細血管床が正常な環境であることと，門脈血流が機能的に区分されていることである．

病理過程(例えば，肝線維化)が通常低い肝内静脈圧を上昇させると，血流が滞り，多量の血液が肝臓を迂回して体循環に副側路を見出す．したがって消化管からの血液は，実際には体循環に入る前の肝臓での濾過の効率が低くなる．門脈大循環シャントは，肝臓の防御とクリアランス機能の喪失，腎臓のナトリウムと水の恒常性の機能異常，肝臓を迂回する静脈血で充血した血管の発達による消化管出血のリスクを高める(例えば，食道静脈瘤 esophageal varice，胃 gastric varice，臍静脈瘤 umbilical varice など)．

肝実質障害がなくても，門脈大循環シャントは関連する凝固異常とともに，肝性脳症 encephalopathy(消化管から吸収された毒素を除去する機能の障害で引き起こされる意識障害)，消化管出血(食道静脈瘤による)，脂肪と脂溶性ビタミンの吸収障害(胆汁の腸肝循環の障害で引き起こされる)を引き起こすか関与する．表14-4 に肝疾患における症候群を肝細胞機能障害と門脈大循環シャントもしくはその両方の結果によるものかの分類をまとめた．

表14-4　肝疾患における異常機能の症候群の病態生理

肝疾患における異常機能の症候群	肝細胞機能障害	門脈大循環シャント
エネルギー代謝と物質変換		
アルコール性低血糖	✓	
アルコール性ケトアシドーシス	✓	
高血糖		✓
家族性高コレステロール血症	✓	
肝性脳症	✓	✓
脂肪肝	✓	
可溶化，輸送そして貯蔵機能		
薬物に対する反応	✓	
薬物感受性	✓	✓
脂肪便	✓	✓
脂溶性ビタミン欠乏	✓	✓
凝固障害	✓	✓
タンパク合成機能		
低アルブミン血症に伴う浮腫	✓	
防御とクリアランス機能		
高ガンマグロブリン血症		✓
性腺機能低下症とエストロゲン過剰	✓	✓
腎機能障害		
ナトリウム貯留		✓
水分排泄障害		✓
腎濃縮機能障害		✓
カリウム代謝異常		✓
腎前性高窒素血症		✓
急性腎障害		✓
糸球体症		✓
尿酸性化障害		✓
肝腎症候群		✓

機能区分の病態生理

　類洞の異なる区分の肝細胞が特別な順序で血液と「遭過」するということは病態生理の上で大変重要である．ゾーン1の肝細胞は，門脈か肝動脈を出た直後の血液と遭過するため，それらは最も高濃度のさまざまな物質，よいもの(例えば，酸素や栄養)と悪いもの(例えば，消化管から吸収された薬物や毒物)の両方に接触する．ゾーン2の肝細胞はそれらの物質濃度が低い血液を受け取り，ゾーン3の肝細胞はそれらの物質が大方除去された血液に浸る．しかし，ゾーン3の肝細胞は，ゾーン1とゾーン2の肝細胞から放出された最も高濃度の生成物(例えば，薬物代謝生成物)と接触する．このように，直接の毒物はゾーン1の肝細胞に最も痛烈な衝撃を与えるが，一方，肝臓での代謝で生成された毒物はゾーン3の肝細胞により大きな傷害を与える．同様に，ゾーン3周囲の類洞血液は最も低い酸素濃度であるため，このゾーンの肝細胞は低酸素環境による損傷を最も受ける危険がある．

肝機能障害の徴候

　肝細胞傷害の結果であろうと，門脈大循環シャントであろうと，正常肝機能の機能不全は肝疾患の徴候の基本となる．これらの機序を理解することは，急性もしくは慢性肝障害患者の病気の考え得る病因を理解することにつながる．

エネルギー産生の減少と物質の相互変換

　肝機能異常の最初の区分は，糖質，脂肪，そしてタンパクの中間代謝に影響を及ぼす．

A. 炭水化物代謝

　重症の肝疾患は，低血糖と高血糖のいずれも引き起こす．低血糖は機能する肝細胞の数的な減少から主にもたらされる．一方，高血糖は，門脈大循環シャントの結果引き起こされたものである．つまり，肝細胞による食後のグルコースの門脈血からの取り込み効率が低下し，その結果体循環血で血糖値が上昇する．

B. 脂質代謝

　肝臓の脂質代謝の障害は，肝障害の経過の初期の段階に肝臓に脂肪の蓄積を引き起こす症候群をもたらす．これはおそらく，コレステロールやトリグリセリドの肝臓からの搬出のためのリポタンパク粒子の組み立てが，脂質合成経路より重篤な障害を受けやすいことに起因する．このような障害の結果，VLDLの形で輸送できなくなる脂肪の蓄積が起こる．

　原発性胆汁性肝硬変などのある種の慢性肝障害では，胆汁の流れの減少が胆管の破壊の結果として起こる．胆汁の流れの減少は，胆汁を介した脂質のクリア

ランスを低下させ，結果として脂質異常症をもたらす．これらの患者では，しばしば**黄色腫 xanthoma**という皮膚のコレステロール沈着を引き起こす．

C. タンパク代謝

肝臓のタンパク代謝の障害は，**肝性脳症 hepatic encephalopathy** として知られる意識状態の変調と混迷を起こす．炭水化物代謝とともに，タンパク代謝の変調は，肝細胞不全または門脈大循環シャントにより，アミノ酸代謝で産生されるアンモニアなどの中枢に影響する毒素の血中濃度の上昇をもたらす．

可溶化と貯蔵機能の喪失

A. 胆汁の分泌障害

胆汁合成の臨床的意義は，種々の肝疾患における胆汁うっ滞-胆汁の分泌不全で顕著に認められる．胆汁うっ滞は肝外胆管閉塞（例えば，総胆管結石）または肝細胞自体の選択的な胆汁合成・分泌障害（例えば，ある薬物に対する反応）の結果起こる．薬物反応性の胆汁うっ滞の機序は明らかになっていない．しかしながら，その発生機構にかかわらず重篤な胆汁うっ滞の臨床的な結果はおそらく意味深いものであろう．胆汁分泌の不全は食事性脂質や脂溶性ビタミンなどの物質を可溶化することができず，結果，それぞれ，**吸収不全 malabsorption** や欠乏状態をもたらす．うっ滞した胆汁酸は細胞傷害性である．しかし，胆汁うっ滞の状態では，肝細胞は胆汁酸の排泄を維持しながらナトリウムタウロコール酸共輸送トランスポーターの発現減少によって胆汁酸の取り込みを制限するように適応する．その結果，胆汁うっ滞を主とした症候群では，肝細胞壊死は最小限に抑えられ，典型的な検査結果はAST，ALTの最小限の上昇と著明な黄疸と高ビリルビン血症となる．しかし，原発性胆汁性肝硬変などの慢性胆汁うっ滞疾患における胆汁酸の長時間の曝露は，

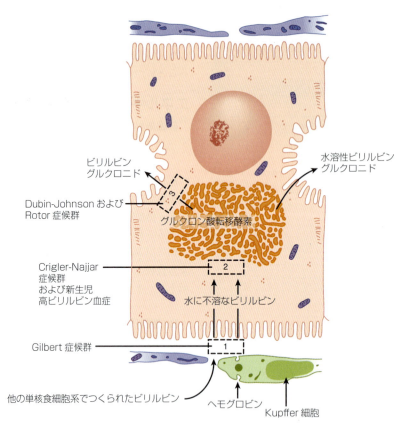

図 14-7 ビリルビンの分泌．細網内皮系のマクロファージによりヘモグロビンは代謝されて非水溶性のビリルビンとなる．肝細胞におけるグルクロン酸転移酵素により滑面小胞体においてグルクロン酸抱合を受け，水溶性に変化する．非抱合型ビリルビンと抱合型ビリルビンの組織における蓄積は黄疸を来す：肝細胞の非抱合型ビリルビンの取り込み障害（矩形 1），グルクロン酸転移酵素の欠損によるビリルビン抱合不全（矩形 2），または抱合型ビリルビンの毛細胆管への輸送，分泌の障害（矩形 3）．しかし，黄疸の原因として最も頻度が高いのは，肝細胞傷害とは関係なく，抱合型ビリルビンの組織への蓄積である．(Junqueira LC et al, eds. *Basic Histology*, 10th ed. McGraw-Hill, 2003 より許可を得て転載．)

門脈域の細胞傷害と炎症，最終的には線維化と肝硬変を引き起こす．

胆汁の可溶化機能は，物質の排泄と吸収の両方の働きをする．したがって，胆汁うっ滞では，通常は胆管を介して排泄される内因性の物質が高濃度に蓄積される．このような物質の1つにヘム分解の産物であるビリルビンがある(図14-7)．ビリルビンの蓄積は眼球と皮膚の黄染を呈する黄疸 jaundice(icterus)を起こす．成人では，黄疸の最も重要な特徴は，胆汁うっ滞を容易に監視できる指標であり，単独でもしくは他の肝細胞機能異常とともに起こる(例えば，急性肝炎の症状の一部として)．しかし新生児では，ビリルビン上昇は発達過程の神経系に毒性があり，核黄疸 kernicterus といわれる症候群をもたらす．

同様に，コレステロールは胆汁酸への変換や既存の(再生利用された)胆汁酸とミセルと呼ばれる脂質の複合体を形成することによって排泄される．胆汁うっ滞では，結果として増加した胆汁酸は皮膚に沈着を起こす．これが瘙痒 pruritus といわれる激しいかゆみを引き起こすと考えられている．研究データによると，少なくとも一部の患者では胆汁うっ滞は内因性オピオイドのレベルを変化させる．胆汁酸の皮膚沈着の代わりに，内因性オピオイドを介した神経伝達の変化が瘙痒の原因かもしれない．胆汁生成の異常は，コレステロール胆石形成のもととなる．それにもかかわらず，既述したように著明な胆汁うっ滞に直面しても他の肝細胞機能はしばしば比較的よく保たれる．黄疸を引き起こす症候群を表14-5 にまとめた．

溶血は非抱合型の高ビリルビン血症を引き起こす．なぜなら，肝臓がビリルビンを取り込み，抱合する能力をはるかに超える量のビリルビンが産生されるからである．Gilbert 症候群はビリルビン抱合の遺伝的欠損を反映している．よって，この症候群でみられる血液と尿の所見は，ビリルビン代謝経路がほぼ同様の初期段階で停滞したとしても，溶血性黄疸でみられるものとは異なっている．肝外胆管の閉塞は，違った意味で極端であり，実際の胆汁形成は少なくとも初期は全く正常である．閉塞により，うっ滞したビリルビンは抱合型であり，それゆえ溶血で蓄積する非抱合型ビリルビンよりもずっと水溶性が高く，尿中のビリルビンレベルは高くなる．肝細胞傷害による肝機能障害で引き起こされる黄疸の多くの形では，非抱合型と抱合型の高ビリルビン血症がさまざまな程度に重なりあっている．

B. 薬物解毒の障害

薬物解毒の2つの機序は，特に臨床上重要である．第一は，酵素誘導 enzyme induction といわれる現象である．血液中に第1相酵素で解毒された薬物が存在すると，肝臓のこれらの酵素の量と活性を増加する．この酵素誘導の特性は，生理学的合理性を持つ(生体内で増加した生物学的変換のニーズに反応するように)．しかし，同様に望まない効果も持つ．第1相酵素で代謝される物質(例えば，エタノール)を大量に慢

表 14-5 黄疸の鑑別診断における検査所見

黄疸のタイプ	血液検査					
	Hct	非抱合型ビリルビン(間接型)	抱合型ビリルビン(直接型)	アルカリホスファターゼ	アミノトランスフェラーゼ	コレステロール
溶血性	↓	↑	N	N	N	N
肝細胞性						
Gilbert 症候群	N	↑	N	N	N	N
抱合異常	N	↑↑	N	N	N	N
肝細胞傷害	N	↑	↑	N or ↑	↑↑	N
閉塞性						
排泄不全	N	N	N	N	N	N
肝内胆汁うっ滞	N	N	↑	N	N	N or ↑
肝外性胆管閉塞	N	N	↑↑	↑↑	N or ↑	↑

注：N：正常，NP：水に不溶なため意味のある程の量が存在していない．↑：正常と比較して増加，↓：正常と比較して減少．
Boyer TD et al, eds. *Zakim and Boyer's Hepatology: A Textbook of Liver Disease*, 6th ed. WB Saunders, 2011 よりデータを引用．

422　14．肝疾患

表 14-6　一般的な薬物と化学物質による肝臓の形態の主な変化[1]

主な形態の変化	原因物質	例	主な形態の変化	原因物質	例
胆汁うっ滞	タンパク同化ホルモン	メチルテストステロン	肝炎（つづき）	抗うつ薬	アミトリプチリン，イミプラミン，トラゾドン，ベンラファキシン，フルオキセチン，パロキセチン，デュロキセチン，セルトラリン，ネファゾドン，ブプロピオン
	抗生物質	エリスロマイシン，ニトロフラントイン，リファンピン，アモキシシリン，オキサシリン		抗真菌薬	ケトコナゾール，フルコナゾール，イトラコナゾール
	抗てんかん薬	カルバマゼピン		降圧薬	メチルドーパ[3]，カプトプリル，エナラプリル，リシノプリル，ロサルタン
	抗うつ薬	デュロキセチン，ミルタザピン，三環系抗うつ薬		抗炎症薬	イブプロフェン，インドメタシン，ジクロフェナク，スリンダク，ブロムフェナク
	抗炎症薬	スリンダク			
	抗血小板薬	クロピドグレル		抗精神病薬	リスペリドン
	降圧薬	イルベサルタン，フォシノプリル		抗ウイルス薬	ジドブジン，ジダノシン，スタブジン，ネビラピン，リトナビル，インジナビル，チプラナビル，ザルシタビン
	抗甲状腺薬	メチマゾール			
	免疫抑制薬	シクロスポリン		カルシウム拮抗薬	ニフェジピン，ベラパミル，ジルチアゼム
	高脂血症治療薬	エゼチミブ		コリンエステラーゼ阻害薬	タクリン
	抗腫瘍薬	タンパク同化ステロイド，ブスルファン，タモキシフェン，イリノテカン，シタラビン		利尿薬	クロロチアジド
	経口避妊薬	ノルエチノドレルとメストラノール		ノルアドレナリン再取り込み阻害薬	アトモキセチン
	経口血糖降下薬	クロルプロパミド		経口血糖降下薬	アカルボース
	精神安定薬	クロルプロマジン[2]	混合型　肝炎/胆汁うっ滞	抗生物質	アモキシシリン，ST合剤
脂肪肝	抗不整脈薬	アミオダロン		抗菌薬	クリンダマイシン
	抗生物質	テトラサイクリン（高容量で静脈投与の場合）		抗真菌薬	テルビナフィン
	抗てんかん薬	バルプロ酸		抗ヒスタミン薬	シプロヘプタジン
	抗ウイルス薬	ジドブジン，プロテアーゼ阻害薬（インジナビル，リトナビル）		免疫抑制薬	アザチオプリン
	抗腫瘍薬	アスパラギナーゼ，メトトレキサート		高脂血症治療薬	ニコチン酸，ロバスタチン，エゼチミブ
肝炎	麻酔薬	ハロタン[3]	中毒性（壊死性）	鎮痛薬	アセトアミノフェン
	抗アンドロゲン薬	フルタミド		炭化水素	四塩化炭素
	抗生物質	イソニアジド3，リファンピン，ニトロフラントイン，テリスロマイシン，ミノサイクリン[4]，ピラジナミド		金属	黄燐
				キノコ	タマゴテングタケ
	抗てんかん薬	フェニトイン，カルバマゼピン，バルプロ酸，フェノバルビタール		溶媒	ジメチルホルムアミド

（つづく）

肝疾患の概要　　423

表 14-6　一般的な薬物と化学物質による肝臓の形態のおもな変化[1]（つづき）

主な形態の変化	原因物質	例	主な形態の変化	原因物質	例
肉芽腫形成	抗不整脈薬	キニジン，ジルチアゼム		抗炎症薬	フェニルブタゾン
	抗生物質	スルホンアミド		キサンチンオキシダーゼ阻害薬	アロプリノール
	抗てんかん薬	カルバマゼピン			

[1]さまざまな物質が 1 タイプ以上の肝病変を引き起こし，1 つのカテゴリーには収まらない．
[2]まれに原発性胆汁性肝硬変（PBC）様の変化を来す．
[3]時に慢性肝炎，架橋壊死，肝硬変を来す．
[4]自己免疫性肝炎様の症候群を来す．
Dienstag J. Toxic and drug-induced hepatitis. In: Longo DL et al, eds. *Harrison's Principles of Internal Medicine*, 18th ed. McGraw-Hill, 2012 より許可を得て転載．

性的に消費する患者は，これらの酵素が高いレベルで誘導され，それゆえに同じ解毒酵素で代謝される他の物質の代謝も加速させてしまう（例えば，抗てんかん薬，抗凝固薬で，有効血中濃度以下になってしまう）．

第二の臨床的に重要な現象は，第 1 相の反応が，しばしば比較的無害な物質を，より反応性が高く，それだけにより毒性の強い物質に変換することである．通常，第 1 相反応の生成物への増強した反応が第 2 相反応を促進し，解毒をより効果的にする．しかし，第 2 相反応が障害されるような状況下では（例えば，不十分な栄養状態によるグルタチオン欠乏），持続した第 1 相酵素活性は肝障害を増強させ得る．これは，グルタチオン非存在下で，多くの第 1 相反応の生成物が細胞構成成分と反応し傷害を起こすからである．このような損傷は肝細胞を直ちに殺してしまう．

したがって，ある共通の条件の複合効果は，薬物の毒性効果に対する感受性を個人によっては異常に高くすることになる．例えば，第 1 相活性の誘導（例えば，アルコール依存症による）が第 2 相活性の低下（栄養障害による低グルタチオンレベルによる）を伴った場合，活性中間物を抱合したり，解毒する能力が不十分なため，それらの物質の産生が増加し得る．この現象の古典的な例は，アセトアミノフェン中毒である．感受性の高い人はたった 2.5 g のアセトアミノフェンで著明な肝障害を来すが，健常者では 1 日に 10 g かそれ以上の解毒能力を持つ．表 14-6 に肝臓に形態的に特有な変化を来す一般的な薬物と化学物質を列挙する．

C. リポタンパクの動態と脂質異常症

肝臓の脂質代謝における役割は，家族性高コレステロール血症を引き起こす遺伝子欠損により例証される．このようなケースでは機能的な LDL 受容体の欠損は肝臓が血流から LDL コレステロールを除去でき

なくし，著明な血清コレステロールの上昇と動脈硬化と冠動脈疾患を引き起こす．正常 LDL 受容体アレルとのヘテロ接合体では，内因性コレステロール合成を阻害し LDL 受容体レベルを増加させる薬物で治療できる（例えば，HMG-CoA 還元酵素阻害薬）．しかし，ホモ接合体は正常な LDL 受容体がないので効果的な薬物治療がない．肝移植はホモ接合体の家族性高コレステロール血症の治療となる．なぜなら肝移植で正常な LDL 受容体を持つ遺伝子的に異なる肝臓を提供するからである．

後天的肝疾患では，胆管閉塞による胆汁へのコレステロール排泄阻害の結果，血清コレステロール値は上昇する．そして重度のアルコール性肝硬変では脂肪の吸収不良がコレステロール取り込みを阻害し，血清コレステロール値は低下する．

D. 肝臓の結合と貯蔵機能の変化

肝疾患は，さまざまな物質を蓄える肝臓の能力に影響する．その結果，肝疾患患者は葉酸やビタミン B_{12} など，ある物質の欠乏状態の高リスク者となる．これらのビタミンは DNA 合成に必要なので，欠乏は，肝疾患患者でよくみられる**大球性貧血 macrocytic anemia**（少ない赤血球量と核成熟異常を反映する大きな赤血球）をもたらす．

血漿タンパクの合成と分泌の減少

肝臓のタンパク合成と分泌の臨床的重要性は，これらのタンパクによって行われる広い範囲の機能に由来する．例えば，アルブミンは血漿浸透圧の重要な要素であり，肝疾患や低栄養の結果引き起こされる低アルブミン血症は，著明な浮腫の出現を呈する．肝臓が合成し分泌する他の重要なタンパクとしては凝固因子やホルモン結合タンパクがある．

防御とクリアランス機能の喪失

肝臓の重要な防御機能は消化管からの血液を濾過する機能であり，さまざまな物質が体循環に入る前に門脈血から除去される．

A. 細菌とエンドトキシンの除去

肝臓の Kupffer 細胞による細菌の除去は，腸管由来の細菌とそれらの産生するエンドトキシンが体循環に入らないようにする最後の防衛線である．門脈大循環シャントの結果としてのこの能力の喪失は，重篤な肝疾患患者では，なぜ感染が急速に全身に至り，その結果，敗血症やエンドトキシンの影響を受けるのかを説明する手助けとなるだろう．

B. アンモニア代謝の変化

肝臓のアンモニアを尿素に解毒する能力の障害は，意識状態の変容を呈する肝性脳症をもたらす．肝性脳症の病因にはいくつかの重複する機序が原因として示されているが，アンモニアは脳症に関与する最も特徴的な神経毒である．アンモニアは，主に小腸と大腸の腸細胞のグルタミナーゼによるグルタミンの脱アミノ化により産生されるが，同様に細菌による食事性タンパクや尿素などの窒素源の異化を介した尿素の加水分解でも産生される．正常な肝臓では，門脈を介して到達するほとんどすべてのアンモニアをグルタミンに変えて除去し，体循環にアンモニアが入ることを防いでいる．血流中のアンモニアの上昇は，肝機能障害の直接的な結果（急性肝細胞傷害または進行性の慢性疾患のいずれでも）と，そのクリアランス機序を迂回する肝血流のシャント（門脈大循環シャント）による．

血中アンモニアレベルの上昇とその結果として起こる意識状態の変調に関与する因子は次の通りである．1)タンパク摂取の増加（細菌による窒素源の異化を介した尿素の加水分解），2)消化管出血（アンモニアレベルの上昇と腸内細菌による血液タンパクの分解によって産生された他の窒素源となる物質），3)感染に対する全身の免疫反応（炎症性サイトカイン放出と内因性タンパクの異化の刺激，それに引き続くアンモニア産生の亢進）．したがって，タンパク摂取が除外できたなら，慢性肝疾患患者の脳症の発症は，急性消化管出血の可能性の調査や潜在的に重篤な感染症を探す必要がある．診断的な検査結果（例えば，ヘモグロビンとヘマトクリットの頻回な測定，血液・尿，腹水の細菌培養）を待つ間，治療は消化管からのアンモニアや他の有毒な物質の吸収を減らす目的で行う．患者が非吸収性の糖質であるラクツロース lactulose を投与されると，細菌による代謝により酸性の環境をつくり出す．アンモニアは NH_4^+ になると腸管内腔を通過できず，浸透圧性下痢を引き起こし排泄される．このようにして，毒素は門脈血中にさえ入るのを阻止され，患者の意識状態はしだいに改善する．ラクツロースは，さらに腸内細菌叢をアンモニア産生しにくいものに変化させる．抗生物質，特にリファキシミン rifaximin は肝性脳症の治療のためラクツロースと一緒に使われる．抗生物質は，腸内細菌叢の調整と腸管壁からの細菌転移（バクテリアルトランスロケーション）の予防を介して腸管でのアンモニア産生と吸収を減らすことで効果があると考えられている．

さらに，血中アンモニアと窒素を含有する他の物質の増加は，内因性のベンゾジアゼピン様の生成物の末梢受容体の発現を増加させ得る．

C. 肝疾患におけるホルモンクリアランスの変調

通常，肝臓は副腎皮質ホルモン結合グロブリンに結合していないわずかな副腎皮質ホルモンを取り除く．肝細胞による取り込みの際，これらのホルモンは酸化され，抱合され，胆汁に排泄され，そこで少量は腸肝循環される．著明な門脈大循環シャントを伴う肝疾患では，副腎皮質ホルモンのクリアランスが減少し，腸肝循環による抽出も障害され，アンドロゲンからエストロゲンへの酵素的な変換（末梢芳香化）が増加する．正味の作用は，血中のエストロゲンの増加で，次に肝細胞のタンパク合成の変化とシトクロム P450 酵素群の活性化を起こす．いくつかのタンパクは増加し，他のタンパク合成は減少する．シトクロム P450 酵素群の活性は，増加した血中エストロゲンを代謝の増加によって肝臓によって部分的に埋め合わせようとする試みである．したがって，男性肝疾患患者では，女性化とともに性腺と下垂体機能低下が起こる．

ナトリウムと水分バランス

肝疾患患者ではしばしば腎機能障害と，ナトリウム保持と水分排泄困難といった合併症を示す．正常の肝臓を移植された肝疾患患者の腎臓は正常に機能するので，腎組織は明白に影響を受けない．それよりも，肝疾患に関連した腎機能障害は機能的な問題で，それは肝疾患が血管内圧を変化させ，おそらく一酸化窒素（NO）の増加または肝臓か内皮から分泌されるいまだ十分に解明されていない因子の欠乏が引き起こすからである．いかなる恒常性維持機構が働いたとしても，体液分布が実際に不均等であるだけで，血管内容積は

表 14-7　肝疾患において腎のナトリウム貯留に影響する因子

血行動態
動脈性(体循環および臓器内の血管拡張)
腎血流の変化
門脈大循環シャント
低アルブミン血流

神経液性
腎エンドセリン産生増加
レニン-アンジオテンシン系の活性化
交感神経の活性化
末梢の一酸化炭素(NO)産生増加
肝におけるアンジオテンシノーゲン合成の消失
肝におけるレニンとアンジオテンシンのクリアランスの消失
カリクレイン-キニン系の変化

Longo DL et al, eds. *Harrison's Principles of Internal Medicine*, 18th ed. McGraw-Hill, 2012; and Boyer TD et al, eds. *Zakim and Boyer's Hepatology: A Textbook of Liver Disease*, 6th ed. WB Saunders, 2011 よりデータを引用.

不十分であると認識されてしまう．この容積が減少したと感じた状況を是正するように，塩分と水分を貯留する腎臓の制御機構が刺激を受けることになる．腎臓の塩分貯留機構に影響を与えるいくつかの要因を表14-7 にまとめた．重篤な肝疾患の患者は，これらの血行動態の変化に関連して腎不全の危険が生じる．

チェックポイント

17. 肝疾患において低血糖はどのような状況で生じるか.
18. 胆汁うっ滞によって起こる 3 つの臨床的な結果(症状)を挙げよ.
19. 慢性肝炎の患者における肝性脳症の進展に対して誘発因子として何を調べるか.
20. 肝疾患の結果として凝固異常はどのような機序で起こるか.
21. 男性の肝疾患患者における性腺機能低下症を説明せよ.

代表的な肝疾患の病態生理

急性肝炎

　急性肝炎は，肝細胞の壊死あるいはアポトーシス(プログラム細胞死)のいずれかの細胞死を引き起こす炎症の経過である．広い範囲の臨床的な物質が急性発症で広範囲の肝細胞傷害を引き起こす．世界的に，急性肝炎はいくつかの種類のウイルス感染によって最もよく引き起こされる．これらのウイルスはそれぞれの持つ抗原に対する血清学的な検査で判別できるが，すべては臨床的に類似の病態を引き起こす．他のより一般的ではない感染症も肝障害を引き起こす(表14-1)．急性肝炎はしばしば薬物(例えば，イソニアジド)や毒(例えば，エタノール)に対する曝露で引き起こされる．

臨床像

　急性肝炎の病期の重症度は，無症状で臨床的にはっきりしないものから劇症で潜在的に致死的なものにまで及ぶ．急性肝炎の臨床症状もまた多様である．患者によっては比較的無症状で，異常は検査データだけのことがある．しかし，他の患者では，食欲不振，倦怠感，体重減少，悪心，右季肋部痛，黄疸，発熱，脾腫，腹水など多岐にわたる症状と徴候を示すであろう．肝機能障害の範囲はまた非常に多様で，肝障害の重症度とおおむね比例している．胆汁うっ滞と肝細胞壊死の比較の程度はまた非常に多様である(図14-8)．

病因

A. ウイルス性肝炎

　急性肝炎は一般的に 5 つの主要なウイルスのうちのどれか 1 つによって引き起こされる．A 型肝炎(HAV)，B 型肝炎(HBV)，C 型肝炎(HCV)，D 型肝炎(HDV)，E 型肝炎(HEV)である．表14-8 で，これらのウイルスの重要な特徴の概要を示す．Epstein-Barr ウイルス(伝染性単核球症を起こす)，サイトメガロウイルス，水痘ウイルス，麻疹ウイルス，単純ヘルペスウイルス，風疹ウイルス，黄熱ウイルスなどの他のウイルスも，一般的ではないが，急性肝炎を起こし得る．最近発見された DNA ウイルスである SEN ウイルスも，他のウイルスが原因ではない輸血による急性肝炎と関連している可能性がある．小さな RNA ウイルスである HAV は肝細胞に対する直接的な殺傷効果と，感染した肝細胞に対する宿主の免疫反応を刺激することで肝障害を起こす．HAV は感染した人からの糞口感染で広がる．多くの症例は軽度であるが，A 型肝炎は時

に劇症肝不全と広範な肝細胞壊死を引き起こし，死をもたらす．重症度にかかわらず，回復する患者は，残存する肝障害の痕跡を残さず完全に回復し，再感染を防ぐ抗体を持つ．

HBV は DNA ウイルスで，性的接触，あるいは感染した血液か他の体液への接触で感染する．米国では成人の性的接触による感染が最も多いが，世界的には周産期もしくは小児の早い時期の感染が HBV 獲得の最も一般的な様式である．このウイルスは，感染した細胞を殺さない．むしろ，感染した肝細胞が，肝細胞表面のウイルス抗原を認識した免疫系の攻撃により選択的に殺傷される．B 型肝炎ウイルス感染のほとんどの症例では，無症状で軽度の肝炎を来す程度であるが，過剰な免疫反応を来す症例では急性肝炎，そして肝不全さえ起こす．成人で感染する少数の患者と出生時に感染する大多数の患者は，ウイルスを排除するには免疫反応が不十分なので慢性 B 型肝炎を起こす．感染率は HBV ワクチンを使用する時代になり激減したが，流行はいまだに多く，それは少なからず感染がよくみられる国からの感染者の移住が原因となる．米国における慢性 B 型肝炎の本当の感染者数は不明であるが，125 万人もの米国人が HBV に感染していると推定されており，海外で生まれた人のなかに感染者がより多い．加えて，米国では HBV による慢性肝炎の合併症で毎年 3,000〜5,000 人が死亡している．

HCV は RNA ウイルスで同様に血液と体液で感染し，HBV 感染と似たような形式の肝炎を呈するが，症例の多くの割合（60〜85％）では，慢性肝炎を引き起こす．急性肝炎は軽度もしくは中等度の肝障害を起こすが通常は無症状である．しかし慢性 C 型肝炎は，通常感染から数十年を経て，生命を脅かす肝硬変や肝細胞がん（HCC）を含む合併症を引き起こす．270 万〜390 万人もの米国人が HCV に感染し，多くは感染に気付かず，HCV による死亡率は上昇し，毎年 12,000 人と増えている．米国疾病予防管理センター（CDC）は 1945〜1965 年に生まれた患者が米国の HCV 感染の割合の約 4 分の 3 を占めると報告している．HCV による末期肝疾患は，米国では最も一般的な肝移植の適応となっている．

HDV はデルタウイルスとも呼ばれる欠損した RNA ウイルスで，感染のためには HBV の機能を必要とする．したがって，HBV に慢性感染している人は HDV

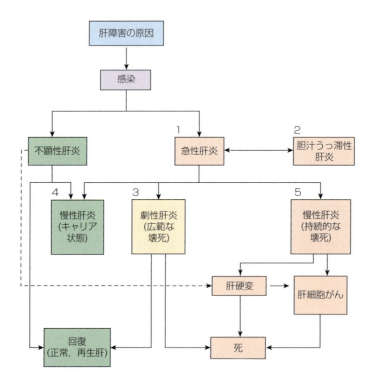

図 14-8 肝炎による臨床的な症候群．急性肝炎（1）は，時に肝内胆汁うっ滞（2）によって引き起こされる．劇症肝炎（3）は広範な壊死と高い死亡率と関連する．慢性ウイルス性肝炎は，肝細胞壊死を伴わない（4）または伴う（5）キャリア状態に至ることがある．慢性肝炎は，しばしば肝硬変に進展する持続的な壊死と関連する．（Chandrasoma P et al, eds. *Concise Pathology*, 3rd ed. より許可を得て転載．原著は Appleton & Lange から出版．Copyright © 1998 by The McGraw-Hill Companies, Inc.）

代表的な肝疾患の病態生理　427

表 14-8　ウイルス性肝炎の種類による特徴

	A 型肝炎	B 型肝炎	C 型肝炎	D 型肝炎	E 型肝炎
臨床所見					
発症	突発性	不顕性	不顕性	不顕性	突発性
潜伏					
範囲(日)	15～50	28～160	14～160	30～180	15～60
平均(日)	30	80	50		40
症　状					
関節痛, 発疹	まれ	一般的	まれ	まれ	一般的
発熱	まれ	まれ	まれ	一般的	一般的
悪心, 嘔吐	一般的	一般的	一般的	一般的	一般的
黄疸	小児ではまれ	A 型肝炎より少ない	まれ	一般的	一般的
生化学検査					
肝酵素上昇期間	短い	遷延	遷延	B 型と同じ	短い
ウイルスタイプ	RNA	DNA	RNA	RNA	RNA
科	ピコルナウイルス科	ヘパドナウイルス科	フラビウイルス科	デルタウイルス科	カリジウイルス科
血清検査					
抗原	Yes	Yes	No	No	Yes
抗体	Yes	Yes	Yes	Yes	Yes
転　帰					
急性期の重症度	軽	中等度	軽	重症かしやすい	妊婦で重症化
死亡率	低 (<0.5 %)	低 (<0.5 %)	低	高 (5 %)	中～高(一般の 0.2～1%, 妊婦の 15～20%)
慢性肝炎	No	Yes	Yes	Yes	ほぼ免疫不全患者のみ
がん化の関連	No	Yes	Yes	Yes	No
感染経路					
経口	＋	±	－	－	＋
経皮	まれ	＋	＋	＋	＋
性交	＋	＋	＋	＋	－
周産期	－	＋	＋	まれ	＋
ワクチン	Yes	Yes	No	No(HBV に対するワクチン接種)	No

Boyer TD et al, eds. *Zakim and Boyer's Hepatology: A Textbook of Liver Disease*, 6th ed. WB Saunders, 2011 よりデータを引用.

感染のリスクが高いが，HBV ワクチンを受けた人はリスクがない．HDV 感染は HBV と同時感染もしくは慢性 HBV 感染に重複感染として起こる．HDV 感染は肝炎をより重症にし，劇症肝炎の一部の症例，もしくは慢性肝炎を起こす症例の数パーセントにみられる．北米では，HDV 同時感染は薬物注射使用者や血友病患者などの高リスクグループで起こり，その高リスクグループの約9％は慢性 HBV 感染を有する．米国では，一般的な HBV 感染患者のうち HDV 感染患者がどれだけいるのか明らかではない．

HEV は未分類の RNA ウイルスで，HAV と同様に糞口経路で感染する．臨床的には，HAV に似て一般的に経過良好で限定された経過をとる．しかし妊婦においては，HEV 感染は急性肝不全を起こし得る．最新の研究では，妊婦ではない「突発性」の肝炎とされた多くの症例，薬剤性肝障害と推定された多くの症例，そして免疫不全の患者の慢性肝炎でも，HEV が不十分な診断をされていることがわかってきている．HEV は，一般的な臨床では HEV ウイルス量の検査が困難であり，臨床上認知度が低い．

B. 中毒性肝障害

薬剤性肝障害の多くのケースは急性肝炎を呈する．しかし，いくつかは，胆汁うっ滞か他の病態を呈する

（表14-6）．薬剤性肝炎の発生率は増加している．薬剤性肝障害の症例の 10％以下しか急性肝不全に進行しないが，アセトアミノフェンは現在米国や英国において急性肝不全の最も一般的な原因である．肝臓の中毒物質は，さらに肝毒性はほとんどの場合に予測できて容量依存性のもの（例えば，アセトアミノフェン）と，予測できない（特異体質）容量に関係のないものに分類される．薬剤性肝障害の成因はよくわかっていない．表14-9 と図14-9 に個人特有の薬剤性肝障害と容量依存性の薬剤性肝障害の機序についての推測を要約する．薬物特異体質の反応は，毒性を持つ中間代謝物を産生する薬物代謝のいずれかの経路に感受性の高い個人の遺伝的な体質によるものだろう．急性肝不全を引き起こす顕著な例は，米国から撤退した非ステロイド性抗炎症薬（NSAID）のブロムフェナク bromfenac とチアゾリジン系の糖尿病に対するインスリン抵抗性改善薬の硫酸トログリタゾン troglitazone sulfate である．ほかのチアゾリジン系のロシグリタゾン rosiglitazone（訳注：2019 年3月現在日本未承認薬である）やピオグリタゾン pioglitazone は同じ副作用を持たないようであるが，定期的なトランスアミナーゼ値の検査が推奨されている．HMB-CoA 還元酵素阻害薬（スタチン）は 3％以下の人に対してはトランスアミナーゼ値上昇に関連付けられているが，臨床的に急性

表14-9　特異的な薬物反応と影響を受ける細胞

反応型	細胞への影響	薬物例
肝細胞性	直接作用もしくは酵素-薬物付加物（アダクト）生成が細胞機能障害，膜機能障害，細胞障害性 T 細胞反応を惹起する．	イソニアジド，トラゾドン，ジクロフェナク，ネファゾドン，ベンラファキシン，ロサルタン
胆汁うっ滞	毛細胆管膜とトランスポーターを傷害．	クロルプロマジン，エストロゲン，エリスロマイシンとその誘導体
免疫アレルギー反応	細胞膜上の酵素-薬物付加物が IgE 反応を惹起する．	ハロタン，フェニトイン，スルファメトサゾール
肉芽腫形成	マクロファージ，リンパ球が肝小葉に浸潤する．	ジルチアゼム，サルファ薬，キニジン
小滴性脂肪沈着	ミトコンドリアの呼吸の変化で，酸化反応が乳酸アシドーシスと中性脂肪蓄積を惹起する．	ジタノシン，テトラサイクリン，アセチルサリチル酸，バルプロ酸
脂肪肝	多様な機序．	アミオダロン，タモキシフェン
自己免疫性	肝細胞膜成分に対する細胞傷害性リンパ球の反応．	ニトロフラントイン，メチルドーパ，ロバスタチン，ミノサイクリン
線維化	星細胞の活性化．	メトトレキサート，ビタミン A 過剰
血管虚脱	虚血性，低酸素性の傷害を惹起する．	ニコチン酸，コカイン，メチレンジオキシメタンフェタミン（MDMA）
腫瘍形成	腫瘍形成を引き起こす．	経口避妊薬，アンドロゲン
混合型	細胞質と毛細胆管傷害，胆管への直接傷害．	アモキシシリン，カルバマゼビン，ハーブ類，シクロスポリン，メチマゾール，トログリタゾン

Lee WM. Drug-induced hepatotoxicity. N Engl J Med. 2003;349:474 より許可を得て改変・転載.

代表的な肝疾患の病態生理　429

肝臓障害の6つの機序

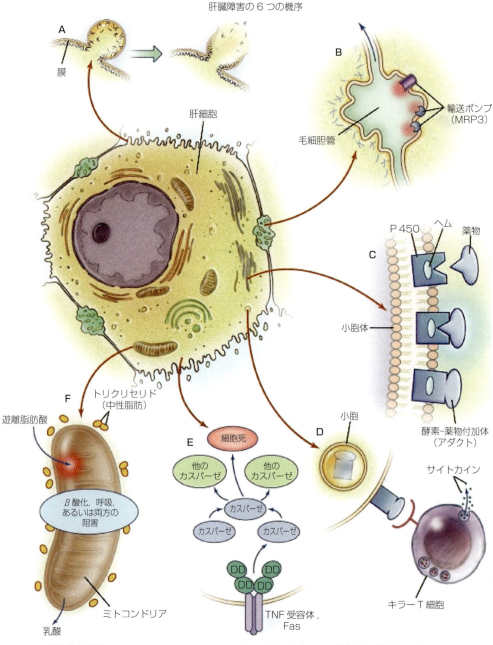

A. 細胞膜の破裂.
B. 毛細胆管の障害（輸送ポンプの崩壊）.
C. P450薬物共有結合（薬物アダクト）.
D. CTLやサイトカインの標的となる薬物アダクト.
E. TNF受容体やFasによるアポトーシス経路の活性化.
F. ミトコンドリア機能の阻害.

図14-9 薬剤性肝障害の可能性のある機序. 正常肝細胞は，(A)細胞内カルシウム恒常性を破綻させ，その結果肝細胞表面のアクチン原線維を破壊し，細胞膜のブレブ形成，破裂，溶解を引き起こす. (B)毛細胆管（胆汁排泄に関わる細胞の重要な部位）に接するアクチンフィラメントの破壊が，絨毛を失わせ，多剤耐性関連タンパク3（MRP3）などの輸送ポンプを阻害し，結果的にビリルビンや有機物の分泌を阻害する. (C)ヘム含有シトクロムP450薬物代謝酵素と共有結合し，その結果非機能性アダクト（付加物）を形成する. (D)これらの酵素-薬物アダクトが小胞によって細胞表面に移送されT細胞による攻撃の標的となり，それが細胞傷害性T細胞（CTL）やサイトカインによる免疫反応を刺激する. (E)TNF受容体やFas（DDはデスドメインをさす）によるアポートシス経路の活性化が，細胞内カスパーゼカスケードを活性化し，プログラム細胞死を引き起こす. (F)β酸化や呼吸鎖酵素の両方に作用することによりミトコンドリアの機能を阻害し，その結果，遊離脂肪酸代謝の機能不全，好気的呼吸の阻害，乳酸と活性酸素種の蓄積（それがミトコンドリアDNAを破壊する）. 胆汁中に排泄された有毒性代謝物も胆管上皮を傷害するかもしれない（図示なし）. CTL：細胞傷害性T細胞. （Lee WM. Drug-induced hepatotoxicity. N Engl J Med. 2003;349:474より許可を得て転載.）

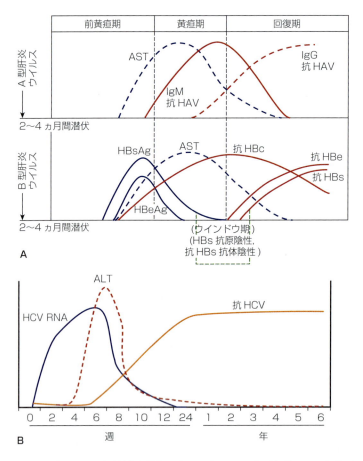

図 14-10 (A) A 型肝炎, B 型肝炎における血清抗体と抗原レベル. AST：アスパラギン酸アミノトランスフェラーゼ (肝細胞傷害と壊死のマーカー), IgM-抗 HAV：A 型肝炎初期に反応する抗体, IgG-抗 HAV：A 型肝炎感染後期に上昇する抗体, HBsAg：B 型肝炎ウイルス表面抗原でウイルス遺伝子複製が活発なことを示す. HBeAg：B 型肝炎エンベロープ抗原で感染性のマーカー. HBsAg と HBeAg に対する抗体はそれぞれに対する免疫反応を示す. （訳注：HBe 抗原は, HBs 抗原に先んじて上昇するが, ピークはほぼ同一時期である.）(Chandrasoma P et al, eds. Concise Pathology, 3rd ed. より許可を得て転載. 原著は Appleton & Lange から出版. Copyright © 1998 by The McGraw-Hill Companies, Inc.) (B) 急性期, 回復期の HCV 感染の経過. (ALT：アラニンアミノトランスフェラーゼ, HCV RNA：C 型肝炎ウイルス量, 抗 HCV：HCV 抗体.) (Hoofnagle JH. Course and outcome of hepatitis C. Hepatology. 2002 Nov;36 (5 Suppl 1):S21-9 より許可を得て転載.)

肝不全をもたらすことは非常にまれである.

急性肝炎の時間経過は非常に多様である. A 型肝炎では, 黄疸は典型的には曝露から 4〜8 週でみられるが, B 型肝炎では黄疸は曝露から通常 8〜20 週で起こる（図 14-10）. 薬剤と毒物による肝炎は, 曝露中もしくは曝露直後を問わず起こり, 傷害物質の中止で改善する. これは通常, 高感受性反応であっても容量依存性であっても同じである.

急性肝炎は, 典型的には 3〜6 ヵ月でもとに戻る. 6 ヵ月以上続く肝障害は任意に慢性肝炎と定義付けられ, そして毒物の継続曝露がない状態では免疫や他の機序が働いていると推測される.

発症機構

A. ウイルス性肝炎

急性肝炎の原因になるウイルスは最初に肝細胞に感染する. 潜伏期の間, 肝細胞の中での激しい増殖はウイルス構成要素の出現（最初に抗原, 後に抗体）を尿, 便, 体液に認められる. 肝細胞死と関連した免疫反応が続き, 肝機能検査の変化と肝疾患のさまざまな症状と徴候を示す.

1. **肝障害**——宿主の免疫反応は肝障害の病因を理解するのに重要だが, 完全には解明されていない役割を果たす. 例えば, B 型肝炎ではおそらくウイルスは直接的に細胞変性を起こさない. 実際, 肝機能が正常で病理学的変化を来さない無症候性

B型肝炎キャリアがいる．その代わり，宿主の細胞免疫反応が肝細胞傷害の原因に重要な役割を果たす．細胞性免疫が欠損した患者では，感染を除去するより HBV に慢性的に感染したままになる可能性が高い．HBV 関連肝障害の患者からの病理検体では壊死した肝細胞にリンパ球が隣り合っている．細胞傷害性 T 細胞が HBV 抗原（HBsAg）と HBV に感染した肝細胞の表面の宿主の抗原を認識し感作される．

2. **肝外症状**——免疫因子は急性ウイルス性肝炎の肝外症状にもまた重要であろう．例えば，HBV 感染では発熱，蕁麻疹，血管浮腫，関節痛などの血清病に類似した前駆症状が，免疫複合体による組織障害と関連があるようである．初期の前駆症状の間，循環している免疫複合体は高力価の HBsAg とわずかな抗 HBs 抗体で構成される．これらの循環している免疫複合体は血管壁に沈着し，補体のカスケードが活性化される．関節炎患者では，血清補体レベルは低下し，補体は血液中 HBsAg，抗 HBsAg，HB 抗体，免疫グロブリン Ig（G），IgM，IgA，そしてフィブリンを含む免疫複合体が検出される．

クリオグロブリン血症は慢性 C 型肝炎感染でよくみられる所見である．糖尿病はまた HCV 感染患者でしばしば起こり，HCV 感染の肝外症状として認識されている．HCV 感染における糖尿病の機序はよくわかっていないが，主にインスリン抵抗性を増すことと関係があると考えられている．インスリン抵抗性は HCV 治療のあとに改善するようである．

免疫因子は，急性肝炎後の慢性 HBs 抗原キャリア患者の臨床症状の成因と関連すると考えられている．例えば，ネフローゼ症候群を来した糸球体腎炎の患者では，組織病理学的検索で糸球体基底膜に HBs 抗原，免疫グロブリンと補体が沈着している．結節性多発動脈炎の患者では，類似の感染した中程度の発赤を認める．

そのほかのよりまれな肝外症状は，丘疹肢端皮膚や Guillan-Barré 症候群では B 型肝炎が，特発性血小板減少性紫斑病，扁平苔癬，Sjögren 症候群，リンパ増殖性疾患，膜性増殖性糸球体腎炎，晩発性皮膚ポルフィリン症では HCV が挙げられる．

B. アルコール性肝炎

エタノールは肝臓に対する直接的および間接的な毒性と同時に生体の多くの他の臓器に影響を及ぼす．その直接的な影響は，生体膜の流動性を増すことにより

もたらされ，それゆえ細胞機能を損なわせる．間接的な肝臓への影響は，部分的にはその代謝による．エタノールはまずアセトアルデヒド，そして酢酸と順に酸化され，還元性ニコチンアミドアデニンジヌクレオチド（NADH）とアデノシン三リン酸（ATP）産生を伴う．還元型の NADH と酸化型のニコチンアミドアデニンジヌクレオチド（NAD）の比の上昇の結果，脂肪酸酸化や糖新生の経路が抑制され，一方，脂肪酸合成が誘導される．エタノールは量的にも質的にもさまざまな臓器の遺伝子発現を変化させる．しかし肝臓では特に恒常性の障害や他の毒物に対する感受性が増す．これらおよび他の生化学的な機序が，アルコール依存症患者でよく観察される肝脂肪の蓄積や，空腹で肝臓のグリコーゲンが枯渇しているアルコール依存症患者で陥る低血糖症の傾向に寄与している．エタノール代謝はまたアセトアルデヒドを産生し，第一級アミノ基と反応し酵素を不活性化し，アセトアルデヒドを産生した肝細胞に直接的な毒性をもたらす．さらに，タンパクが修飾され，当初は自己として寛容であった免疫系を活性化する可能性がある．

急性肝炎を引き起こすエタノール摂取量については個人により相当な差異がある．これらの違いに関与している栄養的因子，遺伝的因子，そして他の因子はまだわかっていない．表14-10 にエタノールによる肝障害に関与する機序を列挙した．

病　理

通常の急性肝炎では，典型的な組織学的所見は，(1)巣状の肝細胞変性と壊死，細胞脱落，肝細胞の風船状腫大，好酸性変性（好酸性の細胞質と核濃縮を伴う縮小した細胞），(2)単核球細胞（小リンパ球，形質細胞，好酸球）が浸潤した門脈域の炎症，(3)目立った Kupffer 細胞と胆管，(4)胆汁栓を伴う胆汁うっ滞（胆汁の流れの停滞）である．特徴的には，正常の肝細胞の柵状構造は崩壊するが肝網工構造は保たれる．網工構造は再生する際の肝細胞の足場になる．

どのような成因による急性肝炎からの回復でも，組織では多くの細胞分裂像と多核細胞を伴う肝細胞の再生所見と正常の小葉構築のほぼ完全な修復が特徴的である．

急性肝炎のわずかな症例では（患者の 1〜5%），より重度な組織所見である**架橋性肝壊死 bridging hepatic necrosis**（亜急性壊死，亜広範壊死，融合性壊死ともいう）がある．架橋とは小葉と小葉の間に起こるといわれる．なぜなら肝細胞壊死は，隣接する肝細胞で起こり，広範な肝細胞の脱落，網工構造の崩壊をもたら

432　14．肝疾患

表 14-10　エタノールによる肝細胞傷害の機序

細胞膜の脂質成分の破壊が細胞膜の組成変化を惹起する
膜の流動性と透過性を増加させる
糖タンパクの膜への結合異常を来す
糖タンパクの分泌異常
大きなリガンドの結合と内在化の異常
異常ミトコンドリアの形成
小さなリガンドの輸送異常
膜結合酵素異常
脂質成分の変化が脂質過酸化を増加させる
異常な細胞膜上の抗原提示
環境毒素に対する肝細胞抵抗力の変化
外因性化学物質の代謝酵素誘導
外因性化学物質の代謝酵素を直接阻害
活性酸素種に対する防御機序の欠損
酸素に対する毒性が増大する
エタノールの酸化がアセトアルデヒドと毒性・反応性の中間体を形成する
肝からのタンパク輸送を阻害する
飢餓下の動物での肝のタンパク合成を修飾する
ピリドキシン，葉酸，コリン，亜鉛，ビタミンEといった酵素活性に重要な補因子の代謝を変化させる
肝細胞の酸化還元能を変化させる
低栄養を惹起する

Zakim D et al. Alcoholic liver disease. In: Zakim D et al, eds.
Hepatology: A Textbook of Liver Disease, 2nd ed. Saunders,
1990 より許可を得て転載.

すからである．凝縮した網工構造，炎症の残骸，そして再生している肝細胞などで構成される壊死区域（「架橋」）は，隣接する門脈と中心静脈域をつなぐか，小葉全体を含んで生じる．

まれに，広範肝壊死や劇症肝炎（患者の1％未満）では肝臓は小さくなって縮み，軟らかくなる（急性黄色肝萎縮）．組織検査はほとんどの小葉で広範な肝細胞壊死を示し，網工構造と門脈域（胆管と血管）の広範囲にわたる崩壊と濃縮が起こる．

アルコール性肝炎の病理は，ウイルス性肝炎の病理とはいろいろな意味で違う．アルコール性肝炎の特有の病理所見はMallory小体の蓄積と多形核白血球の浸潤がある．

臨床症状

A. ウイルス性肝炎

急性ウイルス性肝炎は通常3つの段階に分かれる．

1. **前駆症状**——前駆症状は通常3〜4日であるが，3つの症状と徴候がある．(1)非特異的な全身症状，気分不快，易疲労感，軽い発熱，(2)消化管症状と徴候：食欲不振，悪心，嘔吐，嗅覚や味覚の変化（コーヒーやタバコの味の消失）と右季肋部の不快感（肝腫大を反映），(3)肝外症状と徴候：頭痛，羞明，咳嗽，鼻風邪，筋肉痛，蕁麻疹，関節痛，関節炎（10〜15％のHBV患者），まれに血尿やタンパク尿．

2. **黄疸期**——黄疸期は典型的に1〜4週続く．全身症状は普通改善するが，軽度の体重減少が起こり得る．もし胆汁うっ滞が重度であれば瘙痒が起きる．腫大して軟らかくなった肝臓を反映する右季肋部痛は前駆症状から存在し，症状は継続する．脾腫は10〜20％の患者でみられる．

黄疸は眼球，皮膚および粘膜の黄染として観察される．黄疸は一般に血清ビリルビン値が2.5 mg/dL（41.75 μmol/L）以下では身体所見では認識されない．**直接型高ビリルビン血症 direct hyperbilirubinemia** は，血中の抱合型ビリルビンのレベルの上昇である．その出現は，肝細胞のビリルビン抱合能は損なわれていないが，肝内胆汁うっ滞の結果としての胆汁へのビリルビン排泄の障害や閉塞性肝外胆管疾患で肝細胞から排泄された抱合型ビリルビンがあふれ血流中に増えたことを示す．

便の色（薄くなる）と尿の色（濃くなる）の変化がしばしば臨床的に明らかな黄疸の前に起こる．これは胆汁の流れが途絶えた結果，便からのビリルビン代謝物の喪失が起こるからである．水溶性（抱合型）ビリルビン代謝物は尿中に排泄されるが，水溶性ではない代謝物は組織に蓄積し，黄疸を引き起こす．急性ウイルス性肝炎の多くの症例では肝障害の程度は一般に軽度であり，黄疸は起こらないことに注意が必要である．

出血斑は腸からのビタミンK吸収能の喪失（胆汁うっ滞によって引き起こされる）か凝固因子の合成障害による凝固異常を示唆する．まれに，活性化した凝固因子のクリアランス能の喪失が播種性血管内凝固症候群の引き金になる．ビタミンK注射製剤でプロトロンビン時間が補正され，ビタミンK経口製剤では補正されない凝固異常は胆汁うっ滞を示唆する．なぜなら腸管からのビタミンK取り込みは胆汁に依存す

るからである．もしビタミンK注射製剤と経口ビタミンK経口製剤のいずれによってもプロトロンビン時間が補正されない場合は，凝固因子ポリペプチドの合成障害(例えば，広範な肝細胞機能障害の結果)を疑うべきである．経口ビタミンK製剤だけでプロトロンビン時間が補正されれば凝固異常の成因とすることができ，肝疾患よりもむしろ栄養障害を示唆する．

主として肝細胞の中に存在するさまざまな酵素の血清レベルの検査は，肝細胞壊死の程度を示す．おそらく肝細胞の極性に関連すると思われるが明らかになっていない理由によって，ある種類の肝疾患では，いくつかの要素が不釣り合いに上昇する．したがって，ウイルス性肝炎でなくアルコール性肝炎では，ALTに比べてASTは不釣り合いに上昇する(AST/ALT比が2.0以上)．1つの仮説はアルコール依存症でのピリドキシン欠乏によるものである．同様に，胆汁うっ滞では，アルカリホスファターゼがASTやALTに比べ不釣り合いに上昇する．

抗原や抗体価の測定は急性肝炎のエピソードがウイルス感染によるものなのかを評価する便利な方法である．IgM抗体は抗原に曝露して早い段階で産生されるが(言い換えれば，発病後すぐに)，HAVやB型肝炎コア抗原(HBcAg)に対するIgM抗体の存在は急性肝炎のエピソードが対応するウイルス感染によるものだという確かな証拠となる．発病から数ヵ月たち

IgM抗体価は弱くなり，IgGクラスの抗体に置き換えられ，同じウイルス感染の再発に対する免疫力を示す．B型肝炎e抗原(HBeAg)は感染性の強さと関連する(表14-11)．しかし，より感度の高いウイルスDNA検査では，多くのHBeAg陰性患者の血液中にはウイルスDNAが少ないレベルで存在し，依然感染性を持つことを示している．

目立たないくらい，時には重篤な意識レベルの変化は劇症肝炎でみられる．肝性脳症は，一部には通常尿素回路で行われるアンモニアの解毒機能障害に関連していると考えられている．γ-アミノ酪酸(GABA)などの他の産物も代謝されない．アンモニアは神経毒であるが，中枢神経機能障害を起こす主要な物質なのか，GABA(や他の物質)の血中レベルの上昇が主要な抑制的神経伝達物質と共同して意識状態を生じているかは明確ではない．毒素の蓄積による肝性脳症の変化に加え，急性肝不全は，おそらく血液脳関門の変化による頭蓋内圧の上昇が引き起こす脳浮腫による脳症と関連する．

腎機能障害は劇症肝不全に合併する．患者は二次性の血管内容量減少により糸球体濾過率が低下し，高窒素血症を起こす．血管内容量減少状態は，経口摂取量減少，嘔吐，腹水産生によって引き起こされる．もし補正されなければ，この過程は急性尿細管壊死と急性腎障害を引き起こす．劇症肝不全による腎機能障害の

表14-11　B型肝炎の血清抗原抗体パターン

HBsAg	抗HBs	抗HBc	HBeAg	抗HBe	解 釈
+	−	IgM	+	−	急性B型肝炎，高感染性
+	−	IgG	+	−	慢性B型肝炎，高感染性
+	−	IgG	−	+	1. HBV感染急性期の後期，または慢性感染低感染性 2. HBe抗体陰性(「プレコア領域の変異」)B型肝炎(慢性，まれに急性)
+	+	+	+/−	+/−	1. ある種のサブタイプのHBs抗原とヘテロタイプの抗HBsの共存 2. HBs抗原から抗体へのセロコンバージョンの過程(まれ)
−	−	IgM	+/−	+/−	1. 急性HBV感染 2. 抗HBc抗体ウインドウ期(抗体が検出できるまでの期間)
−	−	IgG	−	+/−	1. 低ウイルス量HBVキャリア 2. 過去のHBV感染
−	+	IgG	−	+/−	HBV感染からの回復
−	+	−	−	−	1. HBsAgによる免疫(ワクチン接種後) 2. 過去の感染(?) 3. 偽陽性

Dienstag JL. Acute viral hepatitis. In: Longo DL et al, eds. *Harrison's Principles of Internal Medicine*, 18th ed. McGraw-Hill, 2012より許可を得て改変.

他の原因は毒物(例えば，アセトアミノフェンやベニテングダケ中毒)または肝腎症候群を含む．劇症肝不全における腎機能障害では，肝臓の尿素産生障害のため，血清クレアチニンは血中尿素窒素よりも正確な測定法である．劇症肝不全の他の合併症には，全身の血管拡張と低血圧による心血管障害，肺水腫，凝固異常，敗血症，低血圧などがある．

3. 回復期——回復期は全身症状の完全消失が特徴付けられるが，肝機能検査では持続した異常値をみる．症状と徴候はしだいに改善する．

チェックポイント

22. 急性肝炎における臨床的な症状の範囲を説明せよ．
23. どんなウイルスが急性肝炎を引き起こすか．
24. ウイルス性肝炎の肝外症状は何か．
25. ウイルス性肝炎の肝外症状の基礎は何か．

慢性肝炎

慢性肝炎は，重症度が変化する肝細胞壊死と炎症が6ヵ月以上持続する病態の種類である．それはウイルス感染，薬剤と毒物，遺伝性のもの，代謝性のもの，自己免疫性因子，または原因不明なもので起こり得

る．重症度は，検査所見異常だけの無症状で安定的な病状のものから，しだいに進行して肝硬変，肝不全そして死へつながるものまでさまざまである．臨床症状，検査結果，生検所見に基づいて，慢性肝炎は次について評価される．(1)炎症の範囲と強さ，(2)線維化の程度，(3)原因．これらは予後に密接な関係のある重要な点である．慢性肝炎の生検評価について単純化したスコアシステムを表 14-12 に示す．

臨床像

患者は，易疲労労感，気分不快，微熱，食欲不振，体重減少，間欠的な黄疸，軽度の肝脾腫を呈する．他の患者は，初期は無症状で，病気の進行とともに静脈瘤出血，凝固異常症，肝性脳症，黄疸，腹水などの肝硬変の合併症を呈する．慢性持続性肝炎とは対照的に，慢性活動性肝炎の一部の患者，特に先行する HBV 感染症が血清学的に陰性の症例では，皮疹，下痢，関節炎およびさまざまな免疫異常などの肝外症状を呈する(表 14-13)．

表 14-12　慢性肝炎の組織学的グレード分類と病期分類に関する 3 つの単純化システム

ISL(International Association for the Study of the Liver)分類	Batts-Ludwig	Metavir
グレード(活動性，炎症)		
最小限の慢性肝炎	グレード 1	A1
軽度の慢性肝炎	グレード 2	A1
中等度の慢性肝炎	グレード 3	A2
高度の慢性肝炎	グレード 4	A3
ステージ(線維化)		
軽度：門脈周囲線維化	ステージ 1	F1
中程度：門脈域	ステージ 2	F1
高度：架橋線維化(わずか)	ステージ 3	F2
高度：架橋線維化(多くの)	ステージ 3	F3
肝硬変	ステージ 4	F4

Goodman ZD. Grading and staging systems for inflammation and fibrosis in chronic liver diseases. J Hepatol. 2007;47 (4):598-607.

表 14-13　ウイルス性慢性肝炎の肝外症状

主に C 型肝炎
自己免疫性甲状腺疾患
糖尿病
自己免疫性血小板減少性紫斑病と溶血性貧血
Sjögren 症候群，唾液腺炎
関節炎，関節痛
本態性混合型クリオグロブリン血症
単クローン性ガンマグロブリン血症
B 細胞非 Hodgkin リンパ腫
膜性増殖性糸球体腎炎
晩発性皮膚ポリフィリン症
扁平苔癬
乾癬
白血球破砕性血管炎
主に B 型肝炎
血清病様症候群
結節性多発動脈炎
免疫複合体性糸球体腎炎

Boyer TD et al, eds. *Zakim and Boyer's Hepatology: A Textbook of Liver Disease*, 6th ed. WB Saunders, 2011; and Himoto T et al. Extrahepatic manifestations and autoantibodies in patients with hepatitis C virus infection. Clin Dev Immunol. 2012;2012:871401 よりデータを引用.

病　因

どのようなタイプの慢性肝炎も次のような原因で引き起こされる．さまざまな肝炎ウイルス感染（例えば，D型肝炎の重複感染によらないB型肝炎やC型肝炎），しばしば有症状の急性肝炎を引き起こすには不十分な量による多様な薬剤や毒物（例えば，エタノール，イソニアジド，アセトアミノフェン），遺伝疾患や代謝疾患（例えば，α_1-アンチトリプシン欠損症，Wilson病），または未知の原因による免疫機序による肝障害である．表14-1に慢性肝炎の既知の原因が要約してある．急性B型肝炎にかかった以外には健康な成人の5％以下がHBVに慢性的に感染しており，そのリスクは免疫不全状態や若年者で高くなる（HBe抗原陽性の母親から出生した新生児の90％から5歳未満の乳幼児の25％までの範囲）．慢性的に感染した患者のなかでは，約3分の2の患者で軽度の慢性肝炎を引き起こし，3分の1では高度の慢性肝炎を引き起こす（後述）．HDVの同時感染の症例では，HBV単独感染に比べて高い確率で慢性肝炎に発展する．またHDVの重複感染は急性肝不全の高い発生率と関連している．最後に，60～85％の急性C型肝炎患者は慢性肝炎に発展し，その確率は年齢，感染様式，同時感染には有意に影響されない．

発症機構

慢性肝炎の多くの症例では，ある種のウイルスの持続感染や特定の薬剤・有害物質の長期の曝露の結果，免疫による肝臓への攻撃が起こると考えられている（表14-14）．免疫が関連しているという事実は，肝生検で炎症（リンパ球の浸潤）が肝臓の構造の特定の部位にみられる（例えば，門脈域対小葉）からである．さらに，慢性肝炎の患者では，高率にさまざまな自己免疫異常が生じる（表14-13）．

A. 慢性ウイルス性肝炎

ウイルス性肝炎は，米国での慢性肝炎の最も一般的な原因である．成人のHBV感染のおよそ5％，C型肝炎ウイルス感染の60～85％で，免疫反応がウイルスを排除するのに不十分なために，持続感染をもたらしている．感染者はそれぞれ慢性キャリアとなり，間欠的にウイルスを産生し，他人に対する感染性を持つ．生化学的には，これらの患者はウイルスDNAが患者自身のゲノムに組み込まれ，正常なウイルスの産生の有無に関係なく，ある種の異常なウイルスタンパクを産生する．肝細胞上へのウイルス抗原の発現はHLAクラスI拘束性と関係し，したがってリンパ球による細胞傷害を引き出し，肝炎をもたらす．慢性肝炎の重症度はウイルス複製の活動度と宿主の免疫系の反応に大きく依存する．

慢性B型肝炎ウイルス感染は，患者が肝細胞がん（HCC）にかかりやすくする．HBV感染の環境下では，HCCの大部分の症例が肝硬変の存在下に起こるが，10～30％の症例では肝硬変や進行した線維化なしで起こる．HBV感染が発がんの過程においてイニシエーターなのか，単にプロモーターなのかは依然不明である．C型肝炎感染においては，もっぱら肝硬変の環境でのみ発生する．

B. アルコール性慢性肝炎

いくつかの毒物や毒素による慢性肝炎は，肝臓への免疫攻撃を起こす潜在的な遺伝的体質の引き金になる．アルコール性肝炎では，急性肝障害が繰り返されることによって結果的に壊死や線維化や再生を繰り返し，最終的に肝硬変がもたらされる（図14-11）．肝疾患の他の形式と同様，肝硬変に進展する前の症状の程度にはかなりの違いがある．

C. 非アルコール性脂肪肝疾患

米国では肥満の増加により，メタボリックシンドロームに関連した慢性肝疾患の一形態である非アルコール性脂肪性肝疾患（NAFLD）の罹患の著明な増加がある．NAFLDは，二次性の肝脂肪の蓄積を起こす他の原因（例えば，大量アルコール摂取）がなく，炎症や線維化の有無にはよらず脂肪肝の存在と関連している．NAFLDは肝疾患の重症度の範囲を表す包括的用

表14-14　慢性肝炎の原因となり得る薬剤

薬　剤	用　途
アセトアミノフェン	鎮痛
アミオダロン	抗不整脈
アスピリン	鎮痛
エタノール	乱用
イソニアジド	抗結核療法
メチルドーパ	降圧
ニトロフラントイン	抗生物質
プロピルチオウラシル	甲状腺治療薬
スルホンアミド	抗生物質

Bass NM et al. Drug-induced liver disease. In: Zakim D et al, eds. Hepatology: *A Textbook of Liver Disease*, 2nd ed. Saunders, 1990. を許可を得て改変.

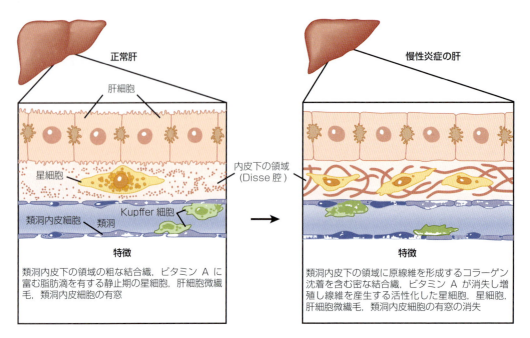

図 14-11 線維化過程における肝臓の内皮下の変化．Disse 腔における細胞と細胞外基質の変化が肝線維化の最も重要な変化である．星細胞の増殖とマトリックス産生で特徴付けられる星細胞活性化により正常な粗の基質（マトリックス）から密なマトリックスへの変化が起こる．これらの変化は，慢性肝障害において特徴的な類洞内皮細胞の有窓（小孔）の減少，肝細胞の微繊毛の消失の基礎となる．(Bissell DM. The cellular basis of hepatic fibrosis. N Engl J Med. 1993;328:1828 より許可を得て転載．)

語で，脂肪の蓄積が最小である非アルコール性脂肪肝（NAFL）から，活動性の炎症が線維化と肝硬変に進展する危険性を有する非アルコール性脂肪肝炎（NASH）までの範囲にわたる．生検では，NASH に関連した炎症所見は，組織学的にはアルコール性肝炎のものと区別できない．

NAFLD は，世界中で増加しており，西側先進国では最も一般的な肝疾患である．米国では NAFLD の推定罹患率は 10〜46％の範囲にあり，NASH の推定罹患率は 3〜5％で，年齢，性別，人種に左右される．NAFLD は肥満，脂質異常症，インスリン抵抗性，2 型糖尿病などの代謝的危険因子と強い相関があり，NAFLD の発生率の上昇は世界における肥満の発生率の上昇と平行している．

NAFLD の発症機構ははっきり解明されていないが，最も広く受け入れられている仮説は，インスリン抵抗性が脂肪肝や脂肪肝炎に導く鍵となる機序であることを示している．さらなる酸化的傷害によってもまた発症が起こる．一般的に，単純な脂肪肝の患者は組織学的な進行リスクが低い．しかし NASH の患者は肝硬変や末期肝疾患に進行し得るし，HCC のリスクが高い．NAFL と NASH の患者の長期間の研究では，これらの患者は総死亡率を上昇し，これらの患者の最

も一般的な死因は心血管疾患である．さらに NASH（NAFL ではない）では肝関連死亡率が上昇している．NAFLD の管理は危険因子の修正と代謝性の併存疾患の治療が中心になる．ビタミン E は NASH と診断された非糖尿病の成人の一群に対して肝組織所見を改善させることが証明された唯一の物質である．

D．特発性慢性肝炎

いくらかの患者では，先攻するウイルス性肝炎や毒物への曝露の証拠がない慢性肝炎を引き起こす（図 14-12）．これらの患者では，典型的には免疫調節に障害が起こり，高グロブリン血症と自己抗体が明らかになる．これらの患者の 75％は女性で，多くは他の自己免疫疾患を持っている．ほとんどの自己免疫性肝炎の患者は，副腎皮質ステロイド（コルチコステロイド）の全身投与で肝生検所見の組織的な改善を示す．しかし，治療反応は変化し得る．原発性胆汁性肝硬変と自己免疫性胆管炎は自己免疫性肝疾患の胆汁うっ滞の形式を呈する．

病　理

慢性肝炎のすべての形態は共通した組織病理所見を有する．(1)肝門脈域に単球，特にリンパ球と形質細

代表的な肝疾患の病態生理 437

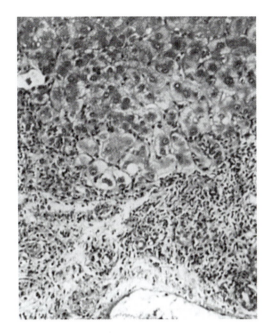

図 14-12　慢性肝炎の病理像．著明なリンパ球浸潤と門脈域の線維化を認める．リンパ球は限界板を越えて小葉内に浸潤する．小葉の辺縁では断片壊死 piecemeal necrosis と呼ばれる肝細胞の壊死が進行している．(Chandrasoma P et al. eds. *Concise Pathology*, 3rd ed. を許可を得て改変．原著は Appleton & Lange から出版．Copyright © 1998 by The McGraw-Hill Companies, Inc.)

胞の炎症浸潤を呈する．(2)肝実質または門脈域に接する部位の肝細胞壊死(門脈周囲性壊死，または「断片壊死 piecemeal necrosis」)である．

　軽度の慢性肝炎では，総体的な肝臓の構造は保たれる．組織学的に，肝臓は特徴的なリンパ球と形質細胞の浸潤が門脈三つ組に限局し，限界板を越えず，活動性の肝細胞壊死の所見は認めない．線維化はわずかしか認めず，あるとしても門脈域に限られて，肝硬変の徴候はない．肝細胞の「敷石状」配列は肝細胞の再生を示す．

　慢性肝炎がより重度の症例では，門脈域は拡大し，リンパ球，組織球，形質細胞が密集して浸潤する．門脈三つ組周囲の限界板破壊を伴う小葉辺縁の肝細胞壊死が観察される(断片壊死，図 14-12)．より重度の症例ではまた，門脈三つ組の間の壊死と線維化がみられる．門脈域-門脈域間，門脈域-中心静脈域間をつなぐ肝瘢痕組織の帯域と炎症細胞による正常肝の構造破壊が起こる(架橋性壊死)．これらの結合織による架橋は，肝構造の再構築の形跡で，肝硬変へ進展する重要な経過である．線維化は，門脈域から小葉内に広がり，線維で肝細胞集団が群状に分断され，胆管は取り囲まれる．細胞分裂像，多核肝細胞，ロゼット形成，再生性の偽小葉などの肝細胞の再生所見がみられる．肝硬変への進展は，広範囲にわたる線維化，ゾーン構築の消失，そして再生結節が予徴となる．

臨床像

　一部の軽度の慢性肝炎患者では，完全に無症状で，定期的な血液検査の経過でのみで確認できる．他の患者は，すなわち食欲不振，気分不快，倦怠感などの非特異的な症状や右季肋部不快感や右季肋部痛などの肝臓症状などの潜在性の徴候を持つ．慢性肝炎における倦怠感は，内因性のオピオイド性の神経伝達の変化によってもたらされた視床下部-副腎神経内分泌系の変化と関連していると思われる．黄疸はもし存在するとしても軽度である．軽度の軟らかい肝腫大と脾腫を呈する．手掌紅斑やクモ状血管腫が重症例でみられる．他の肝外症状はまれである．肝硬変と門脈圧亢進症の徴候(例えば，腹水，副側路血管，肝性脳症)はない．検査所見では，血清トランスアミナーゼ，ビリルビン，グロブリン値の上昇を示す．血清アルブミンとプロトロンビン時間は肝疾患の進展後期まで正常である．

　慢性肝炎の臨床症状は，重篤な疾患の発症過程における，おそらく全身性の遺伝的にコントロールされた免疫異常の役割を反映する．痤瘡，男性型多毛症，無月経は慢性肝疾患のホルモン効果の反映として起こる．重度の慢性肝炎患者の検査結果は，さまざまな程度でいつも異常値を示す．しかし，これらの異常値は臨床的な重症度と比例しない．したがって，肝生検の所見が重度の慢性肝炎を認めた同じときに，血清ビリルビン，アルカリホスファターゼ，グロブリン値は正常でトランスアミナーゼ値は軽度上昇する．しかし，通常，プロトロンビン時間の延長は重症であることを反映する．

　慢性肝炎の自然経過と治療はその成因に依存して変化する．重症の慢性肝炎の合併症は肝硬変への進行によるものである(静脈瘤出血，脳症，凝固障害，脾腫，腹水)．これらは肝細胞の予備力の低下よりむしろ，主として門脈大循環シャントによるものである(後述参照)．

チェックポイント

26. 肝生検による組織所見に基づいた慢性肝炎の区分は何か．
27. 慢性肝炎の原因は何か．
28. 慢性肝炎の帰結の結果は何か．

肝硬変

臨床像

　肝硬変は，肝障害，線維化，結節性の再生が特徴的な正常な肝構築の不可逆性のゆがみである．

　肝硬変の臨床症状は，進行性の肝細胞機能障害と門脈圧亢進の両方の結果である(図14-13)．他の肝疾患の症状と同様に，肝硬変のすべての患者が生命が脅かされる合併症を起こすわけではない．実に，肝硬変患者の40%近くは，末期肝疾患の明らかな徴候を呈さなかった患者の剖検で診断されている．

病因

　肝硬変の成因は，表14-1にまとめられている．初期の障害は，種々の要因によって引き起こされる．重要な特色は，急性でも自己限定的でもなく，慢性で進行性である点である．米国では，アルコール乱用が肝硬変の最も一般的な原因である．他の国では，感染性物質(特にHBVとHCV)が最も一般的な原因である．ほかには，慢性胆管閉塞，薬剤，代謝異常，慢性心不全，そして原発性(自己免疫性)胆汁性肝硬変がある．

発症機構

　コラーゲン合成，他の結合組織，または細胞外マトリックスの基底膜成分の増加と変化が肝線維化の進展，その結果としての肝硬変の発症機構に関連している．細胞機能における細胞外マトリックスの役割は，重要な研究領域であり，接している細胞の活性を変化させることが関与していると研究結果が示唆している．したがって，線維化は肝臓の血流の力学に影響を与えるだけでなく，細胞機能そのものに影響を与える．

　肝線維化は，(1)炎症とそれに続く免疫反応に次いで，(2)創傷治癒の過程として，(3)線維化を引き起こす物質に反応して，の3つの状況によって起こる．HBVと住血吸虫は免疫反応を引き起こして肝線維化を引き起こすよい例である．肝細胞を直接攻撃して殺す四塩化炭素などの物質は，創傷治癒の一部として線維化を引き起こす．免疫反応や創傷治癒の両方において，線維化は浸潤した炎症細胞から放出されたサイトカインの効果の結果として間接的に引き起こされる．

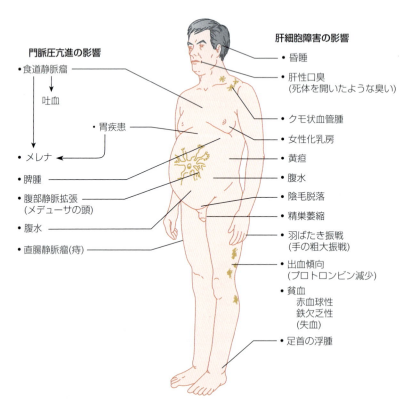

図14-13　肝硬変の臨床症状．(Chandrasoma P et al, eds. *Concise Pathology*, 3rd ed. より許可を得て転載．原著はAppleton & Langeから出版．Copyright © 1998 by The McGraw-Hill Companies, Inc.)

代表的な肝疾患の病態生理

最後に，エタノールや鉄などは，直接コラーゲンの遺伝子発現を増加させ，細胞に分泌される結合組織の量を増やす．

これらの線維化の増加のすべてのメカニズムの実際の原因は，肝臓細網内皮系の脂肪貯蔵細胞（星細胞）である．サイトカインに反応し，ビタミンAを貯蔵している静止期の星細胞から，ビタミンAの貯蔵能を失い細胞外マトリックスを活発に産生する筋線維芽細胞へ分化する．星細胞に加えて，線維産生細胞が門脈域の線維芽細胞，循環している線維細胞 fibrocyte，骨髄細胞，細胞の上皮間葉転移から誘導される．肝線維化は2つの段階で起こるようである（図14-14）．最初の段階は，交差架橋のない原線維を形成しないコラーゲンから密度が高く架橋を形成するコラーゲンへ の細胞外マトリックスの構成変化で特徴付けられる．この段階では，傷害はまだ可逆性である．第二の段階は，内皮細胞下のコラーゲン交差架橋の形成，筋上皮細胞の増殖，再生結節の出現を伴う肝構築のゆがみを伴う．肝硬変は動的のままであり，たとえ進行期であってもある介入が瘢痕組織の消退や臨床的結末を改善するような利益をもたらす可能性がある．

アルコールが慢性肝疾患と肝硬変を起こす様式はまだよく理解されていない．しかし慢性的なアルコール乱用は，タンパク合成や分泌の障害，ミトコンドリア傷害，脂質過酸化，アセトアルデヒドと細胞タンパクや膜タンパクとの付加体（アダクト）形成，細胞の低酸素，細胞性免疫と液性免疫両方の細胞傷害に関連している．細胞傷害をもたらすこれらの因子それぞれの相

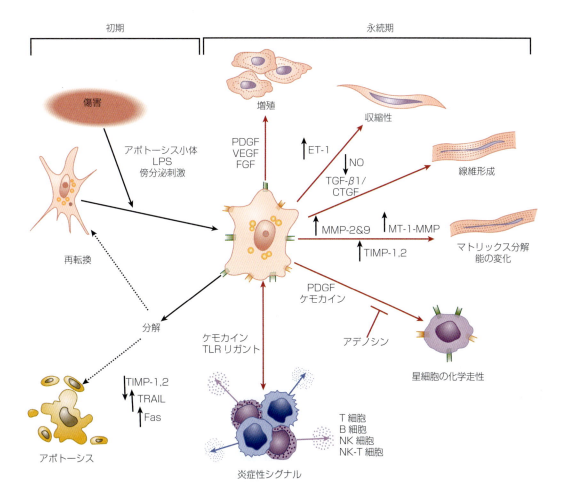

図14-14 肝星細胞の活性化．星細胞の活性化の特徴は，活性化の開始とその永続化に区別される．活性化の開始は，活性酸素ストレス（活性酸素種），アポトーシス小体，LPSなどの液性刺激，肝マクロファージ（Kupffer細胞），類洞内皮細胞，肝細胞などの隣接する細胞などからの傍分泌刺激によって起こる．活性化の永続化は増殖，収縮，コラーゲンなどの線維産生，マトリックスの分解，化学走性，炎症シグナルなどのさまざまな星細胞の形質変化で特徴付けられる．（FGF：線維芽細胞増殖因子，ET-1：エンドセリン1，NK：ナチュラルキラー，NO：一酸化窒素，MT：膜型．）(Friedman SL. Molecular regulation of hepatic fibrosis, an integrated cellular response to tissue injury. J Biol Chem. 2000 Jan 28;275 (4):2247-50 より許可を得て改変．)

対的な重要性は不明である．遺伝的，栄養，環境因子(他の肝毒素に対する連続性の曝露)は，またアルコール依存症の慢性肝障害の進展に影響される．最後に，正常肝を持つ人が完全に回復するような急性肝障害(例えば，アルコールまたは他の毒物)が，背景に肝硬変があるような患者では不可逆性の代償不全を来す(例えば，肝腎症候群)．

病 理

肝臓は大きかったり小さかったりする．しかし，肝臓は通常堅固でしばしば結節性の硬さを持つ．線維化の程度のステージングには，血清バイオマーカーや肝硬度を測定する画像診断技術(肝硬度計)など，いくつかの非侵襲性の方法があるが，これらの方法は重度(F3)もしくは最小(F1)の線維化では正確であるが，その間の中間段階では正確ではない．肝生検は著明な肝線維化(F2以上)と肝硬変(F4)を正確に診断できる唯一の方法である．組織学的に，肝硬変のすべての形態は，(1)肝構築の著明なゆがみ，(2)線維組織とコラーゲンの沈着増加の結果としての瘢痕，(3)瘢痕組織に囲まれた再生結節，の3つの所見で特徴付けられる．結節が小さく(3 mm未満)大きさが一定のものの場合，その経過は**小結節性肝硬変 micronodular cirrhosis** と呼ばれる．**大結節性肝硬変 macronodular cirrhosis** では，結節が3 mm以上で大きさが不定である．アルコール性肝硬変では，通常小結節性であるが，大結節性または小結節と大結節の両方の場合もある．瘢痕は中心静脈域で最も重度，または結合組織の密度の濃い組織帯は門脈域と中心静脈域を結合する．

より特徴的な組織病理学的な所見は，肝硬変の原因を確証することの助けとなる．例えば，肉芽腫によって胆管の浸潤と破壊は原発性(自己免疫性)胆汁性肝硬変を，肝細胞と胆管への広範な鉄沈着はヘモクロマトーシスを，そしてアルコール硝子体(マロリー体)と多形核白血球の浸潤はアルコール性肝硬変を疑う．

臨床像

肝硬変における進行性の肝細胞機能異常の臨床像は，急性肝炎や慢性肝炎の症状と似ていて，倦怠感，活気の喪失，体重減少などの全身の症状と徴候，消化管症状と徴候としての悪心，嘔吐，黄疸，軟らかい肝腫大，そして肝外症状としての手掌紅斑，クモ状血管腫，筋萎縮，耳下腺や涙腺の腫脹，女性化乳房，男性の精巣萎縮，女性の月経不順，そして凝固異常を来す．

門脈圧亢進による臨床像としては，腹水，門脈大循

表14-15 肝硬変の徴候

門脈大循環シャントを伴う門脈圧亢進によるもの
腹水と特発性細菌性腹膜炎のリスク増大
敗血症のリスク増大
播種性血管内凝固症候群のリスク増大
血小板減少を伴う脾腫
肝性脳症
静脈瘤
薬物過敏
脂肪と脂溶性ビタミン吸収障害を伴う胆汁酸欠乏
高エストロゲン血症
高血糖
肝細胞数減少によるもの
低血糖
凝固因子合成欠乏による凝固異常
低アルブミン血症による四肢浮腫
肝性脳症
他の合併症
肝腎症候群
肝細胞がん
肝肺症候群

環シャント，肝性脳症，脾腫，食道・胃静脈瘤とそれによる間欠的な出血がある(表14-15)．

A. 門脈圧亢進症

門脈圧亢進症は，門脈圧が5 mmHg以上のものと定義される．門脈圧亢進症は肝内血管抵抗の上昇によって起こる．慢性肝炎は，正常肝でみられる低圧血流の生理的な特徴が失われている．類洞内の血圧の上昇が逆行性に門脈に伝わる．門脈は逆流防止弁がないので，この上昇した圧が，他の血管床に伝わり，脾腫や門脈大循環シャント，後述する多くの肝硬変の合併症をもたらす．

B. 腹水

腹水は，腹腔内に過剰な液体が存在することを示す．腹水を有する患者は，腹囲の増加，波動，肝浮球感，濁音界移動などの身体所見を呈する．腹水は肝疾患以外の状態，タンパク-カロリー低栄養(アルブミン低下による)やがん(リンパ管閉塞)などで起こり得る．肝疾患患者では，腹水は門脈圧亢進によるもので，血

清と腹水のアルブミン濃度勾配(SAAG)が 1.1 g/dL (11 g/L)かそれ以上の存在で確定診断となる．SAAG の計算は同日の血清と腹水(腹水穿刺によって)のアルブミン濃度を測定し，血清値から腹水値を引く．腹水は代償性肝硬変患者の10年にわたる経過観察で，約50％に腹水が出現し，それは高い罹患率と死亡率との関連を示す．

　腹水を伴う肝疾患が臨床的な広い範囲で存在すると認識するのは有用である．一端は完全に代償性の腹水を伴わない門脈圧亢進で，産生される腹水量が腹膜リンパ管からドレナージできる約800〜1,200 mL/日を超えないからである．その一方で典型的には致死的な肝腎症候群は，大量の腹水を有する肝疾患患者に急速進行性の急性腎不全を来してしまう．肝腎症候群は著しく不適当な腎臓の血管収縮により促進されるようであり，真の水分量は減らずに腎前性の高窒素血症とナトリウム保持を来すことが特徴的である(16章参照)．それでもなお，肝疾患患者における臨床的に明らかな腹水の存在は，長期生存率の低さと関連がある．何年もの間，腹水産生を説明するさまざまな機序が提案されている．病態生理の仮説1つだけでは，門脈圧亢進の自然経過のなかで，どの症状，どの点においてもすべての所見を簡単には説明することはできない．門脈圧亢進と不適当な腎性のナトリウム保持がすべての仮説の重要な要素である．腹水の最終的な結末は，過剰な腹水貯留がリンパ管でドレナージできる量を超えてしまい，その結果静水圧が上昇する．リンパ管からしずくを垂らすように液体が可視できるようになり，腹腔内で腹水として貯留する．

　血管内充填不足 underfilling 仮説と臓器内血管拡張 vasodilatation 仮説では，腹水産生は最初に有効な循環血液量の減少によりレニン-アンジオテンシン系が活性化を起こし，その結果腎臓のナトリウム保持を引き起こすと提唱している．古典的な血管内充填不足仮説は，上昇した肝類洞内圧が臓器内静脈床への血液の滞留が起こると仮定している．これで中心静脈の血管内充填不足と血管内血漿成分の肝リンパへの移行が起こり，肝リンパは Disse 腔へ流出する．末梢動脈の拡張と臓器内血管拡張仮説は，門脈大循環シャントとともに，通常肝臓内で除去される血管拡張物質［例えば，一酸化窒素(NO)］がその代わりに体循環に入り，動脈血管，特に臓器内動脈血管床を拡張させる．結果として起こる動脈血管抵抗の減弱(図14-15)は，中心静脈の充填圧の低下，腎動脈血流の減少，反応性の腎

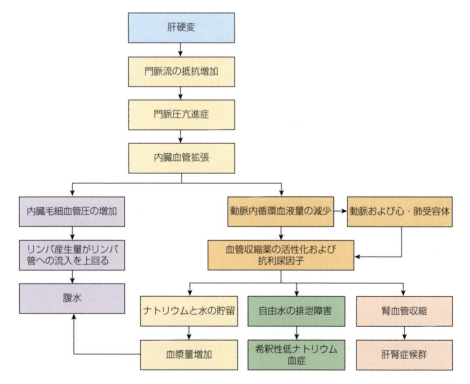

図14-15 内臓血管拡張仮説による肝硬変における腹水産生機序．この仮説は，血管内充填不足理論と血管拡張理論の要素を組み入れている．(Gines P et al. Management of cirrhosis and ascites. N Engl J Med. 2004;350:1646 より許可を得て転載．)

動脈血管収縮，そして腎尿細管のナトリウム吸収と関連がある．ナトリウム保持は血管内容量の増大を起こし，それが門脈圧亢進を悪化させる．門脈の静水圧と浸透圧の不均衡は腹水産生をもたらす．臓器内血管拡張仮説は腹水産生の多くの所見を説明するが，腹水を有する患者の門脈の減圧の手段としての経頸静脈的肝内門脈大循環シャント(TIPS)は反論を与える．その処置の結果，末梢動脈拡張は増悪するようで(おそらくNOなどの通常肝臓内で除去される血管拡張物質のシャントの結果)，それでもなお腹水は一般的に劇的に減少する．

溢水仮説を支持する事実として，腹水産生初期の事象が不適切な腎臓のナトリウム保持であることが提唱されている．この観点からは，腹水は血管内容量が増えた門脈から腹腔への血漿の溢水の結果である．しかし何が不適切な腎臓のナトリウム保持を引き起こすのかは不明である．1つの可能性としては，肝臓から腎臓への類洞圧を上昇させる血液の逆流が，交感神経の刺激とエンドセリン1の分泌を亢進させる．これらのどちらの経路も，腎血管収縮，糸球体濾過率の低下，そして尿細管糸球体フィードバック(16章参照)，ナトリウム保持を引き起こす．エンドセリン1は腎血管収縮物質でアドレナリン(エピネフリン)分泌の刺激物であり，アドレナリンはより多くのエンドセリン1の分泌を刺激する．その代わり，病気になった肝臓から産生される未特定の物質が，心房性ナトリウム利尿ペプチド(ANP)の腎臓への効果を阻害，または他のやり方として不適切な腎臓のナトリウム保持に関わると思われる．溢水仮説の支持者は，肝硬変患者の多くは腹水もなくレニン-アンジオテンシン活性にも測定可能な増加がないにもかかわらず，ナトリウム制御の障害があると指摘している．しかし，これらの患者の腎臓のナトリウム保持がアンジオテンシン受容体アンタゴニスト(拮抗薬)で回復すると研究は示している．

おそらく複数の機序が，さまざまな臨床的状態での腹水の貯留・永続化・増悪または改善に寄与しているということである．初期の事象にかかわらず，図14-15に記載されている機序のすべてではないにしても，その多くが腹水産生に関与する可能性が高い．

C. 肝腎症候群

肝腎症候群は，進行肝障害患者の全身および臓器動脈血管拡張の結果，腎臓の血管収縮が起こることでもたらされる，他とは違う腎障害の形態をさす．肝腎障害の発病率は，非代償性肝疾患の患者の診断後1年で18％，5年で40％である．この疾患は一般的に肝硬変と腹水を有する患者に生じ，血清クレアチニンの進行性の上昇(1.5 mg/dL以上)と利尿薬の中止とアルブミンの補充による循環血液量の拡張後48時間でも改善を認めず，ショック，腎障害性の物質摂取，潜在的な腎実質障害がないことが特徴的である．尿では極端に低いナトリウム量(10 nmol/L未満)が顕著であり，尿円柱が陰性で，腎前性高窒素尿症に類似した所見を呈する．すでに中心静脈圧が測定できた場合，患者は血管内容量の減少がなく，この病態は生理食塩水による輸液に反応しない．肝腎症候群における腎障害は，病理学的には腎臓に何の異常も認めないため機能的な問題と考えられる．さらに，肝腎症候群で死亡した患者から腎臓を移植された場合，肝疾患のないレシピエントで腎臓はよく機能する．肝腎症候群の診断基準が確立されて最近改定されたが，診断および肝硬変患者が急性腎障害を来す他の原因を鑑別することは難題である．肝腎症候群以外で，急性尿細管壊死と他の腎前性高窒素血症がその環境では最も一般的な診断である．

肝腎症候群は2種類に分けられ，それぞれ臨床的，予後に違った特徴を持つ．1型肝腎症候群は急速進行性で2週間以内に血清クレアチニンが2倍以上となり2.5 mg/dLを超えるものである．この病態は多臓器不全への進行と関連する．対照的に，2型肝腎症候群は腎機能不全が軽症であることが特徴的で，緩徐進行性で一般的に利尿薬に抵抗性の腹水を有する症例に起こる．肝腎症候群の発症は潜行性のことも劇症なこともあり，感染(特に突発性細菌性腹膜炎)，消化管出血による血液量減少，過剰な利尿などの急性の病態を契機に突然起こり得る．肝腎症候群の予後は悪い(全生存は1年で50％)．無治療の生存は，1型肝腎症候群では週単位，2型では4〜6ヵ月である．

肝腎症候群の病態生理は，重症肝障害の患者に生じる他の病態とは全く別個の血流動態や血液循環の変化と関連する．門脈圧亢進は臓器循環の動脈血管拡張を引き起こし，その結果，心拍出量の増大によってももはや代償できない全身性の血管抵抗低下をもたらす．一酸化窒素，一酸化炭素や内因性カンナビノイドなどの血管拡張因子の臓器循環内での産生と活性の増大がこのような動脈血管拡張を導く．進行した肝硬変では，レニン-アンジオテンシン系，交感神経系などの血管収縮系，そして抗利尿ホルモン(アルギニンバソプレシン)の分泌も介して動脈圧が維持される．これらの代償機構は，有効な循環血液量と比較的正常な動脈圧の維持を助けるが，腎臓内の血管収縮と血流低下を起こし，これが腎機能に障害を起こす．同様のメカニズムで，肝腎症候群の患者は，さらなるナトリウム

と自由水の貯留を引き起こし，浮腫と腹水を悪化させる．

　肝腎症候群を制御するその病態の知識に基づいた最良のアプローチは，血管収縮物質の投与である．バソプレシンアナログのテルリプレシン terlipressin とアルブミンの投与は肝腎症候群の初期治療とされている．テルリプレシンは1型肝腎症候群のおよそ40〜50％の患者に有効である．2型に対する血管収縮物質の投与データは限定されている．透析や持続的静脈血液濾過透析などの腎代替療法は，特に移植待機中または急性で回復が期待できる患者に行われてきた．しかし，腎代替療法が肝移植のレシピエント候補ではない肝硬変患者の予後を改善するかについてはエビデンスがない．肝移植は肝腎症候群患者の依然として最善の治療法である．

D. 低アルブミン血症と末梢浮腫

　肝硬変における肝細胞機能の進行性の悪化は，アルブミン濃度と肝臓で合成される他の血清タンパクの低下を来す．これらの血漿タンパク濃度が低下するにつれて膠質浸透圧が低下し，それゆえ血流動態のバランスを末梢浮腫と腹水の両方を形成する方向に傾ける．

　これらの血流動態の変化は，肝硬変患者の尿検査では全身の水分量とナトリウム負荷にもかかわらず，さらにナトリウム保持をする状態になることに寄与する．血液量増加の刺激による抗利尿ホルモンの放出刺激で水貯留が重なった結果，血清ナトリウム値は低くなる．典型的には神経学的症状を来す血清ナトリウム値が120 mEq/Lを下回るまでは明らかな臨床症状を来さない．水分制限やバソプレシン受容体アンタゴニスト投与（例えば，トルバプタンやコニバプタン）による血清ナトリウム値を上昇させる試みは，一般的に副作用と明らかな効果がないために推奨されない．低ナトリウム血症は単に末期肝疾患の後期症状であり，肝硬変患者の死亡と強い関連がある予測因子である．

　低カリウム血症と代謝性アルカローシスは，求心性の血管内枯渇を感知する腎臓からのレニン放出（とアンジオテンシンⅡ放出）に反応したアルドステロン値の上昇の結果観察される．

E. 突発性細菌性腹膜炎

　突発性細菌性腹膜炎は，腹腔内への病原菌の侵入が説明できるような腹腔内の病態（腸管穿孔や他の外科的な治療によるものなど）がなく，腹水に感染したものである．この合併症は高い死亡率をもたらし，その存在が不良な予後を予測する根拠である．感染の存在

は，腹水中の多形核白血球数が250個/μLかそれ以上を認めれば確認でき，さらには腹水の細菌培養で陽性を認めれば確定診断となる．症状と徴候は，腹水を有する患者に起こる発熱，低血圧，腹痛と腹部圧痛，グル音の減弱または消失，突然の肝性脳症の出現などである．単一菌による感染がほとんどで，複数菌による感染では二次性腹膜炎を考慮する．あるいは，突発性細菌性腹膜炎の患者は，症状はわずかかあるいは無症状のため，診断が遅れないためには積極的に疑うことが要求される．

　腹水を大量に有するまたは腹水中のタンパク量が低い進行肝疾患患者，突発性細菌性腹膜炎の既往，消化管出血のエピソードはこの合併症のリスクが高い．腹水は，エンテロバクター属腸内細菌科（主に大腸菌），グループD連鎖球菌（エンテロコッカス），肺炎球菌，そして緑色連鎖球菌などさまざまな病原菌の培養液となる．腹水中のタンパク濃度が低い患者における突発性細菌性腹膜炎の高いリスクは，液体中の低いオプソニン活性によるものと思われる．

　突発性細菌性腹膜炎の正確な病態は知られていないが，肝硬変は消化管の腸内細菌叢の過剰増殖を来し，腸管透過性を増す．腹膜炎は，血液，リンパ液，消化管壁からの細菌移行を介して細菌が植え付けられることで起こる．腸管内の微生物はまた肝臓の細網内皮系をバイパスする門脈大循環の側副血管を通じて門脈血中に入る．

F. 食道・胃静脈瘤と出血

　肝臓への血流が進行性に妨げられ，門脈圧が上昇する．門脈圧の上昇に伴って，腸管や下部食道の表層の血管などの門脈と吻合する血管に壁厚の減少と血管拡張が生じる．これらの拡張した血管は，**食道・胃静脈瘤 gastroesophageal varice** と呼ばれる．それらは肝硬変患者のおよそ50％に生じ，一般的には門脈圧-全身血圧勾配が12 mmHg以上で起こる．身体所見では，痔（直腸）静脈や臍傍静脈の拡張がみられる．しかし，食道・胃静脈瘤は破裂しやすさの観点から，より臨床的重要性を持つ．静脈瘤出血は肝硬変患者の25〜40％で発生し，これらの患者で最も高い罹患率と死亡率をもたらす．活動性の静脈瘤出血のそれぞれの出来事は，30％の死亡リスクと関連があり，生存者は1年以内に70％の再出血リスクがある．肝硬変患者の食道静脈瘤と他の原因（例えば，十二指腸潰瘍，胃炎）からの消化管出血は，しばしば付随する凝固異常で悪化する（後述）．

G. 肝性脳症

肝性脳症は，進行した非代償性肝疾患か門脈大循環シャントの結果（表14-16の一般的な誘因を参照），多様な可逆性の精神神経異常を起こすものである．精神神経症状は，時折起こるか持続的に生じる．過睡眠で始まり睡眠・覚醒サイクルの逆転に進行する睡眠パターンの変化はしばしば初期の徴候である．認知の変化は，軽度の混迷，無関心，興奮に始まり，著明な混迷，鈍麻，昏睡に至る．より進行した神経学的な特徴は，振戦，運動緩徐，**固定姿勢保持困難 asterixis**（手を外側に伸展・背屈した際の羽ばたき運動），深部反射の過敏，そして一般的ではないが一過性の除脳硬直と弛緩性麻痺がある．急性肝疾患の肝性脳症の重要な随伴症状である脳浮腫は，肝硬変患者の肝性脳症ではみられない．肝性脳症の捉えがたい症状は進行した肝疾患患者の15%程度まで存在するが，心理試験などのいくつかの特別な測定法でのみ検出できる．このような患者は潜在性肝性脳症または微小肝性脳症と呼ばれる．

肝性脳症は適切な環境下かつ意識状態の変調を来す他の原因を除外した上で，病歴と臨床症状から診断される．一般的な肝性脳症の増悪因子は，消化管出血，食事性タンパク摂取の増加，感染による異化亢進（突発性細菌性腹膜炎を含む）である．同様に，消化した薬剤の初回通過効果の不全のために，脳症の患者は鎮静薬や肝臓で代謝される他の薬剤に非常に感受性がある．他の原因として，利尿薬，嘔吐，アルコール摂取と離脱，TIPSなどの処置による電解質の不均衡が含まれる．TIPSは，肝実質を迂回し，肝静脈を介して門脈血を体循環に迂回させるため，肝性脳症を悪化させる．

肝性脳症の病態は，多因で複雑である．1つの提唱されている機序は，尿素やタンパクの代謝性分解に由来するアンモニアなどの腸管の毒素，アンモニア分解の結果生じるグルタミン，硫黄を含む物質が分解されて生じるメルカプタン，マンガンの影響である．解剖学的で機能的な門脈大循環シャントのために，これらの毒素は，肝臓の解毒過程を迂回し意識状態の変調を来す．これらの毒素への曝露は，アストロサイト（星状膠細胞）の腫大とニューロンの構造の変化を起こす．さらに，高アンモニアレベルは，異常な脳血流とグルコース代謝を起こす．アンモニア，グルタミン，メルカプタンのレベル増加は血液と脳脊髄液で観察される．さらに，肝硬変患者では，脳にマンガン沈着が起こる．しかし，血中アンモニアと髄液グルタミンレベルは，脳症の有無と重症度には互いに関連が乏しい．加えて，肝性脳症におけるマンガンの役割はいまだ不明である．

また，正常の血液脳関門の障害が起こり，さまざまな有害物質に対する中枢神経の感受性が高まることも重要である．短鎖脂肪酸や内因性のベンゾジアゼピン様代謝物などの代謝生産物など，他の物質の血中濃度も上昇する．少数の症例ではあるが患者は，ベンゾジアゼピン受容体アンタゴニストのフルマゼニルの投与で脳症が改善する．

ほかの提唱されている機序としては，脳の主要な抑制性神経伝達物質のGABAの役割がある．GABAは腸管内で産生され，肝不全患者の血液でその増加がみつかる．より最近では，脳と全身の炎症が肝性脳症の病態に関与するとみられている．その正確な機序は不明であるが，サイトカインを介した血液脳関門の透過性の変化やGABA受容体の発現変化が可能性として考えられている．

診断後は，肝性脳症の重症度に段階をつけると理解しやすい．I度からIV度まで行動の変化，精神障害，意識状態の変化の程度で評価される．治療は，可能性

表14-16　一般的な肝性脳症の誘因

窒素負荷の増大
消化管出血
食事性タンパクの過剰
高窒素血症
便秘
電解質異常
低カリウム血症
アルカローシス
低酸素血症
循環血液量減少
薬物
オピオイド，鎮痛薬，精神安定薬
利尿薬
その他
感染
外科手術
急性肝疾患の併発
肝疾患の進行

Podolsky DK et al. Cirrhosis of the liver. In: Wilson JD et al, eds. *Harrison's Principles of Internal Medicine*, 12th ed. McGraw-Hill, 1991 より許可を得て転載.

のある誘発因子の管理と腸管のアンモニア産生の減少，循環中のアンモニア除去に注力される．非吸収性の合成二糖類（例えば，ラクツロース）は大腸の細菌により代謝され，短鎖脂肪酸に異化され，腸管内腔のpHを低下させる．このpHの変化は，アンモニウムイオン(NH_4^+)を形成させ，アンモニア(NH_3)の腸管から血液への吸収を減らす．ラクツロースなどの二糖類は，治療の大黒柱となる．「アンモニア代謝の変化」の項目で述べたように，抗菌薬リファキシミンrifaximinは肝性脳症の治療のためラクツロースと一緒に使われる．

H. 凝固異常

肝硬変で凝固異常に寄与する因子は肝臓の凝固因子の合成障害で，そのいくつかは半減期が数時間のものがある．このような状況下で，軽度か自己制限レベルの出血が広範な出血になり得る．

肝細胞は，いくつかの凝固因子(II, VII, IX, X)の活性化に不可欠なビタミンK(吸収が胆汁の流れに依存する脂溶性のビタミン)の吸収を通して，正常な血液凝固系の維持に機能的に関与している．肝疾患の重症度の特異な徴候は，非経口ビタミンKに反応しない凝固異常で，これは脂肪の吸収障害によるビタミンKの吸収障害ではなく，凝固因子の合成障害を示唆するものである．活性化した凝固因子とフィブリン分解産物(FDP)の除去能の喪失は，制御不能な持続性凝固と出血を引き起こす凝固因子を消費する症候群である**播種性血管内凝固症候群 disseminated intravascular coagulation**への感受性増加に役割を果たす．

I. 脾腫と脾機能亢進症

脾腫大は，門脈圧増加と臓器充血の結果である．血小板減少と溶血性貧血は，老化し損傷を受けた血液を通常除去する脾臓で，血液の形態を保った血球を貪食してしまうからである．

J. 肝細胞がん

肝硬変患者における肝細胞がん(HCC)の5年累積危険度は，5〜30％の範囲で，患者の性別，人種，肝疾患の成因，肝硬変のステージに依存する．米国では，過去数十年の間HCCの発生率は増加しており，年間20,000名を超える新しい患者が出ている．非アルコール性脂肪肝疾患(NAFLD)，C型肝硬変，高い罹患率の地域からの移民による慢性B型肝炎などの罹患率の増加がその理由である．HCCが発生した患者の圧倒的多数(80〜90％)は肝硬変が存在するが，この腫瘍の発生にはいくつかの原因因子が特定されている．

HCC発生の危険は慢性B型肝炎で100倍に増加する．そして全世界でHBV感染はHCCの50％以上，小児のケースではほぼすべてで原因となる．HCCは肝硬変がなくても起こり得るが，70％以上のHBV関連症例では線維化や肝硬変がある．このHCCの集団では，男性，高齢，感染期間の長さ，同時感染(HCV, HDV, HIV)，真菌毒アフラトキシンの曝露，ゲノタイプC，そしてHBVウイルスの多さを示すウイルス増殖高値が危険因子となる．

慢性C型肝炎患者では，HCC発生の危険は15〜20倍となり，その危険は進行した線維化と肝硬変患者に限定される．米国でのHCV関連のHCCの発生率は今後数十年間の間は増加し続けると予想されている．HCC発生の危険因子は，男性，高齢，慢性C型肝炎感染の期間の長さ，同時感染(HBV, HIV)，大量のアルコール摂取，そして代謝因子である．

慢性B型肝炎と慢性C型肝炎で，米国のすべてのHCC症例の60〜70％を占める．肝硬変のどんな原因でもHCCを引き起こすが，アルコール性肝硬変と非アルコール性脂肪肝炎が米国の残りの症例の原因となる．肥満とメタボリックシンドロームが肝がんの危険因子としてますます認識されている．

K. 肺合併症

最大で3分の1の非代償性肝硬変患者で酸素化に関連した問題を抱え，息切れを訴える．主に3つの肝硬変の合併症が考えられる．**肝肺症候群 hepatopulmonary syndrome**，**門脈肺(高血圧)症候群 portopulmonary syndrome**，**肝性胸水 hepatic hydrothorax**である．大量の腹水により，横隔膜挙上，喚気血流不一致を伴って軽度の低酸素血症が起こる．

肝肺症候群は，進行した肝不全，低酸素血症，肺内血管拡張とシャントの三徴からなる．肺内前毛細血管と肺毛細血管の拡張の原因は不明であるが，一酸化窒素，エンドセリン，アラキドン酸などが関与していると考えられる．換気血流不一致の結果，座位での呼吸困難platypneaが起こる．これは肺底部の拡張した血管に優先的に血液が流れることによって，臥位よりも起立や直座位で呼吸苦が増悪するものである．古典的には，コントラスト心エコー法が確定診断に使われる．右→左シャントが存在すれば，右心造影後3〜6心拍以内に左心に気泡による白濁が現れる．肝移植が肝肺症候群の解決法になる．しかし，進行した肝不全患者での重度の肺高血圧症は移植の禁忌となる．

門脈肺高血圧症は，進行した肝疾患と門脈圧亢進のある患者の肺高血圧症の進展により生じる病態である．患者は，低酸素血症，労作時呼吸困難，易疲労感，そして右心不全徴候を呈する．肺動脈狭窄による肺血管抵抗の増加と経肺圧圧格差の上昇を認める．標的治療（例えば，エポプロステノールや血管拡張薬）や右心不全の管理は進行を遅らせるが，予後は不良である．肺高血圧症が重度になれば，肝移植を行うこととなる．

肝硬変と腹水を有する患者では，肝性胸水を起こし，息切れ，咳嗽，胸部不快感を呈する．このような状態では，液体は横隔膜の右側に多い小さな欠損を介して胸腔に集まる．吸気時に起こる陰性の胸郭内圧が，腹腔内から胸腔内への液体の移動を起こりやすくする．胸水を来す他の原因，特に感染を除外するために胸腔穿刺が診断に必要である．治療は，利尿薬，ナトリウム摂取制限，時に保存的な方法では反応しないか，耐えられないほど症状の強い患者では治療的な胸腔穿刺（または膨張した腹水の減圧のための穿刺）によって液体貯留を防ぐか減らすことを試みる．TIPSは選択的な患者（Child-Pugh のクラス A，B の脳症のない患者）で繰り返し胸腔穿刺を要する患者において有用であろう．もし，肝硬変で難治性の肝性胸水を有する患者で他の点では適格症例であれば，肝移植を照会すべきであろう．

L. 種々雑多な症状

肝硬変の患者の他の身体所見では，**クモ状血管腫 spider angioma**（特に顔面や胸郭の皮膚から放射状に広がる中心細動脈と小血管による目立った血管），Dupuytren 拘縮 Dupuytren contracture（手掌筋膜の線維化），精巣萎縮，**女性化乳房 gynecomastia**（男性の乳腺組織の腫大），手掌紅斑，涙腺や耳下腺の腫大，腋窩や陰毛の減少（図 14-13）がみられる．主にこれらの所見はエストロゲンのクリアランスの低下と肝臓のコルチコステロイド結合グロブリンの産生低下の結果である．これらの両方の機序により，臓器がより高い濃度のエストロゲンを受け取る．加えて，アンドロゲンの長い半減期は，末梢芳香化を促進し（アンドロゲンからエストロゲンへの変換が，例えば脂肪組織や毛包内で起こる），肝硬変患者のエストロゲン様効果が増強する．眼瞼や手首・足首の腱の伸側の黄色腫は原発性胆汁性肝硬変の胆汁うっ滞で起こる．最後に，肝硬変における重い筋萎縮や悪液質は，肝臓の炭水化物，脂質，アミノ酸の合成の減少が反映している．

チェックポイント

29. 何が肝硬変を定義する特徴であるか．
30. 肝線維化の３つの区分は何か．それぞれを引き起こす因子の名前を挙げよ．
31. 線維化の進展において仮定されている２つの段階は何か．
32. アルコールが肝臓を障害するいくつかの機序は何か．
33. 肝硬変の主要な臨床徴候は何か．
34. 肝硬変の主要な臨床徴候について，その病態を説明する合理的な仮説は何か．

ケーススタディ

Yeong Kwok, MD

（解答は 25 章 767 ページを参照のこと）

CASE 71

28 歳の男性．最近フィリピンから移住してきた．診療所でツベルクリン反応陽性を認めた．患者の胸部 X 線では活動性の肺結核を認めず，体重減少，咳嗽，夜間発熱などの症状を否定している．将来的な発病を予防するために，イソニアジドの 9 ヵ月間の連日投与を勧められた．治療開始から 2 週間後に，患者は進行性の易疲労感，間欠的な悪心発作，腹痛を訴えた．また患者は尿の色が濃くなり，便色が明るくなったことに気付いた．患者の妹は彼の目と皮膚の黄染に気付いた．血液検査で血清ビリルビンとトランスアミナーゼ値の著明な上昇を認めた．イソニアジドは中止され，肝酵素の正常化とともに彼の症状は沈静化した．

設 問

A. 肝障害のタイプを述べよ．

B. 合併症のない急性肝炎での典型的な組織所見は何か．

C. この患者で臨床的に観察された黄疸の病態は何か．

CASE 72

44 歳の男性．6 ヵ月前の入職前健康診断で肝機能異常を指摘された．彼の血清トランスアミナーゼ値は正常の 2 倍で，再検査で不変であった．さらなる問診で，患者は定期的なアルコール摂取を否定したが，かつてヘロイン注射をしたことがあると述べた．現在，患者は易疲労感を訴えたが，ほかには調子がよいと答える．患者のプライマリ・ケア医は，血清学的な検査を行い，HBs 抗原陽性，HBs 抗体陰性，HBc-IgG 抗体陽性であった．抗 HDV 抗体と抗 HCV 抗体はいずれも陰性であった．

設 問

A. これらの抗原抗体検査により患者の診断は何か．

B. 急性 B 型肝炎の患者の何パーセントが HBV の慢性感染となるか．これらの患者のうち慢性活動性肝炎を来すのはどれくらいか．慢性活動性肝炎の重大な合併症は何か．

C. HDV の重複感染の重要性は何か．

D. 慢性活動性肝炎の免疫を介した肝障害を支持する証拠は何か．

CASE 73

63歳の男性．長期間のアルコール摂取歴を有する．6ヵ月間の腹囲が増えたことを訴えて，患者の新しいプライマリ・ケア医を訪問した．患者はまた易傷性と増悪している易疲労感を認めている．患者は毎晩3～4杯のカクテルを飲んでいるが，減らそうとしていると言っている．医師の診察では，るいそう状態で実年齢より年をとっているようにみえた．血圧は108/70 mmHgで眼瞼は黄疸を認めない．患者の頸静脈は平坦で，胸部診察では女性化乳房と多発したクモ状血管腫を認めた．波動，濁音界移動現象，脾腫を伴う盛り上がった腹部が著明であった．肝臓辺縁は触知できなかった．足の圧痕性浮腫を認めた．検査では貧血，軽度の血小板減少，プロトロンビン時間の延長を認める．腹部超音波では，肝硬変に矛盾しない萎縮し不均一な肝臓と腹水，脾腫を認めた．

設 問

A. アルコール性肝硬変の可能性のある機序を述べよ．

B. 門脈圧亢進症の提案する機序は何か．腹水産生にどのように影響するか．

C. 著明な血液学的な異常がある．それらはどのように説明できるか．

参 考 文 献

全 般

Bass NM et al. Rifaximin treatment in hepatic encephalopathy. N Engl J Med. 2010 Mar 25;362 (12):1071–81. [PMID: 20335583]

Bohinc BN et al. Mechanisms of disease progression in NASH: new paradigms. Clin Liver Dis. 2012 Aug;16 (3):549–65. [PMID: 22824480]

Boyer TD et al, eds. *Zakim and Boyer's Hepatology: A Textbook of Liver Disease*, 6th ed. WB Saunders, 2011.

Cauli O et al. Glutamatergic and gabaergic neurotransmission and neuronal circuits in hepatic encephalopathy. Metab Brain Dis. 2009 Mar;24(1):69–80. [PMID: 19085094]

Dooley JS et al. *Sherlock's Diseases of the Liver and Biliary System*, 12th ed. Wiley-Blackwell, 2011.

Gao B et al. Alcoholic liver disease: pathogenesis and new therapeutic targets. Gastroenterology. 2011 Nov;141 (5):1572–85. [PMID: 21920463]

Jones EA et al. Theories of the pathogenesis of hepatic encephalopathy. Clin Liver Dis. 2012 Feb;16(1):7–26. [PMID: 22321462]

Krawczyk M et al. Nonalcoholic fatty liver disease. Best Pract Res Clin Gastroenterol. 2010 Oct;24(5):695–708. [PMID: 20955971]

Rose CF. Ammonia-lowering strategies for the treatment of hepatic encephalopathy. Clin Pharmacol Ther. 2012 Sep;92 (3):321–31. [PMID: 22871998]

急性肝炎

Bernal W et al. Acute liver failure. Lancet. 2010 Jul 17;376 (9736): 190–201. [PMID: 20638564]

Davern TJ. Drug-induced liver disease. Clin Liver Dis. 2012 May;16(2):231–45. [PMID: 22541696]

Dienstag JL. Hepatitis B virus infection. N Engl J Med. 2008 Oct 2;359(14):1486–500. Erratum in: N Engl J Med. 2010 Jul 15; 363(3):298. [PMID: 18832247]

Ghany MG et al. American Association for the Study of Liver Diseases. Diagnosis, management, and treatment of hepatitis C: an update. Hepatology. 2009 Apr;49(4):1335–74. [PMID: 19330875]

Gossard AA et al. Autoimmune hepatitis: a review. J Gastroenterol. 2012 May;47(5):498–503. [PMID: 22526272]

Hoofnagle JH et al. Hepatitis E. N Engl J Med. 2012 Sep 27; 367(13):1237–44. [PMID: 23013075]

Kowdley KV et al. Prevalence of chronic hepatitis B among foreign-born persons living in the United States by country of origin. Hepatology. 2012 Aug;56(2):422–33. [PMID: 22105832]

Maheshwari A et al. Management of acute hepatitis C. Clin Liver Dis. 2010 Feb;14(1):169–76. [PMID: 20123448]

Mufti AR et al. Liver disease in pregnancy. Clin Liver Dis. 2012 May;16(2):247–69. [PMID: 22541697]

Peppa D et al. Pathogenesis of hepatitis B virus infection and potential for new therapies. Br J Hosp Med (Lond). 2012 Oct;73(10):581–4. [PMID: 23124289]

Smith BD et al. Centers for Disease Control and Prevention.

Recommendations for the identification of chronic hepatitis C virus infection among persons born during 1945–1965. MMWR Recomm Rep. 2012 Aug 17;61(RR-4):1–32. Erratum in: MMWR Recomm Rep. 2012 Nov 2;61 (43):886. [PMID: 22895429]

慢性肝炎

Bals R. Alpha-1-antitrypsin deficiency. Best Pract Res Clin Gastroenterol. 2010 Oct;24(5):629–33. [PMID: 20955965]

Bertoletti A et al. The host-pathogen interaction during HBV infection: immunological controversies. Antivir Ther. 2010;15(Suppl 3): 15–24. [PMID: 21041900]

Boyer TD et al, eds. *Zakim and Boyer's Hepatology: A Textbook of Liver Disease*, 6th ed. WB Saunders, 2011.

Brandman D et al. Impact of insulin resistance on HCV treatment response and impact of HCV treatment on insulin sensitivity using direct measurements of insulin action. Diabetes Care. 2012 May;35(5):1090–4. [PMID: 22399695]

Chalasani N et al. The diagnosis and management of non-alcoholic fatty liver disease: practice guideline by the American Gastroenterological Association, American Association for the Study of Liver Diseases, and American College of Gastroenterology. Gastroenterology. 2012 Jun;142(7):1592–609. Erratum in: Gastroenterology. 2012 Aug;143(2):503. [PMID: 22656328]

Jacobson IM et al. Manifestations of chronic hepatitis C virus infection beyond the liver. Clin Gastroenterol Hepatol. 2010 Dec;8(12):1017–29. [PMID: 20870037]

Jou JH et al. In the clinic. Hepatitis C. Ann Intern Med. 2012 Dec 4; 157(11):ITC6-1–ITC6-16. [PMID: 23208180]

Sanyal AJ et al. NASH CRN. Pioglitazone, vitamin E, or placebo for nonalcoholic steatohepatitis. N Engl J Med. 2010 May 6; 362(18):1675–85. [PMID: 20427778]

Yang JD et al. Cirrhosis is present in most patients with hepatitis B and hepatocellular carcinoma. Clin Gastroenterol Hepatol. 2011 Jan;9(1):64–70. [PMID: 20831903]

肝硬变

Abraldes JG et al. Diagnosing and monitoring cirrhosis: liver biopsy, hepatic venous pressure gradient and elastography. Gastroenterol Hepatol. 2012 Aug–Sep;35 (7):488–95. [PMID: 22560536]

Ascha MS et al. The incidence and risk factors of hepatocellular carcinoma in patients with nonalcoholic steatohepatitis. Hepatology. 2010 Jun;51(6):1972–8. [PMID: 20209604]

Bals R. Alpha-1-antitrypsin deficiency. Best Pract Res Clin Gastroenterol. 2010 Oct;24(5):629–33. [PMID: 20955965]

Baranova A et al. Non-invasive markers for hepatic fibrosis. BMC Gastroenterol. 2011 Aug 17;11:91. [PMID: 21849046]

El-Serag HB. Hepatocellular carcinoma. N Engl J Med. 2011 Sep 22; 365(12):1118–27. [PMID: 21992124]

Garcia-Tsao G et al. Management of varices and variceal hemorrhage in cirrhosis. N Engl J Med. 2010 Mar 4;362 (9):823–32. Erratum in: N Engl J Med. 2011 Feb 3;364 (5):490. [PMID: 20200386]

Ginès P et al. Management of critically-ill cirrhotic patients. J Hepatol. 2012;56(Suppl 1):S13–24. [PMID: 22300462]

Ginès P et al. Renal failure in cirrhosis. N Engl J Med. 2009 Sep 24; 361(13):1279–90. [PMID: 19776409]

Ilan Y. Leaky gut and the liver: a role for bacterial translocation in nonalcoholic steatohepatitis. World J Gastroenterol. 2012 Jun 7; 18(21):2609–18. [PMID: 22690069]

Invernizzi P et al. Update on primary biliary cirrhosis. Dig Liver Dis. 2010 Jun;42(6):401–8. [PMID: 20359968]

Krok KL et al. Hepatic hydrothorax. Semin Respir Crit Care Med. 2012 Feb;33(1):3–10. [PMID: 22447255]

Pietrangelo A. Hereditary hemochromatosis: pathogenesis, diagnosis, and treatment. Gastroenterology. 2010 Aug;139 (2):393–408. [PMID: 20542038]

Pinzani M et al. Liver cirrhosis. Best Pract Res Clin Gastroenterol. 2011 Apr;25(2):281–90. [PMID: 21497745]

Rahimi RS et al. Complications of cirrhosis. Curr Opin Gastroenterol. 2012 May;28(3):223–9. [PMID: 22343347]

Riggio O et al. A simplified psychometric evaluation for the diagnosis of minimal hepatic encephalopathy. Clin Gastroenterol Hepatol. 2011 Jul;9(7):613–6. [PMID: 21440091]

Rodríguez-Roisin R et al. Hepatopulmonary syndrome—a liver-induced lung vascular disorder. N Engl J Med. 2008 May 29;358(22):2378–87. [PMID: 18509123]

Rosen HR. Clinical practice. Chronic hepatitis C infection. N Engl J Med. 2011 Jun 23;364(25):2429–38. [PMID: 21696309]

Runyon BA; AASLD Practice Guidelines Committee. Management of adult patients with ascites due to cirrhosis: an update. Hepatology. 2009 Jun;49(6):2087–107. [PMID: 19475696]

Sigal SH. Hyponatremia in cirrhosis. J Hosp Med. 2012 Apr;7 (Suppl 4): S14–7. [PMID: 22489081]

Silverman EK et al. Clinical practice. Alpha1-antitrypsin deficiency. N Engl J Med. 2009 Jun 25;360(26):2749–57. [PMID: 19553648]

Tsouka A et al. Complications of chronic liver disease. Clin Res Hepatol Gastroenterol. 2012 Jun;36(3):262–7. [PMID: 22521556]

Wadei HM. Hepatorenal syndrome: a critical update. Semin Respir Crit Care Med. 2012 Feb;33(1):55–69. [PMID: 22447261]

Zhang J et al. Hepatopulmonary syndrome: update on pathogenesis and clinical features. Nat Rev Gastroenterol Hepatol. 2012 Sep;9(9):539–49. [PMID: 22751459]

CHAPTER 15

膵外分泌腺の障害

Christopher J. Sonnenday, MD, MHS

膵臓は，外分泌機能と内分泌機能の両方を有する腺である．膵外分泌腺には**腺房 acini** があり，膵管を通して十二指腸に膵液を分泌する(図 15-1)．膵液には多くの酵素が含まれており，そのうちのいくつかは最初に不活性型の酵素原として分泌される．いったん活性化されると，これらの酵素は食物を消化し，小腸における吸収に備える．正常な膵酵素活性を妨げる障害(膵機能不全)は，脂肪の消化不良と脂肪便(脂肪を多く含んだ便)を引き起こす．膵外分泌腺の病理像は，炎症(急性膵炎，慢性膵炎)，新生物(膵管腺がん，神経内分泌腫瘍および膵臓内の他の新生物)または結石

や異常に粘性の高い粘液(嚢胞性線維症)による膵管閉塞に起因する．

膵内分泌腺は**膵島 islets of Langerhans** で構成されている．膵島は膵臓全体に分布し，いくつかの異なるホルモン産生細胞を含む．膵島細胞は，栄養吸収，貯蔵および代謝において重要なインスリンなどのホルモンを産生する．膵内分泌の機能不全は糖尿病を引き起こすであろう(18 章参照)．

外分泌および膵内分泌機能障害は，一部の患者で一緒に起こる．

膵外分泌腺の正常な構造と機能

解　剖

膵臓は，上腹部の深部の後腹膜腔に横方向に横たわる堅固な器官である．これは，腎動脈上腹部大動脈および第 1，第 2 腰椎の前方にある線維性付着物によってしっかりと固定される．したがって，急性膵炎または慢性膵炎の痛みは，上腹部の深部に位置し，頻繁に背中に放散される．

通常，膵臓は長さ 15 cm 程度であるが，正常な膵臓の重さは 110 g 未満である．膵臓は薄い結合織の膜で覆われ，その膜は膵臓を小葉に分割するように臓器の中に陥入し中隔を形成する．

膵臓は，4 つの部分に分けることができる．頭部(鉤状突起を含む)，頸部，体部，尾部である．頭部は腺の最も厚い部分(2〜4 cm)であり，十二指腸の第 1，第 2，および第 3 部分の間の「C ループ」または弯曲

した空間にある．鉤状突起は，背側に延在し，上腸間膜血管の後方左側にある頭部の部分である．頸部は頭部と体部をつなぎ，上腸間膜血管のすぐ腹側にある．体部は，後腹膜腔内を横断して配置され，その縁は上方を脾動脈により，背側を脾静脈によって仕切られている．膵臓の尾部は後腹膜腔であまり固定されておらず，脾門に向かって広がり，しばしばじかに脾門に隣接する．

発生学的には，膵臓は発達中の前腸から，2 つの別個の内胚葉性の芽として発達する．原初の膵臓における 2 つの背側および腹側の要素は，最初は互いに反対方向に発達するが，原始腸の回転に伴って十二指腸の左側に向かって融合する．背側芽および腹側芽の発達は，内胚葉細胞自体からの内因性シグナルの複雑なプロセスならびに周囲の中胚葉からの外因性シグナルによって調節される．背側芽は，膵頭の頭側および前側部分，ならびに膵臓の頸部，体部および尾部に分化す

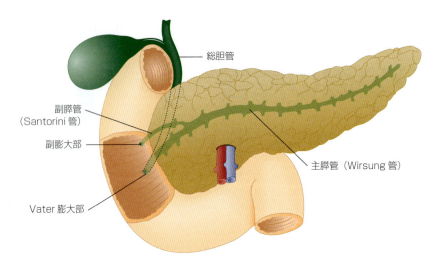

図 15-1 膵臓の構造．(W. Silen の好意による．)

る．背側芽には，副乳頭で十二指腸に入る副膵管 (Santorini 管 duct of Santorini) が含まれている．より小さい腹側芽は，胆管に隣接して発生し，膵頭部のより尾側の部分および鉤状突起になる．腹側芽は，総胆管とともに Vater 膨大部 ampulla of Vater (図 15-1) で十二指腸に入る主膵管 (Wirsung 管 duct of Wirsung) を含む．細胞および間葉要素が分化するにつれて，背側芽および腹側芽は結合した管系を発達させ，最終的には器官全体が上腹部の後腹膜腔に位置する．原始的な神経内分泌細胞は，発生する管構造の中で発生し，最終的に散在した膵島を形成する．

Wirsung 主膵管は，通常，膵実質の大部分に対する配管となる．この管は，通常直径約 3～4 mm である．ほとんどの人では，膵管は十二指腸乳頭で総胆管と並んで十二指腸に入るが，その部位は Oddi 括約筋に取り囲まれており，この括約筋により両管からの排泄が制御されている．全個体の約 3 分の 1 では，Vater 乳頭に終わる前に Wirsung 管と総胆管が共通のチャネルを形成する (図 15-1)．

膵臓の最も一般的な先天異常である**膵管癒合不全 pancreas divisum** は，膵臓の腹側および背側の成分が融合しなくなり，その結果，2 つの別々の管系となり，互いに連絡することなく別々に，2 つの異なる乳頭を介して十二指腸に排液する．より小さなシステムは主要な乳頭を通って排液するが，優位な背側システムは小乳頭を通って排液する．この状況は，膵液の流れに対する相対的な障害を引き起こし，膵炎の発症に関連する可能性がある．膵管癒合不全は，剖検で 7％ 程度までの発生率である．

組 織

膵外分泌腺は，酵素を分泌する腺房を中心とした集合体からなり，小管によりそれぞれ個別に排液される．膵内分泌腺の膵島は数百のホルモン分泌細胞の群であり，それぞれが小葉の間に位置する．

各膵腺房は，内腔を取り巻くいくつかの腺房細胞で構成されている (図 15-2)．腺房中心細胞は腺房の中心に位置し，腺房細胞と管上皮の間に介在する．腺房中心細胞は，膵管系への電解質および水の分泌において主要な役割を果たすと考えられている．腺房細胞は酵素を合成および分泌する．組織学的検索では，腺房細胞は典型的な外分泌腺細胞である．それらは，列に配置されたピラミッド状上皮細胞である．それらの頂点が接合して，腺房の内腔を形成する．消化酵素またはその前駆体を含む**酵素原顆粒 zymogen granule** は，腺房細胞に見出される．これらの顆粒は，エキソサイトーシスによって細胞の頂点から内腔内に放出される．細胞内の酵素原顆粒の数はさまざまである．空腹時にはより多く，食後にはより少ない．

腺房は，主膵管の内腔を連続して形成するように収束する膵管の小さな枝に集中する．成熟した管は，管上皮細胞の連続層で裏打ちされ，タイト結合によって結合される．管上皮は，水および電解質の膵臓分泌物への分泌に寄与し，酵素に富む管分泌物から膵実質を分離する重要な上皮性関門を形成する．炎症または外傷に起因する上皮性関門不全は，膵臓周囲の著しい炎症および重篤な臨床後遺症に関連する．

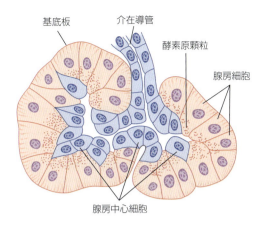

図 15-2 膵腺房の模式図. 腺房細胞はピラミッド状であり, 頂点に酵素原顆粒を有する. (Junqueira LC et al, eds. *Basic Histology*, 10th ed. McGraw-Hill, 2003 より許可を得て転載.)

生　理

膵液の組成

通常の膵臓で毎日 1,500 mL もの膵液が分泌される. 疾患状態(例えば, 慢性膵炎)は, 外分泌性膵分泌の顕著な減少と関連する可能性がある. 膵液には, 水, イオン, およびさまざまなタンパクが含まれている. 膵液中の主なイオンは HCO_3^-, Cl^-, Na^+, および K^+ である. これらのうち, HCO_3^- が特に重要である. 最大分泌速度では, 膵液中の HCO_3^- の濃度は 150 mEq/L(血漿中 24 mEq/L に対して)に達し, 膵液の pH は 8.3 に達することがある. 膵液のアルカリ性の性状は, 胃での消化物(び粥)とともに十二指腸に入る胃酸を中和する上で重要な役割を果たす. 十二指腸の内容物の pH は 6.0～7.0 に上昇し, び粥が空腸に達する頃にはその pH はほぼ中性である.

プロテオーム解析は, 200 を超えるタンパクが膵臓分泌物に存在することを示唆している. これらの遍在性タンパクの多くは, 細胞増殖およびシグナル伝達において種々の役割を有し, 他のものは細胞免疫学に関与する. 分泌された膵臓タンパクの残りは, 膵外分泌腺の消化機能を担う. 膵臓の主要な機能は, 部分的に消化された摂取食品中のタンパクの消化である. この消化は, トリプシノーゲンおよび他の分泌プロテアーゼによって媒介される. しかし, 膵外分泌腺はまた, 脂質(リパーゼ, コリパーゼ)および炭水化物(アミラーゼ, エノラーゼ)の代謝および吸収を担う酵素を分泌する.

膵酵素(リパーゼ, アミラーゼ, デオキシリボヌクレアーゼ, リボヌクレアーゼ)のいくつかは, 腺房細胞によって活性型として分泌される. 残りの酵素は, 近位腸の管腔内で活性化される不活性型酵素前駆体または**酵素原 zymogen**[トリプシノーゲン, キモトリプシノーゲン, プロエラスターゼ, プロカルボキシペプチダーゼ, ホスホリパーゼ A_2(訳注:ホスホリパーゼ A_2 は酵素原ではない)]として分泌される. 腺房細胞内の酵素原の異常な活性化は, 急性膵炎および膵臓自己消化につながると仮定されている.

膵液が十二指腸に入ると, トリプシノーゲンは, エンテロペプチダーゼと呼ばれる腸の刷子縁にある酵素によって活性型トリプシンに変換される. 次いで, トリプシンは残りの酵素前駆体を活性型酵素(例えば, キモトリプシノーゲンをキモトリプシン)に変換する. トリプシンは, それ自体の前駆体であるトリプシノーゲンも活性化し, 自己触媒連鎖反応の可能性を生じる.

トリプシノーゲンが膵臓内で活性化されたときには, 2 つの既知の防御機構が利用可能である. 第一に, 約 20% のトリプシン活性を阻害することができるセリンプロテアーゼ阻害剤 Kazal タイプ 1(または SPINK1)としても知られている膵臓分泌トリプシンインヒビター(PSTI)による活性化トリプシンの阻害がある. トリプシン活性が SPINK1/PSTI 阻害能を圧倒する場合, トリプシン不活性化はトリプシン自己分解によって起こり得る.

膵液分泌の調節

膵外分泌機能の理解における最近の進歩は, ホルモン性因子および神経性因子が, 分泌を制御する 2 つの異なるが相互作用する要素であることを明らかにする. 特に, 2 つのホルモンは膵酵素, **セクレチン secretin**, **コレシストキニン cholecystokinin**(**CCK**)の分泌に主要な役割を有するようである. 両方のホルモンは, 十二指腸粘膜の特殊な腸内分泌細胞によって産生され, 腺房細胞において全く異なるが, 互いに相乗的な細胞内経路によって作用する.

セクレチンの分泌は, 胃酸および十二指腸におけるタンパク消化産物によって誘発される. セクレチンは, 膵管上皮細胞, 腺房中心細胞, およびより少ない程度で腺房細胞に対して HCO_3^- を産生するために主に作用し, かくして膵臓分泌物の pH を上昇させる. H_2O の分泌もまた, セクレチンに応答して増加し, 膵液の絶対量を増加させる. 機構研究は, セクレチンおよび関連ホルモンの血管作動性腸管ペプチド(VIP)

が，アデニル酸シクラーゼおよびその後のサイクリックアデノシン一リン酸(cAMP)依存性プロテインキナーゼAの活性化によって，腺管および腺房細胞に作用することを実証した．プロテオーム解析により，セクレチンは，膵液の構成を変化させるのではなく，その代わりに分泌された酵素の相対的な分泌量を調節することが明らかとなった．

CCKの分泌は，タンパクおよび脂肪消化物(ペプチド，アミノ酸，脂肪酸)が十二指腸に入ることによって誘発される．特定の腸細胞からのCCKの放出は，近位小腸におけるコレシストキニン放出性ペプチド(トリプシン感受性であり，腸管内で活性である)によって調節される．CCKは，1)副交感神経シグナルを制御する迷走神経運動ニューロンの後根運動核に存在するニューロンの活性化，2)膵腺房細胞に対する直接作用の2つのメカニズムを介して，膵外分泌を制御する．CCK放出は，細胞内 Ca^{2+} 濃度を上昇させ，酵素原顆粒からの膵酵素の放出をもたらす．関連腸ホルモンのアセチルコリンおよびガストリン放出ペプチド(GRP)は，同様のカルシウム依存性経路によって作用するようである．セクレチンおよびCCKの両方の統合作用は，酵素が豊富なアルカリ性膵液の豊富な分泌を生じる．

cAMPおよびカルシウム依存性経路の両方が刺激されると，腺房細胞内の効果は，それらの個々の活性の合計よりも強力である．したがって，CCKおよびセクレチンは，食事に応答して相乗的に作用し，消化酵素に富む大量のアルカリ性膵液の産生を刺激するようである．最近の研究はまた，膵内分泌および外分泌の調節における多くの他の胃腸(GI)ホルモンおよびペプチド(グレリン，レプチン，メラトニン)が考えられている．

膵液の消化機能

膵液の分泌はいくつかの方法で消化を助ける．膵液中の大量の重炭酸塩は，胃からの酸性び粥を中和するのに役立ち，膵酵素が中性の pH 範囲で最適に機能するようにしている．

各酵素はまた，重要な消化機能を有する．炭水化物の消化では，膵アミラーゼ amylase は，直鎖グルコース多糖類(デンプン中のいわゆるアミロース)をより小さな α-デキストリン，マルトース，マルトトリオースに分解する．小腸の刷子縁酵素は，これらのより小さい糖のグルコースへの加水分解を完了させ，これは Na^+ 共役輸送によって腸上皮を横切って輸送される．膵リパーゼ lipase は，トリグリセリドを脂肪酸およびモノグリセリドに加水分解することによって脂肪代謝に寄与する．この活性は，トリグリセリドを乳化するのに役立つ胆汁酸の存在下で最も効率的である．ホスホリパーゼ A_2 phospholipase A_2 は，脂肪酸をレシチンから分離してリゾレシチンを形成する．リボヌクレアーゼ ribonuclease およびデオキシリボヌクレアーゼ deoxyribonuclease は核酸に作用する．残りの酵素類はタンパクを消化するのに役立つ．トリプシン trypsin，キモトリプシン chymotrypsin，エラスターゼ elastase はエンドペプチダーゼである(すなわち，それらはポリペプチド鎖の中間でペプチド結合を切断する)．カルボキシペプチダーゼ carboxypeptidase はエキソペプチダーゼである(すなわち，ペプチド鎖のカルボキシル末端に隣接するペプチド結合を切断する)．これらのプロテアーゼが一緒に作用して，タンパクをオリゴペプチドおよび遊離アミノ酸に分解する．

チェックポイント

1. 消化酵素の胃腸管への膵臓からの分泌に関連する組織学的特徴は何か．
2. 膵液の量，組成および機能は何か．
3. 膵外分泌機能に対する神経性およびホルモン性制御は何か．
4. なぜトリプシノーゲンは十二指腸に到達する前に自己活性化しないか．

代表的な膵外分泌疾患の病態生理

急性膵炎

臨床像

　急性膵炎は，膵臓の急性炎症および膵臓ないし膵臓周囲組織の破壊的自己消化から生じる臨床的症候群である．急性膵炎は，消化器疾患で入院する症例のなかで3番目に多い適応症であり，顕著な罹患率および死亡率と関連する．米国国民健康統計局のデータによれば，1985年から2005年の間に急性膵炎による入院症例がほぼ倍増していることが明らかになっている．幸い，急性膵炎患者の全生存率は上昇しているが，その一方で，重症な急性膵炎で集中治療室に入院した患者の死亡率は引き続き高い(20～25%)．

病　因

　急性膵炎には表15-1でまとめるように多くの原因がある．臨床診療では，胆道疾患およびアルコール摂取が大部分の症例を占め，代謝性原因，物理的病因，薬物反応，および外傷性傷害が残りの症例のほぼすべてを占める．これらの病因にかかわらず，全身症状を伴う膵臓傷害の病理学的発症機構と重篤な急性膵炎に対する危険因子は類似している．

　アルコール摂取は，先進国の急性膵炎によく関連している．急性膵炎は，典型的に過度の飲酒のあとに起こる．慢性的な多量のアルコール摂取は明らかに慢性膵炎につながり，急性膵炎の発症に対して感受性を高める可能性がある．膵臓へのアルコール誘発損傷には，いくつかの原因がある．アルコールまたはその代謝産物であるアセトアルデヒドは，膵腺房細胞に直接的な毒性作用を及ぼし，リソソーム酵素による細胞内トリプシン活性化をもたらす可能性がある．さらに，Oddi括約筋の炎症は，膵管および腺房における加水分解酵素の保持につながり得る．栄養失調は，アルコール依存症患者で膵臓傷害を引き起こす可能性がある．例えば，亜鉛またはセレンのような微量元素の欠乏は，アルコール依存症患者で起こり，腺房細胞傷害と関連する．スーパーオキシドジスムターゼ，カタラーゼ，グルタチオンペルオキシダーゼなどの金属酵素は，フリーラジカルの重要な捕捉剤である．

　アルコールを飲まない患者では，急性膵炎の最も一般的な原因は胆道疾患である．そのような場合，仮定される発症機構は，胆石または胆泥がVater膨大部に留置されることによる総胆管および主膵管の閉塞である．膵管への胆汁または膵臓分泌物の還流は，膵臓の実質傷害を引き起こす．細菌性毒素または遊離胆汁酸が，胆嚢から膵臓へのリンパ管を介して炎症を引き起こすことを提唱している他の研究者もいる．いずれの症例においても，胆石は女性においてより一般的であるので，胆道疾患に関連する急性膵炎は女性での発症が多い．

　有意な割合の「胆石」膵炎は，胆管を通過して膨大部を塞ぐ不連続で測定可能な胆石に関連していない．代わりに，胆泥または微石症 microlithiasis は，以前は特発性として分類されていた多くの膵炎の病因になると考えられている．このような場合に行われる内視鏡的逆行性胆管造影術(ERCP)は，しばしば微石症や粘性の粒子状の胆汁が総胆管に存在することを同定する．これらは一過性胆道閉塞症を引き起こし，大きな胆石の場合と同様の膵炎を引き起こす同じ機構経路を活性化する．提案されている別のメカニズムは，乳頭狭窄またはOddi括約筋の機能障害を引き起こす微石症の再発の繰り返しである．

　したがって，画像診断において明らかな胆石がないことは，急性膵炎の胆道原因を明らかに排除するものではない．超音波が，胆石に典型的な音響陰影を伴わずに胆嚢の依存領域に向かう低レベルのエコーを示すとき，胆道微石症が疑われることがある．内視鏡的に得て遠心分離した胆汁試料の光学顕微鏡検査で，コレステロール一水和物結晶およびカルシウムビリルビン顆粒が見出されたときに，微石症が確定する．臨床上，この診断は，十分な臨床所見があり，かつ妊娠，急速な体重減少，重篤な病気，長期間の絶食，完全非経口栄養，ある種の薬物(セフトリアキソンとオクトレオチド)の投与そして骨髄または臓器移植などが含まれる胆管微石症の危険因子を持つ患者で行われる．

　急性膵炎は，ウイルス(ムンプスウイルス，コクサッキーウイルス，A型肝炎ウイルス，HIV，サイトメガロウイルス)および細菌(*Salmonella typhi* または溶血性連鎖球菌)を含むさまざまな感染因子により起こるであろう．HIV感染患者は，HIV感染自体でも，関連する日和見感染または抗レトロウイルス療法からでも急性膵炎を発症し得る．HIV感染患者では，膵炎

表15-1 急性膵炎の原因

アルコール摂取（急性または慢性アルコール依存症）	薬　物
胆道疾患	明確な関係
外　傷	免疫抑制薬：アザチオプリン，メルカプトプリン
鈍的な腹部外傷	利尿薬：サイアザイド，フロセミド
術後	抗菌薬：スルホンアミド，テトラサイクリン，ペンタミジン，ジダノシン，メトロニダゾール，エリスロマイシン
膵管の内視鏡的逆行性カニューレ挿入後，膵管への注入	ステロイド：エストロゲン，経口避妊薬，コルチコステロイド，ACTH
電気ショック後	その他：バルプロ酸，メトホルミン，静脈内脂質注入
感染症	考えられる関連
ウイルス：ムンプス，風疹，コクサッキーウイルスB，エコーウイルス，ウイルス性肝炎A，B，アデノウイルス，サイトメガロウイルス，水痘，Epstein-Barrウイルス，HIV	免疫抑制薬：アスパラギナーゼ
	利尿薬：エタクリン酸，クロルタリドン
細菌：肺炎マイコプラズマ（*Mycoplasma pneumoniae*），チフス菌（*Salmonella typhi*），A群連鎖球菌（猩紅熱），ブドウ球菌，放線菌症，結核菌，*Mycobacterium avium* complex，レジオネラ，*Campylobacter jejuni*，黄疸出血性レプトスピラ	その他：プロカインアミド，シメチジン，ラニチジン，スルファサラジン
	可能な関連付け
寄生虫：回虫，包虫嚢胞，肝吸中	抗菌薬：イソニアジド，リファンピン，ニトロフラントイン
代　謝	鎮痛薬：アセトアミノフェン，プロポキシフェン，サリチル酸塩，スリンダク，他のNSAID
脂質異常症，アポリポタンパクCⅡ欠損症候群，高トリグリセリド血症	その他：メチルドーパ
高カルシウム血症（例えば，副甲状腺機能亢進症）	**血　管**
尿素	血管炎：全身性エリテマトーデス，結節性多発動脈炎，悪性高血圧，血栓性血小板減少性紫斑病
腎臓移植後	ショック，低灌流，心筋または腸間膜梗塞
妊娠，子癇	アテローム塞栓症
ヘモクロマトーシス，ヘモジデリン沈着症	**機械的**
栄養失調：クワシオルコル，スプルー，胃切除術後，Wipple病	副膵管閉塞を伴う膵管癒合不全
糖尿病ケトアシドーシス	Vater膨大部狭窄，腫瘍，閉塞（限局性腸炎，十二指腸憩室，十二指腸手術，虫，異物）
遺伝性	総胆管嚢腫
家族性膵炎	十二指腸潰瘍の穿孔
嚢胞性線維症	膵がん
毒および毒素	**特発性**
毒：サソリ（*Tityus trinitatis*）	
無機物：亜鉛，コバルト，塩化水銀，糖化酸化鉄	
有機物：メタノール，有機リン酸塩	

は静脈内薬物乱用，ペンタミジン療法，*Pneumocystis jirovecii* および *Mycobacterium avium-intracellulare* 複合体感染症，そして胆石に関連している．

鈍的外傷または穿通性外傷および他の傷害は，急性膵炎を引き起こし得る．膵炎は，外科手術後に膵臓の近くで起こることがある（十二指腸切断後の合併症，膵臓摘出後の膵尾部における合併症）．ショックおよび低体温症は，灌流の減少を引き起こし，細胞変性お

よび膵酵素の放出をもたらすことがある．後腹膜悪性新生物の放射線療法は，おそらく微小血管床と腺房構造に対する損傷によって，時に急性膵炎を引き起こす可能性がある．

副甲状腺機能亢進症，サルコイドーシス，ビタミンD過剰症または多発性骨髄腫に関連するような顕著な高カルシウム血症は，症例の約10％において急性膵炎を引き起こす．2つのメカニズムが仮定されてい

る．血漿カルシウム濃度が高いと，カルシウムが膵管内で沈殿し，膵管閉塞を引き起こすことがある．あるいは，高カルシウム血症は，膵管におけるトリプシノーゲンの活性化を刺激し得る．

膵炎はまた，脂質異常症，特に，血漿カイロミクロン（I 型，IV 型および V 型）の血漿レベルの上昇を特徴とする型に関連する．これらの場合，膵リパーゼの作用による遊離脂肪酸が腺の炎症および損傷を引き起こすと仮定されている．アルコール乱用や経口避妊薬の使用は，脂質異常症患者の急性膵炎のリスクを高める．

コルチコステロイド，サイアザイド系利尿薬，免疫抑制薬，およびがん化学療法薬を含むさまざまな薬物が膵炎と関連している．

まれに，急性膵炎は家族性であり，常染色体優性遺伝パターンを伴う．**遺伝性膵炎 hereditary pancreatitis** は，典型的には小児期に再発性急性膵炎として現れ，50％以上の症例で若年成人により慢性膵炎に進行する．遺伝性の再発性急性膵炎は，染色体 7q35 にマッピングされた**カチオン性トリプシノーゲン遺伝子**（プロテアーゼ，セリン，1;PRSS1）**の変異 mutation of the cationic trypsinogene gene** と関連している．2 つの点変異，R122H および N29I は，ほとんどの症例を説明し，遺伝子検査によって検出することができる．研究より，R122H 変異がより重度の急性膵炎と関連していることが示唆されており，より頻繁な発作および入院を招く．他の家族は SPINK1/PSTI に変異を有する．カチオン性トリプシノーゲンの変異は，カルシウム媒介調節経路を変化させることによってトリプシノーゲン自己活性化を増強し，SPINK1/PSTI の変異は活性トリプシノーゲンの阻害を消失させる．他の変異は，トリプシン自己消化部位を排除する．患者の約 40％が 70 歳までに膵がんを発症するため，遺伝性膵炎のある患者は膵がんのサーベイランスプログラムに登録し，膵全摘出を考慮する必要がある．

近年，**自己免疫性膵炎 autoimmune pancreatitis** の診断と分類についての理解は進化している．線維化およびリンパ形質細胞性炎症のこの慢性疾患は，急性膵炎および慢性傷害の両方を引き起こす可能性がある．2 つのサブタイプが特徴付けられている．**1 型自己免疫性膵炎 type I autoimmune pancreatitis** は，米国の症例の 80％以上を占め，IgG4 の血清レベルの上昇および膵実質全体へのリンパ球浸潤が認められる．1 型自己免疫性膵炎の患者の多くは，膵臓以外にも臨床所見を示し，しばしば IgG4 関連疾患に分類される．**2 型自己免疫性膵炎 type II autoimmune pancreatitis** は，米国外でより一般的であり，IgG4 媒介性である

ことはない．この疾患における特徴的な組織病理学的所見は，好中球浸潤を伴う顆粒球上皮病変である．2 型自己免疫性膵炎は，1 型と比較して急性膵炎を呈することが多い．

急性膵炎の症例の約 15〜25％において，病因を同定することはできない．**特発性急性再発性膵炎 idiopathic acute recurrent pancreatitis** は，徹底的な探索にもかかわらず根本的な原因が検出されない急性膵炎の複数の発作を有する患者にみられる．

病 理

急性膵炎の症状，徴候，検査所見，合併症は，膵管，腺房，膵島の病理学的損傷に基づいて説明することができる．しかし，損傷の割合と臨床的帰結の両方は非常に変化しやすい．

損傷の程度が限定されている場合，病理学的特徴は，腺，特に腺房の軽度から顕著な腫脹，多形核好中球による顕著な浸潤からなる．しかし，組織への損傷は，通常，最小から中程度であり，出血はない．いくつかの場合，浮腫とともに化膿がみられることがあり，これは組織壊死および膿瘍形成をもたらし得る．重症例では，膵臓の大規模な壊死および液化が起こり，これが膿瘍の形成に向かわせる原因となる．血管壊死および損傷が起こり，脈管周囲出血を生じる．急性膵炎の重症例では，血管周囲組織を伴う微小血管出血が一般的であるが，大きな血管侵食からの著しい出血は臨床的にはまれであり，慢性膵炎においてより頻繁にみられる．

膵炎の重症例は，腹水の形成に関連している可能性があり，腹水は，炎症を起こした腹膜表面によって排出される漿液，液化した膵臓周囲の脂肪，膵臓周囲組織からの血液，および壊死性膵臓デブリ（組織片）の組み合わせである可能性がある．膵管崩壊を伴うまれな症例では，腹水は，アミラーゼおよび他の膵酵素に富む明らかな膵臓分泌物を含み得る．アミラーゼに富む腹腔液の記録は，いわゆる膵性腹水の診断を確立する．重度の急性膵炎の場合，腹膜表面は外科的探索または剖検の際に特徴的な外観を有する．脂肪壊死，またはけん化（鹸化）は，あとで石灰化するかもしれない白亜病巣として現れる膵臓，網および腸間膜の中および周りに生じ得る．

急性アルコール性膵炎の最初の発作が起こり，合併症のために手術を受けた患者から得られた膵臓組織の組織学的研究は，急性膵炎（膵壊死，脂肪壊死，炎症性細胞による浸潤）がすでに慢性膵炎（小葉周囲および小葉内線維症，外分泌実質の喪失および残存小葉の萎

縮，立方体または扁平上皮で覆われた小葉間および小葉内腔管の拡張，および拡張管内のタンパク栓)で影響された腺に発生することを示した．もし，急性アルコール性膵炎がすでに慢性膵炎を発症している膵臓に生じた場合，慢性膵炎の初期病変であるタンパク栓による膵管閉塞によるものと推測されている．

発症機構

急性膵炎の発症機序は部分的にしか解明されていない．この疾患の中心理論は長年，自己消化および重大な全身性炎症反応を引き起こすトリプシノーゲンおよび膵腺房内の他の酵素の異常な活性化に集中してきた．最近の知見は，実験モデルで急性膵炎を誘発することができるNFκB(DNA転写を制御するタンパク複合体である活性化B細胞の核因子κ軽鎖エンハンサー)の活性化のような，トリプシノーゲン活性化と平行する他の事象が起こることを示唆している(図15-3)．しかし，優れた研究は，膵腺房内での活性トリプシンの発現は，それ自体，急性膵炎における細胞死および炎症を誘導するのに十分であることを確認した．したがって，膵臓自己消化の代替メカニズムの生体内での役割は不明なままである．

トリプシノーゲンの活性化は，小胞体のカルシウム受容体だけでなく細胞膜のカルシウムチャネルによってもたらされるCa^{2+}の持続的細胞質流入に関連している．カルシニューリンは，上昇した細胞内Ca^{2+}レベルの下流標的である可能性が高く，T細胞活性化を介した急性膵炎で観察された損傷のいくつかを媒介する．

トリプシノーゲンは，急性膵炎の初期に調節不全の自食作用を示す膜結合細胞内区画内で活性化される可能性が高い．リソソーム内のカテプシンBはトリプシノーゲンを活性化することが示されているが，これは低い細胞内pHなどの特定の病的状態でのみ起こる可能性がある．腺房細胞内のpH攪乱の機序は，細胞シグナル伝達機構の変化と腺房からの重炭酸イオン分泌阻害に起因する可能性が高い．さらに，カテプシンL(カテプシンBの別のアイソフォーム)は，重要な細胞防御機構において通常はトリプシンを分解するが，細胞内環境の障害は，カテプシンL活性と比較してカテプシンB活性の不均衡に寄与することが示されている．

アルコール性膵炎の病因は独特であり，膵腺房細胞の膜上での混乱したアゴニスト-受容体相互作用を伴うことがある．この理論によれば，アルコールは，腺房細胞を病理学的刺激に感作することにより，または

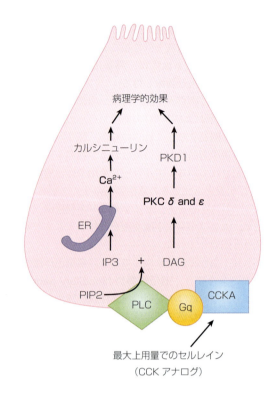

図15-3 この模式図は，トリプシノーゲンおよびNFκB活性化であると推定される膵炎につながる病理学的効果を生じる平行した細胞シグナル伝達経路を示す．下部のセルレイン(CCKアナログ)は，その受容体CCKA(コレシストキニン受容体サブタイプA)に結合し，Gq(Gタンパクqサブタイプ)およびホスホリパーゼC(PLC)を介して，イノシトール3-リン酸(IP3)をホスホイノシトール4-リン酸(PIP2)から産生し，ジアシルグリセロール(DAG)を生成する．左側において，IP3は，その生理学的カルシウムシグナル伝達に関わる受容体である小胞体(ER)膜受容体を開く．このようにして放出されたカルシウムは，セルレインに膵炎を引き起こす病理学的効果を発揮させる．右側では，DAGはプロテインキナーゼDサブタイプ1(PKD1)の生成および膵炎を引き起こす病理学的効果をもたらす2種類のプロテインキナーゼC(PKC)の放出を刺激する．(Sah RP et al. Molecular mechanisms of pancreatic injury. Curr Opin Gastroenterol. 2011 Sept; 27(5):448 より許可を得て転載.)

分泌促進物質であるコレシストキニン(CCK)の十二指腸細胞からの放出を刺激することによって膵内消化酵素の活性を上昇させる．膵腺房細胞およびそれらのムスカリン受容体の過剰刺激は，サソリ刺し傷，抗アセチルコリンエステラーゼ含有殺虫剤中毒，またはアセチルコリンおよびCCKなどの分泌促進物質の過剰投与によって引き起こされる急性膵炎のメカニズムを模倣する．CCK受容体の活性化は，膵腺房細胞における異なる形態の酵素原活性化を開始することができ，活性化の程度は，異なる一連の短鎖アルコールによって高められる．エタノールまたは他のアルコール

が，腺房細胞シグナル伝達経路を妨害することによって，または腺房細胞膜流動性に影響することによって，これらの作用を媒介するか否かは，現在研究中である．

病理学的変化は，活性化されたトリプシンおよび他の膵酵素が膵臓および周囲組織に作用することから生じる．活性化されたトリプシンはキモトリプシン，エラスターゼ，およびホスホリパーゼA_2の前駆体を順次活性化し，これらの酵素はいくつかの方法で損傷を引き起こす(図15-4)．例えば，キモトリプシン活性化は，浮腫および血管損傷の原因となる．同様に，エラスターゼは，いったんプロエラスターゼから活性化されると，血管壁のエラスチンを消化し，血管損傷および出血を引き起こす．膵周囲血管への損傷は出血性膵炎につながる可能性がある．ホスホリパーゼA_2は，脂肪酸をレシチンから分離し，赤血球に対して細胞傷害性であり，細胞膜に損傷を与えるリゾレシチンを形成する．胆汁中のレシチンからのリゾレシチンの形成は，膵臓の破壊と膵周囲脂肪の壊死に寄与し得る．ホスホリパーゼA_2は，また，凝固壊死に寄与するプロスタグランジン，ロイコトリエンおよび他の炎症性メディエーターに変換されるアラキドン酸を遊離させる．膵腺房細胞の損傷の直接の結果として放出される膵リパーゼは，周囲の脂肪組織に酵素的に作用し，重度の急性膵炎でみられる特徴的な膵周囲脂肪壊死を引き起こす(図15-4)．

さらに，トリプシンおよびキモトリプシンは，キニン，補体，凝固因子およびプラスミンを活性化し，腺内で浮腫，炎症，血栓および出血をもたらす．例えば，カリクレイン-キニン系のトリプシン活性化は，ブラジキニンおよびカリジンの放出をもたらし，血管拡張，血管透過性増加，浮腫および炎症を引き起こす(図15-4)，これらはすべて急性膵炎の全身性炎症反応症候群に寄与する．循環するホスホリパーゼは，肺サーファクタントの正常な機能を妨害し，急性膵炎患者の一部で成人呼吸窮迫症候群の発症に寄与する．血清リパーゼレベルの上昇は，時には腹部外の脂肪壊死と関連している．

急性膵炎の実験モデルは，トリプシノーゲン活性化と並行してNFκB活性化が起こることを示唆している．病的なCa^{2+}流入は，NFκB活性化において役割を果たすようであり，膵損傷の両方の平行経路の共通活性化因子であり得る．さらに，CCK作用の下流の効果器として，プロテインキナーゼCアイソフォームは，酵素原およびNFκB経路の平行活性化と一致して，NFκB活性化において役割を果たすと考えられる．

最後に，急性膵炎では，CCおよびCXCファミリーのサイトカインは両方とも，局所および全身の炎症反応の病因に関与している．サイトカインおよび腫瘍壊死因子(TNF)，インターロイキン(特にIL-1，IL-6，IL-8)，血小板活性化因子(PAF)およびエンドトキシンなどの他の炎症性メディエーターは，炎症細胞から迅速かつ予測通りに放出される．この放出は，根底にある原因とは無関係に，活性型の消化酵素の存在に応答しているようである．臨床的膵炎でのサイトカインの産生は，疼痛発症直後に始まり，36〜48時間後にピークに達する．これらの物質は現在，急性膵炎の局所炎症過程から全身疾患への変換における主要なメディエーターであると考えられている(図15-5)．

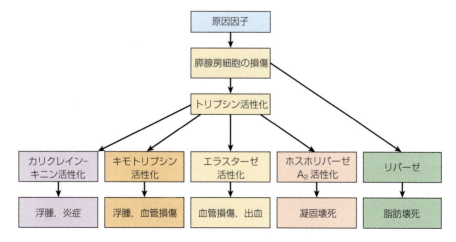

図15-4 急性膵炎の仮説的病因．(Marshall JB. Acute pancreatitis: A review with an emphasis on new developments. Arch Intern Med. 1993;153:1188 より許可を得て転載．)

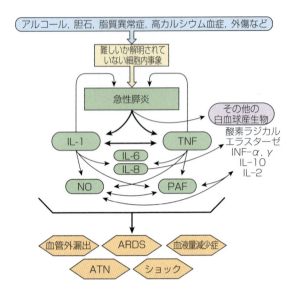

図15-5 急性膵炎の炎症性メディエーターは、インターロイキン-1β(IL-1)および腫瘍壊死因子(TNF)を含む。図示のように、これら2つのサイトカインは、IL-2、IL-6、IL-8、IL-10、一酸化窒素(NO)、血小板活性化因子(PAF)、インターフェロン(INF)-αおよびINF-γなどの他の炎症性メディエーターを誘導することができ、それらは同時に、膵臓自体に直接的な有害作用をもたらす。各示されたメディエーターは、急性膵炎の全身症状の発現に役割を果たす。ARDS：急性呼吸窮迫症候群、ATN：急性尿細管壊死。(Norman J. The role of cytokines in the pathogenesis of acute pancreatitis. Am J Surg. 1998;175:76より許可を得て転載。)

TNF誘発炎症の程度は、膵炎の重症度と相関する。サイトカインは、腹腔から胸管を介して急速に体循環に入る。体循環において、サイトカインは多くの身体系に影響を及ぼし、重度の急性膵炎に典型的な全身性炎症反応症候群(SIRS)および多臓器機能不全症候群を生じ得る。呼吸不全、ショック、さらには多臓器不全などの急性膵炎の全身性合併症は、腫瘍壊死因子(TNF)、IL-1、IL-6、IL-8の単球からの分泌の著しい増加、および標的細胞上のこれらのサイトカインに対する受容体の数の増加を伴う。この知見は、TNF、IL-1、IL-6、IL-8がこれらの症状の病態生理学において中心的な役割を果たすことを示唆している。

研究はまた、ニューロキニン-1(NK-1)受容体を介して作用するサブスタンスP、PAFおよびCCR1受容体と相互作用するケモカインが、急性膵炎の重篤度を決定する上で重要な炎症誘発性の役割を果たすことを示唆している。特に、サブスタンスPおよびNK-1は、急性肺傷害の媒介に関与している。サブスタンスP(感覚求心性神経終末から放出される神経ペプチド)は、効果細胞の表面上のNK-1受容体に結合し、血管内皮の透過性を増加させる。膵臓中のサブスタンスPの量は、急性膵炎の発症中に増加し、腺房細胞のNK-1受容体発現は顕著に増加する。サブスタンスPは、膵炎および関連肺傷害の両方の強力な炎症誘発性メディエーターであることがわかってきた。PAFもまた、膵炎および関連する肺傷害の発症において重要な役割を果たすようである。ケモカインは、さまざまな炎症細胞の活性化および輸送に関与する化学誘引物質サイトカインである。ケモカイン受容体CCR1を介して作用するケモカインは、膵炎関連肺傷害の重症度を決定する役割を果たすが、膵炎自体の重篤度には影響しないようである。他方、補体因子5a(C5a)は、膵炎の進展において抗炎症薬として作用するようである。

急性膵炎において炎症促進性または抗炎症性因子としてさまざまな因子が積極的な役割を果たす。炎症誘発性の因子(例えば、TNF、IL-1、IL-6、IL-8、PAF)を中和するため、ないしは抗炎症性因子(例えば、IL-10)を刺激するための薬剤または他の介入治療は、最終的に、膵臓への重度の傷害を予防し、肺傷害などの関連する全身症状を予防するために、臨床的な膵炎を有する患者を治療する上で有用であることが判明する可能性がある。

臨床症状

急性膵炎は非常にさまざまな形で現れ、炎症の重症度および関連する罹患率は患者間で著しく異なる。患者のおよそ80%は軽度で自己限定性疾患を2～3日間患い、重大な後遺症はないが、残りは、生命を脅かす病気であり、関連する臓器系の障害(典型的には肺、心血管系あるいは腎臓系)を含む重症急性膵炎に発展する。急性膵炎は、主にその原因に応じて再発することがある。反復発作では、最終的には腺が永久的に損傷し、慢性膵炎や時には膵機能不全を引き起こすことがある(後述参照)。急性膵炎と慢性膵炎の急性増悪との区別は、慢性膵炎の病歴および特徴的所見によって決定される。急性膵炎および慢性膵炎は、著しく異なる管理パラダイムを有するので、この区別は重要である。

最近の診断基準に関するコンセンサスでは、急性膵炎の診断には、以下の3つのうち2つを認めることが必要である。腹痛、血清アミラーゼまたはリパーゼ(正常の上限の3倍以上を超える)、CT(コンピュータ断層撮影法)の特徴的な所見［または磁気共鳴画像法(MRI)または超音波］である。実際には、最初の2つの要素がしばしば存在し、臨床診断を行うのに十分である。それにもかかわらず、断層撮影(例えば、造影CT)は、関連する膵壊死の範囲および他の疾患に関連

代表的な膵外分泌疾患の病態生理　461

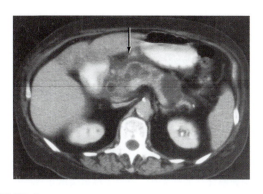

図15-6　急性膵炎のCT像．所見には，膵臓の肥大および浮腫ならびに膵周囲の炎症性変化と体液の集積(矢印)が含まれる．(Henry I. Goldbergより許可を得て使用．)

する合併症を評価するために重度の急性膵炎において有用であり得る(図15-6)．

A. 徴候と症状

腹痛 abdominal pain はほぼ全例で認められ，急性膵炎の顕著な症状である．まれに，患者は，高アミラーゼ血症で明らかになる潜在的な膵臓の炎症(例えば，膵臓外傷後，薬物投与，または他の既知の沈殿物により発生する)を示す場合もある．しかし，このような症状は，臨床的に重要な膵炎と関連している可能性は低い．

急性膵炎の痛みは特徴的であり，しばしば背中に広がる強く，深い，焼け付くような痛みとして説明される．明らかな腹膜炎は，穿孔性消化性潰瘍，虫垂炎，憩室炎などのより緊急の外科的救急疾患と診断上の混乱を招く可能性がある．

急性膵炎の痛みは，部分的には，膨張した小管および実質性浮腫，炎症性滲出液，消化されたタンパクおよび脂質，および出血による膵被膜の伸展から生じると考えられている．さらに，これらの物質は，膵実質から後腹膜腔およびより小さい嚢に浸出し，後腹膜および腹膜の感覚神経終末を刺激し，背中および側腹部の痛みを生じる可能性がある．全身性腹膜炎の臨床所見が続くかもしれない．

膵被膜の伸展はまた，**悪心および嘔吐 nausea and vomiting** を引き起こし得る．増悪する腹痛，腹膜刺激，および電解質の不均衡(特に低カリウム血症)は，著しい腹部膨満を伴う麻痺性**イレウス ileus** を引き起こし得る．もし胃の運動が阻害され，胃食道括約筋が弛緩すると，嘔吐が起こることがある．小腸および大腸の両方が，急性発作の際にしばしば拡張する．場合によっては，腸の限局的な部分のみが拡張する．例え

ば，膵臓を覆う空腸の部分の限局的な拡張が起こるかもしれない．そのような場合には，腹部の単純X線写真は，輪状ひだの肥厚と鏡面形成(「センチネルループ」)を示す．他の場合には，膵臓を被う横行結腸の一部の部分的な拡張が存在し得る．X線像は，限局的な大腸の拡張および浮腫の境界のきわめて明瞭な領域("colon cutoff sign")を示す．

急性膵炎の患者の約3分の2が**発熱 fever** する．発熱に関与する病態生理学的機構は，広範な組織損傷，炎症，および壊死ならびに多形核白血球から循環中への内在性発熱物質，主にIL-1の放出である．急性膵炎のほとんどの症例では，発熱は細菌感染症を示すものではない．しかし，病気の4日目または5日目以降の持続的な発熱(または40℃以上への体温の急上昇)は，膵臓周囲への感染した体液の蓄積，感染性膵壊死，または逆行性胆管炎などの感染合併症の発症を意味する可能性がある．

急性膵炎における主要な検査所見は，**血清アミラーゼ serum amylase** の上昇であり，しばしば10〜20倍まで上昇する．血清アミラーゼ上昇はほぼ即座に(数時間以内に)起こるが，症状が持続しても通常48〜72時間以内に正常に戻る．急性膵炎における血清アミラーゼの感受性は70〜95%と推定され，急性膵炎患者の5〜30%が血清アミラーゼ値を正常または最小限に上昇させる．この試験の特異性はかなり低い．血清アミラーゼの顕著な(3倍を超える)上昇を有する患者は，通常，急性膵炎を有する．血清アミラーゼの上昇がより小さい患者は，しばしば，さまざまな他の状態の1つを有する．

血清アミラーゼ濃度は，アミラーゼの血中への流入速度と血中からの除去速度との間の定常状態を反映する．高アミラーゼ血症は，流入速度の増加または循環中のアミラーゼの代謝クリアランスの低下した速度のいずれかに起因し得る．膵臓および唾液腺は，他のどの器官よりもはるかに高いアミラーゼ濃度を有し，おそらく健常者における血清アミラーゼ活性のほとんどすべてに寄与する．膵由来のアミラーゼは，さまざまな技術によって唾液由来のアミラーゼと区別することができる．膵由来の高アミラーゼ血症は，軽度(膵管のカニューレ挿入)から重度(膵炎)までの範囲の膵臓への損傷に起因する．それに加え，腸壁の損傷(梗塞または穿孔)は，腸内腔からのアミラーゼの吸収の増強の結果として，膵由来の高アミラーゼ血症を引き起こす．流行性耳下腺炎などの唾液腺疾患だけでなく，(不可解なことに)慢性アルコール依存症，術後(特に冠状動脈バイパス術後)，乳酸アシドーシス，神経性

食欲不振症または神経性過食症，特定の悪性腫瘍など
の多くの無関係な状況で，唾液腺由来の高アミラーゼ
血症が観察される．高アミラーゼ血症はまた，血清中
の異常な免疫グロブリンに結合したアミラーゼの異常
に高分子量の複合体が存在する状態である腎不全また
はマクロアミラーゼ血症によって引き起こされるアミ
ラーゼの代謝クリアランスの低下に起因し得る．

血清リパーゼ serum lipase レベルの決定は，しば
しば診断に有用である．急性膵炎では，血清リパーゼ
レベルは通常症状の発現後約 72 時間で上昇する．血
清リパーゼ測定値は，血清アミラーゼよりも優れた診
断試験で，実施がより容易であり，感受性がより高く
（感度が 85％ 対 79％），急性膵炎に対してより特異的
であり，よりゆっくりと正常に減少する．

B. 急性膵炎の早期合併症

深刻な急性膵炎では，いくつかの相互に関連する要
因の結果として**ショック** shock が起こることがある．
血液量減少は，後腹膜腔への血漿の大量の滲出および
出血とイレウスの結果としての腸における体液の蓄積
に起因する．低血圧とショックはまた，キニンの全身
循環への放出に起因し得る．例えば，タンパク分解酵
素カリクレインの急性炎症中の活性化は，血管作動性
ペプチドであるブラジキニンやカリジンの放出による
末梢血管拡張をもたらす．この血管拡張は，脈拍数を
上昇させ，血圧を低下させる．非常に強力な血管拡張
物質および白血球活性化物質である PAF のようなサ
イトカインは，ショックおよび SIRS の他の臨床所見
の発生に関与している．低血圧を伴う血管内容積の低
下は，急性尿細管壊死の結果として，心筋および脳虚
血，呼吸不全，代謝性アシドーシス，尿量低下または
尿細管壊死による腎不全を引き起こす可能性がある．

タンパク分解過程での組織因子の放出と発現は，血
漿凝固カスケードの活性化を引き起こし，**播種性血管
内凝固** disseminated intravascular coagulation（DIC）
につながる可能性がある．他の場合では，血液の凝固
能亢進は，第 VIII 因子，フィブリノーゲン，および
おそらく第 V 因子を含むいくつかの凝固因子の濃度
上昇に起因すると考えられている．臨床的に影響を受
ける患者は，臍周囲（Cullen 徴候）または側腹壁（Gray
Turner 徴候）の皮下組織における出血性変色（紫斑）を
示す．脾静脈および門脈は膵臓に近接しており，した
がって炎症過程に巻き込まれることがある．脾静脈血
栓症は約 11％，門脈血栓症は約 2％ の患者で起こる．
大部分の血栓は無症候性であるが，時間の経過ととも
に，静脈血圧の上昇および静脈瘤の形成に関連してい

る可能性がある．

肺合併症 pulmonary complication は重度の急性膵
炎の重篤な症状であり，患者の 15〜50％ に発生する．
肺合併症の重症度は，軽度の低酸素症から呼吸不全
［急性呼吸窮迫症候群（ARDS）］までさまざまであり得
る．重度の急性膵炎患者の早期死亡者の 50％ は，重
度の急性肺傷害による呼吸不全と関連している．この
急性肺傷害の病態生理は，肺胞-毛細血管膜の透過性
の増加を伴うようである．肺毛細血管における内皮
細胞破壊は，エラスターゼおよびホスホリパーゼ A_2
を含む循環血液内の活性化膵酵素によって媒介され得
る．別の重要な肺胞壁である肺サーファクタントは，
ホスホリパーゼ A_2 によって破壊されるようである．
さらなる肺損傷は肺胞や間質組織に引き込まれた炎症
性白血球によって仲介されているようである．これら
の細胞は炎症促進性のサイトカインやケモカインを結
果的に放出し，それがさらなる組織破壊を来す．急性
膵炎では，IL-6 の血清レベルの上昇が肺損傷の重症
度と関連しており，これは膵腺房細胞における NFκB
活性化によって媒介される効果である．IL-6 および
他の炎症性シグナル伝達経路は，重篤な急性膵炎にお
いて適切な治療標的であることが判明する可能性があ
るが，今日まで臨床試験において効果的であることが
判明していない．

急性膵炎には，少量の（通常は左側）**胸水** pleural
effusion が伴うことがある．滲出液は反応性であり，
それゆえ，横隔膜に隣接する胸膜上の炎症を起こし腫
脹した膵臓の胸膜への直接的影響が続発する（典型的
には漏出性）．あるいは，重度の急性膵炎の場合，滲
出液は，膵臓からの滲出液が膜腔経由で横隔膜の欠損
部を通って流れ込んだことによる．特徴的には，この
後者の状況の胸水は，高レベルのタンパク，乳酸脱水
素酵素，およびアミラーゼを有する滲出液である．滲
出液は下部葉の部分的な無気肺に寄与し，換気-灌流
比の不一致および低酸素素症をもたらす．

急性膵炎の多様な症状を考えると，急性膵炎と関連
する合併症の分類に関する混乱がある．最近のコンセ
ンサスガイドラインは，その診断，治療，予後を助け
るための正確な基準を提供している．アトランタ分類
の 2012 年の改訂版は，急性膵炎の特徴付けに関する
最新の標準化された定義を表している．

急性膵炎は，**間質性浮腫性膵炎** interstitial edema-
tous pancreatitis および**壊死性膵炎** necrotizing pan-
creatitis の 2 つの主要な形態があることが認識されて
いる．

間質性浮腫性急性膵炎は，関連する膵周囲液を伴う

膵実質の拡大を特徴とするが，造影CTでの膵実質の均一な増強を特徴とする．この型の疾患は，典型的には，臨床的に重症ではなく，症状の出現が1週間以内に回復する．

壊死性膵炎（膵臓および膵周囲組織の壊死）は，患者の約5〜10%で起こる．膵壊死の程度は，しばしば造影CTの均一な実質増強の欠如によって検出されるが，このプロセスは通常，最初の1〜2週間で進展し，初期の造影は疾患の重症度を予測するのに信頼性がない．壊死性膵炎の患者の自然経過は，膵/膵周囲壊死が固形または液状のままであるか，感染するか，持続するか，または消失するかによって異なる．

感染性膵壊死 intected pancreatic necrosis は，壊死性膵炎の後期合併症である．病気の最初の週にまれにしか発生しないこの合併症を診断する手続きは，患者の臨床経過の後期に行われる必要がある．ショックと臓器不全もしくは初期安定後の改善不全を伴う進行する臨床的な衰弱がある場合，感染性膵壊死が疑われるはずである．感染性膵壊死は，造影CTで膵管外腔ガスを伴う膵壊死または膵周囲壊死の存在によって示唆される．しかし，ほとんどの膵壊死は実際には無菌であるため，画像誘導穿刺吸引法（経皮または内視鏡）およびその後の陽性吸引培養によって，感染した膵壊死を記録することが重要である．感染性膵壊死は，重度の急性膵炎の非常に重篤な合併症であり，死亡率は25〜50%である．結果として，早期の膵臓切除術が必要となる．

急性膵炎の初期の合併症には，全身および局所の両方の問題がある．全身の合併症には，重度の急性膵炎を定義する臓器不全の存在が含まれる．臓器不全は一過性（48時間以内に解決）または持続性（予後に影響する）である可能性がある．急性膵炎の初期の局所合併症は，疾患発症の最初の4週間以内にその存在によって定義される．**急性膵周囲液体貯留 acute peripancreatic fluid collection** は，急性膵炎の初期段階に発症し，膵壊死の可能性がある．造影CTでは，この貯留はしばしば壁や境界が不十分な場合がある．この液体貯留は無菌であり，典型的には介入なしに消失する．**急性壊死性貯留 acute necrotic collection** は壊死性膵炎で起こり，さまざまな量の液体および固体破片を含む不均質貯留として造影CTに現れる．これらの病変の進展を定義するためには，連続的な画像検査が必要であるかもしれない．壊死が膵管損傷に関連する場合，膵管と可変的に伝播し，二次的に感染する可能性がある．

C. 急性膵炎の合併症

急性膵炎の後期合併症は，同様に全身作用と局所作用に分けられる．全身の合併症は，持続性臓器不全および長期の集中治療の必要性，予後不良を予見する要因を含む．局所合併症は，発症後4週間を超えて存在することによって定義され，典型的には進化を記録する連続造影によって特徴付けられる．

膵仮性囊胞 pancreatic pseudacyst は，血漿，血液，膿，膵液を含む非上皮系の腔である．それらは，膵周囲液体貯留を取り囲む炎症性線維質または肉芽組織の産物である．定義上，仮性囊胞は，急性膵周囲液体貯留とは，急性膵炎の発症後4週間を超える持続性によって区別される．仮性囊胞は一般に，急性発作からの回復後に起こり，実質破壊および管閉塞または崩壊の両方の結果である．いくつかの腺房は膵液を分泌し続けるが，その液が正常に流出されないため，壊死組織の領域に集まり，不明瞭な仮性囊胞を形成する（図15-7）．より多くの膵液が分泌されると，囊胞は徐々に大きくなり，門脈（門脈圧亢進症の発生），総胆管（黄疸または胆管炎の発生），腸管（胃の出口または腸閉塞の発生）などの近隣構造物の圧縮を引き起こし得る．膵仮性囊胞は，画像検査において固体破片の欠如を特徴とする均一な液体で満たされた空洞として判別される．

ほとんどの膵仮性囊胞は自然発生的に消失し，無症候時には特別な介入は必要ない．外科的，内視鏡的，または経皮的介入のための適応は，持続的な症状または関連する合併症（腸管または胆管の閉塞，出血，二次感染）が含まれる．仮性囊胞の治療の選択肢には，外科的または経皮的に体外への排液，または外科的または内視鏡的手段による胃腸管内への排液が含まれる．感染した膵仮性囊胞は，典型的には**膵膿瘍 pancreatic abscess** と呼ばれる．このように，それは典型的には孤立した囊胞に限定され，疾患の経過の後期に起こる．膵膿瘍はしばしば良好に治療される．経皮的排液は治療法の中心であり，外科的または内視鏡的排液は不応性症例のために確保される．

被包化壊死 walled-off necrosis は，壊死性膵炎の発症から4週間を超えて生じるはっきりとした炎症性外膜を持つ破片の，成熟した，被包性の貯留である．時には被包化壊死は膵仮性囊胞と区別することが困難であり，造影CTが被包化壊死内に存在する固体の破片の量を過小評価することがある．MRIおよび超音波内視鏡（EUS）は，これら2つの実体をより確実に区別し，治療戦略を定義するのに役立つ．持続性症状を呈し，臨床的に改善しなかったか，または二次感染症

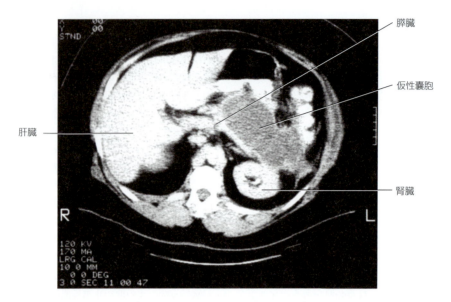

図 15-7　CT 上の膵仮性囊胞. (Way LW, ed. *Current Surgical Diagnosis & Treatment*, 10th ed. より許可を得て転載. 原著は Appleton & Lange から出版. Copyright© 1994 by The McGraw-Hill Companies, Inc.)

を有する患者では，被包化壊死に対する介入が必要な場合がある．外科的ネクロセクトミー，すなわち，開放的または最低限の侵襲的技法によるか，または内視鏡経胃ネクロセクトミーで行われるものが考慮され得る．

膵性腹水 pancreatic ascites は，膵管と腹膜腔との間に直接的な接続が生じるときに生じる．その起源を考慮すると，腹水が膵液に似ていることは驚くべきことではなく，特徴的には高タンパクおよびきわめて高いアミラーゼレベルを有する滲出液である．放置すると，大量の膵性腹水が胸水，皮下脂肪壊死，または腹部コンパートメント症候群に至ることがある．治療は，典型的には，腹水の排液および内視鏡的膵管ステント留置または外科治療のいずれかによる膵管壊死の制御を含む．

膵性腹水や胸水を発症する患者では，膵管の破壊によって引き起こされる**膵瘻 pancreatic fisfula** が疑われるはずである．瘻孔は，内部にあって胸膜または心膜腔，結腸，小腸，または胆道に接続するか，または皮膚を通って外部に流出する．

経過と予後

急性膵炎の患者のほとんどは，医学的管理による支援で完全に回復する．膵臓は再生され，軽度の残存瘢痕を除いて正常に戻る．糖尿病は，膵炎の1回の発作の後にはほとんど起こらないが，重症急性膵炎の発症または急性膵炎の発症の繰り返し後に内分泌または外分泌不全の両方が起こり得る．

アルコール性膵炎の初期経過は，再発性の急性増悪そして後期経過は進行性の膵機能不全を特徴とする．しかし，再発性の急性アルコール性膵炎を有する患者のうち，予後に関して2つのグループに区別することができる．これらの症例の約75％は，進行した慢性膵炎に進行し，典型的には膵臓の石灰化および膵機能不全を伴う．残りは進行せず，膵管拡張を発症しない．進行の要因はまだ解明されていない．

急性膵炎の重篤度は，臨床評価，生化学検査，腹膜洗浄，CT，および予後判定基準(表 15-2)のさまざまな方法によって推定することができる．

研究によると，死亡率の重要な予測因子は，(1)急性膵炎の初期段階における複数の臓器系の不全，または(2)後に多臓器不全の発症に伴う膵壊死である．臓器不全は改訂 Marshall scoring system によって定義され，呼吸不全(PaO_2/FiO_2 比および補充酸素によって測定)，心血管虚脱(収縮期血圧，体液補充の必要性，および動脈血液ガスに関する血液の pH により定義)，および腎不全(血清クレアチニンによって定義)の評価が含まれる．多臓器不全は，原発臓器から離れた2つ以上の系を含む進行性ではあるが可逆的な臓器不全の症候群として定義される．発症48時間を超えた持続性臓器不全は，死亡率36〜50％と関連している可能性がある．

代表的な膵外分泌疾患の病態生理　　465

表 15-2　急性膵炎における予後不良の徴候

I.　Ranson の急性膵炎の重症度の基準[1]

診断または入院時に提示された基準

年齢＞55 歳

白血球数＞16,000/μL

血糖＞200 mg/dL

血清 LDH＞350 IU/L

AST＞250 IU/L

最初の 48 時間に発生する基準

ヘマトクリット低下＞10%

血中尿素窒素上昇＞5 mg/dL

血清カルシウム＜8 mg/dL

動脈血 Po_2＜60 mmHg

塩基欠乏＞4 mEq/L

推定された体液損失量＞6 L

死亡率は現在の基準の数と相関する

基準数	死亡率
0～2	1%
3～4	16%
5～6	40%
7～8	100%

II.　重症度指標と死亡率[2]

A.　Balthazar および Ranson CT グレード(非造影性の外観に基づく)	A.　ポイント	B.　膵臓壊死の量(造影剤灌流に基づく)	C.　重大度インデックス(A+B ポイント) B.　ポイント	合計	D.　死亡率
正常膵臓	0	0%壊死	0	0	0%
局所的または広範囲の肥大	1	0%壊死	0	1	0%
軽度の膵周囲肥大を伴う腺の異常	2	＜30%	2	4	＜3%
単一病変内の液体貯留	3	30～50%	4	7	6%
2ヵ所以上の液体貯留または膵臓内のガス発生または周囲の炎症	4	＞50%	6	10	＞17%

III.　急性膵炎のその他の予後不良な徴候[3]

A.　客観的データ

1.　＞3 Ranson 基準

2.　APACHE スコア＞8

3.　ヘマトクリットによる血液濃縮＞48%

4.　CT 重症度指数＞6

B.　器官不全

C.　局所合併症

1.　壊死

2.　膿瘍

3.　仮性嚢胞

[1]Way LW, ed. *Current Surgical Diagnosis & Treatment*, 10th ed. を改変. 原著は Appleton & Lange から出版. Copyright © 1994 by The McGraw-Hill Companies, Inc.
[2]Balthazar EJ et al. Acute pancreatitis: value of CT in establishing prognosis. Radiology. 1990;174:331 を改変.
[3]Law NM et al. Emergency complications of acute and chronic pancreatitis. Gastroenterol Clin North Am. 2003;32:1169 を改変.

466   15．膵外分泌腺の障害

チェックポイント

5. 急性膵炎の症状と徴候は何か．
6. 急性膵炎の最も一般的な原因は何か．
7. どの薬が一般に膵炎と関連しているか．
8. 出血性膵炎の病態生理学的メカニズムは何か．
9. 重度の膵炎の合併症は何か．
10. 重度の膵炎の合併症のそれぞれが生じる病態生理学的メカニズムは何か．

慢 性 膵 炎

臨床像

慢性膵炎は，重度の腹痛，膵外分泌および膵内外分泌機能不全，重度の膵管異常，および膵石灰化を引き起こす再発性疾患である．本疾患の有病率は，10万人あたり約30症例であり，年間発生率は10万人あたり3.5症例から10症例の範囲である．慢性膵炎では，膵実質の慢性炎症があり，腺房の進行性破壊，狭窄および膵小管の拡張，および腺の線維化をもたらす．最終的に，腺の外分泌機能の障害があり（後の膵機能不全を参照），重篤な場合には内分泌機能の喪失もある（18章）．

病 因

慢性膵炎は急性膵炎の再発によるものであると以前は信じられていた．しかし急性膵炎と慢性膵炎とは異なる病因であるという証拠がいくつかある．急性膵炎を発症した患者の年齢は，慢性石灰化膵炎を発症した患者よりも平均13歳以上高い．さらに，2つの疾患は異なる原因と関連している．最後に，急性膵炎では発症前は膵臓は正常であり患者が生存すれば病理学的変化は完全に可逆的であるが，慢性膵炎では発症前から腺が異常であり病理学的変化は可逆的ではない．

慢性膵炎の主な原因は，症例の約70〜80％を占める慢性的なアルコール依存症である．残りは表15-3に示すさまざまな原因によるものである．1788年，Cawleyはアルコール依存症と慢性膵炎との関連を最初に報告した．彼は糖尿病と昏睡を伴う「自由に生きる若者」を解説した．剖検では，彼の膵臓は「石で満たされ」ていた．アルコール乱用に起因する慢性膵炎の患者は，通常，発病前の重度アルコール摂取（150〜175 g/日）の長い病歴（6〜12年）を持つ．アルコール依存症患者では，亜鉛とセレンの欠乏は酸素フリーラ

表15-3　慢性膵炎の原因

アルコールの乱用
膵管閉塞（例えば，胆石）
膵管癒合不全[1]
熱帯性（栄養失調，毒素）
高カルシウム血症（例えば，副甲状腺機能亢進症）
脂質異常症
薬物
外傷
自己免疫性
遺伝性
囊胞性線維症（膵囊胞性線維症）
特発性

[1]背側膵管と腹側膵管との融合異常で起こる解剖学的多様体．

ジカルの消失を抑制することがある．

最近の疫学的エビデンスは，喫煙が慢性膵炎発症の強力な独立した危険因子であることを示している．さらに，たばこの曝露は，その発生率と用量依存的関係があるようである．1日に喫煙したたばこの本数とたばこの曝露期間は，いずれも重要な危険因子であると思われる．最後に，アルコールとたばこの両方の摂取は，慢性膵炎のリスクを増大させる上で相乗的であると思われる．

膵管の長期閉塞もまた，慢性膵炎の原因となり得る．閉塞は，新生物，乳頭状狭窄，囊胞性病変（囊胞性腫瘍または仮性囊胞），瘢痕または狭窄，あるいは外傷によって引き起こされ得る．膵管癒合不全は，小乳頭の閉塞の結果として慢性膵炎を引き起こす可能性がある．熱帯性慢性膵炎は，フリーラジカルの除去障害を引き起こす可能性のあるタンパクまたは微量栄養素の欠乏に起因すると考えられている若年性の非アルコール性慢性石灰化膵炎であるか，またはキャッサバ（訳注：トウダイグサ科の植物でタピオカの原料）の根の中のシアンのような毒性物質の摂取による．慢性的な高カルシウム血症は，副甲状腺機能亢進症の患者の10〜15％にみられるように，膵炎を引き起こすことがある．カルシウムの管内沈着および膵酵素分泌の刺激は病因において重要であると考えられている．Sjögren症候群の特徴を有する慢性膵炎のいくつかの症例では，自己免疫機序が関与している可能性がある．小児期に始まる腹痛の再発を特徴とする遺伝性膵炎は，症例の約1％を占める．それは，不完全浸透（〜80％）を有する常染色体優性遺伝疾患として伝わ

る．遺伝性膵炎はまた，陽イオントリプシノーゲン遺伝子 *PRSS1* または *SPINK1/PSTI* 遺伝子（前述）における突然変異と関連している．いくつかの症例は，嚢胞性線維症によるものである（後述参照）．原因が特定できない症例は特発性慢性膵炎と呼ばれる．

病 理

病理学的には，慢性膵炎は，線維化および腺房の萎縮，ならびに小管の狭窄および拡張によって生じる膵臓の瘢痕および縮小を特徴とする．総体的には，このプロセスは通常全腺を含むが，約3分の1の症例において限局性であり，最も頻繁には膵頭および膵体のものである．小管および主膵管は，しばしば濃厚な分泌物または結石で満たされる．慢性膵炎の患者の36〜87％が膵管内結石を有する．腺はびまん性硬化および石灰化の結果として硬く，膵がんと慢性膵炎を区別するために生検が必要となることがある．顕微鏡的には，腺房の喪失，小管の拡張，顕著な線維化，およびリンパ球浸潤がある．膵島は通常よく保存されている．

慢性膵炎の初期段階では，患者の半分（52％）に仮性嚢胞が存在する．部分的に強調される小葉周囲の線維化と，より小さい程度で小葉間の線維化が典型的にみられる．膵臓の小葉内線維化および小葉周囲線維化はアルコール性膵炎の特徴であるが，膵炎の既往のないアルコール依存症および乱用患者にも共通する．進行した慢性膵炎の主な特徴は，顕著な線維化，膵管の歪み，および膵管内結石の存在である．仮性嚢胞の発生頻度は低い（36％）．CD4 および CD8 T 細胞は，慢性膵炎の炎症性浸潤における有力な T 細胞サブセットである．

臨床診療において「大管」疾患または「小管」疾患を有する慢性膵炎患者との間には重要な区別がなされなければならない（訳注：大管とは主膵管および副膵管を併せた膵管をさす）．膵管内結石および膵管狭窄に起因する閉塞に続発する拡張した主膵管の存在は，大管疾患として同定され，膵管内圧上昇に次ぎ腹痛の症状を生じると考えられている．このような患者は，以下に記載するように，外科的減圧処置の候補であり得る．小管疾患を有する患者は石灰化だらけとなるが，限局的な膵管異常や拡張を伴わず，小さな萎縮性の膵臓を呈する傾向がある．小管疾患を有する患者の疼痛症候群は，局所的な酵素活性および神経周囲の鞘の破壊に起因し，軸索を炎症細胞によって放出されたサイトカインに曝露し，最終的に神経周囲の線維化を引き起こす．

発症機構

表 15-4 は，急性膵炎と慢性膵炎との根本的な違いを強調した病因に基づく膵炎の分類を示す．表 15-5 には，慢性膵炎に対して提案された発症機構が列挙されており，大管病変と小管病変と，その関連する原因

表 15-4　膵炎の病因分類

病原性クラス	細分類	病理学的特徴
急性膵炎	軽症膵炎	脂肪壊死
	重症（壊死）膵炎	凝固壊死
		出血性壊死
慢性膵炎	結石形成性膵炎	タンパク栓
	閉塞性膵炎	結石
	炎症性膵炎	主膵管の閉塞
	膵線維化	単核細胞浸潤
		腺房細胞壊死
		びまん性小葉周囲線維化

Sidhu SS et al. The pathogenesis of chronic pancreatitis. Postgrad Med J. 1995;71:67 より許可を得て改変．

表 15-5　慢性膵炎の病因メカニズムの提案

「大管」のメカニズム
胆道-膵臓逆流
Oddi 括約筋閉塞または過分泌
膵管透過性の増加

「小管」のメカニズム
タンパクの粘度上昇または過剰分泌
ラクトフェリンの増加
減少したリトスタチン（膵液タンパク）

腺房細胞のメカニズム
有毒代謝物
対立しないフリーラジカル傷害
白血球の過刺激
リソソームの活動亢進
コリン作動性過多
異常なタンパク輸送
星状細胞誘発線維化
壊死-線維化のシークエンス

Pitchumoni CS. Pathogenesis of alcohol-induced chronic pancreatitis: facts, perceptions, and misperceptions. Surg Clin North Am. 2001;81:379 よりデータを引用．

との間の相違点を再び強調している．

急性膵炎と同様に，慢性膵炎患者の遺伝的プロフィールの理解の向上と細胞シグナル伝達経路の高度な知識によって，複雑な遺伝性疾患として慢性膵炎の認識につながった．少数の患者は膵炎（例えば，遺伝性膵炎，囊胞性線維症）を引き起こす単一の変異を有するメンデル遺伝病を有するが，大部分の患者は，環境曝露と相互作用して臨床的症候群を引き起こす疾患感受性遺伝要因を有する可能性が高い．陽イオントリプシノーゲン遺伝子（*PRSS1*），囊胞性線維症膜コンダクタンス制御因子遺伝子（*CFTR*），膵分泌性トリプシンインヒビター遺伝子（*SPINK1*），キモトリプシノーゲンC遺伝子（*CTRC*），およびカルシウム感知受容体遺伝子（*CASR*）を含む，少なくとも5種の膵炎感受性遺伝子が同定されている．これらの遺伝子は互いに環境（例えば，アルコールおよびたばこ）曝露と同様に相互作用することが示唆されている．

染色体7q32に位置する*CFTR*遺伝子の変異は，間違いなく膵炎に対する遺伝的感受性が最もよく理解されている．慢性膵炎の囊胞性線維症患者では，*CFTR*遺伝子の変異は，重炭酸塩分泌に関与している膵管細胞の内腔表面に位置するクロライドチャネルの機能を不十分にする．両方のアレルの主要な変異は，CFTR機能を喪失させ，粘液の水和をできなくさせ（濃縮化），分泌および膵管の閉塞を引き起こす．膵機能は正常の1%程度のCFTR機能で維持される可能性があるため，慢性膵炎および膵機能不全を生じるのは機能性タンパクをほとんどまたは全く産生しない重篤な*CFTR*変異のみである．

慢性膵炎は，いくつかの病原性経路の1つの状況において生じると思われる．大管閉塞を有する患者では，膵管病変は，おそらく膵実質異常の発生よりも前である．病因はおそらく膵管の圧力の上昇を伴い，虚血，壊死および腺房細胞の炎症をもたらすことによる．しかしながら，膵管上皮は保存されている．結石形成性膵炎の患者のなかには，二次的な膵管閉塞や大管疾患の進行を遅らせるものもあるが，石灰化したタンパク栓や膵石はあまり出現しない．特発性慢性膵炎の多くの患者はまた，膵管圧上昇を伴う．

慢性結石形成性膵炎については，いくつかの異なる病因機構が仮定されている．1つの理論は，初期事象として**腺房タンパク（トリプシノーゲン）過剰分泌 acinar protein (trypsinogen) hypersecretion**を仮定している（図15-8A）．慢性膵炎患者の膵外分泌腺組織の超微細構造研究では，より大きな直径の細胞，核，および核小体を含むタンパクの過剰分泌の徴候がみら

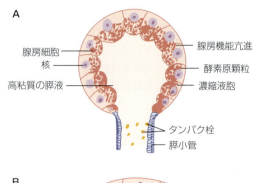

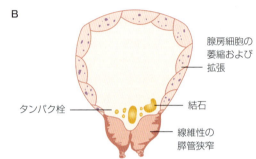

図15-8 腺房タンパクの過分泌を強調する慢性膵炎の病因モデルの提案．A：初期の慢性膵炎では，腺房細胞の機能亢進と膵石の促進物質および阻害剤の不均衡を伴う高粘質の膵液の分泌があり，その結果，タンパク栓形成が生じる．B：進行した慢性膵炎では，腺房細胞萎縮，膵管狭窄および拡張，ならびに膵管内の結石がみられる．（Sidhu SS et al. The pathogenesis of chronic pancreatitis. Postgrad Med J. 1995;71:67より許可を得て転載．）

れ，小胞体の長さの増加，凝縮液滴の数の増加，酵素原顆粒の数の減少がある．タンパクの過剰分泌は，膵管細胞による体液または重炭酸分泌の増加がなく起こる．同時に，消化性加水分解酵素（トリプシノーゲン）に対するリソソーム加水分解酵素（カテプシンB）の比率が増加し，トリプシノーゲンの活性化が生じる．**リトスタチン lithostathin**（以前は膵石タンパク，または**PSP**と呼ばれていた）は，通常はタンパク栓の形成を阻害する膵液に分泌されるペプチドであり，膵石を形成する炭酸カルシウム結晶の凝集である．リトスタチンの腺房細胞分泌はアルコールによって損なわれる．さらに，トリプシンおよびカテプシンBによって加水分解されると，リトスタチンH2/PSP-S1が生成される．この不溶性ペプチドは，タンパク栓の基質を形成するフィブリルに重合する．同時に，膵液にカルシウムが過剰分泌される．カルシウム過剰分泌は，まず神経（コリン作動性，迷走神経介在性）またはホルモン刺激によって誘発される．その後，膵管の基底板がタンパク栓と接触することによって侵食されるので，血清タンパクおよびカルシウムの膵液への浸透が起こ

る．厚く，粘性があり，タンパクに富み，炭酸カルシウムが過飽和の膵液中のタンパク栓形成の組み合わせは**膵石 calculi** を形成する（図 15-8B）．リトスタチンの欠乏は説明できないが，遺伝性であるか，または後天的である可能性がある．慢性アルコール依存症および栄養失調は，リトスタチン欠乏の後天的原因である．膵液中の局所トリプシン阻害薬およびクエン酸塩などの他の核形成抑制因子のレベルの低下は，膵臓の栓および石の形成をさらに促進する．鉄含有高分子タンパクであるラクトフェリンは，膵炎のアルコール患者の膵分泌において上昇する．ラクトフェリンは，アルブミンなどの大きな好酸性タンパクの凝集を生じさせる可能性があり，したがって，タンパク栓の形成に部分的な原因となる可能性がある．同様に，グリコシルホスファチジルイノシトールアンカー型タンパクのGP2 は，タンパク栓形成に関与する可能性がある．GP2 は，腺房細胞の頂端表面から比較的高濃度で膵管に放出される．GP2 は pH 7.0 以下で凝集し，慢性膵炎患者の膵液は通常 pH 7.0 以上を呈する．最終的には，結石は，慢性膵炎の進行期において，線維性の膵管の狭窄および腺管の形成，腺房細胞の萎縮，閉塞した膵管の遠位の柔組織萎縮の形成を引き起こす．

もう 1 つの理論は，急性膵炎の再発性発症の巣状壊死が瘢痕化や線維化を引き起こし，慢性結石形成性膵炎を引き起こす一連の壊死から線維化の流れ（壊死-線維化シークエンス）を仮定している（図 15-9A）．このシナリオでは，急性膵炎における血管損傷は，細胞無酸素症，壊死，慢性炎症およびその後の線維化を引き起こす．特に，腺房周囲および膵管周囲の脂肪壊死は，膵管周囲の線維化を誘発し，小葉内膵管を部分的に閉塞する．次に，小管内の停滞が，膵液中のタンパク栓および膵石の形成を導く（図 15-9B）．その後，結石による膵管の完全閉塞は，腺房細胞壊死，炎症および線維化を誘発する（図 15-9C）．トランスフォーミング増殖因子-β（TGF-β）は，膵傷害後のコラーゲン合成の伝達物質であるようである．

病態生理

慢性膵炎における消化不良はいくつかの要因に起因する．長年にわたる炎症および膵臓の線維化は，外分泌組織を破壊し，食事および食後の時間帯に消化酵素の十二指腸への移送を不十分にする可能性がある．この消化不良は重炭酸塩の十二指腸への不十分な移送によって悪化し，その結果，酵素および胆汁酸の胃酸不活性化が起こる．胃の運動障害および膵頭部における線維化による機械的閉塞もまた一因となる可能性があ

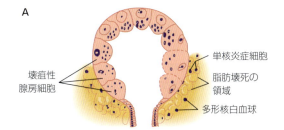

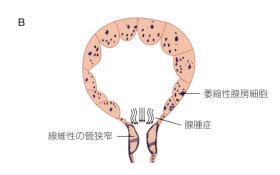

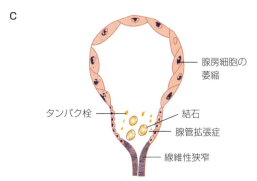

図 15-9 急性膵炎と慢性膵炎の順序を強調する慢性膵炎の病因モデルの提案．A：急性膵炎では，腺房細胞および脂肪の壊死および炎症細胞の浸潤がある．B：その後，治癒や線維化がある．C：最後に，腺房細胞の萎縮，タンパク栓および結石の形成と，管の狭窄および拡張を含む慢性膵炎の変化が現れる．(Sidhu SS et al. The pathogenesis of chronic pancreatitis. Postgrad Med J. 1995;71:67 より許可を得て転載．)

る．したがって，慢性膵炎は，膵機能不全の重大な脂肪性下痢につながる可能性がある．組織学的所見の重症度と膵機能不全との間には CCK（コレシストキニン）・セクレチン試験（後述参照）によって見積もられる直接相関がある．

慢性膵炎患者の研究では，CCK および膵ポリペプチド（PP）の基礎血漿レベルに異常は認められなかったが，CCK および PP の消化管内循環および食後の放出の障害が認められた．慢性膵炎は腸の運動性に何ら影響を与えないようである．

慢性膵炎では，便中の胆汁酸排泄が健常者の 3 倍であることが判明している．胆汁酸の吸収不良は，膵臓

の重炭酸塩分泌の障害に関連する．重炭酸塩の排出量が顕著に減少する（0.05 mEq/kg/時間以下）までは一般的に観察されない．このような胆汁酸の吸収不良は，慢性膵炎の患者にみられる低コレステロール血症を引き起こす可能性がある．

慢性膵炎における外分泌機能の障害はまた，膵臓のCCK を介する刺激の増加を導き得る．

肝でのインスリン抵抗性は，おそらく肝細胞膜上の高親和性インスリン受容体の減少に関連する慢性膵炎患者において示されている．ラットにおいて，インスリン結合は，膵ポリペプチドの投与後に改善する．

臨床症状

慢性膵炎の臨床症状を表15-6 に示す．慢性膵炎の主な症状は，一定または断続的な重度の腹痛である．腹痛はしばしば中背部や肩甲骨に広がり，食後に増加する．慢性膵炎の疼痛は多因子であり，膵管圧上昇（例えば，大管疾患を有する患者）ならびに慢性炎症性神経障害（例えば，小管疾患）を反映するようである．患者は，重度の腹痛，嘔吐，血清アミラーゼ（慢性再発性膵炎）の上昇を繰り返す可能性がある．継続的なアルコール摂取は，膵機能が少なくともまだ比較的保存されている場合には，痛みを伴うエピソードの頻度を増加させる可能性がある．重度の膵機能不全では，アルコール摂取は腹痛の発症にあまり影響しないようである．膵実質の圧力測定値が痛みと相関することは見出されていない．患者の10～20％が，糖尿病，黄疸，消化不良，吸収不良，または脂肪性下痢を呈する「無痛性膵炎」を有する．食欲不振および体重減少は，栄養不足および膵機能不全による吸収不良の両方に関連して頻繁に生じる．

慢性膵炎の診断は，主に症状や徴候に基づいている．血清アミラーゼおよびリパーゼレベルは，ほんの少数の場合において上昇する．残りの症例ではアミラーゼとリパーゼのレベルは正常または低レベルであ

表 15-6　慢性膵炎の臨床症状

腹痛
吐き気
嘔吐
体重減少
吸収不良
高血糖，糖尿病
黄疸

り，おそらく軽度の残存機能性膵組織があり，真の急性炎症はまれであるためである．CT または単純X 線写真でみられる膵実質および主膵管の石灰化は，慢性膵炎の特徴的病変である．石灰化は，実際に炭酸カルシウムとリトスタチンからなる膵管内膵石である．仮性嚢胞形成は，CT 画像においても明らかであり得る．

EUS（超音波内視鏡）は，早期または軽度の慢性膵炎の患者の評価のための試験の選択肢となっている．組織学的所見と慢性膵炎の変化のEUS スコアリングとを関連付ける研究により，EUS の優れた感受性（85～91％）および特異性（70～86％）が確認された．EUS の価値は，石灰化のない患者で最も顕著である．なぜなら，これらの患者は，CT で確定診断を受けることができ，しばしば重症または長期の症状を有するためである．コンセンサス会議は，慢性膵炎診断のための標準基準を提供した大小の実質および膵管の特徴からなる採点システムとして Rosemont 分類を確立した．

約5％の患者が膵頭部の重度の硬化性膵炎を発症し，総胆管および膵管の閉塞を引き起こす．慢性膵炎における総胆管の閉塞は，膵がんによる胆管閉塞にみられるように，突然のカットオフではなく，滑らかで，先細型の狭窄として典型的に現れる．閉塞はまた，膵頭部の仮性嚢胞によって引き起こされることもある．総胆管閉塞は，膵がんによって生成されるような深くて持続的な黄疸を引き起こす．血清ビリルビンおよびアルカリホスファターゼが上昇する．

ERCP は，膵管変化の重篤度および程度を評価するための最良の撮像法である．ERCP 所見には，しばしば狭窄の隣接領域を有する拡張膵管が含まれ，隣接する小管に側枝がなく「冬の木」の外観を生じる「湖の連鎖」または「真珠の糸」の外観，または通常の口径の膵管を生じる．膵管系の視覚化を提供する代替イメージング技術であるERCP および MRCP は，EUS が確定的でない場合，または特定の局所異常が臨床症状（胆道閉塞または膵管壊死など）と相関する場合の確認試験として使用できる．

膵液が分泌されないと脂肪（脂肪便）と脂溶性ビタミンの吸収不良により体重減少につながる．膵外分泌機能の障害は，膵機能不全によって現れる（後述参照）．慢性膵炎の患者のスクリーニング検査では，大多数が膵外分泌機能不全を経時的に発現することが判明している．ある研究は，63％が5 年以内に膵外分泌機能不全を発症し，10 年後には94％が発症したと報告している．糖尿病は慢性膵炎の合併後期であり，膵臓の80～90％が深刻な損傷を受けるまで明らかではない．

慢性膵炎の治療は，主に対症療法であり，痛みを和

らげ，外分泌および内分泌不全を治療することに向けられている（下記参照）．これらの患者の疼痛は，しばしば重大な臨床上の問題であり，生活の質および潜在的なオピオイド耐性および中毒症に対し重大な影響を与える．解剖学的異常または代謝状態などの憎悪因子が存在する場合，外科的または医療的の介入を用いて治療され得る．鎮痛の方法には，禁酒および従来の鎮痛薬の使用が含まれる．痛みが緩和されない場合，オピオイドの使用が必要とされることがある．衰弱症状を有する吟味した患者には，腹腔神経叢ブロック，内視鏡的処置，外科的排液または切除などの侵襲的処置が指示され得る．

慢性膵炎の主要な合併症は，仮性囊胞形成および総胆管および十二指腸の機械的閉塞である．あまり一般的でない合併症として，膵性腹水，胸水，または時には心膜滲出液を伴う膵液瘻，脾静脈血栓症および胃静脈瘤の発生，隣接構造への拡張および圧力に起因する出血または痛みを伴う仮性動脈瘤の形成がある．膵液瘻は，膵管の破壊から生じる．脾静脈血栓症は，膵の後部表面に沿って進む脾静脈が脈管周囲炎症に関与するようになるために生じる．仮性動脈瘤は，膵臓に近接した動脈，最も一般的には脾臓，肝臓，胃十二指腸および膵頭十二指腸動脈に影響し得る．

10年以上観察されている患者において，死亡率は22%である．膵炎に起因する合併症が死亡の13%を占めている．高齢での診断，喫煙，アルコール摂取量は，慢性膵炎患者の死亡率の主要な予測因子である．いかなる原因の慢性膵炎も，膵がんの発症に対して約4%の25年間の累積リスクと関連している．

膵 機 能 不 全

臨床像

膵外分泌機能不全は，有効な膵酵素活性を妨害する障害から生じる消化不良の症候群である．膵リパーゼは脂肪消化に必須であるため，その欠如は脂肪便（ベタベタした，大きな，明るい色の便）の発生につながる．一方，膵アミラーゼおよびトリプシンは炭水化物およびタンパク消化に重要であるが，胃液および腸液中の他の酵素は，通常，それらの損失を補うことができる．したがって，膵機能不全の患者は，炭水化物およびタンパクの消化不良（窒素損失）をほとんど示さない．

病　因

膵機能不全は，通常，成人の慢性膵炎または小児の囊胞性線維症（表15-7）に起因する．場合によっては，それは膵切除または膵がんの結果である．膵機能不全は，骨髄移植後に起こり，以前の急性または慢性の移植片対宿主病に関連していると思われる．これらの各条件は，分泌される膵酵素の量を著しく減少させ，しばしば基準の5%未満に低下させる．

膵外分泌機能不全はまた，重度の急性膵炎から回復する患者において一般的な発生であり，その重篤度は，膵壊死の程度と相関する．その重篤度は，糖尿病の新たな発症によって明らかにされる付随する内分泌不全の重篤度とも相関する．

あまり一般的ではないが，膵機能不全は，胃酸の過剰分泌を引き起こす疾患状態に起因する．例えば，ガストリノーマ（G細胞からなる膵島細胞新生物）からの過剰なガストリン分泌は，胃酸の過剰分泌および胃液の非常に低いpHをもたらす．罹患した患者では，過

表15-7　膵機能不全の原因

原発性
A．後天性酵素分泌低下
慢性膵炎（アルコール乱用，外傷，遺伝性，特発性）
膵臓，大腸および十二指腸の新生物
膵切除
重度のタンパク-カロリー栄養失調，低アルブミン血症
B．先天性酵素分泌低下
囊胞性線維症
ヘモクロマトーシス
Shwachman症候群（貧血，好中球減少症，および骨異常を伴う膵機能不全）
酵素欠損（トリプシノーゲン，エンテロキナーゼ，アミラーゼ，リパーゼ，プロテアーゼ，およびα-アンチプロテアーゼ欠損）

二次性
A．管腔内酵素破壊：ガストリノーマ（Zollinger-Ellison症候群）
B．膵臓刺激の減少：小腸粘膜疾患（非熱帯性スプルー）
C．酵素分泌の模式化：胃手術
1．Billroth I 吻合による胃亜全摘出術
2．Billroth II 吻合による胃亜全摘出術
3．虚血性迷走神経切開術および幽門形成術

剰の胃酸が正常な膵重炭酸塩の産生を圧倒し，十二指腸に異常に酸性の pH を生じる．この酸性 pH は，今度は適切な量の膵酵素の活性を低下させる．

病理および発症機構

通常，種々の膵酵素の活性は，十二指腸から回腸末端部への通過中に減少する．しかし，個々の酵素の分解速度はさまざまである．リパーゼ活性は急速に失われ，プロテアーゼおよびアミラーゼ活性はゆっくりと失われる．リパーゼ活性は，主に残留キモトリプシンの作用によるタンパク分解によって破壊される．このメカニズムは，膵機能不全の患者にも存続し，なぜ脂肪吸収不良がタンパクまたはデンプンの吸収不良よりも早く発生するのかを説明するのに役立つ．

膵外分泌部が破壊された患者は，脂肪の消化および吸収障害を引き起こす．臨床的に，脂肪吸収不良は脂肪便として現れる．脂肪組織化は主に膵リパーゼの欠乏によって引き起こされるが，膵重炭酸塩の分泌がないこともその発生に寄与する．重炭酸塩がなければ，胃からの酸性の内容物は膵リパーゼの活性を阻害し，胆汁塩の沈殿を引き起こす．胆汁塩の欠乏は，ミセル形成の障害および脂肪吸収の妨害を引き起こす．

病態生理

膵外分泌機能不全による消化不良の原因には，慢性膵炎，囊胞性線維症，膵がん，腹膜炎または全胃切除および膵切除が含まれる．これらの原因のそれぞれは，腔内 pH，胆汁酸代謝，胃排出，および腸の運動性の変化を含む GI 生理学における特定の関連する変化に関連する．

例えば，慢性膵炎の経過中には，胃酸分泌，膵外分泌機能不全，および消化障害の間に密接な関係がある．食後の胃の酸性化は，重度の膵機能不全の患者では，軽度または不全の患者よりも有意に大きいことが判明している．シメチジンのような H_2 遮断薬やオメプラゾールのようなプロトンポンプ阻害薬による胃酸分泌の阻害は，膵酵素の置換に対する応答を改善し，糞便の脂肪排泄を減少させる．しかし，脂肪便を完全に排除することはない．

一方，胃の喪失は膵外分泌部の機能に大きな変化を引き起こす可能性がある．胃全摘の後，患者はしばしば，消化不良および体重減少を伴う重度の原発性膵外分泌機能不全を発症する．術後，膵液量，重炭酸塩産出量，酵素（アミラーゼ，トリプシン，キモトリプシン）分泌は，術前レベルと比較して有意に低下する．これらの減少は，おそらく GI ホルモン分泌の変化か

らもたらされ，膵機能の調節を変化させる．例えば，胃切除後，ほとんどの患者は，ベースライン（基線）および食後のガストリンおよび膵ポリペプチド分泌の減少および食後の CCK 分泌の増加を示す．

臨床症状

膵機能不全の患者（表 15-8）が示す症状および徴候は，基礎疾患によってある程度変化する．

A. 脂肪便

脂肪便の患者の便は，通常，量が多い，かさばる，悪臭がする，脂っこい，泡立っている，淡い黄色，浮遊性のものと説明される．しかしながら，これらの特徴のいずれかがなくとも，重要な脂肪便が生じることがある．脂肪便の確定診断には，6 時間以上の排泄を示す 24 時間定量的糞便脂肪試験が必要である．脂肪便は，経口膵酵素による治療にしばしば劇的に反応し，各食事と間食と一緒に摂取される．脂肪吸収不良の重度の症例では，脂溶性ビタミン（ビタミン A，D，E，K）の欠乏が起こり，非経口的補充が必要となる．

B. 下痢

脂肪吸収不良の患者では，下痢は水酸化脂肪酸の瀉下作用に起因する可能性がある．これらの脂肪酸は，結腸によるナトリウムおよび水の吸収を阻害する．あまり一般的ではないが，水様性の下痢，腹部仙痛，鼓脹は炭水化物の吸収不良によるものである．実際，唾液アミラーゼ産生はそのままであり，腔内デンプン消化が遅くなる前に膵アミラーゼ産生を著しく減少させなければならないので，症候性炭水化物吸収不良は膵機能不全ではまれである．

表 15-8　膵機能不全の臨床症状

症状と徴候	パーセンテージ
体重減少	90%
脂肪便（便脂肪＞6 g/日）	48%
浮腫，腹水	12%
脱力感	7%
低タンパク血症	14%
ビタミン B_{12} の吸収不良	40%

Evans WB et al. Incidence and severity of nutritional deficiency states in chronic exocrine pancreatic insufficiency: comparison with nontropical sprue. Am J Dig Dis. 1966; 11:594 よりデータを引用.

C. 低カルシウム血症

低カルシウム血症，低リン血症，テタニー，骨軟化症，骨減少症(低骨密度)，骨粗鬆症は，脂溶性ビタミンＤの欠乏および食事性カルシウムの吸収されていない脂肪酸への結合から起こり，腸内で不溶性カルシウム-脂肪複合体(石鹸)を形成する．

D. 腎石症

消化管内の不溶性カルシウム石鹸の形成はまた，食事性シュウ酸塩のカルシウムへの正常な結合を妨げる．食事中のシュウ酸塩は溶液中に残り，結腸から吸収され，高シュウ酸尿症および腎石症の素因となる．

E. ビタミン B_{12} 欠乏症

ビタミン B_{12} 欠乏の臨床症状はまれではあるが(貧血，亜急性連合性脊髄変性症および認知症)，膵機能不全の患者の約40％がビタミン B_{12} (コバラミン)の吸収不良を示す．ビタミン B_{12} の吸収不良は，ビタミン B_{12} およびその結合タンパク(Rタンパク)の正常複合体の膵プロテアーゼによる分解の減少に起因し，その結果，遊離ビタミン B_{12} が小腸の内因性因子に結合することが少なくなる．

F. 減量

長期間にわたる吸収不良は，タンパクの異化作用とそれに伴う体重減少，筋肉消耗，疲労，浮腫につながる．摂食が腹痛を悪化させるか，または疼痛を制御し痛みをコントロールするために使用される麻薬が食欲不振を引き起こすため，慢性膵炎患者の体重減少が起こることがある．糖尿病を発症する患者では，体重減少は糖尿によるものかもしれない．

臨床試験と評価

エラスターゼ1の十二指腸(および糞便)産生とリパーゼ，アミラーゼ，トリプシン，重炭酸塩の十二指腸産生との間に直接相関があるため，便中エラスターゼ濃度の測定は膵外分泌機能不全のスクリーニング試験として用いられてきた．膵機能不全の診断は，膵外分泌機能のいくつかの非侵襲的検査によって強化される．これらの試験には，ベンチロミド試験，パンクレオラウリル試験，コレステリル-$[^{14}C]$オクタン酸呼気試験が含まれる．これらの試験では，膵消化酵素の基質を経口投与し，消化産物を測定する．ベンチロミド試験では，N-ベンゾイル-L-チロシン-p-アミノ安息香酸をキモトリプシンの基質として投与する．酵素切断は，腸から吸収され，尿中で測定されるp-アミノ

安息香酸を産生する．パンクレオラウリル試験では，フルオレセインジラウレートを投与し，膵エステラーゼがフルオレセインを放出し，フルオレセインは次に吸収され，尿中で測定される．コレステリル-$[^{14}C]$オクタン酸呼気試験は，摂取後120分で呼気中の$^{14}CO_2$産出を測定し，膵外分泌機能不全の迅速な検出を可能にする．慢性膵炎を有する患者は，尿中のp-アミノ安息香酸またはフルオレセインの排泄を著しく減少させ，または呼吸中の$^{14}CO_2$の産出を著しく減少させる．臨床診療では，脂肪便および関連する体重減少が膵外分泌機能不全の最も一般的で顕著な徴候である．したがって，被験者は，より専門的な診断検査に進む前に，脂肪便を記録し治療する必要がある．

チェックポイント

11. 慢性膵炎と急性膵炎の症状や徴候はどのように異なるのか．
12. 膵機能不全の症状と徴候は何か．

膵 が ん

疫学と病因

膵がんは，米国ではがん関連死の第4位の原因となっており，年間発生率と死亡率は年間4万例に達している．診断の遅延，化学療法および放射線に対する相対的抵抗性および早期転移性疾患によって明らかにされる固有の生物学的悪性度はすべて，膵腺がんに関連する重篤な予後に寄与する．膵がんは，通常，50歳以降に発生し，年齢とともに発生率が増加し，多くの患者が60〜80歳の間で診断される．女性よりも男性でいくぶん多い．剖検では，検死が行われた患者の2％に膵がんが確認されている．疾患，診断手技，外科的および医学的療法の広範な認識および理解の進歩にもかかわらず，膵腺がんの全体的な5年生存率は約5％のままである．

膵腺がんの多くの危険因子が同定されている．喫煙は全般的に強い相関を示しており，診断された症例の4分の1を占めると考えられている．喫煙と膵がんとの関連は，たばこの煙の中に存在するN-ニトロソ化合物に関連すると考えられている．これらの原因物質は，腺がんの前駆物質である可能性があり，曝露すると膵の肥厚性過形成が起こる．

膵腺がんのリスク上昇に関連する他の要因には，飽

表 15-9 膵がんに関連する遺伝的症候群

症候群	遺伝形式	遺伝子	座位
遺伝性膵炎	AD	PRSS1（陽イオントリプシノーゲン）	7q35
遺伝性非ポリポーシス結腸直腸がん（訳注：Lynch 症候群）	AD	MSH2	2p
		MLH1	2p
		PMS2	7p
		PMS1	2q
家族性乳がん・卵巣がん（訳注：遺伝性乳がん・卵巣がん症候群）	AD	BRCA2	13q
家族性異型多発母斑黒色腫症候群	AD	P16	9p
家族性ポリープ症	AD	FAP	—
毛細血管拡張性運動失調症	AR	ATM	11q22-23
Peutz-Jeghers 症候群	AD	STK11	19p
嚢胞性線維症	AD	CFTR	7

Hruban RH et al. Genetics of pancreatic cancer: from genesto families. Surg Oncol Clinics of North Am. 1998 Jan;7(1):1-23 を改変.
注：AD：常染色体優性遺伝，AR：常染色体劣性遺伝.

和脂肪の過剰摂取，非塩素系溶媒への曝露，農薬ジクロロジフェニルトリクロロエタン（DDT）が含まれるが，これらの要因の全体的な寄与は小さい可能性がある．糖尿病もこの疾患の危険因子として最近同定されている．慢性膵炎は，膵腺がんを発症するリスクを10～20倍増加させる．他の食事要素（コーヒー，脂肪の過剰摂取，アルコール使用）の役割については，多くの議論がある．新鮮な果物や野菜を含む食事は保護的であると考えられている．遺伝性膵炎の患者，特に膵の石灰化を発症する患者の間では，膵がんの発生率が増加している．まれに，膵がんは，糖尿病および膵外分泌機能不全に関連して，常染色体優性遺伝形式で遺伝する．遺伝的素因は，表15-9に列挙した症候群を含む多くの家族性がん症候群においても同定されている．家族性症候群および散発性膵がんと関連した多くの遺伝子が報告されている．しかしながら，遺伝的保因者における疾患の浸透度は非常に異なり，個々の遺伝子変異は膵腫瘍形成に可変的に関連している．重要なことに，大多数の膵腺がん患者は，同定された遺伝的変異または推定上もしくは確立された危険因子なしに疾患を発症する．

病 理

がん腫は，膵の尾部（10％）よりも頭部（70％）および体部（20％）でより頻繁に発生する．肉眼的には，膵がんは，膵管を閉塞させ，しばしば線維化および遠位腺の萎縮を引き起こす，著しく脱腫瘍性の浸潤性腫瘍と

して提示される．膵頭部のがん腫は，その過程で早期に総胆管を閉塞する傾向があり，結果として黄疸が生じ，上腸間膜動脈および静脈に関与するための未熟化過程にまで広がり，外科的切除能力を低下させる．体部と尾部の腫瘍は，かなり大きくなるまで症状をほとんど引き起こさないので，後の段階で現れる傾向がある．

顕微鏡的には，膵がんの90％が腺がんであり，残りは腺扁平上皮がん，未分化がんおよび腺房細胞がんである．膵がんは周囲の組織に広がり，神経周囲筋膜に沿って隣接する臓器に侵入し，深刻な痛みを引き起こし，リンパ管および血流を介して，リンパ節，肝臓および他の遠隔部位に転移を引き起こす傾向がある（図15-10）．

膵腺がんは，それぞれが疾患の臨床的行動に寄与する複数の細胞型からなる．分化の種々の段階における修復細胞が細胞要素の大部分を構成するが，がん幹細胞のごく一部は，しばしば膵がんの特徴である化学療法および放射線に対する抵抗性を説明する．最後に，膵腺がん，しばしば，腫瘍の浸潤性および線維化の性質を説明する高密度の線維形成性間質要素を有する．

発症機構

他の上皮悪性腫瘍と同様に，膵腺がんは，膵管上皮内の一連の進行性の遺伝子変異を介して発生するようである（図15-11）．これらの連続的な遺伝的およびエピジェネティックな事象は，前がん膵管病変から侵襲

代表的な膵外分泌疾患の病態生理　　475

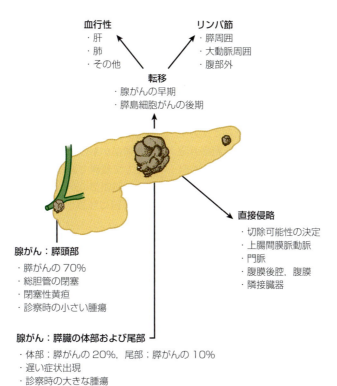

図 15-10　膵がん：広がりの部位とパターン．(Chandrasoma P et al, eds. *Concise Pathology*, 3rd ed. より許可を得て転載．原著は Appleton & Lange から出版．Copyright © 1998 by The McGraw-Hill Companies, Inc.)

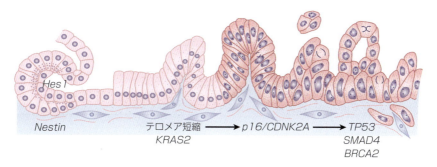

図 15-11　正常細胞(左端)から膵上皮内腫瘍性病変(PanIN)(中心)，浸潤性膵がん(右端)までの組織学的および遺伝的進行のモデル．(Maitra A et al. Pancreatic cancer. Annu Rev Pathol: Mechanisms Dis. 2008;3:157-88 より許可を得て転載．Copyright © by Annual Reviews. www.annualreviews.org.)

性がん腫への進展と相関する．膵上皮内腫瘍性病変(PanIN)は，膵腺がんの最もよく特徴付けられた前駆病変である．最小の異形成(PanIN1a および b)から重度の異形成(PanIN2 および 3)，腺がんへの進化は，K-ras2 がん遺伝子の活性化，腫瘍抑制遺伝子 CDKN2a/INK4a の不活性化，最後に腫瘍抑制遺伝子 TP53 および DPC4/SMaD4 の不活性化を含む遺伝的変異の段階的蓄積を追跡するようである．膵腺がんの他の前駆病変は，膵管内乳頭粘液性腫瘍および粘液性嚢胞腫瘍のようなムチン産生膵嚢胞性腫瘍の形態で存在する可能性が高い．

　侵襲性膵腺がんは，通常，1 つ以上の特徴的な遺伝子変異を有する．コドン 12 でのがん原遺伝子 K-ras における変異の活性化は，膵がんの 90％超で同定されている．TP53 腫瘍抑制遺伝子の変異は，膵腺がんの 50〜75％において検出されている．TP53 および K-ras 機能の同時の喪失は，がんの臨床的悪性度に寄与し得る．さらに，約 90％の症例において，染色体 9p に位置する P16 腫瘍抑制遺伝子が不活性化される．DPC4 欠損は，膵腺がんの 50％近くに存在し，

転移能の増加と関連している.

これらの一般的な変異にもかかわらず，ヒト膵がん標本の包括的なゲノム解析は，著しい遺伝的異質性を明らかにした．変異は，腫瘍性の挙動に関連する多数の細胞経路において生じるが，すべての経路において同じ変異を共有するかまたは欠陥を有する腫瘍はほとんどない．残念ながら，現在利用可能な薬剤に反応する標的はほとんど同定されていない．膵がん転移の分析はまた，転移病変を引き起こす細胞性クローンが原発腫瘍の遺伝子フィンガープリントとは異なることを明らかにした．これらの特徴は膵がん治療を複雑にするが，最近の研究では，個々の腫瘍遺伝型の将来のカスタマイズされた治療法を潜在的に促進する，異なる化学療法に対する反応が異なる腫瘍サブタイプの同定が試みられてきている．

DNAミスマッチ修復遺伝子の変異はまた，膵がんを引き起こし得る．膵がんの発症には複数の変異が必要であると考えられる．家族性膵がん症候群は，生殖細胞系列変異から生じる．例としては，Peutz-Jeghers症候群における*STK11*およびDNAミスマッチ修復遺伝子における突然変異が挙げられる．ミスマッチ修復遺伝子*BRCA2*は，約7〜10%の膵がんにおいて不活性化される．膵がんに関連する家族性症候群および遺伝的変化を表15-9にまとめる．2012年のコンセンサス会議では，膵がんスクリーニングに適切であると思われる高リスク個体群が次のように定義された．家族性家系(少なくとも2人の罹患した第一度近親者)からの膵がん患者の第一度近親者，Peutz-Jeghers症候群患者，および，*p16*，*BRCA2*，および1人または複数の罹患した第一度近親者を持つ遺伝性非ポリポーシス結腸直腸がん(*HNPCC*)変異保因者.

腫瘍微小環境(膵腺がんの内部および周囲の間質要素)は，疾患の病因の中心と治療の潜在的標的の両方としてますます認識されている．間質の増殖および代謝回転に関与する膵星状細胞(筋原線維芽細胞)は，腫瘍の挙動および予後に関連し得る増殖因子および他のペプチドを発現する.

慢性膵炎では，膵がん発症のための共通の経路は，顕著な間質反応を含む慢性炎症過程を介したものであり得る．間質における慢性炎症の介在物質は，正確なメカニズムは未知であるが，悪性腫瘍への転移を支持する可能性が高い．活性化された間質によって産生されるサイトカインは，膵がん細胞の積極的な行動を促進するようである.

臨床症状

膵がんの臨床像は，慢性膵炎および膵腺がんの両方に一般的に炎症性変化が生じるため，慢性膵炎の臨床像と区別できない場合がある．膵がんの臨床症状(表15-10)は，位置および組織学的腫瘍の種類によって異なる.

膵頭部がんの患者は，通常，一般的な胆管閉塞の結果として無痛で進行性の黄疸を呈する(図15-10)．時には，膵頭部のがん腫に起因する閉塞は，黄疸および右上腹側に触診される拡張胆嚢(Courvoisier法 Cou-

表15-10　膵がんの臨床症状

症状	パーセンテージ
症状と徴候	
腹痛	73〜74%
食欲不振	70%
体重減少	60〜74%
黄疸[1]	65〜72%
下痢	27%
脱力感	21%
触診可能な胆嚢	9%
便秘	8%
吐血または下血	7%
嘔吐	6%
腹部質量	1〜38%
移動性血栓性静脈炎	<1
異常な臨床検査[2]	
↑アルカリホスファターゼ	82%
↑5'-ヌクレオチダーゼ	71%
↑LDH	69%
↑AST	64%
↑ビリルビン	55%
↑アミラーゼ	17%
↑α-フェトプロテイン	6%
↑がん胎児性抗原(CEA)	57%
↓アルブミン	60%

[1]膵頭部がん.
[2]Fitzgerald PJ et al. The value of diagnostic aids in detecting pancreas cancer. Cancer. 1978;41:868 を改変.
Anderson A et al. Carcinoma of the pancreas. Am Surg. 1976;42:173; Hines LH et al. Ten years' experience treating pancreatic and periampullary cancer. Am Surg. 1976;42:442 を改変.

vosisier law）の両方によって示される．膵臓の体部または尾部のがん腫を有する患者は，通常，上腹部痛，著しい体重減少，腹部腫瘤および貧血を呈する．これらの患者は通常後期に存在し，特に肝臓では遠隔転移を有することが多い．脾静脈血栓症は，腺の体部または尾部のがんの合併症として起こり得る．

膵がん患者の約70％が耐糖能障害または糖尿病を患っている．これは，近位管閉塞および遠位腺の萎縮によるものかもしれないが，外科的切除によって耐糖能障害または糖尿病の消失を示す患者もあり，膵がんはまだ同定されていない糖尿病誘発物質を産生する．

膵がん患者の血清には，がん胎児性抗原（CEA），CA19-9，α-胎児性タンパク，膵がん胎児性抗原，ガラクトシルトランスフェラーゼ II などのさまざまな腫瘍マーカーが存在する．しかし，これらの腫瘍マーカーのいずれも，疾患のスクリーニングに有用というには十分な特異性または予測値を有さない．CA19-9 は，外科的切除後の患者における再発を予測するため，または全身化学療法で治療されている患者における疾患の負担に従うために有用であり得る．

膵がんの疑いのある患者を評価する際に，最初に選択される診断検査は，造影で薄切のヘリカル CT スキャンである．確定できない CT スキャンの患者や，組織診断が必要な場合は，細針吸引を伴う EUS が診断の助けとなる可能性がある．胆管ステント留置を伴う内視鏡逆行性胆管造影（ERC）は，典型的には，閉塞性黄疸が存在する場合にそれを緩和するために使用される．膵頭部病変を有する患者では，ERCP 中の胆管または膵管擦過により，膵腺がんの診断が確認されることがある．ヘリカル CT は，診断の補助に加えて，局所的な血管の解剖学的構造を描写し，腫瘍による主要な血管浸潤，切除不能の徴候，または転移性疾患の存在を調べるのに有用である．

膵腺がん治癒目的での治療には，外科的切除，化学療法，および放射線療法の集学的アプローチが必要である．残念なことに，治癒目的の治療に適するのは15〜20％の患者のみである．切除不能な局所的に進行した膵がんおよび転移性疾患を有する他のすべての患者は，生存率の限られた緩和化学療法の対象である．血管切除および血管再建のような外科的方法の進歩，高齢患者での切除，低侵襲性膵切除および術前化学放射線療法はすべて，外科的切除の対象となる患者の人口を拡大しようと試みている．しかし，膵がんの周腔および後腹膜組織への侵襲的増殖挙動は，しばしば陰性の顕微鏡限界を達成することになり，顕微鏡的疾患を後に残す手術は，長期生存の実際の機会を与えない．

外科的切除の対象となる患者のうち，全体の5年生存率は約20％であるが，小腫瘍，陰性リンパ節および陰性顕微鏡所見を有する特定の患者は若干良好な予後を有する．切除不能な局所的に進行した病気の患者は，現代の集学的緩和療法で12〜24ヵ月生存する可能性がある．診察時に転移性疾患を有する患者の平均生存期間は6ヵ月以下である．これらの悪い結果は，改善された治療戦略の必要性を明確に示している．膵腺がんの遺伝的特徴および細胞コンパートメントの理解が大幅に拡大されたことにより，この侵攻性疾患に罹患した患者のための標的薬剤および個別化治療戦略が最終的に生存率の向上につながるという楽観的な見方がある．

チェックポイント

13. 膵がんの危険因子は何か．
14. 膵がんの一般的な症状および徴候は何か．
15. 症状や徴候が示唆された患者の膵がんの診断をどのように行うことができるか．

ケーススタディ

Yeong Kwok, MD

（解答は 25 章の 768 ページを参照のこと）

CASE 74

58 歳の女性．医師は，発熱，食欲不振，吐き気，腹痛の 2 日間の経過を評価するために救急部に呼び出された．膵炎を疑う医師は，類似症状の病歴について質問した．患者は 2 ヵ月前に右 4 分の 1 上腹部のうずくような腹部痛で救急部にかかり，超音波画像診断で胆嚢管閉塞または胆嚢壁浮腫のない多発性胆石を認めた．この時点で，血清アミラーゼおよびリパーゼレベルはともに著しく上昇していた．患者の入院第 3 病日に，医師は，低血圧，息切れの増加，および続いて起こった呼吸不全の患者を評価するよう緊急に呼び出された．患者は気管内挿管と人工呼吸が必要である．胸部 X 線写真と重度の低酸素症は急性呼吸窮迫症候群の診断をサポートした．

設 問

A. 胆石はどのようなメカニズムで膵炎を引き起こすか．

B. 入院時に，膵炎の病因をさらに明らかにするために，どのような追加の病歴の特徴および検査を得るべきか．

C. 急性呼吸窮迫症候群により急性膵炎がどのように複雑になるかを記述せよ．

CASE 75

52 歳の男性．アルコール乱用の 20 年の既往歴を持つ．患者のプライマリケア提供者に，上腹部および左上腹部腹部痛の反復性のエピソードを訴えた．先月，痛みはほぼ連続的になり，患者はよりよい疼痛管理のためにモルヒネを要請した．患者はアルコール関連の急性膵炎の病歴がある．検査では，過去 6 ヵ月間に 10 ポンド（訳注：約 4.5 kg）の体重減少が明らかになった．患者は触診にて上腹部に圧痛を伴う軽度の筋性防御を呈した．腸音はいくらか減少していた．血清アミラーゼおよびリパーゼは軽度に上昇していた．腹部単純 X 線写真は，膵の石灰化を示した．

設 問

A. 重度の飲酒はどのくらいの頻度で慢性膵炎を発症するか．

B. アルコール誘発慢性膵炎のメカニズムは何か．

C. なぜプロトンポンプ阻害薬がこの患者に役立つのか．

CASE 76

15歳の少年. 嚢胞性線維症の既往歴を持ち下痢や体重減少を訴えて来院した. 患者の肺疾患は比較的よく管理されているが, 最近患者は意図せずに体重が5kg減った. 彼の便はゆるく, 非常に量が多く, 脂っこく, そして脂肪の多い食事の後で, 特に悪臭を放つ. 検査の結果, 患者は体重45kg, 身長160cmとやせているが, それ以外は健康にみえる. 肺では, 散在する連続性ラ音や断続性ラ音が顕著にみられるが, 腹部検査を含む残りの検査は正常である. 便検査は, 脂肪便の存在を立証する. 患者は胃腸症状の回復のため膵消化酵素治療を始めた.

設 問

A. なぜ脂肪吸収不良が膵機能不全の顕著な知見なのか.

B. 膵機能不全の他の結果は何か.

CASE 77

62歳の独身男性. 離れて暮らす家族再会の際, 彼は息子に1ヵ月間の無気力の既往歴を話した. 彼はそれが, 最近大きな寝室が3部屋もある一軒家からアパートへ引っ越したことによるストレスに起因すると考えている. 彼の孫娘によると, 彼の目が「黄色」に見え, また最後の訪問からかなり体重減少したとのことである. 無痛性黄疸の所見を裏付けるために彼の内科医は, 造影スパイラルCTを指示し, 膵頭部に3cmの腫瘤を認めた.

設 問

A. 身体検査では, 患者に少し軟らかい胆嚢を触れる. この所見で明らかなことは何か.

B. どのような血液学的異常が膵がんと関連しているか.

C. いくつかの重要な臨床予後因子は何か.

参 考 文 献

解 剖

Pan FC et al. Pancreas organogenesis: from bud to plexus to gland. Dev Dyn. 2011 Mar;240(3):530-65. [PMID: 21337462]

生 理

Chandra R et al. Recent advances in pancreatic endocrine and exocrine secretion. Curr Opin Gastroenterol. 2011 Sep;27(5):439-43. [PMID: 21778879]

Doyle CJ et al. The proteome of normal pancreatic juice. Pancreas. 2012 Mar;41(2):186?94. [PMID: 22129531]

Singer MV et al. Secretion from acinar cells of the exocrine pancreas: role of enteropancreatic reflexes and cholecystokinin. Cell Biol Int. 2009 Jan;33(1):1-9. [PMID: 18948215]

急性膵炎

Banks PA et al; Acute Pancreatitis Classification Working Group. Classification of acute pancreatitis—2012: revision of the Atlanta classification and definitions by international consensus. Gut. 2013 Jan;62(1):102-11. [PMID: 23100216]

Fisic E et al. The role of IL-6, 8, and 10, sTNFr, CRP, and pancreatic elastase in the prediction of systemic complications in patients with acute pancreatitis. Gastroenterol Res Pract. 2013;2013:282645. [PMID: 23476635]

Gaiser S et al. Intracellular activation of trypsinogen in transgenic mice induces acute but not chronic pancreatitis. Gut. 2011 Oct;60(10):1379?88. [PMID: 21471572]

Gukocvsky I et al. Organellar dysfunction in the pathogenesis of pancreatitis. Antioxid Redox Signal. 2011 Nov;15(10):2699—?710. [PMID: 21834686]

Lowenfels AB et al. The changing character of acute pancreatitis: epidemiology, etiology, and prognosis. Curr Gastroenterol Rep. 2009 Apr;11(2):97-103. [PMID: 19281696]

Mofidi R et al. Association between early systemic inflammatory response, severity of multiorgan dysfunction and death in acute pancreatitis. Br J Surg. 2006;93:738-44. [PMID: 16671062]

Pandol SJ et al. Pathobiology of alcoholic pancreatitis. Pancreatology. 2007;7(2?3):105-14. [PMID: 17592222]

Sah RP et al. Autoimmune pancreatitis: an update on classification, diagnosis, natural history and management. Curr Gastroenterol Rep. 2012 Apr;14(2):95-105. [PMID: 22350841]

Sah RP et al. Molecular mechanisms of pancreatic injury. Curr Opin Gastroenterol. 2011 Sept;27(5):444-51. [PMID: 21844752]

Zhang H et al. IL-6 trans-signaling promotes pancreatitis-associated lung injury and lethality. J Clin Invest. 2013 March 1;123(3):1019-31. [PMID: 23426178]

Zhang XP et al. The pathogenic mechanism of severe acute pancreatitis complicated with renal injury: a review of current knowledge. Dig Dis Sci. 2008 Feb;53(2):297-306. [PMID: 17597411]

慢性膵炎

Ahmed Ali U et al. Endoscopic or surgical intervention for painful obstructive chronic pancreatitis. Cochrane Database Syst Rev. 2012 Jan 18;1:CD007884. [PMID: 22258975]

Catalano MF et al. EUS-based criteria for the diagnosis of chronic pancreatitis: the Rosemont classification. Gastrointest Endosc. 2009 Jun;69(7):1251-61. [PMID: 19243769]

Klöppel G. Toward a new classification of chronic pancreatitis. J Gastroenterol. 2007 Jan;42(Suppl 17):55?7. [PMID: 17238028]

Stevens T. Update on the role of endoscopic ultrasound in chronic pancreatitis. Curr Gastroenterol Rep. 2011 Apr;13(2):117-22. [PMID: 21170612]

Whitcomb DC. Genetics of alcoholic and nonalcoholic pancreatitis. Curr Opin Gastroenterol. 2012 Sep;28(5):501-6. [PMID: 22885947]

Yadav D et al; North American Pancreatic Study Group. Alcohol consumption, cigarette smoking, and the risk of recurrent acute and chronic pancreatitis. Arch Intern Med. 2009 Jun 8;169(11):1035-45. [PMID: 19506173]

膵不全

Brelian D et al. Diarrhoea due to pancreatic diseases. Best Pract Res Clin Gastroenterol. 2012 Oct;26(5):623-31. [PMID: 23384807]

Keller J et al. Tests of pancreatic exocrine function-clinical significance in pancreatic and non-pancreatic disorders. Best Pract Res Clin Gastroenterol. 2009;23(3):425-39. [PMID: 19505669]

Stallings VA et al; Clinical Practice Guidelines on Growth and Nutrition Subcommittee; Ad Hoc Working Group. Evidence-based practice recommendations for nutrition-related management of children and adults with cystic fibrosis and pancreatic insufficiency: results of a systematic review. J Am Diet Assoc. 2008 May;108(5):832-9. [PMID: 18442507]

膵がん

Canto MI et al. International Cancer of the Pancreas Screening (CAPS) Consortium summit on the management of patients with increased risk for familial pancreatic cancer. Gut. 2013 Mar;62(3):339-47. [PMID: 23135763]

Collisson EA et al. Subtypes of pancreatic ductal adenocarcinoma and their differing responses to therapy. Nat Med. 2011 Apr;17(4):500-3. [PMID: 21460848]

Hermann PC et al. Distinct populations of cancer stem cells determine tumor growth and metastatic activity in human pancreatic cancer. Cell Stem Cell. 2007 Sep;1(3):313-23. [PMID: 18371365]

Hidalgo M et al. New insights into pancreatic cancer biology. Ann Oncol. 2012 Sep;23(Suppl 10):135-8. [PMID: 22987949]

Howlader N et al. SEER Cancer Statistics Review, 1975-2005. National Cancer Institute. http://seer.cancer.gov/csr/1975_2005/

Hruban RH et al. Update on pancreatic intraepithelial neoplasia. Int J Clin Exp Pathol. 2008 Jan;1(4):306-16. [PMID: 18787611]

Jensen RT et al. Inherited pancreatic endocrine tumor syndromes: advances in molecular pathogenesis, diagnosis, management, and controversies. Cancer. 2008 Oct 1;113(7 Suppl):1807-43. [PMID: 18798544]

Kim MP et al. ALDH activity selectively defines an enhanced tumor—initiating cell population relative to CD133 expression in human pancreatic adenocarcinoma. PLoS One. 2011;6(6):e20636. [PMID: 21695188]

Klein AP. Identifying people at a high risk of developing pancreatic cancer. Nat Rev Cancer. 2013 Jan;13(1):66-74. [PMID: 23222481]

Li C et al. Identification of pancreatic cancer stem cells. Cancer Res. 2007 Feb 1;67(3):1030-7. [PMID: 17283135]

Maitra A et al. Pancreatic cancer. Annu Rev Pathol. 2008;3:157-88. [PMID: 18039136]

Strimpakos A et al. Pancreatic cancer: from molecular pathogenesis to targeted therapy. Cancer Metastasis Rev. 2008 Sep;27(3):495-522. [PMID: 18427734]

Warshaw AL et al. Pancreatic surgery for adenocarcinoma. Curr Opin Gastroenterol. 2012 Sep;28(5):488-93. [PMID: 22782020]

腎 疾 患

Rachel L. Perlman, MD,
Michael Heung, MD, MS, &
Joachim H. Ix, MD

CHAPTER
16

米国疾病予防管理センターは，米国において20歳以上の人口の10%以上(2,000万人以上)が慢性腎臓病に罹患していると推計している．加えて，毎年，さらに多くの人々が急性腎障害や腎臓病を患っている．ゆえに，どの専門分野の臨床医でも腎障害の患者に遭遇するであろうし，腎疾患のさまざまな危険因子や原因に注意を払うのは当然のことである．このことはきわめて重要である．なぜならば早期発見と適切な管理により多くの腎疾患を予防し，あるいは少なくとも腎不全や他の合併症の進展を遅らせることが可能だからである．

腎臓は血液濾過において決定的な役割を担っており，多様な器官系疾患や全身疾患が腎臓で顕在化し得る．例えば，腎臓病は長期の糖尿病，高血圧そして全身性エリテマトーデスのような自己免疫性疾患において際立った存在である．

特有の問題は，かなり進行した腎不全が存在するまで患者は一般的に無症候であるということである．腎実質内に痛み受容体がないので，尿管や腎被膜の障害を認める腎臓病(例えば，腎結石)を除き，疼痛は際立った訴えではない．腎臓病の初期段階では，患者は尿量(例えば，乏尿)や尿組成(赤血球および/または

タンパクの存在)の異常だけのこともあり得る．その後，喪失した腎機能の全身性症候や徴候(例えば，浮腫，体液貯留，電解質異常，貧血)が顕在化する可能性がある．また，おそらく腎臓病の特性により，不完全な腎機能による多様な慢性合併症を示すようになるであろう．

腎臓は，血液濾過，代謝，内因性および外因性の化合物の排泄，そして内分泌機能を含め，体内で多様な役割を果たしている．最も重要なことであるが，腎臓は体内で体液，酸-塩基，電解質平衡の主要な制御器である．この驚くべき一対の臓器が食事や環境の幅広い変化を通じて恒常性(ホメオスタシス)を維持している．これらの各役割を理解することは，腎臓病の多くの異なる症状の背後にある病態生理学的な根拠を明らかにするのに必要である．

チェックポイント

1. 何が腎臓病の重要な原因であるのか．
2. 何が腎不全の結果であるのか．

腎臓の正常な構造と機能

解剖，組織，細胞生物学

腎臓は広範な環境中の水と塩が利用可能な条件下で機能しながら恒常性を維持している．例えば，腎臓は淡水魚では自由水を排泄でき，ヒトでは水と溶質の量

を変える．カンガルーネズミではきわめて濃縮された尿に変えることで水に接することなく一生涯を全うし得る．腎臓は後腹膜領域に位置する一対の被膜に覆われた臓器である(図 16-1)．腎門部で腎動脈と腎静脈が出入りする．心拍出量の約20%が腎臓に流れ込む．血液は腎臓で濾過され，老廃物(特に尿素と窒素含有

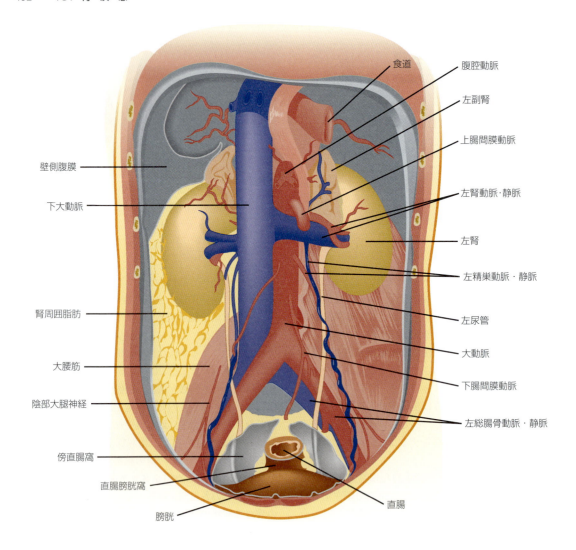

図 16-1 血管および後腹膜臓器．(Lindner HH. *Clinical Anatomy* より許可を得て転載．原著は Appleton & Lange から出版．Copyright © 1989 by The McGraw-Hill Companies, Inc.)

物)が除去され，細胞外電解質と血管内容量が制御される．腎血流は皮質から髄質へ流れており，髄質は代謝活性が高いため相対的に血流が遅いので，髄質の正常酸素圧は腎臓の他の部位より低い．このことにより髄質は特に虚血障害を受けやすい．

腎機能の解剖学的単位はネフロン nephron であり，血液が濾過される部分である**糸球体** glomerulus と呼ばれる毛細血管係蹄および濾液中の水や塩が回収される部分である**尿細管** renal tubule からなる構造である(図 16-2)．ヒトの各々の腎臓には約 100 万個のネフロンが存在する．

糸球体は**輸入細動脈** afferent arteriole，**輸出細動脈** efferent arteriole およびその間にある 1 層の内皮細胞と Bowman 嚢 Bowman capsule や尿細管へと連なる上皮細胞に覆われた毛細血管係蹄からなる．糸球体における毛細血管どうしの隙間は**メサンギウム** mesangium と呼ばれる．基底膜を構成する物質は毛細血管内皮細胞と上皮細胞との間に位置する(図 16-2)．

糸球体の組織学的および細胞生物学的精査により他の毛細血管ではみられない独特な特徴が明らかになっている(図 16-2)．まず，糸球体毛細血管内皮は有窓性である．しかし，内皮細胞は陰性荷電の糖タンパクとグリコサミノグリカンで被覆されているので，アル

腎臓の正常な構造と機能 483

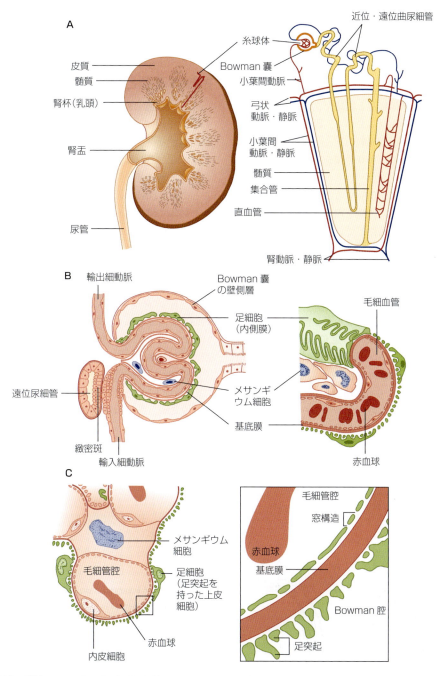

図 16-2 腎臓の構造．A：正常腎臓の解剖学的構造．B：糸球体および糸球体毛細血管．C：糸球体と，内皮細胞，基底膜および足細胞からなる糸球体濾過膜の詳細図．明確にするため，A において遠位尿細管が糸球体から分離していることに留意すること．しかしながら，生理学的機能に必須である．真の解剖学的関係は B に図示してある．(Chandrasoma P et al, eds. *Concise Pathology*, 3rd ed. より許可を得て転載．原著は Appleton & Lange から出版．Copyright © 1998 by The McGraw-Hill Companies, Inc.)

ブミンなどの血漿タンパクは通常漏出しない．糸球体基底膜の反対側が上皮細胞である．無数の細胞質突起または足突起により「足細胞」と命名され，足細胞は修飾されたデスモソームにより互いに結合している．

メサンギウムは糸球体基底膜の延長であるが，密ではなく，内在性糸球体細胞と組織マクロファージという2つの異なる細胞を含んでいる．両細胞ともトランスフォーミング増殖因子-β（TGF-β）などのサイトカインの産生および反応により免疫介在性糸球体疾患の発病に寄与する．

糸球体の複雑な構成を理解することは正常腎機能とさまざまな糸球体疾患の特徴を理解するのに肝要である．したがって，ある条件下では免疫複合体が上皮下に蓄積し得るし，一方，別の条件下では内皮下に蓄積し得る．同様に，免疫細胞は基底膜を通過できないので，上皮下への免疫複合体の沈着は一般的に細胞性炎症反応を伴わない（後述参照）．

尿細管自体はいくつかの異なる構造領域，すなわち多くの電解質と水を回収する**近位尿細管 proximal convoluted tubule**，**Henle係蹄 loop of Henle**，**遠位尿細管 distal convoluted tubule**，および**集合管 collecting duct** からなり（図16-3），そこで尿が濃縮され，さらに電解質と水の変化がホルモン調節に応じて生じている．

生 理

糸球体濾過と尿細管再吸収

完全に機能した2つの腎臓を持つ成人においては，糸球体濾過量は約100〜120 mL/分である．濾過される物質サイズのカットオフ値は70 kDaである．しかしながら，それ以下の物質も，時に荷電効果や他のタンパクと密に結合することでより大きなサイズになることにより保持されることがある．

糸球体で濾過されたあと，腎尿細管ネットワークに沿って，濾過された物質の多くが再吸収される．再吸収の程度は，各物質や，尿細管における解剖学的な部位によりさまざまであり，構成成分ごとに異なった制御がなされている．通常の条件下では，Na^+の60〜70％，K^+，グルコースのほぼすべては近位尿細管の共輸送システムにより尿細管液から能動的に再吸収される．水はNa^+の再吸収によって構築される浸透圧差により受動的に再吸収される．吸収だけでなく，多くの物質が腎尿細管に沿った輸送体により尿細管液内に分泌される．分泌される物質は，クレアチニン（Cr），ヒスタミン，多くの薬物や毒素などの有機性陰イオンや陽イオンである．

正常では，約30 mL/分の等張性濾過液が対向流メカニズムにより尿の濃縮を行うHenle係蹄に届く．腎髄質部へ流入するHenle係蹄では，Henleの太い上行脚からの間質へのNa^+の分泌により高浸透圧勾配が構築され，Henleの下行脚を通して尿細管液からの水の再吸収を可能にしている．

正常環境下において，集合管に届く糸球体濾過量は5〜10 mL/分以下である．集合管における水の吸収は，**バソプレシン vasopressin[抗利尿ホルモン antidiuretic hormone（ADH）]** により調節されている水チャネルを介して行われる．アルドステロンの作用下では，尿細管液からのNa^+の再吸収とK^+，H^+の尿細管液への輸送は，腎集合管の異なったタイプの細胞により行われる．集合管は，総糸球体濾過量の10分の1以下を扱うに過ぎないが，尿量を制御する部位であり，かつ水，Na^+，酸塩基やK^+のバランス調整がなされる部位でもある．腎臓の機能を制御する上で集合管の重要な役割は，2つの特徴に基づいている．1つ目は，集合管は近位尿細管と対照的にホルモンにより調節され，尿細管液の量と成分構成や恒常的な輸送体機能を調整している点である．2つ目は，集合管は，もともとの糸球体濾過の1〜2 mL/分を尿として尿管へ排泄

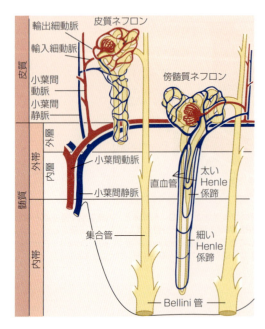

図16-3 皮質および傍髄質ネフロンへの血管供給．（Pitts RF. *Physiology of the Kidney and Body Fluids*, 3rd ed. Year Book, 1963より許可を得て転載．）

する前に通過する，腎尿細管の最終領域であることが挙げられる．

腎臓での血圧および血流量の調整

腎臓は，血圧の主な規定因子である Na^+ と水バランスへの影響により，血圧制御に重要な役割を果たしている．最初に，遠位尿細管における Na^+ 濃度は傍糸球体装置の一部である緻密斑により感知される（図16-2）．さらに**傍糸球体装置 juxtaglomerular apparatus** は，正常状態下での血管内容量の重要な指標である血液の灌流圧の評価も行う．低 Na^+ または低灌流圧になると，これら2つを感知することにより，**レニン renin** の放出が刺激される．傍糸球体細胞において産生されるプロテアーゼであるレニンは，血液中のアンジオテンシノーゲンを**アンジオテンシン I angiotensin I** に変換し，さらに**アンジオテンシン変換酵素 angiotensin-converting enzyme（ACE）**により**アンジオテンシン II angiotensin II** になる．アンジオテンシン II は，血管収縮を直接的に引き起こす作用と副腎皮質からのアルドステロンの分泌・産生を促し，集合管により Na^+ と水を保持することで（21章参照）血圧を上昇させる．これらすべての効果により，細胞外液（ECF）増加，さらには腎血流の灌流圧を増加させる．これにより，ネガティブフィードバックが働き，当初のレニン放出刺激は軽減される．しかしながら，これらのメカニズムは時に順応不良を起こす可能性があり，さまざまな疾患の病態に関与することがある．

必ずしも総体液量の低下とは同義ではないかもしれないが，**有効循環血液量の低下 low effective circulating volume** を示す生理学的微候は，レニン-アンジオテンシン-アルドステロン系システム活性の誘因となる．浮腫の状態（例えば，心不全，ネフローゼ症候群，肝硬変）は，血管外つまり間質やサードスペースへの液体移動により進展する．心不全の例では，心うっ血に関わる静水圧上昇であり，ネフローゼ症候群では，尿中へのタンパク漏出による膠質浸透圧低下である．また，肝硬変では，タンパク産生低下からの低膠質浸透圧と肝うっ血による静水圧上昇の両者が，サードスペースへの液体移動を惹起している可能性がある．これらすべての病態において，血管と間質のスペースの間が均衡状態になるまで，結果として生じる有効循環血液量の低下が，腎臓による Na^+ と水の保持を進める合図となる．

レニン-アンジオテンシン-アルドステロン系システムの活性のもう1つの誘因として，二次性高血圧の原因として重要である腎血管性疾患が挙げられる．腎血管性疾患では，腎動脈循環における形態的血管異常（最も多いものでは動脈硬化）により血流障害が生じることで，正常循環血流量にもかかわらず有効循環血液量の低下のサインとして捉えられる．その結果，レニン-アンジオテンシン-アルドステロン系システムが活性化され，アンジオテンシンによる直接的な血管への影響と，アルドステロンによる Na^+ 再吸収増加による循環血液量増加により高血圧が生じる．

血管内容量の低下は，バソプレシンの分泌も引き起こす．頸動脈小体の受容体やその他の部位で血圧の低下が感知されると，バソプレシン分泌を調節している視床下部へ入り込む神経線維を含めた自律神経経路を活性化する．バソプレシンは分泌後，血流に乗り全身の隅々まで移動する．集合管においては，水チャネルの表出を助長し，水チャネルの数が増加することで，自由水の再吸収が起こる．水バランスとバソプレシンの役割についてのさらなる討論は19章で行うこととする．

腎臓による酸塩基平衡の制御

肺のシステムと同様に，腎臓も酸塩基平衡に重要な役割を果たしている．正常な状態では，動脈血の pH は，重炭酸がキーとなる緩衝系システム

$$H^+ + HCO_3^- \leftrightarrow H_2CO_3 \leftrightarrow H_2O + CO_2$$

により 7.35〜7.45 に維持されている．

例えば，pH の低下（H^+ 濃度上昇）は CO_2 を増加させ，肺から排泄される．この迅速な緩衝効果においては体内の重炭酸は消費されるが，それに続いて腎臓で H^+ の追加排泄と重炭酸の補充が行われる．このシステムでは，酸塩基の不均衡に対する肺での反応は速く（数秒から数分），これに対して腎臓での反応はゆっくり（数時間から数日）である．しかしながら，肺からは揮発性の酸のみが排泄されるが，不揮発性の酸の除去は腎臓に依存している．

通常の食事摂取下では，ヒトはタンパクの代謝から酸を産生している．体内の恒常性を維持するためにこの酸は腎臓から排泄されている．酸排泄の主な部位は遠位集合管であり，H^+ はアンモニア（NH_3）と結合し，アンモニウムイオン（NH_4^+）の形で，尿中へ排泄される．

酸排泄に加えて，腎臓では主に近位尿細管での重炭酸の再吸収および産生が行われている．酸塩基平衡を維持する近位および遠位尿細管の機能的役割は，さまざまなタイプの尿細管性アシドーシスの臨床像において理解できる（表16-1）．

代謝性アシドーシスは臨床においてよくみられると

486   16．腎疾患

表16-1　病型の異なる尿細管性アシドーシス(RTA)の特徴

	1型(遠位)	2型(近位)	4型
基本病態	遠位尿細管での尿酸性化障害	近位尿細管におけるHCO_3^-再吸収障害	アルドステロン欠乏ないし抵抗性
アシデミア時の尿pH	>5.3	>5.3：重炭酸再吸収閾値以上 <5.3：重炭酸再吸収閾値以下	通常<5.3
未治療時血清HCO_3^-	<10 mEq/L	14～20 mEq/L	>15 mEq/L
アシデミア是正時の排出分画HCO_3^-	<3%　　　　成人 >5～10%　小児	>15～20%	<3%
診　断	$NaHCO_3$またはNH_4Clへの反応	$NaHCO_3$への反応	血清アルドステロン値
血清K^+	低値または正常，電位差を保てず上昇	正常または低	高値
アシデミア是正に必要な1日HCO_3^-量, mEq/kg/日	1～2　　　　成人 4～14　　　小児	10～15	1～3：高カリウム血症が是正されたら必要ないかもしれない
電解質異常以外の合併症	腎石灰沈着症，腎結石	くる病，骨軟化症	なし

Rose BD et al, eds, *Clinical Phsysiology of Acid-Base and Electrolyte Disorders*, 5th ed. McGraw-Hill, 2000 より許可を得て改変.

同時に，潜在的に注意深い評価が必要な重篤な状況であることがある．代謝性アシドーシスはいくつかの機序により進行する．1つ目として，内因性の酸の過剰産生が腎臓でのH^+排泄を上回る場合である．これは進行した腎不全の際にみられ，腎臓でのNH_4^+の産生能が低下することによる．一方で，代謝性アシドーシスは腎機能が正常の状態においても，内因性の酸過剰産生から起こる(例えば，組織虚血による乳酸アシドーシスや糖尿病ケトアシドーシスなど)．2つ目としては，外因性の酸の摂取からも代謝性アシドーシスを来し得る(メタノールやエチレングリコール中毒などで，それぞれギ酸とシュウ酸に代謝される)．3つ目は，重炭酸の喪失によるもので，腎臓での重炭酸の再吸収不全(近位尿細管性アシドーシス)または重炭酸を豊富に含んだ腸液の喪失(高度の下痢や，膵液瘻)による．4つ目は，重炭酸の含まれない溶液の大量投与による希釈性アシドーシスが挙げられる．

腎臓でのカリウムバランスの制御

　カリウムの調整は主に遠位集合管で行われており，アルドステロンを介するNa^+の再吸収に伴い，管腔内に分泌される．ゆえに，アルドステロンはK^+制御の中心となるホルモンである．すでに述べたアンジオテンシン誘発性の刺激に加えて，高カリウム血症はアルドステロン放出の合図となり，逆に低カリウム血症はネガティブフィードバックを引き起こす(21章を参照)．また，腎臓では糸球体で濾過された量以上のカ

リウムを分泌できる能力がある．

　低カリウム血症は，細胞内へのK^+のシフト[アルカローシスやβアゴニスト(作動薬)など]，下痢などによる腎外喪失(腎外性喪失)，腎臓からの喪失(腎性喪失)により進展し得る．一般的に遠位尿細管や集合管へのNa^+の排泄増加によりK^+分泌が増加し，利尿薬による腎臓からのK^+の漏出や浸透圧性のカリウム尿などの主たる原因となる．副腎腫瘍からの原発性アルドステロン症(Conn症候群)によるアルドステロン過剰症や高レニン血症からの二次性アルドステロン過剰症では，K^+，H^+両者の分泌を伴うNa^+再吸収亢進により低カリウム血症を来す．したがって，高血圧と代謝性アルカローシスを伴う低カリウム血症を臨床的にみた際には，アルドステロン分泌の過剰状態を評価するべきである．カリウムおよび血管内容量の制御に関するレニン-アンジオテンシン-アルドステロン系システムのより詳細な内容については，21章で述べることとする．

　高カリウム血症は，アシドーシスなどの際に起こる細胞外へのカリウムのシフト，溶血による細胞内からのカリウム漏出，カリウム過剰摂取，腎機能障害や腎不全時の腎臓からのカリウム排泄の低下などにより引き起こされる．また，さまざまな薬剤も腎臓からのK^+排泄の妨げになり得る．

腎臓でのカルシウムイオン代謝の制御

　腎臓はCa^{2+}およびリン平衡に重要な役割を果たし

ている．最初に，腎臓は肝臓で25位の水酸化を受けたビタミンDの1αまたは24位の水酸化を行う場である．これによりカルシトリオール［または1,25-ジヒドロキシビタミンD₃］が産生され生物学的活性の高いビタミンDとなり，消化管からのCa²⁺の吸収を増やす．2つ目としては**副甲状腺ホルモンparathyroid hormone（PTH）**の働く場でもあり，Ca²⁺の保持および尿中へのリンの排泄に関与する．Ca²⁺およびリンの代謝に関しての詳細は17章で述べる．

腎臓での赤血球生成の制御

腎臓は**エリスロポエチンerythropoietin**と呼ばれるホルモンを産生する主な場であり，骨髄での赤血球の成熟と産生を刺激する．エリスロポエチン産生のサインは，血液の酸素化レベルと考えられ，腎臓でモニタリングされている．進行した腎不全では，エリスロポエチン産生能の低下により貧血が進行する．典型的には糸球体濾過量（GFR）が30〜45 mL/分またはそれ以下まで落ちると貧血が進行する．また，この現象は末期腎不全患者においてほぼ例外なくみられる．慢性腎臓病の貧血の主たる治療は，組み換え型エリスロポエチン製剤による補充療法である．赤血球量の制御におけるエリスロポエチンの役割についての詳細は6章で述べる．

腎機能の制御

腎機能のコントロールは，物理的，ホルモン性，または神経学的なさまざまなメカニズムにより行われている．Henle係蹄での対向流メカニズムと髄質高浸透圧に加えて，正常環境下ではバソプレシンも尿の濃縮に関与している．これにより，健常な腎臓においてさまざまな状況での体液バランスの恒常性維持（体が塩分と水分を必要としているか否かにより，尿の濃縮と希釈を行うことによる）が可能となっている．

尿細管糸球体フィードバックtubuloglomerular feedbackは遠位尿細管での溶質濃度に反応して，腎臓におけるGFRの制御調整を可能にしている．尿細管液内の過剰なNa⁺濃度を**緻密斑macula densa**が察知し輸入細動脈の収縮が起こる．これによりGFRが減少し，単位時間あたりの腎尿細管での溶質負荷を減らすことができ，尿細管液からのNa⁺のより効率的な再吸収，排泄調整ができるようになる．アデノシン，プロスタグランジン，一酸化窒素，エンドセリンやブラジキニンなどのペプチドを含むさまざまな血管作動性物質が，尿細管糸球体フィードバックの液性コントロールに寄与している．

その他腎臓にとって重要なことは，腎皮質と髄質での血流の制御である．腎皮質血流は，溶質再吸収のための腎尿細管の能力を超えることなく，効率よく腎臓で分泌された老廃物を排除するのに十分に高いGFRを保つために必要とされる．同様に髄質血流も厳密に制御されなければならない．過剰な髄質血流は，浸透圧勾配による対向流メカニズムを妨害し，一方で不十分な髄質血流は，尿細管への虚血性障害を惹起する．個々のネフロンという観点からは，皮質から髄質への血流の再分配は，髄質内層に流入するHenleの長いループを有するネフロンへ，優先的に血液（および酸素）を供給することを含む．

傷害に対する腎臓の適応（adaptation）も，腎臓における制御機構の一形態であると考えられる．それゆえに，ネフロンの喪失が起こると，代償的な**糸球体過剰濾過glomerular hyperfiltration**（単位ネフロンあたりのGFR増加）と腎肥大が生じる．過剰濾過は短期的にはGFRを維持するための適応であるが，さまざまな原因から将来的にネフロンの崩壊を惹起する現象となり得る．

そのほかにも臨床的に重要な傷害に対する適応が認められる．あらゆる原因により腎血流の低下が起こると，ホルモンまたは神経性の刺激により，輸入細動脈の血管拡張と輸出細動脈の血管収縮を通して糸球体灌流を改善させる反応が起きる．これらの制御性効果は，Na⁺バランスを感知することで増大される．Na⁺バランスの変化は血圧および腎灌流圧に影響を及ぼすもう1つの方法である．腎臓における交感神経支配はレニン放出に影響する．腎臓でのプロスタグランジンは，とりわけ慢性的に腎血流が不足している状態では，血管拡張に重要な役割を果たしている．

チェックポイント

3. ネフロンの部位はどこか．そしてその各部位はそれぞれ腎臓の機能にどのような役割を持っているか．
4. 腎臓の機能はどのように調整制御されているのか．
5. 腎臓の非排泄性の機能は何か．
6. それぞれの非排泄性機能と，体液，電解質および血圧制御における腎臓の役割との関連性は何か．

腎疾患の概要

疾患による腎臓の構造や機能の変化

腎疾患は病変の部位(例えば,糸球体疾患や尿細管間質障害)もしくは誘因(例えば,免疫性,代謝性,浸潤性,感染性,血行動態的,中毒性)により分類し得る.

糸球体疾患はさらに臨床症状からも分類可能である.そのため,ネフローゼ症候群のなかには高度タンパク尿を認めるものの細胞浸潤,炎症反応を伴わないものもあれば,血尿,白血球尿とともにさまざまな程度のタンパク尿を呈するものもある.

ネフローゼ症候群は典型的には上皮もしくは上皮下に免疫複合体の沈着を認め,しばしば足突起の形態変化を伴う(図16-4).このことは糸球体濾過における選択性の傷害(例えば,免疫複合体形成により起こる)や免疫複合体前駆物質の沈着,細胞性免疫反応の活性化を伴わない補体活性化を反映している.細胞性免疫反応の欠如により傷害は限定されるが,傷害からの回復は遅延し疾患が調節されているにもかかわらず,月もしくは年単位でタンパク尿が持続し得る.

ネフローゼ症候群においては内皮下,基底膜もしくはメサンギウム領域に免疫複合体の沈着が認められる(図16-4).細胞性免疫反応はいずれの場合にも起こり,その炎症反応は"諸刃の剣"となり得る.免疫反応が調節されている場合には内皮下沈着物が食作用により除かれることにより回復が早まる.一方,調節不良もしくは遷延する炎症反応はサイトカインの局所での産生,作用を介し糸球体構造の破壊を来す.

腎臓での特定部位の病変は傷害の種類を特定し得る.(1)血流を調節する血行動態的因子は腎血流量を介し腎機能の規定因子であるGFRに影響を及ぼし低

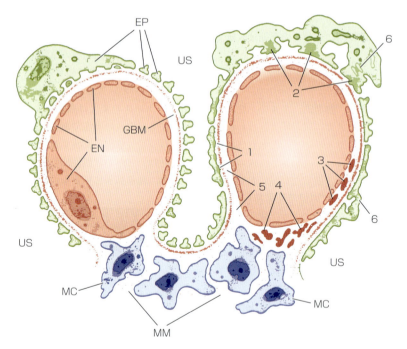

図16-4 正常糸球体係蹄の構造を左図に示す.有窓内皮細胞(fenestrated endothelium:EN),糸球体基底膜(glomerular basement membrane:GBM)があり,上皮細胞(epithelium:EP)には足突起がみられる.メサンギウム領域はメサンギウム細胞(mesangial cell:MC)とその周りを囲む細胞外基質(extracellular matrix:MM)で構成され内皮細胞と接している.糸球体係蹄壁,メサンギウム基質内のチャネルを経て濾過が行われBowman嚢腔(urinary space:US)に至る.代表的な沈着物の局在,病理学的変化を右図に示す.(1)膜性腎症などで認められる均一な上皮下沈着物,(2)感染後急性糸球体腎炎でみられる粗大な不均一な上皮下沈着物,"hump",(3)びまん性増殖性ループス腎炎などでみられる内皮下沈着物,(4)IgA腎症に特徴的なメサンギウム沈着物,(5)糸球体基底膜抗体(Goodpasture症候群などでみられる)では可視的な沈着物を来さないが蛍光抗体法においては線状沈着物がみられる,(6)足突起の消失はタンパク尿を伴う糸球体傷害のすべてにおいて共通してみられる.

腎疾患の概要　　489

表 16-2　傷害部位による腎障害の分類

腎前性	尿細管性		
体液量減少	急　性		
消化管，腎臓，皮膚からの水分喪失	急性尿細管壊死		
出血	多発性骨髄腫		
循環血液量減少	痛風腎		
心不全（心腎症候群を含む）	慢　性		
肝硬変（肝腎症候群を含む）	多発性嚢胞腎		
ネフローゼ症候群（特に利尿薬使用下）	髄質性海綿腎		
低血圧	間質性		
NSAIDs	急　性		
両側腎動脈狭窄症（特に ACE 阻害薬使用下）	間質性腎炎（多くは薬剤性）		
腎　性	腎盂腎炎		
血管性	慢　性		
急　性	腎盂腎炎		
血管炎	鎮痛薬腎症（腎乳頭壊死，間質性腎炎）		
悪性高血圧	慢性間質性腎炎（悪性疾患，感染，リウマチ性疾患）		
強皮症	腎後性		
血栓塞栓症	急性もしくは慢性		
慢　性	閉塞性尿路疾患（腎結石や悪性疾患，後腹膜線維症，前立腺肥大症などによる尿管，膀胱，尿道の管内性，管外性圧迫によるもの）		
良性（高血圧性）腎硬化症			
糸球体性	機能的要因（薬剤，神経因性膀胱）		
糸球体腎炎	急　性		
ネフローゼ症候群	腎静脈血栓症		

酸素による傷害を起こし得る．（2）腎髄質は低酸素に弱く，虚血による傷害を起こしやすい．（3）糸球体は腎に流入した血液の濾過をはじめに行う部位であり，免疫複合体の沈着および補体による傷害が起こりやすい．

　腎障害患者のアプローチにおいては，まず腎前性，腎性，腎後性に分類し，さらに解剖学的傷害部位，原因によって分類することができる（表 16-2）．

腎機能低下による症状

　腎機能の低下は尿素の蓄積を来し，電解質や水，酸塩基の平衡を保つことが困難となる．尿素の排泄が不十分となると血中尿素窒素（BUN），クレアチニン，その他の尿毒素が上昇し尿毒症を来す［慢性腎臓病の項（p.494）を参照］．尿毒症は症状，身体所見，検査結果異常により特徴付けられる症候群であり（表 16-7参照），1 つもしくはそれ以上の同定されない毒素が

原因で起こると考えられる．腎臓からの排泄が不十分となると Na^+，K^+，水，酸の蓄積が起こることにより電解質，水バランスの異常を来し，酸塩基平衡異常は生命に関わることもある．それに加え，腎機能低下に伴う体内 Na^+ 過剰は血管内容積を増加させることにより高血圧や心不全の原因となる．

チェックポイント

7. 病変を認めるネフロンの部位と傷害の種類はどのように特徴付けられるか．
8. 腎障害において腎前性，腎性，腎後性の原因はどのように区別できるか．
9. 腎機能により主に起こり得る合併症にはどのようなものがあるか．

代表的な腎疾患の病態生理

急性腎障害

臨床像

急性腎障害 acute kidney injury（AKI）は，急速な腎機能低下により尿中に排泄される窒素老廃物が血中に蓄積されることが特徴で，さまざまな種類の障害により引き起こされる．AKI 患者は急速な血中尿素窒素（高窒素血症）およびクレアチニンの上昇を認める．障害の原因により，また受診する時期によっても異なった臨床上の特徴を示すことがある（表16-3）．したがって，尿量減少（乏尿）は一般的だが常にみられるわけではない．緩徐な AKI の形成の場合，尿量は早期は正常か，それどころか常時保たれることがある．比較的遅れて症状が出る患者は，後述する臨床像を呈することがある．

最も一般的な AKI の診断基準は，48 時間以内に血清クレアチニンは 0.3 mg/dL 以上上昇する，あるいは，6 時間での尿量が 0.5 mL/kg/時間未満に低下することである．

病因

主要な AKI の原因を表16-4 に示す．

A. 腎前性急性腎障害の原因

Starling の式が示すように，糸球体での濾過は糸球体毛細血管と尿細管管腔内との静水圧や膠質浸透圧により決定される．

$$濾過＝K_f[P_c－P_t]－\sigma[\pi_c－\pi_t]$$

K_f と σ は糸球体の透過性や浸透圧の寄与度により決定される定数．P_c＝毛細血管内静水圧，π_c＝糸球体毛細血管内膠質浸透圧，P_t＝尿細管管腔内静水圧，π_t＝尿細管管腔内膠質浸透圧を示す．上記した要素のいずれかの変動によっても，腎臓の濾過は変動し得る．特に重要なことは，糸球体毛細血管内静水圧が糸球体毛細血管への血流量により決定されることである．正常な腎臓には，広範囲の収縮期血圧においても，輸入・輸出細動脈の抵抗性を変更することで糸球体毛細血管への血流量を自動調整する特別な能力（システム）がある．たいていの毛細血管床はこのシステムを有する．腎血流量の低下や輸入細動脈の収縮により，相対

的に糸球体に入る血流量が低下すると，毛細血管内の静水圧が低下し濾過が低下する．同じように，輸出細動脈の拡張により糸球体から出る血流量が相対的に増加すると，毛細血管内の静水圧が低下する．

腎臓が GFR を自動調節し維持する能力を持つにもかかわらず，それ以上の重度な体液減少がある場合には高窒素血症を引き起こし得る．これは，極端な体液減少（腎臓，消化管，皮膚由来），水分摂取量低下，有効循環量低下で引き起こされる．有効循環量の低下の例としては，心拍出量の低下や腎血流量の低下（心腎症候群と呼ばれる）を伴ううっ血性心不全がある．

薬物は，腎前性腎障害のもう 1 つの重要な原因である．プロスタグランジンによる血管拡張により腎血流量を維持している患者は，非ステロイド性抗炎症薬（NSAIDs）内服で腎障害を引き起こし得る．同様に，腎臓の低灌流状態の患者（例えば，腎血管性疾患）は，アンジオテンシン II による輸出細動脈収縮により腎血流圧を維持している，腎血流量の低下した（腎血管病変など）患者は ACE 阻害薬の内服により AKI を引き起こすことがある．

B. 腎性急性腎障害の原因

急性腎不全の腎性原因としては，炎症性疾患 inflammatory disease（血管炎，糸球体腎炎，薬物誘引性障害など），さまざまな原因（虚血や内因性・外因性毒素による障害）による急性尿細管壊死 acute tubular necrosis に分けられる．

著明な腎性 AKI の原因としては，アミノグリコシド系抗菌薬や横紋筋融解症（筋肉の挫滅障害後に血中への放出によるミオグロビンが尿細管内に凝集する）による有害な影響が挙げられる．抗菌薬治療中に頻回に腎機能をモニタリングすることで，アミノグリコシドによる影響を，特に高齢者や腎臓に問題のある患者において軽減することができる．横紋筋融解症は，外傷や精神状態に異常を来し入院した患者の血清クレアチンキナーゼ（CK）を測定することで検出でき，強力なアルカリ化利尿によりミオグロビンの尿細管内への析出を予防することで，軽減することができる．

敗血症は最も一般的な AKI の原因の 1 つである．敗血症の厄介な点として，敗血症性 AKI は腎前性と腎性との複合的な要素を持つことが挙げられる．腎性の要素としては，敗血症による血管抵抗の低下に伴う

代表的な腎疾患の病態生理　　491

表 16-3　腎臓病における主要な症候群と最初の臨床所見および検査所見

症　候	診断の重要な糸口	診断価値のない共通所見
急性もしくは進行性腎不全	無尿 乏尿 最近の GFR 低下の記録	高血圧 血尿，タンパク尿，膿尿，円柱 浮腫
急性腎炎	血尿，赤血球円柱 高窒素血症，乏尿 浮腫，高血圧	タンパク尿，膿尿 肺うっ血
慢性腎不全	3 ヵ月以上の高窒素血症 尿毒症状の遷延 腎性骨異栄養症 両側腎萎縮 尿沈渣の広範囲の円柱	血尿，タンパク尿，円柱 乏尿，膿尿，夜間多尿 浮腫，高血圧 電解質異常
ネフローゼ症候群	タンパク尿（>3.5 g/1.73 m²/24 時間） 低アルブミン血症 脂質異常症 脂肪尿	円柱 浮腫
無症候性尿異常	血尿 タンパク尿（ネフローゼ未満） 無菌性膿尿，円柱	
尿路感染症	細菌尿>10⁵ コロニー/mL 尿に確認された感染因子 膿尿，白血球円柱 頻尿，切迫尿 膀胱痛，側腹部痛	血尿 軽度の高窒素血症 軽度のタンパク尿 熱
腎尿細管障害	電解質異常 多尿症，夜間多尿 腎性骨異栄養症 腎肥大 腎トランスポーター欠損	血尿 軽度の高窒素血症 軽度のタンパク尿 熱
高血圧	収縮期・拡張期高血圧	タンパク尿 円柱 高窒素血症
腎結石	結石の通過，排石の既往 X 線での結石の発見 腎疝痛	血尿 膿尿 頻尿，切迫尿
尿路閉塞	高窒素血症，乏尿，無尿 多尿症，夜間多尿，尿閉 尿流減少 前立腺肥大，腎肥大 側腹部痛，排尿後膀胱緊満	血尿 膿尿 遺尿症，排尿困難

Lin J et al. Azotemia and urinary abnormalities. In: Longo D et al, eds. *Harrison's Principles of Internal Medicine*, 18th ed. McGraw-Hill, 2012 より許可を得て転載.

低血圧の結果，腎血流量が低下することがある．腎性の要素は，腫瘍壊死因子（TNF）やインターロイキン 1，インターロイキン 6 の血中レベルの上昇などの，敗血症症候群（4 章参照）に特徴的なサイトカインの制御不全であり，腎臓内の炎症や腎硬化，閉塞を引き起こ

す．敗血症患者は，しばしばアミノグリコシド系抗菌薬などの腎毒性薬物にもさらされる．

C. 腎後性急性腎障害の原因

腎後性 AKI の原因として，尿管閉塞の結果起こり

492   16．腎疾患

表16-4 AKIの主な要因

障害	例
循環血液量減少症	皮膚・消化管・腎臓からの水分喪失，出血，細胞外液の隔離（熱傷，膵炎，腹膜炎）
心不全	心拍出量減少（梗塞，心タンポナーデ），血管拡張による血液の滞留（アナフィラキシー，敗血症，薬剤性）
腎外閉塞	尿道閉塞：膀胱，骨盤，前立腺，後腹膜，新生物，外科的事故，薬物治療，腎結石，膿・血栓
腎内閉塞	結晶（尿酸，シュウ酸，サルファ薬，メトトレキサート）
膀胱破裂	外傷
血管病	血管炎，悪性高血圧，血栓性血小板減少性紫斑病，強皮症，動脈・静脈閉塞
糸球体腎炎	免疫複合体疾患，抗糸球体基底膜抗体疾患（抗GMB抗体疾患）
間質性腎炎	薬物，高カルシウム，感染，特発性
虚血後	循環血液量減少や心不全の状況で起こる上記の状態
色素誘発性	溶血（輸血反応，マラリア），横紋筋融解症（外傷，筋疾患，昏睡，熱射病，過度の運動，カリウム・リン欠乏）
毒誘発性	抗菌薬，造影剤，麻酔薬，重金属，有機溶剤
妊娠関連	敗血症性流産，子宮出血，子癇

Anderson RJ et al. Acute renal falure. In: Wilson JD et al, eds. *Harrison's Principles of Internal Medicine*, 12th ed. McGraw-Hill, 1991 より許可を得て転載.

表16-5 腎髄質の低酸素を改善・悪化させる因子や事象

改善効果
尿細管輸送の減少
糸球体濾過量の減少
プロスタグランジンE$_2$
アデノシン
ブラジキニン
一酸化窒素

悪化効果
ポリエン抗生物質（例えば，アムホテリシンB）
腎肥大
非ステロイド性抗炎症薬（NSAIDs）
アンジオテンシンⅡ
カルシウム
ミオグロビン
造影剤

Brezis M et al. Hypoxia of the renal medulla: Its implications for disease. N Engl J Med. 1995;332:647 より許可をへて改変.

さまざまな尿管のレベルで生じる．閉塞は内因性（腎結石による尿管閉塞）や外因性（後腹膜腫瘤による尿管圧排）で起こる．膀胱より上部で起こる閉塞では，片側腎しか機能していない患者でない限り，両側の閉塞が腎後性AKIの原因となる．

病理と発症機構

　原因にかかわらず，すべてのAKIは，治療されなければ尿細管を形成する上皮細胞が脱落する急性尿細管壊死を引き起こす．最初の障害から結果として起こる急性尿細管壊死までの間の治療介入の時期により，AKIは可逆性か不可逆性（急性尿細管壊死になるのを防ぐか，もしくはそこから回復する）かが決まる．

　急性尿細管壊死に発展することに関する詳細な分子メカニズムはまだわかっていない．尿細管や血管をベースとした説が提唱されている（図16-5）．尿細管説では，細胞の蓄積により尿細管腔が閉塞し，円柱が形成され，糸球体灌流圧を相殺するほど尿細管内圧が上昇し，糸球体濾過圧を減少もしくは消失する．血管説では，輸入細動脈の収縮と輸出細動脈の拡張により減少した腎灌流圧により，糸球体灌流圧が低下し，糸球体濾過が低下する．両方のメカニズムがAKIを引き起こす可能性があるが，相対的な重要性は個々の腎障害の原因や時期により異なる．過去の研究では，低酸素の影響により腎尿細管細胞の接着障害を起こし，それが尿細管細胞の剥離や他の尿細管細胞への癒着を起こすといわれている（図16-5）．他には，尿細管細胞を守る要素の調節障害が濾過液の尿細管外への漏出や，正常なネフロンの機能に必要な細胞膜チャネルの異常な配列を引き起こすことが報告されている．尿細管閉塞もしくは血管性低灌流による腎障害は腎髄質の低酸素状態により増強され，腎虚血の危険性を高める（表16-5）．サイトカインやエンドセリンなどの内因性ペプチドやそれらの産生の調整が，なぜ患者がAKIとなるか，ならないのか，また，なぜAKI患者が回復するのか，しないのか，の原因と考えられている．これらは補体や好中球を活性化してすでに虚血である腎髄質の血管収縮を亢進し，AKIを引き起こす低酸素障害度を悪化させる．

代表的な腎疾患の病態生理　493

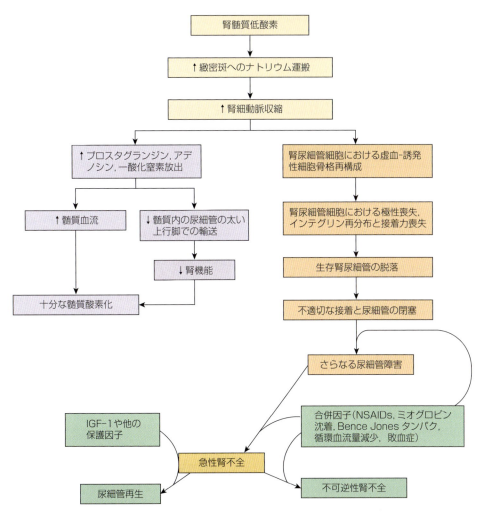

図16-5　虚血誘発性AKIの病態生理学．緩やかな合併症のない単純な髄質の低酸素は，結果的に尿細管糸球体反射を調節し，低下させた腎機能の代償として髄質の十分な酸素化を復活させる．髄質酸素を十分に回復するため腎機能の減少を代償にして，尿細管糸球体灌流調整を引き起こす．しかし，極度の腎髄質低酸素やこの図で示した悪化因子に関連したイベントを起こした場合には，本格的なAKIに進展する．AKIが可逆性か不可逆性かは，修復因子・悪化因子のバランスに依存している．

臨床症状

　AKIは罹患率の顕著な増加に寄与し，死亡の独立した予測因子である．ICUでAKIとなり透析療法が必要となる入院患者の病院死亡率は50〜60%である．したがって，近年重要な研究目的としてより早期のAKIの特異的バイオマーカーの同定が注目されている．

　最初の徴候は典型的には疲労感や倦怠感で，おそらく早期の腎臓からの水分，塩分，老廃物排泄能の喪失の結果である．後に，腎臓からの塩分と水分排泄能喪失の，より重大な症状や徴候（呼吸困難，起坐呼吸，ラ音，第III心音亢進，浮腫）に発展する．精神状態の変化は，血中窒素老廃物や不揮発酸の上昇など尿毒素の脳に対する毒性を反映している．

　AKIの臨床症状は，AKIの原因だけでなく患者が病院へ来たときの病気の経過の段階による．腎低灌流量の患者（腎前性AKIの要因）は，はじめに**腎前性高窒素血症 prerenal azotemia**（尿細管壊死のないBUN上昇）に発展し，その直接的な生理学的結果としてGFRが減少する．適切な治療により，腎灌流量は一般的に改善し，腎前性高窒素血症は容易にもとに戻り，そして急性尿細管壊死への進行を防ぐことができる．治療介入がなければ腎前性高窒素血症から急性尿細管壊死へ進行する．急性尿細管壊死からの回復は，より長期間の経過に伴って起こるが，十分に腎機能が回復する前に補助的な透析療法が必要となることがある．

　さまざまな臨床検査は，AKI患者が腎前性高窒素血症の早期なのか，本格的な急性尿細管壊死へ進行して

いるのかの判断の手助けとなる．しかし，腎前性高窒素血症と急性尿細管壊死の連続した臨床症状のオーバーラップの場合は，これらの検査結果のどれかを，他の所見や臨床経過の内容から解釈しなければならない．

おそらく腎前性高窒素血症の最も早い症状はBUN/クレアチニン比の上昇である．正常では10〜15：1なのが，腎前性高窒素血症では20〜30：1に上昇し，クレアチニンは正常かほぼ正常範囲である．もし，患者が急性尿細管壊死に進行したら，この比は正常に戻り血清クレアチニンの進行性の上昇を来す．

尿検査は簡易で安価な検査であり，AKI患者の初期評価に重要な手段である．血尿やタンパク尿が存在するときは，腎炎の評価をすべきである．腎前性高窒素血症に典型的な異常所見が存在しないのに対して，顆粒球円柱，上皮細胞円柱，尿細管上皮円柱は急性尿細管壊死を示唆する．円柱は尿細管管腔内のごみ（タンパク，赤血球，上皮細胞）がシリンダー状あるいは，尿細管腔を縁取りする形になることで形成される．同様に循環血液量減少はバソプレシン分泌を刺激するため，腎前性高窒素血症では尿は最大限に濃縮（1,200 mOsm/Lまで）される．しかし，尿細管壊死まで進行すると濃縮尿を生成する能力はほとんど失われる．したがって，尿浸透圧350 mOsm/L未満は急性尿酸壊死に特徴的な所見である．

最後に，Na^+排泄分画（FE_{Na^+}）

表16-6 　FE_{Na^+} 1％未満のAKIの要因

腎前性
急性尿細管壊死
非乏尿例の10％
慢性腎前性状態の並存
肝硬変
心不全
重症熱傷
ミオグロビン尿，ヘモグロビン尿
造影剤
敗血症
急性糸球体腎炎，血管炎
急性尿路閉塞
急性間質性腎炎

Rose BD. Acute renal failure—prerenal disease vs acute tubular necrosis. In: *Pathophysiology of Renal Disease*, 2nd ed. McGraw-Hill, 1987より許可を得て転載.

$$FE_{Na^+}(\%) = \frac{尿 Na^+/血漿 Na^+}{尿 Cr/血漿 Cr} \times 100$$

は，乏尿性AKI患者が単なる腎前性高窒素血症なのか急性尿細管壊死かを評価するための重要な予測因子である．単に腎前性高窒素血症の場合，99％以上のNa^+は再吸収され，FE_{Na^+}は1％未満となる（利尿薬使用患者を除く）．この基準は，（腎前性高窒素血症のような）バソプレシン分泌の結果，水保持状態となった場合でも，Na^+保有状態の正確な同定を可能とする．腎前性高窒素血症から急性尿細管壊死を伴うAKIへ進行したとき，腎臓のナトリウムを保持する能力は通常失われる．しかし，いくつかの状態によりFE_{Na^+}が1％未満の急性尿細管壊死患者も存在する（表16-6）．

チェックポイント

10. 急性尿細管壊死への進行について，現在考えられているのはどのような説か．

11. 腎不全が急性か慢性かを診断する糸口は何か．

12. AKIの自然経過について述べよ．

慢 性 腎 臓 病

臨床像

慢性腎臓病（CKD）と尿毒症を有する患者は，急性腎障害でみられる症状，徴候，検査値の異常以外に，ある種の徴候や検査値の異常を呈する．これらの徴候は，その腎疾患とそれによる全身への作用が長期間持続し，かつ進行性であるということを反映している（表16-7）．腎不全患者をみたら，すべて急性腎障害として対応するということが臨床家にとって重要である．そうすれば急性腎障害を治療に反応し得るタイミングで時期を逸することなく認識し，治療することが可能になる．BUN値や血清クレアチニン値の上昇ではじめて腎不全と認識された患者が，慢性的な経過をたどってきたかどうかを判断するためには，骨異栄養症，神経障害，両側性の腎萎縮や貧血などの慢性腎不全の典型的な所見に注目する．

病 因

先進国においては，CKDの原因として最も一般的なものは糖尿病であり（18章），次に高血圧，少し減って糸球体腎炎が続く（表16-8）．多発性嚢胞腎，閉塞性腎症，尿路感染は重要な原疾患ではあるが，CKDの原因としては頻度がやや下がる．

表 16-7　尿毒症における臨床症状[1]

体液・電解質	心血管・呼吸器
体液貯留(I)	高血圧(I または P)
低ナトリウム血症(I)	うっ血性心不全・肺うっ血(I)
高カリウム血症(I)	心膜炎(I)
高リン血症(I)	肥大型もしくは拡張型心筋症(I, P または D)
続発性副甲状腺機能亢進症(I または P)	尿毒症性肺炎(I)
低回転型骨病変(D)	進行性の粥状性動脈硬化症(P または D)
ビタミン D 欠乏性くる病・骨軟化症(I)	低血圧および不整脈(D)
インスリン抵抗性(I)	血管の石灰化(P または D)
高尿酸血症(I または P)	**皮　膚**
高トリグリセリド血症(P)	蒼白(I)
リポタンパク(a)値の上昇	色素増加症(I, P または D)
高密度リポタンパク値の減少(P)	瘙痒(P)
タンパク・エネルギー低栄養(I または P)	斑状出血(I または P)
成長・発達障害(P)	尿素霜(I)
不妊・性機能不全(P)	**消化管**
β_2-ミクログロブリンアミロイドーシス(P または D)	食欲不振(I)
神経・筋肉	悪心および嘔吐(I)
疲労(I)	消化管出血(I, P または D)
睡眠障害(P)	特発性腹水(D)
頭痛(P)	腹膜炎(D)
精神障害(I)	**血　液**
嗜眠(I)	貧血(I)
固定姿勢保持困難(羽ばたき振戦)(I)	出血傾向(I または D)
筋の被刺激性(I)	易感染性の上昇(I または P)
末梢性ニューロパチー(I または P)	
レストレスレッグ症候群(ムズムズ脚症候群)(I または P)	
ミオクローヌス(I)	
痙攣(I または P)	
昏睡(I)	
筋攣縮(P または D)	
透析不均衡症候群(D)	
ミオパチー(P または D)	

[1]この表に含まれるすべての症状は，腎移植が成功すれば時間とともに完全に回復する．血液透析や腹膜透析によるこれらの症状の改善の程度は，より変動的である．(I) 最適な透析プログラムや支持療法により通常は改善する症状．(P) 最適な透析プログラムを行ってもなお遷延，もしくは進展し得る症状．(D) 透析治療開始後にのみ生じる症状．
Bargman JM et al. Chronic kidney disease. In: Longo D et al, eds. *Harrison's Principles of Internal Medicine*, 18th ed. McGraw-Hill, 2012 より許可を得て転載．

表16-8 米国メディケアにおける末期腎不全の原因別有病率（2010年）

	有病数 n=594,374	
	有病数	有病率(%)
糖尿病	224,417	37.8
高血圧	146,633	24.7
糸球体腎炎	101,635	17
嚢胞性疾患とその他の遺伝性疾患	40,875	6.9*
間質性腎炎	21,325	3.6

[＊訳注：原著は47.9であるが，誤りと思われる．]
US Renal Data System, USRDS 2012 Annual Date Report: Atlas of Chronic Kidney Disease and End-Stage Renal Disease in the United States, National Institutes of Health, National Institute of Diabetes and Digestive and Kidney Diseases, Bethesda, MD, 2012 よりデータを引用．

病理と発症機構

A. 慢性腎臓病の進展様式

急性腎障害の病態の成り立ちはCKDのそれとはかなり異なる．障害が急激に腎臓に加わった場合，尿細管上皮細胞の壊死や脱落につながり，そのあとに正常な構造の再構築を伴って再生する．一方，慢性的な傷害は不可逆的なネフロンの喪失へとつながる．結果としてより多くの機能的な役割を，より少なくなったネフロンが負担することになり，糸球体濾過圧と過剰濾過が増大する．機序は十分には解明されていないがこの代償的な過剰濾過（個々のネフロンレベルでの「高血圧」と考えられている）が，線維化と瘢痕につながる（**糸球体硬化 glomerular sclerosis**）．結果として，糸球体破壊あるいは喪失の速度が増加すると，残腎機能が不十分なときに起こり得る症候である**尿毒症 uremia**への進行が加速する．

腎臓は非常に高い機能的予備能を有しており，50%程度までのネフロンが失われても短期間では機能障害を生じない．このため2つの健常な腎臓を有する人が，1つの腎臓を腎移植のために提供できるのである．GFRがさらに減少し，本来の腎機能の20%程度にまで低下した場合には，軽度の高窒素血症（通常であれば腎臓で排泄されるべきものが血清レベルで上昇する）がみられる．しかし，その変化に応じてまた新しく定常状態が生じるため，これらの物質の血清中の濃度が明らかな毒性を呈するほどになるまでは，大半の患者は無症状である．しかしながらこの腎機能の見かけ上の定常状態においても，過剰濾過は促進されており，末期慢性腎不全への進展は進行性である．さらに，このGFRレベルの患者には機能的な予備能がほぼ残されていないため，新たに加わるストレス（例えば，感染，閉塞，脱水や腎毒性を有する薬剤）や窒素含有産物が増加するような代謝回転によって，容易に尿毒症を生じる．このように，CKD患者は急性腎障害にさらされるリスクが非常に高いことが特徴である．

B. 尿毒症の病態生理

尿毒症の病態生理は，(1)本来腎臓から排泄される物質（例えば，タンパクの代謝産物である窒素含有物）の蓄積，(2)ホルモンなど本来存在する産物の量的な増加，(3)腎臓で本来産生される物質の喪失（例えば，エリスロポエチンの喪失）の毒性効果が組み合わさって成り立っている．

排泄障害もまた，細胞内のNa^+と水が増加し細胞内のK^+が減少することで体液のシフトへつながる．これらの変化はCKD患者において酵素や輸送システムなどの機能にわずかながら変化を与えている可能性がある．病因によらず，CKDは多くの他臓器系に影響を与えており，この点でも真の全身性疾患といえる．

臨床症状

A. ナトリウムバランスと体液バランス

CKDを有する患者では，腎臓における塩分と水分の排泄経路が失われるために，一定量のNa^+と水の過剰傾向がある．中等度のNa^+と水分の貯留は，体液過剰の客観的な徴候を示さずに生じている可能性がある．しかしながら，過剰なNa^+摂取が持続すればさらなる体液量の貯留へとつながり，心不全や高血圧，末梢の浮腫や体重増加が生じる．一方で，水分の過剰摂取により低ナトリウム血症を呈する．一般的なCKDを有する患者に推奨される指導としては，過剰な塩分摂取を避けることと，1日あたり「尿量＋500 mL（不感蒸泄を補うため）」までの水分制限を行うことである．さらなる体液管理は（尿量が保たれている患者であれば）利尿薬の使用か，透析によって行う．

このような患者では，腎臓での塩分と水分の保持機構も障害されているため，健常者と比較して突然の腎外性のNa^+と水分の喪失（例えば，嘔吐，下痢，発熱による皮膚からの喪失増加など）に影響を受けやすい．この環境下でCKD患者は容易に有効循環血液量（ECF）の喪失を来し，さらには腎機能の悪化（場合によっては非可逆的）を呈し，血管の虚脱やショックに至ることさえある．粘膜の乾燥，頻脈，低血圧やめまいなどはすべて，体液量減少を示唆する所見である．

B. カリウムバランス

高カリウム血症はCKDにおいて，特にGFRが5 mL/分以下になった患者においては深刻な問題である．腎機能がこの程度まで低下すると，遠位尿細管におけるアルドステロンを介するK$^+$の移動が代償性に増加する．このように，GFRが5～50 mL/分の範囲の患者では，K$^+$バランスの維持は尿細管での移動に依存している．K$^+$保持性利尿薬，ACE阻害薬やβ遮断薬などの薬剤による治療によってアルドステロンを介するK$^+$の移動が障害され，それによりCKD患者において危険な高カリウム血症を招く．

糖尿病を有する患者では，**低レニン性低アルドステロン症(Ⅳ型RTA)** hyporeninemic hypoaldosteronism (type 4 RTA) の症候を呈することがある．腎臓でのレニン産生減少によりアンジオテンシンⅡが減少し，アルドステロンの分泌が障害される．結果として，この症候を有する患者ではGFRの低下をアルドステロン介在性K$^+$輸送の強化により代償することができず，そのためK$^+$を排泄することがかなり困難になる．これによりGFRが5 mL/分を下回る以前から，しばしば高カリウム血症を呈するのである．CKD患者では，突然のK$^+$の供給［内因性(溶血，感染，外傷)に，もしくは外部から(K$^+$含有食品，輸血もしくはK$^+$含有製剤の投与)であっても］にさらされると，高カリウム血症を呈するリスクが高い．

C. 代謝性アシドーシス

CKD患者では酸排泄能と塩基産生能が低下することで，代謝性アシドーシスを呈する．GFRが20 mL/分以上であれば，多くの場合はバッファーの産生と消費により新しい平衡状態が生じるまでに軽度のアシドーシスを生じるに過ぎない．このような患者における血中のpHの低下は，一般的には20～30 mmol(2～3 g)/日の炭酸水素ナトリウムの経口投与により是正される．しかしながら，このような患者では，突然の酸の供給(例えば，ケトアシドーシス，乳酸アシドーシス，中毒物質の摂取)や重炭酸の喪失によりアシドーシスに陥るリスクが高い．

D. ミネラルと骨

CKD患者においては一連の複合的な事象の結果としてリン，カルシウム，骨の代謝における種々の疾患がみられる(図16-6)．これらの疾患における重要な要素として，(1)腸管からのCa^{2+}吸収の低下，(2)PTH産生の過剰，(3)ビタミンD代謝の異常，(4)リンの蓄積，(5)慢性の代謝性アシドーシスがある．これらのすべての要素が骨の再吸収促進に影響している．高リン血症は低カルシウム血症の進展に寄与し，血中のPTH値を上昇させ，続発性副甲状腺機能亢進症へのさらなるトリガーとして働く．血中のPTH値が上昇すると骨のCa^{2+}がさらに枯渇し，CKD

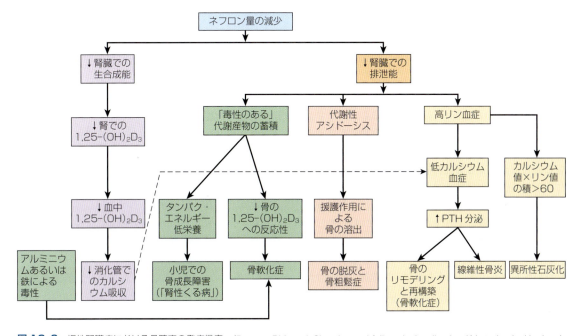

図16-6 慢性腎臓病における骨障害の発症機序．(Brenner BM et al. Chronic renal failure. In: Isselbacher KJ et al, eds. *Harrison's Principles of Internal Medicine*, 13th ed. McGraw-Hill, 1994 より許可を得て転載．)

患者では骨軟化症が生じる(後述参照). リン吸着薬の過剰投与で低リン血症が生じ得る一方で,CKD患者においては高リン血症のほうがより頻度が高い. マグネシウム含有制酸薬やマグネシウム製剤をその他の医学的用途で使用する場合には,高マグネシウム血症が問題になることもある.

E. 心血管・呼吸器の異常

体液量と塩の過剰負荷がある場合には,心不全と肺うっ血が生じ得る. 水分とNa^+の過剰負荷が原因となり,CKD患者では高血圧の頻度が高い. しかし,腎臓への灌流低下が引き金となり,腎臓でのレニン過剰産生によって生じる高レニン血症も,全身の血圧を上昇させる原因となり得る.

心膜炎は尿毒症性毒素による心膜への刺激と炎症から生じる. 近年,先進国では透析医療が受けられるため,心膜炎は珍しくなりつつある.

CKD患者では心血管疾患の増加がみられ,依然として主な死亡原因である. CKD患者の心血管リスクとしては,高血圧,脂質異常症,耐糖能異常,慢性的な心拍出量の増加,弁や心筋の石灰化などがあり,また,あまり知られていないものとして尿毒症環境がある. その結果として,CKD患者における心筋梗塞,脳梗塞,末梢血管疾患の罹患が増加する.

F. 血液異常

CKD患者では赤血球数,白血球機能,凝固パラメーターにおいて高度の異常を来す. 倦怠感や易疲労性を伴いヘマトクリット値が20〜25％に低下する,といった症候性の正球性正色素性貧血が合致する所見である. 貧血の原因は,エリスロポエチン産生低下とそれに伴う赤血球の生成低下が主体である. したがって,CKD患者では透析の有無にかかわらず,エリスロポエチン製剤による治療を開始すると劇的なヘマトクリット値の上昇を示す. 貧血のその他の原因には,尿毒症性毒素による骨髄抑制作用や血中PTH値上昇による骨髄線維化,アルミニウムの中毒作用(歴史的にこれらの作用はアルミニウム含有リン結合制酸薬と汚染された透析液により生じるとされている)や,透析操作による溶血・失血などがある.

CKD患者では止血の異常を呈することも多く,打撲痕の増加や凝固能の低下を生じ,消化管の特発性出血,脳出血(出血性脳卒中,硬膜下血腫を含む)なども増加する. 検査値異常としては,出血時間延長,血小板第III因子の減少,血小板凝集能や接着能の異常,プロトロンビン消費の障害などがみられ,これらの現象は,透析を十分に行っても完全には改善しない.

尿毒症患者は感染症に罹患しやすくなるが,その原因としては尿毒症性毒素による白血球の抑制が考えられる. 白血球の走化性や,急性炎症反応,また遅延型過敏症などもすべて抑制される. アシドーシス,高血糖,低栄養そして高浸透圧などもCKDにおいて免疫抑制に寄与すると考えられている. 透析による侵襲と,腎移植患者における免疫抑制薬の使用により,感染のリスクはさらに助長される.

G. 神経筋の異常

尿毒症における神経学的な症状や徴候は,軽度の睡眠障害から集中力の低下,記憶障害,判断の過誤や神経筋過敏(しゃっくり,筋痙攣,筋線維束性攣縮や単収縮などのような症状),固定姿勢保持困難,ミオクローヌス,昏迷,痙攣などを含み,尿毒症の最終段階では昏睡にまで陥る. 固定姿勢保持困難は,上肢を伸展し手首を背屈させて「交通を止める」ようにした際に生じる不随意的な手の羽ばたきである. これは腎不全を含む種々の原因による代謝性脳症において,神経伝導が変性することで生じる.

末梢神経障害は,レストレスレッグ症候群(不快感は局在化しないが,不随意運動は下肢に限局する)に代表されるようにCKD患者で頻度の高い症候である.

H. 消化管の異常

食欲不振,しゃっくり,悪心,嘔吐,憩室症など非特異的な症状が尿毒症患者ではみられる. しかしながら,この症状の病態は正確にはわかっておらず,症状の多くが透析で改善する.

I. 内分泌・代謝異常

尿毒症の女性ではエストロゲン値が低く,そのことが無月経や,妊娠から出産が順調に進まないことの原因かもしれない. 頻回に透析を行えば,定期的な月経が生じるようになることが多いが,妊娠が成功する確率は必ずしも高くならない.

同様に,テストステロン値が低いことや,性交不能症,精子過少症や生殖細胞異形成は,CKDを有する男性で頻度が高い症候である.

CKD患者では,腎臓でのインスリン分解能が低下しインスリンの半減期が延長する. これにより,調節が困難であった糖尿病患者の血糖値が安定し,インスリンや血糖降下薬の必要量が減少し得る.

J. 皮膚の異常

皮膚の変化は頻度が高く，すでに述べた CKD の多くの作用により生じる．CKD 患者では，貧血のために皮膚が蒼白になり，色素沈着のある代謝産物の蓄積による皮膚の色調変化や，輸血によるヘモクロマトーシスから生じる皮膚の灰色への変色，凝固異常による斑状出血や血腫，続発性副甲状腺機能亢進症から生じる Ca^{2+} の沈着による瘙痒や皮膚掻爬などが生じる．最終的に血中の尿素濃度が著しく高くなると，汗が蒸発する際に皮膚に尿素を残し「尿素結晶析出 uremic frost」を呈する．

チェックポイント

13. 尿毒症とは何か．

14. 尿毒症の最も主要な症状と徴候は何か．

15. 慢性腎臓病において，ナトリウム，カリウム，体液バランスを変化させる機序は何か．

16. 慢性腎臓病の原因として最も頻度が高いものは何か．

糸球体腎炎およびネフローゼ症候群

臨床像と病因

糸球体障害を来す疾患は，血尿やタンパク尿，GFR の減少，高血圧を引き起こす．この症候群はその原因に関係なく糸球体腎炎（GN）と呼ばれる．急性糸球体腎炎は腎性急性腎障害の種々の原因の 1 つである．

糸球体障害は腎臓に由来し，腎障害と大きく関わる全身性疾患の症状の 1 つである．現在，糸球体腎炎は臨床所見と病理所見によって特徴付けられる．腎生検はしばしば，糸球体腎炎の原因の診断，治療方針決定の唯一の方法となる．

糸球体疾患を生じる障害は，典型的にはいくつかの臨床的カテゴリーの 1 つに当てはまる．しかし，これらのカテゴリーはオーバーラップすることもある．

1. **急性糸球体腎炎 acute glomerulonephritis** は血尿，タンパク尿，GFR 低下および塩分，水分の貯留が急激に発症し，その後，時に腎機能は回復することもある．急性糸球体腎炎はしばしば特定の腎炎惹起性の A 群 β 溶連菌による古典的な咽頭炎や皮膚感染症後に発症する．しかし，他の疾患も関与することがある（表 16-9）．急速進行性糸球体腎炎 rapidly progressive glomerulonephritis（RPGN）は腎機能が進行性で急速（週から月単位）に低下し，しばしば末期腎不全，乏尿を来す急性糸球体腎炎の 1 つの型である．病初期は発見が困難であるが，タンパク尿や血尿，その後腎機能障害を呈する．これはしばしば，「半月体形成性糸球体腎炎」と呼ばれ，腎生検において細胞性半月体が Bowman 囊腔に存在することが特徴である．細胞性半月体は光学顕微鏡にて観察でき，糸球体毛細血管の重篤な障害に応じて起こる．この所見は糸球体疾患の非特異的な最終的な経過である．特異的治療なしに改善することはまれである．RPGN はさまざまな疾患群を含み，病理学的特徴として，さまざまな壊死性血管炎を呈することが一般的である（表 16-10）．

2. **慢性糸球体腎炎 chronic glomerulonephritis**

表 16-9　急性糸球体腎炎の原因

溶連菌感染後糸球体腎炎
亜急性細菌性心内膜炎（SBE）
ループス腎炎（SLE による）
Ⅰ型　微小メサンギウムループス腎炎
Ⅱ型　メサンギウム増殖性ループス腎炎
Ⅲ型　巣状ループス腎炎
Ⅳ型　びまん性ループス腎炎
Ⅴ型　膜性ループス腎炎
Ⅵ型　進行した硬化性ループス腎炎
IgA 腎症
ANCA 関連血管炎
多発血管炎性肉芽腫症
顕微鏡的多発血管炎
好酸球性多発血管炎性肉芽腫症
IgA 血管炎（Henoch-Schönlein 紫斑病）
クリオグロブリン血症
膜性増殖性糸球体腎炎
Ⅰ型：特発性，亜急性細菌性心内膜炎，SLE，C 型肝炎±クリオグロブリン血症，混合型クリオグロブリン血症，B 型肝炎，がん［肺がん，乳がん，卵巣がん（胚上皮）］
Ⅱ型：特発性，C3 腎炎因子関連，部分型リポジストロフィー
Ⅲ型：特発性，補体受容体欠損
メサンギウム増殖性糸球体腎炎

Lewis JB et al. Glomerular disease. In; Longo D et al, eds. *Harrison's Principles of Internal Medicine*, 18th ed. McGraw-Hill, 2012 より許可を得て改変.

500　16. 腎 疾 患

表 16-10　急速進行性糸球体腎炎の原因

感染症
溶連菌感染後糸球体腎炎[1]
感染性心内膜炎[1]
潜在性内臓敗血症
B 型肝炎ウイルス感染症 （血管炎もしくはクリオグロブリン血症を伴う）
ヒト免疫不全ウイルス感染症

多臓器疾患
全身性エリテマトーデス[1]
IgA 血管炎(Henoch-Schönlein 紫斑病[1])
全身性壊死性肉芽腫性血管炎(多発血管炎性肉芽腫症を含む)[1]
Goodpasture 症候群[1]
IgG/IgM 混合クリオグロブリン血症
悪性腫瘍
再発性多発軟骨炎
関節リウマチ(血管炎を伴う)

薬 剤
ペニシラミン[1]
ヒドララジン
アロプリノール(血管炎を伴う)
リファンピシン

特発性および原発性糸球体疾患
特発性半月体形成性糸球体腎炎[1]
Ⅰ型：免疫グロブリンが線状に沈着(抗 GBM 抗体型)
Ⅱ型：免疫グロブリンが顆粒状に沈着(免疫複合型)
Ⅲ型：免疫グロブリンの沈着はわずかもしくは認めない 　　　(「pauci-immune」型)
ANCA 関連の不完全な血管炎
その他の原発性糸球体疾患
膜性増殖性(膜性増殖性糸球体腎炎)[1](特にⅡ型)
膜性腎症[1]
IgA 腎症[1]

[1] 最も一般的な原因.

Glassock RI et al. The major glomerulopathies. In: Wilson JD et al, eds. *Harrison's Principles of Internal Medicine*, 12th ed. McGraw-Hill, 1991 より許可を得て転載.

は持続的な検尿異常と腎機能の緩徐な低下(年単位)が特徴的である. 慢性糸球体腎炎は典型的には改善されない. 慢性糸球体腎炎患者の腎機能悪化は進行性であり, 初回の検尿異常から 20 年後には CKD となり得る.

3. **ネフローゼ症候群 nephrotic syndrome** は著明なタンパク尿(24 時間の尿タンパク量 3.5 g 以上), 低アルブミン血症, 脂質異常症および浮腫を呈する. ネフローゼ症候群はそれ単独のもの(例えば, 微小変化群)と, 他の糸球体疾患の徴候(例えば, 血尿, 円柱)の 1 つとに分けられる. ネフローゼ症候群の根本的原因は不明であることが多く, その代わりにこれらの症候群は組織学的に特徴付けられる(表 16-13 参照). ネフローゼ症候群は原発性(特発性)や特殊な原因(例えば, 薬剤性)や全身性疾患[全身性エリテマトーデス(SLE)]を原因としたものがある. いくつかのネフローゼ症候群は, 急性糸球体腎炎や RPGN, 慢性糸球体腎炎が多量のタンパク尿を呈する場合も含まれる. その他のネフローゼ症候群の症例はタンパク尿による病理学的所見によって, **微小変化群 minimal change disease** に分類される.

4. **無症候性尿異常 asymptomatic urinary abnormalities** は尿潜血やタンパク尿(通常はネフローゼ症候群より大幅に量は少ない)を含むが機能異常はなく, GFR の低下や浮腫, 高血圧などは生じない. 多くの無症候性尿異常患者は数十年の経過でゆっくりと腎機能障害が進行していく. 最も一般的な原因としては **IgA 腎症 immunoglobulin A(IgA)nephropathy** があり, これは IgA がメサンギウムにびまん性に沈着する免疫複合体病として特徴付けられる. また, **菲薄基底膜病 thin basement membrane nephropathy** も原因の 1 つである. これは家族性疾患でコラーゲン新生の欠損によって特徴付けられる. 他の原因は表16-11 に示す.

病理と発症機構

糸球体腎炎とネフローゼ症候群の違いは, 免疫介在性腎障害の性質や広がりによるものであろう. 遺伝性素因および十分に解明されていないが環境因子との関連は複雑であるが, 免疫応答の活性化に関与していると考えられる. 白血球活性化や補体の沈着, サイトカイン[特にメサンギウム細胞によって産生されたトランスフォーミング増殖因子 1 transforming growth factor-1(TGF-1)や, 血小板由来増殖因子 platelet

代表的な腎疾患の病態生理　501

表 16-11　無症候性尿異常の糸球体疾患

タンパク尿を伴わない尿潜血
原発性糸球体疾患
IgA 腎症[1]
膜性増殖性糸球体腎炎
他に糸球体血尿を伴うものは，純粋なメサンギウム増殖や巣状分節性糸球体腎炎やその他の障害
菲薄基底膜病(不完全型の Alport 症候群？)
全身性もしくは遺伝性疾患関連
Alport 症候群や良性家族性血尿
Fabry 病
鎌状赤血球症
感染症関連
溶連菌感染症糸球体腎炎治療後[1]
その他感染後糸球体腎炎[1]
非ネフローゼ性タンパク尿単独
原発性糸球体疾患
起立性タンパク尿[1]
巣状分節性糸球体腎炎[1]
膜性腎症[1]
全身性もしくは遺伝性疾患関連
糖尿病[1]
アミロイドーシス[1]
爪膝蓋骨症候群

[1]最も一般的な原因.
Glassock RJ et al. The major glomerulopathies. In: Wilson JD et al, eds. *Harrison's Principles of Internal Medicine*, 12th ed. McGraw-Hill, 1991 より許可を得て転載.

表 16-12　糸球体疾患における高電子密度沈着物の局在

上皮下
不定形(上皮膜様)沈着物
膜性腎症
全身性エリテマトーデス
ハンプ
急性感染後糸球体腎炎(例えば，溶連菌感染後糸球体腎炎，細菌性心内膜炎)
膜　内
膜性腎症
膜性増殖性糸球体腎炎 II 型
内皮下
全身性エリテマトーデス
膜性増殖性糸球体腎炎 I 型
頻度は低いが，細菌性心内膜炎，IgA 腎症，IgA 血管炎(Henoch-Schönlein 紫斑病)，混合性クリオグロブリン血症
メサンギウム
巣状糸球体腎炎
IgA 腎症
IgA 血管炎(Henoch-Schönlein 紫斑病)
全身性エリテマトーデス
軽度や治癒後の急性感染症後糸球体腎炎
上皮化および内皮下
全身性エリテマトーデス
膜性増殖性糸球体腎炎 II 型
感染後糸球体腎炎

Rose BD. Pathogenesis, clinical manifestations and diagnosis of glomerular disease. In: *Pathophysiology of Renal Disease*, 2nd ed. McGraw-Hill, 1987 より許可を得て転載.

derived growth factor(PDGF)]が多くの糸球体障害の形成において炎症性反応およびそれに続く糸球体障害を引き起こす．組織像は非特異的ではあるが，自然経過と免疫蛍光抗体法，電子顕微鏡による所見は古典的な所見と関連付けられてきている(図 16-4，表 16-12)．しかしながら，免疫介在性腎障害のさまざまな形態はいまだ十分に解明されていないので，それぞれの分類は関連した所見別に記述されている．

A. 急性，急速進行性糸球体腎炎

　急性糸球体腎炎の分類にはいくつかある．光学顕微鏡検査は障害の領域を確認するのに欠かせない．血中抗体と補体沈着の計測は免疫蛍光抗体法や電子顕微鏡検査と組み合わせて，糸球体腎炎を他の疾患の特徴と

関連するサブグループに分類することができる，3つのパターンがある．

　1. **抗糸球体基底膜(抗 GBM)抗体病 antiglomer-ular basement membrane(anti-GBM) antibody disease**(例えば，Goodpasture 症候群)：この疾患は糸球体基底膜固有の抗原に対する血中抗体によって起こる．抗 GBM 抗体が糸球体基底膜に結合することによって炎症カスケードを引き起こす．光学顕微鏡では半月体形成性糸球体腎炎や免疫蛍光抗体法では免疫グロブリンの特徴的な係蹄への線状沈着がみられる．

2. **免疫複合体性糸球体腎炎 immune complex glomerulonephritis**：免疫複合体沈着はさまざまな疾患でみられる．腎生検において，顆粒状の免疫グロブリン沈着物は基礎となる全身性疾患による免疫複合体であると示唆される．古典的な例としては感染後糸球体腎炎がある．これは感染した細菌に対する抗体とホストとの交差抗原が存在し，免疫複合体沈着と補体が係蹄およびメサンギウムに沈着した結果起こる．原因となる感染症治療の数週間後に一般的に糸球体疾患も寛解する．その他 IgA 腎症，ループス腎炎や膜性増殖性糸球体腎炎などがある．

3. **抗好中球細胞質抗体(ANCA)病 anti-neutrophil cytoplasmic antibody(ANCA)disease, 微量免疫沈着型(pauci-immune 型)糸球体腎炎 pauci-immune GN**：壊死性糸球体腎炎が特徴的であるが，免疫蛍光抗体法や電子顕微鏡で免疫沈着物は少量もしくは認めない．これは肉芽腫性血管炎や顕微鏡的多発血管炎，好酸球性多発血管炎性肉芽腫症で特徴的である．ANCA 陰性型壊死性糸球体腎炎の頻度はそれほど多くないが，臨床病型ではよくみられる．

B. 慢性糸球体腎炎

急性糸球体腎炎患者の一部は，5～20 年にわたってゆっくりと CKD に進行していく．メサンギウムや毛細血管の細胞増殖はこれらの症例の病理学的構造の特徴であり，そのほかには著明な糸球体の消失(巣状，びまん性両者を含む，**硬化性慢性糸球体腎炎 sclerosing chronic GN**)や，均一に個々の糸球体を巻き込んだ上皮下の不規則なタンパク沈着がある(**膜性腎症 membranous GN**)．

C. ネフローゼ症候群

ネフローゼ症候群患者において，通常足細胞が傷害部位である．光学顕微鏡においては，糸球体は正常もしくは微小な変化のみであり，炎症の徴候である細胞浸潤も認めない．免疫蛍光抗体法はしばしば IgG 抗体が糸球体基底膜への抗原抗体複合体沈着部位で陽性となる．微小変化群患者の一部では，タンパク尿が唯一の尿沈渣異常であり，光学顕微鏡では(しばしば)変化を認めず，電子顕微鏡で足突起の癒合とスリット膜の断裂を認める(表 16-13)．

臨床症状

糸球体腎炎では糸球体毛細血管壁が傷害された結果，通常糸球体毛細血管を通過するにはサイズの大き

表 16-13　特発性ネフローゼ症候群の臨床的および病理学的特徴

糸球体疾患	臨床および検査所見の特徴	形態学的特徴	
微小変化群	小児に多く発症する(75%)，ステロイドやシクロホスファミドに反応性がよい(80%の症例)，非進行性，正常腎機能，血尿は少ない	LM：正常 IF：陰性 EM：足突起の癒合，高電子密度沈着物はなし	
巣状分節性糸球体硬化症	若年発症高血圧，顕微鏡的血尿，進行性腎障害(75%の症例)	LM：早期は巣状硬化が尿細管の萎縮に伴いいくつかの糸球体にある，末期にはほとんどの糸球体が硬化している IF：巣状および分節性に IgM，C3 が染まる EM：足突起癒合，硬化病変，ヒアリン	
膜性腎症	成人に多く発症する(40～50%)，発症率のピークは 40 歳代と 60 歳代，男女比は 2～3：1，顕微鏡的血尿(55%)，初期高血圧(30%)，自然寛解(20%)，進行性腎障害(30～40%)	LM：初期正常，末期 GBM 肥厚 IF：IgG や C3 の顆粒状沈着 EM：上皮下沈着および GBM の拡大	
膜性増殖性糸球体腎炎	発症のピークは 20 歳と 30 歳，ネフローゼや腎炎の特徴が混在，多くは緩徐に進行するが，一部急速に進行，低補体血症	LM：メサンギウム細胞増殖と基底膜の二重化(「tramtracks」) IF：I 型；びまん性に C3，不定形に IgG と IgM が沈着，II 型；C3 が毛細血管壁およびメサンギウム領域に沈着 EM：I 型；内皮化に高電子密度沈着物，II 型；基底膜沈着物	

注：EM：電子顕微鏡，GBM：糸球体基底膜，IF：免疫蛍光抗体法，LM：光学顕微鏡．
Glassock RJ et al. The major glomerulopathies. In: Isselbacher KJ et al, eds. *Harrison's Principles of Internal Medicine*, 13th ed. McGraw-Hill, 1994 および Hall PM. Nephrology and hypertension. In: *Medical Knowledge Self-Assessment Program 13*. American College of Physicians, 2003 よりデータを引用．

な赤血球やタンパク尿が腎尿細管腔へ漏出し，血尿やタンパク尿となる．GFRの低下の原因としては，糸球体毛細血管に炎症細胞が浸潤することや収縮細胞（例えば，メサンギウム細胞）が血管作動物質に反応して多くの糸球体毛細血管の血流を制限することによって起こる．GFRの低下は体液および塩分の貯留をもたらし，臨床的には浮腫や高血圧を呈する．

血清の補体低下は免疫複合体と補体の糸球体への沈着の結果であり，ループス腎炎や膜性増殖性糸球体腎炎，感染後糸球体腎炎で観察される．

溶連菌抗原抗体の力価が上昇するのはA群 β 溶連菌感染に関係した症例でみられる．その他の特徴としては，溶連菌感染後糸球体腎炎では感染症の徴候と腎炎の臨床的徴候の進展までタイムラグがある．

ネフローゼ症候群患者は尿中への血清タンパクの漏出のため，低アルブミン血症や血漿膠質浸透圧が低下している．これは血管内容量の減少を来し，レニン-アンジオテンシン-アルドステロン系や交感神経系の活性化を来す．また，バソプレシン分泌も亢進する．このような患者では心房性ナトリウム利尿ペプチドに対する腎臓の反応が変化する．浮腫や全身浮腫など体液量過剰の状態にもかかわらず，失神やショック，急性腎障害などの血管内容量減少の徴候を示す．ネフローゼ症候群に伴う脂質異常症は，血漿膠質浸透圧の低下によって肝臓での低密度リポタンパクの合成と分泌が亢進するためである．

凝固能亢進はネフローゼ症候群の重要な臨床所見である．これは腎臓からプロテインCやS，アンチトロンビンが漏出することと血清フィブリノゲン，脂質が上昇することによって起こる．

ネフローゼ症候群において，アルブミン以外の他の血清タンパクの喪失は以下のようなことを引き起こす．(1)細菌のオプソニン化の欠落は感染を増加させる（例えば，IgGの喪失の結果），(2)ビタミンD欠乏による続発性副甲状腺機能亢進症（例えば，ビタミンD結合タンパクの喪失の結果），(3)真性の甲状腺機能異常がないにもかかわらず甲状腺機能が変化（サイロキシン結合グロブリンの減少の結果）．

チェックポイント

17. 糸球体腎炎の分類にはどのようなものがあり，それらに共通し，また特有の特徴は何か．

18. ネフローゼ症候群の病理学的結果はどのようなものか．

腎 結 石

臨床像

腎結石の患者は鼠径部に放散する側腹部痛を呈し，顕性もしくは顕微鏡的血尿を呈する．結石の程度や患者の背景の解剖（例えば，片側腎しか機能していない，もしくは既存の腎疾患が存在する）によって尿路の閉塞から尿の減少や消失を合併し得る（表16-14）．

病因

さまざまな疾患によって腎結石が起こるが（表16-15），腎結石の75%はカルシウムを含む．カルシウム結石の多くは特発性の高カルシウム尿症に高尿酸尿症と副甲状腺機能亢進症を合併していることが主たる要

表16-14 尿路閉塞の一般的な機械的要因

尿 管	膀胱出口
腎盂尿管移行部狭窄もしくは閉塞	膀胱頸部閉塞
尿管膀胱移行部狭窄もしくは閉塞	尿管瘤
尿管瘤	前立腺肥大症
下大静脈後尿管	前立腺がん
結石	膀胱がん
炎症	結石
外傷	糖尿病性神経障害
腎臓の脱落乳頭	脊髄疾患
腫瘍	子宮頸がん，大腸がん
血餅	外傷
尿酸結晶	**尿 道**
妊娠子宮	後部尿道弁
後腹膜線維症	前部尿道弁
大動脈瘤	狭窄
子宮筋腫	外尿道口狭窄症
子宮，前立腺，膀胱，大腸，直腸のがん	包茎
後腹膜リンパ腫	狭窄
手術時の結紮	腫瘍
	結石
	外傷

Seifter JL. Urinary tract obstruction. In: Longo D et al, eds. *Harrison's Principles of Internal Medicine*, 18th ed. McGraw-Hill, 2012 より許可を得て転載.

504   16. 腎 疾 患

表 16-15　腎結石の主な原因

結石の種類と原因	すべての結石 (%)	特定の原因の発生[1]	男女比	病因	診断	治療
カルシウム結石	75〜85%		2：1〜3：1			
特発性高カルシウム尿症		50〜55%	2：1	遺伝性(?)	正カルシウム血症，原因不明の高カルシウム尿症[2]	サイアザイド系利尿薬；低塩分，低タンパク食
高尿酸尿症		20%	4：1	食事	尿中尿酸>750 mg/24 時間(女)，800 mg/24 時間(男)	アロプリノールもしくはプリン体制限
原発性副甲状腺機能亢進症		3〜5%	3：10	腫瘍	高カルシウム血症で副甲状腺ホルモンが抑制されていない.	手術
遠位尿細管性アシドーシス		まれ	1：1	遺伝性もしくは後天性	高クロル性アシドーシス，尿 pH>5.5	アルカリ化
食事性高シュウ酸尿症		10〜30%	1：1	シュウ酸過多もしくは低カルシウム食	尿中シュウ酸>40 mg/24 時間	低シュウ酸，通常のカルシウム食
腸管性高シュウ酸尿症		≈1〜2%	1：1	腸管手術	尿中シュウ酸>75 mg/24 時間	低シュウ酸食とカルシウム経口補充
原発性高シュウ酸尿症		まれ	1：1	遺伝性	尿中シュウ酸とグリコール酸もしくはL-グリセリン酸が増加	水分，ピリドキシン，クエン酸，中性リン酸塩
低クエン酸尿		20〜40%	1：1〜2：1	遺伝性(?)，食事(?)	尿中クエン酸<320 mg/24 時間	アルカリ補充
特発性結石疾患		20%	2：1	不明	上記以外	経口リン酸，水分
尿酸結石	5〜10%					
代謝性アシドーシス		〜30%	1：1	食事	耐糖能異常，肥満，高トリグリセリド血症	アルカリに加えて尿中尿酸>1,000 mgであればアロプリノール
痛風		≈50%	3：1〜4：1	遺伝性	臨床診断	アルカリ化とアロプリノール
特発性		≈50%	1：1	遺伝性(?)	尿酸結石，痛風なし	尿中尿酸>1,000 mgであればアロプリノール
脱水		?	1：1	腸管性，習慣	病歴，腸管水分喪失	アルカリ化，水分，原因治療
Lesch-Nyhan 症候群		まれ	男性のみ	遺伝性	ヒポキサンチン-グアニンホスホリボシルトランスフェラーゼ	アロプリノール
シスチン結石	1%		1：1	遺伝性	結石の種類；シスチン排泄増加	大量の水分，アルカリ化，必要があればD-ペニシラミン
スツルバイト結石	5%		1：3	感染	結石の種類	抗菌薬，慎重に手術検討

[1]それぞれの原因により特定の結石を形成する頻度.
[2]尿中カルシウム>300 mg/24 時間(男性)，>250 mg/24 時間(女性)，>4 mg/kg/24 時間(両性). 副甲状腺機能亢進症，Cushing 症候群，サルコイドーシス，悪性腫瘍，不動，ビタミン D 中毒，急速進行性骨疾患，Paget 病はすべて高カルシウム尿症を来すため特発性高カルシウム尿症を診断するためには必ず除外しなければならない.
Asplin JR et al. Nephrolithiasis. In: Longo D et al, eds. *Harrison's Principles of Internal Medicine*, 18th ed. McGraw-Hill, 2012 より許可を得て転載.

因となっている．尿酸結石は典型的には高尿酸尿症により起こり，特に過去に痛風の既往があるか，プリン体（内臓肉に多い成分）摂取が多い人に起こる．シスチン尿症のようなアミノ酸輸送不全も結石を来し得る．最後にスツルバイト結石はマグネシウム，アンモニウム，リン酸塩により形成され，慢性もしくは再発性のウレアーゼ産生菌（典型的には*Proteus*）による尿路感染症の結果として産生される．

病理と発症機構

腎結石は，尿中のさまざまな物質の溶解度が変化することにより塩の核形成，沈殿が起こり生じる．

脱水は結石形成を招くとされ，尿量を2 L以上保つように水分を多量に摂取すると結石を来しにくい．この予防効果の正確なメカニズムはわかっていない．結石を形成しやすくする未知の物質を希釈する，もしくはCa^{2+}がネフロンを通過する時間を短縮することによって沈殿を最小化するという仮説がある．

感受性のある人では高タンパク食により結石を形成しやすくなる．食事によるタンパク負荷は一時的に代謝性アシドーシスおよびGFRの増加を招く．血清Ca^{2+}が明らかに上昇しているわけではなくても，骨からのカルシウム吸収が一過性に増加することにより糸球体におけるカルシウム濾過が増加し，遠位尿細管のカルシウム再吸収が阻害される．この作用は結石既往者のほうが健常者より強いことがわかっている．

高塩分食はCa^{2+}排泄を招き，シュウ酸カルシウム結石の形成を促すのに対して，低塩分食は逆の効果がある．さらに，尿中に排泄されるNa^+は尿酸一ナトリウムの飽和度を増加させ，Ca^{2+}結晶化の病巣となる．

結石の多くはシュウ酸カルシウム結石であるが，結石予防としてシュウ酸を避けることを推奨するには食事中のシュウ酸濃度は低すぎる．同様にカルシウム制限も，以前はカルシウム結石の既往者に勧められていたが，高カルシウム尿症が食事依存性に起こる患者でのみ有用である．それどころかその他の患者ではカルシウム制限はシュウ酸吸収を増加させ，かえって結石形成を促してしまう可能性がある．

いくつかの因子が結石予防につながる．重要な順に水分，クエン酸，マグネシウム，食物繊維に予防効果がある．クエン酸はカルシウムをキレートし，シュウ酸カルシウムやリン酸カルシウムより溶解しやすい化合物を形成することにより結石形成を減少させる．薬物としてクエン酸カリウムを補充すると尿中のクエン酸濃度およびpHを増加させ，再発性の結石形成を抑制すると示されているが，クエン酸の多い食事を摂取することによる予防効果は明らかではない．ただ，菜食主義者のほうが結石を形成しにくいことがいくつかの研究で示されている．おそらく結石形成効果のある高タンパク，高塩分を避けていることに予防効果のある繊維質などの要素も寄与しているものと思われる．

腎盂に結石が形成されることそのものは無痛性だが破片がちぎれ尿管を下降すると尿管疝痛を来す．疼痛がなくても血尿や腎障害が起こることがある．

臨床症状

腎結石による疼痛は尿管，腎盂，腎被膜の拡張により起こる．疼痛の程度は拡張の度合に比例するため急性閉塞では非常に強い．無尿，高窒素血症は両側閉塞もしくは片側機能腎の閉塞を示唆する．腎結石による疼痛，血尿，もしくは尿管閉塞は典型的に自然に治まる．通常，小さい結石では通過のために水分，安静，鎮痛のみ必要である．主な合併症として，(1)尿管の完全閉塞により尿が逆流し，圧力が上昇することによる水腎症や永久的な腎障害，(2)部分的もしくは完全に閉塞した結石による感染や膿瘍形成，(3)腎結石反復による腎障害，(4)閉塞腎におけるレニン産生増加による高血圧などがある．

チェックポイント

19. 腎結石患者はどのような症状を呈するか．
20. なぜ腎結石は形成されるのか．
21. 一般的な腎結石の（成分による）分類について述べよ．

506　16．腎疾患

ケーススタディ

Yeong Kwok, MD

（解答は 25 章 770 ページを参照のこと）

CASE 78

特に既往歴のない 26 歳の女性．工事現場で作業中に右上肢に重度の外傷を受けた．救急外来に搬送後，ピン固定術および再建術が施行され，周術期に広域スペクトラムの抗菌薬が投与された．入院経過中，血圧は正常であった．入院第 2 病日，血清クレアチニン値が 0.8 mg/dL から 1.9 mg/dL に上昇した．尿量は 1 時間あたり 20 mL に低下した．追加で血清クレアチンキナーゼを測定したところ，3,400 U/L であった．

設 問

A. この患者の急性腎障害の原因は何か．この腎障害はどのように分類されるか（腎前性，腎性，腎後性）．

B. 急性腎障害の分類のうち，この患者で可能性が高いもの 2 つを挙げよ．それらは臨床的にどのように鑑別されるか．

C. この患者をどのように治療するべきか．

Case 79

58 歳の女性．肥満，高血圧，2 型糖尿病，慢性腎臓病を有する．転倒による右大腿骨頸部骨折のために入院となった．最近，患者は全身倦怠感を訴えており，エポエチンアルファ皮下注投与が開始されていた．常用薬はACE 阻害薬，β 遮断薬，利尿薬，カルシウムサプリメント，インスリンである．患者は，両下肢の軽度の痛みを訴えている．血圧 148/60 mmHg．意識は清明で質問に的確に答えることができる．頸静脈怒張や心膜摩擦音はない．呼吸音は清で，右下肢は手術に備えてBuck 牽引されている．振戦はない．

設 問

A. 慢性腎臓病における骨病変の病態生理を述べよ．この病態生理は，転倒による骨折のリスク上昇をどのように説明するか．

B. なぜエリスロポエチン製剤投与が開始されたか．

C. 慢性腎臓病における心膜摩擦音の意義は何か．

Case 80

28 歳の女性．保育園の教員．園児から伝染性膿痂疹をうつされた 1 週間後より尿がコーラ色になったことに気が付いた．さらに，新たに出現した頭痛，両下肢の浮腫を訴えた．身体所見では，血圧 158/92 mmHg，右顔面と頸部にかけての蜂窩様膿疱は消退傾向にあり，両足関節に圧痕性浮腫 1+，心雑音は聴取しなかった．尿検査では，尿タンパク 2+，赤血球および赤血球円柱多数．血清クレアチニンは 1.9 mg/dL に上昇を認めた．血清補体価（CH50，C3，C4）は低値であった．溶連菌感染後糸球体腎炎と診断された．

設 問

A. この患者の皮膚感染症とその後の糸球体腎炎発症との関連は何か．

B. この疾患の病態生理を述べよ．

C. このタイプの免疫複合体血管炎の自然歴について述べよ．

Case 81

40歳の男性．Hodgkinリンパ腫で，著明な全身浮腫（アナサルカ）のために入院となった．既往歴に腎臓，肝臓，心疾患はない．血清クレアチニンは軽度上昇し1.4mg/dL．血清アルブミンは2.8g/dL．肝機能は正常．尿検査では，赤血球円柱および白血球円柱を認めない．尿タンパク3＋，24時間蓄尿ではタンパク排出4g/日であった．ネフローゼ症候群の診断で，腎生検の結果は微小変化群であった．副腎皮質ステロイドおよび利尿薬が投与され，浮腫は徐々に改善した．入院中，左下腿および大腿部の深部静脈血栓症を併発したため，抗凝固療法が必要になった．

設 問

A. この患者は全身浮腫を呈している．この浮腫はどのような機序により形成されるか．

B. 微小変化群の形態学的特徴は何か．他の糸球体腎炎とどのように異なるか．

C. なぜネフローゼ症候群患者は血栓塞栓性疾患に罹患しやすくなるか．

Case 82

48歳の白人男性．持続する右側腹部痛で救急外来を受診した．排尿困難や発熱はない．著明な悪心を訴えるが，嘔吐はない．これまでに同様の症状はなかった．発熱はなく，血圧160/80mmHg，脈拍110回/分であった．患者はストレッチャー上でもがいており，楽になる姿勢がなかった．右側腹部に軽度圧痛があり，腹部診察では特に所見がなかった．尿検査で潜血1＋，尿中赤血球10〜20/強拡大（HPF）であった．尿路結石が疑われ，点滴による補液と鎮痛薬が投与された．

設 問

A. この患者の尿路結石の原因として最も考えられるものは何か．

B. この患者への退院時指導を尿路結石の病態生理を踏まえて述べよ．

C. なぜ尿路結石は痛いか．

参 考 文 献

全 般

Avramovic M et al. Health-related quality of life in different stages of renal failure. Artif Organs. 2012 Jul;36(7):581–9. [PMID: 22428704]

Earley A et al. Estimating equations for glomerular filtration rate in the era of creatinine standardization: a systematic review. Ann Intern Med. 2012 Jun 5;156(11):785–95. [PMID: 22312131]

Fox CS et al. Chronic Kidney Disease Prognosis Consortium. Associations of kidney disease measures with mortality and end-stage renal disease in individuals with and without diabetes: a meta-analysis. Lancet. 2012 Nov 10;380(9854):1662–73. [PMID: 23013602]

Saggi SJ et al. Considerations in the optimal preparation of patients for dialysis. Nat Rev Nephrol. 2012 Apr 10;8 (7):381–9. [PMID: 22487703]

Whitman IR et al. CKD and sudden cardiac death: epidemiology, mechanisms, and therapeutic approaches. J Am Soc Nephrol. 2012 Dec;23(12):1929–39. [PMID: 23100219]

急性腎障害

Chawla LS et al. Acute kidney injury and chronic kidney disease: an integrated clinical syndrome. Kidney Int. 2012 Sep;82(5):516–24. [PMID: 22673882]

Heung M et al. Predicting progression to chronic kidney disease after recovery from acute kidney injury. Curr Opin Nephrol Hypertens. 2012 Nov;21(6):628–34. [PMID: 23010757]

Hsu RK et al. Temporal changes in incidence of dialysis-requiring AKI. J Am Soc Nephrol. 2013 Jan;24(1):37–42. [PMID: 23222124]

Kellum JA et al. Diagnosis, evaluation, and management of acute kidney injury: a KDIGO summary (Part1). Crit Care. 2013 Feb 4;17(1):204. [PMID: 23394211]

Koyner JL. Assessment and diagnosis of renal dysfunction in the ICU. Chest. 2012 Jun;141(6):1584–94. [PMID: 22670020]

Perazella MA et al. Traditional urinary biomarkers in the

508　16．腎疾患

assessment of hospital-acquired AKI. Clin J Am Soc Nephrol. 2012 Jan;7(1):167–74. [PMID: 22096038]

Sharfuddin AA et al. Pathophysiology of ischemic acute kidney injury. Nat Rev Nephrol. 2011 Apr;7(4):189–200. [PMID: 21364518]

Siew ED et al. Biological markers of acute kidney injury. J Am Soc Nephrol. 2011 May;22(5):810–20. [PMID: 21493774]

Singbartl K et al. AKI in the ICU: definition, epidemiology, risk stratification, and outcomes. Kidney Int. 2012 May;81 (9):819–25. [PMID: 21975865]

慢性腎臓病

Babitt JL et al. Mechanisms of anemia in CKD. J Am Soc Nephrol. 2012 Oct;23(10):1631–4. [PMID: 22935483]

Davenport A. Role of dialysis technology in the removal of uremic toxins. Hemodial Int. 2011 Oct;15(Suppl 1):S49–53. [PMID: 22093601]

Martin KJ et al. Long-term management of CKD-mineral and bone disorder. Am J Kidney Dis. 2012 Aug;60(2):308–15. [PMID: 22520454]

McCullough K et al. Measuring the population burden of chronic kidney disease: a systematic literature review of the estimated prevalence of impaired kidney function. Nephrol Dial Transplant. 2012 May;27(5):1812–21. [PMID: 21965592]

Ruggenenti P et al. Mechanisms and treatment of CKD. J Am Soc Nephrol. 2012 Dec;23(12):1917–28. [PMID: 23100218]

Turner JM et al. Treatment of chronic kidney disease. Kidney Int. 2011 Feb;81(4):351–62. [PMID: 22166846]

Whitman IR et al. CKD and sudden cardiac death: epidemiology, mechanisms, and therapeutic approaches. J Am Soc Nephrol. 2012 Dec;23(12):1929–39. [PMID: 23100219]

Yang M et al. Complications of progression of CKD. Adv Chronic Kidney Dis. 2011 Nov;18(6):400–5. [PMID: 22098657]

糸球体腎炎

Berden A et al. Diagnosis and management of ANCA associated vasculitis. BMJ. 2012 Jan 16;344:e26. [PMID: 22250224]

Boyd JK et al. An update on the pathogenesis and treatment of IgA nephropathy. Kidney Int. 2012 May;81(9):833–43. [PMID: 22318424]

Cui Z et al. Advances in human antiglomerular basement membrane disease. Nat Rev Nephrol. 2011 Jul 19;7 (12):697–705. [PMID: 21769105]

Nadasdy T et al. Infection-related glomerulonephritis: understanding mechanisms. Semin Nephrol. 2011 Jul;31 (4):369–75. [PMID: 21839370]

Radhakrishnan J et al. The KDIGO practice guideline on glomerulonephritis: reading between the (guide) lines— application to the individual patient. Kidney Int. 2012 Oct;82 (8):840–56. [PMID: 22895519]

Segal PE et al. Recent advances and prognosis in idiopathic membranous nephropathy. Adv Chronic Kidney Dis. 2012 Mar;19(2):114–9. [PMID: 22449349]

Siddall EC et al. The pathophysiology of edema formation in the nephrotic syndrome. Kidney Int. 2012 Sep;82(6):635–42. [PMID: 22718186]

腎結石

Bagga HS et al. New insights into the pathogenesis of renal calculi. Urol Clin North Am. 2013 Feb;40(1):1–12. [PMID: 23177630]

Coe FL et al. Pathophysiology-based treatment of idiopathic calcium kidney stones. Clin J Am Soc Nephrol. 2011 Aug;6 (8):2083–92. [PMID: 21825103]

Goldfarb DS et al. Metabolic evaluation of first-time and recurrent stone formers. Urol Clin North Am. 2013 Feb;40 (1):13–20. [PMID: 23177631]

Mandeville JA et al. Imaging evaluation in the patient with renal stone disease. Semin Nephrol. 2011 May;31(3):254–8. [PMID: 21784274]

McMahon GM et al. Challenges in the diagnostic and therapeutic approach to nephrolithiasis. Curr Opin Nephrol Hypertens. 2012 Mar;21(20):183–8. [PMID: 22257797]

Rule AD et al. Chronic kidney disease in kidney stone formers. Clin J Am Soc Nephrol. 2011 Aug;6(8):2069–75. [PMID: 21784825]

副甲状腺, カルシウム, リン代謝の障害

CHAPTER 17

Dolores M. Shoback, MD, &
Deborah E. Sellmeyer, MD

本章では, カルシウム, リン, 骨ミネラル代謝の調節に関係する主要なホルモンについて概説する. 本章で取り扱うホルモンとしては, 副甲状腺ホルモン parathyroid hormone (PTH), ビタミン D vitamin D —— 主に 1,25-(OH)$_2$ ビタミン D 代謝産物 1,25-dihydroxycholecalciferol —— カルシトニン calcitonin, 線維芽細胞増殖因子 fibroblast growth factor (FGF)-23 が含まれる. 本章では骨リモデリングの回転についても解説する. これは成人の骨の構造およびミネラルの恒常性の正常な維持機構を理解するための土台となるものである. カルシウム代謝ホルモンの過剰また

は欠乏に起因する症状や徴候は, 原発性副甲状腺機能亢進症 primary hyperparathyroidism, 家族性(良性)低カルシウム尿性高カルシウム血症 familial (benign) hypocalciuric hypercalcemia, 悪性腫瘍関連高カルシウム血症 hypercalcemia of malignancy, 種々の病型の副甲状腺機能低下症 hypoparathyroidism, 甲状腺髄様がん medullary carcinoma of the thyroid の病態とともに述べる. 一般的に遭遇する骨量低下の原因となる 2 つの疾患, 骨粗鬆症 osteoporosis と骨軟化症 osteomalacia は, 発症機序に関する考察とともに概説する.

カルシウムおよびリン代謝の正常な機能と構造

副甲状腺

解 剖

正常な副甲状腺の重量は各々 30〜40 mg で, 色調は灰褐色から黄灰色である. 一般的には 4 腺あるため, 成人の副甲状腺組織の平均総重量は 120〜160 mg である.

副甲状腺のうち上腺一対は胎児期の第 4 咽頭嚢から発生する. 中甲状腺動脈と反回神経が交叉する近傍に位置し, 通常は甲状腺被膜の後面に接するが, まれに甲状腺内に埋まっている. ほかに, 気管食道溝や食道後隙に位置することもある. 上腺への血流は主に下甲状腺動脈から供給されるが, 頻度は低いものの上甲状腺動脈から供給されることもある.

下腺一対は, 胸腺と同様, 第 3 咽頭嚢から発生す

る. 通常は気管の外側で, 甲状腺下極かその近傍に位置し, 下甲状腺動脈からの血流を受ける. 下腺の位置は多岐に富んでいるが, 異所性腺の場合は胸腺の遺残物に関連して発見されることが多い. 異所性腺の典型的な場所は上縦隔であるが, まれに頸動脈鞘, 心外膜, 咽頭下粘膜に位置する. 約 10% の人に, 追加の(過剰)副甲状腺を認める. このことは異所性腺が副甲状腺機能亢進症を呈した場合に非常に重要な事項である.

組 織

副甲状腺は, 主細胞, 明細胞, 好酸性細胞という 3 つの異なる細胞型から構成される. 主細胞 chief cell は中央に核を有する直径 4〜8 μm の細胞で, 副甲状腺ホルモン parathyroid hormone (PTH) の合成と分泌に関与すると考えられている. 活動状態では小胞体と高密度の Golgi 体が目立ち, ここで PTH が合成され,

分泌のため一包化される．明細胞 clear cell はおそらく増加したグリコーゲンを有する主細胞である．好酸性細胞 oxyphil cell は思春期以降に副甲状腺に出現する．主細胞よりも大きく($6 \sim 10 \mu m$)，細胞数は年齢とともに増加する．この細胞が PTH を分泌するのか，主細胞から由来するのかは明らかでない．

成人の正常副甲状腺は脂肪を含む．腺重量に対する脂肪の割合は年齢とともに増加し，高齢者では60〜70%に達する．過形成や腺腫様変化が起きた場合は，腺腫の脂肪成分は劇的に減少する．

生　理

体内のカルシウムの約99%が骨格や歯牙を構成し，残りは細胞外液に存在する．細胞外液中のカルシウムは，イオン化，タンパク結合型，複合体という3つの形態で存在する．血中カルシウムの約47%がタンパク結合型で，大部分がアルブミンと結合しており，一部はグロブリンに結合している．イオン化カルシウムもほぼ同様の割合で存在する．残りはクエン酸，リン酸，重炭酸などの有機イオンと複合体を形成している．血清イオン化カルシウムはホルモンの分泌や活性化，筋収縮，神経筋伝達，血液凝固などの生体の細胞機能を制御する．カルシウムのアルブミンへの結合はpHに依存しており，アルカローシスで増加し，アシドーシスで減少する．それゆえ，イオン化カルシウムが少ない場合は，アシドーシスに傾いて症候性の低カルシウム血症を防ぐ．一方で，アルカローシスは症候性の低カルシウム血症の原因となり得る．

血中 PTH 濃度は血清カルシウム濃度の変化に応じて秒単位で変化し得る．PTH の分泌速度は血清イオン化カルシウム濃度と逆S字形に相関している（図17-1）．イオン化カルシウム濃度が低いと PTH 分泌は最大限に刺激されるが，イオン化カルシウム濃度が上昇すると PTH の合成と放出は抑制される．PTH 分泌はカルシウム濃度のわずかな変化にもきわめて敏感に反応し，PTH の合成・放出速度に対して大きな影響をもたらす．

細胞外のカルシウム感知受容体 calcium-sensing receptor (CaSR) は副甲状腺や多くの他の種類の細胞に発現しており，細胞外のカルシウム濃度の変化を検知する．CaSR はカルシウム濃度の上昇によって活性化され，細胞内経路に連結し，PTH 分泌（図17-2）や副甲状腺細胞の増殖を抑制する．CaSR は腎臓，甲状腺C細胞，脳や多くの他の組織でも発現している．一方で，低カルシウム血症も CaSR によって感知され，PTH 分泌は刺激される．慢性的な低カルシウム血症

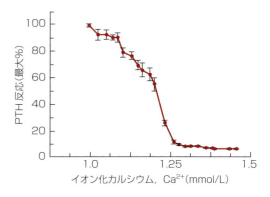

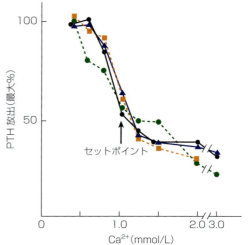

図 17-1　副甲状腺ホルモン(PTH)と細胞外カルシウム濃度の逆S字形相関．上図はヒトの生体内，下図は in vitro でのヒト副甲状腺細胞における変化について示す．上図に示された研究では，健常者にカルシウムとカルシウムのキレート薬であるEDTAを静注して実施された．血清 intact PTH は2つの部位を標識する放射免疫測定法によって測定された．下図に示された研究では，PTH は in vitro の副甲状腺細胞の培地で intact PTH アッセイによって測定された．この図において，最大分泌速度と最小分泌速度の中間点が分泌のセットポイントと定義される．(Brown E. Extracellular Ca^{2+} sensing, regulation of parathyroid cell function, and role of Ca^{2+} and other ions as extracellular [first] messengers. Physiol Rev. 1991;71:371 より許可を得て転載．)

は副甲状腺細胞の増殖を刺激し，最終的には副甲状腺過形成を引き起こす．このように，CaSR は生理的要求に応じて適切な方向に PTH 分泌と副甲状腺細胞の増殖を制御している．

PTH は，副甲状腺において115個のアミノ酸からなる前駆分子 (preproPTH) として合成される．続いて細胞内で切断され，84個のアミノ酸からなる成熟ペプチドである PTH(1-84) となり（図17-3），分泌顆粒に包まれて血中に放出される．PTH(1-84) が標的細胞に対して生物学的な活性を有するが，生体では半減期

カルシウムおよびリン代謝の正常な機能と構造

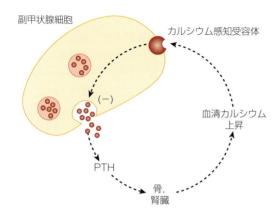

図 17-2 イオン化カルシウム濃度が副甲状腺カルシウム感知受容体(CaSR)に感知される一連の事象．CaSR の活性化は，結果として PTH 分泌や副甲状腺細胞の増殖を抑制する細胞内シグナル伝達経路につながる．(Taylor R. A new receptor for calcium ions. J NIH Res. 1994;6:25 より改変・転載．)

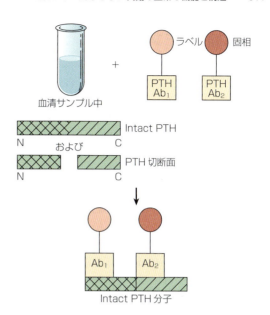

図 17-4 副甲状腺ホルモン(PTH)に対する，2つの部位を標識するアッセイの原理についての概略図．ここでは全長 intact PTH(1-84)について示す．化学発光免疫測定法や放射免疫測定法では，それぞれ蛍光プローブ，^{125}I で標識する．2つの異なる領域に特異的な抗体(Ab$_1$，Ab$_2$)が用いられる．Ab$_1$の結合するエピトープは N 末端の最も端に存在するので，このアッセイでは，N および C 末端，中間部の免疫決定基がすべて含まれる全長 intact PTH(1-84)のみが測定される．

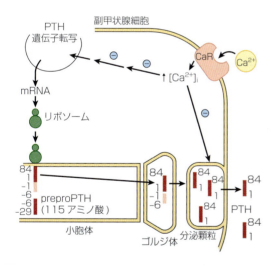

図 17-3 副甲状腺細胞における副甲状腺ホルモン (PTH)の生合成．preproPTH 遺伝子は mRNA に転写され，リボソーム上で preproPTH(アミノ酸配列−29〜+84)に翻訳される．小胞体内で先行するアミノ酸配列が取り除かれて proPTH(−6〜+84)となり，Golgi 体において残りの6個のアミノ酸配列が除去される．成熟 PTH(1-84)は Golgi 体から分泌顆粒に包まれて放出され，低カルシウム血症の存在下で血中に放出される．カルシウム感知受容体(CaSR，または CaR)は細胞外カルシウム濃度の変化を感知し，PTH の放出や preproPTH 遺伝子の転写の両方を調節する．細胞外カルシウム濃度が高いと細胞内での PTH の分解も促進される．(Habener JF et al. Biosynthesis of parathyroid hormone. Recent Prog Horm Res. 1977; 33:249 より許可を得て転載．)

が約 10 分と非常に短い．PTH(1-84)は，肝臓やその他の組織において，生物学的におそらく不活性な中間部とカルボキシル末端に代謝される．腎臓は生体内の PTH 排泄に関わる主要な臓器であるため，腎不全患者においては，これらのフラグメントは血中で非常に高濃度に蓄積する．通常の intact PTH アッセイでは，2つの抗体を使用する放射免疫測定法または化学発光免疫測定法によって PTH(1-84)を測定する．2つの抗体とは，すなわち，アミノ末端エピトープに結合する標識抗体とカルボキシル末端エピトープに結合する固定化抗体である(図 17-4)．しかし，この intact PTH アッセイは，実際は PTH(7-84)のようなアミノ末端が切断されたフラグメントも検出してしまうことが明らかになっている．PTH(7-84)は尿毒症患者の血清で特に蓄積し，intact PTH として測定された値のうち 30〜50％を占めると推測されている．このため開発されたのが，PTH(1-84)のみを検出する whole PTH アッセイである．whole PTH アッセイでは，アミノ末端に対する抗体は PTH(1-84)の最初の6個のアミノ酸のみを特異的に認識する．しかし，通常の臨床検査としては，まだ intact PTH アッセイに取って代わってはいない．

副甲状腺ホルモン(PTH)の作用メカニズム

PTH受容体には2種類ある．1型受容体はPTHおよび副甲状腺ホルモン関連ペプチド(PTHrP)を認識し，PTH1受容体とも呼ばれる．2型受容体はPTHに特異的である．PTHとPTHrP(後述)はアミノ末端領域にある残基を介して1型受容体に結合する．PTHはアデニル酸シクラーゼを活性化しセカンドメッセンジャーであるサイクリックアデノシン一リン酸(cAMP)を産生する(図17-5)．また，1型受容体はホスホリパーゼC活性を刺激し，イノシトール三リン酸やジグリセリドを産生させる(図17-5)．シグナル伝達経路の活性化はPTHやPTHrP感受性細胞において細胞内カルシウムを動員し，プロテインキナーゼCの活性化を引き起こす．2型受容体は非古典的なPTH標的組織(脳，膵臓，精巣，胎盤など)で発現している．ミネラルバランスには関与しておらず，2型受容体の天然のリガンドは隆起下垂体ペプチドと呼ばれる視床下部ホルモンと考えられている．

副甲状腺ホルモンによる影響

血清イオン化カルシウムやリンの濃度は，骨や消化管，腎糸球体での濾過を反映する．PTHと1,25-(OH)$_2$Dはカルシウム・リンバランスの調節において主要な役

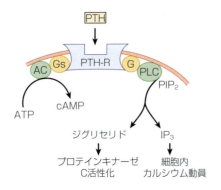

図17-5 標的細胞において副甲状腺ホルモン(PTH)がPTH1受容体(PTH-R)に結合することによって活性化されるシグナル伝達経路．PTHはアデニル酸シクラーゼ(AC)の刺激性GタンパクであるGsに結合するグアノシン三リン酸を増強させることで，アデニル酸シクラーゼを活性化させる．これによりサイクリックアデノシン一リン酸(cAMP)が産生される．また，PTHはホスホリパーゼC(PLC)をGタンパク依存性に活性化させ，膜リン酸ホスファチジルイノシトール4,5-二リン酸(PIP$_2$)の分解を促進させる．これによりイノシトール三リン酸(IP$_3$)やジグリセリドなどのセカンドメッセンジャーが産生される．IP$_3$は細胞内カルシウムを動員し，ジグリセリドはプロテインキナーゼCを活性化させる．

割を果たす(図17-6)．血清カルシウム濃度が低下した場合は，PTHは急速に放出され，遠位尿細管や髄質のHenle係蹄の太い上行脚におけるカルシウム再吸収を迅速に促進させる．また，PTHは骨からのカルシウムの放出も刺激する．この作用によって，血清カルシウム濃度は正常に保たれる．

腎臓におけるPTHの作用は迅速であり，PTHが増加して1分以内に起こる．しかし，腎臓におけるPTHの総合的な効果は複数の要因による．低カルシウム血症でPTHが上昇する場合，尿中カルシウム排泄は低下する．これは，カルシウム再吸収の亢進という腎臓におけるPTHの主な効果を反映している．一方で，原発性副甲状腺機能亢進症でPTHが上昇する場合は，骨からのカルシウムの動員や腸管でのカルシウム吸収が亢進した結果，高カルシウム血症となる．これにより腎糸球体に到達するカルシウムの量が増え，通常より多くのカルシウムが濾過されるため，PTH濃度が高いにもかかわらず，尿中カルシウム排泄は増加する．ただし，カルシウム摂取量や脱灰された骨量が少ない場合は，濾過カルシウム量が正常または低値であるので，尿中カルシウム排泄が正常または低値でもあり得る．このように，副甲状腺機能亢進症の患者における尿中カルシウム排泄量はかなりばらつきがある．

腎機能が正常であれば，血清PTH濃度の慢性的な上昇は腎臓における1,25-(OH)$_2$Dの産生を亢進させる．このステロイドホルモンは小腸におけるカルシウムとリンの吸収を刺激する(図17-6)．この効果が十分に働いて正常な血清カルシウム濃度に戻るまでには，少なくとも24時間かかる．カルシウムが正常化すると，PTH分泌速度が再調整されて低下に向かう．血清1,25-(OH)$_2$D濃度の上昇は，副甲状腺のビタミンD受容体に結合することで，さらなるPTH合成を阻害する．

リン調節におけるPTHの主な役割は，近位尿細管におけるナトリウム依存性のリン輸送を阻害し，リンの排泄を促進させることである．血清リン濃度はPTH分泌に直接影響を及ぼすと考えられており，メカニズムは不明であるものの，高リン血症はPTH分泌を刺激する．低リン血症は，腎臓において25-(OH)Dから1,25-(OH)$_2$Dへの変換を促進させ，これによって1,25-(OH)$_2$Dの腸管や腎臓における効果が増強し，リン貯留が促進される．また，高リン血症は1,25-(OH)$_2$Dの合成を阻害し(後述参照)，さらにカルシウムと複合体を形成することで血清カルシウム濃度を低下させる．

カルシウムおよびリン代謝の正常な機能と構造　513

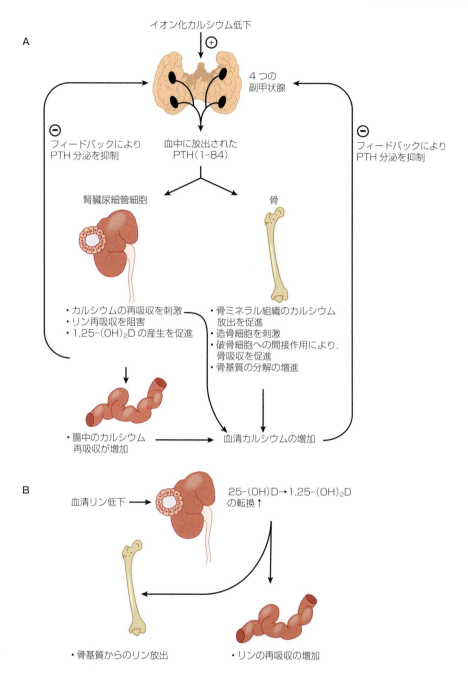

図 17-6　カルシウムとリンのホメオスタシスを維持する副甲状腺ホルモン（PTH）と 1,25-(OH)₂D の主な作用．（Chandrasoma P et al, eds. *Concise Pathology*, 3rd ed. より許可を得て転載．原著は Appleton & Lange から出版．Copyright © 1998 by The McGraw-Hill Companies, Inc.）

　また，PTH は近位尿細管において重炭酸の尿中排泄を増加させる．このために近位尿細管性アシドーシスが起こり得る．PTH に対するこの生理的反応が，副甲状腺機能亢進症患者において一般的に観察される高リン血症と高クロル性アシドーシスの原因である．また，その原因にかかわらず，中等度から重度の高カルシウム血症では，脱水がよく起こる．これは，高カルシウム血症が髄質の太い上行脚におけるバソプレシンの作用に影響するためである．高カルシウム血症は，おそらく腎臓の CaSR と相互作用することにより，内因性バソプレシンによる水再吸収亢進作用を抑制する．このようにして，高カルシウム血症はバソプレシ

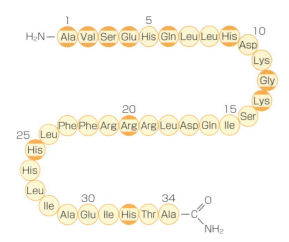

図 17-7 副甲状腺ホルモン関連ペプチド(PTHrP)のN末端の34個のアミノ酸残基のアミノ酸配列．オレンジ色で縁取られている部分が，PTHと相同なアミノ酸である．(Felig P et al, eds. *Endocrinology and Metabolism*, 3rd ed. McGraw-Hill, 1995より許可を得て転載．)

ン抵抗性の腎性尿崩症を引き起こす．

1,25-$(OH)_2$D と連動して，PTH は骨吸収を促進して血清カルシウム濃度を正常に保つ(後述参照)．PTHは，骨芽細胞系細胞(間質細胞や骨芽細胞を含む)によって発現する RANK-L(receptor activator of nuclear factor kappa B ligand)の刺激を通して破骨細胞の活性化を促進する．RANK-L は破骨細胞系細胞上にある受容体である RANK と相互作用し，破骨細胞の分化や機能を促進することで，骨吸収を起こす(図17-7)．骨吸収と骨形成のプロセスは対になっているため，いったん骨吸収が止まると，骨形成が続いて起こる．しかし，原発性および続発性副甲状腺機能亢進症では，PTH 合成速度が過剰となっており，骨量は徐々に減少する．これは，たとえ骨吸収と骨形成のプロセスが連動していても，100％の効率で起こるわけではないからである．

副甲状腺ホルモン関連ペプチド

PTHrP は141個のアミノ酸からなるペプチドで，PTH と同じアミノ末端領域を有しており(図17-8)，PTH1 受容体によって認識される．結果として，PTHrP は骨や腎臓に対して PTH と類似した作用をする．すなわち，骨吸収を増加させ，腎臓においてはリン排泄の増加，カルシウム排泄の低下に働く．PTHrP は腫瘍細胞から分泌され，もともとは原発性副甲状腺機能亢進症に類似した症状を呈し得る悪性腫瘍関連高カルシウム血症の原因分子として同定された(後述)．

副甲状腺細胞でのみ合成される PTH と異なり，PTHrP は多くの組織で合成される．PTHrP は局所における組織成長因子，分化促進因子として，また平滑筋の筋緊張の調整因子として働く．軟骨や骨の正常な発達においては，PTHrP は軟骨細胞の増殖を刺激し，軟骨の脱灰を抑制する．PTHrP が欠損した胚では，骨や軟骨の多数の異常を来すため，生存することができない．ほかにも，PTHrP は，皮膚や毛包，歯牙，乳房の正常な発達を調整しているようである．また，PTHrP は，動物の乳汁のカルシウム含有量を決定する上で重要な役割を果たしている．

PTHrP は PTH と同様に PTH1 受容体に結合して多くの生理作用を発揮するが，最近の研究では，PTH と PTHrP が受容体と相互作用して生じる結果が驚くほど異なることが示されている．すなわち，PTH と

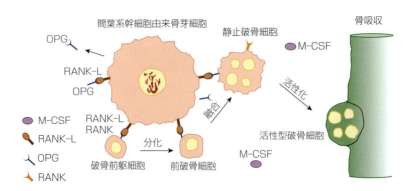

図 17-8 破骨細胞の分化や活性化に必要不可欠な，細胞どうしの相互作用やそれに関わる分子．間葉系幹細胞由来骨芽細胞にある RANK-L という細胞表面分子は，骨髄中の破骨前駆細胞(単球系細胞に由来)と，同じく細胞表面分子である RANK を通して相互作用を起こし得る．マクロファージコロニー刺激因子(M-CSF)が十分にある場合は，この相互作用によって，破骨前駆細胞の分化と融合が促進されて成熟破骨細胞が形成されたり，静止期にある破骨細胞が骨を吸収できるようになる．この経路は，オステオプロテゲリン(OPG)として知られる RANK-L に対するおとり受容体分子が合成されることで妨げられ，破骨細胞の分化や活性化が阻害される．(Goltzman D. Osteolysis and cancer. *J Clin Invest*. 2001;107:1219より許可を得て転載．)

PTHrP は，受容体に対してそれぞれ異なる構造変化をもたらし，活性化の程度も異なっている．また，PTHrP はシグナルペプチドを迂回するプロモーターからも転写される．これにより PTHrP は核内に入ることができ，さらなる生物学的効果を誘導し得る（この作用は PTH にはない）．このように，類似したペプチドであっても，細胞はさまざまな方法により違った形で反応し得る．

チェックポイント

1. 副甲状腺の細胞の種類について説明せよ．
2. 血清アルブミン濃度と pH は，イオン化カルシウムとタンパク結合カルシウムの分布にどのように影響するか．
3. PTH の 2 つの部位を標識する免疫測定法が尿毒症患者で問題となったことから，どのような進歩が生まれたか．
4. PTH と 1,25-(OH)$_2$D の，骨，腎臓，腸管に対する作用は何か．
5. PTHrP とは何か．PTH との類似点と相違点は何か．

骨

骨は 2 つのコンパートメントに分かれる．外側は皮質骨 cortical bone または緻密骨 compact bone であり，骨格の 80 % を構成し，骨に強度を与える重要な役割を担う．内側は骨梁 trabecular bone または海綿骨 cancellous bone であり，骨格の 20 % を構成する．骨梁は相互に結合した板から構成されており，骨の細胞に覆われて活動的なリモデリングの場となっている．不規則な蜂巣様の空間は骨髄で満たされており，造血が盛んな赤色骨髄と，主に脂肪からなる白色骨髄に分かれる．海綿骨は表面積対体積率が非常に高く，細胞の活動性が豊富であるため，皮質骨よりも迅速にリモデリングを受ける．一方で，皮質骨は表面積対体積率の割合が低いため，ゆっくりとリモデリングを受ける．

リモデリングのプロセスを理解するために，骨細胞の種類について知ることが重要である．

骨細胞 osteocyte は，骨に最も豊富に存在する細胞であり，骨芽細胞系に由来し，骨基質の奥深くに存在する．骨細胞は機械的刺激に対する受容器として機能し，骨への負荷を感知して骨リモデリングのシグナ

ルを変化させる．破骨細胞 osteoclast は，骨吸収に特化した多核巨細胞であり，マクロファージ/単核球系の造血前駆細胞から連続的に発生する最終分化細胞である．破骨細胞の形成には造血細胞増殖因子であるマクロファージコロニー刺激因子 macrophage colony-stimulating factor（M-CSF）と骨髄間質細胞からのシグナルが必要である．重要なシグナルである RANK-L は，骨髄間質細胞や骨芽細胞の表面に存在し，細胞外環境に分泌される．この分子は破骨細胞の分化と活性化に必要であり，破骨前駆細胞の表面にある RANK という受容体に結合し，細胞内部にシグナルを送る．骨髄由来の細胞を含むさまざまな細胞が可溶性，分泌型のおとり受容体であるオステオプロテゲリン osteoprotegerin（OPG）を産生するが，これは RANK-L に結合することで RANK との相互作用を妨げ，破骨細胞の分化や活性化を阻害する（図 17-7）．破骨細胞が成熟すると，破骨細胞に特異的な酵素の合成能を獲得し，融合して成熟多核細胞を形成する．この成熟のプロセスは，PTH や 1,25-(OH)$_2$D などの骨吸収ホルモンによって，おそらく RANK-L/OPG 系に対する効果を介して，促進される．

骨吸収を行うに際し，運動能を有する破骨細胞は骨表面に移動，付着し，接着性の輪を形成することによりその一帯を封鎖し，そこでインテグリンが骨基質タンパクに密着結合する．破骨細胞は，骨表面のある区域を周囲から切り離し，波状縁 ruffled border と呼ばれる複雑に陥入した細胞膜の構造を発達させる（図 17-9）．波状縁は独特の細胞内小器官であるが，本質的には巨大なリソソームとして作用し，切り離された骨表面上に酸を分泌することで骨ミネラルを融解する．それと同時に，コラゲナーゼやプロテアーゼを分泌することにより骨基質を分解する．重要なプロテアーゼの 1 つがカテプシン K であり，骨量減少に対する薬物治療の潜在的なターゲットとして研究されている．結果として生じるコラーゲンペプチドはピリジノリン架橋を持っており，これは骨吸収速度を評価する尿中マーカーとなり得る．骨吸収は 2 つの方法，すなわち，破骨細胞の形成を調節することや成熟破骨細胞の活性を調節することで制御され得る．骨芽細胞 osteoblast，または骨形成細胞は，骨髄間質で分化が誘導される間葉系前駆細胞から発生する．活動的に骨を形成する場合は，骨芽細胞は Golgi 体を豊富に持ち，丈が高く膨らんでいる．骨を形成している表面では，骨芽細胞は横に並び，タンパクやプロテオグリカンを分泌することで骨基質を形成する．骨基質の最も重要なタンパクは I 型コラーゲンで，骨基質の 90 % を構

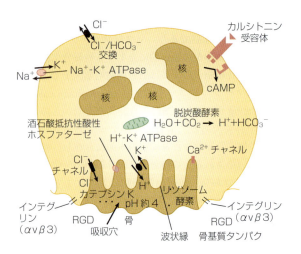

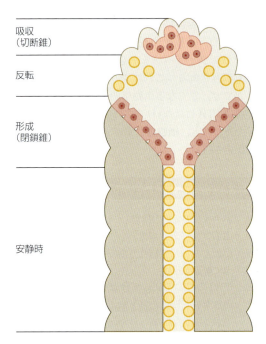

図 17-9　活性化破骨細胞の概略図．カルシトニン受容体，波状縁，骨表面への酸分泌に関連する酵素とチャネルが示されている．インテグリン（αvβ3）は破骨細胞上にある膜貫通受容体で，フィブロネクチンのような骨基質タンパクにある配列（RGD）に結合する．インテグリンは，破骨細胞が骨表面に密着結合するのに関与している．カテプシンKや他のリソソーム酵素は骨基質を溶解するため吸収窩に分泌される．（Felig P et al, eds. Endocrinology and Metabolism, 3rd ed. McGraw-Hill, 1995 より許可を得て転載．）

図 17-10　皮質骨を再構築する切断錐．（Felig P et al, eds. Endocrinology and Metabolism, 3rd ed. McGraw-Hill, 1995 より許可を得て転載．）

成し，ミネラル沈着の主要な骨格としての機能を果たす均一な層に沈着する．

　骨基質を形成したのちは，層状骨を形成するため，コラーゲン層に整然とヒドロキシアパタイト結晶を沈着させることで骨基質を石灰化させる．石灰化のプロセスはあまりわかっていないが，細胞外からのカルシウムやリン，さらに活性化した骨芽細胞から大量に分泌されるアルカリホスファターゼの十分な供給が必要となる．

　骨のリモデリングは，古い骨が吸収され，新しい骨に置き換わるという規則正しい順番で起こる．皮質骨は切断錐（図 17-10）によって内側からリモデリングを受ける．切断錐とは，緻密骨を通り抜けるトンネルを削る破骨細胞群である．骨芽細胞は破骨細胞のあとを追い，トンネルに一列に並んで円柱状の新しい骨に置き換えていく．そのため，トンネルはしだいに狭くなっていき，やがて残りすべてが微小なHavers管となる．取り残された骨芽細胞は，Havers管によって栄養され，その場にとどまる．

　海綿骨では，リモデリングのプロセスはその表面で起こる（図 17-11）．破骨細胞がまず穴を掘り，次に骨芽細胞によってその穴に新しい骨が満たされる．健常な成人では，この周期は約 200 日間で起こる．各々のリモデリングの部位では，通常は骨吸収や骨形成は厳

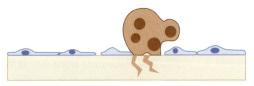
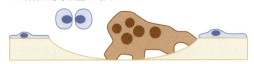
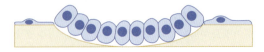
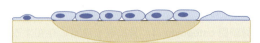

図 17-11　海綿骨におけるリモデリングの段階．（Felig P et al, eds. Endocrinology and Metabolism, 3rd ed. McGraw-Hill, 1995 より許可を得て転載．）

密に連動しているので，何もない正味の骨バランスの状態では，形成される新しい骨の量は吸収される古い骨の量とちょうど等しくなる．しかし，このバランスの度合いは短時間で終わってしまう．思春期の間に骨は成長してミネラルが沈着，20〜30歳で骨量は頭打ちとなる，30〜35歳では女性は徐々に骨量が減少し始める．

破骨細胞と骨芽細胞が完全な(またはほぼ完全な)バランスのカップリングを維持するためにどのようにコミュニケーションをとっているかは完全にはわかっていない．重要なシグナルは全身性でなく，局所性のようである．確信を持って同定されてはいないが，1つの候補がRANK-L(前述)である．細胞表面上や可溶性分子として存在するRANK-Lは破骨前駆細胞に結合し，その発達や分化を助ける．また，RANK-Lは成熟破骨細胞上にあるRANKと結合し，骨形成と骨吸収のカップリングを媒介する．骨リモデリングのプロセスにおいて，カルシウムとリンの十分な供給を確保する以外には，全身性のホルモンは絶対に必要なものではない．しかし，全身性のホルモンは，細胞外カルシウムのホメオスタシスを調整するためのミネラル源として骨を用いる．骨芽細胞はPTHや$1,25$-$(OH)_2$Dの受容体を有しているが，破骨細胞は有していない．分離された破骨細胞は，骨芽細胞の存在なくしては，PTHやビタミンDには反応しない．このカップリングのメカニズムは，骨吸収がPTHによって活性化されるとき(例えば，低カルシウム血症を是正するためにカルシウムを供給する場合)，失われた骨を補充するように骨形成も増加することからも確定的と考えられる．

チェックポイント

6. 骨の2つのコンパートメントについて説明せよ．
7. 骨吸収は破骨細胞によってどのように制御されるか．
8. 骨形成において骨芽細胞の役割は何か．破骨細胞と骨芽細胞の働きはどのようにカップリングするか．

ビタミンD

ビタミンDはプロホルモンであり，皮膚において紫外線B ultraviolet B(UVB)の曝露に反応して合成され，まず肝臓，次に腎臓において活性体に代謝され

る．十分なビタミンDを合成するのに必要な日光曝露の量を推測するのは難しい．なぜなら，各人において皮膚の色素沈着は異なるし，住んでいる緯度帯や，日光に曝露する時間も異なるからである．食事由来のビタミンDの量は相対的に少量である．例えば，魚類は(植物性や動物性プランクトンに含まれる)紫外線照射されたステロールを摂取し，それがビタミンDに変換され，肝臓に蓄えられる．

生　理

7-デヒドロコレステロールは表皮に蓄えられており，紫外線光(波長280〜310 nm)によってビタミンD_3(コレカルシフェロール)に変換される(図 17-12)．この段階では，コレステロール構造のB環が切断され，セコステロイドが合成される．一方で，完全なコレステロール環を有するホルモン(例えば，エストロゲン)はステロイドと呼ばれる．小さな構造上の違いが1つあるものの，類似したプロセスが植物においても起こり，ビタミンD_3ではなくビタミンD_2が合成される．ビタミンD_2はヒトにおけるビタミンD_3と同じように活性化されるが，ビタミンD結合タンパクとの親和性が減弱しており，排泄されやすいようである．これは，ビタミンD欠乏の治療において，少量を連日投与するよりも高用量を間欠的に(例えば，週1回)投与するほうが，臨床的に有用であることからも特に明らかである．

皮膚におけるビタミンDの合成は，くる病(ビタミンD欠乏による顕性の骨症状)を予防するのには十分であるが，ビタミンDの貯蔵を適正に保つのに十分な量の日光曝露を，皮膚の有害事象を起こさずに得られるかは明らかでない．さらに，米国の多くの地域では，冬の間の数ヵ月は，日光に含まれている紫外線Bの放射量は，皮膚でのビタミンD合成を誘導するのには十分でない．2011年，米国医学研究所はビタミンDの推奨摂取量を改訂し，1歳までは400 IU/日，1〜70歳は600 IU/日，そして70歳以上は800 IU/日を摂取するよう推奨している．米国では，牛乳1クォート(約1 L)あたり400 IU/日のビタミンDが補充されている．ビタミンDの栄養補助食品はビタミンD_2(エルゴカルシフェロール)とビタミンD_3(コレカルシフェロール)からなる．

皮膚におけるビタミンD合成は最小限に調整されている一方で，日光曝露が増強してもビタミンD毒性は生じない．なぜなら，皮膚のビタミンD濃度が上昇するとビタミンDは不活性代謝物に光変換されるからである．皮膚において合成されたビタミンD

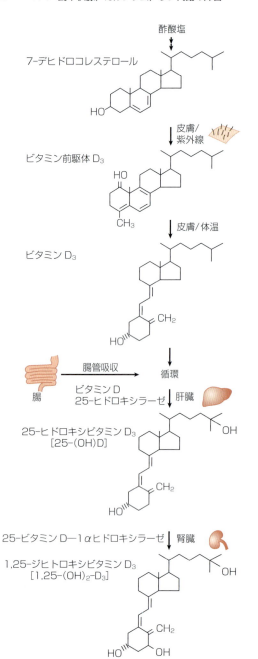

図 17-12 ビタミン D の構造と活性化. (Felig P et al, eds. *Endocrinology and Metabolism*, 3rd ed. McGraw-Hill, 1995 より許可を得て転載.)

は脂溶性物質であり，アルブミンや特異的なビタミン D 結合タンパク vitamin D-binding protein(DBP)に結合して肝臓に輸送される．摂取されたビタミン D はカイロミクロンを介して肝臓に輸送される．肝臓においては，ビタミン D は水酸化されて 25-ヒドロキシビタミン D[25-(OH)D]に合成される（図 17-12）．このプロセスは厳密には調整されていない．25-(OH)D は血清中を DBP によって標的組織に輸送され，肝臓や脂肪組織に蓄えられる．ビタミン D 欠乏の臨床的な検査は血清 25-(OH)D 濃度の測定である．

多くの組織は傍分泌（パラクリン）や自己分泌（オートクリン）の機能で局所的にビタミン D を活性化できるが，血中の活性化ホルモンである 1,25-(OH)$_2$D 合成の最終的な代謝プロセスは主に腎臓で起こる．25-(OH)D から 1,25-(OH)$_2$D への変換は腎皮質の 25-(OH)D 1-ヒドロキシラーゼによって厳密に調整されている．1,25-(OH)$_2$D の合成は PTH によって増強される．このように，カルシウムホメオスタシスの総合的な維持において，1,25-(OH)$_2$D の合成は厳密に PTH と結び付いている．また，1,25-(OH)$_2$D の合成は低リン血症や低カルシウム血症によって刺激される．一方で，高カルシウム血症や高リン血症，線維芽細胞増殖因子 fibroblast growth factor(FGF)-23，PTH 低下は 1,25-(OH)$_2$D 合成を減少させる．さらなる調節機構として，1,25-(OH)$_2$D は 24-ヒドロキシラーゼを誘導し，25-(OH)D や 1,25-(OH)$_2$D を分解して血中濃度を低下させる．PTH，血中のミネラル濃度やビタミン D の供給によって協調される制御機構は非常に効率的である．血清 1,25-(OH)$_2$D 濃度は大きく変動するビタミン D 合成速度に応じてごくわずかに，しかし血清カルシウムやリン濃度を正常範囲内に保つように厳密に反応する．

ビタミン D の作用

ビタミン D 受容体は核 DNA 結合受容体のステロイド受容体スーパーファミリーの一種である．リガンドが結合すると，受容体は標的遺伝子のエンハンサー部位に結合し，直接的に転写を調節する．このようにして，ビタミン D の効果の多くが新しい RNA やタンパク合成に関与する．多くのビタミン D 代謝産物がこの受容体に認識されるが，1,25-(OH)$_2$D は 25-(OH)D の約 1,000 倍もの親和性を有する．25-(OH)D はナノグラム単位で血中に存在するが，1,25-(OH)$_2$D はピコグラム単位で存在する．このように，1,25-(OH)$_2$D に加え，他のビタミン D 代謝産物は，臨床効果を発揮するためにビタミン D 受容体と相互作用する．

1,25-(OH)$_2$D の主要な標的臓器は腸管と骨である．1,25-(OH)$_2$D の最も重要な作用は，十二指腸におけるカルシウムの腸管輸送を活性化させることである．また，カルシウムは小腸において傍細胞経路を通じて受動的に吸収される．しかし，特にカルシウム摂取量が少ない場合は，腸管におけるカルシウム吸収の大部

分は活性化ビタミン D 依存性のプロセスで誘導される．また，1,25-$(OH)_2D$ はリンの能動輸送を誘導するが，受動的な吸収のほうが勝っており，純粋な 1,25-$(OH)_2D$ の効果は少ない．

骨では，1,25-$(OH)_2D$ はいくつかの骨芽細胞の機能を調整する．ビタミン D 欠乏はくる病，すなわち石灰化障害の原因となるが，それは主に石灰化の場へのカルシウムとリンの供給不足によって生じる．また，1,25-$(OH)_2D$ は破骨細胞による骨吸収を刺激し，細胞外カルシウム濃度を保つためにカルシウムを放出させる．これは 1,25-$(OH)_2D$ が RANK-L/RANK シグナル伝達経路を活性化することによって生じるようである．

カルシウム，リン，PTH，ビタミン D の間の相互作用を明らかにするために，カルシウムとリンの摂取量を正常高値から低値まで，すなわちカルシウムを 1,200 mg/日から 300 mg/日に減らした（食事から牛乳をグラス 3 杯分除いたことになる）場合について考察してみよう．カルシウムの正味の吸収量は急激に減少し，血清カルシウム濃度の一過性の低下の原因となる．これは PTH の上昇によって導かれるホメオスタシスを維持する反応を活性化する．血清 PTH 濃度の上昇は骨からのカルシウムの放出を刺激し，腎臓でのカルシウムの貯留を促す．加えて，PTH の上昇やカルシウムの低下，そして同時に起こる血清リン濃度の低下（摂取量低下や PTH によって引き起こされる尿中リン排泄亢進に起因する）は，腎臓での 1,25-$(OH)_2D$ の合成を活性化する．1,25-$(OH)_2D$ は腸管から吸収されるカルシウム量を増加させたり，骨からのカルシウムの放出を亢進させたりして，血清カルシウム濃度を正常範囲に保つ．また，1,25-$(OH)_2D$ は腸管からのリンの吸収を促進させるが，カルシウムの場合と比較するとその影響は小さい．以上のメカニズムによってカルシウム摂取量低下は代償され，血清カルシウムとリンの濃度は正常範囲に保たれるが，これは骨に貯蔵したカルシウムが動員され PTH 濃度が高いままに保たれるという犠牲の上に成り立っている．長期間経過すると，この代償的なメカニズムのために骨中のカルシウムは失われ，骨吸収が亢進して骨構造が損なわれてしまう．

線維芽細胞増殖因子（FGF）-23

FGF-23 の生化学

FGF-23 は大きな FGF ファミリーの一種であり，細胞増殖や分化を制御する上で重要な局所因子である．FGF-23 は，他の FGF ファミリーと対照的に，全身のリンのホメオスタシスやビタミン D の代謝，骨の石灰化の調整において中心的な役割を担っている．まれな遺伝疾患を有した家系についての研究や，FGF-23 のシグナルカスケードにおける重要な分子を標的としたトランスジェニックマウスやノックアウトマウスモデルについての研究によって，FGF-23 のリン代謝や骨の石灰化における重要性が明らかにされた．

FGF-23 の生理

FGF-23 は身体の多くの組織によって合成されるが，主な合成源は骨の細胞，特に骨細胞のようである．FGF-23 合成の重要な調整因子は血清リン濃度である（図 17-13）．正常な生理的状況下では，血清リン濃度が上昇すると（例えば，高リン食，腎不全），血清 FGF-23 濃度は上昇する．血清リン濃度が低下すると（例えば，リン欠乏，低リン食），血清 FGF-23 濃度は低下する．リン過剰状態では，FGF-23 は腎臓や腸管におけるナトリウム・リン共輸送体（NaPi 2a や 2c）の発現を低下させる．これによって腎臓におけるリンの排泄を促進し，腸管におけるリンの吸収を阻害する結果，血清リン濃度は正常範囲に保たれる．血中に移行したリンの量を調節するため，FGF-23 は腎臓における 1,25-$(OH)_2D$ の合成を抑制し（図 17-13 参照），腸管におけるリンの吸収をさらに低下させる．この FGF-23 の直接的な作用は，FGF 受容体やその共受容体膜貫通タンパクである klotho によって仲介される．

疾患における FGF-23 の役割

いくつかのまれな疾患が，人間におけるリンやビタミン D 代謝での FGF-23 の作用を明らかにしてきた．FGF-23 が過剰となる疾患として，**X 連鎖低リン血症性くる病 X-linked hypophosphatemic rickets**，**常染色体優性低リン血症性くる病 autosomal dominant hypophosphatemic rickets**，**腫瘍性骨軟化症 tumor-induced osteomalacia**（図 17-12，後述の**骨軟化症 osteomalacia** の項参照）が挙げられる．低リン血症や骨軟化症はリン喪失と，低いまたは不適切に正常な血清 1,25-$(OH)_2D$ 濃度の結果として生じており，この疾患群の顕著な特徴である．反対に，FGF-23 の機能の喪失は，まれな遺伝性疾患に起因し，異所性石灰化や異常石灰化，高リン血症などを呈する症候群に関連する．慢性腎臓病での高リン血症や骨病変における FGF-23 の役割については，活発に研究されている．

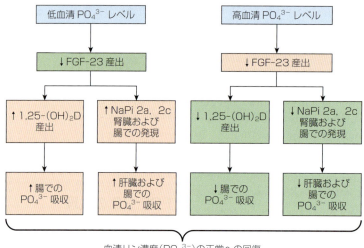

図 17-13 リンのホメオスタシスは FGF-23 と 1,25-(OH)$_2$D の協調作用によって維持される．低い血清リン濃度(PO_4^{3-})は FGF-23 合成を抑制し，1,25-(OH)$_2$D の合成や腎臓，腸管におけるリン輸送体(NAPi 2a, 2c)の発現を亢進させる．結果として，腎臓，腸管におけるリンの再吸収は増加して血清リン濃度を正常範囲にまで保つ．血清リン濃度が上昇すると，FGF-23 濃度は上昇し，同じ生化学的な経路が抑制されて血清リン濃度のバランスが保たれる．

チェックポイント

9. ビタミン D はどのように 7-デヒドロコレステロールから合成されるのか．
10. どこにビタミン D は貯蔵されているのか．
11. どこでビタミン D 活性化の最終段階が起こるのか．そしてそれはどのように調整されるのか．
12. ビタミン D の作用は何か．

傍濾胞細胞(C 細胞)

解剖と組織

甲状腺 C 細胞はペプチドホルモンであるカルシトニンを分泌する．甲状腺細胞の容量の 0.1％未満を占めており，甲状腺各葉の中心部，特に上 3 分の 1 と中 3 分の 1 の間に分布している．C 細胞は後鰓体由来の神経内分泌細胞であり，甲状腺と融合した構造をしている．

C 細胞は甲状腺全体にわたって広がる小さな紡錘形または多角形の細胞で，豊富な顆粒，ミトコンドリアや Golgi 体を含む．C 細胞は単独で，または甲状腺実質内に巣状，索状，シート状に配列されて存在する．ときおり甲状腺濾胞内に発見されるが，濾胞細胞より大きく，カルシトニン染色で陽性となる．

生理

カルシトニンは 32 個のアミノ酸からなるペプチドホルモンで，7 個のアミノ酸からなるアミノ末端ジスルフィド環とカルボキシル末端プロリンアミドを有する(図 17-14)．カルシトニン遺伝子の特異的なプロセッシングは，C 細胞におけるカルシトニンの合成や神経細胞におけるカルシトニン遺伝子関連ペプチドの合成を誘導する．カルシトニンもカルシトニン遺伝子関連ペプチドも薬理学的な投与量において臨床作用を示したものの，正常範囲の生理学的な濃度でのペプチドの機能についてはわかっていない．C 細胞腫瘍は両方のペプチドともに放出する．

高カルシウム血症は，C 細胞における CaSR の活性化を通じてカルシトニンの放出を刺激する．血清カルシウム濃度がかなり変化しないと，カルシトニンの放出が調節されることはない．血清カルシウム濃度のわずかな生理学的変化であっても PTH 分泌は迅速に調節され得るが，カルシトニン濃度を有意に変化させるかどうかはわかっていない．腸管ホルモンのコレシストキニンやガストリンもまた，カルシトニンの分泌促進物質である．

生体内でのカルシトニンの分泌は，2 つの部位を認識する放射免疫測定法で血清濃度が測定される．

カルシトニンの作用

カルシトニンは腎臓と骨の受容体と相互作用する．

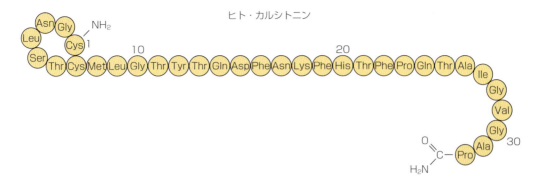

図17-14 ヒト・カルシトニンのアミノ酸配列は，アミノ末端ジスルフィド架橋とカルボキシル末端プロリンアミドが生化学的な特徴である．

これはアデニル酸シクラーゼの活性とcAMPの生成を刺激する（図17-5参照）．腎臓においては，カルシトニン受容体は皮質のHenle係蹄上行脚に局在しており，骨のカルシトニン受容体は破骨細胞上に存在する．

カルシトニンの主要な作用は血清カルシウム濃度を下げることであり，高カルシウム血症に応答して素早く放出される．カルシトニンは破骨細胞による骨吸収を阻害し，骨からのカルシウムとリンの放出を迅速に抑制する．後者の作用はカルシトニン投与後数分以内に明らかとなる．この効果は最終的には血清カルシウム濃度と血清リン濃度の低下をもたらす．

カルシトニンは破骨細胞に直接的に作用し，PTHやビタミンDのようなホルモンによって誘導される骨吸収を抑制する．カルシトニンの効果は根本となる骨吸収の速度に依存する．また，カルシトニンは腎臓において軽度のリン排泄を促す作用を有する．カルシトニンを持続投与すると，血清カルシウム濃度の低下効果に関して「エスケープ現象」がみられる．

カルシウムのホメオスタシス維持におけるカルシトニンの総合的な重要性は不明である．血清カルシウム濃度は，甲状腺切除術後，すなわち機能性C細胞をすべて除去された患者においても正常である．同様に，カルシトニンは甲状腺髄様がん患者において顕著に上昇するが，血清カルシウム濃度は，明らかな変化はみられない．

> **チェックポイント**
> 13. カルシトニンの作用は何か．
> 14. 甲状腺切除術の血清カルシウム濃度に対する効果は何か．

代表的なカルシウム代謝障害の病態生理

原発性および二次性副甲状腺機能亢進症

病因

原発性副甲状腺機能亢進症 primary hyperparathyroidism は，副甲状腺からPTHが過剰に産生，分泌されることによって生ずる．米国では副甲状腺機能亢進症は約1:1,000の頻度で発症し，その頻度は年齢とともに増加する．閉経後の女性に高頻度に発症する．

原発性副甲状腺機能亢進症は，腺腫，過形成，がんのいずれかの形で発症する（表17-1）．主細胞腺腫 chief cell adenoma が最も多い原因で，全体の約85％を占める．大部分の副甲状腺腫は散発的に，1腺のみに発生する．

副甲状腺過形成 parathyroid hyperplasia は，4腺すべてが腫大を呈する状況をさす．非典型的な過形成として，1腺だけが腫大しており，残りの3腺は少なくとも細胞数が増している，あるいは脂肪成分が減少している，などの顕微鏡的異常のみを呈する場合もあ

表17-1 原発性副甲状腺機能亢進症の原因

孤発性腺腫	80〜85%
過形成	10%
多発性腺腫	約2%
がん	約2〜5%

る．過形成と多発性腺腫を区別することは困難で，通常4腺すべての検討を要する．腺が正常かそうでないかを判断する最も重要な特徴は，腺のサイズと重量，そして組織学的特徴である．

副甲状腺過形成 parathyroid hyperplasia は，**多発性内分泌腫瘍 multiple endocrine neoplasia（MEN）**の一部の場合がある（表17-2）．MEN1型はメニン menin タンパクをコードしている *MEN1* 遺伝子の変異で生じ，その患者群における副甲状腺機能亢進症の浸透度は高く，95%もの症例に生じる．これらの腺を顕微鏡的に検討すると，通常4腺すべてに異常を来している．また初回の外科的切除が成功したとしても，副甲状腺機能亢進症の再発がよくみられる．副甲状腺機能亢進症はMEN2Aでも起こり得るが，約20%と頻度はかなり下がる．MENの特徴を有さない家族性副甲状腺機能亢進症は，4腺すべてに異常を来すことを特徴とするが，副甲状腺機能亢進症の臨床徴候が顕在化するまでの時間は，症例により異なる．孤発性の副甲状腺機能亢進の家族内発症やメニン遺伝子の突然変異は，MEN1のアレルの多様性であると考えられている．副甲状腺機能亢進症-顎腫瘍症候群や家族性孤発性副甲状腺機能亢進症は，常染色体優性遺伝の形式をとる副甲状腺機能亢進症である．前者は顎の骨化性線維腫と腎腫瘍を高頻度に発症する疾患であるが，パラフィブロミン parafibromin タンパクをコードする *HRPT2* 遺伝子の不活化生殖細胞突然変異によって発症するとされる．

副甲状腺がん parathyroid carcinoma はまれな悪性腫瘍の1つであるが，重度の高カルシウム血症と触知可能な頸部腫瘤を認める場合には考慮する必要がある．手術時にはがんは腺腫より硬く，周囲組織との癒着が高度なことが多い．時に病理学的に副甲状腺がんと副甲状腺腫の鑑別が困難なときもある．血管や被膜への腫瘍細胞の浸潤があると，より悪性の可能性が増すが，この特徴が常にみられるわけではない．多くの症例において，局所再発や肝臓，肺，骨への遠隔転移があれば，悪性腫瘍の診断が支持される．副甲状腺機能亢進症-顎腫瘍症候群や *HRPT2* 遺伝子における生殖細胞突然変異（前述参照）を持つ症例の約20%において副甲状腺がんを発症するといわれている．さらに *HRPT2* における突然変異は，家族性孤発性副甲状腺機能亢進症や散発性の副甲状腺がんにもみられる．一方でパラフィブロミンの正常細胞における機能は判明していない．

二次性副甲状腺機能亢進症 secondary hyperparathyroidism は，副甲状腺以外の場所で何らかの異常が生じた結果，生じるびまん性の腺過形成をさす．腎機能が正常の症例では，二次性副甲状腺機能亢進症は重度のカルシウム欠乏やビタミンD欠乏状態で出現する（後述参照）．慢性腎臓病患者では，副甲状腺が劇的に腫大するような要素が数多く存在する．この要素としては 1,25-$(OH)_2$D 産生の低下，腸管でのカルシウム吸収の低下，骨格における PTH 抵抗性，腎排泄低下に伴うリン貯留などが挙げられる．

発症機構

原発性副甲状腺機能亢進症における PTH 分泌は，血清カルシウム濃度を考慮すると，相対的に過剰な状態にあると捉えられる．細胞レベルでは細胞容積の増加と分泌障害が共存している．この分泌障害は，血清カルシウム濃度の上昇を感知することで抑制されるはずの PTH 分泌が，感度が低下することによって PTH 分泌が抑制されないために生ずる．このような質的な制御機構の破綻は，PTH が自律性に分泌される原発性副甲状腺機能亢進症よりも頻度としては高い．すな

表17-2　多発性内分泌腫瘍症候群の臨床的特徴

MEN1
良性副甲状腺腫瘍（非常に多い）
膵腫瘍（良性もしくは悪性）
ガストリノーマ
インスリノーマ
グルカゴノーマ，VIP産生腫瘍（ともにまれ）
下垂体腫瘍
成長ホルモン分泌性
プロラクチン分泌性
ACTH分泌性
その他の腫瘍：脂肪腫，カルチノイド，副腎・甲状腺腺腫
MEN2A
甲状腺髄様がん
褐色細胞腫（良性もしくは悪性）
副甲状腺機能亢進症（一般的ではない）
MEN2B
甲状腺髄様がん
褐色細胞腫
粘膜神経腫，神経節神経腫
Marfan様体型

注：VIP：血管作動性腸管ペプチド，ACTH：副腎皮質刺激ホルモン．

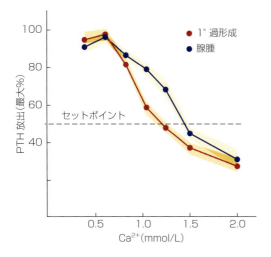

図 17-15　副甲状腺腫もしくは過形成を持つ患者のヒト副甲状腺細胞における PTH 分泌．分泌のセットポイントは，PTH 分泌が 50％に制御されるカルシウム濃度と定義される．正常な副甲状腺組織ではセットポイントはイオン化カルシウムで約 1.0 mmol/L であるが，副甲状腺腫では多くの症例でセットポイントが右方へ移動している．(Brown EM et al. Dispersed cells prepared from human parathyroid glands: distinct calcium sensitivity of adenomas vs primary hyperplasia. J Clin Endocrinol Metab. 1978;46:267 より許可を得て転載．)

わち，原発性副甲状腺機能亢進症の患者の副甲状腺は典型的には腫大しており，また血清カルシウム濃度により分泌が刺激されるセットポイントが「右方移動」していることが in vitro で証明されている(図 17-15)．細胞容積の増大と PTH の分泌障害がどのような相互作用を起こして副甲状腺機能亢進を引き起こしているのかについては，いまだ十分には明らかにされていない．

原発性副甲状腺機能亢進症をもたらす遺伝的異常については，多くの関心が向けられてきた．多くの副甲状腺腫瘍の病態において，細胞周期を制御する遺伝子は重要な役割を担っていると考えられている．例えば，PRAD1 (parathyroid rearrangement adenoma 1) 遺伝子はサイクリン D1 を産生する遺伝子であるが，副甲状腺腫瘍の発症やいくつかの悪性腫瘍(B 細胞性リンパ腫，乳がん，肺がん，頭部や頸部の扁平上皮がんなど)の発症に関与していると考えられている．サイクリンは細胞周期を制御するタンパクであり，PRAD1 遺伝子は 11 番染色体長腕に位置し，PTH をコードする遺伝子も同じ 11 番染色体長腕に存在する．副甲状腺腫瘍の DNA 分析によると，染色体の逆位が起こることで PTH 遺伝子の 5′-制御ドメインが PRAD1 遺伝子の上流に近接することがわかっている(図 17-16)．

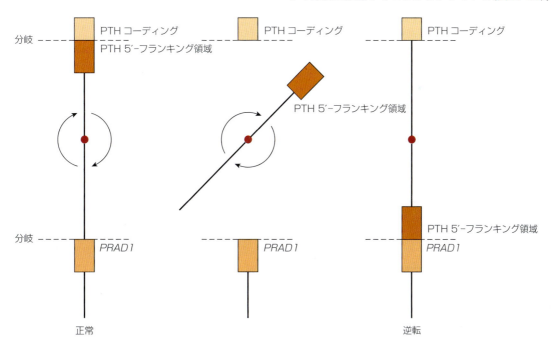

図 17-16　散在性副甲状腺腺腫において想定される 11 番染色体の遺伝子再構築．11 番染色体のセントロメア近傍にある DNA 配列が反転することにより，(同じく 11 番染色体に存在する) PTH 遺伝子の 5′-調節領域が，細胞周期を制御するタンパクを産生する PRAD1 遺伝子の近傍に移動する．この移動により，PRAD1 遺伝子が PTH 調節配列の制御下に置かれることになり，非常に活動的な副甲状腺細胞になると考えられる．(Arnold A. Molecular genetics of parathyroid gland neoplasia. J Clin Endocrinol Metab. 1993;77:1109 より許可を得て転載．)

*PTH*遺伝子の制御配列は細胞特異的な翻訳を担っているため，この反転のために副甲状腺細胞特異的な*PRAD1*遺伝子の産物の過剰発現に至ると想定されている．過剰なサイクリンはこの逆位を持つ細胞が増殖する能力を増幅させ，やがて PTH 過剰に至る．このような原発性副甲状腺機能亢進症の発症機序は，*PTH*遺伝子のプロモーターを制御することで副甲状腺組織にサイクリン D1 を過剰発現させたトランスジェニックマウスモデルによって，その妥当性が示されている．

1997 年には，メニンというタンパクを産生する MEN1 発症の責任遺伝子が同定された．これは腫瘍抑制遺伝子として働くと考えられている．腫瘍発生のメカニズムである「ツーヒット理論」と同様に，MEN1 の症例は異常な，もしくは不活化された*MEN1*アレルを片方の親から引き継いでいる．この生殖細胞における異常はすべての細胞において存在する．出生後，副甲状腺細胞におけるもう一方の*MEN1*アレルには，例えば突然変異や欠失といった現象が自然に起こる可能性がある．もしこの 2 つ目の突然変異が細胞増殖に有利に働いた場合，この突然変異を抱えた細胞がクローン性に増殖し，腫瘍細胞と化すに至る．家族性でない良性の副甲状腺腺腫の約 25％が，*MEN1*遺伝子の位置する 11 番染色体のアレルの欠損がないとされている．

メニンは核に存在しており，*in vitro*では核において転写因子である JunD に結合して転写を抑制する．

メニンの生理的機能や，メニンが下垂体や膵臓，副甲状腺における腫瘍形成をどのようにもたらしているのかは，いまだ明らかではない．メニン相同遺伝子（*Men1*）をともに特異的に欠失させたマウスは，胎生致死となる．*Men1*遺伝子のヘテロ欠損マウスは出生するが，成長とともに，膵島，副腎皮質，副甲状腺，甲状腺，下垂体に腫瘍を来すため，MEN1 症候群のモデルマウスとなっている．

*MEN1*遺伝子の突然変異は，遺伝子検査により検知することができるため，症例ごとに適切にマネジメントや遺伝カウンセリングを行うことが可能である．

MEN2A における副甲状腺機能亢進症は，RET タンパクの突然変異によって発生する．RET は，家族性の甲状腺髄様がんなど他の内分泌腫瘍の発生においても，重要な役割を果たしていることが明らかになっている（後述参照）．RET の突然変異が，どのような機序で副甲状腺細胞の増殖や PTH 分泌に異常をもたらすかは明らかになっていない．

臨床像

副甲状腺機能亢進症はさまざまな症状を引き起こす．無症候の症例では，スクリーニングの採血ではじめて診断される場合もある．筋骨格系の合併症や腎結石を引き起こす症例もある．カルシウムはほぼすべての臓器の機能に影響を与えるため，高カルシウム血症による症状や徴候は多彩である（表 17-3）．原発性副

表 17-3　原発性副甲状腺機能亢進症の症状や徴候

全身性	眼症状	骨格系
衰弱	帯状角膜変性	骨量減少
易疲労感	**循環器系**	病的骨折
体重減少	QT 間隔短縮	骨褐色腫
貧血	高血圧	骨痛
食欲不振	**腎・尿路系**	痛風
皮膚瘙痒	結石	偽痛風
異所性石灰化	多尿，多飲	軟骨石灰化症
精神・神経筋系	代謝性アシドーシス	囊胞性線維性骨炎
抑うつ	尿濃縮力低下	**消化器系**
集中力低下	腎石灰化	消化性潰瘍
記憶喪失		膵炎
末梢神経感覚障害		便秘
運動神経障害		吐き気
近位～全身性筋力低下		嘔吐

甲状腺機能亢進症を有する症例でも，患者の訴えの性質によっては，精神疾患や悪性腫瘍，さらに頻度は下がるが，結核やサルコイドーシスのような肉芽腫性疾患が疑われる場合もある.

　原発性副甲状腺機能亢進症は慢性の経過をたどり，PTH過剰や高カルシウムが遷延するほど，腎結石や骨量の現象などの症状が増加する．本疾患を抱える症例のうち約10〜15％にリン酸カルシウムやシュウ酸カルシウムによる再発性の尿路結石を生じる．尿路結石は尿排泄経路の閉塞や感染，進行する腎機能障害をもたらし得る．PTHの異常高値を呈する症例では，特に閉経後の女性において，骨回転が増加し骨量が減少する．これによって骨膜下の骨吸収が進行し，（特に皮質骨において）骨粗鬆症，さらには病的骨折が起こり得る.

　しかし原発性副甲状腺機能亢進の症例は，一定の頻度で無症候である．このような無症候例は，外科的治療を行わず経過観察していても，通常は臨床的に増悪することはない．無症候例に，いつ副甲状腺機能亢進症の診断を下すかを決定するのは困難なため，定期的な経過観察が必要となる．近年の研究において8〜10年間にわたり保存的に経過観察したところ，特に大腿や前腕のような皮質骨中心の部位では骨量が有意に減少することが示唆されている．これらの研究結果より，無症候性の副甲状腺機能亢進症において長期的に経過観察することが妥当かどうか，再び議論となっている．一方，軽度の副甲状腺機能亢進に対して副甲状腺の外科的切除を行った症例では，経時的に骨量の改善が認められている．このような研究結果から，軽度で無症候性の原発性副甲状腺機能亢進症がどのように骨格系に有害事象をもたらすのかということが問題となっている.

　原発性副甲状腺機能亢進症における特徴的な画像所見としては，過剰なPTHによる骨への慢性的な影響がみられる．この特徴とは，骨膜下吸収(最も明らかになるのは鎖骨や手の末節骨である)や全身性の骨量減少，古典的にはいわれているが現在ではまれとされる褐色腫などがある．一般的ではないが，骨に対する過剰なPTHの影響で骨硬化症に至る症例も存在する．腹部X線写真やCT画像では腎石灰化や尿路結石などが認められる場合もある.

　高カルシウム血症を呈した症例では，以下の鑑別をすべて考慮する必要がある(表17-4)．外来患者においては，原発性副甲状腺機能亢進症が高カルシウム血症の90％以上を占める．原発性副甲状腺機能亢進症の確定診断には，最低2回，血清カルシウム値と

表17-4　高カルシウム血症の鑑別疾患

原発性副甲状腺機能亢進症
腺腫
がん
過形成
家族性(良性)低カルシウム尿症性高カルシウム血症
遺伝性：CaSR突然変異
後天性：CaSRのカルシウム感知やシグナル伝達を阻害する自己抗体産生
悪性腫瘍関連高カルシウム血症
固形腫瘍(大多数がPTHrPの過剰産生)
多発性骨髄腫
成人T細胞白血病，リンパ腫
その他のリンパ腫
甲状腺中毒症
薬物性
サイアザイド
リチウム
ビタミンD，ビタミンA中毒
肉芽腫性疾患
サルコイドーシス
結核
ヒストプラズマ症(その他真菌感染症)
ミルク・アルカリ症候群

注：CaSR：Ca感知受容体，PTHrP：副甲状腺ホルモン関連ペプチド.

intact PTH値を同時に測定することが必要である．高カルシウム血症にもかかわらずPTHが上昇していたり，不相応に正常範囲内であったりすることが，PTH依存性の高カルシウム血症の原因として最も頻度の高い原発性副甲状腺機能亢進症を診断する上で重要となる(表17-5).

　二次性副甲状腺機能亢進症の症例の血清カルシウム値は，正常ないし正常よりもやや低値を示すことがある(後述参照)．腎機能が正常の場合は，PTH分泌増加によるリン利尿効果により，多くは血清リン値が低下している．血清PTH値は上昇していても，骨の脱灰が進み，かつ慢性的なビタミンD欠乏がある場合では，カルシウム濾過量は低下する．その結果，多くの症例で尿中カルシウム排泄は非常に低値となる．さまざまな原因によるビタミンD欠乏では，25-(OH)Dレベルは低値，あるいは検出感度以下となる.

17. 副甲状腺，カルシウム，リン代謝の障害

表17-5 高カルシウム血症の原因疾患ごとの検査所見

	血清 Ca^{2+}	血清 PO$_4$$^{3-}$	Intact PTH	PTHrP	1,25-(OH)$_2$D	尿中 Ca^{2+}
原発性副甲状腺機能亢進症	↑	↓, N	↑	N, Und	N, ↑	N, ↑[1]
悪性腫瘍関連高カルシウム血症	↑	↓, N	Und	↑[2]	N, ↓	↑
家族性(良性)低カルシウム尿性高カルシウム血症	↑	N	N, ↑[3]	Und	N	↓
ビタミンD依存性高カルシウム血症	↑	N, ↑	↓	Und	N, ↑[4]	↑

注：N：正常，Und：検出感度以下，PTH：副甲状腺ホルモン，PTHrP：副甲状腺ホルモン関連ペプチド．
[1]食事性カルシウム摂取量やカルシウム摂取制限によっては低下し得る．
[2]70～80%の症例でがんや液性因子などの高カルシウム血症を呈する基礎疾患を有する．
[3]PTHの軽度の上昇が25%程度の症例で報告されている．
[4]ビタミンD$_2$やビタミンD$_3$中毒により，1,25-(OH)$_2$Dが上昇することは一般にない．

家族性(良性)低カルシウム尿性高カルシウム血症

病因

　無症候性の高カルシウム症例では，**家族性(良性)低カルシウム尿性高カルシウム血症 familial(benign) hypocalciuric hypercalcemia** を考慮する必要がある．本症例では一般的に血清カルシウム値，マグネシウム値は上昇しており，PTH値は正常かやや上昇しており，低カルシウム尿症を呈する(表17-5)．この疾患は常染色体優性の形式で遺伝し，CaSR遺伝子のアレルの1つに点突然変異が起きることにより発症する．良性高カルシウム血症の家族例では，まれであるが**新生児重症原発性副甲状腺機能亢進症 neonatal severe primary hyperparathyroidism** を発症することがある．このタイプの副甲状腺機能亢進症は，血族結婚で産まれた胎児にみられることが多く，突然変異を起こしたCaSR遺伝子コピーを2つ引き継いでいることで生じる．

発症機構

　CaSRはGタンパク共役受容体スーパーファミリーの1つであり，副甲状腺や腎臓に高度に発現している．CaSRは副甲状腺において血清カルシウム濃度の変化を検知する分子であり，PTH分泌速度を調節する．腎臓ではCaSRは尿中カルシウム排泄速度を調節しているが，これも血清カルシウム濃度を感知することにより調節されている．

　家族性(良性)低カルシウム尿性高カルシウム血症や新生児重症原発性副甲状腺機能亢進症例では，血清カルシウム濃度の感知が腎臓と副甲状腺の両方で不完全となっている．家族性(良性)低カルシウム尿性高カルシウム血症では，細胞外カルシウム濃度の感知が部分的に低下しており，新生児重症原発性副甲状腺機能亢進症では顕著に低下している．副甲状腺主細胞が，血清カルシウムを「低値」であると誤った感知をするために，PTH分泌を抑制すべき状況で正しく抑制しない(図17-2)．このため，PTH値が不適切に正常範囲内となったり，軽度高値となったりする．腎臓においても血清カルシウム濃度が低いと(不適切に)感知するため，カルシウムは再吸収される．この結果，低カルシウム尿症を呈することが多い．変異遺伝子の数が異なるため，家族性(良性)低カルシウム尿性高カルシウム血症では症状が軽度で，新生児重症原発性副甲状腺機能亢進症では致命的となるほどに重症化する．

臨床像

　家族性(良性)低カルシウム尿性高カルシウム血症では，一般に生涯を通じて無症候性の高カルシウム血症が持続する．しかし，長期的な副甲状腺機能亢進症や高カルシウム血症の結果，臓器障害を来すことはないと考えられている．尿路結石や骨量低下，腎不全は原発性副甲状腺機能亢進症の一般的な合併症であるが，本疾患では一般にこれらの合併症を来さないとされる．また副甲状腺切除によるメリットもないと考えられている．高カルシウム血症は，副甲状腺全摘出を行わない限り寛解しない．本疾患では，患者の状態も良好に保たれることから，外科的切除は推奨されない．

　一方，新生児重症原発性副甲状腺機能亢進症では，顕著な高カルシウム血症が出現し，PTHは異常高値を示し，出生時にすでに骨の脱灰が進んでおり，筋の低緊張，成長障害が起きる．本疾患を持つ児は，生存のために副甲状腺全摘出が必要となる．

　無症候性高カルシウム血症の症例では，親族に高カ

ルシウム血症の病歴や副甲状腺摘出に不応性であった症例がいなかったかなど，家族歴を注意深く聴取する必要がある．家族性（良性）低カルシウム尿性高カルシウム血症を疑った場合は，血清と尿中のカルシウムとクレアチニン値を同時に計測する必要がある．尿中カルシウム値は典型的には低値で，多くの場合は 100 mg/24 時間以下となる（表 17-5）．24 時間蓄尿検査によるカルシウム-クレアチニンクリアランス比は通常 0.01 以下であり，高くても 0.02 である．この比は尿中カルシウム（mg/dL）×血清クレアチニン（mg/dL）/血清カルシウム（md/dL）×尿中クレアチニン（mg/dL）で求められる．CaSR 遺伝子の突然変異の有無を調べる遺伝子検査はいくつかの施設で利用することが可能であり，確定診断を得るためには最も重要な検査である．

チェックポイント

15. 原発性副甲状腺機能亢進症をもたらす疾患のうち，最も頻度が高いのは何か．
16. 多発性内分泌腫瘍症候群における副甲状腺機能亢進症の原因は何か．
17. 二次性副甲状腺機能亢進症を起こす原因は何か．原発性副甲状腺機能亢進症との症状や徴候の違いは何か．
18. 原発性副甲状腺機能亢進症における一般的な症状や徴候は何か．原発性副甲状腺機能亢進症と家族性（良性）低カルシウム尿性高カルシウム血症はどのように鑑別することができるか．これらの違いが起きる機序は何か．

悪性腫瘍による高カルシウム血症

病　因

悪性腫瘍症例の約 10% に高カルシウム血症が合併するとされている．特に肺や食道などの扁平上皮がん，腎細胞がん，乳がんなどの固形腫瘍に一般的にみられる．高カルシウム血症は多発性骨髄腫の 3 分の 1 を超える症例で起こり得るが，リンパ腫や白血病では一般的でない．

発症機構

固形腫瘍においては PTHrP が分泌されることにより高カルシウム血症を来すことが一般的で，その機序は前述の通りである．これは液性因子による高カルシウム血症であり，原発性副甲状腺機能亢進症と同様に，異常上昇した PTHrP の作用によりびまん性に骨吸収が亢進した結果，高カルシウム血症に至る．腎臓において PTHrP はカルシウム排泄を減弱させ，また高カルシウム血症自体が腎臓の CaSR を介して尿濃縮能を低下させることにより脱水を進行させ，その結果，高カルシウム血症はさらに増悪する．

多発性骨髄腫による高カルシウムは機序が異なる．骨髄腫細胞は局所における骨吸収，骨融解を骨髄において引き起こすが，これはインターロイキン 1 や腫瘍壊死因子のようなサイトカインを放出することで骨吸収活性を上昇させることによると考えられている．まれにリンパ腫細胞は 1,25-$(OH)_2$D を分泌することで高カルシウム血症を引き起こすとされている．

一方，高カルシウム血症を呈する患者は骨転移を来していることが多いが，骨転移自体が直接高カルシウム血症に影響するわけではないと考えられている．

臨床像

原発性副甲状腺機能亢進症では症状が顕在化する症例は少ない一方，悪性腫瘍による高カルシウム血症を呈した症例は著しい衰弱を伴う場合が多い．高カルシウム血症は悪性腫瘍の進行例で出現することが多く，平均予後は数週から数ヵ月程度であり，ほとんど例外なく何らかの検査で腫瘍が明らかとなる．さらに高カルシウム血症自体も症状を引き起こすほど高度な場合が多く，吐き気，嘔吐，脱水，意識障害，昏睡などが起こり得る．生化学的には悪性腫瘍関連高カルシウム血症は血清リンが低下しており，intact PTH が抑制されているという特徴がある（表 17-5）．また，ほとんどの固形腫瘍において血清 PTHrP 値が上昇している．これらの検査結果と臨床症状などをあわせて考えれば，原発性副甲状腺機能亢進症との鑑別は比較的容易である．

チェックポイント

19. 高カルシウム血症を一般的に呈する腫瘍は何か．
20. 腫瘍が高カルシウム血症を引き起こす機序は何か．
21. 悪性腫瘍に伴う高カルシウム血症における臨床症状や検査所見は何か．

副甲状腺機能低下症および偽性副甲状腺機能低下症

病因

血中の全カルシウムにはイオン型，タンパク結合型，複合体型が含まれている．しかし，低カルシウム血症によって症状を引き起こすのは，これらのうちイオン化カルシウムが低下した場合のみであることを理解する必要がある．さらにイオン化カルシウムが低下している場合のみ，低カルシウム血症の原因となる疾患を考える必要がある．

総カルシウムが低値となる一般的な原因は低アルブミン血症である．低アルブミン血症はイオン化カルシウムではなく，タンパク結合型カルシウムのみを低下させる．すなわち低アルブミン血症単独ではミネラル代謝異常を評価する必要はない．低アルブミン血症の症例でイオン化カルシウム値が低いかどうかを知るため，直接的にイオン化カルシウム値を計測することは可能である．この検査を実施できない場合は，その代用としてアルブミン値の低下の程度に応じて，血清総カルシウム値を補正する．具体的には血清アルブミン値が 1 g/dL 低下するごとに 0.8 mg/dL を実測の血清総カルシウム値に加える．この補正を行うことで，血清総カルシウム値はほぼ正常範囲内に収まる．

低イオン化カルシウム血症の鑑別診断は多岐にわたる（表17-6）．低カルシウム血症は**副甲状腺機能低下症 hypoparathyroidism** や低マグネシウム血症による PTH 分泌低下で起こり得る．PTH が適切にもしくは過剰に分泌されているにもかかわらず，PTH の標的臓器において PTH 反応性が低下している場合，これを**偽性副甲状腺機能低下症 pseudohypoparathyroidism** という．

副甲状腺機能低下症にもさまざまな形式があるが，いずれも頻度は高くない（表17-7）．ほとんどの症例が甲状腺や副甲状腺の手術において，意図せず副甲状腺を傷つけたり，切除したり，血管を損傷したりといったことが原因である．手術の範囲や，正常副甲状腺を同定して血流を温存する外科医の能力により，術後の発症頻度の報告は 0.2〜30% とさまざまである．術後の低カルシウム血症は一過性の場合も，永久に改善しない場合もあり，副甲状腺機能が低下したままの症例も存在する．

絶対的もしくは相対的 PTH 欠乏は，術後合併症以外にもさまざまな原因で生じ得る（表17-7）．自己免

表17-6 低カルシウム血症の鑑別疾患

副甲状腺ホルモン（PTH）の分泌不全
副甲状腺機能低下症（表17-7参照）
PTH に対する低反応性，抵抗性
偽性副甲状腺機能低下症（1a型，1b型，2型）
敗血症関連低カルシウム血症
PTH 分泌不全と PTH に対する抵抗性
以下の結果による慢性的なマグネシウム喪失
下痢，低栄養
アルコール依存症
薬物（アミノグリコシド系抗菌薬，ループ利尿薬，シスプラチン，アムホテリシン B）
中心静脈栄養
一次性の腎マグネシウム喪失
1,25-(OH)$_2$D の産生低下
栄養障害によるビタミン D 欠乏
肝障害
胆汁うっ滞
小腸の障害による低吸収
腎不全
ビタミン D 依存性くる病 1 型（1α ヒドロキシラーゼ活性の欠失，非常にまれ）
腫瘍性骨軟化症
1,25-(OH)$_2$D に対する抵抗性
ビタミン D 依存性くる病 2 型（ビタミン D 受容体の欠損，まれ）
ビタミン D 依存性くる病 3 型（ビタミン D 受容体-レチノイン酸受容体のヘテロ二量体の標的 DNA への結合を阻害するビタミン D 応答配列結合タンパクの過剰産生）
ホメオスタシスによる急性の反応
膵炎（後腹膜脂肪においてカルシウム塩を形成する）
薬物性（例えば，EDTA，クエン酸，ビスホスホネート，リン酸，ホスカルネット）
肝移植（クエン酸が代謝されず，クエン酸カルシウムを形成してイオン化カルシウムが低下）
横紋筋融解症
飢餓骨症候群（脱灰した骨に対するカルシウム沈着が増加する）
骨形成性転移（例えば，乳がん，前立腺がん）
腫瘍崩壊症候群（細胞傷害性療法の結果，腫瘍細胞から放出されたリンの急性負荷）

注：EDTA：エチレンジアミン四酢酸．

表17-7 副甲状腺機能低下症の原因

甲状腺，副甲状腺，喉頭などの手術後合併症
自己免疫性機序による破綻
孤発性
自己免疫性多内分泌腺症候群1型(APS-1)
二次性マグネシウム欠乏や高マグネシウム血症
Basedow病や甲状腺がんに対する[131]I治療後
鉄蓄積症(サラセミア，ヘモクロマトーシス)，銅蓄積症(Wilson病)
遺伝性
DiGeorge(22q欠失)症候群
常染色体劣性もしくは優性の形式をとる突然変異prepro PTH遺伝子
X連鎖副甲状腺機能低下症
副甲状腺発生に関わる転写因子(例：GCMB，GATA3)の突然変異
ミトコンドリアDNA突然変異
CaSRの活性化突然変異
CaSRを活性化する自己抗体による後天性自己免疫症候群
腫瘍浸潤(非常にまれ)

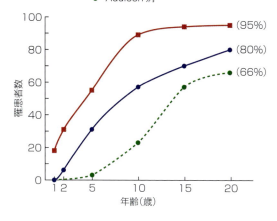

図17-17 自己免疫性多内分泌腺症候群1型68例のコホート研究における3つの一般的な臨床症状の発症年齢ごとの累積発生率．括弧内は20歳での累積発生率を示す．(Ahonen P et al. Clinical variation of autoimmune polyendocrinopathy-candidiasis-ectodermal dystrophy [APECED] in a series of 68 patients. N Engl J Med. 1990;322:1829よりデータを引用．)

疫による副甲状腺の破綻，マグネシウム欠乏，常染色体優性・劣性，X連鎖といった遺伝形式の副甲状腺機能低下症，CaSR遺伝子の活性化突然変異やCaSRに対する刺激性自己抗体(後述参照)，鉄や銅の蓄積症による副甲状腺機能低下症などが原因として含まれる．**DiGeorge症候群** DiGeorge syndromeでは副甲状腺の発達異常を来して，さまざまな重症度の副甲状腺機能低下症を引き起こす．この症候群は新生児期から小児期，成人に至るまで発症する可能性があり，細胞性免疫の欠落やその他の先天異常を伴う(表17-7)．GCMB(glial cell missing-B)といった転写因子は副甲状腺の発達に必須であり，この遺伝子変異は家族性孤発性副甲状腺機能低下症に関与している．また別の転写因子であるGATA3において突然変異が起きると，視神経や腎，副甲状腺の発達に異常を来して，ろう，腎異常，副甲状腺機能低下症を来す．

自己免疫性多内分泌腺症候群 autoimmune polyendocrine failure syndrome(APS)は2つの型に分けられる．APS1型では一般的に皮膚粘膜カンジダ症，Addison病(副腎不全)，副甲状腺機能低下症を呈し，頻度は下がるが卵巣機能不全や甲状腺機能異常を呈することもある．APS1型のさまざまな症状は10〜20歳代前半までに出現する(図17-17)．

これらのほとんどの症例で副腎や副甲状腺に対する自己抗体がみられる．その結果として他の性腺，甲状腺，膵臓といった内分泌器にも障害が起きる．APS1型は**自己免疫制御因子** autoimmune regulator (**AIRE**)遺伝子の突然変異による常染色体劣性遺伝形式を取る疾患である．AIREは胸腺上皮の一部に正常でも発現しており，クローン選択における自己反応性T細胞のネガティブセレクション(負の選択)に関係していると考えられている．これらのT細胞クローンは自己認識に関わっており，これらの細胞の除去がうまく行われないために，APS1型では自己免疫性機序による内分泌細胞破壊が生じると考えられている．

APS-2，別名**Schmidt症候群** Schmidt syndromeは甲状腺機能低下症と副腎機能不全を特徴とし，副甲状腺は冒されない(21章参照)．

発症機構

副甲状腺機能低下症の発症機序は単純である．血清カルシウム値を正常範囲に保つのに必要な量のPTHを分泌することができず，腎臓でのカルシウム保持，および腎臓での$1,25\text{-}(OH)_2D$産生が損なわれるために，ミネラル代謝異常が生ずる．低カルシウム血症とともに高リン血症も同時にみられるが，これはPTHが近位尿細管に作用してリン排泄を促進する能力が低下するためである．PTHは腎臓における$1,25\text{-}(OH)_2D$産生を刺激するため，副甲状腺機能低下症では血中

1,25-$(OH)_2$D は低下する. 高リン血症は 1,25-$(OH)_2$D 合成の抑制に拍車をかける. 血中 1,25-$(OH)_2$D の低下は, 腸管でのカルシウム吸収の低下を引き起こす. 適切な量の 1,25-$(OH)_2$D と PTH が保たれなければ, 骨からのカルシウム移動も異常を来す. 低カルシウム血症となるにもかかわらず, 尿中のカルシウム排泄は PTH 不足のため増加する.

マグネシウム欠乏は, 低カルシウム血症の一般的な原因である. 低マグネシウム血症に伴う低カルシウム血症は, 機能的, 可逆性の副甲状腺機能低下症に関連して生じる. 腎臓や骨において PTH に対する低反応性が存在していることも病態に関与している. 低マグネシウム血症は, アルコール依存症, 下痢, ループ利尿薬やアミノグリコシド, アムホテリシン B, シスプラチンといった薬物などさまざまな原因で起こり得る (表 17-6). マグネシウムは正常な PTH 分泌反応を維持するのに必要である. 一度マグネシウムが補充されれば, 低カルシウム血症に対する反応が正常化し PTH 値は上昇し, ミネラル異常は補正される.

偽性副甲状腺機能低下症 pseudohypoparathyroidism とは PTH 値は一般的には上昇しているが, 標的臓器(特に腎臓)の PTH 反応性が低下している状態をさす. 偽性副甲状腺機能低下症 1 型では PTH のセカンドメッセンジャーである cAMP を産生する能力が低下している. 1a 型では, PTH 受容体をアデニル酸シクラーゼに結合させる細胞内タンパクである刺激性 G タンパクの α サブユニット(Gs-α)が欠損していることで, cAMP 産生が低下する. 1b 型では, Gs-α 値は正常に保たれているが, 異常な DNA メチル化によって Gs-α 遺伝子転写制御が異常を来している. 2 型では, 尿中 cAMP は正常であるにもかかわらず, PTH 流入に対するリン利尿作用が低下している. この非常にまれな形式の PTH 抵抗性の病態についての詳細は依然として判明していない.

CaSR の活性突然変異では, 典型的には常染色体優性遺伝形式をとる低カルシウム血症と高カルシウム尿症を呈する. どちらの疾患も異常に活性化された CaSR によるものであり, これにより血清カルシウムが低くても PTH は分泌されず, 腎臓におけるカルシウム再吸収も生じなくなる. これらの症例ではまれに軽度の低カルシウム血症による症状が出現するが, ビタミン D が投与されると高度の高カルシウム尿症, 尿路結石を来す可能性があり, 重度の場合は腎不全に至る場合がある.

臨床像

低カルシウム血症による臨床症状や徴候は, 原因によらず類似している(表 17-8). 無症候の症例があれば, 潜在的もしくは明らかなテタニーを呈する症例もある. **テタニー tetany** は意図せず筋肉の緊張性収縮が起きるものと定義される. 疼痛を伴う手首の攣縮スパズムと喉頭における喘鳴はテタニーのなかでも劇的な症状である. 潜在的なテタニーは Chvostek 徴候や Trousseau 徴候を調べることにより証明される. **Chvostek 徴候**は耳腹側の顔面神経領域を軽く叩くと誘発される. 同側の顔面筋が歪めば陽性と解釈する. **Trousseau 徴候**は腕に血圧計のカフを巻いて, 3 分間収縮期血圧を超える圧で圧迫することで証明される. 低カルシウムがあると疼痛を伴う手首の筋肉の収縮と攣縮が起きる(図 17-18). 低カルシウム血症が重度で

表 17-8 低カルシウム血症による症状および徴候

全身性	意識障害
	衰弱
	精神発達遅滞
	行動変容
神経筋系	異常感覚
	精神疾患
	痙攣
	手足の攣縮
	Chvostek 徴候, Trousseau 徴候
	うつ状態
	筋肉のつり
	パーキンソン徴候
	易刺激性
	大脳基底核の石灰化
循環器系	心電図における QT 間隔延長
	心電図における ST-T 波の変化
	心不全
眼科	白内障
歯科	歯のエナメル質低形成
	歯根形成不全
	永久歯の形成不全
呼吸器系	喉頭痙攣
	気管支痙攣
	喘鳴

代表的なカルシウム代謝障害の病態生理

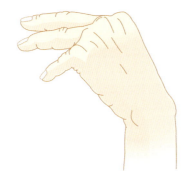

図 17-18 低カルシウム血症によるテタニーで，手関節が痙攣したときの指の姿位．(Ganong WAF: *Review of medical physiology*, 16th ed. McGraw-Hill Companies, Inc. 1993 より許可を得て転載．)

あるにもかかわらず自覚されていなければ，気道閉塞，意識障害，全般性痙攣などを来す可能性があり，場合によっては死に至ることもある．

慢性的な低カルシウム血症は，頭蓋内，特に大脳基底核に石灰化を来す．これらはCTやMRI，頭部X線写真で検出される．慢性的な低カルシウム血症は，頭蓋内のみならず水晶体においても石灰化を促進し，白内障の原因となる．

低カルシウム血症による臨床症状や徴候に加えて，偽性副甲状腺機能低下症1a型の症例では**Albright遺伝性骨形成異常症 Albright hereditary osteodystrophy**と呼ばれる一連の症候群が存在する．これは低身長，肥満，精神発達遅滞（精神遅滞），満月様顔貌，第4，5中手骨・中足骨の短縮，皮下石灰化を特徴とする．低カルシウム血症の鑑別疾患を検討する際，臨床的状況は重要な手立てとなる．偽性副甲状腺機能低下症や他の遺伝形式を取る副甲状腺機能低下症を診断する上で，家族歴があることは重要な根拠となる（表17-7）．低カルシウム血症，高リン血症を呈し，血清クレアチニンが正常である場合は，偽性副甲状腺機能低下症の

可能性が強く示唆される．頸部手術歴についても聴取する必要がある．外科手術後の副甲状腺機能低下症による低カルシウム血症は，症状が顕在化するまでの潜伏期間が長期に及ぶ場合がある．低カルシウム血症やAlbright遺伝性骨形成異常症，その他のAPS1型などの徴候（例えば，白斑，皮膚カンジダ症，副腎不全など）が認められた場合は，身体診察が有用となる．偽性副甲状腺機能低下症1a型では，原発性甲状腺機能低下症や性腺機能不全など他の内分泌疾患を合併することも多い．

低カルシウム血症の原因を鑑別する上で，検査結果は非常に有用である（表17-9）．副甲状腺機能低下症や偽性副甲状腺機能低下症では，（常にではないが）ほとんどの場合，血清リン値は上昇している．マグネシウム欠乏では，血清リン値は通常正常範囲内である．腎不全以外の原因による二次性副甲状腺機能亢進症では，典型的には血清リンは低値である．低カルシウム血症の原因を決定付ける上で，血清PTH値は非常に重要である．PTHは古典的には未治療の偽性副甲状腺機能低下症で上昇しており，副甲状腺機能低下症やマグネシウム欠乏では上昇しない．偽性副甲状腺機能低下症では，副甲状腺機能がどの程度保たれているかによって，intact PTHは検出感度未満であったり，低値であったり，正常であったりする．ビタミンD産生の低下や生体利用能の低下による二次性副甲状腺機能亢進症では，ビタミンDに関連する疾患や問題（例えば，限局性腸炎，腸切除，肝疾患など）が示唆される．このような病態の存在は，25-(OH)D低値，PTH上昇を確認することにより証明される．

血清マグネシウム値の測定は，マグネシウム欠乏による低カルシウム血症を除外するための第一歩であり，低カルシウム血症の鑑別をする上で最初に行う必要がある．尿中マグネシウムが血清マグネシウムと比して不相応に高値の場合は，腎臓におけるマグネシウ

表 17-9 低カルシウム血症の原因疾患による検査所見の違い

	血清 Ca^{2+}	血清 PO_4^{3-}	intact PTH	$25-(OH)D_3$	PTH注射による尿中cAMPの反応
副甲状腺機能低下症	↓	↑, N	↓, N[1]	N	N
偽性副甲状腺機能低下症	↓	↑, N	↑	N	↓[2]
マグネシウム欠乏	↓	N	↓, N[1]	N	N
二次性副甲状腺機能亢進症[3]	↓	N, ↓	↑	N	N

注：PTH：副甲状腺ホルモン，cAMP：サイクリックアデノシンーリン酸．
[1] 正常範囲内であっても，血清カルシウム値を考慮すると不相応に低い．
[2] 偽性副甲状腺機能低下症1a型，1b型では，PTH注射による尿中cAMPの反応は正常以下．
[3] ビタミンD欠乏の場合など．尿中カルシウム排泄は50 mg/24時間を下回る．

ム過剰喪失が考えられる．この場合PTHは典型的には，正常から低値を取る．しかし低カルシウム血症の状況でPTHが正常ということは，異常な状態である．

　AIRE突然変異による自己免疫性副甲状腺機能低下症を疑うには，3つの特徴的な臨床所見のうち最低2つを有している必要がある．近年の研究でインターフェロンαもしくはインターフェロンωに対する自己抗体がAPS1型の95%以上に認められることが明らかとなり，疾患のスクリーニング検査として非常に有用である．

　偽性副甲状腺機能低下症の確定診断は合成ヒトPTH(1-34)を注射して，尿中cAMPやリン排泄の反応をみることで可能である．この方法で末梢臓器のPTH抵抗性を証明し，偽性副甲状腺機能低下症のうち1型か2型かの診断を行うことができる．

　副甲状腺機能低下症は重症度が幅広いため，治療の必要性もさまざまである．副甲状腺機能が低下している患者のなかでも，妊娠や授乳といった副甲状腺に対するストレスが増加する状況でのみ低カルシウム血症が誘発される症例も存在する．その一方，PTH欠乏が慢性的な症状をもたらすため，カルシウム補充やビタミンDアナログ投与が生涯必要となる症例も存在する．これらの治療を行っている症例では，定期的な血清カルシウム，尿中カルシウム，腎機能の経過観察を行う必要がある．さらに自己免疫性副甲状腺機能低下症の症例では，定期的に副腎不全を発症していないか，また吸収不良や慢性肝炎，角膜炎，悪性貧血，脱毛，白斑，その他APS1型の合併症が出現していないか，定期的に検討する必要がある．

チェックポイント

22. 副甲状腺機能低下症の原因は何か．
23. 偽性副甲状腺機能低下症の機序は何か．
24. 低カルシウム血症の症状や徴候は何か．
25. 低カルシウム血症の原因を鑑別する上で，どのような検査を行う必要があるか．

甲状腺髄様がん

病　因

　甲状腺髄様がんは甲状腺C細胞の新生物であり，甲状腺悪性腫瘍のうち5〜10%を占めるに過ぎない．約80%が散発性だが，20%が家族性に発生し，常染色体優性MEN2AやMEN2B，非MEN症候群としてみられる．散発例では腫瘍は通常片側性である．しかし遺伝性の症例では，腫瘍はしばしば両側性で多中心性である．10番染色体の*RET*プロトがん遺伝子における生殖細胞系列の活性化突然変異が，髄様がんの3つの形式の原因であることが知られている．3つとは家族性孤発性甲状腺髄様がん，MEN2A，そしてMEN2Bである．散発例においても半分以上の症例で家族性髄様がんと同様の体細胞突然変異を認めるが，この突然変異は腫瘍内にしか存在せずゲノムDNAにはないため，遺伝性とはならない．

発症機構

　髄様がんの増大は緩徐であるが進行性で，周辺臓器への局所浸潤もよくみられる．血行性に散布され，リンパ節転移，骨転移，肺転移などが一般的にみられる．臨床的な進行のしかたについては症例によりさまざまであり，70%もの例で頸部や縦隔リンパ節転移を早期に来すものの，腫瘍の増大についてはゆっくりとした経過をたどることが一般的である．ごく一部に非常に増大速度の速い症例も存在するため，髄様がんやMEN2A，MEN2Bといった家族歴のある高リスク群を早期に見つけることが，病期の進行や遠隔転移を防ぐ上で重要となる．総生存率は5年で80%，10年で60%と推定されており，診断時に40歳未満の例では高齢の症例よりも生命予後が良好であるという報告が散見される．コドン918に存在する*RET*プロトがん遺伝子の突然変異がMEN2B症例の95%にみられ，これらの症例では予後が不良である．

　MEN2型の患者はほぼ全例で髄様がんを発症する．MEN2AでもMEN2Bでも甲状腺腫瘍は悪性である．一般的にはがんを発症する前にC細胞過形成が先行するため，この前がん病変を見つけることができた場合には予防的甲状腺摘出を考慮する必要がある．MEN2A，MEN2Bともに褐色細胞腫と関連がみられるが，悪性である頻度は高くない．頻度は低いが，MEN2Aは副甲状腺機能亢進症を合併することがあり，その原因は悪性腫瘍ではなくびまん性過形成であることが一般的である．腫瘍による慢性的な高カルシトニン血症が，副甲状腺過形成の発症に影響を与える場合もある．副甲状腺過形成はMEN2Bや散発性の髄様がんにはほとんど合併しない．

臨床像

　散発性の髄様がんの発症頻度に男女差はなく，50歳以上でみられることが一般的である．MEN2Aや

MEN2B例ではさらに若い年齢で発症し，小児期であることもしばしばである．実際，40歳以下で見つかった髄様がんは，家族性髄様がんやMEN2A，MEN2Bを抱えている可能性が示唆される．髄様がんの結節は，単発性の場合も多発性の場合もある．散発性髄様がんはしばしば頸部リンパ節腫大を触れる．

C細胞は神経内分泌細胞であるため，その腫瘍細胞もカルシトニンのほかに，プロスタグランジン，セロトニン，副腎皮質刺激ホルモン，ソマトスタチン，カルシトニン遺伝子関連ペプチドといったホルモンを分泌する場合がある．髄様がん患者の約25%では，セロトニンやカルシトニン，プロスタグランジンが分泌性下痢の原因となり得る．一般に下痢があれば，腫瘍量は大きく，場合によっては転移していることが示唆される．他に皮膚紅潮がみられる場合があり，これは血管拡張物質であるサブスタンスPやカルシトニン遺伝子関連ペプチドが腫瘍から産生されていることによると考えられる．

髄様がんが疑われる症例では，甲状腺の放射線核医学検査によりRI（radioisotope）が取り込まれない結節（低摂取結節 cold nodule）が単腺，あるいは2腺以上認められる場合がある．超音波検査では充実性の結節を認める．穿刺吸引生検では，免疫染色でカルシトニン陽性のC細胞病変に特徴的な所見が認められる．甲状腺髄様がんの半数以上の症例において，穿刺吸引生検は確定診断に至らない．これは，カルシトニン染色により診断感度は上昇するものの，手術における凍結切片標本や，その後摘出された最終的な病理学的検査によってはじめて髄様がんが判明することが多いことによる．腫瘍は大きな石灰化を形成する傾向があり，頸部のX線写真で観察されることがある．骨転移は溶骨性，造骨性いずれの場合もあり，肺転移では周囲が反応性の線維性物質で取り囲まれることがある．

血中カルシトニン値は，髄様がんの有無と広がりの程度を検討する上で，最も重要な検査項目となる．髄様がんを抱える例ではほとんどの例で血中カルシトニン値は上昇しており，その程度は腫瘍量と相関する．C細胞過形成ではベースのカルシトニン値は上昇している場合もしていない場合もある．しかし腫瘍があれば，誘発試験で異常を示すことができる．グルコン酸カルシウム（カルシウム元素として2mg/kg相当）を1分以上かけて静脈注射し，その後ペンタガストリン0.5μg/kgを5秒以上で追加投与を行う．この誘発試験は，過形成や髄様がんのためにC細胞量が増えている状態で，カルシウムと合成ガストリンアナログであるペンタガストリンを投与することにより，過剰な

カルシトニン分泌を引き起こす目的で行う．血清カルシトニン値が正常の反応の2倍以上に上昇がみられれば異常とみなす．しかしカルシトニン誘発試験は偽陽性もあり得ることを念頭に置かねばならない．髄様がんを持つ患者の親族に対してC細胞過形成を検出するために行われていたカルシトニン誘発試験は，現在ではMENや家族性甲状腺髄様がん症候群を引き起こす生殖細胞突然変異を調べる遺伝子検査に取って代わられている．

臨床徴候や画像検査を併用しつつ，カルシトニン値を複数回測定することは，髄様がんの治療反応性のモニタリング，あるいは再発を診断する上で有用である．上述の通り，カルシトニン値は一般的には病状の程度を反映する．しかし腫瘍が未分化である場合は，カルシトニン値は腫瘍量を反映しない．他の有用な腫瘍マーカーとしてがん胎児性抗原 carcinoembryonic antigen（CEA）があり，この抗原は髄様がん患者ではしばしば上昇し，どの病期においても検出される．CEAが急速に上昇すると予後不良と予想される．

甲状腺髄様がんでは，手術が治療の中心となる．しばしば多中心性であるため甲状腺全摘出術が望まれる．腫瘍の進行が非常に遅いため，治療後も再発のモニタリングは生涯を通して行うことが望ましい．家族性甲状腺髄様がんと考えられていた患者がのちに褐色細胞腫や副甲状腺機能亢進症を発症し，MEN2Aであることが判明する場合もあり，この点からも生涯の経過観察が重要である．また家族性であろうと散発性であろうと，髄様がん全例でRETがん遺伝子の突然変異を調べるべきと考えられる．遺伝子検査は市販化され一般的に利用可能であるため，カルシトニン誘発試験はこの遺伝子検査に取って代わられている．MEN2型の95%以上でRET遺伝子の突然変異が検出される．髄様がんの散発例においても新規のRET遺伝子の突然変異がないか検査すべきである．その場合，家族についても同じ突然変異についてスクリーニングを行うことが可能となる．

MEN2AやMEN2B症例では，特に症状がなくても，褐色細胞腫のスクリーニングを行う必要がある．さらにMEN2A症例に限定すると，甲状腺摘出を行う前に副甲状腺機能亢進症のスクリーニングを受けることが望ましい．血漿メタネフリン分画やその他の生化学検査，画像検査に加えて，血清カルシウム値やPTHの測定を追加する必要がある．褐色細胞腫が存在する場合は，髄様がんの診断の時点で臨床的に無症候であっても，甲状腺摘出術中にカテコールアミン分泌がコントロールできずに重篤な合併症が引き起こされる

事態を防ぐためにも，甲状腺摘出術の前に切除しておくことが望ましい．また副甲状腺機能亢進症を合併する場合は，頸部手術を繰り返すことを防ぐ上でも，甲状腺摘出術の際に副甲状腺の治療も同時に行うことが望ましい(12章)．

> **チェックポイント**
> 26. 甲状腺髄様がんの診断はどのように行うべきか．
> 27. 甲状腺髄様がんの治療は何か．
> 28. 甲状腺髄様がんの高リスク群にはどのような特徴があるか．

骨粗鬆症

病因

骨粗鬆症は骨量が減少した状態と定義される．骨の構成成分は変わらないが，その量が減少する．骨量は小児期に急速に増加し，思春期にさらに急速に増加する．骨密度は10歳代の間に成人の約半分にまで達し(図17-19)，20歳代後半でピークを迎える．その後しばらく，骨量はそのまま維持されるが，女性では閉経時に急激に骨量が減少する．高齢者では，閉経時ほどではないものの，男女ともに骨量は年齢とともに減少する．

骨量がピーク時にどこまで増えるかは，小児期から思春期にかけての栄養状態，身体的活動，性ホルモンへの曝露が適切かどうかに依存する．栄養不良，荷重負荷を伴う運動の不足，性ホルモン不足のすべてが骨量増加に負の影響を及ぼす．骨の成長が終了したあとは，ピーク時にどこまで骨量が増えたかと，その後ど

の程度骨量が低下したかによって，骨量が決定される．遺伝的要因も骨量に大きな影響を及ぼす．黒人は，白人やアジア人よりも骨量が多く，骨粗鬆症になりにくいことが知られている．さらに近年，コーカサス人では，骨量のばらつきの半分以上が遺伝的要因によって説明されることが報告されている．しかし，数多くのホルモン関連因子，環境因子が，遺伝的に決定されたピーク時の骨量を引き下げ，その後の骨量の減少を加速させることがわかっており，骨粗鬆症の重要な危険因子として認識されている(図17-19, 表17-

表17-10 骨粗鬆症の原因

原発性骨粗鬆症
加齢
若年性
特発性(若年成人)
結合組織疾患
骨形成不全症
ホモシスチン尿症
Ehlers-Danlos症候群
Marfan症候群
薬物性
副腎皮質ホルモン
アルコール
甲状腺ホルモン
ヘパリン長期投与
抗痙攣薬
血液疾患
多発性骨髄腫
全身性肥満細胞症
不動
内分泌疾患
性腺機能低下症
副腎皮質機能亢進症
甲状腺機能亢進症
副甲状腺機能亢進症
消化管疾患
胃亜全摘
吸収不良症候群
閉塞性黄疸
胆汁性肝硬変

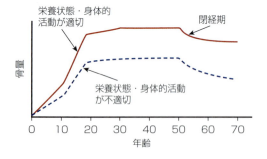

図17-19 女性の経年的な骨量の推移．骨の成長に最も重要な時期である小児期と思春期における不適切な栄養状態と身体的活動は，骨量に大きな影響を及ぼすことが示される．(Heaney RP et al. Peak bone mass. Osteo Int. 2000;11:985より許可を得て転載．)

10).

　骨粗鬆症の最も重要な病因は性ホルモンの欠乏である．閉経後に生じるエストロゲン欠乏は骨量減少を加速させる．このため，閉経後女性の多くは男性よりも骨量が少なく，骨粗鬆症性骨折の頻度が高くなる．男性の骨リモデリングに関しては，女性におけるエストロゲンの役割の一部をテストステロンが担っている．しかし男性の骨の成長と維持においてより中心的な役割は，末梢組織においてテストステロンから芳香族化され生成されるエストラジオールが担っている．性腺機能の低下した男性は，骨量の減少が加速度的に進行する．前立腺がんのためアンドロゲン除去療法を受けている男性は骨量減少と骨折のリスクが高い．副腎皮質ホルモンの使用，あるいは Cushing 症候群における内因性のコルチゾールの増加も骨量減少の重要な危険因子である．ステロイド性骨粗鬆症は，グルココルチコイド治療の長期合併症のなかで最も危惧すべきものの1つである．過剰な甲状腺ホルモン，抗痙攣薬，長期に及ぶヘパリン治療，不動，アルコール依存，喫煙なども骨粗鬆症の危険因子である．食事も重要な因子である．後述する通り，カルシウムとビタミンDの十分な摂取はピーク時の骨量を増加させ，その後の骨量減少を抑える上で重要である．食事に関連する問題はほかにもある．骨粗鬆症は西洋で多いことが知られており，これらの国々における高タンパクで塩分が多く，カリウムやその他の栄養素が不適切な食事が，おそらく尿中のカルシウム排泄を亢進させることにより，骨粗鬆症に関与する可能性が考えられる．その他，消化管，血液，結合組織に影響を及ぼすさまざまな疾患が骨粗鬆症の発症に関与し得る（表17-10）．

発症機構

　骨リモデリングは破骨細胞による骨吸収と骨芽細胞による骨形成のカップリングによって成り立っており，骨量の低下は，骨吸収の増加，骨形成の低下，あるいは両者の共存によって生じ得る．若年者における骨量の低下は骨形成の低下と不十分な骨の成長を認める場合が典型的であるが，閉経後の骨粗鬆症では骨吸収の亢進が主たる要因となる．閉経後の骨粗鬆症では，尿中のカルシウム排泄，I型コラーゲンのペプチド断片（N-テロペプチド，C-テロペプチドなど）の排泄量が増加し，破骨細胞の数，骨吸収面が増加する．同時に骨形成速度も増加し，骨芽細胞の活性を反映する血清アルカリホスファターゼ，骨基質タンパクであるオステオカルシンの値が上昇する．このように骨形成は亢進するものの，骨吸収のほうがより優位である

ことから，骨量は全体として減少する．このような高回転状態の直接的な要因はエストロゲン欠乏であり，エストロゲン補充療法により改善させることが可能である．

　エストロゲン欠乏に伴う加速度的な骨量低下は，閉経（自然閉経，外科的閉経）の直後より始まる．骨量の低下は，リモデリングが最も活発に起こる海綿骨に顕著に生じる．閉経後女性では，椎体の海綿骨は年間5〜10%も低下する．比較的若年の閉経後女性における骨粗鬆症性骨折は，海綿骨の比率が高い椎体に生じやすい．閉経後5〜15年経過すると，骨量低下は緩やかとなり，65歳以降では骨折頻度の男女差は消失する．

　エストロゲン欠乏状態における骨吸収活性化の細胞レベルでの機序は完全には解明されていないが，骨の微小環境においてインターロイキン6などのサイトカインが放出されることが病態に関与していると考えられている．これらのサイトカインは，間質細胞や骨芽細胞の RANK-L の発現を上昇させ，OPG 発現を低下させる．この結果，骨リモデリングのバランスが崩れ，破骨細胞の形成とこれに引き続く骨吸収が優位となる．

　加齢に伴う骨量減少の発症機序は明らかではない．骨量は30歳代，40歳代では安定して経過し，女性では閉経後5〜10年骨量減少が進行し，その後は男女ともに生涯，骨量は緩やかに低下する．

　加齢に伴う骨量減少の重要な要因の1つは，カルシウムと 1,25-$(OH)_2D$ が相対的に欠乏状態にあることである．腸管でのカルシウム吸収能は，年齢とともに低下する．カルシウムは尿中に一定量，必ず排泄されるため，カルシウム吸収能が低下した状況では，カルシウムバランスがマイナスにならないように摂取量を増やす必要がある．65歳以上の高齢者では，カルシウムバランスを保つためには 1,200 mg/日以上のカルシウムを摂取する必要があると推算される（表17-11）．米国の高齢女性の多くは，カルシウムの摂取量は 500〜600 mg/日にとどまっており，男性も女性よりいくらか多い程度である．さらに高齢者はしばしばビタミンD欠乏状態にあり，カルシウム吸収能はさらに低下し得る．25-$(OH)D$ 値は季節性の変動を示し，冬の終わり頃に低くなり，軽度の二次性副甲状腺機能亢進症を伴う．

　PTH 値は，さまざまな臓器系の加齢性変化に伴い，年齢とともに上昇する．腎臓の機能的な容積は加齢とともに低下し，これにより腎臓での 1,25-$(OH)_2D$ 産生が低下し，この結果，PTH 分泌が促進される．1,25-$(OH)_2D$ の産生低下は同時に，腸管でのカルシウム吸収を低下させ，加齢に伴うカルシウム吸収能の低下を

表17-11 カルシウムとビタミンDの推奨摂取量

年齢	カルシウム(mg/日)	ビタミンD(IU/日)
0〜6ヵ月	200	400
6〜12ヵ月	260	400
1〜3歳	700	600
4〜8歳	1,000	600
9〜13歳	1,300	600
14〜18歳	1,300	600
19〜30歳	1,000	600
31〜50歳	1,000	600
51〜70歳(女性)	1,200	600
51〜70歳(男性)	1,000	600
70歳以上	1,200	800

注：IU：国際単位.

さらに悪化させる。このように1,25-(OH)$_2$D産生低下は，副甲状腺への直接作用と腸管を介する間接作用により，二次性副甲状腺機能亢進症を引き起こす．さらに副甲状腺のカルシウムに対する反応性も，年齢とともに低下する．以上より，加齢に伴う副甲状腺機能亢進症は，腎臓，腸管，副甲状腺それぞれの加齢性変化が複合的に生じることにより引き起こされると捉えられる．

食事でビタミンDを十分に摂取することは，加齢に伴う骨量減少を抑え，骨折を防ぐことにつながる．この事実は，加齢に伴うカルシウム吸収能の低下と二次性副甲状腺機能亢進症が，高齢者の骨粗鬆症の発症機序において重要な役割を担っていることを意味する．しかし，カルシウムとビタミンDを補充するのみでは，骨折リスクを完全に低減することはできない．

グルココルチコイド(ステロイド)投与やアルコール依存に伴う二次性骨粗鬆症では，骨形成速度と血清オステオカルシン濃度の著明な低下が認められる．グルココルチコイドは，骨吸収が正常，あるいはむしろ亢進している状況で，骨形成をほぼ完全に抑制することにより，急激に骨量を減少させ，著しい骨粗鬆症を引き起こすものと考えられる．さらにグルココルチコイドは，腸管でのカルシウム，ビタミンDの吸収を抑制するとともに，尿中へのカルシウム排泄を増加させる作用もある．

不動に伴う二次性骨粗鬆症は，骨吸収と骨形成の著しいアンカップリングが認められる病態であり，尿中へのカルシウム排泄亢進とPTH抑制を特徴とする．もともと，骨リモデリングが亢進した状態にある症例(成長期の若年者，甲状腺機能亢進症の患者，Paget病の患者など)が不動となった場合は，より高度に骨吸収が亢進し，高カルシウム血症を来す場合がある．

臨床像

骨粗鬆症は，骨折や骨変形を来さなければ，症状は伴わない．典型的な骨粗鬆症性骨折は椎体，大腿骨頸部，橈骨遠位端(Colles骨折)に生じる．女性では，閉経時に橈骨遠位端骨折の頻度が上昇し，その後は年齢を重ねても同じ程度の頻度で経過する．大腿骨頸部骨折と椎体骨折の頻度は，男女ともに年齢とともに急激に上昇する(図17-20)．椎体を骨折すると，椎体が押しつぶされて身長が低下したり，前方に楔状になり低身長や脊柱後弯を来したりする．高齢者の脊柱後弯(寡婦の肩 dowager's hump)は，複数の胸椎が楔状に変化することにより生ずる．椎体骨折は，急性で疼痛を伴う場合と，緩やかに発症し低身長や脊柱後弯によってはじめて明らかとなる場合がある．

大腿骨頸部骨折は，骨折のなかでも合併症や死亡の

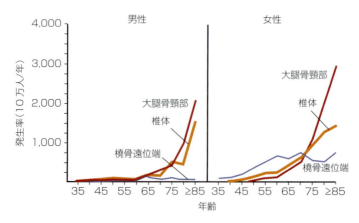

図17-20 男女別，年齢別の橈骨遠位端，大腿骨頸部，椎体の骨折発生率．米国ミネソタ州ロチェスターでの調査．(Cooper C et al. Epidemiology of osteoporosis. Trends Endo Metab. 1992;3:224 より許可を得て転載．)

リスクが最も高い．大腿骨頸部骨折は典型的には高齢者に発症し，男女ともに80歳を超えると急激に頻度が上昇する．高齢になってから骨折リスクが上昇する原因としては，加齢に伴う運動能力の低下，視力の低下により転倒の頻度が増えること，大腿骨の皮質骨の骨量減少が主に海綿骨からなる椎体と比較して緩やかであることなど，多くの要因が挙げられる．大腿骨頸部骨折に伴う経済的負担は，個人的にも社会的にも甚大である．米国の80歳以上の女性の3分の1は大腿骨頸部骨折を来すと考えられる．骨折後6ヵ月間の死亡率は約20％であり，生存してもその多くが病床で寝たきりの状態に陥る．骨折の合併症には肺塞栓症，肺炎などが含まれる．大腿骨頸部骨折を来した高齢者の約半数は，自由に歩行することが不可能となる．これらの患者のための長期に及ぶ療養費は，社会的にも重大な問題である．

骨粗鬆症の診断は画像検査によって行われる場合もあるが，一般にX線検査の診断能は低い．胸部X線検査では30〜50％の症例で脊椎の骨粗鬆症を見逃す可能性があり，逆に透過力を上げ過ぎると骨量が正常の症例でも骨粗鬆症との診断に至る可能性がある．骨粗鬆症を診断する最適な方法は，二重エネルギーX線吸収測定(DXA法)による骨密度検査である．この方法は，正確，迅速で，費用も低く抑えられる．骨密度と骨折リスクの関係は，負の相関関係にある(骨密度が低いほど，骨折リスクが上昇する)．骨粗鬆症の診断基準は，世界保健機関(WHO)により，若年成人の正常値(Tスコア)の−2.5標準偏差(SD)以下とされている．このカットオフ値は，コーカサス人の50歳以上の閉経後女性の16％において骨密度が−2.5 SD未満であり，さらにこの集団の大腿骨頸部骨折の生涯リスクが16％であったという観察に基づく．しかし，骨密度にはそもそも閾値はないということ，そして骨密度の解釈には年齢や転倒リスクなど他の危険因子も考慮に入れる必要があるということを認識しておかねばならない．近年，WHOにより，10年間の骨折リスクを算出するアルゴリズム(FRAX)が開発された．このアルゴリズムにより，大腿骨頸部の骨密度，複数の危険因子に基づいて，大腿骨頸部骨折を含む主要骨折の今後10年間における発症リスクを算出することが可能となる．WHOによる骨折リスク算出サイトは，www.shef.ac.uk/FRAX/からアクセスすることが可能である．このリスク評価法は，骨密度検査に追加して行うことにより，治療を行う必要があるかどうかの判断に役立つ．

さらに重要なこととして，骨強度は骨密度のみならず，骨質によっても規定されるため，骨密度のみで骨折リスクを完全に見積もることは不可能である．骨質は，骨の微小構造，機械的強度，材質特性，ストレスへの耐性によって決定され，同じ程度の骨密度を有する症例であっても，骨質は大きく異なる可能性がある．骨質を非侵襲的に評価する方法は現在，精力的に研究が行われている．

高齢者で骨粗鬆症を有する症例であっても，転倒しなければ，大腿骨頸部骨折を起こす可能性は低い．転倒の危険因子には，筋力低下，視力低下，バランス感覚の低下，鎮静薬の使用，環境因子などが含まれる．骨粗鬆症患者を管理する上で，転倒を防止することは非常に重要である．

骨粗鬆症のリスクの高い成人は，1,200〜1,500 mg/日のカルシウムを摂取することにより恩恵が得られる．乳製品やその他カルシウムの豊富な食品，カルシウム強化食品，あるいは炭酸カルシウムやクエン酸カルシウムなどの栄養補助製剤により，必要とされるカルシウム摂取量を達成することできる．ビタミンDは年齢に応じた適切な量(600〜800 IU/日)を摂取することが望ましい．ビタミンDが充足していると判断される25-(OH)D濃度の基準には議論があり，米国医学研究所は20 ng/mLを推奨する一方，多くの骨代謝の専門家は32 ng/mL以上を推奨している．表17-11に，現在推奨されているカルシウムとビタミンDの摂取量を示す．カルシウムの補充は若年成人においても，ピーク時の骨量を増やすとともに閉経後の骨量減少を抑える効果が期待されるが，その位置付けは確立していない．エストロゲン補充療法は，骨量減少を抑え，閉経に伴う顔面潮紅を緩和し，骨折リスクを低減させる．エストロゲン補充療法を行う場合，子宮摘出術を受けていない女性では，子宮内膜がんを防ぐためにプロゲスチンを併用する必要がある．またエストロゲン補充療法は乳がん，脳卒中，心筋梗塞，静脈血栓症のリスクを高める可能性がある．骨粗鬆症の治療薬にはほかに，アレンドロン酸，リセドロン酸，イバンドロン酸，ゾレドロン酸，カルシトニン，ラロキシフェン，デノスマブなどの骨吸収抑制薬が使用可能である．これらのうち最初の4製剤はビスホスホネート製剤で，破骨細胞による骨吸収を直接的に抑える．カルシトニンは骨吸収を抑え，骨量減少とともに椎体骨折を防ぐ．ラロキシフェンは選択的エストロゲン受容体モジュレーターで，エストロゲンと同様に骨吸収を抑える．ラロキシフェンは子宮内膜に変化を来すことはなく，また乳腺細胞においてエストロゲンに拮抗する作用を有し，閉経後女性の乳がんのリスクを低減し

得る．デノスマブは抗 RANK-L モノクローナル抗体で，破骨細胞の分化成熟と活性化を抑制する．副甲状腺ホルモン製剤 PTH(1-34)(テリパラチド)は現在，唯一使用可能な骨形成を促進する薬物である．副甲状腺機能亢進症のように慢性的に PTH 値が上昇した場合では，骨吸収の亢進が生じるが，これとは対照的に，副甲状腺ホルモン製剤を連日単回投与した場合では，骨吸収よりも骨形成が刺激され，その結果，骨密度が上昇し骨折リスクが低減する．

チェックポイント

29. 骨粗鬆症の発症に関して，遺伝性の要因は，環境因子，内分泌因子と比較してより重要か．
30. 骨粗鬆症の危険因子は何か．
31. 骨粗鬆症の症状と徴候は何か．
32. 骨粗鬆症の患者における骨折の危険因子は何か．
33. 骨量減少を防ぐ薬物にはどのようなものがあるか．

骨軟化症

病因

　骨軟化症 osteomalacia は，骨の石灰化が障害された状態と定義される．若年者に発症した場合は，骨端軟骨の石灰化にも影響が及び，**くる病 rickets** と呼ばれる．骨軟化症は，ビタミン D 欠乏，リン欠乏，先天性のアルカリホスファターゼ欠乏(低ホスファターゼ症)，薬物の副作用などにより引き起こされる(表17-12)．驚くべきことに，カルシウム欠乏による骨軟化症は，報告例はあるものの頻度は非常に低い．

　ビタミン D 欠乏は，日光曝露の減少，日焼け止めの使用，ビタミン D を含む食物の摂取が少ない，などの理由により，米国ではより一般的になっている．黒い肌の人種は，日光による皮膚でのビタミン D 産生が少ないため，ビタミン D 欠乏に特に陥りやすい．ビタミン D 強化牛乳はビタミン D の主たる供給源となるが，牛乳1カップあたりの量は 100 IU にとどまり，成人で推奨される 600～800 IU を達成するのは難しい．シリアルやその他の食品でも，ビタミン D が強化されたものが利用可能である．摂取不足に加え，脂溶性であるビタミン D は吸収不良によっても欠乏状態となり得る．ビタミン D 作用に関わる遺伝性疾患では，重度のくる病が引き起こされる．このような遺伝性疾患としては，腎臓での 1,25-(OH)$_2$D 産生低

表17-12　骨軟化症の原因

ビタミン D 欠乏
栄養不良
吸収不良
遺伝性ビタミン D 依存症くる病
腎臓の1αヒドロキシラーゼの欠乏
遺伝性ビタミン D 抵抗性くる病(ビタミン D 受容体の欠損，欠乏)
リン欠乏
腎性リン喪失
X 連鎖優性低リン血症くる病
常染色体優性低リン血症性くる病
常染色体劣性低リン血症性くる病
高カルシウム尿症を伴う先天性低リン血症性くる病
Fanconi 症候群
尿細管性アシドーシス(Ⅱ型)
腫瘍性骨軟化症(後天性，間葉系腫瘍と前立腺がんに伴う)
リン結合性制酸薬
アルカリホスファターゼ欠乏(遺伝性低ホスファターゼ症)
薬物性
フッ化物
アルミニウム(慢性腎臓病)
エチドロン酸二ナトリウム
リン結合性制酸薬
慢性腎臓病

下を来す1αヒドロキシラーゼの欠乏，ビタミン D 作用不全を来すビタミン D 受容体の変異，ビタミン D 応答配列に結合しその活性化を阻害するタンパクの過剰産生の3つが挙げられる．

　低リン血症を伴う骨軟化症は，一般に先天性あるいは後天性の腎性リン喪失によって生ずる．先天性疾患としては，X 連鎖低リン血症性くる病，常染色体優性低リン血症性くる病，常染色体劣性低リン血症性くる病の3つが挙げられる．低リン血症性骨軟化症は，頭頸部にしばしば発生する間葉系幹細胞由来の腫瘍が原因となる場合もある．これらの腫瘍の多くは FGF-23(前述)を過剰産生しており，この結果，リン利尿亢進と 1,25-(OH)$_2$D 産生低下を生じ，最終的に骨軟化症を来す．常染色体優性低リン血症性くる病の親族では，*FGF-23* 遺伝子の変異が認められる．X 連鎖優性低リン血症性くる病の親族では，エンドペプチダーゼ

であるPHEXをコードする*PHEX*遺伝子に変異が認められる. このエンドペプチダーゼは, FGF-23の産生と分解に関与している. FGF-23代謝におけるPHEXの役割はいまだ解明されていないが, X連鎖低リン血症性くる病ではFGF-23値は上昇しており, これが低リン血症に伴う症状の主因と考えられる.

発症機構

ビタミンD欠乏による骨軟化症は, ステージに応じて異なる病態を示す. 早期では, 腸管でのカルシウム吸収の低下により二次性副甲状腺機能亢進症が引き起こされ, この結果, 低カルシウム血症は防がれる. しかし, これと引き換えに尿中へのリン排泄が亢進し, 低リン血症が引き起こされる. よりステージが進行すると, 低カルシウム血症が顕在化するとともに, 腸管でのリン吸収の低下とPTH作用によるリン排泄亢進の結果, 低リン血症がより顕著となる. この結果, ミネラルの骨への移行が不十分となり(おそらく, ビタミンDの骨への直接作用がなくなることも影響し), 骨基質の石灰化が障害される.

臨床像

骨軟化症の患者は, 骨痛, 筋力低下, 動揺性歩行などの症状を示す. X線検査や骨密度検査では, 骨量の減少がしばしば認められる. しかし最も特徴的な症状は, 偽骨折である. 偽骨折とは, 局所の骨吸収亢進に伴い非転位骨折のような外見を示すもので, 古典的には恥骨枝, 鎖骨, 肩甲骨で生じる. くる病の小児では, 石灰化障害を来した軟骨の増生と過重負荷によ

り, 下肢骨は弯曲し(骨軟化症は「骨の軟化」を意味する), 肋骨肋軟骨接合部は膨隆し(肋骨念珠), 成長板は肥厚し不規則となる. ビタミンD欠乏による骨軟化症の特徴的な生化学所見としては, 低リン血症, 副甲状腺機能亢進症, さまざまな程度の低カルシウム血症, 50 mg/日未満という著明なカルシウム排泄の低下が挙げられる. また, ビタミンD貯蔵量を反映する25-(OH)D濃度が低下する. ビタミンD欠乏やその他の要因による骨軟化症では, アルカリホスファターゼ値は上昇する.

骨軟化症は, 臨床背景からその可能性を疑うことは可能であり, 前述した生化学検査の変化が認められた場合はより確定的と考えられる. しかし確定診断のためには, くる病や偽骨折の画像所見, あるいは骨生検の実施が必要となる. 骨生検による骨形態計測では, 類骨層の肥厚と石灰化速度の低下が認められる. 腎性リン喪失の患者では, ビタミンD投与と積極的なリン補充により, 骨軟化症やくる病を改善することが可能である. 腎臓病やFGF-23関連疾患では, 内因性のカルシトリオール産生が喪失(腎臓病), あるいは抑制(FGF-23関連疾患)されているため, 骨の石灰化を促すためにはカルシトリオールを投与する必要がある.

チェックポイント

34. 骨軟化症の原因は何か.
35. ビタミンD欠乏が骨軟化症を引き起こす2つのステージとは何か.
36. 骨軟化症の症状と徴候は何か.

ケーススタディ

Yeong Kwok, MD

(解答は25章771ページを参照のこと)

CASE 83

56歳の女性. 悪化する全身倦怠感, 衰弱, びまん性の骨痛を主訴にかかりつけ医を受診. 症状はここ2ヵ月で悪化傾向であるとのことであった. 既往歴にコントロール良好な高血圧と, 再発を繰り返す腎結石がある. 身体所見では特記事項を認めない. 血清カルシウム値の上昇が認められた.

設問

A. 高カルシウム血症の原因で一般的なものを挙げよ. 本症例ではどれが最も疑われるか, それはなぜか.
B. 原発性副甲状腺機能亢進症の発症機序は何か. どの遺伝子に異常を認めることが推測されるか.
C. 原発性副甲状腺機能亢進症はどのように診断することができるか.

540　17. 副甲状腺，カルシウム，リン代謝の障害

CASE 84

40歳の女性．予想外の検査所見異常のためクリニックに来院．生命保険加入前の検査の一環として行い，血清カルシウム値が軽度上昇しているとのことだった．特に既往はなく健康そのものであった．全身状態良好で倦怠感や疼痛の訴えもない．内服やサプリメントの服用はない．家族歴にも特記事項はなく，身体所見でも明らかな異常は見当たらない．血液検査を繰り返し，血清カルシウムの軽度の上昇は確認されたが，血清リン，intact PTH，1,25-$(OH)_2D$は正常であった．24時間蓄尿検査での尿中カルシウム排泄は60 mg/日と低値であった．

設問

A. 本症例の診断として最も疑われるのは何か．

B. この疾患の発症機序として考えられるのは何か．また血清カルシウムが上昇する機序は何か．

CASE 85

69歳の男性．全身倦怠感，吐き気，衰弱，全身性の骨痛を主訴にかかりつけ医を受診．症状はここ2ヵ月で悪化傾向とのことであった．さらにここ2ヵ月で体重が約7 kg減少していた．一緒に来た妻によると，意識が混濁しているようにみえるとのことであった．既往にコントロール良好な高血圧と慢性閉塞性肺疾患がある．毎年100箱の喫煙歴がある．身体所見で慢性的に病的な印象で，るいそうを認める．バイタルは血圧が120/85 mmHg，心拍数は98回/分，呼吸数は16回/分であった．聴診で呼気時間が延長しており，軽度の呼気時喘鳴を聴取する．また左肺底部では呼吸音が減弱している．そのほかには特記すべき異常所見を認めない．検査所見で血清カルシウム値は高度に上昇しており，悪性腫瘍に伴う高カルシウム血症が疑われた．

設問

A. 一般的に高カルシウム血症を来す腫瘍は何か．本症例ではそのなかでも何が疑われるか．

B. 本症例で血清PTHはどれくらいであることが予想されるか．PTHrPについてはどうか．理由も答えよ．

C. PTHrP分泌はどのように高カルシウム血症をもたらすか．

CASE 86

32歳の女性．意図せず手が痙攣したため救急外来を受診．洗濯物を折りたたむ仕事をしていたところ，右指が折れ曲がるような高度の痙攣が突然出現したとのことであった．痙攣は高度の疼痛を伴い，数分間持続し，自然に改善した．現在妊娠6ヵ月であり，その他の既往として3年前に甲状腺腫瘍に対して甲状腺摘出術を受けていた．合成甲状腺ホルモンと出産前のマルチビタミンを服用している．家族歴に特記事項はない．身体所見で，Chvostek徴候ならびにTrousseau徴候が陽性であった．そのほかに身体的な異常所見はない．血清カルシウムは低値である．甲状腺術後合併症として副甲状腺機能低下症が疑われる．

設問

A. 甲状腺摘出術後に低カルシウム血症を呈する機序は何か．なぜ今頃症状が出現したのか．

B. Chvostek徴候とは何か．Trousseau徴候とは何か．これらの徴候は何を反映しているのだろうか．

C. 本症例において血清リン値はどのようになっていると予想されるか．血清PTHはどうか．理由も答えよ．

ケーススタディ　541

CASE 87

23歳の女性．下痢を主訴に近医を受診．下痢は大量で水様，ここ2ヵ月で進行性に悪化傾向である．血性ではなく，黒色便も認めない．食べ物による増悪はなく，発熱，悪寒，冷汗，吐き気，嘔吐といった症状も伴っていない．問診では，3ヵ月間で約2.2kgの体重減少が明らかとなった．また間欠的な皮膚紅潮があるとのことであった．家族歴に特記事項はない．身体所見では，痩せた白人女性で促迫した症状はない．発熱はなく，血圧は100/60mmHg，心拍数は100回/分，呼吸数は14回/分であった．頭部には特記すべき所見はない．頸部において，甲状腺に両側性で硬い結節を触れ，右上極には2cm，左下極に1.5cmの結節をそれぞれ触れる．右胸鎖乳突筋前面に1cmの硬いリンパ節を触知する．肺音は清で，心音は軽度頻脈を認めるが，リズムは清で雑音を聴取しない．腹部は腸音が亢進しているが，柔らかく，圧痛なく，膨張もしておらず，腫瘤も触知しない．皮膚には明らかな皮疹はない．甲状腺髄様がんが疑われる．

設　問
A. 本症例における下痢と皮膚紅潮の原因は何か．
B. 甲状腺髄様がんの診断をどのように下せばよいか．
C. 検査としては何を依頼すればよいか．理由も答えよ．

CASE 88

72歳の女性．自宅で転倒し，救急外来を受診．台所の濡れた床で足を滑らせて転倒した．転倒後，女性は立ち上がれず，台所の床で横になっているところを仕事から帰宅した息子が発見した．女性は右大腿に高度の疼痛を訴えている．身体所見では，右大腿に皮下出血を認める．右大腿の可動域は高度に制限されており，内旋，外旋により疼痛を生じる．X線検査では大腿骨頸部骨折を認め，骨量は減少しているようである．病歴からは骨粗鬆症の可能性が考えられる．

設　問
A. 骨粗鬆症の重要な原因は何か．
B. 本症例において考えられる骨粗鬆症の主な原因は何か．またその背景にある発症機序は何か．
C. 骨粗鬆症を有する患者の骨折の危険因子は何か．
D. 大腿骨頸部骨折で頻度の高い合併症は何か．
E. 骨量減少を防ぐために使用できる薬物を挙げよ．

542　17．副甲状腺，カルシウム，リン代謝の障害

CASE 89

93歳の女性．「老衰」のため救急搬送となる．娘が清拭を行うためにベッド上で女性の向きを変えようとしたところ，ベッドから床に落下した．家族は数ヵ月間，薬代を支払えない状況が続いており，女性は咀嚼機能と嚥下機能の低下のため，何ヵ月もの間，スープだけを摂食していた．身体所見では，女性は虚弱で，中心性肥満で四肢はやせ細っており，右上下肢には屈曲拘縮がみられ，口腔粘膜は乾燥している．肺音は清．心音はS4 ギャロップを聴取．触診時，女性はうめき声を発する．検査所見では低カルシウム血症，低リン血症，アルカリホスファターゼ値の上昇を認める．Ｘ線検査では骨盤の骨量は減少しており，恥骨枝に「偽骨折」を認める．骨軟化症の可能性が疑われる．

設　問

A. 骨軟化症の原因を挙げよ．本症例で考えられる原因は何か．その理由も述べよ．

B. 本症例における骨軟化症の発症機序は何か．

C. 骨生検による骨形態計測ではどのような所見が予測されるか．

参考文献

骨全般，ミネラル代謝およびビタミンD

Chakravarti B et al. Signaling through the extracellular calcium-sensing receptor (CaSR). Adv Exp Med Biol. 2012;740:103–42. [PMID: 22453940]

Christakos S. Recent advances in our understanding of 1,25-dihydroxyvitamin D(3) regulation of intestinal calcium absorption. Arch Biochem Biophys. 2012 Jul 1;523 (1):73–6. [PMID: 22230327]

Civitelli R et al. Calcium and phosphate homeostasis: concerted interplay of new regulators. J Endocrinol Invest. 2011 Jul;34(7 Suppl):3–7. [PMID: 21985972]

Egbuna OI et al. Hypercalcaemic and hypocalcaemic conditions due to calcium-sensing receptor mutations. Best Pract Res Clin Rheumatol. 2008 Mar;22(1):129–48. [PMID: 18328986]

Endres DB. Investigation of hypercalcemia. Clin Biochem. 2012 Aug;45(12):954–63. [PMID: 22569596]

Nakashima T et al. New regulation mechanisms of osteoclast differentiation. Ann NY Acad Sci. 2011 Dec;1240:E13–8. [PMID: 22360322]

Piret SE et al. Mouse models for inherited endocrine and metabolic disorders. J Endocrinol. 2011 Dec;211(3):211–30. [PMID: 21765099]

Rosen CJ et al. The nonskeletal effects of vitamin D: an Endocrine Society scientific statement. Endocr Rev. 2012 Jun;33(3):456–92. [PMID: 22596255]

Silva BC et al. Catabolic and anabolic actions of parathyroid hormone on the skeleton. J Endocrinol Invest. 2011 Nov;34 (10):801–10. [PMID: 2194608

Vilardaga JP et al. Molecular basis of parathyroid hormone receptor signaling and trafficking: a family B GPCR paradigm. Cell Mol Life Sci. 2011 Jan;68(1):1–13. [PMID: 20703892]

副甲状腺機能亢進症

Bilezikian JP. Primary hyperparathyroidism. Endocr Pract. 2012 Sep–Oct;18(5):781–90. [PMID: 22982802]

Cetani F et al. Molecular pathogenesis of primary hyperparathyroidism. J Endocrinol Invest. 2011 Jul;34(7 Suppl):35–9. [PMID: 21985978]

Eastell R et al. Diagnosis of asymptomatic primary hyperparathyroidism: proceedings of the third international workshop. J Clin Endocrinol Metab. 2009 Feb;94(2):340–50. [PMID: 19193909]

Lemos MC et al. Multiple endocrine neoplasia type 1 (MEN1): analysis of 1336 mutations reported in the first decade following identification of the gene. Hum Mutat. 2008 Jan;29(1):22–32. [PMID: 17879353]

Marcocci C et al. Clinical practice. Primary hyperparathyroidism. N Engl J Med. 2011 Dec 22;365 (25):2389–97. [PMID: 22187986]

Marcocci C et al. Parathyroid carcinoma. J Bone Miner Res. 2008 Dec;23(12):1869–80. [PMID: 19016595]

Mosekilde L. Primary hyperparathyroidism and the skeleton. Clin Endocrinol (Oxf). 2008 Jul;69(1):1–19. [PMID: 18167138]

Newey PJ et al. Parafibromin—functional insights. J Intern Med. 2009 Jul;266(1):84–98. [PMID: 19522828]

Newey PJ et al. Role of multiple endocrine neoplasia type1 mutational analysis in clinical practice. Endocr Pract. 2011 Jul–Aug;17(Suppl 3):8–17. [PMID: 21454234]

Pepe J et al. Sporadic and hereditary primary hyperparathyroidism. J Endocrinol Invest. 2011 Jul;34(Suppl 7):40–4.

[PMID: 21985979]

Sharretts JM et al. Clinical and molecular genetics of parathyroid neoplasms. Best Pract Res Clin Endocrinol Metab. 2010 Jun;24(3):491–502. [PMID: 20833339]

家族性（良性）低カルシウム尿性高カルシウム血症および新生児重症原発性副甲状腺機能亢進症

Christensen SE et al. Familial hypocalciuric hypercalcaemia: a review. Curr Opin Endocrinol Diabetes Obes. 2011 Dec;18(6):359–70. [PMID: 21986511]

Eldeiry LS et al. Primary hyperparathyroidism and familial hypocalciuric hypercalcemia: relationship and clinical implications. Endocr Pract. 2012 May–Jun;18(3):412–7. [PMID: 22232026]

Hannan FM et al. Identification of 70 calcium-sensing receptor mutations in hyper- and hypo-calcaemic patients: evidence for clustering of extracellular domain mutations at calcium-binding sites. Hum Mol Genet. 2012 Jan 15;21 (12):2768–78. [PMID: 22422767]

線維芽細胞増殖因子（FGF-23）およびリン酸

Bergwitz C et al. FGF23 and syndromes of abnormal renal phosphate handling. Adv Exp Med Biol. 2012;728:41–64. [PMID: 22396161]

Farrow EG et al. Recent advances in renal phosphate handling. Nat Rev Nephrol. 2010 Apr;6(4):207–17. [PMID: 20177401]

Hori M et al. Minireview: fibroblast growth factor 23 in phosphate homeostasis and bone metabolism. Endocrinology. 2011 Jan;152(1):4–10. [PMID: 21084445]

Silver J et al. FGF23 and the parathyroid. Adv Exp Med Biol. 2012;728:92–9. [PMID: 22396164]

悪性腫瘍関連高カルシウム血症

Clines GA. Mechanisms and treatment of hypercalcemia of malignancy. Curr Opin Endocrinol Diabetes Obes. 2011 Dec;18(6):339–46. [PMID: 21897221]

McCauley LK et al. Twenty-five years of PTHrP progress: from cancer hormone to multifunctional cytokine. J Bone Miner Res. 2012 Jun;27(6):1231–9. [PMID: 22549910]

Mundy GR et al. PTH-related peptide (PTHrP) in hypercalcemia. J Am Soc Nephrol. 2008 Apr;19(4):672–5. [PMID: 18256357]

Sterling JA et al. Advances in the biology of bone metastasis: how the skeleton affects tumor behavior. Bone. 2011 Jan;48 (1):6–15. [PMID: 20643235]

Wysolmerski JJ. Parathyroid hormone-related protein: an update. J Clin Endocrinol Metab. 2012 Sept;97(9):2947–56. [PMID: 22745236]

副甲状腺機能低下症および高カルシウム血症

Bastepe M. The GNAS locus and pseudohypoparathyroidism. Adv Exp Med Biol. 2008;626:27–40. [PMID: 18372789]

Bilezikian JP et al. Hypoparathyroidism in the adult: epidemiology, diagnosis, pathophysiology, target-organ involvement, treatment, and challenges for future research. J Bone Miner Res. 2011 Oct;26(10):2317–37. [PMID: 21812031]

Brown EM. Anti-parathyroid and anti-calcium sensing receptor antibodies in autoimmune hypoparathyroidism. Endocrinol Metab Clin North Am. 2009 Jun;38(2):437–45. [PMID: 19328421]

Cooper MS et al. Diagnosis and management of hypocalcaemia. BMJ. 2008 Jun 7;336(7656):1298–302. [PMID: 18535072]

Gennery AR. Immunological aspects of 22q11.2 deletion syndrome. Cell Mol Life Sci. 2012 Jan;69(1):17–27. [PMID: 21984609]

Grigorieva IV et al. Transcription factors in parathyroid development: lessons from hypoparathyroid disorders. Ann NY Acad Sci. 2011 Nov;1237:24–38. [PMID: 22082362]

Husebye ES et al. Clinical manifestations and management of patients with autoimmune polyendocrine syndrome type 1. J Intern Med. 2009 May;265(5):514–29. [PMID: 19382991]

Izzi B et al. Recent advances in GNAS epigenetic research of pseudohypoparathyroidism. Curr Mol Med. 2012 Jun;12 (5):566–73. [PMID: 22300135]

Jääskeläinen J et al. Autoimmune polyendocrinopathy-candidosis-ectodermal dystrophy（APECED）—a diagnostic and therapeutic challenge. Pediatr Endocrinol Rev. 2009 Dec;7(2):15–28. [PMID: 20118890]

Mantovani G. Clinical review: pseudohypoparathyroidism: diagnosis and treatment. J Clin Endo Metab. 2011 Oct;96 (10):3020–30. [PMID: 21816789]

Shoback D. Clinical practice. Hypoparathyroidism. N Engl J Med. 2008 Jul 24;359(4):391–403. [PMID: 18650515]

Waterfield M et al. Clues to immune tolerance: the monogenic autoimmune syndromes. Ann N Y Acad Sci. 2010 Dec;1214:138–55. [PMID: 20969580]

甲状腺髄様がん

Deshpande HA et al. Efficacy and tolerability of pharmacotherapy options for the treatment of medullary thyroid cancer. Clin Med Insights Oncol. 2012;6:355–62. [PMID: 23133319]

Erovic BM et al. Prognostic and predictive markers in medullary thyroid carcinoma. Endocr Pathol. 2012 Dec;23 (4):232–42. [PMID: 23150029]

Figlioli G et al. Medullary thyroid carcinoma (MTC) and RET proto-oncogene: mutation spectrum in the familial cases and a meta-analysis of studies on the sporadic form. Mutat Res. 2013 Jan–Mar;752(1):36–44. [PMID: 23059849]

Strosberg JR. Update on the management of unusual neuroendocrine tumors: pheochromocytoma and paraganglioma, medullary thyroid cancer and adrenocortical carcinoma. Semin Oncol. 2013 Feb;40 (1):120–33. [PMID: 23391119]

骨粗鬆症

Dawson-Hughes B et al. National Osteoporosis Foundation Guide Committee. Implications of absolute fracture risk assessment for osteoporosis practice guidelines in the USA. Osteoporos Int. 2008 Apr;19(4):449–58. [PMID: 18292975]

Dempster DW et al. Role of RANK ligand and denosumab, a targeted RANK ligand inhibitor, in bone health and osteoporosis: a review of preclinical and clinical data. Clin Ther. 2012 Mar;34(3):521–36. [PMID: 22440513]

Drake MT et al. Male osteoporosis. Endocrinol Metab Clin North Am. 2012 Sep;41(3):629–41. [PMID: 22877433]

Eastell R et al. Bisphosphonates for postmenopausal osteoporosis. Bone. 2011 Jul;49(1):82–8. [PMID: 21349354]

Grossman JM et al. American College of Rheumatology 2010 recommendations for the prevention and treatment of glucocorticoid-induced osteoporosis. Arthritis Care Res (Hoboken). 2010 Nov;62(11):1515–26. [PMID: 20662044]

Khosla S et al. Clinical practice. Osteopenia. N Engl J Med. 2007 May 31;356(22):2293–300. [PMID: 17538088]

Lewiecki EM. In the clinic. Osteoporosis. Ann Intern Med. 2011 Jul 5;155(1):ITC1-1–15. [PMID: 21727287]

McCloskey E et al. Fracture risk assessment. Clin Biochem. 2012 Aug;45(12):887–93. [PMID: 22579965]

National Osteoporosis Foundation. 2010 Clinician's Guide to Prevention and Treatment of Osteoporosis. http://www.nof.org/files/nof/public/content/file/344/upload/159.pdf.

U.S. Department of Health and Human Services. *Bone Health and Osteoporosis: A Report of the Surgeon General.* Rockville, MD: U.S. Department of Health and Human Services, Office of the Surgeon General, 2004. http://www.surgeongeneral.gov/library

骨軟化症およびくる病

Binkley N et al. Low vitamin D status: definition, prevalence, consequences, and correction. Endocrinol Metab Clin North Am. 2010 Jun;39(2):287–301. [PMID: 20511052]

Carpenter TO. The expanding family of hypophosphatemic syndromes. J Bone Miner Metab. 2012 Jan;30(1):1–9. [PMID: 22167381]

Chong WH et al. Tumor-induced osteomalacia. Endocr Relat Cancer. 2011 Jun 8;18(3):R53–77. [PMID: 21490240]

Holick MF. Vitamin D deficiency. N Engl J Med. 2007 Jul 19;357(3):266–81. [PMID: 17634462]

Rosen CJ. Clinical practice. Vitamin D insufficiency. N Engl J Med. 2011 Jan 20;364(3):248–54. [PMID: 21247315]

CHAPTER

18

膵内分泌腺の障害

Janet L. Funk, MD

膵島細胞より分泌される**インスリン insulin** とグルカゴン glucagon はエネルギーの貯蔵と消費をつかさどる2つの重要なホルモンである．**膵島細胞 islet cell** は膵内分泌腺で，細胞集塊を形成し膵外分泌腺の間に分布する．**糖尿病 diabetes mellitus** はさまざまな成因によって起こり，最もよく認められる膵内分泌疾患である．世界中で糖尿病人口は増加し続けており，過去30年間で糖尿病人口は2倍以上となり，2011年には世界の成人の8%が糖尿病に罹患している．特定のホルモンを過剰産生する膵内分泌腫瘍は非常にまれであるが，その臨床症状は，それぞれのホルモンの役割を理解する上で重要である．

膵島の正常な構造と機能

解剖と組織

膵内分泌腺は膵島（Langerhans 島 islets of Langerhans）と呼ばれる細胞集塊を形成し，膵外分泌細胞の中に点在する．この解剖学的特徴により，膵島移植のために膵外分泌腺から膵島を酵素分離することができる．膵島は数百万個あるが，膵臓全体の約1%に過ぎない．膵内分泌は予備能が高く，70%以上のインスリン分泌β細胞が失われることにより機能異常が認められる．膵島細胞は主に4つのホルモンをそれぞれ分泌する細胞からなっている．**インスリンを分泌するβ細胞 insulin-secreting β cell** が最も多い（60%），次いでインスリン作用に拮抗するホルモンである，**グルカゴンを分泌するα細胞 glucagon-secreting α cell**（30%）と**ソマトスタチンを分泌するδ細胞 δ cell**（<10%）がある．4つ目は発生学的にも血管支配も膵臓の他の部位と異なる膵頭後葉に主に存在する，**膵ポリペプチド（PP）を分泌する細胞 pancreatic polypeptide（PP）-secreting cell**（<1%）である．

膵島は膵外分泌組織より血流に富み（15章），少なくとも1本の細動脈より血液の供給を受けている．大部分の膵島細胞は血管または異なるホルモンを産生する膵島細胞に接しており，このことは，膵島細胞が微小循環を介した内分泌（エンドクリン）として，また図18-1にあるように相互分泌作用する傍分泌（パラクリン）として働いていることを示唆する．膵島からの血流は肝門脈に流れる．つまり膵内分泌ホルモンが体循環に流れる前に，高濃度の膵内分泌ホルモンが，グル

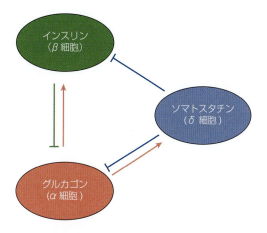

図 18-1　膵島細胞の内分泌/傍分泌によるホルモン分泌調節の概略図．抑制作用（⊣），促進作用（→）を示す．

カゴンやインスリンの主な作用臓器である肝臓に直接作用することを意味する．

膵島は神経も豊富である．交感神経と副交感神経の両方が膵島に入り，神経終末は細胞に直接作用したり，細胞間質に終わる．交感神経による直接，または副腎髄質からのカテコールアミンによる膵島ホルモン分泌調節は，ストレス時のグルコース恒常性に重要である．

> **チェックポイント**
> 1. 何%の膵島が失われると膵内分泌異常が出現するか．
> 2. 膵島の主なホルモン分泌細胞を挙げよ．

生　理

1. インスリン

インスリンの生成と代謝

インスリンは 2 つのペプチド鎖（A 鎖と B 鎖）で構成されており，両者は 2 つのジスルフィド結合により架橋している（図 18-2）．インスリンの前駆体である**プレプロインスリン preproinsulin**（分子量 11,500）は膵 β 細胞内のリボソームで生成され，小胞体に入り**プロインスリン**（分子量 9,000）に速やかに切断される．**プロインスリン proinsulin** は A 鎖と B 鎖で構成され，両者は 31 個のアミノ酸で構成されている **C ペプチド C peptide** で結合している．プロインスリンは Golgi 体に輸送され，分泌顆粒の中に封入される．分泌顆粒の中でプロインスリンは 2 つの部位で切断され，インスリン（51 個のアミノ酸，分子量 5,808）と C ペプチドを形成する（図 18-2）．したがってインスリンの分泌は，インスリンと等モル数の C ペプチドと，切断されなかった少量のプロインスリンの分泌を伴っている．酸性環境では分泌顆粒内のインスリンは亜鉛原子と結合して六量体を形成して存在し，分泌時にホルモン作用のある単量体に解離される．血中インスリン半減期は 3～5 分であり，肝臓や腎臓で異化される．インスリンは膵臓から門脈に分泌された後，肝臓を通過する過程で約 50% が異化される．一方，C ペプチドとプロインスリンは腎臓のみで異化されるためにインスリンよりも半減期が 3～4 倍長くなる．ヒト組み換えインスリン，またインスリンアナログは単量体の形成を促進することや（速効作用），単量体の形成を遅らせることで（持効作用），糖尿病の治療に用いられている．

分泌調節

グルコースは生理的にインスリン分泌刺激する，最も重要な因子である（図 18-3）．グルコースは 1 つ以

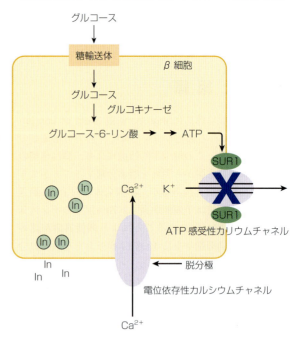

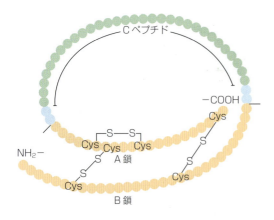

図 18-2 ヒトプロインスリンのアミノ酸配列と構造．変換酵素によりインスリン（オレンジで示した部位）から C ペプチドを切断する．（Kohler PO et al, eds. *Clinical Endocrinology* より転載．Copyright © 1986 Elsevier.）

図 18-3 β 細胞からのグルコース依存性インスリン分泌の概略図．グルコースは糖輸送体を介して β 細胞内に入る．グルコースはグルコキナーゼにより媒介され ATP を産生する．スルホニルウレア受容体サブユニット（SUR1）で細胞質内の ATP を感知することで ATP 感受性カリウムチャネル（K_{ATP}）が閉鎖し，そのために K^+ の細胞外への流出を阻害する．その結果，細胞の脱分極が生じ，Ca^{2+} が電位依存性カルシウムチャネルより細胞内に入り，インスリンの分泌を促す．

上の糖輸送体 glucose transporter（GLUT-1，GLUT-2，あるいは GLUT-3）によって β 細胞に取り込まれる．糖輸送体は，グルコースに対して過剰に存在し，双方向性であり，細胞外のグルコース濃度の平衡を保つ．いったん細胞内に入ったグルコースは，それ自体がインスリン分泌刺激するというよりむしろ代謝されることで，インスリンの分泌を刺激する．

グルコキナーゼ glucokinase はグルコースに対する低い親和性を持ち，グルコースによって活性が制御される酵素であり，グルコースをリン酸化しグルコース-6-リン酸にする糖代謝の最初のステップである律速段階を制御する．この酵素は解糖系の速度を決定し，膵 β 細胞の**グルコースセンサー glucose sensor** としての機能を持つと考えられている．解糖によって増加したアデノシン三リン酸（ATP）は，膵 β 細胞膜の ATP 感受性 K^+ チャネル（K_{ATP}）のスルホニル尿素受容体サブユニットにより感知され，K^+ チャネルを閉鎖する．その結果，細胞が脱分極し，カルシウムイオン（Ca^{2+}）が流入し，インスリン分泌顆粒のエキソサイトーシスが起こる．2 型糖尿病治療薬であるスルホニル尿素薬はスルホニルウレア受容体サブユニットに結合して K_{ATP} を閉鎖することでグルコース非依存的にインスリン分泌を促す．

グルコースは最も強力にインスリン分泌を刺激するが，それ以外にも食事からのアミノ酸や迷走神経刺激もインスリン分泌を結果として促す（**表 18-1**）．ブドウ糖経口摂取によるインスリン分泌の最大 50% は**グルカゴン様ペプチド 1 glucagon-like peptide-1（GLP-1）**などの消化管ホルモン（**インクレチン incretin**）に起因する．消化管ホルモンは栄養素の経口摂取により分泌され，G タンパク共役受容体に結合し，サイクリックアデノシン一リン酸（cAMP）/プロテインキナーゼ A（PKA）シグナル伝達経路を活性化して，グルコースによるインスリン分泌を増強する．グルカゴンは同様にグルコースがインスリン分泌を刺激する作用を高める．この作用によるインスリン分泌のため，グルカゴン刺激による肝糖新生によって産生されたグルコースは処理される．インスリン分泌はカテコールアミンやソマトスタチンによって阻害される．

作用機序

インスリンは標的細胞の表面に存在する**インスリン受容体 insulin receptor** と結合することによって，効果を発揮する（**図 18-4**）．インスリン受容体は，古典的なインスリン感受性組織である肝臓，筋肉，脂肪に発現し，エネルギーの恒常性にとって重要な役割を果たす．またインスリンは，卵巣などの非古典的な標的組織においても，インスリン受容体やインスリンと交叉反応性を有する**インスリン様成長因子 1 insulin-like growth factor-1（IGF-1）**受容体を介してさまざまな作用をもたらす．インスリンが受容体に結合することで，受容体のチロシンキナーゼは活性化し，受容体の自己リン酸化が起こる．インスリン受容体が活性化されると，細胞内リン酸化カスケードの反応が誘導される．つまり**インスリン受容体基質 insulin receptor substrate（IRS）**ネットワークのリン酸化が起こり，下流の情報伝達物質が増幅し，最終的にはインスリンの生物学的効果（筋肉や脂肪細胞において糖輸送体である GLUT-4 が細胞膜表面へ移動し，肝臓ではグリコーゲン合成酵素を活性化する）が発揮される．

表 18-1　膵島細胞のホルモン分泌調節

	β 細胞インスリン分泌	δ 細胞ソマトスタチン分泌	α 細胞グルカゴン分泌
栄養素			
グルコース	↑	↑	↓
アミノ酸	↑	↑	↑
脂肪酸	—	—	↓
ケトン	—	—	↓
ホルモン			
インクレチン			
GLP-1	↑	↓	↓
GIP	↑	↓	↓
インスリン	↓	↓?	↓
GABA	—	↓	↓
ソマトスタチン	↓	↓	↓
グルカゴン	↑	↑	—
コルチゾール	—	—	↑
カテコールアミン	↓（α アドレナリン作用）	—	↑（β アドレナリン作用）
神経系			
迷走神経	↑	—	↑
α アドレナリン作用	↑	—	↑
β アドレナリン作用	↓	—	↑

注：↑増加，↓減少，—作用なしまたは不明．

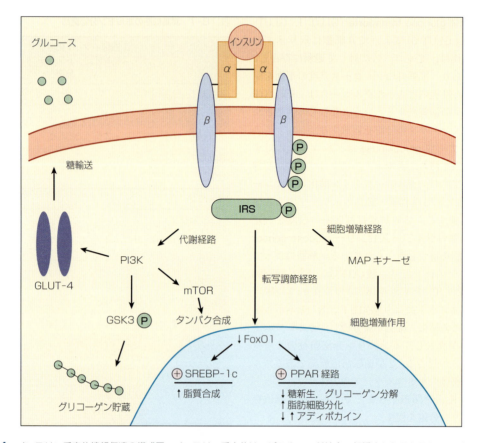

図 18-4 インスリン受容体情報伝達の模式図．インスリン受容体は，ジスルフィド結合で架橋されたそれぞれ 2 つずつの α および β サブユニットで構成されている．インスリンが細胞外にある α サブユニットに結合することで，β サブユニットの細胞質領域に存在するチロシンキナーゼを活性化し，β サブユニットの自己リン酸化を引き起こす．また受容体キナーゼの活性化は，複数のインスリン受容体基質(IRS)のリン酸化で始まる細胞内情報伝達系における重要な最初のステップである．インスリン受容体が活性化されると，複雑な細胞内情報伝達経路が始まる．IRS がホスファチジルイノシトール 3-キナーゼ(PI3K)に結合することで代謝系が活性化される．つまり骨格筋や脂肪において，糖輸送体である GLUT-4 が細胞表面へ移動しグルコース取り込みを促進する．またグリコーゲンシンターゼキナーゼ 3(GSK3)がリン酸化することで不活性化され，さらにグリコーゲン合成酵素が脱リン酸化されることで活性化され，グルコース貯蔵が促進する．さらにセリン/スレオニンタンパクキナーゼの一種である機構的ラパマイシン標的タンパク(mTOR)が活性化することでタンパク合成が促進する．一方，インスリンの細胞増殖作用は，分裂促進因子活性化タンパク(MAP)キナーゼ経路を介する．さらに，インスリン感受性組織に豊富に存在する転写調節因子である FoxO1 がリン酸化されて不活性化することにより，多くの重要な転写が動きだす．FoxO1 の不活性化は，他の転写調節因子(SREBP-1c，PPAR)と協調して，インスリンを介したさまざまな作用を発現する．つまり肝臓において脂質生成を増加させ，糖新生やグリコーゲン分解を抑制したり，脂肪組織において脂肪細胞分化や脂質貯蔵を促進する．

効　果

インスリンはエネルギー恒常性において主要な役割を担っている(表18-2)．インスリンは，3 つの主要な組織，肝臓，筋肉，脂肪に作用して，エネルギー代謝を調整している．これらの組織において，インスリンはエネルギー貯蔵(同化作用)を促進し，すでに貯蔵されたエネルギーの分解と放出(異化作用)を防ぐ．インスリンが完全に欠如すると生命を維持できなくなるが，過剰に分泌されても同様に維持できない．

肝臓において，インスリンはグリコーゲンの合成と貯蔵を促すことでエネルギー貯蔵を促進し，糖新生(グルコースの合成)とグリコーゲン分解を抑制することによって，肝臓からの糖放出を抑制している．またインスリンは，解糖系(ピルビン酸へのグルコース代謝)を促進し，脂肪酸合成を促す．インスリンは，脂肪酸の酸化とケトン体生成を抑制する一方で，脂質合成(グルコースからの脂肪酸の生合成)を促進する．ケトン体はグルコースが不足した場合に脳が利用できる代替エネルギーであり，肝臓でのみ生成される．

肝臓へのグルコースの取り込みは低親和性の糖輸送体である GLUT-2 を介するためインスリンによって制御されない．一方，筋肉や脂肪へのグルコースの取り込みは，インスリン感受性糖輸送体である GLUT-4 が速やかに細胞表面に移動することにより起こり，イ

表 18-2　エネルギー恒常性におけるホルモン調節

	インスリン	ソマトスタチン	グルカゴン	カテコールアミン	コルチゾール	成長ホルモン
肝　臓						
エネルギー貯蔵						
グリコーゲン合成	↑		↓			
脂質合成	↑		↓			
エネルギー消費						
グリコーゲン分解	↓		↑	↑		↑
糖新生	↓		↑	↑	↑	↑
脂肪酸酸化もしくはケトン体生成	↓		↑			
腎　臓						
エネルギー消費						
糖新生	↓			↑		
筋　肉						
エネルギー貯蔵						
グルコース取り込みもしくはグリコーゲン合成	↑			↓	↓	↓
エネルギー消費						
タンパクの異化	↓				↑	
脂肪組織						
エネルギー貯蔵						
リポタンパクの分解	↑					
脂肪酸エステル化	↑					
エネルギー消費						
貯蔵された脂肪の分解	↓			↑	↑	↑
膵　臓						
分泌						
インスリン(β細胞)	↓	↓	↑	↓		
グルカゴン(α細胞)	↓	↓		↑	↑	↑
ソマトスタチン(δ細胞)	(↓?)	↓	↑			

注：↑増加，↓減少．

ンスリンによって制御される．筋肉におけるグルコースの取り込みはインスリンによるグルコース消費の大部分(85%)を占める．筋肉において，インスリンはグリコーゲン合成促進とグリコーゲン異化を抑制することによりグルコースの貯蔵を促し，またタンパク合成を促進する．

　インスリンはリポタンパクリパーゼを刺激することで脂肪組織における脂肪貯蔵を促している．つまりリポタンパクリパーゼは，超低密度リポタンパク(VLDL)およびその他の高中性脂肪リポタンパクの構成成分である中性脂肪を加水分解して脂肪酸にし，脂肪細胞に吸収できるようにしている．また GLUT-4 輸送体の動員によるグルコースの取り込みが増加することでも脂肪の貯蔵は促されるが，これはグルコースの取り込み増加によりグリセロール-3-リン酸の濃度が上昇するためである．脂肪酸はグリセロール-3-リン酸とエステル結合し，中性脂肪へと合成され脂肪細胞に蓄積される．脂肪酸は肝臓由来のケトン体合成および

VLDL-中性脂肪合成の基質になり得るが，インスリンは脂肪分解を阻害することで脂肪細胞からの脂肪酸の放出を抑制している．インスリンによる脂肪分解抑制作用は，貯蔵された中性脂肪を遊離脂肪酸へと加水分解する酵素であるホルモン感受性リパーゼのリン酸化を阻害し，不活化することによって起こる．これらの変化が同時に起こることで脂肪組織における脂肪の貯蔵は増加する．

チェックポイント

3. インスリンの半減期はどれぐらいか．インスリンはどのように分解されるか．インスリンが最初に肝臓を通過する過程で何％消失するか．
4. インスリンと比較してCペプチドとプロインスリンの半減期はどう違うか．
5. インスリン分泌を刺激する主な物質を挙げよ．
6. β細胞内外のグルコース濃度を同じにするための糖輸送の特徴とは何か．
7. β細胞における「グルコースセンサー」と考えられているものは何か．
8. 主にインスリンの分泌を阻害する物質は何か．
9. 最近，インスリンの作用機構はどのように考えられているか．
10. インスリン依存性にグルコースを取り込む組織は何か．
11. インスリンが脂肪を貯蔵する3つの作用機序は何か．

2. グルカゴン

生成と代謝

グルカゴンは29個のアミノ酸で構成され，前駆体であるプログルカゴンが，膵α細胞で分解され産生される．プログルカゴンは膵臓だけでなく，腸管や脳にも存在する．膵α細胞ではプログルカゴンから生理活性物質として主にグルカゴンが産生される一方で，腸管に存在するL細胞では，α細胞とは異なる生成過程を経てプログルカゴンからグルカゴン様ペプチド（GLP-1，GLP-2）が食事に伴って産生される（図18-5）．この組織特異的な生成過程によって，炭水化物代謝においては相反する作用を持つペプチドがプログルカゴンから産生されることとなる．すなわち，グルカゴンは肝臓におけるインスリン作用に拮抗するのに対し，**インクレチン incretin** として機能するグルカゴン様ペプチドは，グルコース依存性のインスリン分泌を促進する．血中でのグルカゴンの半減期は3〜6分である．インスリンと同様，グルカゴンも肝臓および腎臓で代謝されるが，腎臓のほうがより重要な役割を果たしている．膵β細胞の増殖を促し，β細胞の容積も増加させる効果を持つ長時間作用型のGLP-1アナログ，また内因性GLP-1の半減期を延長させる酵素阻害薬は，2型糖尿病の新しくかつ重要な治療薬である．

分泌調節

グルコースはインスリンの分泌を促進する一方でグルカゴンの分泌を抑制する（図18-1）．しかしながらα細胞のグルカゴン分泌調節において，グルコース刺激による作用と，その他の因子による間接的な傍分泌/内分泌作用の，いずれが重要な役割を果たしているかについては議論の余地が残されている．現在の知見では，インスリンは主にグルカゴン分泌を調節（つまり抑制）していることが示唆されている．さらに，糖尿病では高血糖に反応して起こるインスリン分泌が失われているため，その結果，グルカゴンが異常高値となり糖尿病の高血糖状態に寄与している．グルカゴン分泌を抑制するその他の因子としては，ソマトスタチンや膵β細胞から分泌される**γ-アミノ酪酸 γ-amino-butyric acid（GABA）**および**インスリン関連亜鉛 insulin-associated zinc**が挙げられる．インスリンと同様，グルカゴン分泌はアミノ酸によって促進されており，タンパク代謝において重要である．一方で，脂肪酸やケトンはグルカゴンの分泌を抑制する．その他のインスリン拮抗ホルモンであるカテコールアミン（主にアドレナリンのβ作用）やコルチゾールはグルカゴンの放出を促進する．

作用機序

グルカゴンの主な生物学的役割は，インスリンの作用に拮抗して肝臓での糖新生を誘導し，空腹時の血糖を正常に維持することである．したがって，肝臓はグルカゴンの主要な標的臓器である．グルカゴンは，肝細胞の表面に発現しているGタンパク共役型受容体であるグルカゴン受容体に結合し，アデニル酸シクラーゼを活性化してcAMPを産生する．cAMPはPKAを活性化する．PKAは，肝臓でグルカゴンの生物学的活性に関与している酵素の転写を促進し，それらの酵素をリン酸化し活性化する．また，グルカゴン受容体は，アデニル酸シクラーゼを介さず，ホスホリパーゼCの活性化によって作用するという報告もある．

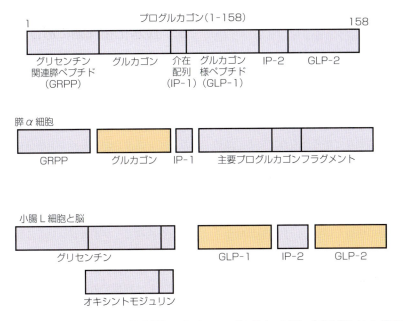

図 18-5 プログルカゴンの組織特異的なタンパク翻訳後のプロセッシングを示す．主要なペプチドはオレンジで色付けしている．

効 果

1921 年に Banting と Best が膵抽出物を生体内に投与していた際に，インスリンによる低血糖に先行して一時的な高血糖を観察したことで，グルカゴンの作用を初めて立証した．グルカゴンは異化作用を有し，インスリンの効果に拮抗する**インスリン拮抗ホルモン counter-regulatory hormone** である．実際にグルカゴン注射は，臨床的に重度の低血糖を治療するために使用されている．肝臓におけるグルカゴンの効果は以下の通りである（表 18-2）．(1) 貯蔵グリコーゲンの放出（グリコーゲン分解）と，他のインスリン拮抗ホルモンと協調して肝臓での糖新生を促進することで，肝臓からの糖放出を増加させる．(2) 糖新生に必要なアミノ酸の，肝臓への取り込みを促す．(3) グルコースが利用できないときに，脳の代替エネルギー（**ケトン体 ketone body**）を供給するために脂肪酸酸化とケトン体合成を促進する．肝臓以外の組織（腎臓，脂肪組織，膵臓）において，グルカゴン受容体の生理学的な意義は定かではない．例えば，膵 β 細胞において，グルカゴンは若干，グルコース依存性インスリン分泌作用を GLP-1 と共有している．

3. ソマトスタチン

生成，代謝と分泌調節

プレプログルカゴン同様にプレプロソマトスタチンは，膵臓，腸管と脳で合成されるが，組織特異的なプロセッシングにより，さまざまな活性を持ったペプチドが産生される．最初に同定されたソマトスタチン 14（SS-14）は 14 個のアミノ酸からなり，視床下部で成長ホルモンの分泌を抑制するペプチドとして単離された．後に膵臓の δ 細胞でも SS-14 が分泌されることがわかった．脳と腸管では，SS-14 を含み，そのアミノ末端が伸張したソマトスタチン 28（SS-28）がプレプロソマトスタチンから産生される．SS-28 は SS-14 と同様か，より強力な作用を有する．ソマトスタチンの半減期は 3 分未満であり，インスリン，グルカゴンより短い．ソマトスタチンは，大部分のペプチドホルモンの合成，分泌を抑制する．そのため半減期が長く（数時間）なるように開発されたオクトレオチドのような合成ソマトスタチンアナログは，さまざまな腫瘍から過剰に分泌される異所性ペプチドホルモンの産生を抑制し臨床的に応用される．表 18-1 にあるようにインスリン分泌を促すものは，ソマトスタチン分泌を促進する．つまりグルコース，アミノ酸，消化管ホルモン，グルカゴンはソマトスタチン分泌を刺激する．

作用機序と効果

ソマトスタチンの効果は，抑制的 G（Gi）タンパク共役型受容体であるソマトスタチン受容体（アイソフォームにより SST1-5 が存在し，組織特異性がある）を介して現れる．原則的には，すべての組織においてソマトスタチンは抑制的に作用することが知られてい

る．膵臓においては，他の膵島細胞に対して傍分泌として作用するとされ，インスリンやグルカゴン（表18-1），膵ポリペプチドの分泌を抑制する．加えて，ソマトスタチンは自己分泌として働き，ソマトスタチン自体の分泌を抑制している．腸管では，ソマトスタチンは栄養素の吸収を遅らせている．その機序は，腸管の運動の抑制，さまざまな腸管ホルモンの作用の抑制，膵外分泌機能の抑制などが考えられている．このソマトスタチンの抑制的な作用は，臨床のさまざまな場面で利用されるソマトスタチンアナログのオクトレオチドの効果を裏付けている．オクトレオチドは，下垂体腫瘍からのホルモン分泌を抑制し，ある種の慢性下痢を抑制し，腫瘍の増殖を抑制し，食道静脈瘤からの出血を抑制する．

4. 膵ポリペプチド

膵ポリペプチド pancreatic polypeptide（PP）は36個のアミノ酸からなり，膵頭部後葉にある膵島で膵ポリペプチド細胞（F細胞）が産生される．PPは，混合食摂取，つまりタンパクと副交感神経の刺激によって分泌される．PPは長らく腸管運動の抑制および膵外分泌の抑制をするとされていた．最近の報告によると，PPは，食事摂取を抑制し，エネルギー消費を促進して，満腹感と体重のコントロールに関与することがわかった．このPPの効果は（PPはニューロペプチドYのファミリーである），中枢性に抑制性Gタンパク共役型受容体であるY4受容体にPPが結合することによる．また肝臓の求心性迷走神経の抑制も関与していると考えられている．

5. 炭水化物代謝におけるホルモン調節

炭水化物代謝は，主に膵内分泌腺より分泌されるインスリンとグルカゴンの相対的量によって調節される（表18-2，図18-6）．逆に，これらのホルモン調節異常により糖尿病では高血糖が引き起こされる．正常状態では血糖値が上昇するとインスリン作用が優勢になり，インスリンがグルカゴンの分泌を抑制する．インスリンは肝臓におけるグリコーゲン貯蔵，筋肉における糖の取り込みおよびグリコーゲンとタンパク合成，脂肪組織における脂肪の蓄積に作用し，エネルギー貯蔵に働く．インスリンは末梢からのエネルギー基質の動員を抑制し，グルカゴンによる肝臓からの糖放出を阻害する．

一方，血糖値が低下した場合，インスリン血中濃度は低下し，肝臓でのグルカゴン作用が優勢になる（つまり，肝臓からの糖放出とケトン体合成が増加する）．インスリン欠乏は筋肉における糖の取り込みを著明に減少し，タンパク異化を亢進し，脂肪組織では脂肪を分解する．それゆえインスリン欠乏状態では糖は代謝されず，グルカゴンにより，肝臓での糖新生に使用されるアミノ酸とグリセロールは増加し，肝臓でのケトン体生成に使用される脂肪酸も増加する．

空腹時

早朝空腹時，血糖値を維持するため，肝臓では他の組織で消費される量のグルコースを主に産生している．脳などグルコースの取り込みにインスリンが不要

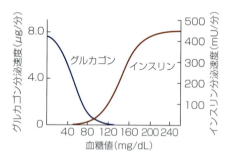

図18-6 さまざまな血糖値における人工膵島からのインスリンとグルカゴンの供給量．9人の1型糖尿病患者による検討結果で．人工膵島は患者の血糖を正常に維持するようにプログラムされている．人工膵島から供給されたホルモン量は正常なヒト膵臓から分泌されたホルモン量に匹敵する．このインスリンのカーブはβ細胞をグルコース濃度依存性に培養したときのインスリン分泌量に類似している．(Copyright © 1977 American Diabetes Association. Marliss EB et al. Normalization of glycemia in diabetics during meals with insulin and glucagon delivery by the artificial pancreas. Diabetes. 1977;26:663-72. The American Diabetes Association より許可を得て転載.)

チェックポイント

12. グルカゴンの分泌を抑制する，または刺激する因子は何か．
13. グルカゴンの主要標的臓器はどこか．またグルカゴン作用の機序はどのようになっているか．
14. グルカゴンによってどの代謝経路が影響を受けるか．または，どのように影響を受けるか．
15. 代謝経路でのどのホルモンがグルカゴンの効果に拮抗するのか．
16. グルカゴンは膵島以外のどこでつくられるか．
17. GLPはどのようにしてグルコース依存性インスリン分泌を促進するか．
18. ソマトスタチンの膵島での役割は何か．

である組織での，糖の取り込みと利用が中心となっている．肝臓からの糖の放出は主にグルカゴン刺激でのグリコーゲン分解による．肝臓におけるグリコーゲン分解による糖の供給は平均8時間可能である．少量のインスリン（0.25〜1.0単位/時のインスリン基礎分泌）は脂肪からの脂肪酸産生を抑制せず，脂肪酸は，筋肉での脂肪酸酸化を介したエネルギー源として，また肝臓でのケトン体新生の基質として利用される．しかしインスリン基礎分泌程度のインスリン濃度であれば過度の脂肪分解，ケトン体生成や糖新生は起こらず，つまり高血糖やケトアシドーシスにはならない．

長時間（24〜60時間以上）の絶食は，肝臓でのグリコーゲン貯蔵を激減させる．グルカゴン濃度はわずかに上昇し，インスリン濃度はさらに低下する．この状態では糖新生のみで肝臓からのグルコースが供給される．肝臓での糖新生には，著しいペースで末梢から動員されるアミノ酸が原料になっている．飢餓状態ではエネルギー供給が肝臓での糖新生からケトン体合成に切り替わる．基礎代謝エネルギーの25％を必要とする重要な臓器である脳で，このケトン体の90％がグルコースに代わるエネルギー源として消費される．このようにして，インスリンのさらなる減少により脂肪組織からの脂肪酸動員により筋肉からのアミノ酸動員が抑制され，筋肉が保全され，生命が維持される．そして肝臓ではグルカゴン刺激により脂肪酸からケトン体が合成される．長期の絶食や飢餓により，腎臓も大きく糖新生に寄与する．

食　後

炭水化物摂取により，インスリン分泌は促進され，グルカゴン分泌は抑制される．インスリン/グルカゴン比が大きくなると，肝臓での糖新生とケトン体新生は抑制される．インスリンは肝臓でのグリコーゲン貯蔵に促進的に働く．主に筋肉で認められるインスリン依存性の糖の取り込みは，筋肉でのグリコーゲン合成にも促進的に作用する．脂肪組織では脂肪の蓄積が起こる．

タンパク質摂取時には，インスリンとグルカゴン両方の分泌が促進される．そして，筋肉ではインスリンによりアミノ酸の取り込みが増加し，タンパクが合成される．一方，グルカゴンによる肝糖新生により，インスリンによる血糖低下を相殺する．

ストレス時

過度のストレス時には，脳にエネルギーが供給されない危険があり，グルカゴンに加えて，**インスリン拮**抗ホルモン counter-regulatory hormone が相乗的に作用する．血糖値維持のため，末梢からエネルギー源となる基質動員と，肝臓からの糖放出が最大となる．そしてエネルギー貯蔵は最小限になる．**グルカゴン glucagon とアドレナリン adrenaline**（エピネフリン epinephrine）は数分で血糖値を上昇させる．一方，**コルチゾール cortisol と成長ホルモン growth hormone**は数時間で血糖を上昇させる．アドレナリン，コルチゾール，成長ホルモンはグルカゴン分泌を刺激し，またアドレナリンはインスリン分泌を抑制する．そのためグルカゴン/インスリン比は最大になる．さらに，この3つのホルモンは直接肝臓に作用して肝臓での糖新生を促進し，末梢では，脂肪分解を促進してインスリン感受性の糖の取り込みを抑制する．過度のストレス時の高血糖は，インスリン拮抗ホルモンの作用の結果である．

ストレス時ほどではないが同様の効果が運動時にも認められる．グルカゴンやアドレナリン，前2者ほどではないがコルチゾールは，運動による筋肉での糖利用を数倍に高め，インスリンの分泌低下によると考えられる肝臓からの糖放出と脂肪組織での脂肪分解が亢進する．またインスリン濃度の低下により，筋肉はグリコーゲンをエネルギー源として利用するようになる．

グルコース恒常性における腎臓での糖新生の役割

肝臓と腎臓には，糖新生やグリコーゲンとして貯蔵されたグルコースを動員する酵素が存在している．一晩程度の絶食では腎臓は糖動員に作用しないが，長時間（40時間以上）の絶食時には腎臓が約50％の内因性のグルコースの産生に関わっている．腎臓での糖新生が優位になり，グリコーゲンの貯蔵が最小限となる．この作用はアドレナリンにより促進され，インスリンにより抑制されるが，グルカゴンは特に関係がない．

チェックポイント

19. インスリン欠乏状態において肝臓での糖新生とケトン体新生の基質はなぜ増加するのか．
20. タンパク質摂取はインスリンおよびグルカゴン分泌に対してどのような効果があるか．
21. インスリン拮抗ホルモンの経時的作用について述べよ．

代表的な膵内分泌疾患の病態生理

糖 尿 病

臨床像

糖尿病 diabetes mellitus（DM）は高血糖により定義され，さまざまな成因によって起こる疾患である．糖尿病の診断基準は以下の通りである．（1）空腹時血糖 126 mg/dL 以上，（2）高血糖の典型的な症状に加え随時血糖が 200 mg/dL 以上，または（3）75 g ブドウ糖を経口摂取［経口ブドウ糖負荷試験 oral glucose tolerance test（OGTT）］したあとの血糖値が 200 mg/dL 以上である．さらに最近では，慢性的な高血糖で上昇する糖化ヘモグロビン（HbA1c）の測定系の標準化により，HbA1c 6.5％以上であることを糖尿病の診断に用いている．

高血糖はすべてインスリンの作用不全が原因である．インスリン作用不全は膵β細胞からのインスリン分泌低下や標的組織におけるインスリンに対する反応性の低下（インスリン抵抗性 insulin resistance）とインスリン拮抗ホルモンの増加により引き起こされる．糖尿病は，これら3つの要因の関与の程度により成因分類され，分類されたそれぞれの糖尿病の臨床的特徴はこれら3つの因子の関与の程度により異なっている（表18-3）．

世界における糖尿病の有病率は過去数十年にわたり増加しており，2011 年には 20 歳以上の人における糖尿病有病率は8％に達している（米国では糖尿病有病率は11％である）．糖尿病の90％以上は遺伝的素因が関連しているとされ，**1型糖尿病 type 1 diabetes mellitus** もしくは **2型糖尿病 type 2 diabetes mellitus** に分類される（表18-3，表18-4）．1型糖尿病は2型糖尿病よりまれで，糖尿病全体の5～10％を占める．1型糖尿病は膵β細胞の自己免疫性破壊による重度のインスリン欠乏を特徴とするが，一部において原因はわかっていない．1型糖尿病は 30 歳未満の若年発症が多く，5～7歳と思春期頃と2峰性の発症のピークがある．膵β細胞の自己免疫性破壊は急激に進行しないにもかかわらず，臨床的症状は通常急性に認める．顕著な血清グルコース濃度の上昇が起こることで，多飲，多尿，体重減少が数日から数週間で認められるようになる．また著明なインスリン欠乏はケトン体 ketone body の増加を来し，生命を脅かすアシドーシス（糖尿病ケトアシドーシス diabetic ketoacidosis）を呈する．1型糖尿病治療にはインスリンを用いる必要がある．

2型糖尿病はさまざまな点で1型糖尿病と異なっている（表18-4）．2型糖尿病は糖尿病全体で圧倒的多数を占めている（90～95％）．また強い遺伝的要素を有しており，一般的に成人に発症し，加齢とともに有病率も増加する（全世界では 65 歳以上の 18％が糖尿病に罹患し，米国では 65 歳以上の 27％が糖尿病を有している）．米国ではネイティブアメリカン，メキシコ系・アフリカ系アメリカ人に多く認められている．2型糖尿病では，インスリン抵抗性の増大だけでなく膵臓からのインスリン分泌の減少も関連している．また，2型糖尿病はしばしば肥満が認められており（2型糖尿病の85％），肥満はインスリン抵抗性の増大に関連している．このように世界的に肥満の有病率の増加（12％）と関連して糖尿病の有病率も上昇している．**インスリン抵抗性 insulin resisfance** は2型糖尿病の特徴である．2型糖尿病患者はインスリンが残存しているので極端な高血糖やケトーシスになりにくい．2型糖尿病患者はしばしば無症候であり，高血糖出現後5～7年でスクリーニングテストによる空腹時高血糖で診断される．調査によると米国においては2型糖尿病患者の30％が，全世界では50％の患者が未診断のままであると報告されている．さらに米国において成人の3分の1はインスリン抵抗性の状態にあって前糖尿病状態（血糖値正常）であると推定されている．2型糖尿病と診断されると，多くの場合（70％），生活習慣指導（食事，運動，体重管理）単独か薬物治療との組み合わせで治療されている．薬物には，（1）グルコース非依存性に内因性インスリン分泌を高める薬（スルホニル尿素薬），（2）グルコース依存性に内因性インスリン分泌を高める薬（GLP-1 アナログなどのインクレチン製剤），（3）肝臓もしくは末梢組織におけるインスリン抵抗を減少させる薬（メトホルミン，チアゾリジン薬），（4）腸管からの炭水化物の吸収を遅延させる薬（α グリコシターゼ阻害薬）がある．ほかにも腎臓における糖の再吸収をつかさどる輸送体（Na^+-ブドウ糖共役輸送体，SGLT-2）を阻害する新しい薬が2型糖尿病治療で開発されている（訳注：SGLT-2 阻害薬はすでに臨床応用されており，日本でも 2014 年より使

代表的な膵内分泌疾患の病態生理 　555

表 18-3　糖尿病の成因分類

I. 1型糖尿病（膵β細胞の破壊，通常インスリンの絶対欠乏に至る）	2. 膵外傷，膵摘出術	9. フェニトイン
A. 自己免疫性	3. 膵悪性新生物	10. インターフェロンα
B. 特発性	4. 膵嚢胞線維症	11. その他
II. 2型糖尿病（インスリン抵抗性主体で相対的なインスリン分泌不全を伴うものからインスリン分泌不全主体でインスリン抵抗性を伴うもの）	5. ヘモクロマトーシス	F. 感染症
	6. 線維石灰化性膵疾患	1. 先天性風疹症候群
	7. その他	2. サイトメガロウイルス感染症
III. その他特定の機序，疾患によるもの	D. 内分泌疾患	3. その他
A. 膵β細胞の機能に関わる遺伝子異常	1. 先端巨大症	G. 免疫機序によるまれな病態
1. MODY3（12番染色体，HNF1α遺伝子）	2. Cushing症候群	1. 全身硬直症候群
2. MODY2（7番染色体，グルコキナーゼ遺伝子）	3. グルカゴノーマ	2. 抗インスリン受容体抗体
3. MODY1（20番染色体，HNF4α遺伝子）	4. 褐色細胞腫	3. その他
4. MODY（その他のまれなタイプ）	5. 甲状腺機能亢進症	H. その他の遺伝的症候群で糖尿病を伴うことの多いもの
5. 新生児一過性糖尿病（例えば，6q24領域のインプリンティング異常）	6. ソマトスタチノーマ	1. Down症候群
	7. アルドステロン症	2. Klinefelter症候群
6. 新生児糖尿病（例えば，膵β細胞のATP感受性K⁺チャネルのサブユニットをコードする遺伝子）	8. その他	3. Turner症候群
	E. 薬剤や化学物質によるもの	4. Wolfram症候群
	1. 殺鼠薬（N-3-ピリジルメチル-N'-p-ニトロフェニル尿素，PNU）	5. Friedreich運動失調症
7. ミトコンドリア糖尿病		6. Huntington病
8. その他		7. Laurence-Moon-Biedl症候群
B. インスリン作用に関わる遺伝子異常	2. ペンタミジン	8. 筋ジストロフィー
1. インスリン受容体異常症A型	3. ニコチン酸	9. ポルフィリン症
2. 妖精症	4. グルココルチコイド	10. Prader-Willi症候群
3. Rabson-Mendenhall症候群	5. 甲状腺ホルモン	11. その他
4. 脂肪萎縮性糖尿病	6. ジアゾキシド	IV. 妊娠糖尿病
5. その他	7. βアドレナリンアゴニスト（作動薬）	
C. 膵外分泌疾患		
1. 膵炎	8. サイアザイド	

The American Diabetes Association. Diagnosis and classification of diabetes mellitus. Diabetes Care. 2013;36 (Suppl 1):S11-66 より許可を得て改変・転載.

用されている）．通常2型糖尿病患者は生存のためにインスリン治療を必要としないが，進行した2型糖尿病患者においては良好な血糖コントロールを得るためにインスリンで治療されることがある．

　2型糖尿病は世界中で増えており，特に非欧州人における発症が増加している．2000年以降に生まれた子供のうち3人に1人が一生の間に2型糖尿病を発症すると推定されている．つまり1型糖尿病は，民族を問わず10歳未満の子供と非ヒスパニック系白人ではそれよりも年長の子供の糖尿病の最も多い原因であるが，ヒスパニック，アフリカ系アメリカ人，ネイティブアメリカンおよびアジア太平洋諸国の人々では，糖尿病と診断された10歳以上の子供のうち50%以上が2型糖尿病と診断されている．またすべての年齢層や

民族において，2型糖尿病の発生率の増加は肥満と関連している．

　糖尿病の5%未満を占める原因として，膵炎など膵臓を破壊するものや，遺伝的に膵β細胞の異常（若年発症成人型糖尿病）により特異的にインスリン分泌を阻害するもの，HIVプロテアーゼ阻害薬などのようにインスリン抵抗性を増大させるもの，Cushing症候群などのようにインスリン拮抗ホルモンが増加するものが挙げられる（**表18-3**のIII）．これらの詳細な臨床像については省略する．

　妊娠糖尿病 gestational diabetes mellitus は妊娠中の女性の3〜8%に，ネイティブアメリカンでは16%に認められる（**表18-3**のIV）．妊娠で再発し，分娩により改善する傾向がある．また，妊娠糖尿病の有病率

表 18-4　1 型糖尿病と 2 型糖尿病の違い

	1 型糖尿病	2 型糖尿病
疫　学		
診断時年齢	小児期	成人期
		（子供の肥満で発症増加している）
米国での有病率	20 歳未満で 0.2%	20 歳以上で 11%
表現型		
膵 β 細胞からのインスリン分泌異常	絶対的欠乏	分泌障害
インスリン抵抗性	なし	あり
肥満	なし	あり
BMI	通常 25 未満	85% の症例で 25 を超える，50% の症例で 30 を超える
自己免疫疾患	あり	なし
膵島関連自己抗体	90% の症例に認める	
環境因子	ウイルス感染，食物曝露（牛乳，穀物）	肥満（食事，運動）
遺伝子型		
一卵性双生児における発症率	<50%	>70%
子供における発症率		
片親が糖尿病の場合	2〜5%	15%
両親が糖尿病の場合	10%	50%
関連する遺伝子	HLA クラス II 抗原遺伝子	多数の疾患感受性遺伝子が関与

注：BMI（body mass index）＝ 体重（kg）÷身長（m）^{2}.

は糖尿病全体の有病率に比例しており，妊娠糖尿病患者の約 50% が将来的に 2 型糖尿病に進行するとされる．妊娠糖尿病は通常，妊娠後期にインスリン拮抗作用を有する絨毛性ソマトマンモトロピン，プロゲステロン，コルチゾール，およびプロラクチンが増加することで認められる．妊娠糖尿病は周産期合併症に大きく影響するため，米国では，通常妊娠 24 週時に経口ブドウ糖負荷試験を行い，妊娠糖尿病のスクリーニングを行う．またハイリスクを有する妊婦には初回妊娠検診時に同様のスクリーニングを行う．ここでのハイリスクは，肥満，年齢（25 歳以上），糖尿病の家族歴，糖尿病の有病率が高い民族である．

病　因

A. 1 型糖尿病

1 型糖尿病は膵 β 細胞抗原を標的とする T リンパ球による選択的な β 細胞の破壊によって起こる自己免疫疾患である．1 型糖尿病の発症率は 2 型糖尿病のそれよりもはるかに低いが，世界中で増加傾向である．病初期には，マクロファージを活性化する CD4T

細胞やサイトカインを分泌する細胞傷害性 CD8T 細胞が壊死した β 細胞の周囲に浸潤している．β 細胞の自己免疫性破壊は徐々に進行し，数年以上かけてインスリン欠乏の症状が出現する．1 型糖尿病診断時には，一部の膵島には炎症が存在しているが，残りの膵島は萎縮し，グルカゴンを分泌する α 細胞とソマトスタチンを分泌する δ 細胞のみが存在する．膵島細胞とインスリンに対する自己抗体は病初期から認められ，β 細胞を障害するものではなく疾患のマーカーと考えられている．そのため，これらの自己抗体は小児の 1 型糖尿病と 2 型糖尿病の鑑別診断に用いられている（特に小児での 2 型糖尿病発症が増加傾向であるため）．また自己抗体は患者の第一度近親者における 1 型糖尿病発症の可能性を評価するために用いられている（一般集団の 1 型糖尿病年間発症率は 0.3% に対して，これら 1 型糖尿病の第一度近親者での年間発症率は 2〜6% である）．

膵島細胞抗体 islet cell antibody（ICA）には，インスリンに対する抗体［インスリン自己抗体 insulin autoantibody（IAA）］，グルタミン酸脱炭酸酵素 glutamic acid decarboxylase(GAD)に対する抗体，膵β細胞に発現する亜鉛輸送体8 β-cell zinc transporter(ZnT8)に対する抗体，そしてチロシンホスファターゼ-IA2タンパク tyrosine phosphatase-IA2 protein(IA2)に対する抗体がある．これらの抗体は新規で診断された1型糖尿病患者にそれぞれ50%認められ，患者の第一度近親者での1型糖尿病の発症を高い確率で予見している．1型糖尿病第一度近親者の70%がこれらの自己抗体のうち少なくとも3つが陽性であり，5年以内に1型糖尿病を発症している．これら抗体はグルコース依存性インスリン分泌障害の進行に伴い認められるため(図18-7)，抗体の存在は第一度近親者の1型糖尿病発症リスクを高率に予測するが，現時点では1型糖尿病発症予防には至っていない．しかし，新規発症1型糖尿病患者のわずか15%しか家族歴を有しておらず，一般集団における1型糖尿病発症率は低いので，自己抗体を用いた1型糖尿病のスクリーニングは行われていない．

遺伝的に1型糖尿病になりやすい人の少なくとも50%は主要組織適合遺伝子複合体(MHC)の産物である白血球抗原クラスII分子(DR, DQ, DP)class II human leukocyte antigen(HLA)molecule(DR, DQ, and DP)と関連があり，このHLAクラスII分子はマクロファージのような特異的抗原提示細胞の表面に発現している．HLAクラスII分子は異種抗原または自己抗原と複合体を形成し，T細胞受容体を介してCD4T細胞を活性化する．HLA-DRまたはHLA-DQの型が1型糖尿病の発症リスクに最も影響する．1型糖尿病患者の95%にDR3-DQ2またはDR4-DQ8のいずれかのハプロタイプが認められるが，同時に，全人口の40%にこのハプロタイプを認める．加えて，ハイリスクなHLA型を持つ子供のわずか6%しか1型糖尿病を発症しない．そのため，HLAハプロタイプを同定することは研究レベルにとどまっている．

1型糖尿病における遺伝的感受性は明らかであり，一卵性双生児における1型糖尿病の一致率は50%であるが，第二次世界大戦以降，1型糖尿病の発症率は増え続けていることも確かであり，1型糖尿病発症に環境因子も重要であると推察されている．遺伝的に感受性がある個体に対しては特に，胎児期の風疹ウイルス曝露のようなウイルス感染が1型糖尿病の発症を高めていることが示唆されている．異種抗原が膵島細胞抗原に相同性がある場合(分子相同性 molecular mimicry)，異種抗原に対する免疫反応がβ細胞も破壊するという説もある．例えば，一部のコクサッキーウイルスの構成タンパクが膵島細胞抗原であるGADに相

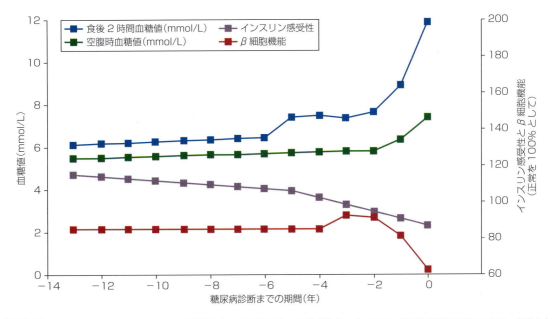

図18-7 糖尿病前段階であるインスリン抵抗性からの2型糖尿病への発症様式．インスリン感受性が低下するにつれて，膵臓からのインスリン分泌が増えるにもかかわらず骨格筋でのインスリン抵抗性が高くなるため，インスリンによる食後血糖上昇抑制効果は障害される．インスリン抵抗性が続き，膵臓のインスリン分泌が減少しはじめ，インスリンが肝臓からの糖放出を抑制するのに不十分となり空腹時血糖値が上昇する．横軸の0は糖尿病と診断された時期を表す．データは the British Whitehall II study の505症例による．(Tabak AG et al. Trajectories of glycemia, insulin sensitivity and insulin secretion before diagnosis of type 2 diabetes: an analysis from the Whitehall II study. Lancet. 2009 June 27;373(9682):2215-21.)

同性を持つため，コクサッキーウイルス感染も1型糖尿病の発症に関連している．ビタミンD欠乏も1型糖尿病発症リスクであり，高緯度の地域で1型糖尿病発症が多い原因とされている．

B. 2型糖尿病

最近の肥満と関連した2型糖尿病の増加を考慮すると，2型糖尿病発症に環境因子が重要なことは明らかである．しかし1型糖尿病より2型糖尿病において遺伝的素因が強い．1型糖尿病の病因が絶対的なインスリンの欠乏であるのに対して，2型糖尿病においては以下の2つの代謝異常が高血糖の原因となっている．(1) 標的臓器におけるインスリン作用に対する抵抗性と，(2) インスリン抵抗性存在下での膵β細胞のインスリン分泌不全である．

2型糖尿病の初期病変がインスリン抵抗性か，もしくはβ細胞インスリン分泌不全なのかは議論されているところである．臨床的に2型糖尿病を発症するまでの数十年間，インスリン抵抗性と高インスリン血症が存在する．このため，**インスリン抵抗性 insulin resistance** がおそらくは初期病変であり，結果として代償的なインスリン分泌の増加を来し，最終的に膵臓でのインスリン分泌が維持できなくなると考えられている（図18-7）．膵臓が疲弊し，インスリンの需要が賄えず，糖尿病に至る．

インスリン抵抗性は肥満と2型糖尿病を関連付ける重要な因子である．栄養過多は最終的に脂肪組織における中性脂肪としての遊離脂肪酸（FFA）の貯蔵を増やす．脂肪組織から，特に**内臓脂肪組織 central（visceral）adipose tissue** からの数々の因子の増加はインスリン抵抗性の原因となる．インスリン抵抗性の原因として以下のようなものがある．(1) 脂肪分解により産生された過剰な遊離脂肪酸による毒性効果（**脂肪毒性 lipotoxicity**），(2) インスリン感受性ホルモンや抗糖尿病ホルモンである**アディポネクチン adiponectin**, または中枢性に満腹感を制御しインスリン感受性を高める**レプチン leptin** のような脂質特異的タンパク（**アディポカイン adipokine**）の分泌不全，(3) 脂肪組織における**炎症性サイトカイン inflammatory cytokine** 産生増加などが挙げられる．例えば，大型脂肪細胞や，炎症性脂肪サイトカイン［例えば，**単球走化性因子 macrophage chemoattractant protein-1（MCP-1）**］により脂肪組織に遊走したマクロファージから分泌される**腫瘍壊死因子 tumor necrosis factor（TNF）**はペルオキシソーム増殖因子活性化受容体γ peroxisome proliferator-activated receptor gamma（PPARγ）を

阻害すると考えられている．PPARγはアディポカイン分泌を制御し遊離脂肪酸を減少させ，インスリン抵抗性を減弱させる転写因子であり，糖尿病薬のチアゾリジン誘導体により活性化される．

内臓脂肪組織 central（visceral）adipose tissue はインスリン抵抗性に最も密接に関連する．なぜなら，内臓脂肪組織は，(1) インスリン拮抗ホルモンに対する感受性の亢進（βアドレナリン受容体数の増加と局所での1型11β-ヒドロキシステロイドデヒドロゲナーゼの活性化による不活性型コルチゾンから活性型コルチゾールへの変換の増加）と，(2) インスリン受容体への親和性の低下によるインスリン作用の減弱により，最も脂肪分解亢進を起こしやすいからである．内臓脂肪組織からの血流は直接的に門脈に流れるため，肝臓は高濃度の遊離脂肪酸とアディポカイン濃度の変化にさらされる．その結果，脂肪肝やインスリン抵抗性を来し，肝臓での糖放出が増え，空腹時血糖値の上昇が顕在化してくる．遊離脂肪酸の増加は骨格筋のような他のインスリン標的組織において脂肪沈着の増加をもたらす．そしてそれは，ミトコンドリア機能障害とインスリン抵抗性に関連し，GLUT-4の細胞膜表面への移動が減少することにより食後のインスリン刺激によるグルコースの取り込みに障害を来す．高インスリン血症もインスリン受容体を減少させ，インスリン受容体情報伝達系を抑制することによってインスリン抵抗性に寄与する．高血糖がマイナーなグルコース代謝経路を亢進させ，インスリン抵抗性と関連した物質（例えば，ヘキソサミン）を増加させるとも考えられている．

2型糖尿病患者の85％に肥満があり，2型糖尿病の病因における肥満の重要性が指摘されている．肥満がある2型糖尿病患者において5〜10％の体重減少により糖尿病を寛解もしくは治癒させることが報告されている．しかし，肥満患者の大半が高インスリン血症とインスリン抵抗性を示す一方，そのほとんどが糖尿病を発症しない．したがって，**初期の膵β細胞障害 primary pancreatic β-cell defect** も2型糖尿病の発症に寄与していることが考えられている．通常，β細胞量は肥満により増加する．しかし，耐糖能障害を発症し，将来糖尿病を発症する患者では，**β細胞のアポトーシス β-cell apoptosis** が起こりβ細胞量は減少する．明らかな糖尿病を発症する前に，食後のインスリン分泌のうち急速なインスリン分泌（**第1相インスリン分泌 first phase insulin release**）がしばしば障害される．β細胞における脂肪蓄積もまたβ細胞機能を障害する．その機序として，アポトーシスを誘導す

る小胞体ストレス応答 unfolded protein response (UPR)の活性化などが考えられている．慢性的な高血糖や遊離脂肪酸の上昇もまた β 細胞のインスリン分泌を障害する（糖・脂肪毒性 glucolipotoxicity）．

最近の 20 年間，2 型糖尿病の疾患感受性遺伝子に関する多くの研究が進められてきた．初期の特定の候補遺伝子解析はゲノム全体にアプローチする方法が用いられ，有用な情報がもたらされた．そのなかには単一遺伝子異常による糖尿病の特定も含まれていた．その 1 つは**若年発症成人型糖尿病 maturity-onset diabetes of the young（MODY）**である（表 18-3）．MODY は常染色体優性遺伝疾患であり 2 型糖尿病発症頻度の 1～5％にあたり，25 歳未満の痩せた人に軽症の糖尿病として発症するという特徴がある．MODY は β 細胞のグルコースセンサーであるグルコキナーゼや 5 つの転写因子などの 6 つの遺伝子のうち，1 つの変異により発症する．これとは対照的に，2 型糖尿病の大多数は，多数の感受性遺伝子が相互に作用し合うことによって発症すると考えられている．2 型糖尿病感受性遺伝子はますます明らかになりつつある．しかしながら，インスリン分泌異常に関連する遺伝子は 2 型糖尿病の遺伝的要因の 10％未満を占めるに過ぎない．

チェックポイント

22. 1 型糖尿病および 2 型糖尿病の主な特徴は何か．
23. 1 型糖尿病，2 型糖尿病において，環境因子および遺伝因子はどのように関与しているか．
24. 2 型糖尿病においてインスリン抵抗性を生じる 2 つの機序は何か．
25. 2 型糖尿病において肥満はどのように関与しているか．

病理と発症機構

原因にかかわらず，すべてのタイプの糖尿病は相対的なインスリン作用不足に起因する．加えて，グルカゴン濃度は不適切に高い可能性がある．このような高**グルカゴン/インスリン比 glucagon-insulin ratio** は空腹時と近い状態を生みだし，正常なエネルギー恒常性維持には不適切な飢餓状態となる（表 18-2，図 18-6）．

糖尿病の代謝異常はインスリン作用不足の程度に依存する．脂肪組織は最もインスリン感受性が高い．したがって，インスリンが少ない状態でも過剰な脂肪分解の抑制と脂肪蓄積が起こる．肝臓でのグルカゴン作用に拮抗し肝臓での糖放出を抑制するためには，より高濃度のインスリンが必要となる．健常者では，基礎インスリンレベルで肝臓でのグルカゴン作用に拮抗し肝臓での糖放出を抑制することができる．インスリンに対する高い感受性と門脈血中の高濃度のインスリンにより，特に肝臓では，膵臓からのインスリン分泌増減に対し精細に反応するためである．しかし，骨格筋がグルコースを取り込むためには，膵臓からのインスリン追加分泌を必要とする．

軽度のインスリン作用不足により，多くの場合，インスリン感受性組織（例えば，骨格筋は食後のグルコースクリアランスの 85％を担う）におけるグルコースの取り込みができなくなる．臨床的に，これは**食後高血糖 postprandial hyperglycemia** をもたらす（図 18-7）．こうして，インスリン分泌は残っているがインスリン抵抗性が上昇している 2 型糖尿病患者では，経口ブドウ糖負荷試験で異常，または食後高血糖を示す．しかし，空腹時血糖値は正常に保たれる．なぜなら，空腹時血糖値を維持するグルカゴンによる肝臓からの糖放出に対して十分なインスリンが存在するためである．インスリン作用がさらに失われると，肝臓でのグルカゴン作用に拮抗できなくなる．したがって，そのような患者は食後高血糖と**空腹時高血糖 fasting hyperglycemia** の両方が認められる（図 18-7）．興味深いことに，一部の前糖尿病患者では骨格筋におけるインスリン感受性が残っているため，食後高血糖ではなく肝臓での糖放出と空腹時血糖の上昇のみを示すことがある．2 型糖尿病の病因として，インスリン抵抗性と不適切なグルカゴン分泌による肝臓からの過剰な糖放出が重要であるため，肝臓での糖放出に作用するメトホルミンが 2 型糖尿病の第一選択薬として使われる．

2 型糖尿病患者では，通常ある程度は内因性インスリン分泌能が残存しているが，1 型糖尿病患者では枯渇している．したがって，未治療または適切な治療が行われていない 1 型糖尿病患者では，インスリン欠乏に伴う重篤な症状を呈する．空腹時や食後の高血糖に加えて，**ケトーシス ketosis** を発症する．これは，インスリンの著しい不足や絶対的欠乏により，貯蔵脂肪の脂質分解が最大限に促進され，分解されてできた遊離脂肪酸が，グルカゴン刺激によって起こる肝臓でのケトン体生成に必要な基質として供給されるためである．

脂質分解が促進されることで生成された遊離脂肪酸は，肝臓によってケトン体に代謝されることに加え，再エステル化されて VLDL に取り込まれる．さらに，インスリンが欠乏することでリポタンパクリパーゼが

減少する．この酵素は VLDL 内の中性脂肪を加水分解するのに重要なものであり，この酵素が減少することで VLDL クリアランスの遅延が起こる．したがって，1 型および 2 型糖尿病の患者は，VLDL 産生増加や VLDL クリアランス遅延の結果として，**高トリグリセリド血症 hypertriglyceridemia** となる．

インスリンは筋肉においてアミノ酸の取り込みとタンパク合成を促進するため，糖尿病でインスリン作用が減弱すると，筋肉でのタンパク合成は減少する．1 型糖尿病でみられるような著しいインスリン欠乏では，著明な**タンパクの消耗 protein wasting** があり，異化亢進を来す．筋肉で取り込まれなかったアミノ酸は，代わりに，糖新生の原料として肝臓で使用される．

1 型糖尿病や 2 型糖尿病においてすでにインスリン欠乏状態となっている上に，ストレスによるインスリン拮抗ホルモンの増加は，インスリン作用不足による代謝異常をさらに悪化する．例えば，感染によるストレスは，1 型糖尿病や一部の 2 型糖尿病患者において**糖尿病ケトアシドーシス diabetic ketoacidosis** を引き起こすことがある．

また，これまでに述べた代謝障害に加えて，糖尿病は慢性の合併症を引き起こし，糖尿病による慢性合併症は，全身状態や予後に関連している．**糖尿病の合併症 diabetic complication** は，細小血管症（網膜症，腎症，神経障害）や大血管症（冠動脈疾患，末梢血管疾患）など，主に血管障害の結果発症する．

臨床所見

A. 急性期合併症

1. 高血糖——血糖値が上昇し，腎臓でのグルコース再吸収の閾値を超えると，**尿糖 glucosuria** が生じる．これにより浸透圧利尿が起こり，臨床的には**夜間頻尿 nocturia** を含む**多尿 polyuria** の症状が現れる．脱水の結果，口渇が起こり，**多飲 polydipsia** が生じる．尿からのグルコース排泄が 75 g/日（75 g×4 kcal/g＝300 kcal/日）を超えることがあり，尿糖により著しくエネルギーを失う可能性がある．コントロール不良の高血糖では**過食 polyphagia** も伴う．多尿，多飲，過食の三徴は 1 型糖尿病，2 型糖尿病両者で共通してみられる症状である．また体重減少も，脱水と尿糖としてエネルギーを損失する結果起こる．著明な体重減少は，重度のインスリン欠乏を伴う 1 型糖尿病に起こりやすく，エネルギーの損失と筋肉の消耗に起因する．タンパク異化が亢進することにより，小児 1 型糖尿病患者では成長障害が引き起こされる．

血糖値が上昇することで血漿浸透圧が上昇する．

$$血漿浸透圧(mOsm/L)$$
$$=2[Na^+(mEq/L) + K^+(mEq/L)]$$
$$+\frac{血糖値(mg/dL)}{18} + \frac{BUN(mg/dL)}{2.8}$$

血漿浸透圧の変動の結果，眼ではレンズの含水率の変化が起こり，視界がぼやけて視野異常が起こることがある．

女性では，尿糖によりカンジダ外陰腟炎の発症頻度が増加する．場合によっては，これが唯一の臨床症状であることがある．割礼を受けていない男性では，カンジダ亀頭炎（亀頭陰茎での同様の感染症）が起こることがある．

2. 糖尿病ケトアシドーシス（DKA）——インスリン作用が著明に欠乏すると，肝臓からの糖放出が増大したり，インスリン感受性組織でのグルコースの取り込みが低下したりして血糖が上昇するだけでなく，ケトン体生成も亢進する．インスリンの欠乏により脂肪分解が促進されて，遊離脂肪酸が供給される．遊離脂肪酸は，グルカゴン作用が抑制されないことにより，肝臓で優先的にケトン体に変換される．典型的には，著明な高血糖およびケトーシス（DKA）は，1 型糖尿病のような内因性インスリン分泌が欠乏した患者に起こる．しかし，DKA は，2 型糖尿病患者でも起こり得る．特に感染，重度の外傷，またインスリン拮抗ホルモンを上昇させるようなストレスがある際に，インスリン作用が著明に抑制されることで発症することがある．

高血糖に伴う浸透圧利尿による代償機能がうまく作用しないと，平均血糖値が 500 mg/dL に達するような重度の高血糖が起こり得る．まず血糖値が上昇することで血漿浸透圧が上昇し，細胞内から細胞間腔への水分の移動が起こる．そして，口渇により飲水量が増加することで循環血液量が維持される．もし多尿が続き，これらの水分喪失に対する代償機構が維持できなければ（例えば，ケトアシドーシスに伴い，吐き気による水分摂取の減少や嘔吐による水分損失が増加する場合），循環血液量が減少し腎血流が減少する．これにより，グルコースを排出する腎機能は低下する．循環血液量減少もまたインスリン拮抗ホルモン分泌を刺激する．したがって，これらのインスリン拮抗ホルモンに刺激されることでグルコースの産生が増加することや，腎臓でのグルコース排泄が低下することで血糖値は急激に上昇する（腎臓はインスリンを介したグルコース取り込みが欠乏した状況下においてグルコース排泄の重要な役割を担っている）．

DKA 患者の 10% で，昏睡が起こる．アシドーシスではなく高浸透圧が昏睡の原因となる．著明な細胞内

脱水は血漿浸透圧の顕著な上昇により生じる．脳で重度の細胞内脱水が起こると昏睡につながる．有効血漿浸透圧が330 mOsm/L（正常値は280〜295 mOsm/L）になると昏睡が起こる．尿素は細胞膜を自由に拡散可能であるため，血中尿素窒素は，有効血漿浸透圧を計算する際には用いられない．

$$有効血漿浸透圧 = 2[Na^+ (mEq/L) + K^+ (mEq/L)] + \frac{血糖値(mEq/L)}{18}$$

インスリン作用が枯渇することで**ケトン体生成** ketogenesis が増加し，血清ケトン体や尿ケトン体が増加する．また，インスリン欠乏は組織におけるケトン体の利用能を減弱させ，このためにケトーシスが持続すると考えられている．肝臓で産生される主要なケトン体である**アセト酢酸** acetoacetate と *β*-**ヒドロキシ酪酸** *β*-hydroxybutyrate は有機酸であり，血中 pH を下げ，重炭酸を減少させることで代謝性アシドーシスを引き起こす（図 18-8）．部分的に代謝性アシドーシスを代償するため二酸化炭素分圧を減少させる目的で呼吸が刺激される．DKA においては，測定されない陰イオンのケト酸があるため，**アニオンギャップの増加** increased anion gap（アニオンギャップとは血液中で測定される陽イオンと陰イオンの差を計算したもの）が起こる．正常な場合，アニオンギャップは主にアルブミンのような陰性荷電のタンパクによって生じている．

$$アニオンギャップ(mEq/L) = (Na^+ + K^+) - (Cl^- + HCO_3^-)$$

pH が 7.20 より低くなると，特徴的な深くて速い「**Kussmaul 呼吸** Kussmaul breathing」が起こる．ケトン体生成によって生じるアセトンは少量だが（図 18-8），DKA があると呼気はアセトンにより果実臭がする．DKA によるケトーシスは飢餓によって起こったケトーシスよりもはるかに重症化することが多いことに注意すべきである．これは後者の場合，末梢ではケトンが利用されているが，インスリン作用が残存しているために過剰な脂肪分解と肝臓のケトン体生成が抑

制されるためである．

DKA による浸透圧利尿で，Na^+ は水分と一緒に失われてしまう．そのため体内の総 Na^+ 量は減少する．血糖値が上昇すると浸透圧作用により細胞間腔へと水分が移動し Na^+ 濃度が低下するため，血清 Na^+ は通常減少する（血糖値が 100 mg/dL 上昇すると，おおよそ血清 Na^+ 濃度は 1.6 mmol/L 低下する）．

K^+ の体内総量も多尿や嘔吐により減少する．しかしながらアシドーシスやインスリン欠乏，血糖上昇により K^+ が細胞外に移動し，アシドーシスや高血糖が補正されるまで血清 K^+ 濃度は正常値から高値になることもある．インスリンが投与されアシドーシスが補正されると，K^+ は細胞内に戻り血清 K^+ は低下する．適切な治療がされていないと K^+ は危険な値まで低下し，致死的不整脈の誘因となり得る．そのため DKA の治療においては通常 K^+ の補充が行われる．DKA 治療前ではアシドーシスやインスリン欠乏によってリン酸の値は正常に保たれ得るが，DKA によりリン酸も同様に減少している．リン酸の補充はリスクがあるため，極端な値まで低下した場合にのみ行われる（静脈内のリン酸は Ca^{2+} と複合体を形成し，低カルシウム血症や軟部組織でのリン酸カルシウムの沈着を起こすことがある）．

著明な**高トリグリセリド血症** hypertriglyceridemia も DKA に合併する．これはインスリンが不足すると，VLDL の産生が増加する一方でクリアランスは低下するためである．VLDL の産生が増加するのは次の理由による．（1）肝臓に流入する遊離脂肪酸が増加するため．遊離脂肪酸はケトン体生成の基質となることに加え，VLDL に取り込まれ，VLDL として分泌される．（2）VLDL の合成に必要なタンパク［アポリポタンパク B とミクロソーム中性脂肪転送タンパク（MTP）］に対するインスリンの抑制効果が消失することで，肝臓で合成される VLDL が増加するため．（3）リポタンパクリパーゼ活性が減少することで VLDL のクリアランスが低下するため．血清 Na^+ はグルコースの浸透圧作用により低下することがあるが，高トリグリセ

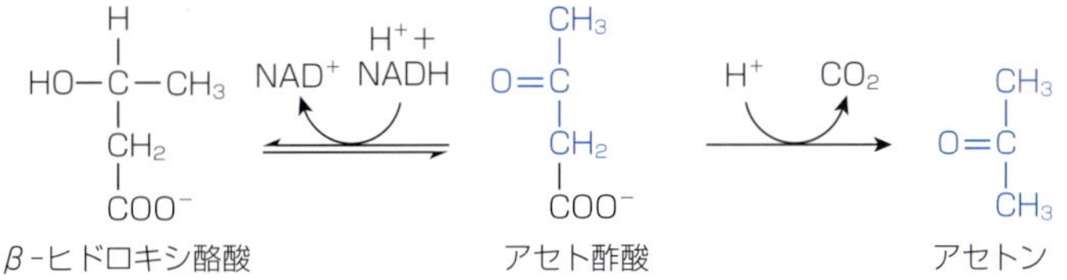

図 18-8　ケトン体の相互変換を示したもの．2 つの主要なケトン体（*β*-ヒドロキシ酪酸とアセト酢酸）の相対量は肝細胞の酸化還元状態に左右される．アセトンの産生量は少量である．臨床検査で用いられるニトロプルシド反応はケトン体の一部分（青色で示した部位）のみを検出する．

リド血症は血清 Na^+ の測定の妨げとなることがある．すなわち偽性低ナトリウム血症が起こる(つまり実際の血清量を過大評価してしまうことで血清 Na^+ 値が誤って低くなることである)．

吐き気や嘔吐はしばしば DKA に合併して起こり，脱水がよりいっそう悪化する原因となる．腹痛は DKA 患者の30%にみられ，胃蠕動運動の停滞や胃の拡張によって起こるとされている．アミラーゼはしばしば(90%の症例で)上昇してみられるが，一部は唾液腺由来のアミラーゼ上昇によるものであり，通常は膵炎の症状とは関連しない．白血球増加もしばしば認められるが，必ずしも感染症の存在を示唆するものではない．しかしながら感染症は1型糖尿病と2型糖尿病において DKA の誘因となるため，他の感染徴候，例えば，発熱のような DKA では説明のつかない所見を検索すべきである．

DKA は水分・電解質(Na^+ と K^+)の補充とインスリン投与で治療する．この2つの治療法は大変重要であるが，これは DKA 治療にインスリン療法が用いられるようになってから致死率が100%から50%まで著明に減少し，輸液の重要性が認識・確立されてさらに致死率が50%から20%まで著明に改善され，歴史的に有効性が実証されているためである．水分と電解質を補充することで腎血流量が増加し，腎臓での血糖上昇に対するクリアランスが回復する．また，インスリン拮抗ホルモンの産生が低下し，肝臓での糖新生が低下する．インスリン投与でもインスリン感受性グルコース取り込みが改善し，肝臓からの糖放出が阻害されることで高血糖は改善する．水分補給は高浸透圧の治療として重要である．水分と電解質の補充がされないままインスリンが投与された場合，高血糖の改善に伴って水分が細胞外スペースから細胞内に戻り，血管内虚脱が起こる．インスリン投与は脂肪分解の進行を抑制してケトン体生成の基質を除去し，肝臓でのケトン体生成を阻害し，ケトアシドーシスを改善させる上でも必要である．

DKA の治療中は，血中ケトン体の測定値が低下せずに，一過性に上昇することもある．これは臨床で血中と尿中のケトン測定によく使用されるニトロプルシド反応に限界があるため生じる誤差である．ニトロプルシド反応はアセト酢酸のみを検出し，β-ヒドロキシ酪酸を検出しない．DKA の治療がされない間は，脂肪酸酸化が促進されることで肝臓において多量のニコチンアミドアデニンジヌクレオチド(NADH)が産生され，アセト酢酸より β-ヒドロキシ酪酸が産生されやすい(図 18-8)．インスリン治療が行われると脂肪酸の酸化は減弱し，肝臓内の酸化還元電位がアセト酢酸産生にシフトする．そのため DKA の治療によって肝臓で産生されるケトン体の総量が減少していても，アセト酢酸の相対的な量は増加し，ニトロプルシド反応による血中ケトンの測定値が一過性に増加する．

3. 高血糖高浸透圧症候群——2型糖尿病では，ケトーシスを伴わない，重篤な高浸透圧状態が起こり得る．こうした病態はさまざまな要因(他の病気に罹患している状態や，十分な水分摂取ができない，もしくは腎機能障害のため余分なグルコースを排泄できないような高齢の衰弱した患者など)に伴う水分摂取量の減少によって，しばしば引き起こされる．高浸透圧状態や**高浸透圧性昏睡 hyperosmolar coma** を来す機序は DKA と同様である．しかしながら，最低限のインスリン活性でも脂肪分解は抑制できる．よって高血糖高浸透圧症候群の患者ではインスリン分泌が保たれていることから脂肪酸増加によって起こるケトン体生成は阻害されている．ケトアシドーシスとそれに伴う症状を認めないため，多くの場合，より深刻な高血糖状態(しばしば800～2,400 mg/dL となる)と脱水を来した状態で，遅れて診断される．このため，高血糖高浸透圧症候群では DKA と比較して，しばしば有効血漿浸透圧が330 mOsm/L を超える高い血漿浸透圧状態を来し，その結果，意識障害も来しやすい．

ケトーシスは伴わないが，絶食状態の患者では軽度のケトン尿を来すことがある．K^+ の喪失は DKA ほど重篤ではない．治療は DKA と同様である．死亡率は DKA の10倍以上であり，これはケトーシスを伴わない高血漿浸透圧状態に陥るような2型糖尿病患者では高齢者が多いことや，しばしばその他の重篤な疾患を合併し，もしくは重篤な疾患を発症してくることに起因するためである．例えば，心筋梗塞は高血漿浸透圧状態を来したり，血流の変化や高度脱水に伴うさまざまな因子の結果，心筋梗塞を発症したりする．

4. 低血糖——低血糖は1型・2型糖尿病におけるインスリン治療の合併症であるが，血糖非依存性のインスリン分泌を促進する経口血糖降下薬(スルホニル尿素薬)によっても引き起こされる．低血糖は，運動中あるいは空腹時にしばしば起こり，通常，インスリン拮抗ホルモンのわずかな上昇とインスリンの低下を認める．普通，低血糖時の低インスリン状態では，インスリン拮抗ホルモンによるエネルギー基質の動員，肝での糖放出の増加やインスリン感受性を持つ組織でのグルコース取り込みの抑制が起こる．加えて，低血糖状態に反応して膵 β 細胞からのインスリン分泌の低下が起こると，これがグルカゴン分泌促進の重要な刺

激となる．これらすべての反応によって，血糖は正常まで回復する．しかしながら糖尿病患者においては，過剰なインスリン投与やグルコース非依存性のインスリン分泌促進薬などによって，血糖に比して血中インスリンが高い状態で維持されており，このため前述の反応が機能しなくなっている．

低血糖に対する急性期反応は，グルカゴンやカテコールアミンによるインスリン拮抗作用によって調節されている（表18-5）．しかし糖尿病患者では，グルカゴンの反応が不十分であるため，副腎からのアドレナリン分泌の重要性が増している．インスリン拮抗作用が破綻した場合，まずはじめに低血糖に伴う**神経症状 neurogenic symptom** を来し，続いて中枢神経系を介して副腎交感神経系が働き，**アドレナリン作用 adrenergic**（振戦，動悸，不安感）や**コリン作用 cholinergic**（発汗，空腹感）が生じて，これらが炭水化物摂取を促す．さらに血糖低下が進行した場合には，低血糖による中枢神経系への直接的な影響によって，錯乱状態，昏睡といった**神経糖欠乏症状 neuroglycopenic symptom** を来す．睡眠中に起こる低血糖（**夜間低血糖 nocturnal hypoglycemia**）では，特徴的な症状（寝汗，悪夢，早朝頭痛）も認められる．

症候性低血糖が1週間に数回起こるなど，1型糖尿病では特に低血糖になりやすい．これは低血糖に対するグルカゴンの反応性分泌がほとんど失われているためである．さらに，直近で低血糖が起こると，その後に起こる低血糖に対する副腎からのアドレナリン分泌

反応が低下する．これにより，副腎交感神経系の反応性低下と未知の機序による自律神経症状の減少に起因する，無自覚性低血糖が引き起こされる．この低血糖によって引き起こされる自律神経障害は，糖尿病性自律神経障害とは性質の異なるものであり，低血糖を回避することで元の状態に戻る．ただし運動や睡眠など，低血糖に対する副腎交感神経系の反応を低下させるような状況では，かえって悪化する．

糖尿病患者の低血糖時の急性期対応としては，警告症状が出現した際の迅速なブドウ糖の経口摂取か，神経糖欠乏症状のため自己経口摂取が困難な場合にはグルカゴンの筋肉内注射が行われる．低血糖後，インスリン拮抗ホルモンの作用によって反動性の高血糖が起こる（**Somogyi 効果 Somogyi phenomenon**）が，ブドウ糖の過剰投与はこの作用を増悪させる．

B. 慢性合併症

糖尿病は経時的に多数の臓器に障害や機能不全を引き起こす（表18-6）．本疾患における慢性合併症は大部分が血管障害によって引き起こされる．糖尿病に特異的な**細小血管症 microvascular disease**（網膜症，腎症，神経障害）と，糖尿病で発症する頻度が増える**大血管症 macrovascular disease**（冠動脈疾患，末梢

表 18-5　低血糖症状

自律神経症状	
アドレナリン作用	**コリン作用**
震え/振戦	発汗
不安感	空腹感
動悸/頻脈	
神経糖欠乏症状	
脱力/疲労感/嗜眠状態	複視
頭痛	発語困難
奇異行動	痙攣
錯乱	昏睡
夜間低血糖症状	
悪夢	早朝頭痛
寝汗	倦怠感
不穏	覚醒不良

表 18-6　糖尿病の慢性合併症

細小血管症
網膜症
腎症
神経障害
遠位対称性感覚運動神経障害
自律神経障害
局所性・多巣性神経障害
血管性
非血管性（絞扼）
大血管症
冠動脈疾患
脳血管障害
末梢動脈疾患
関連合併症
足潰瘍
感染症
骨折

動脈疾患)は，この疾患での高い死亡率と全身状態に関与する．**神経障害 neuropathy** は特に足潰瘍発症の原因となるため予後の悪化をもたらす．1型糖尿病，2型糖尿病ともにさまざまな合併症に苦しむことになるが，合併症の発症は糖尿病のタイプと治療法によって異なる．大血管症は2型糖尿病の主たる死因である．厳格な血糖管理とレニン-アンジオテンシン系阻害薬の出現によって，1型糖尿病患者での**腎症 nephropathy** による二次性の腎不全は，もはや主たる死因ではない．しかし，1型糖尿病患者が長生きできるようになってきたことで，大血管症に苦しむ人が増えてきている．失明は両方のタイプの糖尿病に生じる．網膜血管の増殖(**増殖糖尿病網膜症 proliferative retinopathy**)は1型糖尿病において失明の主たる原因であり，**黄斑浮腫 macular edema** は2型糖尿病による失明の主たる原因である．糖尿病神経障害の1つである**自律神経障害 autonomic neuropathy** は1型糖尿病でより認められる．

1. 合併症予防における血糖コントロールの役割——

糖尿病治療のパラダイムシフトは1993年に**DCCT**(Diabetes Control and Complications Trial)の結果が公表されることで起こった．DCCTは血糖値の正常化(**厳格なもしくは集中的な糖尿病管理 tight or intensive diabetic control**)が，合併症の発生にもたらす効果を調べた初めての大規模臨床試験である．本試験では1型糖尿病に対して強化療法を行うことで，従来の治療法と比べ細小血管症(網膜症，腎症，神経障害)が60%減少した．その後2型糖尿病を対象とした試験(**UKPDS**：United Kingdom Prospective Diabetes Study)において血糖コントロールが改善することで細小血管症(網膜症，腎症)が25%減少したことが示された．対照的に，2型糖尿病での主要な死因である大血管症予防における血糖管理の役割は，はっきりとしなかった．2008年に発表された3つの大規模臨床試験では，2型糖尿病に対する厳格な血糖管理を行った場合の死亡率と大血管症の発症はいずれも改善を示せず，むしろ**ACCORD**：Action to Control Cardiovascular Risk in Diabetes 試験では増加していた．このため2型糖尿病での最適な治療目標(血糖正常化の程度)と治療法(低血糖と体重増加のリスクを最小化するもの)に関して議論が続いている．

　細小血管症の発症における血糖管理の重要性は明白であるが，遺伝的要因も重要であることがはっきりとしてきた．例えば，さまざまな臨床試験によって1型糖尿病の約40%で深刻な細小血管症の進行がしやすいことが示されている．この結果は厳格な血糖管理を

行うことで得られる利益が，すべての1型糖尿病患者で同じではないことを示している．厳格な血糖管理は不便であるとともに低血糖リスクの上昇と関連する．細小血管症のリスクに関係する遺伝因子は継続して研究中であり，細胞外基質・転写因子・増殖因子のシグナルそしてエリスロポエチンをコードする遺伝子など多数の候補となる遺伝子がみつかっている．

2. 細小血管症——

細小血管症における高血糖の重要性を証明する臨床的エビデンスと同様に，細胞(内皮細胞，糸球体細胞，神経細胞)内グルコース濃度の上昇は，細胞内へのグルコースの流入を抑制せず，順次発見された以下の4つの糖尿病に特徴的な経路を介して細小血管障害を起こす(図 18-9)ことがわかった．(1) ポリオール経路の亢進，(2) 終末糖化産物(AGE)形成の増加，(3) プロテインキナーゼC(PKC)の活性化，(4) ヘキソサミン経路の亢進である．最近では，これら4つの経路の亢進は，グルコースの増加のためトリカルボン酸回路(TCA回路)を介して産生された過剰なミトコンドリア由来の活性酸素より誘発されると示唆されている(図 18-9)．細小血管におけるこれらの変化は，血管壁のタンパクの蓄積，内皮細胞機能不全，内皮細胞の減少を来し，最終的に閉塞に至る．

　ポリオール経路 polyol pathway は糖尿病患者の神経細胞で広く研究されており，また内皮細胞にも存在する(図 18-9)．多くの細胞にはアルドース還元酵素があり，アルドース還元酵素は有毒なアルデヒドをアルコールに変換する(ポリオール経路)．アルドース還元酵素はグルコースに低い親和性を示す一方，細胞内高グルコース状態では，グルコースの3分の1がこの経路に流れ，ソルビトールに変換される．当初，過剰な**ソルビトール sorbitol** は浸透圧作用により障害を引き起こすとされていたが，最近ではグルコースの還元に伴う NADPH の消費が本当の障害の原因ではないかと示唆されている．NADPH は，活性酸素を解毒するチオール基を持つ還元型グルタチオン(GSH)の再生に必要なため，NADPH の消費は有害なフリーラジカルのクリアランスを妨げる．ポリオール経路を介した障害は，神経細胞においては重要であるが，血管系での役割は明らかにされていない．

　終末糖化産物 advanced glycosylation end-product(AGE) と呼ばれる不可逆的な糖化タンパクの形成も，糖尿病細小血管症を引き起こす(図 18-9)．グルコースが高濃度のとき，可逆的，非酵素的にタンパクのアミノ基と反応し，不安定な中間体であるシッフ塩基を形成する．このシッフ塩基はさらに転移反応し，より安定した糖化タンパクである，早期糖化産物

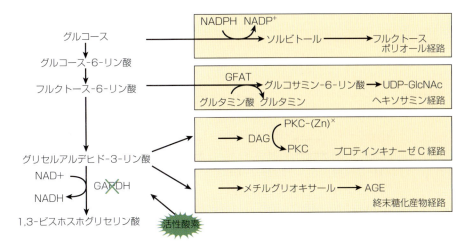

図 18-9 細小血管症は細胞内のグルコース濃度上昇で始まる．高グルコースに反応し過剰産生された活性酸素（ROS）は，グリセルアルデヒド-3-リン酸脱水素酵素（GAPDH）を抑制し，増加した上流側の解糖系代謝産物は側副路に流れる．(1) グルコースからソルビトールへの変換によりニコチンアミドアデニンジヌクレオチドリン酸（NADPH）は枯渇し，ROS スカベンジャーの再生を妨げる．(2) フルクトース-6-リン酸からウリジン二リン酸-N-アセチルグルコサミン（UDP-GlcNAc）への変換は，遺伝子発現に関わるタンパクを修飾する．(3) グリセルアルデヒド-3-リン酸はジアシルグリセロール（DAG）に代謝する．これは次にプロテインキナーゼC（PKC）を活性化し，血行動態を変化させる．(4) グリセルアルデヒド-3-リン酸を酸化しメチルグリオキサールを形成するなど複数の機序により形成されたカルボニル基は，不可逆的に反応し終末糖化産物（AGE）を形成し，AGE は血管を変化させる．（Kronenberg, ed. Williams Textbook of Endocrinology, 11th ed. より許可を得て転載. Copyright © 2008 Elsevier.）

(Amadori 化合物 Amadori product) を生成する（図 18-10）．このような反応は，糖化ヘモグロビン glycated HbA の形成でも認められ，HbA1c としても知られている．糖尿病患者において，グルコースの上昇は赤血球内のヘモグロビン A の糖化を促進する．赤血球は 120 日間循環するため，糖尿病患者での HbA1c は数ヵ月間の血糖コントロールの指標となる．早期糖化産物はさらなる化学反応や転移反応を受け，多くの場合，反応性の**カルボニル carbonyl** 中間体の生成を経て，不可逆的な AGE が形成される．グルコースから直接，自動酸化により形成されたジカルボニル化合物も AGE の形成に関わる（図 18-10）．AGE は以下の 3 つの主要な経路を介して細小血管を障害する．(1) 細胞内転写因子が AGE を形成することにより，血管内皮細胞の遺伝子発現が変化する．(2) 基質タンパクから形成される AGE 付加物の不可逆的な架橋は，血管壁肥厚と硬化を引き起こす．(3) マクロファージと内皮細胞に発現している AGE 受容体（RAGE）と細胞外 AGE 付加物の結合は，NF-κB が調節する炎症経路を活性化し，血管機能不全が生じる．

内皮細胞内のグルコース濃度上昇は解糖系を刺激し，解糖系の代謝産物であるグリセルアルデヒド-3-リン酸からジアシルグリセロール（DAG）への de novo 合成が増加する（図 18-9）．次に，DAG は内皮細胞に存在する**プロテインキナーゼC protein kinase C**（PKC）のいくつかのアイソフォームを活性化させる．この PKC の不適切な活性化は，一部は一酸化窒素の効果を介して血流量や内皮の透過性を変化させ，また細胞外マトリックスの肥厚にも寄与する．

最後に，解糖系の中間体であるフルクトース-6-リン酸から**ヘキソサミン経路 hexosamine pathway** への増加も細小血管症において重要であるとされている（図 18-9）．ヘキソサミン経路はインスリン抵抗性に関与する．ヘキソサミン経路で産生された基質が転写因子と共有結合し，細小血管障害を促進するトランスフォーミング増殖因子やプラスミノゲン活性化抑制因子のようなタンパクの発現を刺激する．

これら 4 つすべての経路は実際に高血糖による**酸化ストレス oxidative stress** という共通の機械的要因に関連している可能性があることが報告されている．特に，TCA 回路を介した電子供与体の増加により，ミトコンドリア内膜を越えてタンパクが汲み上げられ，ミトコンドリアの膜電位が上昇する．この上昇した電位によりスーパーオキシド生成酵素の半減期が延長し，活性酸素の変換が増える．増加した**活性酸素種 reactive oxygen species** は，解糖系酵素のグリセルアルデヒド-3-リン酸脱水素酵素（GADPH）を阻害し，上流の代謝産物が増加し，4 つの経路が優先的に促進される（図 18-9）．

a. 網膜症——先進国において糖尿病は失明の原因

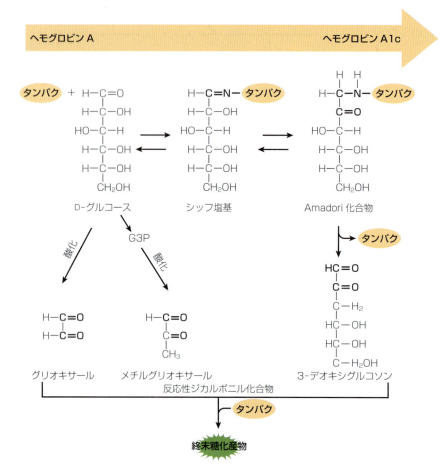

図 18-10　終末糖化産物(AGE)の形成は複数の経路を介する．HbA1cのような可逆的な糖化タンパク(Amadori化合物)の形成は，一連の化学反応やグルコースとその代謝物の酸化(例えば，グリセルアルデヒド-3-リン酸：G3P)を経て，反応性ジカルボニル化合物を産生する．これらの半数は，タンパクと不可逆的に反応しAGEを形成する．

となる(対して，発展途上国では未治療の白内障が失明の原因である)．糖尿病網膜症は発症20年後の1型糖尿病患者の95％以上，2型糖尿病患者の60％以上に認められ，非増殖と増殖の2つの段階に分けられる．

非増殖糖尿病網膜症 nonproliferative retinopathyは，米国の成人糖尿病患者で30％の有病率を示し，1型・2型糖尿病患者ともにしばしば認められる．2型糖尿病患者の20％は，診断時に非増殖糖尿病網膜症をすでに発症している．網膜毛細血管の**微細動脈瘤 microaneurysm**は，小さな赤い点として現れ，糖尿病網膜症の最も初期の臨床徴候となる(**背景網膜症 background retinopathy**)．毛細血管壁のこれらの嚢状の瘤は，毛細血管壁を支える周皮細胞の脱落によるもので，血管透過性を亢進させる．透過性が亢進した毛細血管壁から漏出した脂肪は，境界明瞭な光沢のあ

る黄色の斑点(**硬性白斑 hard exudate**)として現れる．黄斑領域での硬性白斑は，**黄斑浮腫 macular edema**とよく関連し，2型糖尿病における最も多く認められる失明原因で，7％の患者に生じる．網膜症は進行すると，背景網膜症が増悪して虚血の徴候が出現する(**前増殖期 preproliferative stage**)．毛細血管と終末細動脈の閉塞は，境界不明瞭で霞んだ黄色の網膜虚血領域(**綿花様白斑 cotton wool spot，軟性白斑 soft exudate**)の原因となる．これは梗塞領域のデブリの蓄積により生じる．網膜出血が生じ，網膜静脈は分節状に拡張する．

　網膜症は次の段階に進行すると，新生血管が増殖し，さらに重篤な状態となる(**増殖糖尿病網膜症 proliferative retinopathy**)．新生血管は2型糖尿病よりも1型糖尿病で認められ(発症後20年で1型糖尿病25％に対し2型糖尿病15％に現れる)，1型糖尿病で

の失明の主要な原因である．網膜虚血は成長促進因子の放出を刺激し，新生血管の形成をもたらすとされている．しかし，これらの新生血管は正常でなく，新しい血管結合組織と硝子体の間の牽引により硝子体出血や網膜剥離が生じ，**硝子体出血 vitreous hemorrhage** や**網膜剥離 retinal detachment** は失明の潜在的な原因となる．

　b. 腎症——糖尿病は末期腎不全(ESRD)の最も一般的な世界共通の原因である．末期腎不全は2型糖尿病（発症後20年で20%）よりも1型糖尿病（発症後20年で35%）でしばしば認められるが，2型糖尿病の発症頻度が明らかに高いので，糖尿病による末期腎不全の半数は2型糖尿病で占める．末期腎不全は，非ヒスパニック系白人の2型糖尿病患者よりネイティブアメリカンやアフリカ系アメリカ人，ヒスパニック系アメリカ人の2型糖尿病患者でよく認められる．

　糖尿病腎症は本来糸球体機能障害の結果で起こる．糸球体の組織学的変化は1型糖尿病と2型糖尿病で違いはなく，糖尿病患者の大多数である程度認められる．糸球体毛細血管の基底膜が肥厚し，血管を破壊する．つまり糸球体毛細血管周辺のメサンギウム基質が基底膜状物質の沈着により増加し，毛細血管を障害する．また輸入細動脈，輸出細動脈も硬化する．**糸球体硬化 glomerulosclerosis** は通常びまん性であるが，50%の症例で結節性病変と関連がある．この結節性病変は **Kimmelstiel-Wilson 結節 Kimmelstiel-Wilson nodule** と呼ばれ，糖尿病腎症の病理学的変化を初めて記載した研究者の名前が付けられている．結節性病変は糖尿病腎症に特異的であるが，微量アルブミン尿の患者の30%にしか認めない．

　1型糖尿病患者では，おそらくインスリン拮抗ホルモンであるグルカゴンと成長ホルモンの作用や高血糖のため，糸球体の輸入細動脈と輸出細動脈が拡張し，それにより**糸球体過剰濾過 glomerular hyperfiltration** が起こる．そして糸球体の変化が起こる．2型糖尿病では早期に過剰濾過が起こっているかどうかは不明である．高齢の2型糖尿病患者では動脈硬化性病変のため過剰濾過が抑制されることがあり，その結果このような2型糖尿病患者における腎症の顕性化が少ない理由を説明しているとされている．

　腎症初期に，糸球体の組織学的変化に伴い**微量アルブミン尿 microalbuminuria** が認められるが，この尿中のアルブミン排泄は通常の検尿検査では検出できない（図18-11）．アルブミン尿は肥厚した糸球体基底膜のヘパラン硫酸含有物の減少により出現すると考えられている．ヘパラン硫酸は陰性に荷電したプロテオグリカンで，アルブミンのような陰性に荷電したタンパクの糸球体基底膜の濾過を阻害するが，その減少によりアルブミンを濾過させてしまう．

　糸球体病変が悪化し，**タンパク尿 proteinuria** が増加すると，腎症が顕性化する（図18-11）．糖尿病腎症はタンパク尿が300 mg/日以上認められると臨床的に診断される．300 mg/日以上のタンパク尿は通常の検尿検査で異常が検出される量である．他の腎疾患とは異なり，糖尿病腎症では腎機能の低下に伴いタンパク尿は増加する．それゆえ，ネフローゼ状態の大量のタンパク尿（4 g/日以上）が末期腎不全に先んじて認められる．高血圧は腎症悪化を加速させる．2型糖尿病患

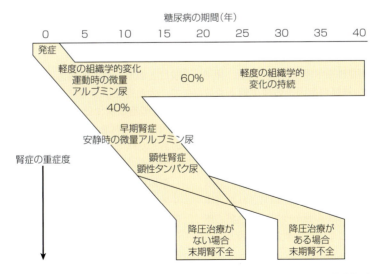

図 18-11　1型糖尿病における腎不全の進展．(Omachi R. The pathogenesis and prevention of diabetic nephropathy. West J Med. 1986; 145: 222. BMJ Publishing Group より許可を得て転載．)

者では診断時にすでにしばしば高血圧を認めるが，1型糖尿病患者では通常，腎症発症まで高血圧を認めない．1型・2型糖尿病ともに，高血圧は悪化し，腎機能は低下する．それゆえ，高血圧治療は糖尿病腎症の悪化を防ぐ上で重要である．

網膜症も高血圧の存在により悪化し，通常，腎症の進行に先んじて発症する．それゆえ，糖尿病患者で網膜症が認められない場合，タンパク尿の原因は糖尿病腎症とは別にあると考えるべきである．

c. 神経障害──神経障害(表18-6)は通常1型・2型糖尿病患者の60%に認められ，糖尿病患者の病状を決定する主な原因である．糖尿病神経障害は主に次の3タイプに分類される．(1)遠位性で主に感覚性の対称性多発ニューロパチーで，最も一般的である(50%以上を占める)．(2)自律神経障害で遠位ポリニューロパチーにしばしば合併する(20%以上を占める)．(3)特定の神経や神経根，神経叢に起こる非対称性一過性の神経障害で，これは一般的ではない．

遠位優位性対称性多発ニューロパチー symmetric distal polyneuropathy──糖尿病多発ニューロパチーに典型的に認められる末梢神経の脱髄は遠位優位に認められ，通常臨床的に下肢の末梢の対称性の(**靴下状 stocking distribution**)知覚脱失で現れ，しびれ・針刺し感・感覚異常が続いて起こる．これらの症状は遠位から始まって近位に広がり，手(**手袋状 glove distribution**)にも認められる．末梢の体性神経の脱髄と神経線維の減少が病理学的特徴で，基底膜肥厚による微小血管病変のため軸索再生の減少を伴う．神経細胞におけるポリオール経路の活性化が遠位優位性対称性多発ニューロパチーの重要な原因と考えられている．加えて，神経病変に合併する細小血管障害もまた神経障害に寄与する可能性がある．神経障害の患者に認められる自己抗原に対する自己抗体の存在も神経障害が免疫学的異常の可能性を示唆し得る．最近，神経成長因子(NGF)などの神経刺激因子の産生低下や放出低下が遠位優位性対称性多発ニューロパチーの病因として重要であるという仮説が提唱されている．

自律神経障害──自律神経障害はしばしば遠位優位性対称性多発ニューロパチーに合併し，1型糖尿病により認められ，自律神経全般を，特に心血管系，泌尿生殖器系，胃腸系の自律神経を侵す．障害された自律神経の形態学的変化からはよくわかっていないが，体性神経における変化と同じことが一般的な病因とされている．

変動のない安静時**頻脈 tachycardia**や**起立性低血圧 orthostatic hypotension**は診察時簡単に確かめるこ

とのできる心血管系の自律神経障害の徴候である．起立性低血圧はかなり重度の自律神経障害である可能性がある．**勃起障害 erectile dysfunction**は糖尿病のある男性の50%以上に認められ，神経性(陰茎血管拡張の副交感神経調節)と血管性因子両方に原因がある．糖尿病のある女性における性機能障害についてはよく調査されていない．尿意の消失と排尿困難(神経因性膀胱)は溢流性**尿失禁 urinary incontinence**の原因となり，残尿の結果尿路感染症のリスクが上昇する．消化管全体で起こる運動障害の結果，胃排出遅延(**胃不全麻痺 gastroparesis**)，便秘，下痢を認める．下肢の無汗症は熱放散の手段として上半身の過剰な発汗を招き，食事に対する発汗(**味覚性発汗 gustatory sweating**)も増加する．自律神経障害の結果，低血糖に対するグルカゴンとアドレナリンの反応も減少する．

単神経障害 mononeuropathyと**多発性単神経障害 mononeuropathy multiplex**──単独の脳神経や末梢神経における突然の，通常，痛みを伴った運動障害(単神経障害)や多発性の単神経障害(多発性単神経障害)は対称性多発ニューロパチーや自律神経障害に比べて発症頻度は非常に少ない．血管閉塞と虚血が，この非対称性の局所性神経障害の病因の中心的役割を果たしていると考えられている．この神経障害は通常，罹病期間は限定的で，2型糖尿病で発症頻度が高い．瞳孔反射は保持されているが，眼瞼下垂，眼筋麻痺と同側の頭痛を伴う動眼神経が最もよく障害される．この血管性神経障害の発症頻度がまれであることとは対照的に，絞扼性末梢神経(肘における尺側神経，手首における正中神経)障害による症状は30%の糖尿病患者に認められ，通常神経と周囲組織の両方が関与する．

3. 大血管症──動脈硬化性大血管障害は糖尿病に伴って発症頻度は増加し，心筋梗塞，脳卒中，下肢の跛行と壊疽の発症が増える．1型・2型糖尿病において，大血管症は全身状態と死亡率に対して重要であり，2型糖尿病では大血管障害は特に致命的であり，死因の約75%を占める．動脈硬化症の性差は糖尿病のある女性では失われ，動脈硬化症のリスクは男性と同等になる(図18-12)．

糖尿病があると**粥状動脈硬化症 atherosclerosis**のリスクが3倍になる理由は，(1)古典的な危険因子である高血圧と脂質異常症の頻度が上昇しているため(糖尿病診断時の頻度はそれぞれ，50%と30%である)，(2)糖尿病自体が高血糖やインスリン抵抗性のため独立した危険因子であるため，(3)糖尿病が他の動脈硬化を起こす危険因子と相乗効果がある可能性が

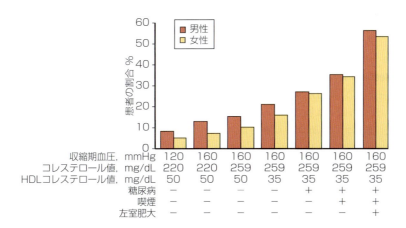

図 18-12 危険因子に基づく糖尿病歴 10 年以上の患者における冠動脈疾患発症のリスク．冠動脈疾患発症のリスクは女性では低いが，糖尿病があると冠動脈疾患発症のリスクを男女間で等しくする．(Barrett-Conner E et al. Women and heart disease: the role of diabetes and hyperglycemia. Arch Intern Med. 2004;164:934 より許可を得て転載. Copyright © American Medical Association. All Rights reserved.)

あるためである．それゆえ，他の危険因子を排除することにより糖尿病における動脈硬化症のリスクを大いに軽減することが可能である（図18-12）．

高血圧 hypertension は体内の細胞外の総 Na^+ 量の増加と容積増大に関連しており，1 型・2 型糖尿病において増加傾向にある．また高血圧はレニン-アンジオテンシン系の抑制により鋭敏に反応する．1 型・2 型糖尿病の高血圧でこれらの同じような所見を認めるにもかかわらず，疫学からは異なる病因があることを示唆している．1 型糖尿病では，高血圧は通常，腎症の発症後に認め（1 型糖尿病発症 40 年後で 40％の頻度），腎機能不全により水と溶質の排泄が弱まっている．2 型糖尿病では，しばしば診断時すでに存在し（2 型糖尿病診断時で 70％），高齢で肥満のあるインスリン抵抗性の高い患者に認める．実際は，糖尿病と高血圧両者において，インスリン抵抗性は中心的役割を果たしていると提唱されてきた．例えば，インスリン抵抗性は高血圧の原因となるレニン-アンジオテンシン系を活性化し，一方，レニン-アンジオテンシン系の活性化はインスリン感受性を低下させる．

細小血管症における高血糖の重要性に比較して，高血糖の大血管症の危険因子として重要性は不確かであるが，40 歳の 1 型糖尿病患者の 40％に大血管症が認められている（糖尿病がない場合，40 歳における大血管症の合併は 10％未満である）．しかしながら，**インスリン抵抗性** insulin resistance は 2 型糖尿病に特徴的であり，1 型・2 型糖尿病において高血糖に伴い増大するインスリン抵抗性が，糖尿病における大血管症の重要な要因であることは明らかである．インスリン抵抗性は以下の 2 つ，(1) **糖尿病前症** prediabetes (空腹時血糖異常と耐糖能異常)，(2) **メタボリックシンドローム** metabolic syndrome（代謝異常の集合で，内臓肥満，血糖の上昇，血圧の上昇，高トリグリセリド血症，低 HDL コレステロール血症が含まれる）の肥満関連症候群の主な病因である．2 つの肥満関連症候群はともに，後に糖尿病を発症するリスクが高いだけでなく，心血管系のリスクの増大とも関連している．現在米国では成人の 3 分の 1 がこのハイリスクの範疇に入ると考えられている．幸いにして，大規模臨床試験（**Diabetes Prevention Program**）で，ハイリスク群に対する生活習慣の指導介入により有意にリスクが減少したことが立証された．

高トリグリセリド血症 hypertriglyceridemia は，メタボリックシンドロームの構成要素であることに加えて，心血管疾患のリスク増大と関連があり，コントロール不良の 1 型・2 型糖尿病にみられる主な脂質異常である．肝臓と脂肪組織におけるインスリン作用が不十分であるため，超低密度リポタンパクの中性脂肪（VLDL-TG）は増加する．これは，(1) 脂肪組織から肝臓への脂肪酸の流入が増加し（つまり脂肪分解の増加），肝臓で VLDL 合成に必要なタンパクに対するインスリンによる抑制効果の消失［つまりホスファチジルイノシトール 3-キナーゼ phosphatidylinositol 3-kinase（PI3K）がアポリポタンパク B（apoB）産生を抑制するが，その消失と，転写因子 FoxO1 抑制消失によるミクロソーム中性脂肪転送タンパク（MTP）の動員］するため，VLDL 産生が増加する結果，および (2) リポタンパクリパーゼの活性低下により VLDL のクリアランス低下が起こる結果である．過剰な VLDL は低密度リポタンパク（LDL）と高密度リポタン

パク(HDL)に中性脂肪を移送し，含有するコレステロールを減少させ，**スモールデンス LDL 粒子 small dense LDL particle** を産生し **HDL コレステロールを減少 low HDL-cholesterol level** させ，LDL と HDL の比を変える．スモールデンス LDL 粒子と HDL におけるコレステロール含有の低下は独立した心血管疾患の危険因子である．LDL コレステロールもまた，産生が増加し(VLDL は異化により LDL になる)，クリアランスが低下する(インスリン欠乏は LDL 受容体の活性を減少させる)ため増加することがある．1 型糖尿病において，インスリン治療によりリポタンパク異常は通常改善する．対照的に高血糖の治療は，肥満のあるインスリン抵抗性の高い 2 型糖尿病患者では，体重減少(体重減少によりインスリン抵抗性改善が付随する)を伴わない限り，脂質異常はしばしば改善しない．

なぜ糖尿病が動脈硬化症の独立した危険因子か，また糖尿病が他の危険因子と相乗的に危険因子として作用し得るかは，以下のような理由が考えられる．(1) 糖尿病におけるリポタンパクの構成の変化がアテローム発生性の粒子を増やすため[例えば，スモールデンス LDL の増加，リポタンパク(a)[Lp(a)]の増加，リポタンパクの酸化・糖化の増加]．(2) 糖尿病における，凝固因子の増加や血小板凝集の増加による相対的凝固の亢進状態のため．(3) 2 型糖尿病における高インスリン血症の直接的作用，もしくは 1 型糖尿病における外因性インスリンのボーラス投与(内因性のインスリンは肝臓初回通過によるクリアランスを受ける)によりアテローム生成促進的な血管壁の変化が起こるため．血管壁の変化には血管平滑筋細胞の増殖，血管運動性の変化，泡沫細胞(アテローム発生性病変に特徴的なコレステロールを多く含む細胞)形成促進が含まれる．(4) 微小血管に認められるような糖化タンパクの沈着など，高血糖の直接作用によりアテローム生成促進的な血管壁の変化が起こるため．そして重要なことは，(5) インスリン抵抗性と関連した炎症促進性の環境のためである．

4. 糖尿病足潰瘍 —— 糖尿病足潰瘍は糖尿病患者の 10% に認められ，骨髄炎を合併することがあり，その結果，1% の症例で下肢切断される．下肢切断は高い死亡率(3 年で 50%)と関係する．潰瘍発生の危険因子としては，(1) 対称性多発ニューロパチー(糖尿病足潰瘍を認める患者の 75〜90% に対称性多発ニューロパチーがあり，これは臨床的に，振動覚低下や触覚の低下，アキレス腱反射の消失で診断される)による知覚消失した下肢の受傷の増加，(2) 大血管症(足潰瘍の患者の 30〜40% にみられる)と細小血管症の存在，(3) 好中球機能の変化と血管機能不全による感染症，(4) 原因不明の創傷治癒不全がある．

5. 感染症 —— 好中球の走化性と食作用は血糖コントロールが悪いと障害される．細胞性免疫も異常になる．加えて，血管病変が血流を妨げる可能性があり，炎症細胞を創部(例えば，足潰瘍)や感染部位に届けるのを阻害する．それゆえ，糖尿病患者では感染症になりやすく，感染症が重症化しやすい．その結果，糖尿病では一般的な感染症(例えば，**カンジダ感染症 candidal infection，歯周病 periodontal disease**)の頻度が増えている．糖尿病では通常認められない多くの感染症(例えば，**壊死性乳頭炎 necrotizing papillitis**，眼窩や頭蓋に浸潤する副鼻腔の**ムコール症 mucormycosis**，緑膿菌による**悪性外耳道炎 malignant otitis externa**)が認められる．

6. 糖尿病における骨格病変 —— インスリンの持つ，骨を形成する骨芽細胞の分化誘導刺激など骨での同化作用が消失するため，1 型糖尿病の小児では骨量の著明な減少があり，脆弱性骨折が増加している．典型的な肥満を伴う 2 型糖尿病患者では骨塩量は正常もしくは増加しており，おそらくわずかな骨組織の微細構造の変化(例えば，皮質骨の多孔性の増加)のため，2 型糖尿病の成人では骨折のリスクが増える．炭水化物の恒常性と骨格の相互作用が双方向性であることが最近証明されている．インスリンにより動員されるタンパクであり，骨芽細胞から分泌されるオステオカルシンは β 細胞容積とインスリン分泌を増加し，またアディポネクチン発現を刺激し，脂肪細胞におけるインスリン感受性も改善する．オステオカルシンの糖尿病発症や治療における役割は現在活発に研究されている分野である．

チェックポイント

26. 1型糖尿病において負の窒素バランスとタンパク消耗がどのように起こるか.
27. 糖尿病の急性期の臨床症状は何か.
28. 糖尿病ケトアシドーシスの病態生理学的機序を述べよ.
29. 糖尿病ケトアシドーシスが適切に治療されているにもかかわらず,ケトンがなぜ増加するか説明せよ.
30. なぜ2型糖尿病において,ケトーシスを伴わない高血糖高浸透圧症候群がケトアシドーシスより一般的に認められるか説明せよ.
31. 糖尿病慢性合併症の何が医原性低血糖を悪化させる可能性があるか.
32. 長年糖尿病を患っている患者における,最もよく認められる細小血管症と大血管症とは何か.またそれらの病態生理学的機序は何か.
33. DCCTとUKPDSで得られた主な結果は何か.
34. 酸化ストレスで活性化されたどの経路が糖尿病合併症の発症に寄与すると提唱されているか.
35. 非増殖糖尿病網膜症と増殖糖尿病網膜症の特徴は何か.
36. 糖尿病腎症進行時に認められる,解剖学的および生理学的変化は何か.
37. 糖尿病腎症は通常網膜症に先行して認められるか.
38. 糖尿病において動脈硬化症のリスクが増加する理由を3つ挙げよ.
39. 1型糖尿病と2型糖尿病の高血圧の病態生理学的違いと考えられているものは何か.
40. 長年糖尿病を患っている患者における3つの主な神経障害は何か.それぞれの一般的な症状は何か.
41. どのタイプの感染症が糖尿病患者でしばしば認められるか.またその理由は何か.

膵臓の神経内分泌腫瘍

膵島細胞から発生する神経内分泌腫瘍は,多発性内分泌腫瘍1型(MEN1)の患者にはしばしば認められるが,それ以外ではまれであり,ほとんどが膵外分泌細胞から発生する原発性膵悪性新生物のなかでわずか5％のみを占める.しかしながら,膵島細胞腫瘍によるホルモン産生過剰による臨床症状は,生理的なホルモン作用の説明に役立つ(表18-7).これらの腫瘍は炭水化物代謝をつかさどるホルモン(インスリン,グルカゴン,ソマトスタチン)を不適切に分泌しており,以下詳しく取り上げる.

インスリノーマ(β細胞腫瘍)

A. 臨床所見

空腹時低血糖 fasting hypoglycemia 以外異常がない場合,空腹時低血糖の原因は通常インスリンを分泌する膵島(Langerhans島)のβ細胞腫瘍(インスリノーマ insulinoma, 表18-7)が原因である.インスリノーマは膵島細胞腫瘍で最もよく認められる疾患であるが,まれな疾患である.インスリノーマは40〜70歳に最もよく認められるが,副甲状腺・下垂体・膵内分泌の腫瘍が特徴である腫瘍症候群,MEN1に関連する場合は,より若年での発症を認めることがある(17章参照).低血糖の診断はWhippleの三徴,つまり,(1)低血糖の自覚症状と診察により低血糖の徴候を認める,(2)その際,血糖値の低下を認める,(3)ブドウ糖投与により症状の改善を認める,に基づく.

B. 病因

インスリノーマのほとんどの症例は,インスリンを分泌するβ細胞で構成された単発性の良性腫瘍である.多発性腫瘍はまれ(10％未満)であるが,MEN1に合併して最もよく認められる.10％未満でインスリノーマは悪性であり,悪性かどうかは転移によって診断される.

C. 病理

通常インスリン分泌が低下するような状態(例えば,空腹時や運動時)で不適切なインスリンの上昇があり,その結果低血糖となる.通常,食後しばらくたった状態や空腹時では,血中インスリンは低下し,グルカゴンによる肝糖放出が刺激され,インスリンによる末梢でのグルコース取り込みが低下し,その結果,血糖値は維持される.運動時,血中インスリンの減少により,筋肉ではグリコーゲンの利用および,グルカゴンや他のインスリン拮抗ホルモン作用で肝糖放出の増加と筋肉でのケトン体新生と脂肪酸酸化のために脂肪酸動員がみられる.インスリノーマでは,空腹時も運動時もインスリン濃度は高い状態が維持される.このような状態では,インスリンによる末梢でのグルコース取り込みが持続するにもかかわらず,グルカゴンによる肝臓での糖放出は抑制される.そして肝臓でのケトン体新生と脂肪酸動員を抑制し,インスリンは肝臓で脂肪酸合成と末梢での脂肪酸蓄積を促進する.その結

18．膵内分泌腺の障害

表 18-7　膵島細胞腫瘍症候群

腫　瘍	主な徴候と症状	悪性の頻度 (%)	MEN[1] の合併頻度
インスリノーマ	空腹時の低血糖と低血糖症状	10%	10%
グルカゴノーマ	糖尿病，特徴的な皮疹，食欲不振，体重減少，貧血，下痢	60%	<2%
ソマトスタチノーマ	糖尿病，胆石，脂肪便，体重減少，腹痛，腹部膨満感	66%	<2%
膵ポリペプチド産生腫瘍	無症状（水様性下痢）	40%	15%
ガストリノーマ	胃酸分泌増加による消化性潰瘍，逆流性食道炎，下痢（Zollinger-Ellison 症候群）	50%	40%
VIP 産生腫瘍	水様性下痢，低カリウム血症，低酸症	40%	<2%

[1]MEN：多発性内分泌腫瘍．

果，ケトーシスを伴わない，空腹時や運動時の低血糖が認められる．

D. 臨床症状

インスリノーマの患者はしばしば診断される数年前より症状があり，頻回に食物を摂取することで対応している．インスリノーマの患者すべてに早朝空腹時の低血糖が認められるわけでない（診断のための 12 時間の絶食で低血糖が認められるのはインスリノーマの患者のわずか 30％である）．しばしば午後遅くに特に運動時に低血糖を経験している．アルコールはインスリン同様，糖新生を抑制するので，アルコール摂取で低血糖症状が出現しやすくなる．インスリノーマの患者は高い確率で，低血糖の自律神経症状だけでなく神経糖欠乏症状を経験している（表 18-5）．錯乱（80％），意識消失（50％），痙攣（10％）があり，これらの症状のため精神疾患や神経疾患にしばしば誤診される．

空腹時低血糖はインスリノーマのような血中インスリンの上昇でも，インスリンを介さない，例えば，インスリン拮抗ホルモンの欠乏（例えば，Addison 病でのコルチゾール欠乏），肝臓での糖新生が妨げられる重度の肝障害，末梢組織での糖新生の基質が欠乏する状態（例えば，悪液質），糖利用が特に高まったある種の状態（例えば，敗血症，がん）でも起こり得る．インスリンによる空腹時低血糖 insulin-mediated fasting hypoglycemia か，インスリンを介さない空腹時低血糖 non-insulin-mediated fasting hypoglycemia かを鑑別するために，インスリノーマが疑われる患者は診断のため絶食し，血糖値，血中インスリン，血中 C ペプチドが測定される．低血糖時の不適切なインスリンの上昇はインスリンによる低血糖の診断となる．インスリノーマ以外にインスリンによる低血糖の原因として，不適切なインスリン注射 surreptitious injection of insulin，内因性インスリン分泌を促進するよ

うな経口血糖降下薬（スルホニル尿素薬 sulfonylurea）の摂取，インスリン抗体 insulin antibody の存在が挙げられる．抗体がインスリンに結合するとインスリン作用が抑制され，逆に不適切なタイミングでインスリンが抗体から遊離すると低血糖となる．インスリン注射の不適切な使用は，C ペプチドの測定で除外診断できる．インスリンと C ペプチドは一緒に分泌されるので，インスリノーマでは両者の血中濃度が上昇するが，一方，インスリン注射の不適切使用による外因性インスリンの血中濃度上昇では C ペプチド血中濃度上昇がない．同様に，インスリン抗体でも血中 C ペプチドの上昇はない．スルホニル尿素薬は内因性のインスリン分泌を（つまり C ペプチド分泌も）促進するので，インスリノーマと不適切なスルホニル尿素薬の内服による低血糖の鑑別は，薬物血中濃度の測定でのみ鑑別できる．

グルカゴノーマ（α 細胞腫瘍）

グルカゴノーマは，通常，中高年，特に閉経期の女性に認められ，特徴的な皮疹の出現により診断され，軽度の糖尿病を伴う（表 18-7）．グルカゴン血中濃度は通常，正常の 10 倍に増加しており，100 倍に増加していることもある．

壊死性遊走性紅斑 necrolytic migratory erythema は，顔面，腹部，会陰部または両下肢の紅斑性の皮疹で始まる．中心性水疱形成の徴候が現れ，病変は痂皮化し，そして強い色素沈着を残して改善する．この皮膚病変は，グルカゴンの皮膚に対する直接作用というより，過剰なグルカゴンがグリコーゲン新生のエネルギー源として，肝臓でアミノ酸取り込みと利用を促進するために起こる低アミノ酸血症のような栄養不足が原因と考えられている．皮疹はこの疾患の晩期の症状である．

糖尿病または耐糖能異常は，この疾患の大半に認め

られる．これは不適切な血中グルカゴン濃度の上昇による肝臓からの糖放出増加の結果である．血中インスリンは二次的に上昇する．よって糖尿病は軽度であり，インスリンが存在するため脂肪分解は抑制される．つまりケトン体新生の基質が限られるため，グルカゴンによるケトーシスは伴わない．

貧血と消化管運動の減少によるさまざまな非特異的な胃腸症状がグルカゴノーマでは認められる．

グルカゴノーマの腫瘍は単発性で成長は遅いが，通常大きく，診断時にしばしば転移があり，外科的切除を困難にしている．合成ソマトスタチンアナログであるオクトレオチドが，グルカゴンの分泌を抑制し症状を緩和させるために使われることがある．

ソマトスタチノーマ（δ 細胞腫瘍）

ソマトスタチノーマではさまざまな胃腸症状と軽度の糖尿病が認められる（表 18-7）．しかし，きわめてまれなこの腫瘍は，成人に一般的に認められる非特異的な症状を呈するため，一様に胆石や他の腹部症状で手術時に偶然発見される．血中ソマトスタチン濃度の上昇により診断が確定する．

古典的な三徴 classic triad は過剰なソマトスタチン分泌が原因で起こる．つまりソマトスタチンにより，インスリンとグルカゴンの分泌が抑制されることによる**糖尿病 diabetes mellitus** と胆嚢の運動抑制による**胆石症 cholelithiasis** と膵外分泌の抑制による**脂肪便 steatorrhea** である．低酸症，下痢，貧血も認められる．

1 型糖尿病，2 型糖尿病ともに血中グルカゴンの上昇はインスリン作用不足を悪化させる．対照的に，ソマトスタチノーマではインスリンとグルカゴン分泌が抑制される．それゆえインスリン欠乏による高血糖は，グルカゴンによる肝糖放出がない分軽度である．インスリンの低下により脂肪分解は認められるが，グルカゴン欠乏により肝臓でのケトン体新生は妨げられている．そのため，ソマトスタチノーマによる糖尿病は軽度で，ケトーシスを伴わない傾向にある．

大部分のソマトスタチノーマは膵臓原発であるが，十二指腸または空腸原発のソマトスタチノーマもかなりある．グルカゴノーマ同様ソマトスタチノーマもしばしば単発であるが大きく，診断時転移している頻度が高い．

ケーススタディ

Yeong Kwok, MD

（解答は 25 章 774 ページを参照のこと）

CASE 90

58 歳のホームレスの男性．2 型糖尿病のため長年にわたりインスリン治療されていた．右下肢の蜂窩織炎により，1 週間，経口抗菌薬を処方されていたが，ほとんど改善は認められなかった．2 日前より，間欠的に発熱と悪寒を認め，吐き気があり経口摂取が不良で，紅斑が右足近位側にまで広がっていた．夜になり，意識混濁していることに友人が気付き，救急車を呼び入院となった．救急救命室では，意識状態は呼名反応のみであった．深い頻呼吸（24 回/分）と 38.8℃の発熱を認めた．血圧は正常であったが，心拍は 112 回/分に上昇していた．

診察により，患者はせん妄があり，身なりは整えておらず，呼吸は果実臭がした．右下肢には著明な紅斑と触診により強い痛みを認めた．生化学所見は，血糖値が 488 mg/dL，K 3.7 mEq/L，Na 132 mEq/L．尿検査ではケトン体が強陽性であった．

設 問

A. この糖尿病患者のケトアシドーシスの原因について述べよ．

B. この患者の意識障害の原因は何か．

C. この患者の呼吸パターンについて述べよ．またこのような呼吸異常が起こってくるメカニズムについて述べよ．

D. この患者の電解質補正において考慮すべき重要なことは何か．

CASE 91

61 歳の男性. 最近, 引っ越しに伴い受診した. 診察により過去 3 年にわたり,「低血糖発作」があることが判明した. 短時間の軽度の頭痛, 錯乱, 動悸, 振戦が午後遅くジョギング中に頻回に認められた. 糖分を含むスポーツドリンクを飲用するとこの症状は緩和した. 糖尿病およびがんの既往はない. 身体診察で特に異常は認められず, 診察室における空腹時血糖値は 93 mg/dL であった. インスリノーマによる低血糖症状を疑い, 空腹時の血糖値, インスリン, C ペプチドを測定した.

設 問

A. 低血糖の診断における, Whipple の三徴について述べよ.

B. 患者の病歴でインスリノーマを疑ったのはどのような点か. 病因について述べよ.

C. 低血糖の原因を調べるためにどのような検査をすべきか.

CASE 92

52 歳の女性. 最近 3 年間は食事療法による糖尿病治療をしていた. 最近ハイキングに行き, そのときにかぶれたと考えられる両下肢の「頑固なツタウルシによるかぶれ」をかかりつけ医に訴えている. 患者は 2 回救急外来を受診し, 中心に水疱形成を伴う難治性紅斑に対して高力価のステロイド外用薬の処方を受けた. 系統的レビューにより, 間欠的な下痢と便秘および体重減少が認められた. 患者の血清グルカゴン濃度は通常の 20 倍に増加していた.

設 問

A. この疾患で認められる皮疹は何か. 原因は何と考えられるか.

B. この病態における糖尿病が軽度であるのはなぜか.

C. この疾患の典型的な予後はどうか.

CASE 93

44 歳の女性. 軽度の糖尿病と慢性下痢のある患者が, 胆嚢結石に対して腹腔鏡下胆嚢摘出術施行時に十二指腸表面に 3〜4 cm の結節を指摘された. 大網のリンパ節腫大も認められた. 生検により高分化型のソマトスタチノーマとリンパ節転移を認めた.

設 問

A. ソマトスタチノーマの患者に認められる典型的な 3 つの徴候を述べよ.

B. この病態における糖尿病が軽度であるのはなぜか.

参 考 文 献

糖尿病

Basu R et al. Pathogenesis of prediabetes: role of the liver in isolated fasting hyperglycemia and combined fasting and postprandial hyperglycemia. J Clin Endocrinol Metab. 2013 Mar;98(3):E409–17. [PMID: 23345093]

Cryer PE. Minireview: glucagon in the pathogenesis of hypoglycemia and hyperglycemia in diabetes. Endocrinology. 2012 Mar;153(3):1039–48. [PMID: 22166985]

Diabetes Control and Complications Trial Research Group. The effect of intensive treatment of diabetes on the development and progression of long-term complications in insulin-dependent diabetes mellitus. N Engl J Med. 1993 Sep 30;329(14):977–86. [PMID: 8366922]

Diabetes Prevention Program Research Group; Knowler WC et al. 10-year follow-up of diabetes incidence and weight loss in the Diabetes Prevention Program Outcomes Study. Lancet. 2009 Nov 14;374(9702):1677–86. [PMID: 19878986]

Drong AW et al. The genetic and epigenetic basis of type 2 diabetes and obesity. Clin Pharmacol Ther. 2012 Dec;92(6):707–15. [PMID: 23047653]

Forbes JM et al. Mechanisms of diabetic complications. Physiol Rev. 2013 Jan;93(1):137–88. [PMID: 23303908]

Grundy SM. Pre-diabetes, metabolic syndrome, and cardiovascular risk. J Am Coll Cardiol. 2012 Feb 14;59 (7):635–43. [PMID: 22322078]

Romeo GR et al. Metabolic syndrome, insulin resistance, and roles of inflammation—mechanisms and therapeutic targets. Arterioscler Thromb Vasc Biol. 2012 Aug;32 (8):1771–6. [PMID: 22815343]

Schwetz V et al. The endocrine role of the skeleton: background and clinical evidence. Eur J Endocrinol. 2012 Jun;166(6):959–67. [PMID: 22436399]

Sparks JD et al. Selective hepatic insulin resistance, VLDL overproduction, and hypertriglyceridemia. Arterioscler Thromb Vasc Biol. 2012 Sep;32(9):2104–12. [PMID: 22796579]

Terry T et al. Does aggressive glycemic control benefit macrovascular and microvascular disease in type 2 diabetes? Insights from ACCORD, ADVANCE, and VADT. Curr Cardiol Rep. 2012 Feb;14(1):79–88. [PMID: 22160862]

UK Prospective Diabetes Study (UKPDS) Group. Intensive blood glucose control with sulphonylureas or insulin compared with conventional treatment and risk of complications in patients with type 2 diabetes (UKPDS 33). Lancet. 1998 Sep 12;352(9131):837–53. [PMID: 9742976]

Zhang L et al. Prediction and prevention of Type 1 diabetes mellitus. J Diabetes. 2011 Mar;3(1):48–57. [PMID: 21073664]

インスリノーマ，グルカゴノーマ，ソマトスタチノーマ

Batcher E et al. Pancreatic neuroendocrine tumors. Endocr Res. 2011;36(1):35–43. [PMID: 21226566]

de Herder WW et al. New therapeutic options for metastatic malignant insulinomas. Clin Endocrinol (Oxf). 2011 Sep;75 (3):277–84. [PMID: 21649688]

Eldor R et al. Glucagonoma and the glucagonoma syndrome—cumulative experience with an elusive endocrine tumour. Clin Endocrinol (Oxf). 2011 May;74(5):593–8. [PMID: 21470282]

Williamson JM et al. Pancreatic and peripancreatic somatostatinomas. Ann R Coll Surg Engl. 2011 Jul;93(5):356–60. [PMID: 21943457]Grundy SM. Pre-diabetes, metabolic syndrome, and cardiovascular risk. J Am Coll Cardiol. 2012 Feb 14;59(7):635–43. [PMID: 22322078]

視床下部, 下垂体の障害

CHAPTER 19

Tobias Else, MD, &
Gary D. Hammer, MD, PhD

　視床下部は, 体のさまざまなシステムを制御する自律神経系や内分泌系からの情報と感情や行動を制御する中枢からの情報を統合する部位である. それゆえ, 視床下部は, (1)温度, 体液, 浸透圧, 満腹, 体脂肪量を含む体内のさまざまなセットポイント値からの変動に反応し, (2)その変動を神経系や内分泌系に伝え, (3)それらの反射応答と感情や行動を結び付ける役割がある. 以下, 内分泌系や中枢神経系との関係性に焦点を当てながら, 視床下部の統合的な機能について述べていく.

　循環血流量の減少は, その原因にかかわらず, 自律神経系(主に交感神経系)が関与している. 自律神経系は, 血管平滑筋を収縮させ, 心拍数の増大により心拍出量を増やすことで, 体液量と電解質を保持し, 血圧を一定に保つ. このような迅速な神経応答には, いくつかの内分泌系が関わっている. 例えば, 血流量の減少には, レニン-アンジオテンシン-アルドステロン系 renin-angiotensin-aldosterone system(RAAS) が関わり, ナトリウム保持に働く. 一方, 浸透圧の上昇には, 渇きが誘発され, 下垂体後葉からのバソプレシン[抗利尿ホルモン antidiuretic hormone(ADH)]放出が促進され, 腎臓での水の吸収が増大する. つまり, 血流量の調節には, アルドステロンによるナトリウム再吸収が, 浸透圧の調節には, バソプレシンによる飲水量の増加と腎臓での水分保持が関与している.

　感情は, これらのシステムと相互作用しながら, 行動やホルモン応答を調節している. 恐怖や痛みは辺縁系, 視床下部, その他の中枢を刺激し, 防御反応(闘争と逃走 fight or flight)や常同行動を調整する. また, さまざまなストレス要因(身体への脅威や恐怖など)に対する感情応答は, 交感神経系や視床下部-下垂体-副腎軸 hypothalamic-pituitary-adrenal axis(HPA 軸)を刺激し, 「闘争と逃走」の準備をさせ, 糖新生をして, ストレスに抵抗している. さまざまなストレス(肉体的, 精神的, 代謝ストレス)は, 視床下部からの副腎皮質刺激ホルモン放出ホルモン corticotropin-releasing hormone(CRH)の放出を促進し, 最終的に, 下垂体からの副腎皮質刺激ホルモン adrenocorticotropic hormone(ACTH) と副腎皮質からのコルチゾール cortisol 分泌を促す. 飢餓においては, HPA 軸が刺激され, 結果的にコルチゾールを介した糖新生が増大し, 基礎生理機能の維持に働く.

　下垂体は視床下部のパートナーで, 「心」と「体」のインタフェースの「体」の部分の調節に携わっている. 神経内分泌系の「マスターグランド」と考えられており, 下垂体は脳(視床下部)と体(さまざまな末梢内分泌腺)の両方の入力に対応する, いわば「中間管理職」的な存在といえる.

　視床下部・下垂体系の基本的な機能は, **神経内分泌系 neuroendocrine axis** である. これは, 中枢神経系の情報が視床下部, 下垂体, 末梢内分泌組織, 末梢標的組織へと伝播する一連の反応のことである. 例えば, 視床下部から放出されたホルモンが下垂体の細胞に作用して下垂体前葉ホルモンを循環血中に分泌させる. そして, 下垂体前葉ホルモンは末梢の内分泌腺に作用し, 別のホルモン分泌を促し, 最終的に標的組織の機能を調節する. このように, 視床下部と下垂体の疾患は, さまざまな組織や器官の疾患に関与しており, 病態生理機能に大きな影響を及ぼす.

　本章では, 5つの病型に着目する. 最初の4つは下垂体疾患の多様性について述べる(下垂体腺腫, 汎下垂体機能低下症, バソプレシン過剰症, バソプレシン欠乏症). 最後は肥満について解説する(視床下部は肥満や肥満に関連するさまざまな疾患に深く関わっている).

視床下部と下垂体の正常な構造と機能

解剖，組織，細胞生物学

視床下部は，第三脳室の下面と外側壁，および視床下溝の周囲に位置し，脳領域の約1%を占める（図19-1）．視床下部にある神経核の細胞体は，それぞれの領域に集まっている（図19-2）．視床下部ニューロンは，直接ないし神経リレーにより，中枢神経系や末梢神経系に軸索を送り，そこからのホルモン分泌は，さまざまな生理プロセスの階層制御を可能にしている（表19-1）．

視床下部は下垂体茎で下垂体とつながっている．下垂体茎は視床下部ニューロンの軸索からなり，その神経終末は下垂体後葉を構成する（図19-3）．下垂体後葉ニューロンはペプチドホルモンであるオキシトシンoxitocinとバソプレシンvasopressinを直接循環血中に分泌する．下垂体前葉の発生は口腔上皮から起こり，厳密にプログラムされた転写調節因子群の連続的な活性化によって，それぞれの下垂体細胞へと分化していく（図19-4）．下垂体は強固な線維性被膜に覆われて，トルコ鞍に収まっている．下垂体上面には視交叉，側面には海綿静脈洞やそれを縦走する構造物（内頸動脈，第Ⅲ，Ⅳ脳神経，第Ⅴ，Ⅵ脳神経の第1，第2分岐）がある．

中枢神経の脳室周囲に存在する毛細血管は有窓型であり，感覚ニューロンが循環血中のさまざまな化学刺激を受容することができる．そして，感覚ニューロンは刺激情報（例えば，浸透圧変化）を分泌活性を持つ視床下部ニューロンに伝える．

別の視床下部ニューロンは，**下垂体門脈系 pituitary portal system** と呼ばれる特殊な毛細血管床にペプチドホルモンを分泌する．この毛細血管システムにより正中隆起から下垂体へ直接血液が流れ，その先に視床下部放出ホルモンの受容体を持つ細胞が待ち構えている．視床下部ホルモンは，下垂体前葉細胞の受容体に結合し，その刺激により下垂体ホルモンは循環血中に放出される．門脈系があることで，下垂体前葉細胞は濃縮された視床下部ホルモンを受け取ることができる．このような視床下部と下垂体の密接な関係が，病態生理学的に非常に重要な意味を持つ（後述）．

下垂体前葉ホルモンが循環血中に分泌されると，末梢の内分泌腺から別のホルモン放出が促され，最終的

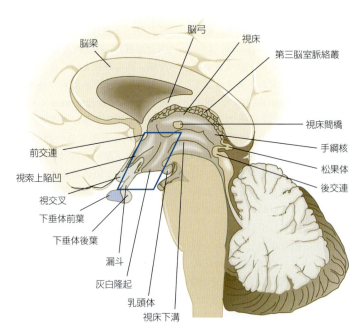

図19-1 間脳周囲の矢状断面．(Chusid JG. *Correlative Neuroanatomy and Functional Neurology*, 19th ed. より許可を得て転載．原著はLange Medical Publicationsから出版．Copyright © 1985 by The McGraw-Hill Companies, Inc.)

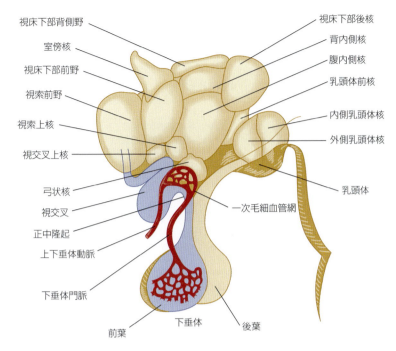

図 19-2 視床下部と下垂体門脈系．(Ganong WF. *Review of Medical Physiology*, 20th ed. より許可を得て転載．原著は McGraw-Hill から出版．Copyright © 2001 by The McGraw-Hill Companies, Inc.)

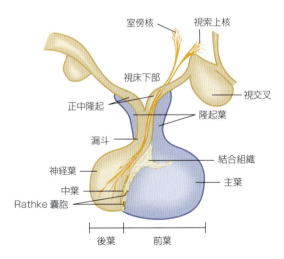

図 19-3 下垂体と視床下部の関係．下垂体前葉は隆起葉 pars tuberalis，主葉 pars distalis，中葉 pars intermedia からなる．ヒトの中葉は痕跡的である．漏斗 infundibulum と神経葉 pars nervosa は下垂体後葉を構成する．(*The Ciba Collection of Medical Illustrations*, by Frank H. Netter, MD. より許可を得て転載・改変．)

　下垂体後葉ホルモンは，2番目の内分泌腺を介さず，直接，末梢の標的組織に作用し，下垂体前葉ホルモンとは異なる神経内分泌系を有する．

　視床下部から分泌されるほとんどのペプチド因子は，下垂体ホルモンの放出を引き起こすが，ホルモン分泌を抑制させる因子もある．下垂体前葉には5種類のホルモン産生細胞があり，それぞれの細胞で1種類のホルモンファミリーの合成と分泌が行われる．プロオピオメラノコルチン pro-opiomelanocortin（POMC）と副腎皮質刺激ホルモン（ACTH），甲状腺刺激ホルモン thyroid-stimulating hormone（TSH），成長ホルモン growth hormone（GH），プロラクチン prolactin（PRL），黄体形成ホルモン luteinizing hormone（LH）と卵胞刺激ホルモン follicle-stimulating hormone（FSH）を含む性腺刺激ホルモンである（表19-2）．

　神経内分泌系の調節に加えて，視床下部や下垂体ホルモンは，免疫機能や炎症反応の制御にも重要であるが，そのメカニズムはまだ不明である．そのほか，視床下部や下垂体ホルモンの分泌に免疫反応を調節するサイトカインが関与しているという報告もある．

に，このホルモンが標的組織に作用し，成長，生殖，代謝，ストレス応答を調節する．これらの標的組織への作用に加え，下垂体ホルモンの刺激で分泌されたホルモンは，下垂体や視床下部ホルモンの分泌抑制を行う（ネガティブフィードバック negative feedback）．

表 19-1 視床下部の神経核と機能

神経核	部位	主な神経ホルモンと機能
視索上核 (SON)	前外側部, 視索上部	ADH：浸透圧, 脳脊髄液量の調節；OT：子宮収縮, 射乳の調節
室傍核 (PVN)	脳室周囲の前背側部	室傍核巨大細胞 　ADH, OT：上記と同じ機能. 室傍核小細胞 　TRH：甲状腺機能の調節 　CRH：副腎皮質機能の調節, 副腎髄質, 交感神経系, 食欲の調節 　ADH：CRH と共発現, 副腎皮質機能の調節 　VIP：プロラクチン放出因子 (?)
視交叉上核 (SCN)	視交叉上部, 脳室周囲の前腹側部	概日リズムと松果体機能の調節［ツァイトゲーバー zeitgeber (ペースメーカー)］ VIP, ADH ニューロンは主に PVN に投射.
弓状核 (ARCN)	第三脳室近傍の内側基底視床下部	GHRH：成長ホルモンの放出 GnRH：性腺刺激ホルモン (FSH, LH) の調節 ドパミン：プロラクチン抑制ホルモンとして機能. SRIF：GHRH 放出の抑制 食欲の調節 (NPY, ART, α-MSH, CART)
脳室周囲核	前腹側部	SRIF：成長ホルモン分泌の抑制 (直接作用)；最も SRIF が多い.
腹内側核 (VMN)		GHRH (上記参照) SRIF：GHRH 放出の抑制 満腹中枢として機能.
背内側核 (DMN)		情報処理中枢：VMN や外側視床下部からの入力を受け取り, PVN に送る.
外側視床下部		空腹中枢として機能 (MCH, オレキシン)
視索前野 (POA)		排卵調節 (げっ歯類). 霊長類では GnRH ニューロンがきわめて少ない.
視床下部前部		体温調節：「体温の低下」 AV3V (第三脳室前腹側部) 領域：渇きの調節
視床下部後部		体温調節：「体温の上昇」

注：ADH：抗利尿ホルモン, OT：オキシトシン, TRH：甲状腺刺激ホルモン放出ホルモン, CRH：副腎皮質刺激ホルモン放出ホルモン, VIP：血管作動性腸管ペプチド, GHRH：成長ホルモン放出ホルモン, GnRH：性腺刺激ホルモン放出ホルモン, FSH：卵胞刺激ホルモン, LH：黄体形成ホルモン, SRIF：成長ホルモン分泌抑制ホルモン, NPY：ニューロペプチド Y, ART：アグーチ関連転写産物, α-MSH：α-メラニン細胞刺激ホルモン, CART：コカイン・アンフェタミン調節転写産物, MCH：メラニン凝集ホルモン.
Kacsoh B. *Endocrine Physiology* より許可を得て転載. 原著は McGraw-Hill から出版. Copyright © 2000 by The McGraw-Hill Companies, Inc.

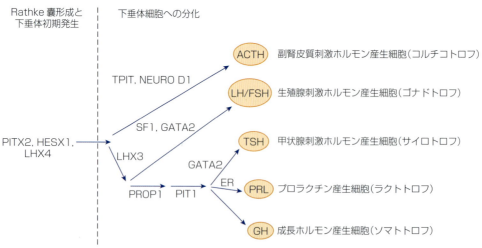

図 19-4 下垂体前葉の発生に関わる転写因子. 左：Rathke 嚢形成と下垂体初期発生に関わる転写因子. 右：下垂体細胞の分化に関わる転写因子. いくつかの転写因子遺伝子の変異は下垂体機能低下症を引き起こす.

視床下部と下垂体の生理　581

表 19-2　下垂体のホルモン

	ACTH	GH	プロラクチン	TSH	LH	FSH
ペプチド	POMC 前駆体から派生した産物	1本鎖ポリペプチド	1本鎖ポリペプチド	$\alpha:\alpha1$ $\beta:$ TSH-β	$\alpha:\alpha1$ $\beta:$ LHβ	$\alpha:\alpha1$ $\beta:$ FSH-β
受容体	ACTH 受容体（メラノコルチン-2 受容体）	GH 受容体	プロラクチン受容体	TSH 受容体	LH 受容体	FSH 受容体
分泌細胞	副腎皮質刺激ホルモン産生細胞（下垂体）	成長ホルモン産生細胞（下垂体）	プロラクチン分泌細胞（下垂体）	甲状腺刺激ホルモン分泌細胞（下垂体）	性腺刺激ホルモン産生細胞（下垂体）	性腺刺激ホルモン産生細胞（下垂体）
視床下部の放出ホルモン	CRH, AVP	GHRH（グレリン）	TRH	TRH	GnRH	GnRH
視床下部の抑制ホルモン		ソマトスタチン	ドパミン	ソマトスタチン, ドパミン		
標　的	副腎	肝臓（IGF-1 の産生），末梢組織	乳腺	甲状腺	卵巣（莢膜細胞，顆粒膜細胞，ルテイン細胞）/精巣（Leydig 細胞）	卵巣（顆粒膜細胞）/精巣（Sertoli 細胞）
機　能	コルチゾールと副腎アンドロゲン放出の促進	成長の促進（直接作用と IGF-1 を介した間接作用）	乳汁分泌の促進	甲状腺ホルモン放出の促進	エストロゲン/テストステロン産生の促進	顆粒膜細胞と Sertoli 細胞の機能調節

注：ACTH：副腎皮質刺激ホルモン，AVP：アルギニンバソプレシン，CRH：副腎皮質刺激ホルモン放出ホルモン，FSH：卵胞刺激ホルモン，GH：成長ホルモン，GHRH：成長ホルモン放出ホルモン，GnRH：性腺刺激ホルモン放出ホルモン，IGF：インスリン様成長因子，LH：黄体形成ホルモン，POMC：プロオピオメラノコルチン，TRH：甲状腺刺激ホルモン放出ホルモン，TSH：甲状腺刺激ホルモン．

チェックポイント

1. 視床下部の役割は何か．
2. 神経内分泌系とは何か．また，その働きは何か．
3. 下垂体周囲の構造物は何か．
4. 下垂体後葉を構成する神経軸索のニューロンはどこにあるか．

視床下部と下垂体の生理

下垂体前葉ホルモン

プロオピオメラノコルチンと ACTH

HPA 軸はストレス応答に深く関わっており，さまざまなストレス因子（例えば，代謝，身体，精神ストレス）によって活性化される．主要な視床下部の調節因子はペプチド性の CRH であるが，アルギニンバソプレシン arginine vasopressin（AVP）もいくぶん関与している．これらのホルモンは室傍核 paraventricular nucleus や視索上核 supraoptic nucleus で産生された後，視床下部-下垂体門脈系に放出され，プロオピオメラノコルチン（POMC）と呼ばれる巨大タンパクの合成と細胞内輸送を促す．POMC はプロテアーゼ（プロホルモン変換酵素）によっていくつかのペプチド断片になり，その断片の1つが 39 アミノ酸残基からなる ACTH である（図 19-5）．ACTH は副腎皮質の内分泌機能を刺激する主要な下垂体ホルモンであるが，POMC ペプチドのアミノ末端（N-POMC）は副腎の成長を促進させる．

循環血中に放出された ACTH は，副腎皮質ステロ

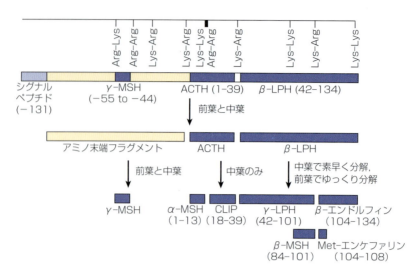

図 19-5　下垂体細胞，神経細胞，その他の組織でつくられるプレプロオピオメラノコルチン分子．副腎皮質刺激ホルモン(ACTH) を基準にそれぞれのポリペプチド断片のアミノ酸配列を括弧内に示す．切断サイトである連続した塩基性アミノ酸の位置を示す．Lys：リシン，Arg：アルギニン．(Barrett KE et al, eds. *Ganong's Review of Medical Physiology*, 24th ed. McGraw-Hill, 2011 より許可を得て転載．)

イド（コルチコステロイド）corticosteroid と副腎性アンドロゲン adrenal androgen の合成と分泌を促進する．ミネラルコルチコイド mineralocorticoid の合成と分泌は RAAS が主に調節し，ACTH の作用は弱い．

これらのステロイドホルモンは，さまざまな組織に作用して，血圧や血糖値の上昇，免疫反応性の変化などのストレス防御に働く．グルココルチコイド glucocorticoid は，視床下部と下垂体にフィードバックし，CRH と ACTH 分泌を抑制させる．ストレスがない状態では，CRH，ACTH，ステロイドホルモンの日周リズムが存在する．

下垂体因子（例えば，N-POMC，ACTH）は副腎細胞の増殖やグルココルチコイドやアンドロゲン分泌に関わる副腎層の成長に関与する．ゆえに，慢性的な HPA 軸の活性化は，標的器官（副腎皮質）の肥大化を引き起こす．逆に，HPA 軸のダウンレギュレーション（例えば，外因性のグルココルチコイド）は，副腎皮質の萎縮を引き起こす．急性の ACTH 刺激がミネラルコルチコイド放出を促進することは知られているが，HPA 軸の緊張が，ミネラルコルチコイド分泌組織に与える影響はほとんどない．

糖タンパクホルモン

TSH とゴナドトロピン gonadotropin は糖タンパクホルモンファミリーに属する（表 19-2）．古典的な糖タンパクホルモンファミリーである TSH，ゴナドトロピン（FSH と LH），胎盤由来のヒト絨毛性ゴナドトロピン human chorionic gonadotropin(hCG)は，共通の α-糖タンパクサブユニット α-glycoprotein subunit (α-GSU)とそれぞれの β-サブユニット（例えば，TSH-β，LH-β）で構成されており，β-サブユニットがホルモンの生理活性を決めている．このファミリーに属するサイロスティムリン thyrostimulin は α-2 と β-5 のサブユニットからなり，その生理的な役割はまだわかっていない．

A. サイロトロピン（甲状腺刺激ホルモン）

サイロトロピン thyrotropin[甲状腺刺激ホルモン(TSH)]は視床下部からの甲状腺刺激ホルモン放出ホルモン thyrotropin-releasing hormone(TRH)によって下垂体細胞から分泌される．視床下部は，TSH の放出を抑制するソマトスタチン somatostatin も分泌する．循環血中の TSH は，甲状腺に作用して，甲状腺ホルモンであるサイロキシン thyroxine とトリヨードサイロニン triiodothyronine の合成と分泌を促進する．甲状腺ホルモンは心血管系，呼吸器系，骨格筋，中枢神経系を含むほとんどすべての組織に作用する．甲状腺ホルモンは発生においてきわめて重要なホルモンであり，甲状腺ホルモンの欠乏は発生に大きな影響を与える（重度の精神遅滞や低身長）．そして，甲状腺ホルモン投与で完全に治癒することはできない（20 章参照）．

これらの標的組織への影響に加え，甲状腺ホルモンは下垂体と視床下部に作用して，TSH と TRH の分泌を抑制させる（ネガティブフィードバック）．TSH は，甲状腺組織の成長も促進し，ヨウ素欠乏などの慢性的な TSH 刺激は甲状腺腫を引き起こす（20 章参照）．

B. ゴナドトロピン

ゴナドトロピンの役割は，生殖システムの調節である．視床下部からの放出因子である性腺刺激ホルモン放出ホルモン gonadotropin-releasing hormone（GnRH）は，LH と FSH の分泌を促進し，LH と FSH は卵巣と精巣のステロイド産生を促進する．さらに，ゴナドトロピンは，Sertoli 細胞や莢膜細胞の機能や配偶子形成を促進する．卵巣でつくられるステロイド（エストロゲン estrogen）と精巣でつくられるステロイド（テストステロン testosterone）は GnRH，LH，FSH 産生を抑制するほか，卵巣内の卵胞形成，子宮の月経周期の調節，乳房の発達，精子形成など，さまざまな作用がある（22，23 章参照）．

すべてのフィードバック機構がそうであるように，単純にみえるフィードバックループには別の入力（例えば，中枢神経系からの入力）が介入し，複雑化している（7 章参照）．そのよい例が，Kiss1 由来ペプチド（メタスチン metastin）とその受容体である G タンパク共役受容体 G protein-coupled receptor（GPR54）である．KiSS1 由来ペプチドは GPR54 を介して視床下部の GnRH 放出を誘導し，リガンド，受容体のどちらに変異が起こっても思春期の誘発に支障を来す．多くの視床下部放出因子の特徴（特に GnRH に限って）は，その分泌がパルス様で，分泌の頻度と強さが下垂体細胞の膜上にある受容体の発現量を調節し，最終的に，下垂体の反応性を変えている．GnRH だけでなく，FSH や LH も 60 分ごとに分泌される．ゴナドトロピンは発情周期に特徴的な分泌をし，月経中期の LH サージを誘発し，排卵を起こす．

成長ホルモンとプロラクチン

成長ホルモンとプロラクチンは，一本鎖ポリペプチドに属し，その作用スペクトルは異なる．

A. 成長ホルモン

成長ホルモン（GH）は，視床下部の成長ホルモン放出ホルモン growth hormone-releasing hormone（GHRH）により分泌が促進され，ソマトスタチンにより抑制される．その作用は多岐にわたる（図 19-6）．GH の作用機序には，直接作用（例えば，軟骨成長の促進）と，インスリン様成長因子 1 insulin-like growth factor-1（IGF-1）を介した間接作用がある（図 19-7）．IGF-1 は肝臓とそのほかの組織で分泌されるポリペプチドで，インスリン同様，さまざまな組織でエネルギー貯蔵を促すだけでなく，GHRH と GH の分泌も抑制する．他のフィードバック機構と同様に，中枢神経系や

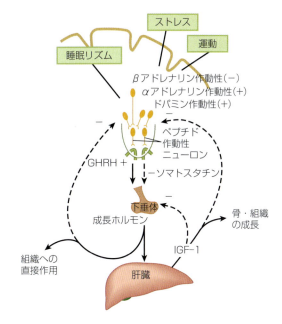

図 19-6 視床下部による成長ホルモン分泌の調節．実線は促進系，破線は抑制系を示す．GHRH：成長ホルモン放出ホルモン，IGF-1：インスリン様成長因子 1．（Reichlin S. Neuroendocrinology. In: Wilson JD et al, eds. *Williams Textbook of Endocrinology*, 9th ed. Saunders, 1998 より転載．）

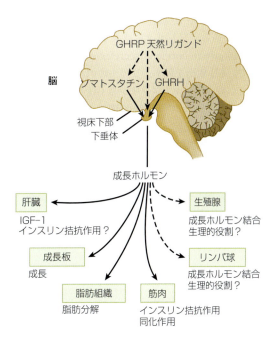

図 19-7 成長ホルモンの作用．GHRH：成長ホルモン放出ホルモン，GHRP：成長ホルモン放出ペプチド，IGF-1：インスリン様成長因子 1．（Thorner MO et al. The anterior pituitary. In: Wilson JD et al, eds. *Williams Textbook of Endocrinology*, 9th ed. Saunders, 1998 より許可を得て転載．）

表 19-3　成長ホルモン分泌に関与する因子

因　子	増強分泌	抑制分泌
神経性	ノンレム睡眠(ステージ3, 4) ストレス(心的外傷, 外科, 炎症, 精神) α アドレナリン作動薬 β アドレナリン作動薬 ドパミン作動薬 アセチルコリン作動薬	レム睡眠 α 遮断薬 β 遮断薬 アセチルコリン拮抗薬
代謝性	低血糖 飢餓 脂肪酸レベルの減少 アミノ酸 コントロール不良の糖尿病 尿毒症 肝硬変	高血糖 脂肪酸レベルの上昇 肥満
内分泌性	GHRH IGF の低下 エストロゲン グルカゴン アルギニンバソプレシン グレリン	ソマトスタチン IGF の増加 甲状腺機能低下症 高いグルココルチコイドレベル

注：GHRH：成長ホルモン放出ホルモン，IGF：インスリン様成長因子.
Thorner MO et al. The anterior pituitary. In: Wilson JD et al, eds. *Williams Textbook of Endocrinology*. 9th ed. Saunders, 1998 より許可を得て転載.

その他の因子がこのフィードバックに入力している（表19-3）．その1つが，胃腸ペプチドのグレリン ghrelin である．グレリンは成長ホルモン分泌促進物質受容体 growth hormone-secretagogue receptor に作用して，GH 放出を促す．この生理的な意味はまだわかっていない．ソマトスタチンは GH 放出を抑制するため，そのアナログ物質は，GH 分泌下垂体腫瘍患者のホルモン分泌を抑えるのに使用される.

GH の作用は血糖値を上げ，インスリン作用に拮抗するが，IGF-1 を介した GH の作用はインスリン様である．一見，矛盾する作用ではあるが，成長の促進には，まず基質となる血糖値を上げることが必要で，次いで，同化プロセスとなる．血糖値の上昇なしに同化が起こると低血糖になり，長期的な成長促進は起こらない.

B. プロラクチン

プロラクチンの主な作用は，乳房の発達と乳汁の合成である．これについては22章で詳しく述べる．プロラクチン分泌は，ペプチドではなく，視床下部からの神経伝達物質であるドパミンによって抑制的に調節されている．つまり，ドパミンがプロラクチン分泌を抑制している．下垂体と視床下部が分断される病的過程においては，プロラクチンを除くすべての下垂体ホルモンが欠乏する（視床下部放出ホルモンの欠乏による汎下垂体機能低下症 panhypopituitarism）．一方，ドパミン欠乏では，抑制系の制御が外れてプロラクチン分泌が増加する．原発性甲状腺機能低下症においては，しばしば，高プロラクチン血症が併発する．それは，高レベルの TRH が，プロラクチン放出因子として働くためである.

下垂体後葉ホルモン

バソプレシンとオキシトシン

ペプチドホルモンであるバソプレシンとオキシトシンは視床下部の視索上核と室傍核で合成される．これらニューロンの軸索集団が下垂体後葉であり，そこでペプチドホルモンを貯蔵している．そのため，視床下部からの放出因子によってホルモンを放出させる必要がない.

A. バソプレシン

視床下部にある浸透圧センサーは，ごく微小な血漿浸透圧の上昇も検出し，喉の渇きとバソプレシン放出を促す．バソプレシンは腎集合管細胞の細胞膜にある水チャネルの数を増やし，結果，体内に水が保持され尿は濃縮される．水の保持と渇きの惹起により，血中浸透圧の変化は正常値に戻る.

バソプレシンは少なくとも3つの受容体に結合する．平滑筋にある V_{1a} 受容体は，血管収縮に関与する．副腎皮質刺激ホルモン産生細胞にある V_{1b} 受容体は，ACTH 分泌に関与する．腎臓の遠位尿細管にある V_2 受容体は，浸透圧調節に関与する．バソプレシンは**抗利尿ホルモン antidiuretic hormone（ADH）**として知られているが，それは V_2 受容体の作用に由来する．浸透圧，血流量，バソプレシン濃度の相関を図19-8に示す．バソプレシンは分刻みで血中浸透圧を維持しているが，その分泌は血液量の減少によっても促進される．この場合，浸透圧が低くても，バソプレシンはアルドステロンとともに血液量を増加させる．（低浸透圧ないし通常浸透圧下での低血圧の場合において）ADH を介した末梢の血管収縮と水の保持は，血液量の減少（例えば，出血）時の灌流維持に役立つ（たとえ，血液量や浸透圧組成が正常でなくとも）．薬理学的用量のバソプレシンは，重度の低血圧治療の補助薬として用いられる.

神経内分泌系の生理 585

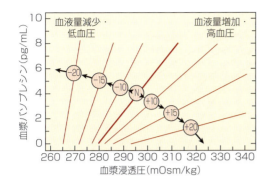

図19-8 バソプレシンによる浸透圧調節と血行動態の関係. 円の中の数字は血液量・血圧の変化率(%)を示す(Nは正常値). 血行動態は血漿バソプレシン濃度と血漿浸透圧の相関, バソプレシン放出の浸透圧閾値に影響を及ぼす. (Robertson GL et al. The osmoregulation of vasopressin. Kidney Int. 1976;10:25. より転載. Rose BD in: Clinical Physiology of Acid-Base and Electrolyte Disorders, 3rd ed. McGraw-Hill, 1989. Kidney Internationalより許可を得て転載.)

B. オキシトシン

バソプレシンと同様に, このペプチドは下垂体後葉にある視床下部ニューロンの神経末端に貯蔵されている. 乳房と子宮の平滑筋の収縮に重要であり, 授乳期や分娩中には分刻みで調節されている. 最近の研究では, 分娩や授乳の機能以外に, オキシトシンは信頼形成や人間関係の強さ(例えば, 恋人や親子間の愛情)など, 神経心理学的な行動の調節にも関与していることがわかってきている.

> **チェックポイント**
> 5. 下垂体前葉と後葉のフィードバックループの違いは何か.
> 6. どのようにして同じ前駆体から共通の配列を持たない2つの成熟ポリペプチドホルモンがつくられるのか.
> 7. それぞれの下垂体フィードバックの特徴を説明せよ.
> 8. 下垂体細胞において視床下部放出因子受容体のダウンレギュレーションは何を意味するか.

神経内分泌系の生理

神経内分泌系のさまざまな生理特性は, 病態生理に深く関わっている.

第一の特性は, 下垂体門脈中の視床下部ホルモンの半減期が短いことである. 受容体に対する親和性も低く, その特性はホルモンというよりむしろ神経伝達物質の特性に近い. いくつかのホルモンとその受容体は, このような神経内分泌系の特性を利用して進化してきた. 例えば, GnRHの分泌はパルス様で, 分泌の頻度と強さがGnRH受容体を持つ性腺刺激ホルモン産生細胞の正常反応に不可欠である. パルス頻度や強度が高すぎると, 受容体はダウンレギュレーションを受ける.

第二の特性は, 最終標的器官から放出されるホルモンの血中レベルを測定することは, 臨床的にあまり意味がないことである. 神経内分泌ホルモンの正しい評価方法は, 誘発刺激後の分泌反応を評価する**負荷試験 challenge test**である. つまり, 誘発なしで通常の血中コルチゾールを測定するよりは, ACTHを静注して1時間後の血中コルチゾールの増加をみるほうが, より信頼性が高いということである.

最後の特性は, ほとんどの下垂体ホルモンは, 最終標的器官のホルモン分泌を促進することに加え, その器官の細胞に対して栄養作用があることである. つまり, 過剰な下垂体ホルモンの分泌は, 最終標的器官を肥大化させ, その欠乏は萎縮させる.

体重調節の生理

視床下部が統括している制御メカニズムは, 短期的, 長期的な体重調節に深く関わっている(図19-9).

短期的な体重調節の鍵となるパラメーターは, (1)摂食量と食物成分, (2)栄養物の吸収と同化, (3)十分量の食事をしたことを感受する「満腹感」, である. 満腹の感受は複雑な摂食反応で, 物理的, 神経性, 内分泌刺激が関与している.

短期的な摂食と満腹は, 腸と脳のコミュニケーション(腸-脳軸 gut-brain axis)によって調節されている. この軸には2つの経路があり, 1つは求心性迷走神経線維を介した神経性調節で, もう一方は内分泌性調節である. 摂食による胃の物理的な膨張は, 求心性神経経路を介して視床下部や脳幹中枢(例えば, 孤束核)を刺激し, 満腹を感じさせる. 加えて, 摂食とその後の吸収によりホルモンの分泌が促進され, 視床下部に作用し, 満腹感を誘発する. このホルモンシグナルは主に, 食欲減衰シグナルで, コレシストキニン cholecystokinin(CCK)やグルカゴン様ペプチド1 glucagon-

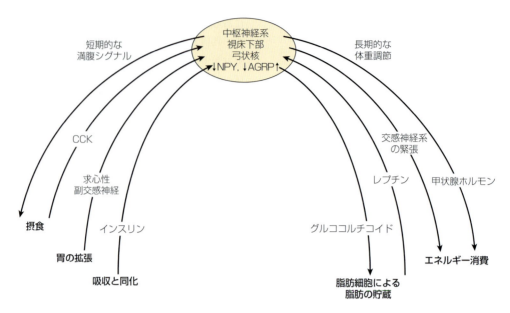

図 19-9　体重調節メカニズム．NPY：ニューロペプチドY，AGRP：アグーチ関連ペプチド，CCK：コレシストキニン．

like peptide-1（GLP-1）が含まれる．これらのホルモンは，直接，胃腸に作用し，蠕動運動や消化機能を調節するだけでなく，胃腸の神経シグナルを介して視床下部を刺激する．いくつかのホルモンは，直接，視床下部や脳室周囲器官に作用することも知られている．現在わかっている食欲促進ホルモンが，グレリンのみであることから，空腹感よりも満腹感のほうが有意に調節されていると考えられる．

　一方，長期的な体重調節は，肥満の影響を受ける．脂肪細胞に貯蔵されたトリグリセリド量に応じてレプチン leptin というホルモンが分泌される．つまり，長期的にみると過剰なエネルギー摂取は脂肪の蓄積を増やし，その結果レプチン分泌を増加させる．レプチンは視床下部にある受容体に作用して，食欲を減衰させたり，交感神経系を活性化してエネルギーの燃焼を増やす．

　摂取エネルギーが不足する場合，脂肪が使われレプチン分泌が減少することにより，視床下部のセットポイントが変わり，食物の探索行動が促される．さらに，交感神経の活性は抑えられ，その後の体重減少に備えてエネルギー消費を抑える．このフィードバックの結果，体重減少が抑えられる．元来，このシステムは飢餓への備えとして進化してきたが，肥満への防御機構としても働くともいえる．

　これらのシグナルがどのように視床下部で統合され，短期的に満腹を感じ長期的に体重を調節しているかは，不明な点が多い．視床下部の弓状核の摂食調節機能は，最もよく知られているが，その他の視床下部の神経核もエネルギーの恒常性や摂食に関与していると考えられている．例えば，腹側正中領域の損傷は肥満，外側視床下部の損傷は体重減少を引き起こす．これらの現象にはレプチンの濃度が関係していると考えられている．つまり，レプチンレベルの減少により，腹側正中領域の弓状核に存在するレプチン受容細胞からニューロペプチドY neuropeptide Y が分泌され，それが飢餓への反応を仲介していると考えられている．

　視床下部の弓状核にあるもう1つの満腹や摂食の調節機構が，POMCシステムである．視床下部のPOMCシステムは下垂体のシステムと同じペプチドを使用しているが，POMCの発現，プロセッシング，受容体は全く異なる．特に，満腹や摂食を仲介している主な受容体は，特殊なメラノコルチン受容体（MC4-R）である．エネルギー摂取過剰の状態では，メラニン細胞刺激ホルモン melanocyte-stimulating hormone（α-MSH）などの視床下部由来のPOMCペプチドがMC4-Rを活性化し続ける．また，視床下部のPOMCニューロンが，レプチン感受性を有することから，このニューロンがレプチンとPOMCシステムの仲介をしていると考えられている．血中レプチン量と脂肪量が相関することから，POMCニューロンの活性が摂食抑制に働くことは理にかなっている．エネルギー摂取制限時にMC4-R活性が減衰するが，それには2つのメカニズムが関与している．1つはアゴニスト（作動薬）であるMSHの減少であるが，より強力なのは，

表 19-4 摂食を調節するペプチド（主に視床下部レベル）

抑 制	増 強
メラニン細胞刺激ホルモン（α-MSH）	アグーチ関連ペプチド（AgRP）
レプチン	グレリン
コカイン・アンフェタミン調節転写産物（CART）	ニューロペプチドY
インスリン	メラニン凝集ホルモン（MCH）
ペプチド YY3-36	オレキシン
副腎皮質刺激ホルモン放出ホルモン（CRH）	ガラニン
コレシストキニン（CCK）	内在性カンナビノイド
グルカゴン様ペプチド1（GLP-1）	
プロラクチン放出ペプチド	
インスリン様成長因子1, 2	
カルシトニン遺伝子関連ペプチド（CGRP）	
ソマトスタチン	
ニューロメジンU	
セロトニン	
ボンベシン	

アンタゴニスト（拮抗薬）であるアグーチ関連ペプチド agouti-related peptide（AgRP）の増加である．このアンタゴニストは MSH だけでなく，内因性の MC4-R の活性も抑制する．このような AgRP による MC4-R

の作用機構を「逆作動 inverse agonism」と呼ぶ．さらに，ボンベシン bombesin，インスリン insulin，オレキシン orexin など，多くの神経ペプチドが視床下部に作用して，摂食，満腹，代謝，その他の体重調節に関与するパラメーターに複雑に作用している（表 19-4）．オレキシンは脳の G タンパク共役オーファン受容体のリガンドとして考えられてきた．これらのペプチドがどのようにしてレプチンやニューロペプチド Y と関連しているかが，近年注目されている．また，最近の研究では，レプチンが生殖，免疫，骨密度の調節にも深く関わっていることが示されている．

チェックポイント

9. 体重を短期的，長期的にコントロールしている因子は何か．
10. ほとんどの視床下部ホルモンは，半減期が短く，親和性が低く，その循環も制限されているが，その生理的な意義は何か．
11. なぜ神経内分泌ホルモンの機能評価に負荷試験が重要なのか．
12. 下垂体ホルモンが欠乏すると，最終標的器官に何が起こるか．

代表的な視床下部および下垂体疾患の病態生理

　視床下部および下垂体はさまざまな複合疾患の病態生理に関わっている．それらの疾患には不安障害（視床下部-下垂体-成長ホルモン軸），アルコール依存症（ニューロペプチド Y の関与がモデルマウスで示されている），肥満（多くの視床下部の神経ペプチドに影響を及ぼし，結果燃料恒常性のパラメーターに影響を与える）が含まれる．これら疾患の原因が，視床下部や内分泌の機能不全によるものか，中枢神経の機能不全によるものかは，まだわかっていない．

肥 満

　体重変化は，（1）摂食量と食物の種類，（2）満腹中枢，（3）ホルモン制御による同化作用や貯蔵，（4）運動や代謝率の変動により起こる．

臨床像と病因

　肥満は罹患率と死亡率を増加させるのに十分な体重過多として定義される．極度の肥満は劇的な死亡率の

増加に結び付くが，軽度から中程度の肥満のリスクはよくわかっていない．肥満の指標はボディマス指数（BMI）であり，体重（kg）を身長（m）の2乗で割ったものに相当する．正常値は 18.5～25 kg/m²，臨床的に肥満として扱われるのは BMI が 30 kg/m² より高い場合である．この判定基準を用いると，米国人口の 20％以上が肥満となる．BMI 正常値の 150％では若年死のリスクが2倍とされ，正常値の 200％では 10 倍とされる．表 19-5 には肥満に関連した罹患率と死亡率の原因として重要なものを記し，図 19-10 にはそれらの病態生理学的機序について関連する因子を示している．

病態生理

　肥満が病態生理に関与していることは，疫学研究により認識されるようになったが，その詳しい機序はわかっていない．

　症例数は増えつつあるが，きわめてまれに一遺伝子疾患により肥満を呈する症例がある．それらの症候群

表 19-5 肥満に関連する疾患

高血圧
糖尿病
冠動脈疾患
胆石
突然死
心筋症
睡眠時無呼吸症候群
男性型多毛症
変形性関節症
痛風
脳卒中
がん（女性：乳がん，子宮内膜がん，卵巣がん，子宮頸がん，胆嚢がん；男性：前立腺がん，大腸がん）

は前述の視床下部による体重調節の制御系がいかに重要であるかをさし示している．レプチンやレプチン受容体における遺伝子変異は，視床下部におけるレプチンの作用が十分に発揮されず，ヒトおよびマウスの肥満の原因となる．例えば，レプチン欠乏の場合，レプチン補充療法でもとの体重に戻すことができる．視床下部のPOMC系も，変異が知られている．MC4-Rにおける変異，POMC遺伝子またはPOMCのプロセッシングに関わるタンパク分解酵素の変異，これらはともにMSH量を減少させ，結果として重度の小児肥満を引き起こす．視床下部の体重制御系におけるPOMC系の関与を示すデータと一致し，これらの遺伝子変異は，結果的にMC4-Rを介した情報伝達を抑え，摂食量を増やす．

上述した一遺伝子障害とは別に，肥満は複数の機序により引き起こされるが，多くの研究で視床下部系や脳-腸系における障害が原因であることが証明されて

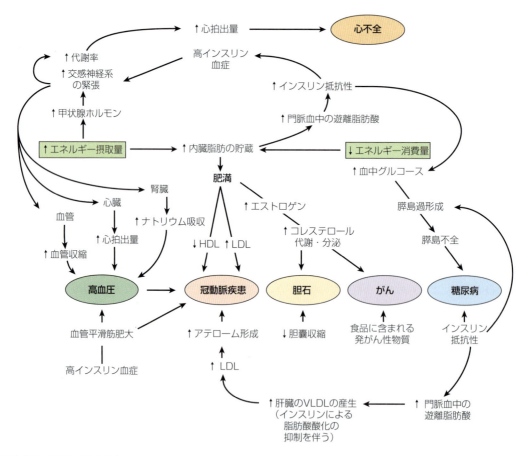

図 19-10 病態生理学的疾患における肥満．疫学と実験による結果をもとに，肥満が疾患に寄与する経路を示す．短い矢印：パラメーターの変化，長い矢印：パラメーターの変化に対する応答．HDL：高密度リポタンパク，LDL：低密度リポタンパク，VLDL：超低密度リポタンパク．（Bray GA. Pathophysiology of obesity. Am J Clin Nutr. 1992;55:488S より許可を得て転載.）

いる．すなわち，肥満は疾患によってはその原因と結果のどちらにもなり得る．例えば，2型糖尿病は，はじめに急速な体重増加が臨床的にみられる．この疾患の対処は体重を減少させない限り難しい．一方，もし体重を減少できたならば，糖尿病は潜伏状態となり，食事制限と運動で疾患をコントロールすることができる．この場合，明らかに肥満は糖尿病発症における病因因子といえる．2型糖尿病患者においてインスリン投与は糖尿病の症状を調節するために必要であるが，初期の段階では，体重増加を悪化させる．「鶏が先か卵が先か」の関係は肥満の病態生理を分析することをきわめて難しくしている．現在，肥満を原因と結果の両方で考える取り組みが行われており，大きな進歩といえる．これらの知見のいくつかを次に述べる．

体内における脂肪細胞の数は乳児期の間に確定するといわれている．成人に生じる肥満は脂肪細胞数の増加（過形成 hyperplasia）というよりもむしろ個々の脂肪細胞サイズの増加（肥大 hypertrophy）によるものと考えられている．脂肪細胞の肥大による肥満は脂肪細胞の過形成による肥満と比べてきわめて単純に調節されている．脂肪細胞の肥大によるフィードバックシグナルは視床下部の「脂肪定常 lipostat」に重要と考えられている．

現在は，脂肪がどれぐらい蓄積するかよりも，どこに蓄積するかが重要と考えられている．内臓や中枢（門脈中に存在する大網脂肪）のほうが，皮下脂肪（女性型，下半身）や末梢脂肪よりも肥満に由来する罹患率と死亡率を挙げる危険因子として考えられている．内臓脂肪はカテコールアミンの感受性が高く，インスリン感受性が低いと考えられている．これらの知見は，食事によるエネルギー摂取量は高いが，活発な運動をしている肥満（例えば，力士）が内臓脂肪よりむしろ皮下脂肪を蓄え，インスリン抵抗性の増加も認められないという観察結果と矛盾しない．対照的に，糖尿病の診断があろうとなかろうと，患者のライフスタイルに関連した肥満はほとんど内臓肥満と考えられており，インスリン抵抗性と相関している．脂肪分布の違いを反映している指標はウエスト-ヒップ比であり，罹患率と相関することが示されている．

これまで述べたように，レプチン遺伝子の変異は肥満に関連する．しかしながら，大部分の肥満患者は，レプチン不足というよりむしろ過剰なレプチン量が認められる．したがって，一般的な肥満は *ob/ob* マウスで観察されるようなレプチン分泌不足ではなく，高い内因性のレプチン量がさし示すようにレプチン抵抗性が関わっているようである．この動物モデルは肥満

db/db マウスであり，レプチン受容体を欠損している．レプチン受容体を介した情報伝達の減少や血液脳関門を介した輸送の減少など，さまざまなメカニズムがレプチン抵抗性に影響する．

心的要因も肥満に大きく関与する．例えば，肥満患者は，内的要因（例えば，空腹を感じる）よりはむしろ外的要因（例えば，時間帯や食べ物の魅力）により影響を受けながら，自身の食欲を調節している．

最後に，これらの経路を変える新薬の開発（例えば，ニューロペプチドYやエンドカンナビノイドアンタゴニスト）に期待が高まっている．一方，重度の消耗症候群患者においては，食欲増進や体重増加を促すため，エンドカンナビノイドアゴニストが使用されている．

チェックポイント

13. 肥満を定義せよ．
14. 肥満に関連した疾患は何か．
15. 肥満が原因で起こるいくつかの疾患について，その病態生理学的な機序を記述せよ．

下 垂 体 腺 腫

腺腫は上皮細胞由来の良性腫瘍である．下垂体腺腫には以下の特徴がある．（1）下垂体は閉ざされた場所にあるため，腺腫が肥大するスペースが限られている，（2）腺腫はホルモン分泌細胞由来であることがあり，ホルモンの過剰産生症候群を伴う．

臨床像

下垂体腺腫は非常に一般的であり，6件の剖検のうち1件で認められる．下垂体腺腫は，非機能性の場合や症状を引き起こさないレベルのホルモン量の増加である場合があり，臨床的に判断しづらいことが多い．下垂体腺腫の症状や徴候は，頭蓋内の容量増加によるもの（頭痛，尿崩症，視覚異常）や，下垂体ホルモンの分泌過剰や欠乏に由来する．ホルモン欠乏は腺腫の肥大化で正常な下垂体部位の破壊により生じる．ホルモン過剰は腺腫が特定のホルモンを分泌する場合に引き起こされる．微小腺腫 microadenoma（直径 10 mm 未満）はその小ささゆえに，局所的な容量増加よりもホルモン過剰に由来する．逆に，ホルモンを分泌するか否かにかかわらず，巨大腺腫 macroadenoma（直径 10 mm 以上）はトルコ鞍の上にある視交叉や側方の海綿静脈洞を圧迫する．

病因

どの種の前葉細胞も過形成や腫瘍を起こし得る．下垂体腫瘍では，容量の増加による症状，もしくは下垂体ホルモンに由来する症状が現れる．後者の場合，腫瘍のサイズ，成長率，分泌様式に依存する．一般的に，腫瘍が分泌するホルモンで腫瘍化した前葉細胞を特定できる．巨人症 gigantism や先端巨大症 acromegaly は成長ホルモンの過剰分泌により起こる．Cushing 病 Cushing disease は ACTH の過剰分泌により引き起こされるグルココルチコイド過剰の症候群である．乳汁漏出 galactorrhea はプロラクチン分泌腫瘍の患者において生じる．TSH，LH，および FSH を分泌する腫瘍は非常にまれであり，（それらの生理機能と一致して）続発的に甲状腺機能亢進症，思春期早発，卵巣過剰刺激の原因となる可能性がある．

病態生理

ほとんどの下垂体腺腫は由来する細胞のクローンである．単一細胞の成長やフィードバック機構が変化することで腺腫が形成される．家族性下垂体腫瘍症候群の存在から，下垂体腺腫の原因に遺伝的変異が関与することがわかっている．少なくとも 4 つの症候群については，遺伝的変異が原因で下垂体腫瘍を起こすことがわかっている．多発性内分泌腫瘍 1 型（MEN1），Carney 複合（CNC），McCune-Albright 症候群，および *AIP*（アリール炭化水素受容体共役タンパク）関連下垂体腺腫である．*MENIN* がん抑制遺伝子の変異は多発性内分泌腫瘍 1 型（MEN1）の原因である．がん抑制遺伝子に特徴的にみられるように，ヘテロ接合性喪失の結果，腫瘍形成を引き起こす．膵腫瘍や上皮小体過形成と同様に下垂体腫瘍は MEN1 患者における典型的徴候である．下垂体過形成および微小腺腫も CNC の一部である．これらの患者の一部はプロテインキナーゼ A サブユニットをコードする遺伝子に変異を有し，結果として成長調節因子への反応が変化する．McCune-Albright 症候群では，刺激性 G タンパクサブユニットをコードする *GNAS1* 遺伝子に変異があり，そのタンパク産物は恒常的に活性化される．よって，これらの細胞ではサイクリックアデノシン一リン酸量が慢性的に高い状態となり，その結果，恒常的なホルモン遺伝子の活性化と細胞の過形成が生じる．*AIP* 遺伝子変異を持つ患者は主に成長ホルモン分泌腫瘍を発生しやすい．

このような珍しい症候群を除いて，下垂体腺腫は，直腸がんの形成と同じように，いくつかのステップからなる段階的な変異が引き起こすと考えられている．いくつかの因子が下垂体細胞の形質転換の一部に関与することが示されている（例えば，*GNAS1*，*PTTG*）．下垂体腫瘍形成を促す他の因子には染色体の不安定性が含まれ，これはおそらく未知の遺伝子変異によるものであり，その結果さらなる遺伝子変異と異数性，視床下部の情報伝達や他の内分泌および傍分泌因子（例えば，エストロゲン，成長因子）の変化を引き起こす．

臨床症状

腺腫の圧迫により引き起こされる臨床症状を図 19-11 に示す．両耳側半盲は下垂体重量の増加を呈する患者における典型的な視野障害である（図 19-11C）．下垂体の上に位置し，網膜の一部を支配する視神経の交叉が腫瘍により圧迫されることで生じる．しかしながら，実際には解剖学的な変異や腫瘍の成長や特性によって多様な視覚症状が現れる．ホルモン過剰による臨床症状については，次に述べる．

下垂体腫瘍がホルモンを産生するか否かにかかわらず，肥大による梗塞や出血は正常な下垂体部位を壊す場合がある．これにより，患者は 1 種または複数の下垂体ホルモンを欠き，結果，汎下垂体機能低下症となる（後述）．

A. プロラクチノーマ（プロラクチン産生腺腫）

高プロラクチン血症 hyperprolactinemia は最も一般的な下垂体前葉疾患であり，多くの原因から生じる（表 19-6）．プロラクチン産生腺腫（プロラクチノーマ prolactinoma）や原発性甲状腺機能低下症またはドパミン受容体遮断薬処置といったプロラクチン量の増加につながる他の臨床状態により引き起こされた病的な高プロラクチン血症と，妊娠期や授乳期の生理的な高プロラクチン血症は区別しなくてはならない．剖検時にみられる下垂体腺腫のおよそ 40％はプロラクチノーマである．ほとんどの患者は微小腺腫のため症状がなく，別の病因で死亡する．

プロラクチン分泌性の巨大腺腫を有する患者は一般に腫瘍圧迫の症状を示し，一方で微小腺腫を有する患者はプロラクチンの直接作用（女性の 30〜80％，男性の最高 33％における乳汁漏出）または視床下部-下垂体-生殖腺軸におけるプロラクチンの阻害作用に由来する症状を示す．生殖機能における症状は多様で，例えば，女性における無月経，不規則な月経，または不妊症を伴う月経，男性における性欲の減少や部分的もしくは完全な性交不能症または不妊がある．

骨密度の低下は，高プロラクチン血症のもう 1 つの

頭痛

A. 腫瘍による硬膜伸展

B. 水頭症（まれ）

視野欠損

C. 腫瘍による鼻側網膜線維の圧迫

脳神経麻痺と側頭葉てんかん

D. 腫瘍の側方拡大

髄液鼻漏

E. 腫瘍の下方拡大

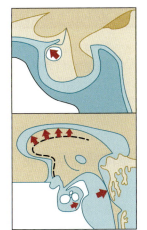
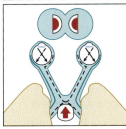
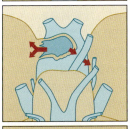
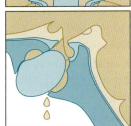

図 19-11 下垂体腫瘍の症状．水頭症による頭痛はまれである．腫瘍の拡大による視野欠損は Goldmann 視野計を用いてプロットした．(Wass JAH. Hypopituitarism. In: Besser GM et al, eds. *Clinical Endocrinology: An Illustrated Text.* Gower, 1987 より転載．)

表 19-6 高プロラクチン血症の原因

生理的原因
妊娠
授乳
視床下部疾患
がん（転移，頭蓋咽頭腫，胚腫，嚢腫，神経膠腫，過誤腫）
浸潤性疾患（サルコイドーシス，結核，組織球症 X，肉芽腫）
偽性脳腫瘍
頭蓋照射
下垂体疾患
プロラクチノーマ
先端巨大症
Cushing 病
下垂体茎断裂
エンプティセラ症候群（トルコ鞍空洞症候群）
がん（転移，非機能性腺腫，ゴナドトロフ腺腫，髄膜腫）
浸潤性疾患（サルコイドーシス，巨細胞肉芽腫，結核）
薬　物
ドパミン受容体拮抗薬（クロルプロマジン，フルフェナジン，ハロペリドール，ペルフェナジン，メトクロプラミド）
その他の薬物
降圧薬（メチルドーパ，レセルピン，ベラパミル）
エストロゲン
オピオイド
シメチジン
原発性甲状腺機能低下症
慢性腎疾患
肝硬変
神経性（例えば，胸部手術，胸壁病変，脊髄損傷）
ストレス（身体的・精神的）
特　発

Thorner MO et al. The anterior pituitary. In: Wilson JD et al, eds. *Williams Textbook of Endocrinology*, 9 th ed. Saunders, 1998 よりデータを引用．

特徴であり，性腺機能の低下やまだ未解明な部分のあるプロラクチンの骨への直接作用が原因と考えられている．

B. 成長ホルモン分泌下垂体腺腫

GH 分泌腫瘍は，骨端線の閉鎖前と閉鎖後で症状が異なり，前者は巨人症 gigantism，後者は先端巨大症 acromegaly を引き起こす．巨人症および先端巨大症の臨床知見は表 19-7 に記しており，それらは内臓巨大症を誘発するインスリン様作用と，耐糖能障害を誘発する拮抗作用が原因である．

C. ACTH 分泌下垂体腺腫（Cushing 症候群）

下垂体腺腫による ACTH 過剰産生の結果による過

592　19．視床下部，下垂体の障害

表 19-7　先端巨大症の関連症状の内訳(57 症例中)

症　状	%
末端成長	100
関節痛	72
多汗	91
虚弱	88
不正咬合	68
軟性線維腫	58
高血圧 >150/90 mmHg	37
手根管症候群	44
空腹時血糖 >6.1 mmol/L(>110 mg/dL)	30
ブドウ糖負荷試験異常［血糖値>6.1 mmol/L (>110 mg/dL)］	68
かかとの肥厚 22 mm	91
血清プロラクチン >25 μg/L	16
血清リン >1.5 mmol/L(>4.5 mg/dL)	48
トルコ鞍容積 >1,300 mm³	96
血清 T_4 <53 nmol/L(<3 ng/mL)	0*
血清テストステロン(男性) <10 nmol/L (<3 ng/mL)	23
血清コルチゾール(午前 8 時) <200 nmol/L (<8 μg/dL)	4

*内 11 名が T_4 補充療法を受けていた.
Clemmons DR et al. Evaluation of acromegaly by radioimmuno-assay of somatomedin-C. N Engl J Med. 1979;301:1138 より許可を得て転載・改変.

剰なコルチゾールの分泌は，突発性の Cushing 症候群の最も一般的な原因である(21 章)．ACTH 分泌下垂体腺腫は，男性と比べ女性で 8 倍高く，視床下部や下垂体以外からの CRH や ACTH による作用，副腎腺腫や副腎がんによる高コルチゾール血症と区別しなくてはいけない．

　ACTH 分泌下垂体腺腫の症状や徴候は，これまでに述べた下垂体腫瘍と同様の圧迫によるものと，副腎でのコルチゾール過剰産生によるもの(21 章参照)がある．**Nelson 症候群 Nelson syndrome** は ACTH 分泌下垂体腺腫の急速な進行によるもので，高コルチゾールによる症状を緩和するために行う両側副腎摘出の術後にしばしば認められる．効果的なグルココルチコイド代用療法，経蝶形骨性の下垂体外科術法，および放射線療法の確立により，この合併症の発生率は著しく減少した．

> **チェックポイント**
>
> 16.　下垂体腺腫とは何か.
> 17.　下垂体腺腫の患者はどのような症状を訴えるか.
> 18.　最も一般的な下垂体腺腫の種類は何か.
> 19.　どのようにして下垂体腺腫は発生するか.

下垂体機能低下症

　汎下垂体機能低下症は下垂体から分泌されるすべてのホルモンが完全に損失したことにより生じる症候群である．下垂体機能低下症 hypopituitarism は 1 種または複数の下垂体ホルモンが損失した状態をさす．下垂体機能低下症の原因を表 19-8 に記す．

臨床像

　下垂体機能低下症の症状は疾患の程度と期間によって変化する．非先天性の下垂体機能低下症は，その原因にかかわらず，GH 欠乏が初期に起こり次いで ACTH と性腺刺激ホルモン(LH と FSH)の欠乏，最後に TSH の欠乏となる．場合によっては，突如として汎下垂体機能低下症が発症する(例えば，下垂体の梗塞や外傷が原因)．これらの患者は，ACTH やバソプレシンの欠乏が原因で，命に関わる 2 つの状況に陥る可能性がある．1 つは，ACTH 刺激によるグルココルチコイド分泌の欠如で，患者はストレス応答を起こせないため，比較的穏やかなストレスでさえ致命的となる場合がある．もう 1 つは，バソプレシン欠乏により多尿(尿崩症 diabetes insipidus)が起こるため，水分摂取が困難な患者は体内に水分を保持することができなくなる．そして，深刻な水分損失や脱水と高浸透圧の合併症が引き起こされ，患者は急速に昏睡に陥る．

　また，下垂体機能不全は，知らぬ間に発症する場合がある(例えば，非分泌腫瘍や放射線治療後による下垂体の損傷)．このように徐々に汎下垂体機能低下症の発症に至る患者の多くは，LH と FSH 欠乏が原因で性機能に異変(女性では無月経，男性では不妊や勃起障害)を訴える．一方，非特異的な症状(嗜眠や排便習慣の変化)を訴える患者もいるが，これは甲状腺機能低下症(TSH 欠乏による)が徐々に進行しているためと考えられる．汎下垂体機能低下症は，患者が別の病気で症状が悪化して判明する場合があるが，これは ACTH やグルココルチコイド欠乏のため，ストレス応答ができないからである．

代表的な視床下部および下垂体疾患の病態生理　593

表 19-8　下垂体機能低下症の原因

虚血性壊死
分娩後の壊死(Sheehan 症候群)
頭部外傷
血管障害(糖尿病による)
腫瘍(トルコ鞍を含む)
非機能性腺腫
頭蓋咽頭腫
鞍上部の脊索腫
組織球症 X(好酸球性肉芽腫；Hand-Schüller-Christian 病)
トルコ鞍内嚢胞
慢性炎症性病変
結核，梅毒，サルコイドーシス
浸潤性疾患
アミロイドーシス
ヘモクロマトーシス
ムコ多糖症
遺伝子変異
症候群
PITX2, HESX1, LHX3, LHX4
ホルモン複合または単独欠損症
PROP1, PIT1(ホルモン複合欠損症)
TPIT(ACTH 欠損症)，*DAX1*(低ゴナドトロピン性性腺機能低下症)
ホルモン遺伝子(例えば，POMC, TSH-*β*)
プロホルモン転換酵素(*PC1*)
ホルモン受容体遺伝子の上昇(例えば，*TRH-R, GnRH-R*)

Chandrasoma P et al, eds. *Concise Pathology*, 3rd ed. より許可を得て転載・改変. 原著は Appleton & Lange から出版. Copyright © 1998 by The McGraw-Hill Companies, Inc.

病　因

　汎下垂体機能低下症が突然発病する場合は，通常，外傷による下垂体茎の破壊，梗塞および下垂体腫瘍内での出血，または全身性低血圧による虚血性の下垂体破壊が原因である(例えば，**Sheehan 症候群 Sheehan syndrome** または出産における大量の血液損失による分娩後下垂体機能低下症). まれではあるが，遺伝的原因もいくつか報告されている(表 19-8，図 19-4). 徐々に進行する後天性の下垂体機能低下症は，多くの場合，下垂体腫瘍の肥大か放射線治療後の合併症が原因である.

病態生理

　下垂体機能低下症の生化学的特徴は，終末器官の産物が減少しているにもかかわらず，下垂体ホルモンのレベルが低下していることである. 対照的に，原発性終末器官不全では代償的に関連する下垂体ホルモン量は上昇する.

　原発性終末器官不全と下垂体機能低下症による続発性終末器官不全とのもう 1 つの生化学的違いは，すべての終末器官の機能が下垂体によって等しく制御されているわけではないことである. 副腎皮質の場合，ACTH によりミネラルコルチコイド分泌は促進されるが，それだけに依存しているわけではない.

　終末器官不全と下垂体不全の生化学的な特徴は，臨床的に重要な意味を持つ. 例えば，色素沈着症は原発性副腎不全において，いくつかの POMC 由来ペプチド(MSH 類，ACTH)がメラノコルチン-1 受容体(MC1-R)と結合し，皮膚色素沈着を促すことで生じる. 一方，POMC 由来ペプチドは下垂体や視床下部不全では上昇せず，色素沈着も起こらない. 同様に，下垂体疾患による副腎不全の症状は，ACTH 欠如でもミネラルコルチコイド産生が保持されるため，原発性副腎不全の場合よりも評価しにくい(21 章).

　外傷や下垂体茎断裂の場合，浮腫が収まるか，視床下部との連絡が再構築されれば，その症状は時間とともに回復する. しかし，正常細胞がほとんど残っていない場合や完全に連絡が失われた場合は，逆に症状は悪化する.

　特記すべきことは，視床下部と下垂体の連絡が破断されると，プロラクチン以外のすべての下垂体前葉ホルモンが欠乏することである. 事実，プロラクチンは唯一視床下部から抑制的制御を受けるホルモンであるため，プロラクチンの分泌は維持もしくは亢進する.

臨床症状

　下垂体機能低下症の症状と徴候は，欠乏する下垂体ホルモンの種類，程度，期間，そして患者の臨床状態に依存する. よって，バソプレシン欠乏では水分摂取を増やすことで代償でき，副腎不全はストレス応答が必要とされるまでは判別しづらい. 相対的に，甲状腺ホルモンは貯蔵量が多いことや半減期が長いことから，甲状腺機能低下症の症状は月を追うごとに現れてくる.

　下垂体機能低下症の臨床症状はその終末器官不全症候群の臨床症状と同じである. 最も重要なものは，副腎不全，甲状腺機能低下症，および尿崩症である. 重

要度は低いが，下垂体疾患の存在を示す最もわかりやすい症状は，女性における無月経や男性における不妊および性交不能症である．

チェックポイント

20. 最も一般的な汎下垂体機能低下症の原因とは何か．

21. 汎下垂体機能低下症の患者はどのような症状を訴えるか．

22. 下垂体機能低下症の患者に何の補充療法が必要かを判断するポイントは何か．

尿　崩　症

尿崩症 diabetes insipidus は，多尿の症候群である．バソプレシンの活性がないため，腎臓での再吸収ができず，尿を濃縮することができない．

臨床像

尿排出量の減少（例えば，脱水）とそれに伴う口渇を引き起こす状況においても持続する多尿のことを尿崩症という．成人では夜間頻尿 nocturia，子供では夜尿 enuresis を訴える．飲水による水分補給ができれば，それ以外の症状はない．完全なバソプレシン欠乏状態では，1日の尿量が10〜20 Lに達する．そのため，万が一患者の飲水維持機構に障害が起きた場合（例えば，視床下部の渇き中枢の障害），脱水を引き起こし，最悪の場合は昏睡となる．

病　因

尿崩症の原因は，(1)中枢神経系疾患（**中枢性尿崩症 central diabetes insipidus**），(2)腎疾患（**腎性尿崩症 nephrogenic diabetes insipidus**），(3)妊娠，がある．中枢性尿崩症では，バソプレシン合成や分泌が障害され，腎性尿崩症では腎臓のバソプレシン反応性が障害される．妊娠の場合，バソプレシンの代謝クリアランス率が上昇する．中枢性と腎性尿崩症の場合，尿は低張である．中枢性尿崩症の主な原因は，事故による頭部外傷，頭蓋内腫瘍（例えば，頭蓋咽頭腫），頭蓋内手術である．表19-9にそれ以外のまれな原因を記す．腎性尿崩症は，家族性や薬物による腎障害が原因で起こる場合がある．ミネラルコルチコイドの過剰，妊娠で尿崩症と似た症状を示す．腎性尿崩症と浸透圧利尿（バソプレシン抵抗性による）は区別しなくてならない．同様に，尿の濃縮に必須の髄質間質の浸透圧勾配

が崩壊すると持続性の利尿が起こり，尿崩症と間違えやすい．浸透圧利尿と髄質障害の場合，尿は高張か等張である．一次性多飲症（精神疾患による多飲）の場合も，多量の希釈尿と血漿バソプレシンレベルの低下がみられるので，中枢性尿崩症と間違えやすい．

病態生理

A. 中枢性尿崩症

中枢性尿崩症 central diabetes insipidus には，永久的なものと基礎疾患が原因で起こる一時的なものがある（表19-9）．視床下部のバソプレシン分泌細胞のわずか15％で，体全体の水分バランスを保つことができる．下垂体後葉の破壊で，永久的な尿崩症にはならないが，視床下部（少なくとも視索上核下垂体路の一部）が破壊されるとそれが起こる．

一時的な尿崩症のほうが一般的である．神経性ショックや浮腫（例えば，損傷梗塞や頭部外傷後）などの急性損傷で，バソプレシン分泌が休止状態になると起こる．基礎疾患が治まり，バソプレシン分泌が十分回復すれば，尿崩症の症状も治まる．

B. 腎性尿崩症

家族性の腎性尿崩症 nephrogenic diabetes insipidus は，バソプレシン V_2 受容体か腎集合管に発現するアクアポリン2の異常で起こる．

薬物による腎性尿崩症は，バソプレシン受容体がリチウム，フッ化物，その他の塩に対し感受性が高いために起こる．これらの薬物を処方された12〜30％の患者が尿崩症となる．通常，薬物の使用が終了すれば，症状は回復する（表19-9）．

C. 尿崩症様の症候群

尿崩症様の症候群はいくつか知られている．その一例ではあるが，妊娠によるまれな合併症に尿崩症がある．過剰なバソプレシン分解酵素 vasopressinase が原因と考えられる．この酵素は，胎盤から放出され，バソプレシンを選択的に分解する．バソプレシンのアナログである酢酸デスモプレシンは，この酵素で分解されないため，投薬により症状は回復する．

臨床症状

尿崩症と多尿症 polyuria や高ナトリウム血症 hypernatremia を引き起こす要因は区別しなくてはならない（表19-10）．尿崩症の特徴は，低張尿であることに尽きる（たとえ，高ナトリウム血症であったとしても）．糖尿病とは，尿中のグルコース検査で区別す

代表的な視床下部および下垂体疾患の病態生理　595

表 19-9　中枢性および腎性尿崩症の原因

中枢性尿崩症
遺伝性，家族性
バソプレシン遺伝子の変異（常染色体優性）
後天性
特発性
外傷性もしくは術後
腫瘍性疾患：頭蓋咽頭腫，リンパ腫，髄膜腫，転移性がん
虚血もしくは低酸素障害：Sheehan 症候群，動脈瘤，心肺停止，大動脈冠動脈バイパス，ショック状態，脳死
肉芽腫性疾患：サルコイドーシス，組織球症 X
感染症：ウイルス性脳炎，細菌性髄膜炎
自己免疫疾患
腎性尿崩症
遺伝性，家族性
バソプレシン受容体（V_2）遺伝子の変異（X 連鎖劣性）
アクアポリン 2 遺伝子の変異（常染色体劣性/常染色体優性）
後天性
低カリウム血症
高カルシウム血症
腎後性閉塞
薬物：リチウム，デメクロサイクリン，メトキシフルラン
鎌状赤血球形質もしくは鎌状赤血球症
アミロイドーシス
妊娠

Reeves BW et al. The posterior pituitary and water metabolism. In: Wilson JD et al, eds. *Williams Textbook of Endocrinology*, 9th ed. Saunders, 1998 より許可を得て転載・改変.

表 19-10　高ナトリウム血症の原因

口渇中枢の障害
昏睡
本態性高ナトリウム血症
過度の脱水
腎性
中枢性尿崩症
腎性尿崩症
髄質高浸透圧の障害
腎性以外
発汗
浸透圧性下痢
やけど
溶質利尿
グルコース
糖尿病ケトアシドーシス
非ケトン性高浸透圧性昏睡
その他
マンニトール投与
グリセロール投与
過度のナトリウム摂取
高張の食塩水の投与
高張の炭酸水素ナトリウム溶液の投与

Reeves BW et al. The posterior pituitary and water metabolism. In: Wilson JD et al, eds. *Williams Textbook of Endocrinology*, 9th ed. Saunders, 1998 より許可を得て転載・改変.

ることができる．**浸透圧利尿 osmotic diuresis** による多尿症とは，等張・高張尿か否かで区別することができる．一次性多飲症とは低ナトリウム血症 hyponatremia か否かで区別することができる（尿崩症の場合，血清ナトリウム濃度は正常〜高め）．一次性多飲症 primary polydipsia では，制御不能な過剰飲水が多尿を引き起こし，尿崩症では，高張性が渇きを誘発する．

　中枢性尿崩症と腎性尿崩症は，バソプレシン投与後の反応で区別することができる．劇的な尿量の減少と尿の浸透圧の上昇がみられれば中枢性尿崩症であり，その変化がみられなければ腎性尿崩症である．また，中枢性尿崩症は，血漿浸透圧に対する血中バソプレシ

ン濃度が低く，腎性尿崩症は高い．

　腎性尿崩症による多尿は，バソプレシン依存性水チャネル vasopressin-dependent water channel が欠乏し，遠位尿細管での水の再吸収が障害されることで起こる．このチャネルは，集合管細胞に存在し，バソプレシンの刺激により細胞内小胞から細胞膜上（頂端膜側）へ移動し，水の再吸収を促す．この作用により，糸球体で濾過される容量の最大 13％ を回収することができる．

　もし中枢性や腎性の尿崩症患者が，十分な水分補給ができなくなると，脱水による高ナトリウム血症となる．高ナトリウム血症は，鈍麻（言葉や物理的な刺激に対しての反応性の低下），ミオクローヌス，発作，局所神経障害，昏睡などを引き起こす．これらの神経学的徴候は，浸透圧勾配やしばしば微小血管の伸展や

破裂で起こる頭蓋内出血が原因で，細胞が萎縮したり，細胞の容積が減少することで起こる．出血で構造が変化しない限り，基礎代謝疾患が解消されれば，これらの神経症状も回復する．

高ナトリウム血症の時間経過が，これらの神経学的徴候の重要な因子となる．これは，神経細胞が，時間とともに，「idiogenic osmoles」と呼ばれる浸透圧活性物質をつくるためである．idiogenic osmoles は，アミノ酸やそのほかの代謝物であり，細胞内の浸透圧を上げて，細胞外への水分流出を防ぐ作用がある．つまり，高ナトリウム血症の時間経過がゆっくりであれば，神経学的徴候を示す傾向も減っていく．

チェックポイント

23. 初診患者が尿崩症であると疑う要因は何か．
24. どのようにして尿崩症と診断を下すか．
25. 中枢性尿崩症と腎性尿崩症の病態生理学的な違いは何か．

抗利尿ホルモン不適合分泌症候群 (SIADH)

抗利尿ホルモン（バソプレシン）不適合分泌症候群 (SIADH) は低浸透圧症の1つである（表 19-11）．高浸透圧刺激や血管内容量の減少によってバソプレシンが過剰に分泌されることで起こる．

臨床像

臨床所見は，浮腫を伴わない低ナトリウム血症 hyponatremia である．発症の速度や重篤度によるが，低ナトリウム血症の神経学的な症状は，精神錯乱，嗜眠，衰弱，ミオクローヌス，固定姿勢保持困難，全身発作，昏睡がある．

病 因

SIADH は，バソプレシン分泌腫瘍，中枢神経系障害，肺疾患，薬物と関連がある（表 19-12）．よって，必ずしもバソプレシン分泌に関わる視床下部ニューロンや下垂体後葉の疾患が関与しているとは限らない．実際，視床下部や下垂体の疾患が原因でバソプレシン量が上昇する SIADH は，全体の3分の1である．代謝異常も低ナトリウム血症となるため，SIADH の診断を下す前に検査をして除外する必要がある．特に，副腎不全や甲状腺機能低下症 hypothyroidism はしばしば低ナトリウム血症を引き起こす．これらの疾患で

表 19-11　低浸透圧症

過度の水分摂取
水分排泄の減少
希釈セグメント流入量の減少
飢餓
ビール多飲症
バソプレシン過剰
抗利尿ホルモン不適合分泌症候群 (SIADH)
薬物性バソプレシン分泌
バソプレシン過剰と遠位尿細管流入量の減少
心不全
肝硬変
ネフローゼ症候群
コルチゾール欠乏
甲状腺機能低下症
利尿薬の使用
腎不全

Reeves BW et al. The posterior pituitary and water metabolism. In: Wilson JD et al, eds. *Williams Textbook of Endocrinology*, 9th ed. Saunders, 1998 より許可を得て転載・改変.

は，ナトリウム欠乏と続く体液量の減少が刺激となりバソプレシンが分泌される．中枢神経系障害を伴う低ナトリウム血症の場合，SIADH のほかに，ナトリウム利尿ペプチド（例えば，ANP，BNP）の過剰放出で起こる中枢性塩喪失症候群 cerebral salt wasting (CSW) も考慮すべきである．これら2つの疾患の大きな違いは，総細胞外液量である．SIADH では増加し，CSW では減少する．

病態生理

血清ナトリウム濃度（すなわち浸透圧）は，飲水，腎臓への流入（水分排出に必須のステップ），バソプレシンによる遠位尿細管での水の再吸収のバランスで決まる．この経路のいずれか，もしくは，それらを調節する因子が障害されると，低ナトリウム血症になる．低ナトリウム血症は，恒常性を維持するシステムが，その許容を超えたときに起こる．ゆえに，通常は多飲に対しては利尿で対処するが，(1)極端な多飲（1日で腎臓が排出できる水分量である18Lを超える多飲），(2)塩分欠乏などで腎臓への流入が制限され，その影響で水の排出も制限される場合，がそれにあたる．

副腎機能低下状態 hypoadrenal state では，アルドステロン欠乏により腎臓でナトリウムが喪失し，以下

表 19-12　抗利尿ホルモン不適合分泌症候群(SIADH)の原因

腫瘍
気管支がん(特に小細胞性)
その他のがん：十二指腸，膵臓，胆嚢，尿管，前立腺
白血病，リンパ腫
胸腺腫，肉腫

中枢神経系障害
腫瘤病変：腫瘍，膿瘍，血腫
感染：脳炎，髄膜炎
脳血管障害
老人性脳萎縮症
水頭症
心的外傷
振戦せん妄
急性精神病
脱髄疾患・変性疾患
炎症性疾患

肺疾患
感染：結核，肺炎，膿瘍
急性呼吸不全
陽圧換気

薬物
バソプレシン，酢酸デスモプレシン
クロルプロパミド
クロフィブラート
カルバマゼピン
その他：ビンクリスチン，ビンブラスチン，三環系抗うつ薬，フェノチアジン

特発性
除外診断

Chauvreau ME. Pathology of posterior pituitary. In: Pinsky MR et al, eds. *Pathophysiologic Foundations of Critical Care.* Williams & Wilkins, 1993 より許可を得て転載.

表 19-13　偽性低ナトリウム血症の原因

血漿浸透圧の上昇
高血糖症
マンニトール投与
グリセロール投与

通常血漿浸透圧
高タンパク血症(例えば，多発性骨髄腫)
脂質異常症
前立腺手術(グリシンやソルビトールを含む洗浄液を使用した場合)

Reeves BW et al. The posterior pituitary and water metabolism. In: Wilson JD et al, eds. *Williams Textbook of Endocrinology*, 9th ed. Saunders, 1998 より許可を得て転載・改変.

シン分泌と共役する浸透圧調節中枢の両方が障害され，低ナトリウム血症となる．

　SIADH を含む低ナトリウム血症と，偽性低ナトリウム血症は明確に区別しなくてはならない．**偽性低ナトリウム血症 pseudohyponatremia** は，以下の2つの状況で起こる(表 19-13)．1つは，高浸透圧溶液(例えば，グルコース溶液)の注入により，細胞内の水分が細胞外に流出し，結果としてナトリウムが希釈される場合である．この場合，低浸透圧を伴わない低ナトリウム血症となる．もう1つは，血漿中の非水分分画 nonaqueous fraction が通常より多い場合に偽性低ナトリウム血症になる．水分分画にあるナトリウムだけが平衡し，調節されており，血清ナトリウム濃度は，通常，総血漿量と相関がある．なぜなら，血清中の非水分分画は無視できるからである．しかし，非水分分画が無視できない場合(例えば，脂質異常症状態，多発性骨髄腫，血清タンパクや血清脂質が高い場合)，計算によって得られたナトリウム濃度の値は，誤解を招くくらい低くなる．

　SIADH の病態生理学的メカニズムは，まだよくわかっていない．肺からの圧受容器の入力が肺疾患で障害されると SIADH になるといわれている．中枢神経系病変が原因で起こる SIADH は，バソプレシンを抑制する神経経路が遮断されていると考えられている．このメカニズムとは関係なく，ほとんどの SIADH で起こる低ナトリウム血症は，心房性ナトリウム利尿ペプチド atrial natriuretic peptide の分泌によって一部抑えられている．このように，重篤な低ナトリウム血症は，飲水量が相対的に増えたときのみに起こり，浮腫形成はまれである．最も単純な治療法は，水分摂取の抑制であり，中枢神経系や肺の病変などの基礎疾患の

の2つの結果をもたらす．最も重要なことは，ナトリウム喪失が原因で体液量が減少し，バソプレシン放出が起こることである(主な ADH 分泌刺激は血漿浸透圧の上昇であるが，ADH は血管内容量の減少によっても放出される)．次いで，腎臓への流入量の減少が，腎での水排出機能を悪化させることである(飲水量が水分排出量を超えた場合)．

　甲状腺機能低下症の場合，腎臓への流入とバソプレ

598　19．視床下部，下垂体の障害

治療にもなる．

臨床症状

　SIADH の臨床症状は，基礎疾患(例えば，中枢神経系や肺の病変)の特性や経過，低ナトリウム血症の重篤度や進行の速さによってある程度決まる．その症状以外にも，SIADH は，意識混迷，固定姿勢保持困難，ミオクローヌス，全身発作，昏睡など，神経学的徴候もみられる．これらは，浸透圧変化による水の移動が原因で，脳浮腫や頭蓋内圧の上昇を引き起こす(頭蓋骨で脳腫脹が制限されるため)ためである．脳腫脹に対抗する生理機序は，細胞内浸透圧の減少(特に K^+ の減少)である．低ナトリウム血症の進行が急であれば，脳浮腫や頭蓋内圧の上昇もより顕著になり，神経学的合併症やヘルニア形成など永久的な損傷を起こすケースもある．特殊なケースではあるが(例えば，血清ナトリウム濃度が 110 mEq/L 以下)，低ナトリウム血症の進行が遅い場合でも発作や精神状態の異常がみられることがある．低ナトリウム血症が急激に補正された患者においては，橋中心髄鞘崩壊症 central pontine myelinolysis が起こり，永久的な神経損傷を起こす場合もある．

チェックポイント

26. SIADH に関連する疾患にはどのようなものがあるか．
27. SIADH とその他の低ナトリウム血症がみられる疾患の違いは何か．
28. SIADH の神経症状は何か．どのようにそれを防ぐか．

ケーススタディ

Yeong Kwok, MD

(解答は 25 章 775 ページを参照のこと)

Case 94

53 歳の女性．体重管理の助言を求めクリニックを受診．幼少の頃から標準体重をオーバーし，年々体重が増え続けている．数多くのダイエットを試したが，成功はしていない．ダイエットの最初は体重が減少するが，数ヵ月後にもとに戻る．健康で薬の服用はない．家族も肥満傾向か肥満である．運動はしておらず，仕事はデスクワーク．一般検査は，身長 160 cm，体重 118 kg，BMI 値 46.2(標準値は 25 未満)であった．

設　問

A. 体重はどのように調節されているか．
B. 肥満はどのように定義されるか．
C. 肥満でリスクが上がる疾患は何か．

Case 95

30 歳の女性．駐車している車に側面衝突し，救急治療部を受診．衝突するまで車が視界になかったと言っている．頭部外傷はないが，頭痛を訴えた．ここ 3 ヵ月，毎日頭痛に悩まされており，今回の頭痛もそれに似ている．額がズキズキする痛みで，横になるとさらに悪化し，眠っていても目が覚めてしまうことがある．主な病歴，薬の服用，飲酒，喫煙，薬物の使用はなし．問診で，月経不順であることがわかったが，そのほかの症状はなかった．一般検査は健康で，バイタルサインも正常．神経学的検査は，両耳側半盲．乳房検査は，乳汁漏出がみられたが，腫瘤はなし．その他，目立った所見なし．

設 問

A. 予想される診断は何か．

B. どのようにしてこの疾患が起こったのか．

C. 両耳側半盲や頭痛の発病機序は何か．

D. 月経不順や乳汁漏出の原因は何か．

Case 96

31 歳の女性．巨大下垂体腺腫で放射線治療を行った病歴あり．無月経を訴えクリニックを受診．下垂体腺腫の診断前は月経不順で，月経は 1.5～2 ヵ月周期で起こり，約 3 日間続く．しかし，ここ 4 ヵ月間，月経がない．性行為なし．問診で，進行性疲労と数ヵ月間で 4.5 kg の体重が増加したことがわかった．

巨大下垂体腺腫の放射線治療は 1 年前に行った．その後，引っ越しがあり，かかりつけ医を見つけておらず，治療完了後に内科医の診療を受けていない．薬の服用なし．血圧は 100/60 mmHg，心拍数 80 回/分．神経学的検査は，正常（ただし，深部腱反射の弛緩期に若干の遅れがみられた）．頭部検査で，髪質（茶色）の劣化がみられた．頸部検査で甲状腺腫，腫瘤はなし．肺，心臓，腹部の検査で異常なし．骨盤内検査も正常で，子宮や卵巣に腫瘤はなし．尿中妊娠反応検査は陰性．

設 問

A. 予想される疾患とその原因は何か．なぜそれが起こったか．

B. 彼女の病歴と内科医の診察結果から，ホルモン欠乏症を疑うか．なぜそのように思ったか．

C. その他のホルモン欠乏症で，懸念すべきものは何か．なぜ，現在，それらが無症状なのか．

600　19．視床下部，下垂体の障害

Case 97

54歳の男性．躁うつ病の病歴あり．多尿症でかかりつけ医を受診．排尿のため，夜中に3，4回起きなくてはならず，頻繁に喉が渇く．過食，尿意逼迫，排尿困難，排尿後尿滴下はなし．躁うつ病以外，主な病歴はなし．長期間の服薬不履行で，頻繁に躁うつで入院していたが，ここ半年間はリチウムで安定している．受診日に，躁うつ症状なし．その他の薬の服用なし．家族歴は，うつ病，薬物乱用．本患者も過去に多剤乱用があったが，ここ半年間は薬物を絶っている．

　一般検査は，バイタルサインは正常範囲内．頭・頸部の検査で，若干の粘膜の乾燥がみられた．直腸診では，前立腺は正常，腫瘤なし．その他，目立った所見なし．尿検査は，希釈尿で糖尿なし，その他異常なし．血清電解質は，軽度のナトリウム濃度の増加．尿崩症と診断．

設　問

A. 中枢性と腎性のどちらの尿崩症を疑うか．なぜそう考えたのか．それを確かめる診断は何か．

B. どのようにしてリチウムが尿崩症を引き起こすのか．

C. 多尿と渇きの原因は何か．

D. 水分摂取ができなくなると患者に何が起こるか．

Case 98

75歳の男性．末期の小細胞肺がん患者．精神状態の異常で救急治療部を受診．在宅介護している妻の話によると，基礎体力がなくなり，日常生活のすべてにおいて補助が必要で，ここ数日間，嗜眠状態である．水分補給には注意しており，2時間ごとに水を飲ませている．食欲はないが，1日2〜3Lの水を飲む．痛みと呼吸困難のため，モルヒネを服用．

　一般検査は，白人，悪液質，軽度の呼吸困難．嗜眠であるが意識はあり，見当識もある．バイタルサインは，体温38℃，血圧110/60 mmHg，心拍数88回/分，呼吸数18回/分，酸素飽和度96%（酸素吸入3L）．頭・頸部検査は，瞳孔3 mm，瞳孔反応あり，眼球強膜は無黄疸，結膜はピンク色．粘膜は湿潤．首は柔軟．左下葉後部の呼吸音が弱く，上部半分に水泡音あり．心機能検査は，心雑音，ギャロップ，摩擦音はなく，心拍も正常．腹部に腫瘤はなし．四肢に浮腫，チアノーゼ，ばち指なし．神経学的検査では，Babinski反射両側陽性，固定姿勢保持困難（アステリクシス）．生化学的検査では，血清ナトリウムレベル118 mEq/L．

設　問

A. SIADHに関連のある症状は何か．どの症状が患者にみられるか．

B. SIADHが起こる病態生理学的なメカニズムは何か．

C. 嗜眠，錯乱，固定姿勢保持困難の原因は何か．

D. 低ナトリウム血症をどのように治療するか．

参 考 文 献

一 般

Javorsky BR et al. Hypothalamus and pituitary gland. In: Gardner DG et al, eds. *Greenspan's Basic & Clinical Endocrinology*, 9th ed. McGraw-Hill, 2011.

肥 満

Berthoud HR et al. Neural and metabolic regulation of macronutrient intake and selection. Proc Nutr Soc. 2012 Aug;71(3):390–400. [PMID: 22617310]

Farooqi IS. Genetic, molecular and physiological insights into human obesity. Eur J Clin Invest. 2011 Apr;41(4):451–5. [PMID: 21391993]

Suzuki K et al. The role of gut hormones and the hypothalamus in appetite regulation. Endocr J. 2010;57(5):359–72. [PMID: 20424341]

下垂体腺腫

Colao A. Pituitary tumours: the prolactinoma. Best Pract Res Clin Endocrinol Metab. 2009 Oct;23(5):575–96. [PMID: 19945024]

Melmed S. Pathogenesis of pituitary tumors. Nat Rev Endocrinol. 2011 May;7(5):257–66. [PMID: 21423242]

Melmed S et al. Diagnosis and treatment of hyperprolactinemia: an Endocrine Society clinical practice guideline. J Clin Endocrinol Metab. 2011 Feb;96(2):273–88. [PMID: 21296991]

下垂体機能低下症

Fernandez-Rodriguez E et al. Subclinical hypopituitarism. Best Pract Res Clin Endocrinol Metab. 2012 Aug;26(4):461–9. [PMID: 22863388]

Romero CJ et al. The molecular basis of hypopituitarism. Trends Endocrinol Metab. 2009 Dec;20(10):506–16. [PMID: 19854060]

尿崩症/オキシトシン

Devin JK. Hypopituitarism and central diabetes insipidus: perioperative diagnosis and management. Neurosurg Clin N Am. 2012 Oct;23(4):679–89. [PMID: 23040752]

Devuyst O. Physiopathology and diagnosis of nephrogenic diabetes insipidus. Ann Endocrinol (Paris). 2012 Apr;73(2):128–9. [PMID: 22503803]

Fenske W et al. Clinical review: current state and future perspectives in the diagnosis of diabetes insipidus: a clinical review. J Clin Endocrinol Metab. 2012 Oct;97(10):3426–37. [PMID: 22855338]

抗利尿ホルモン不適合分泌症候群（SIADH）

Adrogué HJ et al. The challenge of hyponatremia. J Am Soc Nephrol. 2012 Jul;23(7):1140–8. [PMID: 22626822]

Esposito P et al. The syndrome of inappropriate antidiuresis: pathophysiology, clinical management and new therapeutic options. Nephron Clin Pract. 2011;119(1):c62–73. [PMID: 21677440]

Hannon MJ et al. The syndrome of inappropriate antidiuretic hormone: prevalence, causes and consequences. Eur J Endocrinol. 2010 Jun;162(Suppl 1):S5–12. [PMID: 20164214]

Maesaka JK et al. Is it cerebral or renal salt wasting? Kidney Int. 2009 Nov;76(9):934–8. [PMID: 19641485]

Peri A et al. Hyponatremia and the syndrome of inappropriate secretion of antidiuretic hormone (SIADH). J Endocrinol Invest. 2010 Oct;33(9):671–82. [PMID: 20935451]

Thompson C et al. Hyponatraemia: an overview of frequency, clinical presentation and complications. Best Pract Res Clin Endocrinol Metab. 2012 Mar;26(Suppl 1):S1–6. [PMID: 22469246]

甲状腺疾患

Douglas C. Bauer, MD, &
Stephen J. McPhee, MD

CHAPTER 20

　甲状腺はサイロキシン（T_4）とトリヨードサイロニン（T_3）というホルモンを合成する．これらのホルモンはヨウ素（ヨード）を含有するアミノ酸からなり，身体の代謝を調整する．適正量の甲状腺ホルモンは，幼児期には中枢系の正常な発達に，学童期には骨格の成長および成熟に，成人には多くの臓器が正常に機能するために必要となる．甲状腺機能不全は臨床診療においてしばしば遭遇する内分泌疾患である．長期間にわたって甲状腺ホルモンが高値あるいは低値が続くと，通常は，明らかな甲状腺機能障害の症状や所見が現れる．

正常な構造と機能

解　剖

　甲状腺は左右の2つの葉と，それをつなぐ中央の峡部からなり，硬く，赤褐色で滑らかな分泌腺である（図20-1）．峡部から上方に錐体葉が伸びていることがあり，その大きさはさまざまである．甲状腺の重さは30～40gである．甲状腺は被膜で覆われており，そこから多様に内部深くまで侵入し多数の小葉に分かれている．甲状腺は血管が豊富で，1g中に流れる血液量が最も多い器官の1つである．

組　織

　組織学的に，甲状腺は**濾胞 follicle** と呼ばれる腺房がぎっしりと詰まった構造をしており，1つ1つの濾胞は毛細血管と基質に囲まれている．濾胞は単層の立方上皮細胞に囲まれた球形のような形をしており，甲状腺ホルモンを蓄えた**サイログロブリン thyroglobulin** というタンパクからなる**コロイド colloid** で満たされている．腺が働いていないときは，濾胞は大きく，濾胞を1列に囲んでいる細胞は平坦で，中は豊富なコロイドを含んでいる．腺が活動しているとき

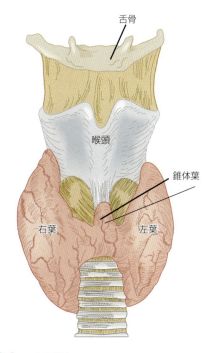

図20-1　ヒト甲状腺．(Barrett KE et al, eds. *Ganong's Review of Medical Physiology*, 24th ed. McGraw-Hill, 2012より許可を得て転載．)

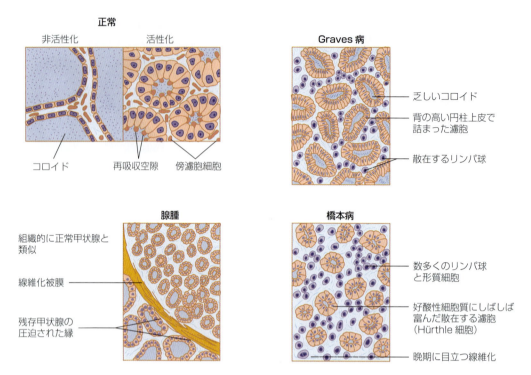

図 20-2 正常と異常甲状腺組織．(Barrett KE et al, eds. *Ganong's Review of Medical Physiology*, 24th ed. McGraw-Hill, 2012; Chandrasoma P et al, eds. *Concise Pathology*, 3rd ed. より許可を得て転載．原著は Appleton & Lange から出版．Copyright © by The McGraw-Hill Companies, Inc.; Gardner DG et al, eds. *Greenspan's Basic and Clinical Endocrinology*, 9th ed. McGraw-Hill, 2011.)

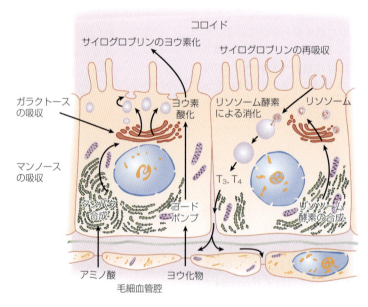

図 20-3 甲状腺細胞の超微細構造（模式図）．サイログロブリンの合成とヨウ素化の過程を左に，その再吸収と分解を右に示す．(Junqueira LC et al, eds. *Basic Histology*, 9th ed. より許可を得て転載．原著は Appleton & Lange から出版．Copyright © 1998 by The McGraw-Hill Companies, Inc.)

は，濾胞は小さく，濾胞を囲む細胞は立方体状あるいは円柱状をしており，コロイドは少なく，辺縁部は小さく平べったくなって細胞にくっついて，再吸収窩 reabsorption lacunae を形づくっている（図 20-2）．濾胞の間には傍濾胞細胞 parafollicular cell（C 細胞 C cell）が散在しており，カルシトニン calcitonin というホルモンを分泌する．カルシトニンは骨の再吸収を妨げ，血漿中のカルシウム濃度を低下させる働きがある（17 章参照）．

濾胞上皮細胞の微細構造は図 20-3 に示した．濾胞上皮細胞は腺の活動性の上昇や低下に伴ってその形態が変化する．濾胞細胞は基底膜の上に位置している．濾胞細胞の核は丸く，中心部にある．細胞質はミトコンドリア，粗面小胞体，リボソームを含んでいる．その先端にはそれぞれ Golgi 体や多くのリソソームやファゴソームがある．Golgi 体はサイログロブリンを内包する小さな分泌腺である．先端部の細胞膜は折り重なった絨毛構造になっている．

生　理

甲状腺ホルモンの構造と分泌

A. T_4，T_3 およびサイログロブリン

甲状腺濾胞細胞には 3 つの機能がある．（1）ヨウ素をコロイドまで集めてくる，（2）サイログロブリン thyroglobulin を合成する．サイログロブリンは 2 つのサブユニットからなる 660,000 Da の糖タンパクで，多量のチロシン代謝物を含み，コロイド中に分泌される．（3）サイログロブリンから甲状腺ホルモンを放出し，放出された甲状腺ホルモンは血液循環に入る．2 つの甲状腺ホルモン T_3 と T_4 の構造を図 20-4 に示した．T_3 と T_4 はサイログロブリン中で結合しているチロシン分子のヨウ素化と濃縮を経てコロイド中で合成される．

B. ヨウ素の代謝と取り込み

甲状腺ホルモンを合成するために，成人は最低でも 1 日 150 μg のヨウ素を摂取しなければならない．米国での平均摂取は 1 日 500 μg である．食物から摂取されたヨウ素はヨウ化物 iodide となり，甲状腺に取り込まれ吸収される．濾胞細胞はヨウ化物を血液循環からコロイドへ輸送する（「ヨード取り込み」または「ヨードポンプ」）．ナトリウム-ヨウ素共輸送体は 65 kDa の細胞膜タンパクである．ヨウ素輸送はエネルギー獲得のための Na^+-K^+ アデノシン三リン酸加水分解酵素（ATPase）に依存する二次性活性化輸送体の一例であり，甲状腺刺激ホルモン thyroid-stimulating hormone（TSH，サイロトロピン thyrotropin）の刺激を受けて働く．通常は 1 日に約 120 μg のヨウ化物が甲状腺ホルモンとして合成され甲状腺に入る．約 80 μg は T_3，T_4 として分泌され，残りは細胞間質液に拡散したり，尿中に排泄される．

C. 甲状腺ホルモンの合成と分泌

甲状腺ホルモンは濾胞細胞の細胞膜の先端部近くのコロイド中で合成される．甲状腺のペルオキシダーゼによって甲状腺細胞内のヨウ化物は酸化を受けてヨウ素となる．ヨウ素はコロイド中に入るとすぐにサイログロブリンと結合したチロシン基の 3 位（図 20-4）と結合し，モノヨードチロシン monoiodotyrosine（MIT）を形成する．MIT は次に 5 位でヨウ素化を受け，ジヨードチロシン diiodotyrosine（DIT）を形成する．次に 2 つの DIT 分子が甲状腺ペルオキシダーゼによる酸化反応（「カップリング反応」）で化合しサイロキシン thyroxine（T_4）1 分子となる．T_3 は甲状腺内で MIT と DIT が化合したものである．少量のリバース T_3（rT_3）もつくられる．図 20-4 に MIT，DIT，T_4，T_3，rT_3 の

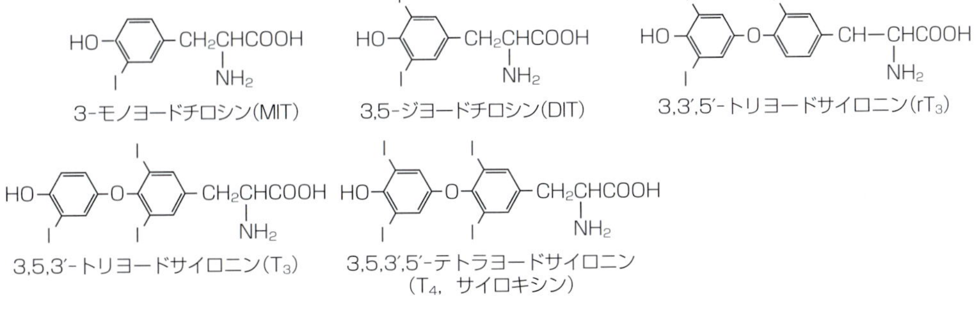

図 20-4　MIT, DIT, T_3, T_4, および rT_3.

構造を示す．正常な甲状腺内に分布するヨウ素化された化合物の割合は MIT 23%，DIT 33%，T_4 35%，T_3 7%，rT_3 2%である．

甲状腺は 1 日に約 80 μg（103 nmol）の T_4 と 4 μg（7 nmol）の T_3 を分泌する．細胞膜先端のひだ（仮足）は少量のコロイドを取り囲み，貪食し細胞質の中に運び込み，**エンドソーム** endosome を形成する．この過程は TSH によって加速する．エンドソームはプロテアーゼを含むリソソームと融合する．プロテアーゼはヨウ素化残基とサイログロブリンとのペプチド結合を切断するもので，それにより T_4，T_3，DIT，MIT を細胞質に放出する．そして遊離 T_4 と遊離 T_3 が細胞膜を通過して毛細血管内に入る．MIT と DIT は甲状腺内で脱ヨウ素化され（ヨードチロシン脱ハロゲン酵素による）ヨウ素とチロシンに分解され，コロイド合成に再利用される．

D. 甲状腺ホルモンの輸送と代謝

通常，血漿中での T_4 は約 8 μg/dL（103 nmol/L）（5〜12 μg/dL または 65〜156 nmol/L の範囲），T_3 は約 0.15 μg/dL（2.3 nmol/L）（0.08〜0.22 μg/dL または 1.2〜3.3 nmol/L の範囲）である．T_4 と T_3 は血漿中でアルブミンや**トランスサイレチン** transthyretin［かつてサイロキシン結合プレアルブミン（TBPA）と呼ばれたもの］，**サイロキシン結合グロブリン** thyroxine-binding globulin（TBG）などのタンパクと結合している．甲状腺ホルモン結合タンパクは血清中に T_4 と T_3 を運び，組織中への均等な分配を促進する役割を果たしている．

生理学的には，血漿中の遊離（タンパク結合していない）T_4 と遊離 T_3 が活性化していると，下垂体での TSH の分泌が抑制される．遊離 T_4 と遊離 T_3 は血漿や組織中のタンパクに結合しているホルモンと平衡状態にあり，タンパク結合ホルモンよりずっと低い濃度で循環している．組織が遊離ホルモンを取り込むことで遊離ホルモンの血漿中の濃度が安定する．

循環中の T_4 のほぼすべて（99.98%）が TBG や他の血漿タンパクと結合しているため，遊離 T_4 は約 2 ng/dL のみである．T_4 の生物学的半減期は長い（約 6〜7 日）．T_3 は T_4 よりもタンパクに結合している割合が若干だけ少ない（99.8%）．そのため T_3 は T_4 と比べるとより速く働き，半減期が短く（約 30 時間），1 モルにつき 3〜5 倍の効果がある．

T_4 と T_3 は脱ヨウ素化 deiodination やグルクロニドへの結合 conjugation to glucuronide によって肝臓や腎臓や他の多くの臓器で代謝される．通常，循環して

いる T_4 の 3 分の 1 は 5′-脱ヨウ素化によって T_3 に変換され，45% は 5-脱ヨウ素化によって代謝不活性の**リバーストリヨードサイロニン** reverse triiodo-thyronine（rT_3）に変換される．循環している T_3 の約 87% が末梢での T_4 から T_3 への変換によるもので，甲状腺から分泌されているものは 13% に過ぎない．T_4，T_3 ともに肝臓でグルクロニドに結合され，胆汁に排泄される．腸を通過する過程で，加水分解され，少量の T_4 と T_3 は再吸収される（腸管循環）．残りは便中に排泄される．

甲状腺分泌の調節

甲状腺ホルモンの分泌は下垂体の**甲状腺刺激ホルモン** thyroid-stimulating hormone（TSH，**サイロトロピン** thyrotropin）によって調節される．下垂体の TSH 分泌はさらに**甲状腺刺激ホルモン放出ホルモン** thyrotropin-releasing hormone（TRH）によって刺激を受ける．TRH は視床下部から分泌され，TSH の糖鎖を変えることによってその生理的活性を増加させる．

TSH は 211 のアミノ酸を含む糖タンパクの 2 つのサブユニットからなる．α サブユニットは下垂体の卵胞刺激ホルモン（FSH），黄体形成ホルモン（LH），ヒト絨毛性ゴナドトロピン（hCG）のサブユニットと同一のものである．β サブユニットには特異性があり，TSH の生物学的活性に寄与する．α サブユニットをエンコードする遺伝子は 6 番の染色体に，β サブユニットの遺伝子は 1 番の染色体にある．

TSH の生物学的半減期は約 60 分である．血漿中の TSH の平均値は約 2 mU/L（基準値：0.4〜4.8 mU/L）である．自己免疫疾患や甲状腺腫，甲状腺疾患の家族歴のある例を除くと，TSH の上限は若干低く，2.5〜3.0 mU/L となる．TSH の平均値には加齢による影響があるという論議がある．集団ベースの研究で，健康な高齢者（80 歳以上）の上限は 7.5 mU/L とする報告がいくつかみられるが，年齢特異的な上限値の臨床的定義は曖昧である．臨床では重要視されていないが，通常 TSH の分泌には概日パターンがあり，午後，夕方と上昇し，深夜を過ぎる頃にピークを迎え，日中は減少する．遊離 T_4 と T_3 は視床下部での TRH の合成を制御することで直接的にも間接的にも下垂体の TSH 分泌を抑制する．ストレスがかかると TSH 分泌が抑制される．おそらく，グルココルチコイドが TRH 分泌の抑制に関与しているためと思われる．幼児の TSH 分泌の特徴として，寒冷下で増加し暖かいと抑制される．これは大人では認められない．ドパミンと

正常な構造と機能 607

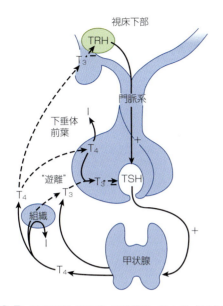

図20-5 視床下部-下垂体-甲状腺系．T_4：サイロキシン，T_3：トリヨードサイロニン，TRH：甲状腺刺激ホルモン放出ホルモン，TSH：甲状腺刺激ホルモン．(Gardner DG et al, eds. Greenspan's Basic and Clinical Endocrinology, 9th ed. McGraw-Hill, 2011より許可を得て転載・改変．)

ソマトスタチンも下垂体からのTSHの分泌を抑制する．動物においては，おそらく，甲状腺ホルモンを選択的に制御する特異的部位が下垂体に存在するのだと考えられる．図20-5に視床下部から下垂体さらに甲状腺に至る作用とさまざまな刺激および抑制因子を示した．

TSHの分泌は甲状腺の細胞膜にある特異的TSH受容体TSH receptor(TSH-R)に結合し，グアノシン三リン酸(GTP)結合(Gsタンパク)-アデニル酸シクラーゼ-サイクリックアデノシン一リン酸(cAMP)カスケードを働かせることで制御される．細胞内のcAMPが増加すると，ヨウ化物の取り込みと輸送，サイログロブリンのヨウ素化，ヨードチロシンT_3とT_4の合成がただちに増加する．すると2，3時間内に，サイログロブリンや甲状腺ペルオキシダーゼや，リソソーム活性の増強，コロイドへのサイログロブリンの分泌増加，コロイドの貪食，甲状腺からのT_4とT_3の増加に関わるmRNAが増加する．TSH受容体はリンパ球や，下垂体，胸腺，腎臓，精巣，脳，脂肪細胞，線維芽細胞などの他の組織でも発現する．TSH受容体は骨芽細胞でも認められ，このことはTSHが骨再吸収に直接影響している可能性を示唆している．

さらに，TSH受容体に結合したTSHは細胞膜のホスホリパーゼCを刺激し，それにより甲状腺細胞が肥大する．TSHの刺激が慢性的に継続すると，甲状腺全体が肥大し，血管が増成し，甲状腺腫 goiter を招く．

TSH受容体はクローン化された．744のアミノ酸で構成される単鎖の糖タンパクである．Graves病で認められるTSHとTSH受容体刺激抗体 TSH-R-stimulating antibody[TSH-R(stim)Ab]に関して，結合部位での2つの特異的アミノ酸配列の違いがあると考えられている（後述）．

甲状腺全摘術を受けた人が通常の組織機能を維持するために必要な甲状腺ホルモンの量は正常範囲内(0.4～4.8 mU/L)の血漿中TSH量を維持するために必要な量と定義されている．経口摂取されたレボチロキシンは胃腸から吸収され，1日100～125 μgが平均サイズの人間の血漿中の通常TSH量を維持する．

甲状腺ホルモン作用のメカニズム

甲状腺ホルモンは2つのメカニズムによって働く．(1) T_3と，遺伝子を制御している核受容体との相互作用によるゲノムの働き，(2) T_3とT_4と特異的酵素（ピルビン酸キナーゼ，アデニル酸シクラーゼ，カルシウムATPaseなど）や，ミトコンドリアタンパク，グルコース輸送体との反応による非ゲノム的作用である．甲状腺ホルモンは受動的拡散あるいは細胞膜と細胞質の特異的輸送体を通して標的組織に到達する．細胞質の中で，ほとんどのT_4はT_3に変換される．T_3の核受容体はクローン化され，グルココルチコイドやミネラルコルチコイド，エストロゲン，プロゲステロン，ビタミンD，レチノイン酸の核受容体と似ている．理由ははっきりしないが，ヒトにおける2つの異なる受容体(TR)遺伝子がある．各々の遺伝子(hTR-αとhTR-β)は少なくとも2つの異なる結合タンパク，hTR-α(hTR-α1とhTR-α2)およびhTR-β(hTR-β1とhTR-β2)を産生する．hTR-α2はおそらく生理学的に不活性である．α型の遺伝子は17番染色体上にあり，β型は3番染色体上にある．2つの異なる受容体があるということは，さまざまな器官が甲状腺ホルモンに反応して起こる通常の変化と，さまざまな甲状腺ホルモン不応性における選択的異常反応との両方が起こるということの説明になるかもしれない．例えば，脳の受容体のほとんどがα受容体であり，肝臓ではβ受容体がほとんどで，心臓には両方が分布している．hTR-β1遺伝子の点変異は異常T_3受容体そして一般的な甲状腺ホルモン不応症 resistance to thyroid hormone(Refetoff症候群 Refetoff syndrome)となる．

T_3受容体の複合体がデオキシリボ核酸(DNA)と結

608　20．甲状腺疾患

合すると，特異的遺伝子の発現が増加し，メッセンジャーリボ核酸(mRNA)を誘導する．酵素の多様性が細胞の機能における甲状腺ホルモンの影響から引き起こされる．

甲状腺ホルモンの効果

　さまざまな組織における甲状腺ホルモンの効果を表20-1に要約した．甲状腺ホルモンは膜結合性 Na^+-K^+ATPase の活性を高め，熱産生を増やし，酸素消費を促進する(体熱産生)．また，甲状腺ホルモンは，脂質の正常な代謝の調整や，ミオシンタンパクの発現を刺激することで心筋の収縮を増やすことや，腸での炭水化物の吸収を増やすのを助長して，組織の成長と成熟に影響を及ぼす．

　T_4 や T_3 の効果とアドレナリンやノルアドレナリンの効果には密接な関係がある．両者とも代謝を高め，神経系や心臓を刺激する．ヒトにおいては T_3 の転写効果が心臓や骨格筋や脂肪組織，リンパ球における β アドレナリン受容体の数(そして，おそらくは感受性)を増やすことにつながる．

チェックポイント

1. 甲状腺濾胞について述べ，腺の活動期と非活動期の違いを述べよ．
2. 甲状腺からはどのような形の甲状腺ホルモンが分泌されるか．それはどのような割合であるか．各々の相対的な力価はどのくらいか．
3. 血漿に輸送されているとき，甲状腺ホルモンは何と結合しているか．
4. 甲状腺ホルモンレベルはどのように調節されているか．
5. 甲状腺ホルモン作用のメカニズムは何か．
6. 甲状腺ホルモン効果の最も顕著な臓器特異的効果は何か．

表20-1　甲状腺ホルモンの生理的効果

標的臓器	効果	機構
心臓	変時性	β アドレナリン受容体の数と親和性の上昇
	変力性	循環カテコールアミンに対する反応の増強(より高い ATPase 活性を伴った)α ミオシン重鎖の比率上昇
肺	代謝性	低酸素症と高炭酸ガス血症に対する呼吸反応の維持
脂肪組織	異化性	脂肪分解の刺激
筋	異化性	タンパク分解の上昇
骨	分化性と代謝性	正常な発達と骨の分化の助長と骨回転の促進
神経系	分化性	正常脳発達の助長
腸管	代謝性	炭水化物吸収の上昇，腸管運動の上昇
リポタンパク	代謝性	肝臓 LDL 受容体の合成刺激
内分泌	代謝性	合成，反応性そして代謝性消失率の変化
その他	熱量性	代謝的に活性組織による酸素消費の刺激(成人脳，精巣，子宮，リンパ節，脾臓，下垂体前葉は除く)
		代謝率の上昇

注：ATPase：アデノシン三リン酸加水分解酵素，LDL：低密度リポタンパク．

甲状腺疾患の概要

　ヒトにおける甲状腺疾患の徴候は，これまでの項に記述してきたように甲状腺ホルモンの生理的変化の結果として現れる．臨床医が通常遭遇するのは，5つの甲状腺機能障害である．(1) 甲状腺ホルモン過剰による**甲状腺機能亢進症 hyperthyroidism**(甲状腺中毒症)，(2) 甲状腺ホルモン不足による**甲状腺機能低下症 hypothyroidism**(粘液水腫)，(3) 長期にわたる TSH 上昇によるびまん性甲状腺肥大である**甲状腺腫 goiter**，(4) 良性あるいは悪性腫瘍による甲状腺の一部の腫大である，**甲状腺結節 thyroid nodule**，(5) 臨床的には**異常甲状腺機能検査値 abnormal thyroid function tests**，である．

　甲状腺機能障害が疑われる患者の初期評価において，いくつかの検査結果が有用である．まずはじめ

に，高感度（通常 0.1 mU/L 以下を検知）で測定される血漿中の TSH 値が挙げられる．TSH は甲状腺機能亢進症では基準値以下であり，甲状腺機能低下症では基準値以上となる（下垂体や視床下部疾患のまれな例を除く）．次に有用な検査はタンパクに結合していないサイロキシンの測定である．現在，ほとんどの臨床施設で遊離サイロキシン（FT$_4$）を正確に測定することができる．今日用いられることはめったにないが，タンパクに結合していないサイロキシンは遊離サイロキシンインデックス（FT$_4$I）から概算することができ，それは全血漿中サイロキシン（TT$_4$）と T$_4$ レジン取り込み量（摂取量）（RT$_4$U）との積である（FT$_4$I＝TT$_4$×RT$_4$U）．TT$_4$ 自体がしばしば甲状腺ホルモン結合タンパクの機能性を反映する．RT$_4$U は甲状腺結合タンパクの指標であり，結合タンパクの濃度変化を補正する．また，T$_3$ レジン取り込み量（RT$_3$U）を測定する施設もある．

すべての T$_3$ と遊離 T$_3$ は測定可能ではあるが，半減期が短いため技術的には難しい．循環している T$_3$ の値は臨床的には甲状腺機能亢進症や低下症にはあまり関係がないことが多い．

甲状腺機能障害の患者には以下の種類の自己抗体が認められる．（1）**甲状腺ペルオキシダーゼ抗体 thyroidal peroxidase antibody（TPOAb）**，これはかつて抗マイクロゾーム抗体と呼ばれたものである．（2）**サイログロブリン抗体 thyroglobulin antibody（TgAb）**，および（3）**TSH 受容体抗体 TSH receptor antibody**，これには，TSH 受容体刺激性の抗体［**TSH-R（stim）Ab**］と TSH 受容体阻害性の抗体［**TSH-R（block）Ab**］がある．サイログロブリンと甲状腺ペルオキシダーゼの抗体は，ほとんどは橋本病甲状腺炎による甲状腺機能低下症であるが，時に Graves 病からの甲状腺機能亢進症でもみられる（後述参照）．TSH 受容体（刺激）抗体は Graves 病による甲状腺機能亢進症の個体で認める．母体血清での TSH 受容体（阻害）抗体の検出は自己免疫性甲状腺疾患の母親の新生児に先天性甲状腺機能低下症発症の予測となり得る．

他の甲状腺画像検査や甲状腺刺激ホルモン放出ホルモン（TRH）テストについては後述する．

代表的な甲状腺疾患の病態生理

多く認められる甲状腺疾患にはおそらく，さまざまな甲状腺抗原に対する宿主自体のリンパ球過敏性による自己免疫過程が病因として含まれている．3 つの主な甲状腺抗原が記載されている．サイログロブリン（Tg），甲状腺ペルオキシダーゼ（TPO），TSH 受容体である．環境因子（例えば，ウイルスあるいは細菌性，あるいは高ヨウ素摂取）と遺伝的因子（例えば，抑制 T 細胞の欠損）の両者は自己免疫性甲状腺疾患発症に関与している可能性もある．

甲状腺機能亢進症

病　因

甲状腺機能亢進症の原因について表 20-2 に列挙した．最もよくみられるのは，Graves 病による甲状腺ホルモンの過剰産生である．Graves 病では，TSH 受容体（刺激）抗体が甲状腺濾胞細胞を刺激し，過剰の T$_4$ と T$_3$ を産生する．まれに，もし無機ヨウ素（例えば，ヨウ化カリウム）や有機ヨウ素化合物（例えば，抗不整脈薬であるアミオダロン，これは重量あたり 37％にヨウ素が含まれる）が与えられた場合，循環抗体なしに多発性結節性甲状腺腫の患者が甲状腺中毒症になることがある．多発性結節性甲状腺腫も 1 つないし多数の結節が TSH 調節から自発性を得ると T$_4$ あるいは T$_3$ を過剰に分泌するようになる．地域性甲状腺腫のみられる地域の患者は，ヨウ素補充により甲状腺中毒症を併発するかもしれない（ヨウ素誘導性バセドウ現象）．大きな濾胞性腺腫（直径 3 cm 以上）は過剰の甲状腺ホルモンを合成する．

時に，TSH 過剰産生（例えば，下垂体腫瘍から）あるいは視床下部疾患が甲状腺ホルモン過剰産生をもたらすかもしれない．診断は，上昇した血清 T$_4$ と T$_3$，上昇した血清 TSH レベルを伴った臨床的に明らかな甲状腺機能亢進症により示される．トルコ鞍のコンピュータ断層撮影法（CT）画像や磁気共鳴画像法（MRI）といった神経放射線検査は下垂体腫瘍の存在を確認できる．よりまれではあるが，T$_4$ と T$_3$ の TSH 抑制効果が下垂体（しかし末梢組織ではなく）で抵抗することにより，TSH 過剰産生から甲状腺機能亢進症を来す．診断は上昇した血清 T$_4$ と T$_3$ に不適切な正常血清 TSH を伴った所見で示される．

ヒト絨毛性ゴナドトロピン（hCG）の多量分泌を伴う胚細胞腫（絨毛がんや胞状奇胎）で，甲状腺機能亢進症が引き起こされる可能性がある．これらの腫瘍からの多量の hCG が濾胞細胞の TSH 受容体に結合し，甲状

表20-2 甲状腺機能亢進症：原因と病原的機構

病因分類	病原的機構
甲状腺ホルモン合成過剰	
Graves病	甲状腺刺激ホルモン受容体刺激抗体[TSH-R(刺激)抗体]
中毒性多発性結節性甲状腺腫	自律的機能亢進
濾胞性腺腫	自律的機能亢進
下垂体腫瘍	TSH過剰分泌(まれ)
下垂体不応症	甲状腺ホルモン不応症(まれ)
視床下部疾患	TRH過剰産生
胚細胞腫瘍：絨毛がん，胞状奇胎	ヒト絨毛性ゴナドトロピン刺激
卵巣甲状腺腫(卵巣性奇形腫)	機能性甲状腺組織
転移性甲状腺濾胞がん	機能性転移
甲状腺機能低下	
リンパ球性甲状腺炎	貯蔵ホルモンの流出
肉芽腫性(亜急性)甲状腺炎	貯蔵ホルモンの流出
橋本病甲状腺炎	貯蔵ホルモンの一過性流出
薬剤効果	
医原性甲状腺中毒症，甲状腺薬中毒症	過剰外因性甲状腺ホルモンの吸収
アミオダロン	ヨウ素過剰あるいは甲状腺炎
インターフェロンα	甲状腺炎

腺ホルモンの過剰産生を刺激する．まれに，甲状腺組織を含んだ奇形腫(卵巣甲状腺腫)により甲状腺機能亢進症が惹起され得る．この異所性甲状腺組織が自発的に機能しはじめると甲状腺機能亢進症となる．甲状腺濾胞がんの大きな転移の患者は特にヨウ化物投与後過剰な甲状腺ホルモンを産生するかもしれない．

一過性甲状腺機能亢進症は時にリンパ球性あるいは肉芽腫性(亜急性)甲状腺炎(橋本病甲状腺炎)でみられる．そのような場合は，貯蔵されていたホルモンの遊離に伴って甲状腺が破壊されることにより甲状腺機能亢進症となる．

最終的に，外的甲状腺ホルモンの過剰量を消費する(偶然でも，計画的でも)患者とアミオダロンやインターフェロンαでの治療患者は甲状腺機能亢進症の症状や，所見，検査結果を表すかもしれない．

発症機構

甲状腺機能亢進症の原因の如何にかかわらず血清甲状腺ホルモンは上昇している．遊離サイロキシン(FT_4)と遊離サイロキシンインデックス(FT_4I)はともに上昇する．5〜10％の患者では，T_4分泌は正常である一方T_3レベルは高い(いわゆる**T_3中毒症 T_3 toxicosis**)．血清総T_4とT_3レベルは甲状腺ホルモン結合タンパクの濃度がさまざまな状態であるためいつでも一定の値とは限らない．

Graves病による甲状腺機能亢進症では高感度免疫酵素法や免疫アイソトープ法のアッセイによって血清TSHは抑制されていることが特徴である．しかしながら，TSHレベルはある精神疾患や他の非甲状腺疾患でもまた抑制されているかもしれない．まれなTSH産生下垂体腫瘍[いわゆる**二次性(続発性)甲状腺機能亢進症 secondary hyperthyroidism**]と過剰なTRH産生を伴う視床下部疾患(いわゆる**三次性甲状腺機能亢進症 tertiary hyperthyroidism**)では，甲状腺機能亢進症は血清TSHの上昇を伴う．

4, 6, 24時間での甲状腺の放射性ヨウ素(RAI)取り込みは，甲状腺が過剰なホルモンを産生するとき(例えば，Graves病)上昇する．貯蔵ホルモンが漏れるとき(例えば，甲状腺炎)，ホルモンが甲状腺以外で産生されるとき(例えば，卵巣甲状腺腫)，そして過剰甲状腺ホルモンを摂取するとき(例えば，人工的甲状腺機能亢進症)では減少する．テクネシウム99 m(^{99m}Tc)シンチグラフィーではRAIで得られるのと同じような情報が得られ，より速く，放射線照射をより必要としない．

患者の甲状腺機能検査が混乱した結果である場合，TRHテストが役立つことがある．正常個体では，TRH投与(500 μg静脈注射)は血清TSHを15〜30分以内に少なくとも6 mU/L上昇させる．原発性甲状腺機能亢進症の場合，TSHレベルは低値でTSH投与によりほとんどTSHレベルは上昇しない．

Graves病

A. 病理

Graves病は，甲状腺機能亢進症のなかで最もよくみられる原因である．この状態では，甲状腺は対称性に腫大し，血管は著明に増加する．腺重量は2倍あるいは3倍になる．顕微鏡的には，濾胞上皮は円柱状の形態となり，数と大きさが増える(図20-2)．濾胞は小さく，互いに近くで密集する．コロイドは少なく，辺縁はサイログロブリンの急速なタンパク分解により扇型になる．腺の間質はリンパ球が浸潤し，胚中心を持つリンパ濾胞を含む．

B. 発症機構

Graves 病の 90％以上の患者の血清には，**TSH 受容体(刺激)抗体 TSH-R(stim)antibody** が含まれる．これは，甲状腺濾胞上皮細胞の TSH 受容体に対する直接の抗体である．この抗体は以前，長期活性型甲状腺刺激物質と呼ばれ，今では，**甲状腺刺激免疫グロブリン thyroid-stimulating immunoglobulin(TSI)** とも呼ばれる．甲状腺細胞膜の TSH 受容体に結合すると，TSH 受容体(刺激)抗体はホルモン合成と分泌を TSH と同じようにして刺激する．TSH 受容体(刺激)抗体の血中レベルは疾患の重篤さと相関しないが，その存在は，診断的に，そしておそらく予後評価にも役立てることができる．抗甲状腺薬の治療を中断すると，Graves 病の 30〜50％くらいは再発する．もし，この TSH 受容体(刺激)抗体が抗甲状腺薬中断時に依然として高い場合，再発率は著明に上昇するようにみえることから，この検査は再発の予想に使用できると考えられる．

Graves 病患者における TSH 受容体(刺激)抗体の発端は不明である．しかし，Graves 病は家族性にみられる．Graves 病発症の遺伝的関与は，二卵性双生児(0.03)よりも一卵性同性双生児(0.35)のほうが一致率が高いことから示される．白色人種では，HLA(ヒト白血球抗原)-B8，HLA-DR3，アジア系の人では，HLA-Bw46 と HLA-B5，そして黒色人種では，HLA-B17 組織特異抗原が関与している．さらに，Graves 病患者は頻繁に他の自己免疫疾患に罹患する(表 20-3)．この抗体産生の蓄積する原因は不明であるが，TSH 受容体と相同性のウイルス抗原に対する免疫反応は関わっているかもしれない．もう 1 つの Graves 病病因説は，サプレッサー T 細胞の欠如により，TSH 受容体を含む濾胞細胞膜抗原に対する直接の抗体を分泌する B 細胞を刺激するヘルパー T 細胞が許容されるためという説である(図 20-6)．

他の自己抗体［甲状腺ペルオキシダーゼ抗体と TSH 受容体(阻害)抗体］の中等力価が Graves 病患者に認められる．これらの重要性は確かではない．ある症例では，TSH 受容体(阻害)抗体が Graves 病の ^{131}I アイソトープ療法後に出現する．

Graves 病からの甲状腺機能亢進症患者は，後にいくつかの機構の 1 つで甲状腺機能低下症を併発するかもしれない．(1) 外科的甲状腺摘除あるいは ^{131}I アイソトープ療法，(2) 自己免疫性甲状腺炎からの甲状腺機能異常，(3) TSH 刺激を阻害する抗体［TSH 受容体(阻害)抗体］の併発などである．

表 20-3　Graves 病と橋本病甲状腺炎に関係する自己免疫疾患

内分泌疾患
糖尿病
自己免疫性副腎機能低下症(Addison 病)
自己免疫性精巣炎，卵巣炎
特発性副甲状腺機能低下症

非内分泌疾患
悪性貧血
尋常性白斑
全身性エリテマトーデス
関節リウマチ
免疫性血小板減少性紫斑病
重症筋無力症
Sjögren 症候群
原発性胆汁性肝硬変
慢性活動性肝炎

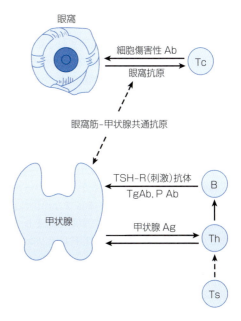

図 20-6　Graves 病の推定される病因．サプレッサー T 細胞(Ts)の欠損は，甲状腺自己抗体を合成する B リンパ球(B)を刺激するヘルパー T 細胞(Th)を許容する．甲状腺受容体刺激抗体［TSH-R(刺激)抗体］は甲状腺中毒症の原動力となる．眼窩筋肉の炎症は甲状腺内の抗原と関連する眼窩抗原を細胞傷害性 T リンパ球(Tc)あるいはキラー細胞が感作することにより起こるかもしれない．この免疫学的カスケードの引き金を引くものは不明である．Ag：抗原，P Ab：ペルオキシダーゼあるいはマイクロゾーム抗体，TgAb：サイログロブリン抗体．(Gardner DG et al, eds. *Greenspan's Basic and Clinical Endocrinology*, 9th ed. McGraw-Hill, 2011 より許可を得て転載．)

放射性ヨウ素治療のあと，甲状腺刺激ホルモン(TSH)反応の回復に，たいてい60〜90日のあるいは長期の遅れをしばしばみる．この期間，TSHや甲状腺ホルモンの血清レベルだけでなく患者の臨床状態を基本にさらなる治療に関する決定を行わなくてはならない．

チェックポイント

7. 患者の甲状腺機能異常で最もよく観察される5つの分類は何か．
8. 患者が甲状腺機能亢進症を併発する7つの異なった病態生理学的機構は何か．
9. 甲状腺機能亢進症の際に，最も有用な初期甲状腺機能検査は何か．正常と比し，どのような結果が期待されるか．
10. 甲状腺機能亢進症が疑われた原因を確認するため甲状腺シンチグラフィーはいかに役に立つか．
11. Graves病の甲状腺機能亢進症の機構を記述せよ．

臨床症状

T_3とT_4の生理的活性発現が強調される結果，甲状腺ホルモン過剰の臨床的症状(表20-4)となる．

甲状腺ホルモン過剰は十分な熱産生から体温の軽度上昇そして皮下静脈の拡張や末梢血管抵抗の減少と発汗上昇といった熱分散機構が活性化される．基礎代謝率の上昇は，特に高齢者では食欲不振を伴って体重減少を来す．若年者では食事摂取量は上昇し，食欲が満たされないようになることがある．

甲状腺機能亢進症における明らかなカテコールアミンの上昇の効果は，おそらくさまざまな原因による．甲状腺ホルモンは心筋，骨格筋，脂肪組織そしてリンパ球などのさまざまな組織でβアドレナリン受容体を増加させる．それらは，心筋のαアドレナリン受容体を減少させ，受容体以後のカテコールアミン作用を増強するかもしれない．それゆえ，甲状腺中毒症は組織のカテコールアミンに対する代謝や血行動態感受性の上昇により特徴付けられる．しかしながら，循環カテコールアミン値は正常である．β遮断薬は甲状腺機能亢進による頻脈，不整脈，多汗，振戦を減弱，消失させる．β遮断薬が甲状腺機能亢進症の治療に使用されるとき，「選択的」β_1遮断薬(メトプロロールなど)よりも，β_1とβ_2の両者を遮断する「非選択的」β遮断薬(プロプラノロールなど)のほうが，効果があるようにみえる．「非選択的」遮断薬は代謝率を有意に

表20-4　甲状腺機能亢進症(甲状腺中毒症)の臨床所見

症　状
俊敏さ，情動不安定，神経過敏，いらいら感
集中力低下
筋力減退，倦怠感
動悸
飽くことのない食欲，体重減少
腸管蠕動亢進(排便回数の上昇)
熱不耐性

所　見
運動亢進，早口
近位筋(四頭筋)筋力減退，細かな振戦
きめ細かい湿った皮膚，細い豊富な髪，爪甲剝離症
眼裂開大，凝視眼，結膜浮腫，眼窩周囲浮腫，眼瞼下垂
第一心音の増強，頻脈，心房細動(ジギタリス抵抗性)，脈圧拡張，呼吸困難

検査所見
血清TSH濃度の抑制
遊離サイロキシンの上昇，総T_4の上昇，T_3あるいはT_4レジン取り込み量の上昇，FT_4Iの上昇
甲状腺の放射性ヨウ素取り込み上昇(ある原因で)
基礎代謝率上昇
血清コレステロール濃度の低下

下げるようである一方，「選択的」β遮断薬は酸素消費量を下げず，心拍の正常化と関連する症状のみを緩和する．

甲状腺ホルモン過剰は，性急な精神状態，神経過敏，いらいら感，情動不安定，不穏そして躁病や精神病を起こす．患者は注意散漫になることや，職場や学校での実務量が落ちることを訴える．振戦はよくみられ，深部腱反射は速い弛緩相を伴い活発である．筋力減退と萎縮(甲状腺中毒性ミオパチー thyrotoxic myopathy)は甲状腺機能亢進症，特にもし重篤で遷延性の場合，よく併発する．近位筋萎縮は歩行や登坂，深くしゃがんだ状態からの立ち上がりや重量挙げを妨げることがある．それらの筋力減退はタンパク異化亢進や筋の消耗，筋力効率の減少あるいはミオシンの変化による可能性がある．β受容体数の増加にもかかわらず，増加したタンパク融解は明らかにβ受容体を介さない．そして筋力減退と消耗はβ遮断薬で改善されない．重症筋無力症あるいは周期性四肢麻痺は甲状腺機能亢進症に併発する．

肺活量と呼吸筋力は減弱する．過度の筋力減退は呼吸不全を起こし得る．

甲状腺機能亢進症では，心拍数や心筋収縮の上昇，末梢血管抵抗の減弱の結果，心拍出量が上昇する．脈圧は上昇し，循環時間は甲状腺機能亢進状態では短縮する．頻脈はたいてい上室性であるが，頻発で，心筋収縮機構に対し甲状腺ホルモンの直接作用と関係すると考えられている．心房細動は特に高齢者で起こることがある．甲状腺中毒症患者の持続性24時間心電図は，遷延する頻脈を示すが，心拍は正常の日内変動を保つことから，正常のアドレナリン反応が持続することを示す．心筋のカルシウム取り込みは甲状腺中毒症ラットでは上昇する．ヒトでは，カルシウムアンタゴニスト(拮抗薬．例えば，ジルチアゼム)は心拍数，心室性不整脈数，上室性頻脈発作の回数，発作性心房細動，心室頻拍を減少させる．甲状腺機能亢進症の患者は心室中隔運動異常を伴った左心不全の結果，急性心不全を併発する．治療による速やかな改善はそれが心筋の「スタニング」による可能性があることを示す．長期の甲状腺機能亢進症は心肥大をもたらし，「高拍出」心不全を来す．流出雑音がよくみられ，運動過多心臓により生み出される心外雑音を生じる．

甲状腺機能亢進症は，肝での糖新生を上昇させ，炭水化物の吸収を増大させ，インスリン分解を増加させる．糖尿病ではない患者では，炭水化物摂取後，血糖は急激に上昇し，時に尿糖が出現し，その後急速に低下する．インスリン分泌は適切に上昇することから，おそらく血糖，グリコーゲン分解，解糖系，ケトン体産生に対するアドレナリンの感受性は正常である．糖尿病患者の甲状腺機能亢進症状態では，インスリン必要量が上昇する．

代謝的には，総コレステロールはたいてい低く，それは，肝低密度リポタンパク(LDL)受容体の数が上昇することと関連する．脂肪分解は上昇し，脂肪細胞はβアドレナリン受容体の密度が上昇し，カテコールアミンに対する反応性が上昇する．代謝率の上昇に伴い，ビタミン類の必要性も増大する．栄養源が不十分だと，ビタミン欠乏症候群が起こるかもしれない．正常での甲状腺ホルモンは破骨細胞由来のインスリン様成長因子(IGF-1)の産生を刺激し，明らかに，骨に対する甲状腺ホルモンの異化作用に重要である．甲状腺機能亢進症患者では血清IGF-1といくつかの結合タンパク(IGFBP-3とIGFBP-4)は治療前に有意に上昇し，抗甲状腺薬での治療後正常化する．加えて，骨芽細胞と破骨細胞の活性上昇のため，明らかな甲状腺機能亢進症の患者は骨代謝が速くなり，カルシウム，リ

ンのバランスが負に傾き，骨ミネラルが減少し骨脆弱性が上昇する．高カルシウム尿症や時に高カルシウム血症が起こり得る．甲状腺機能の正常化は，上昇した骨回転の有意な減弱とそれに伴う骨ミネラル濃度の上昇と関連する．

消化管運動の亢進から排便回数(過剰排便)が増える．腸収縮と巨大移動収縮の頻度が上昇することにより急激な小腸移動が生ずる．重い甲状腺中毒症では低栄養を反映した肝機能検査異常がみられることがある．無治療の甲状腺機能亢進症での食欲不振は，高齢者，不安感，肝機能異常と関係があるが，高カルシウム血症とは関係がない．

女性では，甲状腺機能亢進症は希発月経と妊孕性の低下をもたらす．月経周期の卵胞期では基礎血漿LHの上昇と性腺刺激ホルモン放出ホルモン(GnRH)に対するLH，FSH反応の上昇がある(22章)．性ホルモン結合タンパクが上昇し，総エストラジオールの上昇を引き起こす．男性では，ステロイドホルモン代謝の変化により妊孕性の低下と性交不能症が甲状腺機能亢進症で起こる．血清総テストステロン値，総エストラジオール，性ホルモン結合グロブリン，LH，FSH，GnRHに対するゴナドトロピンの反応は有意に正常より高い．しかし，遊離エストラジオールに対する遊離テストステロンの比は正常より低い．平均精子数は正常であるが，前進性，進行性の精子活動の割合は正常より低い(23章)．これらのホルモンと精子の異常は甲状腺機能亢進症治療の成功により可逆的である．女性化乳房は，正常より高めの血清テストステロンにもかかわらず，二次的にアンドロゲンからエストロゲンへの末梢変換上昇で起こることがある(23章)．

血漿中の心房性ナトリウム利尿ペプチド(ANP)とその前駆体は上昇する．血漿ANP濃度は血清サイロキシン値や心拍数と相関し，抗甲状腺薬による治療が成功すると減少する．

甲状腺機能亢進症患者の広く眼を見開き凝視した状態は，交感神経刺激の上昇のためである．加えて，眼瞼下垂がGraves病の患者の25〜50％に併発する．これは，眼窩の軟らかい組織と外眼筋にリンパ球，ムコ多糖，そして浮腫液が浸潤する結果である(図20-7)．これは，外眼筋の線維化，動眼制限，そして複視をもたらす可能性がある．重症Graves眼症における，視神経の圧迫や角膜の露見による角膜炎は失明をもたらすことがある．Graves病の患者での，甲状腺刺激抗体は明らかにGraves眼症と関係する．加えて，55 kDaの甲状腺と眼にみられるタンパクであるG2sに対する自己抗体は明確にGraves眼症と関係する．例えば，

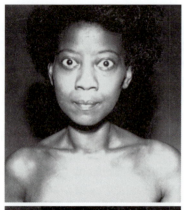
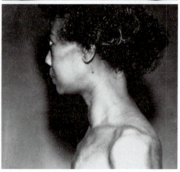

図20-7 Graves病．（PH Forshamより許可を得て転載．）

G2sによる反応性抗体は眼症のないGraves病や，橋本病甲状腺炎，非免疫性甲状腺疾患や甲状腺疾患以外の疾患より，活動性甲状腺眼症でより有意に同定される．Graves眼症の病因には，細胞傷害性リンパ球(キラー細胞)と，眼窩線維芽細胞，筋肉そして甲状腺組織に対する細胞傷害性抗体が含まれる(図20-6)．これらの感作されたリンパ球からのサイトカインが眼窩組織の炎症を引き起こし，眼瞼下垂，複視，浮腫となるものと推測されている．原因は不明だが，Graves眼症は喫煙者では悪化傾向にあり，放射性ヨウ素治療により増悪する．

皮膚は温かく，汗ばんでおり，ビロードのような肌合いである．色素過剰沈着が，下肢，特に向こう脛，足裏，爪床に著しく認められる．色素過剰沈着は，基底部メラニン沈着や強いヘモジデリンの沈着が真皮毛細血管や汗腺周囲に起こることによる．その分布と，ヘモジデリン沈着，治療抵抗性はAddison病で認める色素沈着と区別される．爪甲剥離症(すなわち，爪床から爪が剥がれること)を認めるかもしれない．Graves病では，脛骨前皮膚は厚くなり，オレンジの皮に似てくる(**前脛骨粘液水腫 pretibial myxedema** あるいは**甲状腺中毒皮膚障害 thyrotoxic dermopathy**)．皮膚障害は，Graves病の晩期の症状で，そ

れらの患者は常に眼症がある．最もよくみられる皮膚障害は指圧痕のない浮腫であるが，結節板状そしてポリープ様形状もまた起こる．甲状腺中毒皮膚障害の病因は，線維芽細胞のリンパ球サイトカインの刺激によるものかもしれない．甲状腺中毒皮膚障害はTSH受容体(刺激)抗体の高い力価と関連がある．

無治療の甲状腺機能亢進症は**甲状腺クリーゼ thyroid storm**と呼ばれる状態に非代償性になる可能性がある．そのような患者では，頻脈，発熱，興奮，悪心，嘔吐，下痢，不穏状態や精神病がみられる．状態は，他の病気が介入したり，外科的緊急時にたいてい促進する．

チェックポイント

12. 次に挙げる最もよく知られている甲状腺機能亢進症の生理学的状態を述べ，説明せよ．
    心臓
    肝臓
    肺
    消化管
    腎臓
    眼
    皮膚
    脳
    骨
    生殖器

甲状腺機能低下症

病　因

甲状腺機能低下症の原因を表20-5に示す．橋本病を引き起こす要因や正確な自己免疫とそれに関連する組織破壊の機構は不明であるが，最も多い原因は橋本病であり，甲状腺の自己免疫性の破壊による．一過性の甲状腺亢進期のあと，リンパ球性甲状腺炎により甲状腺機能低下症が引き起こされることもある．外科切除や治療的放射線による甲状腺除去は，よく甲状腺機能低下症を引き起こす．

精神発達遅滞(精神遅滞)の予防し得る原因である先天性甲状腺機能低下症は，約4,000例に1例発症する．女児では男児より2倍起こりやすい．多くの症例(85%)は，特発性であるが，15%は遺伝性である．最も頻繁な特発性甲状腺機能低下症の原因は甲状腺発育不全である．そのなかでは，甲状腺低形成や無形成よ

表 20-5　甲状腺機能低下症の原因と病原的機構

病因分類	病原的機構
先天的	甲状腺無形成あるいは低形成
	ホルモン合成あるいは左葉の欠損
後天的	
橋本病甲状腺炎	自己免疫性破壊
重度ヨウ素欠乏症	ホルモン合成分泌障害
リンパ球性甲状腺炎	ホルモン合成分泌障害
甲状腺摘除	ホルモン合成分泌障害
甲状腺外科手術	
甲状腺機能亢進症に対する[131]I内用療法	
頭頸部がんに対する外照射療法	
薬剤	ホルモン合成分泌障害
無機ヨウ素	
有機ヨウ素(アミオダロン)	
チオアミド(プロピルチオウラシル[1], メチマゾール)	
過塩素酸カリウム	
チオシアン酸	
リチウム	
アミオダロン	
スニチニブ	
下垂体機能低下症	TSH分泌障害
視床下部障害	TRH分泌障害

[1]末梢での T_4 から T_3 への変換も阻害する.

り，甲状腺機能低下性異所性甲状腺組織がより頻繁にみられる．甲状腺発育不全の病因はほとんど不明だが，ある症例では，PAX-8 や TTF-2 転写因子の点変異によると記載されている．先天性甲状腺機能低下症を引き起こす最もありふれた問題は，サイロキシン(T_4)合成の先天異常であることである．ヨウ化ナトリウム共輸送体や甲状腺ペルオキシダーゼ(TPO)そしてサイログロブリンの遺伝子コードに点突然変異が報告されている．先天性甲状腺機能低下症の別の症例では，TSH受容体の機能不全によるものがある．最後に家族性先天性甲状腺機能低下症の一過性型は，母胎TSH受容体結合(阻害)抗体[**TSH-R(阻害)抗体 TSH-R(block)Ab**]の経胎盤的移動により起こる．

低濃度甲状腺ホルモン存在下に不十分な TSH 分泌を伴う中枢性甲状腺機能低下症はまれな疾患である．それは，下垂体や視床下部の疾患で起こり，TSH 分泌低下や異常を来す．それらには，間脳下垂体領域の腫瘍や浸潤性疾患，下垂体萎縮，間脳-下垂体-甲状腺系の調節におけるさまざまなタンパクをコードする遺伝子における不活性化点突然変異などがある(図 20-5)．例えば，TRH 受容体や Pit-1 や PROP1 そして TSH-β サブユニットの遺伝子における点変異が同定されている．下垂体性(「二次性」)甲状腺機能低下症は，TSH 分泌の量的不足になるような下垂体の機能的甲状腺細胞の減少により特徴付けられる．視床下部性(「三次性」)甲状腺機能低下症は正常か，時に TSH 濃度上昇を来すが TSH 分泌に質的異常を来すことが特徴である．これらの異常は，生物学的活性が消失した，あるいはその受容体に結合不全を現すような循環 TSH が原因となる．これらの欠損は，TRH 補充により改善することができる．それゆえ，TRH は，TSH の分泌を調節するだけではなく，TSH 受容体で，TSH が作用することを可能にする特異的な分子や構造的特徴をも調節するかもしれない．

最後に，プロピルチオウラシルやメチマゾールといったチオアミド抗甲状腺薬を含んださまざまな薬剤は甲状腺機能低下症を生み出す可能性がある．チアミドは甲状腺ペルオキシダーゼを抑制し，甲状腺ホルモン合成を阻害する．さらに，メチマゾールにはないがプロピルチオウラシルは末梢での T_4 から T_3 への変換を阻害する．アミオダロンのようなヨードを含んだ化合物の脱ヨードは，大量のヨウ素を放出することでヨードの有機化が阻害され，甲状腺機能低下症を併発すると考えられる．これは，Wolff-Chaikoff 効果と呼ばれている．リチウムは甲状腺に濃縮され，腺からのホルモン分泌を抑える．リチウムで治療されている多くの患者は TSH 分泌が上昇し代償されるが，あるものは甲状腺機能低下症になる．リチウム関連臨床甲状腺機能低下症は薬剤服用患者の約10％に認める．中年女性に多く見受けられ，特にリチウム治療開始2年の間が多い．

発症機構

甲状腺機能低下症は，血清 T_3 と T_4 値の異常低値で特徴付けられる．遊離サイロキシン濃度は常に抑制されている．血清 TSH 値は甲状腺機能低下症(下垂体や視床下部疾患を除く)で上昇する．TSH の測定が早期甲状腺機能低下症では最も感度がよい試験であり，単純な甲状腺機能低下症では血清 TSH が著明に高値(20 mU/L 以上)となる．中等度 TSH 上昇(5〜20 mU/

L)は，正常血清 T_4 や T_3 値を伴って正常甲状腺機能の症例に認め，それは甲状腺ホルモン貯蔵の障害と甲状腺機能低下症発症初期の状態であることを示す(下記，潜在性甲状腺機能異常を参照)．原発性甲状腺機能低下症(終末器官不全)の患者では，夜間 TSH 急上昇は保たれる．中枢性(下垂体性や視床下部性)甲状腺機能低下症患者では，血清 TSH は低く，正常の夜間 TSH 急上昇は消失している．

甲状腺の臓器不全による甲状腺機能低下症の場合，TRH 投与により TSH の迅速な上昇を生み出し，投与前血清 TSH と比例する高さまで上昇する．T_4 と T_3 のフィードバックが消失することにより過剰反応が起こる．しかしながら，TRH 試験は，通常原発性甲状腺機能低下症の患者には施行されない．なぜなら，上昇した基礎血清 TSH で，診断には十分であるからである．試験は臨床的に甲状腺機能低下症の患者で予想外の低血清 TSH の場合に，中枢性(下垂体性あるいは視床下部性)の原因を確定する上において有効である．下垂体疾患では TRH 投与後 TSH 上昇を認めないことで示唆される．視床下部疾患では，TSH の正常上昇に伴って，反応が遅延(15〜30 分後よりは 60〜120 分後)することにより示唆される．

橋本病甲状腺炎

A. 病　理

橋本病甲状腺炎の初期の段階には，甲状腺はびまん性に腫大し硬く，弾性があり，そして結節状である．病気が進行すると，甲状腺は縮小する．晩期では，腺は萎縮し線維性になり，10〜20 g ほどの軽量になる．顕微鏡的には，甲状腺濾胞の崩壊とリンパ濾胞を伴ったリンパ球浸潤がみられる．生き残った甲状腺濾胞上皮細胞は腫大し，豊富な桃色の細胞質を伴う(Hürthle 細胞)．病気が進行すると線維成分が増加する．

B. 発症機構

橋本病甲状腺炎の病因は不明である．繰り返すが，甲状腺濾胞上皮細胞上の特異抗原とヘルパー T 細胞の関係を許容するサプレッサー T 細胞の欠損が原因かもしれない．いったんそれらのリンパ球が甲状腺抗原に感作されるとそれらの抗原と反応する自己抗体が形成される．サイトカインの遊離や炎症が腺の破壊をもたらす．橋本病甲状腺炎における最も重要な甲状腺自己抗体はサイログロブリン抗体(TgAb)，甲状腺ペルオキシダーゼ抗体(TPOAb)(正式には抗マイクロゾーム抗体)，TSH 受容体結合阻害抗体［TSH-R(block)Ab］である．初期では，TgAb が著明に上昇し，TPOAb は微増である．その後，TgAb は消失し，TPOAb は多年にわたり持続する．TSH-R(block)Ab は萎縮性甲状腺炎や粘液水腫の患者や甲状腺組織を検出できない児(無甲状腺クレチン症 athyreotic cretin)を出産した母親にみられる．これら抗体の血清レベルは甲状腺機能低下症の重症度とは相関しないが，これらの存在は診断の一助となる．一般に，高抗体価は橋本病甲状腺炎の診断に，中等度は Graves 病，多発性結節性甲状腺腫，そして甲状腺新生物に，低抗体価は高齢者にみられる．

橋本病甲状腺炎の患者は高頻度に HLA-DR5 の組織特異抗原を持ち，他の自己免疫疾患の主原因と関係がある(表 20-3)．多腺性機能不全症候群 polyglandular failure syndrome は自己免疫機構を介した 2 つあるいはそれ以上の内分泌疾患が発症することで定義される(17 章)．罹患した患者は，臓器を機能低下にする細胞特異的自己抗体を頻繁に持つ．

チェックポイント

13. 甲状腺機能低下症を来す薬剤は何か．

14. 甲状腺機能低下症における甲状腺機能に最も有用な検査は何か．正常に比し，どのような結果が期待されるか．

15. 橋本病甲状腺炎での病態生理学的所見は何か．

臨床症状

成人における甲状腺ホルモン欠損の臨床像を表 20-6 にまとめる．

低体温がよくみられ，患者は寒さに弱くなったことを訴えることがある．基礎代謝率の低下は食事摂取の量低下にもかかわらず，体重増加をもたらす．

甲状腺ホルモンは神経系の正常発達に必須である．甲状腺機能低下症の幼児では，シナプスの発達が異常で，ミエリン化が欠損しており，精神遅滞を引き起こす．成人の甲状腺機能低下症では，緩除な精神状態，健忘，聴力減退，運動失調を含んだいくつかの回復可能な神経異常を来す．ある患者では，可逆性の痴呆や明らかな精神病を含んだ重い精神症状を来す(粘液水腫性錯乱)．脳脊髄タンパクレベルが異常高値になる．しかし，全脳血流や酸素飽和度は正常である．深部腱反射は緩除で，ゆっくりとした(「ハングアップ」)弛緩相を伴う．知覚異常はよくみられ，粘液水腫の蓄積により圧迫性の神経障害が原因になることが多い(手根管症候群，足根管症候群)．

代表的な甲状腺疾患の病態生理　　**617**

表 20-6　成人甲状腺機能低下症（粘液水腫）の臨床所見

症　状
緩除な思考
無気力，活発さの低下
皮膚の乾燥，太い髪の毛，毛の消失，破損爪
食事摂取量の低下，体重増加
便秘
月経過多，性欲減退
寒さ不耐症

所　見
丸い腫れた顔貌，緩除な話し方，嗄声
運動低下，全身性筋力減退，深部腱反射弛緩相の遅延
冷たく，乾燥して，剥がれやすい皮膚，乾燥して，粗くもろい髪の毛，乾燥し，軸方向にうねった爪
眼窩周囲の浮腫
正常あるいは減弱した心鼓動，区別できない心音，心拡大，徐脈
腹水，心外膜液，くるぶしの浮腫
意識混濁，うつ

検査所見
血清 TSH 濃度の上昇
FT_4 の減少，総 T_4 と T_3 の減少，T_3 あるいは T_4 レジン取り込み量の減少，FT_4I の減少
甲状腺への放射性ヨウ素取り込み量の減少
基礎代謝率の減少
大球性貧血
血清コレステロール濃度の上昇
血清 CK 濃度の上昇
低ナトリウム血症（抗利尿ホルモンの過剰分泌による）
循環時間の短縮，心電図における QRS 波の低電位

甲状腺機能低下症は筋力低下，痙攣，硬直と関連がある．血清クレアチニンキナーゼ（CK）は上昇する．甲状腺機能低下症における筋疾患の病態生理はよくわかっていない．甲状腺機能低下症の筋肉の生体エネルギー異常はホルモン依存性で，可逆的なミトコンドリア傷害と考えられる．甲状腺機能亢進症の筋肉では，エネルギー代謝の変化を認めない．

甲状腺全摘により，急激な甲状腺機能低下症になった患者では，心拍出量が減少し，1回拍出量の低下と安静時の拡張期容量の低下，末梢血管抵抗の増大を示す．しかしながら，肺毛細血管楔入圧，右房圧，心拍

数，左室駆出率，左室収縮期圧-容積関係（収縮性の指標）は正常甲状腺状態に比し有意な変化を認めない．それゆえ，初期の甲状腺機能低下症での心機能変化は，心筋の収縮性の変化というより，負荷状態と運動に関連した心拍の変化に伴う変化に基本的に関係している．

慢性甲状腺機能低下症において，超音波画像は，徐脈と，心室中隔や心室の肥厚，局所的な壁運動の低下，収縮期および拡張期を通した左室全体の機能低下を含んだ心筋症の所見を呈する．これらの変化は，心筋線維の間質に過度のムコ多糖が蓄積することにより起こり，それらは，線維の変質と収縮力の減退，低心拍出量，心拡大，心不全をもたらす．心外膜液（高タンパクを含んだ）は心電図上の低電位と T 波の平定化の所見を引き起こすが，心タンポナーデはまれである．

甲状腺機能低下症の患者は高炭酸ガス血症や低酸素症に対する呼吸性反応が鈍い．睡眠時無呼吸は無治療の甲状腺機能低下症でよくみられ，それらの患者では，上気道筋肉のミオパチーを時に認める．横隔膜筋力の低下は頻繁にみられ，ひどいときには，慢性肺胞低換気（炭酸ガス貯留）の原因となる．胸水（高タンパクを含んだ）が出現することもある．

甲状腺機能低下症では，血漿コレステロールや中性脂肪レベルが上昇し，これは，リポタンパクリパーゼの活性低下と肝 LDL 受容体の減少による．甲状腺機能低下症の小児では，骨発達が遅延し，骨成熟（骨端線閉鎖）が遅れる．甲状腺ホルモンは成長ホルモン合成に必要であるから，下垂体での成長ホルモン分泌は抑制されるかもしれない．甲状腺機能低下症の動物は，骨端成長板と関節軟骨の幅の短縮と骨端と骨幹端の小柱状骨の減少を表す．過度の成長ホルモンの投与は正常の軟骨形態や骨リモデリングを取り戻さないことから，これらの変化は下垂体成長ホルモンの不足単独では起こらず，その代わり，T_4 投与で起こる．もし認識されなければ，遷延性の若年甲状腺機能低下症は永続的な低身長を来す．

正球性正色素貧血が赤血球造血低下により起こるかもしれない．あるいは，中等度の大球性貧血が，小腸からのシアノコバラミン（ビタミン B_{12}）の吸収低下や骨髄代謝低下の結果起こり得る．明らかな巨赤芽球性貧血は，悪性貧血の合併を疑う．

便秘はよくみられ，消化管の運動低下を表す．甲状腺機能低下症が悪性貧血と関連するとき，無酸症を起こす．高タンパクを含んだ腹水が蓄積する．

甲状腺機能低下症の皮膚は，乾燥して冷たい．正常の皮膚は，多糖，コンドロイチン硫酸やヒアルロン酸

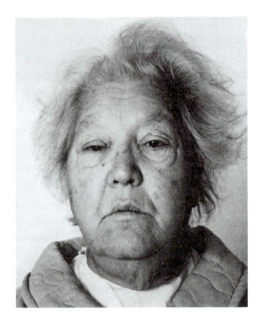

図 20-8 粘液水腫．(Greenspan FS et al. eds. *Basic and Clinical Endocrinology*, 7th ed. McGraw-Hill, 2004 より許可を得て転載．)

とさまざまなタンパクとの一体を含む．甲状腺機能低下症では，これらの一体は蓄積し，塩分や水分の貯留をもたらし，びまん性の指圧痕の付かない皮膚（粘液水腫）をつくり出す（図 20-8）．同様のムコ多糖の蓄積が喉頭に起こると，嗄声をもたらす．髪の毛はもろく，光沢を失い，体毛は頻繁に減少する．特に，頭皮や眉毛外側によくみられる．甲状腺ホルモンを投与すると，タンパク複合体が動き，利尿が起こり，粘液水腫は回復する．

カロテン血症（黄～橙色を呈する皮膚）は甲状腺機能低下症で起こることがある．なぜなら，甲状腺ホルモンはカロチンをビタミン A に変換する肝酵素に必要であるからである．十分なホルモンがないと，カロチンは血流や皮膚に蓄積する．

女性では，甲状腺機能低下症は無排卵周期からくる月経過多をもたらす．あるいは，ゴナドトロピン分泌低下により二次的に月経が希発になり，消失するかもしれない．甲状腺ホルモンは正常ではプロラクチン分泌の抑制効果があるため，甲状腺機能低下症患者では，乳汁分泌や無月経を伴った高プロラクチン血症を来す．男性では，プロラクチン分泌の増強により不妊症や女性化乳房を引き起こす．TRH がプロラクチン分泌を刺激するため高プロラクチン血症を併発する．

腎血流の低下と糸球体濾過量の低下を来す．血管収縮は血漿 ANP の濃度低下によると考えられる．水分負荷排泄能低下の結果，低ナトリウム血症を併発する

であろう．しかしながら，血清クレアチニン濃度はおおむね正常である．

長期の重篤な無治療甲状腺機能低下症は**粘液水腫性昏睡 myxedema coma** を引き起こす．患者は典型的な粘液水腫様顔貌と皮膚，徐脈，低体温，肺胞低換気，重篤な鈍麻あるいは昏睡を来す．この状態は，感染や脳卒中のような併発疾患あるいは鎮静睡眠作用のある薬剤によって引き起こされる．粘液水腫性昏睡が認められ，迅速に加療されなければ，死亡率は 100% にのぼる．

チェックポイント

16. 次に挙げる最もよく知られている甲状腺機能低下症の生理学的状態を述べ，説明せよ．
    神経系
    筋肉
    心血管系
    肺
    肝臓
    血液
    消化管
    皮膚
    生殖器
    腎臓

甲状腺腫

病因

びまん性甲状腺腫大は，TSH（あるいは TSH 様物質）による持続的な刺激により最も頻繁に起こる．そのような刺激は，甲状腺機能低下症（例えば，橋本病甲状腺炎での TSH）や甲状腺機能亢進症［例えば，Graves 病での TSH 受容体（刺激）抗体，胚細胞腫におけるヒト絨毛性ゴナドトロピンや下垂体腺腫からの TSH］の原因の 1 つの結果であろう．あるいは，甲状腺腫は臨床的に正常甲状腺機能の患者に起こるかもしれない．表 20-7 に原因と病因的機構を列挙した．

ヨウ素欠乏が途上国での最もよくある原因である．1 日 10 μg 未満の食事は甲状腺ホルモンの合成を妨げ，TSH 値の上昇と甲状腺腫大をもたらす．先進国の多くは，塩分のヨウ素化でこの問題を回避している．

甲状腺腫は，食事や薬品での**甲状腺腫誘発物質 goitrogen**（甲状腺ホルモン合成を妨げる因子）の摂取

代表的な甲状腺疾患の病態生理 **619**

表 20-7　甲状腺腫の原因と病原的機構

原　因	病原的機構
Ⅰ．甲状腺機能低下症あるいは正常甲状腺機能と関連した甲状腺腫	
ヨウ素欠乏	ホルモン合成障害
ヨウ素過剰	ホルモン分泌阻害
食事あるいは飲料水での甲状腺腫誘発物質	ホルモン合成障害
甲状腺腫誘発性薬剤	ホルモン合成障害
チオアミド：プロピルチオウラシル，メチマゾール，カルビマゾール	
チオシアン酸：ニトロプルシド	
アニリン化合物：スルホニル尿素，スルホンアミド，アミノサリチル酸，フェニルブタゾン，アミノグルテチミド	
リチウム	ホルモン分泌阻害
慢性疾患	ホルモン合成のさまざまな障害
ヨード輸送障害	
ペルオキシダーゼの欠損あるいは減弱あるいは異常ペルオキシダーゼによるヨード有機化障害	
異常サイログロブリン合成	
ヨードチロシンの異常相互関係	
サイログロブリンのタンパク分解阻害	
ヨードチロシンの脱ヨウ素化阻害	
甲状腺ホルモンの下垂体性，末梢性不応症	？受容体欠損
Ⅱ．甲状腺機能亢進症に伴った甲状腺腫	
Graves 病	腺への TSH 受容体（刺激）抗体の刺激
中毒性多発性結節性甲状腺腫	自律性機能亢進
胚細胞腫瘍	腺へのヒト絨毛性ゴナドトロピン刺激
下垂体腺腫	TSH 過剰産生
甲状腺炎	「傷害」，炎症，浮腫による腫大

からも発症する．食事性の甲状腺腫誘発物質はアブラナ科（スウェーデンカブ，キャベツ，カブ，キャッサバ）の野菜にみられる．甲状腺腫を引き起こす炭化水素はある地域の水源にもみられる．チオアミドやチオシアン酸塩（例えば，プロピルチオウラシル，メチマゾール，ニトロプルシド），スルホニル尿素，リチウ

ムは甲状腺腫誘発物質となる薬剤である．リチウムは甲状腺ホルモンの放出とヨウ素の有機化を阻害する．多く患者は TSH 産生が上昇するため，臨床的には正常甲状腺状態である．

甲状腺機能低下症を伴う先天性の甲状腺腫（**散発性クレチン症 sporadic cretinism**）は，甲状腺ホルモン合成のどこかの段階かの欠損の結果起こるであろう（表 20-5）．これらの欠損はまれである．甲状腺機能亢進症に伴う甲状腺腫はたいていは Graves 病による．Graves 病では，TSH ではなくむしろ TSH 受容体（刺激）抗体やその他の抗体による刺激により甲状腺がびまん性に腫大する．

発症機構

甲状腺ホルモン合成障害からの甲状腺腫において，進行性の血清 T_4 低下と血清 TSH 上昇を認める．TSH が上昇するため，甲状腺によるヨウ素の転換率の向上から T_4 分泌に対する T_3 分泌の相対比は上昇する．結果的に血清 T_3 は正常から上昇し，患者は臨床的には正常甲状腺状態であると考えられる．もし，ホルモン合成がより著明に障害された場合，甲状腺腫形成は低 T_4，低 T_3 そして TSH 上昇を伴い患者は臨床的に甲状腺機能低下症となる．

甲状腺腫の早期形成段階では，TSH 刺激により細胞過形成を伴いびまん性に甲状腺は腫大する．その後，平坦化した濾胞細胞とサイログロブリンの集積を伴った腫大した濾胞がみられるようになる．この集積は特にヨウ素欠乏性甲状腺腫で起こる．おそらく，ヨウ素化されないサイログロブリンはタンパク分解酵素で容易に分解されないためであろう．TSH 刺激が持続すると，多発性の結節がある場所に発症し，別の場所が萎縮や線維化を起こすことにより多発性結節性甲状腺腫が出現する（図 20-9）．

重症のヨウ素欠乏や遺伝性代謝障害の患者では，ホルモン分泌の障害により TSH 分泌が上昇し，非中毒性甲状腺腫を併発する．血清 TSH 値の上昇はびまん性甲状腺腫を惹起する．TSH 刺激が長引けば，びまん性過形成は壊死，出血，結節形成を伴った局所的過形成となる．これらの結節は時にヨウ素を取り込みサイログロブリンを合成する「ホット」な結節からそれらが不可能である「コールド」な結節までさまざまである．早期甲状腺腫では，過形成は TSH 依存的であるが，その後の段階では結節は TSH 非依存的**自律性結節 autonomous nodule** となる．それゆえ，時を経ると，非中毒性 TSH 依存性びまん性過形成から中毒性あるいは非中毒性 TSH 非依存性多発性結節性甲状

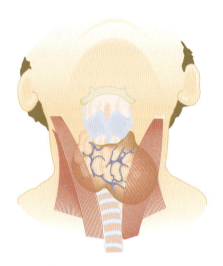

図 20-9 多発性結節性甲状腺腫. (Gardner DG et al, eds. Greenspan's Basic and Clinical Endocrinology, 9th ed. McGraw-Hill, 2011 より許可を得て転載.)

腺腫への移行がみられるであろう.

自律性生育と機能への移行に正確な機構は不明である. しかし, gsp がん遺伝子の変異は多発性結節性甲状腺腫の多くの患者の結節から発見されている. これら変異は TSH 誘導性の細胞分裂の間におそらく起こる. gsp がん遺伝子は濾胞細胞膜での調節性 GTP 結合(Gsi)タンパクの活性化を担っている. このタンパクやその影響物質すなわちアデニル酸シクラーゼの慢性的な活性化は甲状腺細胞の増殖, 機能亢進そして TSH から非依存化において前提となるものである.

臨床症状

TSH 刺激が長年にわたると, 甲状腺の著しい過形成と腫大を起こし得る. 腫大した甲状腺は 1～5 kg の重量になり, 気管閉塞による二次的な呼吸困難や食道閉塞による二次的な嚥下困難を来すかもしれない. より穏やかな腫大では美容上の問題を及ぼす.

多発性結節性甲状腺腫の患者では, 特にヨウ素やヨウ素を含む薬剤の服用後に, 人生後期において甲状腺機能亢進症を併発することもある (Plummer 病 Plummer disease).

甲状腺結節と新生物

甲状腺の腫瘍は通常, 頸部に孤発性の腫瘤として存在する. 最もありふれた新生物は孤発性腫瘍全体の 30% を占める濾胞性甲状腺腫 follicular adenoma である. 孤発性で, 硬く, 灰色あるいは赤色の結節で, 腫瘍径は 5 cm までで, 線維性皮膜に覆われている. その腺腫により周りの正常甲状腺は圧迫されている. 顕微鏡的には, さまざまな大きさの正常様濾胞や時に出血, 線維化, 石灰化, 嚢胞変性を伴っている. 時として正常濾胞細胞ではなく濾胞細胞の砕けた構造物のみの場合もある. 悪性変化は濾胞性甲状腺腫全体の 10% 未満に認める.

甲状腺がん thyroid cancer は珍しい. 多くは, 濾胞細胞から由来しており, 顕微鏡的な様相から乳頭がんあるいは濾胞がんと分類される. 上皮性甲状腺がんの主な危険因子は放射線照射である. しかし, 遺伝的素因も認識されている. 多くの乳頭がん papillary carcinoma, 濾胞がん follicular carcinoma は長い臨床経過(15～20 年)をたどる. 乳頭がんは典型的には頸部局所リンパ節に転移する. 一方, 濾胞がんは血流を介し骨や肺に遠隔転移を起こしやすい. 髄様がん medullary carcinoma はカルシトニンを産生する(17 章参照)C 細胞(傍濾胞細胞)のまれな新生物である. 全髄様がんの約 30% は多発性内分泌腫瘍 2 型(MEN2)であり, 常染色体優性に遺伝する.

臨床的な甲状腺機能正常型症例における甲状腺機能検査値異常

ホルモン結合タンパクの上昇と減少

TBG や血漿中の他の甲状腺結合タンパクの濃度の上昇や減少はさまざまな正常および病的生理的状態や薬剤によって起こる. これらを表 20-8 にまとめた. 例えば, TBG は妊娠時やエストロゲンや経口避妊薬治療により上昇する. TBG はネフローゼ症候群やグルココルチコイド, アンドロゲン療法で低下する.

TBG や他の結合タンパクの濃度の持続的上昇が起こると, 遊離甲状腺ホルモン濃度は一過性に低下する. この低下は TSH 分泌を刺激し, 遊離ホルモン産生の上昇を来す. 最終的に, 総血漿 T_4 と T_3 の値が上昇したところで新しい平衡状態に達するが, 遊離ホルモン濃度, ホルモン分解率, そして TSH 分泌率は正常である. それゆえ, TBG や他の結合タンパクの濃度が持続上昇している症例は甲状腺機能正常状態を示す. TBG や他の結合タンパクの濃度の持続減少が起こると, 逆方向に平衡状態が動き, やはり甲状腺機能正常状態を示す.

異常ホルモン結合タンパク

ホルモン結合タンパクであるトランスサイレチンやアルブミン単独の血清濃度が変化しても, 甲状腺ホル

代表的な甲状腺疾患の病態生理　　621

表 20-8　血漿甲状腺ホルモン結合タンパクとホルモン濃度に与える正常および病的生理的状態と薬剤の影響

状　態	結合タンパク濃度	総血漿 T_4, T_3, RT	遊離血漿 T_4, T_3, RT	血漿 TSH
原発性甲状腺機能亢進症	正常	高値	高値	低値
原発性甲状腺機能低下症	正常	低値	低値	高値
薬剤(エストロゲン，メサドン，ヘロイン，ペルフェナジン，クロフィブラート)，妊娠，急性そして慢性肝炎，急性間欠性ポルフィリン症，エストロゲン産生腫瘍，特発性，遺伝性)	高値	高値	正常	正常
薬剤(グルココルチコイド，アンドロゲン，ダナゾール，アスパラギナーゼ)，先端巨大症，ネフローゼ症候群，低タンパク血症，慢性肝疾患(肝硬変)，テストステロン産生腫瘍，遺伝性	低値	低値	正常	正常

Bavrett KE et al, eds. *Ganong's Review of Medical Physiology*, 24th ed. McGraw-Hill, 2012 より許可を得て転載・改変.

モンには有意な変化はおおむね認めない．しかし，家族性甲状腺機能正常型高サイロキシン血症 familial euthyroid hyperthyroxinemia のいくつかの珍しい症候群は報告されている．はじめに，甲状腺機能正常型高サイロキシン血症と呼ばれる家族性の症候群では，T_4 が(T_3 ではなく)アルブミンに異常結合する．次に，トランスサイレチンの血清値上昇がある．3 番目に，循環 T_4 の 15〜20%を輸送する四量体のタンパクであるトランスサイレチンの異常がある．異なった点突然変異により産生されるトランスサイレチンの変化により，T_4 のそのタンパクに対する親和性が非常に上昇する．ある家系では，これらの点突然変異が常染色体優性に遺伝する．これら 3 つの症候群すべてにおいて，総 T_4 は上昇するが，遊離 T_4 は正常であり，患者は甲状腺機能正常状態である．4 番目の症候群は，下垂体と末梢の甲状腺ホルモンに対する不応症にも記載されている．特に，この状態はヒト甲状腺受容体遺伝子(hTR-$\beta1$)遺伝子に点突然変異があり，異常核 T_3 受容体により起こる．

甲状腺外疾患と薬物の影響

いくつかの甲状腺外疾患とさまざまな薬物は T_4 から T_3 への変換すなわち 5′-脱ヨウ素反応が阻害され，その結果血漿 T_3 は低下している．5′-脱ヨウ素反応を抑制する疾患は，重症熱傷あるいは外傷，外科手術，進行がん，肝硬変，腎不全，心筋梗塞，遷延熱，摂取エネルギー制限(飢餓，神経性食欲不振症，低栄養)そしてセレニウム欠損を含む．甲状腺外疾患での減少した T_3 は適応生理反応と考えられ，エネルギーとタンパクを保持することで，病気の患者を維持させる．5′-脱ヨウ素反応を抑制する薬剤は，グルココルチコイド，プロプラノロール，アミオダロン，プロピルチオウラシル，胆汁造影剤(例えば，イポデート，イオ

パノ酸)が含まれる．

T_3 は，組織レベルでは主な活性型甲状腺ホルモンであるので，軽度から中等度の甲状腺外疾患の患者が低 T_3 にもかかわらず正常 TSH を示し，甲状腺機能低下症の症状を呈さないのは驚くべきことである．しかしながら，そのような患者でもさらに低下(あるいは上昇)に対し，下垂体 TSH 分泌が上昇(あるいは低下)することにより血清 T_3 に反応する力は保持されている．重症疾患の患者(例えば，白血病に対し骨髄移植を行っている場合)は，TSH 分泌が阻害されているかもしれない．

多くの甲状腺外疾患の患者は，T_4 から T_3 への末梢での変換の減少を反映した低い血清 T_3 濃度をとる．しかしながら一部の患者では，甲状腺からの T_4 分泌の減少が低血清 T_3 濃度の原因となる．そのほか甲状腺結合タンパク濃度の減少(表 20-8)やその結合を阻害する循環因子の存在のため，血清甲状腺結合タンパクによる T_4 と T_3 の結合が阻害されることがある．

低 T_3 状態は一般にその疾患からの回復や薬剤の中止により消失する．低 T_3 濃度の重篤な疾患患者において，T_3 補充による臨床的な治験では効果が認められていない．急性疾患では低 T_3 濃度の解釈は難しいため，診断的アプローチは血清 TSH 濃度をもとにまずは行う．

潜在性甲状腺機能異常

甲状腺機能のより感度のよい血液検査の開発に伴い，低あるいは高 TSH 濃度であるが正常 T_3，T_4 濃度を示すことで定義される潜在性甲状腺機能異常を，臨床的に正常な甲状腺患者に認めるようになってきた．潜在性甲状腺疾患の多くの患者では TRH 刺激試験は異常であるが，これらの生物学的異常の臨床的重要性には論議が続いている．潜在性甲状腺機能低下症

subclinical hypothyroidism は TSH が上昇(4.5 mU/L 以上)しているが正常甲状腺ホルモン濃度であると定義される．潜在性甲状腺機能低下症は女性でよりありふれており，65歳以上の女性では10〜12%の頻度で認める．重要なことは，体重増加や倦怠感，冷たさに対する不耐症などを含んだ明らかな甲状腺機能低下症の典型的な症状と所見が，潜在性甲状腺機能異常では必ずしも明らかではないことである．潜在性甲状腺機能低下症の根本の原因は明らかな甲状腺機能低下症，特に橋本病甲状腺炎の原因と似ているが，大部分では明らかな原因がない．甲状腺自己抗体のない潜在性甲状腺機能低下症患者の2%かそれ以下が，毎年明らかな甲状腺機能低下症に進行するのに対し，血中甲状腺(抗 TPO)自己抗体の存在下では，潜在性甲状腺機能低下症の約5%の患者が明らかな甲状腺機能低下症に進行する．

数多くの前向き研究から蓄積された個々の患者データの解析からは，潜在性甲状腺機能低下症，特に TSH 濃度が10 mU/L 以上では，動脈硬化性心疾患や心不全の発症危険因子となることが示されている．別の研究では，心血管疾患の危険因子は若い患者(55歳より若年者)に限られると報告されている．しかしいくつかの研究のなかには，特に行動機能に関連した軽微な認知行動異常と潜在性甲状腺機能低下症の関連が示されている．

残念ながら，心疾患や心不全のような臨床的結果と潜在性甲状腺機能低下症の治療の関係をみた大規模無作為試験はない．ある報告では十分なサイロキシンを与え TSH を正常化すると，運動耐用力や幸福感の改善をもたらすことが報告されているが，明らかな甲状腺機能低下症に進行しない永続的な潜在性甲状腺機能低下症の患者に習慣的に治療を施すことを推奨する十分な証拠はない．ヨーロッパにおける大規模多施設プラセボ比較試験(TRUST)がこの問題に取り組んでいるが，結果は数年期待できない．

潜在性甲状腺機能亢進症 subclinical hyperthyroidism は低 TSH 濃度であるが正常血中甲状腺ホルモン濃度であると定義される．機能性結節や Graves 病初期が，その症例の大部分を占めると信じられている．潜在性甲状腺機能亢進症の頻度は1〜3%で，潜在性甲状腺機能低下症より低く，なおかつ年齢により上昇する．潜在性甲状腺機能亢進症の患者はたいてい古典的な甲状腺機能亢進症の症状や所見を普段示さない．潜在性甲状腺機能亢進症の自然経過はよく知られていないが，閉経期の内因的な潜在性甲状腺機能亢進症の女性の1年後の TSH 濃度は，その50%以上が正

常であったという研究がある．

いくつかの前向き研究は潜在性甲状腺機能亢進症の患者に軽微な心収縮異常があることを示しており，TSH が0.1 mU/L より低下している65歳より高齢の患者は正常 TSH 患者の3倍心房細動発症の危険度が高いことがある研究で示された．閉経後女性において，潜在性甲状腺機能亢進症は骨量低下や骨折と関係している．65歳より高齢の女性における前向き研究では，正常 TSH 濃度の患者に比し，TSH が0.1 mU/L よりも低い患者(たいていは甲状腺ホルモンの加療補充による)で2倍から3倍，腰や背骨の骨折危険度が高かった．

チェックポイント

17. 甲状腺腫とは何か．

18. 甲状腺腫形成の原因とメカニズムは何か．

19. 非中毒性 TSH 依存性びまん性過形成から中毒性あるいは非中毒性 TSH 非依存性多発性結節性甲状腺腫に移行する基盤は何か．

20. 何十年も刺激を受けた甲状腺はどのくらい腫大するか．

21. 甲状腺がんにはどのような異なる種類があり，それらの特徴は何か．

22. 甲状腺の代謝が変化することにより起こる生理的あるいは病理的な状態とはどのようなものか．どのように，そしてどのような効果を伴って起こる状態か．

23. 甲状腺結合グロブリンの低下が持続している患者の全体的な甲状腺の状態はどのようなものか．

24. 5′-脱ヨウ素酵素活性を抑制するいくつかの因子は何か．

25. 甲状腺外疾患は甲状腺ホルモン値に典型的にはどのような効果をもたらすか．

ケーススタディ　623

ケーススタディ

Yeong Kwok, MD

（解答は 25 章 777 ページを参照のこと）

CASE 99

25 歳のアフリカ系アメリカ人女性．むさぼるような食欲にもかかわらず，急速な体重減少を主訴に来院した．理学的所見は，頻脈（安静時 110 回/分），きめ細かな湿性皮膚，対称性の腫大した甲状腺，軽度両側性大腿四頭筋の筋力低下，細かな振戦を呈した．これらの所見は強く甲状腺機能亢進症を示唆する．

設　問

A. 引き出すべき他の所見は何か．

B. 探すべき他の理学的所見は何か．

C. 血清 TSH と遊離サイロキシン濃度測定を指示した．どのような結果が期待されるか．

D. この患者の症状に関して可能性のある原因は何か．

E. この患者の状態に対して最も可能性の高い原因は何か．そして，この疾患の病因は何か．

F. この患者の頻脈，体重減少，皮膚変化，甲状腺腫そして筋力低下の病因は何か．

CASE 100

45 歳の女性．倦怠感，食事制限にもかかわらず 30 ポンド（約 13.6 kg）の体重増加，便秘，月経過多を主訴に来院した．理学的所見では，甲状腺は触れず，皮膚は冷たく，乾燥しざらついている．心音は静かで脈拍は50 回/分．直腸診，内診は異常なし．便潜血陰性．臨床症状は甲状腺機能低下症である．

設　問

A. 引き出すべき他の所見は何か．探すべき他の理学的所見は何か．

B. この患者の症状の原因は何か．

C. どのような臨床検査を指示するべきか．そしてどのような結果が予測されるか．

D. この患者の状態に対して可能性のある原因は何か．そして，何が一番疑わしいか．

E. この疾患と関連があるかもしれない他の病態は何か．

CASE 101

40 歳の女性．アフガニスタンから最近移民してきた．治療のため来院し，彼女は軽度の倦怠感とうつ症状を訴える．理学所見は正常の 2 倍ほどの明らかな，対称性の腫大した甲状腺がある．ほかには特記すべき所見はない．

設　問

A. 引き出すべき他の所見は何か．

B. 患者の甲状腺腫大の最も考えられる原因は何か．この疾患での甲状腺腫形成に関わる病因的機構は何か．

C. どのような臨床検査を指示するべきか．そしてそれはなぜか．

CASE 102

47歳の男性．過緊張状態，注意散漫，不穏状態，不眠で来院した．過去6ヵ月で25ポンド（約11.3kg）体重が減少し，暑さに弱くなった．理学所見では1cmのしこりが甲状腺左葉に触れた．

設 問

A. 患者の状態に対して最も考えられる説明は何か．

B. 診断を確認するために指示する臨床検査は何か．どのような結果が予測されるか．

C. 結節に対しさらにどのような評価を加えるか．

D. もし生検を施行したら，どのような病理医の報告が期待できるか．

CASE 103

28歳の女性．スクリーニング臨床検査で明らかになった著明な高総T4値のフォローのため再診した．患者は完全に無症状で，理学的所見では特記すべきことはない．

設 問

A. この所見を来す状態や服薬にはどのようなものがあるか．

B. さらにどのような臨床検査を指示するか．

C. もし患者が妊娠していたら，上昇した総血漿T4値はどのように説明できるか．

D. もし数人の無症状な同じ家系の人が，似たような臨床検査結果であったとしたら，患者の疾患の最も考えられる説明は何か．

参 考 文 献

全 般

Bianco AC. Minireview: cracking the metabolic code for thyroid hormone signaling. Endocrinology. 2011 Sep;152 (9):3306–11. [PMID: 21712363]

Chiamolera MI et al. Minireview: thyrotropin-releasing hormone and the thyroid hormone feedback mechanism. Endocrinology. 2009 Mar;150(3):1091–6. [PMID: 19179434]

Cooper DS et al. The thyroid gland. Chapter 7. In: Gardner DG et al, eds. *Greenspan's Basic and Clinical Endocrinology*, 9th ed. McGraw-Hill, 2011.

Danzi S et al. Thyroid hormone and the cardiovascular system. Med Clin North Am. 2012 Mar;96(2):257–68. [PMID: 22443974]

Heuer H et al. Minireview: pathophysiological importance of thyroid hormone transporters. Endocrinology. 2009 Mar;150(3):1078–83. [PMID: 19179441]

St Germain DL et al. Minireview: defining the roles of the iodothyronine deiodinases: current concepts and challenges. Endocrinology. 2009 Mar;150(3):1097–107. [PMID: 19179439]

甲状腺機能亢進症

Bahn RS. Autoimmunity and Graves' disease. Clin Pharmacol Ther. 2012 Apr;91(4):577–9. [PMID: 22434030]

Bahn RS. Graves' ophthalmopathy. N Engl J Med. 2010 Feb 25;362(8): 726–38. [PMID: 20181974]

Bartalena L et al. Clinical practice. Graves ophthalmopathy. N Engl J Med. 2009 Mar 5;360(10):994–1001. [PMID: 19264688]

Cooper DS et al. Subclinical thyroid disease. Lancet. 2012 Mar 24;379(9821):1142–54. [PMID: 22273398]

Franklyn JA et al. Thyrotoxicosis. Lancet. 2012 Mar 24;379 (9821): 1155–66. [PMID: 22394559]

Klubo-Gwiezdzinska J et al. Thyroid emergencies. Med Clin North Am. 2012 Mar;96(2):385–403. [PMID: 22443982]

Seigel SC et al. Thyrotoxicosis. Med Clin North Am. 2012 Mar;96(2): 175–201. [PMID: 22443970]

Stan MN et al. The evaluation and treatment of Graves ophthalmopathy. Med Clin North Am. 2012 Mar;96 (2):311–28. [PMID: 22443978]

Stiebel-Kalish H et al. Treatment modalities for Graves' ophthalmopathy: systematic review and metaanalysis. J Clin Endocrinol Metab. 2009 Aug;94(8):2708–16. [PMID: 19491222]

Wiersinga WM. Autoimmunity in Graves' ophthalmopathy:

the result of an unfortunate marriage between TSH receptors and IGF-1 receptors? J Clin Endocrinol Metab. 2011 Aug;96(8):2386–94. [PMID: 21677036]

甲状腺機能低下症

Gyamfi C et al. Thyroid dysfunction in pregnancy: the basic science and clinical evidence surrounding the controversy in management. Obstet Gynecol. 2009 Mar;113(3):702–7. [PMID: 19300337]

Hennessey JV. Clinical review: Riedel's thyroiditis: a clinical review. J Clin Endocrinol Metab. 2011 Oct;96(10):3031–41. [PMID: 21832114]

Michels AW et al. Immunologic endocrine disorders. J Allergy Clin Immunol. 2010 Feb;125(2 Suppl 2):S226–37. [PMID: 20176260]

Parle J et al. A randomized controlled trial of the effect of thyroxine replacement on cognitive function in community-living elderly subjects with subclinical hypothyroidism: the Birmingham Elderly Thyroid study. J Clin Endocrinol Metab. 2010 Aug;95(8):3623–32. [PMID: 20501682]

Pearce EN. Update in lipid alterations in subclinical hypothyroidism. J Clin Endocrinol Metab. 2012 Feb;97(2):326–33. [PMID: 22205712]

甲状腺腫

Bahn RS et al. Approach to the patient with nontoxic multinodular goiter. J Clin Endocrinol Metab. 2011 May;96(5):1202–12. [PMID: 21543434]

Medeiros-Neto G et al. Approach to and treatment of goiters. Med Clin North Am. 2012 Mar;96(2):351–68. [PMID: 22443980]

甲状腺結節と新生物

Miller MC. The patient with a thyroid nodule. Med Clin North Am. 2010 Sep;94(5):1003–15. [PMID: 20736109]

Pacini F et al. Approach to and treatment of differentiated thyroid carcinoma. Med Clin North Am. 2012 Mar;96(2):369–83. [PMID: 22443981]

Papaleontiou M et al. Approach to and treatment of thyroid disorders in the elderly. Med Clin North Am. 2012 Mar;96(2):297–310. [PMID: 22443977]

臨床的な甲状腺機能正常型症例における甲状腺機能検査値異常

Biondi B. How could we improve the increased cardiovascular mortality in patients with overt and subclinical hyperthyroidism? Eur J Endocrinol. 2012 Sep;167(3):295–9. [PMID: 22802423]

Biondi B. Natural history, diagnosis and management of

subclinical thyroid dysfunction. Best Pract Res Clin Endocrinol Metab. 2012 Aug;26(4):431–46. [PMID: 22863386]

Carpi A et al. Subclinical hyperthyroidism and cardiovascular manifestations: a reevaluation of the association. Intern Emerg Med. 2013 Apr;8(Suppl 1):S75–7 [PMID: 23462890]

Collet TH et al; Thyroid Studies Collaboration. Subclinical hyperthyroidism and the risk of coronary heart disease and mortality. Arch Intern Med. 2012 May 28;172(10):799–809. [PMID: 22529182]

Cooper DS et al. Subclinical thyroid disease. Lancet. 2012 Mar 24;379(9821):1142–54. [PMID: 22273398]

Donangelo I et al. Update on subclinical hyperthyroidism. Am Fam Physician. 2011 Apr 15;83(8):933–8. [PMID: 21524033]

Fatourechi V. Subclinical hypothyroidism: an update for primary care physicians. Mayo Clin Proc. 2009;84(1):65–71. [PMID: 19121255]

Ferrara AM. Homozygous thyroid hormone receptor β-gene mutations in resistance to thyroid hormone: three new cases and review of the literature. J Clin Endocrinol Metab. 2012 Apr;97(4):1328–36. [PMID: 22319036]

Goichot B et al. Subclinical hyperthyroidism: considerations in defining the lower limit of the thyrotropin reference interval. Clin Chem. 2009 Mar;55(3):420–4. [PMID: 19147733]

Gyamfi Bannerman C. Basic science and clinical evidence regarding treatment of subclinical hypothyroidism during pregnancy. Clin Obstet Gynecol. 2011 Sep;54(3):488–92. [PMID: 21857179]

Jones DD et al. Subclinical thyroid disease. Am J Med. 2010 Jun;123(6):502–4. [PMID: 20569751]

Monzani A et al. Endocrine disorders in childhood and adolescence. Natural history of subclinical hypothyroidism in children and adolescents and potential effects of replacement therapy: a review. Eur J Endocrinol. 2012 Dec 10;168(1):R1–R11. [PMID: 22989466]

Mooradian AD. Subclinical hypothyroidism in the elderly: to treat or not to treat? Am J Ther. 2011 Nov;18(6):477–86. [PMID: 20634685]

Ngumezi C et al. When does treatment of subclinical hypothyroidism reduce cardiovascular risk? JAAPA. 2012 Feb;25(2):57–8. [PMID: 22416557]

Thvilum M et al. A review of the evidence for and against increased mortality in hypothyroidism. Nat Rev Endocrinol. 2012 Mar 6; 8(7):417–24. [PMID: 22392154]

Weiss IA et al. Subclinical hypothyroidism and cardiovascular risk: recommendations for treatment. Cardiol Rev. 2011 Nov–Dec;19(6):291–9. [PMID: 21983317]

Wiersinga WM. Should we treat mild subclinical/mild hyperthyroidism? Yes. Eur J Intern Med. 2011 Aug;22(4):324–9. [PMID: 21767746]

副腎皮質の障害

Tobias Else, MD, &
Gary D. Hammer, MD, PhD

C H A P T E R

21

　副腎は実際には2つの内分泌器官であり，一方がもう一方を取り囲んでいる．外側の**副腎皮質 adrenal cortex**はコルチゾールのようなグルココルチコイド，アルドステロンのようなミネラルコルチコイド，デヒドロエピアンドロステロン(DHEA)を主体とするアンドロゲンを含む多数のステロイドホルモンを分泌する．グルココルチコイドは糖質，タンパク，脂質の代謝調節を担う．ミネラルコルチコイドはNa^+，K^+，細胞外液量のバランス調節を担う．グルココルチコイドとミネラルコルチコイドは生存に必須だが，副腎アンドロゲンの不可欠な役割は解明されていない．内側の**副腎髄質 adrenal medulla** については12章で議論したようにカテコールアミン［アドレナリン(エピネフリン)，ノルアドレナリン(ノルエピネフリン)，ドパミン］を産生する．

　主にその強力な免疫抑制，抗炎症作用のため，グルココルチコイドは自己免疫疾患のような病気の治療に薬理学的用量がよく用いられる．興味深いのは，コルチゾール過剰状態におけるグルココルチコイドの有害作用や薬物治療で用いた場合の薬効はかなりよく理解されているにもかかわらず，最小ストレス下での代謝恒常性に対する内因性グルココルチコイドの実際の役割についてはなおいくぶん謎が残っている点である．

　主要な副腎皮質疾患(表21-1)は各副腎皮質ホルモンの過剰または欠乏により特徴付けられる．高コルチゾール血症 hypercortisolism(Cushing 症候群 Cushing syndrome)，副腎不全 adrenal insufficiency(Addison病 Addison disease)，アルドステロン過剰症 hyperaldosteronism(アルドステロン症 aldosteronism)，低アルドステロン症 hypoaldosteronism，アンドロゲン過剰症 androgen excess などである．

副腎皮質の正常な構造と機能

解　剖

　副腎は対をなす臓器で，両腎上極近傍の後腹膜領域に位置する(図21-1)．副腎は扁平，三日月様の形状で，正常重量は約8～10 g．各々が強固な被膜で覆われ，脂肪がその周囲を取り巻く．副腎への血流は豊富である．

　肉眼的に各副腎は同心2層からなる．黄色の外層が**副腎皮質 adrenal cortex**，赤褐色の内層が**副腎髄質 adrenal medulla** である．副腎皮質組織は時に他の部位，通常は腎臓近傍または胚下降中の性腺が巡る経路に沿って見出される(図21-1)．

組　織

　副腎皮質はさらに同心3層(球状層，束状層，網状層)に分割される(図21-2)．**球状層 zona glomerulosa** は再外層で被膜直下に位置する．球状層細胞は円柱または錐体状の外観を呈し，ぎっしりと詰まった丸みを帯びた，あるいはアーチ状の細胞集団が毛細血管に囲まれて並んでいる．それらは**ミネラルコルチコイド mineralocorticoid**，第一義的には**アルドステロン aldosterone** を分泌する．**束状層 zona fasciculata** は

628　21．副腎皮質の障害

表 21-1　副腎の主要疾患

皮質の機能亢進
両側過形成
ACTHの過剰（主に束状層と網状層が影響を受ける）
酵素欠損（ACTH過剰を伴う） 　　（アンドロゲン過剰とコルチゾール欠乏を伴う）
ACTH非依存性大結節性副腎皮質過形成（例えば，異所性受容体発現）
腺腫
原発性アルドステロン症
高コルチゾール血症（Cushing症候群）
高アンドロゲン血症（男性化）
がん
Cushing症候群
男性化
女性化（まれ）
皮質の機能低下
両側副腎破壊（Addison病）
先天性副腎過形成（例えば，21-水酸化酵素欠損症）
自己免疫
感染
虚血，ショック
出血，抗凝固
転移性がん
ヘモクロマトーシス
先天性（例えば，巨細胞副腎皮質低形成，*DAX1*遺伝子変異）
髄質の機能亢進
褐色細胞腫
過形成（まれ）
その他：神経節神経腫，神経鞘腫
髄質の機能低下

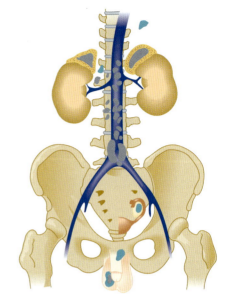

図 21-1　ヒト副腎．各腎上極に位置する副腎の位置に注目する．副腎皮質組織は点刻し，副腎髄質組織は灰色で示した．また皮質，髄質組織が時々見つかる異所性副腎部位も示した（青緑色）．(Forsham PH. The adrenal cortex. In: Williams RH, ed. *Textbook of Endocrinology*, 4th ed. Saunders, 1968 より許可を得て転載．)

皮質中央の層である．束状層細胞は多面体の形態で，直線ひも状または円柱状に，1，2細胞の厚みで，2層間にある毛細血管を伴う嚢（カプセル）と直交して配列している．**網状層 zona reticularis** は皮質の最内層で，束状層と副腎髄質の間にあり，副腎容量の7%を占めるに過ぎない．網状層細胞は他の2種の皮質細胞より小さく，不規則なひも状に配列するか，網状組織中に散在する．束状層細胞と網状層細胞はともにグルココルチコイド glucocorticoid，第一義的にはコルチゾー

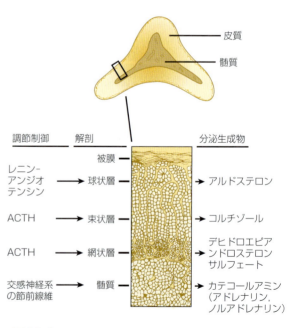

図 21-2　副腎の解剖，調節，制御，分泌物．(Chandrasoma P et al, eds. *Concise Pathology*, 3rd ed. より許可を得て転載・改変．原著はAppleton & Langeから出版．Copyright © 1998 by The McGraw-Hill Companies, Inc.)

ル cortisol，コルチコステロン corticosterone を，さらにはデヒドロエピアンドロステロン dehydroepiandrosterone のようなアンドロゲン androgen を産生する．これらステロイドホルモンは細胞膜を自由に拡散する小分子量の脂溶性分子である．

正常副腎の生理

1. グルココルチコイド

グルココルチコイドの合成，結合タンパク，代謝

コルチゾールとコルチコステロンはグルココルチコイドと呼ばれる．理由は，それらが肝糖新生の基質供給のために末梢の脂肪，タンパク異化を刺激し，肝グルコース放出を増加させるからである．グルココルチコイドは炭水化物，タンパク，脂肪代謝調節に一役買い，体のすべての細胞に実際作用する．

A．合成と血漿タンパクへの結合——副腎皮質により分泌される主要なグルココルチコイドはコルチゾールとコルチコステロンである．これらホルモンの合成経路を図 21-3 に示した．

コルチゾールとコルチコステロンはともに非結合状態（訳注：遊離型）で分泌されるが，血漿タンパクに結

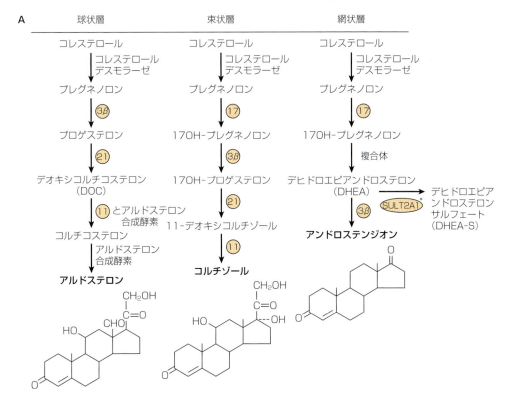

図 21-3　A：単純化した副腎皮質各層でのステロイド合成経路．必要な酵素の違いと各層における酵素反応の異なる順序に注意する．B：ステロイド合成関連酵素．5 つのうち 4 つはシトクロム P450 に含まれる．ここに示すように，P450 はシトクロム（CYP）番号としてよく知られている．

合して循環する．両ホルモンは主に副腎皮質ステロイド(コルチコステロイド)結合グロブリン corticosteroid-binding globulin(CBG)(またはトランスコルチン transcortin)，それほどではないがアルブミンと結合する．タンパクとの結合は主に標的組織へのホルモンの分布と輸送に役立つが，それらの代謝クリアランス遅延，副腎による律動性分泌中のグルココルチコイド濃度の顕著な波動防止の役目も果たしている．

B. コルチコステロイド結合グロブリン——CBG(分子量 〜50,000)は肝臓で合成されるα-グロブリンの1つである．その合成は妊娠，エストロゲンまたは経口避妊薬治療，糖尿病，ある種の血液疾患，家族性CBG過剰で増加する．CBG濃度が増加すると，より多くのコルチゾールが結合して，遊離型コルチゾール濃度が一時的に減少する．この減少は下垂体の副腎皮質刺激ホルモン(ACTH)分泌とさらなる副腎コルチゾール分泌を刺激する．最終的に遊離型コルチゾール濃度とACTH分泌は正常に復するが，タンパク結合型コルチゾール濃度は高値である．類似して，CBG濃度が低下すると，遊離型コルチゾール濃度は上昇する．CBG産生は肝硬変，ネフローゼ症候群，甲状腺機能低下症，多発性骨髄腫，家族性CBG欠損症で減少する．

C. 遊離型と結合型グルココルチコイド——正常では，循環血中のコルチゾールの約96%がCBGに結合し，4%が遊離型(非結合型)である．結合型ホルモンは不活性で，遊離型ホルモンに生理学的な活性がある．正常な朝の総コルチゾール濃度は5〜20μg/dL(140〜550 nmol/L)である．コルチゾールはコルチコステロンよりもタンパク結合の程度が強いので，その半減期(60分から90分まで)はコルチコステロン(50分まで)よりも長い．

D. 代謝——グルココルチコイドは肝臓で代謝され，グルクロニドまたは硫酸基の抱合を受ける．不活性抱合代謝物は尿，便中に排泄される．コルチゾール代謝は乳児期，高齢，妊娠，慢性肝疾患，甲状腺機能低下症，神経性食欲不振症，手術，飢餓や他の生理学的ストレスで低下する．コルチゾールの異化が甲状腺中毒症で増加する．排泄前の，その強固なタンパク結合と広汎な代謝により，わずか1%未満の分泌コルチゾールが遊離型として尿に現れる．

分泌調節

A. 副腎皮質刺激ホルモンと副腎皮質刺激ホルモン放出ホルモン——グルココルチコイド分泌は第一義的にACTH，下垂体前葉から分泌される39個のアミノ酸からなるポリペプチドによって調節されている．循環血中のACTHの半減期は大変短く(10分まで)，その異化部位は知られていない．ACTHはグルココルチコイドの基礎分泌，ストレス誘発性増加分泌とも調節している．

同様に，ACTHは視床下部の副腎皮質刺激ホルモン放出ホルモン(CRH，41個のアミノ酸からなるポリペプチドで視床下部正中隆起に分泌)によって調節される．視床下部のCRH分泌は，身体的，情緒的ストレス要因に応答する多様な神経伝達物質(図21-4)による調節を受ける．視床下部は辺縁系を含む脳の他部位からの調節作用を受ける．CRHは下垂体門脈中に輸送され，下垂体前葉へと至る(19章参照)．そこでCRHは迅速なACTH分泌を引き起こす．このことが次に副腎皮質のコルチゾール分泌を一過性に増加させ

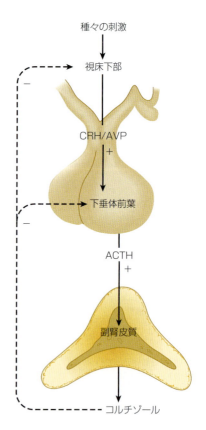

図21-4 ACTH-グルココルチコイド分泌のフィードバック機構．実線矢印は刺激を，破線矢印は抑制を示す．(Junqueira LC et al, eds. *Basic Histology*, 10th ed. McGraw-Hill, 2003より許可を得て転載．)

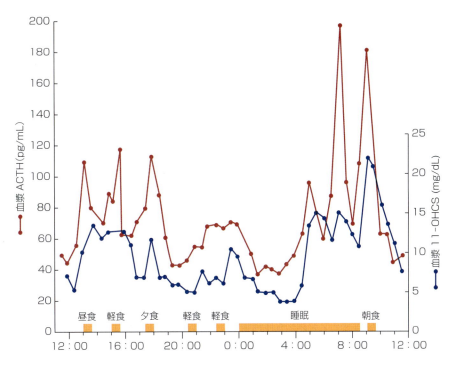

図 21-5 1 日を通じた血漿 ACTH とグルココルチコイド(11-OHCS)の変動．覚醒前の早朝に ACTH とグルココルチコイドはより大きく上昇することに注意．(Krieger DT et al. Characterization of the normal temporal pattern of plasma corticosteroid levels. J Clin Endocrinol Metab. 1971;32:266 より許可を得て転載．)

る．アルギニン-バソプレシン(AVP)は ACTH 分泌を調節する別の視床下部ペプチドである．

　ACTH と CRH/AVP 分泌調節は 3 つの構成要素を含む．ACTH の脈動性分泌と日内リズム，視床下部-下垂体-副腎系(HPA 系)のストレス応答，コルチゾールによる ACTH 分泌のネガティブフィードバック阻害である．

B. ACTH 分泌の脈動性と日内リズム──ACTH は 1 日中，間欠的に一気大量に分泌される(バースト burst)が，バーストは早朝に最も多く，夜間に最も少ないという日内(概日)リズムに従っている(図 21-5)．血漿コルチゾール濃度の頂値は，正常では午前 6 時と 8 時の間(入眠中の覚醒直前)に現れる．ACTH 分泌の日内変動は，維持量のグルココルチコイドを服薬する副腎不全患者では存続するが，Cushing 症候群では消失する．ACTH 分泌の日内リズムは，睡眠パターンの変化(例えば，交代勤務)，明暗曝露，食事摂取，重症疾患・手術・外傷・飢餓のような身体的ストレス，重度の不安・うつ・躁を含む精神的ストレス，中枢神経や下錐体疾患，コルチゾール代謝に影響する肝疾患や他の状況，慢性腎臓病，アルコール依存，シプロヘプタジンのような抗ステロイド合成薬によっても変化す

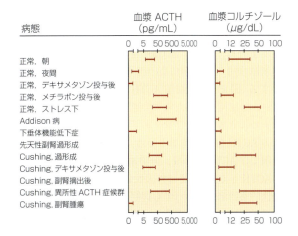

図 21-6 種々の臨床状況における血漿 ACTH とコルチゾールの濃度．(Liddle G. The adrenal cortex. In: Williams RH, ed. Textbook of Endocrinology, 5th ed. Saunders, 1974 より許可を得て転載．)

る．

　正常では，血漿 ACTH 濃度は約 25 pg/mL(5.5 pmol/L)である．種々の正常，異常状況における血漿 ACTH とコルチゾール値を図 21-6 に示した．

C. ストレス反応──血漿 ACTH とコルチゾール分泌

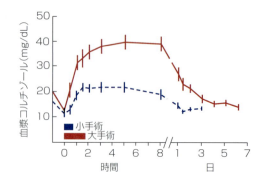

図21-7 副腎皮質機能正常例における大手術(実線)，小手術(破線)に対する血漿コルチゾールの反応．20例の平均値と標準誤差を示す．(Plumpton FS et al. Anesthesia. 1969;24:3より許可を得て転載．)

はまた，さまざまな形態のストレスによっても引き起こされる．情緒的ストレス(例えば，恐怖や不安)や肉体的損傷(例えば，手術あるいは低血糖)は視床下部からCRHを放出させる．同様にバソプレシンも体液量減少に反応して放出される．これらのホルモンによるACTH分泌誘導は，続いてコルチゾール分泌の一過性の上昇を刺激する(図21-7)．ストレスが遷延すると，正常なACTHとコルチゾール日内リズムは消失する可能性がある．

D. ネガティブフィードバック——血漿コルチゾール濃度上昇は，視床下部CRH分泌阻害とCRHの下垂体刺激作用への干渉によって下垂体ACTH放出を抑制する(図21-4)．血漿ACTHの低下は副腎コルチゾール分泌減少をもたらす．逆に，血漿コルチゾール低下によりネガティブフィードバックが消失すると正味のACTH分泌を増加させる．未治療の慢性副腎不全例ではACTHの合成，分泌速度が顕著に増加する．

ACTHとCRH分泌は外因性副腎皮質ステロイドの慢性的薬物治療によっても抑制されるが，抑制は薬剤のグルココルチコイド活性に比例する．長期の副腎皮質ステロイドによる治療が中止された際，副腎は萎縮し，不応性で，患者は急性副腎不全の危険にさらされる．外因性副腎皮質ステロイドによるHPA系の慢性的な抑制も視床下部CRHと下垂体ACTH分泌に影響し，ステロイド療法中止後の回復にはある程度時間がかかる可能性がある．このような突然のグルココルチコイド離脱後の副腎不全は生命を脅かすに違いない．HPA系の十分な生理学的機能回復時間はグルココルチコイドの治療期間と投与量に依存する．加えて，これらのパラメーターには明らかな個人差がある．遷延性副腎不全の危険にさらされている患者の決定的手助けとなる有用な予知因子はないが，グルココルチコイド隔日投与治療がある程度副腎機能を保つのに役立つといういくぶんの証拠はある．ステロイド療法後のHPA系長期抑制を防ぐ，よく受け入れられたもう1つの方法は外因性グルココルチコイドの緩徐な漸減である．外因性グルココルチコイドの漸減は二重の機能を有する．薬理学的量の外因性グルココルチコイドの短期漸減(数日〜2，3週)は基礎疾患(例えば，自己免疫性疾患)の反跳性再燃を防ぐ．生理的補償量から完全中止までの外因性グルココルチコイド緩徐漸減は内因性HPA系回復を可能にする．生理学的グルココルチコイド相当量(例えば，5.0〜7.5 mgのプレドニゾロン)を下回る用量でゆっくり(数週〜数ヵ月)と減量した場合(漸減)のみHPA系機能の回復を支援する．

E. ACTHの副腎に与える影響——循環血中ACTHは副腎皮質細胞の細胞膜上にある高親和性受容体(ACTH受容体またはメラノコルチンMC2受容体)と結合して，アデニル酸シクラーゼを活性化し，細胞内のサイクリックアデノシン一リン酸(cAMP)を速やかに増加させる．ACTH刺激に対する反応はa) コルチゾールの迅速な産生と分泌，b) ステロイド合成酵素の誘導と二重である．

ACTHの遷延過分泌または投与は，早期には束状層と網状層の肥大，続いて過形成を引き起こす．付加的なプロオピオメラノコルチン(POMC)ペプチド，インスリン様増殖因子のような増殖因子がこの過程で重要な役割を果たす．逆に，長期のACTH欠乏は副腎皮質を萎縮させる．

作用機序

種々の組織におけるグルココルチコイドの生理作用は，細胞質に広範分布するグルココルチコイド受容体(GR)への結合の結果である(図21-8)．ホルモン-GR複合体はその後核内に入り，2つの主機構によって作用する．a) トランス活性化 transactivation：GRが核DNAに結合し，デオキシリボ核酸(DNA)転写，メッセンジャーリボ核酸(mRNA)産生，したがってタンパク合成を促進する．あるいはb) トランス転写抑制 transrepression：遺伝子転写が他の転写因子の干渉を介して抑制される．

作 用

グルココルチコイドの標的組織に対する作用を表21-2にまとめた．生理的環境下でのグルココルチコイド作用は十分にはわかっていないが，大部分は許容

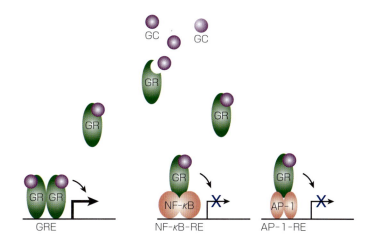

図21-8 グルココルチコイドの作用機序．グルココルチコイド(GC)ホルモンは細胞質のグルココルチコイド受容体(GR)に結合後，二量体化し，核に移行して，他の転写因子[例えば，核内因子κB(NF-κB)またはアクチベータータンパク1(AP-1)]に干渉することによりグルココルチコイド応答標的遺伝子(例えば，PEPCK，トランス活性化)転写を上昇させたり，遺伝子転写を阻害(例えば，コラゲナーゼ，インターロイキン2，トランス転写抑制)したりする．矢印は遺伝子転写を，線で消された矢印は遺伝子転写阻害を示す．REは応答配列．

表21-2 グルココルチコイドの作用

標的組織	作用	機序
筋肉	異化	グルコースの取り込み，代謝阻害 タンパク合成阻害
脂肪	脂肪分解	脂肪分解刺激 遊離脂肪酸(FFA)とグリセロール放出増加
肝臓	合成	糖新生増加 グリコーゲン産生，貯蔵増加 グルコース-6-ホスファターゼ活性増加 血糖上昇
免疫系	抑制	循環血中リンパ球，単球，好酸球，好塩基球数減少 Tリンパ球のインターロイキン2産生阻害 抗原プロセッシング，抗体産生・分解に対する干渉
	抗炎症	損傷部位への好中球，単球，リンパ球遊走減少
	その他	骨髄からの好中球遊離刺激 血管外好中球遊離への干渉
心血管	心拍出量増加 末梢血管緊張増加	
腎臓	糸球体濾過率増加 水調節，赤血球平衡補助	

可能と考えられる．非生理濃度における分泌グルココルチコイドの作用はよく記述されている．ほとんどの組織で，グルココルチコイドは異化作用を有し，迅速代謝のための基質を供給するタンパクと脂肪の分解を促進する．しかし，肝臓ではグルココルチコイドは合成効果を有し，炭水化物(グルコースとグリコーゲン合成)，アミノ酸[リボ核酸(RNA)とタンパク酵素合成]，脂肪酸(エネルギー源として)の取り込みと利用を促す．

絶食中，グルココルチコイドはいくつかの機序により血漿グルコース濃度維持を助ける(表21-2)．末梢組織で，グルココルチコイドはインスリン作用に拮抗し，筋肉や脂肪組織におけるグルコース取り込みを阻害する．脳や心臓はこの拮抗作用から許容され，余剰

供給グルコースがストレス対処に重要なこれら臓器を救済する．糖尿病ではインスリン拮抗作用が血糖コントロール悪化，血漿脂質上昇，ケトン体合成を悪化させる可能性がある．しかし，非糖尿病では血糖上昇がこれら続発症を防ぐインスリンの分泌を代償性に増加させる．

　少量のグルココルチコイドは他の代謝過程が生ずるために存在しなくてはならない(**許容作用 permissive action**)．例えば，グルココルチコイドは熱産生，脂肪分解，昇圧，気管支拡張作用を生ずるカテコールアミンや肝のグルコース産生を増加させるグルカゴンにとって存在しなければならないのである．

　グルココルチコイドはまた種々のストレスに対する抵抗のため求められる．確実に，下垂体 ACTH 分泌増加とそれによる循環血中グルココルチコイド増加が傷害後の生存に必須である．維持量のグルココルチコイドだけで加療されている下垂体または副腎全摘出患者はこのようなストレス曝露時に死亡するかもしれない．このことはグルココルチコイドのストレスホルモンとしての重要な役割を明確に示す．

チェックポイント

1. 副腎皮質の組織学的な層とは何か，各層はどのようなステロイドを分泌するか．
2. ステロイド結合タンパクの提案される３つの役割とは何か．
3. ステロイド結合タンパクが増加，減少するのはどのような状況か．
4. コルチゾール代謝が増加，減少するのはどのような状況か．
5. ACTH 分泌の日内リズムを述べ，変化する状況を挙げよ．
6. ACTH 分泌のきっかけとなるストレス反応とは何か．
7. 視床下部-下垂体-副腎系のネガティブフィードバック調節について述べよ．
8. 主要なグルココルチコイド生理作用について述べよ．

2. ミネラルコルチコイド

合成，結合タンパク，代謝

　ミネラルコルチコイドの第一義的機能は Na^+ 排泄調節と正常な血管内容量の維持である．しかしミネラルコルチコイド以外の，例えば，糸球体濾過率，心房性ナトリウム利尿ペプチド，ミネラルコルチコイドに

より調節されない尿細管 Na^+ 再吸収変化といった他の因子も Na^+ 排泄に影響する．

A. 合成——アルドステロンは副腎から分泌される第一義的なミネラルコルチコイドである．コルチコステロンと同様に，デオキシコルチコステロンも軽微なミネラルコルチコイド活性を有する．

B. タンパク結合——アルドステロンはグルココルチコイドほどではないが，血漿タンパク(アルブミンとコルチコステロイド結合グロブリン)と結合する．正常状態でのアルドステロン分泌量は少ない($\sim$0.15 mg/24 時間)．正常の血漿(遊離型と結合型)アルドステロン濃度の平均は 0.006 μg/dL(0.17 nmol/L)である．遊離(非結合)型のアルドステロンは全体の30〜40%を構成する．

C. 代謝——アルドステロンの半減期は短い(20分から30分まで)．アルドステロンは第一義的に肝臓で代謝され，その代謝物は尿に排泄される．分泌されたアルドステロンの1%未満が遊離型として尿に排泄される．

調　節

　アルドステロン分泌は主にレニン-アンジオテンシン系によって調節されているのみでなく，下垂体 ACTH や血漿電解質である K^+ と，より少ないながらも Na^+ によって調節されている．

A. レニン-アンジオテンシン系による調節——レニン-アンジオテンシン系 renin-angiotensin system はアルドステロン分泌をフィードバック様式で調節する(**図 21-9**)．**レニン renin** は大タンパク，**プロレニン prorenin** 由来のタンパク分解酵素である．レニンは腎灌流圧減少，腎神経放電増加に反応して腎臓の傍糸球体細胞から分泌される．ひとたび循環血中に入ると，レニンは**アンジオテンシノーゲン angiotensinogen** に作用し，デカペプチドの**アンジオテンシン I angiotensin I** を形成する．肺や他の部位で，アンジオテンシン I は**アンジオテンシン変換酵素 angiotensin-converting enzyme(ACE)** によってオクタペプチドの**アンジオテンシン II angiotensin II** へと変換される．アンジオテンシン II は球状層細胞の膜受容体に結合し，アルドステロンの合成と分泌を刺激する．アルドステロンは Na^+ と水の貯留を促進し，血漿量増大を起こして，その後レニン分泌を遮断する．臥位

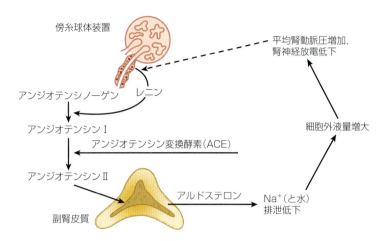

図21-9 アルドステロン分泌を調節するフィードバック機構．点線は阻害を示す．（Ganong WF. Review of Medical Physiology, 22 nd ed. McGraw-Hill, 2005 より許可を得て転載．）

においては，レニンとアルドステロン分泌に日内リズムが存在する．覚醒前の早朝での値が最も高い．

アルドステロン分泌を増加させるレニン-アンジオテンシン系の生理学的刺激は，例えば，細胞外液欠乏，Na^+制限食，動脈内圧低下（例えば，出血，立位に起因する）のような腎灌流が低下する要因が含まれる．腎灌流低下を引き起こす他の疾患としては腎動脈狭窄，塩喪失疾患，心不全，低タンパク血症（肝硬変，ネフローゼ症候群）が述べられている．これらの疾患はレニン分泌を増加させ，**続発性アルドステロン過剰症 secondary hyperaldosteronism** を引き起こす．

B. ACTH による調節――ACTH もミネラルコルチコイド放出を刺激する．グルココルチコイド分泌よりもミネラルコルチコイド分泌を刺激するためにはより多量の ACTH が必要だが，その必要量はなお正常分泌の範囲内にある．しかし，ACTH のアルドステロンに対する効果は一過性である．たとえ仮に ACTH 分泌が上昇し続けても，アルドステロン産生は 48 時間以内に正常化し，おそらくこれは循環血液量減少に応答するレニン分泌減少による．

C. 血漿電解質による調節――血漿 K^+ 濃度上昇（または血漿 Na^+ 低下）はアルドステロン分泌を刺激する．血漿 K^+ 濃度のわずかな変化（1 mEq/L 以下）がアルドステロン分泌を刺激するが，血漿 Na^+ 濃度には大きな変化（約 20 mEq/L の低下）が必要である．Na^+ 欠乏は副腎皮質細胞におけるアンジオテンシンII受容体の親和性と数を増加させる．

作用機序

他のステロイドホルモンと同様に，アルドステロンは細胞質のミネラルコルチコイド受容体（MR）に結合することにより作用する．MR 発現は少数の組織，例えば，腎臓に制限されている．興味深いことに，グルココルチコイドも MR に対する親和性が高いが，通常はミネラルコルチコイドとしての作用は発揮されない．なぜならミネラルコルチコイド感受性組織は 11 β-ヒドロキシステロイドデヒドロゲナーゼ 2 を発現するからで，この酵素はグルココルチコイドを MR 結合前に代謝，不活化する．アルドステロン-MR 複合体は標的細胞に移動して，DNA 転写を増し，mRNA を誘導して，リボソームによるタンパク合成を刺激する．アルドステロン刺激タンパクは 2 つの作用を有する．細胞質プールから細胞膜への上皮性ナトリウムチャネル（ENaC）挿入を増加させ，ENaC 活性を上昇させる迅速作用と ENaC 自体の合成を増加させる緩徐な効果である．アルドステロンにより活性化される遺伝子の 1 つは血清，グルココルチコイド調節キナーゼ（*sgk*）遺伝子で，セリントレオニンタンパクキナーゼの一種である．*sgk* 遺伝子産物は ENaC 活性を増加させる（図 21-10）．アルドステロンも ENaC を構成する 3 つのサブユニットの mRNA を増す．

アルドテロンの Na^+ 輸送に対する第一義的作用の展開には 10〜30 分，最大作用となるためにはさらに長時間を要するという事実は，それがゲノム機構による新タンパク合成に依存することを示している．しかしアルドステロンが別のアルドステロン高親和性膜受容体にも直接結合し，迅速な非ゲノム作用によって細胞内 Na^+ を上昇させる膜 Na^+-K^+ 交換輸送体の活性を上昇させる．

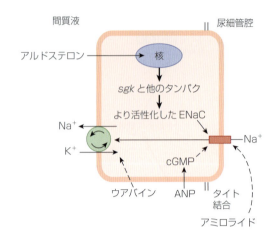

図 21-10 腎尿細管集合管の上皮細胞におけるアルドステロン作用機構．腎臓でのアルドステロンは第一義的には集合管主細胞に作用する．Na^+ 増加量は腎尿細管で K^+, H^+ と交換され，K^+ 利尿と尿酸性度増加をもたらす．Na^+ は頂端膜の上皮性ナトリウムチャネル(ENaC)を介して流入し，側底膜の Na^+-K^+ ATPase により間質液中に汲み出される．アルドステロンは sgk や他のタンパクを産生するゲノムを活性化して，活性化 ENaC の数を増加させる．(訳注　ANP：心房性ナトリウム利尿ペプチド．)(Ganong WF. Review of Medical Physiology, 22nd ed. McGraw-Hill, 2005 より許可を得て転載．)

作用

　ミネラルコルチコイドに対する標的臓器には腎，大腸，十二指腸，唾液腺，汗腺が含まれる．腎遠位尿細管，集合管においてアルドステロンは，Na^+ と K^+, H^+ の交換促進のため作用し，Na^+ 貯留と K^+ 利尿を引き起こし，尿酸性化を増す．他の部位では大腸液，唾液，汗からの Na^+ 再吸収を増加させるため作用する．ミネラルコルチコイドはまた筋細胞，脳細胞中の K^+ を増やし，Na^+ を減少させる可能性もある．脈絡叢上皮細胞に対するアルドステロンの作用は，まがりなりにも血圧調節に寄与すると考えられる脳脊髄液の組成を変える．心臓においてアルドステロンは，リモデリングと心筋細胞の間質，血管周囲の線維化を誘導する．

チェックポイント

9. アルドステロン分泌はどのように調節されているか．
10. ACTH のアルドステロン分泌に対する効果は，コルチゾール分泌に対する効果とどのように異なるのか．
11. アルドステロンの全般的な作用は何か．

代表的な副腎皮質疾患の病態生理

　各種副腎皮質ホルモンの過剰または不足により特徴的症候群が生ずる．グルココルチコイド過剰分泌 (Cushing 症候群 Cushing syndrome) は満月様顔貌，多血症様の外観，中心性肥満，赤紫色の腹部皮膚線条，高血圧，骨粗鬆症，精神異常，低タンパク，耐糖能異常または顕性糖尿病を来す．
　アルドステロン過剰症 hyperaldosteronism におけるミネラルコルチコイド過剰分泌は通常，浮腫を伴わない Na^+ 貯留，筋力低下，多尿，低カリウム血症，代謝性アルカローシス，時に低カルシウム血症とテタニーをもたらす．
　アンドロゲン過剰分泌は男性化または多毛，偽性思春期早発あるいは性的発育異常(以前は女性の偽性思春期早発として知られていた 46XX の性的発育異常)を引き起こす．
　グルココルチコイド分泌欠乏は自己免疫や他の要因による副腎破壊によって生じ (Addison 病 Addison disease)，脱力，疲労，倦怠感，食欲不振，やせ，悪心，嘔吐，体重減少，低血圧，低血糖，身体的ストレス(例えば，感染)に対する顕著な不耐性といった症状を引き起こす．血漿 ACTH の上昇は色素沈着を起こす可能性がある．
　ミネラルコルチコイド欠乏は腎 Na^+ 喪失と K^+ 貯留をもたらし，重症の脱水，低血圧，心臓の容量減少，低ナトリウム血症，高カリウム血症，代謝性アシドーシスを起こし得る．ミネラルコルチコイド分泌欠乏はまた腎疾患や低レニン血症例でも生ずる(低レニン性低アルドステロン症 hyporeninemic hypoaldosteronism)．

Cushing 症候群

　Cushing 症候群 Cushing syndrome は過剰な循環血中グルココルチコイドの慢性的曝露により生ずる臨床症状で(図 21-11)，高コルチゾール血症 hypercortisolism とも呼ばれる．本症候群の最も多い原因は下垂体前葉からの ACTH 過剰分泌である (Cushing 病 Cushing disease)．

代表的な副腎皮質疾患の病態生理

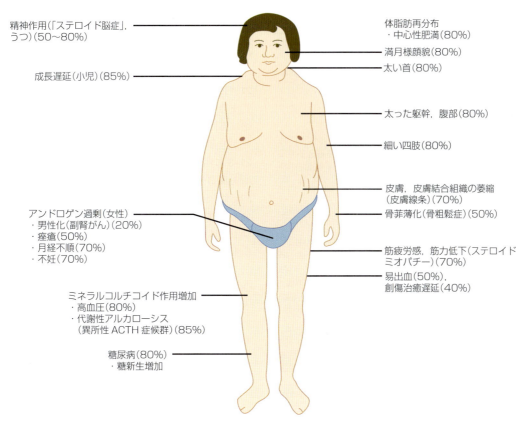

図 21-11　Cushing 症候群の典型的な所見.

病　因

　Cushing 症候群は内因性あるいは慢性的グルココルチコイド投与（医原性 Cushing 症候群）の結果起こる可能性がある．内因性 Cushing 症候群の全発生率は人口 100 万人あたりおおよそ 2～4 人で，女性が男性よりも 9 倍多い．表 21-3 に Cushing 症候群の主な原因をまとめた．

A. 視床下部 CRH 過剰分泌

　まれだが，Cushing 症候群患者が ACTH 過剰分泌の原因となる**下垂体 ACTH 産生細胞のびまん性過形成 diffuse hyperplasia of pituitary corticotroph cell** を有することがある．この過形成はおそらく視床下部の CRH 過分泌または異所性に CRH を分泌する非視床下部性腫瘍による．慢性的 CRH 過剰分泌が下垂体腺腫を引き起こすことはない．

B. 下垂体性 Cushing 病

　Cushing 病 Cushing disease は非医原性高コルチゾール血症の最も多い原因で，女性が男性と比べ 4～9 倍多い．Cushing 病患者は ACTH を過剰分泌する下垂体腺腫を有する（図 21-11）．本腺腫は下垂体前葉に位置し，通常 10 mm 未満の大きさ［**マイクロアデノーマ（微小腺腫）microadenoma**］で，ACTH 含有分泌顆粒を持つ好塩基性の ACTH 産生細胞からなる．**マクロアデノーマ（巨大腺腫）macroadenoma** は一般的でなく，がんはきわめてまれである．下垂体腺腫はよくあり，症例選択のない剖検シリーズでの発見は 10～25％，磁気共鳴画像法（MRI）検査を行った症候のない対象については約 10％の頻度である．ACTH 産生腫瘍のクローン起源決定のために分子生物学的手法を用い，ACTH 産生下垂体腺腫は単一の前駆細胞から生じるモノクローナル細胞であることが示された．おそらく腫瘍形成には体細胞変異が必要である．

　Cushing 病では慢性的な ACTH 分泌過剰が両側副腎皮質過形成をもたらし，合計の副腎重量（正常は 8～10 g）は 12～24 g の範囲にある．最も典型的な副腎皮質過形成は小結節性だが，患者の一部，特に長期の Cushing 病例では大結節性過形成が発生する．

表 21-3　Cushing 症候群の主な原因

非医原性

ACTH 依存性

1. Cushing 病（ACTH 分泌下垂体腺腫）:

- ・疫学：非医原 Cushing 症候群患者の 68%．女性に多い（約 1：8 の男女比）．診断年齢は通常 20〜40 歳.

- ・臨床的特徴：色素沈着過剰と低カリウム血症性アルカローシスはまれ．アンドロゲン過剰症状は痤瘡と多毛に限定．コルチゾールと副腎アンドロゲン分泌増加は中等度にとどまる.

- ・経過：5，6 年以上かけ緩徐に進行.

2. 異所性 ACTH 症候群:

- ・疫学：自然発症 Cushing 症候群患者の 15%．男性に多い（約 3：1 の男女比）．診断年齢は通常 40〜60 歳．肺小細胞がんと気管支カルチノイド腫瘍患者に最も多い．まれに，他の ACTH 産生腫瘍があり，これらには胸腺・腸管・膵臓または卵巣のカルチノイド腫瘍，膵 Langerhans 島腫瘍，卵巣がん，甲状腺髄様がん，褐色細胞腫，子宮頸部または腟の小細胞がんが含まれる.

- ・臨床的特徴：コルチゾール過剰の急激な発症のため，脱力，高血圧，耐糖能異常にしばしば限定される．体重減少と貧血は悪性腫瘍のよくある影響である．原発腫瘍は通常すぐにわかる．色素沈着過剰と低カリウム血症，アルカローシスはコルチゾールや他のステロイドのミネラルコルチコイド作用により生ずる可能性がある.

- ・経過：根底にあるがんにより，コルチゾール過剰は急激に発症し，ステロイド過剰分泌がしばしば重症で，同等にグルココルチコイド，アンドロゲン，デオキシコルチコステロン濃度が上昇している．良性腫瘍の場合は，経過の進行は緩徐である.

ACTH 非依存性

3. 機能性副腎腫瘍:

- ・疫学：Cushing 症候群患者の 20%．大多数は副腎腺腫，ごくまれに副腎がん．女性に多い．副腎がんは 1 年に約 100 万人あたり 1〜2 人の発症．診断年齢は通常 35〜40 歳.

- ・臨床的特徴：腺腫；発症は緩徐．通常コルチゾールのみを分泌する．コルチゾール過剰は軽度から中等度．アンドロゲン過剰作用は欠如．がん；急速な発症．急速な進展．顕著なグルココルチコイド，アンドロゲン，ミネラルコルチコイド上昇．低カリウム血症，腹痛，腹部腫瘤，肝臓や肺への転移.

医原性

4. 外因性グルココルチコイド投与:

- ・非内分泌疾患の治療における高用量グルココルチコイド投与.

C. 異所性 ACTH 症候群

異所性 ACTH 症候群 ectopic ACTH syndrome では，非下垂体腫瘍が生物学的に活性のある ACTH あるいは ACTH 様ペプチドを合成，過剰分泌する（図 21-12）．最も原因となる腫瘍は肺の小細胞がんと気管支カルチノイド腫瘍である．異所性 ACTH 過剰分泌は男性により多いが，これはほとんど肺腫瘍が男性により多く発生することによる．他の関連腫瘍を表 21-3 に示した．慢性的 ACTH 分泌過剰は顕著な両側副腎皮質過形成を引き起こし，副腎重量は合計 24〜50 g 以上の範囲にある．非下垂体腫瘍による ACTH 分泌は副腎機能亢進を起こし，血中コルチゾール高値は下垂体の ACTH 産生を抑制する．また下垂体 ACTH 産生細胞の ACTH 含有が低下する.

D. 異所性 CRH 症候群

異所性 CRH 症候群はまれな Cushing 病の原因（図 21-12 参照）で，大部分の症例は気管支カルチノイドを併発する.

E. 機能性副腎腫瘍

副腎皮質腺腫 adrenocortical adenoma と副腎皮質がん adrenocortical carcinoma はコルチゾールの自律性産生による Cushing 症候群を起こす可能性がある（図 21-12）．腺腫は通常直径 3〜6 cm，重量は 10〜70 g，被膜に覆われ，主に束状層細胞からなる．腺腫細胞のコルチゾール合成は相対的に非効率である．副腎皮質がんは通常大きく，100 g〜数 kg の重量で，しばしば Cushing 症候群が臨床的に明らかとなる時点までに腹部腫瘤として触知される．腫瘍は著しく血管に富み，壊死，出血，囊胞変性，石灰化を伴う．高度悪性病変で副腎被膜，隣接臓器，血管への浸潤と肝臓や肺への転移傾向がある.

F. 小結節性副腎皮質過形成

ACTH 非依存性の小結節性副腎皮質過形成は Cushing 症候群のまれな原因である（原発性色素性結節性副腎疾患とも命名されている）（訳注：日本では原発性色素沈着性結節性副腎異形成と呼ぶことが多い）．この疾患は病理学的には多発小結節，色素沈着，通常両側のコルチゾール分泌結節によって特徴付けられる．患者の約半数は小児，若年成人の孤発性で，残りは青色母斑［頭部・顔面の粘膜表層や皮膚の色素斑（小斑点）］，皮下，乳腺，心房の粘液腫，下垂体 GH 産生腺腫，末梢神経，精巣，他の内分泌腺の腫瘍を伴う常染色体優性遺伝疾患として発症する（Carney 複合）.

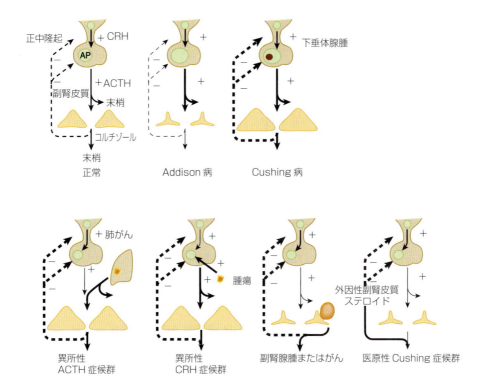

図 21-12 視床下部，下垂体，副腎の関係．実線は刺激，破線は抑制を示す．**正常**：視床下部の正中隆起により産生される副腎皮質刺激ホルモン放出ホルモン(CRH)は下垂体前葉(AP)による副腎皮質刺激ホルモン(ACTH)分泌を刺激する．ACTHはコルチゾール，副腎皮質の主たるグルココルチコイドの合成，遊離の引き金となる．コルチゾール濃度の上昇はCRHのACTH放出刺激作用を阻害(またはコルチゾールがCRH放出を抑制する可能性もある)して，ネガティブフィードバックを完了する．**Addison病**：第一義的には副腎皮質の破壊性疾患で，血漿コルチゾールの濃度は非常に低く，CRHの下垂体前葉に対する作用が阻害なく進行して，ACTH分泌の顕著な上昇を引き起こす．高濃度ACTHは特徴的な皮膚色素沈着性変化をもたらす．**Cushing病**：原発病変は下垂体か，視床下部レベルにあると考えられる．いずれの場合もACTHとコルチゾールは過剰である．前者は両側副腎皮質過形成を，後者はコルチゾール過剰の臨床症状を引き起こす．下垂体前葉細胞は循環する高濃度コルチゾールに対し相対的な抵抗性がある．**異所性ACTH症候群**：本症候群では，例えば，肺がんのような腫瘍によりACTHまたはACTH様ペプチドが産生される．副腎は刺激され，循環するコルチゾールは増加し，下垂体のACTH分泌は抑制される．**異所性CRH症候群**：本症候群では，CRHがカルチノイドのような腫瘍により産生される．下垂体は刺激され，過剰なACTHを産生する．副腎は刺激され，循環するコルチゾールは増加する．コルチゾール過剰は視床下部のCRH産生を減少させる．しかし，下垂体ACTH産生に対するネガティブフィードバックが異所性CRH産生により圧倒される．**副腎腺腫またはがん**：副腎皮質の腺腫またはがんが自律的にコルチゾールを産生する可能性がある．その産生量が生理学的量を上回るとき，Cushing症候群が結果的に生ずる．高濃度の循環コルチゾールによってCRHの下垂体前葉に対する作用は抑制され，ACTHの分泌減少と正常副腎組織萎縮の原因となる．**医原性Cushing症候群**：コルチゾールの生理的量を超える外因性副腎皮質ステロイド投与は直接的に末梢のコルチゾール過剰症状をもたらし，下垂体前葉に対するCRHの影響を阻害して，コルチゾール分泌減少と正常副腎組織萎縮の原因となる．(Burns TW, Carlson HE. Endocrinology. In: Sodeman WA et al, eds. *Pathologic Physiology: Mechanisms of Disease*. Saunders, 1985より許可を得て転載・改変．)

G. 大結節性副腎皮質過形成

　もう1つのCushing症候群のまれな原因は両側性大結節性副腎皮質過形成である．この状況下では両側副腎は顕著に肥大し，切断面には腫大結節が見出される．結節は顕微鏡で小柱状，腺様，球状層様構造により特徴付けられる多様な組織パターンを示す．時にこの過形成は片側性の可能性がある．大結節性副腎皮質過形成患者の一部は典型的なCushing症候群の特徴を示さない．大結節性副腎皮質過形成はほとんど腹部超音波またはコンピュータ断層撮影法(CT)検査で偶然に発見され，良性が考慮されるに違いない．

病態生理

　Cushing症候群の種々の原因は，ACTH依存性と非依存性という2つのカテゴリーに分けることができる．ACTH依存性Cushing症候群はCushing病(ACTH依存性例の95%)，異所性ACTH症候群(5%)と異所性CRH分泌(まれ)を含み，これらすべてがACTHの過剰分泌とコルチゾール分泌増加により特徴付けられる．ACTH非依存性Cushing症候群の原因にはグルココルチコイド産生副腎腺腫，小結節性副腎皮質過形成，大結節性副腎皮質過形成が含まれ，すべてコルチ

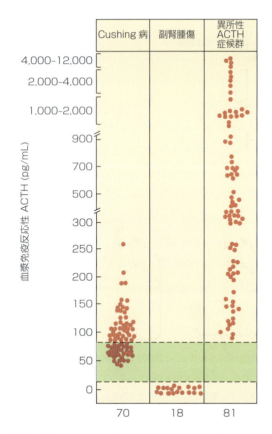

図 21-13 種々病型の非医原性 Cushing 症候群における血漿 ACTH の基礎値．緑色の部分は正常範囲を示す．(Scott AP et al. Pituitary adrenocorticotropin and the melanocyte stimulating hormones. In: Parsons JA, ed. *Peptide Hormones*. University Park Press, 1979 より許可を得て転載．)

ゾールの自律性分泌と下垂体 ACTH 分泌抑制により特徴付けられる(図 21-12，図 21-13)．

A. Cushing 病

Cushing 病では下垂体腺腫による ACTH 持続性過剰産生が存在する．ACTH 過剰分泌は病的，周期的，ランダムで，通常，ACTH，コルチゾール分泌の正常日内リズムを欠く．夜間のコルチゾール濃度は上昇し，これは診断法に利用できる(図 21-13)．血漿中 ACTH とコルチゾールは変動し，正常範囲のこともある．しかし，**24 時間尿中遊離コルチゾール 24-hour urine free cortisol** 測定は高コルチゾール血症を確認する．この過剰なコルチゾールは下垂体腺腫による ACTH 分泌を抑制しない．

Cushing 病患者の大部分(90％)は CRH 刺激に対する血漿 ACTH とコルチゾールの過大反応を有し，外因性グルココルチコイド(例えば，1 mg デキサメタゾン抑制試験)による ACTH とコルチゾールの分泌抑制

が不完全である．これらの所見は下垂体腺腫細胞が通常 CRH 感受性とグルココルチコイドに相対的抵抗性であることを示唆するが，単に ACTH 分泌細胞数の増加によるのかもしれない．下垂体微小腺腫患者の約 10％は CRH に対する血中 ACTH の大幅な増加反応を示さない．おそらくこのような患者のクローン細胞は受容体あるいは受容体後の欠陥がある．

ACTH の過剰分泌にもかかわらず，ストレスに対して下垂体と副腎は正常応答ができない．例えば，低血糖または手術のような刺激は ACTH やコルチゾール分泌を上昇させない．おそらく慢性的なコルチゾール過剰が視床下部の CRH 分泌を抑制しているからである．コルチゾール過剰は他の正常下垂体，視床下部機能も阻害し，サイロトロピン，成長ホルモン，ゴナドトロピン分泌に影響する．ACTH 分泌下垂体腺腫の外科的切除はこれらの異常を反転させる．

B. 異所性 ACTH 症候群

異所性 ACTH 症候群では，ACTH とコルチゾールの過剰分泌はランダムで，周期的，Cushing 病患者と比べて量的に多い(図 21-13)．確かにコルチゾール，副腎性アンドロゲン，他のステロイドの血漿中濃度と尿排泄はしばしば顕著に上昇している．腫瘍からの異所性 ACTH 分泌はデキサメタゾンのような外因性グルココルチコイドによって通常抑制できない(図 21-14)．

C. 異所性 CRH 症候群

臨床的に異所性 CRH 症候群は異所性 ACTH 症候群と区別できない．しかし，生化学的には血漿 CRH 濃度が上昇(あるいは抑制されていない)し，CRH 刺激による ACTH 分泌が高用量デキサメタゾンにより通常抑制可能である．

D. 副腎腫瘍

原発性副腎腺腫とがんは視床下部・下垂体の制御下になく，それゆえコルチゾールを自律的に過剰分泌する．このコルチゾール過剰は下垂体の ACTH 産生を抑制し，病変に関わらない副腎皮質の萎縮をもたらす(図 21-12)．ステロイド分泌はランダム，周期的で，通常デキサメタゾンによって抑制できない．副腎皮質がんではアンドロゲン前駆体の過剰産生がよくあり，女性の多毛，男性化，小児の思春期早発を来す．他方，副腎腺腫でのアンドロゲン前駆体産生は比較的限られた程度であり，臨床徴候は主にコルチゾール過剰による．

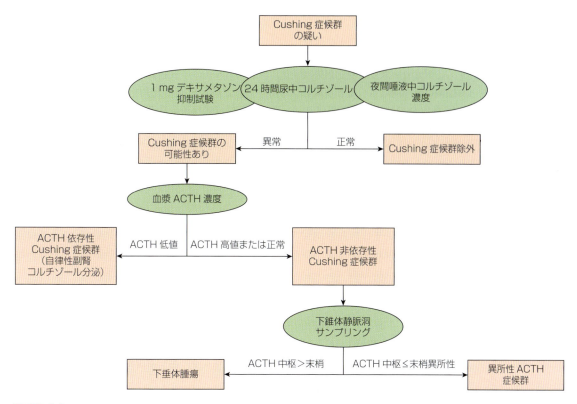

図21-14 Cushing 症候群の疑いに対する診断評価．最初の検査［1 mg デキサメタゾン抑制試験または 24 時間尿中コルチゾールまたは夜間唾液中コルチゾール濃度（訳注：日本では保険未承認）］がコルチゾール過剰の確認あるいは除外する．そして血漿 ACTH 濃度が副腎性（ACTH 非依存性）と ACTH 非依存性の原因を区別する．ACTH 濃度上昇または正常例では，下錐体静脈洞サンプリングによる限局化が下垂体性の原因を同定，除外する．四角形は臨床診断を囲み，楕円形は診断検査を示す．

E. 両側小結節性副腎皮質過形成

ACTH 濃度は低く，コルチゾールは高用量デキサメタゾンにより抑制されない．このことはコルチゾールの奇異性上昇が観察できるという古典的な原発性色素沈着性結節性副腎異形成とは異なる．

F. 両側大結節性副腎皮質過形成

ここでもコルチゾール過剰，血漿 ACTH 低値と日内リズム消失，高用量デキサメタゾンによるコルチゾール抑制の欠如が見出される．ACTH 非依存性大結節性副腎皮質過形成患者の一部が胃抑制ペプチド gastric inhibitory polypeptide（GIP，食事依存性高コルチゾール血症），バソプレシン，βアドレナリン受容体，黄体形成ホルモン（LH）/ヒト絨毛性ゴナドトロピン（hCG）（妊娠中，閉経後の高血圧）またはセロトニン（5-HT）を含む異常な副腎受容体を有することが発見されてきた．

G. サブクリニカル Cushing 症候群

定型的に利用した超音波，CT 画像解析により，微候のない患者での副腎腫瘍の検出頻度が増えている．「偶発腫」と呼ばれる（後述参照）疾患の相当の比率がホルモン産生活性を有し，偶発腫の 5% から 20% がグルココルチコイドを産生する．特異的な Cushing 徴候を欠いたこのような自律的なグルココルチコイド産生はサブクリニカル Cushing 症候群と命名される．推定頻度は 10 万人あたり 79 人で，サブクリニカル Cushing 症候群は古典的な Cushing 症候群よりずっと多い．腫瘍のグルココルチコイド産生量に依存して，臨床的スペクトラムは若干のコルチゾール日内変動減弱から片側副腎摘出後に副腎不全が持続する対側副腎の完全萎縮まで幅がある．

臨床症状

グルココルチコイド過剰はいくつかの方法で耐糖能異常をもたらす．第一は，コルチゾールの過剰はタンパクの異化により遊離したアミノ酸に由来する肝臓でのグルコース合成を促進させる．増加した肝臓のグルコース生成はグルコース-6-ホスファターゼとホスホエノールピルビン酸カルボキシキナーゼといった酵素

の刺激を介して生ずる．第二は肝臓でのグリコーゲン，ケトン体産生増加である．第三はコルチゾールはインスリンの末梢におけるグルコース利用作用に対する拮抗で，これはおそらくグルコースリン酸化阻害による．耐糖能異常と高血糖は臨床的には口渇と多尿として現れる．顕性糖尿病はCushing症候群患者の10〜15％で起こる．本症の糖尿病はインスリン抵抗性，ケトーシス，脂質異常症により特徴付けられるが，アシドーシスと微小血管合併症はまれである．

慢性的なコルチゾール過剰により，筋肉の消耗がタンパク過剰異化，筋タンパク合成減少，インスリン受容体後の機能不全を介した筋インスリン抵抗性誘導の結果として生じる．近位筋の筋力低下は患者の60％で起こるが，これは通常，両腕を使わず階段を上がったり，椅子やベッドから立ち上がるのが困難となることで明らかとなる．髪をとかすか，乾かす際の倦怠感もみられる．

肥満と体脂肪再分布はおそらく最も認識可能なCushing症候群の特徴であろう．体重増加はしばしば最初の徴候である．肥満は体の中心に集中し，四肢は相対的に控えめである．脂肪組織の再分布は主に顔，首，躯幹，腹部に影響を与える．顔の脂肪肥厚は輪郭を丸くし，満月様顔貌が生ずる．背頸部の脂肪量増加（野牛肩）はいかなる原因による体重増加でも起こるが，鎖骨上窩を越えて充満，膨隆する増加脂肪がCushing症候群でより特異的である．腹部脂肪沈着は中心性肥満をもたらし，Cushing症候群患者の50％はウエスト・ヒップ比の増加（男性1.0以上，女性0.8以上）を伴う．この脂肪沈着は皮下と腹腔内ともに起こるが，臓器周囲が最も目立ち，おそらくこれは他の脂肪組織よりも腹腔内脂肪がグルココルチコイド受容体を高密度に有するためであろう．

異常な脂肪分布の理由はわかっていない．しかしCushing症候群患者での血漿レプチン濃度は非肥満健常者やCushing症候群の患者と類似した体脂肪率だが，内分泌異常または代謝障害のない肥満者と比べ有意に上昇している．レプチンは食欲と体重調節の手助けをする脂肪細胞由来の満腹因子である．おそらくCushing症候群患者での血漿レプチン上昇は内臓肥満の結果であろう．グルココルチコイドは脂肪組織に少なくとも一部直接作用して，レプチン合成，分泌を増加させる可能性がある．また慢性的なグルココルチコイド過剰は高インスリン血症あるいはインスリン抵抗性を介した間接的効果を有する可能性もある．

グルココルチコイドの知られている脂肪分解作用を考慮すると，グルココルチコイド過剰により引き起こ

された脂肪沈着増加は奇異にみえる．それはコルチゾール過剰が引き起こす高インスリン血症の脂肪合成効果または食欲増進により説明されるかもしれない．

グルココルチコイド過剰は線維芽細胞を抑制し，コラーゲンと結合組織の喪失をもたらす．皮膚の菲薄化，腹部の皮膚線条，易出血，創傷治癒不良，頻回な皮膚感染はその結果である．萎縮は皮膚の半透明の外観をもたらす（訳注：海外では高品質な細巻き煙草にに使用する薄紙，fine cigarette paper様の外観と表される）．皮膚萎縮は手背または肘部で最も正しく認識される．

顔面では副腎皮質ステロイド過剰は，口を取り囲むように存在する紅斑上の小濾胞状で特徴付けられる口囲皮膚炎と顔面中央部の紅斑により特徴付けられる酒皶様皮膚炎を起こす．顔面の毛細血管拡張と頬部の多血症はコルチゾール過剰による皮下組織喪失に起因する可能性がある．アンドロゲンの効果を反映した多数の膿疱病変またはグルココルチコイドの効果を反映した丘疹病変により特徴付けられるステロイド痤瘡が時々顔，胸，背中に起こる．**黒色表皮腫 acanthosis nigricans**は，暗色で，軟らかい，微細なしわと乳頭を伴うビロード様皮膚であるが，鼠径部や乳房下のような間擦領域または頸部，胴回りのような摩擦部に生じやすい．黒色表皮腫は皮膚細胞外マトリックスでの2つの変化に起因すると考えられている．グリコサミノグリカン形成変化と真皮からの突出する乳頭中の細胞外マトリックスの腹部沈着により引き起こされる粘稠性低下である．

患者の50〜70％に赤紫色の**皮膚線条 striae**がみられ，部位は腹壁，乳房，腰，臀部，大腿，腋下に最も多い．皮膚線条は薄い皮膚を伸展し，真皮下組織を断裂させる皮下脂肪沈着増加に起因する．結合組織喪失により皮膚線条は皮膚表面下に押し下げられ，妊娠や急速体重増加の白桃色皮膚線条より幅が広い（しばしば0.5〜2.0 cm）．易創性は患者の約40％で起こる．ごく軽微な外傷後の溢血斑が紫斑をもたらす．創傷治癒は遅延し，術創が時に離開する．癜風，脂漏性皮膚炎，爪真菌症，口腔カンジダ症を含む皮膚や粘膜の真菌感染がしばしばみられる．

異所性ACTH症候群では，その一部にメラノサイト刺激ホルモン（MSH）様の活性を有するACTHの顕著な血中濃度上昇により皮膚の過剰色素沈着が生じ得る．しかし，過剰色素沈着はCushing病ではまれで，両側副腎全摘後（Nelson症候群）を除き副腎腫瘍を認めない．

女性患者の約80％では，副腎アンドロゲン分泌増加による多毛が顔面，腹部，乳房，胸部，近位大腿部に起こる．痤瘡はしばしば多毛を伴う．

骨や Ca^{2+} 代謝におけるグルココルチコイドの生理的役割はよくわかっていないが，過剰なグルココルチコイド産生が骨形成を阻害し，骨吸収を促進する(17章参照)．グルココルチコイドは骨代謝を制御する主要な細胞種に直接作用し，骨芽細胞分化を阻害するが，これには骨芽細胞，骨細胞のアポトーシス，破骨細胞生存延長が含まれる．以前に述べたように，コルチゾール過剰は男性，女性の性腺機能低下をもたらす［視床下部ゴナドトロピン(性腺刺激ホルモン)放出ホルモン(GnRH)抑制による］ので骨強度に対する性ホルモンの有益な効果が減弱する．

さらにグルココルチコイド過剰は腸管の Ca^{2+} 吸収を減少，尿中 Ca^{2+} 排泄を増加(高カルシウム尿症)させ，その結果負の Ca^{2+} バランスをもたらす．またグルココルチコイドは腸管，腎尿細管でのビタミン D 作用と肝臓でのビタミン D 水酸化を阻害することにより腸管での Ca^{2+} 吸収と腎尿細管の Ca^{2+} 再吸収を減弱させる．これに伴い副甲状腺ホルモンパラトルモン(PTH)分泌は上昇し，骨吸収が加速する．

高カルシウム尿症の結果，腎結石が患者の 15% に起こる．このような患者では腎疝痛を生じることがある．グルココルチコイドもまた腎尿細管のリン再吸収を減少させ，リン酸塩尿と血清リン濃度の低下をもたらす．

骨形成低下と骨吸収増加の併存は最終的に全身の骨量減少(**骨粗鬆症 osteoporosis**)と骨折リスク増加につながる．骨折リスクは付随するミオパチーによって促進される．骨粗鬆症は患者のほとんどに存在し，58% の症例の初発症状は背部痛である．X 線写真で脊椎圧迫骨折(患者の 16〜22%)，肋骨骨折がしばしば，時に多発疲労骨折が認められる．理由はわかっていないが，外因性(医原性)副腎皮質ステロイドでは骨(通常，大腿骨か上腕骨)の無腐性(無菌性)壊死を時々起こすが，内因性の高コルチゾール血症ではまれである．

いくつかの機序によりグルココルチコイド過剰は感染，外傷に対する炎症反応を変化させる．分子レベルでは，グルココルチコイドは GR の活性化によりその作用を発揮し，炎症誘発遺伝子と免疫惹起因子の転写に必須な他の転写因子［例えば，核内因子 κB(NF-κB)，アクチベータータンパク1(AP-1)］に干渉する．一般にグルココルチコイドは CD4 T 細胞数を減少させ，より強力に Th1 関連サイトカイン(例えば，インターロイキン2)を抑制する．グルココルチコイドは線維形成活性も阻害し，細菌や他の感染症の防御の妨げとなる．したがって，コルチゾール過剰患者は例えば，結核，真菌，*Pneumocystis* 感染症のような細胞性免疫反応を必要とする疾患にかかりやすい．

グルココルチコイド過剰はさらに組織からのヒスタミン遊離によるアレルギー性疾患の徴候を抑制する．

高血圧は自然発症 Cushing 症候群患者の 75〜85% に起こり，その正確な病因は不明である．高血圧は，高濃度では 11β-ヒドロキシステロイドデヒドロゲナーゼ 2 型による不活性化を逃れる過剰グルココルチコイドのミネラルコルチコイド作用による塩分や水貯留と関連する可能性がある．あるいはアンジオテンシン分泌増加によるのかもしれない．Cushing 症候群では血漿レニン活性や濃度は一般に正常か，抑制されているにもかかわらず，アンジオテンシン濃度は正常の約 2 倍上昇する．これはグルココルチコイドの肝アンジオテンシン合成に対する直接作用によるもので，アンジオテンシンを約 40% 増加させる．Cushing 症候群患者に対するアンジオテンシン II アンタゴニスト(拮抗薬)のサララシン投与は迅速な 8〜10 mmHg の収縮期，拡張期血圧低下をもたらす．実験動物研究で，多様な機序によってグルココルチコイドが血管トーヌスに対し許容作用を示す．一部は血管平滑筋が関わり，血管収縮因子であるエンドセリン分泌増加，Ca^{2+} 取り込み上昇，Ca^{2+} チャネルアンタゴニスト結合性増加，α_{1B} アドレナリン受容体増加が含まれる．加えて，グルココルチコイドは心房性ナトリウム利尿ペプチド(ANP)によるサイクリックグアノシン一リン酸形成低下を引き起こし，その結果 ANP による血管拡張は減弱する．また，グルココルチコイドは血管内皮細胞での一酸化窒素生成を阻害して，血管収縮をしやすくさせたり，カテコールアミンの昇圧作用に対する細動脈感受性を上昇させる．

Cushing 症候群では一般に性腺機能異常を来すが，これは副腎皮質からのアンドロゲン(女性)とコルチゾール(男性と女性)分泌増加の結果である．閉経前女性ではアンドロゲンが多毛，痤瘡，無月経，不妊を引き起こす．コルチゾール過剰は視床下部の GnRH パルスジェネレーターに LH，卵胞刺激ホルモン(FSH)の正常な脈動分泌と GnRH に対する下垂体反応性を阻害する影響を与えるようにみえる．したがって，高濃度のコルチゾールは下垂体の LH 分泌を抑制し得る．女性では無月経，希発月経，過多月経を含む生理不順が生じる．男性では精巣からのテストステロン分泌が減少し，弱作用アンドロゲンの副腎分泌増加はこれを代償しない．性欲減退，体毛減少，軟らかい小精巣，性交不能症が確実にみられる．

過剰なグルココルチコイドはしばしば高揚感，食欲亢進，易刺激，情緒不安定，性欲減退を含む精神症状を生じさせる．多くの患者が集中力と記憶力低下，睡

眠障害，レム睡眠時間短縮と早朝覚醒を伴う認知機能低下を経験する．グルココルチコイド過剰はまた脳波基礎律動を速める．明らかな精神病がCushing症候群患者の51〜81％に起こる．主にうつだが，不安，妄想，幻覚を伴う精神病，多動(躁すらある)もある．これら中枢神経作用の病因はよくわかっていない．

グルココルチコイド過剰は，一部は骨細胞に対する直接抑制と成長ホルモン，甲状腺刺激ホルモン(TSH)，ソマトメジンの合成低下によって小児の成長を阻害する．グルココルチコイドはまた成長板への直接作用によって成長を抑制するが，これには軟骨性骨基質と骨端増殖をもたらすムコ多糖産生減少が含まれる．

長期持続するグルココルチコイド過剰により，軽度から中等度の眼圧上昇や緑内障が存在するかもしれない．これはおそらく房水排泄に干渉する線維柱帯のコラーゲン腫脹と関係する．後嚢下白内障に進展する可能性もある．しばしば無症候性であるが，約半数の患者は眼球突出に至るであろう．視野欠損は視交叉圧排と関連する下垂体マクロアデノーマ例の40％に生ずる．マイクロアデノーマでの視野欠損はない．

Cushing症候群の日常的な検査結果は通常，ヘモグロビン，ヘマトクリット，赤血球数増加である．アンドロゲン過剰に続発する多血がまれに起こる．総白血球数は一般に正常であるが，リンパ球，好酸球の比率と数はしばしば正常以下である．

血清電解質は通常正常であるが，異所性ACTH症候群や副腎皮質がん患者でのミネラルコルチコイド過剰分泌の結果，低カリウム性代謝性アルカローシスが起こる．空腹時高血糖は患者の10〜15％にみられるが，食後の高血糖，尿糖はこれよりずっと多い．Cushing症候群患者のほとんどは二次性の高インスリン血症と糖負荷試験での異常がある．血清 Ca^{2+} は一般に正常で血清リンは正常低値または軽度低値である．高カルシウム尿症が症例の40％で示されるに違いない．

サブクリニカルCushing症候群患者は古典的コルチゾール過剰症候を欠くが，肥満，高血圧，2型糖尿病をしばしば併発する．

診 断

いくつかのアプローチ(図 21-14 参照)によって高コルチゾール血症の疑いを調べることができる．診断評価のための段階的アプローチが現在，推奨されている．第1段階は病的な高コルチゾール血症を示し，Cushing症候群の診断を確認することである．第2段階はACTH非依存性と依存性疾患の区別で，そのあとに下垂体，副腎のいずれかの画像検査へと続く．

ACTH依存性疾患についての最終段階は，MRIによるACTH過剰の局在決定で，もしそれではっきりしなければ下錐体静脈サンプリング(IPSS)または海綿静脈洞サンプリング(CSS)を行う．

外来患者で原則収集した24時間蓄尿検体中の遊離コルチゾール測定はコルチゾール過剰排泄を示す(24時間遊離コルチゾール濃度が100 μg/日以上)．Cushing症候群ではまれに尿中遊離コルチゾール値が正常となる．尿中遊離コルチゾール測定はCushing症候群の存在をスクリーニング，確認するための最も特異性の高い検査である．

一晩法の1 mgデキサメタゾン抑制試験の実施は外因性副腎皮質ステロイド(デキサメタゾン)による副腎コルチゾール分泌産生の正常な抑制の欠如を示す．本試験は午後11時に1 mgのデキサメタゾンを処方し，翌朝の午前8時の血漿中コルチゾール濃度を得ることで成し遂げられる．健常者ではデキサメタゾンが早朝のコルチゾール上昇を抑制し，その結果血漿コルチゾール濃度は1.8 μg/dL(50 nmol/L)未満となる．このカットオフはCushing症候群について高い検査感度を与える．Cushing症候群では同等にコルチゾール分泌は抑制されず，負荷後の値はしばしば10 μg/dL(280 nmol/L)を上回る．

もし一晩法のデキサメタゾン抑制試験が正常なら，Cushing症候群の診断の可能性はきわめて低い．もし尿中遊離コルチゾールも正常なら，Cushing症候群は除外される．仮に両試験の結果がどちらも異常なら，コルチゾール過剰は存在し，偽陽性(偽性Cushing症候群)を生ずる状況(急性または慢性疾患，肥満，高エストロゲン状態，薬剤，アルコール依存，うつ)が否定されれば，Cushing症候群の診断が立証されたと考えることができる．CRH試験は，おそらく偽性Cushing症候群に起因する尿中コルチゾール境界域の例で有用な追加検査の1つである．

結果が不明確または境界域の患者では，2日間低用量デキサメタゾン抑制試験がしばしば行われる(0.5 mgを6時間ごとに8回服用する)．本試験が正常反応ならCushing症候群の診断は除外される．正常反応は朝の午前8時の血漿中コルチゾール濃度が2 μg/dL(56 nmol/L)未満，24時間尿中遊離コルチゾール濃度が10 μg/日(28 nmol/日)未満，24時間尿中17-ヒドロキシコルチコステロイド濃度が2.5 mg/日(6.9 μmol/日)未満または1 mg/gクレアチニン(0.3 mmol/molクレアチニン)である．

Cushing症候群の診断確認には血漿ACTH濃度測定が必要である(図 21-14 参照)．血漿ACTH濃度評

価は Cushing 症候群の ACTH 依存性と非依存性の原因識別を助ける．これらの検査は疑わしい下垂体，副腎，肺，他部位の腫瘍局在決定を目的とした画像検査（例えば，薄切片の CT スキャンまたは MRI）へと続く．

副腎がんについては，CT が典型的には辺縁不整，充実性部分が多様な造影剤増強効果を伴う内部不均一な大副腎腫瘤を示す．MRI も腫瘍の検出と大血管への浸潤の評価ができる．

臨床的に不顕性な副腎腫瘤（偶発腫）

副腎腫瘤はよくある．日常の剖検研究で 50 歳以上の人の 3% に副腎腫瘤が発見される．大部分は全く健康に脅威をもたらさないが，低い比率で内分泌学的問題を起こす．副腎腫瘤の約 4,000 に 1 つは悪性である．

偶発腫とは別の臨床的状況に対し行った検査あるいは治療中に偶然発見された臨床的に不顕性な腫瘍をさす．推定有病率は非内分泌学的併存症に対し超音波検査が行われた患者では約 1〜2%，以前にがんと診断された患者については 4.3% である．加齢に伴い有病率は 30 歳未満での 1% 未満から 70 歳以上では 7% へと上昇する．

病理学的には，臨床的に不顕性な副腎腫瘤は良性（腺腫，褐色細胞腫の一部，骨髄脂肪腫，神経節神経腫，副腎嚢胞，過誤腫）も，悪性（副腎皮質がん，褐色細胞腫の一部，他のがんからの転移）もある．副腎皮質がんの推定発生率は 1 年間に人口 100 万あたり 1〜2 人である．大きな副腎腫瘤（4 cm 以上）なら，副腎皮質がんの可能性がより高い．

典型的な診断評価は病変にホルモン活性があるか，非機能性かと悪性あるいは良性のようであるかの決定である．

特定の患者を選ばない場合または内分泌学的症候のない患者では，副腎偶発腫のほとんど（70% 未満）は非機能性だが，20% までの患者はサブクリニカルなホルモン過剰産生を有する．このような患者は代謝または心血管疾患の危険にさらされている可能性がある．最も多い（5〜10% まで）のはコルチゾール過剰産生で，時にサブクリニカル Cushing 症候群と呼ばれる状態にある．より少ないのが褐色細胞腫からのカテコールアミン過剰と腺腫からのアルドステロン過剰である．多毛または男性化腫瘍からの性ホルモン過剰が良性腺腫中に非常にまれだが観察される．専門医は，すべての例に 1 mg デキサメタゾン抑制試験と血漿中（または尿中）メタネフリン分画測定を行い，高血圧患者には血清カリウムと血漿アルドステロン濃度，血漿レニン活性を決定すべきと推奨している．

サブクリニカルな自律的グルココルチコイド過分泌を有する患者はインスリン抵抗性のような代謝異常や顕性 Cushing 症候群に進展するかもしれない．

CT あるいは MRI での腫瘍の大きさと外観は良悪性の識別の手助けとなる．例えば，4 cm 未満の偶発腫の 60% 以上は良性で，副腎皮質がんは 1% 未満である．対照的に 6 cm を上回る病変の 25% までががんで，良性腺腫は 15% 未満である．加えて，もし CT 検査が辺縁平滑，内部均一，標準的な測定法での X 線吸収が低値［CT 減衰値が 10 ハンスフィールドユニット（HU）未満］の腫瘍を示したら，その腫瘍は良性腺腫の可能性が高い．核医学シンチグラフィーとポジトロンエミッション断層スキャンの有用性ははっきりとしない．CT ガイド下の細針穿刺吸引生検はがんの既往歴と 20 HU を上回る高 CT 減衰値の不均一腫瘍を有する患者の診断に役立つに違いない．

既往歴，身体診察，検査でホルモン過剰の症候と生化学的証拠を有することが見出された片側偶発腫患者には通常手術が勧められる．また，症候の有無によらず褐色細胞腫の生化学的証拠のあるすべての患者にも手術が推奨される．サブクリニカルな機能亢進のある副腎皮質腺腫の管理はより議論があり，手術，非手術アプローチの両者が用いられる．

推奨される監視は 6〜12 ヵ月後の 2 回目の画像検査とホルモン過分泌除外を目的とした追跡内分泌的検査で構成される．大きさが安定している非分泌腫瘍患者についてこれ以上の監視は勧められていない．非機能性腫瘍患者の追跡では偶発腫の大多数の大きさは安定し，約 5〜25% は 1 cm の増加，3〜4% は減少することを示している．全体で，10 年まで監視した場合の非機能性腫瘍の 20% 以下がホルモン過剰分泌に進展した（通常コルチゾール，まれにカテコールアミンかアルドステロンの過剰分泌）．3 cm 以上の腫瘍はより小さな腫瘍に比べて機能亢進により進展する可能性が高い．

チェックポイント

12. 各種副腎ステロイドの過剰症候は何か．
13. Cushing 症候群の主要な原因は何か．
14. Cushing 病，異所性 ACTH 症候群，自律性副腎腫瘍患者ではグルココルチコイド調節がどのように変化するか．
15. グルココルチコイド過剰症の徴候は何か．
16. 示唆する症候を有する患者で Cushing 病と診断する異なる方法を挙げよ．

副腎皮質機能低下症

副腎皮質機能低下症は，一般に副腎皮質の破壊あるいは機能不全（原発性副腎皮質機能低下 primary adrenocortical insufficiency），または下垂体 ACTH 欠乏，視床下部 CRH 欠乏（続発性副腎皮質機能低下 secondary adrenocortical insufficiency）のどれかのために起こる．しかし，「代謝の先天的エラー」を起こすいくつかの酵素のいずれか 1 つの先天性欠損がコルチゾール分泌欠損をもたらす．酵素欠損はまた種々の治療薬にも起因し得る．例えば，メチラポン，アンフェノン，ミトタンである．

副腎皮質機能低下症の原因を表 21-4 に示す．原因

表 21-4　副腎皮質機能低下症の原因

原発性副腎皮質機能低下症（Addison病）
自己免疫（～80%）
結核
副腎出血と梗塞
ヒストプラズマ症，コクシジオイデス症と他の肉芽腫性感染症
転移性がんとリンパ腫（非 Hodgkin）
HIV，AIDS 関連日和見感染（例えば，サイトメガロウイルス）
アミロイドーシス
サルコイドーシス
ヘモクロマトーシス
放射線治療
抗リン脂質抗体症候群
外科的副腎摘出
酵素阻害薬（メチラポン，アミノグルテチミド，トリロスタン，ケトコナゾール，スラミン，エトミデート）
細胞毒性薬，化学療法剤（ミトタン，メゲストロール，ミフェプリストン）
先天性欠損（X 連鎖副腎白質ジストロフィー，酵素欠損，副腎低形成，家族性グルココルチコイド欠損症）
続発性副腎皮質機能低下症
慢性外因性ステロイド療法
下垂体腫瘍
視床下部腫瘍
後天性視床下部 CRH 単独欠損症

Carroll TB et al. Glucocorticoids and adrenal androgens. In: Gardner DB et al, eds. *Greenspan's Basic and Clinical Endocrinology*, 9th ed. McGraw-Hill 2011 よりデータを引用.

にかかわらず，原発性副腎皮質機能低下症の臨床徴候はコルチゾール，アルドステロン，アンドロゲンステロイド欠乏の結果起こる．

病　因

A. 原発性副腎皮質機能低下症

原発性副腎皮質機能低下症（Addison 病）は副腎皮質の自己免疫性破壊によることが最も多い（症例の 80% まで）．過去には副腎結核が最も多い原因であったが，現在はまれである．他の一般的でない原因にはヒストプラズマ症，副腎出血または梗塞，遺伝性の障害，転移性がん，AIDS（サイトメガロウイルス）関連副腎炎が含まれる．

原発性副腎皮質機能低下症はまれで，有病率は人口 100 万人あたり 39～60 人と以前報告されている．Addison 病は男女比 1：1.25 といくぶん女性に多い．通常 30～40 歳代に発症する．

1. 自己免疫性副腎皮質機能低下症——副腎皮質の自己免疫性破壊は**抗副腎抗体 antiadrenal antibody** 産生と関連すると考えられている．循環血中の抗副腎抗体は自己免疫性副腎不全が単独でも，多腺性自己免疫症候群の 1 型，2 型（後述参照）に随伴しても，患者の 80% 以上で検出できる．抗副腎抗体は少なくとも 2 種類ある．副腎皮質抗体（ACA）と副腎 21-水酸化酵素（シトクロム P450 c21）に対する抗体である．21-水酸化酵素抗体は Addison 病に特異性が高い．これらの抗体は無症候性患者におけるその後の副腎不全発症に関する重要な予知因子の可能性もある．副腎自己抗体が存在すると，3 年以内に患者の 41% が副腎不全を発症する．他臓器特異的自己免疫異常（例えば，早発卵巣機能不全）を有する成人での副腎皮質または 21-水酸化酵素に対する抗体検出は顕性 Addison 病への進行を 21%，不顕性の副腎機能低下を 29% 併発した．小児についてはリスクがいっそう高い．他臓器特異的自己免疫疾患（例えば，副甲状腺機能低下症）を伴う例では，副腎自己抗体検出は顕性 Addison 病の 90%，不顕性副腎機能低下の 10% というリスクでみられる．不顕性副腎機能低下と ACA，21-水酸化酵素自己抗体の持つ患者では，ステロイド療法が自己抗体消失と正常副腎皮質機能への回復をもたらし得る．

他組織の抗原に対する自己抗体が自己免疫性副腎皮質機能低下症患者でも同様にしばしば見出される．甲状腺抗体は 45%，胃壁細胞抗体は 30%，内因子抗体は 9%，副甲状腺抗体は 26%，性腺抗体は 17%，膵島抗体は 8% で発見される．

したがって，自己免疫性副腎不全がしばしば他の自

己免疫性内分泌疾患を併発することには驚かない．副腎を含む2つの異なった多腺性症候群が述べられている．**多腺性自己免疫症候群1型** autoimmune polyendocrine syndrome type 1（APS-1）はオートイムノレギュレーター遺伝子（*AIRE*）の変異により生ずるまれな常染色体劣性疾患で，小児期に発症する．診断には次の少なくとも2つが必要である．副腎不全，副甲状腺機能低下症，皮膚カンジダ症，性腺機能不全，1型糖尿病を含む他の内分泌異常を時々併発する．禿頭，白斑，悪性貧血，慢性肝炎，消化管吸収不良を含む他の非内分泌性自己免疫異常の発生率増加もある．この状況の自己免疫的成因にはシトクロム P450 コレステロール側鎖切断酵素（P450scc）に対する抗体形成が関わる．この酵素はコレステロールをプレグネノロンに変換する，コルチゾール合成の最初のステップである（図 21-3 参照）．P450scc は副腎と性腺には見出されるが，他の APS-1 関連臓器にはない．

多腺性自己免疫症候群2型 autoimmune polyendocrine syndrome type 2（APS-2）は副腎不全，橋本病甲状腺炎，1型糖尿病から構成される．HLA-B8（DW3）と HLA-DR3 ハプロタイプと関連がある．その病因は，前述したように 21-水酸化酵素に対する抗体形成が関わる．白斑（4～17％），悪性貧血，セリアック病，重症筋無力症のような他の自己免疫合併症が患者の1亜群に存在する．

病理学的に副腎は小さく，萎縮しているが，被膜は肥厚している．副腎皮質には強いリンパ球浸潤が存在する．皮質細胞は欠如または変性し，その周囲を間質組織やリンパ球が取り囲む．副腎髄質は保持されている．

2. 副腎結核——結核は両側副腎のすべてまたはほぼすべてを破壊することにより副腎不全を引き起こす．このような破壊は一般に徐々に起こり，慢性副腎不全の像を呈する．副腎結核は通常全身性結核感染（肺，消化管または腎臓）の副腎皮質散布に起因する．病理学的に副腎は急性期には増大し，後に乾酪壊死に置換する．皮質，髄質組織とも破壊される．X線写真上，副腎の石灰化が症例の約50％で検出できる．

3. 両側副腎出血——両側副腎出血は副腎の急速破壊と急性副腎不全もたらす．小児での出血は通常，劇症型髄膜炎菌性敗血症（**Waterhouse-Friderichsen 症候群 Waterhouse-Friderichsen syndrome**）または緑膿菌性敗血症と関連する．成人では，出血は他疾患に対する抗凝固治療と症例の3分の1で関係する．成人例での他の原因には敗血症，凝固異常（例えば，抗リン脂質抗体症候群），副腎静脈血栓，副腎転移，外傷性ショック，重症熱傷，腹部手術，婦人科学的併存症が含まれる．

病理学的に副腎はしばしば著しく腫大する．皮質，髄質内側はほぼすべてが血腫に置き換わる．外側皮質の虚血壊死があり，被膜下皮質細胞の薄縁のみが生存している．副腎静脈血栓をしばしば認める．

このような急性副腎不全の病因はストレスによる ACTH 濃度上昇と関連すると考えられているが，この ACTH 上昇は副腎の静脈還流能を超えるほどの血流著増をもたらすのである．血栓はその後の出血につながる可能性がある．生存例では血腫がその後，明確になるかもしれない．

4. 副腎転移——肺がん，乳がん，胃がん，黒色腫や他の悪性腫瘍由来の副腎転移がしばしば起こる．しかし，転移性疾患はまれにしか副腎不全を生じさせない．なぜなら顕性副腎不全が進展する前に両側副腎の90％以上が破壊されなくてはならないからである．病理学的検討で，副腎はしばしば非常に増大している．

5. HIV 関連副腎不全——AIDS における副腎不全は通常 HIV 感染の晩期に生ずる．副腎は通常，日和見感染（特にサイトメガロウイルス，*Mycobacterium avium-intracellulare*, 結核菌, *Cryptococcus neoformans*, *Pneumocystis jirovecii*, *Toxoplasma gondii*）またはカポジ肉腫のような新生物に侵されている．副腎の病理的な併存症はよくあるが，臨床的副腎不全はまれである．AIDS 患者の半数以上が壊死性副腎炎（サイトメガロウイルス感染に起因することが最も多い）を有するが，通常副腎の50～70％未満の範囲に限定される．副腎不全は90％以上の副腎破壊が起こるまでは発症しないので，臨床的副腎不全は AIDS 患者の5％未満にしか起こらない．抗レトロウイルス治療が患者を改善させ，AIDS への進行をより少なくして以来，HIV 陽性例での副腎不全遭遇はより少なくなった．

しかし，AIDS 患者により使用される薬剤はステロイド分泌や代謝を変化させ得る．ケトコナゾールは副腎，性腺でのステロイド合成に干渉する．リファンピシン，フェニトイン，オピオイドはステロイド代謝を増加させる．

6. 副腎不全の遺伝学的疾患——これらの疾患は4つのカテゴリーに下位分類できる．1）先天性副腎過形成（下記の副腎アンドロゲン合成異常を参照），2）巨大細胞を伴う先天性副腎低形成，3）巨大細胞を伴わない先天性副腎低形成，4）副腎機能に影響する変性・代謝疾患．

DAX1 遺伝子変異は遅発性副腎不全と低ゴナドトロピン性の性腺機能低下を伴う X 連鎖副腎低形成を起

こす．この疾患の副腎皮質は独特の形をした大きな核を有する大型副腎細胞（これは巨大細胞と命名された）で構成される．

巨大細胞を伴わない先天性副腎低形成は主に**ACTH不応症候群 ACTH insensitivity syndrome** からなる．これはACTH抵抗性を唯一の特徴とするか，他の徴候とともに存在するまれな疾患である．**家族性グルココルチコイド欠損症 familial glucocorticoid deficiency(FGD)** ではACTHに対する副腎皮質の不応がグルココルチコイド，アンドロゲン減少と下垂体ACTH分泌増加を起こす．アンジオテンシンIIに対する反応は正常である．コルチゾール欠乏，特に皮膚色素沈着過剰，成長遅延，反復する低血糖・感染のため罹患幼児，若年小児は医療機関を訪れる．より年長の子供は後に骨年齢促進と関連した高身長が現れやすい．内因性，外因性のACTH刺激に対するコルチゾール分泌反応がなければその診断が提案される．組織学的検査では球状層は保持されるが，束状層と網状層が変性している．

現状まで，古典型FGDを引き起こすことが知られる遺伝子が3つある．FGD-1ではACTH受容体(*MC2R*)コード領域のいくつかのミスセンス変異によりACTHに対する抵抗性が生ずる．FGD-2ではACTH受容体のアクセサリータンパク(*MRAP*)（これは形質膜上のACTH受容体局在化を請け負う）の変異と機能不全が示されている．FGD-4はニコチンアミドヌクレチドトランスヒドロゲナーゼの変異により起こる．

副腎不全はまた，**無涙症 alacrima**，**アカラシア achalasia**，**副腎不全（「トリプルA」）症候群 adrenal insufficiency ("triple A") syndrome** や**副腎白質ジストロフィー adrenoleukodystrophy** でも生じる．両疾患とも副腎不全は進行性の副腎破壊に起因し，アンドロゲン，グルココルチコイド，ミネラルコルチコイドの欠乏をもたらす（通常この順序で起こる）．

B．続発性副腎皮質機能低下症

続発性副腎皮質機能低下症は慢性的外因性ステロイド療法によるACTH欠乏に起因することが最も多い．まれにACTH欠損は下垂体，視床下部腫瘍またはCRH単独欠損症に起因することがある．二次的に副腎不全をもたらす遺伝性疾患も述べられている（例えば，*TPIT*，*POMC*の変異，19章参照）．

病態生理

A．原発性副腎皮質機能低下症

自己免疫，結核や他の浸潤性疾患で生ずるような段

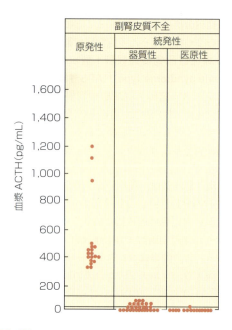

図21-15 原発性と続発性副腎皮質機能低下症における血漿ACTHの基礎値．(Besser GM et al. Immunoreactive corticotropin levels in adrenocortical insufficiency. Br Med J. 1971;1:374-376 よりデータを引用．)

階的副腎皮質破壊は当初，貯蔵副腎グルココルチコイドを減少させる．グルココルチコイドの基礎分泌は正常だが，ストレスや手術に対する反応性増加がない（外傷または感染は副腎クリーゼを引き起こす）．さらに副腎皮質組織が喪失すると，グルココルチコイドやミネラルコルチコイドの基礎分泌でさえ欠乏して，慢性副腎不全の臨床徴候がもたらされる．血漿コルチゾールの低下は下垂体ACTH分泌のフィードバック抑制を減少させ（図21-12），血漿ACTH濃度は上昇する（図21-15）．

例えば，敗血症，副腎出血で生ずるような，急激な副腎皮質破壊はグルココルチコイド，ミネラルコルチコイド分泌の突然の消失をもたらし，副腎クリーゼに至る．

B．続発性副腎皮質機能低下症

続発性副腎皮質機能低下症は，喘息，関節リウマチ，潰瘍性大腸炎や他疾患の治療において抗炎症，免疫抑制効果を目的とした高用量グルココルチコイド投与の際に起こる．もしこのような治療が4～5週間を超えて延長されるなら，遷延性のCRH，ACTH，内因性のコルチゾール分泌抑制が生じる（図21-12）．外因性のステロイド療法を突然やめてはいけない．循環血中のグルココルチコイド濃度減少に対し視床下部，

下垂体が正常に反応できないからである．このような患者は慢性副腎不全の症候が進展する可能性があり，仮にストレスにさらされた場合は副腎クリーゼに進展する可能性がある．視床下部-下垂体-副腎系の遷延性抑制は，ステロイド薬の隔日投与によりいつであれ回避されるに違いない．

続発性副腎皮質機能低下症の第一義的な問題はACTH欠損である．このACTH欠損はコルチゾールとアンドロゲン分泌を減少させるが，アルドステロン分泌は一般に正常のままである．早期段階では下垂体のACTH貯蔵減少がある．ACTHとコルチゾール基礎分泌はおそらく正常で，ストレスに対する反応性上昇はない．進行に伴い，ACTH分泌のいっそうの喪失，副腎皮質萎縮，コルチゾール基礎分泌低下が認められる．この段階ではストレス応答性の下垂体ACTH分泌のみならず外因性ACTH刺激に対する副腎皮質応答も減弱している．

臨床症状

グルココルチコイド欠乏症の臨床症状（脱力感，嗜眠，易疲労，食欲不振，悪心，関節痛，腹痛）は非特異的である．低血糖が時々起こる．原発性副腎不全では皮膚粘膜の過剰色素沈着も来す．続発性副腎不全では過剰色素沈着はないが，関節痛，筋肉痛を起こす可能性がある．他の副腎不全の臨床的特徴を表21-5に挙げ，次に詳細を述べる．

糖新生の減少は低血糖になりやすくする．小児では重症低血糖が自然に起こる可能性がある．成人での血糖値は適切なエネルギー摂取があれば正常だが，空腹が重症（致死性の可能性もある）低血糖を引き起こす．副腎クリーゼでの低血糖は発熱，感染，悪心，嘔吐により誘発される可能性がある．

原発性副腎不全では持続する血漿コルチゾールの低値，欠如が顕著な下垂体ACTH過剰分泌をもたらす．ACTHは内因性メラニン細胞刺激ホルモン（MSH）活性を持つため，多様な色素沈着変化が起こる．これには全身の色素沈着過剰（びまん性に皮膚が黒くなる）が含まれる．皮膚のひだ，爪床，乳頭，膝，圧点（例えば，足首，踵，肘），ACTH過剰発生後に形成された瘢痕に色素沈着増加，および日光曝露領域の皮膚に日焼け，しみの増加，頬粘膜，歯肉，腟や肛門周囲の過剰色素沈着である．ACTH分泌が低いか，上昇しないため続発性副腎不全ではこのような変化は起こらない．

原発性副腎不全では，アルドステロン欠乏が腎臓でのNa⁺喪失とK⁺貯留をもたらし，循環血液量の減

表21-5　副腎皮質機能低下症の臨床所見

原発性と続発性副腎皮質機能低下症
疲労，脱力，精神的抑うつ
食欲不振，体重減少
めまい，起立性低血圧
悪心，嘔吐，腹部疝痛，下痢
低ナトリウム血症
低血糖
正赤血球性貧血，リンパ球増多，好酸球増多
原発性副腎皮質機能低下症
皮膚，粘膜の過剰色素沈着
食塩切望
高カリウム血症
続発性副腎皮質機能低下症
蒼白
無月経，性欲低下，性交不能症
乏しい腋毛，恥毛
小精巣
思春期前の成長障害，思春期遅発
頭痛，視症状

Oelkers W. Current concepts: Adrenal insufficiency. N Engl J Med. 1996;335:1206 より許可を得て改変・転載．

少と高カリウム血症を起こす．循環血液量減少は次いで腎前性の高窒素血症と低血圧の原因となる．副腎不全患者の約20%で食塩渇望が示されている．

患者は負荷水も排泄できない可能性がある．低ナトリウム血症はNa⁺を超える水貯留を反映して進展するかもしれない．水利尿不全はおそらく下垂体後葉からのバソプレシン分泌増加と関連するが，このアルギニン-バソプレシン（AVP）増加は低コルチゾール濃度による脱抑制と悪心感知による分泌増加による．これらはグルココルチコイド投与により減少するに違いない．加えて，糸球体濾過量（GFR）も低い．ミネラルコルチコイドによる治療は血漿量を元に戻すことによりGFRを増加させ，グルココルチコイドによる治療はいっそうGFRを回復させる．

水利尿不全は水中毒に先行する可能性がある．このことの劇的な例は未治療副腎不全患者にグルコースを点滴静注した際に時々生じ，その後高熱（「グルコースフィーバー glucose fever」），虚脱，死亡へと進行する．本状況の病態はグルコース代謝と関連し，自由水

の細胞外液希釈を放置しているのである．この希釈は間質液，視床下部熱中枢細胞間の浸透圧勾配をもたらし，細胞膨張と機能不全が起こる．

続発性副腎不全では球状層アルドステロン分泌は保持される．したがって，体液量減少，脱水，低血圧，電解質異常といったミネラルコルチコイド欠乏の臨床所見は生じない．低ナトリウム血症は水利尿不全と悪心によるバソプレシン上昇による可能性があるが，高カリウム血症は伴わない．

低血圧は約90％の患者に生ずる．低血圧はしばしば起立性の症候を，時に失神や臥位低血圧を起こす．高カリウム血症は不整脈をもたらす可能性があり，それは時に致死性である．ストレスにさらされたグルココルチコイド欠乏患者は難治性ショックを生ずるかもしれない．血管平滑筋は血中カテコールアミン応答性が低く，毛細血管は拡張し，透過性となる．これらの作用は脱水に対する血管の代償を減弱させ，血管虚脱を促進する．可逆性心筋症の記載がある．

コルチゾール欠乏は食欲低下，体重減少，消化管障害をよくもたらす．体重減少はよくあり，慢性例では重度（15 kg 以上）である．悪心と嘔吐はほとんどの例でみられるが，下痢はあまり多くない．このような消化器症状はしばしば副腎クリーゼ中に増強する．

女性の副腎不全では副腎アンドロゲン分泌減少の結果として恥毛，腋毛が脱落する．無月経はよくみられ，ほとんどの例が体重減少と慢性疾患と関連するが，時に卵巣機能不全の結果として生ずる．

副腎不全の中枢神経の帰結には人格変化（易刺激性，憂慮，集中力欠如，不安定），嗅覚，味覚感受性増加が含まれ，脳波の外観は正常 α 波よりも緩徐である．

副腎クリーゼ acute adrenal crisis 患者は発熱，脱力，感情鈍麻，混迷といった症状を有する．食欲不振，悪心，嘔吐は体液減少，脱水をもたらす可能性がある．腹痛は急性腹症の過程と類似する．エビデンスは急性グルココルチコイド欠乏症状が著しい血漿サイトカイン上昇，特にインターロイキン（IL-6）と度合いはより小さいが IL-1，腫瘍壊死因子（TNF-α）によって惹起されていることを示唆する．低ナトリウム血症，低カリウム血症，リンパ球と好酸球の増多，低血糖がしばしば生ずる．副腎クリーゼは未診断の ACTH 欠損やストレス下でステロイド薬の増量がなされない副腎皮質ステロイド服薬患者でしばしば起こる．促進因子には感染，外傷，手術，脱水が含まれる．胃腸感染は特に困難である．なぜならこれに伴う補償経口ヒドロコルチゾンの消化，吸収不全があるためで，この状況は他の治療にもかかわらず副腎クリーゼを生じ得

表 21-6 健常者と副腎皮質疾患患者の典型的血漿電解質濃度

	Na+ (mEq/L)	K+ (mEq/L)	Cl- (mEq/L)	HCO3- (mEq/L)
正常	142	4.5	105	25
副腎不全	120	6.7	85	45
原発性アルドステロン症	145	2.4	96	41
低アルドステロン症	145	6.7	105	25

Ganong WF. *Review of Medical Physiology*. 22nd ed. McGraw-Hill, 2005 より許可を得て改変・転載.

る．仮に認識，治療されないと，昏睡，重症低血圧，昇圧薬不応性ショックが急死をもたらす可能性がある．

原発性副腎皮質機能低下症での検査所見には低ナトリウム血症，低カリウム血症，時折の低血糖，軽度の高窒素血症が含まれる（表 21-6）．血中尿素窒素（BUN），血清クレアチニン上昇を伴う高窒素血症は体液量減少と脱水による．軽度のアシドーシス，軽度から中等度の高カルシウム血症もしばしば認められる．

副腎不全の血算所見は正球性色素性貧血，好中球減少，リンパ球，単球，好酸球増多が含まれる．血清コルチゾールが低値のときに高プロラクチン血症が生ずる．腹部 X 線写真上の副腎石灰化が，約50％の結核性 Addison 病患者とより低い割合の両側副腎出血患者で認められる．このような患者での CT スキャンによる副腎石灰化の検出はずっと多く，副腎出血，結核・真菌・サイトメガロウイルス感染，転移，および他の浸潤性疾患患者では両側副腎腫大が示される可能性がある．心電図所見には低電位，垂直な QRS 軸，電解質異常と関連する非特異的 ST 変化（例えば，高カリウム血症による尖鋭化 T 波）が含まれる．

診 断

A. 原発性副腎不全

十分に進展した原発性副腎不全の診断立証には，医師は ACTH に対する副腎の不応を示さなければならない．このことは通常 ACTH 刺激試験を行うことによりなされる（図 21-16）．その実施のため，医師は午前8時の血漿コルチゾール測定後に 250 μg の合成 ACTH（コシントロピン，訳注：日本ではテトラコサクチド酢酸塩）を静注または筋注する．その30分後，60分後に血中コルチゾール濃度を繰り返し測定する．

代表的な副腎皮質疾患の病態生理　651

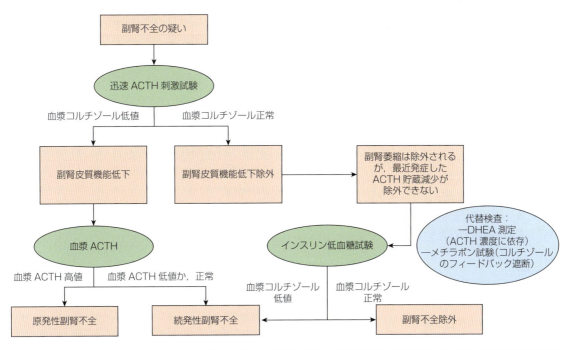

図21-16 副腎不全疑いに対する診断評価．第1段階は，副腎不全が存在するかどうかの確認のために迅速ACTH刺激試験を行う．そして，血漿ACTHが原発性と続発性の副腎不全を区別する．ACTH刺激後の血清コルチゾール正常例であるが，副腎不全の強い疑いがあるか，最近発症（例えば，下垂体脳卒中併発）の可能性がある場合は，インスリン低血糖試験を行う．代わりにDHEA-S(これはコルチゾールと同様ACTH作用に依存する)の測定か，メチラポン試験が助けとなるに違いない．四角の囲みは臨床診断を，楕円の囲みは診断検査を示す．

正常例では血漿コルチゾール $18\,\mu g/dL$ を超えて上昇する．Addison病患者では午前8時の血漿コルチゾールが低く（ACTHは高い），コシントロピン負荷後の血漿コルチゾールは全く増加しない．

B. 続発性副腎不全

外因性グルココルチコイドによるACTH欠損の診断は慢性的ステロイド療法歴を得るか，身体診察でCushing様の特徴を見出すことで示唆される．ACTH欠乏を起こす視床下部，下垂体腫瘍では通常他の内分泌疾患の症候を伴う．LHとFSHあるいはTSHのような他の下垂体ホルモン欠乏が性腺機能低下，甲状腺機能低下を起こす（19章参照）．下垂体腺腫からの成長ホルモン，プロラクチン過剰分泌が先端巨大症，無月経と乳汁分泌を生ずる．残念ながら，従来のACTH刺激試験は生理的量を上回りかつ続発性（下垂体性または視床下部性）副腎不全患者の一部の副腎を一時的に刺激できる用量（$250\,\mu g$ ACTH）を用いている．続発性副腎不全の「ゴールドスタンダード」といえる診断試験はインスリン負荷試験（訳注：日本ではインスリン低血糖負荷試験）である．インスリン注射による低血糖（これは視床下部により感知され，その後視床下

部-下垂体-副腎系全体を活性化する）はこの系の全構成因子が正常であることを提示する．症候性低血糖応答としての $18\,\mu g/dL$ を超える血漿コルチゾールの上昇は続発性副腎不全を除外する．

チェックポイント

17. グルココルチコイド欠乏の主因は何か．
18. 自己免疫性副腎不全に合併する他の自己免疫疾患は何か．
19. 副腎出血の主因は何か．
20. 副腎不全の臨床症候は何か．
21. 示唆される症候のある患者について副腎不全と診断するためのいくつかの異なる方法を挙げよ．

アルドステロン過剰症（ミネラルコルチコイド過剰産生）

原発性アルドステロン症 primary aldosteronism は副腎皮質によるアルドステロンの無秩序な過剰分泌のために生ずる．この疾患は現在，最もよくある治療可能な，特異的治療を行える高血圧の原因と考えられて

いる．続発性アルドステロン症 secondary hyper-aldosteronism は腎傍糸球体装置のレニン過剰分泌により刺激されるアルドステロン分泌のために生ずる．

アルドステロン過剰症の臨床的特徴がアルドステロンを介さないミネラルコルチコイド過剰によることもある．この原因にはCushing症候群，11β-水酸化酵素欠損または17α-水酸化酵素欠損による先天性副腎過形成，11β-ヒドロキシステロイドデヒドロゲナーゼ(11β-HSD)欠損に起因する見掛け上のアルドステロン過剰 apparent mineralocorticoid excess，腎上皮細胞ナトリウムチャネルβとγサブユニットをコードする遺伝子変異による原発性グルココルチコイド不応症と Liddle 症候群が含まれる．

病因

アルドステロン過剰症の原因を表21-7に掲げる．

A. 原発性アルドステロン症

原発性アルドステロン症 primary aldosteronism は通常，副腎皮質のアルドステロン分泌腺腫 adenoma (図21-17)または球状層の両側過形成による．腺腫はその特徴的な黄金色により同定される．付随副腎は圧排されている可能性がある．過剰なアルドステロン産生腺腫と過剰なコルチゾール産生腺腫は前者の大きさがより小さい(直径2 cm以下)傾向があることを除き，見分けがつかない．原発性アルドステロン症は従来，高血圧のまれな原因の1つで，低カリウム血症がなければ探す価値はないとみなされてきた．しかし，高血圧集団に対するスクリーニング検査として，血漿アルドステロン濃度・血漿レニン活性比の開発，適用がその検出率をぐっと上げ，実際には原発性アルドステロン症が高血圧患者中にきわめてよくあることが示唆されている．ほとんどの患者の血清カリウムは正常である．本態性高血圧と診断された患者の15％までが原発性アルドステロン症を有している．

両側副腎過形成 bilateral adrenal hyperplasia は特発性(非腺腫関連)原発性アルドステロン症の70％を占める．罹患者は球状層の両側非腺腫様過形成を有する．左右一方のアルドステロン分泌を探索する選択的副腎静脈サンプリングは片側アルドステロン産生腺腫と両側副腎過形成の最も信頼できる鑑別法である．

片側副腎過形成 unilateral adrenal hyperplasia は原発性アルドステロン症のまれな原因で，血漿アルドステロン濃度を決定する選択的副腎静脈サンプリングが片側性疾患を定める助けとなる．

アルドステロン単独産生副腎皮質がん adrenocor-

表21-7 アルドステロン過剰症の原因

原発性アルドステロン症
アルドステロン産生副腎皮質腺腫
球状層の両側性過形成
アルドステロン産生副腎皮質がん(まれ)
特発性
続発性アルドステロン症
腎臓の虚血
腎動脈狭窄
悪性高血圧
血管内容量減少
心不全
慢性的利尿薬，下剤服用
低タンパク血症(肝硬変，ネフローゼ症候群)
塩喪失障害
慢性腎臓病
腎尿細管性アシドーシス
傍糸球体細胞過形成(Bartter症候群)
隠された嘔吐または利尿薬服用(偽性Bartter症候群)
経口避妊薬
レニン産生腫瘍(まれ)

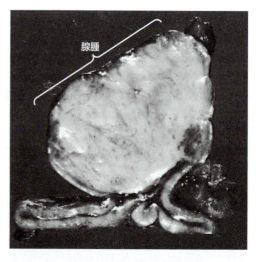

図21-17 原発性アルドステロン症患者の副腎皮質腺腫割面．ほとんどの症例で肉眼的，顕微鏡的な特徴によるアルドステロン分泌腺腫とコルチゾール分泌腺腫の識別はできない．(Chandrasoma P et al, eds. *Concise Pathology*, 3rd ed. より許可を得て転載．原著はAppleton & Langeから出版．Copyright © 1998 by The McGraw-Hill Companies, Inc.)

tical carcinoma はきわめてまれである．このような腫瘍は一般に大きい．

3種の遺伝性原発性アルドステロン症（訳注：家族性アルドステロン症に相当）が記載され，いずれも常染色体優性に遺伝する．

1型原発性アルドステロン症 type 1 primary aldosteronism はグルココルチコイド奏効性アルドステロン症（訳注：家族性アルドステロン症 I 型）glucocorticoid-remediable aldosteronism である．11章で述べたように，患者は 11β-水酸化酵素遺伝子調節エレメントがアルドステロン合成酵素のコード領域と融合する，11β-水酸化酵素-アルドステロン合成酵素「ハイブリッド」遺伝子を持つ．この *CYP11B1/CYP11B2* ハイブリッド遺伝子は減数分裂中に生じた2つの *CYP11B* 遺伝子間の不均等交差に由来する．ハイブリッド遺伝子は末梢血の白血球DNAでも検出できる．臨床的表現型は重症若年発症高血圧からずっと軽度の血圧上昇まで幅がある．低カリウム血症は通常軽度である．罹患者は明らかに早発脳梗塞リスクが上昇する．ハイブリッド遺伝子の発現はACTHにより刺激され，アルドステロンや他のステロイドが合成を増加させる．低用量のデキサメタゾンによる治療はACTHによる刺激を抑制する．**2型原発性アルドステロン症 type 2 primary aldosteronism**（訳注：家族性アルドステロン症 II 型）は22番染色体7 p22遺伝子座と連動するが，根底にある異常は明らかではない．**3型原発性アルドステロン症 type 3 primary aldosteronism**（訳注：家族性アルドステロン症 III 型）はKCNJ5の変異により引き起こされる．これは内向き整流カリウムチャネルで，陽イオンを特異的に喪失させる．

B. 続発性アルドステロン症

続発性アルドステロン症 secondary hyperaldosteronism はよくある．それは腎傍糸球体装置によるレニン過剰産生に起因する．高いレニン放出が，(1) 腎臓の虚血，(例えば，腎動脈狭窄または悪性高血圧)，(2) 血管内容量減少(例えば，心不全，肝硬変，ネフローゼ症候群，下剤または利尿薬)，(3) ナトリウム喪失性疾患(例えば，慢性腎臓病または尿細管性アシドーシス)，(4) 傍糸球体装置過形成(Bartter症候群)，(5) レニン産生腫瘍に反応して生ずる．これらの状況ではレニン-アンジオテンシン系による球状層刺激がアルドステロン産生を増加させる．

病理学的に続発性アルドステロン症での副腎はごく正常にみえるかもしれないが，顕微鏡学的には球状層

の過形成が存在するかもしれない．

病態生理

原発性アルドステロン症では，第一義的に(自律的に)副腎球状層組織(腺腫または過形成)からのアルドステロン産生が増加している．しかし，循環血中アルドステロン濃度はACTH変動によってもある程度修飾される．慢性的なアルドステロン過剰は細胞外液と血漿量を増大させる．次いでこの増大は傍糸球体装置のストレッチ受容体と緻密斑の Na^+ 流動により検知され，レニン産生は抑制と血漿レニン活性低下をもたらす．

続発性アルドステロン症患者も過剰量のアルドステロンを産生するが，原発性アルドステロン症とは対照的に血漿レニン活性抑制はない．

ミネラルコルチコイド過剰の臨床的帰結

慢性的アルドステロン過剰の主たる帰結は，腎臓による Na^+ 貯留と K^+，H^+ の喪失である．

過剰なアルドステロンはまず腎集合管と遠位尿細管による Na^+ 再吸収を刺激して，細胞外液の増大と血圧上昇を引き起こす．細胞外液の増大はある特定の値に到達すると，腎尿細管に対するアルドステロンの持続的作用にもかかわらず，Na^+ 排泄が再開する．この「エスケープ」現象 "escape" phenomenon はおそらく心房性ナトリウム利尿ペプチド atrial natriuretic peptide 分泌増加による．この「エスケープ現象」は過剰食塩の排泄を起こし，患者に浮腫はない．このようなアルドステロン作用のエスケープ現象は遠位尿細管では生じない．上昇するアルドステロン濃度は持続的な Na^+ と K^+，H^+ 交換を促進し，K^+ 欠乏とアルカローシスをもたらす．水がナトリウムとともに貯留するため，患者に著明な高ナトリウム血症はない．

慢性的アルドステロン過剰は遷延性の K^+ 利尿も起こす．生体内の総 K^+ 貯蔵は枯渇し，低カリウム血症が進行する．患者は疲労，精力減退，脱力，夜間多尿，倦怠といった，K^+ 欠乏のすべての症状を訴えるかもしれない．遷延する K^+ 欠乏は腎臓に障害を与え(低カリウム血症性腎症 hypokalemic nephropathy)，ADH(バソプレシン)抵抗性となる．その結果生ずる尿濃縮能喪失が口渇と多尿(特に夜間)を起こす．

K^+ 喪失が顕著な場合，細胞内 Na^+ は K^+ と H^+ に置換される．腎臓での H^+ 分泌増加に加えて，H^+ の細胞内移動が代謝性アルカローシスを進行させる．

高血圧(Na^+ 貯留と血漿量増加と関連する)は特徴所見である．高血圧は境界域から重症までの幅をとり

得るが，通常軽症から中等症である．進行性（悪性）高血圧はきわめてまれだが，高血圧は持続性のため，網膜症，腎障害，左室肥大をもたらす可能性がある．例えば，アルドステロン産生腺腫による原発性アルドステロン症患者は本態性高血圧患者と比べて，左室厚，左室重量が増し，左室拡張早期流入が低い．したがって腺腫切除による高血圧治癒の可能性は生化学的異常の是正と関連した尤度より予測し難い．副腎摘出5年後の正常血圧は腺腫患者の50％のみである．特に高齢患者は術後の降圧治療を要する可能性が高い．高血圧の家族歴が全くない例や2剤以下の降圧薬しか必要でない例では，副腎腫瘍摘出後に高血圧がより消失する可能性が高い．

心臓は血漿量増大と左室肥大の結果として軽度拡大しているかもしれない．重症の K^+ 欠乏例は反応性頻脈を伴わない起立性低血圧により顕在化する圧受容体機能の低下あるいは悪性の不整脈や心突然死に進行する可能性がある．

K^+ 欠乏は軽度だが，検出可能なレベルの耐糖能異常を引き起こす（経口ブドウ糖負荷試験の異常により示される）．このことはおそらく低カリウム血症と関係する膵臓からのインスリン分泌低下やインスリン感受性低下による．耐糖能低下は K^+ 充足後に是正される．

加えて，重症 K^+ 欠乏に伴うアルカローシスが潜在性または顕性テタニー発症レベルまで血漿 Ca^{2+} を低下させる可能性もある（17章参照）．低カリウム血症は重度の筋力低下，筋痙攣，腸アトニーを起こすかもしれない．低カリウム血症とアルカローシスの結果として感覚異常が進展するかもしれない．Chvostek，Trousseau 徴候陽性はアルカローシスと低カルシウム血症を示唆する（17章参照）．

アルドステロン過剰症の検査所見には低カリウム血症とアルカローシスが含まれる（表21-6）．典型的には，血清 K^+ は 3.6 mEq/L（3.6 mmol/L）を下回り，血清 Na^+ は正常または軽度上昇，血清 HCO_3^- は増加，血清 Cl^- は減少する（低カリウム，低クロル血症性代謝性アルカローシス）．尿に不適切多量の K^+ が存在する．

ヘマトクリットは血漿量増大による血液希釈により減少する可能性がある．患者は尿を濃縮できず，糖負荷試験の異常を有するかもしれない．

血漿レニン濃度は原発性アルドステロン症では抑制され，続発性アルドステロン症では上昇する．副腎コルチゾール産生は通常は侵されていない．

心電図は中等度の左室肥大と K^+ 欠乏（T波平低下とU波出現）の変化が示される可能性がある．

アルドステロン過剰症の診断

A. 原発性アルドステロン症

以前，原発性アルドステロン症の診断は通常，未治療高血圧（例えば，利尿薬服用のない）患者での低カリウム血症所見により提案されていた（表21-6）．しかし，減塩食は腎臓の K^+ 喪失減弱により全身の K^+ 欠乏を隠す可能性がある．腎機能正常者における経口食塩負荷は，全身 K^+ 欠乏所見としての低カリウム血症を明らかにする．このように高塩食摂取，利用薬非服用の高血圧患者における血清カリウム低値はアルドステロン過剰症のさらなる評価を支持する．現状，原発性アルドステロン症に関する最良のスクリーニング検査は血漿アルドステロン濃度（正常は1〜16 ng/dL）と血漿レニン活性（正常は1〜2.5 ng/mL/時間）測定とアルドステロン/レニン比の算定（正常は30以下）が含まれる．アルドステロン/レニン比が30以上の患者はさらなる評価が求められる．しかし，アルドステロン過剰症の前提はアルドステロン濃度が 14 ng/dL を通常上回ることである．

その後の精査には，Na^+ 含有が1日 120 mEq を超える食事下の24時間尿アルドステロン排泄，血漿アルドステロン濃度が必要となる．通常，高塩食下の24時間尿アルドステロン排泄は 14 μg/日を，臥位血漿アルドステロン濃度は 14 ng/dL を上回る．

高解像度副腎CTまたはMRIは**副腎腺腫 adrenal adenoma** と**両側副腎過形成 bilateral adrenal hyperplasia** の鑑別の助けとなるかもしれない．診断のゴールドスタンダードは両側副腎静脈サンプリングで，画像検査より片側の原発性アルドステロン症を同定する感度，特異度が高い．

B. 続発性アルドステロン症

悪性高血圧，腎動脈狭窄，慢性腎臓病による続発性アルドステロン症患者もまた多量のアルドステロンを分泌するが，原発性アルドステロン症とは対照的に血漿レニン活性は高い．

チェックポイント

22. アルドステロン過剰症の原因は何か．
23. アルドステロン過剰症で示される症候は何か．
24. アルドステロン過剰症はどのように診断するのか．

低アルドステロン症：ミネラルコルチコイド産生または作用の欠乏

　原発性ミネラルコルチコイド欠乏症 primary mineralocorticoid deficiency（低アルドステロン症 hypoaldosteronism）は副腎皮質組織破壊に起因する可能性があり，この場合，常にアンドロゲンとグルココルチコイド欠乏を起こす．本症は副腎アルドステロン合成障害または不適切なアルドステロン分泌刺激（低レニン性低アルドステロン症）により生ずる．アルドステロンのイオン下流効果器に対する抵抗性（このようなことは，例えば偽性低アルドステロン症でみられる）はアルドステロン濃度を増加させるが，その作用は低下している．低アルドステロン症は Na^+ 喪失により特徴付けられ，低ナトリウム血症，体液量減少，低血圧を伴う．また，腎尿細管における K^+，H^+ の分泌が障害されて高カリウム血症と代謝性アシドーシスが生ずる．レニン活性は典型的には増加する．

　内因性ミネラルコルチコイドの**続発性欠乏 secondary deficiency** はレニン産生が抑制されるか，欠乏する際に起こる．レニン産生は外因性ミネラルコルチコイド（酢酸フルドロコルチゾン）またはミネラルコルチコイド様作用を起こす物質（甘草またはカルベノキソロン）による Na^+ 貯留や体液量増大で抑制される可能性がある．これが起こると低カリウム血症と代謝性アルカローシスを生ずる．レニン産生欠乏があり，ミネラルコルチコイド産生を刺激しないときは Na^+ 喪失，高カリウム血症，代謝性アシドーシスとなる．

病　因

　急性，慢性副腎皮質機能低下についてはすでに議論した．長期持続する**下垂体機能低下症 hypopituitarism** では多少の球状層萎縮が起こる可能性はあり，手術や他のストレスによる正常のアルドステロン分泌増加が欠如する．**低レニン性低アルドステロン症 hyporeninemic hypoaldosteronism**（腎尿細管性アシドーシスIV型 type IV renal tubular acidosis）は（通常軽度の）慢性腎不全に伴う高カリウム血症と代謝性アシドーシスによって特徴付けられる疾患である．典型的には，患者は基礎疾患に腎盂腎炎，糖尿病，痛風，ネフローゼ症候群を有する50～70歳代の男性である．慢性腎不全は通常，高カリウム血症の原因となるほど重症ではない．血漿，尿中アルドステロン濃度と血漿レニン活性は常に低値で，立位，Na^+ 制限食，フロ

セミド投与に不応性である．本症候群は根底にある腎疾患に伴う傍糸球体装置障害によると考えられている．低レニン性低アルドステロン症はまた敗血症性ショックのような重篤な患者でも一過性に述べられている．

　2つの遺伝性疾患が低アルドステロン症の症候を呈する可能性がある．**先天性副腎過形成 congenital adrenal hyperplasia** では，ミネラルコルチコイド合成酵素異常がある（下記参照）．11β-水酸化酵素の *CYP11B2* 遺伝子変異が**アルドステロン合成酵素欠損 aldosterone synthase deficiency**，アルドステロン合成のみの欠乏を引き起こす．アルドステロン濃度は低い．**偽性低アルドステロン症 pseudohypoaldosteronism** では，腎尿細管のミネラルコルチコイドに対する抵抗性がある．患者は明らかな低アルドステロン症の症候を示すが，アルドステロン濃度は高い．**偽性低アルドステロン症I型 pseudohypoaldosteronism type 1** はしばしばアミロライド感受性上皮性ナトリウムチャネルに関連する変異による．Gordon 症候群（**偽性低アルドステロン症II型 pseudohypoaldosteronism type 2**）は高血圧，高クロル血症性酸血症，高カリウム血症，腎機能正常で特徴付けられ，アルドステロンの K^+ 利尿でなく，Na^+ 再吸収作用に対する抵抗性が原因である．この状況の遺伝子学的基盤はなお不明である．

ミネラルコルチコイド欠乏の臨床的帰結

　両側副腎摘出が行われた患者は，仮にミネラルコルチコイド補償療法がなされなければ，循環血液量減少，低血圧，ひいてはショック，死亡をもたらす重度の尿 Na^+ 喪失に至る．副腎不全では食塩摂取増加によりこれらの変化を遅らせることは可能である．しかし，それを完全に予防するために必要な食塩摂取量はあまりに多いので，酢酸フルドロコルチゾンを用いたミネラルコルチコイド補償も開始しないと，虚脱と死亡は回避できない．腎尿細管での Na^+ と K^+ 分泌がいずれも障害され，高カリウム血症と代謝性アシドーシスが起こる．

先天性副腎過形成

　副腎皮質はまたアンドロゲン，第一義的には**アンドロステンジオン androstenedione**，**デヒドロエピアンドロステロン dehydroepiandrosterone**（DHEA），**デヒドロエピアンドロステロンサルフェート dehydroepiandrosterone sulfate**（DHEA-S）も分泌す

る．一般に，副腎アンドロゲン分泌はコルチゾール分泌と並行する．ACTH は副腎皮質によるアンドロゲン産生の主たる調節因子である．副腎アンドロゲンは非結合状態で分泌されるが，血漿タンパク，主にアルブミンと弱結合して循環する．それらは分解，不活化あるいは強力なアンドロゲンであるテストステロンやデヒドロテストステロンへの末梢での変換によって代謝される．アンドロゲン代謝産物はグルクロン酸抱合または硫酸抱合されて，尿に排泄される．

DHEA は男性化と同化作用を有する．しかし，それは精巣産生アンドロゲンの 5 分の 1 以下の効能しかない．したがって，正常状態下での生理作用はほとんどない．女性においては，男性化ステロイド（副腎と卵巣）は性欲維持とオルガズム到達能に必要と考えられている．

先天性副腎過形成 congenital adrenal hyperplasia
における過剰分泌副腎アンドロゲンは，ステロイド代謝におけるいくつかの酵素中の 1 つの欠損に起因する．この疾患は男女ともに起こり，外性器異常の最も多い原因である．5,000 人から 15,000 人に 1 人に生ずる比較的よくある疾患である．

先天性副腎過形成は実際，常染色体優性疾患の 1 群で，どの疾患においても酵素欠損により産生される副腎皮質ステロイドホルモンの大部分が副腎皮質ステロイドからアンドロゲンに変化する．先天性副腎過形成はステロイド合成酵素をコードする *CYP21, CYP11B1, CYP17, 3βHSD* 遺伝子の変異や細胞内コレステロール輸送タンパク，ステロイド産生急性調節タンパク（StAR）のコード遺伝子変異により引き起こされる．これらの欠損の各々が異なる生化学的，臨床的帰結をもたらす．この症候群の名称はそれらの生化学的欠損がコルチゾール分泌障害を引き起こし，ACTH の代償性過分泌と結果的な副腎皮質過形成が生ずるという事実に由来する．先天性副腎過形成の原因は 21β-水酸化酵素欠損症が圧倒的に多く，次いで 11β-水酸化酵素欠損症である（図 21-3）．90％を超える症例がステロイド合成酵素 21β-水酸化酵素の欠損による．21β-水酸化酵素（シトクロム P450 c21）は *CYP21A2* 遺伝子によりコードされる．50 を超える異なる *CYP21A2* 変異が報告され，おそらく先天性副腎過形成の広範囲表現型を説明するだろう．15 の最も多い変異（アレルの 90〜95％を占めるが）は *CYP21A2* 遺伝子と隣接偽遺伝子（転写されるが，翻訳されない活性のない遺伝子）の遺伝子間 DNA 配列の組み換えに由来する．これらの遺伝子間 *CYP21A2* 変異は，活性のある *CYP21A2* 遺伝子配列部分の偽遺伝子配列への変換により生じ，

活性の弱いまたは不活性な遺伝子が生ずる（遺伝子変換）．

先天性副腎過形成の他の例は，ステロイド合成酵素 11β-水酸化酵素（シトクロム P450c11）の欠損を伴う．*CYP11B1*（11β-水酸化酵素）と *CYP11B2*（アルドステロン合成酵素）間の不均等交差によるハイブリッド遺伝子の欠失が先天性副腎過形成のこの型でみられる．*CYP11B1*，11β-水酸化酵素をコードする遺伝子は束状層で高発現し，ACTH によって制御される．*CYP11B2*，アルドステロン合成酵素をコードする遺伝子は球状層で発現し，第一義的にはレニン-アンジオテンシン系により制御される．

CYP21A2 または *CYP11B1* の障害によりコルチゾール，アルドステロンの合成がともに欠乏する．血清コルチゾール低値は ACTH 分泌を刺激し，副腎過形成が生じて，前駆体ステロイド（特に 17-ヒドロキシプロゲステロン）が蓄積する．その蓄積前駆体はコルチゾール合成経路に入ることができず，アンドロステンジオンや DHEA，DHEA-S が形成される．出生前の過剰アンドロゲン曝露は女性胎児の男性化と生下時外性器異常をもたらす．男の新生児の外性器は正常である．

新生児期においては，21β-水酸化酵素欠損による古典的先天性副腎過形成には 2 つの旧知の呈示がある．塩類喪失と塩類非喪失型（「単純男性型」とも呼ばれる）である．塩類喪失型新生児は重度のコルチゾール，アルドステロン欠乏を有し，仮に未診断，未治療なら，2，3 週齢で致死の可能性がある副腎クリーゼと塩類喪失に進展する．単純男性型の例は副腎クリーゼと塩類喪失を回避するのに十分なコルチゾール，アルドステロン産生があり，通常は生後から 5 歳の間に男性化で診断される．生後は両性ともアンドロゲン過剰持続を反映する男性化を示す．小児期のアンドロゲン過剰は偽性思春期早発症，早熟の促進，骨端軟骨癒合，成人期低身長をもたらし得る．表現型の多様性があり，これは 21β-水酸化酵素欠損の重症度に依存する．

21β-水酸化酵素欠損による非古典的先天性副腎過形成の診断は，コルチゾール前駆体である 17-ヒドロキシプロゲステロンの早朝血漿中濃度が 200 ng/dL（12.0 nmol/L）（卵胞期女性より得た値）を上回るか，ACTH 負荷（図 21-3 参照）後の値が 10,000 ng/dL（30.3 nmol/L）を上回ることにより示唆される．特異的酵素欠損の診断は関連する遺伝子の遺伝子型により確認される．

妊娠初期の絨毛膜絨毛検体より得た DNA の分析が出生前診断を可能にする．罹患女性胎児の母に対する

ケーススタディ　657

デキサメタゾン投与は仮性半陰陽を防止する可能性がある．生後は生涯にわたるヒドロコルチゾン（グルココルチコイド）とフルドロコルチゾン（ミネラルコルチコイド）によるホルモン補償が正常な思春期発来と妊孕能を保証する．ヒドロコルチゾン減量を可能にするアンドロゲン療法（フルタミドによる）が時にアンドロゲン濃度低下のために求められる．

チェックポイント

25. 低アルドステロン症の原因は何か．
26. 低アルドステロン症の症候は何か．
27. ほかに異常のない成人男性，成人女性（例えば，性腺に異常のない人）に及ぼす副腎アンドロゲンの過剰または欠乏の影響は何か．

ケーススタディ

Yeong Kwok, MD

（解答は 25 章 779 ページを参照のこと）

CASE 104

35 歳の女性．最近発症した高血圧を有している．系統的再評価は数ヵ月間の体重増加と月経不順を示した．身体診察では，肥満と多血症様の外見を認めた．血圧は165/98 mmHg．顕著な腹部の紫色皮膚線条と両下肢に多発するあざがある．担当医は高コルチゾール血症（Cushing 症候群）の診断を考慮する．

設 問

A. 考えるべき他の既往と身体診察の特徴は何か．
B. 高コルチゾール血症の診断が正しいと仮定して，この患者の高血圧，体重増加，皮膚線条の根底にある病態は何か．
C. Cushing 症候群の 4 つの原因を挙げ，それぞれの場合で視床下部，下垂体，副腎間の関係について議論せよ．本例の最も考えられる原因はどれか．
D. この患者での高コルチゾール血症の診断をどのように確立するか．

CASE 105

56 歳の男性．腹痛評価で腹部コンピュータ断層撮影法（CT）検査を受けた．画像は右副腎の 3 cm の腫瘤以外に注意を引かなかった．その腫瘤は均一で平滑，CT でのＸ線吸収は低い．患者は検査正常で，その他，体調はよい．

設 問

A. 考えるべき他の既往と身体診察の特徴は何か．
B. 探求する必要のある追跡は何か，そしてなぜか．

658   21. 副腎皮質の障害

CASE 106

38歳の女性．橋本病甲状腺炎のため，甲状腺ホルモン補償治療（レボチロキシン 0.15 mg/日）を受けており，年1回の経過観察を目的に訪れる．彼女はここ3ヵ月以上にわたる徐々に現れた脱力感，嗜眠，易疲労を報告している．系統的再評価は，最近の月経不順，2.5ヵ月間の無月経を伴っていることのみを明らかにする．血圧は 90/50 mmHg（以前の値である 110/75 mmHg と 120/80 mmHg と比較が行われた）で，体重は11ヵ月前の最後の診察以来 13 ポンド（約9 kg）減少している．皮膚は日焼けしているようにみえるが，彼女は日光曝露を否定する．診察医は彼女が現在副腎不全（Addison病）にかかっているかどうかを知りたいと思っている．

設 問

A. 考えるべき他の既往と身体診察の特徴は何か．

B. もし Addison 病に進展しているなら，血清電解質で示されるのは何か．また，なぜそうなるのか．

C. この患者の副腎不全の診断をどのようにして診断するか．

D. 低血圧，体重減少，皮膚色素沈着過剰の病因は何か．

CASE 107

42歳の男性．新たに診断された高血圧のため訪れている．彼は現在，服薬はなく，合併症を示していない．注意深い系統的再評価によって，特に夜間の疲労，スタミナ喪失，頻尿が明らかになった．身体所見は血圧が168/100 mmHg 以外は正常である．血清電解質は以下のように報告された．ナトリウム 152 mEq/L，カリウム 3.2 mEq/L，重炭酸 32 mEq/L．臨床像は原発性アルドステロン症の診断と一致する．

設 問

A. 原発性アルドステロン症によってこの患者に生じた既往，身体所見，検査データの機序は何か．

B. 尿検査や尿電解質測定で示されるのは何か．また，なぜそうなるのか．

C. この患者の原発性アルドステロン症の診断をどのようにして行うか．

CASE 108

64歳の男性．痛風，2型糖尿病の長期既往がある．定期検査のため訪れた．血清生化学は以下のようである．ナトリウム 140 mEq/L，カリウム 6.3 mEq/L，重炭酸 18 mEq/L．BUN 43 mg/dL，クレアチニン 2.9 mg/dL．血糖 198 mg/dL．診療録再調査は以前のカリウム値が 5.3 mEq/L と 5.7 mEq/L であることを示している．患者は現在，1日2回 0.5 mg のコルヒチンと 5 mg のグリベンクラミドのみを服用中である．

設 問

A. 患者の高カリウム血症の最も可能性の高い原因は何か．またその病因は何か．

B. 低アルドステロン症の他の可能性のある原因は何か．

C. 血漿レニン活性とアルドステロン濃度が検査室に送られる．どんな結果が予想されるか．

CASE 109

満期産の新生男児．生下時に21-水酸化酵素欠損症の
スクリーニングを受け，足底（踵）血中の17-ヒドロキ
シプロゲステロン濃度高値が示された．両親とも健康
で，家族にホルモンに関する問題はない．児のバイタル
サインと身体所見が正常であり，正常のようにみえる．
彼は2週目に再検査のため呼び戻され，血液の再検査
でもなお17-ヒドロキシプロゲステロン濃度は高く，
ナトリウム125 mEq/L，カリウム5.6 mEq/L，血糖
60 mg/dLである．彼は塩類喪失型の先天性副腎過形
成を疑われている．

設　問

A. なぜほとんどの新生児がこの条件でスクリーニング
を受けるのか．
B. この状況下での遺伝学的異常は何か．
C. どのようにしてこの疾患が女児の半陰陽をもたらす
のか．

参 考 文 献

全　般

Carrol TB et al. Glucocorticoids and adrenal androgens. In: Gardner DG et al, eds. *Greenspan's Basic & Clinical Endocrinology*, 9th ed. McGraw-Hill, 2011.

Hammer GD et al. *Adrenocortical Carcinoma: Basic Science and Clinical Concepts*. Springer, 2010.

Cushing 症候群

Alexandraki KI et al. Novel insights in the diagnosis of Cushing's syndrome. Neuroendocrinology. 2010;92(Suppl 1):35–43. [PMID: 20829616]

Arnaldi G et al. Pathophysiology of dyslipidemia in Cushing's syndrome. Neuroendocrinology. 2010;92(Suppl 1):86–90. [PMID: 20829625]

Carroll TB et al. The diagnosis of Cushing's syndrome. Rev Endocr Metab Disord. 2010 Jun;11(2):147–53. [PMID: 20821267]

Cicala MV et al. Hypertension in Cushing's syndrome: from pathogenesis to treatment. Neuroendocrinology. 2010;92 (Suppl 1):44–9. [PMID: 20829617]

De Leo M et al. Cardiovascular disease in Cushing's syndrome: heart versus vasculature. Neuroendocrinology. 2010;92(Suppl 1):50–4. [PMID: 20829618]

De Leo M et al. Subclinical Cushing's syndrome. Best Pract Res Clin Endocrinol Metab. 2012 Aug;26(4):497–505. [PMID: 22863391]

Fassnacht M et al. Medscape. Adrenocortical carcinoma: a clinician's update. Nat Rev Endocrinol. 2011 Jun;7(6):323–35. [PMID: 21386792]

Hatipoglu BA. Cushing's syndrome. J Surg Oncol. 2012 Oct 1; 106(5):565–71. [PMID: 22740318]

Mazziotti G et al. Diabetes in Cushing syndrome: basic and clinical aspects. Trends Endocrinol Metab. 2011 Dec;22 (12):499–506. [PMID: 21993190]

Miljic P et al. Pathogenesis of vascular complications in Cushing's syndrome. Hormones (Athens). 2012 Jan–Mar;11(1):21–30. [PMID: 22450342]

Pereira AM et al. Neuropsychiatric disorders in Cushing's syndrome. Neuroendocrinology. 2010;92(Suppl 1):65–70. [PMID: 20829621]

Pivonello R et al. Pathophysiology of diabetes mellitus in Cushing's syndrome. Neuroendocrinology. 2010;92(Suppl 1):77–81. [PMID: 20829623]

Valassi E et al. Clinical consequences of Cushing's syndrome. Pituitary. 2012 Sep;15(3):319–29. [PMID: 22527617]

Yaneva M et al. Genetics of Cushing's syndrome. Neuroendocrinology. 2010;92(Suppl 1):6–10. [PMID: 20829611]

臨床的に不顕性な副腎腫瘤（「偶発腫」）

Androulakis II. The clinical significance of adrenal incidentalomas. Eur J Clin Invest. 2011 May;41(5):552–60. [PMID: 21210792]

Arnaldi G et al. Adrenal incidentaloma. Best Pract Res Clin Endocrinol Metab. 2012 Aug;26(4):405–19. [PMID: 22863384]

Aron D et al. Adrenal incidentalomas. Best Pract Res Clin Endocrinol Metab. 2012 Feb;26(1):69–82. [PMID: 22305453]

Mansmann G et al. The clinically inapparent adrenal mass: update in diagnosis and management. Endocr Rev. 2004 Apr;25(2):309–40. [PMID: 15082524]

Mazzuco TL et al. Adrenal incidentalomas and subclinical Cushing's syndrome: diagnosis and treatment. Curr Opin Endocrinol Diabetes Obes. 2009 Jun;16(3):203–10. [PMID: 19390321]

副腎不全

Grossman AB. Clinical review: the diagnosis and

management of central hypoadrenalism. J Clin Endocrinol Metab. 2010 Nov;95(11):4855–63. [PMID: 20719838]

Kemp S et al. X-linked adrenoleukodystrophy: clinical, metabolic, genetic and pathophysiological aspects. Biochim Biophys Acta. 2012 Sep;1822(9):1465–74. [PMID: 22483867]

Li-Ng M et al. Adrenal insufficiency. J Surg Oncol. 2012 Oct 1;106(5):595–9. [PMID: 22806629]

Mitchell AL et al. Autoimmune Addison disease: pathophysiology and genetic complexity. Nat Rev Endocrinol. 2012 Jan 31;8(5): 306–16. [PMID: 22290360]

Sarathi V et al. Triple-A syndrome. Adv Exp Med Biol. 2010;685:1–8. [PMID: 20687490]

アルドステロン過剰症

Carey RM. Primary aldosteronism. J Surg Oncol. 2012 Oct 1; 106(5):575–9. [PMID: 22806599]

Ito Y et al. Subclinical primary aldosteronism. Best Pract Res Clin Endocrinol Metab. 2012 Aug;26(4):485–95. [PMID: 22863390]

Mulatero P et al. Evaluation of primary aldosteronism. Curr Opin Endocrinol Diabetes Obes. 2010 Jun;17(3):188–93. [PMID: 20389241]

Quack I et al. Familial hyperaldosteronism I–III. Horm Metab Res. 2010 Jun;42(6):424–8. [PMID: 20131203]

Rossi GP; Medscape. A comprehensive review of the clinical aspects of primary aldosteronism. Nat Rev Endocrinol. 2011 May 24;7(8):485–95. [PMID: 21610687]

Schteingart DE. The clinical spectrum of adrenocortical hyperplasia. Curr Opin Endocrinol Diabetes Obes. 2012 Jun;19(3):176–82. [PMID: 22499224]

Stowasser M. Primary aldosteronism in 2011: towards a better understanding of causation and consequences. Nat Rev Endocrinol. 2011 Dec 13;8(2):70–2. [PMID: 22158200]

低アルドステロン症

Karet FE. Mechanisms in hyperkalemic renal tubular acidosis. J Am Soc Nephrol. 2009 Feb;20(2):251–4. [PMID: 19193780]

先天性副腎過形成

Auchus RJ. Congenital adrenal hyperplasia in adults. Curr Opin Endocrinol Diabetes Obes. 2010 Jun;17(3):210–6. [PMID: 20389239]

Miller WL et al. The molecular biology, biochemistry, and physiology of human steroidogenesis and its disorders. Endocr Rev. 2011 Feb;32(1):81–151. Erratum in: Endocr Rev. 2011 Aug;32(4):579. [PMID: 21051590]

Witchel SF et al. Congenital adrenal hyperplasia. J Pediatr Adolesc Gynecol. 2011 Jun;24(3):116–26. [PMID: 21601808]

女性生殖器の障害

Erika B. Johnston-MacAnanny, MD, &
Robert N. Taylor, MD, PhD

CHAPTER
22

女性生殖器系の異常は種々の生殖器官，つまり卵巣，卵管，子宮，子宮頸部，腟，乳房などの異常の結果として生じる．生殖年齢においてこれらの異常は**月経の異常 altered menstruation，骨盤痛 pelvic pain，不妊 infertility** などとして現れる．がんなどはこれらの組織に起こり得るが，生殖年齢の後期や閉経期にしばしば発生する．不幸なことに，いくつかの理由によってそれらのがんは高い致死率であったり，診断時に転移していることが多い．卵巣のように体の深部に位置している器官は，触診によって触知することができず，卵巣や卵管は感覚神経がほとんどないため，症状を呈しづらい．さらに，乳房は多くの脂肪組織を含んでおり，乳がんの早期診断を困難にしている．例外は子宮頸部である．子宮頸部は Papanicolaou 染色やヒトパピローマウイルス(HPV)スクリーニングなどにより簡単に検索が可能であり，子宮頸がんの死亡率の劇的な減少に寄与している．

女性生殖器系の異常は，生殖器官に影響を与える他の臓器(例えば，脳，視床下部，下垂体，甲状腺，副腎，腎臓，肝臓)の異常によっても起こる．これらの異常は痛みがないのが特徴である．

反対に，生殖器系の異常は他の組織の異常も起こし得る．卵巣ホルモンは女性のほとんどの組織の維持と健康に必須である．これらのホルモンの変化は**骨粗鬆症 osteoporosis**(骨量の減少)や，エストロゲン欠乏による萎縮や炎症(萎縮性腟炎)，アテローム形成や心血管系の変化，いくつかのがん(エストロゲン過剰およびプロゲステロンの欠乏によって引き起こされる子宮内膜がんなど)のリスクを上昇させる．生殖器系の異常は独特な症候，妊娠糖尿病や高血圧を呈する**妊娠高血圧腎症-子癇 preeclampsia-eclampsia** をも生じさせる．

チェックポイント

1. 生殖年齢において，生殖器系の異常はどのように現れるか．
2. 卵巣がんの死亡率が，子宮頸がんのそれよりも減少しない理由はなぜか．
3. 生殖器系の異常はどのような結果として現れるか．

女性生殖器の正常な構造と機能

解　剖

骨盤内生殖器官は腟および子宮，卵管，卵巣からなる(図 22-1)．2 つの**卵巣 ovary** は数千の**卵胞 follicle** を含み，その各々は 1 層の**顆粒膜細胞 granulosa cell** と**莢膜細胞 thecal cell** に囲まれた**卵母細胞 oocyte** を含む．これらの支持細胞は，卵胞成熟や生殖関連事象において協調に重要な傍分泌産物とステロイドホルモンの産生を行う．**卵管 fallopian tube** は腹腔内に開口しており，卵巣と子宮を結んでいる．**子宮 uterus** はホルモン感受性の粘液の裏打ち構造を持ち，これが**子宮内膜 endometrium** である．非妊娠期では，血中エストロゲン量とプロゲステロン量の変化に反応し，子

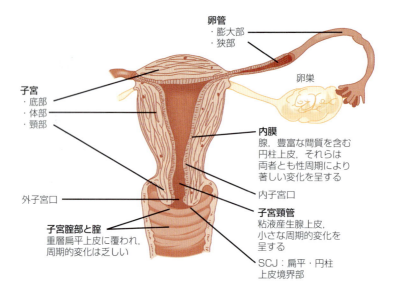

図 22-1 子宮および付属器の解剖学的構造.（Chandrasoma P et al. *Concise Pathology*, 3rd ed. より許可を得て転載. 原著は Appleton & Lange から出版. Copyright © 1998 by The McGraw-Hill Companies, Inc.）

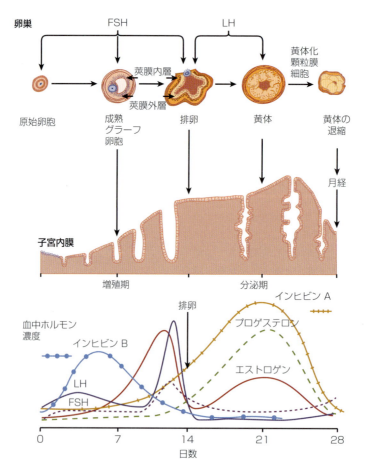

図 22-2 卵巣, 子宮内膜, 血中ホルモン量の月経周期における変化. 抗 Müller 管ホルモン量は月経周期中一定である. FSH：卵胞刺激ホルモン, LH：黄体形成ホルモン.（Chandrasoma P et al. *Concise Pathology*, 3rd ed. より許可を得て転載. 原著は Appleton & Lange から出版. Copyright © 1998 by The McGraw-Hill Companies, Inc.）

女性生殖器の正常な構造と機能

表22-1　子宮内膜からの内分泌および傍分泌物質

脂質	サイトカイン	ペプチドほか
プロスタグランジン	インターロイキン1α	プロラクチン
トロンボキサン	インターロイキン1β	リラキシン
ロイコトリエン	インターロイキン6	レニン
	インターロイキン8	エンドルフィン
	インターフェロンγ	上皮増殖因子
	コロニー刺激因子1	インスリン様増殖因子
	血管内皮細胞増殖因子	線維芽細胞増殖因子
		血小板由来増殖因子
		トランスフォーミング増殖因子β
		インスリン様増殖因子結合ペプチド
		グリコデリン
		腫瘍壊死因子
		副甲状腺ホルモン関連タンパク

Fritz M et al. The uterus. In: *Clinical Gynecologic Endocrinology and Infertility*, 8th ed. Lippincott Williams & Wilkins, 2011より許可を得て改変・転載.

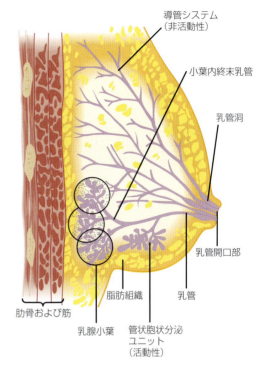

図22-3　女性乳房の略図. 乳腺は乳管を通じて乳頭に開口する. 乳腺小葉の外輪郭は生体内では存在しないが, 模式図として記載. 点刻は葉間の疎性結合組織を示している. (Junqueira LC et al. *Basic Histology*, 10th ed. McGraw-Hill, 2003より許可を得て転載.)

宮内膜はその増殖や分化が最も進んだ時点で脱落し, 毎月の性器出血を引き起こす(図22-2). 妊娠中では, 子宮内膜は多彩な内分泌および傍分泌物質を生成し, それは受精卵の着床を促進する(表22-1). 子宮内膜周囲は平滑筋層に囲まれ, これが**子宮筋層 myometrium**である. 子宮筋層の収縮により月経痛が引き起こされたり, 分娩時には胎児を押し出したりする. 子宮頸部は子宮体部に連続し, 月経血や胎児の腟への通路となり, **腟 vagina**は外陰部に開口する筋性の管状構造である.

乳房 breast(図22-3)は内分泌的, 物理的刺激により母乳を分泌・貯蔵し, 排出する.

性分化とエストロゲン依存性組織の成熟

胎生期の性分化

胎生期に, 始原生殖細胞は卵黄嚢, 尿膜, 後腸の内胚葉から生じ, 妊娠5〜6週に生殖堤へ移動する. 生殖堤に至るとそれらは増殖し, 個々の性染色体に規定された男性または女性生殖腺へと誘導される.

妊娠8週までの期間では, 胎芽の性別は形態的には判別されない. そのため, この期間は**性別の区別がない時期 indifferent phase**と定義される. その後は内外性器の分化が始まり, 個の**表現型 phenotypic sex**が決定され, 最終的に思春期後に成長を終える. 胎生期では, 内性器は尿生殖洞を含む2つの生殖管から形成される. 1つはWolff管, 他方はMüller管であり, Müller管はWolff管の成長に対して優位に依存している. 妊娠8週以降は胎児の精巣のSertoli細胞より**抗Müller管ホルモン anti-müllerian hormone**が産生され, Müller管の退縮を促す. 一方でLeydig細胞より**テストステロン testosterone**が産生されWolff管を維持させ, それに続けて前立腺や精巣上体, 精嚢の成長を促す. もしこれらの分泌が欠如した場合, Müller管から女性型の内性器ができることとなり, Wolff管は退縮する. 同様に, 男性型の外性器の成長にはジヒドロテストステロンの存在が必要であり, もし欠如した場合には一般的な女性型の外性器を形成する. アン

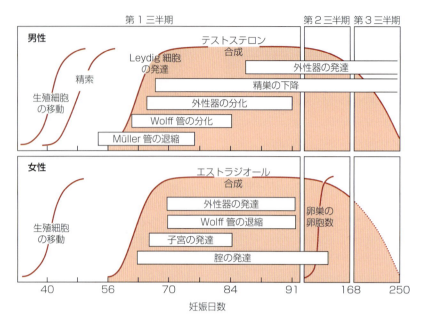

図 22-4　性別による性分化の時期．(Griffin JE et al. *Textbook of Endocrine Physiology*, 4th ed. Oxford University Press, 2000 より許可を得て転載．)

ドロゲン曝露では女性胎芽に対して外性器の男性化を起こし，一方でアンドロゲンの欠乏がある場合には不完全な男性化を引き起こす(図22-4)．そのため，表現型が男性になるためには卵巣からの分泌がなく，女性型にならないことが条件として必要である．

女性の成長において，妊娠24週までは卵巣中に約700万の卵原細胞を持つ．しかしこれらの多数は胎内生活中に細胞死し，出生時には100万の一次卵母細胞しか残らない．さらに思春期までに40万まで減少する．これらの残った卵母細胞では第一減数分裂前期で止まっている状態となっている．この第一減数分裂は排卵されるまでは進まないようになっており，第二減数分裂については受精時に完了する．そして，女性の生涯で約400の卵母細胞のみが成熟し，排卵にまで至り，残りはさまざまな発育段階で**閉鎖卵胞 atresia** へと退縮している．

思春期

二次性徴は思春期に起こるものであり，その期間には成人の生殖機能にまで成熟する．その変化は脳や視床下部で起こり，思春期の開始は睡眠依存性に起こり，後にゴナドトロピン放出ホルモン(GnRH)のパルス状放出を確立するようになる．視床下部性のキスペプチン/Gタンパク共役型受容体(GPR54)リガンド/受容体が思春期開始に鍵となるメディエーターであると思われる．

GnRHの増加はまず黄体形成ホルモン(LH)の増加とパルス状分泌を促し，後に卵胞刺激ホルモン(FSH)の放出を増加させる．これらのホルモンは併せてゴナドトロピンと呼ばれる．10歳以前の女児ではゴナドトロピン分泌は低レベルであり，パルス状分泌の特徴は認めない．しかしそれ以降はGnRHのパルス状放出が開始され，卵胞形成が開始されたり，エストロゲンやプロゲステロンの周期的生産が開始されたりする．そしてこれらの変化は乳房や子宮内膜といったエストロゲン依存性組織に対して成熟を開始するように作用する．**乳房発育 thelarche** は早発乳房といわれ，初めて月経が起こることを**初経 menarche** という．

チェックポイント

4. 個の性別において，染色体，性腺，表現型による違いは何か．
5. 出生時に存在する卵胞のうちおおよそ何%が成熟し，排卵されるか．
6. 思春期発来時の女性における変化を記述せよ．

月経周期

正常の女性生殖機能は，肝臓(ホルモン代謝やステロイド結合グロブリンの産生を行う)や副腎，甲状腺のような他臓器の影響下に，脳と卵巣との相互協調性を持っている．この協調性により，月経周期における周期的変化は生殖器官に対して生殖成功に適切な環境を与え，その結果，生殖器官は特異な機能を獲得している．一方，もしこのメカニズムが機能不全に陥れば，その結果不妊や月経不順，あるいはがんさえも引き起こされるだろう．

月経周期は3つの段階に分けられる．**卵胞follicular**期は12～14日間続き，卵母細胞の成熟を行う．最初，卵胞は集団で発育を開始するが，最終的には単一の卵胞のみが選択され成熟卵胞となる．一方で，その残りは退縮し，アポトーシス(プログラム細胞死)するが，これを**閉鎖卵胞 atresia**という(図22-5)．卵胞期は**排卵 ovulation**まで続くものであり，排卵では成熟卵胞から卵母細胞が放出され，卵管を通じて輸送され，受精やそれに続いて子宮での着床が起こるのである．そして3番目は**黄体 luteal**期であり，この時期は平均14日間継続し，破裂した卵胞が黄体化する期間である．これら月経周期の3つの相は，3つの異なる要素，すなわち神経内分泌・卵巣・標的器官としての子宮を考慮することにより，最も適切に理解できる(図22-6)．

神経内分泌における中枢は脳，視床下部，下垂体，卵巣である．視床下部のニューロンはペプチド**GnRH**を合成するが，その分泌は内因性オピオイドや副腎皮質ホルモン放出ホルモン(CRH)により調節を受けている．GnRHはパルス状に下垂体門脈循環中に直接的に放出される．このパルス状のGnRHの分泌は下垂体前葉中枢に存在する**ゴナドトロピン産生細胞 gonadotrope**上の受容体の適切な活性化に必要である．受容体活性化によりゴナドトロピン産生細胞は総称するとゴナドトロピンと呼ばれるポリペプチドの**FSH**と**LH**を分泌し，それらは卵巣を刺激してエストロゲンやインヒビンを産生する．インヒビンはフィードバックによりFSH分泌を抑制するが，LHに対しては効果を持たない．エストロゲンもまたGnRH受容体数や感受性を増加させることで下垂体に対して作用する．卵巣からエストラジオールが分泌されるに伴って，エストラジオールが臨界濃度に十分な期間到達すると，月経周期中期のLHサージによるLH分泌増加とそれに続く排卵を起こす．LHサージ後には，黄体

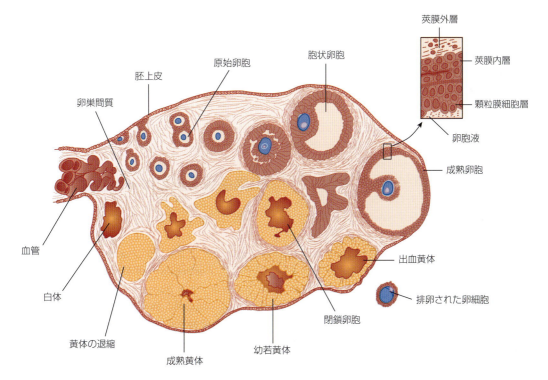

図22-5 卵巣における卵胞発育と黄体形成の連続性に関する略図．中央には閉鎖卵胞を示し，右上には成熟卵胞壁の拡大図を示す．
(Gorbman A et al. *Textbook of Comparative Endocrinology*. Wiley, 1962 より許可を得て転載．)

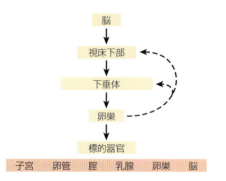

図 22-6 女性生殖器官における神経内分泌フィードバックシステム．

からプロゲステロン分泌が増加し，黄体期中はゴナドトロピン分泌を抑制する．

　卵巣では，LH と FSH はステロイドホルモンや傍分泌/自己分泌タンパクの合成・分泌を行い，排卵に向けて単一の卵母細胞成熟を導いている．卵胞期初期に，FSH は卵胞の集団での成長と顆粒膜細胞からのインヒビンとアクチビンの合成を促進する．アクチビンは卵巣でアロマターゼ活性を増加させ，FSH および LH 受容体を増加させることで FSH の効果を増幅させる．LH 刺激は莢膜細胞からのアンドロゲン分泌を促進させ，それはインヒビンによって促進される．アンドロゲンは顆粒膜細胞に拡散し，アロマターゼによる酵素反応でエストロゲンに変換される．卵胞期が進行中では，インヒビン産生は LH のコントロール下にあるが，インヒビン量の増加はさらなるアンドロゲン変換をもたらし，LH サージが起こるのに必要な高濃度のエストロゲンが産生される．

　月経周期中期の LH サージをきっかけに，卵母細胞の最終的段階の成熟が起こり，成熟卵胞では減数分裂が再開する．プロスタグランジンやプロテアーゼの変化により卵胞壁が消化され，卵母細胞の押し出しと排卵が引き起こされる．卵胞の細胞は排卵後もとどまり，**黄体 corpus luteum** と呼ばれる構造に変化する．その黄体は多量のエストラジオールとプロゲステロンを産生・放出する．黄体からのホルモン分泌が続くためには LH［または**ヒト絨毛性ゴナドトロピン human chorionic gonadotropin(hCG)**］刺激を要し，刺激を失えば退化していく．

　子宮は月経周期を通して卵巣から産生されたステロイドホルモンの影響を受ける．卵胞期には子宮内膜はエストロゲンの影響下に急増殖し，薄い分泌物および微小血管増殖を伴う真っ直ぐな腺管構造を形成する．黄体期になると，高濃度のエストラジオールとプロゲステロンの作用により子宮内膜は成熟を加速し，腺管構造は曲がったものとなり，厚い分泌物やタンパクを含むようになる（図 22-2）．さらに，子宮内膜からは多数の内分泌因子や傍分泌因子を分泌している（表 22-1）．これらの変化は，子宮内環境を着床に適正化しているものである．妊娠不成立の場合には，黄体は高濃度のプロゲステロン分泌を保てなくなり，また子宮内膜の血管構造も持続困難となる．これにより子宮内膜の脱落が生じ，月経開始となる．そしてエストラジオールとプロゲステロン濃度が最低となり，月経周期が終了する（図 22-2）．

避　妊

　避妊薬としてのピルは，生殖に必要なホルモン関連イベントを正確に阻止することで薬理的に避妊を行うものである．最新の剤形には，エストロゲンとプロゲスチンの合剤だけでなくプロゲスチン単剤も含まれる．エストロゲンとプロゲスチンによる前処置により LH サージが阻止され，それにより排卵が抑制される．しかし，エストロゲンあるいはプロゲステロン感受性器官にとってはその他の避妊効果も併せ持っている．例えば，子宮頸管粘液は避妊性の変化をし，子宮内膜も精子輸送や受精卵着床に不利な状況をつくり出す．

　ピルの副作用である吐き気や鼓腸，危険なものでは血栓症などを抑制するため，エストロゲンとプロゲスチンの用量は長年をかけて減少させてきた．また，非経口剤形も進歩してきており，プロゲスチン含有子宮内徐放剤や皮下システムを含めて開発が進んでいる．経皮パッチは肝臓の初回通過効果なくエストロゲンとプロゲスチンの吸収が可能である．経腟吸収もまた，月ごとにソフトリングを留置することで可能である．これらのいずれもが経口避妊薬としてのピルと同等またはそれ以上の避妊効果を持っている．

卵巣由来ステロイドの生理

　副腎と同様に，卵巣はステロイド産生を行う．卵巣は 3 種のステロイド，**プロゲステロン progesterone**（炭素数 21），**アンドロゲン androgen**（炭素数 19），**エストロゲン estrogen**（炭素数 18）を産生する．ステロイド産生は，ミトコンドリアや小胞体の酵素により促進される一連の酸化的生化学反応により，コレステロールから変換されることで行われる（21 章）．ステロイド産生における律速段階は輸送［StAR（訳注：steroid acute regulatory protein であり，コレステロールのミトコンドリア外膜から内膜に必要)]とミトコンドリアにおけるシトクロム P450 ファミリーの CYP11A1 に

よるコレステロールの側鎖開裂で基本ステロイド骨格プレグネノロンを生成する段階である。このステロイドはさらに小胞体で多彩なステロイドホルモンに変換される。ステロイド産生は酵素によるカスケード反応であり、そのためただ1つの段階が欠如（例えば、先天的に酵素が欠如していたり、減少していたりする場合）しただけで目的の生産物はつくられず、一方その前駆物質があふれることになる。このような不都合がある場合、先天性副腎過形成と呼ばれる。

古典的なステロイドホルモンの作用メカニズムは、細胞膜を越えて拡散し、細胞質または核でステロイド受容体タンパクと結合し、クロマチンと結合したあとはステロイド-受容体複合体がDNAの特異的部位にステロイド-受容体複合体が結合することにより、選択された遺伝子の発現が活性化するものと考えられている。このようにして、さまざまなステロイド感受性組織において遺伝子発現の仕方は変化するだろう。また、細胞膜-ステロイド受容体もまた典型的には成長因子により規定された活性化リン酸化反応カスケードであることが示されている。

チェックポイント

7. GnRHの最初の標的器官は何か。ゴナドトロピンか。卵巣ステロイドか。
8. GnRHのパルス状分泌はなぜ重要か。
9. GnRHの動きで特徴的なことは何か。
10. ゴナドトロピンの卵巣に対する特異的な効果は何か。
11. 卵胞期中期と黄体期中期との子宮内膜ではどのような違いがあるか。また、どのようにして生殖関連イベントは適正化されているか。
12. 主席卵胞（dominant follicle）における顆粒膜細胞では何の物質がつくられているか。

妊　娠

正常妊娠のための必要条件

妊娠が正常に成立するために、生殖器および他の臓器には多くの変化が起こる。受精には、正常な排卵、卵管采での成熟した卵母細胞の捕獲、受精卵の子宮への輸送が必要である。通常、受精は卵管膨大部で起こるため、精子の卵管遠位端への輸送も必要である。

着床後、胎盤は栄養膜細胞層と合胞体栄養膜からなる2層の機能性上皮層および母体側の間葉性の核で裏打ちされた脱落膜を形成する（図22-7）。胎盤は母児間の循環を確立し、栄養や酸素、老廃物の交換を行う。さらに、胎盤はヒト絨毛性ゴナドトロピン human chorionic gonadotropin（hCG）と呼ばれるLH様ホルモンなどさまざまな重要なホルモンを分泌する。下垂体前葉からのゴナドトロピンによるLHの分泌とは異なり、胎盤からのhCG分泌は周期的なものではなく、高濃度のエストロゲンやプロゲステロンにも抑制されない。hCGは、胎盤が十分なプロゲステロン産生能を獲得する妊娠8〜10週まで、黄体を保持する働きがある。この週数に達するとhCG量は減少し、成熟した胎盤が母体のコレステロールからプロゲステロンを産生する（図22-8）。ヒト絨毛性乳腺刺激ホルモンhuman chorionic somatomammotropin（hCS）またはヒト胎盤性乳腺刺激ホルモンhuman placental lactogen（hPL）として知られている成長ホルモン様タンパクが胎盤で産生される（表22-2）。

妊娠期間の大部分において胎児は胎盤にアンドロゲンを供給し、アンドロゲンはエストロゲンをつくるために芳香族化され母体循環に分泌される（図22-9）。これは、アンドロゲン産生に関与する胎児の副腎皮質の、特殊な機能を反映している。妊娠後期に向けて、胎児下垂体より分泌される副腎皮質刺激ホルモン（ACTH）は増加し、胎児副腎からアンドロゲンとコルチゾンを分泌させる。この機序は、子宮筋層におけるプロゲステロン受容体の発現を調整することによって、分娩開始の引き金となっている可能性がある。

妊娠によって妊娠特異的な機能的変化に加え、母体には生理学的な変化もまた起こる。血漿循環量の増加（妊娠第3三半期中期までに40％以上増加）、体内水分の増加（6〜8L増加）、1回拍出量（30％増加）や心拍数の増加（15％増加）に伴う心拍出量の増加などがある。呼吸数は変化せず、分時換気量が著しく増加（非妊時に比べ50％増加）するため、1回換気量の増加として現れる（9章）。腎血流量と糸球体濾過量の劇的な増加（40％増加）もまたみられる。これらの変化のほとんどは、妊娠中に産生されるホルモンと複雑に関係している。

妊娠中の卵巣ステロイドの影響

妊娠中のさまざまな性ステロイドの生理学的効果は、いまだ完全にはわかっていない。妊娠中のプロゲステロンの役割として証明されている、提唱されている機序としては、(1) 着床の促進、(2) 胎児抗原への母体免疫応答の抑制（同種異系である胎児に対する拒絶反応の防止）、(3) 心血管コンプライアンスの増加、

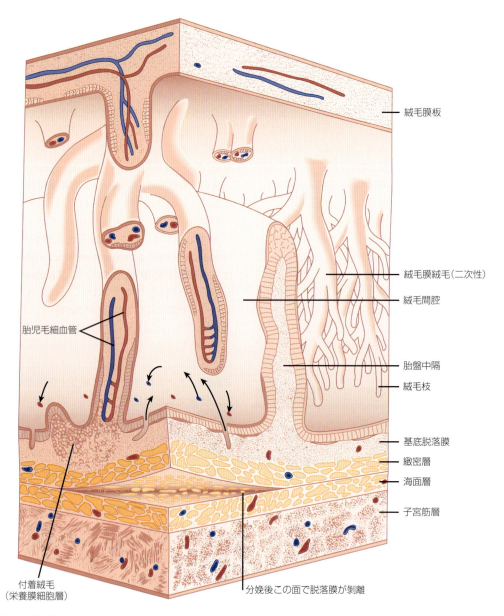

図 22-7　胎盤の解剖．

(4) 胎児副腎におけるグルココルチコイドおよびミネラルコルチコイド生成のための基質の提供，(5) 妊娠中の子宮筋層静止の維持，(6) 出産，などがある．エストロゲンは，(1) 循環血漿量の増加，(2) 心臓のリモデリング，(3) 血液凝固因子の予備的産生に寄与，出産の際の出血に備える．

ヒト胎盤性乳腺刺激ホルモンと妊娠中の栄養ホメオスタシス

　胎児-胎盤-母体の相互関係の一例が，hCS の働きからみてとれる（図 22-10）．この「逆調整」ホルモンは（例えば，インスリンと競合するような働きをし），胎児を低血糖から守るために働くと考えられる．代謝の観点からみれば，空腹時低血糖により特徴付けられるように，妊娠は「促進された飢餓状態」であり，それは成長する胎児によって消費される栄養を，母体が提供することで起こる．hCS は低血糖への反応として胎盤で産生され，脂肪分解を促進し，結果として母体の遊離脂肪酸値および血糖とケトン値を上昇させる．この hCS の「糖尿病誘発」の役割は，母体に大きな負荷をかけ，妊娠の影響を受けやすい人が糖尿病傾向になることの一因となる．通常なら，グルコース

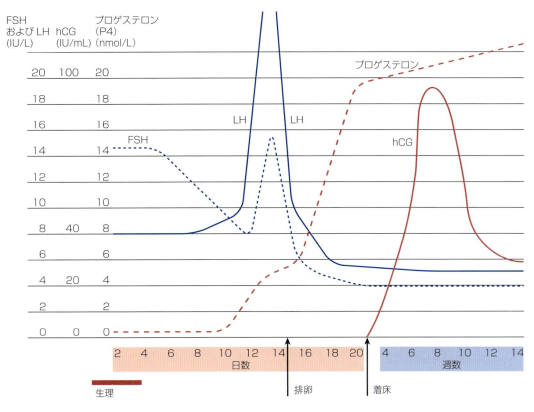

図 22-8 妊娠中のホルモン分泌．(FSH：卵胞刺激ホルモン，LH：黄体形成ホルモン，hCG：ヒト絨毛性ゴナドトロピン．)(Fritz M et al. Regulation of the menstrual cycle. In: *Clinical Gynecologic Endocrinology and Infertility*, 8th ed. Lippincott Williams & Wilkins, 2011 より許可を得て転載・改変．)

は胎児にとって主な栄養源である．しかしグルコースが欠乏しているときには，臨時の栄養源として母体に，および胎盤を介して胎児にもケトンが補充される（飢餓状態のときと同様）．

チェックポイント

13. 胎盤が形成されるまで，黄体はどのように維持されているか．
14. 妊娠中のステロイドの役割とは何か．
15. 妊娠中に糖尿病を発症することは，なぜ珍しくないのか．

授 乳

乳房の構造と発達

乳房の発達における最初の段階は，胎芽期にすでに始まっている．思春期には，二次性徴の一環としてエストロゲンの血中濃度が上昇し，乳房の発育が促される．乳房の発育は，乳管の増殖と分岐，脂肪と結合組織の増殖による．成熟した乳房においてそれぞれの乳管の結束は，リンパ球の豊富な結合組織と脂肪組織に埋もれた母乳分泌上皮細胞で覆われた単一管状胞状腺の集合体から母乳を引き込む．成人女性の乳房は 15～25 本の乳管の集合体からできており，1 本 1 本の乳管が乳頭より母乳を分泌する（図 22-3）．思春期および妊娠期に十分に乳房が発育するためには，グルココルチコイドや甲状腺ホルモン，インスリンによる影響が必要であり，これらの反応はエストロゲンとプロゲステロンによって促進されている．

母乳産生および分泌の開始と維持

妊娠中，プロラクチン，プロゲステロン，hCS は，乳房の発育と母乳産生を亢進させる上で主要な役割を果たす．しかし，分娩前には胎盤ステロイドの血中濃度が高く，実際の射乳は抑制されている．胎盤の分娩後は，エストロゲンとプロゲステロンの血中濃度が劇的に低下し，この抑制が解除される．母乳分泌の維持

表22-2 ステロイド以外の妊娠中の分泌物

胎児	胎盤	母体
α-フェトプロテイン	視床下部様ホルモン	絨毛性タンパク
	副腎皮質刺激ホルモン放出ホルモン	プロラクチン
	甲状腺刺激ホルモン放出ホルモン	フィブロネクチン
	ソマトスタチン	VEGF
	下垂体様ホルモン	レラキシン
	hCG	IGFBP-1
	hCS	インターロイキン1
	GH-P	コロニー刺激因子1
	ACTH	グリコデリン（プロゲステロン関連子宮内膜タンパク）
	増殖因子	黄体タンパク
	IGF-1	リラキシン
	上皮増殖因子	プロレニン
	血小板由来増殖因子	
	線維芽細胞増殖因子	
	形質転換増殖因子	
	インヒビン/アクチビン	
	サイトカイン	
	インターロイキン1	
	インターロイキン6	
	コロニー刺激因子	
	その他	
	オピオイド	
	プロレニン	
	妊娠特異的β糖タンパク	
	妊娠関連血漿タンパクA	

注：ACTH：副腎皮質刺激ホルモン，GH-P：成長ホルモン（胎盤性），hCG：ヒト絨毛性ゴナドトロピン，hCS：ヒト絨毛性乳腺刺激ホルモン，IGF-1：インスリン様増殖因子-1，IGFBP-1：インスリン様増殖因子結合タンパク，VEGF：血管内皮増殖因子.
Cowan BD et al. Management of abnormal genital bleeding in girls and women. (Current concepts.) N Engl J Med. 1991; 324:1710 よりデータを引用.

には，下垂体前葉と後葉の協調が必要となるが（図22-11），母体と新生児の相互作用もまた必要である．吸啜刺激は求心性神経路を介して視床下部におけるドパミン濃度を抑制させ，母乳産生に必要なプロラクチンの血中濃度を高いまま保持する．同時に，乳房における求心性の感覚神経線維は（新生児の涕泣のような刺激でも反応し），下垂体後葉からのオキシトシンの産生と輸送，分泌を亢進させる．オキシトシンは乳房の筋上皮細胞の収縮を促し，乳腺上皮および乳頭からの射乳を引き起こす．

妊娠の終了が近づくにつれ，乳房の結合組織と血管内のリンパ球数は増加する．増加したリンパ球は免疫グロブリンA（IgA）を局所の血流内に分泌し，乳房内の上皮細胞に回収される．このトランスサイトーシスにより，IgA は乳房内の上皮細胞を介して母乳内に輸送される．この機序は，母体 IgG の胎盤を介した輸送でも同様であり，新生児の受動免疫形成に寄与している．分娩後に最も早く乳房内上皮が分泌するものを初乳と呼び，非常に多くの免疫グロブリンを含んでいる．

授乳中はプロラクチンの血中濃度が高く保たれており，これによって GnRH の分泌が阻害され避妊効果がある．この機序は正確には解明されていないが，プロラクチンがドパミンまたは内因性オピオイドの分泌を促し，GnRH の分泌を阻害するといったフィードバック反応が想定されている．またプロラクチンは卵巣に直接作用し，授乳性の無排卵と無月経を起こす．しかし，プロラクチンの避妊効果は穏やかなものであり，それゆえ信頼性には欠ける．

チェックポイント

16. 乳房の発育には，どのようなホルモンが関与しているか.
17. 母乳はなぜ分娩前に分泌されないのか.
18. 授乳性無月経の仮説とは何か.

閉 経

閉経とは，卵胞供給が枯渇することによって起こる，女性における生涯の転機であり，月経周期が終了することをさす．閉経の10年前，つまりおよそ40歳頃には生殖機能は減衰しはじめる．排卵の頻度は減少し，生理周期は変動してくる．この時期は，卵胞がほとんど残っていない状態であるため，GnRH の刺激により増加した LH と FSH の分泌増加がみられる．35～48歳の卵胞期には特にエストラジオールは高濃度で血中を循環しているが，閉経に先立ってその濃度

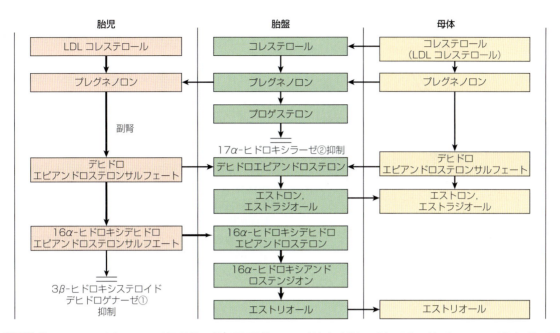

図 22-9 ステロイド産生における胎児-胎盤-母体の相互関係．LDL：低密度リポタンパク，3β-ヒドロキシステロイドデヒドロゲナーゼ，3β ヒドロキシ-Δ5-ステロイドデヒドロゲナーゼ，3β およびステロイド Δ イソメラーゼ(HSD3β)，17α-デヒドロゲナーゼ，シトクロム P450 の 17α-デヒドロゲナーゼ活性，ファミリー 17，サブファミリー A，ポリペプチド 1(CYP17A1)．（Fritz M et al. The endocrinology of pregnancy. In: *Clinical Gynecologic Endocrinology and Infertility*, 8th ed. Lippincott Williams & Wilkins, 2011 より転載．）

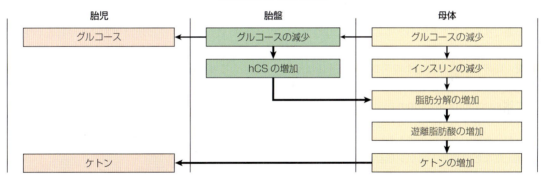

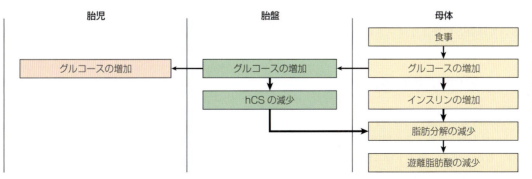

図 22-10 栄養ホメオスタシスにおける胎児-胎盤-母体の相互関係．hCS：ヒト絨毛性乳腺刺激ホルモン．（Fritz M et al. The endocrinology of pregnancy. In: *Clinical Gynecologic Endocrinology and Infertility*, 8th ed. Lippincott Williams & Wilkins, 2011 より転載．）

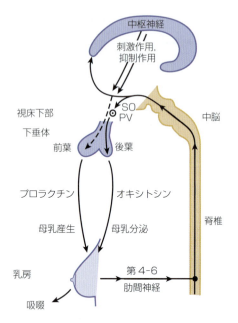

図 22-11 母乳産生と分泌における下垂体前葉と後葉の役割. SO：視策上核，PV：視床下部室傍核. (Rebar RW. The breast and physiology of lactation. In: Creasy RK et al, eds. *Maternal-Fetal Medicine: Principles and Practice*, 4th ed. Saunders, 1999 より許可を得て転載.)

は急速に減少する．閉経に近づいていく生殖機能が減衰するこの時期は，**更年期 climacteric** と呼ばれる．

更年期に移行すると女性のホルモンは，周期的に高エストロゲンとなる状態から，変動なく低エストロゲンが続く閉経後状態へ変化する．これによりのぼせ・ほてり（「ホットフラッシュ」），発汗や悪寒などの**血管運動症状 vasomotor symptom** が引き起こされる．いらいらやストレス，不安感，うつ症状などの精神症状もまた起こり得る．閉経後にも他の変化が徐々に起こる．腟上皮などのエストロゲン依存性組織の萎縮に加え，骨密度の漸減は**骨粗鬆症 osteoporosis** を引き起こす．

遺残卵巣間質部にある莢膜細胞からのアンドロゲンの産生は，卵胞発育がなくとも継続する．閉経後の女性において卵巣と副腎より産生されるアンドロゲンは，脂肪組織と毛囊内にある酵素アロマターゼ（シトクロム P450，CYP19A1）によって芳香族化されてエストロゲンになる．この末梢組織における芳香族化は，閉経に伴う症状の重篤さに関与するが，その程度は個人によって異なる．

医学の文献において，閉経が「内分泌障害」，特にエストロゲン欠乏疾患のように扱われていることがある．血管運動症状および骨粗鬆症の治療のために，ホルモン療法（HT）が行われることがある．心血管系におけるエストロゲンの相互関係について考えると，HT は心血管疾患を減少させると考えられており，冠動脈疾患の一次および二次予防において有効であったとする報告が散見される．しかし，前向き研究の結果，HT に心血管疾患の予防効果がないことがわかった．「女性の健康推進イニシアチブ」では，エストロゲンとプロゲステロンの補充療法により，血栓塞栓症と進行乳がんのリスクが増加し，大腸がんおよび股関節骨折の頻度は減少するとしているが，リスクがその利点を上回るとしている．子宮摘出術を行った女性におけるプロゲステロンを用いないエストロゲン補充療法では，乳がんの増加を認めなかったばかりか，むしろ乳がん予防の可能性も示唆されている．他のリスクと利点についても同様である．これらの研究によると，HT は心血管疾患の予防に用いるべきではないとし，60 歳以上の女性に使用するべきではないとしている．閉経に伴う症状改善のため使用するならば，治療によるリスクと利点について，患者と相談した後に行うことが妥当である．

チェックポイント

19. 閉経の症状は何か．
20. エストロゲン補充療法を行っていない閉経後女性の血液中に存在するエストロゲンの原材料は何か．
21. 思春期前，生殖年齢，そして閉経後における LH と FSH の血中濃度について述べよ．

女性の生殖器障害の概要

多くの女性不妊は神経内分泌のある特定のレベルの障害によってもたらされ，その原因によって，中枢性（下垂体，視床下部や，視床下部に影響を与える他の脳の部位），卵巣性，子宮などの終末臓器性と分類することができる．

視床下部-下垂体の障害

視床下部からの正確な GnRH 分泌におけるいかなる変化も，下垂体の反応に変化をもたらす（例えば

GnRH受容体のダウンレギュレーションや，代わりとなる性腺ホルモンの分泌など）．これは下垂体機能を変化させ，次にその結果として卵巣の機能障害につながる（例えば，無排卵に伴う，またはそれとは無関係な不適切なステロイド産生）．そして子宮の反応にも変化を与える（子宮内膜の萎縮や月経不順など）．GnRHのパルス状分泌に影響を与えるような多くの中枢性（精神的ストレスなど），末梢性（体脂肪量など）の刺激が，視床下部に集約される．したがって，視床下部からのGnRH分泌の変化は無月経の主な原因となる（スポーツをする若い女性など）．

卵 巣 の 障 害

　適切な卵巣の機能とは，ゴナドトロピンへの反応性，卵胞の生存率，それぞれの卵胞の間での相互分泌作用などを含めたものである．多嚢胞卵巣症候群（PCOS）は，卵胞が存続してしまうことによってもたらされる卵巣の機能障害の一例である（後述）．PCOSは無排卵，多毛症，不妊，脂質異常症，不正性器出血や無月経を主徴とする．

子 宮，卵 管，腟 の 障 害

　正常な月経は子宮内膜の機能的な増殖を直接的に反映する．それゆえ，ホルモン異常，子宮筋腫（子宮筋層の良性腫瘍），子宮内膜がんはしばしば不正性器出血を伴う．

　骨盤内の感染症は，不妊を惹起するような子宮内膜や卵管の癒着や瘢痕を引き起こすことがある．典型的な初発症状は発熱を伴うような腹痛や骨盤痛，白血球数の上昇や子宮頸管での細菌培養の陽性所見などである．一般的な感染源はクラミジアや淋菌，嫌気性菌である．通常，複数の微生物が関与しているため，感染した女性のおよそ半数は症状が少なかったり，無症状であったりする．敏感な生殖機能への永久的な障害を防ぐために，これらの感染に対して積極的なスクリーニングや迅速な抗菌薬による治療が重要である．骨盤内感染は，外科的ドレナージを必要とするような付属器膿瘍を生じることもある．

妊 娠 の 障 害

　妊娠中の正常なイベントは，局所的あるいは全身的な障害へと変貌する可能性を有している．着床の過程における異常は習慣流産や妊娠高血圧腎症-子癇（後述）の傾向を呈しやすくなる．ここ数十年間不明であった疾患の遺伝的素因についても明らかにされるかもしれない．

　このよい例が糖尿病の遺伝的素因である．これまで議論されてきたように，妊娠とは血糖を上げるhCSなどの複数のホルモンの上昇を伴う逆調節性な状態である．妊娠中のインスリンに対する抵抗性のため，糖尿病患者が妊娠したときの血糖管理は難しい．非糖尿病患者もまた妊娠中に一時的に糖尿病になることもある（妊娠糖尿病）．妊娠糖尿病は米国では全妊婦の2～5%で発症する（訳注：日本では以前は3%前後といわれていたが，診断基準の変更のため現在は9～12%の頻度とされている）．これらの症例の多くはその後の人生で2型糖尿病となる．

　妊娠中の血糖コントロールがよくないと，胎児や母体に影響を及ぼす．妊娠によって母体糖尿病の重症度が変化しなくても網膜症や腎症が妊娠経過中に起こるかもしれない．妊娠中にはケトアシドーシス，低血糖，感染などの糖尿病の急性の合併症の発症率が高い．妊娠糖尿病の患者は妊娠高血圧腎症-子癇の大きなリスクである．血糖のコントロール不良は帝王切開率や周術期合併症の発症率を上昇させる．

　血糖コントロール不良は胎児に対する影響のほうがさらに重大である．原因不明の胎児死亡，自然流産，**先天異常 congenital anomaly** が増えるとされている．妊娠糖尿病が先天異常の発生率を上昇させることはよく理解されていない．ミオイノシトールやプロスタグランジンの代謝の変化が影響しているとする報告もあれば，妊娠糖尿病においてフリーラジカルの胎芽への影響が大きくなることを示した報告もある．

　妊娠糖尿病はしばしば**巨大児 fetal macrosomia** の原因となる．母体の高血糖状態は胎児のインスリン分泌上昇のきっかけとなり，より大きな胎児となる．胎児が大きければ児頭骨盤不均衡のリスクが上昇し，分娩時外傷や帝王切開術の頻度を上昇させる．新生児の低血糖，低カルシウム血症，血球増多症，高ビリルビン血症などもまた起こる可能性がある．

　妊娠状態におけるステロイドなどの上昇状態は他のさまざまな症状につながる可能性を持っている．妊娠は血栓傾向と出血傾向の相反する2つの状態と関連している（表22-3）．これらはともに胎盤の特別な機能とほ乳類の進化の適応に関係している．

　満期の妊娠の時期には子宮に母体血流の10%が流れ込んでおり，分娩時の胎盤の子宮壁からの剥離は，生命に危機を及ぼすような大量出血を引き起こす可能性がある．これらのリスクに適応するため，肝臓の凝

22. 女性生殖器の障害

表 22-3 妊娠中の血栓症誘発要因

因 子	機 序
ホルモン性要因	血流の変化とそれに伴う凝固系の亢進
	赤血球変形能低下による血流粘度の亢進
	第Ⅰ(フィブリノゲン),第Ⅶ,第Ⅷ,第Ⅸ,第Ⅹ,第Ⅻ凝固因子産生増加とアンチトロンビンの減少
非ホルモン性要因	線溶系活性の低下

固タンパクに対するエストロゲン刺激によって妊娠中は過凝固状態になっている.このことにより,血液は凝固の傾向へと向かい,線溶系活性を抑制することで産後の出血をコントロールしているとされる.病理学的には,これらの要素は不適切な血栓症の発症のリスクを有する.血栓症のリスクは産後の1ヵ月において非妊娠状態の50倍であるとされている.血栓症が発症すると,ワルファリンの催奇形性のリスクにより治療が複雑化する.それゆえ血栓症の妊婦の治療にはヘパリン皮下注射の治療法が行われる.

流産,異所性妊娠,胎盤の障害

すべての妊娠の少なくとも15%が,胎児が子宮外で生存できるようになる前(妊娠24週,胎児が750g)に遺伝子的要因や環境要因によって自然に流産に至る.流産は大量の出血,痛み,内子宮口の開大を伴う.切迫流産は子宮口の開大を伴わない無痛性の子宮出血が起こったものとされる.

妊娠初期の出血と痛みを訴える患者に対しては,奇胎妊娠や異所性妊娠から流産を鑑別しなければならない.異所性妊娠は,子宮内膜ではなく卵管への着床の結果生じる.骨盤内感染や子宮内膜症の既往により卵管がダメージを受けると,卵子の運搬が障害され,異所性妊娠を生じることがある.卵管では胎芽は生存できないが,大きくなると卵管の破裂につながり,治療されないと生命を脅かすような出血を引き起こすことがある.その診断は,妊娠初期の血中β-hCGの不適切な上昇や,超音波検査で子宮内に胎嚢がないことによりなされる.

妊娠後期の出血は典型的には**前置胎盤 placenta previa**(胎盤の全部または一部が内子宮口を覆っている状態)や**常位胎盤早期剥離 placental abruption**(通常に付着していた胎盤が分娩前に剥離する状態)と関連する.複数の妊娠歴や複数の帝王切開術の既往がある女性が前置胎盤のリスクとされ,これは,それ以前の着床による瘢痕組織形成によるものと考えられてい

る.高血圧,喫煙,複数の妊娠歴は脱落膜への出血とそれに続く胎盤の剥離のリスクを上昇させる.出血は大量となり,生命を脅かす可能性がある.

絨 毛 性 疾 患

全胞状奇胎 complete molar pregnancy は絨毛組織の異常な増殖の結果生じるとされている.まれに胎児と共存することがあり,**部分胞状奇胎 partial mole** と呼ばれる.米国での発症率は1,500人に1人程度であるが,アジアのある地域では125人に1人とされている.全胞状奇胎の組織は悪性の可能性を有し,父親由来の遺伝子しか持たない.一方,部分胞状奇胎は通常は良性であり,典型的には父親の遺伝子を余分に1セット有している(三倍体).ほとんどの胞状奇胎は腟出血を伴い,超音波検査において,(1)胎児の欠如,(2)水腫状の絨毛組織の存在などにより,切迫流産を疑う診察の過程で診断される.特に重症の妊娠悪阻,妊娠週数から推測される通常のサイズよりも大きな子宮,極端なhCGの高値は,胞状奇胎を疑う所見ではあるが,確定的な診断とはならない.

また,胞状奇胎の問題として,(1)肺や脳に転移を起こしやすい**絨毛がん choriocarcinoma** の発症,(2)麻酔導入時の甲状腺機能亢進,(3)子宮内容除去の際の吸引掻爬術における大量出血や,絨毛組織の肺塞栓症のリスクが高まることが挙げられる.胞状奇胎や絨毛がんでのhCGの極端な高値は,甲状腺刺激ホルモン(TSH)受容体の活性化につながり,甲状腺機能亢進状態になる可能性がある.およそ5%の胞状奇胎症例が絨毛がんへ発展するといわれている.血清β-hCGは悪性組織の残存を特定するための感受性の高い指標となる.絨毛がんは抗がん剤への感受性が非常に高いため,早期に発見されれば,容易に治癒し得る悪性疾患である.

乳 房 の 疾 患

乳房固有の疾患は悪性(乳がん)か良性(線維嚢胞性の疾患)のどちらかである.乳腺の疾患は他の疾患の影響や乳汁漏出の薬物療法の結果として生じることもある.乳腺は,他のエストロゲンやプロゲステロンの標的組織と同様に,月経周期の中で周期的な変化をする.エストロゲンとプロゲステロンの相対的なレベルの微妙なアンバランスは**良性の乳腺疾患 benign breast disease** の原因となることがある.良性の乳腺疾患とは,月経発来とともに軽快する月経前の乳房の張りか

代表的な女性生殖器疾患の病態生理　　675

ら，いわゆる線維嚢胞性の疾患までをさし示している．線維嚢胞性の疾患では，乳腺の線維化と嚢胞は，乳腺の上皮細胞の過形成と関連している．乳腺上皮細胞の過形成を伴うような真の乳腺線維嚢胞性疾患は乳がんの危険因子であり，エストロゲンの曝露による子宮内膜増殖症が子宮体がんのリスクであることとほぼ同じ理屈である．

チェックポイント

22. 月経障害の中枢性の原因をいくつか挙げよ.
23. 絨毛がん患者で甲状腺機能亢進状態となるのはなぜか.
24. 乳腺の線維嚢胞性の変化は乳がんのリスクとなるか.

性分化疾患（仮性半陰陽）

ある環境下では，染色体，性腺，表現型の性的な正常な分化を変えてしまうような異常が胚発生の段階で起こる．そのような性染色体異常の例として **Turner 症候群 Turner syndrome**（45 X）がある．表現型は女性であるが，原発性無月経，二次性徴の欠如，低身長，翼状頸，盾状胸，両側の索状卵巣を主徴とする．

性腺の異常の例として**性腺形成異常症 gonadal dysgenesis** がある．患者は両側の索状卵巣を有し，未熟な女性の表現型を呈するが，Turner 症候群の特徴とは異なり，正常な身長で，身体的な欠損はなく，正常な女性の核形を持つ．

性の表現型の異常とは，雌性胚への極端な母体由来または外因性のアンドロゲン曝露（例えば，先天性副腎過形成）（21 章参照）や，胚におけるアンドロゲン合成の欠如，胚組織におけるアンドロゲン感受性（例えば，精巣性女性化症）の欠如の結果として生じる障害を含む．

代表的な女性生殖器疾患の病態生理

月 経 異 常

月経の異常には，（1）**無月経 amenorrhea**（月経出血の消失）：原発性無月経（16 歳までに初経がない）か続発性無月経（生殖年齢女性において 6 ヵ月以上月経がない），（2）**月経困難症 dysmenorrhea**（月経中の疼痛や他症状），（3）**過多月経 menorrhagia**（過度の腟出血）や**不正出血 metrorrhagia**（不整または異常に持続する腟出血）などがある．

病　因

A. 無月経

無月経の原因は大きく 4 つに分類される（表 22-4）.
1. 妊娠や閉経といった生理的無月経
2. 内膜掻爬や感染による月経血排出経路の異常（Asherman 症候群 Asherman syndrome）
3. 生殖腺に関わる染色体異常，発育異常，構造異常，自己免疫性疾患，早発閉経，ゴナドトロピン刺激に抵抗性の卵胞といったまだよく知られていない疾患などによる卵巣性無月経
4. GnRH 分泌の低下や異常によって卵巣のステロイド産生を調節するゴナドトロピンの分泌不全となる，視床下部性または下垂体性無月経．原因としてはプロラクチン産生腫瘍や甲状腺機能亢進症，過剰なストレスや運動，体重減少など

このように無月経にはさまざまな原因がある．

B. 月経困難症

月経困難症は月経前から月経中に起こる下腹部に限局した痙攣性の痛みが主な症状である．器質的疾患のない原発性のものと，子宮内膜症や子宮筋腫といった疾患を原因とした二次的なものがある（表 22-5）.

C. 不正性器出血

性器出血の異常には，（1）思春期前，（2）月経周期は正常だが月経期間が長い，（3）月経周期は正常だが月経量が多い，（4）月経の間，（5）ホルモン治療を行わない場合の閉経期（閉経後出血），に分けられる．不正性器出血の分類とその原因を表 22-6 に示す．

病理と発症機構

A. 無月経

無月経の病態と病因は構造異常やホルモン調整の機能異常といった生殖機能における神経内分泌機能のどのレベルに異常があるかによって決まる．月経のある

676　22．女性生殖器の障害

表 22-4　無月経の原因

分　類	主な原因	病態生理学的機構	診断方法	対　応
生理的無月経	妊娠	エストロゲン，プロラクチン高値の持続	血中 hCG，病歴	妊娠経過ケア
	閉経	エストロゲンの欠落	臨床的診断	骨粗鬆症予防の推奨
月経血排出経路の異常	性腺発達の異常	アンドロゲンの過剰曝露	身体所見	外科的治療
	先天異常（処女膜閉鎖など）		身体所見	外科的治療
	Asherman 症候群	内膜掻爬による子宮内膜癒着	エストロゲン-プロゲスチン反応の欠落，内膜菲薄化	子宮鏡，癒着剝離
卵巣の異常	性腺形成異常症	X 染色体由来の遺伝物質欠損	核型	Y 染色体が存在する場合には胚細胞腫瘍のリスクが高いため生殖腺の予防的摘出
	早発性卵巣機能不全	卵胞発育の消失	ゴナドトロピン値，卵胞の確認	骨粗鬆症予防のためのHRT
	多嚢胞卵巣症候群	卵巣内のホルモンの働きの異常	慢性的無排卵とアンドロゲン上昇による臨床的診断	アンドロゲン分泌の低下（楔状切除，経口避妊薬），FSH 分泌の上昇
視床下部や下垂体の異常	ストレス，過度な運動，体重減少	GnRH 分泌の異常	血中 TSH，PRL，ゴナドトロピン	不足している場合は補充，過剰な場合は腫瘍の検索

注：hCG：ヒト絨毛性ゴナドトロピン，FSH：卵胞刺激ホルモン，GnRH：ゴナドトロピン放出ホルモン，HRT：ホルモン補充療法，TSH：甲状腺刺激ホルモン，PRL：プロラクチン．

表 22-5　月経困難症の分類

分　類	病　因	特徴的所見
原発性月経困難症	プロスタグランジン	器質的疾患の除外
続発性月経困難症		
子宮内膜症	子宮内膜の異所性分布	腹腔鏡による内膜症性病変の観察
骨盤内炎症性疾患	感染	細菌培養陽性
解剖学的問題（処女膜閉鎖，子宮内癒着，平滑筋腫，ポリープなど）	先天性，炎症性，腫瘍性	超音波による器質的所見の観察
月経前症候群（PMS）	不明	精神面や生活習慣，他の症状と関連する

女性において無月経の鑑別を行う前にまず除外すべきは妊娠の可能性，甲状腺機能（血中 TSH 値），下垂体機能（血中プロラクチン値）である．

　1．子宮の異常——子宮内膜増殖期の基底膜にある幹細胞の損傷は無月経を起こす．多くは産後出血や不正性器出血での**キューレ curettage**（内膜掻爬）後の子宮内膜炎に引き続く子宮内膜の再生不良によって起こる．超音波所見で内膜は菲薄化している（5 mm 以下）．

　子宮内膜としての機能を確立させるためにはプロゲステロン単独投与やエストロゲン・プロゲステロン併用投与が行われる．ホルモン治療で性器出血がみられた場合，内膜は正常と考えられる．この反応は無月経の原因がほかにあることを示唆している（例えば，周期的なエストロゲン，プロゲステロン分泌刺激の欠陥もしくは不足による無月経など）．

　2．卵巣機能不全——卵巣機能不全 ovarian insufficiency による無月経は原発性または続発性に生殖に関連した神経内分泌機能が高度に障害されて起こる．原発性（早発性）卵巣機能不全は卵胞数の不足による．発生学的異常や免疫異常（リンパ球性卵巣炎），代謝性疾患（ガラクトース血症），抗がん剤や毒物，放射線などによる外因性障害によって引き起こされる．続発性卵巣機能不全はゴナドトロピン刺激の欠落によって，卵巣は正常だが月経周期に必要なエストロゲンやプロゲステロンが産生されないために生じる．

　a．原発性卵巣機能不全——原発性卵巣機能不全

表 22-6　不正性器出血の原因

幼少期	
性器出血	内分泌変化
腟炎	エストロゲン摂取
異物	思春期早発症
外傷	卵巣腫瘍
腫瘍	

性成熟期以降	
子宮出血の機能障害	悪性疾患
破綻出血	子宮体がん
消退出血	子宮頸がん
生殖器の疾患	腟がん
良性疾患	妊娠
子宮筋腫	異所性妊娠
頸管ポリープ	切迫流産
内膜ポリープ	流産
性器裂傷	その他
子宮内膜増殖症	甲状腺疾患
	von Willebrand 病
	血小板減少

表 22-7　慢性的無排卵の原因と機序

原　因	機　序
甲状腺疾患	エストロゲン代謝の異常
甲状腺機能亢進症 　甲状腺機能低下症	アンドロゲン代謝の低下によるエストロゲンの末梢芳香族化の促進
高プロラクチン血症	GnRH 分泌の異常
肥満	アンドロゲンからエストロゲンへの末梢芳香族化の促進
	ステロイドホルモン結合グロブリンの低下による遊離エストロゲンとテストステロンの上昇
	インスリン抵抗性の上昇によるインスリン分泌の上昇，卵巣間質のアンドロゲン産生の上昇
卵巣機能不全	先天性疾患（Turner 症候群，脆弱 X 症候群）
	細胞毒性薬物
	放射線療法
	自己免疫性疾患

primary ovarian insufficiency は生殖年齢女性の卵巣で卵胞閉鎖が促進されて起こる．40 歳未満の女性ではエストロゲン低下による更年期様症状がみられる．血清 LH，FSH は上昇する．エストロゲン産生と卵胞発育がみられなくなる．自己免疫抗体がさまざまな内分泌組織を破壊する，多内分泌機能低下症候群の影響による卵巣機能不全もある．糖尿病や甲状腺機能亢進症，副腎機能異常などの疾患を合併していることがある（18，20，21 章参照）．

遺伝子の異常としては FMR1 遺伝子の変異が挙げられる．CGG コドンのリピートが 55〜200 コピーと増幅すると脆弱 X への変異を起こしてしまうことがわかっている（2 章参照）．そして，脆弱 X は早発性卵巣機能低下や Turner 症候群完全型（45, X），モザイク型の発現に関与する．Turner 症候群のおよそ 40％がモザイク型といわれている．その核型における Y 染色体の存在は生殖胚細胞腫瘍発生の危険性が高いため，性腺摘出の適応となる．したがって 30 歳以下の血清 FSH，LH 高値を示す無月経患者には核型の確認が必要である．

b．慢性的無排卵——正常数の卵胞を確認できるにもかかわらず成熟や排卵を認めない場合もある．これは**慢性的無排卵 chronic anovulation** として知られており，間欠的な性器出血を伴う無月経が特徴的である（エストロゲンのみの刺激による子宮内膜過発育による）．無治療では，エストロゲン高値により子宮体がんのリスクが上昇する．慢性的無排卵の原因には甲状腺機能異常などがある（表 22-7）．甲状腺機能亢進症と甲状腺機能低下症はいずれも卵巣機能やアンドロゲンやエストロゲン代謝を変化させる可能性があり，月経異常を起こし得る．他の原因として高プロラクチン血症がある．高プロラクチン血症は徐々に進行する病態であり，まず流産を繰り返しやすい黄体機能不全，次に間欠的な出血を伴う無排卵となり，最終的に無月経になる．慢性的無排卵の臨床症状は表 22-8 に示す．

c．ホルモンによるフィードバック機構の障害——多嚢胞卵巣症候群（PCOS）は生殖年齢女性の 2〜5％にみられ，無月経や男性型多毛症を呈する（表 22-9）．高インスリン血症やインスリン抵抗性，脂質異常症を伴う肥満症例にみられることが多い．血中アンドロゲンの上昇が起こるとともに，顆粒膜細胞中の酵素が活性化され，

表22-8　多嚢胞卵巣症候群における慢性的無排卵の臨床経過

不妊症
月経機能不全（無月経や不正性器出血）
男性型多毛症やにきび（アンドロゲン高値）
子宮体がんのリスク上昇
乳がんのリスク上昇の可能性
脂質異常症のリスク上昇
糖尿病のリスク上昇（高インスリン血症）

表22-9　多嚢胞卵巣症候群の所見[1]

男性型多毛症	95%
卵巣腫大	95%
不妊症	75%
無月経	55%
インスリン抵抗性上昇	50%
肥満	40%
月経困難症	28%
持続的無排卵	20〜50%

[1]所見を示す症例における PCOS の割合.
Baulieu EE et al, eds. *Hormones: From Molecules to Disease*.
Chapman & Hall, 1990 より許可を得て改変.

副腎中のアンドロゲンは変化しアロマターゼによってエストロンから産生されるエストロゲンの上昇が起こる（シトクロム P450，CYP19A1）

高インスリン血症は発生原因の鍵になると考えられている．インスリンは，ステロイドホルモン結合グロブリン（SHBG），インスリン様増殖因子結合タンパク-1（IGFBP-1）の肝臓での合成を低下させる（図 22-12）．結合タンパクの減少が遊離アンドロゲン，エストロゲン，IGF-1 を増加させる．IGF-1 とインスリンの持続高値は IGF-1 受容体を刺激し，LH に反応した髄質でのアンドロゲン産生を増加させ，高アンドロゲン血症を起こす．高アンドロゲン血症は卵胞発育を阻害し，正常に発育した卵胞から排卵のためのフィードバック機構も破綻する（図 22-12）．このことによる卵巣機能不全では無月経となりエストロゲンによる内膜過形成による出血がみられる．エストロゲン濃度上昇は内膜がんの発生にも関与する．そのようにして脳-卵巣-血流は異常なフィードバック機構としての悪循環を成立させてしまう．

血中アンドロゲン濃度上昇は男性型多毛症を起こす．さまざまな原因（Cushing 病，先天性副腎過形成）で高アンドロゲン血症の患者は，フィードバック機能の異常によって続発的に起こった卵巣の構造変化と考えられる多嚢胞性卵巣を伴う無月経を呈する．

d. 下垂体異常——下垂体の茎部が切断され視床下部-下垂体の交通が消失するような頭部外傷は，今後無月経を伴う不妊症になると考えるべきである．**Sheehan 症候群 Sheehan syndrome** のような血流障害も同様であり，分娩後大出血によって血圧低下し下垂体の虚血・壊死を起こす．妊娠中の下垂体前葉は低血圧状態において虚血となりやすい状態にある．正常妊婦で下垂体は平常の約 2 倍の大きさとなり，プロラクチン産生腫瘍や肥大，過形成の場合と同様の大きさである．

e. 視床下部異常——さまざまな中枢系の信号は GnRH パルスによって弓状核を含む視床下部基底部に影響する．その経路で利用される神経伝達物質に影響する薬剤や違法薬物［オピオイド，ドパミン，ノルアドレナリン（ノルエピネフリン）］は，GnRH 分泌にも影響を及ぼす．患者の内服薬や社会歴の詳細な聴取は無月経の精査に重要ということである．

生活習慣や最近の生活の変化についてもまた重要である．精神的ストレス（引っ越しなど）は GnRH 分泌を変化させ，1 年もの無月経が起こる．激しい運動と急激な体重減少もまた GnRH 分泌を低下させるため，アスリートや神経性食欲不振症 anorexia nervosa でも無月経となる．

したがって，多岐にわたる原因によって起こる GnRH 分泌低下は女性生殖生理に影響するといえる．これらのうちいずれかの要因による月経周期の消失は視床下部性無月経 hypothalamic amenorrhea と呼ばれ，不妊の原因にもなる．背景の原因を改善することで，正常な排卵周期が再開することが多い．

f. 間接的影響——直接的に GnRH 分泌に働く要因に加えて，間接的要因も考慮しなくてはならない．原発性甲状腺機能亢進症，原発性または続発性の高プロラクチン血症は GnRH 分泌を低下させることがある．ゴナドトロピン産生の低下は続発的に卵巣機能低下や無月経を起こす．授乳期，ドパミン阻害薬（抗精神病薬）の治療を受けている場合などに続発性高プロラクチ

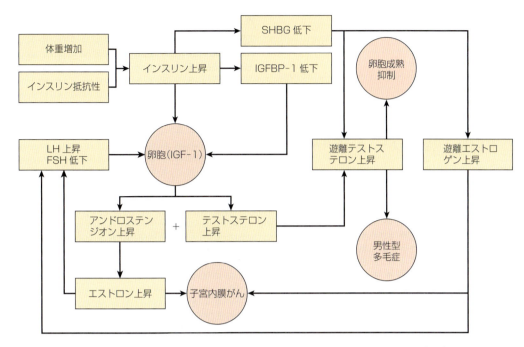

図 22-12　多嚢胞卵巣症候群のさまざまな臨床的徴候の発生機序．SHBG：ステロイドホルモン結合グロブリン，IGFBP-1：インスリン様増殖因子結合タンパク-1，IGF-1：インスリン様増殖因子，FSH：卵胞刺激ホルモン，LH：黄体形成ホルモン．（Barnes HV. Clinical Medicine: Selected Problems with Pathophysiologic Correlations. Year Book Medical Publishers, 1988 より許可を得て転載．）

ン血症となる．

チェックポイント

25. GnRH 分泌の変化や視床下部性無月経を引き起こす環境や生活因子を特定せよ．
26. 無治療の無月経の経過について述べよ．

B. 月経困難症

　原発性月経困難症は，子宮内膜より分泌されるプロスタグランジンの産生異常に起因していると考えられている．プロスタグランジン F2α（PGF2α）が非妊娠子宮の筋収縮を刺激するのに対し，プロスタグランジン E 群はその収縮を抑制する傾向がある．重症月経困難症の患者は通常 PGF2α に対する感受性が高まっているというより，PGF2α の産生が過剰になっていると考えられる．子宮収縮が弱まらないことにより子宮の筋肉が虚血に陥り，それによって子宮にある自律神経系の痛覚神経線維が刺激される．不安や，恐怖，ストレスは疼痛の閾値を低下させ，それによって症状の発現が実際よりも過剰になる．

　月経困難症の二次的原因に**子宮内膜症 endometriosis** があるが，それは子宮外に存在する異所性子宮内膜組織がエストロゲンとプロゲステロンの産生に周期的に反応する疾患である（表 22-5）．これは生殖可能年齢女性の 10～25％ を侵す一般的な疾患である．子宮内膜症の患者の主訴は月経時の痛みや筋痙攣から，重症例では癒着による腸閉塞と多岐にわたる．典型的には異所性子宮内膜組織は骨盤内の腹膜腔や卵巣に位置する．これらの部位での子宮内膜組織の発生は以下の 2 つの機序のいずれかまたは両方によるものと考えられている．(1) 月経血が卵管を通って逆流し（逆行性月経），脱落子宮内膜組織が運ばれる（移植する），(2) おそらく逆行性月経に存在する増殖因子の影響による腹腔内の未分化体腔間葉の化生．基礎研究では，子宮内膜組織を維持するための血管増殖因子の分泌や腹水中のサイトカインの上昇を伴う腹腔内炎症が悪循環を起こしているという仮説が示されている．子宮内膜症の特徴として妊娠後や閉経後に改善を認めることがある．これらに注目することによって最も標準的な治療のための理論的根拠が導き出される．治療には合成プロゲスチン（酢酸メドロキシプロゲステロン）またはアンドロゲン（ダナゾール）などの経口避妊薬や，生殖内分泌系を下方制御する長時間作用型 GnRH アナログが含まれる．これらの薬のなかにはサイトカインの産生を下方制御する働きをするものもあるだろう．炎症性サイトカインが惹起されているにもかかわらず，子宮内膜症がどのように不妊を引き起こ

22．女性生殖器の障害

しているのかは不明である．

C．不正性器出血

不正性器出血の発生機序は，以下のように，その原因によって異なる．

1. **機能障害**——前述のように，内分泌疾患は時として生殖系のホルモン刺激の量やタイミングの変更を引き起こす可能性があり，時に無月経を引き起こす．

2. **器質的病変**——子宮内膜腔の輪郭を変えるような器質的病変は，しばしば子宮からの出血を生じる．子宮内膜ポリープは月経前や月経中の出血を呈する．だが，子宮筋腫はさらに頻繁に機能性子宮出血を呈する．これらの良性腫瘍が子宮内膜腔や子宮の壁内にあるときに，それらは子宮内膜の血管を破壊し得る．長期間または散発的に非常に重症な出血を生じ得る．

3. **悪性腫瘍**——子宮体部または子宮頸部の前がん病変とがん病変のどちらも不正性器出血を生じ得る．プロゲステロン曝露を伴わないエストロゲンの過剰産生および過剰刺激の結果として，しばしば子宮内膜増殖症となることがある．継続的な過剰エストロゲンによって，それは子宮体がんへと進展する可能性がある．拮抗するもののないエストロゲン刺激の状態は以下の原因によって生じ得る．1）卵巣の異常（例えば，慢性無排卵），2）CYP19A1による副腎アンドロゲンの末梢組織における強力な芳香族化，3）適切なプロゲスチン補充を伴わないエストロゲン療法．子宮体がんは大部分が閉経周辺期および閉経後の疾患であり，生殖可能年齢での発症はわずか5％にとどまる．子宮体がんはリンパ管を直接介して拡散し，肺，脳，骨，腹部臓器への遠隔転移を伴う．子宮体がん患者は，典型的には不正性器出血の症状を呈する．広範に及ぶ症例では，卵巣がんと同様に腹水，腸閉塞および関連した胸水が生じる．

子宮頸部異形成および子宮頸がんでも不正性器出血を生じ得る．たばこに含まれる発がん性物質は，特定のサブタイプのヒトパピローマウイルス（HPV）の持続的感染と同様に子宮頸がんのリスクを高めることが示されている．未治療の場合，子宮頸がんは他の骨盤臓器に直接浸潤し，出血，感染症および尿管閉塞による二次性腎不全がしばしば死亡原因となる．現在米国産婦人科学会（American College of Obstetricians and Gynecologists）は，9〜26歳の未感染の女子および女性（そして彼女たちのセックスパートナーとなり得る11〜26歳の男子および男性）に，子宮頸がん予防目的にHPVワクチンを接種することを勧めている．

4. **全身性の凝固系異常**——通常の血液凝固は凝固因子および血小板の両方が関与する．凝固因子や血小板の産生量，質および寿命に影響を与える異常によって不正性器出血が生じ得る（表22-10）．

表22-10　凝固障害

血小板減少の原因となる疾患
血小板産生障害
von Willebrand 病
脾臓血球貯留
血小板破壊の亢進
非免疫性（例えば，人工弁）
免疫性
ウイルス性および細菌性感染症
薬剤
自己免疫的機序（例えば，特発性血小板減少性紫斑病）
凝固因子欠乏の原因となる疾患
遺伝性凝固障害
後天性凝固障害
ビタミンK欠乏症
肝障害
播種性血管内凝固

Handin RI. Disorders of the platelet and vessel wall. In: Fauci A et al, eds. *Harrison's Principles of Internal Medicine*, 14th ed. McGraw-Hill, 1998 よりデータを引用．

チェックポイント

27. 子宮内膜症に対して有効な薬物治療は何か．またそれらはどのように作用するか．
28. 子宮頸がんになりやすくなる危険因子は何か．

臨床症状

A．無月経

無月経に伴う臨床症状および徴候は，その種類によって異なる（表22-4）．遺伝性疾患のなかでも特に卵巣の発育障害では，乳房発育遅延や陰毛欠如のようなさまざまな程度の思春期遅発症が無月経に伴い得る．流出路障害（例えば，処女膜閉鎖症）では，月経血の排出がなく周期的に痛みが発生し得る．通常，子宮

および視床下部-下垂体系の異常によって無月経となっている場合は無痛性である．卵巣不全によって無月経となっている場合は，しばしばエストロゲンとプロゲステロン産生の低下によって生じる症状が先行する．それらには体のほてり（ホットフラッシュ）や他の血管運動症状が含まれる．

無月経の非妊娠患者で最もよくみられる合併症は不妊症である．その他の合併症は，無月経の具体的な原因によって異なる．骨粗鬆症はエストロゲン欠乏の合併症のうち，最も主要で潜在的かつ長期的なものである．エストロゲン欠乏は，腟上皮のようなエストロゲン依存性上皮の菲薄化とも関連する可能性があり，萎縮性腟炎の原因となる．この症状は局所的エストロゲンクリームによく反応する．プロゲステロン産生低下症例の場合，子宮体がんのリスクが著増し，典型的には不正性器出血を伴うがなかには無月経となる症例もある．子宮体がんは最も一般的な女性生殖器系のがんであり，米国では年間 34,000 症例の新規発症が認められる．子宮体がんの危険因子には早発月経，晩期閉経，未産婦，肥満，高血圧および糖尿病が含まれる．

B. 月経困難症

月経困難症は，発汗，虚弱や疲労，不眠，悪心，嘔吐，下痢，腰痛，頭痛（偏頭痛と筋緊張性頭痛の両方を含む，7 章参照），めまい，失神を含むさまざまな症状と関連し得る．月経に先んじて治療を開始し，プロスタグランジン産生によって生じる事象のカスケードを防いだ場合，プロスタグランジン合成阻害薬（非ステロイド性抗炎症薬）はしばしばこれらの症状の多くを軽減する．

月経前症候群 premenstrual syndrome（PMS）を伴う場合，月経困難症は，腹部膨満感，体重増加，手足の浮腫，乳房の圧痛，尋常性痤瘡，不安，攻撃性，神経過敏，過食，リビドーの変化などの追加の症状と関連することがある．病歴より疑われる場合には，初期治療としてライフスタイルを変えることを推奨すべきである（例えば，睡眠時間の増加，運動，食事の改善，たばこ・アルコール・カフェインの減量）．行動療法に加えて，セロトニン再取り込み阻害薬 serotonin-reuptake inhibitor（SSRI）による薬物療法は有益であることが証明された．

C. 不正性器出血

不正性器出血に伴う症状や徴候は，その原因によって異なる．小児では外陰腟炎が最も頻度の高い疾患だが，粘膜のびらんによって出血性となり得る粘液膿性帯下を伴う．異物や腫瘍などを含むその他の明らかな原因については身体診察によって評価することができる．思春期および成人では機能性子宮性出血が最も一般的だが，その他の原因についても考慮しなければならない．それらには，妊娠（経時的な血清 hCG 値定量および超音波検査によって評価），外傷（病歴および身体診察による），がん（コルポスコピーおよびヒステロスコピーによる），出血性素因（血小板，プロトロンビン時間，部分トロンボプラスチン時間定量による）や甲状腺疾患（血清 TSH，総および遊離サイロキシン定量による）などの全身性疾患が含まれる．閉経後の女性の場合，不正性器出血の 5 分の 1 は子宮体がんとして診断される．

不 妊 症

不妊症は少なくとも 1 年間の習慣的な性交渉を行っても妊娠しないことと定義される．

病　因

不妊症の約 30％の症例は男性因子による（例えば，乏精子）（23 章参照）．女性不妊の場合，約 40％の症例で排卵障害が原因であり，約 40％の症例が子宮内膜および卵管の疾患により，約 10％が比較的まれな原因（例えば，甲状腺疾患や高プロラクチン血症）により，そして約 10％がすべての精密検査を行っても原因不明のままである（表 22-11）．

病理と発症機構

A. 排卵因子

卵巣機能不全による不妊症は，視床下部や下垂体の障害によって発生し，結果として卵巣に対するゴナドトロピンの刺激が不十分となり，分泌物の産生障害と排卵障害のいずれか，または時にその両方を引き起こす．根本的な原因の修正によって不妊症はしばしば回復することがある．多くの場合，外因性ゴナドトロピンを投与することによって卵巣は刺激され，卵胞が発育する．そうすることで卵母細胞は生体内で放出され，性交や人工授精によって受精することができる．また成熟卵母細胞は経腟的な吸引を介して吸い出し，その後に体外受精（*in vitro* fertilization：IVF）を利用することで受精され，その胚を経頸管的に子宮に戻すことも可能である．

最も一般的な卵巣の障害の 1 つである卵巣予備機能の低下は加齢と関連し，卵母細胞自体の障害と卵巣の分泌障害の両方を引き起こす．閉経が近づくことに

22. 女性生殖器の障害

表 22-11 不妊症の女性因子[1]

原　因	不妊症患者
排卵障害	40%
卵胞貯蔵数の減少	
排卵回数減少または無月経	
多嚢胞卵巣症候群（PCOS）	
視床下部性無月経	
その他	
卵管および骨盤の異常	40%
子宮内膜症	
瘢痕および癒着（骨盤内炎症性疾患，慢性感染症，卵管手術，異所性妊娠または虫垂破裂による）	
種々の疾患	10%
甲状腺疾患	
下垂体疾患（高プロラクチン血症）	
原因不明	10%

[1]不妊カップルのうち男性因子は全体の30%を占める.

よって卵胞の喪失は加速される．卵胞の枯渇に伴って，インヒビンの産生不足を反映してFSH濃度は上昇傾向となり，抗Müller管ホルモン濃度は低下する．不適切な卵胞数や，残った卵胞の能力の低下，卵巣の加齢によるステロイド産生の低下，またはこれらの要因の組み合わせによって生じ得る．特定の原因に関係なく，実際の影響は卵胞期の短縮のみであり，不妊率の増加と関係している．弱エストロゲンアンタゴニスト（拮抗薬）であるクロミフェンクエン酸塩を用いた治療はネガティブフィードバックを減少させ，内因性ゴナドトロピンの卵巣刺激を増加させて排卵を回復させる手段である．

他の卵巣機能不全の原因としては，PCOSや視床下部性無月経などの卵巣と視床下部との間の連携がうまくいかないことが挙げられる．これらの疾患では，卵母細胞は正常な排卵に至るような適切な成長や成熟がなされない．

B. 卵管および骨盤因子

正常な卵胞と生殖神経内分泌系の機能を有している場合，子宮内膜および卵管の異常が不妊症の主な原因である．癒着や炎症を伴う骨盤内感染症やその既往は，精子や卵子の輸送障害や着床障害，着床部位の障害（異所性妊娠）を引き起こす可能性がある．

子宮内膜症は異所性子宮内膜組織の周期的な増殖と

脱落によって，炎症や癒着形成が生じ得る．最新のデータによると，子宮内膜症は循環性の子宮内膜幹細胞の集団から発生する可能性があることが示唆されている．不妊症に重症月経困難症を伴う場合，このような状態を疑うべきである．外科的および内科的治療によって子宮内膜症に関連した疼痛は効果的に軽減される．

C. その他の女性因子

不妊症の原因であまり一般的でないもののほとんどは，視床下部機能ないしは下垂体機能の低下によるGnRH産生低下に分類される（例えば，甲状腺疾患および高プロラクチン血症）．

チェックポイント

29. 不妊カップルで最も一般的な原因は何か.
30. 性交渉後の高用量エストロゲンはどのようにして避妊薬として作用するか.
31. どのような病歴がある場合，卵管性および子宮性の不妊症を疑うか.

妊娠高血圧腎症-子癇

妊娠は，その生理とその特有な異常を引き起こす病態生理の両者を理解した上での医学的管理が必要な多くの合併症と関連している．高血圧・タンパク尿・浮腫を三徴とする妊娠高血圧症候群（妊娠高血圧腎症-子癇）を本項で取り上げた理由を以下に述べる．第一に，妊娠高血圧腎症-子癇は米国ならびに先進諸国において，妊産婦死亡原因の第1位である．第二に，妊娠高血圧腎症-子癇は発現している種々の症状それぞれを単独で考察することから予想されてきた以上に妊娠の病態生理学的機構がはるかに複雑で，その結果臨床症状がはるかに重篤である．第三に，医療の進歩によって，この疾患の病因に対する考え方は近年大きく変わってきている．

臨床像

高血圧症状は妊娠中に悪化する可能性があるが，高血圧症状のみが進行すれば**妊娠高血圧症候群 pregnancy-induced hypertension（PIH）**の状態であり，より深刻な症候群である**妊娠高血圧腎症-子癇 preeclampsia-eclampsia**へと進行し得る．PIHの治療ガイドラインは，非妊娠高血圧症候群患者に対する

表 22-12　妊娠高血圧腎症-子癇の症状や徴候

妊婦に出現する症状
妊娠高血圧
急激な体重増加（1 kg/週以上）
全身性浮腫
腹水
高尿酸血症
タンパク尿
低カルシウム血症
血漿中の von Willebrand(vWF)因子濃度上昇
血漿中のフィブロネクチン濃度上昇
血漿中のアンチトロンビン濃度の減少
血管新生活動の低下
血小板減少
ヘマトクリット値の増加
血漿中の肝酵素上昇
胎児症状
子宮内胎児発育不全
子宮内低酸素血症

Roberts JM et al. Preeclampsia: More than pregnancy-induced hypertension. Lancet. 1993;341:1447 よりデータを引用.

ものとは異なっている.

　妊娠期間中の血圧上昇は，何らかの症状が出現するか重度の血圧上昇がない限り無治療のままとなっていることがあるからである．胎盤の灌流は母体循環と胎児循環の圧差に依存しているため，母体血圧の低下は胎盤灌流量の低下を招く可能性がある．その結果，**胎盤機能不全 placental insufficiency** となり，胎児発育遅延や胎児仮死を引き起こす．

　妊娠高血圧腎症でみられる高血圧症状はタンパク尿や浮腫と関連する．この症候群は米国では約5％の妊婦に認められている．妊娠高血圧症候群の患者に生じる強直間代発作である子癇は，本症候群の初発症状となることがあり，進行すると生命を脅かす．**表 22-12** に妊娠高血圧腎症-子癇の症状や徴候を列挙した．

病　因

　妊娠高血圧腎症-子癇は内皮細胞活性化の機能異常（後述）に起因する不完全な着床によって引き起こされると考えられている．妊娠高血圧腎症は，初産，肥満，妊娠以前の糖尿病や高血圧，胞状奇胎の既往，栄養不良，妊娠高血圧腎症の家族歴などの因子を有する

場合，罹患率が高くなると考えられている.

病理と発症機構

　高血圧腎症患者の胎盤には，アポトーシス，ヒアリン沈着，石灰化，うっ血などの早熟の徴候が認められる．妊娠脱落膜にも，出血，らせん動脈の血栓による壊死，びまん性の梗塞などの所見を認める．

　通常であれば，子宮壁の血管は，胎盤の灌流を容易にするために着床部位において，著しい形態学的変化を示す．らせん動脈の長径は拡大し，筋性線維・弾性線維は消失する．しかしながら，原因はわからないが（おそらく免疫学的反応によると考えられる）この早期に生じる着床部位での血管新生変化は，後に妊娠高血圧腎症-子癇を発症する患者ではみられないか，不完全であることがわかっている．血管内皮を傷害する脂質とタンパクが放出された結果，はじめに脱落膜内で，後に機能性に胎盤の虚血状態が確立されてしまう．酸化による傷害は，全身性に内皮細胞傷害を引き起こし得るいくつかの要素（例えば，肥満，糖尿病，食生活，遺伝子など）の効果をより強化すると考えられている．

　内皮細胞の活性化は病態生理的に2つの重要な要素を有する．1つ目は，血管拡張と収縮のバランスの変化であり，特にプロスタサイクリンやNOなどの血管拡張性物質の産生減少，そして血管収縮性のトロンボキサン，エンドセリンおよび血小板由来増殖因子の産生増加などによる．その結果，胎盤床における細動脈の血管収縮が増強し，灌流量が低下し，下流組織で虚血が生じ，低血圧状態となる．2つ目に，基底膜上に存在する血小板と膠原線維間の内皮細胞バリアが破られ，血栓症が引き起こされる．

　後者の変化により血小板が凝集し，血栓傾向となり（カスケードが活性化され），血管作動性因子は毛細血管の透過性を亢進させる．これによってさらに組織が低灌流状態となり，浮腫を来し，タンパク尿が出現し，妊娠高血圧腎症-子癇の徴候が揃うこととなる．そしてこの状況は，さらなる血管内皮障害をもたらし，悪循環を確立することとなる．

　近年の見解は，血管拡張因子と血管新生因子を調整するセロトニンの可能性に集中してきている．新たなデータによって，妊娠高血圧腎症-子癇に関与する血管攣縮を招くアンジオテンシンⅡタイプ1(AT1)受容体の第二の細胞外ループに結合する作動性自己抗体の役割が注目されている．血管拡張作用を持つ短鎖のアンジオテンシンペプチド(Ang1-7)は，妊娠高血圧腎症-子癇の患者では減少していることが報告されている．

684 **22．女性生殖器の障害**

表22-13 妊娠高血圧腎症-子癇の合併症

脳出血
皮質盲
網膜剥離
HELLP症候群（溶血，肝機能異常，血小板低下）
肝破裂
播種性血管内凝固（DIC）
肺水腫
喉頭浮腫
急性腎皮質梗塞
急性腎尿細管梗塞
常位胎盤昇期剥離
子宮内胎児低酸素および胎児死亡

Roberts JM et al. Pre-eclampsia: more than pregnancy-induced hypertension. Lancet. 1993;341:1447 よりデータを引用．

臨床症状

　妊娠高血圧腎症-子癇は多血症となる徴候がある（表22-12）．高血圧・浮腫・タンパク尿の三徴以外にも深部腱反射亢進や常位胎盤早期剥離などの症状を呈す

る．肝うっ血，溶血や肝細胞の壊死によって血中の肝酵素は上昇することにより，最終的には肝被膜の破裂を引き起こすこととなる．重症妊娠高血圧腎症-子癇は，糸球体内皮細胞の腫大，メサンギウム増殖，糸球体毛細管腔の著しい狭小化などの変化を腎臓にもたらす．腎皮質は皮質梗塞の所見を示し，それによって壊死が生じ，急性腎障害が引き起こされる．脳虚血や点状出血により子癇や妊娠期のてんかん発作が誘発され，これが妊娠高血圧腎症-子癇の初発症状となることもある．妊娠高血圧腎症-子癇は胎児にも危険をもたらす．胎盤状態の悪化や機能不全によって，子宮内胎児発育不全（IUGR）が引き起こされ胎児は低酸素血症に陥る．母体・児どちらにとっても致死率が高く，重篤となり得るこの疾患（表22-13）の唯一の治療方法は妊娠の終結である．

チェックポイント

32. 妊娠高血圧腎症-子癇の主徴は何か．

33. 未治療の妊娠期の高血圧は胎児にとってどんなリスクを及ぼすか．

34. 妊娠高血圧腎症-子癇による母体への続発症にはどのようなものがあるか．

ケーススタディ

Yeong Kwok, MD

（解答は25章782ページを参照のこと）

CASE 110

24歳の女性．主訴は月経困難症状．ここ数年間，月経中だけではなく月経開始の数日前から激しい腹痛がある．さらに月経の前の週から手足のむくみ，体重の増加がある．また同時期にすぐに泣いたり，訳もなく家族やボーイフレンドに激怒したりというように感情の起伏が激しくなる．泌尿器症状，帯下，消化器症状は認めない．既往歴は特記事項なし．妊娠歴なし．性感染症既往なし．性交渉は年来のボーイフレンドとのみであり，コンドームは常に着用している．薬剤内服歴なし．身体検査で明らかな異常を認めなかった．

設　問

A. この女性の月経困難症状の原因として考えられるものをいくつか挙げよ．また最も疑わしい診断を理由とともに挙げよ．

B. この女性の月経困難症状の原因となる病態生理学的機構を答えよ．

C. 症状に対する治療法を挙げよ．

CASE 111

28歳の女性，主訴は不妊．夫とともに妊娠を試みてからおおよそ1年以上が経過している．初経は14歳．月経期間は5日，周期は整．月経困難症状なし．不正性器出血なし．妊娠歴なし．既往歴として18歳時に淋病と腟トリコモナス症がある．また20歳時に子宮頸がん検診でHPVによる異常結果を受けたが，以降は異常を指摘されていない．薬剤内服歴なし．2年前に結婚し，夫以外との性交渉はない．結婚前の性交渉人数はおおよそ25人でほぼ大学在学期間中．身体検査で明らかな異常を認めなかった．

設 問

A. 女性不妊の原因で最も多いものを挙げよ．

B. この患者の不妊の原因として推測されるものを理由とともに答えよ．

CASE 112

28歳の女性．定期の妊婦健診で来院している．妊娠30週．2週間前に手足のむくみに気付き，もう指輪も着けることができず，靴もサンダルしか履けないほどに増悪している．それ以外の訴えはない．経過に医学的問題はなかった．初回妊娠であり定期的に妊婦健診を受けていた．妊婦用の総合ビタミン剤を内服していた．家族歴として妊娠高血圧症候群，妊娠糖尿病がある．既婚であり，職業は教師．飲酒歴，喫煙歴，薬物使用はなし．診察にて血圧は152/95 mmHg．子宮底長は妊娠週数相当．胎児心拍140回/分．下肢浮腫1+，試験紙法で尿タンパク3+．

設 問

A. 疑わしい診断名を挙げよ．

B. この疾患の発症の危険因子となるものをいくつか挙げよ．

C. この疾患はどのように進行していくか述べよ．母親の高血圧，浮腫，タンパク尿はどのように起こったかを述べよ．

D. 治療がなされなかった場合，胎児にどのようなリスクがあるか述べよ

E. 治療がなされなかった場合，母体にはどのような合併症が発症するか述べよ．またその治療法を答えよ．

参 考 文 献

全 般

American Academy of Pediatrics Committee on Infectious Diseases. HPV vaccine recommendations. Pediatrics. 2012 Mar;129(3): 602–5. [PMID: 22371460]

Jin XW et al. Human papillomavirus vaccine: safe, effective, underused. Cleve Clin J Med. 2013 Jan;80(1):49–60. [PMID: 23288945]

Legro RS. Turner syndrome: new insights into an old disorder. Fertil Steril. 2012 Oct;98(4):773–4. [PMID: 22921912]

Masood S et al. Borderline breast lesions: diagnostic challenges and clinical implications. Adv Anat Pathol. 2011 May;18(3):190–8. [PMID: 21490436]

Mesiano S et al. Progesterone receptors in the human pregnancy uterus: do they hold the key to birth timing? Reprod Sci. 2011 Jan;18(1):6–19. [PMID: 20889955]

Pearlman MD et al. Benign breast disease. Obstet Gynecol. 2010 Sep;116(3):747–58. [PMID: 20733462]

Shufelt CL et al. Timing of hormone therapy, type of menopause, and coronary disease in women: data from the National Heart, Lung, and Blood Institute-sponsored Women's Ischemia Syndrome Evaluation. Menopause. 2011 Sep;18(9):943–50. [PMID: 21532511]

Speroff L et al. *Clinical Gynecologic Endocrinology and Infertility*, 8th ed. Lippincott Williams & Wilkins, 2011.

Stratton P et al. Endometrial effects of a single early luteal dose of the selective progesterone receptor modulator CDB-2914. Fertil Steril. 2010 Apr;93(6):2035–41. [PMID: 19200989]

Strauss JF et al, eds. *Yen and Jaffe's Reproductive Endocrinology*, 6th ed. Saunders, 2009.

不 妊

De Groot L et al. Management of thyroid dysfunction during pregnancy and postpartum: an Endocrine Society clinical practice guideline. J Clin Endocrinol Metab. 2012 Aug;97 (8):2543–65. [PMID: 22869843]

Mylonas I. Female genital Chlamydia trachomatis infection: where are we heading? Arch Gynecol Obstet. 2012 May;285 (5):1271–85. [PMID: 22350326]

Reis FM et al. Endometriosis: hormone regulation and clinical consequences of chemotaxis and apoptosis. Hum Reprod Update. 2013 Jul-Aug;19(4):406–18. [PMID: 23539633]

Shamilova NN et al. The role of genetic and autoimmune factors in premature ovarian failure. J Assist Reprod Genet. 2013 Jun; 30(5):617–22. [PMID: 23504400]

Twig G et al. Pathogenesis of infertility and recurrent pregnancy loss in thyroid autoimmunity. J Autoimmun. 2012 May;38(2–3):J275–81. [PMID: 22218218]

月経障害

Amsterdam ESHRE/ASRM-Sponsored 3rd PCOS Consensus Workshop Group. Consensus on women's health aspects of polycystic ovary syndrome (PCOS). Hum Reprod. 2012 Jan;27(1):14–24. [PMID: 22147920]

Pauli SA et al. Athletic amenorrhea: energy deficit or psychogenic challenge? Ann N Y Acad Sci. 2010 Sep;1205:33–8. [PMID: 20840250]

Shibli-Rahhal A et al. Hyperprolactinemia and infertility. Endocrinol Metab Clin North Am. 2011 Dec;40(4):837–46. [PMID: 22108283]

Visser JA et al. Anti-Müllerian hormone: an ovarian reserve marker in primary ovarian insufficiency. Nat Rev Endocrinol. 2012 Jan 10;8(6):331–41. [PMID: 22231848]

妊　娠

Catalano PM. Obesity, insulin resistance, and pregnancy outcome. Reproduction. 2010 Sep;140(3):365–71. [PMID: 20457594]

Hermes W et al. Biochemical cardiovascular risk factors after hypertensive pregnancy disorders: a systematic review and meta-analysis. Obstet Gynecol Surv. 2012 Dec;67(12):793–809. [PMID: 23233052]

Ishimoto H et al. Development and function of the human fetal adrenal cortex: a key component in the feto-placental unit. Endocr Rev. 2011 Jun;32(3):317–55. [PMID: 21051591]

Menon R et al. Biomarkers of spontaneous preterm birth: an overview of the literature in the last four decades. Reprod Sci. 2011 Nov;18(11):1046–70. [PMID: 22031189]

Ramathal CY et al. Endometrial decidualization: of mice and men. Semin Reprod Med. 2010 Jan;28(1):17–26. [PMID: 20104425]

Siddiqui AH et al. Angiotensin receptor agonistic autoantibody is highly prevalent in preeclampsia: correlation with disease severity. Hypertension. 2010 Feb;55(2):386–93. [PMID: 19996068]

思春期

Matina RM et al. Sport training and the growth and pubertal maturation of young athletes. Pediatr Endocrinol Rev. 2011 Sep;9(1):441–55. [PMID: 22783642]

Tena-Sempere M. Deciphering puberty: novel partners, novel mechanisms. Eur J Endocrinol. 2012 Dec;167 (6):733–47. [PMID: 22989465]

男性生殖器の障害

CHAPTER 23

Mikkel Fode, MD,
Jens Sønksen, MD, PhD,
Stephen J. McPhee, MD, &
Dana A. Ohl, MD

男性生殖器にはアンドロゲンの恒常性維持や精子形成，精子の輸送・貯蔵，正常な勃起，射精機能が含まれる．これらの機能は下垂体，中枢および末梢神経，性器が関与している．本章では正常男性生殖器の解剖，生理に加え，よくみられる男性不妊症と前立腺肥大症についても言及する．

男性生殖器の正常な構造と機能

解剖と生理

男性生殖器は精巣，精管，副性器，陰茎からなる（図23-1）．

精巣は精子を生成し，テストステロンを分泌する．それぞれの精巣はおよそ長径4 cm，容量は20 mLである．精巣は精細管からなる小葉と結合組織に分かれており，精細管の中で精子が産生される（図23-2）．精細管は精巣網につながり，それを通して精子は精巣上体へ運ばれる．

精細管は基底膜と上皮に囲まれている．上皮には生殖細胞（精細胞）を保護したり，栄養を供給したりするSertoli細胞が含まれる．およそ思春期の時期に一致して，隣接したSertoli細胞間の密着結合帯が発達するが，これは血液精巣関門と呼ばれ，物質交換を制限する働きを持つ．血液精巣関門は精細胞を基底側と管腔側の区画に分けており，精細胞を免疫学的に守るシステムとなっている．思春期前には精子は抗原性を持たないが，免疫学的寛容がほぼ確立される思春期では成熟した精子は抗原性を持つようになる．そのため血液精巣関門が必要となるのである．Leydig細胞は精

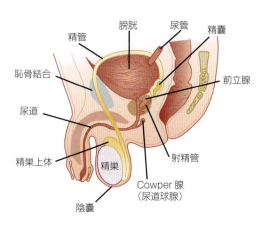 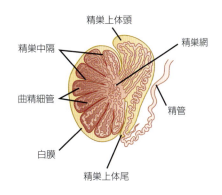

図23-1　男性生殖器系（左側）と精巣（右側）の解剖．(Barrett KE et al. *Ganong's Review of Medical Physiology*, 24th ed. McGraw-Hill, 2012より許可を得て転載．)

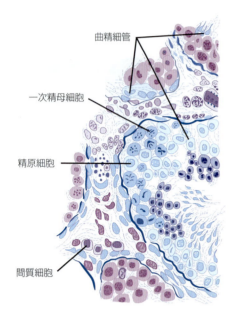

図 23-2 精巣の概略図. (Barrett KE et al. *Ganong's Review of Medical Physiology*, 24th ed. McGraw-Hill, 2012 より許可を得て転載.)

細管の間の結合組織にあり，テストステロンを産生する．

　テストステロン産生と精子形成は視床下部-下垂体-性腺系によってコントロールされている．視床下部はパルス状にゴナドトロピン放出ホルモン(GnRH)を産生する．GnRH は視床下部から下垂体門脈を通り，下垂体前葉に 2 つのゴナドトロピン(性腺刺激ホルモン)，つまり黄体形成ホルモン(LH)と卵胞刺激ホルモン(FSH)の分泌を刺激する．FSH は Sertoli 細胞が傍分泌増殖因子や他の精子形成を支える物質を産生するように刺激する．FSH はまた精子形成やアンドロゲン結合タンパク(ABP)に反応してインヒビンも分泌している．

　LH の影響を受けて，Leydig 細胞はテストステロンを産生する．精細管内のテストステロン濃度は血中濃度の 80～100 倍である．精子形成には精巣内の高いアンドロゲン環境が不可欠であり，アンドロゲンはSertoli 細胞を通して精子形成に影響を与えている．血中テストステロンは視床下部と下垂体両方に作用して GnRH，LH，FSH 分泌にネガティブフィードバックをもたらす．性腺インヒビンは下垂体で分泌されるFSH にネガティブフィードバックに作用する．

　精子形成は，未発達な精細胞が基底側から精細管内

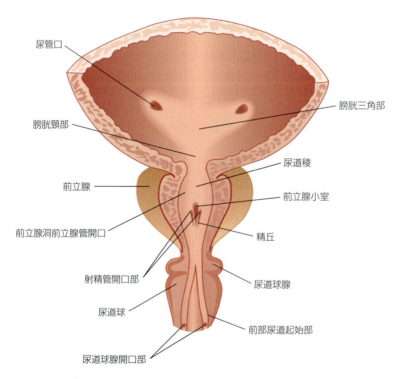

図 23-3 前立腺の解剖学的関係. (Lindner HH. *Clinical Anatomy* より許可を得て転載. 原著は Appleton & Lange から出版. Copyright © 1989 by The McGraw-Hill Companies, Inc.)

腔へ移動する間に成熟した精子へと発達する．基底側近くに存在する未熟な精細胞は精原細胞と呼ばれており，通常2倍体の46染色体を持っている．思春期初期に始まり，生涯を通じて精原細胞は有糸分裂によりその数を維持している．精原細胞のなかには初代精母細胞に分化し，減数分裂に入るものもある．精母細胞はDNAが複製され2対46本の染色体を持つが，第一減数分裂前期には相同染色体の間で乗り換え（交叉）が起こり，一部の配列を取り替える．二次精母細胞と呼ばれる精母細胞は2回目の減数分裂により複製されていない1倍体の精細胞になり，このようにして1つの精原細胞から4つの精細胞がつくられる．精細胞は精子を形成するために精子生成spermiogenesisという成熟過程を経る．この過程において核のクロマチン濃縮が行われ，酵素で満たされたアクロソームキャップが形成される．精細胞はまた伸長し鞭毛が発達する．精子生成は精子が生殖上皮から放出されて終了する．初代精原細胞から成熟した精子になるまでには約74日かかる．

精子生成後，精子は精細管管腔へ放出され，精巣網から精巣上体へ進む．精巣上体を通過する5〜14日間の間に，精子は膜，代謝，形態を変化させて成熟し，前進運動ができるようになる．精液は射精が起こるまで精巣上体尾部に蓄積される．射精の間，精液は鼠径管を走る精管，膀胱の後方下方内側寄りで精管と精嚢の排出管が合流する射精管を通る．射精管は膀胱括約筋より遠位の前立腺部尿道に位置する精丘に入る（図23-3）．

正常な勃起は，仙髄S2〜S4より起こり，副交感神経である骨盤神経，骨盤神経叢を通り海面体神経に至る．海綿体神経からアセチルコリン（ACh）と一酸化窒素（NO）が放出され，この放出により陰茎海綿体の平滑筋が弛緩し，海綿体への血流が増加し充満する結果勃起が生じる．

勃起反射は脳への性的刺激も関与しているが，陰茎背神経からの求心性入力により開始される．射精とは精液が精管膨大部から尿道後部へ運ばれる過程をいう．これは精巣上体と精管，副性腺の平滑筋細胞の蠕動収縮の結果であり，Th10〜Th12に起因する交感神経調節によって起こる．射精後，逆行性射精を防ぐために交感神経線維によって尿道後部の収縮と膀胱頸部の閉鎖が起こり，一方，外尿道括約筋は弛緩する．このイベントは，傍尿道・骨盤底筋が陰部神経を通るS2〜S4の体性神経により律動収縮したあとに起こり，その結果射精となる．

女性の生殖器内では，精子は子宮頸管内を移動しなければならず，また受精能獲得と呼ばれる一連の機能的，構造的変化が不可欠である．これらの変化は先体反応acrosome reactionを促進するが，精子膜が先体帽に融合する際に精子が卵母細胞を受精させる能力を持つために必要である．アクロソームにはアクロシンやヒアルロニダーゼが含まれているが，これら含有物を曝露することで卵母細胞への侵入が可能となる．受精能獲得は適切な実験用培地での培養でも誘発できる．

精細胞は精液量の1〜2%のみを占め，残りは男性副性腺に由来している．精嚢は射精量の3分の2を産生しており，精液の凝固性に関与しているセミノゲリンやエネルギー源としてフルクトースを供給している．前立腺は精液の3分の1を供給しており，前立腺特異抗原，セミノゲリンを分解し精液塊を溶解するタンパク分解酵素を含んでいる．そして，尿道球部が射精前の性的刺激中に主に放出される少量の透明な粘液を分泌する．

生　理

アンドロゲン合成，タンパク結合，代謝

精巣は男性生殖機能に不可欠な2つのステロイドホルモン，テストステロンとジヒドロテストステロンを分泌している．精巣アンドロゲン合成経路は図の通りである（図23-4）．

テストステロンtestosteroneは，精巣のLeydig細胞によりコレステロールから合成されるC_{19}ステロイドであり，副腎皮質から分泌されるアンドロステンジオンはその中間化合物である．循環血中のテストステロンの大半は性ホルモン結合グロブリン（SHBG）に結合しており，生物学的活性を持たない．

残りはアルブミンと結合しており，これは標的臓器の活動に利用できる．約2%のみが遊離テストステロンである．アルブミン結合テストステロンと遊離テストステロンのみが生物学的に利用可能である．SHBGは肝臓で合成され，特定の病態下で増加する．総テストステロンは正常であっても循環血中のSHBGが増加すると生物学的活性の割合が減り，タンパク結合が原因で組織において性腺機能低下症が起こる．

SHBG増加が最もよくみられる原因は肝機能低下，高エストロゲン血症，肥満と加齢である．生涯を通じた正常なテストステロン値は図23-5に示す．テストステロンのネガティブフィードバック機構のメカニズムは図23-6に示す．

ジヒドロテストステロン dihydrotestosterone

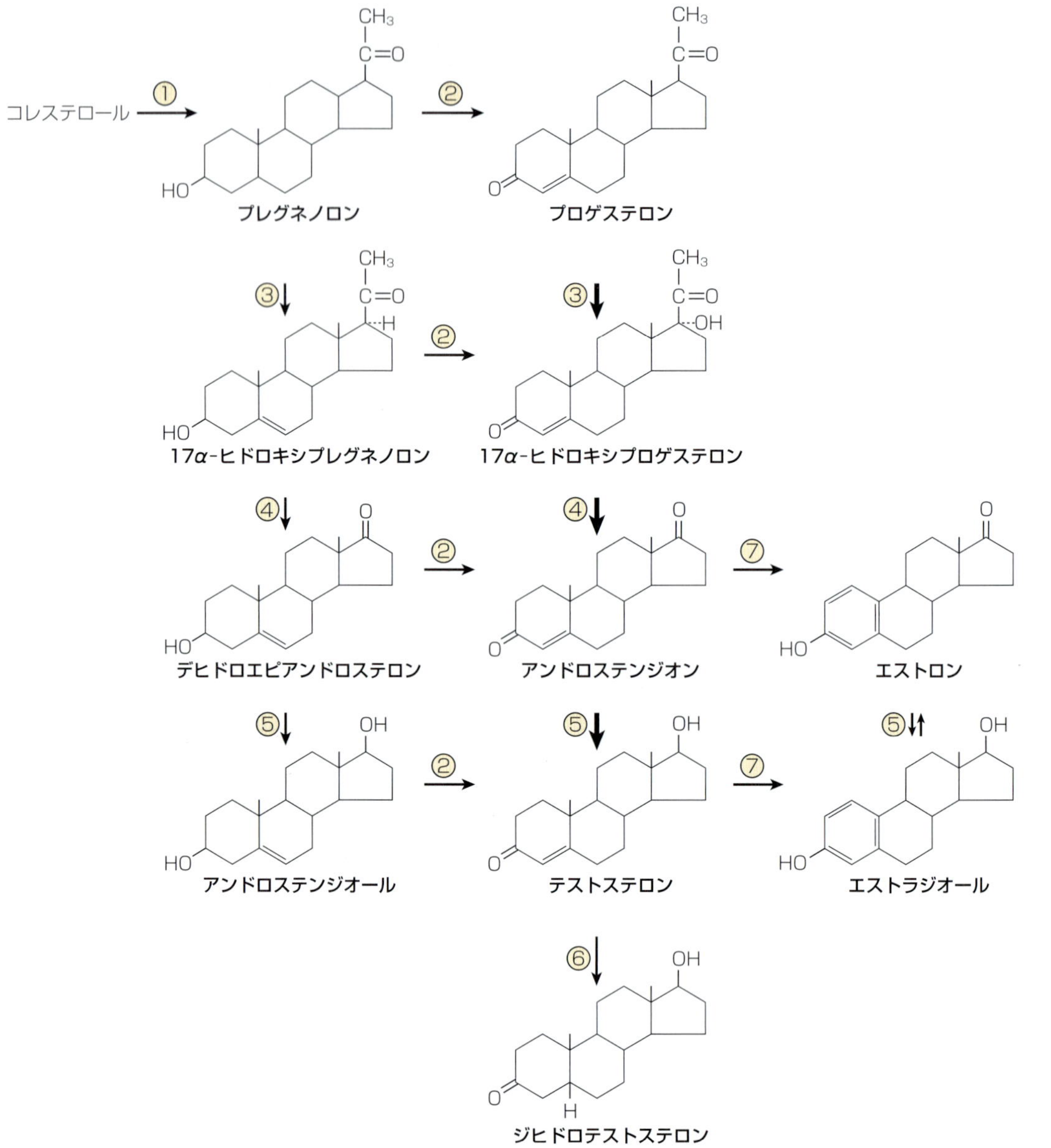

23．男性生殖器の障害

コレステロール ① → プレグネノロン ② → プロゲステロン

③↓ ③↓

17α-ヒドロキシプレグネノロン ② → 17α-ヒドロキシプロゲステロン

④↓ ④↓

デヒドロエピアンドロステロン ② → アンドロステンジオン ⑦ → エストロン

⑤↓ ⑤↓ ⑤↕

アンドロステンジオール ② → テストステロン ⑦ → エストラジオール

⑥↓

ジヒドロテストステロン

図 23-4 テストステロン生合成と代謝．太い矢印は主要（代謝）経路を示す．丸で囲まれた数字は次の酵素を示す．①シトクロム P450，ファミリー 11，サブファミリー A，ポリペプチド（CYP11A1），②3β-ヒドロキシ-Δ5-ステロイドデヒドロゲナーゼ，3β and ステロイド Δ イソメラーゼ（HSD3β），③シトクロム P450，ファミリー 17，サブファミリー A，ポリペプチド 1（CYP17A1）の 17α-ヒドロキシラーゼ活性，④シトクロム P450，ファミリー A，ポリペプチド 1（CYP17A1）の 17,20-リアーゼ活性，⑤ヒドロキシステロイド（17β）デヒドロゲナーゼ（HSD17β），⑥ステロイド-5α 還元酵素，ポリペプチド 2（3-オキソ-5α-ステロイドΔ4-デヒドロゲナーゼ α）（SRD5A），⑦シトクロム P450，ファミリー 19，サブファミリー A，ポリペプチド 1（CYP19A1）．（Gardner DG et al. *Greenspan's Basic and Clinical Endocrinology*, 9th ed. McGraw-Hill, 2011 より許可を得て改変・転載．）

（DHT）は，精巣からの直接的な分泌（20％まで）と周辺組織からの転換（80％まで），精巣や副腎から分泌される他の性ステロイドの前駆体に由来する．DHT は血流を循環する．正常成人の血漿 DHT レベル正常値は 27〜75 ng/dL（0.9〜2.6 nmol/L）である（表 23-1）．

エストラジオール estradiol は，末梢循環でテストステロンの芳香族化により産生される．アロマターゼは脂肪組織内に豊富に存在する．このように，肥満はテストステロンの転換を増加させることができ，結果として高エストロゲン血症や視床下部-下垂体-性腺系の下方制御，性腺機能低下症が起こる．

男性生殖器の正常な構造と機能　691

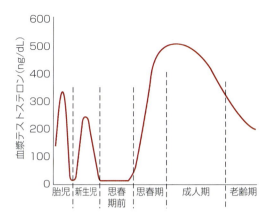

図 23-5 年齢により変化する男性血漿テストステロン値．(Ganong WF. *Review of Medical Physiology*, 22nd ed. McGraw-Hill, 2005 より許可を得て転載.)

表 23-1　男性における下垂体，性腺ホルモンの正常血漿値

ホルモン	慣用単位	SI 単位
総テストステロン	260〜1000 ng/dL	9.0〜34.7 nmol/L
遊離テストステロン	50〜210 pg/mL	173〜729 pmol/L
ジヒドロテストステロン	27〜75 ng/dL	0.9〜2.6 nmol/L
アンドロステンジオン	50〜200 ng/dL	1.7〜6.9 nmol/L
エストラジオール	15〜40 pg/mL	55〜150 pmol/L
エストロン	15〜65 pg/mL	55.5〜240 pmol/L
FSH	2〜15 mIU/mL	2〜15 U/L
LH	2〜15 mIU/mL	2〜15 U/L
PRL	1.6〜18.8 ng/mL	0.07〜0.8 nmol/L

注：FSH：卵胞刺激ホルモン，LH：黄体形成ホルモン，PRL：プロラクチン．
Gardner DG et al. *Greenspan's Basic and Clinical Endocrinology*, 9th ed. McGraw-Hill, 2011 よりデータを引用.

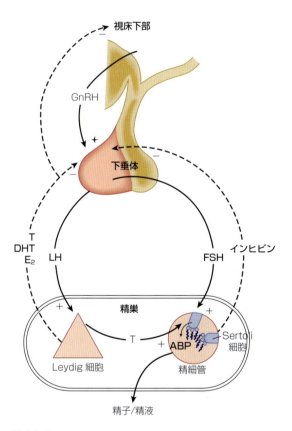

図 23-6　男性生殖器系の内分泌制御．ABP：アンドロゲン結合タンパク，GnRH：ゴナドトロピン放出ホルモン，T：テストステロン，E_2：エストラジオール，DHT：ジヒドロテストステロン．(Gardner DG et al. *Greenspan's Basic and Clinical Endocrinology*, 9th ed. McGraw-Hill, 2011 より許可を得て転載・改変.)

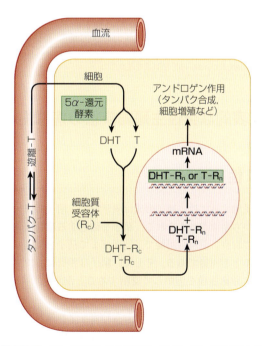

図 23-7　アンドロゲンの作用機序．DHT：ジヒドロテストステロン，T：テストステロン，R_c：細胞質受容体，これは核内受容体 R_n となる．(Gardner DG et al. *Greenspan's Basic and Clinical Endocrinology*, 9th ed. McGraw-Hill, 2011 より許可を得て転載.)

アンドロゲンの効果

循環テストステロンやDHTは標的細胞の膜を横切り細胞内に侵入する．テストステロンは標的細胞内でより強力なDHTに転換される．テストステロンやDHTはアンドロゲン受容体に結合しており，その複合体は細胞の核に運ばれ，そこでDNAと結合しmRNA合成が開始される．その結果合成されたタンパクはそれに続くアンドロゲンの変化の主な原因となる（図23-7）．

胎児ではアンドロゲンは正常分化や男性の内外性器の発達に必要である．思春期ではアンドロゲンは陰嚢，精巣上体，精嚢，前立腺，陰茎を含む男性生殖器の正常な成長に必要である．青年期（思春期～成人期）ではアンドロゲンやエストロゲンは骨格筋や骨の急激な成長の原因となる．アンドロゲンはまた表23-2に要約したような二次性徴発達の原因である．成人期にはアンドロゲンは正常な男性生殖機能に不可欠である．特に，アンドロゲンは赤血球生成の刺激，骨構造を保持，性欲・勃起機能の維持といった働きを持つ．

表23-2　思春期に発達する男性の二次性徴

外性器	陰茎が発達し，陰嚢に色素沈着・しわができる
内性器	精嚢の増大，分泌
喉頭	喉頭の肥大，声帯の径や厚さが増大し声が低くなる
毛髪	髭が生え，髪の生え際が後退する 陰毛が逆三角形に生え，胸および肛門周囲に毛が生える
筋骨格系	肩幅が広くなり，骨格筋が肥大する
皮膚	皮脂腺からの分泌が増加する
精神	より攻撃的な態度となり，性欲が増す

Barrett KE et al. *Ganong's Review of Medical Physiology*, 24th ed. McGraw-Hill, 2012 を改変.

チェックポイント

1. 精細管の密着結合帯の目的は何か．
2. 精巣における2つの主な細胞集団であるLeydig細胞とSertoli細胞の役割は何か．
3. どのようにテストステロン分泌が制御されているのか．
4. 黄体形成ホルモン（LH）と卵胞刺激ホルモン（FSH）の標的細胞は何か．
5. 末梢循環と精巣組織におけるテストステロンの相対濃度は．
6. 射精に至るまで，および射精の過程を述べよ．
7. 男性ではどのようにしてエストラジオールがつくられるのか．
8. アンドロゲンの作用は何か．

代表的な男性生殖器疾患の病態生理

男性不妊

受胎するには，精子形成は異常なく，精子形成付属器から精液がつくられる．精子を輸送する精管は開存しており，射精も可能で子宮頸部まで精子を到達させることも可能である．そして，精子は卵管にまで到達し，卵細胞膜を溶解して受精することが可能である．この過程のいずれかの障害で不妊となる．

不妊とは1年以上避妊をしないカップルにおいて妊娠が成立しないことと定義される．約15%のカップルは不妊であり，その約半数は男性要因である．これにもかかわらず，生殖補助医療 assisted reproductive technique（ART）により効率的に妊娠するため男性はあまり精査を希望されない．このような慣習はよくない．男性不妊で根治可能なものもあり，女性に長期にわたる治療をさせたり，ARTの治療費がかかるから

である．さらに，ARTは母子ともにリスクを上げるというエビデンスがある．最後に，精査を希望しない男性たちは，不妊と併存しているかもしれない精巣腫瘍の危険性を見落とす可能性がある．

男性不妊は精巣前性，精巣性，精巣後性と分けることができる．病因を表23-3に網羅して示している．遺伝子学的な男性不妊は表23-4に示している．精巣萎縮の要因は表23-5に示している．

A. 精巣前性

精巣より前に要因のある不妊は，視床下部（GnRH）または下垂体（LH/FSH）によるものである．これらの内分泌障害はたいていホルモン生合成，増殖因子，受容体に関与する遺伝子変異により引き起こされ，シグナル伝達系に障害を与える．これらの欠損は結果として精巣内のテストステロン産生や精子生成を低下させる．

代表的な男性生殖器疾患の病態生理　　693

表 23-3　男性不妊の病因

精巣前性	精巣性	精巣後性
視床下部-下垂体疾患	静脈瘤	精管閉塞，傷
汎下垂体機能低下症	外傷	骨盤，後腹膜，鼠径または陰嚢手術［例えば，後腹膜リンパ節郭清，ヘルニア縫合術，Y-V 形成，経尿道的前立腺切除術(TURP)，精管結紮］
ゴナドトロピン欠損症	精巣捻転症	性腺感染(例えば，性病，前立腺炎，結核)
LH 単独欠損症(去勢)	精巣固定術	嚢胞性線維症
生物学的 LH 不活性	感染	逆行性射精(例えば，糖尿病性神経障害，術後，医薬品)
LH，FSH 欠損症(例えば，Kallmann 症候群)	ムンプス精巣炎	精子や精漿への抗体
Prader-Willi 症候群	薬物と毒	異常発育
Laurence-Moon-Biedl 症候群	医薬品(例えば，スルファサラジン，シメチジン，ニトロフラントイン，シクロホスファミド，クロラムブシル，ビンクリスチン，メトトレキサート，プロカルバジン)	解剖学的陰茎欠損(例えば，尿道下裂，尿道上裂，尿道索)
小脳失調	摂取物(例えば，アルコール，マリファナ)	精管の先天性欠損(両側または片側)，両側射精管閉塞，両側精巣上体炎による閉塞——嚢胞性線維症による *CFTR* 受容体の変異
下垂体腫瘍(例えば，プロラクチノーマ)	環境曝露(例えば，農薬，放射線，熱曝露)	アンドロゲン不応性(例えば，アンドロゲン受容体欠損，精巣女性化症候群)
全身性疾患(例えば，肝硬変，尿毒症)	染色体異常［例えば，Klinefelter 症候群(XXY 精細管発育不全)，Y 染色体微小欠損症］	性交手技の未熟性
甲状腺疾患(例えば，甲状腺機能亢進症，甲状腺機能低下症)	発育異常	性的不全，勃起不全
副腎疾患(例えば，副腎不全，先天性副腎皮質過形成)	停留精巣	特発性
薬物(例えば，フェニトイン，アンドロゲン)	先天性精管精嚢欠損	
	線毛不動症候群	
	両側無精巣症(消えた精巣症候群)	
	Leydig 細胞無形成	
	Noonan 症候群(男性 Tuner 症候群)	
	筋強直性ジストロフィー	
	アンドロゲン合成不全(例えば，5α 還元酵素欠損症)	

注：LH：黄体形成ホルモン.

　低ゴナドトロピン性性腺機能低下症 hypogonado-tropic hypogonadism は，よくある男性不妊の原因ではないが，ホルモン補充療法が開始できるので診断することは重要である．GnRH 産生の低下による血中 FSH と LH の濃度の低下，もしくは原発的な FSH/LH の低下を引き起こすまれな下垂体(GnRH 正常)疾患により特徴付けられる．これらの欠損はアンドロゲン分泌低下や精子合成能低下にも影響を与える．

　GnRH の異常な分泌や生合成を引き起こす疾患
disorder resulting in abnormal synthesis and release

694   23．男性生殖器の障害

表 23-4　染色体と遺伝子疾患による男性不妊

疾　患	不妊の原因	欠　損
染色体		
Klinefelter 症候群	乏精子症，精細管のガラス質化	47,XXY　46,XY/47,XXY 核 モ ザ イ ク
XX 男性症候群	SCOS	46,XX　SRY の X 染色体短腕への転座
XYY 症候群		核型 47,XXY
遺伝子的		
GnRH 分泌疾患		
Kallmann 症候群		
GnRH 受容体欠損		
Prader-Willi 症候群	GnRH 分泌低下	*KAL* 遺伝子変異
先天性副腎皮質過形成	GnRH 結合する G タンパク欠損	*GNRHR* 遺伝子変異 15q11q13 遺伝子変更
特発性低ゴナドトロピン性性腺機能低下症	GnRH 分泌低下	*DAX1* 遺伝子変異 *PC-1* 遺伝子変異 キスペプチンか *GPR54* 変異
アンドロゲン機能疾患 先天性副腎過形成	過剰アンドロゲンは下垂体ゴナドトロピン分泌を阻害する	ステロイド酵素変異
アンドロゲン不応性症候群(Reifenstein 症候群，精巣女性化，Lub 症候群，Rosewater 症候群)	アンドロゲン不応性	*AR* 遺伝子変異
Kennedy 症候群		AR の転写活性ドメインのポリグルタミンの異常延長
5α 還元酵素欠損		5α 還元酵素の遺伝子変異
Y 染色体微小欠損		
AZFa		*DBY，USP9Y* 遺伝子欠損
完全欠損	SCOS	
部分欠損	表現型；乏精子症から SCOS	
AZFb		*RBMY1* 遺伝子欠損
完全欠損	精子形成停止	
部分欠損	表現型：乏精子症から SCOS	
AZFc		*DAZ* 遺伝子欠損
完全または部分欠損	表現型：乏精子症から SCOS	
Y 染色体長腕完全欠損	無精子症	
嚢胞性線維症	先天性精細管欠損	*CFTR* 遺伝子欠損

注：SCOS：Sertoli 細胞単独症候群，GnRH：ゴナドトロピン放出ホルモン，AR：アンドロゲン受容体．

代表的な男性生殖器疾患の病態生理　695

表23-5　精巣萎縮の原因

外傷
精巣捻転症
下垂体機能低下症
停留精巣
Klinefelter 症候群
アルコール依存症と肝硬変
感染(例えば，ムンプス精巣炎，淋菌精巣上体炎)
栄養失調や悪液質
放射線
精液通過障害
加齢
薬物(例えば，前立腺がん治療のエストロゲン製剤)

Chandrasoma P et al. *Concise Pathology*, 3rd ed. より許可を得て改変。原著は Appleton & Lange から出版。Copyright © 1998 by The McGraw-Hill Companies, Inc.

of GnRH は，しばしば生殖機能の発育や機能を調節する遺伝子の変異や小さな欠損，多様な拡大により引き起こされる。GnRH 生合成や分泌疾患は視床下部腫瘍により引き起こされる。原因不明の疾患を特発性低ゴナドトロピン性性腺機能低下症と呼んでいる。GnRH 欠損疾患の男性は，思春期前程度の精巣の大きさであり，陰茎も小さい。

Kallmann 症候群 Kallmann syndrome は，胎児期の嗅覚神経と GnRH の軸索遊走がうまくいかないことで引き起こされる低ゴナドトロピン性性腺機能低下症を伴う嗅覚欠損症候群といわれている。これは，Xp22.3 に存在する *KALIG1* 遺伝子の変異によるもので，GnRH の分泌が欠損し，思春期が訪れず，無嗅覚または低嗅覚となる。また，患者は背が高く，先天性難聴，非対称な頭蓋および顔面，口蓋裂，小脳失調，停留精巣，腎奇形などを認めることもある。多くの Kallmann 症候群の患者は性腺刺激ホルモン単独欠損症のみを伴い，不妊となっている。

ほかにも思春期が訪れないものとして，最近発見された視床下部のキスペプチンペプチドやその受容体 GPR54 の遺伝子変異がある。診断と不妊治療，思春期の遅延との関係について臨床的な意味合いは，このペプチドとリガンド/受容体が思春期のはじまりの鍵を握るメディエーターの可能性である。

X 染色体 *Dax1* の変異 mutation of the X-linked *Dax1* は，低ゴナドトロピン性性腺機能低下症や先天性副腎皮質過形成と関係がある。*Dax1* は，視床下部，下垂体，副腎，生殖腺の成長において重要な役割を果たす核内受容体である。

GnRH 受容体変異 GnRH receptor mutation もまた，低ゴナドトロピン性性腺機能低下症に関与している。GnRH 受容体は GnRH に対する G タンパク共役型受容体である。GnRH［訳注：原著では GnRH mutation であるが，正しくは GnRH receptor(GnRH 受容体)の誤りと思われる］の変異を持つ患者は部分的か完全に低ゴナドトロピン症により生殖機能障害を来す。

_PC1_ または転換酵素1 遺伝子の変異 mutation in the _PC1_ or convertase-1 gene は，低ゴナドトロピン性性腺機能低下症と肥満，糖尿病を併発する。PC1 は多数のプロペプチドを分解し活性化したペプチドホルモンにする。この遺伝子は GnRH の分泌および放出において重要な役割を果たしている。

Prader-Willi 症候群 Prader-Willi syndrome は，父由来の 15 番染色体の特異的な領域の欠損または変異によって起こるが，まれに母由来ダイソミー(母由来が 2 コピー)のこともある。肥満，軽度または中等度の精神発達遅滞，幼児期の低血圧，低ゴナドトロピン性性腺機能低下症を来すことがある。

ヘモクロマトーシス hemochromatosis は，治療可能な低ゴナドトロピン性性腺機能低下症である。ヘモクロマトーシスにより原発性精巣機能低下を来す。

LH/FSH の生物学的非活性 biologically inactive LH or FSH は，ホルモンまたは受容体の遺伝子変異による。変異が生じている部分によって，完全な男性化の停止から軽度低ゴナドトロピン症までである。

下垂体病変 pituitary mass lesion は，多くはないが，低ゴナドトロピン性性腺機能低下症を引き起こし，男性不妊の原因となる。この病変は，下垂体門脈を直接圧迫するが，性腺刺激ホルモンの分泌を低下させることにより，LH と FSH の分泌に干渉する。

高プロラクチン血症 hyperprolactinemia では，高い血清プロラクチンレベルが，GnRH のパルス状の分泌に干渉するため，性腺機能低下症を発症する。下垂体腺腫は，高プロラクチン血症を引き起こす(下垂体漏斗部の直接圧排は下垂体のプロラクチン生成および分泌の強力な阻害作用を有するドパミンを結果として阻害する)とともに頭痛や血流障害を引き起こす(視交叉の直接圧排による)。選択的セロトニン再取り込み阻害薬(SSRI)もまた，高プロラクチン血症を引き起こし得る。

精子形成は，アンドロゲン濃度に依存する。遺伝的なステロイド生成酵素欠損は，テストステロンや DHT を含むさまざまなステロイドホルモンの欠損を

招く．アンドロゲン欠損は完全な女性器の形態，停留精巣を来している．また，先天性副腎過形成 congenital adrenal hyperplasia では，糖質ステロイドやアンドロゲンステロイド生合成が障害され，副腎アンドロゲンは副腎皮質刺激ホルモン（ACTH）依存的な上昇をよく認める（21 章参照）．

X 染色体依存性アンドロゲン受容体（AR）は核内ステロイド受容体でアンドロゲンと結合し標的遺伝子の転写活性を促進する．アンドロゲン非感受性症候群 androgen insensitivity syndrome は，AR の構造または機能の変異を引き起こす．AR 機能の完全欠損は 46,XY の完全女性形態を示す．テストステロンは，末梢のアロマターゼにより，エストラジオールに変換されるため，エストラジオール濃度は，たいてい上昇している．そして女性化は正常の XX 女性と同じように思春期に起こる．それほど重篤でない場合は，単純な男性不妊から性器形成不全や尿道下裂などがある．

タンパク同化ステロイド（筋肉増強剤の一種）の乱用 anabolic steroid abuse は，視床下部や下垂体のネガティブフィードバックを引き起こし，LH，FSH 放出は減少する．正常精子形成は FSH と十分な精巣内テストステロンの両方を必要とするため，これは内因性のテストステロン産生と精子形成を不能にする．精巣容積が減少することや女性化乳房もまた，タンパク同化ステロイドの長期乱用により起こり得る．この行き過ぎた可逆性の有害事象は使用量や使用期間により決まる．これらをやめると大体正常ホルモン機能に戻る．

B. 精巣性

精巣において直接，精子形成能に障害を与えるときもある．

精索静脈瘤は男性において続発性不妊の原因で最もよくみられる．**精索静脈瘤 varicocele** は異常な精索静脈拡張のことをいう．正常男性の約 15％に精索静脈瘤を認めるが，大体 40％で不妊になる．

精索静脈瘤形成の病原性メカニズムは，左内精索静脈の解剖学的形態，弁の機能不全や欠損，解剖学的に大動脈と上腸間膜動脈に左腎静脈が圧排されることなどがある．急性精索静脈瘤は，静脈系への動静脈シャントを伴う後腹膜悪性腫瘍によっても引き起こされる．

精索静脈瘤は，いくつかのメカニズムで精子形成に障害を与える．陰囊温度の上昇，精巣血流の変化，精巣萎縮，副腎ステロイド産生過多の代謝，酸化ストレスの増加，これらは細胞膜結合障害やデオキシリボ核酸（DNA）ダメージを引き起こし，視床下部-下垂体-性腺系の異常は血清テストステロン値の低下を引き起こす．障害された精子形成の病態生理学はさまざまである．

いくつかの研究は正常男性より精索静脈瘤患者において精液の質の低下や精液の DNA ダメージ増加を認める．しかしながら，精索静脈瘤治療後の妊孕性向上における臨床的利点については結果が出てない．

遺伝疾患は，(a) 全染色体の異常（核型異常），(b) 染色体の特異的な欠損，(c) 遺伝子の特異的な欠損により特徴付けられる．これらの疾患は精子形成と正常性腺発育を変化させ，このことから，受精率を低下させる．

染色体欠損は，数的または構造的なものがある．数的染色体異常は，欠損または全染色体の 2 倍体がある．構造的な染色体異常は欠損，逆位，一部分 2 倍体，ある染色体と他の染色体の転座がある．常染色体，性腺染色体両方に影響が出るかもしれない．このような異常は不妊の男性でよくみられる．大体 20 人に 1 人は，染色体異常を持っており，たいてい性染色体である．これらの男性は無精子症や深刻な乏精子症を来している．

Klinefelter 症候群 Klinefelter syndrome（47,XXY）は，不妊に関連してよくみられる染色体異常である．Klinefelter 症候群の患者は深刻な乏精子症や無精子症を来している．Klinefelter 症候群の男性は身長が高く，女性様の毛の分布を示し，女性化乳房，知能低下，糖尿病，肥満，白血病，非セミノーマの性腺外胚細胞腫瘍罹患率上昇を認め，精巣が小さく，不妊である．採血上は FSH の上昇，エストラジオールの正常もしくは上昇，血清テストステロンの低下を認める（年齢とともに低下する傾向にある）．Leydig 細胞の機能は Klinefelter 症候群で障害されている．46,XY/47,XXY のモザイクを持つ Klinefelter 症候群の患者は精子形成においてそこまで深刻でない．

ほかに，いくつか染色体異常がある．**混合型性腺形成異常症 mixed gonadal dysgenesis** は，45,X/46,XY の核型モザイクを持っているが，正常 46,XY もある．男性，女性，性別がはっきりしない性器を持ち，性腺は線状形態から正常形態までさまざまである．XX 男性症候群（46,XX）は子の父由来 Y 染色体の SRY 性決定遺伝子が父由来 X 染色体に転座して起こる．XX 胎児の精巣は正常発育するが正常の Y 染色体の精子形成遺伝子は欠損している．**XYY 症候群 XYY male syndrome**（47,XYY）は，知能低下，反社会的行動，白血病の罹患率上昇，精子形成不全を来す．

Y 染色体の微小欠損 microdeletions of the Y chro-

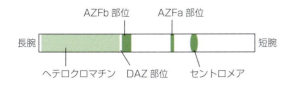

図 23-8　Y染色体長腕(Yq)における男性不妊を来す部位.
(Iammarrone E et al. Male infertility. Best Pract Res Clin Obstet Gynaecol. 2003;17:211 より許可を得て転載.)

mosomeは，男性不妊において最も重要である．Y染色体の長腕は精子形成において重要な部分である(図23-8)．精子形成不全患者において最もよくみられる遺伝子変異は3つの重複のない部位(AZFa，AZFb，AZFc)が存在する無精子症因子領域 azoospermia factor region (AZF)で認められる．Y染色体微小欠損は，反応性の解析による分子マーカーや遺伝子のマッピングに基づくポリメラーゼ連鎖反応によって検出される．よくあるのはAZFc(Y染色体微小欠損の60%まで)で，次いでAZFb(35%)，AZFa(5%)である．1ヵ所以上の大きな欠損もある．

AZFの微小欠損は無精子症，乏精子症になる(500万/mL以下の精子量)．このようなAZFの微小欠損はほかに何も異常がなくても約7〜10%の男性不妊の要因となる．

Y染色体AZFcの微小欠損では，70%は精巣生検によって十分な精子を得ることができる程度の精子生成が期待できる．もし，Y染色体欠損患者において精子形成できれば，体外受精(IVF)を行うことが可能である．しかし欠損や不妊は子孫に受け継がれる．AZFb，AZFa微小欠損の男性は精巣生検でも精子をみつけられない．

停留精巣 cryptorchidism は，正常発育過程で精巣下降がうまくいかず，精巣が腹腔内か鼠径に位置することをいう．有病率は満期産児で約3%，しかし6ヵ月までに1〜2%となる．全症例の約85%で片側である．

正常精巣下降できないと精子形成は障害される．片側停留精巣の約50〜70%は，乏精子症か無精子症である．そして両側停留精巣は100%に無精子症である．

有毒物質の曝露 exposure to toxin は，精子形成不全を前提とする．さまざまな物質や職業関連が示唆されるが，不十分なサンプルサイズや交絡因子により関連付けることは困難である．

たくさんの胚細胞はさまざまな毒に感受性を示す．精子形成は血液精巣関門外で行われ，間質液でいろいろな有毒物質に曝露する．逆に，精母細胞，精子細胞は血液精巣関門の中に存在し，保護されている．有毒物質はSertoli細胞を傷付け，精子形成を障害する．それによりLeydig細胞はテストステロン濃度が低下し減少する．有毒物質はまた，アンドロゲンまたはゴナドトロピン受容体結合に変異を起こすことで，循環ゴナドトロピン値を変え，アンドロゲン代謝を変化させ，ホルモンバランスに影響を与える．無精子症が起こる前に除去すると，有毒物質による作用は取り戻せるかもしれない．

喫煙 cigarette smoking は，精子数，運動性を減少させ，奇形を増やす．喫煙は精子DNAに異常を来す．21のメタ解析によると，7つの研究では喫煙により約13〜17%で精子数低下を認めた．しかし，14の研究では精子形成に影響はなかった．このことから，喫煙が本当に男性不妊を引き起こすかについては結論が出ていない．

また結論の出ていないものとして，男性パートナーからの受動喫煙は女性不妊に関与するかがある．しかしこれは，母体喫煙が精子数低下を子孫に引き継ぐといういくつかのエビデンスがある．最後に，喫煙者は非喫煙者の2倍勃起能の低下を認める．そしてこれが，不妊につながる．

精巣温度 testicular temperature は，体幹温度より約2°C低い．そして精子形成はこのより涼しい環境で行われる．服，ライフスタイル，季節や発熱により陰嚢温度は上昇する．陰嚢温度上昇は精子量や質を低下させる．

化学療法 chemotherapy と **放射線療法 radiation therapy** は，精巣がん，Hodgkin病，白血病の男性に行われ，潜在的に**性腺毒性 gonadotoxin**を持たせる．例えば，放射線治療と化学療法は両方とも性腺上皮や精子生成にダメージを引き起こし回復できない．このことから，治療前に精子バンクに保存することを勧めている．もし精子の質がよければ，子宮腔内授精できる一定量を十分に保存することが可能である．例えば，1個の精子しかなければ，IVFまたは卵細胞質内精子注入法(ICPSI)可能な量に分けることもできる．

もし患者が化学療法を受けてがんから回復したあと，無精子症のままであれば，早急な手術で精巣機能救済が必要である．それにより41%の確立で精巣精子を抽出してIVFやICPSIが可能である．

精巣 testicular または **精巣上体の感染 epidymal infection** は，不妊となり得る．例えば，おたふくかぜは幼少期の疾患であるが，思春期後の男性が罹患すると精巣炎を引き起こし得る．急速に腫脹し，精巣内圧の上昇による壊死は，永久的な精巣萎縮と不妊を引き起こし得る．

精巣上体炎 epididymitis は，精細管に影響を与え，精子の流れを閉塞させる．閉塞がない場合，感染による不妊の原因となるかについては，結論が出ていない．男性妊孕性において感染による有害事象は精子形成，血液精巣関門崩壊による精子自己免疫反応，酸化体の上昇や抗酸化体の低下による精液の酸化ストレス上昇を引き起こす．

精索捻転症 torsion of the spermatic cord（精巣捻転症）は，精巣血流の途絶により，急激な激しい疼痛を訴える．もし，捻転後 4～6 時間で治療できなければ，治療は無効になる．捻転は，精巣虚血時間に血液精巣関門が崩壊し，精子への自己免疫反応を引き起こすことがある．

精巣外傷 testicular trauma は，陰嚢または精巣浮腫，血腫，血瘤，睾丸瘤，捻転，破裂，断裂などを伴うことがある．この結果，精巣萎縮，抗精子抗体形成が起こり得る．捻転と同様に精巣を引きあげて確保する早急な治療が必要である．精巣破裂は 72 時間以内に手術をすれば，90％が親になり得る．一方，捻転は 6 時間以内でないと同様の成績は出ない．

C. 精巣後性

精路通過障害 ductal obstruction は男性生殖器系のどこにでも生じる可能性があり，精液分析の結果は通過障害の存在部位に伴って変化する．射精管の完全閉塞では，精液量の低下や，精液の酸性化，精液中のフルクトース陰性となる．輸精管や精巣上体の通過障害では，精液量は正常で，精液のアルカリ化，フルクトース陽性となる．不妊の原因として精管の通過障害のみを認める場合，血清テストステロン値，FSH 値はいずれも正常である．

精路通過障害の原因は，先天性と後天性に分けられる．先天性の原因として，射精管の閉鎖や狭窄のほか，前立腺小室囊胞，Müller 管囊胞，Wolff 管囊胞などがある．後天性の原因としては，鼠径部や骨盤内の手術によるものもあるが，最も一般的な原因は**精管切除術 vasectomy** である．精巣上体部での閉塞は，陰嚢の手術や精巣上体炎が原因となる．**精巣上体炎 epididymitis** は，尿路感染が原因で起こることが最も多い．35 歳未満の若年男性において，最も一般的な病原体は性行為で感染するクラミジア Chlamydia trachomatis や淋菌 Neisseria gonorrhoeae である．幼い子供や高齢男性では，大腸菌 Escherichia coli が最も一般的である．小児の精巣上体炎では尿路異常の除外が必要である．

最後に，**射精管閉塞 ejaculatory duct obstruction** は，尿路性器感染症や骨盤内手術，尿道損傷，慢性前立腺炎，前立腺や精囊の石灰化や囊胞が原因となり得る．

先天性両側輸精管欠損症 congenital bilateral absence of the vas deferens（CBAVD）は，囊胞性線維症 cystic fibrosis（CF）の表現型の一部である．CF は常染色体劣性遺伝し，白人の約 25 人に 1 人がヘテロ接合保因者である．囊胞性線維症膜コンダクタンス制御因子（CFTR）遺伝子の変異がこの疾患の原因とされ，これまでに 500 以上の変異が報告されている．CBAVD は不妊症男性の 1～2％にみられ，最も一般的な先天性の Wolff 管系異常である．ほとんどの典型的な CF 患者では CFTR 遺伝子の両方に重度の変異を認めるが，CBAVD 患者では，1）CFTR 遺伝子の一方に重度，もう一方に軽度の変異を持っている場合と，2）両方に軽度の変異を持っている場合がある．また，CBAVD 男性患者では，精囊および輸精管は形成不全や機能不全を呈し，しばしば精巣上体も固く腫大した頭部のみの遺残物となる．肺や膵臓，胃腸機能障害といった CF の他の症状は，通常 CBAVD では認めない．

しかし，これらの患者では精子形成は損なわれておらず，精子回収術を行い，生殖補助医療にその精液を用いることができる．ただし，CF は遺伝子疾患であるため，CBAVD の男性やそのパートナーは精子回収術や体外受精を行う前に遺伝子カウンセリングを受け，CFTR 遺伝子変異に対するスクリーニング検査を受けるべきである．

特発性精巣上体閉塞の男性は CFTR 遺伝子変異を有していることが多く，典型的な CBAVD 表現型の一亜系を呈しているに過ぎないのかもしれない．これらの患者も精巣上体からの精子回収や再建術を受ける前に遺伝子検査を行うべきである．最後に，片側輸精管欠損を有する患者もまた，CFTR 遺伝子変異のリスクがあるため，検査を受けるべきである．

射精管閉塞 ejaculatory duct obstruction は男性不妊症の原因としてはまれであり，全体の約 1％程度である．左右の射精管開口部が近接しているため，ほとんどの症例では両側性の閉塞を呈する．この病態は先天的にも後天的にも起こり得るが，先天性射精管閉塞は CFTR 変異と関連している可能性があるため，遺伝子検査を行うことが妥当と思われる．後天性の症例では，前立腺結節の形成や，結石形成を助長する射精管内の分泌物濃縮などが原因となり得る．前立腺小室囊胞もまた射精管閉塞を引き起こす．

射精管閉塞の症状には，不妊，射精量の減少，射精力の減退，血精液症，射精痛，排尿障害などがある．

通常，射精管閉塞患者の理学検査所見は正常である．しかし，直腸診で精嚢や腫瘤を触知したり，前立腺や精巣上体に圧痛を認めることがある．

臨床的には，無精子症・低射精量・精液中のフルクトース消失・正常な血中ホルモン値を示した場合，射精管閉塞を想起すべきである．乏精子症や無精子症を伴う射精量の減少の原因となる精嚢の拡張や尿路性器の嚢胞は，経直腸超音波断層法（TRUS）で見出すことができる．

部分的な射精管閉塞の存在もまたよく知られている．患者は射精量が少なく，精液の質はさまざまである．残念ながら，修復術を試みたあと，精液の質がさらに増悪することもある．部分的な射精管閉塞の診断には，射精後の精嚢からの精液吸引検査が有用である．

免疫性不妊症は，血液精巣関門が破綻し，成熟した精子が抗精子抗体 antisperm antibody の形成された免疫機構にさらされることで起こる．この抗体は，血液や精液中に存在する．抗精子抗体形成の危険因子としては，精巣外傷や精巣上体炎，先天性輸精管欠損症，精管切除術などが挙げられる．また，男性生殖器における免疫抑制作用の調節異常も原因になり得る．抗精子抗体は不妊症カップルの5〜10％に認められるが，妊孕性のある男性の1〜3％にも存在している．抗精子抗体は精子の主要領域のすべてに反応し，精子の運動性や，頸管粘液通過，精子先端反応，精子卵母細胞の相互作用，受精などを障害し得る．

循環する抗精子抗体が高濃度であると，性交，子宮腔内受精，体外受精による妊娠率は低下する．しかし，体外受精と併せて卵細胞質内精子注入法を用いれば，抗精子抗体がその治療成績に悪影響を及ぼすことはない．

射精障害 disorder of ejaculation は男性不妊の原因として一般的ではないものの，重要であり，早漏，無射精，逆行性射精に分類される．

早漏 premature ejaculation は，性交中に十分な時間，射精のコントロールができない状態をさし，18〜59歳の男性の最大31％に認めると報告されている．**早漏 premature ejaculation** はパートナー双方にとってストレスの原因となるが，通常は腟内射精されるため，不妊の原因になることはまれである．

無射精 anejaculation は，後部尿道への精液の放出が全くない状態をさす．真性の無射精は，必ず中枢・末梢神経障害または薬物との関連がある．オーガズム orgasm（climax）には達することもあれば，達しないこともある．**脊髄損傷 spinal cord injury** は最も一般的な無射精の神経学的原因であるが，脊髄損傷の男性の多くは反射性勃起があるため，ある程度の腟性交が可能である．二分脊椎のような先天性の脊髄異常と，脊髄機能や交感神経伝達に影響を及ぼす他の神経学的状態（多発性硬化症や横断性脊髄炎，血管脊椎損傷など）も射精障害を起こす．これらの病態では，射精障害に関しては脊髄損傷患者と似ている．後腹膜リンパ節郭清を含む大動脈周囲や骨盤内の手術では，神経損傷を来し，射精障害を引き起こすおそれがある．最後に，糖尿病患者には神経障害のリスクがあり，射精機能に悪影響を及ぼす可能性がある．典型的には，糖尿病性神経障害による射精障害は徐々に進行し，射精量の減少から，逆行性射精，無射精へと進行する．糖尿病の他の長期合併症と同様，射精障害も患者の不良な血糖コントロールと関連している．一部の薬物もまた無射精の原因となり得る．αアドレナリン遮断薬や，抗精神病薬，抗うつ薬がその例である．さらに，無射精は心因性，特発性に起こることもある．

逆行性射精 retrograde ejaculation は男性不妊の原因の0.3〜2％とされる．これは膀胱頸部の閉鎖不全が原因で，結果として，すべてまたは一部の射精が順行性になされなくなる．この状態では，射精時に精液は最も抵抗の少ない膀胱側へと流れていく．膀胱頸部の閉鎖は交感神経系のαアドレナリン作動性ニューロンによって制御されているため，逆行性射精は，神経原性無射精と同じ原因で引き起こされる．例えば，後腹膜リンパ節郭清，糖尿病，Y-V形成術や他の膀胱頸部手術，経尿道的前立腺切除術（TURP），特発性などである．α_1アドレナリン遮断薬や抗精神病薬，抗うつ薬も原因となり得る．

逆行性射精の診断は，射精時に精液の放出がないか間欠的であり，その後の膀胱尿がもやもやと濁り，尿中に精子が確認された場合になされる．患者は正常または減退したオーガズムに達するが，「ドライ」射精となる．

D. 特発性乏精子症

男性不妊にはさまざまな遺伝的要因が関与しているにもかかわらず，その多くは特発性と分類されている（後述）．分子診断学の進歩にもかかわらず，男性不妊症の大多数を占める精子形成不全の病態生理はいまだ不明なままである．特発性乏精子症に対しては，生殖補助医療が最善の治療選択である．

病　理

経皮的または開放精巣生検によって，精巣全体あるいは一部に局在する病変の何らかの所見が見出される

可能性がある．最も一般的な病変は，「**成熟停止 maturation arrest**」である．これは，ある特定の段階より先の精子形成を完遂できなくなる状態である．早期停止と後期停止のパターン，つまり，精子形成サイクルのうち，一次精母細胞の段階あるいは精原細胞の段階のいずれかで精子形成が停止するパターンがある．次に多い病変で，あまり深刻ではないものが「**低精子形成 hypospermatogenesis**」である．これは精子形成のすべての段階が存在するが，精細管に対する胚細胞数が減少している状態を表し，精細管周囲には線維化がみられるかもしれない．「**胚細胞無形成 germ cell aplasia**」はより深刻な病変であり，胚細胞が全く存在せず，Sertoli 細胞のみが精細管に並んでいる状態である［**Sertoli 細胞単独症候群 Sertoli cell-only syndrome（SCOS）**］．最も深刻な病変は，（例えば，Klinefelter 症候群にみられる）精細管のガラス質化（ヒアリン変性），線維化，硬化である．これらの所見は通常，不可逆性の障害であることを意味している．

チェックポイント

9. 男性不妊の原因は，どのように分類されるか．主な分類とそれぞれの代表的な疾患をいくつか挙げよ．
10. 男性生殖器系の観点から，妊娠のために必要なステップは何か．
11. CFTR 遺伝子の変異や Y 染色体の微小欠損を調べる意義は何か．
12. 閉塞性無精子症の最も一般的な原因は何か．

臨床症状

症状と徴候

避妊手段を用いず性交を行うも1年以内に妊娠成立しない場合，そのカップルは不妊症の評価を行うべきである．ただし，男性，女性のいずれかが不妊症の危険因子を有する場合やカップルが不妊を心配している場合には，評価は1年を待たずに行うべきである．また，カップルが排卵時期についてよく理解した上で，より頻回な性交渉を行っている場合は，評価を早めに始めることができる．不妊症評価を早期に行うべき理由は，不妊期間が長くなればなるほど，治療効果が落ちるからである．

治療を開始するか，生殖補助医療（ART）を行うか，または精子提供による人工授精や養子縁組を勧めるかを決めるために，不妊症の原因を同定するよう試みる

べきである．また，医学的に注意を要する病理学的所見も同定すべきである．もし不妊症男性が生殖補助医療を受ける場合，何らかの遺伝子異常があれば後世に伝わる可能性があるため，患者の遺伝学的評価を行うことは重要である．

不妊症男性の評価として，病歴聴取，理学検査，精液分析や内分泌検査を含む臨床検査も行うべきである．

病歴——きちんとした一般的病歴および包括的な妊娠出産歴が必要である．

妊娠出産歴に関していえば，不妊期間や性交渉の手技，頻度，タイミングが重要である．女性生殖器内での精子の生存期間は2～5日であるため，性交渉を行うタイミングとして最も効果的なのは排卵後48時間以内である．このタイミングで毎日性交渉を行うと妊娠率は最も高い．多くの潤滑剤には殺精子作用があるため，その使用についても聴取すべきである．さらに，勃起能や射精能を含む一般的な性機能についても聴取する．

一般的な病歴として，先天的異常，小児期既往歴，思春期発達を含む発育歴についても聴取しなければならない．思春期遅発症の治療は非常に重要である．

全身性疾患，手術や外傷，尿路性器感染症の既往は聴取すべきである．洞肺（副鼻腔から気道にかけて）の状態と不妊には相関があるため，呼吸器疾患は特に重要である．

手術歴は妊孕性に影響を及ぼす可能性がある．骨盤内手術は精管損傷を起こす可能性があり，また神経原性の勃起障害や射精障害の原因となり得る．後腹膜手術は交感神経系を傷付け，射精障害を引き起こすおそれがある．ヘルニア修復術は医原性精管損傷の原因となり得る．

現在および過去の服薬歴はリストアップすべきである．特に注目すべきなのは降圧薬（特に α 遮断薬），抗うつ薬，テストステロンや栄養補助食品に含まれるタンパク同化ステロイドである．生殖腺障害を引き起こす物質への曝露は必ず評価しなければならない．また，精子形成を抑制し得る喫煙歴，マリファナ使用歴，過度の飲酒歴についても聴取すべきである．家族歴としては，妊娠出産歴，性腺機能低下症，停留精巣，先天性欠損症や嚢胞性線維症などを含めて聴取すべきである．

理学検査——理学検査では一般的な検査に加え，二次性徴や生殖器にも着目すべきである．

アンドロゲンの状態は体型，男性化，体毛，女性化乳房などを含めた二次性徴で評価する．陰茎は外尿道口の位置や陰茎弯曲について調べるべきである．

精巣の検査は立位での触診にて行う．精巣のサイズ測定はキャリパー，オーキドメーター，または超音波で行う．正常成人の精巣は卵形で，長径4～5cm，横径と前後径はともに2～3cmであり，容積は最低20mLである．萎縮精巣では，ほとんどの場合精子形成障害があると考えられる．なぜなら精巣の90%以上は精細管で形成されているからである．精巣の体積異常は，不妊症男性の3分の2に存在する．重度の精子形成不全を認める男性，例えば，Klinefelter症候群やY染色体微小欠損症では，精巣サイズは思春期前の男児程度である．

理学検査では，陰囊水腫，精液瘤，精索静脈瘤やヘルニアを含めた陰囊病変の存在についても同定すべきである．精管や精巣上体では，その硬化や腫大を呈する閉塞の有無について調べなければならない．理学検査によって，精管や精巣上体の欠損が判明することがある．このような患者では，脈管系の異常が腎形成異常と関連している可能性があるため，腎臓超音波検査を行うべきである．

精索静脈瘤の検査は，陰囊壁が完全に弛緩した状態となるよう暖かい部屋で行うべきであり，立位で安静時と怒責時(Valsalva法)に行う．精索静脈瘤の約90%は左側に発生する．精索静脈瘤は3段階に分類され，立位で容易に視認できるものはグレード3，Valsalva法を行わず触診可能なものはグレード2，Valsalva法を行うことで触診できるものはグレード1である．さらに，拡張した静脈が臥位で虚脱することを確認する．もし，臥位でも静脈が拡張したままであれば，精索静脈瘤の原因となる後腹膜病変が潜んでいる可能性が高く，画像検索を考慮する．また，立位と臥位で精索の径に大きな違いがあれば，精索静脈瘤が存在する可能性がある．

精液分析——プラスチック容器には殺精子作用のある化学物質が含まれている可能性があるため，精液回収はガラス容器にマスターベーションすることで行う．通常，精液回収する際は2～3日の禁欲後に行う．禁欲期間が長すぎると精子の運動性が落ち，短すぎると精液量が少なく精子濃度が低くなってしまう．

精液分析では精液量，精子濃度，運動性，精子の形態に関する情報が得られる．これらの情報は，不妊症カップルにおいて男性側の要因の重症度を評価するのに役立つ．精液分析には，精子そのものと精液全体の

検査が含まれる．正常男性では，精液量は1.5mL以上，精液のpHは弱アルカリ(7.2以上)である．世界保健機関(WHO)の最新の基準によれば，正常精液は，精子濃度1,500万/mL以上，運動精子中の前進運動率32%以上，正常形態44%以上とされる．精子運動率は，強拡大10視野内で動く精子の割合として定義される．精子形態はKruger基準で評価され，正常形態率4%以上を境界として，正常形態と異常形態に分けられる．精液分析の正常基準値を表23-6に示す．

精液の質の低下を認める10人のうち9人は，1回の精液分析で診断可能である．しかし，精液の質は時間とともに変化し，外的要因による影響も受けやすいため，1回の精液分析だけでは特異性が低い．そのため，最低1ヵ月の間隔をあけて，2～3回検査を行うことが推奨される．

通常の精液分析で精子を全く認めない場合，わずかな数の精子まで評価するために遠心分離を行うべきである．少しでも精子が確認できれば，精路の完全閉塞や完全な精子形成不全は除外できる．精液量低下が持続する場合，逆行性射精を除外するためオーガズム後の尿検査を行うべきである．

精子の凝集には注意が必要であり，凝集の増加は炎症や免疫学的な作用を示唆する．こうした症例では，

表23-6　精液分析：正常値と定義

項　目	基準値
精液量	>1.5mL
pH	≧7.2
精子濃度	≧1,500万/mL
総精子数	≧3,900万/mL
精子運動性	全運動率≧40%および前進運動率≧32%
精子形態	正常形態≧4%[1]

用　語	定　義
正常精液 normospermia	正常(上記に示す基準値以上)
乏精子症 oligospermia	精子濃度<1,500万/mL
精子無力症 asthenozoospermia	精子前進運動率<32%
無精子症 azoospermia	精液中に精子を認めない
無精液症 aspermia	精液を認めない

[1]厳密な基準.
World Health Organization. Reference values of semen variables. In: *WHO Laboratory Manual for the Examination of Human Semen*, 5th ed. World Health Organization, 2010よりデータを引用.

抗精子抗体検査が推奨される.

精子濃度が1,250万/mL未満の男性でも約25%は自然妊娠で父となることができるが,一方で,精子濃度が保たれている(最大2,500万/mL)男性でも10%は不妊となる.これは,各種精液所見が正常であるにもかかわらず,精子機能不全を呈する男性がいることを示唆している.つまり,精液分析が正常所見であれば,男性の妊孕性は保たれていることが示唆されるが,それは絶対的なものではないということである.このような男性では,不妊の原因を評価するため,多くの専門的な検査が行われることがある.

射精について追加検査を行うことも重要である.射精がない,または量が少ない場合は,逆行性射精,無射精症,射精管閉塞,性腺機能低下症,CBAVDなどが疑われる.精液の低容量(1 mL以下)や無精子症があれば,精液のpHやフルクトース含有量を調べるべきである.両者とも低値であれば,精嚢の発育不全,機能不全,閉塞が示唆される.

射精管の部分閉塞は,しばしば精液量低下,乏精子症,精子無力症,精子の前方運動低下を引き起こす(精巣後性の項参照).

内分泌学的検査——精子濃度が低下している場合,視床下部-下垂体-精巣系の内分泌学的検索を行うべきである.精子形成能は血清FSHやインヒビンで評価される.一方,Leydig細胞の機能は血清LH,テストステロン,SHBG,遊離または生体利用可能なテストステロン値によって評価される.通常は,患者の臨床的な内分泌状態を評価するのに1回の検査で十分である.テストステロン,LH,FSH,プロラクチンの相対値を測定することで,しばしば精液検査値の低下の原因を同定することができる.

精子産生のできない無精子症男性ではインヒビン値が非常に低く,それに伴いFSH値が高い.一方で,正常FSH値,正常インヒビン値の無精子症男性では精子形成は正常で,精路通過障害があると考えられる.精子形成が停止している男性,特に成熟停止がある場合,インヒビンを分泌するのに十分な精子形成の過程が進行している可能性があるため,FSH値,インヒビン値ともに正常なことがある.インヒビン値とFSH値を組み合わせることで,各々単独の測定値よりも,診断的価値が上がる.

FSH値とLH値が低値または測定限界以下である場合,下垂体性または視床下部性性腺機能低下症やヒト絨毛性ゴナドトロピン(hCG)産生精巣腫瘍が考えられる.また,タンパク同化ステロイドの乱用でも同様

の所見が認められる.とりわけ,このような合成物質は標準的なテストステロン検査では測定することができない.

FSH値とLH値がともに上昇している状態は,直接的な精巣損傷が原因でSertoli細胞,Leydig細胞機能がともに低下していることを表している.

低ゴナドトロピン性性腺機能低下症の男性では,下垂体腫瘍の可能性を評価するため,下垂体や視床下部の核磁気共鳴画像法(MRI)を施行すべきである.血清ゴナドトロピン値が低く,血清テストステロン値が正常下限の半分程度であれば,下垂体の他のホルモン検査も行うべきである.これには汎下垂体機能低下症を除外するため,他の下垂体-標的器官系の評価も含む.甲状腺は血清甲状腺刺激ホルモン(TSH)や遊離T_4値を測定することで最も一般的に評価される.血清プロラクチン値はプロラクチン産生腫瘍を除外するために測定すべきである.最後に,低ゴナドトロピン性性腺機能低下症の原因が不明であれば,ヘモクロマトーシスを除外するために,血清鉄,総鉄結合能,フェリチン値を測定すべきである.

フルクトース fructose は精嚢で産生され,精液中のフルクトース欠乏は射精管閉塞を示唆する.しかし,フルクトース検査は最近控えられる傾向にあり,代わってスクリーニング検査としての精液量低下と確認検査としての**経直腸的前立腺超音波検査 transrectal ultrasound of the prostate** が,より重視されている.超音波上,精嚢の前後径が1.5 cm以上であれば射精管閉塞が強く疑われる.

膿精液症 leukospermia(多数の白血球が精液中に含まれる状態)は精子の運動や受精能力に悪影響を及ぼす.それはおそらく,白血球が活性酸素種を産生するためと考えられる.また,活動性の前立腺感染症がある場合,前立腺腫脹が機能的射精管閉塞を引き起こす.膿精液症の所見があれば,生殖器感染症の除外のためにさらなる検査を行うべきである.

不妊の原因が特定できないカップルの,男性側の要因を明らかにすべく,精子機能を評価するさまざまな *in vitro* 検査が開発されてきた.こうしたカップルでは,不妊の原因が単に卵管にあると同定された場合に比べ,体外受精(IVF)による妊娠率が非常に低い.これらの検査は,精子受精能や運動,透明帯への結合,精子先端反応,卵母細胞への侵入能の異常を明らかにすることを目的にしている.**精子頸管粘液貫通試験 sperm mucus-penetration test** では,月経中期の頸管粘液中における精子の運動能を評価し,抗体による運動能低下を検出するのに役立つ.

最適化された**精子頸管粘液貫通試験 sperm mucus-penetration test** では，不妊男性の精子を，卵黄バッファーに入れ，冷却し，低温で一晩置いた後，翌朝急速に加温し，酵素処理により透明帯を除去して精子侵入を可能にしたハムスターの卵母細胞とともに培養する．結果は，精子が侵入した卵子の割合（正常は精子侵入した卵母細胞の100％）または，精子受精能指数として定義される卵子あたりの侵入した精子数（正常5以上）で報告される．

半透明帯検査 hemizona assay は，受精能のない不活化ヒト卵母細胞から採取した透明帯を用いて，精子の受精能を評価する検査である．透明帯を二分し，一方は不妊症男性の精子と，もう一方は受精能を有するドナーから提供された精子とともに培養する．透明帯と結合した精子数を比較し，比率で表す．しかし，この検査の主な問題は，ヒト卵子の入手が限られていることであった．そこで，精子と透明帯の結合の一次決定因子として透明帯糖タンパク3（ZP3）が同定され，精子と透明帯の結合検査において透明帯そのものより，組み換えヒトZP3が用いられるようになっている．

高解像度経直腸超音波検査 transrectal ultrasound は精囊の形成異常や閉塞，射精管の瘢痕や囊胞，石灰化，さらには前立腺の石灰化を評価するのに用いられる．

内精索静脈造影 internal spermatic venography は，理学検査を行うのが困難であるが精索静脈瘤が疑われる男性や，外科的治療後に再発が疑われる男性において，精巣静脈の逆流を立証するために時折行われる．

精巣生検 testicular biopsy は無精子症男性において，内因性の精巣異常と精路通過障害を鑑別するのに有用である．精巣生検では，ほぼすべての閉塞性無精子症男性と，精子形成障害の原因にもよるが，40〜75％の非閉塞性無精子症男性において，卵細胞質内精子注入に必要な精子をいくらか採取することができる．外科的精子採取の最もよい適応は，低精子形成症の男性であり，まばらに正常精子形成が存在する胚形成不全の男性がそれに続く．成績が最も悪いのは，精子成熟過程における遺伝的な「ブロック」のため，精子の成熟が途中で停止してしまう男性である．

推奨されている男性不妊の検査および治療アルゴリズムを**図 23-9** に示す．

前立腺肥大症

前立腺肥大症は，前立腺の肥大を引き起こす前立腺間質および上皮の非悪性増殖である．数十年かけて緩徐に成長し，重症例における前立腺は，最終的に正常

成人男性の10倍にまで達する．前立腺肥大症は一般的な加齢性疾患である．ほとんどの男性は無症状であるが，臨床的な症状や徴候の出現は65歳以上の男性の3分の1に及び，米国では毎年50万人以上が経尿道的前立腺切除術（TURP）を受けている．

病 因

前立腺肥大症の病因は不明である．しかしながら加齢とホルモン因子が重要であることははっきりとしている．加齢に伴う前立腺重量の増大は，剖検にて明らかであり，症状の進行も加齢性である．剖検調査によるデータにおいて，病理学的に前立腺肥大症を認めた症例は，30歳代男性では10％以下であったが，50歳代男性では40％，60歳代で70％以上，80歳代では90％に及んでいた．膀胱出口部閉塞の臨床症状は，40歳以下の男性では滅多にみられないが，65歳以上の男性では，その3分の1にみられ，80歳代の男性では4分の3にまで及ぶ．前立腺内のアンドロゲン濃度，特にDHTの濃度が前立腺肥大症の進行に重要な役割を果たしている．これらの因子は以下に述べる．

病 理

正常前立腺は，間質性成分（平滑筋）と上皮性成分（腺）からなる．これらの成分のそれぞれが，孤立性に，または合併して増殖することで，過形成性結節を生じ，最終的に前立腺肥大症を発症する．病理学的に，その過形成腺は増大しており，弾性硬を呈する．小結節はしばしば前立腺全体にみられるが，前立腺肥大症は通常，尿道周囲と前立腺移行域に発生する（**図 23-10**）．加齢に伴って，移行領域全体のサイズの増大だけでなく，結節の数の（後々にはそのサイズの）増加もみられる．尿道は圧迫され，スリット状を呈する．

組織学的に，前立腺肥大症は，前立腺細胞数の増加を伴う，真の過形成性の経過である．前立腺結節は，過形成性腺と過形成性間質平滑筋の両方からなる．ほとんどの尿道周囲結節は間質的特徴があるが，移行領域の結節は，ほとんどの場合腺組織である．その腺組織は正常組織よりも大きくなるが，増殖腺組織の間に間質平滑筋を伴っている．おそらく過形成性前立腺の40％は平滑筋である．その細胞増殖によって，一定区域内に腺組織が強固に固定される．上皮内層の高さは増大し，しばしば乳頭状の突起を呈する（**図 23-11**）．個々の上皮細胞の肥大もある程度みられる．

前立腺肥大症の男性では，膀胱は，コラーゲン沈着の増大を伴った，排尿平滑筋（膀胱壁）肥大と肉柱形成

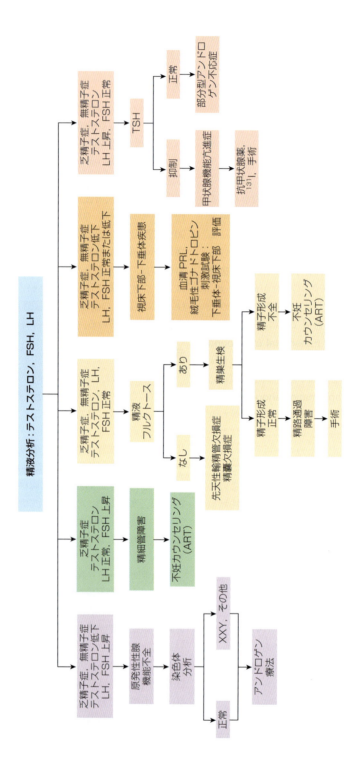

図23-9 男性不妊の診断アプローチ．ART：生殖補助医療．FSH：卵胞刺激ホルモン，LH：黄体形成ホルモン，TSH：甲状腺刺激ホルモン，PRL：プロラクチン．(Gardner DG et al. *Greenspan's Basic and Clinical Endocrinology*, 9th ed. McGraw-Hill, 2011 より許可を得て転載．)

代表的な男性生殖器疾患の病態生理　705

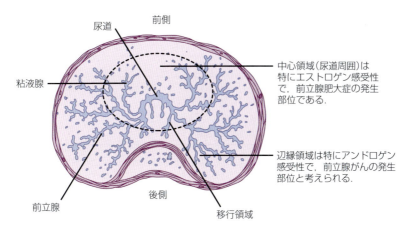

図 23-10　前立腺の構造．(Chandrasoma P et al. *Concise Pathology*, 3rd ed. より許可を得て転載．原著は Appleton & Lange から出版．Copyright © 1998 by The McGraw-Hill Companies, Inc.)

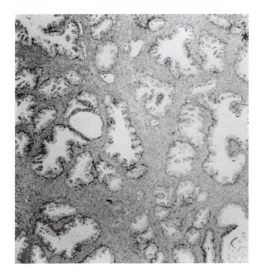

図 23-11　前立腺肥大症．(Chandrasoma P et al. *Concise Pathology*, 3rd ed. より許可を得て転載．原著は Appleton & Lange から出版．Copyright © 1998 by The McGraw-Hill Companies, Inc.)

を呈する．これは尿路閉塞に起因する膀胱内圧の増大によるものである．

発症機構

　前立腺肥大症の実際の原因は未確定であるが，病態発生に関連するいくつかの因子が知られている．これらの因子には，加齢に伴う前立腺の増大，前立腺被膜，男性ホルモンとその受容体，前立腺平滑筋とアドレナリン受容体，間質-上皮の相互作用と増殖因子，排尿筋の変化がある．

A. 加齢に伴う前立腺肥大

　前立腺のサイズは尿道閉塞の程度といつも相関するわけではない．前立腺全体のサイズよりも，尿道周囲腺と移行領域の前立腺組織量が，尿道閉塞の程度とより相関する可能性がある．しかしながら前立腺肥大症の臨床症状は，単に前立腺重量に関連した尿道抵抗の増大によるもの，とする考え方は，単純化しすぎかもしれない．むしろその症状のいくつかは，前立腺と膀胱における，尿道閉塞に起因する排尿筋の機能不全と神経変性によるものである可能性がある．このことは，下部尿路症状を伴う男性が受けた，尿道の灌流圧を測定する尿流動体検査で示されてきた．

B. 前立腺被膜

　前立腺周囲被膜の存在は，閉塞症状の進行に影響していると考えられている．ヒトのほかに前立腺肥大症を発症すると知られているのはイヌのみである．しかしながら，イヌの前立腺は被膜構造を欠いており，イヌは尿道閉塞症状は来さない．男性においては，おそらく前立腺被膜が，拡張した尿道周囲の移行領域組織により生み出される「圧」が尿道まで伝わる原因となっていて，尿道抵抗の増大につながっている．前立腺被膜の外科的切開または前立腺の閉塞部位の除去は，それが経尿道的切除であろうと，または開腹前立腺摘除によるものであろうと，症状の改善には有効である．

C. ホルモンによる前立腺増殖の制御

　前立腺肥大症の発症には，加齢だけでなく精巣性男性ホルモンも必要である．この関連性については，いくつかの系統立ったエビデンスがある．第一に，思春期以前に去勢された男性や，男性ホルモンの産生または機能障害を持つ男性は前立腺肥大症を発症しな

23．男性生殖器の障害

表 23-7　前立腺肥大症に対する抗アンドロゲン療法の作用機序と副作用

薬　剤	作用機序	副作用[1]
アンドロゲン除去		
GnRH アゴニスト(例えば，ナファレリン，リュープロレリン，ブセレリン，ゴセレリン)	下垂体 LH 分泌阻害による T，DHT 減少 35%程度の前立腺体積の減少	潮紅，性欲減退，勃起不全，女性化乳房
アビラテロン	シトクロム P450 阻害	
真の抗アンドロゲン薬		
(例えば，フルタミド，ビカルタミド)	アンドロゲン受容体阻害	女性化乳房，乳頭痛，勃起不全はみられない
5α 還元酵素阻害薬[2]		
(例えば，フィナステリド，デュタステリド)	DHT の減少，T，LH は不変，前立腺体積の 20%の減少	3~4%に勃起不全と性欲減退
作用機序		
プロゲスチン(例えば，酢酸メゲストロール，ヒドロキシプロゲステロンカプロン酸エステル，メドロゲストン)	下垂体 LH 分泌の阻害による T，DHT の減少，アンドロゲン受容体阻害	性欲減退，勃起不全，熱不耐性
酢酸シプロテロン	アンドロゲン受容体阻害，下垂体 LH 分泌阻害，T，DHT の減少	性欲減退，勃起不全(程度はさまざま)

注：GnRH：ゴナドトロピン放出ホルモン，LH：黄体形成ホルモン，T：テストステロン，DHT：ジヒドロテストステロン.
[1]消化酵素，血液学的，さらに中枢神経反応以外の副作用.
[2]5α 還元酵素：別名ステロイド-5α 還元酵素，α ポリペプチド 2(3-オキソ-5α-ステロイド Δ4-デヒドロゲナーゼ α)または SRD5A(ステロイド-5α 還元酵素).
McConnell JD. Benign prostatic hyperplasia: hormonal treatment. Urol Clin North Am. 1995;22:387 より許可を得て改変.

い．第二に，他の男性ホルモンに依存した臓器と異なり，前立腺は生涯を通して男性ホルモンに対する反応性を維持する．男性ホルモンは前立腺において，正常細胞の増殖と分化に必要とされる．また細胞の代謝回転や細胞死を積極的に阻害する作用も持つ．最後に，男性ホルモンの除去は，視床下部-下垂体-精巣系のどの段階でも，前立腺のサイズを縮小し，閉塞症状を改善することができる(表 23-7).

男性ホルモンが前立腺肥大症の発症に必要であることは明らかであるが，テストステロンは前立腺に働く主要な男性ホルモンではない．むしろ前立腺のテストステロンの 80~90%は，5α 還元酵素によって，より活性の高い代謝産物である DHT に変換される．5α 還元酵素には 1 型と 2 型の 2 つのサブタイプがあるとされる．皮膚と肝臓には 1 型と 2 型どちらのアイソザイムもみられるが，前立腺の基底上皮細胞や間質細胞を含む胎生期と成人の泌尿生殖道には，2 型のアイソザイムのみが認められる．2 つの 5α 還元酵素阻害薬が臨床的に使用される．フィナステリドは 2 型のアイソザイムのみを阻害し，デュタステリドは 1 型と 2 型の両方を阻害する．前立腺では，DHT の合成は主に 2 型の 5α 還元酵素によると思われる．いったん合成

されると，DHT は傍分泌的にアンドロゲン依存性の上皮細胞に作用する．これらの細胞の核は非常に多くのアンドロゲン受容体を持つ(図 23-12)．DHT 濃度は過形成腺でも正常腺でも同様である．しかしながら，加齢に伴って末梢のテストステロン濃度は低下するにもかかわらず，前立腺組織における DHT 濃度は高値で保たれる．このような血漿アンドロゲン濃度の減少は，加齢に伴う SHBG 濃度の上昇によってさらに助長され，相対的に，総テストステロン値よりも遊離テストステロン値がより大きく減少する.

アンドロゲンを抑制することで，前立腺サイズと膀胱出口部閉塞症状を軽減できる．真の抗アンドロゲン薬は，前立腺において，テストステロンと DHT の作用を阻害するものであるが，アンドロゲン産生を阻害する薬剤とは区別すべきである(表 23-7)．GnRH アゴニスト(作動薬)は逆説的に下垂体の GnRH 受容体の発現を減少させることで働き，LH 濃度の一過性の上昇とそれに引き続く長期間の減少をもたらす．GnRH アゴニスト(ナファレリン，リュープロレリン，ブセレリン)，アンドロゲン受容体阻害薬(酢酸シプロテロン，フルタミド)，そして 5α 還元酵素阻害薬(フィナステリド，デュタステリド)など，さまざまな

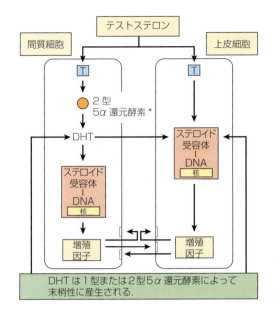

図 23-12 前立腺間質および上皮細胞に対するアンドロゲン作用機序．テストステロンが細胞内に拡散すると，アンドロゲン受容体と直接相互作用し，アンドロゲン関連遺伝子のプロモーター領域に結合する．間質細胞では，テストステロンの大部分は DHT に変換され，DHT は間質細胞で自己分泌的に作用し，隣接する上皮細胞に拡散して傍分泌的に作用する．皮膚や肝臓で末梢性に産生された DHT は前立腺に拡散し，内分泌的に作用する．*5α還元酵素：別名ステロイド-5α還元酵素，αポリペプチド2 (3-オキソ-5α-ステロイド Δ4-デヒドロゲナーゼα) または SRD5A (ステロイド-5α-レダクターゼ)．

抗アンドロゲン療法が臨床的に使用される（図 23-13）．アンドロゲン作用を完全に阻害すると，勃起障害，潮紅，性欲減退などの耐え難い有害事象を起こすことがある．しかしながら，5α還元酵素阻害薬であるフィナステリドやデュタステリドは血漿および前立腺の DHT 濃度をおよそ 65～95％まで抑制する．これらによる治療は前立腺全体のサイズと，尿道周囲前立腺のサイズを有意に減少させることがこれまでに示されている．5α還元酵素阻害薬が効果をもたらすまでには少なくとも 6ヵ月から 12ヵ月の間服用しなければならないし，その後も不確定だが続ける必要がある．GnRH アゴニストも 5α還元酵素阻害薬も，前立腺肥大症患者，特に 40 g 以上の巨大前立腺を持つ患者において，症状と尿流率の改善に有効であることが報告されている．前立腺縮小効果において，5α還元酵素阻害薬は GnRH アゴニストに劣っているが，副作用は少ない．GnRH を用いたアンドロゲン除去を原因とする有害な副作用のために，また 5α還元酵素阻害薬はこのような副作用がなく有効であるため，GnRH アゴニストは日常的な前立腺肥大症の診療には用いられない．

加齢とともにアンドロゲン受容体の濃度は高値に保たれ，それにより，アンドロゲン依存性の細胞増殖に対するメカニズムを維持している．前立腺肥大症患者から採取された前立腺組織における，核アンドロゲン受容体の発現は，正常男性のそれと比較し増大している．前立腺肥大症における，アンドロゲン受容体の発現の制御は，転写レベルで調査中である．

最後になるが，アンドロゲンは前立腺肥大症の発症の原因となる唯一の重要なホルモンというわけではない．エストロゲンもアンドロゲン受容体の誘導に関わっていると思われる．男性では加齢に伴って，血清エストロゲン値はテストステロン値に対して絶対的にも相対的にも増大する．そのため，加齢性のエストロゲン値の増大は，前立腺におけるアンドロゲン受容体

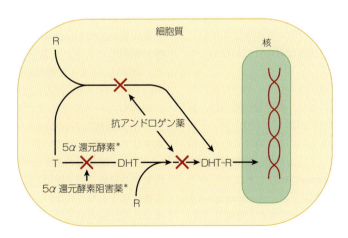

図 23-13 抗アンドロゲン薬と 5α 還元酵素阻害薬の作用部位．×：作用部位．*5α 還元酵素：別名ステロイド-5α 還元酵素，α ポリペプチド 2 (3-オキソ-5α-ステロイド Δ4-デヒドロゲナーゼα) または SRD5A (ステロイド-5α-レダクターゼ)．(Oesterling JE. Endocrine therapies for symptomatic benign prostatic hyperplasia. Urology. 1994 Feb;43[2 suppl]:7-16 より許可を得て転載.)

の発現を増大させて，細胞増殖の増大，または細胞死の減少を起こしている可能性がある．前立腺組織内のエストロゲン濃度は，前立腺肥大症患者では上昇している．前立腺肥大症患者は，前立腺体積が大きければ大きいほど，血漿エストラジオール値が高い傾向にある．前立腺組織切片を用いた研究では，DHT，エストラジオール，エストロンが加齢に相関して蓄積することが報告されている．特に前立腺間質において，アンドロゲンに対するエストロゲンの割合が加齢に伴い劇的に上昇することが示されている．

さまざまな研究で，エストラジオールはヒト前立腺に対して，強力に細胞特異性で，非転写性の効果があることが報告されている．エストラジオールは，SHBG と共働して作用し，前立腺過形成組織の細胞内サイクリックアデノシン一リン酸(cAMP)濃度を 8 倍に上昇させる効果を持つことが認められている．この cAMP 濃度の上昇は，ジエチルスチルベストロールのような，SHBG に結合せず，アンチエストロゲンであるタモキシフェンで阻害されないエストロゲンでは起こらない．これらの知見のいずれもが，古典的エストロゲン受容体が関与していないことを示唆している．一方で，エストラジオールの SHBG との結合を阻害する DHT は，エストラジオールの cAMP に対する効果も完全に抑制する．最後に，SHBG-エストラジオール応答性のセカンドメッセンジャー系は，前立腺上皮細胞ではなく，間質細胞に主に局在している．

したがって，エストロゲンは，前立腺肥大症の発症と必然的に関連しており，その維持に重要な補助的役割を果たしている可能性がある．治験薬であるアタメスタンのようなアロマターゼ阻害薬は血清および前立腺内のエストラジオールやエストロンといったエストロゲン値を著明に減少させる．しかしながらこれまでに，前立腺肥大症に対しアロマターゼ阻害薬を用いた臨床試験では，期待された効果はみられていない．

D. 増殖因子

さまざまなエビデンスにより，前立腺の増殖は，特定の成長因子による直接的な制御下にあり，アンドロゲンによる制御は間接的なもののみであることが示唆されている．このエビデンスによれば，線維芽細胞増殖因子 fibroblast growth factor(FGF)ファミリーやトランスフォーミング増殖因子 transforming growth factor(TGF)「スーパーファミリー」による増殖因子は，共働して増殖を制御する．これらの増殖因子は，細胞増殖を調節するポリペプチドである．FGF ファミリーは細胞分裂と細胞増殖を促進する．塩基性線維芽細胞

増殖因子 basic FGF(bFGF)は間質と血管の増殖を促進し(血管新生)，線維芽細胞増殖因子 7[FGF7，ケラチノサイト増殖因子(KGF)としても知られている]は上皮細胞の増殖を促進する．一方で，TGF-β ファミリーに属する増殖因子は，細胞分裂を阻害する．TGF-β_1 は主に間質の増殖を阻害し，TGF-β_2 は主に上皮細胞の増殖を阻害する．正常前立腺では，細胞死の速度と細胞増殖の速度は等しい．これらのことから，間質には塩基性線維芽細胞増殖因子(bFGF)の促進作用と TGF-β_1 の阻害作用との間で，上皮腺においては bFGF の促進作用と TGF-β_2 の阻害作用との間でバランスが存在すると考えられている．前立腺肥大症において，間質優位に過剰な増殖がみられる場合は，bFGF が，その制御因子である TGF-β_1 に比較して，過剰産生されており，上皮優位の過剰な増殖がみられる場合は，FGF7 が TGF-β_2 に比較して過剰産生されているのである．

上皮増殖因子や，インスリン様増殖因子 insulin-like growth factor(IGF-1 および IGF-2)を含む他の増殖因子もまた前立腺組織の増殖を促進することが知られている．IGF 系は IGF や IGF 結合タンパク IGF binding protein(IGFBP)による傍分泌的作用によって前立腺肥大症の病態発生に関わっているとされてきた．DHT は，主に尿道周囲領域において IGF-2 活性を増大させる可能性があり，それが引き続いて，前立腺肥大症の特徴である上皮細胞と間質細胞の良性増殖を起こしている可能性がある．正常前立腺間質細胞では，TGF-β_1 は，細胞増殖の阻害因子として作用する IGFBP-3 の増殖を促進することで，または，細胞と相互作用することで，間接的あるいは直接的に IGF を阻害することによって，その抗増殖作用を発揮している．過形成前立腺組織から培養された細胞では，前立腺間質細胞では IGFBP-3 の TGF-β_1 に対する応答性が減弱しており，正常前立腺間質細胞と比較すると，TGF-β_1 による増殖阻害作用は減弱していた．増殖因子が，排尿通過障害に反応した膀胱壁肥厚の発生に関連していることもまた疑いようがない(後述)．TGF-β は膀胱におけるコラーゲンの合成と沈着を促進することが知られている．

ペプチド増殖因子をターゲットとすることで，前立腺肥大の制御と前立腺肥大症に関連した症状の改善が可能になるかもしれない．増殖因子アンタゴニストを用いた先行臨床研究で，排尿症状，最大尿流率，残尿の有意な改善が認められている．

E. 前立腺平滑筋とアドレナリン受容体，PDE5

前立腺の平滑筋は腺組織の大部分を占めている．尿道の弾性と膀胱排出障害の程度が，前立腺肥大症患者の前立腺における相対的な平滑筋の容量に影響されることは疑いの余地がない．確実に，安静時と排尿時の平滑筋の緊張度が，前立腺肥大症の病態生理に主要な役割を果たしている．膀胱頸部や前立腺被膜における，前立腺の平滑筋細胞には豊富なαアドレナリン受容体が存在している．膀胱頸部と前立腺はα_1アドレナリン受容体を介して収縮する．これらの受容体を刺激すると，前立腺部尿道の抵抗がダイナミックに上昇する．α_1アドレナリン受容体遮断は，この反応を明らかに減少させ，治療開始後2〜4週間以内に前立腺肥大症患者の症状，尿流率，残尿量の改善がみられる．選択的α_1アドレナリン受容体遮断薬（ブロッカー），プラゾシン，テラゾシン，ドキサゾシン，アルフゾシンは，大規模調査で有効性が認められている（表23-8）．膀胱平滑筋細胞にはα_1アドレナリン受容体は少ないので，α遮断薬（ブロッカー）を用いた治療は排尿平滑筋収縮に影響することなく，選択的に尿道抵抗を減弱することができる．

研究によると，前立腺平滑筋収縮に関連しているα_1アドレナリン受容体は，α_{1a}アドレナリン受容体であることがわかっている（以前α_{1c}アドレナリン受容体と呼ばれていた）．臨床研究によって，選択的α_{1a}アドレナリン受容体遮断薬であるタムスロシンやシロドシンの有効性は確立されている．

平滑筋における収縮タンパクの遺伝子発現は，α遮断薬による治療後有意に変化する．α遮断薬は単に平滑筋の弛緩をもたらすだけでなく，前立腺平滑筋における収縮タンパクの表現型発現にも影響を与えることがわかっている．

α遮断薬は，前立腺細胞の増殖と細胞死のバランスにも影響を与える可能性がある．アポトーシス（プログラム細胞死）の減少により，前立腺に蓄積する細胞が増大することで，前立腺過形成を起こし，前立腺肥大症が発症するという仮説もある．α遮断薬であるドキサゾシンやテラゾシンは，前立腺間質のアポトーシスを誘導することがわかっている．

平滑筋を弛緩させ，前立腺肥大症の症状を改善させるもう1つの薬剤は，ホスホジエステラーゼ5 phosphodiesterase type 5（PDE5）阻害薬である．PDE5という酵素は尿路全体にみられ，細胞内の平滑筋弛緩作用を担うサイクリックグアノシン一リン酸 cyclic guanosine monophosphate（cGMP）を分解する．つまり，尿路症状と関連する確かな機序はまだ明らかではないものの，PDE5阻害は前立腺，尿道，膀胱の平滑筋緊張を減弱させる可能性がある．臨床治験において，やはりPDE5阻害薬はα遮断薬と同程度に尿路症状を改善し，尿流も改善させ得ることが示されている．

F. 膀胱出口部閉塞の想定機序

前立腺肥大症による膀胱頸部の閉塞には，いくつかの機序がある．中葉肥大が単純にボールバルブのようにふるまったり，非膨張性の前立腺被膜により生じる閉塞，静的閉塞は前立腺部尿道を取り巻く肥大前立腺から，動的閉塞は平滑筋を弛緩できないために生じる．実際，臨床データにより，これらの想定された因子の働きは裏付けられている．例えば，TURPは単純に前立腺を外科的に切除するのみで，高確率で閉塞症状を改善する．前立腺を縮小させる，または平滑筋を弛緩させる薬物療法も，膀胱出口部閉塞を緩和し，尿流率を改善する．

前立腺肥大症に対するTURPよりもより低侵襲な外科的手技として，経尿道的マイクロ波や，高密度焦点式超音波療法 high-intensity focused ultrasound therapy（HIFU），レーザー誘起間質温熱療法 laser-delivered interstitial thermal therapy（LITT），そして経尿道的ニードルアブレーション transurethral needle ablation（TUNA）などのさまざまな温熱療法が研究されている．これらの方法では，熱傷をつくるため，マイクロ波，超音波，レーザーや高周波などさまざまなエネルギー媒体が使用される．これらの治療法の作用が，解剖学的縮小によるものか，通過障害に関わる肥大前立腺の減量によるものか，または排尿機能の生理学的変化によるものかは明らかではない．例えば，TUNAの病理学的調査では，凝固壊死が，徐々に退縮性の線維瘢痕に変化することがわかっている．これ

表23-8 前立腺肥大症に対するα受容体遮断

薬　剤	作用部位と機序	副作用
フェノキシベンザミン	シナプス前およびシナプス後α_1，α_2遮断	低血圧
プラゾシン	シナプス後α_1遮断	低血圧（特に失神を引き起こす体位性低血圧）
テラゾシン		
ドキサゾシン		
アルフゾシン		
タムスロシン	シナプス後α_{1a}	
シロドシン		

により前立腺体積の有意な減少を来すことなく，治療領域の体積減少を起こすことができる．あるいは，前立腺内の神経線維に対する重度の温熱障害は，受容体や感覚神経の除神経により膀胱出口部閉塞の動的要素を減弱させているのかもしれない．

G. 閉塞に対する膀胱の反応

前立腺肥大症の臨床症状の多くは，排出障害そのものよりも，むしろ閉塞に起因する膀胱機能の変化と関連している．そのため，外科的に閉塞を解除したあとでも，3分の1の男性は排尿障害が持続する．閉塞に起因する膀胱機能の変化には2つの基本型がある．1つ目は，**排尿筋過活動(不安定)detrusor overactivity (instability)** に至る変化である．これは，頻尿と尿意切迫感によって明らかとなる．これらの2つの症状は，前立腺肥大症に関連する悩みの大部分の原因となり，閉塞の程度とは時にほとんど比例しない．そのため，膀胱過活動の治療は閉塞に対する治療よりも有効であることがある．2つ目は，**排尿筋収縮力の低下 decreased detrusor contractility** に至る変化である．これらは尿勢低下，遷延性排尿，排尿途絶，残尿量の増加，少数例においては**排尿筋不全 detrusor failure**により臨床的に明らかとなる．

閉塞に対する膀胱の反応の大部分は順応性である(図23-14)．はじめの反応は，排尿平滑筋肥大の発生である．膀胱内圧上昇と尿流を維持するための順応性の反応であるが，この筋肉量の増大は，排尿筋過活動の素因となる平滑筋細胞における細胞内外の重要な変化であると仮説付けられている．動物実験モデルでは，尿道閉塞が持続することで，排尿筋の細胞外マトリックス(コラーゲン)が有意に増大する．

閉塞に起因する膀胱の平滑筋細胞と細胞外マトリックスの変化に加えて，未治療の前立腺肥大症患者における慢性的な尿道閉塞が，神経性の応答を変化させ，時に排尿筋不全の素因となる，というエビデンスも集積されている．

膀胱閉塞と関連する症状に対する従来の治療法は，膀胱排出の抵抗を緩和することをターゲットとしていた．閉塞性の排尿筋不安定に対する新たな治療法は，α_1アンタゴニストのような自律神経アゴニストや，筋細胞膜を安定させる抗コリン薬のような薬物を使用することが提案されている．過去には，膀胱を抑制し急性尿閉の原因となるおそれがあったため，抗コリン薬の使用は避けられていた．しかし，近年の研究においてそのような有害事象のあることは実証されていない．

慢性的な閉塞による膀胱への影響は，いまだに明らかではない．さらなる研究によって，受容体の密度や親和性，局在の変化の重要性とともに，慢性的な閉塞時に生じるアゴニストの放出や分解の変化，閉塞の解除に伴って生じる超微細構造と生理学的変化の重要性を検討する必要がある．

臨床病状

A. 症状と徴候

前立腺肥大症の主な症状と徴候は，膀胱機能低下である．閉塞性の尿流出と前立腺の腫大は急性または慢性尿閉の要因となり得る．**急性尿閉 acute urinary retention** では，排尿できないために痛みを伴った膀胱の拡張を認める．急性尿閉は，しばしば前立腺結節の梗塞やある種の薬剤を要因として前立腺の腫大が促進されることによって生じる．**慢性尿閉 chronic urinary retention** では，閉塞症状と膀胱刺激症状の両者を認める．時として明らかな尿閉症状を示すこともあれば，何も症状がないこともある．

前立腺肥大症は2タイプの症状を示す．膀胱が充満することによる刺激(蓄尿)症状と残尿による閉塞(排尿)症状である．**刺激症状 irritative symptom** は膀胱壁の肥厚と機能低下を要因とし，頻尿，夜間頻尿，尿意切迫感を認める．これらの症状は，尿路閉塞自体の影響というよりも，閉塞に起因する膀胱の応答に関連するものであろう．**閉塞症状 obstructive symptom** は，膀胱頸部と前立腺部尿道のひずみや狭小に起因し，残尿を認める．排尿遅延，尿勢低下，尿線狭小化，尿線途絶，排尿躊躇，排尿後尿滴下がある．

客観的に前立腺肥大症の症状の重症度，複雑性を評

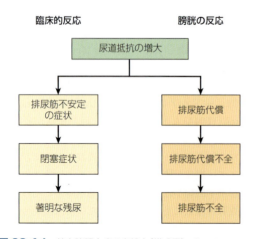

図23-14 前立腺肥大症の自然史(模式図)．[McConnell JD. The pathophysiology of benign prostatic hyperplasia. J Androl. 1991 Nov-Dec;12(6):356-63. より許可を得て転載．]

価するために，米国泌尿器科学会によって症状イン
デックスが開発されている．自己質問表によって，
QOLだけでなく残尿感，頻尿，尿線途絶，切迫感，
夜間頻尿などが評価される．このインデックスは患者
と健常者を鑑別するのに再現性が良好であることが確
認されている．臨床試験においても，症状とスコアに
良好な関連性があり，経時的な，また治療後の症状の
変化を評価するのにも役立つ．

慢性的な膀胱容量の拡張には，膀胱壁筋組織の肥大
や憩室形成，膀胱に停滞した尿の感染，血尿，慢性腎
臓病，両側水腎症および水尿管症による高窒素血症と
いった合併症がある．慢性的な膀胱容量の拡張によ
り，患者が経験する症状のうち最も厄介なものは，意
識して排尿できないことである．これに対しては，膀
胱を空にするよう患者に約4時間ごとの間欠的自己導
尿を指導することが有効となる．

前立腺の腫大が限局性であるか，びまん性であるか
は直腸診が有用となり得る．しかし，直腸診により推
測される前立腺サイズは，前立腺肥大症の症状や徴候
および治療の必要性とは関連しない．下腹部の診察に
より，潜在的に起こっているが深刻な症状のない尿閉
に伴う膀胱拡張が明らかとなるかもしれない．

B. 臨床検査と評価

前立腺肥大症の患者を評価するために施行される臨
床検査は，腎不全を除外するための血中尿素窒素
(BUN)，血清クレアチニンと，尿路感染症を除外す
るための尿検査，尿培養である．前立腺肥大症による
BUNや血清クレアチニンの上昇は，まれにしか起こ
らない．これらの臨床検査値が正常である患者には，
静脈性尿路造影(IVP)や超音波検査は通常施行されな
いが，血尿や水腎症が疑わしい場合は行われる．前立
腺肥大症のIVPまたは超音波検査の所見は，肥大し
た前立腺による膀胱底の拳上，肉柱形成・膀胱壁の肥

厚・憩室形成，尿道の変位，膀胱の尿貯留不全であ
る．まれに病識のない患者では，IVPまたは超音波検
査で水腎症を呈し，急性腎不全へと至る．

前立腺肥大症の状態を評価するのに最も有用な検査
は，尿流検査とシストメトリーによる尿流動態検査で
ある．これらの検査では，患者の残尿量や各種測定値
が得られる．尿流検査では，最大尿流率が記録され
る．もし10 mL/秒以下であれば，有意な膀胱排出障
害があると考えられる．しかし，信頼のある検査を行
うためには，少なくとも150 mL排尿しなければなら
ない．内圧尿流検査では，膀胱内圧と尿流率が同時に
記録され，尿道抵抗に関する情報が得られる．これら
の検査は，排尿筋の情報が得られるために，前立腺手
術が有効でない症例の発見に役立つ．膀胱尿道鏡は，
通常IVPや超音波検査で原因のわからない血尿を認
める患者や，TURPの手術前に行われる．症状スコア，
推定前立腺体積，前立腺特異抗原(PSA)は前立腺肥大
症が進行しているかを推測するのに有用である．新し
い超音波検査技術は有望である．

チェックポイント

13. 前立腺体積を制御する主なアンドロゲンは何か．
14. 前立腺体積を縮小し，少なくとも一時的に閉塞
症状を和らげるためにアンドロゲンを抑制する
のにはどのような方法があるか．
15. 前立腺肥大症の男性に対する抗エストロゲン療
法の効果は何か．
16. 前立腺肥大症におけるα_1アドレナリン受容体
の役割は何か．
17. 前立腺肥大症の患者で，膀胱に起こる変化には
どのようなことがあるか．
18. 前立腺肥大症の症状および徴候は何か．
19. 前立腺肥大症の診断はどのようになされるか．

712   23．男性生殖器の障害

ケーススタディ

Yeong Kwok, MD

（解答は 25 章 783 ページを参照のこと）

CASE 113

ある夫婦が，不妊を主訴にプライマリ・ケア医を受診した．彼らは約 1 年間，妊娠を望んでいた．この間彼らは週に 3，4 回避妊せずに性交していた．妻には前夫との間に 3 歳の子供がいるが，夫には子供はいない．彼は性機能不全を否定している．20 歳代前半に淋菌感染症とクラミジア感染症に罹患したことがあり，前立腺炎で治療をした．ほかには特記すべき既往歴はなく，内服薬もない．喫煙や薬物使用の習慣もなく，飲酒もめったにしない．検査で，精巣は両側とも約 4.5×3×2.5 cm であった．精巣上体は両側触知するが，不整であった．精索静脈瘤やヘルニアはない．精管は触知し異常なかった．前立腺は正常サイズで，圧痛はなかった．陰茎には線維化や弯曲はなかった．尿道も正常である．

設問

A. 男性不妊の分類にはどのようなものがあるか．各分類の主な要因を示せ．
B. この症例の不妊の原因は何が考えられるか．どうしてそう考えるのか．
C. 診断するために，精液検査ではどのような結果が推測されるか．なぜそう考えるのか．また血清テストステロン，LH，FSH はどうか．なぜか．
D. 診断を確定するためにはほかにどのような検査が有用か．

CASE 114

68 歳の男性．頻尿を主訴に受診した．この 1 年で切迫感と頻尿が徐々に悪化している．現在ではいつも尿意があるようで，残尿感がある．毎晩 3，4 回トイレに起きる．加えて先月は何度か排尿後滴下もあった．発熱や体重減少，骨痛は否定している．既往歴は高血圧のみで，アテノロールとアスピリンを内服している．家族歴に悪性腫瘍はない．

診察では健康であるが，血圧は 154/92 mmHg である．前立腺は結節や圧痛はないが，びまん性に肥大している．前立腺肥大症が疑われる．

設問

A. 前立腺肥大症の診断はどのようになされるか．
B. この疾患の病因にはどのようなものが知られているか．
C. この患者の症状はどのように分類されるか．前立腺肥大症でこれらの症状が起こるメカニズムは何か．

参 考 文 献

全　般

Alves MG et al. Hormonal control of Sertoli cell metabolism regulates spermatogenesis. Cell Mol Life Sci. 2013 Mar;70 (5):777–93. [PMID: 23011766]

Barnett KE et al. *Ganong's Review of Medical Physiology*, 24th ed. McGraw-Hill, 2012.

Brinkmann AO. Molecular mechanisms of androgen action—a historical perspective. Methods Mol Biol. 2011;776:3–24. [PMID: 21796517]

Melmed S et al. *Williams Textbook of Endocrinology*, 12th ed. Saunders Elsevier, 2011.

Kumar V et al. *Robbins and Cotran Pathologic Basic of Disease*, 8th ed. Saunders Elsevier, 2009.

男性不妊

Barazani Y et al. Management of ejaculatory disorders in infertile men. Asian J Androl. 2012 Jul;14(4):525–9. [PMID: 22580636]

Chevrier L et al. GnRH receptor mutations in isolated gonadotropic deficiency. Mol Cell Endocrinol. 2011 Oct 22;346(1–2):21–8. [PMID: 21645587]

Cooper TG et al. World Health Organization reference values for human semen characteristics. Hum Reprod Update. 2010 May–Jun;16(3):231–45. [PMID: 19934213]

Fronczak CM et al. The insults of illicit drug use on male fertility. J Androl. 2012 Jul–Aug;33(4):515–28. [PMID: 21799144]

George JT et al. Kisspeptin and the hypothalamic control of reproduction: lessons from the human. Endocrinology. 2012 Nov;153(11):5130–6. [PMID: 23015291]

Groth KA et al. Clinical review: Klinefelter syndrome—a clinical update. J Clin Endocrinol Metab. 2013 Jan;98(1):20–30. [PMID: 23118429]

Harnisch B et al. Genetic disorders related to male factor infertility and their adverse consequences. Semin Reprod Med. 2012 Apr;30(2):105–15. [PMID: 22549710]

Hwang K et al. Contemporary concepts in the evaluation and management of male infertility. Nat Rev Urol. 2011 Feb;8(2):86–94. [PMID: 21243017]

Krausz C. Male infertility: pathogenesis and clinical diagnosis. Best Pract Res Clin Endocrinol Metab. 2011 Apr;25(2):271–85. [PMID: 21397198]

McLachlan RI. Approach to the patient with oligozoospermia. J Clin Endocrinol Metab. 2013 Mar;98(3):873–80. [PMID: 23472228]

O'Flynn O'Brien KL et al. The genetic causes of male factor infertility: a review. Fertil Steril. 2010 Jan;93(1):1–12. [PMID: 20103481]

Sabangh E et al. Male infertility. In: McDougal WS et al, eds. *Campbell-Walsh Urology*, 10th ed. Saunders, 2011.

Stahl PJ et al. Genetic evaluation of the azoospermic or severely oligozoospermic male. Curr Opin Obstet Gynecol. 2012 Aug;24(4):221–8. [PMID: 22729088]

前立腺肥大症

Barkin J. Benign prostatic hyperplasia and lower urinary tract symptoms: evidence and approaches for best case manage-ment. Can J Urol. 2011 Apr;18(Suppl):14–9. [PMID: 21501546]

Burke N et al. Systematic review and meta-analysis of transurethral resection of the prostate versus minimally invasive procedures for the treatment of benign prostatic obstruction. Urology. 2010 May;75(5):1015–22. [PMID: 19854492]

Bushman W. Etiology, epidemiology, and natural history of benign prostatic hyperplasia. Urol Clin North Am. 2009 Nov;36(4):403–15. [PMID: 19942041]

Cunha GR et al. A historical perspective on the role of stroma in the pathogenesis of benign prostatic hyperplasia. Differ-entiation. 2011 Nov–Dec;82(4-5):168–72. [PMID: 21723032]

Djavan B et al. Benign prostatic hyperplasia: current clinical practice. Prim Care. 2010 Sep;37(3):583–97. [PMID: 20705200]

Juliao AA et al. American Urological Association and European Association of Urology guidelines in the management of benign prostatic hypertrophy: revisited. Curr Opin Urol. 2012 Jan;22(1): 34–9. [PMID: 22123290]

Lee CH et al. Overview of prostate anatomy, histology, and pathology. Endocrinol Metab Clin North Am. 2011 Sep;40(3):565–75. [PMID: 21889721]

Lepor H et al. a-Blockers for benign prostatic hyperplasia: the new era. Curr Opin Urol. 2012 Jan;22(1):7–15. [PMID: 22080875]

Paolone DR. Benign prostatic hyperplasia. Clin Geriatr Med. 2010 May; 26(2):223–39. [PMID: 20497842]

Roehrborn CG. Male lower urinary tract symptoms (LUTS) and benign prostatic hyperplasia (BPH). Med Clin North Am. 2011 Jan;95(1): 87–100. [PMID: 21095413]

Thorner DA et al. Benign prostatic hyperplasia: symptoms, symptom scores, and outcome measures. Urol Clin North Am. 2009 Nov; 36(4):417–29. [PMID: 19942042]

炎症性リウマチ性疾患

CHAPTER 24

Allan C. Gelber, MD, MPH, PhD,
Stuart M. Levine, MD, &
Antony Rosen, MB, ChB, BSc (Hons)

炎症性リウマチ性疾患は疾患ごとに特有の症状を示す．また疾患ごとに特定の結合組織や臓器の障害が生じるが，炎症が障害を引き起こすという点で共通している．炎症が局所に生じる疾患と全身に生じる疾患がある．疾患ごとの発症誘因や進行要因によって標的となる臓器が決まる．それぞれの因子によって，標的臓器では炎症反応や免疫反応が惹起される．惹起される炎症反応や免疫反応は疾患ごとに異なる．その違いが，疾患ごとの臨床的特徴や組織学的特徴に反映される．

炎症性リウマチ性疾患には多彩な疾患が含まれる．しかし，いずれの疾患の病態生理も，疾患の発症，進行，再燃という病期ごとに考えると理解しやすい．この考え方は，急性疾患，慢性疾患のいずれにおいても役に立つ．疾患の発症，進行，再燃について，それぞれの時期で起こる炎症反応や免疫反応と，それらの反応を生じる原因を理解することが重要である．

炎症性リウマチ性疾患の概要

急性疾患

急性疾患（痛風，免疫複合体性血管炎など）は同定可能な外的要因（結晶沈着，新規薬剤，細菌やウイルス感染など）で起こることが多い．このタイプの疾患では，発症誘因（痛風における尿酸ナトリウム結晶，免疫複合体性血管炎における細菌性抗原や薬剤など，図24-1）が炎症反応によって体内や病変局所から除去される．その結果，疾患は自然寛解する．しかし，疾患が自然寛解したあとに，再度発症誘因が生じると，疾患が再燃する．

慢性疾患

慢性疾患［全身性エリテマトーデス（SLE），関節リウマチなど］は発症誘因が生じてから発症するまでに時間がかかる．そのため，症状が完成されて診断がついた時期には，発症誘因ははっきりしないことが多い．疾患の進行は自己免疫反応により起こるのが一般的である．自己免疫反応は組織障害を引き起こす．障害された組織では自己抗原が生じる．生じた自己抗原に対して免疫反応が起こり，さらなる組織障害を惹起する．このように自己免疫反応は自己増幅サイクルを形成する．慢性自己免疫性疾患は頻度の多い疾患では

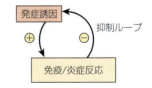

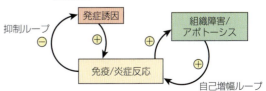

図24-1　急性および慢性の炎症性リウマチ性疾患の病態．

716　24．炎症性リウマチ性疾患

ないが，一度発症してしまうと難治性で，しばしば再燃する．このことは，以前に遭遇した抗原を「記憶」し，再度その抗原に遭遇した際には少ない抗原量でも強い反応を起こすという免疫系の特徴によるものだろう（図24-1）.

疾患ごとに特異的な組織が障害される（痛風や関節リウマチにおける滑膜関節，SLEにおける皮膚，関節，腎，漿膜，神経，血球系など）.

炎症の発症機構

疾患ごとの病態の違いは，少なくともある部分は，疾患ごとに惹起される炎症反応や免疫反応の違いによって生じる．さらに慢性炎症性疾患の病態には，組織修復の過程も加わる．

血管内皮細胞の活性化

特定の炎症性免疫細胞の局在化と活性化が病態形成に重要である．この点で炎症性サイトカイン［例えば，腫瘍壊死因子（TNF），インターロイキン1（IL-1）］による局所の血管内皮細胞の活性化の役割が重要である．炎症性サイトカインにより血管内皮細胞は接着分子に対するリガンドを発現する．炎症細胞には接着分子（インテグリンやセレクチン）が発現している．このように好中球や単球は炎症局所の血管内皮に接着し，組織に遊走する．

サイトカイン

病初期のサイトカインの発現パターンによって，さまざまな免疫反応が誘導される．単球やマクロファージが病原体を貪食すると，さまざまなサイトカインを産生する（IL-12など）．これらのサイトカインによって1型ヘルパーT細胞（Th1細胞）［IL-2，インターフェロンγ，TNFなどを産生する］の分化が誘導される．Th1細胞は細胞性免疫に関与する．その例として，細胞内寄生菌などへの感染防御がある．IL-4によってTh2細胞（IL-4，IL-5，IL-6，IL-10などを産生する）分化が誘導される．Th2サイトカインは液性免疫に関与する．最近，トランスフォーミング増殖因子（TGF）βとIL-6存在下に誘導される新たなヘルパーTリンパ分画が報告された．その分画はIL-17産生が特徴的であることから，Th17細胞と呼ばれている．Th17細胞は好中球の局在化に関与し，細菌に対する感染防御や慢性炎症，自己免疫反応の惹起に重要な役割を果たしている．

Th1細胞が関与する病態では肉芽腫性病変が生じることが多く，Th2細胞が関与する病態では免疫複合体性の病変が生じることが多い．またその他のサイトカインが病態に関与する例として，最近，SLEにおいて，自己抗原と反応する単球の分化にI型インターフェロンが関与していることが報告された．

補　体

抗原抗体複合体が生じると，補体の古典経路が活性化される．古典的経路が活性化すると，骨髄単球系細胞の局在化が起こる．それに引き続いて骨髄単球系細胞の活性化（後述）を含む急性炎症反応（血管透過性の亢進など）が生じる．

骨髄単球系細胞と免疫複合体の形成

骨髄単球系細胞（好中球，マクロファージ）はさまざまな方法で異物を除去する．異物を除去する方法として，フリーラジカルの産生や分泌顆粒などが挙げられる．しかし，異物を除去する反応が過剰に起こると，正常組織を障害することがある．分泌顆粒中に含まれる物質の中でもカテプシンやエラスターゼ，コラゲナーゼといったプロテアーゼが重要である．これらの分泌物が，炎症によって正常組織に蓄積すると，組織障害を引き起こす．組織障害の結果，さまざまな炎症調節物質（TNF，IL-1，IL-6，プロスタグランジン，ロイコトリエン）が組織中に放出される．その結果，炎症細胞がさらに呼び寄せられる．

骨髄単球系細胞が炎症反応や免疫反応を引き起こすのに，補体とFcγ受容体が重要である．例えば，免疫複合体が関与する病態（新規薬剤に対する免疫反応，血清病，感染性心内膜炎，溶連菌の皮膚，咽頭感染など）にはFcγ受容体が重要な役割を果たす．自己免疫疾患では自己抗原［SLEにおけるヌクレオソーム（DNAとヒストンで構成されている）など］に対する液性免疫が病態に関与する．細胞障害や細胞死の結果として生じた大量の自己抗原を除去するために自己抗体が生じる．その結果，免疫複合体が形成される．形成された免疫複合体は組織に沈着する．その結果，Fcγ

受容体や補体を介して骨髄単球系細胞が活性化する.

免疫複合体によって生じる炎症反応は，外来抗原で生じる場合も自己抗原で生じる場合も同様である．SLEモデルマウスでFcγ受容体を欠損させると免疫複合体性の腎炎と血管炎は生じないことが報告されている．

免疫細胞による細胞傷害

リンパ球による細胞傷害

CD8 T細胞は細胞傷害性を持つ．抗原提示細胞は，主要組織適合遺伝子複合体(MHC)により抗原ペプチドを提示する．CD8 T細胞は，T細胞受容体を介して抗原ペプチドを認識し，抗原特異的に活性化する．活性化したCD8 T細胞は細胞傷害性リンパ球と呼ばれ，さまざまな機序で標的細胞の細胞死を誘導する．Fas-Fas ligand(FasL)経路はそのなかの1つである．この経路では，活性化したリンパ球上のFasLが標的細胞上のFasに結合する．その結果，標的細胞のアポトーシスが誘導される．細胞傷害性T細胞の分泌顆粒も細胞死を誘導する機序の1つである．分泌顆粒に含まれるタンパクのなかで代表的なものは**パーフォリンperforin**とグランザイムである．パーフォリンは標的細胞内へ水分，塩，タンパク(グランザイムなど)を流入させる．**グランザイム granzyme**はさまざまなプロテアーゼからなるタンパクファミリーである．グランザイムは細胞内基質を標的として，標的細胞のアポトーシスを誘導する．

抗体依存性細胞傷害

ナチュラルキラー(NK)細胞は抗体が結合した細胞を標的とする．この機構は，抗体依存性細胞介在性細胞傷害(ADCC)と呼ばれるナチュラルキラー細胞はFc受容体を発現しており，Fc受容体を介して標的細胞を認識する．ナチュラルキラー細胞は，CD8 T細胞と同様に，パーフォリンやグランザイムを含む顆粒を分泌する．

自己免疫疾患では，細胞表面にもともと存在する自己抗原や細胞傷害の結果として細胞表面に発現した自己抗原に対して自己抗体が産生される．この自己抗体が抗原に結合すると，ナチュラルキラー細胞が細胞傷害を引き起こす．例えば，SLE患者における抗Ro抗体を介した光線過敏症が挙げられる．紫外線に曝露されると，ケラチノサイトの細胞表面にRo抗原が発現する．SLE患者ではRo抗原に対する自己抗体が生じることがある．抗Ro抗体がRo抗原に結合し，抗体依存性細胞傷害を惹起する．その結果，SLE患者は光線過敏症を呈する．

宿主の組織分化

組織障害が起こると，正常組織が分化し炎症の維持や促進に関わることがある．この機序は筋炎において報告されている(後述)．筋炎では，障害された筋組織や再生過程の筋組織が，自己抗原やMHCを強く発現する．その結果，一度組織障害が起こった部位では，より強い免疫反応や炎症反応が惹起される．

チェックポイント

1. リウマチ性疾患の特徴は何か.
2. リウマチ性疾患の病態生理を考えるときに意識するべき3つの病期は何か.
3. リウマチ性疾患にみられる炎症反応や免疫反応の機序を6つ挙げよ.

代表的なリウマチ性疾患の病態生理

痛　風

臨床像

痛風は，結晶誘発性関節炎の代表例である．米国の成人の約4%に発症する頻度の高い疾患である．男性の発症率は女性と比較し3倍である．関節腔における尿酸ナトリウム結晶の析出の結果，重度の急性関節痛と関節炎が起こる(特に第1足趾，中足部，足首，膝関節)．関節炎は，無治療でも，1週間以内に自然寛解することが多い．しかし，高尿酸血症が持続し，繰り返し関節炎が起こると，関節破壊が起こることがある．尿酸ナトリウム結晶が体内の関節以外の部位に蓄積すると，痛風結節と呼ばれる皮下沈着が生じる．

病　因

痛風の発症要因は滑膜関節への尿酸ナトリウム結晶

の析出である．尿酸ナトリウム結晶の析出は体液中の尿酸濃度が過飽和になると起こる（一般的には血清尿酸濃度 7 mg/dL 以上）．血清尿酸値が高いほど痛風の発症率は上昇し，血清尿酸濃度 9 mg/dL 以上では痛風の発症率は 5%/年である．血清尿酸濃度の上昇の原因は尿酸の排泄不足（90%）か産生過剰（10%）である．最も多い尿酸排泄低下の原因は糸球体濾過率の低下である．さまざまな原因（16 章参照）で糸球体濾過量の低下が起こり，利尿薬の投与もその原因の 1 つである．一方，尿酸の過剰産生が起こる病態としてプリンサルベージ経路の異常（ヒポキサンチンホスホリボシルトランスフェラーゼの欠損など）が知られている．プリンサルベージ経路に異常があると，*de novo* プリン合成が増加し，その結果，尿酸が過剰に産生される．細胞のターンオーバーの増加（骨髄増殖性疾患，乾癬など）や DNA 分解の増加（腫瘍崩壊症候群など）も高尿酸血症の原因となり得る．

病態生理

関節液の尿酸濃度と血清の尿酸濃度はゆっくりと平衡状態に達する．そのため，温度や血流などの物理的要因で関節液中の尿酸が急に飽和状態になると，関節腔内に尿酸ナトリウム結晶が析出する．痛風の関節炎が遠位関節（第 1 足趾や足関節）に起こりやすいのは，体幹から遠い部位では温度が低くなるからである．

尿酸ナトリウム結晶は生物学的活性を持たない．しかし，尿酸ナトリウム結晶の表面は高度に陰性荷電しており，炎症反応を惹起する．尿酸ナトリウム結晶は補体経路の活性化に関与し，活性化の結果，補体分解産物（C3a，C5a など）が生じる．補体分解産物は好中球の化学遊走因子であり（図 24-2），炎症反応を惹起する．尿酸ナトリウム結晶はキニン系の活性化にも関与する．キニン系が活性化すると，局所の血管拡張，疼痛，腫脹が生じる．滑膜マクロファージが尿酸ナトリウム結晶を貪食すると，細胞内のインフラマソーム（細胞内ストレス因子を感知し，IL-1 の成熟を促すタンパク複合体）が活性化する．その結果，滑膜マクロファージは炎症性サイトカイン［IL-1，TNF，IL-8，プロスタグランジン E_2（PGE_2）］を産生する．炎症性サイトカインは局所の接着因子の発現を増加させ，好中球の接着と遊走を促進する．遊走した好中球が尿酸ナトリウム結晶を貪食すると，ロイコトリエン B_4 を産生する．その結果，さらに好中球が遊走してくる．

痛風の関節炎は無治療でも数日で自然寛解する．炎症が自然寛解するのは急性炎症性疾患の特徴である．炎症反応によって，尿酸ナトリウム結晶が除去されるため，関節炎が自然寛解する（表 24-1）．自然寛解する過程では次のようなことが起こる．

(1) 結晶が十分に貪食された結果，炎症細胞が新たに遊走してきても，細胞の活性化が起こらなくなる．
(2) 局所の温度上昇と体液の流入によって，結晶が溶解しやすくなる．(3) 血清タンパクが結晶表面を覆う

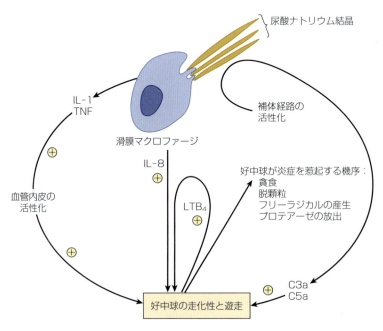

図 24-2 痛風における急性炎症の誘導と増幅に関わるサイトカインと液性因子．

代表的なリウマチ性疾患の病態生理　　719

表 24-1　痛風の炎症反応が寛解する機序

結晶の十分な貪食

局所の温度上昇と体液の流入によって結晶が溶解しやすくなること.

血清タンパクが結晶表面を覆うことによる結晶表面の性状の変化.

活性化した関節マクロファージによる抗炎症性サイトカイン［例えば，トランスフォーミング増殖因子 β(TGF-β)の分泌］.

アポトーシスを起こした好中球をマクロファージが貪食することによる抗炎症効果.

ことによって，結晶表面の性状が変化する．(4) 活性化した関節マクロファージが抗炎症性サイトカイン(TGF-β など)を産生する．(5) 好中球は，活性化したあとにアポトーシスに至る．アポトーシスを起こした好中球をマクロファージが貪食すると抗炎症性サイトカインを分泌する．

痛風は代表的な急性炎症性疾患である．その炎症反応は局所的であり，自然寛解する．関節破壊はほとんど起こらない．高尿酸血症が持続すると，痛風結節が再度関節腔内に析出し，関節炎が再燃することがある．痛風の炎症反応に重要な役割を果たすのは，骨髄単球系細胞と液性因子(サイトカイン，補体，キニン系など)である．

臨床症状

A. 足部痛風などの痛風発作

足部痛風——重篤な第1中足趾節関節の関節炎——は痛風発作として最も一般的である．罹患関節の激烈な疼痛，発赤，腫脹，熱感が生じる．発作の時間帯は夜間が多い．典型的な痛風発作は，炎症性関節炎のなかでも最も激烈なものの1つである．足趾関節が最も多く，中足部，足首，膝関節に起こることもある．血清尿酸値が上昇すると痛風発作が起こることが多い．代謝ストレス(敗血症や手術など)によって DNA やアデノシン三リン酸(ATP)の分解が促進されたり，脱水になったりすると，血清尿酸値が上昇する．プロスタグランジン合成を抑制する薬剤［非ステロイド性抗炎症薬(NSAID)］や関節腔内への好中球の遊走を抑制する薬剤(コルヒチンなど)，骨髄単球系細胞の活性化を抑制する薬剤［副腎皮質ステロイド(コルチコステロイド)］が，痛風発作に対して用いられる．

関節液を偏光顕微鏡で検鏡し，尿酸ナトリウム結晶を認めれば，痛風と診断できる．尿酸ナトリウム結晶は巨大な陰性複屈折性の針様結晶であり，分葉多核好中球に取り囲まれている．

B. 痛風結節

高尿酸血症が持続している患者では，尿酸ナトリウム結晶の硬い皮下沈着が生じることがある．この皮下沈着を痛風結節と呼ぶ．痛風結節は関節と腱の伸側面に沿って形成されることが多い．耳輪に形成されることもある．痛風結節の表面に粉末状の物質が排出されることがある．この粉末は尿酸ナトリウム結晶を含んでいる．そのため粉末を検鏡することによって，痛風結節と診断できる．

C. 慢性びらん性関節炎

高尿酸血症が持続している患者では，尿酸ナトリウム結晶が関節に沈着することがある．尿酸ナトリウム結晶が析出して起こる急性関節炎とは異なり，尿酸ナトリウム結晶が関節に沈着すると，持続性の無痛性関節炎を引き起こす．この持続性関節炎は滑膜増殖を伴う．その結果，骨びらんと軟骨破壊が生じ，関節が不可逆性に変形する．高尿酸血症が持続している患者にみられる尿細管障害や腎結石も尿酸ナトリウム結晶の沈着によって生じるものである．

治　療

痛風発作の治療には，罹患関節への炎症細胞の局在化と活性化を抑える薬剤を用いる．一方，慢性びらん性関節炎の予防のためには，血清尿酸値を正常範囲に保つことが重要である．血清尿酸値を正常範囲に保つために，3種類の薬剤が現在使われている．1つ目は尿中への尿酸排泄を促進する薬剤である(プロベネシドなど)．2つ目はキサンチンオキシダーゼ(尿酸合成に必要な酵素)を阻害する薬剤である．キサンチンオキシダーゼ阻害薬にはアロプリノールやフェブキソスタットなどがある．3つ目はペグロティカーゼという薬剤である．この薬剤は尿酸をアラントインに代謝する．アラントインは生理活性を持たず，水溶性であり，腎臓で排泄される．尿酸合成阻害薬を尿酸の過剰産生(全患者の 10%)に対して，尿酸排泄薬を尿酸排泄障害(全患者の 90%)に対して，ペグロティカーゼを難治例に対して用いるのが合理的である．しかし実際には，尿酸合成阻害薬が，高尿酸血症の原因にかかわらず用いられることが多い．

チェックポイント

4. 尿酸ナトリウム結晶の析出に関わる物理的要因として，尿酸濃度以外に考えられるものは何か．
5. 尿酸ナトリウム結晶を貪食した滑膜マクロファージが産生する炎症性物質は何か．
6. 痛風発作が無治療でも数日の経過で自然軽快する過程で起こることを5つ記せ．
7. 血清尿酸値が上昇する3つの状況を挙げよ．
8. 高尿酸血症が持続している患者で起こる3つの続発症を挙げよ．

免疫複合体性血管炎

臨床像

免疫複合体性血管炎は，小血管が標的となる急性炎症性疾患で，継続する抗原曝露と，それに対する液性(抗体)反応により生じる．皮膚(白血球破砕性血管炎による皮疹)，関節(小または中型の滑膜関節炎)，腎臓(免疫複合体性糸球体腎炎)などが標的となる．

病因

多くの場合，感染源(連鎖球菌の皮膚感染，B型肝炎など)や薬剤(抗生物質など)などの外来因子が抗原となる．外来抗原に対する過敏な免疫反応により血管炎が起こることから，過敏性血管炎とも呼ばれる．一方，自己免疫疾患(SLEなど，後述参照)では自己抗原に対する抗体が産生され，その結果，免疫複合体が形成されて，免疫複合体性血管炎が生じることがある．

病態生理

液性免疫反応を引き起こす抗原が，大量に存在し，一度抗体がつくられると，免疫複合体が生じ得る．免疫複合体は網内系によって除去される．しかし，免疫複合体が網内系によって十分除去されないと，血管内皮下に沈着する．免疫複合体が沈着すると，補体経路や骨髄単球系細胞の活性化が起こる．抗原と抗体の量の比によって，免疫複合体の物理的特性(構造，サイズ，可溶性)が決まる．抗原がやや過剰な状態で形成される免疫複合体は，血管内皮下や血管外の組織に沈着しやすい(図24-3)．抗体が過剰に存在する状態では，網内系が免疫複合体を速やかに除去し，免疫複合体は組織に沈着しない．

外来抗原(薬剤，微生物など)に対して抗体が産生されると，免疫複合体が生じることがある．抗原がやや過剰な状態では，免疫複合体がさまざまな臓器(皮膚，関節，腎，血管壁)の小血管の内皮下に沈着する．組織に沈着した免疫複合体は，骨髄単球系細胞を活性化させる(例えば，Fc受容体，補体の古典的経路)．その結果，特徴的な皮疹(浸潤を触れる紫斑など)，関節炎，糸球体腎炎などが起こる．これらの病態は小血管炎に特徴的なものである．免疫反応が進行し，抗体過剰の状態になると免疫複合体は速やかに体内から除去される．その結果，血管炎は自然に寛解する．

抗原を抗体の比率によって免疫複合体の病原性が変化する．例として血清病がある(ペニシリンによる免疫複合体性血管炎も同様の例である)．蛇毒などに対

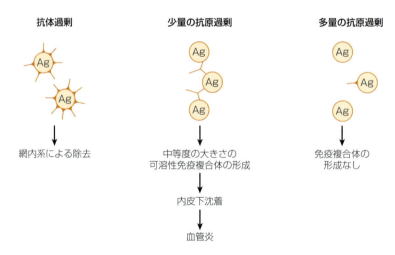

図24-3 免疫複合体の形成．抗原と抗体の濃度の影響．(訳注 Ag：抗原．)

する治療として，動物（ウマなど）由来の血清が，受動免疫のために用いられることがある．動物由来の異種タンパクに対して抗体が産生されると，血清病を発症する．血清を注射してから1週間ほどで免疫複合体が形成され，組織に沈着する．組織に沈着した免疫複合体は，骨髄単球系細胞を活性化させる．その結果，発熱，関節炎，皮疹，糸球体腎炎が起こる．抗原過剰のときには免疫複合体は組織沈着を起こさない．免疫反応が進行し，抗原と抗体が等量に近づくと免疫複合体が組織沈着を起こす．その後，抗体過剰になると免疫複合体は組織沈着を起こさずに体内から速やかに除去される．抗原曝露が続かなければ，免疫複合体は（溶解相の間に）体内から消失し，血清病は自然寛解する．抗原量が多いと（大量の細菌感染，薬剤投与など），このような病態が生じやすい．

免疫複合体性血管炎の臨床症状

小血管に富んだ臓器が標的臓器となる．

A. 皮膚小血管の（白血球破砕性）血管炎

皮膚における免疫複合体性血管炎でみられる代表的な紫斑として浸潤を触れる紫斑が挙げられる．この皮疹は，赤またはスミレ色の丘疹である．皮膚における免疫複合体性血管炎では重度の疼痛や組織破壊が生じることはまれである．後遺症が生じることも少ない（8章参照）．

B. 多関節炎

免疫複合体性血管炎の関節症状としては，重篤で急性発症するが自然に寛解する対称性の多関節炎が起こることが多い．免疫複合体が貪食され体内から除去されると，新たに免疫複合体が沈着しなければ関節炎は自然寛解する．

C. 糸球体腎炎

糸球体は小血管の集合体である．そのため免疫複合体が沈着しやすい．急性免疫複合体性糸球体腎炎では糸球体の内皮下に免疫複合体が沈着することにより，糸球体基底膜が破たんする．その結果，タンパク尿，血尿，尿中赤血球円柱が生じる．免疫複合体が広範に沈着すると，免疫複合体性血管炎により，乏尿や急性腎障害が生じる．

免疫複合体性血管炎の治療として，まずはじめに誘発抗原の除去を行う（原因薬剤の中止など）．骨髄単球系細胞の活性化を抑制する薬剤（副腎皮質ステロイドなど）が用いられることもある．

免疫複合体性血管炎と多発血管炎性肉芽腫（以前の Wegener 肉芽腫症），結節性多発動脈炎の比較

炎症による血管の破壊を認める病態を血管炎と呼ぶ．血管炎のなかには免疫複合体の沈着以外の原因で起こるものもある．このことは，罹患血管の大きさで分類される現在の血管炎の分類（表24-2），自己抗体の存在，組織学的な免疫複合体の有無により明らかになっている．

免疫複合体性血管炎 pauci-immune 型血管炎の臨床的特徴と病態を比較することは重要である．pauci-immune 型血管炎には，多発血管炎性肉芽腫（GPA）や結節性多発動脈炎などがある．GPA では上気道（例えば，副鼻腔）や下気道（例えば，気管や肺）に炎症が起こることが特徴であり，腎臓もその他の臓器でも壊死性血管炎を引き起こす．免疫複合体の沈着は GPA の主要な特徴ではないがこの疾患に特異的なある種の抗体が，病態において重要な役割を果しているかもしれない．その抗体は抗好中球細胞質抗体（ANCA）と呼ばれ，好中球の細胞質顆粒に存在する成分に対して直接反応する．ANCA は好中球に結合して，血漿と血管壁の間で活性化し，好中球の脱顆粒を引き起こし，血管壁を障害する可能性がある．

結節性多発動脈炎は中型の筋型動脈を標的とした血管炎である．結節性多発動脈炎では免疫複合体も ANCA も出現しない．結節性多発動脈炎では骨髄単球系細胞が血管壁に浸潤し血管壁の破壊を引き起こす（フィブリノイド壊死と呼ばれる）．その結果，血管が狭小化し，閉塞する．そのため，結節性多発動脈炎では，組織の血液灌流の低下と臓器虚血が主要な病態となる．結節性多発動脈炎による代表的な臓器障害として神経障害（例えば，多発性単神経炎），腸管虚血（例えば，腸間膜の機能不全に伴う腹部アンギナ），腎虚血（例えば，腎機能障害），皮膚潰瘍が挙げられる．こ

表 24-2　罹患血管の大きさに基づく血管炎症候群の分類

血管の大きさ	例	疫　学
小血管	免疫複合体関連：IgA 血管炎（Henoch-Schönlein 紫斑病）	一過性．大部分は小児期で，他の自己免疫疾患と比較すると多い．
中型血管	結節性多発動脈炎	まれ．100万人に5例以下
大型血管	巨細胞性動脈炎	50歳以上で発症する．100万人に100例以下

のように血管炎症候群の病態は，疾患ごとに異なっており，その特徴に応じて病理学的特徴も変化する．

> **チェックポイント**
> 9. 免疫複合体性血管炎の原因にはどのようなものがあるか．
> 10. 免疫複合体性血管炎の代表的な標的臓器を3つ示せ．また，それぞれどのような病型となるか．
> 11. 免疫複合体が組織に沈着するかどうかを決める3つの物理学的特性は何か．
> 12. 免疫複合体が組織沈着するとどのような免疫反応が起こるか．
> 13. 免疫反応が進行し，抗体価が上昇してくると，血管炎が自然寛解するのはなぜか．

全身性エリテマトーデス (SLE)

臨床像

SLEは古典的な全身性自己免疫性リウマチ性疾患である．多臓器にわたる慢性炎症と組織障害がSLEの特徴である．SLEでは，さまざまな自己抗原に対して獲得免疫反応が生じる．そのため多彩な臓器障害が起こる．SLEは自然発症で，再燃と寛解を繰り返す．重症度はさまざまで，軽症例もあれば重篤な例もある．標的臓器として，皮膚，関節，腎臓，血液細胞，漿膜，脳などが挙げられる．

疫学

米国では，10万人あたり30人の割合でSLEが発症する．女性は男性の約9倍罹患しやすい．黒色人種でよくみられる．アフリカ系の若年女性では250人に1人の割合で発症すると推定されている．

病因

SLEは複雑な疾患で，遺伝的要因(疾患感受性遺伝子として20個以上の遺伝子が報告されている)とはっきりとは特定されていない．環境要因が関わると考えられている．非常にまれではあるが，補体経路の構成要素(C1q，C1r，C1s，C4)が遺伝的に欠損していることがある．この遺伝的欠損はSLEの非常に強い危険因子として知られている．アポトーシスを起こした細胞はマクロファージによって貪食され除去される．アポトーシスを起こした細胞を除去するのに補体経路が重要な役割を果たす．補体経路の構成要素が遺伝的に欠損している場合は，アポトーシスを起こした細胞の除去が不十分となる．この結果，炎症反応が生じ，SLEが発症するのかもしれない(後述)．一方で環境要因(例えば，薬剤やウイルス感染)がどのようにSLEの発症や進行に関与するかは，はっきりとはわかっていない．

病態生理

SLEの発症，進行，再燃をはっきり区別することは難しい．しかし，それぞれの病期の病態を理解することは重要である．臨床的にSLEと診断される前から，発症機序は生じているようである．それが臨床的に明らかになるためには進展期での慢性的な増幅が必要である．

A. 発症

SLEでは多彩な特異的自己抗体が出現する(表24-3)．これら自己抗体に対応する自己抗原は正常細胞内では共通性(例えば，構造，分布，機能)はない．しかしアポトーシスを起こした細胞においてアポトーシス小体が形成され，その中で統合されたり変性したり

表24-3　全身性エリテマトーデスにおける自己抗原

核	ヌクレオソーム(2本鎖DNAとヒストン)
	リボ核タンパク複合体
	Sm
	nRNP
	Ro (60 kDa)
	La
細胞質	リボソームP
	Ro (52 kDa)
膜関連	アニオン性リン脂質またはリン脂質結合タンパク

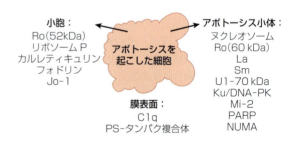

図24-4　自己抗原は，正常細胞では共通点がないが，アポトーシスを起こした細胞で細胞膜に包まれて統合され，変性する．

する点で共通している（図 24-4）．さまざまな研究結果から，免疫系の活性化（例えば，ウイルス感染）とアポトーシスが SLE の発症に関与すると考えられている．SLE の発症に関与する外的要因として，日光曝露（発症，再燃の原因となり得る）やウイルス感染（Epstein-Barr ウイルスへの感染は小児の SLE の発症に関与していると考えられている），薬剤投与などが挙げられる．これらの外的要因はありふれたものである．そのため，SLE 患者では疾患感受性を高める異常を背景に持つと考えられる．

アポトーシスを起こした細胞を除去する機能に遺伝的異常を認めることがあり，この異常が SLE の発症と進展に関与する．通常，アポトーシスを起こした細胞はマクロファージによって貪食され速やかに消失する．アポトーシスを起こした細胞を貪食したマクロファージは，炎症性サイトカインの分泌が抑制され，抗炎症性のサイトカインを分泌する．その結果，アポトーシスを起こした細胞が炎症を惹起するのを抑制する．またマクロファージが自己抗原を貪食することによって，自己抗原と樹状細胞が接触できなくなる．樹状細胞は自然免疫反応を効率よく生じる細胞であり，その結果，通常は自己抗原に対する免疫反応が抑制される．SLE 患者では補体経路の構成要素（C1q）などが遺伝的に欠損していることがある．この場合，マクロファージによるアポトーシスを起こした細胞の除去がうまく行われない．その結果アポトーシスによって生じた自己抗原に抗原提示細胞が致達し，免疫反応を生じる．

B. 進行

SLE で出現する自己抗体はさまざまな機序で臓器障害を引き起こす．

1. 免疫複合体の形成と組織への沈着が最も代表的な臓器障害の機序である．抗原は障害された細胞が死細胞由来である．免疫複合体濃度や大きさに応じて内皮下への沈着が起こり，炎症反応が惹起され組織障害を生じる（前述）．免疫複合体は，Fcγ 受容体を介して骨髄単球系細胞の活性化に関与する．免疫複合体は，腎臓，関節，皮膚などに沈着し組織障害を引き起こし，これが SLE の臨床的特徴の背景にある．

2. 自己抗体のなかには細胞表面分子を抗原とするものがある．細胞表面分子に抗体が結合すると，炎症反応が起こり，組織障害を引き起こす．自己免疫性溶血性貧血や抗血小板抗体による血小板減少，新生児ループスの光線過敏症はこのような機

序によって起こる．

3. 自己抗体が細胞表面分子に結合して直接細胞死を引き起こしたり，自己抗体が細胞内に取り込まれて細胞死を引き起こしたりすることがある．

SLE で出現する自己抗体は，障害された組織やアポトーシスを起こした細胞に由来するタンパクを標的抗原とすることは重要である．組織障害やアポトーシスは免疫反応の過程で生じる．その結果，抗原がさらに生成される．生成された自己抗原は，さらなる免疫反応を引き起こし，新たな抗原を生じる．このように SLE の自己免疫反応は自己増幅していく．この自己増幅反応が SLE の進行期の病態である．

SLE の活動期には，I 型インターフェロンの活性が上昇していることが報告され，I 型インターフェロンが SLE の病態形成に重要な役割を果たしていると考えられている．I 型インターフェロンは単球を樹状細胞に分化させる．樹状細胞は強力な抗原提示能を持つ．また I 型インターフェロンは，Toll 様受容体（TLR）を介したシグナル伝達を促進する．核酸などの自己抗原は，TLR3，7，9 を介して認識される炎症性シグナルとなる．さらに I 型インターフェロンは，さまざまな炎症反応を惹起する．その結果，標的細胞の細胞死が誘導され，自己抗原が生じて，免疫反応が起こる．

C. 再燃

免疫記憶は免疫反応の特徴である．免疫記憶が確立されると，2 回目に抗原に曝露された際には，1 回目に抗原に曝露されたときより少ない抗原量で，より早期に，より強い免疫反応が惹起される．SLE の再燃は，自己抗原に対する免疫記憶により起こると考えられる．SLE の標的となる自己抗原は細胞のアポトーシスにより生じる．そのため，さまざまな要因（造血，上皮細胞の維持増殖，子宮内膜や乳腺上皮の退縮，紫外線曝露，ウイルス感染など）でアポトーシスが誘導されると，SLE が再燃する．

臨床症状

SLE は多臓器が標的となる自己免疫性疾患である．出産可能な年齢の女性に発症することが多い（診断時の平均年齢は 30 歳）．再燃と寛解を繰り返すことが特徴である．SLE の症状は多岐にわたるが，同一症例でみられる症状は一定の傾向がある（つまり，初発時と再燃時で同様の症状を認めることが多い）．自己抗体はほぼ全例で認める．複数の臓器に障害が起こることが多い．皮膚症状がみられることが多い．SLE の

皮膚症状には光線過敏のほかにもさまざまな特徴的皮疹(頬部の蝶形紅斑や耳介のディスコイド疹, 手指伸側の紅斑など)がある. 他の免疫複合体の関連する疾患のようにSLEでは非びらん性関節炎を認めることもある. SLEの腎病変は糸球体腎炎を呈することが多く, 生命予後を決める重要な臓器障害である. 血液学的異常(溶血性貧血, 血小板減少, 白血球減少を含む)や漿膜炎(胸膜炎, 心膜炎, 腹膜炎を含む), 神経学的異常(例えば, 痙攣, 器質的脳疾患)を認めることもある.

母親がRo, La, U1-RNPに対する自己抗体を持っていると, 子供は新生児ループスを発症することがある. これらの自己抗体は胎盤を介して, 母体から胎児に移行する. 胎児の心臓伝導系や皮膚細胞は, 発生の過程で一時的にRo, La, U1-RNPを発現している. そのため, 母体から移行した自己抗体が胎児の組織障害を引き起こし, 先天性の心ブロックや新生児光線過敏症を引き起こす.

チェックポイント

14. SLEで標的となる自己抗原にはどのようなものがあるか.

15. SLEの疾患感受性遺伝子はいくつ報告されているか. また代表的な異常は何か.

16. アポトーシスは, SLEの発症にどのように関与するか.

17. アポトーシスを起こした細胞から自己抗原が生じるが, 健常者では自己抗原に対する免疫反応は抑制されている. 一方SLE患者では自己抗原に対する強い免疫反応が起こる. この理由は何か.

18. SLEの再燃の原因を3つ挙げよ

19. SLEの代表的な標的臓器は何か.

Sjögren 症候群

臨床像

Sjögren症候群は頻度が高い自己免疫性リウマチ性疾患である. 外分泌臓器が標的臓器となり, 障害は緩徐に進行する. 眼の乾燥 xerophthalmia や口腔内乾燥 xerostomia が代表的な症状である. 乾燥により角結膜炎が起こることがあり, 乾性角結膜炎と呼ばれる. 組織学的には涙腺, 唾液腺に単核球浸潤を認める. ポリクローナルな高ガンマグロブリン血症と疾患特異的な自己抗体を認める.

疫 学

Sjögren症候群は成人人口の約1〜3%にみられる疾患である. SLEと同様に女性患者数は男性の約9倍である. 40〜50歳代の女性に発症することが多い. Sjögren症候群は, 原発性のものと, 他のリウマチ性疾患(特にSLEや関節リウマチ)に合併した二次性のものとに分けられる.

病 因

Sjögren症候群の原因はわかっていないが, ウイルスの関与が示唆されている. 唾液腺上皮細胞にはさまざまなウイルスが感染する[Epstein-Barr ウイルス, サイトメガロウイルス, C型肝炎ウイルス, ヒト免疫不全ウイルス(HIV), コクサッキーウイルスなど]. 自己免疫性マウスモデルでは, サイトメガロウイルスの感染によって自己免疫性唾液腺炎が誘導される. しかし, ヒトにおいても同様の機序で唾液腺炎が誘導されるかどうかはわからない.

病態生理

Sjögren症候群の原因は明らかではないが, さまざまな機序が病態に関与することが示されている. そのなかでも中心的なものは上皮組織への自己免疫反応である. Sjögren症候群では, 分泌上皮に特異的に発現している抗原[3型ムスカリン性アセチルコリン受容体(M3R)]だけでなく, その他の上皮組織にも発現している抗原(フォドリン, Ro, Laなど)も標的となる. M3Rに対する抗体は唾液や涙液の分泌を阻害しこの疾患を特徴付ける. 分泌低下を生じるのに重要な役割を果たすと考えられている. さらに細胞傷害性リンパ球が腺組織に浸潤し, 導管と腺上皮を破壊する. その結果, 腺組織の機能喪失に至る. Sjögren症候群の患者ではヒト白血球抗原(HLA)の中にDR3を認めることが多い. このことから, HLA-DR3が自己抗原の抗原提示に関与することが示されている.

臨床症状

Sjögren症候群では眼と口腔の乾燥が主要症状である. 重度の xerophthalmia(眼の乾燥)があると, 眼の異物感や疼痛といった症状が現れる. その結果角膜の潰瘍や穿孔のリスクが上昇する. 唾液の産生不全, 食事のときの分泌不全があると xerostomia(口腔内乾燥)となる. 口腔内乾燥があると, 乾燥した食物の嚥下や長時間の会話が困難となる. また味覚の変化や口腔内灼熱感が生じることもある. Sjögren症候群では

中年以降に新規で重篤な歯肉線に沿った齲歯が生じることが特徴的である．唾液は歯表面の細菌の除去に関わる．唾液産生が低下すると歯表面の細菌濃度が上昇するために，新規の齲歯が生じる．眼や口腔以外の上皮でも乾燥症状が起こる．例えば，皮膚や腟の乾燥が起こる．気道の乾燥が起こると，嗄声を認めたり，気管支炎を繰り返したりする．重症例では倦怠感，関節痛，筋痛，発熱などの全身症状が起こることがある．腎臓，肺，関節，肝臓も標的臓器となる（その結果，間質性腎炎，間質性肺炎，非びらん性関節炎，肝内胆管炎を起こす）．約半数の患者は自己免疫性甲状腺疾患を合併する．重症患者では皮膚血管炎（浸潤を触れる紫斑や皮膚潰瘍など）やリンパ増殖性疾患（MALTリンパ腫など）が生じることもある．

治　療

　根本的な治療法はなく，対症療法が行われる．眼の乾燥には人口涙液が用いられる．口腔内乾燥にはこまめな水分摂取が有効である．シュガーレスのガムや飴を用いて唾液分泌を促すのも有効である．最近は口腔内乾燥に対してコリン作動性受容体アゴニスト（作動薬）が用いられるようになった．この薬剤は，唾液腺のムスカリン受容体を介して，唾液産生を増加させる．Sjögren 症候群に対して有効な抗炎症，免疫抑制治療は確立されていない．このことは Sjögren 症候群の病態の増幅ループが明らかになっていないことを意味している．重症例（全身性血管炎，多発性単神経炎など）に対しては免疫抑制療法を行うことが必要となる．

炎症性筋疾患

臨床像

　炎症性筋疾患——多発性筋炎と皮膚筋炎——は体幹や四肢の筋肉が標的となる．筋力低下が徐々に進行し，筋肉の炎症が組織学的に証明される．横紋筋が侵されることが多いが，平滑筋や心筋も標的となることがある．下肢の筋力低下によって，立ち上がったり，ベッドから出たり，階段を上ったりするのが困難となる．さらに進行すると，棚の上にあるものを取るのが困難になったり，髪をとかすのが困難になったりする．

　重症例では，嚥下に関わる筋力低下が起こったり，横隔膜の筋力低下により呼吸困難が起こったりする．このような例では誤嚥を起こしやすくなり，呼吸器感染症のリスクが増加する．筋肉以外も標的となること

があり，そのなかには肺実質（間質性肺炎）や末梢関節（多関節炎）が含まれる．皮膚筋炎患者では軽症から重症に及ぶ皮膚炎を伴う．眼球運動に関わる筋力の低下を認めることは少ないため，複視を認めることはあまりない．

疫　学

　炎症性筋疾患はまれな疾患である．多発性筋炎は年間 100 万人あたり 5 人の割合で発症する．女性は男性の約 2 倍のリスクである．皮膚筋炎の発症年齢の分布は 2 層性である．最初のピークは小児期で 2 回目のピークは中高年期である．多発性筋炎は単独で発症するものも，他のリウマチ性疾患に合併するものもある．SLE などの他のリウマチ性疾患と合併した場合は，筋肉の炎症が多発性筋炎によるものなのか，他のリウマチ性疾患の筋症状なのかは，臨床的にも組織学的にも区別することが難しい．

病　因

　炎症性筋疾患患者の約 60％ に自己抗体を認める．自己抗体には抗 Jo-1 抗体（ヒスチジル tRNA 合成酵素を抗原とする）や抗 Mi-2 抗体（DNA 結合タンパクである CHD4 を標的とする）などがある．抗 Jo-1 抗体は全筋炎患者の約 20％ の患者で出現する．間質性肺炎合併筋炎患者では約 70％ の患者で認められる．抗 Mi-2 抗体は皮膚筋炎に特異的である．炎症性筋疾患で標的となる自己抗原は，核内に存在するものだけでなく，細胞質に存在するものも含まれる．そのため抗核抗体と抗細胞質抗体が出現する可能性がある．

　正常の筋組織と比較し，再生した筋組織では，炎症性筋疾患で標的となる自己抗原が多く発現していることがわかってきている．また腫瘍のなかにはこれらの自己抗原を発現しているものがある．腫瘍髄伴症候群として炎症性筋疾患が生じるのは，自己抗原が腫瘍に発現していることによる可能性がある．

病態生理

　多発性筋炎と皮膚筋炎の病態は共通している部分と異なる部分がある．共通しているのは，筋組織にまだらに炎症細胞浸潤を認め，障害部位と再生部位が混在していることである．多発性筋炎に特徴的なのは炎症が個々の筋線維周囲 perimyocyte に起こることである．また浸潤してくる炎症細胞は T 細胞（CD8 陽性＞CD4 陽性）とマクロファージが主体である．多発性筋炎では筋周囲に発現している自己抗原が標的となるため，筋線維周囲に炎症が起こると考えられる．そして

それらの自己抗原を標的とするT細胞が増加し，筋組織に浸潤していると考えられる．炎症性サイトカインは，一度障害を受けた筋組織のMHCクラスI分子の発現を増加させる．一方，正常筋組織では，炎症性サイトカインが作用してもMHC分子の発現増加が起こらない．MHCクラスI分子の発現が増加すると，CD8 T細胞による抗原特異的相互作用で筋組織に障害が起こる．また小胞体ストレス（ERストレス）あるいは小胞体ストレス応答 upfolded protein response（UPR）によって，筋組織の障害が起こるともいわれている．浸潤したT細胞の脱顆粒やパーフォリンとグランザイムの放出が起こるとさらに筋組織は障害される．

皮膚筋炎でも，多発性筋炎と同様に筋力低下が生じるが，病態は多発性筋炎とは異なる．皮膚筋炎では，筋束の周辺部から筋萎縮が起こる（perifascicular atrophy）．また浸潤する炎症細胞はB細胞やCD4 T細胞が主体である．皮膚筋炎では筋束周辺部や，筋束周囲の毛細血管に炎症細胞浸潤がみられる（毛細血管の数は減少している）．補体経路も炎症反応に関与している．筋束周囲の毛細血管に炎症細胞浸潤がみられることから，皮膚筋炎ではまずはじめに筋束周辺部の小血管炎が起こると考えられている．小血管炎の結果として，筋組織の虚血による障害が起こり，それに引き続いて筋組織が修復される．皮膚筋炎の初期の病態が小血管炎であるとすると，皮膚症状や爪床毛細血管の変化は血管炎の結果であると考えられる．

臨床症状

炎症性筋疾患は週から月の単位で筋力低下が進行する．多発性筋炎，皮膚筋炎ともに筋力低下が主要徴候である．筋力低下は四肢および体幹に生じ，近位筋優位である．筋痛を生じることもある．筋力低下は，さまざまな日常動作に影響を与える．例えば，椅子や便座から立ち上がるのが困難になる．皮膚筋炎の皮膚症状は，重症化すると疼痛や灼熱感を伴う．皮膚のひび割れや潰瘍を生じることもある．

多発性筋炎の診断には4つの基準がある．（1）筋力低下，（2）血液検査で筋原性酵素の上昇を認めること（例えば，クレアチンホスホキナーゼ，アルドラーゼ），（3）筋電図で筋原性変化を認めること（鋭波，自発放電など），（4）組織学的に炎症細胞浸潤を認めること．皮膚筋炎の診断では，この4つの基準に加えて，特徴的な皮疹を認めることが必要である．紅斑や紫斑が眼瞼に出現したものをヘリオトロープ疹，体幹にVネック状に出現したものをVネックサインと呼ぶ．Gottron徴候は，中手指節間関節（MCP関節）や近位指節間関節（PIP）関節の伸側に出現する落屑を伴う紅斑である．小児の皮膚筋炎患者では筋組織や軟部組織に石灰化を生じることがある．炎症性筋疾患の診断において磁気共鳴画像法（MRI）などの画像検査やさまざまな自己抗体の測定検査も有用である．しかし，基本的には従来の診断基準で，診断が行われている．

地域や人種を問わず，炎症性筋疾患と悪性腫瘍の関連が報告されており，これは重要な臨床的特徴である．成人で炎症性筋疾患と診断した場合には悪性腫瘍の合併を考慮すべきである．また，診断時は悪性腫瘍を認めない場合でも，1～5年以内に悪性腫瘍が続発する可能性がある．このことはさまざまな母集団を対象とした研究で確かめられている．皮膚筋炎と診断された場合，悪性腫瘍のリスクが2倍になるという報告もある．悪性腫瘍のなかでも，炎症性筋疾患に合併しやすいのは，胃がん，肺がん，乳がん，大腸がん，卵巣がんである．

治　療

副腎皮質ステロイドが第1選択薬である．筋肉の炎症をコントロールし，機能的に改善させるために，高用量のステロイドを長期に使用することになる．薬剤副作用から患者を守るために炎症性筋疾患の診断は臨床的にも病理学的にも慎重に行わなければならない．臨床的に炎症性筋疾患と診断された例であっても，治療抵抗性の場合は診断を見直す必要がある．そのような例のなかには薬剤性ミオパチー（コルヒチンやスタチンなど）や別の筋疾患（封入体筋炎など）が隠れていることがある．炎症性筋疾患の治療にはステロイドに加えて，免疫抑制薬が用いられることも多い．免疫抑制薬として，メトトレキサート，ミコフェノール酸モフェチルなどが用いられる．免疫グロブリン静脈注射やリツキシマブが用いられることもある．

関節リウマチ

臨床像

関節リウマチは，多関節炎を特徴とする慢性全身性炎症性疾患である．関節リウマチは最も一般的な炎症性リウマチ性疾患である．関節リウマチでは，関節滑膜の炎症性増殖が起こる．その結果，進行性の軟骨破壊や骨びらんが起こる．治療しないと，関節破壊が進行し，身体障害や若年死につながる．

疫　学

　関節リウマチは人種や地域を問わず，一般人口の約1%に生じる．女性の発症率は男性の約3倍である．50歳代から60歳代が発症年齢のピークである．

病　因

　SLEと同様に，関節リウマチは全身性の自己免疫性疾患である．関節リウマチではB細胞，T細胞，自然免疫系が活性化する．SLEと異なり，関節リウマチでは関節滑膜が炎症の首座である．関節リウマチの原因は明らかになっていない．しかし，遺伝的要素と環境要素の両方が関与していると考えられている．関節リウマチの発症率は集団や地域を問わず一定である．そのため，関節リウマチの発症に関与する環境要因は地球上に広く存在しているものであると考えられる．発症早期のリウマチは，さまざまな病原微生物によって引き起こされる一過性の関節炎と類似している．そのため関節リウマチの発症に感染が関与していると考えられているが，十分には解明されていない．遺伝的要素としてはMHCが挙げられる．ペプチド結合部位にQKRAAモチーフを持つMHCクラスⅡのアレル(HLA-DR4)が疾患感受性に関与していることがわかっている．このアレルは関節リウマチの重症度にも関与するといわれている．

病態生理

　関節リウマチでは関節滑膜表層部に障害が起こるのが特徴である．正常滑膜は，薄い細胞層(1〜3個の細胞層)とその直下の間質で構成されている．間質には血管が存在し，細胞成分は少ない．滑膜は関節軟骨に栄養を供給したり，関節液を産生したりしている．関節リウマチの滑膜では，細胞層が増殖する(8〜10個の細胞層となる)．また間質には，B細胞，T細胞，マクロファージが浸潤し，血栓や新生血管を認める．増殖した滑膜(パンヌスと呼ばれる)は骨，軟骨に浸潤し関節破壊を引き起こす．

　関節リウマチの原因は不明だが，関節リウマチの病態に関わる要因はいくつか同定されている．これらの要因が，関節リウマチの発症期，進行期の免疫反応と，その際の自己増殖機序に，どのように関与するのかを理解する必要がある．

A. 遺伝的要素

　一卵性双生児の一方が関節リウマチを発症した場合，もう一方も15〜35%の確率で関節リウマチを発症する．この事実は関節リウマチの発症に遺伝的要素が関与することを示唆している．現在までに明らかになっている遺伝的要素として特定のMHCクラスⅡのアレルが挙げられ，そのアレルの存在は疾患の重症度を決定しているようである．MHCは，抗原提示の際，抗原ペプチドと複合体を形成する．その複合体をCD4 T細胞が認識する．疾患に関与するアレル(HLA-DP4/DR1に属する)は抗原提示部位に特定の塩基配列を持ち，その配列はshared epitopeと呼ばれる．shared epitopeを持つアレルは重要な抗原をT細胞に提示し，関節リウマチの発症や進行に関わると考えられている．しかし，どのような抗原が関節リウマチの病態に関与しているかは明らかになっていない．近年，ハイスループットゲノムワイド関連解析の結果，関節リウマチの発症に関与するいくつかの遺伝子が同定された．これらの遺伝子(*PADI4*, *PTPN22*, *CTLA4*, *STAT4*など)は炎症反応や免疫反応に関与し，自己抗体の産生にも関与している可能性がある．

B. 非遺伝的要素

1. 環境と感染による要素——さまざなな細菌，ウイルスについて関節リウマチの発症への関与が検討されてきたが，いまだ特定はされていない．感染症で起こる関節炎は，どんな人でも起こり得る．しかし，関節リウマチの疾患感受性を持つ人で，感染症に伴う関節炎が起こると，関節リウマチの発症に至る可能性がある．

2. 自己免疫反応——関節リウマチ患者では，リウマトイド因子や抗環状シトルリン化ペプチド抗体(抗CCP抗体)が出現する．そのため，関節リウマチの発症には自己免疫反応が関わっていると考えられる．抗CCP抗体は関節リウマチに特異的である．SLEの自己抗体と同様に，抗CCP抗体は関節リウマチの発症に先行して出現する．抗CCP抗体の存在は予後不良因子である．また抗体価と疾患活動性の相関が示唆されている．関節リウマチでシトルリン化ペプチドが標的になる理由はわかっていない．しかし，ペプチジルアルギニンデイミナーゼ酵素群(PADI，アルギニンをシトルリンに変換する)の酵素活性が滑膜組織で上昇していたり，遺伝子多型によって，これらの酵素群の酵素活性が変化したりする可能性はあるかもしれない．

　関節リウマチはTh1サイトカインが優位の病態である．関節滑膜ではさまざまなサイトカイン〔TNF,

IL-1，IL-6，顆粒球マクロファージコロニー刺激因子（GM-CSF）〕が発現している．関節滑膜のサイトカインネットワークは複雑だが，そのなかでも TNF が重要な役割を果たしている．そのため，可溶性 TNF 受容体や抗 TNF モノクローナル抗体は，関節リウマチの滑膜炎に対して，非常に高い有効性を示す．抗 TNF 療法を中止すると，関節リウマチは再燃する．近年，関節リウマチの病態に Th17 細胞が関与することが示唆されている．

臨床症状

関節リウマチは慢性に進行する疾患である．中年女性に発症することが多い．関節の疼痛，腫脹，熱感を認める．また関節炎による朝のこわばりを認める．全身倦怠感を認めることもある．関節炎は左右対称性の多関節炎となることが多い．手指関節，手関節，足趾関節といった小関節に関節炎を認めるのが特徴である．股関節，膝関節，肩関節，肘関節などの大関節にも関節炎が起こることがある．関節周囲骨の骨粗鬆症を認める．滑膜炎による軟骨破壊と骨びらんを認める．その結果，関節変形に至る．頚椎に病変が生じることもあり，環軸椎亜脱臼の原因となる．関節外症状を認めることもある．代表的な関節外症状には，肺や皮下の「リウマトイド」結節（四肢伸側に出現することが多い）や眼の炎症（強膜炎など），小から中型の血管炎がある．

治　療

関節リウマチは早期の治療介入が重要である．早期の治療介入によって骨びらん形成や関節破壊の進行を抑制することができる．治療には免疫系に作用する薬剤が用いられる．メトトレキサートは代表的な薬剤であり，最もよく用いられる．メトトレキサートの作用機序の 1 つに，抗炎症性物質であるアデノシンの放出促進がある．

関節リウマチは生物学的製剤による治療が成功した症候群の 1 つである．関節リウマチの治療には，抗 TNF 製剤などの分子標的薬が用いられる．TNF 阻害薬にはリコンビナント可溶性 TNF 受容体（エタネルセプト）と抗 TNF モノクローナル抗体（インフリキシマブ，アダリムマブ）がある．これらの薬は体内に存在する TNF に結合して作用する．TNF 阻害薬は関節リウマチに対して高い有効性を示す．TNF 阻害薬は高価であることや重篤な副作用（致死的な感染症，他の自己免疫性疾患の誘導）が報告されていることから，慎重に使用する必要がある．また TNF 阻害薬は非常に有効な薬剤であるが，単独では寛解を達成できない症例も存在する．TNF 阻害薬で寛解を達成できない場合は，別の作用機序を持つ薬を追加したり，別の薬に切り替えたりすると有効である．関節リウマチの病態には，T 細胞-B 細胞-抗原提示細胞の相互作用が重要な役割を果たしている．そのため，B 細胞を抑制する薬剤（リツキシマブ）や共刺激阻害薬（CTLA4-Ig 製剤）が関節炎に対して有効であると考えられる．

ケーススタディ　729

ケーススタディ

Yeong Kwok, MD

（解答は 25 章 784 ページを参照のこと）

CASE 115

58 歳の男性．右膝痛を主訴に早朝の救急外来を受診した．本態性高血圧と軽度腎機能障害により通院中で，1 週間前にかかりつけ医でサイアザイド系利尿薬を処方された．受診前日には，右膝関節の軽度の発赤腫脹を自覚していたが，疼痛はなかった．就寝後，著明な膝関節腫脹と疼痛で目が覚め，疼痛で歩行不能であった．外傷歴はない．

受診時，右膝関節の腫脹，発赤，熱感を認めた．関節穿刺液は多量で，暗黄色であり，混濁していた．関節液所見は白血球 30,000/μL，Gram 染色で細菌像なし，多量の針状複屈折性結晶を認め，痛風発作と診断した．

設　問

A. 痛風発作を誘発したのは何か．

B. 痛風発作の病態を示せ．

C. 痛風発作の治療にはどのような薬剤が用いられるか．またその作用機序はどのようなものか．

CASE 116

24 歳の男性．皮疹を主訴に来院した．1 週間前に咽頭炎を主訴に外来受診し，溶連菌感染症の診断でペニシリンを処方された．咽頭痛は改善を認めたが，昨日体幹部にピンク色の皮疹を認めた．受診時，皮疹は四肢まで拡大していた．皮疹は対称性の丘疹で，下肢には浸潤に触れた．

設　問

A. 皮疹の原因は何か．

B. この症例の病態生理を記せ．

C. 皮膚以外で，この疾患で標的となる臓器を挙げよ．またその臓器が標的となるのはなぜか．

CASE 117

22 歳のアフリカ系アメリカ人女性．間欠的な膝関節痛を主訴に来院した．顔面の皮疹や光線過敏，胸痛，呼吸苦などはないということであった．SLE の家族歴があるため，自身も SLE ではないかと思い，血液検査を希望していた．

設　問

A. 関節痛の原因が SLE であると診断するのに必要な臨床情報にはどのようなものがあるか．

B. 薬歴を聞いておくことが重要なのはなぜか．

C. SLE の自己抗体が組織傷害を引き起こす機序を 3 つ挙げよ．

D. SLE の臨床経過の特徴は何か．また再燃を引き起こす要因は何か．

730   24．炎症性リウマチ性疾患

CASE 118

45歳の女性．年余にわたる眼と口腔の乾燥を主訴に来院した．はじめは，アレルギーが悪化したと考えていたが，眼球に砂が入ったような不快感が持続していた．不快感は市販の点眼薬でいくらか改善するということだった．口腔内乾燥のために，パンやクラッカーを食べたり，長時間会話したりするのが困難となった．また小児期以来，齲歯を認めていなかったが，最近新たに2本の齲歯を指摘された．軽度の結膜炎を認めたが，その他特記すべき身体所見はなかった．

設 問

A. 診断は何か．またその疾患の代表的な2つの症状は何か．

B. この疾患の合併症として代表的なものは何か．

Case119

55歳の女性．進行性の筋力低下を主訴に来院した．生来健康であったが，6週間ほど前から椅子から立ち上がるのに苦労するようになった．徐々に筋力低下が進行し，階段を上ったり，髪の毛をとかしたりするのが困難となった．肩と大腿はわずかにうずくような感じがしたが，疼痛はなかった．受診時は肩と大腿に軽度の圧痛を認める以外は身体所見の異常はなかった．発疹はない．血液検査ではクレアチンホスホキナーゼ840 IU/L（女性正常値26〜180 IU/L），アルドラーゼ32 IU/L（正常値1.0〜7.0 IU/L）と上昇を認めた．筋電図では筋原性の鋭波，自発放電を認めた．これらの所見から多発性筋炎と診断した．

設 問

A. 多発性筋炎と皮膚筋炎の病態の共通点と相違点を述べよ．

B. 多発性筋炎の診断基準を4つ挙げよ

C. 今後数年間で気を付ける必要があるのは何か．

CASE 120

47歳の女性．4週間続く倦怠感，両手の疼痛とこわばり，手指関節，手関節の腫脹を主訴に来院した．1ヵ月前から朝の手のこわばりを自覚したが，タイピングのしすぎだと思っていた．こわばりは毎朝1時間ほど持続した．その後，手のこわばりは完全には消失しないものの自然と改善していったが，手から手首にかけての腫脹と軽度の熱感を自覚するようになった．受診時は両手関節とMCP関節の腫脹を認めた．手の単純X線写真では関節周囲の骨の骨粗鬆症と骨びらんを認めた．血液検査では軽度の貧血と赤沈の亢進を認めた．リウマトイド因子陽性であり，関節リウマチと診断された．

設 問

A. 関節リウマチの病態はどのようなものか．

B. 関節リウマチに関わる遺伝的要因と環境要因の相互作用を記せ．

C. 関節リウマチに対して近年用いられるようになった治療は何か．

参 考 文 献

全　般

Bultink IE et al. Inflammatory rheumatic disorders and bone. Curr Rheumatol Rep. 2012 Jun;14(3):224–30. [PMID: 22477520]

Dieudé P. Rheumatic diseases: environment and genetics. Joint Bone Spine. 2009 Dec;76(6):602–7. [PMID: 19926510]

Lawson E et al. The changing spectrum of rheumatic disease in HIV infection. Br Med Bull. 2012 Sep;103(1):203–21. [PMID: 22879627]

Sturfelt G et al. Complement in the immunopathogenesis of rheumatic disease. Nat Rev Rheumatol. 2012 Aug;8(8): 458–68. [PMID: 22664835]

Takakubo Y et al. Immune-regulatory mechanisms in systemic autoimmune and rheumatic diseases. Clin Dev Immunol. 2012;2012:941346. [PMID: 22110541]

痛　風

Gibson T. Hyperuricemia, gout and the kidney. Curr Opin Rheumatol. 2012 Mar;24(2):127–31. [PMID: 22157498]

Juraschek SP et al. Association of kidney disease with prevalent gout in the United States in 1988–1994 and 2007–2010. Semin Arthritis Rheum. 2013 Jun;42(6):551-61. [PMID: 23312548]

Merriman TR et al. The genetic basis of hyperuricaemia and gout. Joint Bone Spine. 2011 Jan;78(1):35–40. [PMID: 20472486]

Neogi T. Clinical practice. Gout. N Engl J Med. 2011 Feb 3;364(5):443–52. [PMID: 21288096]

Richette P et al. Gout. Lancet. 2010 Jan 23;375(9711):318–28. [PMID: 19692116]

血管炎

Aras G. Recent aspects of vasculitis and future direction. Intern Med. 2011;50(18):1869–77. [PMID: 21921363]

Cheadle C et al. Transcription of proteinase 3 and related myelopoiesis genes in peripheral blood mononuclear cells of patients with active Wegener's granulomatosis. Arthritis Rheum. 2010 Jun;62(6):1744–54. [PMID: 20155833]

Chung SA et al. Microscopic polyangiitis. Rheum Dis Clin North Am. 2010 Aug;36(3):545–58. [PMID: 20688249]

Jennette JC et al. 2012 revised International Chapel Hill Consensus Conference Nomenclature of Vasculitides. Arthritis Rheum. 2013 Jan;65(1):1–11. [PMID: 23045170]

Kallenberg CG. Anti-neutrophil cytoplasmic antibody (ANCA)-associated vasculitis: where to go? Clin Exp Immunol. 2011 May;164(Suppl 1):1–3. [PMID: 21447120]

Langford CA. Vasculitis. J Allergy Clin Immunol. 2010 Feb;125(2 Suppl 2):S216–25. [PMID: 19932919]

Wilde B et al. New pathophysiological insights and treatment of ANCA-associated vasculitis. Kidney Int. 2011 Mar;79 (6):599–612. [PMID: 21150876]

Yazici Y et al. Behçet's syndrome. Curr Rheumatol Rep. 2010 Dec;12(6):429–35. [PMID: 20862570]

全身性エリテマトーデス

Hedrich CM et al. Epigenetic mechanisms in systemic lupus erythematosus and other autoimmune diseases. Trends Mol Med. 2011 Dec;17(12):714–24. [PMID: 21885342]

O'Neill S et al. Systemic lupus erythematosus. Best Pract Res Clin Rheumatol. 2010 Dec;24(6):841–55. [PMID: 21665130]

Pierdominici M et al. Role of autophagy in immunity and autoimmunity, with a special focus on systemic lupus erythematosus. FASEB J. 2012 Apr;26(4):1400–12. [PMID: 22247332]

Sestak AL et al. The genetics of systemic lupus erythematosus and implications for targeted therapy. Ann Rheum Dis. 2011 Mar;70(Suppl 1):i37–43. [PMID: 21339217]

Yap DY et al. Cytokines and their roles in the pathogenesis of systemic lupus erythematosus: from basics to recent advances. J Biomed Biotechnol. 2010;2010:365083. [PMID: 20467470]

Sjögren 症候群

Hall JC et al. Precise probes of type II interferon activity define the origin of interferon signatures in target tissues in rheumatic diseases. Proc Natl Acad Sci USA. 2012 Oct 23;109(43):17609–14. [PMID: 23045702]

Rosen A et al. Altered autoantigen structure in Sjögren's syndrome: implications for the pathogenesis of autoimmune tissue damage. Crit Rev Oral Biol Med. 2004 Jun 4;15 (3):156–64. [PMID: 15187033]

Voulgarelis M et al. Pathogenetic mechanisms in the initiation and perpetuation of Sjögren's syndrome. Nat Rev Rheumatol. 2010 Sep;6(9):529–37. [PMID: 20683439]

炎症性筋炎

Greenberg SA. Inflammatory myopathies: evaluation and management. Semin Neurol. 2008 Apr;28(2):241–9. [PMID: 18351525]

Khan S et al. Polymyositis, dermatomyositis, and autoimmune necrotizing myopathy: clinical features. Rheum Dis Clin North Am. 2011 May;37(2):143–58. [PMID: 21444016]

Nagaraju K et al. Polymyositis and dermatomyositis: pathophysiology. Rheum Dis Clin North Am. 2011 May;37(2): 159–71. [PMID: 21444017]

関節リウマチ

Choy E. Understanding the dynamics: pathways involved in the pathogenesis of rheumatoid arthritis. Rheumatology (Oxford). 2012 Jul;51(Suppl 5):v3–11. [PMID: 22718924]

Cooles FA et al. Pathophysiology of rheumatoid arthritis. Curr Opin Rheumatol. 2011 May;23(3):233–40. [PMID: 21427580]

Gol-Ara M et al. The role of diff erent subsets of regulatory T cells in immunopathogenesis of rheumatoid arthritis. Arthritis. 2012;2012:805875. [PMID: 23133752]

Harris ML et al. Association of autoimmunity to peptidyl arginine deiminase type 4 with genotype and disease severity in rheumatoid arthritis. Arthritis Rheum. 2008 Jul;58(7):1958–67. [PMID: 18576335]

Paradowska-Gorycka A et al. IL-23 in the pathogenesis of rheumatoid arthritis. Scand J Immunol. 2010 Mar;71(3):134–45. [PMID: 20415779]

CHAPTER
25

ケーススタディ解答

Yeong Kwok, MD

CASE 1

A. 骨形成不全症の4つのタイプは，I型(軽度の)，II型(周産期の，致命的な)，III型(進行的な，変形している)とIV型(正常強膜で変形する)である．骨形成不全症のすべての型は骨折(もろい骨)を起こしやすいことが特徴付けられるが，個々のサブタイプのなかでさえ，かなりの表現型異質性がある．I型またはIV型骨形成不全症の症例のおよそ4分の1は，新しい変異を呈する．残りの4分の3では，他の家系構成員の履歴と検査で，常染色体優性遺伝と一致した所見を呈する．III型は常染色体優性遺伝形式の特徴としても伝えられる．しかしIII型はときおり常染色体劣性遺伝形式で伝えられる．II型(最も重症の型)は，散発的な優性遺伝形式の変異の結果として一般的に起こる．

B. II型骨形成不全症は出生時(または子宮内で)に複数の骨折と骨変形を呈し，幼少時に死に至るので4歳の子供には認められそうにない．III型は，しばしば，出生時または乳児期に複数の骨折があり——時に出生前——と進行性の骨変形を呈する．この患者の病歴での出生前の骨折と初期の変形の欠如は，I型またはIV型骨形成不全症を最も示唆させる．この場合みられるように，これらの個人は一般的に幼児期初期に，最小限の外傷あるいは外傷がないのに長骨の1ヵ所か2，3ヵ所の骨折を呈する．I型とIV型骨形成不全症は，それらの臨床的重症度と強膜の色によって区別される．I型のほうが症状が軽い傾向があり，小児期に10〜20ヵ所の骨折と低身長があり，変形はわずかであるか，ない．これらの患者は，青色強膜を持っている傾向がある．IV型骨形成不全症患者はより多くの骨折の傾向があり，著しい低身長と軽度から中等度の

変形が結果的に起こる．彼らの強膜は普通であるか，灰色である．

C. I型骨形成不全症患者では骨折発生率は思春期以降に減少する．そして，成人期の主要な特徴は軽度の低身長，伝音性聴力の喪失と，ときおり象牙質形成不全症(歯発達の不完全な象牙質構造)である．

D. 過去20年間の進歩は遺伝的に異なった2つのグループを示した．「古典的な」グループは90%以上の多くの症例で，*COL1A1*または*COL1A2*遺伝子の変異によって引き起こされ，I型コラーゲンのサブユニットである proα1(I)，proα2(I)をそれぞれコードする．新しいグループでは適切な折りたたみ，プロセッシング，コラーゲンの分泌に必要なタンパクの機能喪失型変異によって引き起こされる．I型骨形成不全症のほとんどの個人の基本的な欠損は*COL1A1*遺伝子の機能喪失型変異に起因している．いくつかの潜在的な分子欠損はI型骨形成不全症における*COL1A1*遺伝子変異によっており，RNAの安定化状態レベルの低下と全体の*COL1A1*遺伝子の欠失につながる低下した転写，スプライシング異常につながる調節領域の変更を含む．ただし，多くの場合，根本的な欠損は内部エクソンに未熟な終止コドンをつくる1つの塩基対変化(**ナンセンス変異 nonsense mutation** として知られる)である．「ナンセンス変異依存性 mRNA 分解機構」と呼ばれるプロセスでナンセンスコドンを伝える，部分的合成された mRNA 前駆体は，細胞によって認識され，分解される．これらの変異のそれぞれは，mRNA の大幅な減少(部分的な機能喪失)または mRNA がなくなる(完全な機能喪失)ことが生じる．変異のない*COL1A1*遺伝子アレルは正常な速度で

mRNA をつくり続ける（すなわち遺伝子量補償がない）ため，完全な機能喪失型変異のヘテロ接合体は総 proα1(I) mRNA 合成の 50％低下が結果として起こり，一方，部分的な機能喪失型変異のヘテロ接合体はそれほど重篤な減少を起こさない．pro1(I) 鎖の濃度の低下では I 型プロコラーゲンの産生に限界があり，構造的に正常 I 型コラーゲンの量の減少と，複合体をつくらない proα2(I) 鎖の過剰の両方につながり，細胞内で分解される．これが最終的に壊れやすい骨を生じさせる．

であることに対する 2 つの可能性のある説明は，創始者効果とヘテロ接合体優位性である．創始者効果は少数の祖先によって構成される集団が偶然に有害な遺伝子を高頻度で有する場合に起こる．たとえホモ接合体の状態が不利であるとしても，ヘテロ接合体優位性は特定の遺伝子が実際，ヘテロ接合体状態で効果をもたらすかもしれないという事実を引き合いに出す．これは鎌状赤血球症の遺伝子の欠陥の症例に当てはまり，ヘテロ接合体保因者にはマラリアに対する相対的な抵抗性がある．

CASE 2

A. フェニルケトン尿症（PKU）の主要な代謝異常は，フェニルアラニンを水酸化すること（フェニルアラニンからチロシンへの転換とタンパク合成における重要なステップ）ができないことである．この疾患は，最も一般的には，フェニルアラニンヒドロキシラーゼ（責任酵素）の欠損のために起こり，それほど多くはないが，テトラヒドロビオプテリン（BH_4）（フェニルアラニンの水酸化の重要な補因子）の代謝異常によっても起こる．これによってフェニルアラニンとその代謝物質の蓄積に至る．

B. フェニルアラニンとその代謝物質（特にフェニルピルビン酸）の蓄積は，直接エネルギー産生とタンパク合成を減らす．そして，多くの神経伝達物質がアミノ酸から誘導されるので，脳の発達過程での神経伝達物質のホメオスタシスに影響を及ぼす．フェニルアラニンの高い濃度も血液脳関門全体にアミノ酸輸送を抑制する．そして脳脊髄液でアミノ酸不足を引き起こす．すべてのこれらの影響が組み合わさって，精神遅滞，発達遅延，発作を引き起こす．罹患者は湿疹（そのメカニズムは十分に解明されていない）も患っており，過剰なフェニルアラニンからメラニン細胞の抑制のために色素脱失も患う．すべてではないにしても，PKU の上記の結果のほとんどは，過度の血清フェニルアラニン濃度が起こらないことを確実とするために，厳しい食事の管理によって予防することができる．

C. PKU は，常染色体劣性遺伝形式が特徴である．無治療罹患者の生殖適合性は低下している．それは彼らが子供を産む可能性が低いことを意味する．この疾患が一般集団中で比較的高い比率で維持されている理由についての理論が提唱された．自然発症の PKU 変異率が低いことは知られている．欠損遺伝子が高い率

CASE 3

A. 脆弱 X 関連精神遅滞症候群（脆弱 X 症候群）は X 染色体の遺伝子変異に起因する症候群である．変異は細胞周期の分裂中期で凝縮することに関するバンド Xq27 と Xq28 の間の領域の障害につながる．そして，それによってこの領域の「もろさ」を増す．変異は FMR1 遺伝子の非翻訳領域にある $(CGG)_n$ リピートの伸長によって現れる．FMR1 遺伝子は，FMR1 という RNA 結合タンパクをコードする．しかし罹患者個人において，遺伝子の拡大は，CpG アイランドとして知られている領域のメチル化が結果的に起こり，Xq27.3 に存在する．この領域のメチル化は FMR1 タンパクの産生を妨げる．

　FMR1 タンパクは，通常，脳と精巣で産生される．このタンパクは，核 mRNA 前駆体のプロセッシングまたは輸送において機能する hnRNPs（heterogeneous nuclear RNA 結合タンパク：ヘテロ核リボヌクレオタンパク）という名前が付けられている一群のタンパクに似ている．FMR1 タンパクが核 RNA の細胞代謝で，しかし，それが主に産生されている組織（すなわち中枢神経系と精巣）だけで一般的な役割を果たすと考えられている．これはある程度，精神遅滞の症状と大きくなった精巣の説明となっている．FMR1 遺伝子発現の欠如がなぜ関節のゆるみと過伸展性と顔の異常につながるかはわかっていない．

B. 脆弱 X 症候群は，X 連鎖劣性遺伝である．男児が彼の母親から X 染色体を受け継ぐとすると，彼女は明らかに変異の保因者である．

　この男児の母親と祖父母は，前変異のプロセスと親のインプリンティングのため，脆弱 X 症候群の表現型を示さない．言及したように，脆弱 X 症候群の変異は $(CGG)_n$ 配列を含んでいる DNA の部分の伸長と関係している．この部分は長さが非常に変化する．保因者

でもなく罹患者でもない個人において，一般にリピート数は50未満である．罹患者男性と非罹患の保因者女性では，リピート数は通常70〜100の間にある．55以上のリピートのアレルは不安定で，しばしば母親から伝えられた際に伸長を示す．これらの個人は，前変異をもたらすことが一般に考慮される．前変異は表現型に影響を与えないが，その領域は不安定で，世代から世代へ伝えられるとき，その領域は完全変異のリピート数にまで伸長する傾向がある．前変異保因者は典型的FMR症候群にならないが，最近の研究では女性の前変異保因者は早期卵巣不全を20%発生し，一方，男性前変異保因者は脆弱X関連振戦/運動失調症候群(FXTAS)のリスクが高くなることを示している．両方の場合とも，そのメカニズムは前変異の体細胞伸長によって説明できる．完全変異はすべての罹患者で観察され，常に200以上の伸長を有する．

　前変異アレルが伸長を受けるかどうかで最も重要な決定要素は，前変異アレルを伝える親の性別である．女性によって伝えられる前変異アレルは，前変異の長さと比例する可能性があり，完全変異に伸長する．対照的に，前変異の長さに関係なく，男性によって伝えられる前変異アレルはめったに完全変異のリピート数にまで伸長しない．このプロセスは，親のインプリンティングといわれる．このように，男児の母親と祖父が前変異アレルの保因者で罹患者ではない場合に，男児に伝わった際にこの遺伝子が完全変異のリピート数にまで伸長することはあり得る．

C.　彼女の子供が出生後に罹患者になる可能性は，その性に依存する．それが男児であるならば罹患者になる可能性はおよそ80%である．一方女児であるならば可能性は32%である．

CASE 4

A.　Leber遺伝性視神経症(LHON)は，ミトコンドリアDNA(mtDNA)の変異から生じる．mtDNAは，アデノシン三リン酸(ATP)の生成に関係する電子伝達系のタンパク構成要素をコードする．mtDNA変異によって，ATPを生み出せないことがあり得る．この障害は，特に集中的にATPを利用する組織(例えば，骨格筋と中枢神経系)に影響を及ぼす．LHONの障害がなぜ主に視神経と網膜に限局するのかはわかっていない．他のミトコンドリア障害は骨格筋に影響を及ぼし，最も著名なものとして赤色ぼろ線維・ミオクローヌスてんかん症候群(MERRF)がある．

B.　LHONはmtDNA変異によって受け継がれる．われわれの体のすべてのmtDNAは，卵子だけに由来する．精子はmtDNAには関与しない．したがって，LHONは母親だけから受け継がれる．そのうえ，典型的な細胞では，10〜100個の別々のmtDNA分子を持ち，一部のみが変異を伝える．これは，ヘテロプラスミーとして知られている．罹患者女性におけるそれぞれでは，異なる卵子の変異体DNAのレベルは，10%から90%の間というようにばらつきがある．このように，一部の子供たちはひどく重篤な症状を呈し，一方他の子供たちでは何の徴候もない可能性がある．さらにまた，どんな子供たちでも，変異体mtDNAのレベルは，組織から組織まで，そして，細胞から細胞まで異なる．

C.　LHONは，女性の4〜5倍の頻度で男性にみられる．この違いは，ミトコンドリア変異の重症度を調整するX染色体の要因によると考えられる．たとえmtDNAが電子伝達系の重要な構成要素をコードするとしても，大部分のミトコンドリア構成要素のコピーは核ゲノムにコードされている．

CASE 5

A.　Down症候群は，出生児の約700人に1人の割合で起こる．ありふれた特徴は発達遅滞，成長遅滞，先天性心疾患(50%)，免疫不全と特徴的な顔貌と大小の異形の特徴を呈し，眼裂斜上(82%)，首の後ろの過剰皮膚(81%)，短頭(75%)，過伸展の関節(75%)，平らな鼻梁(68%)，内眼角贅皮(59%)，小耳(50%)，手掌単一屈曲線(53%)を含む．

B.　Down症候群に関連した2つの大きな遺伝的異常がある．最も一般的な異常は，正常の核型の両親に生まれる子供たちに起こる．それは減数分裂の分離での21番染色体の不分離に起因する．これによって21番染色体が1つ過剰になり，核型分析で47本の染色体の21トリソミーになる．あるいはDown症候群はセントロメアを介してもう1つの端部動原体型染色体に21番染色体の融合を起こすDNA再編成に起因することがあり得る．この異常な染色体は，Robertson型転座染色体と呼ばれる．21トリソミーによるものとは異なり，これらの個人は，染色体分析では46本の染色体を示す．この転座のタイプは，保因者の親から時に受け継ぐ可能性がある．

　これらの遺伝学的異常の両方とも，21番染色体上

のほとんどすべての遺伝子の遺伝子量の50％の増加となる．言い換えると，Down症候群では21番染色体のほとんどすべての遺伝子によって産生されるタンパクの量は，標準の約150％である．Down症候群の表現型に関係することが示された遺伝子は，Alzheimer病の老人斑で見つかるアミロイドタンパクをコードする遺伝子とフリーラジカル代謝で重要な役割を果たすスーパーオキシドジスムターゼの細胞質型をコードする遺伝子を含む．

C.　母体の高年齢がなぜDown症候群の発生リスクを増加することに関係しているかは，まだわかっていない．1つの理論は，生化学的異常がペアになった染色体が分離する能力に影響を及ぼすこと，そしてこれらの異常が時間とともに蓄積することを示唆する．女性では生殖細胞発達が出生の前に完了するので，母体が年をとって，これらの生化学的異常は卵細胞内で蓄積され得る．そして，それによって不分離のリスクは増加する．もう1つの仮説は，女性が年をとって，構造的，ホルモン的，免疫学的変化が子宮内で起こるということである．そして発生的に異常な胚を拒絶することができにくい環境が生じる．したがって，子宮の老化は，21トリソミー発生を支持することになる．あるいはこれらと他の遺伝要因の組み合わせが，母体の高年齢とDown症候群の発生率増加との関係に関与するかもしれない．

CASE 6

A.　抗原による細胞膜に結合したIgEの架橋は，組織肥満細胞と好塩基球を活性化し，貯蔵されていた化学伝達物質の放出や伝達物質の新規合成を誘導する．肥満細胞と好塩基球は，複雑なネットワークを介して増殖因子もしくは調節因子として働く炎症性サイトカインを合成し，放出する能力を持つ．それらは気道のさまざまな標的組織や標的細胞に対し，二相性のアレルギー反応を引き起こす．早発相は主にヒスタミンや他の貯蔵性伝達物質［トリプターゼ，キマーゼ，ヘパリン，コンドロイチン硫酸，腫瘍壊死因子(TNF)］で誘発されるのに対し，遅発相はアラキドン酸代謝物（ロイコトリエンとプロスタグランジン），血小板活性化因子と新規のサイトカイン産生が誘導されたあとに起こる．

　組織学的には，初期反応は，血管透過性亢進，血管拡張，組織浮腫と顆粒球を中心とした軽度の細胞浸潤として特徴付けられる．遅発反応は，紅斑，硬結，熱感，灼熱，瘙痒，そして顕微鏡的には，好酸球と単核球を中心とした著しい細胞浸潤が特徴である．気道リモデリングと組織過敏性に伴って変化も起こる場合がある．

B.　アレルギー性鼻炎患者は，特異抗原の曝露により慢性的もしくは偶発的な発作性のくしゃみ，鼻，目，口蓋の瘙痒，そして水性の鼻漏を発症する．患者は，頻回の鼻擦りによる水平の皺 allergic salute と舌による口蓋引っ掻き摩擦に由来する口蓋のクリッキングに伴う慢性的な上気道の瘙痒を示すかもしれない．持続する遅発相のアレルギー症状によって，鼻障害の症状は慢性化するかもしれない．鼻粘膜は蒼白で浮腫状態を呈する場合もある．小児はしばしば，長顔貌，狭量な上顎骨，扁平な頬骨の隆起，極端な過蓋咬合，高いアーチの口蓋を有する偏性の口呼吸を呈する（アデノイド顔貌）．

C.　漿液性中耳炎と副鼻腔炎はアレルギー性鼻炎患者の主要な合併症である．両症状は，慢性のアレルギー性もしくは非アレルギー性鼻炎による鼻道と副鼻腔口の障害によって引き起こされる．治療抵抗性の長引く鼻炎や難治性喘息，持続性の気管支炎では，慢性鼻炎の合併症を考えなくてはならない．漿液性中耳炎は粘膜浮腫や過分泌により耳管が障害される．重症の漿液性中耳炎の子供は，慢性鼻障害による伝音難聴，言語の遅れ，再発性の中耳炎の症状がある．

　副鼻腔炎は，症状の期間によって，急性，亜急性，慢性型に分けられる．慢性鼻炎患者における骨道ドレナージは，副鼻腔に細菌感染を起こしやすくなる．患者の特徴的症状は，難治性の鼻汁，咳，鼻腔の不快と鼻閉塞である．診察では，慢性の中耳炎，眼窩下の浮腫，鼻粘膜の炎症，鼻からの膿の排出を示す．X線撮影やCTなどの画像診断では，副鼻腔の不透明化，膜の肥厚や液胞の存在が確認できる．

CASE 7

A.　子供の反復感染で最もあり得るのは，重症複合免疫不全症(SCID)である．SCIDの患者は，完全もしくは完全に近く細胞性免疫と液性免疫の両方を欠損している．母体の免疫グロブリンの経胎盤的な移入では，患児の感染を防ぐには不十分であり，そのためごく早い時期から重症の感染症を罹患する．

B.　SCIDは，リンパ球系幹細胞の成熟不全によるB

細胞や T 細胞数の減少，機能不全と低ガンマグロブリン血症が特徴の，多様な遺伝的，細胞学的な疾患である．遺伝的，細胞学的な不全は，細胞膜受容体からシグナル伝達，代謝性化学系などさまざまな異なったレベルで起こる．異なった分子の欠損が臨床的に区別できない表現形を示すが，特異的変異の同定が遺伝学的カウンセリング，個別診断とキャリアの同定を可能にする．

最も一般的な遺伝的欠陥は，X 連鎖 SCID（XSCID）であり，T 細胞系列の欠陥が主であり，IL-2 受容体 γ 鎖の欠損が原因となる．欠損した γ 鎖は，IL-4，IL-7，IL-9 や IL-15 と共有されており，欠損はこれらすべてのサイトカイン受容体の機能不全を招く．IL-7 受容体からのシグナル不全が，T 細胞の成熟の阻害につながる．循環 B 細胞数は保持されるが，IL-2 に対する反応不全が，T 細胞，B 細胞，NK 細胞の増殖を阻害し，XSCID 患者で認められる複合免疫不全を引き起こす．

いくつかの常染色体遺伝の欠陥が同定されている．IL-7 受容体 α 鎖の欠損は，XSCID に類似しているが，NK 細胞は正常な常染色体劣性型の SCID を誘発する．

約 20％の SCID は，プリン合成のサルベージ経路においてアデノシンの代謝に関わる酵素，アデノシンデアミナーゼ（ADA）の欠陥で引き起こされる．アデノシンデアミナーゼの欠損は，毒性を持つアデノシン代謝物の細胞内蓄積を引き起こす．これらの代謝産物は，リンパ球の正常な増殖反応を阻害し，B 細胞，T 細胞の極端な減少を招く．SCID-ADA と呼ばれるこの疾患の複合免疫不全と臨床像は，他の SCID と同一である．この疾患には骨格と神経系の異常が伴う．

他の常染色体劣性型の SCID には，正常な T 細胞機能に重要なチロシンキナーゼである ZAP-70 の欠損がある．このキナーゼの欠損は，CD8 T 細胞の欠失と CD4 T 細胞の機能不全につながるが，B 細胞と NK 細胞活性は正常である．CD3δ，CD3γ と CD3ε サブユニット変異は，TCR 発現を部分的に低下させて，重度の T 細胞欠損を引き起こす．

p56^{lck} と Jak3（ヤヌスキナーゼ）の欠損も，シグナル伝達の欠陥により SCID につながる．T 細胞受容体と会合する p56^{lck} は，T 細胞の分化，活性化と増殖に必要である．Jak3 は，サイトカイン受容体に会合するシグナル伝達分子である．遺伝子再構成活性化遺伝子である *RAG-1* や *RAG-2* 遺伝子産物の欠陥が同定されている．RAG-1 と RAG-2 は，抗原結合タンパクの抗原受容体遺伝子の再構成に必要である．その欠陥は，T 細胞，B 細胞の量的，質的（機能）の欠失につながる．

C. 治療しなかった場合には，ほとんどの SCID 患者は，生後 1〜2 年で死亡する．

CASE 8

A. この子供は，以前は Bruton 型無ガンマグロブリン血症と呼ばれていた X 連鎖無ガンマグロブリン血症である．生後 6 ヵ月以降に，さまざまな感染症が起きた既往歴，母方の叔父が感染症によって死亡した家族歴，肺炎球菌の重症反復感染，循環 B 細胞の欠失がこの疾患の特徴である．

B. X クロモソームに位置する *BTK* 遺伝子（Bruton 型チロシンキナーゼをコードする遺伝子）の変異が主な原因である．この遺伝子産物は，正常な B 細胞の成熟に必要な B 細胞シグナル伝達分子である．変異は，このタンパクの酵素活性部位に影響を与え，B 細胞成熟不全を引き起こす．このことが，IgA，IgG そして IgM 抗体の欠失や大幅な減少につながる．これらの抗体の欠失や大幅な減少は，排除のために抗体結合によるオプソニン化が必要な被包性細菌の感染防御に特異的な問題を引き起こす．そのため，患者は，インフルエンザ菌と肺炎球菌などのバクテリア感染に感受性が高い．患者は，抗体反応を誘導できないため，感染に対してほんの少しの免疫しか誘導できず同一病原体に反復感染する．

C. 患児は，生後 4〜6 ヵ月まで母親由来の循環抗体により比較的守られている．子供の免疫系は特に影響を受けないが，母親由来の抗体は徐々に減少し，子供は特に被包性細菌の感染に対して感受性を増してくる．

CASE 9

A. 分類不能型原発性免疫不全症（CVI）は，副鼻腔炎，中耳炎，気管支炎や肺炎などの洞肺の反復感染を共通症状とする．共通病原体は，肺炎球菌，インフルエンザ菌，*Moraxella catarrhalis* などの被包性バクテリアである．患者は，小腸におけるバクテリアの過剰増殖や慢性ジアルジア感染により消化管における吸収不全を起こす．

B. CVI は，著しい抗体産生の減少と，正常もしくは減少する循環 B 細胞を示す原発性免疫不全症の混合型の疾患である．最も共通した欠陥は，T 細胞依存的もしくは非依存的刺激による B 細胞の終末分化不全

である．しかしながら，B細胞分化不全は成熟経路のいかなる段階でも起こる．

多くの患者では，不全はB細胞に限局される．CVIの約15%の患者ではTNF受容体ファミリー分子であるTACIの細胞表面発現が欠失する．機能的なTACIの欠損は，B細胞活性化因子に対する不応答を誘導し，その結果抗体産生不全が起こる．CVIによって誘発される可能性がある他の不全は，B細胞表面マーカーであるCD19の欠損が関与している．CD21やCD81とCD19が複合体を形成したとき，B細胞抗原受容体を介した細胞の活性化を引き起こす．B細胞分化は影響を受けないが，液性免疫が欠失する．B細胞分化の不全により，さまざまなT細胞不全が誘導され，それが免疫不全の原因となる．T細胞上に発現し，B細胞活性化と抗体産生に関与する*ICOS*遺伝子の変異も，CVIの原因としてあるかもしれない．T細胞の異常には，制御性T細胞の減少，サイトカイン産生の減少，B細胞増殖因子の合成不全，サイトカイン遺伝子発現の欠失，T細胞分裂減少，リンホカイン活性化キラー細胞不全などがある．

C. CVI患者は，自己免疫疾患と悪性腫瘍のリスクが増大する．CVI関連自己免疫疾患には，免疫性血小板減少性紫斑病，溶血性貧血，全身性血清反応陰性関節炎などがある．CVI関連悪性腫瘍には，リンパ腫，胃がん，皮膚がんなどがある．

D. 治療は主に，免疫グロブリン療法（IVIG）による代替抗体移入の対症療法である．

CASE 10

A. ニューモシスチス肺炎がAIDSに共通して認められる．*Pneumocystis jirovecii*感染が疑われる場合には，HIV-1抗体テストを行うべきである．

B. AIDSは，リンパ球や単球，マクロファージ，樹状細胞などのさまざまな細胞種に感染するレトロウイルスであるHIV-1感染の結果として発症する．HIV感染によりCD4 T細胞機能の低下を伴うと，CD4 T細胞の絶対数の減少とそれに関連したCD8細胞傷害性T細胞（CTL）の増加が起こる．細胞性免疫の不全に加え，著しい高ガンマグロブリン血症にもかかわらず，特異的抗体反応が低下するなど，B細胞機能の変化が起きる．患者には前段階の免疫抑制が存在し，それによりAIDSを特徴付ける日和見感染が起こる．

HIV感染でみられるCD4 T細胞の喪失は，（1）自己免疫による破壊，（2）ウイルスの直接感染とそれによる破壊，（3）細胞融合と多核巨大細胞の形成，（4）CD4 T細胞と血球系前駆細胞に対するウイルスタンパク毒性，（5）アポトーシス（プログラム細胞死）など多くのメカニズムの結果，引き起こされる．

C. HIV感染とAIDSの臨床所見は，直接の結果として起きる進行性の重症免疫不全とそれに相関すると考えられるCD4 T細胞の破壊である．HIV感染は，急性の自己制限的発熱性症候群として現れる．時には一般的なリンパ節腫張はあるが，長期にわたる不顕性期間を経る．病気の進行の経時変化はさまざまであるが，多くの感染者は5～10年間症状がない．約70%のHIV感染者は，10年間の感染のあとAIDSを発症する．感染者のうち約10%が，感染後5年でAIDSを発症する．ごく少数の感染者は，「長期未発症者」となる．遺伝的要因，宿主の細胞傷害活性，ウイルス量と毒性のすべてが感染感受性と病気の進行速度に影響を与える．多剤抗レトロウイルス療法が劇的にこの自然経過を変化させ，生存期間を延長した．

CD4 T細胞数の減少に伴い，感染が増加する．CD4 T細胞数が200/μLから500/μLの間では，患者は肺炎や副鼻腔炎などのバクテリア感染リスクが上昇する．CD4 T細胞数が250/μL以下になると，ニューモシスチス肺炎，カンジダ症，トキソプラズマ症，クリプトコッカス性髄膜炎，サイトメガロウイルス（CMV）や*Mycobacterium avium* complexによる日和見感染のリスクが高くなる．HIV感染者は，Kaposi肉腫，非Hodgkinリンパ腫，中枢神経系原発悪性リンパ腫，浸潤性子宮頸がん，肛門扁平上皮がんなどの，ある種の悪性腫瘍の発生リスクが増大する．AIDSの他の徴候には，AIDS認知症複合，末梢神経障害，単関節もしくは多関節の関節炎，不明熱や体重減少がある．患者は，強力な抗レトロウイルス療法（ART）により長期間生存可能になったため，心血管系の症状がより際立ってきた．ARTは，脂質異常やインスリン抵抗性などの代謝異常と関連する．HIV感染は，脂質や起炎症性のメカニズムにより動脈硬化を誘発するかもしれない．

CASE 11

A. この患者の症状は未処置の感染性心内膜炎，つまり心臓弁の感染症特有の症状である．一般的な素因はリウマチ性心疾患，先天性心臓病，人工弁または以

前の心内膜炎に関連した異常な心臓弁の存在である．注射薬物の使用はこの病気の重要な危険因子でもある．幼少時の咽頭痛後の明らかな疾患の既往は，リウマチ性心疾患の可能性を暗示する．

B. 本来の弁に心内膜炎を引き起こす最も一般的感染性の要因は緑色連鎖球菌群，黄色ブドウ球菌，腸球菌群を含む，Gram 陽性菌である．最近，歯科治療の履歴があれば，この患者の最も可能性のある病原体は，口腔内常在菌で歯科治療後に一過性に血流に運ばれる緑色連鎖球菌群である．

C. 患者の心内膜炎の発現の素因になる血流の特徴 hemodynamic factor は，（1）乱流を起こす高速の連続的血流，（2）高圧心室から低圧心室への血流，（3）2 心室を分けている比較的狭い開口部である．心内膜炎の病変は，低圧の心室で弁の表面にできる傾向がある．異常（ダメージを受けた）弁の障害を受けた内皮細胞，あるいは血流障害を受けた内皮細胞にはフィブリンと血小板の沈着が促進され，その結果として，無菌性の疣贅が形成される．菌血症を生じたとき，例えば，歯科治療後，微生物が疣贅に沈着し得る．いったん感染すると，細菌が付着した疣贅は，血小板とフィブリンの沈着を通して成長し続ける．疣贅は，宿主防御機構である食作用と補体が及ばないので細菌 sanctuary（培地のような状態）である．このような理由により，治療のためには長期にわたる抗菌薬治療と場合によっては手術的な介入が必要とされる．

D. 患者の手指と足趾の肉趾での有痛性丘疹は Osler 結節である．それは皮膚への免疫複合体の沈着に起因すると考えられる．無痛性出血斑（Janeway 病変）と線状出血は心臓の疣贅の微小塞栓形成から生じると考えられる．

E. この患者（発熱，悪寒，寝汗，不定愁訴，Roth 斑，Janeway 病変，線状出血と Osler 結節）の特記症状に加えて，感染性心内膜炎の患者は頭痛，背部痛，巣状神経症状，息切れ，肺水腫，胸部痛，咳，尿量減少，血尿，側腹部痛，腹部痛などのその他いろいろな全身的な症状を訴える．これらの症状と徴候は次のような病態の反映である．（1）心臓の弁膜損傷からくる血行動態の変化，（2）敗血症血栓による器官内部損傷（肺へ向かう右心の心内膜炎は肺塞栓を生じる，左心の心内膜炎は，脳，脾臓，腎臓，消化管，心尖に塞栓を生じさせる），（3）急性糸球体腎炎を生じさせる原因と

なる免疫複合体の沈着，（4）膿瘍形成につながる持続性の菌血症と末梢部感染の播種．

死因は通常大動脈弁か僧帽弁の断裂後の循環血流虚脱か，または CNS への敗血症性塞栓の結果生じる脳膿瘍または真菌性動脈瘤による頭蓋内出血である．致死的な転帰をとる危険因子は，左心部の障害，緑色連鎖球菌群以外の細菌の原因，医学的合併症，心内膜炎の合併症（心不全，弁輪の膿瘍，塞栓症）と，これらによる，大きな疣贅や著明な弁の破壊による弁の手術の遅れである．

CASE 12

A. 患者の最も考えられる疾患は髄膜炎である．症例は急激で重症であり，化膿性細菌の原因によるものと最も一致しているが，ウイルス，抗酸菌（結核菌），真菌が原因の可能性も十分に考慮されなければならない．成人において，最も推定できる病原体は，髄膜炎菌と肺炎球菌である．新生児，3 ヵ月以内の乳児は母親の産道で曝露される大腸菌，その他の Gram 陰性桿菌，B 群連鎖球菌以外の連鎖球菌群，リステリア菌が原因菌となる．3 ヵ月から 15 歳では，髄膜炎菌と肺炎球菌が最も一般的な病原体である．インフルエンザ菌はこの年齢層の髄膜炎で最も一般的な原因菌であり，主にワクチン接種していない小児が心配される．

B. 細菌性髄膜炎の多くの症例は，宿主の鼻咽腔における定着から始まる．後に，粘膜上皮に侵入しさらに菌血症へとなる．脳内皮細胞損傷により，血液脳関門透過性が増加し，そして，髄膜への侵入が促進される．くも膜下腔の炎症反応の結果として脳浮腫，血管炎と梗塞が起きる．そして，最終的には，脳脊髄液の減少，水頭症，浮腫の悪化，内圧の亢進，脳血流の減少が起こる．

髄膜炎の原因となる細菌の病原体は，上記の一連のステップを容易にする特徴を備えている．鼻咽喉への定着は，髄膜炎菌の細菌表面に存在し，粘膜の付着を助ける線毛 pilus によって促進される．髄膜炎菌，インフルエンザ菌，肺炎球菌も，IgA（一般には粘膜表面に病原体の付着を制御する抗体）を分解する IgA タンパク分解酵素を産生する．抗体を壊すことによって，バクテリアはこの重要な宿主防御機構を避けることができる．これに加えて，髄膜炎菌，インフルエンザ菌，肺炎球菌はしばしば莢膜を持っており，鼻咽喉定着だけでなく全身への体系的な侵入を助けることができる．莢膜は好中球の食作用を妨ぎ，補体の古典的

経路によって仲介される殺菌活性に抵抗する．そして，細菌の生存と複製を強化する．

　病原体がどのように中枢神経系(CNS)に近づくか不明である．脈絡叢の細胞が細菌の受容体を有しているかもしれない．そして，くも膜下腔への移動を促進する．いったん，病原体がくも膜下腔の中に入れば，宿主防御機構は感染症を抑えるには不十分である．被膜下の細菌表面の構成要素である細胞壁とリポ多糖類は，IL-1，IL-6，マトリックスメタロプロテアーゼ，TNFによって誘導される著しい炎症反応を誘発する．炎症反応と白血球増加の誘導にもかかわらず，オプソニンの相対的欠如と殺菌活性の相対的な欠如があるので，その結果，細菌が脳脊髄液から十分に除去されない．サイトカインとタンパク分解酵素による宿主炎症反応により，膜の構造が損なわれ，結果として生じる細胞膨張と脳浮腫が生じ，この病気の病態生理学的結果の多くの原因となる．

C. 脳浮腫は血管原性であるか，細胞傷害性であるか，間質性が原因であるかの場合がある．血管原性脳浮腫は，細菌が脳脊髄液に侵入するとき，主に血液脳関門透過性の増大に起因する．細胞傷害性脳浮腫は，脳の細胞成分の膨張により起こる．これは，細菌と好中球によって放出される中毒因子によって起こる．間質性浮腫は，脳脊髄液の流れの妨害により生じる．

D. 細菌性髄膜炎の疑いがある患者は，緊急に腰椎穿刺すべきであり，Gram染色と脳脊髄液の培養を行う．もし，巣状の神経学的問題——例えば，脳の膿瘍——があれば，CTまたはMRIが腰椎穿刺の前に施行される．これらの検査に時間がかかるならば，画像検査や腰椎穿刺を待つことなく，抗菌薬をすぐに始めなければならない．肺炎球菌性髄膜炎が疑われるならば，コルチコステロイドも投与されなければならない．脳浮腫を誘発するトリガーとなる免疫反応の重要性は，細菌性髄膜炎のための補助的抗炎症性薬物投与の研究を進める原動力となった．コルチコステロイドの使用は，インフルエンザ菌性髄膜炎の小児の感音難聴と肺炎球菌性髄膜炎の成人の死亡率を減少させることが示唆された．他のタイプの髄膜炎のための補助的コルチコステロイドの利点は，証明されていない．

CASE 13

A. この症例はCOPDを伴った中等度から重症の感染症を有しており，ICU入室は要しないが入院を必要とする．最も可能性ある病原体は，肺炎球菌，インフルエンザ菌，*M. catarrhalis*である．その他の可能性ある病原体は，*Mycoplasma pneumoniae*，*Chlamydophila pneumoniae*，*Legionella pneumophila*，呼吸器系ウイルスなどである．急性の経過であり，可能性は少ないが，結核菌と真菌も考慮されなければならない．薬物の濫用または最近の脳機能低下の所見がないので，嫌気性菌の可能性は低い．この患者がICU入室を必要とするならば，非定型病原体である肺炎球菌と*C. pneumoniae*は可能性が低く，特にもし患者が最近の入院歴を有しているならば，黄色ブドウ球菌と緑膿菌は鑑別診断に加えなければならない．

B. 病原体が肺に到達する機序は，4つのルートがある．(1) 気道下部への感染性飛沫の吸入，(2) 口腔咽頭内容物の吸引，(3) 粘膜膜面に沿って広げられ，そして，(4) 血行性の拡散である．

C. 肺の微生物に対する防衛機構を以下に示す．(1) 入ってきた空気が鼻腔を通過する際に乱流となることと咽頭・気管気管支樹を通過していく際の空気のその流れの突然の変化による空力学的な濾過，(2) 吸入されたもの，過剰な粘液分泌で異物を取り除く咳反射，(3) 粘液層を喉頭のほうへと動かす線毛の輸送，(4) 液性免疫とともに病原体除去を助ける肺胞マクロファージと多形核白血球(PMN)を含む食細胞．(5) 細菌を殺菌する表面活性剤，リゾチーム，鉄結合タンパクなどを含む肺分泌物．

D. 一般的な宿主の危険因子を以下に示す．(1) 免疫機能不全の易感染宿主は感染の危険性が増大する．(2) 慢性肺疾患の患者は線毛クリアランス機能が低下する．(3) アルコール依存症や意識のレベルの低下は誤嚥の危険性が増す．(4) 注射薬物濫用は病原体の血流への拡散の危険性が増す．(5) 特殊な環境や動物と接する環境は特定の病原体の吸入に曝露される．(6) 施設入居者は微量誤嚥の危険性と医療器具のカテーテルの挿入という危険因子に曝露される．(7) 最近のインフルエンザ感染，気道上皮の障害に至ること，線毛の機能障害と多形核白血球の抑制を来す．この患者は肺炎のリスクが高く，かつCOPDに対するコルチコステロイドの使用による易感染患者である．

CASE 14

A. 感染性下痢症を引き起こす病原体の感染経路は3

つある．例えば，コレラ菌のような病原体は，汚染された水を介して伝染する．黄色ブドウ球菌と *B. cereus* を含むいくつかの病原体は汚染食品によって伝染する．最後に，一部の病原体(例えば，赤痢菌とロタウイルス)は，ヒト-ヒト感染により，一般に児童保育施設など，入居施設環境でみられる．

B. 患者の大量の水様性下痢の記述は小腸部位を示唆する．小腸は重要な電解質と液状物の輸送部位である．患者に認められるように，このプロセスの破綻は大量の水様性下痢の発生につながる．

C. 最近メキシコから戻った患者の下痢の有力な原因は腸管毒素原性大腸菌 enterotoxigenic *E. coli* (ETEC)である．それは旅行者下痢症で最も一般的な原因である．下痢は，小腸の細胞の水様性下痢を引き起こす毒素，2つのエンテロトキシンの産生によるものである．ETEC は易熱性と耐熱性のエンテロトキシンを産生する．易熱性エンテロトキシンはアデニル酸シクラーゼと cAMP の形成を活性化させて，腸内皮細胞によって水と電解質の分泌を促進する．ETEC によって産生される耐熱性毒素はグアニル酸シクラーゼ産生促進により，また水様性下痢を引き起こす．

CASE 15

A. 病院関連の敗血症の一因となる要因は，観血的動脈圧モニター，留置カテーテル，広範囲な外科的手術，易感染患者数の増加である．

B. 敗血症は，一般に限局的な感染症から始まる．細菌が菌血症や血液培養陽性により直接的に血流に侵入するものか，特定の部位で増殖し，血流へ毒素を放出するものかもしれない．Gram 陰性桿菌は，エンドトキシンである細胞壁外膜のリポ多糖類-リン脂質-タンパクのリピド A 構成要素を含んでいる．エンドトキシンは，サイトカイン，血小板活性化因子，エンドルフィン，内皮由来弛緩因子，アラキドン酸代謝産物，心筋抑制因子，一酸化窒素などのようなメディエーターを放出するだけでなく，凝固のカスケード因子，補体系とキニン系を活性化させる．持続性の敗血症の成立には，宿主の免疫抑制が重要な役割を果たす．例えば，微生物の接種のような特異的な刺激や局所感染は，CD4 T 細胞を刺激し炎症性サイトカイン(1型ヘルパー T 細胞)か抗炎症性サイトカイン(2型ヘルパー T 細胞)の分泌を刺激する(図 4-11)．敗血症で死亡す

る患者のなかには，獲得免疫反応の明らかな低下がある(B リンパ球，CD4 T 細胞，樹状細胞)．アポトーシスはこれらの細胞系の減少が鍵となる役割と考えられ，生存している免疫細胞を減少させる．

C. 高心拍出量状態(いろいろな組織への血流の不均衡分布を強調して，いろいろな組織への血流分布異常性ショックといわれている)は敗血症にみられる一般的な血行力学的な所見である．一酸化窒素を含む血管作動性物質の放出は血管の自動調節のメカニズムを失わせ，その結果，いくつかの組織では特定のシャントを形成し，他の組織では低灌流となり，血流の不均衡を生じさせる．左室と右室駆出率の減少と拡張終期および収縮末期容量の増加で，心機能低下も起こる．この心機能低下は，一酸化窒素，TNF と IL-1 の直接的な毒性作用に起因している．難治性の低血圧が続いて起こり，低灌流と重度の傷害が，結果として起こる．

D. 低灌流と感染に対する局所と全身の炎症反応によって誘発される微小血管性損傷の両者(コンビネーション)により，臓器不全は生じる．微小血管性閉塞で，赤血球変形能の障害により，血流の不均衡分布は悪化する．好中球と血小板の凝集も血流を低下させる．好中球の血管壁からの遊離はさらに炎症性メディエーターの放出とそれに引き続く組織への好中球の遊走を来す．補体系の構成成分は活性化され，より多くの好中球を引き付けて，局所への活性物質，例えば，プロスタグランジンとロイコトリエンを放出する．すべてのこれらの変化の究極的な結果は，微小血管の崩壊と，最後に臓器不全となる．

E. 敗血症の予防は，組織不全の数に依存する．3つ以上の組織不全があると患者の死亡率は70%となる．

CASE 16

A. カルチノイド腫瘍は神経内分泌組織，特にクロム親和性細胞から発生する．クロム親和性細胞は胎生期に消化管粘膜下層，肺気管支に移動する．そのため，カルチノイド腫瘍は，これらの組織が発生母地になりやすい．

B. カルチノイド腫瘍は神経内分泌組織から発生するため，ペプチドタンパクを分泌し，全身に影響を及ぼす．神経内分泌細胞は潜在的に合成能を備えており，不適切な活性化によりペプチドタンパクが分泌さ

れる．多くのペプチドタンパクは血管拡張作用があり，顔面潮紅の原因となる．喘鳴，下痢，過剰な唾液分泌や，心臓の弁をはじめとするその他の臓器に線維化を引き起こす．

C. セロトニンの分泌は消化管カルチノイド腫瘍の特徴である．セロトニンは代謝され，5-ヒドロキシインドール酢酸(5-HIAA)となる．そのため，潮紅やその他症状を有する患者の24時間蓄尿で5-HIAA高値であれば，非常にカルチノイド腫瘍が示唆される．気管支カルチノイド腫瘍では5-HIAAの産生はまれであり，カルチノイド症候群を呈することは少ない．一方で，異所性ACTH産生がしばしば認められ，その結果，Cushing症候群がみられることがある．

CASE 17

A. 腺腫は段階的な遺伝子変異(または遺伝子ヒット)の結果，がんになると考えられているため，腺腫は，最終的にがんに発展する可能性がある前がん病変とみなされる．がん抑制遺伝子の不活性化とがん原遺伝子の活性化を含む段階的な遺伝子変異が腫瘍へ至る形質的変化を腺腫に引き起こすと考えられている．

B. 大腸がんにおける段階的な遺伝子変異には，2つの原則的なモデルが提唱されている．(1) 家族性大腸がん症候群はゲノム要因と関係し，生殖細胞系列の突然変異から生じる．家族性大腸腺腫症は*APC*遺伝子変異を原因とし，遺伝性非ポリポーシス大腸がん(HNPCC)はミスマッチ修復遺伝子*hMSH2*，*hMLH1*の変異を原因とする．(2) 大腸がんの発がんには環境因子の曝露が主因とされる．細菌の大腸内細菌叢，食品由来のあるいは内在性代謝物質には突然変異原性として知られているものがある．低脂肪，繊維の多い食事は，このような代謝物質を減少させる．疫学調査でも食生活の変化が発がんリスクを減弱させることを示唆している．

C. 大腸がんのがん化過程の最も初期の分子異常は，正常の結腸粘膜の*APC*遺伝子の体細胞突然変異である．この突然変異により*β*-カテニンの調節異常が引き起こされ，異常な細胞増殖と腫瘍形成の最初のステップに至る．引き続いて起こるTGF-*β*シグナル経路の欠陥により成長抑制の機能が消失し，小さな腺腫の形成とさらなる腫瘍粘膜増殖が導かれる．*KRAS*遺伝子の突然変異は大腸がん化の過程で一般的にみられ

る変異で，重要な増殖シグナル経路の恒常的活性化を導く．その結果，腺腫の細胞増殖能がより強くなる．*DCC*遺伝子発現の消失や欠損は浸潤性大腸がんへの進展過程でよくみられる．DCCタンパクは膜貫通型の免疫グロブリンスーパーファミリーで，細胞成長またはアポトーシスを導くある種の細胞外分子の受容体となることがある．*TP53*の不活性化突然変異は，後期の腺腫や早期の浸潤性大腸がんの発がん過程で一般に観察されるステップでもあり，重要な細胞周期チェックポイントの損失と*TP53*依存的性のアポトーシスの経路の活性化不全にもつながる．細胞増殖の一連の異常と並行して，大腸がんではゲノム安定性の保護機構が破綻している．*hMSH2*，*hMLH1*，*PMS1*および*PMS2*を含む染色体不安定性を防ぐ遺伝子あるいはミスマッチ修復遺伝子にこれらの突然変異は関係する．これらの遺伝子の生殖細胞系列の突然変異によって，遺伝性非ポリポーシス大腸がん(HNPCC)症候群が生じる．非遺伝性の大腸がんは染色体不安定性(CIN)遺伝子の欠陥を通して，ゲノム不安定性を発展させる．これらの遺伝子の欠陥は複製過程において，染色体の全体，あるいは染色体の大部分の欠損や獲得を来し，異数性に至る．

D. 異形成の進行初期に腫瘍の構築が崩れることで，脆弱な新生血管の形成と既存の血管の破壊が生じる．このような変化は基底膜の浸潤，すなわち真のがんの形成より前に生じる．脆弱な血管では顕微鏡的な出血を生じる．便潜血検査を行うことで微小な出血がわかり，早期のがんを発見することができる．

CASE 18

A. 連鎖解析により，乳がん発症の高リスクとなる遺伝子変異，*BRCA1*と*BRCA2*が発見されている．いずれもDNA修復に関わる遺伝子であり，先天的に*BRCA1*と*BRCA2*の変異がある場合，乳がんの生涯罹患率は80%である．これらの遺伝子変異は高い卵巣がん罹患リスクと関連しており，さらに悪性黒色腫や男性乳がん，前立腺がん罹患率上昇と関連する可能性も指摘されている．

B. 乳がんには主要なサブタイプが2種存在する．乳管がんは乳腺の集合管から発生し，小葉がんは小葉より発生する[訳注：今日，乳管がんと小葉がんの発生領域が異なるという証明はなされておらず，いずれも乳管小葉終末組織(TDLU)とする説が主流となってい

る．参考文献：WHO Classification of Tumors of the Breast 4 th edition. Chapter Invasive ductal carcinoma of no special type. p34］．

C.　基底膜内にとどまっている間は上皮内がんと呼ばれる．がんが基底膜を破ると浸潤がんとなる．乳管がん，小葉がんともに，上皮内がんと浸潤がんが存在する．定義上は，上皮内がんであればリンパ節転移や遠隔転移のリスクはない．しかし，上皮内がんを有する患者の浸潤がんリスクは通常より高くなる．

D.　乳がんの受容体標的とした特異的治療が存在する．エストロゲン曝露量は乳がんの発症リスクと相関する．抗エストロゲン療法は，乳がんの半数を占めるエストロゲン受容体(ER)陽性乳がんに対する有効な治療として長い間行われている．近年，ER 陰性乳がんに対して受容体型チロシンキナーゼであり，増殖因子受容体の一種である HER2 を標的とした分子標的療法が，HER2 過剰発現型の乳がんに対して施行されている．

CASE 19

A. 精巣がんの大部分は精巣内の生殖細胞から発生する．胚細胞からは通常精子が発生することから，理論上，胚細胞は分化万能性を保持しているといえる．成熟奇形腫は胚細胞の多分化能を証明する腫瘍であり，しばしば歯牙や毛髪を含め 3 胚葉すべての成分を有している．

B. 胎児発生初期において，原始生殖細胞を含む生殖細胞系列の上皮細胞は胎児の正中線上を移動して生殖堤に至り，最終的に精巣や卵巣を形成する．この生殖細胞系列の上皮細胞の移動経路が性腺外胚細胞性腫瘍の発生部位と一致しており，頭蓋内正中部(松果体など)，縦隔，後腹膜が好発部位である．

C.　α-フェトプロテインや，ヒト絨毛性ゴナドトロピンといった，胎児や栄養膜の発達に伴って発現するタンパクの血清濃度が，胚細胞性腫瘍の進展や治療効果の判定に有用である．

CASE 20

A.　肉腫は間葉系組織から発生する．間葉系組織とは筋細胞，脂肪細胞，骨芽細胞，軟骨細胞，線維芽細

胞，血管内皮細胞，滑膜細胞などである．

B.　多くの肉腫は若年者に発症する．この理由として，軟骨細胞や骨芽細胞の分裂増殖が成人よりも小児期から思春期にかけてより活発に行われるからだと考えられる．

C.　骨肉腫は骨芽細胞から発生するので，骨基質を産生する能力を保っている．そのため，腫瘍内にカルシウムとリン酸が蓄積される．

CASE 21

A.　慢性的な免疫刺激状態や免疫抑制状態ではリンパ腫の発生頻度が上がる事実が知られている．本題の症例のように，臓器移植後の患者における医原性の免疫抑制は，B 細胞リンパ腫，特に Epstein-Barr ウイルス感染関連の B 細胞リンパ腫発生のリスクを上げる．また，AIDS や自己免疫性疾患のような原因による免疫抑制状態であってもリンパ腫発生リスクが上がる．

B.　本題の症例の患者は濾胞性リンパ腫グレード 1〜2(低悪性度リンパ腫)と診断された．低悪性度リンパ腫の細胞は，形態や細胞表面マーカー(B 細胞リンパ腫の場合は免疫グロブリンなど)の発現パターンが成熟したリンパ球のものと類似している．低悪性度リンパ腫の場合，その臨床経過は一般的にゆっくりである．それゆえ，逆説的に本症例のように進行した状態で発見されることが多い．

C. 濾胞性リンパ腫は B 細胞系統のリンパ芽球から発生する．好発する染色体異常としては 14 番染色体の転座であり，t(14;18)，t(11;14)，t(14;19)が挙げられる．t(14;18)転座の結果 IgH-bcl-2 として知られる融合遺伝子が生じる．この転座により，14 番染色体上の免疫グロブリン重鎖エンハンサーが，18 番染色体上の bcl-2 遺伝子の前に位置することになる．その結果，bcl-2 によってエンコードされ，細胞死やアポトーシスに関連するミトコンドリア内タンパクの発現が増加する．不要なリンパ球はアポトーシスにより除去されるので，この機構が阻害されるとリンパ腫細胞の増殖を引き起こされる．

D.　本題の症例の患者にみられた発熱と体重減少は B 症状として知られている．これらの症状は多種多様

なサイトカインによって引き起こされる．これらのサイトカインにはリンパ腫細胞が産生するものや，正常細胞がリンパ腫細胞に反応して産生するものがある．よく知られているサイトカインには，IL-2とTNFがある．

CASE 22

A. すべての新生物がそうであるように，白血病の分類は，腫瘍細胞の発生起源に沿って行われる．まず，腫瘍細胞が骨髄系かリンパ球系かで大別され，骨髄性あるいはリンパ球性白血病と分類される．いずれのタイプも，骨髄生検体において20%以上の芽球が認められる場合は急性とされ，ゆっくりとした増殖傾向の場合は慢性とされる．さらに，リンパ球性白血病は，リンパ球様細胞がT細胞かB細胞で分類される．腫瘍細胞の表面抗原のタイプによって区分される．骨髄球性白血病は，白血病の発生母地である骨髄球のタイプによって分類される．AMLのM1〜M3は骨髄芽球から発生する．M4，M5は単球系から，M6は前赤芽球から発生し，M7は血小板の前駆細胞である巨核芽球が発生母地となっている．

B. 白血病の典型的な症状は汎血球減少，つまり正常血球の減少，白血球，赤血球，血小板すべての数的減少を示す．これは，骨髄内の正常前駆細胞が異常な赤芽球によって締め出されることと，サイトカインと抑制物質の分泌による正常造血の抑制により生じている．患者の症状は血液の異常に直接関連するものとなる．易疲労性や顔面の蒼白は，赤血球の減少である貧血と，その結果生じる酸素運搬能の低下によって引き起こされる．点状出血や易出血性は血小板減少による凝固能の低下によって生じる．白血病患者は正常白血球の減少によって深刻な感染症になり得る．最終的に，白血病細胞の著しい増加によって微小血管を詰まらせ，脳卒中や，網膜静脈閉塞症，肺梗塞を生じ得る．

C. 染色体の欠損，重複，転座は白血病で確認されている．その1つが慢性骨髄性白血病(CML)で，フィラデルフィア染色体と呼ばれる．一般的な染色体9番と22番の相互転座である．この転座の結果生じる*bcr-abl*遺伝子は，細胞増殖に関与するチロシンキナーゼをエンコードする．分子標的治療薬はATP結合部位を阻害することによりbcr-abl キナーゼ活性を阻害し，CMLの慢性期の患者の大部分を寛解へと導く．

CASE 23

A. この患者における貧血の原因として最も可能性が高いのは，鉄欠乏である．鉄欠乏性貧血は最も多くみられる種類の貧血である．先進国では，鉄欠乏性貧血は主に鉄不足の結果であり，その原因はほぼすべての場合で失血である．男性および閉経後の女性では，この症例の場合のように，失血は消化管から発生することが最も多い．閉経前の女性では，月経による失血が鉄欠乏の主な原因である．

この男性の場合，肉眼でみえる血液(血便)や便中の代謝された血液(メレナ，多くの場合で黒色便と表現される)により明らかになる腸からの著しい出血の症状はなく，消化管に関する愁訴はない．このことから，消化性潰瘍，動静脈奇形，および血管形成異常などの良性消化管疾患の可能性が低くなる．患者には下痢や腹痛などの炎症性腸疾患の症状はない．したがって，悪性病変の可能性，特に大腸がんの可能性に対する懸念が高まる．

出血源が見つからない場合は，鉄欠乏性貧血の考えられる原因として消化管の吸収障害を検討すべきである．この消化管吸収障害は，セリアック病患者，*Helicobacter pylori* 感染患者，胃部分切除術を受けた患者，または胃バイパス手術を受けた患者で発生する．鉄欠乏性貧血のその他の機構には，血管内溶血(発作性夜間ヘモグロビン尿症や心臓弁膜症)およびエリスロポエチン治療への反応がある．

B. 失血は，ヘム合成の低下を介して貧血を引き起こす．失血により，酸素運搬分子ヘムの中央にあるイオンである鉄が喪失する．鉄が欠乏している場合，二価の鉄がプロトポルフィリンIXに挿入されるヘム合成の最終ステップが中断されるため，ヘム合成が不十分になる．グロビン生合成は，ヘム調節インヒビター(HRI)を介してヘム欠乏により阻害される．HRI活性の上昇(ヘム欠乏が原因)により，ヘム合成で重要な転写開始因子であるeIF2が阻害される．したがって，各赤血球前駆体で利用可能なヘムとグロビン鎖が減少する．これが，血中ヘモグロビン濃度の低下による貧血の直接的原因となる．

C. 症状が発現しているこの男性では，末梢血スメアは著しく異常なものとなる可能性が高い．各赤血球のヘモグロビン濃度が低下すると，細胞は小球性(小さい)で低色素(蒼白)の赤血球という古典的な像として観察される．また，標的細胞を伴う赤血球大小不同

（サイズの不均一性）や異型赤血球増加症（形状の不均一性）がみられる傾向がある．標的細胞は，細胞内のヘモグロビン量と比べて赤血球膜が相対的に過剰となり，膜が中央部に集まるため発生する．

D. 診断を確定するため臨床検査が指示される可能性がある．最も多くの場合に指示される検査は血清フェリチンであり，この検査値が低い場合には鉄欠乏の診断となる．しかしながら，急性または慢性の炎症や重症の場合には紛らわしい結果が得られる可能性がある．フェリチンは急性期反応物であるため，前述のような場合には上昇して，正常なフェリチン値になる可能性がある．血清鉄および血清トランスフェリンについても，貧血だけでなくその他の多くの疾患でも低下することがあるため，誤解を招きやすい．しかしながら，一般的に鉄欠乏の場合には，血清鉄値が低い一方で，総鉄結合能（TIBC）は上昇している．TIBC に対する血清鉄の割合は，単純な鉄欠乏では 20％未満である．血清中の（可溶性）トランスフェリン受容体（TfR）は，赤血球前駆細胞から放出され，鉄欠乏では上昇する．フェリチンが低いと診断されない場合には，フェリチンに対する TfR の割合が高いことから鉄欠乏が予測される．この検査は有用であるが，これまで臨床診察ではあまり利用されていない．

血液検査が誤解を招きやすいような場合には，骨髄生検を実施して鉄貯蔵を調べることもある．通常，鉄は骨髄のマクロファージにおいてフェリチンの形で貯蔵されており，プルシアンブルー染色により確認できる．骨髄生検における鉄貯蔵量の低下は鉄欠乏の診断である．しかしながら，合併症のある症例では，鉄欠乏の有無を決定するのに経験的な鉄補給検査に対する応答が使用されることが多い．

E. 疲労，脱力感，および息切れは酸素運搬能の低下の直接的結果であり，この酸素運搬能の低下により代謝的に活性のある組織への酸素の運搬が低下し，この患者の症状が引き起こされる．患者の顔色が青白くみえるのは，単位血液あたりの酸化ヘモグロビンの量が減少しているためであり，赤色の酸化ヘモグロビンにより皮膚に赤みが出るためである．顔面蒼白は，表面の皮膚血管が収縮して血液をより重要な構造へと流している代償機構によっても引き起こされる．

CASE 24

A. この女性の貧血の原因と考えられるのはビタミン B_{12}（コバラミン）欠乏であり，これは貧血，舌炎，および神経学的障害という特徴がある．ビタミン B_{12} 欠乏は，DNA 合成への作用を介して貧血を引き起こす．コバラミンはデオキシウリジンからデオキシチミジンを合成する際に必須の補助因子である．コバラミンがメチルテトラヒドロ葉酸からメチル基を受け取って，メチルコバラミンと還元型テトラヒドロ葉酸が形成される．メチルコバラミンは，ホモシステインからアミノ酸のメチオニンを産生するのに必要である．還元型テトラヒドロ葉酸は，プリン合成における一炭素供与体として必要とされる．したがって，コバラミン欠乏によりテトラヒドロ葉酸の貯蔵量が枯渇し，プリン生成が低下して，DNA 合成が損なわれる．DNA 合成が損なわれることで，赤血球の産生量が減少する．また，骨髄中の血液細胞の巨赤芽球性変化も引き起こす．その後，これらの細胞の多くが，髄内溶血により破壊される．これら両方のプロセスにより貧血が引き起こされる．

B. 末梢血スメアは，コバラミン欠乏の期間により異なる．この患者では，深刻な症状が発現しているため，末期の巨赤芽球性貧血であると推測される．末梢血スメアでは，赤血球については著しい赤血球大小不同や異型赤血球増加症，そして好中球では過分葉がみられるはずである．重症例では，末梢血細胞の形態変化に関して白血病と見分けるのが難しい場合がある．

依頼される可能性のあるその他の臨床検査は，乳酸デヒドロゲナーゼ（LDH）と間接ビリルビン測定である．両方ともコバラミン欠乏で上昇するが，これはビタミン B_{12} 欠乏で発生する髄内溶血を反映している．血清ビタミン B_{12} は低くなると予測される．しかしながら，測定される全血清ビタミン B_{12} の 20％だけが細胞内輸送タンパクであるトランスコバラミンに結合しており，残りはハプトコリンと結合することで細胞が利用できない状態になっているため，偽陽性と偽陰性の検査結果が得られる確率は高いままとなる．内因子に対する抗体は通常，検出可能である．メチルマロン酸およびホモシステインの血清レベルの同時上昇により，ビタミン B_{12} 欠乏を高い確率で予測できる．

巨赤芽球性貧血のさまざまな原因は，Schilling 試験で区別できることが多い．この検査では，内因子の同時投与の有無での放射性標識ビタミン B_{12} の経口吸収を測定することで，ビタミン欠乏の機構を直接的に評価する．この検査は，コバラミン貯蔵の補充後に実施しなければならない．

C. 悪性貧血は，胃酸および内因子の産生を担う胃壁細胞の自己免疫性破壊により引き起こされる．これらの細胞の自己免疫性破壊は，無酸症（胃酸の欠乏）を引き起こすが，胃酸は食物からコバラミンを遊離させるのに必要である．内因子の産生を低下させる．内因子は，回腸終端部においてコバラミンを効果的に吸収するのに必要である．これらの機構が相まって，ビタミン B_{12} 欠乏が引き起こされる．

壁細胞の破壊が免疫性であるということについては，強力なエビデンスがある．病理学的には，悪性貧血患者では胃粘膜の萎縮に浸潤されたリンパ球が伴うが，このリンパ球の大部分は抗体産生 B 細胞である．さらに，90％以上の患者において，壁細胞膜タンパク，主にプロトンポンプに対する抗体が確認される．また，過半数の患者では，内因子または内因子とコバラミンの複合体に対する抗体も確認される．これらの患者では，その他の自己免疫性疾患のリスクも高くなっている．

D. この患者の頻脈は，重度の貧血を反映していると考えられる．その他の多くの貧血の原因とは異なり，悪性貧血では多くの場合でヘモグロビン濃度が非常に著しく低下する．これにより，血液の酸素運搬能の著しい低下が引き起こされる．代謝的に活性のある組織への酸素供給を増加させる唯一の方法は，心拍出量を増加させることである．そのためには心拍数を上昇させる必要がある．長期的には，この心拍数の上昇による心臓へのストレスが高拍出性心不全を引き起こすことがある．

この患者でみられる神経学的症状である異常感覚および固有受容性感覚（位置感覚）の障害は，それぞれ末梢神経および後外側脊柱からのミエリン脱髄が原因である．ビタミン B_{12} 欠乏が原因のメチオニン不足は，少なくともこのミエリン脱髄の一因となっているようであるが，正確な機構は不明である．ミエリン脱髄により最終的には神経細胞死が引き起こされる．したがって，神経学的症状はビタミン B_{12} 欠乏の治療では改善されない可能性がある．

CASE 25

A. 幼児期に発症する古典的な周期性好中球減少症は，好中球エラスターゼという 1 つの酵素をコードしている遺伝子の変異が原因である．ほとんどの症例では常染色体優性遺伝が確認されるが，成人の散在性例が発生することもあり，そのような場合も好中球エラスターゼの変異と関連している．

周期性好中球減少症患者における好中球の動態研究から，遺伝子の異常は好中球の異常蓄積ではなく異常産生を引き起こすことが明らかとなっている．周期性好中球減少症では，変異した好中球エラスターゼが過剰な阻害効果を持っており，トラフ期間が延長され，貯蔵プールが正常な末梢血中の好中球数を維持するのに不十分になる可能性があるという仮説がある．このような産生異常が他の細胞系にも影響を及ぼし，すべての貯蔵プールの周期的枯渇が引き起こされる．好中球は前駆細胞の段階から成熟まで発達するのに 2 週間かかるが，寿命はわずか 12 時間であるため，好中球細胞系の枯渇は臨床的に明らかになる．その他の細胞系は寿命が長いため，産生が周期的に減少しても，臨床的に明らかになることはない．

周期的成熟と好中球エラスターゼの変異とがなぜ関連しているのか，その正確な理由についてはよくわかっていない．複数の細胞株が周期性を持つことが確認されているため，好中球エラスターゼの変異は，初期前駆細胞が顆粒球コロニー刺激因子（G-CSF）により「救出」された場合を除いて，これらの細胞におけるアポトーシス（プログラム細胞死）のプロセスを加速していると考えられる．いくつかのエビデンスでは，好中球エラスターゼが G-CSF の作用と拮抗することが示されているが，周期性好中球減少症において変異した好中球エラスターゼが G-CSF の作用とどのように関係しているかについてはよくわかっていない．

臨床的には，患者への G-CSF（フィルグラスチム）の薬理学的用量の投与により，この疾患を部分的に克服する 3 つの興味深い効果が得られる．1 つ目は，周期的変化は継続するが，好中球の平均数は周期の各時点で増加し，患者にほとんど好中球減少が発生しなくなる．2 つ目は，周期的変化の周期性がただちに 21 日から 14 日へと短縮する．3 つ目は，他の細胞株の変動も並行して変化し，他の細胞株の周期的変化の周期性も同じく 14 日に短縮することから，初期前駆細胞がまさにこの疾患の中心にあることがわかる．しかしながら，周期的変化が消失しないという事実が，まだ発見されていない他の異常があることを示している．また，健常者のすべての幹細胞には内在する周期的変化があり，この周期的変化は骨髄内で複数のサイトカインによって調節されている可能性も示唆している．

B. この患者でみられる自然寛解を伴う周期的な好中球減少は，周期性好中球減少症の特徴である．この

疾患では，患者は約3週間(19〜22日)ごとに好中球数が低下し，ナディア期(最低好中球数)は3〜5日間継続する．一般的に，患者は好中球数が正常な期間は健康であり，好中球数が250/μLを下回ると症状が発現する．好中球は，細菌および真菌の感染に対する免疫システム応答の大部分を担っている．したがって，周期性好中球減少症の主な臨床症状は反復感染である．通常，各ナディアでは発熱と倦怠感という症状が特徴である．この患者で確認されたように，頸部リンパ節腫脹および口腔潰瘍も多くの場合に発現する．致死的な細菌感染や真菌感染はほとんどみられないが，特に腸内細菌叢からの感染の結果として，発生する可能性はある．しかしながら，最も一般的には，皮膚感染と慢性歯肉炎が発現する．

C. 末梢血スメアは，好中球の不足以外は正常である．存在している好中球は，外見は正常である．しかしながら，骨髄では前骨髄球や骨髄細胞などの骨髄前駆細胞の増加が確認されると予測される．成熟好中球はほとんどみられない．好中球数が改善した2週間後に骨髄検査を再度実施すると，結果は正常になる．

CASE 26

A. この患者における最も可能性の高い診断は，薬剤誘発性免疫性血小板減少症である．多くの薬物がこの現象と関連付けられているが，最も一般的なのがヘパリンである．未分画ヘパリン(UFH)を投与されている患者では，低分子ヘパリン(LMWH)を投与されている患者と比べて，ヘパリン起因性血小板減少症(HIT)のリスクが10倍になっている．心臓病や整形外科の手術を受けUFHを投与された患者の臨床的なHITリスクは1〜5%で，内科患者や産科患者(0.1〜1%)よりも高くなっている．女性は，男性と比べてリスクが2倍である．

B. ヘパリンは，抗体が関連する2つの異なる機構を介して血小板減少を引き起こす．ヘパリンは，活性化に応じて血小板から放出される血小板固有のタンパクである血小板第IV因子(PF4)に結合できると考えられている．このヘパリン-PF4複合体は，抗原刺激として作用して，IgGの産生を引き起こす．このIgGは，次にこの複合体に結合してIgG-ヘパリン-PF4複合体を形成する．新たに形成されたこの複合体は，IgG分子のFc受容体またはPF4受容体を介して血小板に結合する．この結合が2つの異なる現象を引き起

こす．1つ目は脾臓による血小板の破壊である．血小板は抗体が結合することで形が変わるため，脾臓によって異常であると認識され，破壊される．これにより，ほとんど続発症を伴わない単純な血小板減少が引き起こされる．

2つ目の現象は血小板の活性化であり，これは重大な続発症を引き起こすことがある．IgG-ヘパリン-PF4複合体の形成後には，IgGもPF4も血小板に結合できる．血小板は架橋され，血小板凝集が発生する．これにより循環血小板が減少し，血小板減少が引き起こされる．しかしながら，「白色血栓 white clot」と呼ばれる血栓の形成が引き起こされる可能性もある．

C. 薬剤誘発性免疫性血小板減少症では血小板数が非常に少なくなる可能性があるが，大量出血はほとんど発生しない．最も一般的に発生する主な症状はあざができやすいことであり，血小板数が5,000/μLを下回ると点状出血が皮膚や粘膜に発生することがある．実際に出血する場合は，一般的に鼻出血，歯肉出血，または消化管からの失血など粘膜からの出血になる．

前述したように，血小板減少の原因がヘパリンである場合，出血ではなく矛盾した凝固亢進が発生する可能性がある．血栓形成は，過去の血管損傷や異常があった部位に発生することが多く，動脈血栓または静脈血栓として確認される．

CASE 27

A. Virchowの三徴は，血栓形成に寄与すると考えられる血流停滞，血管内皮の損傷または炎症，および血液の固有特性の変化という3つの因子である．この患者には，不動やその他の血流低下の原因となる病歴がない．しかしながら，血管の損傷(深部静脈血栓症)の病歴がある．下肢血栓の症状はないが，肺塞栓症の出現部位として最も可能性の高いのは下肢である．つまり，血栓の家族歴を伴う今回の血栓形成の再発は，遺伝性の凝固能亢進状態でみられるような血液の固有特性の変化を示唆するものである．

B. 最も一般的な凝固能亢進状態は，活性化プロテインC抵抗性(第V因子ライデン)，プロテインC欠損症，プロテインS欠損症，アンチトロンビンIII欠損症，および高プロトロンビン血症(プロトロンビン遺伝子変異)である．高プロトロンビン血症以外のこれらの状態では，凝固促進活性の過剰産生ではなく抗凝

固が十分でないために血栓形成が引き起こされる．高プロトロンビン血症はトロンビンの過剰産生が原因である．

凝固カスケードで最も問題がよく発生するのは，第Xa因子とプロトロンビナーゼ複合体を形成するのに必要な第Va因子であり，これが止血中の瞬時のトロンビン産生（トロンビンバースト）とフィブリン生成を引き起こす．プロテインCは第Va因子の主なインヒビターである．第V因子を不活性型へと切断する作用があるため，第X因子の活性化が減速する．プロテインCの負の作用は，プロテインSにより強化される．したがって，これら2つのタンパクのいずれかが量的または質的に減少することで，第Xa因子の無制御な凝固促進作用が引き起こされる．

活性化プロテインC抵抗性は，最もよくみられる遺伝性の凝固能亢進状態である．原因は第V因子遺伝子の変異である．この変異により，第Va因子内でプロテインCが通常結合する切断部位の三次元立体構造が変化する．そのためプロテインCは第Va因子に結合することができなくなるため，不活性化できない．凝固が阻害されなくなる．

アンチトロンビンは，別の場所で凝固カスケードを阻害する．セリンプロテアーゼである第II因子，第IX因子，第X因子，第XI因子，および第XII因子を阻害する．アンチトロンビンの欠乏によりこれらの因子を不活性化することができなくなるため，複数の凝固段階で無制限に凝固カスケードが進行することになる．

高プロトロンビン血症は，2番目に多くみられる遺伝性の凝固能亢進状態であり，これまでに凝固促進因子の過剰産生が原因であると認められた唯一の疾患である．原因は，プロトロンビン遺伝子の変異であり，この変異によりプロトロンビンの上昇が引き起こされる．Xa-Va-Ca^{2+}-PL複合体が活性化されている場合，血栓症のリスク上昇の原因はトロンビンの過剰産生であると考えられている．

C．この患者については，さまざまな検査で遺伝性の凝固能亢進状態の有無を評価することができる．プロテインC，プロテインS，およびアンチトロンビンの相対量の定量的評価を実施できる．これらのタンパクがどれだけ凝固カスケードを阻害できるかを評価する定性検査として，凝固アッセイによる測定を実施できる．第V因子ライデンにおける特定の変異の存在は，ポリメラーゼ連鎖反応で評価できる．

CASE 28

A．成人の運動ニューロン疾患で最も一般的な病型は，四肢および球部に上位と下位の運動ニューロン障害が組み合わさって起こる筋萎縮性側索硬化症（ALS）である．患者の80％の初発症状は手足の筋力低下である．両側の障害を訴えるが多くは左右差がある．球麻痺のために嚥下，咀嚼，発声，呼吸，咳が難しくなる．神経所見では上位運動ニューロンと下位運動ニューロンの障害が混在していることが明らかになる．通常，外眼筋や括約筋は障害されない．疾患は進行性で呼吸器感染症や呼吸不全のため通常3〜5年で死亡することが多い．

B．ALSでは一次運動皮質と脊髄の前角にある運動ニューロンの選択的変性が起こる．障害された細胞の多くは細胞体や軸索内に中間系フィラメントの蓄積を伴った細胞骨格異常を示す．わずかなグリア細胞の反応はあるが炎症は目立たない．

C．ALSの分子学的病因にはいくつかの仮説がある．グルタミン酸は中枢神経内で最も豊富にある興奮性神経伝達物質で，興奮性シナプス後電位を形成してシナプス後細胞の細胞質内遊離Ca^{2+}濃度を上昇させる．このCa^{2+}シグナルはカルシウム感受性酵素を活性化するが，シナプスからのグルタミン酸の除去やシナプス後細胞内でのカルシウム排除機構によって，速やかに消失する．孤発性ALS患者の60％では，運動皮質と脊髄でのグルタミン酸輸送能力の大幅な低下がみられるが，他の中枢神経領域ではみられない．これはアストロサイトのグルタミン酸輸送タンパクEAAT2の消失と関連している．EAAT2の消失はmRNAのスプライス異常による可能性がある．脊髄の培養切片上では，薬理学的グルタミン酸輸送障害で運動ニューロン変性が引き起こされる．

ALSの10％は家族性でそのうちの20％は21番染色体長腕にある細胞内Cu-Znスーパーオキシドジスムターゼ（SOD1）遺伝子のミスセンス変異によるものである．SOD1タンパクはスーパーオキシドアニオンを過酸化水素に変える反応を触媒する．過酸化水素はグルタチオンペルオキシダーゼやカタラーゼによって無毒化され水に変わる．すべての点変異がSOD1の活性を低下させるわけではなく，また多くのこの変異の家族性ALSが常染色体優性遺伝形式であることと併せて考えると，機能低下ではなく新たな機能獲得による結果であると推測されている．1つの仮説として，

変異タンパクは基質特異性が変化して，過酸化水素をヒドロキシラジカルに変えるだけでなく，ペルオキシナイトライトを生成し，タンパクのチロシン残基をニトロ化するなどの毒性を呈するという考えがある．

ニューロフィラメントの機能障害は初期の ALS 病理において細胞体や軸索の近位側にその凝集体が蓄積する事実から容易に考えられる．加えてニューロフィラメント重鎖 (NF-H) の変異が孤発性 ALS の一部の患者で見出されており，NF-H の変化は ALS の危険因子かもしれない．

transactive response DNA-binding protein 43 (TDP-43) の発見はこの疾患の病因をめぐる新しい手がかりとして大変衝撃的なものだった．この新たなタンパクは家族性 ALS と孤発性 ALS と前頭側頭型認知症 (FTD) の病理学的な代表的所見である，ユビキチン化されたタウ陰性の封入体の主成分である．これらは Alzheimer 病や Parkinson 病の一部でも確認された．1 番染色体に位置するこの遺伝子の変異は家族性 ALS と FTD の家系で確認され，SOD1 遺伝子変異の家系ではみられなかった．約 15～25％ の症例で FTD と ALS はオーバーラップしており，これら疾患は新たに「TDP-43 プロテイノパチー」として見直されるようになった．同様に染色体 1q36.2 の TARDBP や染色体 7q21 の MAPT，染色体 2p13 の DCTN1 などの FTD と ALS を来すいくつかの別の遺伝子や遺伝子領域が発見された．

近年，主要な ALS または FTD の遺伝的原因が発見された．2 つのグループが 9 番染色体の C9ORF72 という遺伝子のイントロンにある 6 塩基繰り返し配列が，家族性 ALS の 34％，孤発性 ALS の 6％，家族性 FTD の 26％，孤発性 FTD の 5％ にみられたことを報告した．このタンパクの役割はわかっていない．これらの変異は他の非翻訳領域のリピート増大疾患のように機能獲得型変異であると考えられている．この新たなリピート増大による疾患の発見がその毒性を軽減させることに焦点を向けた創薬の根拠となるかもしれない．

CASE 29

A. 本例ではパーキンソニズムを認める．安静時振戦（動作時に改善する），「歯車様」筋強剛，そして歩行困難（歩きはじめと方向転換時に目立つ）はすべてパーキンソニズムの特徴である．パーキンソニズムの原因は頭部外傷，毒素，薬物，脳炎，変性疾患など多岐にわたるが，最も一般的な原因は，孤発性の神経変性疾患である Parkinson 病である．

B. Parkinson 病は基底核と脳幹部のモノアミン含有ニューロン，なかでも黒質のドパミン作動性ニューロンの選択的な変性の結果生じる．この領域は特に行動の開始と停止の際に運動の調節に関わっている．Parkinson 病ではドパミン作動性ニューロンの変性を認めるのに加えて，Lewy 小体と呼ばれる好酸性の細胞内封入体を含む神経細胞も散見される．

C. 家族性 Parkinson 病症例や毒素によるパーキンソニズムの研究を通じて，病態に関わるいくつかの分子機構が明らかにされている．パーキンソニズムの 1 つの原因として，かつて不純な非合法オピオイド薬に含まれていた神経毒である 1-メチル-4-フェニル-1,2,3,6-テトラヒドロピリジン (MPTP) が挙げられる．MPTP は N-メチル-4-フェニルピリミジウム (MPP$^+$) に代謝され，ドパミン神経終末のドパミン取り込み部位より取り込まれてミトコンドリア内で濃縮される．その結果，ミトコンドリア機能が障害され，最終的に細胞死を引き起こす．

家族性 Parkinson 病患者において，パーキン，α-シヌクレイン，DJ-1，ユビキチン，PTEN 誘導キナーゼなどのタンパクをコードする遺伝子を含む変異がいくつか同定されている．グルコセレブロシダーゼの変異は孤発性 Parkinson 病患者の 3％，若年性 Parkinson 病患者の 25％ に認められる．グルコセレブロシダーゼはリソソームにおけるプロセッシングに関与している酵素である．黒質におけるグルコセレブロシダーゼの酵素活性は，グルコセレブロシダーゼ遺伝子のヘテロ接合性変異を有する Parkinson 病患者では 58％，変異を有さない孤発性 Parkinson 病の患者では 33％ 低下している．グルコセレブロシダーゼが阻害されると，α-シヌクレインが蓄積し，蓄積した α-シヌクレインによりさらにグルコセレブロシダーゼが阻害される．Parkinson 病の発症に関わる分子メカニズムを明らかにする手がかりを見つけるため，これらの変異についての研究が進められている．

CASE 30

A. この患者で最も考えられる診断は重症筋無力症である．この疾患は変動する疲労感と小さな運動単位の筋肉，特に眼筋の脱力を特徴とする．重症筋無力症は自己免疫疾患であり，神経筋接合部のシナプス後領域の平易化を呈する．

患者では終板のリンパ球浸潤に加えてシナプス後膜に抗体と補体の沈着がみられる．患者の 90％ に，ア

セチルコリンの結合や活性化を阻害する受容体抗体が血液中で検出される。この抗体は受容体分子と架橋することで，受容体の内在化や変性を引き起こす．同時に補体介在性にシナプス後部の破壊が進み，終板の単純化につながる．

抗アセチルコリン受容体抗体の見つからない患者の大半で，筋特異的チロシンキナーゼ受容体(MuSK)に対する自己抗体が検出される．MuSK はアセチルコリン受容体を終板に集めるための重要な分子である．これらの自己抗体は培養筋細胞において受容体が層化するのを阻害する．すなわち，重症筋無力症の患者ではシナプス前膜からアセチルコリンが放出された際の反応性が低下しているといえる．

いわゆるダブルセロネガティブといわれる，抗アセチルコリン受容体抗体も抗 MuSK 抗体も持たない重症筋無力症患者もいる．近年，これらの患者の半数に新たな抗体が発見された．それがリポタンパク関連タンパク4(LRP4)に対する自己抗体で，LRP4 は MuSK 複合体においてアグリンの結合する受容体であり，抗 LRP4 抗体はアグリンによって惹起されるアセチルコリン受容体の層化を阻害し，重症筋無力症の症状を呈する．この患者の臨床症状は，胸腺腫のない抗アセチルコリン受容体抗体陽性患者と類似する．

B. 重症筋無力症においては小さな運動単位の筋肉が最も障害されやすい．眼筋は高頻度に障害され，咽頭筋や頸部の屈筋・伸筋，四肢の近位筋，脊柱起立筋などもよく障害される．重症例や未治療例では症状は全身の筋に及び，横隔膜や肋間筋が障害されるため呼吸不全を呈する．

C. 一般的に，反復刺激を行うと神経終末から放出されるアセチルコリンの量は減少する．この時，神経伝達物質の量が減ってもアセチルコリン受容体のチャネルが十分に開いていれば，通常は臨床症状を呈することはない．しかし，重症筋無力症ではアセチルコリン受容体の機能不全があるため，放出されるアセチルコリンの量が減少すると神経筋接合部における神経伝達も漸減する．このことから持続的あるいは反復する運動によって筋疲労という臨床症状が出現する．

D. 重症筋無力症患者では自己免疫疾患の家族歴がみられたり，患者に自己免疫疾患の併存がみられることがある．甲状腺機能低下症，関節リウマチ，全身性エリテマトーデス，多発筋炎などの頻度が高い．さらに胸腺疾患の合併が多く，胸腺過形成は10～15%で

みられる．

E. 重症筋無力症に対する治療には2つの基本的な戦略がある．免疫介在性にアセチルコリン受容体が破壊されるのを防ぐことと，神経筋接合部で利用可能なアセチルコリンの量を増やすことである．前述したように，重症筋無力症患者の多くは胸腺に異常を呈している．胸腺はニコチン受容体に感作されたヘルパーT細胞を供給することで，病態に重要な役割を示している．全身型の重症筋無力症患者に対して胸腺を摘除することで症状を改善させたり寛解に持ち込むことができる．血漿交換法，副腎皮質ステロイド，免疫抑制薬などが抗アセチルコリン受容体抗体の量を低下させ，病状を緩和する．コリンエステラーゼ阻害薬を使用すると神経筋接合部における利用可能なアセチルコリンの量を増加させることができる．コリンエステラーゼは神経筋接合部においてアセチルコリンを減少させるが，コリンエステラーゼ阻害薬はこの減少を食い止めることで反復刺激された際のアセチルコリン放出の漸減を正常な状態に安定化させ，その結果として症状を緩和する．

CASE 31

A. Alzheimer 病(AD)の特徴的な病理所見は，アミロイドからなるコアの周囲に，変性した神経突起(軸索，樹状突起)や反応性アストロサイト，ミクログリアの突起が集まっている老人斑である．神経細胞体内の神経原線維変化の蓄積，神経細胞ならびにシナプスの消失も伴う．興味深いことに老人斑の数と症状の程度に相関は示されていない．

B. 神経疾患において障害部位は，影響される機能を予測させる．AD において，神経変性疾患を伴う老人斑は，海馬，嗅内皮質，連合野と基底前脳系で最も顕著である．これらは記憶や判断や洞察といった高次脳機能を担う領域である．このことから，なぜもの忘れや判断力低下，拒絶といった症状が出現するのかが，よく説明できる．一方で，晩期に至るまで一次運動野や一次感覚野は障害されず，したがって，運動ならびに感覚機能がよく保たれる．

C. 老人斑の主要構成タンパクはアミロイド β ペプチドである．これは 21 番染色体上に遺伝子によってコードされる β アミロイド前駆体タンパク(APP)から切り出されるものである．APP の産生増加はアミ

ロイド β 産生の増加につながり，これは培養神経細胞への毒性を持つことが知られている．21 トリソミーのように過剰な APP 産生を来したり，*APP* 遺伝子の変異を持った人々が，若年発症の AD となる．

D.　本例において今のところ AD における遺伝子検査は何の役割も持たない．AD の約 10％が家族性であり，複数の変異が報告されている．また，アポリポタンパク E(apoE)のサブタイプ 4(e4) を持つ個人は，AD の発症リスクが高いことも示されている．しかしながら，全人口の 15％はこのサブタイプを持っており，また，AD の多くの症例ではこのサブタイプを持たずに発症する．e4 キャリアのなかでも，多くの人々は AD を発症しない．それゆえ遺伝学的検査は推奨されない．

CASE 32

A.　全身性強直間代性発作は，突然の意識消失ではじまり，筋肉の強直性収縮により，四肢は伸長，後弓反張となる．強直期は約 10〜30 秒間続き，四肢が痙攣する間代期が続く．痙攣は 15〜30 秒間続き，その後 15〜30 秒かけて徐々にゆっくり治まる．発作後，数分後に意識が戻るが，通常さらに数分から数時間混迷状態が続く．

B.　特発性の場合は発作を繰り返し，多くは小児にみられる．発作は，外傷，脳卒中，腫瘍性病変，感染症による脳損傷に起因する．さらには，低血糖，電解質異常，アルコール離脱などの代謝原因を考慮する必要がある．この患者の発作の原因は，入手可能な病歴がないために不明である．しかし，局所的な神経学的所見を有し，左半身の運動が低下していることから，右大脳半球での脳病変を疑う必要がある．

C.　てんかん発作はニューロンが同期して活性化されるときに起こる．どのような発作になるかは，異常活動の発現部位と，その活動が他へ拡大するパターンによって決まる．脳における発作焦点の形成は，通常の抑制回路の断裂によって起こると思われる．その原因としては，イオンチャネルの異常や，抑制性ニューロンやそのシナプスへの傷害が考えられる．また，障害を受けた神経回路が再構成される過程のなかで，一部のニューロン群が同期化して焦点が形成されることもある．発作焦点が形成されると，そこで発生した局所放電は複数の機序で放散する．異常な興奮性ニュー

ロンが同期して脱分極——いわゆる発作性脱分極シフト——すると細胞外カリウムが蓄積し，近隣のニューロンを脱分極させる．脱分極の頻度が増加すると，神経終末へのカルシウム流入が増加する．その結果，興奮性シナプスから神経伝達物質の放出が増加する．この現象はテタニー後増強と呼ばれ，その結果，通常は静止している電位依存性や，*N*-メチル-D-アスパラギン酸(NMDA)受容体依存性の興奮性シナプス伝達が亢進し，抑制性シナプス伝達は減少する．これらの変化が相まって，近隣のニューロンを同期放電に次々と巻き込み，発作が起こる．

CASE 33

A.　この患者の診断は脳卒中である．脳卒中は突発発症し，少なくとも 24 時間以上持続する局所的神経脱落症状を特徴とする．脳卒中の結果生じる局所症状と徴候は，障害される脳血管により血液供給される脳領域に関連する．この症例では，患者は右側の脱力と感覚喪失を生じている．これらの症状は左中大脳動脈または少なくともそれに関連する血管支配領域の関与が示唆される．中大脳動脈の血管支配領域は外側前頭葉・頭頂葉・後頭葉，そして前・上側頭葉皮質と隣接する白質および尾状核，被殻，内包である．

B.　脳卒中の危険因子として，加齢，男性，高血圧，脂質異常症，糖尿病，喫煙，アルコール過量摂取，経口避妊薬が挙げられる．

C.　脳卒中は元来，虚血性または出血性に分類される．虚血性脳卒中は血栓性または塞栓性血管閉塞により起こる．出血性脳卒中は脳実質内出血，くも膜下出血，硬膜下出血，硬膜外出血または脳梗塞内出血により起こる．CT スキャンの結果から，この患者は出血性ではなく梗塞を患っていると考えられる．出血性脳卒中と虚血性脳卒中は臨床現場では鑑別が困難であるが，前者はしばしば予測が難しい神経脱落所見のパターンを呈する．これは出血性脳卒中の神経脱落所見は出血部位に加えて，遠隔部位の脳機能に影響する頭蓋内圧亢進や脳浮腫，隣接する脳組織への圧迫，脳室やくも膜下腔への血液流入に左右されるためである．

D.　この患者の脳卒中の基礎疾患として最も考えられるのは粥状動脈硬化症である．粥状動脈硬化症は，この患者にも認められる慢性高血圧や脂質異常症によりしばしば生じる血管内皮細胞の障害により起こる．

血管内皮障害により単核球やリンパ球が付着し，血管壁へ侵入し，血管平滑筋や線維芽細胞が増殖する．この結果，プラークが形成される．また障害された血管内皮に血小板が凝集し，さらに血管平滑筋と線維芽細胞増殖が促進する．プラークが拡大し血管が閉塞されると血栓性脳梗塞が生じ，プラークが破綻すると塞栓を放出し脳塞栓症が生じる．

CASE 34

A. 記載された病変は，尋常性乾癬に特徴的である．乾癬は，遺伝性かつ環境性の疾患であり，遺伝的原因は複数のエビデンスによって裏付けられている．一卵性双生児の乾癬においてあるいは罹患患者の親族における乾癬の発現率上昇との間に高い一致率が認められている．さらに，乾癬患者では，主要組織適合遺伝子複合体(MHC)のクラスIアレルの遺伝子産物に過剰発現がみられる．しかし，実際には乾癬が完全に遺伝性である可能性は低く，乾癬の遺伝的素因を有する人々においても，少なくとも一部の症例では，外傷，寒冷な気候，感染，ストレス，薬物などの環境的な誘発因子が必要と考えられている．

B. 乾癬では，角化細胞における細胞サイクル期間が通常よりも短縮し，増殖細胞群が倍増するのがみられる．この過剰な表皮形成によって，表皮肥厚および局面形成を生じる．皮膚の肥厚に加えて，細胞サイクル短縮の結果として，核が残存する細胞が角層内に蓄積する．このパターンは「不全角化」と呼ばれ，好中球の角層への遊走を引き起こす．これらが一体となって，乾癬に特徴的な銀白色の鱗屑を形成する．最終的に，乾癬は内皮細胞の増殖を誘導し，真皮浅層の毛細血管の顕著な拡張，蛇行，透過性亢進が起こることで，紅斑を生じる．

C. 乾癬皮膚では，自然免疫および獲得免疫の両者を含む多数の免疫異常が確認されている．抗原刺激は自然免疫応答を活性化し，マクロファージ，樹状細胞，好中球によるサイトカイン(インターフェロン，TNF，IL-23，IL-12 など)の産生を誘導すると考えられている．その結果，T細胞の誘導，活性化，分化を引き起こす．これらのT細胞，なかでも特にTh1細胞およびTh17細胞はサイトカインを産生し，サイトカインによって表皮過形成や炎症細胞が動員される以外に，最終的には病理過程を長期にわたって持続させるポジティブフィードバック機構が生じる．

CASE 35

A. 記載された病変は，「瘙痒性，多角形，紫色，丘疹」という扁平苔癬の特徴と一致する．扁平苔癬の誘発因子は不明の場合が多いが，現在までに複数の薬物が関連付けられている．抗マラリア薬(クロロキンなど)と金製剤が，扁平苔癬の皮疹を生じさせる可能性が最も大きい．これらの薬物やその他の誘発因子は，表皮の基底細胞の損傷を引き起こす細胞介在性自己免疫応答を生じさせると考えられている．

B. 前述したように，扁平苔癬を形成する誘発因子は不明の場合が多い．しかし，いくつかの形態の抗原刺激がCD4 T細胞の浸潤および活性化を引き起こしていることが示されている．刺激されたCD4 T細胞はサイトカインを産生し，その結果として細胞傷害性T細胞の動員が起こる．細胞介在性の細胞傷害，サイトカイン，インターフェロンγ，TNF が一体となって角化細胞を損傷し，角化細胞の空胞化および壊死の一因となる．損傷し，脱核した角化細胞は癒合してコロイド小体を形成する．メラノサイトは「innocent bystanders(無害傍観者)」として破壊され，メラニンはマクロファージによって貪食される．

C. 扁平苔癬の丘疹の臨床像は，その基礎にある病理組織学的な特徴を直接的に反映している．真皮浅層の稠密なリンパ球が隆起し，上部が扁平な丘疹の所見を生み出している．白色にみられる部位(Wickham 線条)は，表皮角層における慢性の炎症や過角化が原因である．紫色の病変は，メラノサイトからメラニンが放出され，これをマクロファージが貪食することに起因する．メラニンは黒褐色であるが，コロイドマトリックスにはメラノファージが組み込まれている．その結果として，「チンダル現象」と呼ばれる作用によって光が広範囲に散乱するため，ヒトの眼には病変が薄黒く，または紫色にみえる．

CASE 36

A. 記載された病変は，多形紅斑に特徴的なものである．粘膜病変が認められないことは軽症型多形紅斑erythema multiforme minor を示唆している．

B. 多形紅斑と扁平苔癬との類似点は，いずれも境界部皮膚炎であること，またいずれも表皮および真皮乳頭層へのリンパ球の遊走を引き起こすいくつかの誘発

物質に起因するということにある．その後，細胞傷害性T細胞は，産生されたサイトカイン，インターフェロンγ，TNFと一体となって角化細胞を死滅させ，脱核，空胞化，癒合を通じてコロイド小体を形成する．

扁平苔癬の場合には，真皮に稠密な炎症細胞浸潤が存在するのに対して，多形紅斑のリンパ球の真皮の炎症細胞浸潤はわずかである．したがって，表皮基底層内に広く分布する空胞化した角化細胞はより明瞭となる．

C. この患者にみられるように，軽症型多形紅斑の多くの症例は単純ヘルペスウイルス（HSV）によって引き起こされている．この関連性を裏付けるエビデンスは，臨床および分子レベルの両者の知見から得られている．臨床的には，多形紅斑に先行して単純ヘルペス感染が頻繁に発現することが長年にわたって確認されている．さらに，一部の患者では，アシクロビルなどの抗ヘルペス薬によって多形紅斑の発現が抑制可能である．一方，分子レベルの研究では，多形紅斑の病変から採取した皮膚内において単純ヘルペスDNAの存在が示されている．HSV DNAは，発疹消失後の末梢血リンパ球内および病変皮膚内でも確認されているが，非病変皮膚内では認められなかった．その他の原因としては，マイコプラズマ感染，接触性皮膚炎，薬物，放射線照射が明らかになっている．

D. 多形紅斑でみられる標的様の病変は，炎症反応とその有害作用が環状になることで異なることを反映している．病変の周辺部においては，炎症および空胞化がわずかであるため，紅斑が環状に中心を取り囲む．これに対して，中心部の薄黒い「標的部分」は，表皮の空胞化および壊死が高密度で生じている部位であることを表している．

CASE 37

A. 診断上の主要な鑑別として，水疱性類天疱瘡および天疱瘡を考えるべきであるが，多形紅斑，疱疹状皮膚炎などのその他の水疱形成疾患も検討すべきである．水疱性類天疱瘡の特徴が表皮下の小水疱形成であるのに対して，天疱瘡の特徴は表皮内の小水疱形成にある．水疱性類天疱瘡の予後はより良好であることから，この鑑別は重要である．

B. 顕微鏡下で，水疱性類天疱瘡病変では，リンパ球，好酸球，好中球，好酸性物質が浸潤している表皮下の裂隙が認められ，フィブリンなどの巨大分子の血

管外遊出もみられている．裂隙直下の真皮においても，好酸球，好中球，リンパ球の炎症細胞の浸潤がみられる．

C. 免疫蛍光抗体直接法により，表皮真皮境界部に沿って，結合したIgGおよびC3が直線状に分布することが認められる．これらの自己抗体は透明層lamina lucidaにある「水疱性類天疱瘡抗原」と呼ばれる230 kDaタンパクと結合する．この抗原は，表皮基底細胞のヘミデスモソーム複合体に限局されている．抗原の役割は明らかになっていない．

D. 水疱形成は，IgGが水疱性類天疱瘡抗原に結合し，補体カスケードを活性化することからはじまると考えられている．続いて，補体断片は肥満細胞脱顆粒を誘導し，好中球や好酸球を誘導する．顆粒球および肥満細胞によって複数の酵素が放出されるため，表皮真皮境界部の酵素消化および両層間の分離を生じる．水疱性類天疱瘡抗原は重要な構造的役割を担っており，自己抗体が結合するとこの役割が損なわれるため，表皮真皮境界部に裂隙が形成されると考えられる．

CASE 38

A. 下肢遠位部またはその他の過重の大きな部位において数ヵ月間にわたって再発する湿潤を触れる紫斑palpable purpura，および組織学的検査によって明らかになったフィブリノイド壊死は，白血球破砕性血管炎と最も一致する．誘発因子として特に多いのは感染と薬物である．細菌感染，マイコバクテリア感染，ウイルス感染はすべて白血球破砕性血管炎を誘発するが，連鎖球菌およびブドウ球菌が通常の感染における誘発因子である．肺炎球菌は，この年齢群の肺炎の原因として最も多いため，この患者においても誘発因子であった可能性がある．C型肝炎も白血球破砕性血管炎と関連する．抗菌薬，サイアザイド系利尿薬，非ステロイド性抗炎症薬（NSAID）など，多様な薬物が白血球破砕性血管炎と関連付けられている．抗菌薬のなかでは，この患者に投与されたアモキシシリンなど，ペニシリン誘導体が最大の誘発因子である．

B. 微生物抗原または薬物などの誘発因子は，外来抗原と結合した抗体によって構成される免疫複合体の形成を引き起こす．理由は依然として不明であるが，この複合体は皮膚の血管（細静脈）内に選択的に沈着する．細静脈内の組織で捕捉されたあと，免疫複合体は

補体カスケード，ならびに走化性フラグメントおよび血管作動性分子の限局的な産生を活性化する．これは，酵素を放出する好中球を誘導し，その結果として免疫複合体，好中球，および血管の破壊を生じる．最終的には，赤血球およびフィブリンが血管壁を通じて滲出し，周囲の真皮に侵入することにより，典型的な浸潤を触れる紫斑の所見がみられる．

C. 多数の好中球を含む，血管への稠密な細胞浸潤によって，病変皮膚が変化・拡張することから，白血球破砕性血管炎の病変は隆起し，丘疹を呈する．血管外遊出した赤血球が真皮に蓄積するため，病変は紫斑または紅斑を呈する．

D. 白血球破砕性血管炎は，関節包，軟部組織，腎臓，肝臓，胃腸管など，その他の身体部位の小血管に発症することもある．最も一般的な症状は，関節痛，筋肉痛，腹痛などである．肝臓または腎臓での発症を検討するため，これらの症状を評価するとともに，臨床検査を行うことが重要と考えられる．

CASE 39

A. 考えられる診断は，アレルギー性接触皮膚炎の一形態のウルシ皮膚炎（ツタウルシおよびウルシ）である．皮疹発現の2日前に樹木がうっそうとした場所でハイキングをしていた事実は貴重な手がかりである．また一方で，身体所見における直線状に配列された水疱の存在も，診断を下す上で有用である．直線や多角形は，皮膚の発疹が外因性であることを示唆している．この症例においては，患者が雑木林を歩いているときに，ツタウルシが線をなぞるように皮膚に接触し，曝露した部位に沿ってアレルギー性接触皮膚炎が発現したと推定される．

B. ウルシ皮膚炎に関して，崩壊した水疱から出た水疱液（または，水疱部位への接触）によって皮疹が広がるという一般的な誤解が存在する．実際には，発疹が発現した時点では，アレルゲンはその他のタンパクと不可逆的に結合していたり，あるいは，十分に分解されてその他の部位に移動できなくなったりしている．この症例の場合，患者は，当初接触した部位である下肢において，接触物質に反応して大型の水疱を発現したが，それはアレルゲンに対して重度の反応を呈したことを示している．この症例のような重度の炎症は自家感作現象を生じることがあり，この症例において

は，自家感作現象によって，患者の腕および体幹の局面内にみられる小さな丘疹および小水疱を伴う原因不明の紅斑性局面発現を説明することができる．あるいは，汚染した衣服またはその他の表面に不用意に接触した場合，新たな部位で皮膚炎を誘発する可能性がある．ウルシアレルゲンはきわめて安定的であるため，洗っていない衣服に付着して抗原性を持続し，最長1年間にわたってアレルギー性接触皮膚炎を誘発する可能性がある．

C. アレルゲン曝露が一過性の場合，ウルシアレルゲンに対する初回曝露では曝露部位に反応が生じないことが多い．しかし，その後は「戦闘準備を整えた」メモリーT細胞の集団が皮膚を監視し，アレルゲンの再出現を待ち構えている．このような状態を，感作されているという．そして抗原に再び曝露すると，惹起相がはじまる．Langerhans細胞は抗原を処理し，リンパ節に移動するが，提示およびT細胞増殖もアレルゲンとの接触部位で行われる．近接する非特異的T細胞が動員され，特異的な反応性T細胞によって放出された炎症性サイトカインの刺激を受ける．これに続いて増幅ループが生じ，最終的には臨床的に認識可能な皮膚炎を発現する．この複雑な一連の反応は発現までに時間を要し，再曝露から皮疹が現れるまでには24〜48時間の遅延が生じる．

CASE 40

A. 圧痛のある原因不明の結節として現れていることを踏まえると，可能性が高い診断は結節性紅斑erythema nodosum（EN）である．下腿前面がこのような病変の一番の好発部位となる．おそらく，患者は無症候性の連鎖球菌咽頭炎に罹患しているものと思われる．患者自身に咽頭炎の症状があり，抗菌薬によって緩和した事実は手がかりになる．しかし，抗菌薬の投与期間が必要期間よりも非常に短いため（標準10日間に対して実際には2日間），中途半端に治療された（無症候性の）感染を疑うことが不可欠である．感染の治療が適切になされるまで，患者は過敏反応としてENを引き続き呈することが予想される．感染が完治すると，皮膚病変は数週間以内に鎮静化する．持続性のENが認められる場合，考えられるその他の原因をただちに検索する必要がある．

B. ENの一般的な原因には，連鎖球菌咽頭炎，さまざまな薬物（サルファ薬など），エストロゲン含有経口

避妊薬または妊娠，炎症性腸疾患などがあるが，そのほかにも多数の原因が考えられる．

C. 結節性紅斑は，未知の理由によって皮下に限局される全身性の遅発性過敏反応を表すと考えられている．

D. 結節性紅斑の場合，炎症反応は皮下脂肪組織の脂肪中隔全体に播種状に広がったリンパ球，組織球，好中球，好酸球よりなり，頻繁に多核組織球を伴う．脂肪中隔は肥厚し，浸潤細胞の程度および反応の持続期間に応じて線維化することがある．浸潤細胞のほとんどが皮下の脂肪中隔に限局されているとしても，多くの場合，結節性紅斑の皮下の脂肪中葉の辺縁部には脂肪壊死の要素が存在する．脂肪壊死のエビデンスは，皮下脂肪中葉の辺縁部における泡沫状(脂質蓄積)マクロファージの浸潤の形態で，または，多核マクロファージ内における小型の星状間隙の形態で認められることがあり，いずれも脂肪組織の膜の脂肪壊死による要素を示している．

CASE 41

A. 考えられる診断はサルコイドーシスである．サルコイドーシスは除外診断によるため，個別の原因に関する十分な精査が必要である．皮膚生検ではサルコイドーシスに特徴的な変化が認められるが，*Mycobacteria* 属菌および真菌生物に関する組織化学染色が陰性であることを示す必要がある．また，罹患皮膚の組織培養でも陰性となることが求められる．胸部X線撮影は，結核を除外するとともに，肺門リンパ節腫脹の有無を確認する上で有用である．骨X線撮影も特徴的な所見を示すと考えられる．

B. この患者は鼻孔縁の周囲にサルコイド丘疹がみられる．これは凍瘡様狼瘡または鼻縁部サルコイドーシスと呼ばれる所見である．この所見は，気管気管支樹または肺実質の重大な病変のリスクが高いことを示している．慢性咳嗽の訴えも肺病変を示唆している可能性が高い．肺病変は非常に多い一方で，無症候性の場合があることから，サルコイドーシスのすべての症例においては，症状や皮膚科学的な所見にかかわらず，肺病変の可能性を常に検討する必要がある．

C. サルコイドーシスは，真皮内の組織球よりなる肉芽腫を呈する結節性皮膚炎である．肉芽腫の内部および周囲にリンパ球はほとんど存在しない．多核組織

球が頻繁に認められる．

D. サルコイドーシスは臨床的に，浸潤細胞による真皮の拡張に起因する隆起(丘疹，局面，結節)として認められる．表皮が影響を受けないため，病変を覆う鱗屑は存在しない．

CASE 42

A. 一般的な認識に反して，毛穴が汚れで詰まっても痤瘡は発現しない．実際に，「ブラックヘッド」(開放面皰)が黒いのは，「汚れ」とは全く無関係であり，拡張した毛包内のケラチン断片の酸化が原因である．ただし，油分の多い化粧品やワセリンベースのヘアケア製品など，一部の外因性物質は面皰の形成を促進し，その結果として痤瘡を悪化させる可能性がある．痤瘡の発現に重要な4つの段階はすべて毛包内で生じるため，洗顔はいずれの段階にも影響せず，表面の汚れや脂分を落とすだけに過ぎない．患者に対しては，穏やかな洗顔石けんまたは非石けん洗顔料を使用し，目の粗い布やタオル，スポンジでゴシゴシと洗わないように助言すべきである．これらは，痤瘡の改善には無効であり，二次的な刺激を生じ，外用薬による治療効果を低下させるおそれがある．さらに，通常「ニキビをつくらない noncomedogenic」と表示される油分の少ない化粧品のほか，ワセリン非含有のヘアケア製品を使用するように推奨する．

B. 角化細胞が適切なタイミングで毛包から脱落できない結果，毛包に角栓を生じる(面皰)．角栓形成に伴う皮脂の蓄積は毛包を拡張させる．毛包内におけるアクネ菌の過剰増殖は，皮脂を分解する．細菌性因子および皮脂分解産物は毛包に好中球を誘導するため，膿疱を形成する．毛包の破壊は，臨床的に炎症性丘疹または膿疱として認められ，真皮における激しい炎症反応を誘発し，最終的に瘢痕を生じることがある．

C. 角栓は，レチノイド(ビタミンA誘導体)を局所投与するか，あるいは重症度が高い場合には経口投与することによって改善可能である．レチノイドは，角化細胞の正常な剝離を促進する．細菌は，局所または経口抗菌薬によってコントロールする．一般的な局所抗菌薬は過酸化ベンゾイルおよびクリンダマイシンを含有する．エリスロマイシンまたはテトラサイクリンなどの経口抗菌薬は，局所抗菌薬と併用されることが多い．これらの薬物は，抗菌作用を有するだけでな

く，抗菌作用と無関係に抗炎症作用という特性を有することが知られている．最後に，レチノイドの局所または経口投与によって皮脂産生の抑制も期待できるが，この用途では経口投与のほうが非常に効果的である．また，スピロノラクトンおよび経口避妊薬などの抗アンドロゲン薬によっても皮脂産生が減少する可能性がある．

CASE 43

A. 喘息の基本的な特徴に刺激に対する気道過敏性の亢進がある．喘息は多くの誘発物質により発症，増悪する．これらは大きく以下の3つに分類されている．(1) 喘息の気道反応の生理学的，薬理学的メディエーター，(2) 感作され，気道炎症や気道過敏性を亢進させるアレルゲン，(3) 気道過敏性を亢進させる外来物理化学的物質あるいは刺激物．この患者の病歴（季節性があること）からアレルゲン誘導性喘息が考えられる．過去数ヵ月の症状の増悪は，ルームメイトの猫に対するアレルギー反応の可能性がある．

B. 喘息病態を形成する早期反応は，上記の誘発物質の曝露による局所の炎症性細胞（肥満細胞，好酸球など）の活性化である．この反応は，特異的IgEに起因するメカニズム，あるいは化学刺激物質吸入や浸透圧刺激などによる間接的誘因により起こる．急性作用するメディエーター（ロイコトリエン，プロスタグランジン，ヒスタミンなど）は気道の平滑筋を収縮させ，粘液産生を亢進させ，血管内皮の漏出を伴う血管拡張とそれに続く局所の浮腫を誘導する．上皮細胞もロイコトリエン，プロスタグランジン，炎症性サイトカインなどを産生し，病態に関与している．さらに，好中球や好酸球が気道粘膜に浸潤してくる．そして細胞由来のさまざまなサイトカインが肥満細胞や好酸球の増殖，T細胞の浸潤や増殖，B細胞のIgEおよびIgA産生形質細胞への分化などを誘導する．最終的には，この進行する炎症により，上皮細胞の傷害や気道の裸出，求心性感覚神経の曝露，そして平滑筋の過敏性亢進，慢性炎症，粘膜下腺の過形成と粘液産生亢進を来す．

C. 喘鳴は，平滑筋の収縮や粘液産生亢進と持続により，気道径の減少と気流の乱流の遷延化が起こり引き起こされる．息切れや胸部絞扼感の感知は，多くのシステムが連携して行っている．増加する気道抵抗を調整するために強い呼吸筋運動，胸郭の膨張が起こ

る．その変化を紡錘細胞にある伸展受容器が感知する．胸部の過膨張の結果，肺のコンプライアンスが低下し，呼吸仕事量が増大する．これらは胸壁神経で感知され，胸部絞扼感や息切れとなる．閉塞が悪化することで，低酸素血症やCO$_2$増加が起こり，末梢および中枢性の化学受容器を介して呼吸が促進される．これにより呼吸筋疲労となり，呼吸困難感が助長される．

D. この患者の症状は比較的軽度で断続的である．無増悪期間の呼吸機能検査の所見はおそらく正常であろう．発作時は，すべての呼気相における気流の指標［FEV$_1$（1秒量），FEV$_1$/FVC（1秒率）最大呼気流量（ピークフロー）］は低下するであろう．FVC（努力性肺活量）も早期の気道閉塞（呼気時に肺胞につながる肺胞道が虚脱し，閉塞すること）により低下するであろう．全肺気量，機能的残気量，残気量は，気流閉塞とエアトラッピングの結果，増加するであろう．DLCO（肺拡散能）は肺および毛細血管血流量の増加により増加するであろう．

CASE 44

A. 慢性閉塞性肺疾患（COPD）は，固定性気道閉塞に進行する可能性のある，これまで「慢性気管支炎」あるいは「肺気腫」といわれてきた疾患の特徴が含まれた呼称である．慢性気管支炎と肺気腫が併存する患者がしばしば存在する．

慢性気管支炎は，湿性咳嗽が年に3ヵ月，2年連続で続く病歴を有する．呼吸困難感と気道閉塞（しばしば可逆性の要素はあるが）が断続的に持続する．喫煙がこの疾患の主要な原因である．しかし，他の刺激物質の吸入曝露も同様の過程をとる．主な病理学的所見は，中枢側よりの気道炎症，粘膜肥厚，粘液産生亢進であり，気流閉塞を引き起こす細気管支以下の末梢気道にも炎症を認める．

肺気腫は終末細気管支より末梢で，肺胞壁の破壊による不可逆性の気腔の拡大を呈する疾患で，ほとんどの場合，明らかな線維化を認めない．慢性気管支炎と違い，肺気腫の病理学的所見は，気道ではなく，細気管支肺胞壁において認められる．肺胞壁の弾性組織が消失することによって，呼気時の末梢気道を支えていた肺胞壁の弾性収縮力が消失する．進行性の呼吸困難感と不可逆性の気道閉塞は，気腔の破壊によって起こり，粘液産生亢進や湿性痰を伴うことはない．さらに，ガス交換に必要な肺胞表面領域や毛細血管床の消

失が起こり，進行性の低酸素血症と呼吸困難感を引き起こす．

B. この患者における慢性湿性咳嗽と膿性痰は慢性気管支炎の特徴である．喫煙は，慢性気管支炎と肺気腫の患者の約90％の主な病因と考えられている．COPDはおそらく有意に過少診断されている．重度の気流閉塞を来すのは喫煙者の15〜20％であるが，喫煙量依存的に呼吸機能の低下が進行するといわれている．集団ベースの臨床研究からは，慢性的な粉塵（シリカ，綿など）や化学煙霧の曝露がCOPDの危険因子であるとの報告がある．発展途上国では，屋内のバイオ燃料から出る煙が主なCOPDの原因である．同定されたなかで最も重要なCOPDの遺伝的因子は，α_1プロテアーゼインヒビター（α_1-アンチトリプシン）の欠損である．血中あるいは組織での減少は，慢性気管支炎ではなく，重症肺気腫の早期発症につながる．

C. びまん性気道閉塞は呼吸機能検査では呼気相の気流と流量の全般的な低下を来す．FEV_1（1秒量），FVC（努力性肺活量），FEV_1/FVC（FEV_1％）（1秒率）などがすべて低下する．呼気相のフローボリューム曲線では強い気流制限を認める．患者によっては気管支拡張薬に反応のある場合がある．肺容量測定では，RV（残気量），FRC（機能的残気量）の増加を認める．これらは，びまん性気道閉塞と早期の気道閉塞（呼気時に肺胞につながる肺胞道が虚脱し，閉塞すること）によるエアトラッピング（空気とらえ込み）を反映している．これにより胸部X線写真の横隔膜の平低下を呈する．DLcoは典型例では正常であり，肺胞毛細管床は保たれていることを示唆している．

D. 換気/血流不均等（$\dot{V}\dot{Q}$ミスマッチ）は慢性気管支炎ではよく起こる．$\dot{V}$/$\dot{Q}$比（生理学的シャント）の低い領域に起こるため，A-aΔPO_2（肺胞気-動脈血酸素分圧較差）は開大し，低酸素血症を来す．安静時の低酸素血症は，肺気腫と比較して，より明確に出る傾向がある．肺気腫にも$\dot{V}$/$\dot{Q}$ミスマッチを認めることはあるが，典型的には分時換気量を増加させ，$\dot{V}$/$\dot{Q}$比を高く調整している．そうすることで，病態は進行しているにもかかわらず，PO_2とPCO_2を正常範囲近くまで保っているのかもしれない．しかし，より重症例で，さらなる毛細血管灌流の消失があると，DLcoは低下し，労作時と，最終的には安静時にも動脈血酸素飽和度の低下を誘導してしまう．どちらの状態でも重症例では，PCO_2の増加（高炭酸ガス血症）と呼吸性ア

シドーシスの増加が認められ，それに伴う代謝性代償となる．

CASE 45

A. びまん性実質性肺疾患はそれぞれ違った増悪事象や細胞学的，分子学的メカニズムを有し，異なる病態を呈する．肺の炎症過程と反応性線維化の発生や調節に関する一般的な細胞学的変化を示す（表9-5）．これらの事象は，(1) 初期の肺傷害，(2) 血管透過性亢進と血漿タンパクの血管外への漏出や血栓形成と血栓溶解を伴う血管障害と内皮細胞の活性化，(3) バリア機能の破綻と炎症惹起メディエーターの放出を伴う肺胞上皮細胞傷害と活性化，(4) 活性化白血球の間質への遊走を伴う活性化血管内皮への白血球浸潤の増加，(5) 細胞群の変化と基質産生増加によってもたらされる障害の持続と修復プロセスが含まれる．

B. 間欠で刺激性の乾性咳嗽は特発性肺線維症（IPF）の初期症状としてしばしばみられる．鎮咳薬への反応がよくないことが多い．終末呼吸単位が線維化により気管支や細気管支の歪みを引き起こすメカニズムは多様で，咳反射に関与する刺激性，抑制性の神経線維を変化させる．IPF患者における呼吸苦には多数の因子が関与している．肺の線維化は肺のコンプライアンスを低下させる．サーファクタントの入れ替わりの変化によって，呼吸運動をする際の肺を膨張させるのに必要な圧力が増える．C線維からの刺激が増加し，線維性肺胞壁や胸壁の伸展受容体は，コンプライアンスが低下した肺を膨張させるために必要な力の増加を感知することができる．

頻呼吸は肺の感覚受容体刺激の増加と肺容量が減少することで分時換気量を維持しようとする（したがって$PaCO_2$は正常）結果生じる．急速で浅い呼吸苦が肺弾性収縮力を増加させるにもかかわらず，換気力を低下させる．毛細血管床の減少と肺胞毛細血管膜の肥厚が，運動に伴う低酸素血症を引き起こす．進行した病態では重度の換気血流不均等が生じ，安静時の低酸素血症が生じる．

びまん性の吸気性ラ音は線維化とサーファクタントの減少により破壊されている呼吸単位の吸気の連続を反映している．ばち指の原因は判明していない．

C. 特徴的な胸部画像所見は，肺容量の減少と胸膜周囲の網状陰影で血管や横隔膜，心臓との境界が不鮮明となっている．小さな空洞が拡大し取り囲むような

線維化は蜂巣肺としてみられる．肺高血圧症を伴うと肺動脈の拡張がみられる．肺線維症は肺機能検査で拘束性のパターンを呈する．これは TLC，FEV$_1$，FVC の低下，FEV$_1$/FVC や呼気流量の不変または増加として表される．DLco は線維化が持続し，肺毛細血管が消失すると減少してくる．

CASE 46

A. ほとんどすべての肺水腫の4つの危険因子は，(1)静水圧勾配の増加(心原性肺水腫)，(2)血管内皮細胞や肺胞上皮細胞の透過性の亢進(非心原性肺水腫)，(3)膠質浸透圧勾配の低下(通常は血漿の低タンパクによる)，(4)身体的なリンパ管の閉塞または放射線治療の設定により起こるリンパ管の閉塞によるリンパ路の障害．この患者の以前の心筋梗塞の病歴，長年にわたる高血圧の病歴，そして最近の虚血の可能性から，心原性肺水腫と考えられる．

B. 典型的な心原性または流体静力学的な肺水腫は，左室の収縮または拡張不全，僧帽弁狭窄症，または僧帽弁閉鎖不全症による肺静脈圧と左房圧の上昇に起因する．これは血漿の限外濾過液において主な力学的プロセスである．一般に患者の血漿タンパクが60%より減少すると，浮腫は低タンパク血漿に応じて形成される．健常者では，液体が再吸収率を超えて血管スペースから間質に移行する前に，肺毛細血管圧(すなわち肺毛細血管楔入圧)が約20 mmHg を超えると，肺胞内の液体が肺水腫としてみることができる．

CASE 47

A. 血栓塞栓症は肺循環の中で生じる．肺血栓塞栓症の95%以上は下肢の深部静脈(膝窩，大腿部，および腸骨静脈)が原因で起こる．この患者の右下腿の熱感，紅斑，そして腫脹の発見は，血栓塞栓症の原因部位と考える助けになる．しかし，このような下肢の所見の診断的感度は低いので所見がなくても診断を除外できない．

B. この患者は肺塞栓症の危険因子が多数あり，肺塞栓症を起こす危険が高かった．男性は40歳以上で，人工膝関節置換術のため30分以上麻酔下で，整形外科手術を受けている(関節固定のためリスクになる)．ふくらはぎの静脈塞栓のリスクは84%と高く，致命的な肺塞栓症のリスクは約5%である．このような患者はすべて術後，抗凝固薬による予防的な治療を受けるべきである．

C. 肺塞栓症のすべての患者は物理的な閉塞の段階がいくつかある．その影響は閉塞された肺循環の割合(どれだけ大きな肺塞栓化か)，血栓によって刺激される神経液性反射，および以前からの心肺の病気の重症度による．肺循環の閉塞の程度が重症になるに従って，肺動脈圧は上昇し，右室負荷を引き起こす．重症肺塞栓症では，肺流出路の閉塞が起こる場合があり，心拍出量をひどく減らして，心血管虚脱と死を引き起こす．

D. 肺塞栓症は閉塞部位の遠位の灌流が減少するか途絶する．病初期に換気血流不均等が増加し，換気血流比が増加した領域(肺胞死腔または無効換気)が広がる．換気血流比の増加は二酸化炭素排出を低下させるが，酸素化への影響は最小限である．総分時換気量を増加させることにより無効換気の増加を代償する．数時間後，低灌流部位は II 型肺胞上皮によるサーファクタントの生産を減少し，その結果，浮腫や肺胞虚脱および無気肺を起こし，無換気またはわずかな換気しかない肺領域ができる．それらの肺への灌流レベルによって，A-aΔPO$_2$ 開大と肺胞低換気の増加による，真のシャント部分を含んだ低換気血流比の肺領域が増加してくる．

CASE 48

A. 透過性肺水腫(ARDS)の病態生理は複雑であり，多数の異なった損傷から起こっている可能性がある．完全な肺胞上皮のバリアが欠損することで，アルブミンのような大きな分子や溶質が肺胞腔へ流入する結果，肺胞内に水分の貯留を認める．完全な肺胞上皮のバリアの欠損は，肺感染症や吸入毒素のように肺胞上皮の直接傷害から起こるか，敗血症や膵炎のように毒素の循環により肺毛細血管内皮が傷害されたのち，二次的に肺胞上皮バリアに炎症性傷害が生じることによって起こっている可能性がある．特にフィブリンやフィブリン分解産物のような高タンパクを含んだ液体が肺胞腔に存在すると，肺表面活性物質が不活性化され，肺表面張力が増加する．その結果，肺コンプライアンスが失われ，肺の不安定性が引き起こされ，無気肺が生じる．肺表面張力が増加すると，間質の静水圧が低下し，さらに肺胞内へ液体が流入する．また，サーファクタント層が傷害されることで肺の感染症が

増加する可能性がある.

B.　ARDSは肺毛細血管漏出を増加させるような多数の異なる重症病態の総称である.　敗血症,肺炎,膵炎,胃内容物の誤嚥,ショック,肺挫傷,胸腔外損傷,毒素吸入,溺水,頻回輸血など,成人ICUで診断されたすべての疾患に及ぶ.　約3分の1のARDS患者は敗血症である.

C.　ARDSの重症低酸素血症は,いくつかの因子による.　血管内皮や上皮細胞の傷害は,血管透過性を亢進させ,サーファクタントの産生や活性を減少させる.これらの異常は間質や肺胞の肺水腫や,肺胞虚脱,表面張力増加を引き起こし,肺コンプライアンスを低下させ,低酸素血症を引き起こす.　その過程が悪化すると,さらにコンプライアンスが悪化して肺毛細血管が破壊され,シャントとなり,難治性の低酸素血症となる.　呼吸仕事量の増加と,低酸素血症の増悪の合併によって通常,人工呼吸器管理が必要になる.　ARDSでは,正常様の肺に接して無気肺や浸潤影を呈する領域が存在し,低酸素血症の過程は肺内で不均一に起こる.　また,人工呼吸器での一般的な1回換気量では正常肺部分は過膨張となり,適正に換気できる領域では血流が減少し,より肺損傷(容量損傷)が助長される.また,通常死腔の増大のために高炭酸ガス血症が起こり,低酸素血症がさらに重篤となり得る.

CASE 49

A.　心房と心室間の電気的伝導は,房室結節を介する回路である.　しかし,通常,1,000人に1人程度の頻度で側副伝導がある.　この側副伝導路は,通常,正常の心房あるいは心室の組織である.　これと連結する心筋は房室結節ではなく,この側副伝導路を介して「早期興奮」を起こすため,体表面心電図では短いPR時間とΔ波 delta wave と呼ばれるなだらかな立ち上がりを示すR波を含む相対的に幅の広いQRSを示す.

B.　心房と心室は2つの平行した連結路を介してつながっているので,リエントリ性頻拍は容易に始まる.　例えば,心房期外収縮が側副伝導路でブロックされても,房室結節を通って心室に伝わり,その間に側副伝導路が不応期より脱するだけの十分な時間が経過すると,心室の興奮は,ここを逆行性に心房に伝わり,したがってリエントリ性頻拍が開始する.

C.　まず,活動電位4相を促進する自動能の亢進は,頻脈を起こす.　次いで,再分極が遅れると(プラトー相が長くなると),ナトリウムチャネルやカルシウムチャネルの再活性化による脱分極が,活動電位3相あるいは4相で起こる.　これらの脱分極は,先行する活動電位に依存して起こるので,「撃発活動」と呼ばれている.　ある病的な状態では,これらの脱分極が新たな活動電位を生じ頻拍を起こす.

CASE 50

A.　心不全は以下のような状況で発症する.　(1)容量負荷や圧負荷のような不適切な心負荷,(2)心臓への流入障害,(3)心筋細胞の消失,(4)心筋の収縮性の低下.　この患者では心筋梗塞による心筋細胞の消失と収縮性の減少がある.　また,虚血が続いているとすると,心筋の拡張不全に伴う心臓の流入障害も合併しているかもしれない.

B.　収縮機能障害 systolic dysfunction では,圧-容積曲線における等容性収縮期の関係が,下方にシフトして1回心拍出量が減少する.　この拍出量減少に対応して,心臓は3つの代償機構を働かせる.　まず,Frank-Staringの法則に従い,心臓に戻ってくる血液(前負荷)を増加する.　次いで,カテコールアミンレベルが上昇することにより,心拍数と等容性収縮期圧-容積関係を左上方にシフトして心拍出量は改善する.最後に,心臓自体がリモデリングして,その容量が大きくなり壁が厚くなることにより,拡張末期の圧-容積関係を右にシフトして心拍出量が改善する.　いずれの機序も代償に限界があり,収縮機能障害が改善されないと,早晩,不全状態に陥る.

拡張機能障害 diastolic dysfunction では,等容性収縮期の圧-容積曲線は,個々の心筋細胞の収縮能が保たれているため,変化しない.　しかし,拡張末期の圧-容積曲線が左上方にシフトしている.　同時に左室拡張末期圧や心不全症状も増加している(図 10-17).拡張機能障害は,心室の拡張能低下,弾性収縮力の低下,心筋の硬さの増加を起こすあらゆる疾患により起こる.　高血圧は,その代償機構として心筋壁の肥厚を起こすが,これら3つの因子すべてに影響して拡張機能障害を来す.　虚血により心筋細胞への酸素供給不足が起こると,拡張能低下となり,拡張機能障害を起こす.　心筋梗塞のような重症虚血では,不可逆的な心筋細胞への傷害となり,細胞は線維化して結果的に収縮機能障害を起こしてくる.　多くの患者で,この収縮と

拡張の障害が合わさって心不全徴候の原因となる.

C. 息切れは,胸腔内圧より肺毛細血管圧が上昇し,肺間質に水腫が生じるため起きる(肺水腫 pulmonary edema).間質浮腫は,傍毛細管の J 受容体を刺激し,浅くて速い呼吸を起こす.肺が本来の空気ではなく血液や間質液に満たされると,肺活量の低下,細気管支の閉塞によるエアトラッピングを起こす.このようになって硬くなった肺を広げるために,患者は過剰な呼吸運動を強いられ,結果として呼吸筋の消耗や呼吸困難を呈する.換気・血流の分布が変化して,換気/血流ミスマッチが起こり,肺胞毛細血管間の酸素格差の拡大,低酸素血症,死腔の増加を来す.

夜間の重症呼吸障害は,交感神経による呼吸機能の下支えが睡眠により低下すること,前述したように心臓への血液還流が増加すること,そして呼吸中枢が夜間抑制されることなどにより起こると考えられる.

臥位で起こる息切れは起坐呼吸と呼ばれるが,下肢や腹腔の血液が一挙に心臓に戻るためと考えられる.このような重症の患者では,拡張期の圧-容積関係は非常に急峻となっており,ごく軽度の静脈還流量の増加により左室拡張末期圧の著しい上昇を起こす.起坐呼吸を避けるために,患者は,2つ以上の枕を使って,経験的に上体を起こして就寝する.

CASE 51

A. 大動脈弁狭窄症の最もみられる3原因は,(1) 先天異常(単尖,2尖,癒合した弁尖),(2) リウマチ性心疾患,(3) カルシウム沈着による弁の変性疾患である.この患者で,最も考えられる病因は,リウマチ性心疾患である.先天性大動脈弁狭窄症は,通常30歳までに発症する.一方,弁変性による場合は,通常70歳以上に多い.さらに,この患者は溶連菌感染による咽頭炎の複数回の既往があり,リウマチ性を疑わせる.

B. 大動脈弁狭窄症に伴う失神は,通常,弁狭窄により脳血流量が低下するために起こる.しかし,心房収縮や左室への還流が減少してしまう一過性心房性不整脈によっても失神は起こる.さらに大動脈弁狭窄症では心室性不整脈も,よくみられる失神の原因である.

C. 狭心症は多くの原因で発症する.約半数の患者は狭心症を起こす原因となる有意な冠動脈疾患を有している.また,冠動脈疾患がなくとも大動脈弁狭窄症

は,代償的な左室肥大を起こす.左室肥大は,心筋の酸素需要を増加すると同時に心筋内の血管を圧迫することにより酸素供給量を減ずる.結果的に,心筋細胞の虚血を起こす.最後には,石灰化弁の場合,カルシウム塞栓子がまれではあるが冠動脈閉塞を来す.

D. 頸動脈の立ち上がりは,減弱し,遅くなる(小脈,遅脈).左室肥大は,心尖拍動の位置を外側にシフトしさらに遅延させる.心房収縮の関与が高まるため S_4 音は亢進する.狭窄弁を通る血流は収縮中期雑音を発生し,もし弁逆流があれば拡張期雑音を発生する.

E. 症状が出現し,放置すると,その予後は不良である.大動脈弁狭窄症による狭心症が出現したら,その予後は2年,失神では3年とされる.

CASE 52

A. 大動脈弁閉鎖不全症における基本的な問題は拡張期の左室容量負荷である.血液は肺静脈だけでなく大動脈からも左室へ流入するため,左室の拍出量は極端に増加する.しかしながら,せっかく拍出された血液の多くが逆流により左室に戻るため,実質的な1回拍出量はあまり変わらない.大動脈弁閉鎖不全症が非常にゆっくりと発症すると,心臓は筋原線維の延長(心拡大)と心室壁を厚くする(肥大)ことにより対応する.心臓が拡大し左側にシフトする.これらのすべての変化は,ゆっくり進行するのが特徴である.しかしながら,この状態が,例えば,感染性心内膜炎のときの弁破壊のように非常に速やかに数日内で起こると,この代償機構は働けない.

B. 大動脈弁閉鎖不全症では,収縮期血圧が増加し拡張期血圧が下がるために,脈圧は拡大する.収縮期血圧の上昇は1回拍出量の増加による.拡張期圧の低下は大動脈から左室への逆流増加と大血管のコンプライアンス増加による.この大きな脈圧は末梢血管で突然上昇し,減衰する圧として触れる.この現象から多くの身体所見が出現する.すなわちウォーターハンマー・パルス(Corrigan の脈),頭部のゆれ(de Müsset の徴候),口蓋垂の拍動(Müller 徴候),そして手指の爪の毛細血管の拍動(Quincke 徴候)である.

C. 胸骨左縁下部で,大動脈を逆流する血流が拡張期の高調な雑音として聴取される.心尖部に拡張期ラ

ンブルが，Austin-Flint 雑音と呼ばれ聴取されるが，これは僧帽弁の前尖に逆流が当たる結果，機能的な僧帽弁狭窄を起こすためである．胸骨左縁上部で聴取される収縮期雑音は，大動脈弁を介する拍出量が増加するために起こる相対的な大動脈弁狭窄による．

D. 大動脈弁閉鎖不全症の早期では，容量負荷に対して心臓は拡大し心臓壁が厚くなって対応するため，心不全症状は出現しない．しかしある時点で，この代償機構が破綻すると，左室拡張末期圧は上昇する．この左室拡張末期圧の上昇は，肺静脈から肺に伝えられ，静脈圧の上昇を起こして肺水腫を生じさせる．肺胞に間質液がたまると，酸素化が障害され息切れを生じることになる．軽症例では息切れは酸素需要が高まるときだけにみられるが，重症例では安静時にも出現する．例えば，酸素需要は動作により高まる．またこの症状は睡眠中にも起こり得る．すなわち寝る姿勢が下肢などの間質液を再び体循環に戻すことになり，血液循環量を増やすからである．

CASE 53

A. この患者の最も考えられる診断は僧帽弁狭窄症である．小児期に咽頭の痛みを伴う病気が長く続いたことから，急性リウマチ熱を疑わせるが，これは最も一般的な僧帽弁狭窄症の原因である．拡張期の雑音は，狭くなった僧帽弁を通る血流が障害されるために起こってくる．全く不規則なリズムは心房細動によるものであり，息切れと肺野に聞こえるラ音は進行した僧帽弁狭窄症による心不全を示唆している．

B. 通常僧帽弁の面積は5〜6 cm^2 である．これが狭窄して1 cm^2 以下になると，左房から左室への血流は障害されて左房内圧とその容積を上昇させる．その結果，左房が拡張し正常の心房の電気的興奮を障害する．全くばらばらに左房内に興奮が伝導して，洞房結節による正常の興奮伝導は消失し，心房細動を起こす．左房圧上昇はさらに肺静脈や肺毛細血管に伝わり，心不全，肺水腫，血痰を起こす．

C. 左房が拡大すると血液はうっ滞し，僧帽弁狭窄症の約20％の患者で左房内に血栓ができる．これらの塞栓子が左室内に入ると全身に駆出され，脳梗塞などの突然の動脈閉鎖を起こすことになる．

CASE 54

A. この患者の心不全症状は急性の僧帽弁閉鎖不全症によるものである．僧帽弁の弁尖は，乳頭筋に付着している腱索につながれており，収縮期には2枚の弁尖は合わさってうまく閉鎖するが，乳頭筋を還流している左回旋枝の虚血が起こると，これの働きが阻害され，重症では筋破裂を起こし，収縮期にうまく閉じることができなくなり，急性僧帽弁閉鎖不全症を起こしてくる．

B. 僧帽弁閉鎖不全症では，収縮期に血流が左室から左房に逆流するので，心房は容量負荷と圧負荷の両方にさらされる．結果，肺血管床にもこれらの負荷が伝わり，心房拡大とその刺激伝導系にも障害を起こす．心房細動などの不整脈の原因となる．また，肺血管圧の上昇により，心不全症状が出現する．僧帽弁狭窄症の場合と異なり拡張期に過剰な血液が左房から左室に戻るため，左室容量負荷も認められる．

C. 僧帽弁閉鎖不全症がさらに緩徐に進行すると，心臓は容量負荷にある程度適応する．特に左室は1回拍出量の増加に対して拡大と心筋肥大で対抗する(ただし，その代償程度は大動脈弁閉鎖不全症のときほど強くはない)．その結果，心尖拍動は左側にシフトする．

CASE 55

A. この患者の最も考えられる診断は冠動脈疾患である．症状の出現は労作時のみで，ここ数ヵ月安定しているので，いわゆる安定狭心症に分類される．もし，胸痛が安静時やより軽い労作で起こったり，その頻度が増加したり，同じレベルの労作でもより重症化し長く続くようであれば，不安定狭心症とされる．

B. 最も頻度の高い冠動脈疾患の原因は，心外膜を走る大きな冠動脈の動脈硬化症であり，この患者でもこれが最も考えられる．より頻度の低い原因として，冠動脈攣縮が挙げられる．これは日本人に多く認められ，発作は労作時には通常起こらない．さらにまれな原因として，冠動脈の塞栓症や先天奇形がある．

C. この患者は，いくつかの冠動脈硬化症の危険因子を有している．すなわち，男性，冠動脈疾患の家族歴，脂質異常症，喫煙，高血圧である．

D. 動脈硬化性プラークが形成される機序はまだ不明であり，多くの論争の的となっているが，血管内皮細胞がずり応力 shear stress を受ける非常に若年時から始まるとされる．内皮細胞の傷害により放出される接着因子により，単球が血管内膜に付着して内皮下に侵入し，そこで酸化低密度リポタンパク(LDL)を貪食して泡沫細胞となる．この泡沫細胞と傷害を受けた内皮細胞は，動脈硬化症によく認められる脂肪線条を形成する．酸化 LDL は，サイトカイン放出や NO 分泌抑制を起こし，血管平滑筋は中膜から内膜層に移動し，増殖してコラーゲンや細胞マトリックス組織に沈着する．そして，さらに酸化 LDL を取り込むことにより，新たな泡沫細胞を形成する．T 細胞もこの増殖するプラークに集積する．T 細胞，血管平滑筋細胞，内皮細胞は，さまざまなサイトカインや増殖因子を放出し，細胞の移動や増殖を促す．最終的には，血管壁は厚く変形し，カルシウムを取り込んで硬くてもろいプラークを形成する．

E. 心臓の酸素需要がその供給を超えると，虚血により胸痛が起こる．安定狭心症では，1 本あるいは複数の冠動脈の高度の狭窄が原因である．運動時，患者の酸素需要量が増加するが，動脈硬化により冠動脈径が小さいために，十分な酸素供給ができず，心筋虚血が起こり，胸痛が出現する．しかし，実際は虚血が起こってもその 80 ％までは無症候性である．もし，症状としての胸痛があるとすると，それは末梢からのアデノシン放出によると考えられている．心房・心室に広く分布している交感神経求心性線維は，交感神経節を介して脊髄の第 5 胸椎根に達し，そこから，胸壁や背中，腕の痛みとしての症状を生じる．

CASE 56

A. この患者の診断は心膜炎である．

B. 心膜炎の最も頻度の高い原因は，感染症である．細菌，原虫，真菌はすべて心膜炎の原因となり得るが，ウイルス，特にコクサッキーウイルスが最も多い．この患者は，若く，基礎疾患はなく，風邪のような前駆症状があったため，コクサッキーウイルス感染が最も疑われる．心膜炎は，種々の病気のあとにも起こり得る．例えば，心筋梗塞，開胸術，胸部の外傷，放射線治療などのあとである．また，より珍しい原因として，血管障害を伴う膠原病(全身性エリテマトーデス，強皮症，関節リウマチ)，新生物，腎不全がある．

C. 胸痛はたぶん心膜の炎症による．胸膜炎様の症状は，近接する胸膜の炎症を伴うためと考えられる．

D. 聴診すると心膜炎に特異的な心膜摩擦音が特徴的である．これは心臓側と体腔側の 2 枚の心膜間の摩擦により発生すると考えられる．3 つの構成要素からなり，心臓の各部屋の急速な動きに関連して発生する．収縮期の音は心室の収縮に関連し，最もよく聴取される．拡張期の 2 つの音の 1 つは心室へ血液の急速流入に一致する拡張早期のものと，心房収縮に一致する拡張後期のものがあり，これらの拡張期の音はしばしば融合するので，全体としては 2 つの構成要素からなる摩擦音として聴取される．

E. 心膜炎の合併症の 1 つとして心膜液貯留がある．急な心膜液貯留は心タンポナーデを起こす．急速な心囊内圧の上昇があって右心系の圧を凌駕すると，心臓が押しつぶされて，流入障害が起こる．身体所見では，頸静脈圧の上昇，全身の低血圧，奇脈，くぐもった心音などが認められる．2 つ目の心膜炎の合併症は収縮性心膜炎による心膜の線維化である．この状態では，心室への早期の血液流入は正常であるが，線維化して硬くなった心膜のためにその後の流入が阻害されてしまう．この心室への血液流入の突然の停止が，この病気で古典的に聴取される拡張期のノック音として聴取される．加えて，頸静脈圧や全身の静脈圧の上昇があるため，吸気時に過剰に頸静脈圧が上昇する Kussmaul 徴候が陽性である．静脈圧の増加は，肝臓や腹腔内に液貯留を起こし，肝腫大や腹水を引き起こす．

CASE 57

A. 心タンポナーデの 3 つの古典的な徴候は，1935 年にこれを記載した外科医の名を取って Beck の三徴と呼ばれている．すなわち，(1) 低血圧，(2) 頸静脈圧の上昇，(3) くぐもった心音である．加えて患者は吸気時の血圧の低下を示す(奇脈)．

B. 心囊には通常，少量の漿液(30〜50 mL)が存在するが，その内圧は胸腔内圧とほぼ同じレベルである．心膜液が急速にたまり，心囊内圧は，右房あるいは右室圧のレベルまで上昇すると，全身からの十分な血液の還流を受けられなくなり，心室は押しつぶされてしまう．心囊内では心臓の 4 つの部屋はほぼ決まった容量を占めるため，血行動態を調べると，心室と肺動脈

拡張期圧が左右の心房圧と同じレベルとなり，心嚢内圧に一致することになる．

C.　通常，吸気時には収縮期の血圧は10〜12 mmHg低下する．この低下が20 mmHgを超えて著しい場合には，心タンポナーデと診断される．しかし，この現象は重症の肺疾患や，まれではあるが収縮性心外膜炎でも認められる．血液の流入障害により拡張末期の左室容量が減少し吸気時の1回拍出量の低下が起こる．吸気では，右室容積が増加し，心室中隔を左室側に押し込み，さらに左室の拡張末期容積を減少する（逆Bernheim効果）．また，吸気時の肺静脈から右房への血液還流も減少し，左室前負荷はさらに減少する．

CASE 58

A.　この患者はおそらく狭心症を罹患しており，粥状動脈硬化症による間欠性跛行も認められる．

B.　粥状動脈硬化症の初期に認められる変化は，内皮下領域への低密度リポタンパク（LDL）の浸潤である．内皮はずり応力を受ける対象であり，流れる血液により，引っ張られたり，変形させられたりしている．このような現象は動脈の分岐点で最も顕著となり，この部位により多くのLDLの浸潤が認められる原因とある．LDLは酸化ないしは別の様式で変性し，マクロファージ，抗体産生系そして生来の免疫機能性タンパクであるC反応性タンパクや補体などを含む免疫系の各種構成要素を活性化する．酸化されたLDLはマクロファージに取り込まれ，泡沫細胞を形成し，それらは脂肪線条を形成する．泡沫細胞付近の血管平滑筋は刺激され，中膜から内膜に移動する．そこでそれらの細胞は遊走し，コラーゲンや他の構造分子の中に入り込み病巣を形成することになる．平滑筋細胞もまたLDLを摂取して泡沫細胞となる．脂質は細胞内外を問わず蓄積する．動脈硬化巣（プラーク）内の細胞間の溶液（スープ）はオゾンを含む種々の細胞傷害性物質を含んでいる．それに加え，コレステロールによるマクロファージへの負荷は小胞体に対する脂肪毒性を示し，その結果，マクロファージのアポトーシスやプラークの壊死を引き起こす．壊死したマクロファージとコレステロールで形成される結晶はさらなる免疫反応の刺激をもたらし，好中球の補充を引き起こす．粥状変性の病変が進むと，免疫系のT細胞と単球がその部位に集積し壊死と炎症の種々のサイクルをつくり出す．病巣が成熟してくると，その表面に線維性の覆いが形成される．そのような線維性の覆いが存在しない，ないしは一部破損しているプラークは，最も破裂しやすい．病巣単独だと，それらが血流を塞ぐ部位で血管の変形を引き起こすが，最終的には，多くの場合プラークは破裂するか潰瘍が形成され，血栓症などで血流を遮断する原因となる．

C.　患者は閉経しており，喫煙者，高血圧で糖尿病である．エストロゲンは肝臓におけるコレステロールの除去を促進し，閉経前の女性では粥状動脈硬化症の進行は男性ほど急速ではない．一方で，大量のエストロゲン投与は血栓形成の発生率を増加させ，たとえ少量の投与であっても血栓形成を若干亢進させる．それに加え，いくつかの研究で閉経前女性に対するエストロゲン治療は2回目の心臓発作の発生を予防できないと報告されている．疫学的な結果と実験データとの矛盾に関しては，現在のところ説明できていない．喫煙の有害な効果の一部は一酸化炭素による低酸素症を原因とする内皮への傷害である．もちろん，他の要素も含まれているであろう．このように，禁煙は粥状動脈硬化症の進行を遅らせる有効な方法の1つである．血圧上昇により内皮にかかるずり応力が増加するので，高血圧はもう1つの重要な粥状動脈硬化症に関する危険因子である．血圧を下げることは，脳卒中の発生頻度を低下させる最も有効な手段であるとともに，虚血性心疾患に対しても効果的な影響を示す．糖尿病では，微小血管でも大きな血管でも合併症が認められる．後者でみられるものは主として粥状動脈硬化症に関係する．糖尿病では，非糖尿病と比較して，心筋梗塞の発症頻度は2倍となり，壊疽を伴う四肢の重篤な血流障害は比較的よくみられ，より多くの梗塞性の脳卒中があり，慢性腎疾患は重大な問題である．

CASE 59

A.　高血圧は，通常，連続する3回の同一医師による診察で血圧が140/90 mmHgよりも高い場合と定義され，前高血圧は120〜139/80〜89 mmHgと定義される．確かにこの患者は来院時高い血圧を示しているが，それだけでは高血圧と診断するに十分でない．

B.　長期にわたる重篤な高血圧で注意しなければならないのは，動脈の狭窄もしくは網膜出血と滲出を含む高血圧性網膜症である．肥大からくる心臓の巨大化は心臓の触診において，心尖拍動の位置などの変化で確認することができる．聴診ではIV音（S_4）を聴取する

場合がある.

C. 高血圧の合併症としては, 粥状動脈硬化症の進行を早め結果的に虚血性心疾患, 梗塞性の脳卒中, 脳出血そして腎不全などを引き起こす. 重篤な高血圧では脳症も生じることがある.

D. 高血圧の最も一般的なものは, 何といっても本態性高血圧である. おそらくこの患者の場合もそうであろう. 患者は黒人なので, 食塩感受性も高血圧の発生に寄与する1つの要因であろう. 他の比較的一般的な原因としては, 各種の腎臓疾患, 薬物によるもの, 腎血管障害と神経障害などが挙げられる. そのほかには, 大動脈の縮窄, ミネラルコルチコイド過剰, グルココルチコイド過剰, ならびにカテコールアミン過剰などが高血圧を引き起こす.

CASE 60

A. 病態生理学をもとにしたショックの4つの主要なタイプは, 循環血液量減少性, 血液分布異常性, 心原性そして拘束性ショックである. 患者の年齢, 重度外傷を受けていること, そして身体所見から, この患者の場合に最も考えられるケースは循環血液量減少性のショックである.

B. 循環血液量減少性ショックでは, 血液量の減少により各種臓器への循環が十分に行えなくなる. この結果, 組織では無酸素的解糖が起こり乳酸が産生される. 乳酸性アシドーシスは心筋を抑制し, カテコールアミンに対する末梢血管の反応性を低下させ, 昏睡を引き起こすであろう. 平均動脈圧の低下は圧受容器からの信号を抑制するので, 血管運動神経の発火を増加させる. これが, 全身性の血管収縮を起こし, 皮膚における血管収縮は皮膚を蒼白にし, 冷たくする.

C. 循環血液量減少性ショックには5つの原因がある. 出血, 外傷, 外科手術, 熱傷, そして嘔吐や下痢による体液の損失である. この患者は自動車事故に巻き込まれ, 結果として外傷性ショックとなった. この患者の場合には, 診察で示唆されたように, 腹腔内への出血による血液量の減少であった.

CASE 61

A. 他の症状として胸痛(12%), 発赤(14%), 発汗過多(50%), 失神(40%), 吐き気や嘔吐のような消化器症状(19%), 腹痛(14%), 下痢(6%). 加えて褐色細胞腫と関連する遺伝性症候群を示唆する既往歴や家族歴の抽出は, 褐色細胞腫に関係ない遺伝病を扱う場合と同様に大切である. およそ20～30%の褐色細胞腫は家族性である. ほとんどの家族性例は, 神経線維腫症I型, von Hippel-Lindau病(VHL病), 多発性内分泌腫瘍2型(MEN2), 遺伝性傍神経節腫症候群の4つのうちの1つに起因することが多い. 孤発例の褐色細胞腫と傍神経節腫例の少なくとも20～30%に *RET*, *VHL*, *SDHx*, その他の遺伝子の生殖細胞系変異を認める.

B. 一般的に褐色細胞腫の診断は, 血中・尿中のカテコールアミンとその代謝産物の異常な高値を証明することでなされる. 血中遊離メタネフリン, ノルメタネフリン測定法の増加の証明は, 血中カテコールアミンや尿中メタネフリンの増加より信頼できる. クロニジン0.3 mgの経口投与は, 本態性高血圧と褐色細胞腫の鑑別診断に用いられる. クロニジンは, 正常では交感神経活性を抑制し, 著明な血中ノルアドレナリン減少から血圧を低下させる. 一方, 褐色細胞腫患者では, クロニジンの投与は血中ノルアドレナリン濃度にほとんどもしくは全く影響を及ぼさない. その理由は, 褐色細胞腫の患者は神経支配を受けておらず自律的にカテコールアミンを分泌しているからである.

C. 副腎髄質の腫瘍として, 褐色細胞腫はカテコールアミン過剰の症状を呈する. 不安, 頭痛, 動悸はカテコールアミン放出の直接的な効果である. 体重減少は過剰な循環中のカテコールアミンによる二次的な代謝効果に起因する. 基礎代謝とグリコーゲン分解および解糖系の亢進により, 高血糖や尿糖が惹起される.

CASE 62

A. この症例はアカラシアであり, もともと下部食道括約筋弛緩ができない状態である. 健常では, 下部食道括約筋は周囲径が3～4 cmの平滑筋で迷走神経が刺激されると収縮する. 食物を飲み込むと迷走神経抑制神経により括約筋は弛緩し, 食物が胃内に流入することができる. アカラシアでは筋神経叢の変性と弛緩を促す抑制神経が消失しているため, 括約筋は固く閉じたままの状態となる. 神経機能異常は食道まで上行し, 時に食道蠕動も消失する.

B. アカラシア患者の下部食道括約筋にボツリヌス毒素を注射すると括約筋の緊張性収縮を起こす興奮性経路が減弱し部分的な弛緩を引き起こす.

C. アカラシアにおける下部食道括約筋の強い閉鎖により,下部食道は拡張し,最大1Lほどの食事内容物が貯留する.貯留内容物は感染したり肺に誤嚥しやすい.食道粘膜に潰瘍を形成したり,時に穿孔や破裂することもある.

CASE 63

A. この患者は逆流性食道炎に罹患している.健常では,下部食道括約筋の緊張性収縮は胃内から食道への胃酸の逆流を防止する.一過性に下部食道括約筋が弛緩すると二次性食道蠕動波が発生する.下部食道括約筋運動の消失,一過性弛緩の増加,弛緩後の二次性蠕動運動の消失,胃内容積や圧の増加,胃酸分泌の亢進などによりバリアとしての機能が低下するため,疼痛やびらんの原因となる胃内容物の逆流がより起こりやすくなる.反復する逆流は粘膜を傷害し,炎症を来すため「逆流性食道炎」と称される.炎症粘膜が治癒すると瘢痕化して,下部食道括約筋のバリアとしての機能を低下させるため,繰り返す逆流はさらなる逆流の原因となる.

B. 嗜好食品(チョコレートなど),ベンゾジアゼピンなどの薬剤,あるいは喫煙など多くの因子は下部食道括約筋の緊張を低下させ,酸を多く含む胃内容物の食道内腔への逆流を促す.この過程は仰臥位となる夜就寝時にさらに進む.

C. 下部食道の狭窄が最もよくみられる逆流性食道炎の合併症である.固形物からはじまり,後には液体の通過困難な嚥下困難を呈する.その他の合併症には,出血や穿孔,嗄声,咳や喘鳴,特に就寝中に起こる胃内容物の誤嚥による肺炎などがある.逆流性食道炎の繰り返しによる扁平上皮から円柱上皮(Barrett上皮)への粘膜変化は,喫煙や飲酒習慣との関連性のあることが,疫学研究から示唆されている.Barrett食道の2～5%で食道腺がんになる.

CASE 64

A. 胃酸の過剰分泌や粘膜防御因子の低下により,酸性消化性疾患,特に胃潰瘍が起こる.酸分泌やペプ

シン分泌は正常か軽度低下にとどまる患者がいることより,ほとんどの胃潰瘍は粘膜防御機構の破綻が原因であると考えられている.胃潰瘍の原因として運動障害が考えられるには少なくとも以下の3つが挙げられる.すなわち,(1)十二指腸内容物が機能不全に陥っている幽門括約筋を越えて胃内に逆流する(十二指腸内容物には粘膜障害性の胆汁が含まれており胃酸やペプシンに逆らって粘膜防御機構の破綻に関連する),(2)胃内に逆流したものも含む胃内容物の十二指腸への排出遅延,(3)胃排出遅延による食物貯留の起こすガストリン分泌と胃酸分泌の促進,である.これらの運動異常が胃潰瘍の原因か結果であるかは明らかではない.粘膜虚血は胃潰瘍の原因として重要な役割を担う(次の回答Bを参照).これらのどれか1つの異常により潰瘍の発症する患者の存在が明らかにされている.NSAID投与,喫煙,心因性ストレス,*H. pylori* 感染といった危険因子は,おそらく1つ以上の粘膜防御機構を破綻させることにより潰瘍の発症と関連している.

B. プロスタグランジンは重炭酸塩や粘液分泌とともに,粘膜細胞の修復再生を促す胃粘膜血流を増加させる.したがって,重炭酸塩や粘液分泌低下と同様に,NSAIDやその他の障害物質の投与による胃粘膜血流の低下も胃炎や胃潰瘍の原因となる.

C. *H. pylori* 感染は,細胞内シグナル伝達異常,炎症の増悪,胃酸分泌増加,粘膜防御因子低下など多くの機序により酸性消化性疾患の原因となる.さらに消化管におけるアポトーシスにも影響を与える.*H. pylori* 感染と炎症の関連性は高いにもかかわらず,臨床的には *H. pylori* 感染患者のわずか15%程度にしか潰瘍が発生しないことは,その他の因子の重要性を示唆する事実である.その他の因子には遺伝学的因子と喫煙などの環境因子があり,病態生理学的に重要である.にもかかわらず,*H. pylori* 感染の役割は,感染者すべてが何らかの酸性消化性疾患に罹患するため,臨床的にはとりわけ重要である.さらに除菌なしでの治療ではほとんどの患者は酸性消化性疾患の再発を認める.最近の研究から,*H. pylori* 株の違いにより酸性消化性疾患の種類や程度が異なること,胃がん発生における *H. pylori* 感染の重要性なども明らかになった.この潰瘍患者の治療には,イブプロフェンの中止,プロトンポンプ阻害薬投与,*H. pylori* 除菌などが必要である.

CASE 65

A. 正常の胃排出運動は一部内因性神経や自律神経により調節されているが，長期経過の糖尿病では自律神経が障害される．この患者では糖尿病の治療が不十分なため，血糖コントロールが不良であり，半年間末梢神経麻痺を認めることと符合する．しかし，新たに胃不全麻痺と診断されても，血糖コントロールが改善すれば，症状は変わるかもしれない．

B. この患者の下痢症状は多因子が関わるかもしれない．うまく協調できない幽門収縮では多量のび粥を十二指腸に流入できず，小腸での消化吸収がうまくいかない．吸収不良は下痢の原因となるだけでなく，下痢を悪化させる細菌の異常繁殖をもたらす．

CASE 66

A. 胆石形成の因子は多いが，胆汁組成に影響する因子と胆嚢運動に影響する因子に分類される．胆石形成に影響する胆汁因子にはコレステロール濃度，結晶核形成因子，プロスタグランジン，エストロゲン，胆汁生成率，水と電解質吸収率などがあり，胆嚢運動も主たる因子である．通常，胆汁は胆嚢内に胆石を形成するほど長くはとどまらないが，停滞すると胆石形成が起こる．

B. 閉経前の女性では，血中エストロゲン高値は２つの経路で胆石形成の原因となる．エストロゲンは胆汁中のコレステロール濃度を上げ，胆嚢運動の低下を来す．胆汁うっ滞やコレステロール濃度上昇は胆石を形成する．

C. 胆石は胆嚢管に陥頓すると胆嚢排出ができなくなり，胆嚢炎や胆嚢内容物の感染による蓄膿を来す．無治療のままであれば，炎症や感染は胆嚢壊死や敗血症を来す．胆石が総胆管に陥頓すると，血中ビリルビンが上昇し，閉塞性黄疸を来す．さらに膵管やOddi括約筋に近接した総胆管部位に陥頓すると，膵消化酵素が膵管内でうっ滞し膵炎の原因となる．

CASE 67

A. 乳糖不耐症は炭水化物消化の最も大きな問題である．健常の新生児や幼児の空腸に豊富に分布する乳糖分解酵素が，成人では小腸刷子縁での乳糖分解酵素が減少するのが主たる原因である．世界の多くの地域の人で乳糖分解酵素は徐々に減少しているが，乳製品が成人の重要な栄養源となる地域では必ずしも減少していない．乳糖分解酵素の活性は他の地域においても成人における乳糖消化における律速因子である．

B. 多糖体や二糖体として主要な食事成分である炭水化物は吸収できるように単糖類まで消化される必要がある．乳糖分解酵素が欠乏すると消化されない乳糖は吸収されない．非吸収体の乳糖は腸管内び粥の浸透圧を血漿浸透圧と平衡状態にするために腸管内に水分を貯留する．この液貯留が腹痛，吐き気，下痢の原因となり，遠位小腸や大腸における細菌による乳糖の腐敗により症状が悪化する．

CASE 68

A. Crohn病は回腸末端と結腸を主に傷害する区域性腸炎であるが，この患者にみられるように口から肛門まで消化管のあらゆる部位にアフタ性潰瘍を認めることがある．

B. Crohn病の病因は不明であるが，微生物（細菌やウイルス），食事性因子，免疫異常，遺伝的因子，心因性因子などが発症に関与する可能性が考えられている．Crohn病には嚢胞性線維症，強直性脊椎炎など他の遺伝性疾患が合併することより，遺伝的因子との関連性も指摘されている．正常腸管では管腔内で常にさらされている食事性あるいは微生物抗原に対する炎症性反応は適応できるが，Crohn病患者では適応反応ができず，制御不能の炎症を呈していると思われる．

　近年の研究で，インターロイキンやTNFなどのサイトカイン，特にTh1免疫系サイトカインがCrohn病病態において重要な役割を果たすことが明らかになっている．Th1サイトカインであるIL-10欠損マウスでは腸管にCrohn病類似病変を発症する．

C. 急性および慢性炎症により臨床経過は再燃と寛解を繰り返す．小腸閉塞などの合併症は活動性炎症や，より多くは慢性線維性狭窄により起こる．その他の合併症には瘻孔，膿瘍，肛門周囲病変，がん，吸収不良などがみられる．

D. 腸管外症状として，移動性関節炎，皮膚，眼，粘膜の炎症性疾患や回腸末端での胆汁酸吸収不良による胆石，シュウ酸塩の吸収不良による腎結石などがあ

る．アミロイドーシスは血栓塞栓症として深刻な合併症である．

CASE 69

A. 憩室症は高齢者によくみられる疾患であり，大腸粘膜と粘膜下層が筋層から外に突出することにより発生する．異常な結合組織が筋層の代わりになることもある．便を撹拌するために生じる腸管の激しい収縮により大腸内腔と腹腔間に圧勾配ができることが発症機序として重要である．疫学的データによると憩室症の発症率は繊維の少ない食事とその結果生じる便秘の増加と相関する．

B. 腹痛コントロールのためのオピオイド使用は内腔圧を直接亢進し穿孔のリスクが高くなるので禁忌である．

C. 憩室症には大きく憩室出血と憩室炎の2つの合併症を認める．粘膜内動脈が憩室内に破裂して生じる憩室出血は高齢者の下部消化管出血の主因として重要である．この患者でみられる憩室炎は便が貯留することによる刺激に反応して憩室壁内で生じる限局性炎症が原因である．発熱，腹痛，下痢あるいは便秘が典型的症状である．感染が伴うと膿瘍形成し，穿孔の有無にかかわらず手術を要する．

CASE 70

A. この患者は過敏性腸症候群であり，痙攣様腹痛，便秘や下痢などの排便習慣異常，腹部膨満感という3つの典型的症状を認める．血清学的検査や内視鏡的検査では正常所見である．過敏性腸症候群ではしばしば胃腸炎の既往を認める．

B. 過敏性腸症候群の病態は複雑であり不明な点が多い．患者は過敏性内臓痛である強い腸管痛を伴う腸管運動低下を伴う．いずれも腸管の内因性および外因性神経異常により発生するが，感染やその他の有害物質が腸神経を傷害することにより腸管運動異常を来すという説もある．

CASE 71

A. 急性肝炎における炎症過程で肝細胞の壊死が生じるが，その要因としてはウイルス感染，または本症

例で認められる肝毒性物質への曝露がある．処方薬，非処方市販薬のいずれも肝障害を惹起し，病態により薬物の直接肝毒性による容量依存性肝障害（代表例は，アセトアミノフェン）と体質性のアレルギー反応により生じる肝障害（代表例は，イソニアジド）に分離される．イソニアジドによる薬物性肝障害は頻度は少ないものの，急性肝炎の要因としては重要で，薬物代謝系に関わる遺伝子群による疾患感受性の存在が知られている．また薬物相互間の反応も急性肝不全には関与する．速やかな起因薬物投与中止により肝機能障害は速やかに回復する．

B. 急性肝障害の組織学的所見としては肝細胞の局所の変性，壊死像，門脈域への単核球浸潤，胆管の変性，胆うっ滞所見がある．まれではあるが，急性肝障害で架橋壊死を来すこともある．通常の肝小葉構造を含む肝臓の基本構築は回復期にも保持されることがほとんどである．

C. 身体所見で皮膚の黄染，眼球結膜の黄染を認めれば，急性肝障害による肝内胆汁うっ滞により生じた高ビリルビン血症が示唆される．胆汁中への抱合型ビリルビンの分泌が不十分になった結果として灰白色便が生じる．抱合型ビリルビンは肝細胞を逆流し血中に入り，可溶性部は腎臓から排泄され，結果として尿濃染を起こす．これら屎尿の変化は臨床的黄疸に先行して認められる．血清ビリルビンが2.5 mg/dLを超えるまでは皮膚の黄染は認められない．

CASE 72

A. 慢性B型肝炎の症例である．繰り返す急性増悪の既往がないことや，肝外所見を認めないことから慢性持続性の感染のみが存在していると考えられる．肝臓の組織学的検索，血清学的検査を含む自己免疫反応の検討はB型肝炎ウイルス感染が単なる持続感染なのか，慢性活動性所見を有するか否かを厳密に判断するためには有用である．

B. B型肝炎ウイルスに急性感染した約5％の症例では免疫応答が不十分で肝細胞内のウイルス駆逐ができず，いわゆる慢性のウイルスキャリア状態となる．キャリア化した症例の3分の2は比較的良好な経過をとり，感染は持続するが肝硬変への進展はまれである．残りの3分の1は断片壊死，門脈域の炎症，さらにはゆがんだ小葉構造，線維化などの組織学的変化を

示し，慢性活動性の病態をとる．慢性活動性肝炎は肝硬変進展の重要な危険因子であり，また肝硬変進展のリスクとは無関係に肝細胞がん発症の危険も生じる．

C.　B型肝炎ウイルス感染にD型肝炎ウイルスの感染が加わると慢性活動性になるリスクは増大する．また，D型肝炎ウイルスとB型肝炎ウイルスの同時感染は劇症肝炎，肝不全を高率に惹起する．

D.　肝生検で認められるリンパ球主体の炎症は肝細胞障害が免疫応答に由来することを示す所見である．ウイルスのDNAそれ自体が感染肝細胞のゲノムに組み込まれ，また，ウイルス抗原は肝細胞表面にHLAクラスIとともに表出され，これを標的にリンパ球による細胞傷害が発現する．肝細胞傷害の程度はウイルス増殖と感染宿主の免疫応答により規定される．

CASE 73

A.　アルコールによる肝障害の正確な機序は不明であるが，結果として肝の基本構築の乱れ，線維の増生と瘢痕化，再生結節の出現などが認められる．慢性的な飲酒はタンパク合成の失調，脂質の過酸化，アセトアルデヒドの産生を惹起し，結果として膜脂質の恒常性を阻害し，細胞機能の破壊を生じることとなる．局所の低酸素や抗体依存性細胞傷害の関与も指摘されている．

B.　門脈圧亢進は肝硬変の多くの合併症とともに予後不良の重要な因子である臨床的に顕性の腹水の進展に関わる．腹水の病態は1つの仮説で説明することは困難であるが，門脈圧亢進と腎臓におけるナトリウム貯留が関与することは明らかである．門脈圧亢進は肝臓の組織学的構築を変化させ，肝内の血管抵抗を増大させる．この血管抵抗の上昇は類洞圧を上昇させ，門脈や他の血管床にも影響を及ぼし，脾腫，門脈大循環シャント形成を惹起することとなる．一酸化窒素（NO）などの血管拡張因子は短絡路により肝を経由せず全身の循環系に入り，かつ肝臓による消失も阻害されることから，結果として末梢動脈の拡張が起こる．末梢動脈の拡張により腎動脈の灌流血は減少し，腎血流量の減少を来す．膠質浸透圧により門脈内に増加した血液の静水圧が腹水貯留を惹起することになる．リンパ液流入過多により腹水は腹腔に貯留することになる．

C.　脾腫と脾機能亢進は門脈圧亢進により直接的に発現する．血小板減少や溶血性貧血は脾腫および脾機能亢進に伴い発現し，アルコールによる骨髄抑制も病態に関与する．肝硬変症例や慢性肝疾患でしばしば認められる皮下血腫やプロトロンビン時間の延長は凝固異常のよい臨床指標である．凝固因子の活性化に必要な脂溶性ビタミンであるビタミンKは胆汁分泌不良によりその吸収は阻害され，また肝臓における他の凝固因子産生の減少も凝固異常に関与する．

CASE 74

A.　胆道疾患は急性膵炎の一般的な原因である．突発事象は，Vater膨大部に留置された胆石による一般的な総胆管および主膵管の閉塞であると仮定される．実質傷害は，胆汁または十二指腸の内容物の局所逆流によって引き起こされる可能性がある．炎症は，細菌性毒素または遊離胆汁酸が胆囊からリンパ管を介して膵臓に輸送されることによって引き起こされることも提唱されている．

B.　胆管結石症がこの患者の急性膵炎の最も可能性の高い原因であると思われるが，アルコール摂取や感染（ウイルス性，細菌性，寄生虫性），併用薬，最近の手術，併存リウマチ性疾患，膵炎の家族歴などの他の原因を考慮する必要がある．トリグリセリドを含む血清カルシウムおよび脂質パネルなどの検査は，膵炎の重要な代謝原因を除外するのに役立つだろう．しかしながら，膵炎の原因は，約15〜25％の症例で，精密検査にもかかわらず，依然として不明である．予後のガイドとなるために，Ranson基準では，白血球数，血清グルコース，LDH，およびASTの評価を必要とする．

C.　急性呼吸窮迫症候群（ARDS）は，全身に放出され，肺サーファクタントの正常な機能を妨害する，循環するホスホリパーゼのような活性化された膵酵素によって部分的に引き起こされ得る．さらに，サイトカインおよび内毒素のCCおよびCXCファミリーの両方の系統放出は，疼痛発症直後に始まり，36〜48時間後にピークに達し，一時的に相当な臨床的減少が観察される．特に，サブスタンスP，ニューロキニン-1，血小板活性化因子（PAF）は，膵炎に関連する急性肺傷害でみられる炎症反応に関与している．急性膵炎では，IL-6の血清レベルの上昇が肺損傷の重症度と関連しており，これは膵腺房細胞におけるNFκB活性化に

よって媒介される効果である．IL-6および他の炎症性シグナル伝達経路は，今日まで臨床試験において効果的であることが判明していないが，重篤な急性膵炎において適切な治療標的であることが判明する可能性がある．

CASE 75

A. アルコール依存症は，慢性膵炎の最も一般的な原因であり，症例の70〜80％を占めている．リスクは摂取するアルコールの持続時間と量に直接関係するが，実際には大量飲酒者の5〜10％しかこの病気を発症しない．最近の疫学的エビデンスは，喫煙が慢性膵炎の発症の強力な独立した危険因子であることを示している．さらに，たばこの煙への曝露は，その発生率と用量依存的関係を有するようである．1日の喫煙本数とたばこの煙の曝露期間は，重要な危険因子である．最後に，大量のアルコールとたばこの組み合わせは，慢性膵炎のリスクを増大させる．

B. エタノールは，石灰化して膵管を閉塞する不溶性の膵タンパクの分泌を引き起こすと考えられている．この結果，進行性の線維化およびそれに続く腺組織の破壊が生じる．さらに，亜鉛やセレンなどの食事性抗酸化物質の欠乏は，有毒なフリーラジカルの蓄積につながる可能性がある．慢性膵炎の他の形態とは異なり，アルコール関連の慢性疾患は，重症急性膵炎の複数の事象から進展する可能性がある．

C. プロトンポンプ阻害薬は，食後の胃酸分泌を低下させることにより膵酵素の置換とともに有用な補助療法であり，一般に重度の膵機能不全の患者に見られる．

CASE 76

A. 膵リパーゼは脂肪消化には必須であるため，その欠如は脂肪便（ベタベタした，多量の，明るい色の糞便の発生）につながる．他方，膵アミラーゼおよびトリプシンは炭水化物およびタンパク消化に重要であるが，胃液および腸液中の他の酵素は通常その損失を補うことができる．したがって，膵機能不全の患者は，炭水化物とタンパクの消化不良（窒素損失）はほとんどない．

B. 脂肪吸収不良の重度の症例では，脂溶性ビタミン（ビタミンA，D，E，K）の欠乏が起こり，非経口補充が必要になる．下痢は，水酸化脂肪酸の瀉下作用から生じる．これらの脂肪酸は，結腸によるナトリウムおよび水の吸収を阻害する．低カルシウム血症，低リン血症，テタニー，骨軟化症，骨減少症（低骨密度），骨粗鬆症は，脂溶性ビタミンDの欠乏および食事性カルシウムの吸収されていない脂肪酸への結合から起こり，腸内で不溶性カルシウム-脂肪複合体（石鹸）を形成する．これらの石鹸は，シュウ酸カルシウムのカルシウムへの正常な結合を妨げる．食事中のシュウ酸塩は溶液中に残り，結腸から吸収され，高シュウ酸尿症および腎結石の素因となる．ビタミンB_{12}欠乏（貧血，亜急性連合性脊髄変性症および認知症）の臨床症状はまれではあるが，膵機能不全の患者の約40％がビタミンB_{12}（コバラミン）の吸収不良を示している．ビタミンB_{12}の吸収不良は，ビタミンB_{12}およびその結合タンパク（Rタンパク）の正常複合体の膵プロテアーゼによる分解の減少に起因し，その結果，遊離ビタミンB_{12}が小腸の内因性因子に結合することが少なくなる．最後に，長期間にわたる吸収不良は，タンパクの異化作用およびその結果の体重減少，筋肉疲労，疲労および浮腫をもたらす．時折，摂食が腹痛を悪化させるか，疼痛を制御するために使用される麻薬が食欲不振を引き起こすため，慢性膵炎患者の体重減少が起こる．

CASE 77

A. Courvoisier法は，胆嚢の所見の原因を身体的検査で区別している．胆石は典型的には炎症およびその後の瘢痕化を引き起こし，収縮し，膨張した胆嚢にはならないため，触診可能な胆嚢は，膵のがん腫より一般的な胆管の胆石になる可能性が低い．

B. 膵腺がんは，貧血，移動性血栓塞栓症，または播種性血管内凝固症候群を呈し得る．凝固障害は，腺がんの粘液分泌物内に放出されるトロンボプラスチンに関連している可能性がある．

C. 臨床予後因子には，腫瘍の大きさ，部位，臨床病期，リンパ節転移，手術の種類，輸血を必要とする貧血，一般状態，および補助放射線療法が含まれる．全体的な予後不良（5年生存率が5％未満，5年以上生存している治癒的腫瘍切除術を受けた患者のわずか15〜20％）は主として，臨床的にみつかる期間，急速な局所的腫瘍拡大率，および早期全身性播種によって疾病の進行期を特定できる．

Case 78

A. 臨床経過とクレアチンキナーゼ上昇は，横紋筋融解症による急性尿細管壊死を示唆する．外傷によりミオグロビンが血中に流れ出し，腎尿細管に析出した結果，腎毒性と腎機能障害を引き起こす．この状況での抗菌薬投与は，腎障害をさらに悪化させるかもしれないし，間質性腎炎を合併させるかもしれない．血圧低下の経過がなく，虚血による急性尿細管壊死の可能性は低い．よって腎性の急性腎障害と考えられる．

B. この症例では腎性機序が考えられるが，長時間動けなかった，あるいは飲水ができなかったことによって，脱水による腎前性機序が合併している可能性はある．腎性および腎前性の鑑別のためには，ナトリウム排出分画(FE_{Na^+})の算出が有用である．FE_{Na^+}は，尿中および血漿のナトリウムおよびクレアチニンから算出され，腎臓における尿濃縮能を反映する．急性尿細管壊死では，尿濃縮能は失われ，尿浸透圧は350 mOsm/L 未満となることが多い．ほとんどの横紋筋融解症による急性腎障害では，FE_{Na^+}が2％を超えるが，1％未満であった症例も報告されている．

C. 治療の要点は，尿細管でのミオグロビン析出予防のために尿のアルカリ化をすること，さらなる腎毒性を回避するために腎排出性抗菌薬の用量調整をすることである．

Case 79

A. おそらくこの患者は，腎不全により助長された骨粗鬆症の状態にある．骨病変の病態生理は多要因からなる．腎臓での 1,25-ジヒドロキシビタミン D_3 産生低下により，腸管からのカルシウム吸収が低下する．低カルシウム血症となり，腎臓からの排出不全による高リン血症をさらに悪化させる．低カルシウム血症および高リン血症は，PTH 分泌を刺激することで骨吸収を促進し，骨軟化症と骨粗鬆症を引き起こす．ビタミン D_3 に対する骨の反応性低下や慢性代謝性アシドーシスも関連する．

B. 易疲労性は慢性腎臓病に認められる正球性正色素性貧血がしばしば原因となる．腎臓でのエリスロポエチン産生障害による造血低下が原因となる．症状を改善するために外因性エリスロポエチン投与が，ヘマトクリット 25〜28％前後の慢性腎臓病患者で開始さ

れる．

C. 心膜摩擦音は尿毒症性心外膜炎を示唆する．尿毒症性物質が心外膜を刺激することで起こると考えられている．心膜摩擦音および振戦がなく意識清明であることは，この時点で慢性腎臓病ではあるものの，尿毒症の状態ではないことを示唆する．

Case 80

A. 溶連菌感染後糸球体腎炎は，腎炎惹起性である 12 型などの A 群(β 溶血性)溶連菌による皮膚感染症の結果として発症する．咽頭あるいは皮膚の溶連菌感染ののち，多くは 7〜14 日後に急性発症の血尿(コーラ色の尿)，浮腫，高血圧を呈し，これらの症候は散在性に認めたり，あるいは同時に認めたりする．強い糸球体障害により乏尿や急性腎障害を呈することがある．

B. 細菌感染症は抗原抗体複合体の沈着により糸球体障害を起こし得る．血管炎はすべての感染症で起こるわけではない．内皮下への免疫複合体沈着は，血流豊富なネフロンへの補体沈着(これが血清補体価低値の原因となる)と骨髄単球系細胞の活性化を必要とする．これらの複合体の沈着は，抗原量が多く，複合体が可溶性となり内皮下腔へと達し腎障害を惹起するときに起こり得る．

C. この疾患は通常自然寛解する．95％の症例では発症 2 週間以内に正常の腎機能まで回復する．抗体価が上昇するにつれて免疫複合体は減少し，抗原の供給が持続しなければ，可溶性複合体はしだいになくなっていく．感染源に対する治療は糸球体腎炎の回復を早めると考えられる．

Case 81

A. ネフローゼ症候群の患者では，血清アルブミン低値と尿タンパク排出増加による著明な血漿膠質浸透圧の低下を認める．これらは血管内容量低下およびレニン-アンジオテンシン系と交感神経系亢進に寄与する．バソプレシン分泌も増加する．心房性ナトリウム利尿ペプチドに対する腎臓の反応性も変化する．浮腫や全身浮腫(アナサルカ)など体液過剰の症候を示すものの，失神，ショック，急性腎障害などの血管内容量減少を示唆する症候を示すことがある．

B. 微小変化群は，その名の通り，光学顕微鏡上の病理学的変化が全くない，あるいはごく軽微である．他の糸球体腎炎では，分節性硬化や基底膜肥厚などをさまざまな程度で認める．微小変化群の免疫染色は一般に非特異的であるが，一方，膜性腎症では係蹄壁に沿って一様な IgG と C3 の沈着を認める．電子顕微鏡では病理学的変化が明らかであり，上皮足突起の癒合とスリット膜消失が特徴である．小児で好発するが，成人においては，原発性または上気道感染に引き続いて，あるいは Hodgkin リンパ腫などの腫瘍，過敏性反応による二次性として発症し得る．

C. ネフローゼ症候群における過凝固状態は，臨床的に最も重要な症候であり，腎臓からのプロテイン C，プロテイン S，アンチトロンビン喪失，および血清フィブリノゲンや脂質の増加により生じる．長い入院に伴う不動も深部静脈血栓症のリスクとなる．

Case 82

A. 初発の尿路結石のエピソードである．多くの症例では，結石はカルシウムを含んでおり，これを反映して低カルシウム尿症となる．副甲状腺機能亢進症と高尿酸尿症は，その他の重要な尿路結石の原因である．患者から尿路結石を採取することができれば，結石成分の解析は病因の診断および特異的な治療を行うことが可能である．

B. 十分な鎮痛を行い帰宅したあとは，1日2Lの十分な飲水をするべきである．飲水は結石を形成する何らかの成分を希釈し，ネフロン中に Ca^{2+} が存在する可能性を低くするだろう．高タンパク食は尿路結石の既往がある患者でのカルシウム結石再発をさせやすくすることが知られている．これは，一過性に骨吸収が増加すること，およびタンパク負荷増加により GFR を増加，ネフロンでの濾過量が増加することによる．Na^+ は Ca^{2+} 排出を亢進させ，シュウ酸カルシウム結石を形成する際の病巣の役割をするシュウ酸ナトリウムの飽和度を上昇させるため，高食塩食の摂取は避けるべきである．クエン酸は，尿中カルシウムとキレートすることで可溶性複合体を形成し，シュウ酸カルシウムやリン酸カルシウムを減らすため，クエン酸摂取は考慮される．

C. 尿管まで達した腎盂結石のかけらは疝痛として知られる痛みの原因となる．腎盂，尿管，腎被膜の進展刺激が，急性閉塞のときに重大な痛みの原因となり得る．

CASE 83

A. 外来患者における高カルシウム血症の原因としては，原発性副甲状腺機能亢進症がほとんどの症例を占める．本症例の症状が慢性的な経過であり，腎結石再発の既往を考えると，本疾患は原発性副甲状腺機能亢進症の可能性がきわめて高いと考えられる．しかし特に高齢者において，悪性腫瘍に関連した高カルシウム血症は念頭に置いておく必要がある．またリチウムやサイアザイド系利尿薬といった薬物でも高カルシウム血症を起こし得る．そのほかには家族性(良性)低カルシウム尿性高カルシウム血症，甲状腺中毒症，肉芽腫性疾患，ミルクアルカリ症候群，副腎不全といった鑑別が挙げられる．

B. 原発性副甲状腺機能亢進症では血清カルシウム値に比して過剰な PTH 分泌が存在する．これは副甲状腺細胞が量的に増加しているか，血清カルシウム値の感受性が低下しているかのいずれかの理由で，PTH 分泌の制御機構が破綻しているために起きる．
サイクリン D1 を産生する PRAD1 遺伝子が原発性副甲状腺機能亢進症の発症要因とされている．サイクリンとは細胞周期の制御タンパクである．PRAD1 と PTH をコードする遺伝子はいずれも 11 番染色体の長腕に存在する．遺伝子の逆位が起きることで，PTH 遺伝子の 5′ 制御ドメインが PRAD1 遺伝子上流に近接する．この結果，PRAD1 遺伝子が副甲状腺特異的な様式で異常な翻訳制御を受けることとなる．これによって PRAD1 遺伝子産物であるサイクリン D1 が過剰産生され，細胞増殖を来す．
MEN1 遺伝子は，これも 11 番染色体に存在するが，MEN1 型は A，B ともに，また非家族性良性原発性副甲状腺機能亢進症の約 25% 程度に関与すると考えられている．MEN1 遺伝子は腫瘍抑制遺伝子のようである．一方で MEN2A や MEN2B では RET タンパクの突然変異が原因で発生するとされている．

C. 原発性副甲状腺機能亢進症の診断は少なくとも異なる 2 回の血清カルシウム値と intact PTH 値の測定によってなされる．高カルシウム血症に加えて PTH が正常もしくは上昇していれば診断は確定する．

CASE 84

A. 最も疑わしい診断は家族性(良性)低カルシウム尿性高カルシウム血症(FHH)である．診断には血清カルシウム値が上昇しており，intact PTH や 1,25-(OH)$_2$D が正常であることが参考になる．軽度の原発性副甲状腺機能亢進症も同様の所見を取り得るが，尿中のカルシウム排泄が低下しているようであれば，原発性副甲状腺機能亢進症よりも FHH を強く示唆する所見である．

B. これは G タンパク受容体ファミリーであるカルシウム感知受容体(CaSR)の異常によって発生する．CaSR は腎臓と副甲状腺に高度に発現しており，腎臓においては CaSR が血清カルシウム濃度を検知して，尿中カルシウム排泄を血中濃度に応じて調節している．また副甲状腺では CaSR が PTH 分泌を制御している．CaSR に異常があると血清カルシウムが異常低値であると誤った感知を行い，腎臓ではカルシウムを再吸収し，副甲状腺では PTH を過剰に分泌する．幸いにも FHH における血清カルシウム上昇は軽度なことが多く，ほとんどの症例は臨床的に無症候である．まれなケースとして新生児期に重篤な経過をたどる疾患があり，これは新生児重症原発性副甲状腺機能亢進症と呼ばれる．常染色体優性遺伝形式を取ることは知られているが，さまざまな種類の変異がカルシウム受容体をコードする巨大な遺伝子に散在しているため，遺伝子検査は実用化されていない．

CASE 85

A. 高カルシウム血症は原発性扁平上皮がん，腎細胞がん，乳がんといった固形腫瘍に非常によくみられる現象である．また多発性骨髄腫でもしばしば発生する．悪性リンパ腫や白血病などの腫瘍では頻度が低い．本症例の長期間の喫煙歴と肺の異常所見から，最も疑わしいのは肺扁平上皮がんである．

B. 血清 PTH は測定感度以下となっており，PTHrP が上昇しているはずである．悪性腫瘍関連の高カルシウム血症の70〜80％は，腫瘍が分泌する PTHrP が原因であり，これは扁平上皮がん関連の高カルシウム血症でも同様である．

C. PTHrP は PTH とアミノ末端が同様の構造をしており，PTH1 受容体に認識される．このため PTH の

生理作用と同様の効果が骨や腎臓に生じ，骨吸収が亢進し，尿中へのリン排泄が亢進し，カルシウム排泄が低下する．

CASE 86

A. 副甲状腺は甲状腺のすぐ近傍に存在するため，甲状腺摘出術の際には組織損傷，血管損傷，摘出などのリスクとなり得る．副甲状腺に対する損傷は PTH 分泌の減少につながり，血清カルシウム値を維持することが難しくなる．PTH は腎臓での 1,25-(OH)$_2$D 合成を刺激するのに必要であるため，副甲状腺機能低下症では血中 1,25-(OH)$_2$D 値が低下する．このために腸管でのカルシウム吸収が低下する．適切に PTH が分泌されず，1,25-(OH)$_2$D が不足する結果，骨からのカルシウム誘導も異常を来す．さらに PTH の遠位ネフロンに対する作用も減少するため，尿中カルシウム排泄は亢進する．これらの事象が組み合わさり，副甲状腺機能低下症では低カルシウム血症を呈する．

　低カルシウム血症が症状を来すまでには長い潜伏期間が存在することがある．また副甲状腺機能低下症の重症度もさまざまである．本症例では余剰の副甲状腺のみが切除されたようである．通常であれば無症候であるのが，妊娠という強いストレスが副甲状腺にもたらされたことで，症候性の低カルシウム血症が突然出現したと考えられる．

B. Chvostek 徴候は耳の腹側の顔面神経領域を軽く叩くことで誘発でき，同側の顔面筋が収縮すれば陽性と判定する．また Trousseau 徴候は血圧計を用いて，収縮期血圧よりも高い圧を上腕に3分間加えることで判断できる．疼痛を伴う手関節の収縮と痙攣があれば陽性と判断する．いずれの徴候も低カルシウム血症に随伴する潜在的なテタニーの存在を示唆する．

C. 血清リンは，副甲状腺機能低下症において，常にではないがしばしば上昇する．高リン血症の理由は，PTH による近位尿細管におけるリン排泄の促進作用が減弱するためである．

CASE 87

A. 甲状腺髄様がんは C 細胞の悪性新生物である．C 細胞は神経内分泌細胞であるため，いくつかのホルモンを分泌する可能性を有する．セロトニンやプロスタグランジン，カルシトニンの分泌は，水様性(分泌性)

下痢を来し得る．皮膚紅潮があれば，腫瘍は血管拡張物質であるサブスタンスPもしくはカルシトニン遺伝子関連ペプチドを分泌していると考えられる．

B. 診断は甲状腺の結節に対して穿刺吸引生検を行うのが最も効率的である．これによりC細胞に特徴的なカルシトニンの免疫染色陽性像を証明することができる．髄様がんでは一般的にカルシトニン値は上昇しており，かつ腫瘍量と相関がみられることから，血清カルシトニン値の測定も有効である．カルシトニン値のモニタリングにより，経過における治療反応性をみることができる．

C. 上記の通り血清カルシトニン値は腫瘍量を知る指標として有用であり，治療の最中や治療後に進行具合を観察するのに適している．血清がん胎児性抗原（CEA）もしばしば髄様がんでは上昇し，すべての病期において検出される．CEAの急速な上昇がみられた場合，臨床的予後が悪いことが示唆される．

　髄様がんの症例では全例，*RET*がん遺伝子の検査を行う必要がある．本症例はMENの家族歴を否定しているが，本症例は40歳未満と若年で，両側性の腫瘍があるため，遺伝性の甲状腺髄様がん，MEN症候群が示唆される．MEN2症例の95％以上で*RET*遺伝子の突然変異が潜在している．髄様がんの散発例においても*RET*遺伝子の突然変異は検査すべきである．新規の*RET*遺伝子の突然変異がしばしば観察され，その場合，家族についても同じ突然変異についてスクリーニングを行うことが可能となるためである．

　MEN2が本症例で観察された場合は，甲状腺摘出術を行う前に血清カルシウムやPTHとともに血漿メタネフリン分画を計測して，副甲状腺機能亢進症に加えて褐色細胞腫を除外する必要がある．必要があれば，その他の生化学検査，画像検査を追加してもよい．

CASE 88

A. 遺伝的要因はピーク時とその後の骨量減少に大きな影響を及ぼす．しかし，数多くのホルモン関連因子，環境因子が，遺伝的に決定されたピーク時の骨量を引き下げ，その後の骨量の減少を加速させることがわかっており，骨粗鬆症の重要な危険因子として認識されている．骨粗鬆症の最も重要な病因は性ホルモンの欠乏である．閉経後女性ではエストロゲン，性腺機能の低下した男性ではテストステロンがこれに該当す

る．副腎皮質ホルモンの使用，あるいはCushing症候群における内因性のコルチゾールの増加も重要な危険因子である．ヘパリン，甲状腺ホルモン，抗痙攣薬などの薬物も骨粗鬆症の原因となる．不動，アルコール依存，喫煙なども重要な危険因子である．食事によりカルシウムとビタミンDを十分に摂取し，過重負荷を伴う運動を行うことは，ピーク時の骨量を増加させ，その後の減少を抑えるため重要である．その他，消化管，血液，結合組織に影響を及ぼすさまざまな疾患が骨粗鬆症の発症に関与し得る（表17-10）．

B. 本症例は閉経後骨粗鬆症と老人性骨粗鬆症をあわせ持っていると考えられる．閉経後骨粗鬆症は骨吸収の亢進によって生ずる．骨吸収とともに骨形成も同時に亢進するが，骨吸収に対抗するには不十分であり，結果として骨量は減少する．エストロゲン欠乏状態における骨吸収活性化の細胞レベルでの機序は完全には解明されていない．破骨細胞にはエストロゲン受容体が発現しており，少なくとも一部はこの機序により，エストロゲン欠乏状態において破骨細胞が活性化すると考えられる．また閉経後は，インターロイキン6など破骨細胞を活性化するサイトカインが骨の細胞から分泌されるというデータが示されている．加齢，あるいは老化に伴う骨粗鬆症の発症機序は，さらによくわかっていない．この病態においても，骨形成が骨吸収に追いつかないという骨代謝回転のアンカップリングが存在する．食事でのカルシウム摂取の不足と$1,25-(OH)_2D$の欠乏は重要な病因である．加齢とともに腸管でのカルシウム吸収能は低下する一方，尿中へのカルシウム排泄は維持されるため，カルシウムバランスを維持するためには摂取量を増やすことが必要となる．しかし高齢者では多くの場合，カルシウム摂取は低下する．さらに高齢者はしばしばビタミンD欠乏状態にあり，このため腸管でのカルシウム吸収能はさらに低下する．特に西洋では，冬季の日光照射時間が短く，冬の終わり頃には$1,25-(OH)_2D$値は正常下限となり軽度の二次性副甲状腺機能亢進症を来し得る．高齢者では，さまざまな臓器系の加齢性変化に伴い，二次性副甲状腺機能亢進症が生じる．腎機能が低下すると$1,25-(OH)_2D$産生が低下し，PTH分泌が亢進する．$1,25-(OH)_2D$低下は同時に腸管でのカルシウム吸収を低下させ，加齢に伴う吸収能の低下をさらに悪化させる．さらに副甲状腺のカルシウムに対する反応性も，加齢とともに低下することから，加齢に伴う副甲状腺機能亢進症は，腎臓，腸管，副甲状腺それぞれの加齢性変化が複合的に生じることにより引き起

こされると捉えられる.

C. 骨粗鬆症における骨折の主要な危険因子として，骨密度の低下，骨質の低下，転倒の3つが挙げられる．同世代の平均骨密度から1SD低下するごとに，骨折リスクは2〜3倍に上昇する．骨の機械的強度とストレスへの耐性は，骨の微小構造によって決定される．最後に言及すべきこととして，転倒や外傷がなければ，骨折を起こす可能性は低い．筋力低下，視力低下，バランス感覚の低下，鎮静薬の使用，環境因子（階段，カーペットなど）は，転倒を防ぎ，よって骨折を防ぐ上で重要な要因である．

D. 骨折後6ヵ月間の死亡率は約20％であり，生存してもその多くが病床で寝たきりの状態に陥る．骨折の合併症には肺塞栓症，肺炎などが含まれる．大腿骨頸部骨折を来した高齢者の約半分は，自由に歩行することが不可能となる．

E. 骨粗鬆症の治療薬には，カルシウムとビタミンDの補充，エストロゲン補充，ラロキシフェン，さらにビスホスホネート，カルシトニン，デノスマブ（抗RANK-Lモノクローナル抗体）などの骨吸収抑制薬，そして副甲状腺ホルモン製剤が含まれる．副甲状腺機能亢進症のように慢性的にPTH値が上昇した場合では，骨吸収の亢進が生じるが，これとは対照的に，副甲状腺ホルモン製剤を連日単回投与した場合では，骨吸収よりも骨形成が刺激され，その結果，骨密度が上昇し骨折リスクが低減する．

CASE 89

A. 骨軟化症は，ビタミンD欠乏，リン欠乏，低ホスファターゼ症，薬物（フッ化物，アルミニウム，リン吸着薬）の副作用などにより生ずる．本症例では，ビタミンD欠乏が骨軟化症の原因と考えられる．女性はアパートの地階から出ることなく寝たきりの状態にあり，十分な日光を浴びることができない状況にある．さらに女性は厳格な菜食主義者で，乳製品も避けており，食事でのビタミンD摂取が限られた状況にある．最後に，X線検査でみられる恥骨枝の偽骨折は，ビタミンD欠乏による骨軟化症を強く示唆するものである．

B. ビタミンD欠乏による骨軟化症は，ステージに応じて異なる病態を示す．早期では，腸管でのカルシウム吸収の低下により二次性副甲状腺機能亢進症が引き起こされ，この結果，低カルシウム血症は防がれる．しかし，これと引き換えに尿中へのリン排泄が亢進し，低リン血症が引き起こされる．そして最終的には，低カルシウム血症が顕在化するとともに，カルシウムとリンの骨への移行が不十分となり，骨基質の石灰化が障害される．この結果，骨形成面において類骨や非石灰化基質の量が増加する．

C. 骨生検による骨形態計測では，類骨層の肥厚と石灰化速度の低下が認められる．

CASE 90

A. ケトアシドーシスは重度のインスリン欠乏によって起こり，通常1型糖尿病患者に認める．ケトアシドーシスは1型糖尿病の最初の症状であることもある．しかしながら，この患者は長期にわたる2型糖尿病治療歴があり，そのためインスリン抵抗性とインスリン欠乏があり，ケトーシスが急性感染症を契機に起こった．この症例では重度の蜂窩織炎によりインスリン拮抗ホルモンが動員され，インスリン作用を阻害した．つまり有効なインスリンの欠乏により，脂肪分解により産生された脂肪酸が肝臓で優先的にケトン体となり，ケトアシドーシスを引き起こした．

B. 高血糖高浸透圧症候群のときと同様に，糖尿病ケトアシドーシス時に起こる意識障害は高血糖と高血糖の結果生じる浸透圧利尿による高浸透圧の程度に相関する．血漿浸透圧の上昇に伴い，水分の移動があり，脳で高度の細胞内脱水が認められる．この患者における有効血漿浸透圧は計算すると，$2(132+3.7)+488/18=298.5$ mOsm/L である．有効血漿浸透圧が340 mOsm/L になると昏睡が起こる．血漿浸透圧が正常上限（295 mOsm/L）以上であれば意識障害が生じる可能性があるが，この患者の血漿浸透圧程度では通常，軽度から中等度の嗜眠状態以上の意識障害は来さない．つまり，糖尿病ケトアシドーシス以外に意識障害を来すべき原因，脳卒中，感染症や薬物を考慮すべきである．

C. この患者は Kussmaul 呼吸を呈している（頻呼吸は PCO_2 を減少させ，代謝性アシドーシスを部分的に代償している）．この呼吸は通常血中の pH が7.20未満で認められる．さらに患者の呼気の果実臭は，この疾患で認められるケト酸とアセトンによる．

D. 糖尿病ケトアシドーシスの治療の主軸は自由水と電解質の補正およびインスリン療法である．浸透圧利尿により著明な自由水の喪失と身体中の K^+ の減少が起こる．しかし，アシドーシス，高血糖やインスリン欠乏により細胞内から細胞外スペースへ K^+ が移動するため，血清 K^+ 値は正常であるようにみえる．インスリン療法によりアシドーシスと高血糖を補正すると K^+ は細胞内に戻る．血清 K^+ 値を注意深くモニターし，十分に備えなければ，K^+ 値が危険なまでに低下し致死性の不整脈を招く可能性がある．リン酸の減少も認められるが，リン酸過多となるリスクがあるため，重症以外では補正を検討しない．

CASE 91

A. 以下の Whipple の三徴は低血糖を規定する．(1) 低血糖の自覚症状と診察により低血糖の徴候を認める．(2) その際，血糖値の低下を認める．(3) ブドウ糖投与により症状の改善を認める．

B. 患者の年齢と空腹時低血糖はインスリノーマ，つまりインスリンを分泌する膵島の β 細胞の腫瘍を示唆する．通常，運動時は血中インスリンが低下し，末梢でのグリコーゲンの取り込みが増加する．加えて，グルカゴンによる肝臓からの糖放出が増加し血中のグルコース濃度が適切に保たれる．そしてインスリン拮抗ホルモンにより脂肪酸が動員され，筋肉でケトン体新生と脂肪酸酸化が起こる．しかし，運動中，インスリノーマにより血中インスリンが増加していると，グルカゴンによる糖放出が抑制され，インスリンによる末梢でのグルコースの取り込みが続く．つまり，患者は低血糖になり低血糖症状を繰り返す．

C. 血中インスリンの増加による低血糖の診断のため，基本的に Addison 病，敗血症，重度の肝障害などインスリン非依存性低血糖を除外する．インスリン依存性低血糖の鑑別には，インスリン注射の不適切な使用や内因性インスリン分泌を促し低血糖を来す経口薬の使用，インスリン自己抗体の存在などがある．この患者では C ペプチドの増加があり，インスリンの不適切な使用やインスリン自己抗体の存在による低血糖でないことを示唆している．インスリノーマと低血糖を来す経口薬は両者とも C ペプチドを増加させるので，さらに両者を鑑別して最終的に診断するには，直接，低血糖を来す経口薬の血中濃度を測定することが必要である．

CASE 92

A. 壊死性遊走性紅斑は長期間のグルカゴノーマに認められる典型的な症状で，グルカゴンによる肝臓でのアミノ酸取り込みの過度な増加による低アミノ酸血症が原因と考えられている．この皮膚の症状は，グルカゴン自体の影響というよりむしろ，アミノ酸の欠乏と関係がある．

B. グルカゴン過剰による肝臓からの糖放出の増加の結果であるため，糖尿病や耐糖能障害は通常，軽症である．そして血中インスリンは増加し，脂肪分解を抑制し，脂肪分解によるケトーシスを抑制する．

C. グルカゴノーマは通常，悪性であり，体重減少と肝転移を診断時に一般的に認める．そのため外科的切除はあまりされない．診断後の生存期間中央値は一般的に 3 年未満である．

CASE 93

A. ソマトスタチノーマは非常にまれな腫瘍で，典型的には糖尿病，脂肪便，胆石症の 3 つの徴候を認める．胆石はソマトスタチンによる胆嚢の低運動によると考えられている．

B. ソマトスタチンはインスリンとグルカゴンの両方の分泌を抑制するため，高血糖は軽度で，グルカゴンによる肝臓でのケトン体新生を伴わない．

Case 94

A. 体重は，視床下部に作用するホルモン群の複雑な相互作用によって調節されており，短期的，長期的調節がある．短期的な摂食や満腹を調節する主なメカニズムは「腸-脳軸 gut-brain axis」を介したコミュニケーションであり，それには神経性調節(例えば，求心性迷走神経線維)と内分泌性調節[例えば，コレシストキニン(CCK)，グルカゴン様ペプチド 1(GLP-1)，グレリン]の 2 つがある．長期的調節は，肥満が大きく影響する．脂肪細胞に貯蔵されたトリグリセリド量に応じて，レプチンが分泌され，レプチンは中枢神経系に働いて食欲を減衰させ，代謝を上げる．

B. 肥満傾向,肥満の指標には,ボディマス指数(BMI)がよく使用される．BMI は患者の体重(kg)を身長(m

776　25．ケーススタディ解答

の2乗)で除した値である．正常範囲は18.5〜25，肥満傾向は25.1〜30，肥満は30以上と定義されている．

C.　肥満はさまざまな疾患のリスクを上げる．肥満によるインスリン抵抗性の上昇は2型糖尿病，血管緊張とナトリウム保持の増加は高血圧を引き起こす．これらの2つの危険因子に加え，肥満によるHDLコレステロールの低下，LDLコレステロールの上昇は冠動脈疾患や脳卒中のリスクも上げる．頭・頸部の過剰な軟組織は閉塞性睡眠時無呼吸症候群，血清エストロゲンやコレステロールの上昇は胆石を引き起こす．関節の負荷により変形性関節症，尿酸レベルの上昇により痛風，またがんのリスクも上げる．

Case 95

A. 下垂体腺腫と診断．

B. おそらく，この下垂体腺腫は，成長やフィードバックの調節が変化してしまった単一の細胞から発生したと考えられる．遺伝子変異が関与する症候群は少なくとも4つあり，それらが下垂体腫瘍の発生率を上げることが知られている．多発性内分泌腫瘍1型(MEN1)，Carney複合(CNC)，McCune-Albright症候群，*AIP*(アリール炭化水素受容体共役タンパク)関連下垂体腺腫．この患者の場合，遺伝子変異の多段階プロセスと局所細胞の反応が腺腫形成の原因と考えられる．下垂体細胞へ形質転換を起こす因子はいくつか知られている(例えば，*GNAS1*，*PTTG*)．また，染色体不安定性など下垂体腫瘍形成を引き起こす因子は，未知の遺伝子変異であり，その変異が他の遺伝子変異や異数性を産み，視床下部シグナルや内分泌・傍分泌因子(例えば，エストロゲン，成長因子)を変えると考えられている．

C.　両耳側半盲も頭痛も下垂体腺腫の腫瘤による症状である．下垂体の上部には視神経があり，その線維は側面の視野情報を認識する網膜の一部を支配している．この神経が腫瘍で圧迫されるため，両耳側半盲が起こる．一方，頭痛は，硬膜が腫瘍で伸展することにより起こる．

D.　月経不順と乳汁漏出は過剰なプロラクチン分泌が原因である．乳汁漏出はプロラクチンの直接作用であり，月経不順は，生殖機能を抑制するプロラクチンの間接的な作用によるものである．

Case 96

A.　おそらく，この患者は下垂体機能低下症による無月経である．下垂体の放射線治療の履歴がそれを強く示唆している．放射線治療は，しばしば下垂体を破壊してしまう．下垂体の破壊によりLHとFSHが欠乏し，その結果，月経不順や無月経を引き起こしたと考えられる．

B.　患者にみられた疲労や体重増加，そして，生理機能検査で明らかとなった髪質の変化，深部腱反射の弛緩期の遅延などから，甲状腺機能低下症が疑われる．放射線治療によるTSH欠乏が原因と考えられる．

C.　この患者の診断で考慮すべきは，汎下垂体機能低下症である．LH，FSH，TSH欠乏に加え，ACTHやバソプレシンの欠乏も考慮すべきである．ミネラルコルチコイド分泌刺激はACTHのみであるため，ACTH欠乏時には十分量のグルココルチコイドが存在する．別の緊急疾患が起こったり，患者が正常なストレス防御反応ができなくなるまで副腎不全は見過ごされる可能性がある．また，患者の尿の濃縮機能が失われているが，十分な水分摂取ができるので，バソプレシン欠乏症も見過ごされる可能性がある．

Case 97

A.　中枢性尿崩症も腎性尿崩症も同じ症状を示す．多尿症，多飲症，低張尿，高ナトリウム血症．しかし，リチウムの使用歴を考慮すると腎性の尿崩症の疑いが強い．この診断の確定には，バソプレシンを投与し，その反応を調べるとよい．中枢性尿崩症の場合，バソプレシンの投与後，尿量が減少し，尿の浸透圧が高くなる．中枢性尿崩症はバソプレシンの欠乏が原因であるため，この反応が起こる．一方，腎性尿崩症の場合，バソプレシンの効果はない(もしくは弱い)．なぜなら，腎性尿崩症では，循環血中のバソプレシンに反応できなくなるからである．

B. 腎臓のバソプレシン受容体は，リチウムやその他の塩に対する感受性が強い．これらの分子は，バソプレシンの結合を妨げるため，腎臓での水分保持ができなくなる．

C. 腎性尿崩症による多尿症は，バソプレシン依存性水チャネルが不足し，遠位尿細管での水分保持ができ

なくなるために起こる．このチャネルはバソプレシン刺激に反応して，細胞膜（頂端膜側）に移動し，再吸収を促す．腎性尿崩症の場合，腎臓は循環血中のバソプレシンに反応できなくなる．高浸透圧による渇きは，尿の濃縮ができないためである．

D. もし患者が何らかの理由で十分な水分摂取ができなくなると，脱水と高ナトリウム血症になる．これらは，鈍麻，ミオクローヌス，発作，最終的には昏睡を引き起こす．

Case 98

A. SIADH はバソプレシン分泌腫瘍，中枢神経系障害，肺疾患，薬物などで起こる．患者がそうであるように，小細胞の気管支がんは SIADH の主な原因である．肺機能検査と体温から肺炎を起こしている可能性があり，肺炎もまた SIADH の原因となる．この患者は肺がんの治療を受けていないが，化学療法の薬剤であるビンクリスチンやビンブラスチンも SIADH の原因となるため，この患者の治療にこれらの薬剤を処方するかどうかの判断も重要となる．

B. SIADH は，高浸透圧刺激や血管内容量の減少により，バソプレシンが過剰に分泌されることで起こる．SIADH の病態生理学的なメカニズムはまだよくわかっていないが，この患者に関しては，おそらく，小細胞肺がんによってバソプレシンが過剰に分泌していると考えられる．

C. 患者の神経学的症状は，浸透圧性の体液移動に起因する脳浮腫や頭蓋内圧の上昇によるものである．これらは低ナトリウム血症が原因である．

D. SIADH による低ナトリウム血症は，水の制限で治療できる．これは，SIADH の治療にも役立つ．

CASE 99

A. 暑さに弱くなる，過度の発汗，過緊張状態，いらいら感，情動不安定，不穏状態，注意散漫，筋力低下，動悸そして排便回数の増加を含めた他の病歴所見を引き出す．

B. 検者は，凝視眼，眼裂開大，眼球突出そして異常眼球運動の所見を眼から，不整脈，心雑音，心不全所

見を心臓から，女性化乳房を胸から，爪甲剝離症，前頸骨領域の皮膚症状，速い弛緩相の深部腱反射を評価するべきである．

C. 遊離サイロキシン（遊離 T_4）が高く，TSH が低くなる．まれに，過度の TSH や TRH 産生により，それぞれ二次的なあるいは部分的な甲状腺機能亢進症となる．これらの場合は，TSH が上昇する．

D. 甲状腺ホルモンの過剰産生（Graves 病，中毒性多発性結節性甲状腺腫，自立的機能亢進性濾胞性腺腫），貯蔵ホルモンの流出を伴った甲状腺の破壊（甲状腺炎）あるいは，過量の外的甲状腺ホルモンの服用を含めた患者の状態が原因として考えられる．

E. Graves 病が甲状腺機能亢進症の最もよくある原因である．Graves 病では，TSH 受容体自己抗体，TSH-R（Stim）Ab, TSH 刺激抗体とも知られている抗体が体内循環に存在する．これらは IgG クラスの自己抗体で，濾胞細胞膜上の TSH 受容体に対する直接の自己抗体である．それらが，細胞膜 TSH 受容体に結合すると，甲状腺濾胞細胞を刺激し，過度の量の T_4 と T_3 を産生し，甲状腺機能亢進症を引き起こす．この抗体産生の根底原因は不明である．しかし，TSH-R と似た構造を持つウイルス抗原に対する免疫応答が原因かもしれない．Graves 病の他の原因説は，TSH 受容体を含めた濾胞細胞膜抗原に対する抗体の分泌を担う B リンパ球を刺激するヘルパー T 細胞を許容するサプレッサー T 細胞の欠損である．

F. 頻脈は心臓伝導系において過度の甲状腺ホルモンの直接の効果と関係があると考えられている．体重減少は基礎代謝率が上昇した結果である．甲状腺細胞の生育を刺激し，Graves 病の甲状腺腫を育成する自己抗体が同定されている．筋力低下はタンパクの異化と筋肉消耗，筋力効率の低下，そしてミオシンの変化と関係がある．

CASE 100

A. 病歴から引き出すべき他の症状は，寒さに弱くなる，緩除な精神活動，健忘，無気力，筋力低下，筋痙攣，そして脱毛である．検者は，体温，筋萎縮，顔面，皮膚の張り感とカロテン血症，四肢の浮腫，深部反射の緩慢さとゆっくりした（ハングアップ）弛緩相も評価するべきである．

B. 体重増加は基礎代謝率の低下と関連がある．便秘は，消化管運動の減弱による．月経過多は無排卵性の月経周期による．甲状腺萎縮や線維化は，リンパ球浸潤や甲状腺濾胞の破壊，外科手術や放射線による甲状腺の破壊，TSH 分泌減弱による萎縮によるかもしれない．甲状腺機能低下症の皮膚変化は，真皮への多糖の集積による．心音の減弱は，心嚢液の貯留や心筋線維の間質にムコ多糖の沈着による心筋症の併発と関連があるかもしれない．

C. 血清 TSH は甲状腺機能低下症を検出する最も感度の高い検査である．まれな下垂体や視床下部疾患を除き，ほとんどすべての甲状腺機能低下症で TSH は上昇する．遊離サイロキシンは低い．

D. 成人では，橋本病（自己免疫）甲状腺炎，リンパ球性甲状腺炎，甲状腺除去（外科療法，放射線療法による），下垂体機能低下症，あるいは視床下部疾患と薬剤により甲状腺機能低下症を来す．この患者の甲状腺機能低下症の最も考えられる原因は，最もよくある原因であることと理学的に萎縮した甲状腺であることの両者から橋本病甲状腺炎である．

E. 橋本病甲状腺炎の患者では，糖尿病や副腎機能低下症の内分泌疾患や悪性貧血，全身性エリテマトーデスや重症筋無力症といった非内分泌疾患を含んだ他の自己免疫疾患が高頻度にみられる．

CASE 101

A. 医師は甲状腺腫の原因となり得る食品（例えば，スウェーデンカブ，キャベツ，カブ，キャッサバ）の摂取増加，ヨウ素を含む食品（例えば，魚類）の摂取減量，そして甲状腺腫に関連する薬剤（例えば，プロピルチオウラシル，メチマゾール，ニトロプルシド，スルホニル尿素，リチウム）の使用について尋ねるべきである．呼吸や嚥下障害のような周辺臓器への浸食の症状について引き出すべきである．この患者の倦怠感やうつ症状から，医師は甲状腺機能低下症の他の症状も探すべきである．

B. 途上国で最もよくある甲状腺腫の原因はヨウ素欠乏である．この患者は 40 歳で最近アフガニスタンから移住したので，ヨウ素欠乏が最も考えられる原因である．低ヨード食（$10\,\mu g$/日以下）は甲状腺ホルモン合成を妨げ，甲状腺ホルモン分泌を抑制し TSH を上昇させる．血清 TSH の上昇はびまん性甲状腺過形成を引き起こす．もし TSH 刺激が遷延するとびまん性甲状腺過形成は，壊死，出血を伴った局所的過形成と結節形成を引き起こす．

C. 甲状腺機能低下症を除外するため血清 TSH を測定すべきである．

CASE 102

A. 基本的に甲状腺機能亢進症に沿った病歴と理学的に甲状腺結節を単一に触知することから，患者は自律性過機能性濾胞腺腫による甲状腺機能亢進症が最も考えられる．

B. 血清 TSH と可能なら遊離サイロキシンインデックス（FT_4I）を指示するべきである．もし，真の甲状腺機能亢進症であれば，FT_4I は上昇し，血清 TSH は抑制されている．

C. 放射性シンチグラフィーを確定診断のためにできれば施行する．放射性ヨウ素取り込み率は結節部位で上昇し，他の部位では抑制されている．画像では，「ホット」な結節となる．

D. 結節の生検はさまざまな大きさの正常濾胞を呈する．摘出生検では正常甲状腺部を圧迫し，出血，線維化，石灰化あるいは嚢胞変性を伴っている．この患者の甲状腺機能亢進症の症状からは考えにくいが，生検は甲状腺がん否定のため重要である．

CASE 103

A. この患者は総 T_4 値が上昇しているが，甲状腺機能亢進症の症状も所見もない．臨床的に甲状腺機能正常型症例の上昇した総 T_4 値は，特発性か，妊娠，急性，慢性肝炎，急性間欠性ポルフィリン症，エストロゲン産生腫瘍，遺伝疾患によるものかもしれない．上昇した総 T_4 値の原因となる薬剤は，エストロゲン（経口避妊薬を含む），メサドン，ヘロイン，ペルフェナジン，クロフィブラートがある．

B. T_4 や T_3 のレジン取り込み量（RT_4U や RT_3U）を測定し，遊離サイロキシンインデックスを計算するべきである．その患者が正常甲状腺機能であれば，血清 TSH は正常であろう．

C. 妊娠における TBG の上昇は，遊離 T_4 の結合を上昇させる．遊離 T_4 が下降するとき，下垂体により TSH を分泌する．これは，さらに，甲状腺から T_4 の産生を促し新しい値で平衡になる．総 T_4 値は上昇するが，遊離 T_4 値はまた正常となる．

D. 家族性甲状腺機能正常型高サイロキシン血症の症候群が最も考えられる．これらの遺伝性症候群はアルブミンに対する T_4 の異常結合（T_3 ではなく），トランスサイレチンの血清濃度上昇，T_4 に対するトランスサイレチンの親和性変化，あるいは，下垂体，末梢における甲状腺ホルモン不応症といったいくつかの機構により併発するかもしれない．

CASE 104

A. Cushing 症候群のさらなる特徴には多毛（82 %），筋力低下（58 %）と筋萎縮（70 %），背部痛（58 %），痤瘡（40 %），精神症状（40 %），浮腫（18 %），頭痛（14 %），多尿と多飲（10 %），過剰色素沈着（6 %）が含まれる．

B. コルチゾール過剰での高血圧の正確な原因はなお不明である．過剰なグルココルチコイドのミネラルコルチコイド作用による塩と水の貯留，アンジオテンシノーゲンまたはデオキシコルチコステロン分泌増加，血管床に対するグルココルチコイドの直接作用と関連する可能性がある．

Cushing 症候群での肥満と体脂肪再分布の原因もやや不明確である．食欲増加，コルチゾール過剰が引き起こす高インスリン血症の脂肪合成作用により説明される可能性がある．皮膚線条は皮下脂肪沈着増加（これは薄い皮膚を伸展し，皮下組織を破綻させる）に起因する．皮膚線条は根底にある結合組織喪失のため，皮膚表面下に押し下げられる．

C. Cushing 症候群の主要な原因には Cushing 病（ACTH 分泌下垂体腺腫），異所性 ACTH 症候群，機能性副腎皮質腺腫またはがん，長期多量の外因性グルココルチコイド摂取（医原性 Cushing 症候群）がある．

Cushing 病と異所性 ACTH 症候群では ACTH，コルチゾールの産生がともに過剰である．副腎皮質腺腫，がんはコルチゾールの自律性分泌と下垂体 ACTH の抑制により特徴付けられる．この症状が徐々に出現した 38 歳の女性の最も可能性の高い原因は Cushing 病（ACTH 分泌下垂体腺腫）である．

D. 現在の推奨には，診断評価の段階的アプローチが含まれている．第 1 段階は病的コルチゾール過剰を示し，Cushing 症候群の診断を確認することである．外来患者で原則収集した 24 時間尿検体中の遊離コルチゾール測定がコルチゾールの過剰分泌を示し，Cushing 症候群の最も感度，特異度の高いスクリーニング検査である（24 時間の尿中遊離コルチゾール濃度 150 μg/日を上回る）．Cushing 症候群での尿中遊離コルチゾール値はまれに正常となる．一晩法の 1 mg デキサメタゾン抑制試験は外因性副腎皮質ステロイド（デキサメタゾン）による副腎コルチゾール産生の正常な抑制欠如を示すだろう．一晩法のデキサメタゾン抑制試験は，午後 11 時に 1 mg のデキサメタゾン処方とその後の午前 8 時における血漿コルチゾール濃度を得ることで成し遂げられる．健常者ではデキサメタゾンが早朝のコルチゾール急上昇を抑制し，血漿コルチゾール濃度は 5 μg/dL（0.14 μmol/L）未満となる．Cushing 症候群では，コルチゾール分泌はあまり抑制されず，その値は 10 μg/dL（0.28 μmol/L）を上回る．もしデキサメタゾン抑制試験が正常なら，Cushing 症候群の診断はまずあり得ない．もし尿中遊離コルチゾール濃度もまた正常なら，Cushing 症候群は除外される．もし両検査の結果が異常なら，コルチゾール過剰は存在し，立証されたと考えられ，Cushing 症候群の診断が偽陽性の結果（偽性 Cushing 症候群）を引き起こす状況（急性または慢性の疾患，肥満，高エストロゲン状態，薬剤，アルコール依存，うつ）を除外できる．CRH 試験は，おそらく偽性 Cushing 状態に起因する境界域の尿中コルチゾール上昇のある患者における有用な補助となる．はっきりしないか，境界域の結果の患者では低用量デキサメタゾン抑制試験 2 日間法がしばしば行われる（0.5 mg を 6 時間ごとに 8 回投与）．本検査の正常反応は Cushing 症候群の診断を除外する．正常反応は午前 8 時の血漿コルチゾール濃度が 5 μg/dL（138 nmol/L）未満，24 時間の尿中遊離コルチゾール濃度が 10 μg/日（28 μmol/日）未満，24 時間の尿中遊離 17-ヒドロキシコルチコステロイド濃度が 2.5 mg/日（6.9 μmol/日）未満または 1 mg/g クレアチニン（0.3 mmol/mol クレアチニン）未満である．

第 2 段階は血漿 ACTH 濃度測定による ACTH 非依存性疾患と依存性疾患の区別である（図 21-14）．高用量デキサメタゾン抑制試験は下垂体性と異所性 ACTH 症候群の区別に有用である．

ACTH 依存性疾患患者に関する最終段階は，MRI あるいは薄切片の CT（下垂体，副腎，肺あるいは別の），または，もしはっきりしなければ下錐体静脈洞

サンプリング(IPSS)か，海綿静脈洞サンプリング(CSS)による ACTH 供給源の解剖学的局在決定である．

CASE 105

A. 偶然発見された副腎腫瘤はしばしば副腎偶発腫と呼ばれる．腫瘍は副腎腺腫または非腺腫に違いないが，それらは悪性（原発性副腎皮質がん，褐色細胞腫または他部位からの転移性がん），浸潤過程，出血，嚢胞の可能性がある．副腎腫瘤の評価には機能的，解剖学的精密検査が求められる．機能的評価は，コルチゾール過剰除外目的のデキサメタゾン抑制試験実施（または24時間尿の遊離コルチゾール），褐色細胞腫除外目的の血漿中，尿中メタネフリン分画測定，アルドステロン過剰症除外目的の血清カリウム，アルドステロン/レニン比測定によって腫瘍が過剰な副腎ホルモンを産生しているかどうかの決定である．

B. 解剖学的には，病変の悪性に関する懸念の度合いを定めるための評価が必要である．この患者のような小さく(3 cm 未満)均一，低信号強度(10 HU 未満)な病変は良性，脂肪に富む腺腫の可能性が高い．大きく(6 cm を上回る)，不均一，信号強度が低くない腫瘍は悪性に違いない．機能性病変と良性の基準を満たさない病変は通常摘出される．摘出されない腫瘍は増大（これは悪性を示唆するであろう）のないことの保証を目的とした6〜12ヵ月後の CT 調査で経過観察される．その後，非機能性腺腫がホルモン過剰へと（まれに）進展する可能性があるので，患者が副腎ホルモン機能亢進症に一致する症状へと進行したなら，臨床的および/またはホルモンの再評価は定期的に反復されることがある．

CASE 106

A. 慢性副腎不全の他の症状には食欲不振，悪心，嘔吐，低血糖，人格変化が含まれる．検者は起立性の血圧と脈拍の変化，粘膜や他部位の過剰色素沈着，恥毛・腋毛の脱落をみるだろう．

B. 血清ナトリウムは典型的には低値で，血清カリウムは高い．Addison 病ではコルチゾール欠乏にアルドステロンの欠乏を伴い，調節のない腎 Na^+ 喪失と K^+ 貯留をもたらす．Addison 病を示唆するさらなる血液生化学所見には軽度のアシドーシス，高窒素血症，低血糖が含まれる．

C. 副腎皮質機能低下症の診断は ACTH 刺激試験を行うことにより立証される．Addison 病では午前8時の血漿コルチゾール濃度が低く，250 μg 合成 ACTH（テトラコサクチド酢酸塩）静注または筋注後30分，60分の血漿コルチゾール増加が実際ない．Addison 病に関する特異度95%における 250 μg テトラコサクチド酢酸塩刺激試験の感度は97%である．

D. 臥位低血圧を含む低血圧は Addison 病患者の約90%に生じ，起立性の症状や失神を引き起こす．これらの症状は調節を受けない腎の Na^+ 喪失に起因する血液量減少と関係する．

　コルチゾール欠乏は，通常食欲喪失と悪心，嘔吐を含む消化管障害を起こす．体重減少はよくあり，慢性例では重篤かもしれない(15 kg 以上)．

　原発性副腎不全では血漿コルチゾールの持続低値または欠如が下垂体 ACTH 過剰分泌をもたらす．ACTH は内因性のメラノサイト刺激ホルモン活性（これは皮膚の多様な色素沈着性変化を引き起こし，変化には全身の色素沈着過剰が含まれる）を有している．

CASE 107

A. 慢性のアルドステロン過剰の主たる結果は，腎臓による Na^+ 貯留と K^+，H^+ の漏出である．アルドステロンは細胞質内のミネラルコルチコイド受容体に結合する．そのステロイド-受容体複合体はその後，標的細胞の核中に移動して，DNA 転写増加，mRNA 誘導，リボソームによるタンパク合成を増加させる．アルドステロン刺激タンパクは2つの効果を有する．急性効果は，上皮性ナトリウムチャネル(ENaC)の細胞質プールから細胞膜内への挿入増加による ENaC 活性上昇で，緩徐な効果は ENaC 合成増加である．アルドステロン活性化遺伝子の1つは血清とグルココルチコイド調節キナーゼ(sgk)の遺伝子で，これはセリン-トレオニンタンパクキナーゼの一種である．*sgk* 遺伝子は ENaC 活性上昇を生じさせる(図 21-10)．アルドステロンはまた，ENaC を構成する3サブユニットの mRNA も増加させる．アルドステロンはさらに，別のアルドステロン高親和性の膜受容体に直接結合し，迅速，非ゲノム作用により細胞内 Na^+ を増やす膜 Na^+-K^+ 交換体の活性を増加させる．遠位尿細管，集合管でアルドステロンは Na^+ と K^+，H^+ の交換を促し，Na^+ 貯留，K^+ 利尿，尿酸性化促進を引き

起こす．他部位では大腸液，唾液，汗からのNa^+再吸収を増加させる．増加したNa^+は体液貯留を伴うため，高ナトリウム血症は鈍化する．この患者にみられる軽度の高ナトリウム血症，低カリウム血症，アルカローシスは，原発性アルドステロン症による掛け値なしの影響である．

　高血圧はこの根底にあるNa^+貯留と引き続く血漿量増大に起因する．遷延するK^+利尿がカリウム欠乏症状[これには筋力低下，筋痙攣，夜間多尿（頻回の夜間排尿）と倦怠感が含まれる]を起こす．圧受容体機能減弱（反射性頻脈を伴わない起立性の血圧下降により顕在化する）が生ずるかもしれない．

B.　遷延するK^+欠乏は腎蔵を障害（低カリウム血症性腎症）し，抗利尿ホルモン（バソプレシン）抵抗性を引き起こす．患者は尿を濃縮できない可能性があり（腎性尿崩症），これは口渇と多尿，低尿比重（1.010未満）の所見をもたらす．尿電解質は不適切かつ多量の尿中カリウムを示す．

C.　原発性アルドステロン症の診断はすでに未治療高血圧における低カリウム血症所見によって示唆されている．現在，最良の原発性アルドステロン症スクリーニング検査には血漿アルドステロン濃度（正常：1〜16 ng/dL），血漿レニン活性（正常：1〜2.5 ng/mL/時間），血漿アルドステロン/レニン比（正常：25未満）算定が含まれる．アルドステロン/レニン比が25以上の患者にはさらなる検査が求められる．

　その後の精密検査には24時間尿中アルドステロン排泄とNa^+が120 mEq/日を上回る含有食下における患者の24時間尿中アルドステロン排泄と血漿アルドステロン濃度が必要である．原発性アルドステロン症での尿アルドステロン排泄は14 μg/日を超え，血漿アルドステロン濃度は通常90 pg/mLである．高解像度の副腎CTまたはMRIも副腎腺腫 adrenal adenoma と両側副腎過形成 adrenal hyperplasia の区別の助けになる．診断のゴールドスタンダードは両側副腎静脈サンプリングで，その感度，特異度は画像検査よりも高く，片側性の原因，つまり原発性アルドステロン症を起こす副腎腺腫を同定する．

CASE 108

A.　この患者はおそらく（通常軽度の）慢性腎臓病を伴う高カリウム血症とアシドーシスで特徴付けられる低レニン性低アルドステロン症（腎尿細管性アシドー

シスIV型）を有する．本症候群は根底にある慢性腎臓病と関連する傍糸球体装置のレニン産生障害によると考えられている．慢性腎臓病は通常，高カリウム血症を単独で説明するほど重度ではない．腎尿細管でのK^+，H^+の分泌障害が高カリウム血症と代謝性アシドーシスを引き起こす．

B.　低アルドステロン症の他の原因には以下の(1)〜(6)が含まれる．(1) 両側副腎摘出，(2) 急性または慢性副腎皮質機能低下症，(3) 外因性ミネラルコルチコイド（フルドロコルチゾン）または11β-ヒドロキシステロイドデヒドロゲナーゼ2型酵素阻害薬（甘草）の服用．これらはNa^+貯留，体液量増大，レニン産生抑制をもたらす，(4) 長期存在する下垂体機能低下症．球状層萎縮をもたらす，(5) 先天性副腎過形成．1つ以上のミネラルコルチコイド合成酵素異常により引き起こされる，(6) 偽性低アルドステロン症．ミネラルコルチコイドホルモンに対する腎尿細管の抵抗性があり，おそらくミネラルコルチコイドホルモン受容体障害による．

C.　血漿中，尿中アルドステロン濃度と血漿レニン活性は一貫して低く，ACTH投与，立位，ナトリウム制限，フロセミド投与による刺激に対し不応性である．

CASE 109

A.　先天性副腎過形成は比較的ありふれた疾患で，5,000出生に1人から15,000出生に1人で生ずる．群を抜いて多い先天性副腎過形成の原因は21β-水酸化酵素欠損症である．新生児期には，古典的21β-水酸化酵素欠損による先天性副腎過形成の2つの古典的症状がある．塩類喪失型と非塩類喪失型（「単純男性型」とも呼ばれる）である．塩類喪失型の出生児は重度のコルチゾールとアルドステロン欠乏を有し，もし未診断，未治療なら，2, 3週齢で潜在的致死の副腎クリーゼと塩類喪失に罹患するだろう．これは比較的よくあり，知られた治療のある重篤な状況のため，この状況を新生児でスクリーニングするのは賢明である．

B.　患者の90％以上が，ステロイド酵素21β-水酸化酵素の欠損による．21β-水酸化酵素（シトクロムP450c21）は *CYP21A2* 遺伝子によりコードされる．50を超える異なる *CYP21A2* 変異が報告され，おそらく先天性副腎過形成の広範囲表現型を説明するだろう．

15の最も多い変異(これらはアレルの90〜95%を構成するが)は*CYP21A2*遺伝子と隣接偽遺伝子(転写されるが,翻訳されない活性のない遺伝子)の遺伝子間DNA配列の組み換えに由来する.これらの遺伝子間*CYP21A2*変異は,活性のある*CYP21A2*遺伝子配列部分の偽遺伝子配列への変換により起こり,活性の弱いまたは不活性な遺伝子がもたらされる(遺伝子変換).

C. *CYP21A2*または*CYP11B1*活性の障害はコルチゾール,アルドステロンの合成欠乏を起こす.低い血清コルチゾールがACTH分泌を刺激,副腎過形成が生じて,前駆体ステロイド,特に17-ヒドロキシプロゲステロンが蓄積する.その蓄積前駆体はコルチゾール合成経路に入ることができず,アンドロゲン合成経路に波及して,アンドロステンジオンやDHEA,DHEA-Sが形成される.女性胎児の出生前過剰アンドロゲン曝露は,出生時の半陰陽をもたらす.新生男児の外性器は正常である.

CASE 110

A. 月経困難症は明らかな骨盤内疾患を認めない場合でも起こる症状,あるいは何らかの骨盤内疾患に続発する症状として代表的なものである.代表的な原因として子宮内膜症,子宮筋腫,慢性骨盤内感染,先の感染や異所性妊娠による癒着が挙げられる.腫脹,体重増加,浮腫,易刺激性,気分変動,痤瘡などの症状とともに月経困難症は月経前症候群の症状の1つとして生じることもある.既往歴がないこと,身体所見に異常がないことより,この患者の一連の症状に対する診断として月経前症候群が最も考えられる.

B. 原発性,あるいは月経前症候群に付随する月経困難症は分泌期子宮内膜におけるプロスタグランジンの過剰産生によるものである.月経困難症の患者では子宮平滑筋の収縮を増強させるプロスタグランジンF2αが過剰に産生されている.過剰な筋収縮により子宮筋層は虚血状態となり,その結果子宮の疼痛線維が刺激される.不安,恐怖,ストレスは疼痛の閾値を下げるので,ある患者が他人にこれらの症状を大げさに誇張して伝えることで徐々に患者が増えていってしまう.

C. 月経前症候群患者の治療の第一歩はたばこ,アルコール,カフェインを止めさせる,あるいは減らすよう,そして睡眠をしっかり取り,運動し,ダイエッ

トをするようライフスタイルの改善を促すことである.セロトニン再取り込み阻害薬(SSRI)による薬物療法は上記行動修正とともに効果が証明されている.また疼痛については非ステロイド性抗炎症薬(NSAID)のようなプロスタグランジン合成阻害薬を用いて毎月薬物療法を行うのがよい.

CASE 111

A. 不妊であるカップルは約15%である.不妊の原因の約30%が女性因子であり,また約30%が男性・女性両方によるものと推定されている(さらに約30%が男性のみの因子であり,残りの10%は原因不明である).女性不妊症例の約40%で視床下部,下垂体,そして卵巣の異常による排卵障害がみられる.また40%では骨盤内感染や子宮内膜症による内膜,卵管の異常がみられる.10%では,視床下部でのGnRH産生の異常,下垂体ホルモンの異常(甲状腺疾患,高プロラクチン血症),卵巣のフィードバック機構の異常(性腺機能亢進症,多嚢胞卵巣症候群)がみられる.最後の残りの10%は原因不明である.

B. 過去の性感染症の既往からこの女性の不妊原因として最も考えられるものは内膜や卵管の損傷によるものである.淋菌感染やしばしば無症候性のクラミジア感染がそれらの損傷や癒着の原因となり得る.この損傷により精子や卵子の通過,着床が妨げられる.患者の月経周期やがん検診結果より,他の女性不妊の原因は考えにくい.最終的には,患者が原因でなければ不妊の原因は夫(男性因子の不妊)ということになるだろう.

CASE 112

A. 最も考えられる診断は妊娠高血圧腎症-子癇である.妊娠高血圧腎症と高血圧合併妊娠の妊娠期間中の増悪を区別するのは難しいが,高血圧の増悪が妊娠20週以降に起こっていること,また関連して浮腫,タンパク尿が出ていることからやはり妊娠高血圧腎症が強く疑われる.

B. 妊娠高血圧腎症の発症危険因子として初回妊娠,多数の過去の妊娠歴,妊娠前からの糖尿病や高血圧既往,胞状奇胎,低栄養状態,妊娠高血圧腎症の家族歴が挙げられる.

C. 機序が明らかではない（おそらく免疫介在性の），着床後早期に子宮壁内で通常起こる血管の変化が妊娠高血圧腎症の患者では起こらない．これにより相対的に胎盤虚血状態となる．血管内皮傷害の原因となる物質が放出される．血管内皮傷害はまず胎盤内で起こり，続いて全身に波及していく．血管内皮傷害によって血管の収縮・拡張のバランスが変化する．毛細血管は収縮し，栄養される組織は低酸素，虚血状態になり全身性高血圧となる．血小板と基底膜の膠原質の間の内皮細胞障壁が破壊され，結果として増加した血小板の凝集，凝固カスケードの活性化，毛細血管漏出による血管作動性物質の産生が起こる．そしてさらなる組織の低酸素状態，浮腫の形成，タンパク尿が発生する．これらの過程によりさらなる血管内皮傷害が引き起こされ，負のスパイラルが形成される．最近の興味深い報告として，セロトニンが 5-HT_1，5-HT_2 セトロニン受容体を各々通して血管収縮と血管拡張を調節している，といわれている．また新しいデータでもアンジオテンシン II-AT1 受容体の第二の細胞外ループに結合する作動性自己抗体の役割が考えられ，その結果妊娠高血圧腎症と関連して血管攣縮を引き起こす，といわれている．

D. 妊娠高血圧腎症-子癇の胎児へのリスクとして，胎盤の劣化や機能不全による子宮内胎児発育遅延，低酸素症が挙げられる．

E. 妊娠高血圧腎症-子癇によって多様な合併症が発症する．悪性高血圧，肝障害（門脈周囲の壊死，閉塞，出血による肝機能検査値の上昇，最終的には肝被膜の破裂），腎機能異常（糸球体内皮細胞の腫脹，メサンギウム増殖，糸球体毛細血管内腔の著しい狭小化，壊死や急性腎障害に進展し得る皮質虚血），血小板減少，播種性血管内凝固症候群，脳血管障害が挙げられる．小脳の虚血や点状出血からの母体の発作である子癇発作はこれらの背景で起こる．また子癇発作はこの疾患の第一の徴候として発症し得る．この高い母胎死亡率を誇る症候群の唯一，確実な治療方法は終結である．

CASE 113

A. 不妊は男性側要因が約30%，男女両者の要因がもう30%と推測されている．全体のなかで，男性側要因の約50%が治療可能とされている．男性不妊の明らかな要因は，主に3つのカテゴリーに分類される．(1) 精巣前性，(2) 精巣性，(3) 精巣後性である．精巣前性は一般に生来のホルモン学的なもので，下垂体-視床下部の疾患や甲状腺，副腎疾患，ホルモン分泌や活性に影響を与える薬剤などが含まれる．精巣性は染色体（Klinefelter 症候群）や発生学的（停留精巣）な要因や，精索静脈瘤，外傷，感染（おたふくかぜ），薬剤，毒素などの要因がある．精巣後性の要因には，精管閉塞や瘢痕化，逆行性射精，精子や精漿に対する抗体，発生異常（解剖学的陰茎欠損），アンドロゲン非感受性，未熟な性交，性機能不全などがある．評価にもかかわらず，男性不妊の大部分の症例は，明らかな要因のない特発性である．

B. 性行為感染症の既往と精巣上体が不整であるという身体所見を考慮すると，両側精路閉塞が最も疑われる病態である．

C. 精液検査では，乏精子症（15万/mL以下）または無精子症（精子なし）を示す．この所見は，精巣上体の不整から両側精路閉塞が疑われることから示唆されるであろう．LH，FSH，テストステロンは，下垂体-視床下部系や精巣自体には異常がないため正常値である．

D. フルクトースが精嚢で産生されるため，かつては精液中のフルクトース測定が行われており，精液中のフルクトース欠損が精管閉塞を示唆するとされていた．現在ではこの検査は代替的であり，スクリーニングとして精液量が少ないことや，確認検査としての前立腺の経直腸超音波検査が重視されている．精管の閉塞は，超音波検査で精嚢の前後径が1.5 cm 以上あると強く疑われる．精巣生検は，精巣要因であるか精管閉塞を要因とするかの鑑別に有用であろう．

CASE 114

A. 前立腺肥大症の診断は，既往歴と身体所見をもとになされる．症状インデックス質問紙は患者の症状の深刻さや複雑さの客観的評価のために用いる．直腸診によって肥大した前立腺がわかる．前立腺の肥大は局所的またはびまん性であり，肥大の程度は必ずしも症状の程度とは関連しない．血中尿素窒素と血清クレアチニンは，腎不全を除外するために測定され，尿検査は感染症を除外するために行われる．たいていの患者では，これらの検査で前立腺肥大症の診断を行うのに十分である．尿流検査やシストメトリーなどの尿流動態の評価は，疾患の意義を解析するのに行われるこ

ともある．内圧測定検査によって，排尿筋の情報が得られるため，前立腺の手術をどの患者に行うのが有益であるかの決定に役立つ．腎臓超音波検査や静脈性腎盂造影は，血尿や水腎症が疑われる患者に行われる．症状の原因として前立腺がんを除外するために，前立腺超音波検査と生検が必要となる場合もある．

B.　前立腺肥大症の実際の要因は不明瞭であるが，いくつかの寄与因子が指摘されている．加齢に伴う前立腺の成長や前立腺被膜の存在，アンドロゲンとその受容体(特にジヒドロテストステロン)，間質-上皮の相互作用，増殖因子(FGF，TGF)，排尿筋応答などである．

C.　この患者には，蓄尿症状と閉塞症状の両者がある．蓄尿症状は，頻尿，夜間頻尿，切迫感である．これらの症状は，膀胱壁の肥厚と機能低下により起こる．閉塞症状は，残尿感と排尿後尿滴下である．これらの症状は，膀胱頸部と前立腺部尿道のゆがみ・狭小により起こり，残尿が生じる．

CASE 115

A.　痛風発作は代謝ストレスと身体的ストレスによって尿酸排泄低下と産生増加が組み合わさって発症する．多くの例では排泄低下を認める．本症例では軽度の腎機能低下を認め，尿酸排泄が低下していると考えられる．また最近の利尿薬の追加により，尿酸排泄低下が増悪したと考えられる．

B.　尿酸ナトリウム結晶は陰性荷電しており，さまざまな炎症反応を惹起する．例えば，補体経路の活性化を引き起こす．補体経路が活性化すると好中球が炎症局所に局在化する．キニン系も活性化され，局所の圧痛や血管拡張による発赤といった炎症所見の形成に寄与する．尿酸ナトリウム結晶を貪食したマクロファージは炎症性サイトカイン(IL-1，TNF)を産生する．炎症性サイトカインは血管内皮細胞を活性化し，好中球の接着と遊走を促進する．好中球が尿酸ナトリウム結晶を貪食するとロイコトリエンB_4を産生する．ロイコトリエンB_4はさらなる好中球の遊走を惹起する．

C.　急性痛風発作の治療は炎症調節性物質を標的として行う．イブプロフェンのような NSAID はプロスタグランジン合成を抑制する．コルヒチンは好中球の関節内への遊走を抑制する．副腎皮質ステロイドは骨髄単球系細胞による結晶の貪食を抑制する．その結果炎症性サイトカインの産生も抑制される．痛風発作は自然寛解するため，治療の中心は症状を和らげたり，発作持続時間を短縮したりすることである．一方でプロベネシドのような尿酸排泄促進薬やアロプリノールやフェブキソスタットのようなキサンチンオキシダーゼ阻害薬，尿酸をアラントインに代謝するペグロティカーゼは，将来の発作予防のために用いられるのが一般的である．

CASE 116

A.　原因疾患として免疫複合体性血管炎が考えられる．本症例のように皮膚に生じた場合は表皮小血管炎や白血球破砕性血管炎と呼ばれる．

B.　免疫複合体は抗原に抗体が結合することで生じる．この症例ではペニシリンが抗原と考えられる．ペニシリンに対して免疫反応が生じ，抗体が産生され，ペニシリンに結合する．抗原抗体複合体は可溶性が低下すると，内皮下に沈着する．本症例では皮膚の小血管の内皮下に沈着していると考えられる．内皮下に沈着した免疫複合体は炎症反応を惹起し，皮疹を生じる．新しい抗原の供給が止まると(薬剤投与が終わると)，免疫複合体は体内から消失し，炎症反応は自然寛解する．

C.　小血管が豊富な臓器である関節や腎臓も標的臓器となる．標的臓器は免疫複合体の可溶性に依存する．

CASE 117

A.　アフリカ系アメリカ人女性の SLE の罹患率は通常よりも高く，約250人に1人である．さらに母親が SLE であると，娘が SLE を発症するリスクは40人に1人程度まで上昇する．SLE の診断を確実にするためには下記の診断基準を11項目中4項目満たす必要がある．(1) 蝶形紅斑，(2) ディスコイド疹，(3) 光線過敏症，(4) 口腔内潰瘍，(5) 関節炎，(6) 漿膜炎，(7) 腎病変，(8) 神経学的病変，(9) 血液学的異常(溶血性貧血，自己免疫性血小板減少症など)，(10) 免疫異常(抗 DNA 抗体など)，(11)抗核抗体陽性．

B.　さまざまな薬剤(例えば，プロカインアミド，ヒドララジン，イソニアジド)が SLE 様症状を引き起こす可能性がある．薬剤性ループスの場合は，被疑薬の

中止により臨床症状と検査データの改善を認める.

C. （1）免疫複合体の内皮下への沈着，（2）細胞表面分子（例えば，皮膚，関節，腎臓，血球成分）への抗体の結合，（3）自己抗体による直接的な細胞死の誘導.

D. SLE は再燃と寛解を繰り返すのが特徴である.再燃は，感作された免疫系に対する自己抗原の再曝露が起こることで惹起されると考えられる.ウイルス感染や紫外線曝露，子宮内膜や乳腺上皮の退縮によってアポトーシスが誘導されると，自己抗原が免疫系に曝露され，SLE が再燃する.再燃と寛解を繰り返すが，10年生存率は85%以上である.

CASE 118

A. この患者は Sjögren 症候群であると考えられる.Sjögren 症候群は成人人口の約1〜3%に生じる.女性の発症率は男性と比較し9倍である.眼の乾燥 xerophthalmia と口腔内乾燥 xerostomia が代表的な症状である.眼球乾燥の結果として生じた角結膜炎を乾性角結膜炎と呼ぶ.

B. 気道の乾燥が起こると，嗄声を認めたり，気管支炎を繰り返したりする.重症の Sjögren 症候群患者では，倦怠感，関節炎，筋痛，微熱などの全身症状が起こることがある.腎臓，肺，関節，肝臓も標的臓器となる（その結果，間質性腎炎，間質性肺炎，非びらん性関節炎，肝内胆管炎を起こす）.約半数の患者は自己免疫性甲状腺疾患を合併する.皮膚血管炎（浸潤を触れる紫斑や皮膚潰瘍など）やリンパ増殖性疾患（MALT リンパ腫など）が生じることもある.

CASE 119

A. 多発性筋炎と皮膚筋炎の病態は共通している部分と異なる部分がある.共通しているのは，筋組織にまだらに炎症細胞浸潤を認め，障害部位と再生部位が混在していることである.多発性筋炎に特徴的なのは炎症が個々の筋線維周囲に起こることである.また浸潤してくる炎症細胞は T 細胞（CD8陽性＞CD4陽性）とマクロファージが主体である.炎症が筋線維の周囲に生じることは，多発性筋炎では筋周囲に発現している自己抗原が標的となることを示唆している.またそれらの自己抗原を標的とする T 細胞が増加し筋組織に浸潤していると考えられる.

皮膚筋炎でも，多発筋炎と同様に筋力低下が生じるが，病態は多発筋炎とは異なる.皮膚筋炎では，筋束の周辺部から筋萎縮が生じる.また B 細胞や CD4 T 細胞が炎症部位に浸潤してくる.皮膚筋炎では筋束周辺部や，筋束周囲の毛細血管に炎症細胞浸潤がみられる.補体経路も活性化していると考えられている.筋束周囲の毛細血管に炎症細胞浸潤がみられることから，皮膚筋炎では，まずはじめに筋束周辺部の小血管炎が起こると考えられている.小血管炎の結果として，筋組織の虚血による障害が起こり，それに引き続いて筋組織が修復されると考えられる.皮膚筋炎の初期の病態が小血管炎であるとすると，皮膚症状や爪床毛細血管の変化は，血管炎の結果であると考えられる.

B. 多発性筋炎の診断には4つの基準がある.（1）筋力低下，（2）血液検査で筋原性酵素の上昇を認めること（クレアチンホスホキナーゼ，アルドラーゼなど），（3）筋電図で筋原性変化を認めること（鋭波，自発放電など），（4）組織学的に炎症細胞浸潤を認めること.

C. 成人で炎症性筋疾患と診断した場合には，悪性腫瘍の合併を考慮する必要がある.また1〜5年以内に悪性腫瘍が続発する可能性があることに注意すべきである.このことはさまざまな母集団を対象とした研究で確かめられている.皮膚筋炎と診断された場合は，悪性腫瘍のリスクは2倍になるという報告もある.悪性腫瘍のなかでも，胃がん，肺がん，乳がん，大腸がん，卵巣がんの合併する頻度が高い.

CASE 120

A. 関節リウマチでは関節滑膜表層部に異常を生じる.正常滑膜は薄い細胞層（1〜3個の細胞層）と，その直下の細胞成分の少ない間質で構成されている.関節リウマチの滑膜では，細胞層が増殖する.また間質には，B 細胞，T 細胞，マクロファージが浸潤し，血栓や新生血管を認める.増殖した滑膜は骨，軟骨に浸潤し，関節破壊を引き起こす.

B. 関節リウマチは環境要因（感染症など）が滑膜をはじめとする自己の組織に対する免疫反応を惹起することで発症すると考えられている.しかし，関節リウマチの発症に関与する環境要因は同定されていない.関節リウマチの病態には TNF が重要な役割を果たしていることは確かだが，はっきりとしたことはわかっ

ていない．一卵性双生児の一方が関節リウマチを発症すると，もう一方も15〜35％の割合で関節リウマチを発症する．このことは関節リウマチの発症に遺伝的要因が関与していることを示唆している．MHC クラス II のアレルのなかには疾患の重症度に関与するものもある．

C． 従来の関節リウマチの治療は非特異的な免疫抑制薬であった．近年，関節リウマチの自己免疫反応には TNF が重要な役割を果たしていることがわかってきたため，TNF 阻害薬が関節リウマチの治療に広く用いられるようになった．TNF 阻害薬は TNF に結合し，炎症反応を抑制する．TNF 阻害薬には可溶性 TNF 受容体と TNF に対するモノクローナル抗体があり，体内の TNF と結合し，体内から除去する．

索　　引

1. 外国人名を冠する病名や用語は欧文表記(アルファベット表記)とした．索引では日本語読みで配列している．
   例：Auer 小体　よみ：あうえるしょうたい
2. 菌名は欧文表記とし，索引では欧文で配列している．
3. 1.以外のアルファベットまたはギリシャ文字で始まる用語は，一般的に読まれている日本語読みまたは，アルファベット読みまたはギリシャ文字の読み(え(ー)，び(ー)，し(ー)，あるふぁ，べ(ー)たなど)で配列している．
   例：T 細胞　よみ：てぃさいぼう，β 細胞　よみ：べ(ー)たさいぼう
4. 数字で始まる用語は，日本語読みで配列している．
   例：1 型糖尿病　よみ：いちがたとうにょうびょう
5. 化学物質名は，結合位置を示す数(1-，2-，3-，…)を除いた読みで配列している．ただし，その語の構成上，無視できないものは日本語読みをして配列している．
6. 長音符(ー)は読みを省略している．

あ

IL-2 受容体　51
IL-7 受容体　51
IgA 腎症　500
IGF 結合タンパク　708
ICOS 遺伝子　53
アイソタイプ　44
Auer 小体　115
Auerbach 神経叢　358
アカラシア　648
亜急性　73
亜急性脊髄連合変性症　141
悪性外耳道炎　570
悪性高血圧　334
悪性腫瘍関連高カルシウム血症　509
悪性 Schwann 細胞腫　111
悪性神経線維腫　111
悪性貧血　374, 387
アクセサリー分子　42
アグーチ関連ペプチド　587
Addison 病　627, 636
アセチルコリン　169, 370
アセト酢酸　561
新しい変異率　17
圧挫挫候群　338
圧-時間解析　280
Asherman 症候群　675
圧-容積解析　280
アディポカイン　558
アディポネクチン　558
アテトーゼ　169
アデニル酸シクラーゼ　160
アデノシンデアミナーゼ(ADA)の欠損　52

アテローム性動脈硬化症　568
アドレナリン　553
アドレナリン作用　563
アナフィラキシー・ショック　338
アニオンギャップの増加　561
アポトーシス　79, 87, 144, 170, 292
アポリポタンパク　416
アポリポタンパク E　193
Amadori 化合物　565
アミノグリコシド系抗菌薬　164
アミラーゼ　454
アミロイド前駆体タンパク　192
アミロイド β ペプチド　192
アモルフィック変異　7
アルギニンバソプレシン　581
アルテミズ　51
アルドステロン　627, 634
アルドステロン過剰　652
アルドステロン過剰症　627, 636
アルドステロン合成酵素欠損　655
アルドステロン症　627
α 運動ニューロン　162
α 顆粒　128
α-糖タンパクサブユニット　582
アレル　6
アレル異質性　14
アレル関連性　29
ANCA 病 → 抗好中球細胞質抗体病
アンジオテンシノーゲン　634
アンジオテンシン I　485, 634
アンジオテンシン II　485, 634
アンジオテンシン変換酵素　485, 634
安定狭心症　305
アンドロゲン　629, 666
アンドロゲン過剰症　627
アンドロゲン受容体　101

アンドロゲン非感受性症候群　696
アンドロステンジオン　655
アンフェタミン　197

い

胃　418
胃潰瘍　384
E-カドヘリン　101
胃穹窿部　369
異形成　104
異型赤血球増加症　132
異型的過形成　104
ECL 細胞 → enterochromaffin-like 細胞
萎縮性扁平苔癬　212
異常感覚　142, 172
異常甲状腺機能検査値　608
異食症　138
胃食道逆流症　369
移植片対宿主病　210
異所性 ACTH 症候群　638
異数性　3, 23
胃前庭部　369
胃相　372
胃体部　369
一塩基多型　6, 396
1 型原発性アルドステロン症　653
1 型自己免疫性膵炎　457
1 型糖尿病　554
一次止血　129
一次性菌血症　87
一次性高血圧　332
一次性多飲症　595
一次性能動輸送　361
一次蠕動運動　368
1 秒率　237

788　索　引

1

1秒量　237
1回換気量　237
1回心拍出量　282
一過性アルカリ尿　369
一過性脳虚血発作　194
一酸化窒素　322, 368
一酸化窒素合成酵素　322
遺伝学的表現促進現象　19
遺伝子　6
遺伝子増幅　96
遺伝子量　24, 27
遺伝子量補償　8
遺伝性球状赤血球症　133
遺伝性膵炎　457
遺伝性楕円赤血球症　133
遺伝性非ポリポーシス大腸がん　105
遺伝的浮動　17
イノシトール-1,4,5-三リン酸　160
胃排出に関する腸管フィードバック抑制(遅延)　374
いびき音　257
胃不全麻痺　568
胃壁細胞　369
胃抑制ペプチド　641
胃リパーゼ　377
医療ケア関連感染症　68
イレウス　461
インクレチン　547, 550
インスリノーマ　571
インスリン　545, 587
　——による空腹時低血糖　572
　——を介さない空腹時低血糖　572
　——を分泌する β 細胞　545
インスリン関連亜鉛　550
インスリン拮抗ホルモン　551, 553
インスリン抗体　572
インスリン自己抗体　556
インスリン受容体　547
インスリン受容体基質　547
インスリン抵抗性　554, 558, 569
インスリン様成長因子1　547, 583
インスリン様増殖因子　708
インターフェロン γ　42
インターロイキン　291
インターロイキン1　42
インターロイキン2　42
咽頭相　368
インフルエンザ菌　52, 53, 55, 59

う

Wirsung 管　452
Weber 試験　178
Werdnig-Hoffmann 病　182
Waterhouse-Friderichsen 症候群　647
Wolff-Parkinson-White 症候群　287
受け入れ弛緩　374
うっ血性ショック　338

ウロキナーゼによる肺塞栓症症試験　269, 270
運動　359, 360
運動失調　167
運動障害　168
運動単位　162

え

エアトラッピング　241
AIDS 認知症　60
HIV 関連腫瘍　61
HIV 関連神経認知障害　60
HDL コレステロールの減少　570
HPA 軸 → 視床下部-下垂体-副腎軸
液性免疫　40
エキソーム　29
壊死性膵炎　462
壊死性乳頭炎　570
壊死性遊走性紅斑　572
ACTH 不応症候群　648
「エスケープ」現象　653
SGLT1 遺伝子の変異　377
エストラジオール　690
エストロゲン　583, 666
エストロゲン受容体　101
壊疽　330
X 染色体 Dax1 の変異　695
X 連鎖 SCID　51
X 連鎖低リン血症性くる病　519
X 連鎖無ガンマグロブリン血症　52
X 連鎖免疫調節異常・多発性内分泌障害症候群　36
XYY 症候群　696
ADA の欠損　52
Edinger-Westphal 核　175
NADPH オキシダーゼ → ニコチンアミドアデニンジヌクレオチドリン酸
NF1 腫瘍抑制遺伝子　111
NK 細胞　36
エピジェネティック　20
エピネフリン　553
MHC クラス I　42
MHC クラス II　42
MHC 拘束性　42
エラスターゼ　454
エリスロポエチン　123, 487
LH/FSH の生物学的非活性　695
LDL 受容体　414
遠位性神経　363
遠位尿細管　484
遠位優位性対称性多発ニューロパチー　568
塩基性線維芽細胞増殖因子　708
嚥下困難　357
嚥下障害　357
嚥下性失神　338
嚥下痛　357
塩酸　369
炎症性因子　44
炎症性下痢　85

炎症性サイトカイン　558
炎症性疾患　490
炎症促進性サイトカイン　69
炎症反応　73
遠心性心肥大　298
エンテロトキシン　85
エンドサイトーシス　361
エンドソーム　606
エンドトキシン　73, 87

お

黄色腫　420
黄色ブドウ球菌　53, 54, 55, 60
黄体　665, 666
黄体形成ホルモン　579
黄疸　421
嘔吐　461
黄斑浮腫　564, 566
横紋筋　366
オーガズム　699
オキシトシン　578
悪心　461
オステオプロテゲリン　515
O 側鎖　87
オプソニン　70
「折りたたみナイフ」現象　165
オールトランス型レチノイン酸　101
Albright 遺伝性骨形成異常症　531
オレキシン　587

か

外因性　65
外因性知覚神経　364
下位運動ニューロン　162
開口分泌　316, 361
介在神経　363
外傷性ショック　337
回旋性の律動眼振　178
外側膝状体　174
外側脊髄視床路　171
外側直筋　174
外弾性板　315
回腸　375
外転神経　174
外胚葉　103
外分泌　358
解剖学的死腔　245
外膜　315
界面活性　233
海綿骨　515
潰瘍性大腸炎　396
カイロミクロン　329, 378
カイロミクロンレムナント　329
化学的過程(消化)　359
化学療法　697
架橋性肝壊死　431
核黄疸　421
拡散　361
覚醒　178

拡張機能障害　290
獲得免疫　66
獲得免疫系　39
核ホルモン受容体　100
過形成　104, 411, 589
鵞口瘡　59
過骨症　226
下四半盲　177
下斜筋　174
過剰発現　96
過食　560
下垂体 ACTH 産生細胞のびまん性過形成　637
下垂体機能低下症　592, 655
下垂体病変　695
下垂体門脈系　578
ガストリン　369, 370
ガストリン遊離ペプチド　372
化生　104
仮性球麻痺　167
仮性認知症　191
家族性グルココルチコイド欠損症　648
家族性甲状腺機能正常型高サイロキシン血症　621
家族性大腸腺腫症　105
家族性（良性）低カルシウム尿性高カルシウム血症　509, 526
過多月経　675
硬さ（左心不全）　292
カチオン性トリプシノーゲン遺伝子の変異　457
下直筋　174
滑車神経　174
褐色細胞腫　343
活性酸素種　565
活動電位　159
滑膜炎　226
括約筋　360
カドヘリン　99, 101
Cajal の間質細胞　366
過敏性腸症候群　384, 393
下部食道括約筋　367
寡婦の肩　536
可変領域　44
Kaposi 肉腫　61
鎌状赤血球貧血　133
カリクレイン　323
顆粒球　123
顆粒膜細胞　661
カルシウム感知受容体　510
カルシトニン　509, 605
カルチノイド腫瘍　109
カルチノイド症候群　110
カルボキシペプチダーゼ　377, 454
カルボニル　565
Kallmann 症候群　695
がん遺伝子　96
感音難聴　178
がん幹細胞　102
換気血流不均等　244
間欠性跛行　330

がん原遺伝子　96
肝硬変　407
肝細胞　407
幹細胞集団　123
カンジダ感染症　570
間質性脳浮腫　79
間質性肺線維症　258
間質性浮腫性膵炎　462
がん腫　103, 103
桿状核好中球　127
肝性胸水　445
肝性脳症　418, 420
感染　73
完全機能喪失型変異　7
感染性膵壊死　463
感染性腸炎　60
完全変異　20
桿体　174
がん胎児性抗原　533
肝動脈　409
肝肺症候群　445
γ-アミノ酪酸　169, 550
γ 運動ニューロン　163
γ 鎖　51
眼優位円柱　176
がん抑制遺伝子　96

き

記憶　181
記憶細胞　43
機械的閉塞　73
気管支収縮　240
気管支循環系　235
基質蓄積　15
寄生性　73
偽性低アルドステロン症　655
偽性低アルドステロン症 I 型　655
偽性低アルドステロン症 II 型　655
偽性低ナトリウム血症　597
偽性副甲状腺機能低下症　528, 530
気絶心筋　306
喫煙　697
基底板　204
起電性　361
気道の動的圧迫　241
企図振戦　167
キニン前駆体　323
キニン類　39
機能亢進型変異　8
機能的残気量　237
機能的閉塞状態　385
奇脈　253, 309
キモトリプシン　377, 454
逆作動　587
逆行性射精　699
ギャップ結合　366
吸気時ラ音　269
吸収　359, 360
吸収不全　420
吸収不良　357
吸収不良性下痢　393

球状核　167
球状層　627
丘疹　206
求心性心肥大　296, 298
急性　73
急性壊死性貯留　463
急性肝疾患　407
急性肝不全　407
急性呼吸窮迫症候群　89
急性骨髄性白血病　114
急性糸球体腎炎　335, 499
急性膵周囲液体貯留　463
急性前骨髄球性白血病　101
急性相タンパク　69
急性尿細管壊死　490
急性尿閉　710
急性リンパ性白血病　116
急速進行性糸球体腎炎　499
キューレ　676
凝固系　129
凝固能異常　197
狭窄　357
狭心症　304, 329
胸水　462
胸腺　37
橋中心髄鞘崩壊症　598
胸膜炎　80
莢膜細胞　661
共輸送　378
巨核球　125, 128
棘波　360
局面　206
巨人症　590, 591
巨赤芽球性貧血　132
巨大児　673
巨大腺腫　589, 637
許容作用　634
キラー T 細胞　36
起立性低血圧　568
筋萎縮性側索硬化症　182
近位尿細管　484
筋緊張低下　167
筋伸張反射　163
筋線維周囲　725
筋層間神経叢　358
緊張性収縮　367
Kimmelstiel-Wilson 結節　567

く

空腸　375
空腹時高血糖　559
空腹時低血糖　571
Kugelberg-Welander 病　182
Kussmaul 呼吸　561
靴下状　568
Cushing 症候群　627, 636
Cushing 病　590, 636, 637
Kupffer 細胞　409
Chvostek 徴候　530
組み換え活性化遺伝子　44
クモ状血管腫　446

790 索　引

くも膜下出血　196
Klinefelter 症候群　696
クラミジア　698
グランザイム　717
グリコシドヒドロラーゼ　377
クリプトコッカス性髄膜炎　59
クリプトスポリジウム　60
グルカゴン　545,553
　　——を分泌する α 細胞　545
グルカゴン/インスリン比　559
グルカゴン様ペプチド 1　547,585
グルクロニドへの結合　606
グルコキナーゼ　547
グルココルチコイド　628
グルココルチコイド奏効性アルドステロン症　653
グルコースセンサー　547
グルコースフィーバー　649
グルタミン酸脱炭酸酵素　556
くる病　538
Courvoisier 法　476
グレリン　584
クローヌス　166
クロム親和性顆粒　343
クロム親和性細胞　343
クロム親和性反応　343
Crohn 病　396

け

経口ブドウ糖負荷試験　554
形質細胞　37
憩室症　393
痙縮　165
軽症型多形紅斑　213,214
経直腸的前立腺超音波検査　702
頸動脈洞性失神　338
経尿道的ニードルアブレーション　709
痙攣　367
撃発活動　286
血液薄層塗抹標本　125
血液分布異常性ショック　87,336
結核菌　59,647
血管運動症状　672
血管奇形　197
血管原性ショック　336
血管原性脳浮腫　79
血管雑音　318
血管作動性腸管ペプチド　368
血管増殖因子　102
血管内充填不足　441
血管内皮細胞　263
血管内皮増殖因子受容体　102
月経困難症　675
月経前症候群　681
月経の異常　661
欠失　96
欠失変異　96
血小板　125
　　——の疾患　197
血小板活性化因子　128

血小板血栓　128
血小板減少症　128,134
血小板産生因子　125
血小板生成　125
血小板増加　134
血小板粘着　128
血小板由来増殖因子　500
欠神発作　188
血清アミラーゼ　461
血清リパーゼ　462
結節　207
血栓症　149
血栓性脳卒中　330
血便　138
血友病 A　135
血友病 B　135
ケトーシス　559
ケトン体　551,554
ケトン体生成　561
ゲノムワイド関連研究　29
ケモカイン　39,47
下痢　393
Kernig 徴候　79
限界板　411
言語　180
原発性アルドステロン症　651,652
原発性副甲状腺機能亢進症　509,521
原発性副腎皮質機能低下　646
原発性ミネラルコルチコイド欠乏症　655
原発性卵巣機能不全　676

こ

好塩基球　37,126
高解像度経直腸超音波検査　703
硬化性慢性糸球体腎炎　502
交感神経支配　364
口腔カンジダ症　59
口腔内乾燥　724
高血圧　569
高血圧性脳症　333
高血圧性網膜症　333
抗原提示細胞(APC)　40
抗好中球細胞質抗体(ANCA)病　502
高コルチゾール血症　627,636
後索　171
好酸球　37,127
好酸球走化性タンパク　251
好酸球　510
好酸性細胞　510
抗糸球体基底膜抗体病　501
膠質浸透圧勾配　263
抗 GBM 抗体病 → 抗糸球体基底膜抗体病
甲状腺がん　620
甲状腺機能亢進症　608
甲状腺機能正常型高サイロキシン血症　621
甲状腺機能低下症　596,608
甲状腺クリーゼ　614

甲状腺結節　608
甲状腺刺激ホルモン　579,582,605,606
甲状腺刺激ホルモン放出ホルモン　582,606
甲状腺刺激免疫グロブリン　611
甲状腺腫　607,608
甲状腺腫誘発物質　618
甲状腺髄様がん　509
甲状腺中毒性ミオパチー　612
甲状腺中毒皮膚障害　614
甲状腺ペルオキシダーゼ抗体　609
甲状腺ホルモン不応症　607
高浸透圧性昏睡　562
高浸透遺伝子　98
抗精子抗体　699
硬性白斑　566
構造バリアント　27
拘束性ショック　338
酵素原　453
酵素原顆粒　452
酵素誘導　421
抗体欠損　49
好中球　36,127
好中球減少症　133
後天性凝固因子インヒビター　135
高トリグリセリド血症　560,561,569
高ナトリウム血症　594
更年期　672
高フェニルアラニン血症　14
後負荷　282
抗副腎抗体　646
高プロラクチン血症　590,695
興奮性シナプス後電位　160
興奮性神経伝達物質　160
鉤ヘルニア　179
後方突進　191
硬膜外血腫　196
硬膜下血腫　196
高密度焦点式超音波療法　709
高密度リポタンパク　329,414
抗 Müller 管ホルモン　663
公民権のない者　65
肛門異形成　61
後葉　167
抗利尿ホルモン　484,577,584
コカイン　197
呼吸器感染症　59
黒色表皮腫　642
骨炎　226
骨芽細胞　515
骨形成不全症　3
骨細胞　515
骨髄　37
骨髄異形成症候群　115,133
骨髄造血　123
骨粗鬆症　509,643,661,672
骨軟化症　509,519,538
骨盤痛　661
骨梁　515
固定姿勢保持困難　444

古典的経路　69
古典的な三徴　573
ゴナドトロピン　582
ゴナドトロピン産生細胞　665
コピー数バリアント　27
固有筋層　358
コリパーゼ　378
コリン作動性クリーゼ　187
コリン作用　563
コルチコステロイド　582
コルチコステロイド結合グロブリン
　630
コルチコステロン　629
コルチゾール　553, 628
コレシストキニン　371, 374, 453,
　585
コレラ　379
コレラ菌　85
コロイド　211
コロイド小体　211
Korotkoff 音　319
コロニー形成体　111
混合型性腺形成異常症　696
昏睡　179
コンプライアンス　238
昏迷　179

さ

座位　6
座位異質性　14
再灌流障害　338
細気管支　234
再吸収窩　605
細菌性血管腫症　60
サイクリックグアノシン一リン酸
　709
最終産物欠乏　15
細小血管症　563
臍静脈瘤　418
最大吸気量　237
細動　164, 181
サイトカイン　42, 123
サイトトキシン　73, 86
サイトメガロウイルス　647
細胞間の通過　360
細胞質銅亜鉛スーパーオキシドジスム
　ターゼ　183
細胞傷害性 T 細胞　36
細胞傷害性脳浮腫　79
細胞性免疫　40
細胞性免疫障害　49
細胞体　157
細胞毒　73, 86
細胞内小胞　71
細胞内セカンドメッセンジャー
　160
細胞内取り込み　361
細胞内への取り込み　360
細網内皮細胞　409
細葉　234, 411
サイロキシン　582, 605

サイロキシン結合グロブリン　606
サイログロブリン　603, 605
サイログロブリン抗体　609
サイロスティムリン　582
サイロトロピン　582, 605, 606
痤瘡　226
殺菌的　75
ZAP-70 の欠損　51
サーファクタント　233, 239
サブクロモソーマル領域　18
左方移動　127
SAPHO 症候群　226
サラセミア　132
酸化ストレス　565
3 型原発性アルドステロン症　653
残気量　237
三叉神経内側毛帯　171
三叉神経の中脳路核　171
三次性甲状腺機能亢進症　610
酸素ヘモグロビン解離曲線　242
Santorini 管　452
散発性クレチン症　619
酸分泌阻害薬　369
三葉型ペプチド　362

し

1,2-ジアシルグリセロール　160
GnRH 受容体変異　695
GnRH の異常な分泌や生合成を引き起
　こす疾患　693
CNS 症状　60
CNP → C 型ナトリウム利尿ペプチド
紫外線 B　517
C 型ナトリウム利尿ペプチド　324
子宮　661
子宮筋層　663
子宮頸がん　61
子宮頸部異形成　61
糸球体　482
糸球体過剰濾過　487, 567
糸球体硬化　496, 567
糸球体腎炎（GN）　499
子宮内膜　661
子宮内膜症　679
死腔換気　245
軸索　157
刺激症状　710
止血　129
視交叉　174
視交叉後の病変　177
視交叉前の病変　176
自己受容性感覚　142
自己調節能　321
自己免疫制御因子　529
自己免疫性膵炎　457
自己免疫性多内分泌腺症候群　529
自己免疫性溶血性貧血　133
C 細胞　605
視索　174
視索上核　581
歯周病　570

歯状核　167
視床下部-下垂体-副腎軸　577
視床下部性無月経　678
C3 転換酵素　70
次世代シークエンシング　29
自然免疫　66
自然免疫系　39
G タンパク共役受容体　583
失行　180
失語症　180
実質　409
失書　181
湿疹　206
失神　338
失読　181
室傍核　581
失名詞症　181
CD3 δ, CD3 γ, CD3 ε サブユニット
　の変異　51
CD4（陽性）T 細胞　36, 41, 87
CD40 受容体　43
CD40 リガンド　43
自動症　189
シナプス　157
Sheehan 症候群　593, 678
CpG アイランド　20
ジヒドロテストステロン　689
C ペプチド　546
Gibert バラ色粃糠疹　206
脂肪細胞　409
脂肪酸結合タンパク　378
脂肪硝子変性　195
視放線　174
脂肪線条　327
脂肪定常　589
脂肪毒性　558
脂肪便　573
耳鳴　178
若年発症成人型糖尿病　559
射精管閉塞　698, 698
射精障害　699
Charcot-Bouchard 動脈瘤　197
シャント　245
周期性好中球減少症　133
周期性分割収縮　380
集合管　484
収縮機能障害　288
重症型多形紅斑　214
重症筋無力症　164
重症敗血症　87
重症複合免疫不全症　51
十二指腸　375
十二指腸潰瘍　384
終末糖化産物　564
終末補体複合体　69
絨毛　375
絨毛がん　674
宿主の死　73
粥状動脈硬化症　196, 327
粥状プラーク　329
主細胞　369, 372, 509
主細胞腺腫　521

手術ショック　338
樹状突起　157
主知覚核　171
出血　357
出血時間　148
出血性下痢　86
出血性ショック　337
受動免疫　72
受動輸送　361, 361
Schmidt 症候群　529
腫瘍壊死因子　141, 291, 558
主要塩基性タンパク　251
腫瘍随伴症候群　116
腫瘍性骨軟化症　519
主要組織適合遺伝子複合体　41
循環血液量減少性ショック　336
純粋運動性脳卒中　195
純粋感覚性脳卒中　195
上位運動ニューロン　162
常位胎盤早期剝離　674
消化　359
消化管運動の病的パターン　367
消化管疾患　357
消化管平滑筋細胞　366
消化性潰瘍　384
小球性　132
小結節性肝硬変　440
常在菌　67
硝子体出血　567
上四半盲　177
上斜筋　174
小水疱　207
掌蹠膿疱瘡　226
常染色体優性低リン血症性くる病　519
上直筋　174
焦点性認知障害性発作　189
衝動性眼球運動　174
上皮細胞増殖因子　102
上皮樹状細胞　35
消費性凝固障害　135
上皮増殖因子受容体　99
上皮内がん　104
上部食道括約筋　367
小胞体ストレス応答　558, 726
漿膜　358
小脈　296
小葉　410
小葉がん　108
初期の膵 β 細胞障害　558
食後高血糖　559
食作用　71
食事依存性コルチゾール過剰症　641
食道　418
食道・胃静脈瘤　443
食道相　368
食欲不振　357
初経　664
女性化乳房　446
ショック　462
ジヨードチロシン　605

徐波　360
処理　220
自律神経障害　564
自律性結節　619
C 領域　44
シロアシマウス　65
心外閉塞・拘束性ショック　336
新規に合成されるメディエーター（伝達物質）　38
新機能獲得型変異　8
心筋梗塞　305, 330
神経因性疼痛　172
神経筋接合部　163
神経原性ショック　338
神経根麻痺　173
神経障害　564
神経症状　564
神経性食欲不振症　678
神経伝達物質　158
　　——の分泌促進物質　379
神経糖欠乏症状　563
神経毒　73, 84
神経内分泌系　577
神経ペプチド　363
腎血管性高血圧症　330
心原性　262
心原性ショック　336, 338
進行性多巣性白質脳症　60
心雑音　318
浸潤がん　104, 104
浸潤を触れる紫斑　216
腎症　564
親水性　415
腎性高血圧　335
新生児重症原発性副甲状腺機能亢進症　526
腎性尿崩症　594
腎前性高窒素血症　337, 493
診断基準バイアス　19
心タンポナーデ　339
浸透圧性下痢　393
浸透圧利尿　595
腎動脈の絞扼　335
浸透率　7, 107
　　——が高い遺伝子　98
シンドローム X　336
侵入　72
腎尿細管性アシドーシスIV型　655
心拍出量　87
心拍数　282
真皮　203
真皮乳頭　204
心房性ナトリウム利尿ペプチド　324, 597, 653

す

髄液中の白血球細胞増加　76
膵仮性囊胞　463
膵管癒合不全　452
髄質　37
衰弱性心内膜炎　74

膵性腹水　464
膵石　469
錐体　174
錐体外路性　162
錐体細胞　162
錐体路　164
垂直性注視中枢　174
膵島　451
膵島細胞　545
膵島細胞抗体　556
髄内溶血　141
膵膿瘍　463
水平性注視中枢　174
膵 β 細胞に発現する亜鉛輸送体 8　557
水疱　207
水疱性扁平苔癬　212
膵ポリペプチド　552
　　——を分泌する細胞　545
髄膜炎菌　67
髄膜症　76
睡眠　180
髄様がん　620
膵リパーゼ　377
膵瘻　464
スカベンジャー受容体　327, 328
Stein-Leventhal 症候群　226
Starling 力　320
スメア　125
スモールデンス LDL 粒子　570
ずり応力　327
スルホニル尿素薬　572

せ

精管切除術　698
制御性 T 細胞　36
静菌的　75
制限酵素断片長多型　6
精索静脈瘤　696
精索捻転症　698
精子頸管粘液貫通試験　702, 703
精子生成　689
脆弱 X 関連精神遅滞症候群（脆弱 X 症候群）　3
成熟奇形腫　110
成熟停止　700
生殖細胞系列モザイク　6
生殖補助医療　692
静水圧勾配　262
静水圧性肺水腫　262
性腺外精巣胚細胞腫瘍　110
性腺形成異常症　675
性腺刺激ホルモン放出ホルモン　583
性腺毒性　697
性腺モザイク　14
精巣　697
精巣温度　697
精巣外傷　698
精巣上体炎　698
精巣上体の感染　697

精巣生検　703
成長ホルモン　553, 579
成長ホルモン分泌促進物質受容体
　　584
成長ホルモン放出ホルモン　583
正倍数性　23
性的の区別がない時期　663
精路通過障害　698
赤芽球癆　133
咳失神　338
赤色ぼろ線維・ミオクローヌスてんか
　　ん症候群　3
脊髄空洞症　173
脊髄ショック　165
脊髄性筋萎縮症　182
脊髄損傷　699
赤痢　86
赤痢アメーバ　60, 66
赤痢菌属　60
セクレチン　365, 374, 453
舌炎　138, 142
赤血球　123
赤血球生成　123
赤血球増加症　133
赤血球大小不同　132
接合後　20, 26
接合前　26
癤腫症　145
接触伝達　172
接着分子　47
舌リパーゼ　377
セリン-トレオニンキナーゼ　99
セリンプロテアーゼ　101
Sertoli 細胞単独症候群　700
セロトニン　366
セロトニン再取り込み阻害薬　681
線維芽細胞増殖因子　102, 509, 518,
　　708
線維細胞　439
線維束性収縮　164, 181
線維素溶解　130
前脛骨粘液水腫　614
潜在性甲状腺機能亢進症　622
潜在性甲状腺機能低下症　621
腺腫　652
栓状核　167
染色体転座　96
染色体不安定性遺伝子　106
前浸潤がん　104
全身性炎症反応症候群　86
全身性強直間代発作　188
前増殖期　566
先体反応　689
先端巨大症　590, 591
前置胎盤　674
先天異常　673
先天性感染　72
先天性副腎過形成　655, 656, 696
先天性両側輸精管欠損症　698
蠕動運動　380
前頭眼野　174
蠕動収縮　367

前頭葉症候群　180
全肺気量　237
前負荷　282
潜伏　73
前変異　20
腺房　451
全胞状奇胎　674
腺房タンパク過剰分泌　468
線毛　68, 77
せん妄　179
前毛細血管括約筋　316
前葉　167
前臨床期　95

そ

臓器内血管拡張　441
造血　123
造血前駆細胞　101
創始者効果　17
桑実状動脈瘤　196
相乗作用　371
増殖因子　100
増殖因子受容体　100
増殖糖尿病網膜症　564, 566
早発相　47
瘙痒　421
層流　240
早漏　699
束状層　627
促進拡散　361
測定障害　167
側底面　411
続発性アルドステロン過剰症　635
続発性アルドステロン症　652, 653
続発性欠乏　655
続発性甲状腺機能亢進症　610
続発性副腎皮質機能低下　646
側面　411
組織因子経路インヒビター　130
組織プラスミノゲン活性化因子
　　130
疎水性　415
ソマトスタチン　366, 372, 582
Somogyi 効果　563
Zollinger-Ellison 症候群　371
ソルビトール　564

た

体位性失神　338
第 1 相インスリン分泌　558
第 1 相反応　416
体外受精　681
大球性　132
大球性貧血　423
大血管症　563
大結節性肝硬変　440
第 5 脳神経の脊髄路核　171
体細胞モザイク　6, 20
大楕円赤血球　141
大腸菌　65, 698

タイト結合　411
第 2 経路　70
第 2 相反応　416
胎盤機能不全　683
多飲　560
多因子　10
Down 症候群　3
多型　6
多形核白血球　36
多形紅斑　213
多腺性機能不全症候群　616
多腺性自己免疫症候群 1 型　647
多腺性自己免疫症候群 2 型　647
脱水　357
脱髄　140
脱ヨウ素化　606
脱落　133
Turner 症候群　675
多菌　560
多尿症　594
多能性　127
多嚢胞性卵巣疾患　226
多発梗塞性認知症　191
多発性単神経障害　568
多発性単ニューロパチー　173
多発性内分泌腫瘍　522
多発性内分泌腫瘍症 2 型　98
多発ニューロパチー　173
WPW 症候群 → Wolff-Parkinson-White
　　症候群
多様な表現度　7
単核食細胞　33
単球走化性因子　224, 558
単球マクロファージ系統　124
炭酸脱水酵素　369
胆汁うっ滞　407
単純塩基配列長多型　6
単純焦点発作　188
単神経障害　568
炭水化物　377
弾性収縮力　238
胆石症　573
単ニューロパチー　173
胆囊炎　393
タンパク同化ステロイドの乱用
　　696
タンパク尿　567
タンパクの消耗　560
タンパク漏出性胃腸症　398
ダンピング症候群　374, 384
端部動原体型　23
断片壊死　437

ち

Chédiak-東症候群　71
腔　663
遅発相　47
緻密骨　515
緻密斑　487
遅脈　296
中間密度リポタンパク　329

中心静脈　409
中心性ヘルニア　179
中枢性塩喪失症候群　596
中枢性難聴　178
中枢性尿崩症　594
中毒性表皮壊死症　214
中胚葉組織　103
中膜　315
腸管関連リンパ組織　37, 362
腸肝循環　414
腸管内腔にある分泌促進物質　379
鳥距皮質　174
腸クロム親和性細胞様細胞　371
腸神経系　358
腸相　372
頂端面　411
超低密度リポタンパク　329, 413
腸内桿菌　67
腸-脳軸　585
腸閉塞　367
跳躍伝導　161
聴力検査　178
直接型高ビリルビン血症　432
チロシンキナーゼ増殖因子受容体　100
チロシンホスファターゼ-IA2 タンパク　557

つ

通常型間質性肺炎　258
通路　361

て

低アルドステロン症　627, 655
TSH 受容体　607
TSH 受容体抗体　609
TSH 受容体(刺激)抗体　607, 609, 611
TSH 受容体(阻害)抗体　609, 615
DNA リガーゼ 4　51
低カリウム血症性腎症　653
抵抗血管　316
低ゴナドトロピン性性腺機能低下症　693
T 細胞　35
D 細胞　372
T(CD8)細胞依存性細胞傷害活性　36
T 細胞受容体(TCR)　42
低酸素性肺血管収縮　243
低酸素による肺血管収縮　235
定常領域　44
DiGeorge 症候群　52, 529
低精子形成　700
低摂取結節　533
定着　68, 73
dipping 現象　319
低抵抗性ショック　336
低ナトリウム血症　595, 596
低密度リポタンパク　327, 329, 413

停留精巣　697
T リンパ球　35
低レニン性低アルドステロン症　497, 636, 655
デオキシリボヌクレアーゼ　454
適応　374
適応度　7, 17
テストステロン　583, 663, 689
テタニー　530
テタニー後増強　189
鉄欠乏性貧血　132
デヒドロエピアンドロステロン　629, 655
デヒドロエピアンドロステロンサルフェート　655
手袋状　568
Dupuytren 拘縮　446
δ 細胞　545
デルタ(Δ)波　287
デルマトーム　171
テルリプレシン　443
電位依存性イオンチャネル　158
転移性がん　104
転移性腫瘍　104
伝音難聴　178
電気化学的勾配　360
点状出血　148
伝播性筋放電群　374, 380
天疱瘡　215

と

等圧点　241
透過性低下像　269
透過性肺水腫　263
糖化ヘモグロビン　565
動眼神経　174
導管部の気道　234
糖・脂肪毒性　559
凍瘡状狼瘡　224
動的気道圧縮現象　241
糖尿病　545, 554, 573
　――管理　564
　――の合併症　560
糖尿病ケトアシドーシス　554, 560
糖尿病前症　569
動物宿主　65
動脈途絶　270
動脈内膜炎　74
透明帯　204
同名半盲　177
糖輸送体　547
等容性収縮期圧曲線　282
等容性収縮期圧-容積曲線　281
トキソプラズマ症　60
特異性　40
特発性炎症性腸疾患　393
特発性急性再発性膵炎　457
特発性線維化性胞隔炎　258
特発性肺線維症　258
とげ　204
突然変異　96

ドパミン　169
トランス活性化　632
トランスコルチン　630
トランスサイレチン　606
トランス転写抑制　632
トランスフェリン　136, 416
トランスフェリン受容体　416
トランスフォーミング増殖因子　708
トランスフォーミング増殖因子 1　500
トランスフォーミング増殖因子 α　102
トランスフォーミング増殖因子 β　100
トリプシノーゲン過剰分泌　468
トリプシン　377, 454
「トリプル A」症候群　648
努力肺活量　237
　――に対する 1 秒量の割合　237
努力非依存性のフロー　240
トリヨードサイロニン(T₃)　582
　――中毒症　610
Trousseau 徴候　530
Toll 様受容体　40
Toll 様受容体 3　55
トロンビン　128
トロンボキサン　38
トロンボプラスチン　130
トロンボポエチン　125
貪食　127

な

内因子　139, 369, 373
内因性　65
内因性一次性求心性神経　363
内精索静脈造影　703
内臓脂肪組織　558, 558
内側縦束　174
内側直筋　174
内側毛帯　171
内弾性板　315
内胚葉組織　103
内皮依存性血管拡張物質　322
内皮細胞　409
内膜　315
ナディア　143
Na⁺-K⁺ 交換　378
Na⁺ と Cl⁻ の並行吸収　378
軟骨無形成症　9
軟性白斑　566
ナンセンス遺伝子変異　96
ナンセンス変異　12
難治性ショック　339

に

2 型原発性アルドステロン症　653
2 型自己免疫性膵炎　457
2 型糖尿病　554
肉腫　103, 111

索　引　795

ニコチン　364
ニコチンアミドアデニンジヌクレオチ
　　ドリン酸(NADPH)オキシダーゼ
　　127
ニコチン受容体　364
二次止血　130
二次性高血圧　332
二次性甲状腺機能亢進症　610
二次性全般化　189
二次性能動輸送　361
二次性副甲状腺機能亢進症　522
二次蠕動運動　368
21トリソミー　23
24時間尿中遊離コルチゾール　640
二相性のアレルギー反応　47
二点識別覚　173
乳管がん　108
乳汁漏出　590
乳頭がん　620
乳糖不耐症　377
乳房　663
乳房発育　664
ニューロペプチドY　586
尿細管　482
尿細管系球体フィードバック　487
尿失禁　568
尿糖　560
尿毒症　496
尿崩症　592, 594
尿路閉塞　335
妊娠高血圧症候群　682
妊娠高血圧腎症-子癇　661, 682
妊娠糖尿病　555
認知　178
認知症　180

ね

ネオモルフィック変異　8
ネガティブフィードバック　579
ネガティブフィードバック調節
　　372
熱傷ショック　338
ネフローゼ症候群　500
ネフロン　482
Nelson症候群　592
Nernstの式　158
粘液水腫性昏睡　618
粘膜下神経叢　358
粘膜下層　358
粘膜筋板　358
粘膜固有層　358
粘膜層　358
年齢依存的な浸透率　7

の

脳アミロイド血管症　197
膿胸　80
脳実質内出血　197
脳腫瘍　197
膿精液症　702

脳性ナトリウム利尿ペプチド　324
濃染顆粒　128
脳相　372
脳腸相関　364
能動輸送　361
膿疱　207
囊胞性線維症　379
囊胞性線維症膜通過伝導制御　379

は

肺炎球菌　52, 53, 55, 59, 65
肺炎クラミジア　327
肺炎随伴性胸水　80
肺合併症　462
肺活量　237
配偶子　6
配偶子インプリンティング　21
背景糖尿病網膜症　566
敗血症　87, 357
敗血症性ショック　87, 338
胚細胞無形成　700
肺循環系　235
肺性心　294
排尿筋過活動(不安定)　710
排尿筋収縮力の低下　710
排尿筋不全　710
排尿性失神　338
肺胞死腔　245
肺胞上皮細胞の透過性　263
肺胞表面張力　238
ハイポモルフィック変異　7
排卵　665
白衣高血圧　319
白色血栓　148
破骨細胞　515
播種性血管内凝固(症候群)　135,
　　445, 462
波状縁　515
バースト　631
バソプレシン　484, 578
バソプレシン依存性水チャネル
　　595
バソプレシン分解酵素　594
発芽　58
白血球抗原クラスⅡ分子(DR, DQ,
　　DP)　557
白血球増加症　133
白血球停滞　115
パッチ　206
発熱　461
パーフォリン　717
ハプトコリン　373
パラトニー　180
パラフィブロミン　522
Barrett食道　386
斑　206
汎下垂体機能低下症　584
ハンチンチン　169
Huntington病　169
バンド　127

半透明帯検査　703
反応性星状細胞増多症　160

ひ

*PRAD1*遺伝子　523
鼻縁部サルコイドーシス　224
非撹拌層　378
皮下組織　203
脾機能亢進症　134
肥厚性扁平苔癬　212
肥厚性幽門狭窄症　384
微細動脈瘤　566
B細胞(リンパ球)　36
*PC1*または転換酵素1遺伝子の変異
　　695
皮質　37
皮質延髄　162
皮質核路　164
皮質下動脈硬化性脳症　191
皮質骨　515
皮質脊髄路　162, 164
微絨毛　375
び粥　374
微小腺腫　589, 637
微小変化群　500
非心原性　263
非浸潤性小葉がん　108
非浸潤性乳癌がん　108
非水分分画　597
ヒスタミン　38, 366, 371
ヒスタミンH_2受容体阻害薬　372
2,3-ビスホスホグリセリン酸　138
微生物叢　67
微石症　455
脾臓　37
非増殖糖尿病網膜症　566
肥大　589
ビタミンD　509
ビタミンD結合タンパク　518
1,25-$(OH)_2$ビタミンD代謝産物
　　509
筆跡覚　173
PTEN誘導キナーゼ1(*PINK1*)
　　185
ヒト絨毛性ゴナドトロピン　582,
　　666, 667
ヒト絨毛性乳腺刺激ホルモン　667
ヒト胎盤性乳腺刺激ホルモン　667
ヒト白血球抗原　41
5-ヒドロキシトリプタミン　366
非薄基底膜病　500
非病原性　73
皮膚炎　206
皮膚線条　642
皮膚病変　60
被包化壊死　463
微胞子虫　60
非Hodgkinリンパ腫　61
肥満細胞　37
表現型　6, 663
表現型異質性　14

病原真菌　59
表現促進現象　3
標的細胞　137
表皮　203
表皮突起　204
表皮ブドウ球菌　68
日和見感染　68
日和見感染微生物　68
びらん性扁平苔癬　212
微量アルブミン尿　567
微量免疫沈着型糸球体腎炎　502
貧血　123, 126, 131
Binswanger 病　191
頻脈　568

ふ

ファゴソーム　71
ファゴリソソーム　71
Vater 膨大部　452
不安定狭心症　305
フィブリン　129
フィラデルフィア染色体　115
V 領域　44
フェカペンタエン　105
フェニルケトン尿症　3
フェリチン　136, 416
フェロポーチン　136
von Willebrand 因子　130
von Willebrand 病　134
不可逆性ショック　339
負荷試験　585
不完全浸透　7
不完全優性　9
副交感神経系　364
副甲状腺過形成　521, 522
副甲状腺がん　522
副甲状腺機能低下症　509, 528
副甲状腺ホルモン　487, 509
副腎機能低下状態　596
副腎クリーゼ　650
副腎髄質　343, 627
副腎性アンドロゲン　582
副腎腺腫　654
副腎白質ジストロフィー　648
副腎皮質　627
副腎皮質がん　638, 652
副腎皮質刺激ホルモン　577
副腎皮質刺激ホルモン放出ホルモン
　577
副腎皮質ステロイド　581
副腎皮質ステロイド結合グロブリン
　630
副腎皮質腺腫　638
副腎不全　627
副腎不全症候群　648
腹痛　461
不正出血　675
物理的過程（消化）　359
不適切なインスリン注射　572
舞踏運動　169
不妊　661

部分機能喪失型変異　7
部分胞状奇胎　674
不分離　23
Brown-Séquard 症候群　173
ブラジキニン　323
プラスミノゲン　130
プラスミノゲン活性化カスケード
　101
プラスミン　130
Prader-Willi 症候群　695
Plummer 病　620
Frank-Starling の法則　283
プリン塩基ホスホリラーゼの欠損
　52
フルクトース　702
Brudzinski 徴候　79
プレセニリン 1　192
プレセニリン 2　192
プレプロインスリン　546
プレ Bötzinger 複合体　247
フレームシフト突然変異　96
プロインスリン　546
プロオピオメラノコルチン　579
プログラム細胞死　292
プロゲステロン　666
プロスタグランジン（PG）　38
プロテアゾーム　186
プロテインキナーゼ C　565
プロトンポンプ　140
プロトンポンプ阻害薬　369
ブロムフェナク　428
プロラクチノーマ　590
プロラクチン　579
プロレニン　634
分子相同性　557
分節運動　367
分泌　359
分泌性下痢　85, 393
分泌促進神経　363
分泌促進物質　379
噴門部　369

へ

平滑筋　366
平衡電位　158
米国産婦人科学会　680
閉鎖卵胞　664, 665
閉塞症状　357, 710
ヘキソサミン経路　565
壁内外圧差　318
ベクター　65
ペースメーカー細胞　366
β 型ナトリウム利尿ペプチド　324
β 細胞のアポトーシス　558
β-ヒドロキシ酪酸　561
ヘテロ接合体　6
ヘテロ接合体優位性　17
ヘテロプラスミー　22
ヘパリン起因性血小板減少症 1 型
　146
ヘパリン起因性血小板減少症 2 型

　146
ヘプシジン　136
ペプシノーゲン　369, 372
ヘミ接合体　8
ヘム　126, 136
ヘム調節インヒビター　136
ヘモグロビン　123
　——の酸素飽和度　242
ヘモグロビン異常症　132
ヘモクロマトーシス　695
ヘモジデリン　136
ヘリコバクター・ピロリ　387
ペルオキシソーム増殖因子活性化受容
　体 γ　558
ヘルニア形成　80
Bernoulli の法則　318
ヘルパー T 細胞（リンパ球）　36, 41
変異　6
偏性病原体　67
片側副腎過形成　652
扁平上皮がん　61
片葉小節葉　167
Henle 係蹄　484

ほ

Poiseuille-Hagen の式　318
防御免疫　66
傍糸球体装置　485
放射線療法　697
蜂巣炎　145
pauci-immune 型糸球体腎炎　502
傍分泌分泌促進物質　379
泡沫細胞　327
傍毛細管　247
傍濾胞細胞　605
ホスファチジルイノシトール 3-キ
　ナーゼ　569
ホスホジエステラーゼ 5　709
ホスホリパーゼ A$_2$　454
ホスホリパーゼ C　160
母性フェニルケトン尿症　15
補体
　——の古典的経路　39
　——の副経路　39
補体カスケード　40
勃起障害　568
発作性脱分極シフト　189
ボツリヌス中毒　164
Bowman 嚢　482
ホモ接合体　6
ポリオール経路　564
ポリグルタミン酸型　140
Horner 症候群　175
本態性　332
本態性血小板血症　135
本態性高血圧　332
本態性高血圧　332
ボンベシン　587

ま

マイクロアデノーマ　637
Meissner 神経叢　358
膜侵襲複合体　70
膜性腎症　502
マクロアデノーマ　637
マクロファージコロニー刺激因子
　328, 515
マダニ　65
末梢呼吸単位　234
末梢性ニューロパチー　60
マトリックスメタロプロテアーゼ
　101
麻薬　381
マラリア原虫　66
慢性　73
慢性萎縮性胃炎　141
慢性骨髄性白血病　115
慢性糸球体腎炎　355, 499
慢性的無排卵　677
慢性肉芽腫症　71
慢性尿閉　710
慢性リンパ性白血病　116, 134

み

ミエロペルオキシダーゼ　127
ミエロペルオキシダーゼ欠損症　71
ミオグロビン　136
味覚性発汗　568
ミスマッチ修復遺伝子　105
密顆粒　128
ミネラルコルチコイド　582, 627

む

無為　180
無害傍観者　211
無菌性血栓性心内膜炎　74
無月経　675
無甲状腺クレチン症　616
ムコール症　570
無酸症　138, 139
無射精　699
無症候性尿異常　500
ムスカリン受容体　364
無精子症因子領域　697
ムチン　373
無涙症　648

め

明細胞　510
迷走神経切断術　382
迷走-迷走神経反射　368
メサンギウム　482
メタスチン　583
メタボリックシンドローム　336,
　569
眼の乾燥　724

めまい　178
メラニン細胞刺激ホルモン　586
メレナ　138
免疫記憶　40
免疫グロブリン　36, 43
免疫再構築症候群　61
免疫複合体性糸球体腎炎　502
免疫不全宿主　68
綿花様白斑　566
メンデル遺伝形式　3

も

毛細血管　316
網糸期　25
網状層　628
毛状白板症　59
妄想　179
網膜炎　60
網膜芽細胞腫　98
網膜剥離　567
モザイク　6
モチリン　380
モノヨードチロシン　605
門脈　409
門脈域　410
門脈腔(三つ組)　410
門脈大循環シャント　407
門脈肺(高血圧)症候群　445
門脈三つ組　410

や

夜間低血糖　563
夜間頻尿　560, 594
夜尿　594

ゆ

有効循環血液量の低下　485
有窓　412
遊走因子　38
遊走阻止因子　224
有毒物質の曝露　697
幽門括約筋　369
幽門形成　384
輸出細動脈　482
癒着　357
輸入細動脈　482

よ

ヨウ化物　605
容量血管　317
抑制性シナプス後電位　160
抑制性神経伝達物質　160
予備吸気量　237
予備呼気量　237
IV型 RTA　497

ら

ラ音　257
ラクツロース　424
ラクナ梗塞　195
ラクナ状態　191
Laplace の法則　318
卵管　661
卵形マラリア原虫　60
Langerhans 島　545
卵巣　661
卵巣機能不全　676
Lambert-Eaton 筋無力症症候群
　164
Ranvier 絞輪　161
ランブル鞭毛虫　60
卵胞　661, 665
卵胞刺激ホルモン　579
卵母細胞　661
乱流　240

り

リガンド依存性イオンチャネル
　158
リザーバー　65
リシルブラジキニン　323
立体認知　173
律動性収縮　380
リトスタチン　468
リバーストリヨードサイロニン
　606
リパーゼ　454
リピド A　87
リファキシミン　424, 445
リポサイト　417
リポ多糖　87
リボヌクレアーゼ　454
硫酸トログリタゾン　428
流線流　240
両耳側半盲　177
良性高フェニルアラニン血症　15
良性の乳腺疾患　674
両側副腎過形成　652, 654
緑色腫　115
緑色連鎖球菌　73
緑膿菌　53, 59, 68
臨界速度　318
淋菌　698
リン酸化反応　160
隣接遺伝子症候群　27
Rinne 試験　178
リンパ管ドレナージ　263
リンパ球　35
リンパ球減少症　134
リンパ節　37

る

類天疱瘡　215
類洞　409

類皮嚢胞　110

れ

Lewy 小体　185
レーザー誘起間質温熱療法　709
レチノイン酸受容体 α　101
レニン　485, 634
レニン-アンジオテンシン-アルドステ
　ロン系　577
レニン-アンジオテンシン系　634
Leber 遺伝性視神経症　3
Refetoff 症候群　607
レプチン　558, 586
連鎖不平衡　29

ろ

労作性失神　338
ロシグリタゾン　428
Robertson 型転座　23
濾胞　603
濾胞がん　620
濾胞性甲状腺腫　620

わ

Y 染色体の微小欠損　696
ワルファリン　129

A

abdominal pain　461
abducen nerve　174
Aβ → amyloid β-peptide
abnormal thyroid function tests　608
abrupt arterial cutoff　270
absence seizure　188
absorption　359, 360
abulia　180
acanthosis nigricans　642
accessory molecule　42
accommodation　374
ACCORD　564
ACE → angiotensin-converting en-
　zyme
acetoacetate　561
acetylcholine　169, 370
achalasia　648
achlorhydria　138, 139
achondroplasia　9
acid pump antagonist　369
acinar protein (trypsinogen) hyperse-
　cretion　468
acini　451
acinus　234, 411
acne　226
acquired factor inhibitor　135
acrocentric　23
acromegaly　590, 591
acrosome reaction　689
ACTH → adrenocorticotropic hormone
ACTH insensitivity syndrome　648
action potential　159
active (transport)　361
acute　73
acute adrenal crisis　650
acute glomerulonephritis　335, 499
acute liver disease　407
acute liver failure　407
acute lymphocytic leukemia (ALL)
　116
acute myelogenous leukemia (AML)
　114
acute necrotic collection　463
acute peripancreatic fluid collection
　463
acute phase reactant　69
acute promyelocytic leukemia (APL)
　101
acute respiratory distress syndrome
　89
acute tubular necrosis　490
acute urinary retention　710
adaptive immunity　66
adaptive system　39
Addison disease　627, 636
adenoma　652
adenylyl cyclase　160
ADH → antidiuretic hormone
adhesion　357

adhesion molecule　47
adipokine　558
adiponectin　558
adrenal adenoma　654
adrenal androgen　582
adrenal cortex　627
adrenal insufficiency　627
adrenal insufficiency syndrome　648
adrenal medulla　343, 627
adrenaline　553
adrenergic　563
adrenocortical adenoma　638
adrenocortical carcinoma　638, 652
adrenocorticotropic hormone (ACTH)
　577
adrenoleukodystrophy　648
advanced glycosylation end-product
　(AGE)　564
adventitia　315
afferent arteriole　482
afterload　282
AGE → advanced glycosylation end-
　product
age-dependent penetrance　7
agouti-related peptide (AgRP)　587
agraphia　181
AgRP → agouti-related peptide
AIDS dementia　60
air trapping　241
AIRE → autoimmune regulator
alacrima　648
Albright hereditary osteodystrophy
　531
aldosterone　627
aldosterone synthase deficiency
　655
aldosteronism　627
alexia　181
alkaline tide　369
ALL → acute lymphocytic leukemia
all-trans retinoic acid　101
alleles　6
allelic association　29
allelic heterogeneity　14
α-glycoprotein subunit (α-GSU)
　582
alpha granule　128
α-GSU → α-glycoprotein subunit
alpha motor neuron　162
α-MSH → melanocyte-stimulating
　hormone
ALS → amyotrophic lateral sclerosis
altered menstruation　661
alternative pathway　39, 70
alveolar dead space　245
alveolar epithelial cell permeability
　263
Amadori product　565
amenorrhea　675
American College of Obstetricians and
　Gynecologists　680
aminoglycoside antibiotics　164

索　引　799

AML → acute myelogenous leukemia
amorphic mutation　7
amphetamine　197
ampulla of Vater　452
amylase　454
amyloid β-peptide (Aβ)　192
amyotrophic lateral sclerosis (ALS)　182
anabolic steroid abuse　696
anal dysplasia　61
anaphylactic shock　338
anatomic dead space　245
ANCA → anti-neutrophil cytoplasmic antibody disease
androgen　629, 666
androgen excess　627
androgen insensitivity syndrome　696
androgen receptor (AR)　101
androstenedione　655
anejaculation　699
anemia　123, 126, 131
aneuploid, aneuploidy　3, 23
angina pectoris　329, 304
angiogenic growth factor　102
angiotensin I　485, 634
angiotensin II　485, 634
angiotensin-converting enzyme (ACE)　485, 634
angiotensinogen　634
anisocytosis　132
anomia　181
anorexia　357
anorexia nervosa　678
ANP → atrial natriuretic peptide
anterior lobe　167
anti-GBM antibody disease → antiglomerular basement membrane antibody disease
anti-müllerian hormone　663
anti-neutrophil cytoplasmic antibody (ANCA) disease　502
antiadrenal antibody　646
antibody deficiency　49
antidiuretic hormone (ADH)　484, 577, 584
antiglomerular basement membrane (anti-GBM) antibody disease　501
antisperm antibody　699
APC → 抗原提示細胞
APC　105
aphasia　180
apical surface　411
APL → acute promyelocytic leukemia
apoE → apolipoprotein E
apolipoprotein　416
apolipoprotein E (apoE)　193
apoptosis　79, 144, 170
APP → β-amyloid precursor protein
apparent mineralocorticoid excess　652

apraxia　180
APS → autoimmune polyendocrine failure syndrome
——-1 → —— type 1
——-2 → —— type 2
AR → androgen receptor
arginine vasopressin (AVP)　581
arousal　178
ART → assisted reproductive technique
Artemis　51
Asherman syndrome　675
Aspergillus 属 (菌)　54, 55, 59, 68, 71
assisted reproductive technique (ART)　692
asterixis　444
asymptomatic urinary abnormalities　500
ataxia　167
atherosclerosis　196, 327, 568
atherosclerotic plaque　329
athetosis　169
athyreotic cretin　616
atresia　664, 665
atrial natriuretic peptide (ANP)　324, 653, 597
atrophic lichen planus　212
atypical hyperplasia　104
audiometry　178
Auer rod　115
Auerbach plexus　358
autoimmune hemolytic anemia　133
autoimmune pancreatitis　457
autoimmune polyendocrine failure syndrome (APS)　529
—— type 1 (APS-1)　647
—— type 2 (APS-2)　529, 647
autoimmune regulator (AIRE)　529
automatism　189
autonomic neuropathy　564
autonomous nodule　619
autoregulation　321
autosomal dominant hypophosphatemic rickets　519
AVP → arginine vasopressin
axon　157
AZF → azzospermia factor region
azzospermia factor region (AZF)　697

B

B-lymphocyte　36
bacillary angiomatosis　60
Bacillus cereus　84
background retinopathy　566
bactericidal　75
bacteriostatic　75
Bacteroides 属　68, 375
band　127
Barrett esophagus　386
Bartonella henselae　60

Bartonella quintana　60
basic FGF (bFGF)　708
basolateral surface　411
basophil　37, 126
BCR-Abl　99
benign breast disease　674
benign hyperphenylalaninemia　15
Bernoulli principle　318
berry aneurysm　196
β-amyloid precursor protein (APP)　192
β-cell apoptosis　558
β-cell zinc transporter (ZnT8)　557
β-hydroxybutyrate　561
β type natriuretic peptide　324
bFGF → basic FGF
bias of ascertainment　19
bilateral adrenal hyperplasia　652, 654
Binswanger disease　191
biologically inactive LH/FSH　695
biphasic allergic response　47
2,3-bisphosphoglycerate (2,3-BPG)　138
bitemporal hemianopia　177
bleeding　357
bleeding time　148
BNP → brain natriuretic peptide
body　369
bombesin　587
bone marrow　37
Borrelia burgdorferi　65, 77
botulism　164
Bowman capsule　482
2,3-BPG → 2,3-bisphosphoglycerate
bradykinin　323
brain-gut axis　364
brain natriuretic peptide (BNP)　324
brain tumor　197
BRCA1　107
BRCA2　107
breast　663
bridging hepatic necrosis　431
bromfenac　428
bronchial circulation　235
bronchiole　234
bronchoconstriction　240
Brown-Séquard syndrome　173
Brudzinski sign　79
bruit　318
budding　58
bullae　207
Burkholderia cepacia　54
burn shock　338
burst　631

C

C cell　605
C peptide　546
C3 convertase　70
cadherin　99, 101

calcarine cortex 174
calcitonin 509, 605
calcium-sensing receptor (CaSR) 510
calculi 469
cAMP 160
Campylobacter 属(菌) 60, 86
cancellous bone 515
cancer stem cell 102
Candida 属(菌) 54, 68, 87
Candida albicans 55, 68
candidal infection 570
capacitance vessel 317
capillary 316
carbohydrate 377
carbonic anhydrase 369
carbonyl 565
carboxypeptidase 377, 454
carcinoembryonic antigen (CEA) 533
carcinoid syndrome 110
carcinoid tumor 109
carcinoma 103
carcinoma *in situ* 104
cardia 369
cardiac output 87
cardiac tamponade 339
cardiogenic 262
cardiogenic shock 336, 338
carotid sinus syncope 338
CaSR → calcium sensing receptor
CBAVD → congenital bilateral absence of the vas deferens
CBG → corticosteroid-binding globulin
CCK → cholecystokinin
CD4 36
CD4 lymphocyte 41
CD4 T cell 87
CD40 ligand (CD40 L) 43
CD40 receptor 43
CD40 L → CD40 ligand
CD8 36
CEA → carcinoembryonic antigen
cell body 157
cell-mediated immunity 49
cellular response 40
cellulitis 145
central adipose tissue 558
central deafness 178
central diabetes insipidus 594
central herniation 179
central pontine myelinolysis 598
central vein 409
cephalic phase 372
cerebral amyloid angiopathy 197
cerebral salt wasting (CSW) 596
cerebrospinal fluid leukocyte pleocytosis 76
cervical dysplasia 61
CF → cystic fibrosis
CFTR → cystic fibrosis transmembrane

conductance regulator
cGMP → cyclic guanosine monophosphate
challenge test 585
channel 361
Charcot-Bouchard aneurysm 197
Chédiak-Higashi syndrome 71
chemical process 359
chemokine 39, 47
chemotherapy 697
chief cell 369, 372, 509
chief cell adenoma 521
Chlamydia pneumoniae 83
Chlamydia trachomatis 698
Chlamydophila pneumoniae 327
chloroma 115
cholecystitis 393
cholecystokinin (CCK) 371, 374, 453, 585
cholelithiasis 573
cholera 379
cholestasis 407
cholinergic 563
cholinergic crisis 187
chorea 169
choriocarcinoma 674
chromaffin cell 343
chromaffin granule 343
chromaffin reaction 343
chromosomal instability (CIN) gene 106
chromosomal translocation 96
chronic 73
chronic anovulation 677
chronic atrophic gastritis 141
chronic glomerulonephritis 335, 499
chronic granulomatous disease 71
chronic lymphocytic leukemia (CLL) 116, 134
chronic myelogenous leukemia (CML) 115
chronic urinary retention 710
chylomicron 329, 378
chylomicron remnant 329
chyme 374
chymotrypsin 377, 454
cigarette smoking 697
CIN gene → chromosomal instability gene
cirrhosis 407
"clasp knife" phenomenon 165
class II human leukocyte antigen (HLA) molecule (DR, DQ, DP) 557
classic complement pathway 39
classic triad 573
classical pathway 70
clear cell 510
climacteric 672
climax 699
CLL → chronic lymphocytic leukemia

clonus 166
Clostridium difficile 83
CML → chronic myelogenous leukemia
CNS manifestation 60
coagulation disorder 197
coagulation system 129
cocaine 197
Coccidioides immitis 59, 77
cognition 178
cold nodule 533
colipase 378
collecting duct 484
colloid 603
colloid body 211
colon cutoff sign 461
colonization 68, 73
colony-forming unit 111
coma 179
commensal 67
compact bone 515
complement cascade 40
complete molar pregnancy 674
compliance 238
concentric hypertrophy 296, 298
conducting airway 234
conductive deafness 178
cones 174
confusional state 179
congenital adrenal hyperplasia 655, 656, 696
congenital anomaly 673
congenital bilateral absence of the vas deferens (CBAVD) 698
congenital infection 72
congested shock 338
conjugation to glucuronide 606
constant region 44
constitutive immunity 66
consumptive coagulopathy 135
contiguous gene syndrome 27
copy number variant 27
cor pulmonale 294
corpus 369
corpus luteum 666
cortex 37
cortical bone 515
corticobulbar tract 162, 164
corticospinal tract 162, 164
corticosteroid 582
corticosteroid-binding globulin (CBG) 630
corticosterone 629
corticotropin-releasing hormone (CRH) 577
cortisol 553, 629
cotransport 378
cotton wool spot 566
cough syncope 338
counter-regulatory hormone 551, 553
Couvosisier law 476

CpG island　　20
crackle　　257
crackling leaves　　287
CRH → corticotropin-releasing hormone
critical velocity　　318
Crohn disease　　396
crush syndrome　　338
Cryptococcus neoformans　　59, 77, 647
Cryptococcus neoformans 脳炎　　59
cryptogenic fibrosing alveolitis　　258
cryptorchidism　　697
Cryptosporidium　　60, 85
CSW → cerebral salt wasting
CTL → cytotoxic T cell
cuffing　　264
curettage　　676
Cushing disease　　590, 636, 637
Cushing syndrome　　627, 636
cyclic guanosine monophosphate (cGMP)　　709
cyclic neutropenia　　133
cystic fibrosis (CF)　　379
cystic fibrosis transmembrane conductance regulator (CFTR)　　379
cytokine　　42, 123
cytosolic copperzinc superoxide dismutase (*SOD1*)　　183
cytotoxic cerebral edema　　79
cytotoxic T cell (CTL)　　36, 42
cytotoxin　　73, 86

D

D cell　　372
DBP → vitamin D-binding protein
DCCT　　564
DCIS → ductal carcinoma *in situ*
decreased detrusor contractility　　710
deficiency of adenosine deaminase　　52
deficiency of ZAP-70　　51
deglutition syncope　　338
dehydration　　357
dehydroepiandrosterone (DHEA)　　629, 655
dehydroepiandrosterone sulfate (DHEA-S)　　655
deiodination　　606
deletion　　96
deletion mutation　　96
delirium　　179
δ cell　　545
delta wave　　287
delusion　　179
demargination　　133
dementia　　180
demyelination　　140
dendrite　　157
dendritic cell　　35

dense granule　　128
dentate nuclei　　167
deoxyribonuclease　　454
dermal papillae　　204
dermatitis　　206, 207
dermatome　　171
dermis　　203
dermoid cyst　　110
detrusor failure　　710
detrusor overactivity (instability)　　710
DHEA → dehydroepiandrosterone
DHEA-S → dehydroepiandrosterone sulfate
DHT → dihydrotestosterone
diabetes insipidus　　592, 594
diabetes mellitus (DM)　　545, 554, 573
Diabetes Prevention Program　　569
diabetic complication　　560
diabetic control　　564
diabetic ketoacidosis　　554, 560
1,2-diacylglycerol　　160
diarrhea　　393
diastolic dysfunction　　290
DIC → disseminated intravascular coagulation
dictyotene　　25
diffuse hyperplasia of pituitary corticotroph cell　　637
diffusion　　361
DiGeorge syndrome　　52, 529
digestion　　359
dihydrotestosterone (DHT)　　689
1,25-dihydroxycholecalciferol　　509
diiodotyrosine (DIT)　　605
dipper　　319
direct hyperbilirubinemia　　432
disenfranchised　　65
disorder of ejaculation　　699
disorder resulting in abnormal synthesis and release of GnRH　　693
disseminated intravascular coagulation (DIC)　　135, 445, 462
distal convoluted tubule　　484
distributive shock　　87
distributive, vasogenic, low-resistance shock　　336
DIT → diiodotyrosine
diverticular disease　　393
DM → diabetes mellitus
DNA ligase-4　　51
dopamine　　169
dorsal column　　171
dosage compensation　　9
dowager's hump　　536
Down syndrome　　3
duct of Santorini　　452
duct of Wirsung　　452
ductal carcinoma　　108
ductal carcinoma *in situ* (DCIS)　　108

ductal obstruction　　698
dumping syndrome　　374, 384
duodenal ulcer　　384
duodenum　　375
Dupuytren contracture　　446
dynamic compression　　241
dysentery　　86
dysesthesia　　172
dysmenorrhea　　675
dysmetria　　167
dysphagia　　357
dysplasia　　104

E

E-cadherin　　101
early-phase response　　47
eccentric hypertrophy　　298
ectodermal tissue　　103
ectopic ACTH syndrome　　638
eczema　　206
efferent arteriole　　482
efferent neuron　　363
effort-independent flow　　240
effort syncope　　338
EGF → epidermal growth factor
EGFR → epidermal growth factor receptor
ejaculatory duct obstruction　　698
ELANE　　143
elastase　　454
elastic recoil　　238
electrochemical gradient　　360
electrogenic　　361
emboliform nuclei　　167
embolus　　265
empyema　　80
encephalopathy　　418
end-product deficiency　　15
endarteritis　　74
endocytic vesicle　　71
endocytosis　　361
endodermal tissue　　103
endogenous　　65
endometriosis　　679
endometrium　　661
endosome　　606
endothelial cell　　409
endothelium-derived relaxing factor　　322
endotoxin　　73, 87
Entamoeba histolytica　　60, 66
enteric bacilli　　67
enteric nervous system　　358
enterochromaffin-like (ECL) 細胞　　371
enterohepatic circulation　　414
enterotoxin　　85
enuresis　　594
enzyme induction　　421
eosinophil　　37, 127
eosinophil chemotactic protein　　251

ephaptic conduction 172
epidermal growth factor(EGF) 102
epidermal growth factor receptor
　(EGFR) 99
epidermis 203
epididymal infection 697
epididymitis 698
epidural hematoma 196
epigenetic 20
epinephrine 553
equal pressure point 241
equilibrium potential 158
ER → estrogen receptor
erectile dysfunction 568
erosive lichen planus 212
ERV → expiratory reserve volume
erythema multiforme 213
erythema multiforme major 214
erythema multiforme minor 213,
　214
erythrocyte 123
erythrocytosis 133
erythropoiesis 123
erythropoietin 123, 487
"escape" phenomenon 653
Escherichia coli 65, 698
esophageal 418
esophageal phase 368
essential 332
essential hypertension 332
essential thrombocythemia 135
estradiol 690
estrogen 583, 666
estrogen receptor(ER) 101
euploidy 23
excitatory neurotransmitter 160
excitatory postsynaptic potential
　160
exocrine 358
exocytosis 316, 361
exogenous 65
exome 29
expiratory reserve volume(ERV)
　237
exposure to toxin 697
external elastic lamina 315
extragonadal testicular germ cell neo-
　plasm 110
extrapyramidal 162
extrinsic sensory nerve 364

F

facilitated diffusion 361
fallopian tube 661
familial adenomatous polyposis 105
familial euthyroid hyperthyroxinemia
　621
familial glucocorticoid deficiency
　(FGD) 648
familial(benign)hypocalciuric hyper-
　calcemia 509, 526

fasciculation 164, 181
fasting hyperglycemia 559
fasting hypoglycemia 571
fatty acid-binding protein 378
fatty streak 327
fecapentaene 105
fenestration 412
ferritin 136, 416
ferroportin 136
fetal macrosomia 673
FEV₁ → forced expiratory volume in 1
　second
FEV₁/FVC 237
FEV₁% 237
fever 461
FGD → familial glucocorticoid defi-
　ciency
FGF → fibroblast growth factor
FGF-23 → fibroblast growth factor-23
fibrillation 164, 181
fibrin 129
fibrinolysis 130
fibroblast growth factor(FGF)
　102, 518, 708
fibroblast growth factor(FGF)-23
　509, 518
fibrocyte 439
Firmicutes[門] 375
first phase insulin release 558
fitness 7, 17
flocculonodular lobe 167
foam cell 327
focal dyscognitive seizure 189
follicle 603, 661
follicle-stimulating hormone(FSH)
　579, 665
follicular 665
follicular adenoma 620
follicular carcinoma 620
forced expiratory volume in 1 second
　(FEV₁) 237
forced vital capacity(FVC) 237
founder effect 17
fragile X-associated mental retardation
　syndrome 3
frame-shift mutation 96
Frank-Starling relationship 283
FRC → functional residual capacity
frontal eye field 174
frontal lobe syndrome 180
fructose 702
FSH → follicle-stimulating hormone
full mutation 20
functional obstruction 385
functional residual capacity(FRC)
　237
fundus 369
fungal pathogen 59
furunculosis 145
FVC → forced vital capacity

G

G protein-coupled receptor 583
GABA → γ-aminobutyric acid
GAD → glutamic acid decarboxylase
galactorrhea 590
GALT → gut-associated lymphoid tis-
　sue
gamete 6
gametic imprinting 21
γ-aminobutyric acid(GABA) 169,
　550
γ chain 51
gamma motor neuron 163
gangrene 330
gap junction 366
gastric 418
gastric inhibitory polypeptide(GIP)
　641
gastric lipase 377
gastric phase 372
gastric ulcer 384
gastrin 369, 370
gastrin-releasing peptide 372
gastroesophageal reflux disease
　(GERD) 369
gastroesophageal varice 443
gastrointestinal(GI) disease 357
gastroparesis 568
GCMB 529
gene 6
gene amplification 96
gene dosage 24, 27
generalized tonic-clonic seizure
　188
genetic anticipation 3, 19
genetic drift 17
genomewide association study(GWAS)
　29
GERD → gastroesophageal reflux dis-
　ease
germ cell aplasia 700
germline mosaicism 6
gestational diabetes mellitus 555
GH → growth hormone
ghrelin 584
GHRH → growth hormone-releasing
　hormone
GI disease → gastrointestinal disease
GI smooth muscle cell 366
Giardia 85
Giardia lamblia 60
gigantism 590, 591
GIP → gastric inhibitory polypeptide
globose nuclei 167
glomerular hyperfiltration 487, 567
glomerular sclerosis 496
glomerulonephritis 499
glomerulosclerosis 567
glomerulus 482
glossitis 138, 142

索　引　803

glove distribution　568
GLP-1 → glucagon-like peptide-1
glucagon　545, 553
glucagon-insulin ratio　559
glucagon-like peptide-1(GLP-1)　547, 585
glucagon-secreting α cell　545
glucocorticoid　628
glucocorticoid-remediable aldosteronism　653
glucokinase　547
glucolipotoxicity　559
glucose fever　649
glucose sensor　547
glucose transporter　547
glucosuria　560
glutamic acid decarboxylase(GAD)　556
glycated HbA　565
glycoside hydrolase　377
GN → glomerulonephritis
GnRH → gonadotropin-releasing hormone
GnRH receptor mutation　695
goiter　607, 608
goitrogen　618
gonadal dysgenesis　675
gonadal mosaicism　14
gonadotoxin　697
gonadotrope　665
gonadotropin　582
gonadotropin-releasing hormone(GnRH)　583, 665
GPR54　583
graft-versus-host disease(GVHD)　210
granulocyte　123
granulosa cell　661
granzyme　717
graphesthesia　173
growth　206
growth factor　100
growth factor receptor　100
growth factor receptor tyrosine kinase(RTK)　100
growth hormone(GH)　553, 579
growth hormone-releasing hormone(GHRH)　583
growth hormone-secretagogue receptor　584
gustatory sweating　568
gut-associated lymphoid tissue(GALT)　37, 362
gut-brain axis　585
GVHD → graft-versus-host disease
GWAS → genomewide association study
gynecomastia　446

H

Haemophilus influenzae　52, 53, 55,

59
hairy leukoplakia　59
hallucination　179
Hampton hump　269
haptocorrin　373
hard exudate　566
hCG → human chorionic gonadotropin
hCS → human chorionic somatomammotropin
HDL → high-density lipoprotein
healthcare-associated infection　68
heart rate　282
Helicobacter pylori　113, 372, 387
helper-inducer T cell　36
helper T lymphocyte　41
hematochezia　138
hematopoiesis　123
heme　126, 136
heme-regulated translational inhibitor(HRI)　136
hemizona assay　703
hemizygosity　8
hemochromatosis　695
hemoglobin　123
hemoglobin saturation(SO$_2$)　242
hemoglobinopathy　132
hemophilia A　135
hemophilia B　135
hemorrhagic diarrhea　86
hemorrhagic shock　337
hemosiderin　136
hemostasic　129
heparin-induced thrombocytopenia(HIT)
　——type I　146
　——type II　146
hepatic artery　409
hepatic encephalopathy　420
hepatic hydrothorax　445
hepatocyte　407
hepatopulmonary syndrome　445
hepcidin　136
HER2　99
herald patch　206
hereditary elliptocytosis　133
hereditary nonpolyposis colorectal cancer　105
hereditary pancreatitis　457
hereditary spherocytosis　133
herniation　80
heteroplasmy　22
heterozygote advantage　17
heterozygous　6
hexosamine pathway　565
5-HIAA　110
HIFU → high-intensity focused ultrasound
high-density lipoprotein(HDL)　329, 414
high-intensity focused ultrasound theraty(HIFU)　709
high-penetrance gene　98

histamine　38, 366, 371
histamine H$_2$ receptor antagonist　372
Histoplasma 属　223
Histoplasma capsulatum　59
HIT → heparin-induced thrombocytopenia type I, II
HIV-associated neurocognitive disorder　60
HIV-related malignancy　61
HLA → human leukocyte antigen
hMLH1　105
hMSH2　105
homonymous hemianopia　177
homozygous　6
Horner's syndrome　175
host death　73
hPL → human placental lactogen
HRI → heme-regulated translational inhibitor
5-HT → 5-hydroxytryptamine
human chorionic gonadotropin(hCG)　582, 666, 667
human chorionic somatomammotropin(hCS)　667
human leukocyte antigen(HLA)　41
human placental lactogen(hPL)　667
humoral response　40
huntingtin　169
Huntington disease　169
hydrochloric acid　369
hydrophilic　415
hydrophobic　415
hydrostatic pressure gradient　262
hydrostatic pulmonary edema　262
5-hydroxytryptamine(5-HT)　366
hyperaldosteronism　627, 636
hypercalcemia of malignancy　509
hypercortisolism　627, 636
hypermorphic mutation　8
hypernatremia　594
hyperosmolar coma　562
hyperostosis　226
hyperphenylalaninemia　14
hyperplasia, hyperplastic　104, 411, 589
hyperprolactinemia　590, 695
hypersplenism　134
hypertension　569
hypertensive encephalopathy　333
hypertensive retinopathy　333
hyperthyroidism　608
hypertriglyceridemia　560, 561, 569
hypertrophic lichen planus　212
hypertrophic pyloric stenosis　384
hypertrophy　589
hypoadrenal state　596
hypoaldosteronism　627, 655
hypogonadotropic hypogonadism　693
hypokalemic nephropathy　653

804　索　　引

hypomorphic mutation　7
hyponatremia　595, 596
hypoparathyroidism　509, 528
hypopituitarism　592, 655
hyporeninemic hypoaldosteronism
　497, 636, 655
hypospermatogenesis　700
hypothalamic amenorrhea　678
hypothalamic-pituitary-adrenal axis
　（HPA 軸）　577
hypothyroidism　596, 608
hypotonia　167
hypovolemic shock　336
hypoxic pulmonary vasoconstriction
　235, 243

I

IA2 → tyrosine phosphatase-IA2 pro-
　tein
IAA → insulin autoantibody
IC → inspiratory capacity
ICA → islet cell antibody
icterus　421
idiopathic acute recurrent pancreatitis
　457
idiopathic pulmonary fibrosis（IPF）
　258
IDL → intermediate-density lipopro-
　tein
IFN-γ　42
IgA　44
IgA nephropathy → immunoglobulin A
　nephropathy
IgD　44
IgE　44
IGF → insulin-like growth factor
IGF-1 → insulin-like growth factor-1
IGF binding protein（IGFBP）　708
IGFBP → IGF binding protein
IgG　44
IgM　44
IL → interleukin
IL-1　42
IL-2　42
IL-2 receptor　51
IL-7 receptor　51
ileum　375
ileus　367
immune complex glomerulonephritis
　502
immune dysregulation, polyen-
　docrinopathy, and X-linked syn-
　drome（IPEX）　36
immune reconstitution syndrome
　61
immunocompromised host　68
immunoglobulin　36, 43
immunoglobulin A（IgA）nephropathy
　500
immunologic memory　40
in vitro fertilization（IVF）　681

increased anion gap　561
incretin　547, 550
indifferent phase　663
induced immunity　66
infection　73
infectious enterocolitis　60
inferior oblique muscle　174
inferior quadrantanopia　177
inferior rectus muscle　174
infertility　661
inflammatory bowel disease　393
inflammatory cytokine　558
inflammatory diarrhea　85
inflammatory disease　490
inflammatory mediator　44
inflammatory response　73
ingression　72
inhibitory neurotransmitter　160
inhibitory postsynaptic potential
　160
innate immunity　66
innate system　39
innocent bystander　211
inositol-1,4,5-trisphosphate　160
inspiratory capacity（IC）　237
inspiratory crackle　269
inspiratory reserve volume（IRV）
　237
insulin　545, 587
insulin antibody　572
insulin-associated zinc　550
insulin autoantibody（IAA）　556
insulin-like growth factor（IGF）
　708
insulin-like growth factor-1（IGF-1）
　547, 583
insulin-mediated fasting hypoglycemia
　572
insulin receptor　547
insulin receptor substrate（IRS）　547
insulin resistance　554, 558, 569
insulin-secreting β cell　545
insulinoma　571
intected pancreatic necrosis　463
intention tremor　167
interleukin（IL）　291
intermediate-density lipoprotein（IDL）
　329
intermittent claudication　330
internal elastic lamina　315
internal spermatic venography　703
interneuron　363
interstitial cell of Cajal　366
interstitial cerebral edema　79
interstitial edematous pancreatitis
　462
interstitial pulmonary fibrosis　258
intestinal feedback inhibition（slowing）
　of gastric emptying　374
intestinal phase　372
intima　315
intracellular second messenger　160

intramedullary hemolysis　141
intraparenchymal hemorrhage　197
intrinsic factor　139, 369, 373
intrinsic primary afferent neuron
　（IPAN）　363
invasive carcinoma　104
invasive cervical carcinoma　61
invasive neoplasia　104
inverse agonism　587
iodide　605
IPAN → intrinsic primary afferent neu-
　ron
IPF → idiopathic pulmonary fibrosis
iron deficiency anemia　132
irreversible shock　339
irritable bowel syndrome　384, 393
irritative symptom　710
IRS → insulin receptor substrate
IRV → inspiratory reserve volume
islet cell　545
islet cell antibody（ICA）　556
islets of Langerhans　451, 545
Isospora belli　60
isotype　44
isovolumic systolic pressure curve
　282
isovolumic systolic pressure-volume
　curve　281
IVF → in vitro fertilization
Ixodes tick　65

J

jaundice　421
jejunum　375
jerk nystagmus　178
juxta copillary　247
juxtaglomerular apparatus　485

K

kallikrein　324
Kallmann syndrome　695
Kaposi sarcoma　61
kernicterus　421
Kernig sign　79
ketogenesis　561
ketone body　551, 554
ketosis　559
killer T cell　36
Kimmelstiel-Wilson nodule　567
kininogen　323
kinins　39
Klinefelter syndrome　696
Kugelberg-Welander disease　182
Kupffer cell　409
Kussmaul breathing　561

L

Lachnospiraceae 科　376
lactose intolerance　377

lactulose　424
lacunar infarction　195
lacunar state　191
Lambert-Eaton myasthenic syndrome　164
lamina densa　204
lamina lucida　204
lamina propria　358
laminar flow　240
language　180
laser-delivered interstitial thermal therapy(LITT)　709
late-acting component　70
late-phase allergic response　47
latency　73
lateral domain　411
lateral gaze center　174
lateral geniculate nucleus　174
lateral rectus muscle　174
lateral spinothalamic tract　171
law of Laplace　318
LCIS → lobular carcinoma *in situ*
LDL → low-density lipoprotein
LDL receptor　414
Leber hereditary optic neuropathy (LHON)　3
left shift　127
Legionella 菌　83
Legionella pneumophila　82
leptin　558, 586
leucine-rich repeat kinase 2(*LRRK2*)　185
leukocytosis　133
leukospermia　702
leukostasis　115
Lewy body　185
LH → luteinizing hormone
LHON → Leber hereditary optic neuropathy
ligand-gated ion channel　158
limiting plate　411
lingual lipase　377
linkage disequilibrium　29
lipase　454
lipid A　87
lipocyte　409, 417
lipohyalinosis　195
lipopolysaccharide(LPS)　87
lipostat　589
lipotoxicity　558
lithostathin　468
LITT → laser-delivered interstitial thermal therapy
lobular carcinoma　108
lobular carcinoma *in situ*(LCIS)　108
lobule　410
locus　6
locus heterogeneity　14
loop of Henle　484
low-density lipoprotein(LDL)　327, 329, 413

low effective circulating volume　485
low esophageal sphincter　367
low HDL-cholesterol level　570
lower motor neuron　162
LPS → lipopolysaccharide
LRRK2 → leucine-rich repeat kinase 2
luminal secretagogue　379
lupus pernio　224
luteal　665
luteinizing hormone(LH)　579, 665
lymph node　37
lymphatic drainage　263
lymphocyte　35
lymphopenia　134
lysyl-bradykinin　323

M

M-CSF → macrophage colony-stimulating factor
MAC → *Mycobacterium intracellulare-avium complex*
macroadenoma　589, 637
macrocytic　132
macrocytic anemia　423
macronodular cirrhosis　440
macroovalocyte　141
macrophage chemoattractant protein-1 (MCP-1)　558
macrophage colony-stimulating factor (M-CSF)　328, 515
macrovascular disease　563
macula densa　487
macular edema　564, 566
macule　206
main sensory nuclei of the trigeminal nerve　171
major basic protein(MBP)　251
major histocompatibility complex (MHC)　41
malabsorption　357, 420
malabsorptive diarrhea　393
malignant hypertension　334
malignant neurofibrosarcoma　111
malignant otitis externa　570
malignant schwannoma　111
marantic endocarditis　74
mast cell　37
maternal phenylketonuria　15
matrix metallo protease　101
maturation arrest　700
mature teratoma　110
maturity-onset diabetes of the young (MODY)　559
MBP → major basic protein
MCP-1 → macrophage chemoattractant protein-1
MDS → myelodysplastic syndrome
mechanical obstruction　73
media　315
medial lemniscus　171

medial longitudinal fasciculus　174
medial rectus muscle　174
medulla　37
medullary carcinoma　620
medullary carcinoma of the thyroid　509
megakaryocyte　125, 128
megaloblastic anemia　132
Meissner plexus　358
melanocyte-stimulating hormone(α-MSH)　586
melena　138
membrane attack complex　70
membranous GN　502
memory　181
memory cell　43
MEN → multiple endocrine neoplasia
MEN2 → multiple endocrine neoplasia type II
menarche　664
mendelian conditions　3
meningismus　76
menorrhagia　675
MERRF → myoclonic epilepsy with ragged red fibers
mesangium　482
mesencephalic nuclei of the trigeminal nerve　171
mesodermal tissue　103
metabolic syndrome　336, 569
metaplasia　104
metastatic carcinoma　104
metastatic neoplasia　104
metastin　583
metrorrhagia　675
MHC → major histocompatibility complex
MHC class I　42
MHC class II　42
MHC restriction　42
microadenoma　589, 637
microalbuminuria　567
microaneurysm　566
microbiota　67
microcytic　132
microdeletions of the Y chromosome　696
microlithiasis　455
micronodular cirrhosis　440
microsporidia　60
microvascular disease　563
microvilli　375
micturition syncope　338
migrating myoelectric complex(MMC)　374, 380
migration inhibitory factor　224
mineralocorticoid　582, 627
minimal change disease　500
mismatch repair gene　105
MIT → monoiodotyrosine
mixed gonadal dysgenesis　696
MMC → migrating myoelectric com-

plex

MODY → maturity-onset diabetes of the young

molecular mimicry 557

monocyte chemotactic factor 224

monocyte-macrophage line 124

monoiodotyrosine (MIT) 605

mononeuropathy 173, 568

mononeuropathy multiplex 173, 568

mononuclear phagocyte 33

Moraxella catarrhalis 53

mosaic 6

motilin 380

motility 359, 360

motor unit 162

movement disorder 169

mucin 373

mucormycosis 570

mucosa 358

multi-infarct dementia 191

multifactorial 10

multiple endocrine neoplasia (MEN) 522

multiple endocrine neoplasia type II (MEN2) 98

murmur 318

muscarinic receptor 364

muscularis externa 358

muscularis mucosa 358

mutation 6, 96

——in the *PC1* or convertase-1 gene 695

——of CD3 δ, CD3 γ, CD3 ε 51

——of the cationic trypsinogen gene 457

——of the gene encoding SGLT1 377

——of the X-linked *Dax1* 695

myasthenia gravis 164

Mycobacterium 属 223

Mycobacterium avium 59

Mycobacterium avium-intracellulare 647

Mycobacterium fortuitum 54

Mycobacterium intracellulare-avium complex (MAC) 54

Mycobacterium kansasii 54

Mycobacterium tuberculosis 59

myelodysplastic syndrome (MDS) 115, 133

myeloperoxidase 127

myeloperoxidase deficiency 71

myelopoiesis 123

myenteric nerve plexus serosa 358

myocardial infarction 305, 330

myoclonic epilepsy with ragged red fibers (MERRF) 3

myoglobin 136

myometrium 663

myotactic stretch reflex 163

myxedema coma 618

N

Na$^+$-K$^+$ exchange 378

nadir 143

NADPH oxidase → nicotinamide adenine dinucleotide phosphate oxidase 127

nasal rim sarcoidosis 224

nausea 461

necrolytic migratory erythema 572

necrotizing pancreatitis 462

necrotizing papillitis 570

negative feedback 579

negative feedback regulation 372

Neisseria 属 71

Neisseria gonorrhoeae 698

Neisseria meningitidis 68

Nelson syndrome 592

neomorphic mutation 8

neonatal severe primary hyperparathyroidism 526

nephrogenic diabetes insipidus 594

nephron 482

nephropathy 564

nephrotic syndrome 500

Nernst equation 158

neuroendocrine axis 577

neurogenic shock 338

neurogenic symptom 563

neuroglycopenic symptom 563

neuromuscular junction 163

neuropathic pain 172

neuropathy 564

neuropeptide 363

neuropeptide Y 586

neurotoxin 73, 84

neurotransmitter 158

neurotransmitter secretagogue 379

neutropenia 133

neutrophil 36, 127

new mutation rate 17

newly generated mediator 38

next-generation sequencing 29

NF1 tumor suppressor gene 111

nicotinamide adenine dinucleotide phosphate (NADPH) oxidase 127

nicotinic 364

nicotinic receptor 364

nitric oxide (NO) 322, 368

nitric oxide synthase (NOS) 322

NK cell 36

NO → nitric oxide

Nocardia 属 54

nocturia 560, 594

nocturnal hypoglycemia 563

node of Ranvier 161

nodule 207

non-cardiogenic 263

non-Hodgkin lymphoma 61

non-insulin-mediated fasting hypoglycemia 572

nonaqueous fraction 597

nonbacterial thrombotic endocarditis 74

nondipper 319

nondisjunction 23

nonproliferative retinopathy 566

nonsense mutation 12, 96

NOS → nitric oxide synthase

nosocomially acquired 68

nuclear hormone receptor 100

nuclei of Edinger-Westphal 175

nucleus of the spinal tract of cranial nerve V 171

O

O side chain 87

obligate pathogen 67

obstruction 357

obstructive shock 336, 338

obstructive symptom 710

ocular dominance column 176

oculomotor nerve 174

odynophagia 357

OGTT → oral glucose tolerance test

oncogene 96

oncotic pressure gradient 263

oocyte 661

OPG → osteoprotegerin

opiate drug 381

opportunist 68

opportunistic infection 68

opsonin 70

optic chiasm 174

optic radiation 174

optic tract 174

oral candidiasis 59

oral glucose tolerance test (OGTT) 554

orexin 587

orgasm 699

orthostatic hypotension 568

osmotic diarrhea 393

osmotic diuresis 595

osteitis 226

osteoblast 515

osteoclast 515

osteocyte 515

osteogenesis imperfecta 3

osteomalacia 509, 519, 538

osteoporosis 509, 643, 661, 672

osteoprotegerin (OPG) 515

ovarian insufficiency 676

ovary 661

overexpression 96

ovulation 665

oxidative stress 565

oxitocin 578

oxyhemoglobin dissociation curve 242

oxyphil cell　510

P

p16　98
pacemaker cell　366
PAF → platelet-activating factor
palmoplanter pustulosis　226
palpable purpura　216
PAMP　55
pancreas divisum　452
pancreatic abscess　463
pancreatic ascites　464
pancreatic fisfula　464
pancreatic lipase　377
pancreatic polypeptide(PP)　552
pancreatic polypeptide(PP)-secreting cell　545
pancreatic pseudacyst　463
panhypopituitarism　584
papillary carcinoma　620
papule　206
paracellular route　360
paracrine secretagogue　379
paradox pulse　309
parafibromin　522
parafollicular cell　605
parallel Na^+ and Cl^- absorption　378
paraneoplastic syndrome　116
parapneumonic effusion　80
parasitic　73
parasympathetic innervation　364
parathyroid carcinoma　522
parathyroid hormone(PTH)　487, 509
parathyroid hyperplasia　521, 522
paratonia　180
paraventricular nucleus　581
parenchyma　409
paresthesias　142
parietal cell　369
paroxysmal depolarizing shift　189
partial mole　674
passive immunity　72
passive transport　361
patch　206
pathologic patterns of motility　367
pauci-immune GN　502
PDE5 → phosphodiesterase type 5
PDGF → platelet derived growth factor
pelvic pain　661
pemphigoid　215
pemphigus　215
penetrance　7, 107
pepsinogen　369, 372
peptic ulcer　384
perforin　717
perifascicular atrophy　726
perimyocyte　725
periodontal disease　570
peripheral neuropathy　60

peristalsis　380
peristaltic contraction　367
permeability pulmonary edema　263
permissive action　634
pernicious anemia　374, 387
Peromyscus leucopus　65
peroxisome proliferator-activated receptor gamma(PPAR γ)　558
petechiae　148
PG → プロスタグランジン
phagocytose　127
phagocytosis　71
phagolysosome　71
phagosome　71
pharyngeal phase　368
phase I reaction　416
phase II reaction　416
phasic contraction　380
phenotype　6
phenotypic heterogeneity　14
phenotypic sex　663
phenylketonuria　3
pheochromocytoma　343
Philadelphia chromosome　115
phosphatidylinositol 3-kinase(PI3 K)　569
phosphodiesterase type 5(PDE5)　709
phospholipase A_2　454
phospholipase C　160
phosphorylation　160
physical process　359
pica　138
piecemeal necrosis　437
PIH → pregnancy-induced hypertension
pilus　68, 77
PINK1　185
pituitary mass lesion　695
pituitary portal system　578
pityriasis rosea Gibert　206
Pityrosporum ovale　60
PKC → protein kinase C
placenta previa　674
placental abruption　674
placental insufficiency　683
plaque　206
plasma cell　37
plasmin　130
plasminogen　130
plasminogen activation cascade　101
Plasmodium　66
platelet　125
platelet-activating factor(PAF)　128
platelet adhesion　128
platelet derived growth factor(PDGF)　500
platelet disorder　197
platelet plug　128
pleural effusion　462
pleuritis　80
Plummer disease　620

pluripotential　127
PMS → premenstrual syndrome
pneumococci　55
Pneumocystis jirovecii　59, 647
poikilocytosis　132
Poiseuille-Hagen formula　318
polycythemia　133
polydipsia　560
polyglandular failure syndrome　616
polyglutamated　140
polymorphism　6
polymorphonuclear leukocyte　36
polyneuropathy　173
polyol pathway　564
polyphagia　560
polyuria　560, 594
POMC → proopiomelanocortin
portal-to-systemic shunting　407
portal tract　410
portal triad　410
portal vein　409
portopulmonary syndrome　445
portosystemic shunting　407
posterior lobe　167
postprandial hyperglycemia　559
posttetanic potentiation　189
postural syncope　338
postzygotic　20
postzygotically　26
potentiation　371
pounding　298
PP → pancreatic polypeptide
PPAR γ → peroxisome proliferator-activated receptor gamma
PPI → proton pump inhibitor
Prader-Willi syndrome　695
pre-Bötzinger complex　247
precapillary sphincter　316
prechiasmal lesion　177
preclinical phase　95
prediabetes　569
preeclampsia-eclampsia　661, 682
preformed mediator　38
pregnancy-induced hypertension(PIH)　682
preinvasive carcinoma　104
preinvasive neoplasia　104
preload　282
premature ejaculation　699
premenstrual syndrome(PMS)　681
premutation　20
preproinsulin　546
preproliferative stage　566
prerenal azotemia　337, 493
presenilin 1　192
presenilin 2(STM2)　192
pressure-time analysis　280
pressure-volume analysis　280
pretibial myxedema　614
prezygotically　26
primary active transport　361

primary adrenocortical insufficiency 646

primary aldosteronism 651, 652

primary bacteremia 87

primary hemostasis 129

primary hyperparathyroidism 509, 521

primary hypertension 332

primary mineralocorticoid deficiency 655

primary ovarian insufficiency 677

primary pancreatic β-cell defect 558

primary peristalsis 368

primary polydipsia 595

PRL → prolactin

pro-opiomelanocortin (POMC) 579

process 220

progenitor cell 101

progesterone 666

programmed cell death 292

progressive multifocal leukoencephalopathy 60

proinflammatory cytokine 69

proinsulin 546

prolactin (PRL) 579

prolactinoma 590

proliferative retinopathy 564, 566

proprioception 142

prorenin 634

proteasome 186

protective immunity 66

protein kinase C (PKC) 565

protein-losing enteropathy 398

protein wasting 560

proteinuria 567

proto-oncogene 96

proton pump 140

proton pump inhibitor (PPI) 369

proximal convoluted tubule 484

pruritic polygonal purple papules 210

pruritus 421

PS-1/S182 192

pseudobulbar palsy 167

pseudodementia 191

pseudohypoaldosteronism 655
　　——type 1 655
　　——type 2 655

pseudohyponatremia 597

pseudohypoparathyroidism 528, 530

Pseudomonas aeruginosa 53, 59, 68

PSP 468

PTH → parathyroid hormone

pulmonary circulation 235

pulmonary complication 462

pulmonary infection 59

pulsus alternans 287

pulsus paradoxus 253

pulsus parvus 296

pulsus tardus 296

pure motor stroke 195

pure red cell aplasia 133

pure sensory stroke 195

purine nucleoside phosphorylase deficiency 52

pustule 207

pyloric antrum 369

pyloric sphincter 369

pyloroplasty 384

pyramidal cell 162

pyramidal tract 164

R

RAAS → renin-angiotensin-aldosterone system

radiation therapy 697

radiculopathy 173

RAF 99

RAG1, RAG2 → recombination-activating gene

RANK 515

rapidly progressive glomerulonephritis (RPGN) 499

RAR-α → retinoic acid receptor-α

RAS 99

rash 206

ratio of the FEV_1 to FVC 237

reabsorption lacunae 605

reactive astorocytosis 161

reactive oxygen species 565

receptive relaxation 374

recombination-activating gene (RAG1, RAG2) 44, 51

reduced penetrance 7

Refetoff syndrome 607

refractory shock 339

regulatory T cell 36

renal artery constriction 335

renal hypertension 335

renal tubule 482

renin 485, 634

renin-angiotensin-aldosterone system (RAAS) 577

renin-angiotensin system 634

renovascular hypertension 330

reperfusion-induced injury 338

reservoir 65

residual volume (RV) 237

resistance to thyroid hormone 607

resistance vessel 316

restriction fragment length polymorphism (RFLP) 6

rete ridge 204

reticuloendothelial cell 409

retinal detachment 567

retinitis 60

retinoblastoma 98

retinoic acid receptor-α (RAR-α) 101

retrochiasmal lesion 177

retrograde ejaculation 699

retropulsion 191

reverse triiodothyronine (rT$_3$) 606

RFLP → restriction fragment length polymorphism

rhonchi 257

rhythmic segmented contraction 380

RI 533

ribonuclease 454

rickets 538

rifaximin 424, 445

Rinne test 178

Robertsonian translocation 23

rods 174

rosiglitazone 428

RPGN → rapidly progressive glomerulonephritis

rT$_3$ → reverse triiodothyronine

RTK → growth factor receptor tyrosine kinase

ruffled border 515

Ruminococcaceae 科 376

RV → residual volume

S

saccadic eye movement 174

Salmonella 属 (菌) 60, 73, 83, 86

saltatory conduction 161

saprophytic 73

sarcoma 103, 111

scavenger receptor 327

Schmidt syndrome 529

SCID → severe combined immunodeficiency disease

SCID-ADA 52

sclerosing chronic GN 502

SCOS → Sertoli cell-only syndrome

secondary active transport 361

secondary adrenocortical insufficiency 646

secondary deficiency 655

secondary generalization 189

secondary hemostasis 130

secondary hyperaldosteronism 635, 652, 653

secondary hyperparathyroidism 522

secondary hypertension 332

secondary hyperthyroidism 610

secondary peristalsis 368

secretagogue 379

secretin 366, 374, 453

secretion 359

secretomotor neuron 363

secretory diarrhea 85, 393

segmental contraction 367

semidominant 9

sensorineural deafness 178

sepsis 87, 357

septic shock 87, 338

索　引

serine protease 101
serine-threonine kinase 99
serosa 358
serotonin 366
serotonin-reuptake inhibitor(SSRI) 681
Serratia marcescens 54
Sertoli cell-only syndrome(SCOS) 700
serum amylase 461
serum lipase 462
severe combined immunodeficiency disease(SCID) 51
severe sepsis 87
shared epitope 727
shear stress 327
Sheehan syndrome 593, 678
Shigella 60
shock 462
shunt 245
sickle cell anemia 133
simple focal seizure 188
simple sequence length polymorphism (SSLP) 6
single nucleotide polymorphism(SNP) 6, 396
sinusoid 409
SIRS → systemic inflammatory response syndrome
skin lesion 60
sleep 180
slow-wave 360
SMA → spinal muscular atrophy
small dense LDL particle 570
smooth muscle 366
SNP → single nucleotide polymorphism
SO_2 → hemoglobin saturation
SOD1 → cytosolic copperzinc superoxide dismutase
soft exudate 566
somatic mosaicism 6, 20
somatostatin 366, 372, 582
Somogyi phenomenon 563
sorbitol 564
sound of Korotkoff 319
spasm 367
spasticity 165
specificity 40
sperm mucus-penetration test 702, 703
spermiogenesis 689
sphincter 360
spider angioma 446
spike 360
spinal cord injury 699
spinal muscular atrophy(SMA) 182
spinal shock 165
spine 204
spleen 37
sporadic cretinism 619
squamous cell carcinoma 61

SSLP → simple sequence length polymorphism
SSRI → serotonin-reuptake inhibitor
stab neutrophil 127
stable angina 305
Staphylococcus 属 60
Staphylococcus aureus 53, 54, 55, 60
Staphylococcus epidermidis 68
Starling force 320
STAT-4 54
steatorrhea 573
stem cell population 123
stenosis 357
stereognosis 173
stiffness 292
STM2 → presenilin 2
stocking distribution 568
streamlined flow 240
Streptococcus pneumoniae 52, 53, 59, 65
Streptococcus viridans 73
striae 642
striated muscle 366
stroke volume 282
structural variant 27
stunned 306
subacute 73
subacute combined degeneration 141
subarachnoid hemorrhage 196
subchromosomal region 18
subclinical hyperthyroidism 622
subclinical hypothyroidism 622
subcortical arteriosclerotic encephalopathy 191
subcutis 203
subdural hematoma 196
submucosa 358
submucosal nerve plexus 358
substrate accumulation 15
sulfonylurea 572
superior oblique muscle 174
superior quadrantanopia 177
superior rectus muscle 174
supraoptic nucleus 581
surface tension 238
surfactant 233, 239
surgical shock 338
surreptitious injection of insulin 572
symmetric distal polyneuropathy 568
sympathetic innervation 364
synapse 157
syncope 338
syndrome X 336
synovitis 226
syringomyelia 173
systemic inflammatory response syndrome(SIRS) 86
systolic dysfunction 288

T

T cell 35
T-cell(CD8)-mediated cytotoxicity 36
T lymphocyte 35
t-PA → tissue plasminogen activator
T_3 → triiodothyronine
T_4 → thyroxine
tachycardia 568
TACI 53
target cell 137
TBG → thyroxine-binding globulin
TCR → T細胞受容体
TDP-43 → transactive response DNA-binding protein 43
terlipressin 443
terminal component 69
terminal respiratory unit 234
tertiary hyperthyroidism 610
testicular 697
testicular biopsy 703
testicular temperature 697
testicular trauma 698
testosterone 583, 663, 689
tetany 530
TFPI → tissue factor pathway inhibitor
TgAb → thyroglobulin antibody
TGF → transforming growth factor
Th1 36
Th2 36
Th17 36
thalassemia 132
thecal cell 661
thelarche 664
thin basement membrane nephropathy 500
thin blood smear 125
third spacing 338
thrombin 128
thrombocytopenia 128, 134
thrombocytosis 134
thromboplastin 130
thrombopoiesis 125
thrombopoietin(TPO) 125
thrombosis 149
thrombotic stroke 330
thromboxane 38
thrush 59
thymus 37
thyroglobulin 603, 605
thyroglobulin antibody(TgAb) 609
thyroid cancer 620
thyroid nodule 608
thyroid-stimulating hormone(TSH) 579, 582, 605-607
thyroid-stimulating immunoglobulin (TSI) 611
thyroid storm 614
thyroidal peroxidase antibody(TPOAb) 609

thyrostimulin 582
thyrotoxic dermopathy 614
thyrotoxic myopathy 612
thyrotropin 582, 605, 606
thyrotropin-releasing hormone (TRH) 582, 606
thyroxine (T$_4$) 582, 605
thyroxine-binding globulin (TBG) 606
tidal volume (V$_T$) 237
tight junction 411
tinnitus 178
tissue factor pathway inhibitor (TFPI) 130
tissue plasminogen activator (t-PA) 130
TLC → total lung capacity
TLR → Toll-like receptor
TLR3 → Toll-like receptor3
TNF → tumor necrosis factor
Toll-like receptor (TLR) 40
Toll-like receptor3 (TLR3) 55
tonic contraction 367
torsion of the spermatic cord 698
total lung capacity (TLC) 237
toxic epidermal necrolysis 214
Toxoplasma gondii 60, 647
toxoplasmosis 60
TPO → thrombopoietin
TPOAb → thyroidal peroxidase antibody
trabecular bone 515
transactivation 632
transactive response DNA-binding protein 43 (TDP-43) 184
transcellular route 360
transcortin 630
transferrin 136, 416
transferrin receptor 416
transforming growth factor (TGF) 708
―-1 (TGF-1) 500
―-β (TGF-β) 100
―-α (TGF-α) 102
transient ischemic attack 194
transmural pressure 318
transrectal ultrasound 703
―― of the prostate 702
transrepression 632
transthyretin 606
transurethral needle ablation (TUNA) 709
traumatic shock 337
trefoil peptide 362
TRH → thyrotropin-releasing hormone
trigeminal lemniscus 171
triggered activity 286
triiodothyronine (T$_3$) 582, 605
――toxicosis 610
"triple A" syndrome 648
trisomy 21 23

trochlear nerve 174
troglitazone sulfate 428
Trypanosoma cruzi 385
trypsin 377, 454
trypsinogen hypersecertion 468
TSH → thyroid-stimulating hormone
TSH-R → TSH receptor
TSH-R (block) antibody [TSH-R (block) Ab] 609, 615
TSH-R-stimulating antibody [TSH-R (stim) Ab] 607, 609, 611
TSH receptor (TSH-R) 607
TSH receptor antibody 609
TSI → thyroid-stimulating immunoglobulin
tubuloglomerular feedback 487
tumor-induced osteomalacia 519
tumor necrosis factor (TNF) 141, 291, 558
tumor suppressor gene 96
TUNA → transurethral needle ablation
turbulent flow 240
Turner syndrome 675
24-hour urine free cortisol 640
two-point discrimination 173
type I autoimmune pancreatitis 457
type 1 diabetes mellitus 554
type 1 primary aldosteronism 653
type II autoimmune pancreatitis 457
type 2 diabetes mellitus 554
type 2 primary aldosteronism 653
type 3 primary aldosteronism 653
type IV renal tubular acidosis 655
type 4 RTA 497
tyrosine phosphatase-IA2 protein (IA2) 557

U

UIP → usual interstitial pneumonia
UKPDS 564
ulcerative colitis 396
ultraviolet B (UVB) 517
umbilical varice 418
uncal herniation 179
underfilling 441
unfolded protein response (UPR) 558
unilateral adrenal hyperplasia 652
unstable angina 305
unstirred layer 378
upfolded protein response (UPR) 726
upper esophageal sphincter 367
upper motor neuron 162
UPR → unfolded protein response
uremia 496
ureteral obstruction 335
urinary incontinence 568
urokinase pulmonary embolism trial 269, 270

usual interstitial pneumonia (UIP) 258
uterus 661
UVB → ultraviolet B

V

V̇/Q̇ mismatch 244
vagina 663
vagotomy 382
vagovagal reflex 368
variable expressivity 7
variable region 44
varicocele 696
vascular endothelial cell 263
vascular endothelial growth factor (VEGF) 102
vascular malformation 197
vasectomy 698
vasoactive intestinal peptide (VIP) 368
vasodilatation 441
vasogenic cerebral edema 79
vasomotor symptom 672
vasopressin 484, 578
vasopressin-dependent water channel 595
vasopressinase 594
VC → vital capacity
vector 65
VEGF → vascular endothelial growth factor
vertical gaze center 174
vertigo 178
very-low-density lipoprotein (VLDL) 329, 413
vesicle 207
vesiculobullous lichen planus 212
Vibrio cholerae 85
villi 375
VIP → vasoactive intestinal peptide
visceral adipose tissue 558
vital capacity (VC) 237
vitamin D 509
vitamin D-binding protein (DBP) 518
vitreous hemorrhage 567
VLDL → very-low-density lipoprotein
voltage-gated ion channel 158
vomiting 461
von Willebrand factor (vWF) 130
V$_T$ → tidal volume
vWF → von Willebrand factor

W

walled-off necrosis 463
warfarin 129
wasted ventilation 245
Waterhouse-Friderichsen syndrome 647
Weber test 178

Werdnig-Hoffmann disease   182
white clot   148
white-coat hypertension   319

X

X-linked agammaglobulinemia (XLA)
    52
X-linked hypophosphatemic rickets
    519

xanthoma   420
xerophthalmia   724
xerostomia   724
XLA → X-linked agammaglobulinemia
XSCID → X 連鎖 SCID
XYY male syndrome   696

Z

ZnT8 → β-cell zinc transporter

Zollinger-Ellison syndrome   371
zona fasciculata   627
zona glomerulosa   627
zona reticularis   628
zoonotic host   65
zymogen   453
zymogen granule   452

ハマー&マクフィー　疾患の病態生理　原書7版
― 臨床医学入門

令和元年6月30日　発　行

監訳者　國 分 眞 一 朗
　　　　中 山 智 祥

発行者　池 田 和 博

発行所　丸善出版株式会社
　　　　〒101-0051　東京都千代田区神田神保町二丁目17番
　　　　編集：電話(03)3512-3261／FAX(03)3512-3272
　　　　営業：電話(03)3512-3256／FAX(03)3512-3270
　　　　https://www.maruzen-publishing.co.jp

© Shinichiro Kokubun, Tomohiro Nakayama, 2019

組版印刷・中央印刷株式会社／製本・株式会社 星共社

ISBN 978-4-621-30388-7　C 3047　　　　Printed in Japan

本書の無断複写は著作権法上での例外を除き禁じられています.